W0305743

GUIDE PRATIQUE DES

MÉDICAMENTS

41e ÉDITION

2022

Chez le même éditeur

Dorosz Ph. †, *Table des calories*, 5e édition, mise à jour de N. Masseboeuf.

Garnier M., Delamare J., *Dictionnaire illustré des termes de médecine*, 32e édition.

Vital Durand D., *Ordonnances 2021, 200 prescriptions courantes en médecine*.

Foucaut A.-M. (coordination), *Ordonnances – Activité physique 2020, 90 prescriptions*.

Chavigny J.-M., Gagey-Caron V., *Ordonnances en dermatologie 2020, 199 prescriptions courantes*, 2e édition.

Ennezat P.-V., Maréchaux S., *Ordonnances en cardiologie et maladies vasculaires 2021, 55 prescriptions*.

Daste C., Couzi E., Ferrari M., *Ordonnances en médecine physique et de réadaptation 2021, 61 prescriptions courantes*.

Azémar B., *Ordonnances en pédiatrie 2020, 106 prescriptions courantes*, 3e édition.

Bourla A., Ferreri F., *Ordonnances en psychiatrie et pédopsychiatrie 2020, 101 prescriptions courantes*, 3e édition.

Delcroix M.-H., Gomez C., *Ordonnances en gynécologie-obstétrique 2021, 109 prescriptions courantes*, 3e édition.

Wakelin S.H., Maibach H.I., Archer C.B., *Prescriptions en dermatologie. Traitements systémiques*.

Masseboeuf N., *Diététique 2020, Recommandations & Ordonnances*.

Lacoin F. (s. dir.), *Téléconsultations en médecine générale*.

Prudhomme C., *Urgences 2020*, 10e édition, collection « Guide poche ».

Séve P., Lega J.-C., Broussolle C., Rousset H., *Diagnostics difficiles en médecine interne*, 4e édition, 2 volumes.

Delcroix M.-H., Gomez C., *Consultations en gynécologie obstétrique, Interrogatoire et orientations diagnostiques*.

Vital Durand D., Devilliers H. (s. dir), *Consultations médicales, Interrogatoire et orientations diagnostiques*.

Vrillon A., Cognat E., *Consultations et ordonnances en neurologie*.

Dieusaert P., *Guide pratique des analyses médicales*, 6e édition.

Sommaire

Préface

Les médicaments, leurs indications thérapeutiques et la connaissance des effets indésirables évoluent de façon régulière. Ces dernières années, de nombreuses molécules ont été retirées du marché et les précautions d'emploi ont été renforcées. Les professionnels de santé doivent donc disposer d'une information parfaitement actualisée.

Cette 41e édition a été conduite par une équipe d'universitaires, membres du Collège national des enseignants de Thérapeutique (CNET), qui a assuré une actualisation complète de l'ouvrage. Ces experts se sont inspirés des principes qui doivent guider la prescription et le bon usage des médicaments :

- respect des indications, conformément au libellé de la Commission d'AMM ;
- respect des posologies, chez l'adulte et chez l'enfant ;
- contrôle des contre-indications et des associations déconseillées ;
- informations concernant les propriétés, les effets indésirables (classés selon leur fréquence) et les précautions d'emploi, en particulier chez les sujets à risque.

Le *Guide des médicaments* présente les molécules commercialisées en France :

- les médicaments sont présentés avec leur dénomination commune internationale (DCI), leur nom commercial, leur modalité de dispensation et leur taux de remboursement ;
- lorsque des génériques sont autorisés, la DCI apparaît avec le sigle ^{G} ou ^{BS} pour des médicaments biosimilaires[1] ou ^{HB} pour des médications hybrides[2] ;
- les nouveaux médicaments sont présentés dans chaque discipline à côté des traitements comparables ;
- les médicaments retirés du marché pour des raisons de pharmacovigilance ou dont la commercialisation est interrompue sont signalés en fin d'ouvrage ;
- les pansements, d'une part, et la diététique, d'autre part, font l'objet d'un développement spécifique ;
- pour les enfants, les personnes âgées et les femmes enceintes des recommandations ont été introduites ainsi que des informations sur la iatrogénie courante ;
- des conseils ou des avertissements pour la prescription sont notés NDR ;
- la liste des médicaments ayant obtenu un niveau I ou II d'ASMR depuis 2016 est fournie au chapitre des informations réglementaires ;
- les valeurs biologiques usuelles, les taux plasmatiques des principaux médicaments et les tables de surface corporelle sont fournis en fin d'ouvrage.

Cet important travail, réalisé par des praticiens expérimentés, a pour objectif de constituer une référence pour tous ceux qui participent à la prescription et à la distribution des médicaments ainsi qu'à la surveillance des malades.

Alors que la pharmacopée ne cesse de s'enrichir, notamment par des autorisations de mise sur le marché de plus en plus souvent « européennes », nous souhaitons que ce guide de poche soit facile à compulser, en consultation, à l'officine ou à l'hôpital, et qu'il apporte l'essentiel de l'information aux professionnels et aux étudiants.

Professeur Denis VITAL DURAND

1. L'inscription au répertoire des génériques n'implique pas toujours une commercialisation effective.
2. *Cf.* Informations réglementaires p. 1857.

Avant-propos

Cet ouvrage se veut un « Guide du bon usage des médicaments » apportant sur le terrain, au lit du malade comme en consultation, l'essentiel des informations indispensables à leur prescription, leur dispensation et leur administration.

Les médicaments cités sont ceux qui sont disponibles en France et contiennent un principe actif unique ou deux principes actifs complémentaires, rarement plus. Figurent également des préparations magistrales ou officinales ayant largement fait leur preuve, des médicaments à prescription restreinte, et des médicaments dits « orphelins ».

Pour les médicaments dont le brevet est arrivé à expiration et faisant l'objet de copies, il a été choisi de citer en premier la spécialité princeps, suivie des noms de ses différentes copies. Car la fixation du prix des médicaments est affaire conjoncturelle voire politique, et ne relève pas de la médecine *stricto sensu*.

Les produits sont regroupés de façon comparative par spécialités médicales, familles thérapeutiques et classes pharmacologiques.

Les données fournies correspondent aux documents officiels sur les caractéristiques des médicaments validés par les comités d'experts du Ministère de la Santé français : indications, posologies, mode d'administration, contre-indications, précautions d'emploi, interactions médicamenteuses, modalités d'emploi chez la femme enceinte et en cas d'allaitement, effets indésirables (dont la fréquence est précisée quand elle est connue), pharmacodynamie et pharmacocinétique, taux de remboursement par la Sécurité Sociale, inscription sur une liste des substances vénéneuses, agrément aux collectivités, rétrocession par les hôpitaux.

Elles sont issues également de nombreux ouvrages de référence, de multiples publications scientifiques, des références médicales opposables et des comptes rendus de conférences de consensus. L'abondance des documents consultés ne permet évidemment pas d'en donner ici une bibliographie exhaustive.

Pour les médicaments utilisés en situation d'urgence, ont été mis en exergue leur délai d'action et leur durée d'action, données essentielles, mais souvent absentes même dans les RCP officiels des médicaments.

Cet ouvrage est réalisé de façon indépendante, ce qu'il n'est peut-être pas inutile de rappeler à l'heure où une présentation standardisée tente de s'imposer au risque de rendre floue voire opaque, et en tout cas très difficilement lisible, une information pertinente sur les médicaments.

L'auteur tient à remercier les lecteurs de plus en plus nombreux, médecins, pharmaciens, internes, étudiants, infirmières et autres acteurs de la santé, qui ont eu l'amabilité de lui faire part de remarques constructives sur cet ouvrage réalisé à leur intention.

Docteur Philippe DOROSZ †

Table des matières

Anti-inflammatoires non stéroïdiens ou AINS

Anti-inflammatoires stéroïdiens ou Corticoïdes

Anesthésiques locaux injectables

Anesthésiques locaux de surface (non injectables)

Chapitre 2

ANTIBIOTIQUES ET ANTIBACTÉRIENS À ACTION SYSTÉMIQUE

Quinolones

Quinolones de deuxième génération ou Fluoroquinolones

Dérivés nitro-imidazolés

Sulfamides

Antibactériens urinaires

Antituberculeux

Inhibiteurs de la transcriptase inverse du VIH

Inhibiteurs de la protéase du VIH ou Antiprotéases

Inhibiteur de l'intégrase

Chapitre 6

CARDIOLOGIE

Médicaments agissant sur la pigmentation

Médicaments des affections du cuir chevelu

Antiseptiques à usage externe

Antibactériens à usage local en dermatologie

Produits sanguins divers

Chapitre 14

IMMUNOLOGIE-ALLERGOLOGIE

Antiallergiques

Chapitre 15

MALADIES ET TROUBLES MÉTABOLIQUES

Oligo-éléments

Traitements de troubles métaboliques rares

Chapitre 16

NÉPHROLOGIE – UROLOGIE – TROUBLES SEXUELS CHEZ L'HOMME

Autres médicaments en urologie

Chapitre 17

NEUROLOGIE

Analgésiques spécifiques de certaines douleurs rebelles

Antidépresseurs imipraminiques (*cf.* chapitre « Psychiatrie »).
Bêta-bloquants (*cf.* chapitre « Cardiologie »).
Carbamazépine, Clonazépam, Gabapentine, Phénytoïne, Prégabaline (*cf.* Antiépileptiques ci-dessous).
Indométacine (*cf.* chapitre « Analgésiques et anti-inflammatoires »).
Lévomépromazine et Tiapride (*cf.* chapitre « Psychiatrie »).
Triptans (*cf.* Antimigraineux ci-dessous).

Antiépileptiques

Chapitre 18

OPHTALMOLOGIE

Chapitre 21

PNEUMOLOGIE

Traitements des ostéopathies

Traitements de fond de la polyarthrite rhumatoïde

Évacuation digestive des toxiques

Adsorbants en toxicologie

Antidotes utilisés par voie orale

Antidotes injectables

Chapitre 26

VACCINS ET IMMUNOGLOBULINES

Vaccins

Généralités concernant les vaccinations

Vaccins vivants atténués

Sérums hétérologues d'origine équine

Chapitre 27

PRESCRIPTIONS CHEZ DES PATIENTS À RISQUE, IATROGÉNIE, INFORMATIONS RÉGLEMENTAIRES, ARRÊTS DE COMMERCIALISATION

Patients à risque

Iatrogénie

Liste des abréviations utilisées

A.	Adulte et adolescent à partir de l'âge de 15 ans
ac.	Acide
ADN *et* ARN	Acide désoxyribonucléique *et* Acide ribonucléique
Ag	Argent
AINS	Anti-inflammatoire non stéroïdien
ALAT	ALamine Amino Transférase (Transaminase)
AMM	Autorisation de mise sur le marché
amp. *ou* amp. buv.	Ampoule *ou* Ampoule buvable
AOD	Anticoagulant oral d'action directe
ASAT	ASpartate Amino Transférase (Transaminase)
ASI	Activité sympathomimétique intrinsèque (d'un bêta-bloquant)
ASMR	Amélioration du service médical rendu (fixée par la HAS)
ATCD	Antécédents
ATU	Autorisation Temporaire d'Utilisation (pour un nouveau médicament sans AMM)
AUC	*Area Under the Curve* (mesure l'exposition sanguine à un médicament)
AVC	Accident vasculaire cérébral
AVK	Antivitamine K
BAV	Bloc auriculo-ventriculaire
BCRP	*Breast Cancer Resistance Protein*, transporteur impliqué dans l'absorption des médicaments et une résistance éventuelle
Ca^{++}	Calcium (cation divalent)
Cal. *ou* kcal	Calorie *ou* kilocalorie (1 kilocalorie = 4,185 kilojoules)
càc	Cuillerée à café (correspond à un volume théorique de 5 ml)
càd	Cuillerée à dessert (correspond à un volume théorique de 10 ml)
càs	Cuillerée à soupe (correspond à un volume théorique de 15 ml)
cap.	Capsule
cg	Centigramme (= 0,01 gramme = 10^{-2} gramme)
CIVD	Coagulation intravasculaire disséminée
Cl^{-}	Chlore (anion monovalent)

CMI *ou* CMB	Concentration minimale inhibitrice *ou* Concentration minimale bactéricide
Coll	Signale l'agrément des médicaments dans les hôpitaux
cp. *ou* cp. séc.	Comprimé (non sécable) *ou* Comprimé sécable
cp. gyn.	Comprimé gynécologique
°C	Degré Celsius *ou* centigrade
D. max.	Dose maximale du Codex
DCI	Dénomination commune internationale
DIU	Dispositif intra-utérin
DMLA	Dégénérescence maculaire liée à l'âge
DRESS syndrome	*Drug Rash with Eosinophilia and Systemic Symptoms* (réaction grave d'hypersensibilité médicamenteuse)
E.	Enfant (de 30 mois à 15 ans)
ECBU	Examen cytobactériologique urinaire
ECG	Électrocardiogramme
EEG	Électroencéphalogramme
EER	Épuration extrarénale (dialyse externe ou péritonéale)
FA *ou* FV	Fibrillation auriculaire *ou* Fibrillation ventriculaire
Fe^{++}	Fer (ion ferreux)
FEVG	Fraction d'éjection ventriculaire gauche
fl.	Flacon
FRCV	Facteurs de risque cardio-vasculaire
G6PD	Glucose-6-phosphate déshydrogénase
g	Gramme
g/jour	Gramme par jour *soit* par 24 heures
g/kg	Gramme par kilogramme de poids corporel
g/l	Gramme par litre
Gé ou méd^{G}	Générique
gél.	Gélule
gte	Goutte
h	Heure
HCO_3^-	Bicarbonate (anion monovalent)
Hg	Mercure
HTA	Hypertension artérielle
IA *ou* ID *ou* IM *ou* IV	Voie intra-artérielle *ou* intradermique *ou* intramusculaire *ou* intraveineuse
IDM	Infarctus du myocarde
IMC (*BMI* en anglais)	Indice de masse corporelle = poids (kg)/taille^2 (m^2)

IPP	Inhibiteurs de la pompe à protons
K^+	Potassium (cation monovalent)
KCl	Chlorure de potassium
kcal *ou* Cal.	Kilocalorie *ou* Calorie (1 kilocalorie = 4,185 kilojoules)
kJ	Kilojoule (1 kilojoule = 0,24 kilocalorie)
kg	Kilogramme (= 1 000 grammes)
l	Litre
LCR	Liquide céphalo-rachidien
LEMP	Leuco-encéphalopathie multifocale progressive
LM	Libération modifiée (retardée)
LP	Libération prolongée
LPPR (ex-TIPS)	Liste des produits et prestations remboursables
m^2	Mètre carré (notamment de surface corporelle)
MDR TB	Tuberculose multirésistante
mEq	Milliéquivalent
mes.	Mesure
mg *ou* mg/kg	Milligramme *ou* milligramme par kilo de poids
Mg^{++}	Magnésium (cation divalent)
min.	Minute
ml	Millilitre (= 0,001 litre = 10^{-3} litre = 1 cm^3)
mm^3	Millimètre cube
mmHg	Millimètres de mercure
mmol	Millimole (= 0,001 mole = 10^{-3} mole)
mOsm	Milliosmole
M U *ou* M UI	Million d'unités *ou* Million d'unités internationales
µg	Microgramme (= 10^{-6} gramme)
µmol	Micromole (= 10^{-6} mole)
µU	Micro-unité
N. *et* NN.	Nourrisson (enfant de 1 à 30 mois) *et* Nouveau-né (enfant de 0 à 1 mois)
Na^+	Sodium (cation monovalent)
NaCl	Chlorure de sodium
NFS	Numération-formule sanguine
ng	Nanogramme (= 10^{-9} gramme)
nmol	Nanomole (= 10^{-9} mole)
NR	Médicament non inscrit sur la liste des spécialités remboursables (prix libre)

NYHA (classification)	*New York Heart Association* (4 stades cliniques de l'insuffisance cardiaque)
O_2	Oxygène
OAP	Œdème aigu du poumon
OTC	*Over the counter* (médicament en vente libre sans prescription)
PCH AP-HP	Pharmacie Centrale des Hôpitaux de Paris
Perf. IV	Perfusion intraveineuse
pg	Picogramme (= 10^{-12} gramme)
pmol	Picomole (= 10^{-12} mole)
PM	Poids moléculaire
PO	*per os* = voie orale
ppi	Pour préparation injectable
PVC	Pression veineuse centrale
qs *ou* qsp	Quantité suffisante *ou* Quantité suffisante pour
QTc	ECG : intervalle QT corrigé en fonction de la fréquence cardiaque
RCP	Résumé des caractéristiques du produit
RTU	Recommandation Temporaire d'Utilisation (nouvelle indication sans AMM)
sac.	Sachet
SC	Voie sous-cutanée
sec	Seconde
SIADH	Sécrétion inappropriée d'hormone anti-diurétique
SMR	Service médical rendu (fixé par la HAS)
sol. *ou* sol. buv.	Solution *ou* Solution buvable
sup. *ou* suppo	Suppositoire
susp. *ou* susp. buv.	Suspension *ou* Suspension buvable
TA *ou* PA	Tension artérielle *ou* Pression artérielle
TP *et* TCA *et* TS	Taux de prothrombine *et* Temps de céphaline activé *et* Temps de saignement
TROD	Tests rapides d'orientation diagnostique (infections)
TSH	*Thyroid Stimulating Hormone* ou Thyréostimuline
TV	Tachycardie ventriculaire
U *ou* UI	Unité *ou* Unité internationale
VEGF	*Vascular Endothelial Growth Factor* (facteur de croissance impliqué dans certains cancers et dans la dégénérescence maculaire liée à l'âge)
VS	Vitesse de sédimentation globulaire

Chapitre 1

Analgésiques
Antipyrétiques
Antispasmodiques
Anti-inflammatoires non stéroïdiens
Anesthésiques locaux

DOULEURS : Schémas thérapeutiques

Ces schémas ne sont qu'un simple aide-mémoire (les traitements de première intention figurent en 2e colonne, et les alternatives thérapeutiques en 3e colonne).

États douloureux non spécifiques

Douleurs non spécifiques par excès de stimulation nociceptive (1)	**Antalgiques de niveau I** : Paracétamol, Salicylés, AINS **Antalgiques de niveau II** : Opioïdes d'action faible (Codéine, Dihydrocodéine, Extrait d'opium, Tramadol), Néfopam **Antalgiques de niveau III** : Morphine et autres opioïdes forts (Hydromorphone, Fentanyl, Oxycodone) Opioïdes agonistes-antagonistes (Buprénorphine, Nalbuphine)

1. Les antalgiques sont présentés ici selon une échelle d'activité croissante du niveau I au niveau III, inspirée de celle de l'OMS.
   Les douleurs intenses ou rebelles d'étiologie connue, notamment d'origine néoplasique, *doivent être traitées par un opioïde fort* (l'analgésie doit être rapide, totale et permanente, et non pas réalisée "à la demande") associée si besoin à un antalgique non opiacé ou à un co-analgésique. Penser à associer un accélérateur du transit et un anti-émétique à toute prescription d'opioïde fort.

Douleurs neuropathiques (souvent rebelles aux antalgiques usuels et aussi aux morphiniques = 30-50 % des patients consultant dans les centres antidouleur)	Antidépresseurs tricycliques Amitriptyline ou Clomipramine (2)	Antiépileptiques – Gabapentine (3) – Prégabaline (3) – Carbamazépine (3) Neurostimulation (4) – Capsaïcine (5)

2. Ces antidépresseurs ont un effet antalgique démontré mais retardé de 5 à 15 jours, *surtout dans les douleurs neuropathiques*, à une dose inférieure à la dose antidépressive (10 à 150 mg/jour, avec une moyenne de 40 à 75 mg/jour chez l'adulte et 1 mg/kg/jour chez l'enfant).
3. Produits ayant une AMM pour le traitement des douleurs neuropathiques périphériques ou centrales.
4. Neurostimulation transcutanée : technique non médicamenteuse utilisée dans les douleurs neuropathiques.
5. Douleurs neuropathiques localisées.

Douleurs par spasmes de la musculature lisse : Spasmes viscéraux	Antispasmodique ± Antalgique non morphinique
Colique néphrétique	*Cf.* le chapitre "Urologie"
Colique hépatique	*Cf.* le chapitre "Gastro-entérologie"
Douleurs en rhumatologie	*Cf.* le chapitre "Rhumatologie"

DOULEURS : Schémas thérapeutiques

Migraines et Céphalées diverses

Crise migraineuse Traitement de la crise	AINS (Ibuprofène ou Kétoprofène) ou Aspirine	Triptans ou Gynergène caféiné
	Les associations d'antalgiques ne sont pas recommandées	
Maladies migraineuses Traitement de fond	Propranolol, Métoprolol, Amitriptyline, Oxétorone	Flunarizine, Pizotifène, Aténolol, Gabapentine, Timolol, Topiramate, Érénumab
Céphalées de tension ou Céphalées psychogènes ou Céphalées chroniques quotidiennes	Psychothérapies + Arrêt de l'abus d'antalgiques (1) ± Amitriptyline	
Algie vasculaire de la face ou *Cluster headache* (douleurs souvent rebelles aux antalgiques usuels)	Traitement de la crise : Sumatriptan ou Oxygène pur au masque (7 l/min pendant 15 minutes)	
	Traitements préventifs : Vérapamil, Bêta-bloquants sans activité sympathomimétique, Divalproate ou Valproate de Na, Lithium	
Hémicrânie paroxystique chronique	Indométacine (traitement spécifique et même test diagnostique de cette céphalée très rare)	
Névralgie du trijumeau ou Maladie de Trousseau ou Névralgie faciale essentielle (douleurs souvent rebelles aux antalgiques usuels)	– Carbamazépine (2) ou Oxcarbazépine, Gabapentine, Prégabaline – Amitriptyline ou Clomipramine ou Imipramine (3) – Divers : Phénytoïne, Lévomépromazine, Tiapride, Propranolol, Baclofène… – Traitement chirurgical	
Maladie de Horton	*Cf.* le chapitre "Ophtalmologie"	

1. Une consommation abusive d'antalgiques (consommation à titre préventif et non plus curatif) peut créer un véritable *état de pharmacodépendance* conduisant à des céphalées chroniques quotidiennes avec un *syndrome de sevrage à l'arrêt brutal* (augmentation importante des céphalées dans les jours suivant l'arrêt), contribuant à maintenir cet usage abusif.
2. L'efficacité de la carbamazépine en fait un test diagnostique dans la névralgie du trijumeau qu'elle améliore à court terme dans 80 % des cas, avec une résistance ultérieure dans 10 % des cas.
3. Ces antidépresseurs ont un effet antalgique démontré, mais retardé de 5 à 15 jours, à une dose inférieure à la dose antidépressive (10 à 150 mg/jour, avec une moyenne de 40 à 75 mg/jour).

FIÈVRE : Schémas thérapeutiques

États fébriles : Antipyrétiques

Fièvre	Retrait des épaisseurs superflues de vêtements *sans laisser un enfant nu* (avec tee-shirt en coton) + Supplément hydrique + Température ambiante à 18-19 °C maximum (+ utilisation de ventilateur en cas de forte chaleur) + Paracétamol si fièvre ≥ 39 °C ou mal tolérée	– Ibuprofène ou Kétoprofène – Aspirine ou autres dérivés salicylés (en troisième intention car risque de syndrome de Reye dans les viroses)
Hyperthermie majeure (1)	Refroidissement (sacs de glace ou bain à 20 °C) Paracétamol ou Aspirine ou Association des deux + Mesures générales décrites ci-dessus	Hospitalisation

1. Toute fièvre restant supérieure à 40 °C chez l'enfant < 3 ans malgré les antipyrétiques usuels *nécessite l'hospitalisation d'urgence*.

Hyperthermie d'effort ou Coup de chaleur d'exercice	Refroidissement (sacs de glace ou bain à 20 °C) Arrêt de l'effort + Refroidissement + Réhydratation + Contrôle de l'acidose métabolique (alcalinisation) Hospitalisation
Hyperthermie maligne per-anesthésique	Dantrolène (2)
Syndrome malin des neuroleptiques	Arrêter tous les neuroleptiques + Refroidissement + Réhydratation + Contrôle de l'acidose métabolique (alcalinisation) ± Dantrolène par voie IV ± Agoniste dopaminergique (Bromocriptine par exemple)

2. Produit actif dans l'hyperthermie maligne per-anesthésique, utilisable en traitement préventif (par voie orale ou injectable) et en traitement curatif (par voie injectable, en complément des autres mesures thérapeutiques = arrêt de l'anesthésie et de la chirurgie, hyperventilation en oxygène pur, contrôle de l'acidose métabolique, refroidissement et, si nécessaire, maintien de la diurèse et régulation des électrolytes).

ANALGÉSIQUES : Doses équi-analgésiques

Doses équi-analgésiques de différents antalgiques de puissance moyenne administrés par voie orale

Du fait de la variabilité interindividuelle importante, les données ci-dessous ne sont qu'indicatives.

DCI	Doses équi-analgésiques
Paracétamol	1 000 mg
Aspirine	1 000 mg
Kétoprofène	100 mg
Codéine	60 mg
Tramadol	50 mg
Néfopam	20 mg

Doses équi-analgésiques de différents antalgiques majeurs administrés par voie orale ou injectable

DCI	Doses équi-analgésiques	
	Par voie orale	Par voie injectable
Codéine	30 mg	15 mg SC ou 10 mg IV
Tramadol	180 mg	–
Morphine	150 mg	–
Oxycodone	percutané = 12 µg/h	0,1 mg
Méthadone	0,4 mg	0,3 mg
Fentanyl	4 mg	–
Buprénorphine	–	10 mg
Hydromorphone	15 mg	–
Nalbuphine	3 mg	–

Doses équi-analgésiques de la morphine selon la voie d'administration

Voie orale	Voie SC	Voie IV	Péridurale	Intrathécale
1 mg	1/2 à 1/3 mg	1/3 à 1/4 mg	1/10 à 1/20 mg	1/50 à 1/200 mg

Analgésiques périphériques (I) :
Paracétamol (I)

Formes orales pour adulte[G] *Remboursement 65 %-Coll*

DAFALGAN 500 mg DOLIPRANE 500 mg DOLKO 500 mg EFFERALGANMED 500 mg CLARADOL 500 mg GELUPRANE 500 mg PARALYOC 500 mg	16 cp. ou 16 gél. 500 mg 16 cp. séc. 500 mg 16 cp. séc. 500 mg 16 cp. 500 mg effervescents ou non 16 cp. séc. 500 mg effervescents (412 mg de Na/cp.) 16 gél. 500 mg 16 lyocs 500 mg	A. 500 mg à 1 g × 1 à 4 fois/24 h en prises espacées E. 41 à 50 kg : 500 mg × 1 à 6 fois/24 h (max. : 6/24 h) E. 27 à 40 kg : 500 mg × 1 à 4 fois/24 h (max. : 4/24 h)
DAFALGAN 1 g DOLKO 1 g DOLIPRANE 1 000 mg EFFERALGANMED 1 000 mg	8 cp. 1 000 mg 8 cp. séc. 1 000 mg 8 cp. ou 8 gél. 1 000 mg effervescents 8 sac. 1 000 mg 8 cp. 1 000 mg effervescents (548 mg de Na/cp.)	*Idem*
DOLIPRANE VITAMINE C *NR*	16 cp. (500 mg/100 mg) effervescents (390 mg de Na/cp.)	*Idem*
CLARADOL Caféiné PRONTADOL *NR*	16 cp. 500 mg/50 mg effervescents ou non (422 mg de Na/cp. effervescent) 16 cp. 500 mg/50 mg	*Idem*

Formes rectales pour adulte *Remboursement 65 %-Coll*

DOLIPRANE 1 000 mg Suppos	8 sup. 1 000 mg	A. et E. > 15 ans : 1 sup. × 1 à 3 fois/24 h
DAFALGAN 600 mg Suppos	6 ou 10 sup. 600 mg	A. et E. > 15 ans : 1 sup. × 1 à 4 fois/24 h

Paracétamol injectable pour adulte[G] (1) *Réservé aux hôpitaux-Coll*

PERFALGAN Délai d'action = 15 à 30 minutes Durée d'action = 4 à 6 heures	12 fl. 1 000 mg/100 ml (10 mg/ml) (solution prête à l'emploi)	Perfusion IV en 15 minutes : A. 1 g/perfusion E. > 33 kg (≈ 11 ans) : 15 mg/kg/perfusion

1. Espacer les perfusions de 6 heures (4 heures minimum), sans dépasser une dose maximale de 4 g/24 h chez l'adulte.

Contre-indications
Insuffisance hépato-cellulaire
Hypersensibilité connue au paracétamol

Propriétés

- Analgésique-antipyrétique d'efficacité comparable à celle de l'aspirine mais sans effet anti-inflammatoire, avec l'avantage d'une excellente tolérance en particulier digestive justifiant son emploi en première intention en particulier chez l'enfant, la femme enceinte ou qui allaite
- Absorption digestive complète (action *per os* en 40 à 60 minutes pendant 4 à 6 heures), métabolisme hépatique saturable en dérivés glycuro- et sulfoconjugués et en N-acétyl-p-benzoquinone imine (métabolite hépatotoxique inactivé par le glutathion réduit), élimination urinaire (95 % en 24 heures sous forme de métabolites conjugués inactifs et moins de 5 % sous forme active), demi-vie de 2 à 3 heures

Indications

- Traitement symptomatique des affections douloureuses et/ou fébriles, en première intention (à préférer à l'aspirine chez l'enfant < 16 ans dans les infections virales, dont la varicelle et les syndromes grippaux, en raison du risque de syndrome de Reye)

Effets indésirables

- Très rares : réactions allergiques cutanées, érythème pigmenté fixe, thrombopénies
- Hépatotoxicité possible à doses suprathérapeutiques (> 4 g/jour chez l'adulte), en cas de dénutrition, d'atteinte hépatique préalable ou chez l'alcoolique (glutathion hépatique abaissé), et en cas de déficit en glutathion-synthétase notamment chez l'homozygote
- Les injections par voie IM sont très douloureuses → *utiliser en perfusion IV uniquement* (risque d'hypotension artérielle → surveillance)
- **Surdosage aigu** (dose ≥ 120 mg/kg en 1 prise chez l'adulte ou 150 mg/kg en 1 prise chez l'enfant) : *cytolyse hépatique apparaissant dans les 24 premières heures* (due au métabolite toxique normalement détoxifié par le glutathion, et pouvant aboutir à une nécrose hépatique irréversible), et *hypophosphorémie par atteinte tubulaire rénale* → lavage gastrique précoce (6 premières heures) et *administration d'acétylcystéine per os* (*cf.* Mucomyst solution) ou en perfusion IV lente (*cf.* Acétylcystéine injectable)

Précautions d'emploi et taux plasmatiques toxiques du paracétamol

- Ne pas dépasser les doses maximales recommandées. Attention aux présentations différentes et aux associations. Taux toxiques : > 200 mg/l à la 4e heure, > 100 mg/l à la 8e heure, > 60 mg/l à la 10e heure, > 30 mg/l à la 15e heure
- Espacer les prises de 6 heures (4 heures minimum), ou de 8 heures minimum en cas d'insuffisance rénale sévère (clairance de la créatinine < 10 ml/min)
- Limiter la durée de prescription : de fortes doses pour des durées prolongées pourraient exposer à un risque cardio-vasculaire thrombotique et à un risque digestif et rénal
- Grossesse et allaitement : utilisation possible aux doses usuelles
- Le paracétamol ne doit pas être en libre accès dans les pharmacies afin de renforcer le conseil pharmaceutique

Doses maximales à ne pas dépasser : SURDOSAGE AIGU = DANGER

Adulte : 4 g/24 h en 4 prises espacées de 6 heures
Enfant : 60 mg/kg/24 h en 4 prises espacées de 6 heures

Analgésiques périphériques (II) : Paracétamol (II)*

Formes orales pédiatriques (1) *Remboursement 65 %-Coll*

DAFALGAN Poudre	12 sac. 80 mg, 150 mg ou 250 mg	Posologie chez l'enfant : 60 mg/kg/24 h en 4 prises orales espacées de 6 heures *soit* 15 mg/kg et par prise toutes les 6 heures
DOLIPRANE Poudre	12 sac. 100 mg, 150 mg, 200 mg ou 300 mg	*Idem*
EFFERALGAN Poudre EFFERALGANMED	12 sac. 80 mg, 150 mg ou 250 mg 12 cp. 250 mg	*Idem*
PARALYOC 250 mg	10 lyocs 250 mg	*Idem*
DAFALGAN Solution buvable à 3 %	Fl. 90 ml avec système doseur gradué en kg permettant d'administrer 15 mg/kg et par prise	*Idem*
DOLIPRANE Suspension buvable à 2,4 % sans sucre	Fl. 100 ml à 24 mg/ml avec une pipette graduée en kg jusqu'à 8 kg maximum (permet d'administrer 15 mg/kg et par prise)	*Idem*
EFFERALGAN Pédiatrique Solution buvable à 3 %	Fl. 90 ml ou 150 ml avec seringue graduée (30 mg/ml)	*Idem*
DOLKO Solution buvable 60 mg/2 ml	Fl. 90 ml avec seringue graduée en kg (1 graduation de 1 kg = 15 mg)	*Idem*
DOLSTIC Suspension buvable 100 mg/ml	Fl. 30 ml gouttes enfants < 13 kg Fl. 60 ml seringue enfants > 13 kg et < 32 kg	*Idem*

1. La posologie recommandée chez l'enfant est de 60 mg/kg/24 h en 4 prises orales espacées de 6 heures soit 15 mg/kg toutes les 6 heures (en cas d'insuffisance rénale sévère avec clairance de la créatinine < 10 ml/min, l'intervalle entre 2 prises sera au minimum de 8 heures).

* Voir les propriétés générales et les conditions d'emploi pages précédentes.

Analgésiques périphériques (III) : Paracétamol (III)*

Formes rectales pédiatriques (1) *Remboursement 65 %-Coll*

EFFERALGANMED Suppositoires	10 sup. 80 mg, 150 mg ou 300 mg	Posologie chez l'enfant : 60 mg/kg/24 h en 4 administrations espacées de 6 heures *soit* 15 mg/kg/administration toutes les 6 heures
DOLIPRANE Suppositoires	10 sup. séc. 100 mg, 150 mg, 200 mg ou 300 mg	*Idem*

1. La posologie recommandée par voie rectale est la même que celle qui est recommandée par voie orale = 60 mg/kg/24 h en 4 fois, soit 15 mg/kg toutes les 6 heures.

Formes injectables pédiatriques[G] (2) *Réservé aux hôpitaux-Coll*

PERFALGAN ENFANTS ET NOURRISSONS Délai d'action = 15 à 30 minutes Durée d'action = 4 à 6 heures	12 fl. 500 mg/50 ml (10 mg/ml) (solution prête à l'emploi)	Perfusion **IV** en 15 minutes : N. et E. < 33 kg : 15 mg/kg/perfusion Nouveau-né < 10 jours : 7,5 mg/kg/perfusion

2. Espacer les perfusions de 6 heures (4 heures minimum) sans dépasser une dose maximale de 60 mg/kg/24 h chez l'enfant

Spécialités contenant du paracétamol

Non associé : CLARADOL, DAFALGAN, DOLIPRANE, DOLKO, EFFERALGAN, GÉLUPRANE, PARALYOC, PERFALGAN
En association : ACTIFED, ACTRON, CÉFALINE, CLARADOL, CODOLIPRANE, COQUELUSÉDAL-PARACÉTAMOL, DAFALGAN-CODÉINE, DOLIPRANE VIT C, DOLIRHUME-PARACÉTAMOL, EFFERALGAN VIT C, FERVEX, FLUSTIMEX, HUMEX RHUME, HUMEXLIB ÉTAT GRIPPAL, IXPRIM, IZALGI, KLIPAL, LAMALINE, LINDILANE, PRONTADOL, PRONTALGINE, RHUMAGRIP, TRAMADOL-PARACÉTAMOL, ZALDIAR

* Voir les propriétés générales et les conditions d'emploi pages précédentes.

Analgésiques périphériques (IV) :
Aspirine et salicylés (I)*

Formes orales[G] pour adulte et enfant > 10 ans (1)

Remboursement 65 %-Coll

ASPÉGIC 500 mg ASPÉGIC 1 000 mg Acétylsalicylate de lysine	20 ou 30 sac. 500 mg 15 ou 20 ou 30 sac. 1 000 mg pour sol. buv. sans sodium	A. 500 mg à 1 g × 1 à 3 fois/24 h E. > 10 ans : 25 à 50 mg/kg/jour en 3 à 4 prises
ASPIRINE 500 mg ASPIRINE 1 000 mg Acide acétylsalicylique	20 cp. efferv. 500 mg (250 mg de Na/cp.) 20 cp. efferv. 1 000 mg (460 mg de Na/cp.)	*Idem*

1. Les spécialités dosées à 1 000 mg par unité de prise sont réservées à l'adulte.

Formes orales pour adulte avec métoclopramide *Liste II-30 %*

MIGPRIV (2)	6 sachets contenant : 900 mg d'aspirine + 10 mg de métoclopramide	A. 1 sac. dès le début de la crise migraineuse (D. max. : 3 sac./jour)

2. Association d'aspirine et de métoclopramide dans le traitement de la crise migraineuse.

Spécialités contenant de l'aspirine ou d'autres salicylés

Non associée : ALKASELTZER, ASPÉGIC, ASPIRINE, ASPIRINE PROTECT, ASPRO, KARDÉGIC, RÉSITUNE
En association : ACTRON, ASPIRINE VIT C, ASPRO-CAFÉINE, CLOPIDOGREL-AAS, DUOPLAVIN, MIGPRIV

* Voir le chapitre "Cardiologie" pour les produits, les propriétés et les indications des antiagrégants plaquettaires.

Contre-indications

Maladies ulcéreuses gastro-duodénales
Maladies hémorragiques constitutionnelles ou acquises, risques hémorragiques
Grossesse au 3e trimestre, certaines associations (*cf.* Interactions)

Propriétés

- Analgésique-antipyrétique (10-13 mg/kg/4-6 h), anti-inflammatoire et uricosurique à fortes doses (3 g/jour chez l'adulte et 80 à 100 mg/kg/jour chez l'enfant), antiagrégant plaquettaire à faible dose (75 à 325 mg/jour chez l'adulte)
- Absorption digestive rapide et complète (action en 30 minutes pendant 4 à 6 heures *per os*), liaison à 80 % aux protéines plasmatiques, métabolisation en dérivés inactifs, élimination urinaire lente (50 % en 24 heures) accrue par l'alcalinisation des urines

Indications

- Traitement symptomatique des affections fébriles (en deuxième intention) et/ou douloureuses
- Affections rhumatismales (à forte dose)

Effets indésirables

- *Troubles digestifs* : gastralgies, ulcérations gastriques et/ou duodénales, hémorragie digestive occulte ou patente (hématémèse, mélæna) pouvant entraîner une anémie ferriprive
- *Réactions allergiques* (2 ‰) : éruptions cutanées, bronchospasme, choc anaphylactique
- *Syndromes hémorragiques* avec allongement du TS persistant 4 à 8 jours après l'arrêt
- Syndrome de Reye rare mais très grave (encéphalopathie et atteinte hépatique aiguë chez l'enfant ou le jeune adulte atteint de virose, dont grippe B, varicelle, adénovirus)
- **Surdosage aigu** (fréquent et sévère chez l'enfant) : hyperpnée et alcalose gazeuse, acouphènes, hypoacousie, vertiges, céphalées, nausées, vomissements, hémorragies digestives, hyperthermie, hypersudation, déshydratation, acidose métabolique, coma et convulsions

Précautions d'emploi et interactions médicamenteuses

- Déconseillé dans les viroses chez l'enfant < 16 ans (risque de syndrome de Reye)
- Déconseillé en cas d'antécédents d'ulcères ou d'hémorragies digestives, d'asthme, d'insuffisance hépatique ou rénale, éviter dans la goutte et les ménorragies
- Grossesse : aux 1er et 2e trimestres, prise ponctuelle autorisée et ne pas dépasser 150 mg/24 h en prise chronique. Au 3e trimestre, risque fœtal (hypertension artérielle pulmonaire, insuffisance rénale), mais l'aspirine a un effet démontré pour prévenir les pré-éclampsies sévères précoces, sous surveillance très spécialisée
- ***Associations contre-indiquées*** : avec salicylés à forte dose : AVK, méthotrexate à forte dose
- ***Associations déconseillées*** : avec salicylés à faible dose : probénécide
- *Associations à surveiller* : corticoïdes, diurétiques, insulines et sulfamides hypoglycémiants, thrombolytiques, méthotrexate à dose ≤ 15 mg/semaine
- *Topiques gastro-intestinaux* : intervalle de 2 heures ou plus entre les prises orales

Doses maximales

Adulte : 1 g par prise orale sans dépasser 4 g/24 h en 3 à 4 prises orales, ou 1 g par injection sans dépasser 4 g/24 h en 4 injections
Enfant : 80 mg/kg/24 h de 0 à 30 mois ou 100 mg/kg/24 h de 30 mois à 15 ans par voie orale en 4 prises espacées de 6 heures, ou 8 mg/kg et par injection × 6 fois/24 h

Analgésiques périphériques (V) :
Aspirine et salicylés (II)*

Formes orales pédiatriques à 250 mg *Remboursement 65 %-Coll*

ASPÉGIC 250 mg Acétylsalicylate de lysine	20 sac. 250 mg (sans sodium)	E. de 3 à 10 ans : 25 à 60 mg/kg/jour en 3 à 4 prises, *soit* : – 3 à 4 ans : 1 à 3 sac./jour – 4 à 8 ans : 1 à 4 sac./jour – 8 à 10 ans : 1 à 6 sac./jour

Formes orales pédiatriques à 100 mg *Remboursement 65 %-Coll*

ASPÉGIC 100 mg Acétylsalicylate de lysine	20 sac. 100 mg (sans sodium)	N. et E. < 6 ans : 25 à 60 mg/kg/jour en 3 à 4 prises, *soit* : – 0 à 1 an : 1 à 5 sac./jour – 1 à 2 ans : 2 à 6 sac./jour – 2 à 6 ans : 3 à 9 sac./jour

Formes injectables *Remboursement 65 %-Coll*

ASPÉGIC Injectable Acétylsalicylate de lysine Délai d'action = 10 minutes Durée d'action = 4 à 6 heures	6 fl. 5 ml = 1 000 mg 6 fl. 5 ml = 500 mg	Par voie **IM** (ou **IV** lente) : A. 500 mg à 1 g × 1 à 4 fois/24 h (D. max. : 4 g/24 h) E. > 6 ans : 10 à 25 mg/kg/24 h en 4 à 6 injections (D. max. : 8 mg/kg × 6 fois/24 h)

* Voir les propriétés générales et les conditions d'emploi pages précédentes.

Analgésiques centraux non morphiniques

Néfopam[G] *Liste I-65 %-Coll*

ACUPAN (1) Délai d'action = 15 à 30 minutes Durée d'action = 4 à 6 heures	5 amp. 2 ml = 20 mg (diluer dans un soluté salé ou glucosé isotonique en cas de perfusion veineuse)	Par voie **IV** (en 5 minutes au minimum) ou perfusion **IV**, voire en injection **IM** : A. 20 mg par injection à répéter si besoin toutes les 4 à 6 heures (D. max. : 120 mg/24 h)

1. Les ampoules injectables peuvent être utilisées par voie orale, sur un sucre par exemple, sans dépasser 6 prises/jour (hors AMM).

Contre-indications

Épilepsie et antécédents de troubles convulsifs
Risque de glaucome par fermeture de l'angle
Risque de rétention urinaire par obstacle urétro-prostatique
Enfant < 15 ans (absence d'étude clinique)

Propriétés

- Analgésique non morphinique d'action centrale (par inhibition du recaptage de la sérotonine, de la noradrénaline et de la dopamine), ayant des propriétés anticholinergiques faibles, dépourvu d'effet dépresseur respiratoire (l'injection de 20 mg aurait une activité antalgique comparable à celle de l'injection de 10 mg de morphine en SC ou de 100 mg de péthidine en IM)
- Demi-vie d'environ 4 heures après injection, élimination urinaire (87 %) en majeure partie sous forme de métabolites

Indications

- Traitement symptomatique des affections douloureuses aiguës, notamment des douleurs post-opératoires

Effets indésirables

- Sueurs, somnolence, nausées, plus rarement vomissements, vertiges
- Effets atropiniques : sécheresse buccale, tachycardie, palpitations, rétention d'urines, excitabilité, irritabilité, confusion mentale, hallucinations, convulsions, coma

Précautions d'emploi

- Utiliser avec prudence en cas d'insuffisance hépatique ou rénale
- Administrer toujours chez un sujet couché
- Ne prévient pas le syndrome de sevrage morphinique
- En raison d'un risque de pharmacodépendance, éviter son utilisation dans les douleurs chroniques
- Grossesse et allaitement : utilisation déconseillée (absence d'étude clinique)

Interactions médicamenteuses

- *Associations à prendre en compte* : autres anticholinergiques car addition des effets (atropine, antiparkinsoniens, antispasmodiques, antisécrétoires, antidépresseurs imipraminiques, maprotiline, certains antihistaminiques H1, disopyramide, oxybutynine, neuroleptiques phénothiaziniques)

Analgésiques opioïdes faibles (I)

Codéine* (analgésique) (1) *Liste I-65 %-Coll (sauf autre mention)*

DICODIN LP 60 mg Dihydrocodéine	20 cp. 60 mg à libération prolongée	A. 1 cp. × 1 à 2 fois/jour (12 heures entre 2 prises)
PADERYL Codéine phosphate *Remboursement 30 %*	20 cp. 19,5 mg Fl. 150 ml à 0,1 %	A. 1 à 2 cp. ou 1 ou 2 càs à renouveler après 6 h si nécessaire (D. max. : 120 mg/24 h)

1. Il est contre-indiqué de prescrire de la codéine chez les enfants de moins de 12 ans. Ces produits doivent être mis absolument hors de portée des enfants.

Codéine + Paracétamol[G] (1) *Liste I-65 %-Coll (sauf autre mention)*

CODOLIPRANE	16 cp. séc. 20 mg + Paracétamol 400 mg 16 cp. eff. 30 mg + Paracétamol 500 mg	A. et E. > 15 ans : 1 à 2 cp. × 1 à 3 fois/jour
DAFALGAN-CODÉINE	16 cp. 30 mg + Paracétamol 500 mg	*Idem*
PARACÉTAMOL-CODÉINE	16 cp. séc. efferv. 30 mg + Paracétamol 500 mg (460 mg de Na/cp.)	*Idem*
KLIPAL-CODÉINE	16 cp. 25 mg + Paracétamol 300 mg 12 cp. séc. 50 mg + Paracétamol 600 mg	A. 1 à 2 cp. × 1 à 3 fois/jour A. 1 cp. × 1 à 4 fois/jour
LINDILANE	16 cp. 25 mg + Paracétamol 400 mg	A. 1 à 2 cp. × 1 à 3 fois/jour
CLARADOL-CODÉINE	16 cp. 20 mg + Paracétamol 500 mg	A. 1 à 2 cp. × 1 à 3 fois/jour
PRONTALGINE[G] *Liste I-Non remboursé*	18 cp. 20 mg + Paracétamol 400 mg + Caféine 50 mg	A. 1 à 2 cp. × 1 à 3 fois/jour

Codéine + Ibuprofène (1) *Liste I-65 %-Coll*

ANTARÈNE-CODÉINE	20 cp. 30 mg + Ibuprofène 200 mg	A. 1 à 2 cp. puis 1 cp. toutes les 4 à 6 heures
	10 cp. 60 mg + Ibuprofène 400 mg	A. 1 cp. puis 1 cp. toutes les 6 à 8 heures (D. max. : 3 cp./jour)

* Voir le chapitre "Pneumologie" pour la liste des spécialités comportant de la codéine à titre antitussif.

Contre-indications
Allergie à la codéine ou à la dihydrocodéine (croisée entre ces deux produits)
Asthme, insuffisance respiratoire, insuffisance hépatique, toxicomanes
Association aux agonistes-antagonistes morphiniques
Suites d'amygdalectomie ou d'adénoïdectomie
Métaboliseurs ultrarapides des substrats du cytochrome P450 2D6
Enfants < 12 ans, allaitement
Pour Dicodin : grossesse, insuffisance rénale grave, association aux IMAO
Celles du paracétamol, des AINS et de l'aspirine s'ils sont associés

Propriétés

- Dérivé semi-synthétique de la morphine, considéré comme un antalgique de niveau II selon la classification de l'OMS (effet analgésique 5 à 10 fois plus faible que celui de la morphine et durée d'action de 4 heures), ayant un effet dépresseur respiratoire faible, considéré comme peu toxicomanogène (mais en réalité utilisé par les toxicomanes), employé de façon optimale avec un analgésique périphérique
- Absorption digestive rapide, métabolisation hépatique en dérivés glycuro-conjugués, élimination urinaire, passage transplacentaire et dans le lait maternel

Indications

- Traitement symptomatique des affections douloureuses ne répondant pas à l'utilisation d'analgésiques périphériques et/ou d'AINS en première intention
- *ANSM : la codéine est contre-indiquée chez l'enfant < 12 ans en raison du risque de dépression respiratoire. Après 12 ans, n'utiliser la codéine chez l'enfant qu'après échec du paracétamol et/ou d'un AINS, à la plus faible dose efficace et pour une durée la plus courte possible. Débuter la première administration à 0,5 mg/kg*

Effets indésirables

- Constipation, nausées et somnolence
- Rares : réactions cutanées allergiques, bronchospasme, vomissements, sensations vertigineuses, dépression respiratoire (modérée aux doses thérapeutiques)
- Aux doses suprathérapeutiques : risque de dépendance et de syndrome de sevrage à l'arrêt brutal (chez l'utilisateur et chez le nouveau-né de mère toxicomane)
- Ceux du paracétamol, des AINS et de l'aspirine s'ils sont associés
- **Surdosage** (codéine base ≥ 2 mg/kg/prise) : tableau d'intoxication morphinique → à traiter par naloxone, lavage gastrique, réanimation cardio-respiratoire

Précautions d'emploi et interactions médicamenteuses

- Éviter toute utilisation prolongée à forte dose (risque de dépendance)
- Utiliser avec prudence chez les conducteurs et utilisateurs de machines (somnolence), le sujet âgé (réduire la posologie de 50 %) et en cas d'hypertension intracrânienne
- Codéine → espacer les prises de 4 heures au minimum (ou 8 heures au minimum en cas d'insuffisance rénale sévère avec clairance de la créatinine < 10 ml/min)
- Grossesse (au 1er trimestre et au voisinage du terme) : éviter la codéine (risques d'apnée et syndrome de sevrage chez le nouveau-né)
- ***Associations contre-indiquées*** : agonistes-antagonistes morphiniques (et IMAO non-sélectifs avec la dihydrocodéine)
- ***Associations déconseillées*** : alcool (effets sédatifs accrus)
- *Associations à prendre en compte* : autres morphiniques et antitussifs opiacés, autres dépresseurs du SNC (effets sédatifs accrus). Pour l'ibuprofène : médicaments hyperkaliémiants, anticoagulants, antiagrégants plaquettaires

Analgésiques opioïdes faibles (II) : Tramadol

Tramadol[G] (1) *Liste I-65 %-Coll-Durée de prescription limitée à 12 semaines*

CONTRAMAL TOPALGIC	30 gél. 50 mg	A. et E. > 12 ans : 50 à 100 mg toutes les 4 à 6 heures, sans dépasser 400 mg/24 h
OROZAMUDOL	30 cp. 50 mg orodispersibles	*Idem*
BIODALGIC ZUMALGIC	30 cp. efferv. 50 mg (214 mg de Na/cp.)	*Idem*
TAKADOL ZUMALGIC	30 cp. séc. efferv. 100 mg (320 mg de Na/cp.)	*Idem*
CONTRAMAL LP TOPALGIC LP ZAMUDOL LP	30 cp. ou gél. 50 mg, 100 mg, 150 mg ou 200 mg (à libération prolongée)	A. et E. > 12 ans : 100 mg matin et soir, puis si besoin jusqu'à 200 mg matin et soir
MONOCRIXO LP	15 gél. 100 mg, 150 mg ou 200 mg (à libération prolongée)	A. et E. > 12 ans : 100 à 400 mg/24 h en 1 seule prise
MONOALGIC LP	15 cp. 100 mg, 200 mg ou 300 mg (à libération prolongée)	*Idem*
CONTRAMAL Buvable TOPALGIC Buvable	Solution buvable : 10 ml à 100 mg/ml (1 goutte = 2,5 mg)	E. > 3 ans : 1-2 mg/kg/prise × 3 à 4 fois/jour, sans dépasser 400 mg/24 h
CONTRAMAL Injectable TOPALGIC Injectable Délai d'action = qqs minutes Durée d'action = 6 à 8 heures *Réservé aux hôpitaux*	5 amp. 2 ml = 100 mg	A. 50 à 100 mg en IV lente (2-3 minutes), puis si besoin ≤ 250 mg la 1re heure et ≤ 600 mg/24 h
IXPRIM ZALDIAR	20 cp. 37,5 mg + Paracétamol 325 mg	A. et E. > 12 ans : 1 à 2 cp. toutes les 4 à 6 heures sans dépasser 8 cp./24 h
SKUDEXUM *Non remboursé*	10 cp. 75 mg + Dexkétoprofène 25 mg (2)	A. 1 à 3 cp./jour Prescription de courte durée

1. Insuffisance hépatique → réduire la dose unitaire de moitié ou espacer les prises de 12 heures.
Insuffisance rénale → espacer les prises de 12 heures quand la clairance de la créatinine est < 30 ml/min.
Patients > 75 ans → espacer les prises de 9 heures.
Insuffisance rénale et insuffisance hépatique sévères → utilisation non recommandée.
2. Forme dextrogyre de l'AINS kétoprofène ; 25 mg de dexkétoprofène équivalent à 50 mg de kétoprofène (voir précautions d'emploi et contre-indications des AINS).

Contre-indications

Hypersensibilité connue au tramadol ou aux opiacés
Insuffisance respiratoire sévère, insuffisance hépatique grave, épilepsie non contrôlée
Intoxication aiguë ou surdosage avec produits dépresseurs du SNC et/ou alcool
Phénylcétonurie (pour les comprimés effervescents car présence d'aspartam)
Association aux agonistes-antagonistes morphiniques et aux IMAO
Celles du paracétamol s'il est associé (*cf.* en début de chapitre)
Grossesse, allaitement, enfants < 3 ans ou 12 ans (selon les formes)

Propriétés

- Analgésique opioïde faible, considéré comme un antalgique de niveau II selon la classification de l'OMS, agissant par fixation sur les récepteurs opioïdes de type μ et par inhibition du recaptage de la noradrénaline et de la sérotonine
- Biodisponibilité : 90 %, pic sérique : 2 heures, liaison aux protéines plasmatiques : 20 %, métabolisation hépatique par le cytochrome P450, élimination rénale, demi-vie de 5 à 7 heures, passage transplacentaire et dans le lait maternel

Indications

- Traitement des douleurs modérées à intenses

Effets indésirables

- Très fréquents (> 10 %) : en particulier chez les sujets âgés : étourdissements, nausées, constipation, céphalées, somnolence, risque de surdosage
- Fréquents (1 à 10 %) : vomissements, prurit, hyponatrémie, œdèmes, anxiété, agitation, états confusionnels et hallucinations, chutes, sueurs, sécheresse buccale, douleurs abdominales, asthénie, troubles visuels, dépression respiratoire, réactions allergiques (urticaire, œdème de Quincke, bronchospasme, choc anaphylactique), troubles mictionnels voire rétention urinaire, diarrhée
- Rares (< 1 %) : convulsions (attention aux facteurs favorisants : épilepsie, médicaments abaissant le seuil épileptogène), hypoglycémie parfois sévère, hyponatrémie, insuffisance surrénalienne, cholestase, hypertransaminasémie, pancréatite
- **Surdosage** : tableau d'intoxication morphinique avec myosis, vomissements, troubles de la conscience, convulsions, collapsus → naloxone et réanimation

Précautions d'emploi

- Du fait des risques de mésusage et de dépendance, la durée de prescription est limitée à 3 mois. Au-delà, une nouvelle ordonnance est requise
- Utiliser avec prudence chez les conducteurs et utilisateurs de machines, les patients présentant une hypertension intracrânienne ou des convulsions
- Réduire la posologie chez le sujet âgé et en cas d'insuffisance rénale ou hépatique
- Par voie IV : utiliser sous surveillance médicale stricte, en disposant d'un matériel de réanimation (risques d'hypotension, défaillance respiratoire, choc anaphylactique)

Interactions médicamenteuses

- ***Associations contre-indiquées*** : IMAO sélectifs ou non (intervalle de 15 jours après arrêt des IMAO), agonistes-antagonistes morphiniques
- ***Associations déconseillées*** : médicaments abaissant le seuil épileptogène (antidépresseurs, neuroleptiques, anesthésiques généraux, autres analgésiques centraux), antidépresseurs sérotoninergiques (risque de syndrome sérotoninergique parfois grave), alcool, carbamazépine et autres inducteurs enzymatiques
- *Associations à prendre en compte* : antivitamines K et digoxine (risque de surdosage en ces produits), anti-acides (intervalle de 2 heures entre les prises orales), autres morphiniques et antitussifs opiacés, dépresseurs du SNC

Analgésiques opioïdes faibles (III) : Opium

Opium + Paracétamol *Liste I-65 %-Coll*

LAMALINE Gélule	16 gél. de poudre d'opium (= 1 mg de morphine) + Paracétamol 300 mg + Caféine 30 mg	A. 3 à 5 gél./jour, sans dépasser 10 gél./jour
LAMALINE Suppositoire	10 sup. de poudre d'opium (= 3 mg de morphine) + Paracétamol 500 mg + Caféine 50 mg	A. 1 sup. 2 à 3 fois/jour, sans dépasser 6 sup./jour
IZALGI	16 gél. de poudre d'opium (= 2,5 mg de morphine) + Paracétamol 500 mg	A. et E. > 15 ans : 1 gél. à renouveler si besoin au bout de 4 à 6 heures (D. max. paracétamol : 4 g/jour)

Contre-indications

Insuffisance hépato-cellulaire, asthme et insuffisance respiratoire
Enfant < 15 ans, grossesse, allaitement

Propriétés

- Analgésique opioïde faible, considéré comme antalgique de niveau II, agissant par stimulation des récepteurs opioïdes μ (opium) et par effet analgésique périphérique
- Absorption complète et rapide (30 à 60 minutes), faible liaison aux protéines, distribution dans tous les tissus, métabolisme essentiellement hépatique (glycuro- et sulfoconjugaison), demi-vie d'environ 2 heures, élimination urinaire (> 90 % en 24 heures)

Indications

- Traitement symptomatique des douleurs aiguës modérées à intenses et/ou ne répondant pas aux antalgiques périphériques seuls
- *NDR* : ces molécules ne doivent pas être utilisées au long cours (< 10 jours)

Effets indésirables

- Paracétamol : *cf. Paracétamol* en début de chapitre
- Opium : constipation, voire syndrome occlusif, nausées, vomissements, troubles urinaires
- Caféine : possibilité d'excitation, d'insomnie et de palpitations
- Rares (< 1 %) : confusion, hallucinations, hépatite, pancréatite, insuffisance rénale

Précautions d'emploi et interactions médicamenteuses

- Risque de somnolence chez les conducteurs de véhicules ou de machines
- Réduire les doses chez les sujets âgés et l'insuffisant respiratoire chronique
- Éviter l'utilisation prolongée à fortes doses (risque de dépendance)
- Insuffisance rénale sévère : intervalle minimum de 8 heures entre 2 prises
- Attention pour les sportifs : liste des substances dopantes
- ***Associations contre-indiquées*** : agonistes-antagonistes morphiniques
- ***Associations déconseillées*** : alcool (majoration de l'effet sédatif de l'opium)
- *Associations à prendre en compte* : morphiniques, barbituriques, benzodiazépines (risque de dépression respiratoire) ; autres dépresseurs du SNC ; autres produits contenant du paracétamol ; AVK

Analgésiques opioïdes forts (I)

Morphine injectable *Stupéfiants (règle des 7 ou 28 jours)-65 %-Coll*

MORPHINE INJECTABLE Chlorhydrate de morphine ou Sulfate de morphine (sels d'action équivalente) Délai d'action = 15 à 20 minutes en SC, 5 minutes en IV Durée d'action = 3 à 5 heures en SC, 2 à 3 heures en IV	10 amp. 0,5 mg/5 ml 10 amp. 1 mg/1 ml 10 amp. 10 mg/1 ml 10 amp. 20 mg/1 ml 10 amp. 50 mg/5 ml 10 amp. 100 mg/10 ml 10 amp. 200 mg/10 ml 10 amp. 400 mg/10 ml 10 amp. 500 mg/10 ml 10 fl. 50 mg/50 ml 10 poches 100 mg/100 ml 1 poche 1 000 mg/100 ml 1 poche 2 000 mg/100 ml	Par voie **SC** ou **IV** : A. 5 à 10 mg/injection **SC** *ou* 1 à 3 mg/injection **IV** (espacées de 4 à 6 heures) E. utiliser la voie **IV** (car voie **SC** douloureuse)

Propriétés particulières (1)

- Règle des 7 jours (sauf pour la morphine par pompe = règle des 28 jours) : la morphine injectable est plus active que la morphine par voie orale (voir tableau des équivalences ci-dessous)
- Utilisation par voie IV chez l'adulte : 1 à 3 mg par injection IV, avec si besoin relais en perfusion SC continue (0,5 mg/kg/jour) ou en perfusion IV continue (0,3 mg/kg/jour) ou en injections SC
- Utilisation par voie IV chez l'enfant : 0,3 mg/kg/24 h en 6 injections ou perfusion continue
- La morphine (*sans conservateur*) peut être administrée par voie péridurale (0,05 à 0,15 mg/kg/j), intrathécale (0,015 à 0,15 mg/kg/j) ou intraventriculaire (0,0015 à 0,03 mg/kg/j), notamment dans les cancers ORL et pulmonaires et les algies diffuses liées à des métastases

Doses équi-analgésiques de morphine selon la voie d'administration

Voie orale	Voie SC	Voie IV	Péridurale	Intrathécale
1 mg	1/2 à 1/3 mg	1/3 à 1/4 mg	1/10 à 1/20 mg	1/50 à 1/200 mg

- La voie IM n'est pas recommandée car elle est douloureuse et n'est pas supérieure à la voie SC
- Éviter l'administration simultanée de morphine par deux voies différentes en raison d'un risque accru de surdosage

Technique pratique de titration de la morphine par voie intraveineuse

- Détail pages suivantes

1. Voir les propriétés générales et les conditions d'emploi à *Morphine* (pages suivantes).

Analgésiques opioïdes forts (II)

Morphine orale d'action brève

Stupéfiants (règle des 28 jours)-65 %-Coll

ACTISKENAN Délai d'action = 30 minutes Durée d'action = 4 heures Sulfate de morphine	14 gél. 5 mg, 10 mg, 20 mg ou 30 mg	A. et E. > 6 mois : en 6 prises par 24 heures espacées de 4 heures (1) et (2)
ORAMORPH Délai d'action = 30 minutes Durée d'action = 4 heures Sulfate de morphine	Sol. buv. à 20 mg/ml (fl. compte-gouttes ; 8 gouttes = 10 mg) 10 amp. buv. à 10 mg/5 ml, 30 mg/5 ml ou 100 mg/5 ml	*Idem*
SEVREDOL Délai d'action = 30 minutes Durée d'action = 4 heures Sulfate de morphine	14 cp. séc. 10 mg ou 20 mg	*Idem*

1. Chez l'adulte, voir pages suivantes la technique pratique de titration de la morphine par voie orale.
2. Chez l'enfant, la gélule doit être ouverte en raison du risque de fausse route et mélangée à une alimentation semi-solide. La dose journalière de départ est de 1 mg/kg/jour.

Morphine orale à libération prolongée (LP)

Stupéfiants (règle des 28 jours)-65 %-Coll

MOSCONTIN LP comprimés SKENAN LP gélules Délai d'action = 2 heures Durée d'action = 12 heures Sulfate de morphine	14 cp. ou gél. 10 mg, 30 mg, 60 mg, 100 mg ou 200 mg	A. et E. > 6 mois : en 2 prises par 24 heures espacées de 12 heures (3)

3. *Posologie initiale* = 1 mg/kg/24 h chez l'adulte et l'enfant, *soit* 50 à 60 mg/24 h chez l'adulte (mais réduire les doses de 50 % *soit* seulement 20 à 30 mg/24 h chez le sujet âgé ou insuffisant rénal).
   Adaptation posologique : augmenter de 25-50 % la dose par prise en cas d'inefficacité (*appréciée après deux périodes de durée d'action*) jusqu'à la posologie efficace qui est très variable selon les sujets (de 20 à 600 mg/24 h chez l'adulte avec une posologie moyenne de 120 mg/24 h).
   Lors du relais d'une forme orale à libération immédiate par une forme orale à libération prolongée, la dose quotidienne sera inchangée.
   En cas de difficulté d'ingestion et chez le jeune enfant, on peut ouvrir les gélules et mélanger les microgranules qu'elles renferment à un aliment liquide ou semi-solide *sans les écraser*, ou les introduire dans une sonde de nutrition entérale rincée ensuite avec 10 à 50 ml d'eau.

Contre-indications
Insuffisance respiratoire décompensée, insuffisance hépato-cellulaire sévère Syndrome abdominal aigu d'étiologie non déterminée Traumatismes crâniens, hypertension intracrânienne, épilepsie non contrôlée Intoxication alcoolique aiguë, delirium tremens, allergie aux différents produits Grossesse (2e partie du travail), allaitement, certaines associations (*cf.* Interactions)

Propriétés

- Analgésique majeur de référence (agoniste opioïde pur des récepteurs μ), ayant un effet antalgique dose-dépendant sans plafonnement de l'action antalgique, déprimant les centres respiratoires et de la toux, augmentant le tonus des sphincters musculaires lisses, entraînant une bronchoconstriction, un myosis, ayant un effet psychodysleptique et toxicomanogène
- Biodisponibilité orale faible (30 %) car effet de premier passage hépatique important, liaison à 30 % aux protéines plasmatiques, métabolisme intense en dérivés plus actifs éliminés par voie urinaire, demi-vie de 2 à 3 heures, avec risque d'accumulation en cas d'insuffisance rénale

Indications

- Douleurs intenses et/ou rebelles aux autres produits, notamment algies post-opératoires ou d'origine cancéreuse (où l'analgésie doit être totale et permanente, et non pas réalisée "à la demande")
- Hors AMM : *syndrome de sevrage* du nouveau-né de mère toxicomane aux opiacés

Effets indésirables

- *Constipation et nausées* à prévenir systématiquement dès le début du traitement : coprescrire un laxatif et un anti-émétique, plus rarement vomissements, dépression respiratoire (modérée aux doses thérapeutiques mais sévère en cas de surdosage), sédation, manifestations dysphoriques (chez les sujets âgés surtout), confusion mentale, vertiges, hypotension orthostatique, bradycardie, augmentation de la pression intracrânienne, de la pression dans les voies biliaires, rétention urinaire en cas d'obstacle urétro-prostatique
- *Dépendance physique et psychique* avec *accoutumance* pouvant apparaître après 1 à 2 semaines et *syndrome de sevrage* (sueurs, bâillements, rhinorrhée, larmoiement, puis dans les 12 heures, agitation, sensations de froid, mydriase, myalgies, douleurs osseuses, anxiété, insomnie, *nausées*, tachycardie, hypertension artérielle, diarrhée, parfois vomissements et fièvre, ces troubles s'estompant au bout de 4 à 5 jours)
- **Surdosage** : dépression respiratoire, myosis extrême, hypotension, hypothermie avec coma profond → naloxone et réanimation cardio-respiratoire

Précautions d'emploi et interactions médicamenteuses

- Utiliser avec prudence chez le sujet âgé (accroissement très progressif des doses), l'enfant, les conducteurs et utilisateurs de machines, en cas d'insuffisance rénale, hépatique ou surrénalienne, d'hypothyroïdie, de risque de rétention urinaire, de choc, ne pas utiliser après 5 cm de dilatation du col au cours du travail et en cas de prématurité (dépression respiratoire du nouveau-né)
- Associer un antispasmodique dans les coliques hépatiques ou néphrétiques
- ***Associations contre-indiquées*** : agonistes-antagonistes morphiniques (avec tous les autres morphiniques), naltrexone, IMAO sélectifs ou non
- ***Associations déconseillées*** : phloroglucinol, alcool
- *Associations à prendre en compte* : analgésiques morphiniques mineurs et antitussifs opiacés, autres dépresseurs du SNC, anticholinestérasiques

Utilisation pratique de la morphine dans la douleur aiguë

Titration par voie orale chez l'adulte

Début du traitement par la morphine à libération immédiate (LI)

- Dose initiale :
  - 10 mg de morphine LI à proposer toutes les 4 heures
  - Une auto-évaluation (échelle visuelle analogique = EVA, ou échelle numérique = EN) ou une hétéro-évaluation pluriquotidienne est nécessaire toutes les heures jusqu'à efficacité antalgique
- Adaptation :
  - En cas de douleur mal soulagée (EVA > 30 mm) : l'intervalle entre les prises de morphine LI peut être raccourci jusqu'à 1 heure, sans dépasser 4 prises successives en 4 heures (si tel est le cas, une nouvelle évaluation médicale doit être faite)
  - Si amélioration (EVA < 30 mm) : continuer de proposer un intervalle de 4 heures entre les prises
  - Au bout de 24 heures : la dose totale de morphine consommée sur 24 heures doit être calculée avec réajustement des doses proposées toutes les 4 heures si nécessaire
  - Chez les malades équilibrés sous morphine LI depuis 48 heures, il est recommandé de prescrire une morphine à libération prolongée à dose équivalente

Début du traitement par la morphine à libération prolongée (LP)

- Dose initiale :
  - Il est possible de commencer d'emblée par la morphine LP : 30 mg toutes les 12 heures
  - On rajoute alors des interdoses de morphine LI, à la demande en fonction de la douleur, toutes les 4 heures (l'intervalle peut être raccourci jusqu'à 1 heure). La posologie de l'interdose se situe entre le 1/10e et le 1/6e de la dose journalière de morphine LP
- Adaptation :
  - Au bout de 24 heures, la dose totale consommée sur 24 heures est calculée et la dose de morphine LP est réajustée en fonction. On conservera la possibilité de prendre des interdoses pour couvrir des accès douloureux. La posologie des interdoses doit être réajustée chaque fois pour rester comprise entre le 1/10e et le 1/6e de la dose journalière de morphine LP
- Chez les personnes âgées ou en cas d'insuffisance rénale :
  - Privilégier la titration avec uniquement de la morphine LI à faible dose
  - Il est nécessaire de calculer la clairance de la créatinine pour l'adaptation des posologies :
    - En l'absence d'insuffisance rénale : 5 mg de morphine LI toutes les 4 heures
    - En cas d'insuffisance rénale, les posologies doivent être adaptées. À titre indicatif, clairance de la créatinine entre 60 et 30 ml/min : 2 à 3 mg toutes les 4 heures et entre 30 et 15 ml/min : 2 à 3 mg toutes les 6 à 8 heures

Utilisation pratique de la morphine dans la douleur aiguë

Titration par voie intraveineuse chez l'adulte

Début du traitement par la morphine à libération immédiate (LI)

- Présentation : seule la présentation en ampoule 1 ml = 10 mg = 1 cg est utilisée pour la titration
- Posologie : la dose maximale recommandée pour la période de titration est de 0,05 mg/kg à 0,15 mg/kg. Elle est délivrée selon les conseils d'utilisation
- Conseils d'utilisation
  - Utiliser toujours la méthode de titration : ramener une ampoule de morphine de 1 ml (10 mg) à 10 ml avec de l'eau pour préparation injectable. On obtient 1 ml = 1 mg
  - Injecter la dose initiale (2 mg) lentement puis réinjecter 2 mg toutes les 6 à 10 minutes jusqu'à sédation de la douleur
  - Toujours prescrire un antiémétique. Le plus efficace en prophylaxie est le dropéridol : ampoule de 1 ml = 2,5 mg (pendant l'analgésie autocontrôlée en post-opératoire, chaque bolus de 1 mg de morphine est couplé à un bolus de 0,05 à 0,1 mg de dropéridol IV, jusqu'à une dose maximale journalière de 5 mg)
  - Surveillance permanente des paramètres suivants pendant la période de titration : conscience, pupilles, fréquence respiratoire et cardiaque, pression artérielle
  - Oxygénothérapie à 3 l/min minimum au masque
- Rechercher les effets secondaires des morphiniques : globe vésical, nausées, prurit
- La poursuite de l'antalgie peut s'effectuer :
  - Soit par voie intraveineuse avec des bolus de 2 mg auto-administrés à la demande
  - Soit par voie orale avec une titration par la morphine à libération immédiate

Analgésiques opioïdes forts (III) : Agonistes morphiniques (I)

Méthadone (1) *Stupéfiants (règle des 28 jours)-65 %-Coll-Prescription initiale hospitalière spécialisée*

ZORYON	7 gél. 5 mg, 10 mg, 20 mg ou 40 mg Fl. sirop en récipient unidose à : 3,75 ml = 5 mg 7,50 ml = 10 mg 15,00 ml = 20 mg 15,00 ml = 40 mg	A. et E. ≥ 15 ans : posologie individuelle après phase de titration établie en milieu hospitalier (2) (3)

1. Cette molécule est également utilisée sous le nom de MÉTHADONE AP-HP dans le traitement substitutif des dépendances majeures aux opiacés (*cf.* le chapitre “Psychiatrie et addictologie”).
2. La dose unitaire de méthadone représente 10 % de la dose en Morphine Équivalent Oral (MEO) :
   - Soit la prescription s'effectue sans chevauchement avec le traitement opioïde antérieur. L'équilibration se fait par le patient lui-même (pas de prise imposée à un horaire régulier). Après une première dose, une deuxième dose peut être administrée au bout d'une heure, sans dépasser 6 prises/jour. Si le patient a pris plus de 3 doses/24 heures, la dose unitaire est augmentée de 30 à 50 %. À partir du sixième jour, possibilité de passer à 2 prises/jour si dose stable depuis 48 heures.
   - Soit une conversion à dose fixe peut être réalisée avec un chevauchement avec le traitement opioïde antérieur selon les modalités qui dépendent de la posologie de l'ancien opioïde.
3. *L'efficacité* est définie par un soulagement adéquat de la douleur avec un score EVA < 5 durant 2 jours entre J1 et J4 et une diminution d'au moins 2 points de l'EVA à J4.
   Le surdosage (risque important compris entre 5 et 15 % des malades) est défini par un score de Rudkin > 3 (= yeux fermés, répondant à l'appel) ET une fréquence respiratoire < 8/min entre J1 et J4.

Contre-indications
Douleurs chroniques non cancéreuses
Risque élevé de dépression respiratoire (patients naïfs aux opioïdes, douleur aiguë post-opératoire, insuffisance respiratoire sévère)
Iléus paralytique constitué
Associations médicamenteuses ci-dessous

Propriétés

- Analgésique opioïde synthétique, agoniste des récepteurs µ mais aussi δ et κ. L'activité agoniste du N-méthyl-d-aspartate (NMDA) et l'inhibition de la recapture des monoamines contribuent aux effets analgésiques tout en limitant les phénomènes de tolérance
- Bonne absorption digestive, pic plasmatique entre 2,5 et 4 heures, effet de premier passage hépatique, liaison de 60 à 90 % aux protéines plasmatiques, métabolisation hépatique par le CYP 2B6 en dérivés inactifs, élimination dans les urines et les fèces. Diffusion à travers le placenta et excrétion dans le lait maternel

Indications

- Traitement de fond de douleurs d'origine cancéreuse chez l'adulte et l'adolescent ≥ 15 ans non soulagé de façon adéquate par d'autres opioïdes de palier 3

Effets indésirables (ceux des opioïdes avec un risque maximal durant la 1re semaine)

- Les risques majeurs sont la *dépression respiratoire* et les *troubles du système nerveux central* (somnolence, confusion) en particulier chez le sujet physiquement dépendant aux opioïdes
- Cas fatals d'ingestion accidentelle, en particulier chez l'enfant
- Très fréquents (> 10 %) : somnolence, constipation, vomissements, confusion, hyperhidrose, myoclonies
- Fréquents (1 à 10 %) : anorexie, anxiété, hallucinations, agitation, troubles du sommeil, céphalées, tremblements, troubles de l'équilibre, myosis, troubles de l'accommodation, fibrillation auriculaire, hypotension, dysurie, augmentation de l'intervalle QT

Précautions d'emploi et interactions médicamenteuses (très nombreuses)

- Une dépendance physique et psychique peut apparaître et l'arrêt brutal peut engendrer un syndrome de sevrage → réduction progressive des doses
- La dose létale est d'environ 1 mg/kg pour une personne naïve. Des précautions doivent être prises pour éviter une ingestion accidentelle. Dans ce cas, un service d'urgence doit être contacté immédiatement
- Durant la première semaine de traitement, surveillance étroite de la vigilance, de la fréquence respiratoire et cardio-vasculaire
- Prise en charge systématique de la constipation
- Prudence chez les sujets âgés, les femmes enceintes et les sujets affectés d'une pathologie respiratoire, rénale ou hépatique
- ***Associations contre-indiquées*** : morphiniques agonistes-antagonistes, antagonistes partiels, citalopram, escitalopram, dompéridone, hydroxyzine, millepertuis, oxybate de sodium, pipéraquine
- ***Associations déconseillées*** : alcool, cotrimoxazole, substances susceptibles de donner des torsades de pointe (*cf.* le chapitre "Patients à risque, iatrogénie"). Toutes les médications associées doivent faire l'objet d'une analyse des précautions d'emploi, en particulier les hypokaliémiants

Analgésiques opioïdes forts (IV) : Agonistes morphiniques (II)

Hydromorphone (1) *Stupéfiants (règle des 28 jours)-65 %-Coll*

SOPHIDONE LP Délai d'action = 2 heures Durée d'action = 12 heures	14 gél. 4 mg, 8 mg, 16 mg ou 24 mg (à libération prolongée)	A. et E. > 7 ans : en 2 prises par 24 heures espacées de 12 heures (4 mg = 30 mg de sulfate de morphine *per os*)

1. Voir les propriétés générales et les conditions d'emploi à *Morphine* (pages précédentes).

Contre-indications

Douleur aiguë

Insuffisance respiratoire décompensée, insuffisance hépatique sévère

Épilepsie non contrôlée

Enfant < 7 ans, grossesse, allaitement

Propriétés particulières

- Agoniste opioïde des récepteurs μ (dérivé semi-synthétique de la morphine), 7,5 fois plus puissant que la morphine
- Biodisponibilité orale d'environ 50 %, fixation à seulement 8 % aux protéines plasmatiques, métabolisme hépatique non dépendant du cytochrome P450 (meilleur profil de tolérance que la morphine en cas d'insuffisance rénale)

Indications

- Douleurs chroniques intenses d'origine cancéreuse en cas de résistance ou d'intolérance à la morphine (alternative possible dans le cadre de la "rotation des opioïdes")

Précautions d'emploi et interactions médicamenteuses

- Dose équi-analgésique : 4 mg *per os* correspondent à 30 mg de morphine *per os*
- *Adaptation posologique* : augmenter de 25-50 % la dose par prise en cas d'inefficacité (*appréciée après 24 à 48 heures*) jusqu'à la posologie efficace qui est très variable
- ***Associations contre-indiquées*** : morphiniques agonistes antagonistes, IMAO (sélectifs ou non) car risque de syndrome sérotoninergique
- ***Associations déconseillées*** : naltrexone (réduction d'effet), alcool (majoration de l'effet sédatif)
- *Associations à prendre en compte* : autres analgésiques morphiniques, autres médicaments sédatifs (antitussifs, psychotropes...)

Analgésiques opioïdes forts (V) : Agonistes morphiniques (III)

Tapentadol *Stupéfiant (règle des 28 jours)-Non remboursé-Non agréé Coll*

PALEXIA	14 cp. 50 mg, 75 mg ou 100 mg	A. 2 prises/jour (1)
	28 cp. LP 25 mg, 50 mg, 100 mg, 150 mg, 200 mg ou 250 mg à libération prolongée	*Idem*

1. Débuter à 50 mg × 2 fois/jour (sauf si patient déjà sous opioïdes). Augmenter de 50 mg × 2 fois/jour tous les jours (D. max. : 500 mg).

Contre-indications

Dépression respiratoire sévère, asthme aigu ou sévère, hypercapnie
Iléus paralytique, grossesse et allaitement
Intoxication aiguë à l'alcool, aux antalgiques centraux ou aux psychotropes

Propriétés

- Analgésique central ayant deux mécanismes d'action : agoniste des récepteurs μ et inhibiteur de la recapture de la noradrénaline
- Après absorption par voie orale, important effet de premier passage hépatique (biodisponibilité 32 %), pic plasmatique en 90 minutes, glucoroconjugaison et élimination urinaire (> 95 %) avec une demi-vie de 5-6 heures

Indications

- Traitement symptomatique des douleurs chroniques sévères de l'adulte, qui ne peuvent être correctement traitées que par des antalgiques opioïdes

Effets indésirables

- Très fréquents (> 10 %) : vertiges, somnolence, maux de tête, nausées, constipation
- Fréquents (1 à 10 %) : baisse de l'appétit, anxiété, humeur dépressive, troubles du sommeil, nervosité, impatience, troubles de l'attention, tremblements, contractions musculaires, flush, dyspnée, vomissements, diarrhée, dyspepsie, prurit, rash, hyperhidrose, asthénie, sécheresse des muqueuses, œdèmes
- Rares (< 1 %) : perte de poids, confusion, agitation, euphorie, troubles de la mémoire, troubles de l'équilibre, troubles neurologiques, troubles cardiaques, troubles sexuels, convulsions, troubles de la coordination, dépression respiratoire, sensation ébrieuse

Précautions d'emploi et interactions médicamenteuses

- Administration prudente si fonction respiratoire altérée
- Non recommandé chez l'insuffisant rénal sévère ou l'insuffisant hépatique sévère
- À éviter si hypertension intracrânienne, conscience altérée ou coma
- À éviter chez les patients ayant une pathologie des voies biliaires, une pancréatite aiguë, une épilepsie ou qui prennent des IMAO ou des sérotoninergiques
- Prudence pour la conduite automobile et l'utilisation de machines
- Risque d'abus et de dépendance : surveillance nécessaire
- *Associations à prendre en compte* : dépresseurs du système nerveux central, agonistes/antagonistes opioïdes mixtes, inhibiteurs de la recapture de la sérotonine (risque de syndrome sérotoninergique), inhibiteurs puissants de l'UGT (kétoconazole, fluconazole, acide méfénamique), qui augmentent l'activité, inducteurs puissants qui réduisent l'activité, IMAO

Analgésiques opioïdes forts (VI) : Agonistes morphiniques (IV)

Oxycodone[G*] orale *Stupéfiants (règle des 28 jours)-65 %-Coll (sauf autre mention)*

OXYNORM OXYNORMORO (1) Délai d'action = 30 minutes Durée d'action = 4 à 6 heures	14 gél. ou 14 cp. orodispersibles 5 mg, 10 mg ou 20 mg (à libération immédiate) --- 1 fl. 30 ml 10 mg/ml sol. buv. *Réservé à l'hôpital*	A. (à partir de 18 ans) : en 4 à 6 prises par 24 heures espacées de 4 à 6 heures (10 mg = 20 mg de sulfate de morphine *per os*)
OXYCONTIN LP Délai d'action = 2 heures Durée d'action = 12 heures	28 cp. 5 mg, 10 mg, 15 mg, 20 mg, 30 mg, 40 mg, 60 mg, 80 mg ou 120 mg	A. (à partir de 18 ans) : en 2 prises par 24 heures espacées de 12 heures Dose initiale : 10 mg
OXSYNIA Oxycodone + Naloxone (2) *Remboursement 30 %*	28 cp. 2,5 mg/1,25 mg, 5 mg/2,5 mg, 10 mg/5 mg, 15 mg/7,5 mg, 20 mg/10 mg, 30 mg/15 mg, 40 mg/20 mg	*Idem*

1. Le comprimé se disperse au contact de la salive et peut être pris avec ou sans eau.
2. La naloxone réduit la constipation induite par l'oxycodone, sans réduire son efficacité antalgique.

Oxycodone injectable *Stupéfiants (règle des 28 jours)-Usage hospitalier*

OXYNORM Injectable[G] (3) --- OXYCODONE Injectable	**10 mg/ml :** 5 amp. 1 ml ou 2 ml 4 amp. 20 ml **50 mg/ml :** 5 amp. 1 ml --- **1 mg/ml :** 10 amp. 10 ml 10 poches 100 ml	A. à partir de 18 ans Première administration : par voie **IV, SC** ou perfusion continue 0,125 mg/kg/jour en perfusion continue Relais de la voie orale : réduire la posologie

3. **Équivalence indicative des doses selon la voie d'administration :**

Voie orale	Voie sous-cutanée	Voie intraveineuse
1 mg	0,5 mg	0,5 mg

* Voir les propriétés générales et les conditions d'emploi à *Morphine* (pages précédentes).

Contre-indications
Insuffisance respiratoire décompensée, insuffisance hépatique sévère Iléus paralytique, cœur pulmonaire chronique Enfant < 18 ans, allaitement

Propriétés particulières

- *Oxycodone* : agoniste opioïde des récepteurs µ et κ (dérivé de la codéine), 2 fois plus puissant que la morphine (biodisponibilité orale de 60 à 87 %), métabolisé par voie hépatique par le cytochrome P450 en dérivé actif (noroxycodone) et en dérivés inactifs éliminés par voie urinaire (meilleure tolérance que la morphine en cas d'insuffisance rénale)
- *Naloxone* : antagoniste opioïde qui possède une biodisponibilité < 3 % par voie orale. L'effet systémique est donc négligeable. Par contre, l'effet compétitif local sur l'intestin est susceptible de réduire le risque de constipation

Indications

- Douleurs sévères qui ne peuvent être correctement traitées que par des analgésiques opioïdes forts, en particulier dans les douleurs d'origine cancéreuse
- *Oxsynia* : syndrome idiopathique des jambes sans repos sévère à très sévère, après échec d'un traitement dopaminergique

Précautions d'emploi

- Dose équi-analgésique : 10 mg d'oxycodone *per os* = 20 mg de morphine *per os*
- *Adaptation posologique* : augmenter de 25-50 % la dose par prise en cas d'inefficacité (*appréciée après 24 à 48 heures* pour la forme LP) jusqu'à la posologie efficace
- Cet antalgique opioïde de palier 3 comporte un risque d'abus et de pharmacodépendance. Il doit être pris en compte lors de l'instauration du traitement et nécessite une surveillance étroite

Interactions médicamenteuses

- ***Associations contre-indiquées*** : morphiniques agonistes antagonistes, IMAO (sélectifs ou non)
- ***Associations déconseillées*** : naltrexone (réduction d'effet), alcool (effet sédatif)
- *Associations à prendre en compte* : autre analgésiques morphoniques, autres médicaments sédatifs (antitussifs, psychotropes...)

Analgésiques opioïdes forts (VII) : Agonistes morphiniques (V)

Fentanyl percutané[G*] *Stupéfiants (règle des 28 jours)-65 %-Coll*

DUROGÉSIC MATRIFEN Délai d'action = 12 heures Durée d'action = 72 heures	5 patchs 12 µg/h 5 patchs 25 µg/h 5 patchs 50 µg/h 5 patchs 75 µg/h 5 patchs 100 µg/h	A. et E. > 2 ans : dispositifs transdermiques à coller sur une zone cutanée non irritée et non irradiée (torse ou bras notamment) : *cf.* la posologie ci-dessous

Posologie et mode d'emploi

- Dose équi-analgésique : 12 µg/h correspondent à environ 30 mg/24 h de morphine *per os*
- Calculer les besoins en analgésiques morphiniques des 24 heures précédentes, puis extrapoler les doses de fentanyl recommandées en fonction des doses de morphine orale par 24 heures :

Morphine orale (mg/24 h)	Fentanyl (µg/h)	Morphine orale (mg/24 h)	Fentanyl (µg/h)
≤ 90	25	391 à 450	175
91 à 150	50	451 à 510	200
151 à 210	75	511 à 570	225
211 à 270	100	571 à 630	250
271 à 330	125	631 à 690	275
331 à 390	150	> 690	300

- Remplacer les patchs après 72 heures (en changeant de site à chaque fois et en notant la date de pose sur le patch) : en cas d'efficacité insuffisante, l'augmentation des doses doit se faire par paliers de 25 µg/h tous les 3 jours jusqu'à détermination de la dose optimale (utiliser plusieurs patchs pour les doses de plus de 100 µg/h)

Fentanyl transdermique iontophorétique *Usage hospitalier*

IONSYS	1 dispositif 40 µg/dose	A. Titration : une dose à 40 µg par période de 10 minutes 6 doses max./heure 80 doses max./24 heures 72 heures max. de traitement

* Voir les propriétés générales et les conditions d'emploi à *Morphine* (pages précédentes).

Contre-indications
Insuffisance respiratoire décompensée, insuffisance hépatique sévère Iléus paralytique, cœur pulmonaire chronique Enfant < 18 ans, allaitement

Propriétés

- Analgésique morphinique de synthèse ayant une action antalgique qualitativement identique à celle de la morphine, présenté sous forme de dispositifs transdermiques (délai d'action très long mais délivrance systémique continue avec une *durée d'action prolongée 72 heures*) → utiliser au début *en association avec un analgésique d'action rapide*, puis, après identification de la dose optimale, en monothérapie si la douleur est stable, ou mieux, après titration par morphine *per os*

Indications

- Voie percutanée :
  - Douleurs chroniques d'origine cancéreuse, intenses ou rebelles aux autres antalgiques, en cas de douleurs stables (alternative possible à la morphine chez les sujets intolérants à celle-ci, ou en cas d'impossibilité des voies orale et injectable, avec une action antalgique équivalente à celle des spécialités de morphine *per os* à libération prolongée)
  - Douleurs non cancéreuses intenses et réfractaires aux autres antalgiques (mais à l'exception des douleurs fonctionnelles ou nociplastiques : glossodynie, fibromyalgie, algodystrophie, intestin irritable, céphalées chroniques)
  - *NDR* : chez certains patients, le soulagement de douleurs paroxystiques pourra nécessiter l'adjonction d'un analgésique (non antagoniste morphinique) d'action rapide et à courte durée d'action
- Voie transdermique : douleurs post-opératoires aiguës modérées à sévères uniquement en milieu hospitalier

Effets indésirables particuliers

- Possibilité d'intolérance locale au dispositif adhésif (environ 3 % des cas)
- Les autres effets indésirables sont globalement semblables à ceux des agonistes morphiniques, mais, pour un malade donné intolérant à la morphine, le fentanyl percutané peut constituer un recours, ainsi qu'en cas d'administration orale ou injectable impossible

Précautions d'emploi

- Cet antalgique opioïde de niveau III comporte un risque d'abus et de pharmacodépendance. Il doit être pris en compte lors de l'instauration du traitement et nécessite une surveillance étroite (depuis 2004, la consommation d'opioïdes forts a plus que doublé – essentiellement dans les douleurs non cancéreuses – avec un accroissement important de mésusages, d'abus, d'effets indésirables graves et de décès)
- Ces patchs sont *transparents et de petite dimension* (0,5 à 2 cm^2), *donc peu visibles* (ne pas les oublier et les rechercher en cas de signes de surdosage)
- Danger mortel en cas d'ingestion par des enfants en bas âge → replier le patch usagé sur lui-même, le placer dans le système de récupération fourni, placer ce dernier hors de portée des enfants et le retourner à la pharmacie

Analgésiques opioïdes forts (VIII) :
Agonistes morphiniques (VI)

Fentanyl oral transmuqueux* *Stupéfiants (règle des 28 jours)-65 %-Coll*

ACTIQ Délai d'action = 5 à 15 minutes Durée d'action = 2 à 4 heures	3 cp. (avec 1 applicateur buccal) dosés à 200 µg, 400 µg, 600 µg, 800 µg, 1 200 µg ou 1 600 µg (dissolution en 15 minutes) Chaque comprimé contient 2 g de glucose	À l'aide de l'applicateur : A. 200 µg/prise unitaire, puis adaptation jusqu'à la dose efficace utile (D. max. : 4 unités/24 h)
BREAKYL	Film orodispersible 10 ou 28 films 200 µg 10 ou 28 films 400 µg	Film orodispersible à appliquer sur la muqueuse interne de la joue : A. 200 µg/prise unitaire, puis adaptation jusqu'à la dose efficace utile Espacement d'au moins 4 heures entre 2 prises

* Voir les propriétés générales et les conditions d'emploi à *Morphine* (pages précédentes).

Contre-indications
Insuffisance respiratoire décompensée, insuffisance hépatique sévère Iléus paralytique, cœur pulmonaire chronique Enfant < 18 ans, allaitement

Propriétés particulières

- Analgésique morphinique de synthèse ayant une action antalgique qualitativement identique à celle de la morphine, présenté sous forme de comprimés avec applicateur buccal ou de film orodispersible

Indications

- Accès douloureux paroxystiques, en complément d'un traitement morphinique de fond, stabilisé au moins depuis 3 semaines, chez les patients présentant des douleurs chroniques d'origine cancéreuse ou non, réfractaires aux autres antalgiques
- ***NB*** :
  - *Le fentanyl ne doit pas être prescrit aux patients ne recevant pas de traitement morphinique en raison d'un risque respiratoire*
  - *Le fentanyl n'est pas adapté aux traitements des douleurs aiguës en dehors des accès douloureux paroxystiques*

Effets indésirables

- L'administration par voie buccale expose à des douleurs et irritations de la muqueuse buccale, des ulcérations, une détoriation de l'état dentaire (richesse en glucose)
- Phénomène d'hyperalgie paradoxale qui doit être évoqué devant un accroissement mal expliqué des douleurs
- ***NB*** *: une mise en garde de l'ANSM a été faite concernant une augmentation préoccupante du mésusage du fentanyl transmuqueux (utilisation hors AMM, doses excessives)*

Précautions d'emploi

- Cet antalgique opioïde de palier 3 comporte un risque d'abus et de pharmacodépendance. Il doit être pris en compte lors de l'instauration du traitement et nécessite une surveillance étroite
- ***Important pour l'Actiq*** : produit réservé à l'adulte et aux sujets âgés de plus de 15 ans, *à laisser absolument hors de portée des enfants*, car chaque comprimé ressemble à une sucette (aromatisée au goût de framboise afin de masquer le goût amer) et *le contenu d'un seul comprimé peut être mortel pour un enfant* → dissoudre immédiatement sous un robinet d'eau chaude le reste de tout comprimé non utilisé en totalité et placer le bâtonnet dans le container spécial fourni

Détermination des doses utiles

- Commencer par une unité dosée à 200 µg (dissolution en 15 minutes), puis attendre 15 minutes supplémentaires (30 minutes en tout), puis, si l'analgésie est insuffisante, prendre une deuxième unité : mais, pour chaque accès douloureux paroxystique, ne pas utiliser plus de 2 unités
- Si le soulagement n'est pas suffisant sur plusieurs accès successifs, passer au dosage supérieur jusqu'à détermination de la dose efficace utile pour chaque patient

Analgésiques opioïdes forts (IX) :
Agonistes morphiniques (VII)

Fentanyl sublingual ou gingival* *Stupéfiant (règle des 28 jours)-65 %-Coll*

ABSTRAL[G] Délai d'action = 15 minutes Durée d'action = 2 à 4 heures	10 ou 30 cp. sublinguaux 100 µg, 200 µg, 300 µg, 400 µg, 600 µg ou 800 µg	A. cp. à laisser fondre sous la langue à la dose initiale de 100 µg à adapter par titration
EFFENTORA Délai d'action = 10 minutes Durée d'action = 2 heures	4 ou 28 cp. gingivaux 100 µg, 200 µg, 400 µg, 600 µg ou 800 µg	A. cp. gingivaux à placer entre la joue et la gencive supérieure et à laisser fondre sans sucer ni mâcher, ni boire, ni manger pendant 30 minutes
RECIVIT Délai d'action : 10 minutes	15 ou 30 cp. sublinguaux 133 µg 30 cp. sublinguaux 267 µg, 400 µg, 533 µg ou 800 µg	A. cp. à laisser fondre sous la langue à la dose initiale de 133 µg, à adapter par titration (1)

1. Si une analgésie adéquate n'est pas atteinte en 15 à 30 minutes, un comprimé supplémentaire de 133 µg peut être donné et une augmentation de la dose sera envisagée lors de l'accès douloureux suivant jusqu'à une analgésie complète. Ne pas dépasser 800 µg. Lorsque la dose appropriée a été déterminée, la consommation doit être limitée à 4 doses par jour.

Sufentanil sublingual *Stupéfiant (règle des 28 jours)-Réservé à l'usage hospitalier-Prescription limitée à 3 jours*

ZALVISO (2) et (3)	800 cp. sublinguaux 15 µg	A. 1 cp. à placer sous la langue à la demande du patient (4) Intervalle min. : 20 min Durée max. : 72 h

2. Analgésie contrôlée par le patient : alternative à la morphine intraveineuse dans la prise en charge de la douleur aiguë post-opératoire modérée à sévère.
3. Effets indésirables principaux : nausées, vomissements, fièvre.
4. Ne pas manger ou boire et éviter de parler durant les 10 minutes suivant l'administration.

* Voir les propriétés générales et les conditions d'emploi à *Morphine* (pages précédentes).

Contre-indications
Insuffisance respiratoire décompensée, insuffisance hépatique sévère
Iléus paralytique, cœur pulmonaire chronique
Enfant < 18 ans, allaitement

Propriétés particulières

- Analgésique morphinique de synthèse ayant une action antalgique qualitativement identique à celle de la morphine, présenté sous forme de comprimés sublinguaux ou gingivaux
- Molécule lipophile très rapidement absorbée par la muqueuse buccale et plus lentement par le tractus digestif. De plus, la voie sublinguale permet d'éviter le métabolisme de premier passage hépatique

Indications

- Accès douloureux paroxystiques chez les patients adultes utilisant des morphiniques pour traiter des douleurs chroniques cancéreuses ou non, réfractaires aux autres antalgiques
- *NDR : le fentanyl n'est pas adapté aux traitements des douleurs aiguës en dehors des accès douloureux paroxystiques*

Détermination des doses utiles = titration

- *Voie sublinguale* : commencer par 1 comprimé sublingual à 100 µg (ou 133 µg) puis attendre 15 à 30 minutes, administrer un 2e comprimé à 100 µg (ou 133 µg) si l'analgésie est insuffisante. En cas d'échec des 2 comprimés, lors d'un nouvel accès douloureux, passer au comprimé au dosage immédiatement supérieur, suivi si nécessaire d'un comprimé à 100 µg (ou 133 µg) 15 à 30 minutes plus tard. À partir d'une dose initiale de 400 µg (ou 533 µg), le 2e comprimé est à 200 µg (ou 267 µg)
- *Voie gingivale* : commencer par 1 comprimé gingival à 100 µg puis attendre 30 minutes, administrer un 2e comprimé à 100 µg si l'analgésie est insuffisante. En cas d'échec, lors d'un nouvel accès douloureux, passer à 2 comprimés à 100 µg (1 de chaque côté de la cavité buccale), à renouveler 30 minutes plus tard si nécessaire. En cas de succès, traiter ensuite avec 1 comprimé à 200 µg, en cas d'échec 2 comprimés à 200 µg, etc. Ne pas dépasser 800 µg. Attendre au moins 4 heures pour traiter un 2e accès douloureux

Effets indésirables

- L'administration par voie buccale expose à des douleurs et irritations de la muqueuse buccale, des ulcérations, une détoriation de l'état dentaire (richesse en glucose)
- *NB : une mise en garde de l'ANSM a été faite concernant une augmentation préoccupante du mésusage du fentanyl transmuqueux (utilisation hors AMM, doses excessives)*
- Cet antalgique opioïde de palier 3 comporte un risque d'abus et de pharmacodépendance. Il doit être pris en compte lors de l'instauration du traitement et nécessite une surveillance étroite

Précautions d'emploi

- Le fentanyl ne doit pas être prescrit aux patients ne recevant pas un traitement morphinique, en raison d'un risque respiratoire
- La consommation doit être limitée à 4 doses par jour

Analgésiques opioïdes forts (X) : Agonistes morphiniques (VIII)

Fentanyl par voie nasale* *Stupéfiant (règle des 28 jours)-65 %-Coll*

INSTANYL Délai d'action = 10 minutes Durée d'action = 1 heure	Fl. 10 doses, 50 µg/dose Fl. 10 doses, 100 µg/dose Fl. 10 doses, 200 µg/dose 6 fl. unidose, 50 µg ou 100 µg ou 200 µg/dose *Disponible à l'hôpital*	A. Solution avec pulvérisation nasale, à la dose initiale de 50 µg à adapter par titration
PECFENT Délai d'action = 10 minutes Durée d'action = 1 heure	Fl. 2 doses, 100 µg/dose Fl. 8 doses, 100 µg/dose Fl. 8 doses, 400 µg/dose	A. Solution avec pulvérisation nasale à la dose initiale de 100 µg à adapter par titration

Détermination des doses utiles = titration

- *Instanyl* : commencer par une pulvérisation à 50 µg dans une narine, à réitérer 10 minutes plus tard si nécessaire. Dans ce cas, utiliser la dose immédiatement supérieure lors d'un nouvel accès douloureux. Laisser au moins 4 heures avant de traiter un autre accès douloureux. Ne pas traiter plus de 4 accès douloureux par jour
- *Pecfent* : commencer par une pulvérisation à 100 µg, à réitérer 30 minutes plus tard si nécessaire. Dans ce cas, utiliser la dose immédiatement supérieure lors d'un nouvel accès douloureux. Laisser au moins 4 heures avant de traiter un autre accès douloureux. Ne pas traiter plus de 4 accès douloureux par jour

Propriétés particulières

- Analgésique morphinique de synthèse ayant une action antalgique qualitativement identique à celle de la morphine, présenté sous forme de pulvérisateur nasal

Indications et effets indésirables

- Accès douloureux paroxystiques chez les patients adultes utilisant des morphiniques pour traiter des douleurs chroniques cancéreuses
- L'administration par voie nasale expose à des sensations de gêne nasale, à des rhinorrhées, épistaxis et perforations de la cloison nasale
- ***NB** : une mise en garde de l'ANSM a été faite concernant une augmentation préoccupante du mésusage du fentanyl transmuqueux (utilisation hors AMM, doses excessives)*

Fentanyl^{G} par voie injectable* *Stupéfiant réservé aux anesthésistes-réanimateurs et aux urgentistes*

FENTANYL Solution injectable – voie IV – voie péridurale	5 amp. 2 ml (100 µg) 10 amp. 10 ml (500 µg)	Indications spécialisées (1)

1. Analgésique central réservé à l'anesthésie, à des protocoles de neuroleptanalgésie, à l'analgésie post-opératoire en salle de réveil et à l'anesthésie péridurale.

* Voir les propriétés générales et les conditions d'emploi à *Morphine* (pages précédentes).

Analgésiques opioïdes forts (XI) : Agonistes-antagonistes morphiniques (I)

Buprénorphine (analgésique) (1), (2) et (3) *Liste I-65 %-Coll-Règle des 28 jours*

TEMGÉSIC Sublingual Délai d'action = 15 à 45 minutes Durée d'action = 6 à 8 heures *Disponible en ville*	20 ou 50 cp. 0,2 mg à laisser fondre sous la langue	Par voie sublinguale : A. 1 à 2 cp. × 3 fois/24 h (puis si besoin jusqu'à 1 mg × 3 fois/24 h *soit* 5 cp. toutes les 8 heures) E. > 7 ans : 6 µg/kg/24 h
TEMGÉSIC Injectable Délai d'action = 15 à 25 minutes en IM ou SC, 10 à 15 minutes en IV Durée d'action = 6 à 8 heures *Réservé aux hôpitaux*	10 amp. 1 ml = 0,3 mg	Par voie **SC**, **IM** ou **IV** : A. et E. > 15 ans : 0,3 mg (jusqu'à 0,6 mg) toutes les 6 à 8 heures Par voie médullaire : *cf.* ci-dessous

1. Les contre-indications comportent celles des agonistes morphiniques avec en plus :
   - Association aux agonistes morphiniques purs.
   - Enfant < 7 ans pour la forme sublinguale.
   - Enfant < 15 ans pour la forme injectable.
2. Développement d'une dépendance psychique et physique possible en cas de traitement prolongé.
3. La buprénorphine ne doit pas être utilisée dans le sevrage des toxicomanes.

Propriétés particulières*

- Analgésique morphinique de synthèse, inefficace par voie orale en raison d'un effet de premier passage hépatique trop important (évité par la voie sublinguale), ayant une action antalgique qualitativement identique à celle de la morphine avec une *durée d'action plus longue*, mais un *effet plafond* au-delà de 1 mg par voie sublinguale ou 0,6 mg par voie IM
- Ses *propriétés antagonistes vis-à-vis des opiacés* peuvent déclencher un syndrome de sevrage chez les sujets dépendants aux opiacés ou diminuer l'effet antalgique de ces produits → **association contre-indiquée** avec les autres morphiniques
- Ses effets indésirables à type de somnolence, nausées et/ou vomissements sont plus fréquents qu'avec la morphine, du moins en début du traitement (souvent transitoires) → utiliser initialement à une posologie réduite de moitié chez les sujets âgés
- On n'observe généralement pas de syndrome de sevrage après arrêt brutal ou administration de naloxone, qui n'antagonise que très partiellement ses effets (en raison de son affinité 50 fois supérieure à celle de la morphine pour les récepteurs µ) → en cas de surdosage avec peu probable dépression respiratoire profonde, utiliser d'abord la naloxone puis le doxapram
- La buprénorphine en comprimés (Temgésic sublingual) est *inscrite en liste I mais doit être prescrite aux patients non hospitalisés sur une ordonnance sécurisée avec posologie en toutes lettres et limitation de la durée de prescription à 28 jours*
- La buprénorphine est **contre-indiquée chez l'enfant < 7 ans**
- Dose équi-analgésique : 0,3 mg en IM correspondent à 10 mg de morphine en SC
- La voie médullaire a été utilisée avec succès car elle permet d'administrer des doses plus faibles à proximité des récepteurs opioïdes. Par voie épidurale : 1,2 à 1,5 µg/kg en solution dans 7 à 8 ml de NaCl à 0,9 %. Par voie sous-arachnoïdienne : 1,2 µg/kg en solution dans 4 ml de soluté glucosé à 10 %

* Voir les propriétés générales et les conditions d'emploi à *Morphine* (pages précédentes).

Analgésiques opioïdes forts (XII) :
Agonistes-antagonistes morphiniques (II)

Nalbuphine *Liste I-Réservé à l'usage hospitalier*

NALBUPHINE Délai d'action = 2 à 3 minutes en IV et 15 à 30 minutes en SC ou IM Durée d'action = 3 à 6 heures	10 amp. 2 ml = 20 mg	Par voie SC, IM ou IV : A. 10 à 20 mg toutes les 3 à 6 heures (D. max. : 160 mg/24 h) E. > 18 mois : 0,2 mg/kg toutes les 4 à 6 heures

Propriétés particulières (1)

- Analgésique morphinique de la série des phénantrènes (dérivé de la noroxymorphine), ayant une action antalgique qualitativement identique à celle de la morphine mais un effet plafond au-delà de 30 mg et un effet nettement sédatif n'autorisant pas la conduite de véhicules ou de machines
  → Sa bonne tolérance hémodynamique et cardiaque permet son emploi pour traiter la douleur de l'IDM chez le sujet couché, mais sa durée d'action est trop courte pour les douleurs chroniques
- Dose équi-analgésique : 10 mg correspondent à 10 mg de morphine

Précautions d'emploi et associations contre-indiquées

- Ses *propriétés antagonistes vis-à-vis des opiacés* peuvent déclencher un syndrome de sevrage chez les sujets présentant un état de dépendance aux opiacés ou diminuer l'effet antalgique de ces produits → **Association contre-indiquée** avec les autres morphiniques, incompatibilité physico-chimique avec le diazépam et la prométhazine
- La possibilité de dépendance psychique et physique à la nalbuphine et les risques d'abus sont possibles mais plus faibles qu'avec les autres morphiniques

1. Voir les propriétés générales et les conditions d'emploi à *Morphine* (pages précédentes).

Analgésie intrarachidienne :
Bloqueur sélectif des canaux calciques de type N

Ziconotide *Liste I-Réservé à l'usage hospitalier*

PRIALT	Fl. 1 ml = 100 µg Fl. 5 ml = 500 µg	Par voie exclusivement intrarachidienne (1) : A. 2,4 µg/jour à augmenter par paliers maximum de 2,4 µg/jour toutes les 48 heures jusqu'à la dose maximale de 21,6 µg/jour Adaptation en fonction de la réponse analgésique

1. Administration en perfusion continue par un cathéter intrarachidien avec une pompe externe ou implantée à demeure.

Contre-indications

Hypersensibilité au produit ou à un excipient
Association à une chimiothérapie intrarachidienne
Grossesse et allaitement, enfant < 18 ans

Propriétés

- Analogue synthétique d'un conopeptide présent dans le venin d'escargots marins, antagoniste des canaux calciques de type N, canaux régulant la libération des neurotransmetteurs spécifiques de la douleur au niveau rachidien, et inhibant ainsi la signalisation rachidienne de la douleur

Indications

- Traitement des douleurs intenses et chroniques chez les adultes nécessitant une analgésie intrarachidienne
- *NB : l'AMM a été donnée "sous circonstances exceptionnelles", ce qui conduit à une réévaluation annuelle par l'Agence européenne du médicament*

Effets indésirables

- Très fréquents (> 10 %) : vertiges, nausées, nystagmus, état confusionnel, troubles de la démarche, troubles mnésiques, flou visuel, céphalées, asthénie, vomissements, somnolence
- Fréquents (1 à 10 %) : anorexie, anxiété, hallucinations auditives, insomnie, agitation, désorientation, dépression, dysgueusie, troubles de l'équilibre, paresthésies, hypoesthésie, troubles de la vision, hypotension, dyspnée, troubles du transit, douleurs abdominales, myalgies, arthralgies, troubles urinaires, élévation des CPK

Précautions d'emploi

- Risque de méningite → mise en place et surveillance strictes
- L'association à une chimiothérapie intrarachidienne n'est pas possible, mais celle aux opioïdes intrarachidiens est possible nécessitant une attention particulière du fait de l'augmentation du risque des effets indésirables
- Surveillance régulière des CPK et arrêt si manifestations cliniques ou biologiques de myopathie
- ***Associations déconseillées*** : baclofène, clonidine, bupivacaïne ou propofol (risque important de somnolence)

Analgésie non opioïde d'urgence (I)

Protoxyde d'azote + Oxygène (1) *Liste I-Réservé à l'usage professionnel-Coll*

ACTYNOX 185 N_2O : 50 % O_2 : 50 %	Bouteilles de 2 l, 5 l, 15 l ou 50 l sous pression de 185 bars Apport de gaz sous une pression de 1 bar à 15 °C : 0,6 m³ (2 l) ou 1,5 m³ (5 l) ou 4,5 m³ (15 l) ou 15 m³ (50 l)
ANTASOL 135 N_2O : 50 % O_2 : 50 %	Bouteilles de 5 l ou 15 l sous une pression de 135 bars Apport de gaz sous une pression de 1 bar à 15 °C : 1,1 m³ (5 l) ou 3,2 m³ (15 l)
ANTASOL 180 N_2O : 50 % O_2 : 50 %	Bouteilles de 2 l ou 5 l sous une pression de 180 bars Apport de gaz sous une pression de 1 bar à 15 °C : 0,6 m³ (2 l) ou 1,5 m³ (5 l)
ENTONOX 135 N_2O : 50 % O_2 : 50 %	Bouteilles de 5 l ou 15 l sous une pression de 135 bars Apport de gaz sous une pression de 1 bar à 15 °C : 1 m³ (5 l) ou 3 m³ (15 l)
ENTONOX 170 N_2O : 50 % O_2 : 50 %	Bouteilles de 2 l ou 5 l ou 15 l sous une pression de 170 bars Apport de gaz sous une pression de 1 bar à 15 °C : 0,56 m³ (2 l) ou 1,4 m³ (5 l) ou 4,3 m³ (15 l)
KALINOX 170 N_2O : 50 % O_2 : 50 %	Bouteilles de 5 l ou 15 l ou 20 l sous une pression de 170 bars Apport de gaz sous une pression de 1 bar à 15 °C : 1,5 m³ (5 l) ou 4,5 m³ (15 l) ou 6 m³ (20 l)
OXYNOX 135 N_2O : 50 % O_2 : 50 %	Bouteilles de 5 l ou 15 l sous une pression de 135 bars Apport de gaz sous une pression de 1 bar à 15 °C : 1,1 m³ (5 l) ou 3,2 m³ (15 l)

1. Les bouteilles de mélange équimoléculaire d'oxygène et de protoxyde d'azote (MEOPA) sont réservées à l'usage médical exclusivement.
   Conserver de 0 °C à + 50 °C, à l'abri du gel : à une température inférieure à 0 °C, il peut apparaître une séparation des gaz, avec inhalation de trop d'oxygène au début (mélange peu analgésique) puis un surdosage rapide en protoxyde d'azote (exposant alors le patient au risque d'hypoxie).
   Précautions importantes :
   - Ne jamais fumer, ni approcher une flamme ou une étincelle.
   - Ne jamais tenter de réparer un robinet défectueux, ni graisser les bouteilles, ni serrer à la pince le manodétendeur-débimètre (risque de détérioration du joint).
   - Ne jamais transvaser de gaz sous pression d'une bouteille à une autre.

Effets de différents mélanges [$N_2O + O_2$] en fonction de la teneur en N_2O	
Concentration en N_2O	**Effets observés**
< 40 %	Analgésie légère à modérée
40 à 60 %	Effet analgésique optimal, sans perte de conscience
60 à 70 %	Somnolence discrète, puis perte de conscience
80 à 90 %	Stade d'anesthésie, avec dépression cardio-vasculaire par hypoxie en cas d'administration prolongée
100 %	Perte de conscience obtenue en 1 minute, puis paralysie bulbaire, apnée et arrêt cardio-vasculaire

Contre-indications

Patients nécessitant une ventilation en oxygène pur, hypertension intracrânienne
Toute altération de la conscience empêchant la coopération du patient
Pneumothorax, bulles d'emphysème, embolie gazeuse, accident de plongée
Distension gazeuse abdominale
Traumatisme facial empêchant l'application du masque

Propriétés* (médicament essentiel, devant être détenu par tous les services d'urgence)

- Mélange équimoléculaire de protoxyde d'azote et oxygène, ayant un effet analgésique majeur (équivalent à celui de 15 mg de morphine en IM) *apparaissant en 3 minutes*, sans effet anesthésique notable à la concentration de 50 % dans de l'oxygène
- Absorption et élimination très rapides par voie pulmonaire sous forme inchangée (son effet disparaît dans les minutes suivant l'arrêt de l'inhalation, sans effet rémanent)

Indications

- Analgésie au cours de l'aide médicale d'urgence : traumatologie, brûlés, transport de patients algiques
- Préparation aux actes douloureux de courte durée chez l'adulte et l'enfant, notamment : ponction lombaire, biopsie ostéo-médullaire, petite chirurgie, pansements de brûlés, réductions de fractures simples et de certaines luxations
- Soins dentaires (en milieu hospitalier exclusivement) chez les enfants et nourrissons > 1 mois, les patients anxieux ou handicapés
- Obstétrique : analgésie dans l'attente d'une analgésie péridurale, ou en cas de refus ou d'impossibilité de la réaliser (surveiller la FiO_2 en continu dans cette indication)

Posologie

- Appliquer un masque respiratoire adapté à la morphologie du patient et le raccorder au débit-litre de la bouteille : le débit sera déterminé par la ventilation spontanée du patient (toujours favoriser l'auto-administration)
- La durée de l'inhalation dépend de l'acte et ne doit pas dépasser 60 minutes en continu
- En cas de répétition, l'administration ne doit pas dépasser 15 jours

* Effets indésirables, précautions d'emploi et interactions médicamenteuses page suivante.

Analgésie non opioïde d'urgence (I)

Effets indésirables (mineurs et fugaces, rares en l'absence de surdosage)
- Euphorie, hilarité, rêves, agitation, sensations d'ébriété, nausées/vomissements, céphalées, hallucinations, approfondissement de la sédation, endormissement avec perte du contact verbal → interrompre l'administration et, éventuellement, mettre le patient sous oxygène à 6 l/min (les signes régressent en général en quelques minutes)
- Possibilité d'otalgie par augmentation de la pression au niveau de la caisse du tympan avec non-perméabilité de la trompe d'Eustache
- En cas d'administration répétée : carence en vitamine B12, myéloneuropathie, anémie mégaloblastique, leucopénie, dépendance possible

Précautions d'emploi
- Avant administration, bien s'assurer de la nature du gaz
- Nécessité de source d'oxygène et matériel de réanimation disponibles immédiatement
- Mettre les sujets drépanocytaires sous oxygène pur pendant quelques minutes avant et après l'administration du mélange
- Surveillance continue du patient par un *personnel spécifiquement formé se consacrant uniquement à cette tâche et maintenant le contact verbal avec le patient* (qui doit être détendu, respirer normalement et répondre aux ordres simples)
- **Surdosage au protoxyde d'azote** → hypoxie et cyanose : arrêt immédiat du traitement et administration d'oxygène
- Arrêter l'administration si un antalgique par voie IV est mis en place et efficace ou que le geste douloureux a été effectué, puis mettre éventuellement le patient sous oxygène pendant quelques minutes si l'administration a été prolongée
- Aérer ensuite le local dans lequel le gaz a été administré

Interactions médicamenteuses
- Surveillance accrue chez les patients prenant des médicaments dépresseurs du SNC (dont morphiniques, benzodiazépines et autres psychotropes, etc.)

Analgésie non opioïde d'urgence (II)

Méthoxyflurane en inhalation

Liste I-Réservé à l'usage professionnel-Coll

PENTHROX	Fl. 3 ml + 1 inhalateur + 1 chambre de charbon actif	Modalités d'utilisation ci-dessous en auto-administration chez l'adulte

Contre-indications

Utilisation comme agent anesthésique
Antécédents personnels ou familiaux d'hyperthermie maligne
Antécédents d'atteinte hépatique après anesthésie par un hydrocarbure halogéné
Altération de la conscience
Insuffisance rénale, instabilité cardio-vasculaire, dépression respiratoire

Propriétés

- Gaz anesthésiant dont l'inhalation à faibles concentrations produit un effet antalgique rapide qui peut s'accompagner d'une baisse de la pression artérielle, d'une bradycardie et d'une somnolence
- Absorption pulmonaire immédiate, fixation aux tissus adipeux avec un relargage progressif et lent durant plusieurs jours, métabolisation hépatique par CYP 450 en métabolites néphrotoxiques à fortes doses, élimination urinaire (60 %) ou respiratoire

Indications et modalités d'emploi (auto-administration chez l'adulte)

- Soulagement d'urgence des douleurs modérées à sévères associées à un traumatisme chez des patients adultes conscients
- Inhalation intermittente d'un flacon de 3 ml. Le début du soulagement est rapide après 6 à 10 inhalations. La dose efficace la plus faible est recommandée. La dose maximale est de 6 ml en administration unique (toxicité rénale). L'effet antalgique se maintient 25 à 30 minutes. L'administration sur plusieurs jours consécutifs n'est pas recommandée et la dose totale administrée par semaine ne doit pas dépasser 15 ml

Effets indésirables

- Fréquents (> 10 %) : amnésie, anxiété, dépression, somnolence, vertiges, dysarthrie, euphorie, céphalées, neuropathie sensitive, hypotension, toux, nausées, sécheresse buccale, sudation
- Rares (< 1 %) : paresthésies, diplopie, fatigue, sensation d'ivresse

Précautions d'emploi et interactions médicamenteuses

- Attention aux réactions locales cutanées (eczéma), oculaires et muqueuses
- Administration non appropriée aux accès douloureux paroxystiques, aux exacerbations de douleurs chroniques, aux épisodes traumatiques répétés et rapprochés
- ***Associations déconseillées*** : inducteurs du CYP 450 (alcool, isoniazide, phénobarbital, rifampicine...) susceptibles d'accroître la toxicité, dépresseurs du SNC et opioïdes, produits néphrotoxiques dont les produits de contraste

Antispasmodiques (I) : Agents musculotropes

Antispasmodiques musculotropes, Voie orale *Remboursement 15 %-Coll*

DÉBRICALM Trimébutine[G] DÉBRIDAT TRANSACALM	30 cp. 100 mg 30 cp. 200 mg 10 sup. 100 mg 30 sac. 74,4 mg Susp. buv. : 250 ml à 24 mg/5 ml	A. 100 mg × 3 fois/jour (jusqu'à 600 mg/jour) ou 1 à 2 sup./jour E. > 2 ans : 1 ml/kg/jour en 3 prises
DICÉTEL Pinavérium[G]	20 cp. 50 mg 30 cp. 100 mg	A. 50 mg × 3 à 4 fois/jour ou 100 mg × 2 fois/jour aux repas avec de l'eau
DUSPATALIN Mébévérine[G]	30 gél. ou cp. 200 mg 30 cp. 100 mg	A. 200 mg × 2-3 fois/jour
DOLOSPAMYL Alvérine[G] MÉTÉOSPASMYL	20 cap. 60 mg + Siméticone (300 mg)	A. 1 cap. × 1 à 3 fois/jour
SPASFON Phloroglucinol[G] SPASMOCALM *NR*	30 cp. 80 mg 10 sup. 150 mg 20 cp. 80 mg orodispersibles	A. 2 cp. × 2 à 3 fois/jour ou 2 à 3 sup./jour E. ≥ 6 ans : 1 cp. × 2 fois/jour
SPASFON-LYOC *Idem*	10 lyocs 80 mg 5 lyocs 160 mg	A. 2 lyocs × 2-3 fois/jour E. ≥ 6 ans : 1 lyoc × 2 fois/jour

Antispasmodiques musculotropes, Voie injectable

DÉBRIDAT Injectable[G] Trimébutine *Conserver de + 2 °C à + 8 °C*	5 amp. 5 ml = 50 mg *Réservé à l'hôpital*	A. 1 à 2 amp./jour par voie **IM** ou **IV** très lente
PAPAVÉRINE Injectable[G] Chlorhydrate de papavérine *Non remboursé-Coll*	10 amp. 1 ml = 40 mg	A. 2 amp. par voie **SC** × 3 à 4 fois/jour (D. max. : 500 mg/24 h)
SPASFON Injectable Phloroglucinol Délai d'action = 15 à 30 minutes en IM et 10 à 15 minutes en IV Durée d'action = 6 à 8 heures *Remboursement 15 %-Coll*	6 amp. 4 ml = 40 mg	A. 1 à 3 amp./jour par voie **IM** ou **IV** très lente E. 1/2 à 1 amp. par voie **IM** (répétée si besoin)

Antispasmodiques à base de plantes *Non remboursé*

COLPERMIN (1) Menthe poivrée	30 gél. gastro-résistantes	A. et E. > 8 ans : 1 à 2 gél. × 2 à 3 fois/jour

1. Traitement symptomatique des spasmes mineurs des voies digestives (côlon irritable).

Contre-indications
Trimébutine : enfants < 2 ans
Mébévérine : myasthénie
Papavérine : troubles de la conduction intracardiaque

Propriétés

- Antispasmodiques musculotropes (sans effets anticholinergiques), agissant de façon directe au niveau des fibres musculaires lisses du tube digestif, des voies urinaires et du muscle utérin

Indications

- Manifestations spasmodiques et/ou douloureuses au niveau du tube digestif (colopathies fonctionnelles notamment), des voies biliaires (coliques hépatiques) et urinaires (coliques néphrétiques)
- Manifestations spasmodiques et/ou douloureuses d'origine utérine (spasmes du col utérin, dysménorrhées d'origine spasmodique)
- *Phloroglucinol* : traitement adjuvant des contractions au cours de la grossesse

Effets indésirables

- Rares : épigastralgies
- Avec le pinavérium : possibilité d'œsophagite voire d'ulcérations iatrogènes par adhérence à la muqueuse œsophagienne en cas d'ingestion en position couchée et/ou sans une quantité suffisante d'eau
- Avec la trimébutine et le phloroglucinol, manifestations cutanées allergiques : éruption, urticaire, prurit → arrêt immédiat car possibilité de réactions sévères : choc anaphylactique, œdème de Quincke, vascularite cutanée, syndrome de Lyell
- Avec la trimébutine à forte dose et/ou au long cours, de nombreuses intoxications sévères ont été recensées avec troubles neurologiques (perte de connaissance, convulsions, coma) et cardiaques (bradycardies, tachycardie ventriculaire, HTA), ce qui doit inciter à la prudence si suspicion d'abus et/ou de dépendance
- Avec l'alvérine : réactions allergiques cutanées, vertiges, céphalées, nausées, hépatite
- Avec la papavérine : rougeur, transpiration, tachycardie, somnolence, troubles gastro-intestinaux, néphrite, irritation de l'urètre. En cas de surdosage : vomissements, diplopie, tachycardie, acidose métabolique

Précautions d'emploi

- Possibilité de lipothymies en cas d'injection veineuse trop rapide → l'injection par voie IV doit être faite en 3 à 5 minutes
- Pinavérium : avaler les comprimés en position debout ou assise mais jamais en position allongée ni juste avant l'heure du coucher, sans les croquer ni les sucer, et avec une quantité suffisante d'eau afin d'éviter toute adhérence à la muqueuse œsophagienne
- Grossesse : utilisation possible du phloroglucinol (mais absence de données cliniques pour les autres produits, contre-indiqués par précaution)
- Allaitement déconseillé

Interactions médicamenteuses et incompatibilités physico-chimiques

- ***Associations déconseillées*** : phloroglucinol et analgésiques morphiniques majeurs (effet antispasmodique annulé)
- *Trimébutine* : incompatibilité physico-chimique avec bipénicilline, gamma-OH, pento-barbital sodique, dihydrostreptomycine

Antispasmodiques (II) : Agents anticholinergiques

Antispasmodiques anticholinergiques, Formes orales

LIBRAX Clidinium bromure *Liste I-Non remboursé*	30 cp. 2,5 mg + Chlordiazépoxide 5 mg (1)	A. 1 cp. × 2 à 4 fois/jour

1. Prescription limitée à 12 semaines. Voir les effets indésirables et les précautions d'emploi des benzodiazépines au chapitre "Psychiatrie et addictologie".

Antispasmodiques anticholinergiques, Formes injectables

SCOBUREN (2) Scopolamine injectable *Liste I-Non remboursé-Coll*	10 amp. 1 ml = 20 mg	A. 1 amp. × 1 à 3 fois/jour par voie IV ou IM ou SC E. > 5 ans : demi-dose par voie IM E. < 5 ans : 1/4 de dose par voie IM
SCOPOLAMINE Cooper (3) Scopolamine injectable *Liste I-65 %-Coll*	10 amp. 2 ml = 0,5 mg 50 amp. 2 ml = 0,5 mg	A. 1/2 à 2 amp. toutes les 4 heures par voie SC ou 2 à 7 amp./24 h en perfusion SC

2. Spécialité indiquée en soins palliatifs dans le traitement de l'occlusion intestinale (une alternative étant la perfusion SC continue d'octréotide à la dose de 0,3 à 0,8 mg/jour).
3. Spécialité indiquée en soins palliatifs dans le traitement des râles agoniques par encombrement des voies aériennes supérieures lié à un excès de sécrétions salivaires (*cf.* le chapitre "Pneumologie").

Antispasmodiques anticholinergiques, Formes percutanées

SCOPODERM TTS (4) Délai d'action = 6 à 8 heures Durée d'action = 72 heures *Liste I-Non remboursé-Coll*	5 systèmes adhésifs contenant 1,31 mg de scopolamine = délivrance de 1 mg sur 72 heures	A. Application sur une zone cutanée sèche, saine et sans poils

4. Spécialité indiquée en soins palliatifs dans le traitement des râles agoniques par encombrement des voies aériennes supérieures lié à un excès de sécrétions salivaires (1 patch au début, puis jusqu'à 2 voire 3 patchs peuvent être appliqués simultanément ensuite si besoin).

Contre-indications

Risque de glaucome par fermeture de l'angle
Risque de rétention urinaire par obstacle urétro-prostatique
Iléus paralytique, achalasie, spasmes de l'œsophage
Cardiopathies décompensées
Chlordiazépoxide : insuffisance respiratoire ou hépatique
Myasthénie, enfant < 6 ans, âge > 75 ans

Propriétés

- Anticholinergiques de synthèse agissant par antagonisme des effets muscariniques de l'acétylcholine, ayant une action antispasmodique au niveau des fibres musculaires lisses du tube digestif, des voies biliaires et urinaires. Le chlordiazépoxide est une benzodiazépine anxiolytique et myorelaxante
- Absorption digestive rapide et importante, inactivation hépatique partielle (hydrolyse enzymatique), élimination urinaire, passage transplacentaire et dans le lait maternel

Indications

- Manifestations spasmodiques et/ou douloureuses au niveau du tube digestif (dans les colopathies fonctionnelles notamment), des voies biliaires et des voies urinaires
- Manifestations spasmodiques et/ou douloureuses d'origine utérine (spasmes du col utérin, dysménorrhées d'origine spasmodique)
- *Librax* : traitement symptomatique des manifestations anxieuses sévères s'accompagnant de troubles fonctionnels digestifs à composante spasmodique
- *Scopolamine* : traitement en soins palliatifs des râles agoniques par encombrement des voies aériennes supérieures et de l'occlusion intestinale

Effets indésirables

- Effets atropiniques dose-dépendants : bouche sèche, constipation, mydriase, troubles de l'accommodation, élévation de la pression intra-oculaire, diminution de la sécrétion lacrymale, tachycardie, palpitations, risque de rétention urinaire en cas d'obstacle urétro-prostatique et de glaucome aigu en cas de glaucome à angle fermé, plus rarement effets centraux (excitation, euphorie et hallucinations expliquant certains usages abusifs, confusion mentale et effet amnésiant notamment chez les sujets âgés)
- Rares : parotidite suppurative, éruptions cutanées allergiques
- Risque de tachycardie en cas d'injection IV trop rapide → injection IV en 3 à 5 minutes
- **Surdosage** : effets atropiniques décrits ci-dessus avec surtout tachycardie, agitation, confusion mentale, hallucinations, dépression respiratoire → évacuation digestive, éventuellement prostigmine (0,5 à 2,5 mg par voie IM ou IV lente)

Précautions d'emploi

- Utiliser avec prudence en cas de troubles du rythme, angor, hyperthyroïdie, bronchite chronique (viscosité accrue des sécrétions bronchiques), chez les sujets âgés, chez les conducteurs et utilisateurs de machines (troubles de l'accommodation)
- Grossesse : à éviter en fin de grossesse (risques d'iléus méconial chez l'enfant)
- Allaitement déconseillé : réduction de la sécrétion lactée et passage dans le lait

Interactions médicamenteuses

- *Associations déconseillées* : cisapride, dompéridone et métoclopramide (inhibition de leurs effets sur la motricité digestive), triphosadénine injectable (antagonisme), anticholinestérasiques (antagonisme)
- *Associations à utiliser avec précaution* : amantadine, lisuride
- *Associations à prendre en compte* : autres anticholinergiques, neuroleptiques

Anti-inflammatoires non stéroïdiens ou AINS (I) :
AINS commercialisés comme antalgiques-antipyrétiques (I)

Ibuprofène[G] (antalgique) (1) *Remboursement 65 %-Coll ou Non remboursé (NR)*

ANTARENE 200 SPIFEN 200 ADVIL 200 ***NR*** ADVILCAPS 200 ***NR*** HEMAGENE 200 ***NR*** IBUPRADOLL 200 ***NR*** NUROFEN 200 ***NR*** NUROFENFLASH 200 ***NR*** NUROFENTABS ***NR*** SPEDIFEN 200 ***NR*** UPFEN 200 ***NR***	20 ou 30 cp. ou gél. ou cap. 200 mg 12 cp. effervescents 12 cp. enrobés 12 cp. orodispersibles	A. et E. > 15 ans : 200 à 400 mg par prise aux repas, à renouveler si besoin toutes les 4 à 6 heures (≤ 1 200 mg/jour)
ADVILMED 400 *Liste II* ANTARENE 400 *Liste II* NUREFLEX 400 *Liste II* SPIFEN 400 *Liste II* ADVIL 400 ***NR*** ADVILCAPS 400 ***NR*** IBUPRADOLL 400 ***NR*** NUROFEN 400 ***NR*** NUROFENCAPS ***NR*** NUROFENFLASH 400 ***NR*** (2) SPEDIFEN 400 ***NR***	30 cap. 400 mg 20 cp. 400 mg 20 cp. 400 mg 14 cp. 400 mg 20 cp. 400 mg	A. et E. > 15 ans : 400 mg aux repas à renouveler si besoin après 6 heures (≤ 1 200 mg/jour)
ADVILMED 100 mg ANTARENE 100 mg	30 cp. 100 mg	E. de 6 ans à 12 ans (3) : 20 à 30 mg/kg/jour en 3 à 4 prises espacées de 6 à 8 heures (D. max. : 30 mg/kg/jour)
ADVILMED 20 mg/ml (Enfants et nourrissons) ANTARENE 20 mg/ml	Suspension buvable à 20 mg/ml : fl. 200 ml avec mesure graduée en kg/prise (1 à 25 kg) Suspension buvable à 20 mg/ml : fl. 150 ml avec seringue graduée en kg/prise (1 à 10 kg)	E. de 3 mois à 12 ans (3) : 20 à 30 mg/kg/jour en 3 à 4 prises espacées de 6 à 8 heures *soit* 1 dose/kg et par prise × 3 à 4 fois/jour (D. max. : 30 mg/kg/jour)
IPRAFÉINE ***NR***	12 cp. pelliculés 400 mg + Caféine : 100 mg	A. 1 cp. à renouveler si besoin après 6 à 8 heures (D. max. : 3 cp./jour)

1. La plupart de ces médicaments peuvent être délivrés sur ordonnance.
2. Indication spécifique : traitement symptomatique de la crise de migraine légère à modérée, avec ou sans aura, chez l'adulte.
3. *Pédiatrie* : l'utilisation d'AINS en pédiatrie nécessite une extrême prudence et doit être réservée au traitement des rhumatismes inflammatoires chroniques.

Contre-indications
Allergie connue à l'un de ces produits ou aux AINS apparentés ou à l'aspirine
Ulcère gastro-duodénal en évolution
Insuffisance hépatique, rénale ou cardiaque sévère
Lupus érythémateux disséminé
Antécédents récents de rectites ou rectorragies (pour les suppositoires)
Grossesse (au 1er trimestre et formellement dès le 6e mois) et allaitement

Propriétés

- Anti-inflammatoires non stéroïdiens ou AINS, du groupe des acides arylcarboxyliques (ibuprofène), inhibant la synthèse des prostaglandines, commercialisés à faible dose pour leur effet antalgique et antipyrétique, leur effet anti-inflammatoire n'apparaissant qu'à des doses plus élevées (chez l'adulte au-delà de 1 200 mg/jour)
- Absorption digestive rapide (action pendant 6 à 8 heures *per os*), fixation à 99 % aux protéines plasmatiques, métabolisation hépatique (90 %), élimination par voie urinaire

Indications

- Traitement symptomatique de courte durée des affections douloureuses et/ou fébriles
- Traitement symptomatique de courte durée des dysménorrhées essentielles

Effets indésirables

- *Digestifs* : nausées, gastralgies, vomissements, dyspepsie, diarrhée, hémorragie digestive occulte, intolérance locale (par voie rectale), plus rarement ulcère gastro-duodénal, perforation et hémorragie digestive patente
- *Allergiques* : prurit, éruptions cutanées, œdème de Quincke, crise d'asthme, voire choc anaphylactique, exceptionnellement dermatoses bulleuses (syndrome de Stevens-Johnson, syndrome de Lyell)
- *Neurologiques* (dose-dépendants) : vertiges, céphalées, plus rarement troubles visuels bénins, somnolence, acouphènes, asthénie, insomnie, méningite aseptique
- *Divers* : œdèmes, HTA, élévation des transaminases, exceptionnellement hépatite, insuffisance rénale aiguë, oligurie, syndrome néphrotique, cystite médicamenteuse, anémie, leucopénie, agranulocytose (imposant l'arrêt immédiat)

Précautions d'emploi et interactions médicamenteuses

- Utiliser avec prudence en cas de déshydratation, HTA, antécédents d'ulcère, hernie hiatale ou hémorragie digestive, insuffisance cardiaque, hépatique ou rénale, chez le sujet âgé et chez les conducteurs et utilisateurs de machines
- Utilisation déconseillée en cas de varicelle, d'infection pulmonaire, cutanée ou bactérienne (risque d'infection sévère), de risque hémorragique ou de troubles de la coagulation ou de déshydratation (risque accru d'insuffisance rénale)
- Arrêt immédiat du traitement en cas de réaction allergique ou autres troubles graves
- Grossesse : les salicylés ou AINS au 3e trimestre de la grossesse exposent le fœtus à des troubles parfois mortels (hypertension artérielle pulmonaire, insuffisance rénale)
- Les AINS ne doivent pas être en libre accès dans les pharmacies afin de renforcer le conseil pharmaceutique
- *Associations déconseillées* : AINS associés, anticoagulants, lithium, méthotrexate, salicylés à forte dose, ticlopidine
- *Associations à surveiller* : antihypertenseurs, corticoïdes, digoxine (avec l'ibuprofène), diurétiques, interféron alpha, ISRS, analogues des prostaglandines, thrombolytiques
- *Topiques gastro-intestinaux* : intervalle de 2 heures ou plus entre les prises orales

Anti-inflammatoires non stéroïdiens ou AINS (II) : AINS commercialisés comme antalgiques-antipyrétiques (II)

AINS divers (1) *Liste II ou hors liste-65 %-Coll ou Non remboursé*

TOPREC Kétoprofène (antalgique)	20 cp. 25 mg	A. et E. > 15 ans : 1 cp. × 1 à 3 fois/jour (toutes les 8 à 12 heures) au cours des repas
TOPREC Sirop *Idem* *Liste II*	Sirop à 1 mg/ml : 150 ml *soit* 300 doses-kg avec seringue graduée en kg par prise (de 1 kg à 20 kg)	N. > 6 mois et E. ≤ 11 ans : 0,5 mg/kg × 3 à 4 fois/jour (en prises espacées de 4 heures minimum, sans dépasser 2 mg/kg/jour) *soit* 1 dose/kg et par prise × 3 à 4 fois/jour
PROFEMIGR *Idem* *Liste II*	10 cp. 150 mg	A. et E. > 15 ans : 150 mg en cas de crise de migraine
STREFEN (2) Flurbiprofène[G] *Liste II-Non remboursé*	16 pastilles 8,75 mg	A. et E. > 12 ans : 1 pastille toutes les 3 à 6 heures (D. max. : 5 pastilles/jour)
PONSTYL Acide méfénamique *Liste II*	20 gél. 250 mg	A. et E. > 12 ans : 1 à 2 gél. × 1 à 3 fois/jour (toutes les 8 à 12 heures) au cours des repas
NALGESIC Fénoprofène (2) *Liste II-Non remboursé*	16 cp. 300 mg	A. 1 cp. × 1 à 4 fois/jour (toutes les 6 à 8 heures) au cours des repas

1. *Pédiatrie* : l'utilisation d'AINS en pédiatrie nécessite une extrême prudence et doit être réservée au traitement des rhumatismes inflammatoires chroniques.
2. Traitement symptomatique des maux de gorge aigus chez l'adulte et l'enfant > 12 ans. Durée de traitement limitée à 3 jours.

Contre-indications
Allergie connue à l'un de ces produits ou aux AINS apparentés ou à l'aspirine
Ulcère gastro-duodénal en évolution
Insuffisance hépato-cellulaire sévère, insuffisance rénale sévère
Antécédents récents de rectites ou rectorragies (pour les suppositoires)
Grossesse (au 1er trimestre et formellement dès le 6e mois) et allaitement

Propriétés

- Anti-inflammatoires non stéroïdiens ou AINS, du groupe des acides arylcarboxyliques (fénoprofène, kétoprofène, diclofénac) ou des fénamates (acide méfénamique), inhibant la synthèse des prostaglandines, commercialisés à faible dose pour leur effet antalgique et antipyrétique, leur effet anti-inflammatoire n'apparaissant qu'à des doses plus élevées (chez l'adulte au-delà de 150 mg/jour pour le kétoprofène)
- Résorption digestive rapide (action pendant 6 à 8 heures *per os*), fixation à 99 % aux protéines plasmatiques, métabolisation hépatique (90 %), élimination par voie urinaire

Indications

- Traitement symptomatique de courte durée des affections douloureuses et/ou fébriles
- Traitement symptomatique de courte durée des dysménorrhées essentielles

Effets indésirables

- *Digestifs* : nausées, gastralgies, vomissements, dyspepsie, diarrhée, hémorragie digestive occulte, intolérance locale (par voie rectale), plus rarement ulcère gastro-duodénal, perforation et hémorragie digestive patente
- *Allergiques* : prurit, éruptions cutanées, œdème de Quincke, crise d'asthme, voire choc anaphylactique, exceptionnellement dermatoses bulleuses (syndrome de Stevens-Johnson, syndrome de Lyell)
- *Neurologiques* (dose-dépendants) : vertiges, céphalées, plus rarement troubles visuels bénins, somnolence, acouphènes, asthénie, insomnie, méningite aseptique
- *Divers* : œdèmes, HTA, élévation des transaminases, exceptionnellement hépatite, insuffisance rénale aiguë, oligurie, syndrome néphrotique, cystite médicamenteuse, anémie, leucopénie, agranulocytose (imposant l'arrêt immédiat)

Précautions d'emploi

- Utiliser avec prudence en cas de déshydratation, HTA, antécédents d'ulcère, hernie hiatale ou hémorragie digestive, insuffisance cardiaque, hépatique ou rénale, chez le sujet âgé et chez les conducteurs et utilisateurs de machines
- Arrêt immédiat du traitement en cas de réaction allergique ou autres troubles graves
- Grossesse : les salicylés ou AINS au 3e trimestre de la grossesse exposent le fœtus à des troubles parfois mortels (hypertension artérielle pulmonaire, insuffisance rénale)
- Les AINS ne doivent pas être en libre accès dans les pharmacies afin de renforcer le conseil pharmaceutique

Interactions médicamenteuses

- ***Associations déconseillées*** : AINS associés, anticoagulants, lithium, méthotrexate, salicylés à forte dose, ticlopidine
- *Associations à surveiller* : antihypertenseurs, corticoïdes, digoxine (avec l'ibuprofène) diurétiques, interféron alpha, ISRS, analogues des prostaglandines, thrombolytiques
- *Topiques gastro-intestinaux* : intervalle de 2 heures ou plus entre les prises orales

Anti-inflammatoires non stéroïdiens ou AINS (III) : Arylcarboxyliques en Rhumatologie (I)

Diclofénac[G] *Liste II-65 %-Coll (sauf autre mention)*

VOLTARÈNE Délai d'action = 1 à 2 heures	30 cp. gastrorésistants 25 mg ou 50 mg	A. 75 à 150 mg/jour en 2 à 3 prises aux repas E. > 35 kg (cp. à 25 mg) : 2 à 3 mg/kg/jour en 2 à 3 prises aux repas
VOLTARÈNE LP	30 cp. 75 mg à libération prolongée 15 cp. 100 mg à libération prolongée	A. 75 à 150 mg/jour en 1 à 2 prises aux repas A. 100 mg/jour en 1 prise à un repas
VOLTARÈNE 100 mg Suppos Délai d'action = 30 à 60 minutes *Liste I-30 %-Coll*	10 sup. 100 mg pour adultes	A. 100 mg/jour le soir
FLECTOR	21 cp. 50 mg à action rapide 21 sac. granulés 50 mg pour sol. buv.	A. 150 mg/jour en 3 prises aux repas

Contre-indications
Ulcère gastro-duodénal en évolution, insuffisance hépatique ou rénale sévère
Antécédents récents de rectites ou rectorragies (pour les suppositoires)
Insuffisance cardiaque (stades II à IV), athérome compliqué
Grossesse, allaitement et enfant < 15 ans

Propriétés

- Anti-inflammatoire non stéroïdien ou AINS, du groupe des acides arylcarboxyliques, dont les effets antalgique, anti-inflammatoire, antipyrétique et antiagrégant plaquettaire sont liés à l'inhibition des cyclo-oxygénases 1 et 2 (Cox-1 et Cox-2)
- Absorption digestive rapide, liaison à 99 % aux protéines plasmatiques, métabolisation hépatique, élimination urinaire sous forme de métabolites

Indications (restreindre aux traitements de courte durée et à la dose la plus faible)

- Traitement symptomatique au long cours des rhumatismes inflammatoires chroniques et de certaines arthroses douloureuses et invalidantes
- Traitement symptomatique de courte durée des poussées aiguës des rhumatismes abarticulaires, arthroses, arthrites microcristallines, lombalgies, radiculalgies sévères
- Douleurs post-opératoires ou d'origine néoplasique, crises de migraine, crises de coliques néphrétiques (kétoprofène), traumatologie, dysménorrhées essentielles

Effets indésirables

- *Digestifs* : nausées, gastralgies, vomissements, dyspepsie, diarrhée, hémorragie digestive occulte, intolérance locale (par voie rectale), plus rarement ulcère gastro-duodénal, perforation et hémorragie digestive patente, colites, rectites
- *Allergiques* : prurit, éruptions cutanées, œdème de Quincke, crise d'asthme, voire choc anaphylactique, exceptionnellement syndrome de Lyell ou de Stevens-Johnson
- *Neuro-psychiques* (≤ 1 %) (dose-dépendants) : vertiges, céphalées, troubles visuels, somnolence, acouphènes, asthénie, insomnie, troubles psychiques, méningite aseptique
- *Divers* : œdèmes, HTA, élévation des transaminases, rarement hépatite, insuffisance rénale aiguë, oligurie, syndrome néphrotique, cystite, anémie, leucopénie, agranulocytose
- Risque accru de troubles du rythme cardiaque, de thromboses et d'accidents cardio-vasculaires et cérébraux, comparable à celui des inhibiteurs de Cox-2
- Risque accru de complications infectieuses graves cutanées, pleuro-pulmonaires, cérébrales...

Précautions d'emploi et interactions médicamenteuses

- Évaluer particulièrement le rapport bénéfice/risque chez les patients vasculaires ou porteurs de facteurs de risque cardio-vasculaire
- Utiliser avec prudence en cas de déshydratation, HTA, antécédents d'ulcère, hernie hiatale ou hémorragie digestive, insuffisance cardiaque, hépatique ou rénale, chez le sujet âgé et chez les conducteurs et utilisateurs de machines
- Arrêt immédiat du traitement en cas de réaction allergique ou autres troubles graves
- Grossesse : les salicylés ou AINS au 3e trimestre de la grossesse exposent le fœtus à des troubles parfois mortels (hypertension artérielle pulmonaire, insuffisance rénale)
- *Pédiatrie* : l'utilisation d'AINS en pédiatrie nécessite une extrême prudence et doit être réservée, pour certains auteurs, au traitement des polyarthrites rhumatoïdes juvéniles
- *Associations déconseillées* : AINS associés, anticoagulants, lithium, méthotrexate à forte dose, salicylés à forte dose, énoxacine (avec le fenbufène), fénoprofène, ticlopidine
- *Associations à surveiller* : antihypertenseurs, corticoïdes, diurétiques, interféron alpha, ISRS, analogues des prostaglandines, thrombolytiques, méthotrexate
- *Topiques gastro-intestinaux* : intervalle de 2 heures ou plus entre les prises orales

Anti-inflammatoires non stéroïdiens ou AINS (IV) : Arylcarboxyliques en Rhumatologie (II)*

Acéclofénac[G] *Liste II-65 %-Coll*

CARTREX	30 cp. 100 mg	A. 100 mg × 2 fois/jour (1) au cours des repas

1. Réduire la posologie à 100 mg/jour en cas d'insuffisance hépatique légère à modérée.

Flurbiprofène[G] (2) *Liste II-65 %-Coll*

CÉBUTID 50 mg CÉBUTID 100 mg	30 cp. 50 mg 15 cp. 100 mg	A. 50 à 100 mg × 2 à 3 fois/jour au cours des repas
CÉBUTID LP 200 mg	16 gél. 200 mg à libération prolongée	A. 200 mg/jour en 1 prise à un repas
ANTADYS	15 cp. 100 mg	A. 100 mg × 2 à 3 fois/jour au cours des repas

2. Produit ayant un effet antiagrégant plaquettaire démontré à faible dose (50 mg × 2 fois/24 h) en prévention secondaire dans les suites d'infarctus du myocarde ou après une désobstruction (thrombolyse, angioplastie transluminale) en cas de contre-indication à l'aspirine.

Ibuprofène[G] (3) *Liste II-65 %-Coll*

ANTARENE 400 mg BRUFEN 400 mg NUREFLEX 400 mg SPIFEN 400 mg	20 ou 30 cp. 400 mg 20 ou 30 sac. 400 mg	A. 1 200 à 1 600 mg/jour (jusqu'à 2 400 mg/jour) en 3 prises aux repas
IBUPROFENE Injectable *Réservé aux hôpitaux*	10 ou 20 fl. 100 ml à 400 mg/100 ml	Perfusion IV de 30 minutes : A. 400 mg à renouveler après 6 à 8 heures
PEDEA Injectable *Réservé aux hôpitaux*	4 amp. 2 ml à 5 mg/ml	Nouveau-né prématuré (4)

3. En raison du surrisque cardio-vasculaire sous ibuprofène à fortes doses ≥ 2 400 mg/jour → molécule à éviter si HTA non contrôlée, insuffisance cardiaque de stades II et III, artériopathie cérébrale, cardiaque ou périphérique et révision régulière du rapport bénéfice/risque.
4. Traitement du canal artériel en unité de soins intensifs de néonatalogie : 3 injections IV à 24 heures d'intervalle (10 mg/kg puis 2 × 5 mg/kg).

Nabumétone[G] *Liste I-65 %-Coll*

NABUCOX 500 mg NABUCOX 1 000 mg	28 cp. 500 mg 14 ou 28 cp. 1 000 mg dispersibles	A. 1 g/jour (en 1 prise) à 2 g/jour (en 2 prises) avec ou sans aliments

* Voir les propriétés générales et les conditions d'emploi pages précédentes.

Anti-inflammatoires non stéroïdiens ou AINS (V) : Arylcarboxyliques en Rhumatologie (III)*

Kétoprofène[G] *Liste II-65 %-Coll (sauf autre mention)*

PROFÉNID KETUM	20 gél. 50 mg 30 cp. pell. 100 mg 12 sup. 100 mg *Remboursement 30 %*	A. 100 à 200 mg/jour en 2 prises aux repas ou 1 à 2 sup./jour
BI-PROFÉNID LP 100 mg	20 cp. séc. 100 mg à libération mixte	A. 100 mg × 1 à 2 fois/jour au cours des repas (D. max. : 200 mg/jour)
PROFÉNID LP	14 cp. ou gél. 200 mg à libération prolongée	A. 200 mg/jour en 1 prise à un repas
PROFÉNID IM 100 mg/2 ml Délai d'action = 20 à 30 minutes Durée d'action = 8 à 12 heures *Liste II-30 %-Coll*	2 ou 6 amp. 100 mg	Par voie **IM** lente : A. 100 mg/injection × 1 à 2 fois/jour
PROFÉNID 100 mg Perfusion IV Délai d'action = 20 à 30 minutes Durée d'action = 8 à 12 heures *Réservé aux hôpitaux*	50 fl. 100 mg (1) Poudre pour sol. inj. (IV)	En perfusion **IV** lente (en 20 minutes environ) : A. 100 mg/injection × 1 à 2 fois/jour durant 48 heures maximum

1. Dissoudre extemporanément le contenu d'un flacon dans 100 à 150 ml de soluté glucosé ou salé isotonique et administrer par perfusion veineuse lente (environ 20 minutes) : cette présentation réservée selon son AMM au traitement des douleurs post-opératoires chez l'adulte lorsque la voie IM est contre-indiquée (traitement anticoagulant), est aussi très utilisée hors AMM dans les coliques néphrétiques et dans les lombo-sciatiques.

Dexkétoprofène (2) *Liste II-Non remboursé*

KETESSE ENANTYUM	20 cp. 12,5 mg ou 25 mg 20 sac. 25 mg susp. buv.	A. 25 mg × 4 à 6 fois/jour
KETESSE Injectable *Réservé à l'hôpital*	6 amp. 2 ml à 50 mg/ml	A. en perfusion **IV** : 50 à 150 mg/jour

2. 25 mg de dexkétoprofène équivalent à 50 mg de kétoprofène.

* Voir les propriétés générales et les conditions d'emploi pages précédentes.

Anti-inflammatoires non stéroïdiens ou AINS (VI) : Arylcarboxyliques en Rhumatologie (IV)*

Naproxène[G] *Liste II-65 %-Coll*

APRANAX ANTALNOX	10 ou 30 cp. 275 mg 16 cp. séc. 550 mg 15 cp. 750 mg	A. 500 à 1 100 mg/jour en 1 ou 2 prises aux repas E. > 25 kg : 10 mg/kg/jour en 2 prises aux repas
NAPROSYNE	12 cp. 250 mg 15 cp. 500 mg 8 cp. 1 000 mg	*Idem*

Étodolac *Liste II-65 %-Coll*

LODINE	30 cp. 200 mg 20 cp. 300 mg	A. 200 à 600 mg/jour en 2 à 3 prises aux repas

Acide tiaprofénique[G] (1) *Liste II-65 %-Coll*

SURGAM	30 cp. séc. 100 mg 15 cp. séc. 200 mg	A. 300 à 600 mg/jour E. > 15 kg : 10 mg/kg/jour en 3 prises aux repas

1. AINS entraînant des cystites médicamenteuses 20 fois plus fréquentes qu'avec les autres AINS.

* Voir les propriétés générales et les conditions d'emploi pages précédentes.

Anti-inflammatoires non stéroïdiens ou AINS (VII) : Anthraniliques ou Fénamates* en Rhumatologie

Acide niflumique (1) *Liste II-65 %-Coll (sauf autre mention)*

NIFLURIL 250 mg gélules Acide niflumique	30 gél. 250 mg	A. 3 gél./jour (jusqu'à 6) en 3 prises aux repas E. > 13 ans : 2 à 3 gél./jour aux repas
NIFLURIL Adulte suppos Morniflumate *Liste II-30 %-Coll*	8 sup. 700 mg	A. 1 sup. × 2 fois/jour E. > 13 ans : *idem*
NIFLURIL Enfant suppos Morniflumate *Liste II-30 %-Coll*	8 sup. séc. 400 mg	E. de 30 mois à 12 ans : 1 sup./10 kg/jour sans dépasser 3 sup./jour N. de 6 mois à 30 mois : 1/2 sup. × 2 fois/jour × 5 jours maximum

1. Ce médicament possède une AMM pour l'indication "Traitement symptomatique de la douleur ORL et stomatologique au cours des manifestations inflammatoires", mais cette indication est contestable en raison du risque d'extension d'un processus septique sous-jacent.

Indications

- Traitement symptomatique au long cours des rhumatismes inflammatoires chroniques et de certaines arthroses douloureuses et invalidantes
- Traitement symptomatique de courte durée des poussées aiguës des rhumatismes abarticulaires, arthrites microcristallines, arthroses, lombalgies, radiculalgies sévères
- Traitement symptomatique de la douleur en ORL (sinusites, angines, otites aiguës) et en stomatologie, en appoint de l'antibiothérapie, en cure de 4 à 5 jours

Précautions d'emploi et interactions médicamenteuses

- Utiliser avec prudence en cas de déshydratation, HTA, antécédents d'ulcère, hernie hiatale ou hémorragie digestive, insuffisance cardiaque, hépatique ou rénale, chez le sujet âgé et chez les conducteurs et utilisateurs de machines
- Le risque d'extension d'un processus septique doit être pris en compte dans l'évaluation du rapport bénéfice/risque
- Arrêt immédiat du traitement en cas de réaction allergique ou autres troubles graves
- Grossesse : les salicylés ou AINS au 3e trimestre de la grossesse exposent le fœtus à des troubles parfois mortels (hypertension artérielle pulmonaire, insuffisance rénale)
- *Pédiatrie* : l'utilisation d'AINS en pédiatrie nécessite une extrême prudence et doit être réservée au traitement des rhumatismes inflammatoires chroniques
- ***Associations déconseillées*** : AINS associés, anticoagulants, lithium, méthotrexate à forte dose, salicylés à forte dose, fénoprofène, ticlopidine
- *Associations à surveiller* : antihypertenseurs, corticoïdes, diurétiques, interféron alpha, ISRS, analogues des prostaglandines, thrombolytiques, méthotrexate à faible dose (≤ 15 mg/semaine)
- *Topiques gastro-intestinaux* : intervalle de 2 heures ou plus entre les prises orales

* Voir les propriétés générales et les conditions d'emploi pages précédentes.

Anti-inflammatoires non stéroïdiens ou AINS (VIII) : Coxibs en Rhumatologie

Célécoxib[G] (1) *Liste I-65 %-Coll*

CELEBREX	30 gél. 100 mg ou 200 mg	A. 200 mg/jour en 1 prise voire en 2 prises/jour puis si besoin jusqu'à 400 mg/jour en 2 prises *avec ou sans aliments* (D. max. : 400 mg/jour)

1. Ne pas dépasser 200 mg/jour en cas d'insuffisance hépatique légère (score de Child-Pugh compris entre 5 et 6), et en traitement initial chez le sujet âgé.

Étoricoxib[G] *Liste I-30 %-Coll*

ARCOXIA	28 cp. pell. 30 mg ou 60 mg	Arthrose : A. 30 à 60 mg × 1 fois/jour Polyarthrite rhumatoïde : A. 90 mg × 1 fois/jour Goutte : A. 120 mg × 1 fois/jour (Max. : 8 jours)

Parécoxib injectable (2) et (3) *Réservé à l'hôpital*

DYNASTAT	10 fl. 40 mg Poudre pour sol. inj.	A. 40 mg IV ou IM puis 20 à 40 mg toutes les 6 à 12 heures (D. max. : 80 mg/ jour)

2. Traitement à court terme des douleurs post-opératoires.
3. Les analgésiques opioïdes peuvent être utilisés en même temps que le parécoxib.

Contre-indications

Allergie connue aux coxibs ou à d'autres AINS ou à l'aspirine ou aux sulfamides
Ulcère gastro-duodénal en évolution, saignement gastro-intestinal
Maladie inflammatoire de l'intestin
Insuffisance hépatique modérée ou sévère (score de Child-Pugh ≥ 7)
Insuffisance rénale sévère (clairance de la créatinine < 30 ml/min)
Insuffisance cardiaque congestive
Cardiopathie ischémique, AIT, AVC, artériopathie
Grossesse (au 1er trimestre et formellement dès le 6e mois) et allaitement

Propriétés

- AINS inhibant sélectivement la cyclo-oxygénase 2 aux doses indiquées, avec effets antalgiques, anti-inflammatoires, antipyrétiques comparables à ceux des AINS non sélectifs, avec une tolérance digestive un peu supérieure mais un risque vasculaire accru (× 2), d'autant qu'il n'y a pas d'effet antiagrégant plaquettaire
- Biodisponibilité orale de 93 %, pic plasmatique en 2 à 4 heures, liaison à 85-97 % aux protéines plasmatiques, métabolisation hépatique en dérivés inactifs éliminés par voie urinaire essentiellement, demi-vie d'élimination de 12 à 17 heures

Indications

- Traitement symptomatique des douleurs de l'arthrose et de la polyarthrite rhumatoïde
- *NDR : l'utilisation des coxibs doit faire l'objet d'une évaluation approfondie du rapport bénéfice/risque pour chaque patient en raison de l'augmentation du risque cardio-vasculaire*

Effets indésirables

- Fréquents (1 à 10 %) : dyspepsie, nausées, diarrhée, douleur abdominale, œdèmes, HTA, étourdissements, céphalées, prurit, élévation des transaminases
- Rares (≤ 1 %) : asthénie, somnolence, insomnie, constipation, ulcérations buccales, vomissements, acouphènes, vertiges, crampes musculaires, prise de poids, dépression, troubles visuels, insuffisance rénale aiguë, insuffisance cardiaque congestive, réactions d'hypersensibilité, élévation des phosphatases alcalines, diminution de l'hémoglobinémie et des leucocytes, protéinurie
- Réactions allergiques (éruptions cutanées, érythème polymorphe, dermatite exfoliatrice, syndrome de Stevens-Johnson, urticaire, angiœdème, bronchospasme, choc anaphylactique) parfois fatales
- *À noter* : l'augmentation de la fréquence des IDM et des AVC a conduit au retrait mondial en 2004 du rofécoxib (Vioxx), et le risque de syndrome de Lyell au retrait du valdécoxib (Bextra)

Précautions d'emploi et interactions médicamenteuses

- Utiliser avec prudence en cas de facteurs de risque cardio-vasculaire (HTA, hyperlipidémie, diabète, tabagisme), de déshydratation, antécédents d'ulcère, hernie hiatale ou hémorragie digestive, hépatique ou rénale, chez le sujet âgé et chez les conducteurs et utilisateurs de machines
- Surveiller les fonctions rénale et hépatique
- ***Associations déconseillées*** : autres AINS, anticoagulants, lithium, méthotrexate, salicylés à forte dose
- *Associations à utiliser avec précaution* : antihypertenseurs, antiarythmiques, ciclosporine et tacrolimus, corticoïdes, diurétiques, rifampicine, fluconazole, dextrométhorphane, antidépresseurs, neuroleptiques
- *Association possible* avec l'aspirine à faible dose (à titre d'antiagrégant plaquettaire)

Anti-inflammatoires non stéroïdiens ou AINS (IX) : Oxicams en Rhumatologie

Méloxicam[G] *Liste I-65 %-Coll (sauf autre mention)*

MOBIC	14 cp. 7,5 mg 14 cp. séc. 15 mg	A. 7,5 à 15 mg/jour en 1 prise à un repas
MOBIC Injectable *Liste I-30 %-Coll*	3 amp. 1,5 ml = 15 mg	A. 7,5 à 15 mg/jour en IM pendant 2 à 3 jours

Piroxicam[G] *Liste I-30 %-Coll (sauf autre mention)*

FELDENE	30 gél. 10 mg 15 gél. ou sac. 20 mg	A. 10 à 20 mg/jour (voire 30 mg/jour sur une courte durée) en 1 à 2 prises aux repas (D. max. : 40 mg/jour)
FELDENE Dispersible	15 cp. séc. 20 mg (dispersibles)	*Idem*
FELDENE Suppos *Liste I-15 %-Coll*	15 sup. 20 mg	A. 1 sup./jour
FELDENE Injectable ZOFORA *Liste I-15 %-Coll*	2 amp. 1 ml = 20 mg	A. 20 à 40 mg/jour en IM pendant 1 à 2 jours
BREXIN (1) CYCLADOL (1) Piroxicam-ß-cyclodextrine	14 cp. séc. 20 mg (à avaler ou effervescents)	A. 10 à 20 mg/jour (voire 30 mg/jour sur une courte durée) en 1 à 2 prises aux repas (D. max. : 40 mg/jour)

1. Spécialités où le piroxicam est complexé à la bêta-cyclodextrine ("molécule-hôte") pour faciliter son absorption digestive.

Ténoxicam *Liste I-65 %-Coll*

TILCOTIL	15 cp. séc. 20 mg	A. 10 à 20 mg/jour en 1 prise à un repas

Contre-indications
Allergie connue à l'un de ces produits ou à l'aspirine Ulcère, hémorragie ou perforation gastro-duodénal(e), enfant < 15 ans Insuffisance hépato-cellulaire sévère, insuffisance rénale sévère Antécédents récents de rectites ou rectorragies (pour les suppositoires) Grossesse (au 1er trimestre et formellement dès le 6e mois) et allaitement

Propriétés

- Anti-inflammatoires non stéroïdiens ou AINS, du groupe des oxicams, dont les effets antalgique, anti-inflammatoire, antipyrétique et antiagrégant plaquettaire sont liés à l'inhibition des cyclo-oxygénases 1 et 2 (Cox-1 et Cox-2)
- Absorption rapide par voie orale, forte liaison aux protéines plasmatiques (> 99 %), longue demi-vie (50 heures pour le piroxicam et 72 heures pour le ténoxicam), métabolisation hépatique pratiquement totale, élimination par voie urinaire et fécale

Indications

- Traitement symptomatique au long cours des rhumatismes inflammatoires chroniques
- Traitement symptomatique de courte durée des poussées aiguës des rhumatismes abarticulaires, arthrites microcristallines, arthroses, lombalgies, radiculalgies sévères
- *NDR : en raison du profil de tolérance et d'une demi-vie prolongée, les oxicams ne doivent pas être prescrits en première intention lorsqu'un traitement AINS est indiqué*

Effets indésirables

- *Digestifs* : nausées, gastralgies, vomissements, dyspepsie, diarrhée, hémorragie digestive occulte, intolérance locale (par voie rectale), plus rarement ulcère gastro-duodénal, perforation et hémorragie digestive patente, colites, rectites
- *Allergiques* : prurit, éruptions cutanées, œdème de Quincke, crise d'asthme, voire choc anaphylactique, exceptionnellement dermatoses bulleuses graves
- *Neuro-psychiques* (dose-dépendants) : étourdissements, vertiges, céphalées, somnolence, acouphènes
- *Divers* : œdèmes, HTA, élévation réversible des transaminases et/ou de la créatininémie, allongement du temps de saignement, exceptionnellement hépatite, insuffisance rénale aiguë, oligurie, syndrome néphrotique, cystite médicamenteuse, anémie, leucopénie, thrombopénie, agranulocytose, augmentation légère du risque thrombique artériel (infarctus du myocarde ou accident vasculaire cérébral)

Précautions d'emploi

- Utiliser avec prudence en cas de déshydratation, HTA, antécédents d'ulcère, hernie hiatale ou hémorragie digestive, insuffisance cardiaque, hépatique ou rénale, chez le sujet âgé (longue demi-vie) et chez les conducteurs et utilisateurs de machines
- Arrêt immédiat du traitement en cas de réaction allergique, de réactions cutanées, de manifestations gastro-intestinales ou autres troubles graves
- Grossesse : les salicylés ou AINS au 3e trimestre de la grossesse exposent le fœtus à des troubles parfois mortels (hypertension artérielle pulmonaire, insuffisance rénale)

Interactions médicamenteuses

- *Associations déconseillées* : AINS associés, anticoagulants, lithium, méthotrexate à forte dose (≥ 15 mg/semaine), salicylés à forte dose, fénoprofène, ticlopidine
- *Associations à surveiller* : antihypertenseurs, corticoïdes, diurétiques, interféron alpha, ISRS, analogues des prostaglandines, thrombolytiques, méthotrexate à faible dose
- *Topiques gastro-intestinaux* : intervalle de 2 heures ou plus entre les prises orales

Anti-inflammatoires non stéroïdiens ou AINS (X) : Indoliques en Rhumatologie

Indométacine[G] *Liste I-65 %-Coll (sauf autre mention)*

INDOCID	30 gél. 25 mg	A. 50 à 150 mg/jour (jusqu'à 200 mg/jour) en 2 à 3 prises au cours des repas
INDOCID Suppositoires *Liste I-30 %-Coll*	10 sup. 100 mg	A. 100 mg/jour (D. max. : 200 mg/jour)
CHRONO-INDOCID	20 gél. 75 mg	A. 1 à 2 gél./jour en 1 à 2 prises aux repas

Sulindac *Liste I-65 %-Coll*

ARTHROCINE	30 cp. séc. 100 mg ou 200 mg	A. 200 à 400 mg/jour en 1 ou 2 prises au cours des repas

Contre-indications

Allergie connue à l'un de ces produits ou aux AINS apparentés ou à l'aspirine
Ulcère gastro-duodénal évolutif ou antécédents d'ulcération digestive récidivante
Insuffisance hépato-cellulaire sévère, insuffisance rénale sévère
Antécédents récents de rectites ou rectorragies (pour les suppositoires)
Enfant < 15 ans, association au diflunisal, grossesse et allaitement

Propriétés

- Anti-inflammatoires non stéroïdiens ou AINS, du groupe des dérivés indoliques, dont les effets antalgique, anti-inflammatoire, antipyrétique et antiagrégant plaquettaire sont liés à l'inhibition des cyclo-oxygénases 1 et 2 (Cox-1 et Cox-2)
- Absorption digestive à 90 %, forte liaison aux protéines plasmatiques (90 %), métabolisation partielle, élimination urinaire (60 %) et fécale, délai d'action d'environ 20 à 60 minutes par voie IM, 30 à 90 minutes par voie rectale, 60 à 120 minutes par voie orale

Indications

- Traitement symptomatique au long cours des rhumatismes inflammatoires chroniques et de certaines arthroses douloureuses et invalidantes, douleurs post-opératoires
- Traitement symptomatique de courte durée des poussées aiguës des rhumatismes abarticulaires, arthrites microcristallines, arthroses, lombalgies, radiculalgies sévères

Effets indésirables

- *Digestifs* : nausées, gastralgies, vomissements, douleurs abdominales, constipation, diarrhée, intolérance locale (par voie rectale), plus rarement ulcérations digestives et parfois perforation et hémorragie digestive, stomatites, iléites, colites, rectites
- *Neuro-psychiques* (dose-dépendants) : céphalées, étourdissements, vertiges, asthénie, dépression, plus rarement confusion mentale, syncope, somnolence, insomnie, angoisse, convulsions, neuropathies périphériques, épisodes psychotiques, dysarthrie, méningite aseptique, douleurs orbitaires, diplopie, brouillard visuel
- *Allergiques* : prurit, éruptions cutanées, œdème de Quincke, crise d'asthme, voire choc anaphylactique, exceptionnellement syndrome de Stevens-Johnson ou de Lyell
- *Divers* : tachycardie, arythmies, hypotension ou HTA, œdèmes, hépatites, insuffisance rénale aiguë, protéinurie, hématurie, cystite médicamenteuse, toxicité médullaire, douleurs oculaires, flou visuel, diplopie, dépôts cornéens, altérations rétiniennes, acouphènes, surdité, gynécomastie, hyperglycémie, hyperkaliémie

Précautions d'emploi et interactions médicamenteuses

- Utiliser avec prudence en cas de déshydratation, HTA, antécédents d'ulcère, hernie hiatale ou hémorragie digestive, insuffisance cardiaque, hépatique ou rénale, épilepsie ou troubles psychiques, chez le sujet âgé, les conducteurs et utilisateurs de machines
- Nécessité d'une surveillance oculaire périodique en cas de traitement prolongé à la recherche d'anomalies rétiniennes (y compris de la macula) ou de dépôts cornéens
- Arrêt immédiat du traitement en cas de réaction allergique ou autres troubles graves
- Grossesse : les salicylés ou AINS au 3e trimestre de la grossesse exposent le fœtus à des troubles parfois mortels (hypertension artérielle pulmonaire, insuffisance rénale)
- ***Associations déconseillées*** : AINS associés, anticoagulants, lithium, méthotrexate à forte dose, salicylés, fénoprofène, ticlopidine
- *Associations à surveiller* : antihypertenseurs, corticoïdes, diurétiques, interféron alpha, ISRS, analogues des prostaglandines, desmopressine, digoxine, thrombolytiques, méthotrexate à faible dose (≤ 15 mg/semaine)
- *Topiques gastro-intestinaux* : intervalle de 2 heures ou plus entre les prises orales

Anti-inflammatoires percutanés

Baumes anti-inflammatoires (AINS percutanés) *Remboursement 30 %*

VOLTARÈNE EMUGEL[G] FLECTOR Gel FLECTOREFFIGEL ***NR*** VOLTARENSPE ***NR*** VOLTARENACTIGO 1 % ***NR*** VOLTARENACTIGO 2 % ***NR***	Diclofénac à 1 % : Tube de 50 g, 60 g ou 100 g Fl. pressurisé de 100 ml Tube de 60 g, 75 g ou 100 g Tube de 30 g	Application locale en massant légèrement, répétée 2 à 3 fois/jour
FLECTOR Tissugel EP[G] ***NR*** VOLTARENPLAST ***NR*** ANTACALM ***NR***	Diclofénac à 1 % : 5 ou 10 emplâtres de 140 mg (10 × 14 cm)	1 à 2 applications/jour pendant 7 jours maximum
KÉTOPROFÈNE Gel[G] KETUM Gel *Liste II-Non remboursé*	Kétoprofène à 2,5 % : Tube de 60 g ou 120 g	Application locale en massant légèrement, répétée 2 à 3 fois/jour
ADVILMED Gel[G] ANTARÈNE Gel IBUFETUM Gel	Ibuprofène à 5 % : Tube de 50 g, 60 g ou 100 g	A. et E. > 15 ans : 1 application × 1 à 3 fois/jour
CLIPTOL ***NR***	Ibuprofène 5 % + Lévomenthol : Tube de 50 g	
NUROFENPLAST ***NR***	Ibuprofène : 4 emplâtres de 200 mg (10 × 14 cm)	A. et E. > 16 ans : 1 emplâtre/jour
GELDENE	Piroxicam à 0,5 % : Tube de 50 g	Application locale répétée 2 à 4 fois/jour
NIFLUGEL	Acide niflumique à 2,5 % : Tube de 60 g	*Idem*

Baumes analgésiques et antiœdémateux divers

ALGÉSAL SURACTIVÉ *Non remboursé*	Myrtécaïne + Salicylé : Tube de 40 g	Application locale répétée 2 à 4 fois/jour
BAUME AROMA *Non remboursé*	Crème 50 ou 100 g Salicylate de méthyle	A. et E. > 7 ans : 1 à 2 applications/jour
CORTISAL Crème *Remboursement 15 %*	Prednisolone 0,5 % + Dipropylèneglycol salicylate 10 % : Tube de 30 g	A. et E. > 7 ans : 2 à 3 applications/jour en massant légérement
REPARIL Gel *Non remboursé*	Diéthylamine salicylate 5 % + Aescine 1 % : Tube de 40 g	A. 1 à 3 applications/jour en massant (1)

1. Médicaments contre-indiqués pendant la grossesse (tératogènes).

Contre-indications

Antécédents de photosensibilité ou d'intolérance aux AINS
Exposition solaire ou aux UV
Insuffisance rénale sévère
Application sur les yeux, les muqueuses et les peaux lésées
Cortisal : hypersensibilité aux salicylés
Grossesse > 24 SA

Propriétés

- Topiques utilisés localement pour leur action antalgique, anti-inflammatoire et antiœdémateuse
- Les "baumes anti-inflammatoires" classés comme tels ci-contre bénéficient d'un *passage transcutané démontré du principe actif* avec distribution dans les structures périarticulaires et articulaires sous-jacentes et concentration dans le liquide synovial de 30 à 50 fois supérieure à la concentration plasmatique qui reste faible (le passage dans la circulation générale est d'environ 6 % de la dose appliquée avec le gel de diclofénac)

Indications

- Rhumatismes abarticulaires (tendinites, épicondylites, épitrochléites)
- Arthroses des petites articulations ou du genou en poussée douloureuse
- Traumatologie bénigne : entorses bénignes, contusions, œdèmes et douleurs post-traumatiques ou post-chirurgicales, courbatures, élongations musculaires

Effets indésirables (*parfois sévères, qui doivent conduire à limiter l'utilisation des AINS percutanés*)

- Réaction érythémateuse fréquente au site d'application
- Possibilité de réactions allergiques nécessitant l'arrêt immédiat : eczéma de contact voire éruption eczématiforme ou bulleuse sévère (parfois aggravée par l'exposition solaire) et réactions allergiques générales (chez l'asthmatique en particulier) avec des cas de bronchospasme et de choc anaphylactique après application de topiques contenant notamment un dérivé salicylé
- Des réactions de photosensibilité parfois sévères ont été rapportées, en particulier avec le gel de kétoprofène, qui conduisent à limiter cette prescription qui est par ailleurs contre-indiquée chez les sujets photosensibles et/ou allergiques et sur peau lésée. Obligation est faite aux pharmaciens de donner pour toute délivrance de gel de kétoprofène un document explicatif concernant ce risque et sa prévention
- Plusieurs cas d'insuffisance rénale ont été rapportés après application cutanée d'AINS
- Les corticoïdes locaux peuvent entraîner éruption acnéiforme, hypertrichose, vergetures, atrophie cutanée et syndrome cushingoïde

Précautions d'emploi

- Ne pas exposer au soleil la zone traitée (porter des vêtements durant le traitement et les 2 semaines suivantes), ne pas appliquer sous pansement occlusif, se laver très soigneusement les mains après l'application
- Interrompre immédiatement en cas de réaction allergique locale ou générale et en particulier en cas de réaction cutanée
- Ne pas utiliser de pansements occlusifs
- Ne pas utiliser pendant la grossesse et chez l'enfant < 15 ans
- Le Geldene colore transitoirement la peau en jaune et tache le linge

Anesthésiques locaux injectables

Lidocaïne[G] (1) (sans conservateur)

XYLOCAÏNE (2) *Liste II-65 %-Coll*	Fl. 20 ml 0,5 % (100 mg) Fl. 20 ml 1 % (200 mg) Fl. 20 ml 2 % (400 mg)	D. max. ≤ 200 mg de lidocaïne par acte anesthésique
XYLOCAÏNE-ADRÉNALINE (Lidocaïne + Adrénaline + Métabisulfite de sodium) *Conservation de + 2 °C à + 8 °C* *Liste I-65 %-Coll*	Fl. 20 ml 1 % = 200 mg (+ Adrénaline 50 µg) Fl. 20 ml 2 % = 400 mg (+ Adrénaline 50 µg)	D. max. ≤ 500 mg de lidocaïne par acte anesthésique en infiltration locale
LIDOCAÏNE-ADRÉNALINE (Lidocaïne + Adrénaline + Métabisulfite de sodium) *Conservation de + 2 °C à + 8 °C* *Non remboursé*	Amp. 10 ml 1 % = 100 mg (+ Adrénaline 50 µg) Amp. 10 ml 2 % = 200 mg (+ Adrénaline 50 µg)	*Idem*

1. Délai d'action : 5 à 10 minutes. Durée d'action : 60 à 90 minutes.
2. – Anesthésie locale par infiltration (5 à 20 ml à 0,5 ou 1 ou 2 % chez l'adulte, 5 mg/kg chez l'enfant en utilisant chez lui de la lidocaïne *sans adrénaline* à 0,5 ou 1 ou 2 %).
   – Infiltrations sympathiques (3 à 20 ml à 0,5 ou 1 ou 2 %), injections périarticulaires (10 à 15 ml à 1 %), injections intra-articulaires (2 à 3 ml à 1 %).

Mépivacaïne (sans conservateur) *Liste II-Réservé aux hôpitaux-Coll*

CARBOCAÏNE Délai d'action = 10 à 30 minutes Durée d'action = 1 à 3 heures	Amp. 20 ml à 1 % (200 mg) Amp. 20 ml à 2 % (400 mg)	A. et E. > 1 mois (3)

3. *Chez l'adulte* : anesthésie locale par infiltration : ne pas dépasser 200 mg; anesthésies péridurales, caudales, blocs périphériques : ne pas dépasser 400 mg.
   Chez l'enfant > 1 mois : anesthésie locale par infiltration : ne pas dépasser 5 mg/kg.

Ropivacaïne[G] (sans conservateur) *Liste II-Réservé aux hôpitaux-Coll*

NAROPEÏNE	2 mg/ml : 5 amp. 10 ml ou 20 ml ou 5 poches 100 ml ou 200 ml 5 mg/ml : 5 amp. 10 ml 7,5 mg/ml : 5 amp. 10 ml ou 20 ml 10 mg/ml : 5 amp. 10 ml ou 20 ml	Anesthésie-réanimation : bloc périphérique nerveux

Articaïne[G] *Réservé à l'usage odonto-stomatologique*

DELTAZINE *Liste II*	50 cart. 1,7 ml à 40 mg/ml	A. et E. > 4 ans : anesthésie dentaire
DELTAZINE-ADRÉNALINÉE SEPTANEST-ADRÉNALINÉ *Liste I*	50 cart. 1,7 ml à 40 mg/ml + Adrénaline au 1/100 000 ou au 1/200 000	*Idem*

Contre-indications

Allergie aux anesthésiques à liaison amide ou au parahydroxybenzoate de méthyle
Patients sous anticoagulants (sauf par voie IV), épilepsies non contrôlées, porphyries
Enfant < 30 mois, troubles de la conduction auriculo-ventriculaire non appareillés
Antécédents d'hyperthermie maligne, anesthésie de zones infectées
Formes adrénalinées : allergie aux sulfites, anesthésie des extrémités
Hyperthyroïdie, injection IV, insuffisance coronaire, arythmie ventriculaire
Cardiomyopathie obstructive, certaines associations (*cf.* Interactions)
Grossesse (mépivacaïne)

Propriétés

- Anesthésiques locaux du groupe des anesthésiques à liaison amide, *à courte durée d'action pour la lidocaïne* (en 5 à 10 minutes, durant 45 à 90 minutes environ) et un peu plus prolongée pour la mépivacaïne
- Absorption rapide par voie sous-cutanée (ralentie par les vasoconstricteurs), diffusion à l'ensemble des tissus, inactivation hépatique avec cycle entéro-hépatique, élimination urinaire essentiellement sous forme de métabolites, passage transplacentaire

Indications

- Anesthésie locale par infiltration
- Anesthésie régionale lors d'intervention chirurgicale
- Anesthésie tronculaire, plexique, caudale, péridurale

Effets indésirables

- *Malaise vagal* : bâillements, fatigue, pâleur, sueurs, nausées, oppression respiratoire, bradycardie, hypotension, lipothymie voire perte de connaissance brève → mise en décubitus jambes surélevées, voire injection d'atropine
- *Réactions allergiques exceptionnelles* (ne pas confondre avec un malaise vagal, plus fréquent) : malaise avec prurit, urticaire, œdème sous-cutané, toux, bronchospasme, œdème laryngé, chute tensionnelle, voire collapsus cardio-vasculaire
- **Surdosage** (taux plasmatique > 5 µg/ml) : paresthésies des extrémités et des lèvres, puis angoisse, agitation, hallucinations, nausées, céphalées, acouphènes, nystagmus, confusion, tachypnée, tremblements, convulsions, somnolence puis coma, dépression respiratoire, troubles du rythme et de la conduction cardiaque, collapsus cardio-vasculaire → réanimation cardio-respiratoire, atropine, benzodiazépine

Précautions d'emploi

- Réduire si besoin la posologie en cas d'insuffisance cardiaque ou hépatique sévère, d'hypovolémie, d'hypoxie, d'hyperkaliémie ou d'acidose, d'épilepsie, et lors de l'emploi de certains médicaments (*cf.* Interactions)
- Injecter strictement par voie extravasculaire (à contrôler par des aspirations répétées), sauf anesthésie loco-régionale intraveineuse
- Ne pas utiliser les formes adrénalinées pour l'anesthésie des extrémités
- Grossesse : la lidocaïne et l'articaïne peuvent être utilisées, quelque soit le terme, si elles sont vraiment nécessaires. La mépivacaïne est contre-indiquée

Interactions médicamenteuses

- *Associations contre-indiquées* : IMAO non sélectifs avec les formes adrénalinées, anti-arythmiques donnant des torsades de pointe, bêta-bloquants dans l'insuffisance cardiaque
- *Associations à utiliser avec précaution* : bêta-bloquants, cordarone et cimétidine (réduction du catabolisme de la lidocaïne), imipraminiques avec les formes adrénalinées (ne pas dépasser 0,1 mg d'adrénaline en 10 minutes ou 0,3 mg en 1 heure chez l'adulte)

Anesthésiques locaux de surface (I)

Lidocaïne non injectable à 5 % *Liste II-65 %-Coll*

XYLOCAÏNE à 5 % À LA NAPHAZOLINE	Fl. 24 ml à 5 % + 4,8 mg de naphazoline + Parahydroxybenzoate de méthyle	Pulvérisation locale ou instillation ou tamponnement (D. max. : 4 ml par acte anesthésique)

Indications : anesthésie de la peau et des muqueuses en ORL, en odonto-stomatologie, et avant les bronchoscopies (instillation locale à la seringue laryngée).

XYLOCAÏNE à 5 % EN NÉBULISEUR[G] Délai d'action = 1 à 3 minutes Durée d'action = 10 à 15 minutes	Fl. 20 g à 5 % + Parahydroxybenzoate de méthyle (+ canules courtes ou longues ou longues et orientables)	Pulvérisation locale au niveau des muqueuses : A. 90 à 225 mg, soit 10 à 25 pulvérisations E. > 6 ans : 2 à 4 mg/kg

Indications : anesthésie des muqueuses avant les intubations, les examens endoscopiques en ORL, pneumologie, gastro-entérologie, et les actes de petite chirurgie en ORL (chaque pulvérisation délivre 9 mg de chlorhydrate de lidocaïne).

Lidocaïne non injectable à 2 % *Liste II-65 %-Coll (ou autre mention)*

XYLOCAÏNE VISQUEUSE	Tube de 100 g à 2 % soit 20 mg/ml + Parahydroxybenzoate de méthyle	Anesthésie oro-pharyngée : A. 1 c. à dessert ou à soupe répartie avec la langue dans la cavité buccale puis avalée sans eau Anesthésie gingivale chez le nourrisson et le jeune enfant : 2 mg/kg (soit 1 ml/10 kg) à répartir dans la journée en massage des gencives Syndromes hyperalgiques œsophago-gastriques : A. 1 c. à dessert ou à soupe avant chaque repas

Indications : anesthésie des voies digestives supérieures (bronchoscopie, fibroscopie digestive, explorations instrumentales ORL, odonto-stomatologie), traitement symptomatique de certains états douloureux (inflammations gingivales, stomatites, pharyngites, syndromes hyperalgiques œsophago-gastriques).

DYNEXAN 2 % *Liste II-30 %-Coll* DYNEXANGIVAL 1 % *Non remboursé*	Tube de 10 g Crème buccale + Chlorure de benzalkonium	A. et E. > 6 ans : 0,5 g de crème × 4 fois/jour Ne pas dépasser 200 mg de lidocaïne/jour

Indications : traitement symptomatique de courte durée des lésions douloureuses de la cavité buccale. Le traitement ne doit pas être prolongé.

Contre-indications
Allergie à la lidocaïne (exceptionnelle) ou au parahydroxybenzoate de méthyle
Porphyries, infection ou traumatisme important de la zone d'application
Épilepsie non contrôlée
Nourrisson et enfant < 6 ans (pour la lidocaïne à 5 %)

Propriétés

- Anesthésique local du groupe des anesthésiques à liaison amide (dépourvu de groupe amino en para, contrairement à la procaïne)
- Absorption très faible par voie orale ou lors de l'application sur les muqueuses (concentrations plasmatiques ≤ 1 µg/ml), cette très faible fraction résorbée étant ensuite métabolisée au niveau hépatique et éliminée par voie urinaire sous forme de dérivés inactifs

Indications, mode d'emploi et posologie

- *Cf.* ci-contre pour chaque produit

Effets indésirables

- Réactions allergiques exceptionnelles : prurit, urticaire, œdème sous-cutané, toux, bronchospasme, œdème laryngé, chute tensionnelle, voire collapsus cardio-vasculaire → réactions exceptionnelles à ne pas confondre avec un *malaise vagal* beaucoup plus fréquent (bâillements, fatigue intense, pâleur, sueurs, sécheresse buccale, nausées, oppression respiratoire, bradycardie, hypotension, lipothymie voire perte de connaissance brève) ou avec un surdosage (*cf.* ci-dessous)
- Lidocaïne à 5 % : risques d'absorption non souhaitée et possibilité de spasme laryngé réflexe lors de la pulvérisation des voies aériennes hautes chez le nourrisson et l'enfant de moins de 6 ans (contre-indication)
- Anesthésie bucco-pharyngo-laryngée : risques de fausse route si alimentation et/ou boissons (à proscrire toujours) pendant les 2 heures suivant l'anesthésie
- **Surdosage** (si concentrations plasmatiques > 5 µg/ml donc très peu probable avec ces voies d'administration) : nervosité, agitation, tremblements, nystagmus, logorrhée, céphalées, nausées, acouphènes, tachypnée, hypotension, puis convulsions, dépression respiratoire, troubles du rythme et de la conduction cardiaque, collapsus cardio-vasculaire, apnée ou arrêt cardiaque → à traiter par réanimation cardiaque et respiratoire, atropine si bradycardie, benzodiazépines si convulsions

Précautions d'emploi

- Utiliser avec précaution en cas de muqueuse traumatisée ou inflammatoire (risque de résorption non souhaitée)
- Éviter toute alimentation et toute boisson pendant les 2 heures qui suivent une anesthésie bucco-pharyngo-laryngée (risques de fausse route)

Anesthésiques locaux de surface (II)

Crème anesthésique locale[G] *Liste II-65 %-Coll*

EMLA 5 % Crème ANESDERM 5 % Crème *Sur la peau saine* : Délai d'action = 60 à 90 minutes Durée d'action = 1 à 2 heures *Sur les muqueuses génitales* : Délai d'action = 5 à 10 minutes Durée d'action = 15 à 20 minutes	Tube de 5 g = 125 mg de prilocaïne + 125 mg de lidocaïne + 2 pansements occlusifs Tube de 30 g = 750 mg de prilocaïne + 750 mg de lidocaïne sans pansement occlusif	En application locale : posologie ci-dessous (1)
EMLAPATCH 5 % *Sur la peau saine* : Délai d'action = 60 à 90 minutes Durée d'action = 1 à 2 heures	Pansement adhésif de 10 cm² contenant 1 g d'émulsion soit : 25 mg de prilocaïne + 25 mg de lidocaïne	*Idem*

1. *Pour l'anesthésie de la peau* : appliquer en couche épaisse sur la zone cutanée visée, recouvrir d'un pansement adhésif hermétique, laisser agir le produit 60 à 90 minutes (minimum 1 heure) voire plus longtemps chez le sujet de race noire, puis l'enlever soigneusement, en respectant les posologies suivantes :
   - Adultes et enfants > 12 ans : 2 à 3 g pour des actes portant sur de petites surfaces, 1 à 1,5 g/ 10 cm² pour des surfaces plus étentues, avec une dose maximale de 50 g.
   - Enfants de 6 à 12 ans : 1 à 2 g pour des actes portant sur de petites surfaces, avec une dose maximale de 20 g (pour une surface de 200 cm²).
   - Enfants de 1 à 6 ans : 1 à 2 g pour des actes portant sur de petites surfaces, avec une dose maximale de 10 g (pour une surface de 100 cm²).
   - Nourrissons de 3 à 12 mois : 0,5 g pour des actes portant sur de petites surfaces, avec une dose maximale de 2 g (pour une surface de 20 cm²).
   - Nourrissons de 0 à 3 mois : 0,5 g pour des actes portant sur de petites surfaces, avec une dose maximale de 1 g (pour une surface de 10 cm²) et en application pendant 1 heure maximum, l'application ne devant pas être renouvelée avant 12 heures.

   Pour l'anesthésie des muqueuses génitales chez l'adulte : appliquer 5 à 10 g de crème pendant 5 à 10 minutes seulement, sans recouvrir de pansement occlusif, le geste thérapeutique devant être effectué dès le retrait de la crème car l'anesthésie ne dure que 15 à 20 minutes.

   Pour l'anesthésie des ulcères de jambe exigeant une détersion mécanique longue et douloureuse : appliquer 1 à 2 g de crème pour 10 cm² (au maximum 10 g) pendant 30 minutes seulement (à recouvrir par un pansement occlusif), puis retirer complètement la crème à l'aide d'une compresse et pratiquer immédiatement la détersion mécanique de l'ulcère.

Contre-indications

Porphyries, méthémoglobinémie congénitale
Application dans le conduit auditif externe en cas de tympan lésé ou sur l'œil
Allergie aux anesthésiques locaux du groupe à liaison amide (exceptionnelle)

Propriétés

- Anesthésique constitué d'un mélange de deux anesthésiques du groupe des anesthésiques à liaison amide, diffusant dans la couche cornée, l'épiderme et le derme pour atteindre les terminaisons nerveuses superficielles, ce qui permet d'atténuer ou de supprimer les douleurs liées aux ponctions ou aux gestes chirurgicaux superficiels
- L'anesthésie par voie percutanée est obtenue en 60 à 90 minutes environ et persiste pendant 1 à 2 heures en moyenne, l'anesthésie des muqueuses génitales est obtenue en 5 à 10 minutes et persiste pendant 15 à 20 minutes en moyenne
- Absorption faible et retardée (3 % pour la lidocaïne et 5 % pour la prilocaïne) avec des taux sériques très inférieurs à ceux qui sont considérés comme toxiques (< 450 ng/ml alors que les taux toxiques sont d'environ 4 000 ng/ml), la faible fraction résorbée étant métabolisée au niveau du foie et éliminée dans les urines sous forme de métabolites

Indications

- Anesthésie par voie percutanée de la peau saine, par exemple avant les ponctions lombaires, notamment chez l'enfant, les ponctions de fistules artério-veineuses chez les hémodialysés, les ponctions veineuses ou sous-cutanées, la chirurgie cutanée superficielle instrumentale ou par rayon laser
- Anesthésie des muqueuses génitales chez l'adulte, par exemple avant la chirurgie superficielle (biopsie ou exérèse de lésions, instrumentales ou par rayon laser) ou avant l'infiltration à l'aiguille d'anesthésiques locaux
- Anesthésie locale des ulcères de jambe exigeant une détersion mécanique longue et douloureuse

Effets indésirables (assez rares)

- Locaux : pâleur, érythème, œdème, prurit, sensations de brûlure, exceptionnellement allergie à la lidocaïne ou à la prilocaïne
- Ototoxicité chez l'animal en cas de contact avec l'oreille moyenne
- **Surdosage** (peu probable, sauf application de doses massives) : possibilité de convulsions et dépression du SNC → traitement symptomatique, notamment par réanimation respiratoire, benzodiazépines en cas de convulsions, bleu de méthylène en cas de méthémoglobinémie

Précautions d'emploi

- Ne pas appliquer sur l'œil ou à proximité des yeux (risque de lésions cornéennes), ni dans le conduit auditif externe en cas de tympan lésé (risque d'ototoxicité)
- Utiliser avec prudence chez les sujets porteurs de lésions cutanées atopiques (car réactions cutanées marquées mais réversibles, de nature non allergique)
- Grossesse et allaitement : utilisation possible

Interactions médicamenteuses

- ***Associations déconseillées*** : autres produits méthémoglobinisants (en particulier dapsone, sulfamides, métoclopramide, et paracétamol chez le nourrisson)
- *Associations à prendre en compte* : métabolisme hépatique modifié par les inducteurs (rifampicine, rifabutine, etc.) ou inhibiteurs enzymatiques, ou par les médicaments réduisant le débit sanguin hépatique (cimétidine, propranolol)

Anesthésiques locaux de surface (III)

Lidocaïne emplâtre médicamenteux *Liste II-65 %*

VERSATIS	20 ou 30 emplâtres à 700 mg (10 × 14 cm) Lidocaïne 5 %	A. > 18 ans : compresse à appliquer sur peau saine 1 fois/jour pendant 12 heures (1) 3 compresses au maximum pour couvrir la zone douloureuse

1. Appliquer la compresse sur la zone douloureuse en évitant la peau inflammatoire ou lésée. Recouvrir toute la zone en utilisant au maximum 3 compresses. Laisser la ou les compresses 12 heures de suite, 1 fois par jour. Interrompre le traitement en cas d'inefficacité au bout de 2 semaines de traitement.

Contre-indications

Hypersensibilité connue à la substance active ou à l'un des excipients
Hypersensibilité connue aux autres anesthésiques locaux de type amide
Déconseillé chez les patients < 18 ans

Propriétés

- Anesthésique local du groupe des anesthésiques à liaison amide
- Absorption très faible par voie transcutanée

Indications

- Traitement symptomatique des douleurs neuropathiques post-zostériennes

Effets indésirables

- Réactions locales au site d'application : érythème, rash, prurit, vésicules
- Exceptionnellement : réaction anaphylactique et d'hypersensibilité
- La survenue d'effets indésirables est peu probable compte tenu des faibles concentrations circulantes de lidocaïne : les effets indésirables potentiels sont ceux de la lidocaïne (*cf.* pages précédentes)

Précautions d'emploi

- Ne pas utiliser pendant la grossesse et l'allaitement

Anesthésiques locaux de surface (IV)

Capsaïcine, Patch cutané *Liste I-Réservé aux centres antidouleur*

QUTENZA *Conserver à < + 25 °C*	Patch cutané de capsaïcine à 8 %, de 14 × 18 cm contenant 179 mg Boîte de 1 patch + 1 tube de 50 g de gel nettoyant	A. > 18 ans : patch à appliquer (1 à 4) par une équipe soignante formée à la technique, sous la responsabilité d'un médecin (1)

1. Application sur la zone cutanée la plus douloureuse, après application de lidocaïne topique à 4 %, dépassant 2 cm la zone à traiter, pendant 1 heure. Peau saine, rasée, nettoyée, port de gants nitrile (et non en latex), port de lunettes et masque de protection. Suivre rigoureusement les recommandations d'utilisation. Une application renouvelable, si justifiée, tous les 90 jours. L'application du ou des patchs dure 1 heure sauf aux pieds où elle n'excède pas 30 minutes. Un sachet ouvert doit être appliqué dans les 2 heures qui suivent.

Contre-indications

Hypersensibilité à la substance active ou à un excipient

Application sur le visage, au-dessus de la ligne des cheveux du cuir chevelu et à proximité des muqueuses

Propriétés

- Anesthésique local, agoniste hautement sélectif du récepteur vanilloïde 1 (TRPV1), récepteur impliqué dans le mécanisme des douleurs neuropathiques. Dans un premier temps, la capsaïcine active les récepteurs TRPV1, induisant ainsi une douleur de type brûlure et un érythème, puis secondairement les récepteurs TRPV1 deviennent de moins en moins sensibles aux stimuli douloureux, par un phénomène dit de désensibilisation, d'où l'effet antalgique apparaissant dans la première semaine suivant l'application et perdurant 12 semaines

Indications

- Traitement des douleurs neuropathiques périphériques chez les adultes, seul ou en association avec d'autres médicaments antidouleur

Effets indésirables

- Constamment : douleurs, sensation de brûlure, érythème et prurit au site d'application
- Fréquents (1 à 10 %) : douleurs des extrémités, prurit, papules, vésicules, œdèmes, gonflement et sécheresse au site d'application
- Rares (< 1 %) : spasmes musculaires, toux, nausées, dysgueusie, hypoesthésie, BAV, tachycardie, hypertension, infection herpétique, irritation des yeux, brûlure

Précautions d'emploi

- La possible douleur initiale induite par l'application du patch doit conduire à la prescription d'un antalgique adapté à l'intensité et à la durée des douleurs. En cas de douleurs intenses, retrait du patch pour s'assurer de l'absence de brûlure clinique
- Déconseillé chez la femme enceinte ou allaitante et chez l'enfant

Chapitre 2

Antibiotiques et antibactériens à action systémique

Maladies infectieuses à déclaration obligatoire

Botulisme
Brucellose
Charbon
Chikungunya
Choléra
Dengue
Diphtérie
Encéphalite à tiques
Fièvres hémorragiques africaines
Fièvre jaune
Fièvre typhoïde et fièvres paratyphoïdes
Hépatite aiguë A
Infection aiguë symptomatique par le virus de l'hépatite B
Infection invasive à méningocoque
Infection par le VIH quel qu'en soit le stade
Infection par le virus du Nil occidental (*West Nile virus*)
Légionellose
Listériose
Orthopoxviroses dont la variole
Paludisme autochtone
Paludisme d'importation dans les départements d'outre-mer
Peste
Poliomyélite
Rage
Rougeole
Rubéole
Schistosomiase (bilharziose) uro-génitale autochtone
Suspicion de maladie de Creutzfeldt-Jakob et autres encéphalopathies subaiguës spongiformes transmissibles humaines
Tétanos
Toxi-infection alimentaire collective (TIAC)
Tuberculose (incluant la surveillance des résultats issus du traitement)
Tularémie
Typhus exanthématique
Zika

Prescrire un antibiotique pour assurer un bénéfice/risque optimal

1. Prescrire uniquement en cas d'infection bactérienne
2. Toute infection bactérienne ne justifie pas toujours une antibiothérapie
3. Faire le diagnostic précis de l'infection (si possible)
4. Attendre la documentation microbiologique (si possible)
5. Respecter les posologies (prescrire en mg/kg)
6. Respecter les rythmes d'administration
7. Choisir l'antibiotique à spectre le plus étroit
8. Choisir un antibiotique peu inducteur de résistance bactérienne (limiter amoxicilline + acide clavulanique, ceftriaxone et quinolones)
9. Choisir une antibiothérapie courte (respecter la durée du traitement)
10. Réévaluer l'indication, le choix et la durée à la 48ᵉ heure et à 7 jours

Schémas thérapeutiques dans les infections

Le lecteur trouvera dans les pages suivantes des tableaux résumant les indications préférentielles des antibiotiques en fonction du tableau clinique (indications cliniques), dans les cas où l'étiologie de l'infection est univoque et/ou lorsque l'isolement du germe est aléatoire voire impossible, par exemple dans les bronchites.

Les choix proposés dans ces tableaux tiennent compte des données générales actuellement connues sur le spectre antibactérien des antibiotiques, leur diffusion au site de l'infection, leur mode d'inactivation dans l'organisme, leur mode d'élimination et leur tolérance, et reflètent les choix proposés actuellement par les auteurs autorisés : le médicament proposé ici en première intention est donc celui qui est le plus actif contre le ou les micro-organismes en cause ou celui qui est le moins toxique parmi plusieurs produits efficaces. Le traitement sera évidemment adapté en fonction des données bactériologiques, notamment en milieu hospitalier où l'écologie bactérienne est variable dans le temps, selon les services (chirurgie, réanimation, pédiatrie) et selon le terrain.

Ces tableaux sont constitués de trois colonnes où figurent :

- 1re colonne : noms des germes et/ou des infections.
- 2e colonne : antibiothérapie préconisée en première intention (avec la durée de traitement communément recommandée).
- 3e colonne : alternatives thérapeutiques pouvant être utilisées, notamment en cas de contre-indication, d'allergie ou de résistance aux antibiotiques préconisés en première intention.

Les sigles et abréviations utilisés dans ces tableaux sont les suivants :

- Germes précédés d'un point (•) = germes dont la sensibilité devrait être testée *in vitro*, car leur résistance aux antibiotiques peut poser des problèmes.
- Antibiotique suivi d'un astérisque (*) = antibiotique utilisable notamment en cas d'allergie aux antibiotiques préconisés en première intention.

Tests rapides d'orientation diagnostique (TROD)

Examens biologiques qui permettent **d'établir rapidement (< 30 minutes) le diagnostic d'une maladie infectieuse grâce à une réaction chimique sur bandelette** (immunoprécipitation ou immunochromatographie) ; leur performance est variable en fonction du délai de contamination, de la situation épidémique et de la qualité du prélèvement. Hormis pour la recherche du streptocoque A et du virus grippal, une réaction positive impose une confirmation par la technique de référence en laboratoire.

Grippe	Sensibilité 70 %	Spécificité > 99 %
Hépatite B	Sensibilité 60-95 %	Spécificité > 99 %
Hépatite C	Sensibilité 97 %	Spécificité > 99 %
Paludisme	Sensibilité 95 %	Spécificité 95 %
Streptocoque A bêta-hémolytique	Sensibilité 85 %	Spécificité 95 %
Syphilis	Sensibilité > 95 %	Spécificité > 95 %
VIH (> 12 semaines)	Sensibilité > 99 %	Spécificité > 99 %

ANTIBIOTIQUES : Indications cliniques

Infections ORL

Infections pharyngées : Angines, Amygdalites Pharyngites bactériennes	- Amoxicilline - Si allergie : cefpodoxime ou azithromycine	- Macrolide : Azithromycine, Clarithromycine
Rhinopharyngites Rhinites purulentes *Virus dans la majorité des cas* *Streptocoques A* *Pneumocoques* (1)	Pas d'antibiotique si rhinopharyngite aiguë (sauf complications = otite, sinusite)	
Otites moyennes aiguës (2) Sinusites aiguës *Pneumocoques : 50 %* (1) *Haemophilus influenzae : 30-40 %* (1) *Branhamella cattarhalis : 5-15 %* *Streptococcus pyogenes ≤ 5 %* *Staphylococus aureus : 6 %* (3) *Bacilles Gram négatif* (3)	Amoxicillne, céfuroxime axétil, cefpodoxime	- Érythromycine* - Pristinamycine* - Lévofloxacine - Triméthoprime – Sulfaméthoxazole
Otites chroniques Sinusites chroniques *Anaérobies, Pseudomonas* *Streptocoques, Pneumocoques* *Bacilles Gram négatif, Autres germes*	Antibiothérapie selon la sensibilité *in vitro* du germe isolé, donc après prélèvements	
Épiglottite aiguë ou Laryngite supraglottique *Haemophilus influenzae* (4) (enfant de 2 à 3 ans surtout)	Hospitalisation *d'extrême urgence* (intubation à la moindre gêne respiratoire) + Antibiothérapie de 10-15 jours par Céfotaxime ou Ceftriaxone	

1. *Pneumocoques* : plus de 35 % des souches sont résistantes aux macrolides, plus de 20 % aux tétracyclines, 30 % au cotrimoxazole, 12 % aux bêta-lactamines, 6 % au thiamphénicol.
2. L'échec du traitement après 48 à 72 heures impose une paracentèse ou une aspiration sinusienne avec prélèvement pour examen bactériologique et un changement d'antibiotique.
3. *Staphylococcus aureus, Pseudomonas aeruginosa* et d'autres bacilles Gram négatif sont les germes les plus fréquents en cas d'otite du nourrisson < 3 mois → Co-amoxiclav en première intention.
4. *Haemophilus influenzae* : 60 % des souches sont résistantes aux macrolides, 30 à 40 % aux aminopénicillines, environ 1 % le sont au thiamphénicol → intérêt de l'association amoxicilline-acide clavulanique et des céphalosporines orales de 2e et 3e générations dans les infections ORL (ne pas utiliser les macrolides seuls dans les otites chez l'enfant < 6 ans, des cas de méningite à *Haemophilus influenzae* ayant été observés avec ces traitements).

Infections broncho-pulmonaires

Bronchites aiguës virales ou bactériennes chez l'adulte sain *(Mycoplasme, Chlamydia)*	Pas d'antibiotique en règle générale	Prescription d'un macrolide en l'absence d'amélioration après 5 jours
Exacerbations aiguës des BPCO	Si à l'état de base : – Absence de dyspnée : pas d'antibiotiques – Dyspnée d'effort : amoxicilline, céfuroxime axétil, cefpodoxime, macrolide, pristinamycine – Dyspnée au moindre effort : amoxicilline-acide clavulanique, C3G injectable, levofloxacine (si autres antibiotiques inappropriés)	
Pneumonies (adulte sain) *Pneumocoques = 60 %* *Haemophilus influenzae* *Klebsiella pneumoniae* *Streptocoques, Staphylocoques*	Amoxicilline (traitement à modifier si pas d'amélioration après 48 heures)	– Macrolide – Synergistine*
Pneumonies atypiques *Mycoplasma pneumoniae++* *Chlamydiae* *Legionella* *Coxiella burnetii* *Francisella tularensis*	Macrolide	– Fluoroquinolone – Lévofloxacine – Pristinamycine
Pneumopathie avec comorbidité	Amoxicilline-acide clavulanique ou levofloxacine ou ceftriaxone	**Hospitalisation**
Abcès du poumon Pleurésies purulentes	Avis spécialisé	

Infections ostéo-articulaires

Un avis spécialisé est nécessaire avant prescription.

Arthrites infectieuses Ostéites aiguës Ostéomyélites Spondylodiscites *Staphylococcus aureus +++* *Brucella+* *Streptocoques, N. gonorrhoeae* *H. influenzae (jeune enfant +++)* *Salmonella (drépanocytose)* *Bacilles Gram négatif (inoculation)*	Attendre documentation microbiologique si possible **avant** toute antibiothérapie Fluoroquinolone + Rifampicine × 4 à 6 semaines (traitement à modifier selon résultats bactériologiques)
Ostéites chroniques	Traitement chirurgical avant tout + Antibiothérapie adaptée à la sensibilité *in vitro* du germe isolé

Infections cutanées et infections sous-cutanées

Impétigos Ecthyma (impétigo creusant) *Staphylococcus aureus et/ ou Streptococcus du groupe A*	Cloxacilline 50 mg/kg/jour × 7 jours + Antiseptique local	– Synergistine* – Macrolide*
Érysipèle ou Dermo-hypodermite aiguë bactérienne non nécrosante *Streptococcus pyogenes surtout*	Aminopénicilline × 7 à 10 jours	– Synergistine* – Clindamycine – Linézolide
Folliculites Furonculose *Staphylococcus aureus*	Antiseptique local sur les lésions + Antibiotique local sur les gîtes microbiens (1)	Cloxacilline 50 mg/kg/jour ou Synergistine*
Staphylococcie de la face *Staphylococcus aureus*	Cloxacilline 100 mg/kg/jour pendant 5 jours + Gentamicine pendant 3 jours	Céfotaxime + Fosfomycine pendant 5 jours
Anthrax Hydrosadénite Panaris (2) *Staphylococcus aureus*	Cloxacilline × 15 jours	Synergistine*
Infections de plaie *Staphylococcus aureus* *Streptococcus pyogenes*	Parage chirurgical Amoxicilline-acide clavulanique	Synergistine*
Cellulites superficielles et Pyodermites *Streptococcus pyogenes++* *Staphylococcus aureus ++* *Entérobactéries* *Bacilles Gram négatif*	Amoxicilline-acide clavulanique × 10 à 20 jours	Sur documentation bactériologique
Cellulites crépitantes et Fasciites nécrosantes = Dermo-hypodermites bactériennes nécrosantes *Anaérobies stricts* *Streptococcus pyogenes* *Staphylococcus aureus* *Coliformes*	Excision chirurgicale très précoce et totale des tissus nécrosés + Amoxicilline-acide clavulanique ou Pipéracilline ± Clindamycine	Sur documentation bactériologique

1. La désinfection des gîtes microbiens (narines, anus) par un antibiotique antistaphylococcique local (mupirocine, acide fusidique ou aminoside) est utile dans ces infections si elles sont récidivantes.
2. L'antibiothérapie antistaphylococcique précoce par voie générale est indispensable en cas de panaris au stade phlegmoneux (sous surveillance rapprochée pour ne pas différer un éventuel geste chirurgical, *qui s'impose* d'emblée en cas de panaris collecté, ou en l'absence de régression des signes cliniques après 48 heures d'antibiothérapie).

Infections uro-génitales (1)

Cystite aiguë non compliquée	Fosfomycine-trométamol en prise unique (2) Pivmécillinam	– Nitrofurantoïne × 5 jours – Fluoroquinolone*
Cystite aiguë à risque de complication *Escherichia coli (90 %)* *Autres germes (10 %)*	Différer le traitement disponible à la réception de l'antibiogramme	– Nitrofurantoïne – Céfixime – Ofloxacine ou Lévofloxacine ou Ciprofloxacine
Pyélonéphrite aiguë (3) *Escherichia coli > 90 %* *Autres germes*	Céphalosporine 3ᵉ génération × 7 jours	Adapter à l'antibiogramme – Fluoroquinolone* – Amoxicilline, Triméthoprime – Sulfaméthoxazole
Pyélonéphrite aiguë à risque de complication	Céphalosporine IV 3ᵉ génération ou Fluoroquinolone ou Aminoside en monothérapie ou Aztréonam × 10 à 14 jours	Adapter à l'antibiogramme – Fluoroquinolone* – Amoxicilline, Triméthoprime – Sulfaméthoxazole
Prostatites Épididymites Orchi-épididymites *Entérobactéries +++* *Entérocoques, Staphylocoques* *Chlamydiae et Mycoplasmes*	Céphalosporine IV 3ᵉ génération ou Fluoroquinolone* ou Aminoside en monothérapie ou Aztréonam × 10 à 14 jours	– Céphalosporine de 3ᵉ génération IV + Aminoside – Doxycycline (4) – Clarithromycine (4) ou Azithromycine (4)
Salpingites Endométrites *Souvent polymicrobiennes :* *Bacilles Gram négatif (40 %)* *Chlamydiae (30 %)* *Gonocoques, Mycoplasmes* *Staphylocoques, Streptocoques*	Amoxicilline-acide clavulanique (10-15 jours) + Doxycycline (21 jours) ou + Ofloxacine (21 jours)	– Céphalosporine de 3ᵉ génération IV + Métronidazole + Doxycycline (21 jours) – Azithromycine (4)
Urétrite non gonococcique Cervicite non gonococcique Vaginite non gonococcique *Chlamydiae et Mycoplasmes ++* *Gardnerella vaginalis +* *Trichomonas vaginalis* *Autres germes*	Azithromycine (4) *en prise unique de 2 g*	– Doxycycline × 7 jours (4) – Macrolide × 7 jours (4) – Nitro-imidazolé (5) – Fluoroquinolone

1. Chez l'enfant, toute infection urinaire doit faire rechercher une uropathie malformative.
2. Le traitement probabiliste *d'une cystite aiguë non compliquée de la femme jeune non enceinte* peut être effectué *par prise unique* de fosfomycine-trométamol (3 g) ou cotrimoxazole (3 comprimés de Bactrim forte), mais un ECBU sera indispensable en cas de récidive.
3. L'association à un aminoside est possible durant 2 jours (avant réception de l'antibiogramme).
4. *Antibiotiques* indiqués dans les infections à *Chlamydiae* ou *Mycoplasmes*.
5. Antibactériens indiqués dans les infections à *Trichomonas vaginalis* ou *Gardnerella vaginalis*.

Infections sexuellement transmissibles (IST) (1) (2) (3)

L'utilisation d'un préservatif masculin constitue une prévention importante des IST.

Chancre mou *Haemophilus ducrey*	Azithromycine	Ceftriaxone IM
Chlamydioses dont lymphogranulome vénérien *Chlamydia trachomatis*	– Azithromycine – Doxycycline	
Donovanose *Klebsiella granulomatis*	– Doxycycline – Érythromycine	
Gonococcie *Neisseria gonorrhoeae*	Ceftriazone IM	– Gentamicine IM – Cefixime – Ciprofloxacine si sensible
Herpès génital *Herpes simplex 1 et 2*	Valaciclovir	
Infection à VIH Retroviridae : *lentivirus VIH*	Prophylaxie pré-exposition (PrEP) : emtricitabine + ténofovir disoproxil	
	Traitement post-exposition (TPE) : dans les 48 heures et durant 4 semaines : ténofovir + emtricitabine + rilpivirine ou INI (en fonction du traitement de la personne infectante)	
	VIH confirmé : trithérapie initiale (*cf.* chapitre "Antiviraux")	
Mycoplasmose *Mycoplasma genitalium*	Azithromycine	Moxifloxacine
Ureaplasma urealyticum	– Azithromycine – Doxycycline	
Papillomatose génitale *Virus du papillome humain (VPH)*	Prévention : vaccination	
	Traitement symptomatique des lésions	
Syphilis *Treponema pallidum*	– Pénicilline G – Si allergie : doxycycline	Neurosyphilis : pénicilline G par voie IV
Trichomonose *Trichomonas vaginalis*	Métronidazole	

1. Les hépatites liées aux virus B et C peuvent être transmises par voie sexuelle.
2. Des ectoparasitoses peuvent également être contractées lors de rapports sexuels : pédiculoses (poux : *Pediculus capitis* et morpions : *Phtirus pubis*) et gale (*Sarcoptes scabici*) ainsi que des mycoses (*Candida albicans*).
3. Plusieurs infections sexuellement transmissibles peuvent être associées, justifiant des procédures de recherche systématique.

Infections digestives

Gastro-entérites (1) *Rotavirus (dans la majorité des diarrhées aiguës de l'enfant)* *Bactéries (10 % des diarrhées) :* *Salmonella, Campylobacter, Shigella, Escherichia coli, Yersinia enterocolitica, Vibrio*	Réhydratation orale (ou par voie IV en cas de diarrhée sévère) ± Antidiarrhéique symptomatique	– Fluoroquinolone (2) × 5 à 10 jours – Cotrimoxazole × 5 jours – Macrolide (3) × 5 à 10 jours
Toxi-infections alimentaires collectives (TIAC) (4) *Staphylococcus aureus* +++ *Clostridium perfringens* ++ *Bacillus cereus* ++ Salmonelles Virus entériques	Formes non sévères : Réhydratation orale ou IV Traitement symptomatique	Formes sévères : Azithromycine ou Ciprofloxacine (1 à 3 jours) Voie IV : Ceftriaxone ± Métronidazole
Colite pseudomembraneuse à *Clostridium difficile*	Arrêt immédiat de l'antibiotique impliqué – Vancomycine *per os* × 10 jours – Fidaxomicine	– Métronidazole *per os* × 10 jours – Prévention des récidives chez les adultes à haut risque : bezlotoxumab
Diverticulites aiguës Abcès péridiverticulaire Sigmoïdites diverticulaires *Anaérobies stricts* *Entérobactéries* *Entérocoques*	Amoxicilline-acide clavulanique IV ± Traitement chirurgical différé ("à froid")	Fluoroquinolone*
Infections biliaires : Cholécystites *Angiocholites* *Entérobactéries* +++ *Entérocoques* ++ *Bactéroides* + *Streptocoques*	Amoxicilline-acide clavulanique IV ou Uréidopénicilline ± Aminoside × 15 jours	– Aminopénicilline ou Céphalosporine + Métronidazole ± Aminoside – Fluoroquinolone* ± Aminoside
Infections intra-abdominales : Péritonites, Abcès *Bacteroides fragilis* +++ *Clostridium perfringens* +++ *Entérobactéries* +++ *Entérocoques, Streptocoques* *Pseudomonas aeruginosa*	Amoxicilline-acide clavulanique IV ou Céfoxitine ± Aminoside	Céphalosporine de 3e génération + Métronidazole

1. L'antibiothérapie est facultative (guérison spontanée, prolongation du portage de germes), sauf en cas de fièvre élevée, de diffusion bactériémique, de déficit immunitaire, de drépanocytose, d'âge < 3 mois, et chez les sujets ayant une prothèse valvulaire, artérielle ou ostéo-articulaire.
2. Antibiotique actif sur de nombreuses souches des germes responsables des gastro-entérites (*Escherichia coli*, *Salmonella*, *Shigella*, *Yersinia*, *Campylobacter jejuni*, *Vibrio*).
3. Antibiotique actif sur *Campylobacter jejuni*.
4. Au moins 2 cas de symptomatologies similaires de même origine (déclaration obligatoire).

Infections neuro-méningées

1. Méningites bactériennes (avant les résultats bactériologiques)

Adultes et enfants > 6 ans *S. pneumoniae (40-50 %)* *N. meningitidis (25-40 %)* *H. influenzae (5-10 %)* *Listeria monocytogenes (5 %)* *Autres germes (5-20 %)*	Ceftriaxone 100 mg/kg/jour en 2 perf. (1) ou Céfotaxime 300 mg/kg/jour en 4 perf. (1) ± Aminoside (2)	Vancomycine + Rifampicine

1. En premier choix si l'examen direct montre des bacilles Gram négatif (*Haemophilus influenzae*, *Entérobactéries* ou autres), ou en l'absence de germes visibles chez l'enfant âgé de 3 mois à 6 ans (prépondérance épidémiologique d'*Haemophilus influenzae*).
2. L'association à un aminoside est justifiée si l'examen direct montre des bacilles Gram positif (*Listeria* probable), ou chez le nouveau-né et le nourrisson en l'absence de bactéries visibles (*Listeria* éventuelle ?) et dans les autres cas tant qu'une listériose n'a pas été éliminée.

2. Méningites (antibiothérapie de première intention en fonction du germe isolé)

Neisseria meningitidis	Ceftriaxone 100 mg/kg/jour en 2 perf. ou Céfotaxime 300 mg/kg/jour en 4 perf. → 7 jours	Fluoroquinolone*
Chimioprophylaxie de la méningite à méningocoques	Rifampicine × 2 jours (3) ou Ciprofloxacine : 500 mg en prise unique	Spiramycine × 5 jours si contre-indication
Pneumocoque	Ceftriaxone 100 mg/kg/jour en 2 perf. ou Céfotaxime 300 mg/kg/jour en 4 perf. → 7 jours après apyrexie	Vancomycine* + Rifampicine* ou + Ceftriaxone
Streptocoque B	Aminopénicilline ± Aminoside → 10 jours après apyrexie	Céphalosporine de 3e génération IV
Listeria monocytogenes	Aminopénicilline ± Aminoside × 21 à 30 jours	Cotrimoxazole*
Haemophilus influenzae (4)	Ceftriaxone 100 mg/kg/jour en 2 perf. ou Céfotaxime 300 mg/kg/jour en 4 perf. → 10 jours après apyrexie	– Thiamphénicol* (5) – Fluoroquinolone*

3. Chimioprophylaxie destinée à éradiquer *Neisseria meningitidis* du nasopharynx, sans passage méningé (pas de risque de décapitation), recommandée *chez le malade* après son traitement curatif et *chez les sujets exposés* aux sécrétions nasopharyngées du malade dans les 10 jours précédant son hospitalisation (mais la prophylaxie d'une école entière est inutile).
4. En cas de méningite à *Haemophilus influenzae*, une chimioprophylaxie de 5 jours par rifampicine (20 mg/kg/jour en 1 prise) est recommandée pour les sujets contacts de moins de 4 ans (un vaccin est disponible, dont la généralisation devrait réduire la fréquence de ces méningites).
5. Dans les méningites sévères, ou dues à des pneumocoques, notamment en pédiatrie, certains auteurs préfèrent utiliser ce produit qui a une meilleure pénétration méningée mais également intracérébrale : il est par ailleurs toujours utilisé avec succès (notamment dans les pays à niveau économique faible) dans les méningites à *Haemophilus influenzae*.

Endocardites bactériennes (principes du traitement)*

* Les schémas thérapeutiques actuels tiennent compte de la CMI de chaque espèce pour certaines molécules, si bien que les traitements proposés ci-dessus sont des principes du traitement.

1. Endocardites (selon la porte d'entrée, avant les résultats bactériologiques)

① Porte d'entrée buccale ou dentaire : *Streptocoques*	Pénicilline A + Aminoside	Vancomycine* ± Aminoside
② Porte d'entrée cutanée : *Staphylocoques*	Cloxacilline + Aminoside	– Vancomycine* + Rifampicine – Fluoroquinolone* (relais) + Aminoside

2. Endocardites (antibiothérapie de première intention en fonction du germe isolé)

Streptocoques (sauf les entérocoques)	Amoxicilline + Aminoside	Vancomycine* + Aminoside
Entérocoques	Aminopénicilline + Aminoside	Vancomycine* + Aminoside
Staphylocoques Méti-S	Pénicilline M + Aminoside	Vancomycine* ± Aminoside
Staphylocoques Méti-R	Vancomycine + Aminoside	– Vancomycine + Rifampicine ou + Fosfomycine – Fluoroquinolone + Rifampicine ou + Aminoside
Gonocoques	Ceftriaxone	– Pénicilline G ou Aminopénicilline – Fluoroquinolone* – Thiamphénicol*
Hémocultures négatives	Céphalosporine de 3e génération + Aminoside	Vancomycine* + Aminoside

Attention : la durée des traitements dépend de la CMI du germe à l'amoxicilline.

Endocardites (Prophylaxie) chez les patients à risque*

Cardiopathies	
Groupe A = haut risque = antibioprophylaxie	Groupe B = faible risque = pas d'antibioprophylaxie
– Prothèse mécanique, bioprothèse, homogreffe – Cardiopathie congénitale cyanogène non opérée – Antécédent d'endocardite infectieuse	– IA, IM, RA – Prolapsus mitral avec IM – Bicuspidie AO – Cardiopathie congénitale non cyanogène sauf CIA (1) – CMO avec souffle

1. La CIA est une cardiopathie non à risque.

Actes bucco-dentaires
Gestes dentaires nécessitant une manipulation de la région gingivale ou péri-apicale de la dent ou effraction de la muqueuse (soins prothétiques, avulsions dentaires, détartrage inclus). Dans les cardiopathies à haut risque, la pose d'implants, la chirurgie péri-apicale et parodontale sont contre-indiquées.

Recommandations
– **Amoxicilline** : A. 2 g, 1 heure avant le geste, *per os* ou en IV; E. 50 mg/kg Si allergie aux bêta-lactamines : Clindamycine : A. 600 mg; E. 20 mg/kg – À renouveler 6 heures plus tard si geste long
Il n'y a **pas d'indication d'antibiothérapie préventive** pour les procédures sur les voies aériennes, le tube digestif, les voies urinaires, la peau ou les tissus mous.

* Référence : www.infectiologie.com (2015).

ANTIBIOTIQUES EN CURES COURTES

Antibiothérapies courtes validées en ORL et dans les exacerbations aiguës de bronchite chronique

Angines aiguës streptococciques avec test de diagnostic positif *Traitement classique = 10 jours*	Amoxicilline × 6 jours Céfotiam héxétil ou Cefpodoxime proxétil × 5 jours Céfuroxime axétil × 4 jours Azithromycine × 3 jours (1) Clarithromycine ou Josamycine × 5 jours (1)
Otites moyennes aiguës *Traitement classique = 8 à 10 jours*	Cefpodoxime proxétil × 5 jours Ceftriaxone IM × 3 jours Ceftriaxone en injection IM unique
Sinusites maxillaires aiguës *Traitement classique = 8 à 10 jours*	Cefpodoxime proxétil ou Céfuroxime axétil × 5 jours Pristinamycine × 4 jours (1)
Exacerbations aiguës des bronchites chroniques peu fréquentes (< 3/an) *Traitement classique = 7 à 10 jours*	Azithromycine × 5 jours (1) Pristinamycine × 4 jours (1)

1. Antibiotiques utilisables, par ailleurs, en cas d'allergie aux bêta-lactamines.

Antibiothérapies courtes validées dans les cystites de la femme et certaines maladies sexuellement transmissibles

Cystites aiguës simples	Fosfomycine-trométamol en monodose Pivmécillinam × 5 jours
Cystites aiguës à risque de complication *Traitement classique = 7 à 10 jours*	Pas de traitement "minute" Différer le traitement si possible en attendant les résultats de l'antibiogramme Amoxicilline ou Nitrofurantoïne ou Fosfomycine-trométamol
Syphilis primo-secondaire ou latente *Traitement classique = 14 jours*	Benzathine-benzylpénicilline en injection IM unique
Uréthrites gonococciques	Céfixime *per os* ou Ceftriaxone IM en monodose (2) Ciprofloxacine en monodose (2) et (3) Spectinomycine en injection IM unique (2) et (3)
Uréthrites et cervicites à *Chlamydia trachomatis* *Traitement classique = 10 à 14 jours*	Azithromycine en monodose

2. Antibiotiques inactifs dans les infections à *Chlamydia trachomatis*.
3. Antibiotiques utilisables, par ailleurs, en cas d'allergie aux bêta-lactamines.

INSUFFISANCE RÉNALE ET ANTIBIOTIQUES*

DFG (ml/min)	> 80	< 80	< 60	< 50	< 40	< 30	< 20	< 10	< 5	Dialyse
Méticilline										
Oxacilline										
Amoxicilline	2-12 g/j		2-4 g/j			1 g puis 500 mg/12 h		1 g puis 500 mg/24 h		
Co-amoxiclav	3 g/j					1 g puis 500 mg/12 h		1 g puis 500 mg/24 h		
Ticarcilline	15 g/j		5 g/8 h			5 g/12 h		2 g/24 h		2 g post-D
Ticar + Ac. clav.	12-15 g/j		3-5 g/8 h			3 g/12 h		1,5 g/24 h		3 g post-D
Pipé + Tazo	12-16 g/j				4 g/8 h		4 g/12 h			2 g post-D
Céfaclor	750-1 500 mg/j				500 mg/12 h		30-50 % de la dose normale			
Céfadroxil	2 g/j				500 mg/12 h		500 mg/24 h			
Céfuroxime	500-1 000 mg/j						50 % de la dose normale			
Céfotaxime	3-4 g/j								– 50 %	1 g post-D
Ceftriaxone	1-2 g/j								– 50 %	
Ceftazidime	3-6 g/j			1 g/12-24 h		1 g/24 h	1 g/36 h		500 mg/48 h	1 g post-D
Céfixime	400 mg/j ; (E) 8 mg/kg/j						200 mg/j ; (E) 4 mg/kg/j			

* Voir dans ce chapitre, pour chaque produit, les antibiotiques qui ne figurent pas ici.

INSUFFISANCE RÉNALE ET ANTIBIOTIQUES*

DFG (ml/min)	> 80	< 80	< 60	< 50	< 40	< 30	< 20	< 10	< 5	Dialyse
Cefpodoxime	400 mg/j ; (E) 8 mg/kg/j				200 mg/j ; (E) 4 mg/kg/j					
Céfépime	A. 2-6 g/j E. 150 mg/kg/j			1/2 dose		1/4 dose		1/8 dose		
Imipénème	1-2 g/j		0,5 g/6-8 h si DFG < 70			0,5 g/8-12 h		0,25-0,5 g/12 h		
Méropénème	0,5-1 g/8 h			0,5-1 g/12 h		250-500 mg/12 h		250-500 mg/24 h		
Aztréonam	1 g/8-12 h, maxi 2 g/6 h					1/2 dose		1/4 dose		1/8 dose post-D
Clarithromycine	500-2 000 mg/j					1/2 dose				
Fosfomycine	100-200 mg/j		4 g/12 h		4 g/24 h	4 g/36 h	4 g/48 h	4 g/75 h		2 g post-D
Thiamphénicol	1,5-3 g/j		0,5 g/12 h			0,5 g/24 h				
Colistine	130 000 U/kg/j			90 000 U/kg/j		70 000 U/kg/j		50 000 U/kg/j		Sans : 30 000 U/kg/j Avec : 40 000 U/kg/j
Ciprofloxacine	400-600 mg à 800-1 200 mg/j					200-400 mg/12 h		200-400 mg/24 h		
Lévofloxacine	500 mg/12-24 h			500 mg puis + 250 mg/12-24 h			+ 125 mg/12 h	500 mg + 125 mg/24 h		
Ofloxacine	400 mg/j			200 mg/24 h			200 mg/48 h			Idem + Taux

* Voir dans ce chapitre, pour chaque produit, les antibiotiques qui ne figurent pas ici.

Mycobacterium tuberculosis : Schémas thérapeutiques

Tuberculose pulmonaire (traitement simplifié standard qui permet la guérison sans rechute dans plus de 97 % des cas)	Isoniazide 3 à 5 mg/kg/jour sans dépasser 300 mg/jour + Rifampicine 10 mg/kg/jour + Pyrazinamide 30 mg/kg/jour (sans dépasser 1 500 mg/jour) + Éthambutol 20 mg/kg/jour Quadrithérapie 2 mois puis INH + Rifampicine pendant 4 mois
Miliaires tuberculeuses	Même traitement + Corticothérapie si hypoxie
Pleurésies tuberculeuses	Même traitement + Kinésithérapie + Évacuations répétées de l'épanchement
Méningites tuberculeuses	Même traitement + Corticoïdes
Tuberculose ganglionnaire	Même traitement mais prolonger pendant 12 mois
Tuberculose uro-génitale	Même traitement
Tuberculose et grossesse (associer toujours de la pyridoxine à l'isoniazide)	Même traitement (sans le pyrazinamide) commencé après le 3e mois de grossesse par précaution (sauf tuberculose évolutive) et poursuivi pendant 9 mois
Chimioprophylaxie primaire	Traitement de 3 mois par isoniazide seul ou associé à la rifampicine (1)
Chimioprophylaxie secondaire	Primo-infection tuberculeuse : bithérapie de 3 mois par rifampicine et isoniazide (2)

1. Chez les nourrissons et enfants à tests tuberculiniques négatifs et soumis à un contage bacillaire.
2. Chez tout sujet ayant un virage récent des tests tuberculiniques en dehors de tout vaccin BCG.

Mycobactéries atypiques : Schémas thérapeutiques

Mycobacterium marinum Maladie des aquariums (mycobactériose assez fréquente)	Infection spontanément régressive en 15 mois, sensible aux rifamycines, aux cyclines, à la clarithromycine, l'amikacine, l'éthambutol et aux fluoroquinolones
Mycobacterium avium complex = *M. avium* et *M. intracellulare* (infections disséminées chez les immunodéprimés)	Prophylaxie = Azithromycine (plus efficace, plus pratique et moins coûteuse que la rifabutine) --- Traitement curatif = [Clarithromycine + Rifabutine + Éthambutol] ou [Amikacine (le plus bactéricide) + Rifabutine + Éthambutol + Clofazimine]
Mycobacterium kansasii *Mycobacterium xenopi* (infections disséminées chez les immunodéprimés)	*M. kansasii* est sensible aux aminosides, à la cyclosérine, à l'isoniazide, à la rifampicine et à l'éthambutol. *M. xenopi* est sensible aux aminosides, à la cyclosérine, au pyrazinamide, à l'éthionamide (mais résistant à la rifampicine et à l'éthambutol)
Mycobacterium fortuitum *Mycobacterium chelonae* *Mycobacterium gordonae* *Mycobacterium scrofulaceum* (infections disséminées chez les immunodéprimés)	Traitement curatif en cours d'évaluation : *M. fortuitum* et *M. cheloneae* sont sensibles aux aminosides (gentamicine, amikacine) associés à la clarithromycine ou à la minocycline (voire à la sparfloxacine pour *M. fortuitum*)

Pénicillines du groupe G (I) : Benzylpénicilline

Benzylpénicilline sodique (2 mmol de Na^+ pour 1 million d'UI)

Liste I-65 %-Coll

PÉNICILLINE G	25 fl. 1 M UI ou 5 M UI	Par voie **IM** ou **IV** en injections toutes les 6 à 8 heures : (1) (2) A. 50 000 à 100 000 UI/kg/jour soit 3 à 6 M UI/jour (jusqu'à 50 M UI/jour) E. 50 000 à 100 000 UI/kg/jour (jusqu'à 250 000 UI/kg/jour) Nouveau-né : 75 000 à 200 000 UI/kg/jour (jusqu'à 750 000 UI/kg/jour)

1. Préparer la solution en introduisant dans le flacon 2 à 5 ml d'eau pour préparations injectables (on dispose aussi en milieu hospitalier de benzylpénicillinate de potassium contenant 1,5 mmol de potassium par flacon de 1 M UI).
2. Certaines infections sévères imposent le recours à la perfusion IV continue (ou à défaut aux injections IV toutes les 4 à 6 heures dans une tubulure de perfusion, sans dépasser 5 M UI par injection) en raison des fortes posologies nécessaires, qui peuvent atteindre :
   - Chez l'adulte, jusqu'à 500 000 UI/kg/jour dans les ménigites et les endocardites, sans dépasser 50 M UI/jour.
   - Chez l'enfant, jusqu'à 250 000 UI/kg/jour, sans dépasser 20 M UI/jour.
   - Chez le nouveau-né, jusqu'à 750 000 UI/kg/jour.

Contre-indications
Allergie aux bêta-lactamines

Propriétés

- Antibiotique bactéricide agissant, comme toutes les bêta-lactamines, en inhibant la synthèse du peptidoglycane de la paroi bactérienne, après fixation sur des enzymes de la membrane cytoplasmique bactérienne (PLP ou protéines liant les pénicillines)
- Inactivité *per os* (instabilité en milieu acide) imposant l'administration parentérale, demi-vie de 30 minutes, diffusion tissulaire correcte (sauf dans le SNC, l'œil, la prostate, le tissu osseux) avec passage dans le LCR faible et seulement en cas d'inflammation méningée (10 % des taux sériques), élimination urinaire rapide sous forme active (60 à 90 % en 6 heures), passage transplacentaire et dans le lait maternel

Activité antibactérienne

- Spectre d'action : streptocoques et pneumocoques, *Neisseria* (gonocoques, méningocoques), bacilles Gram positif (*Bacillus anthracis*, *Corynebacterium diphteriae*, *Erysipelothrix*, *Listeria*), spirochètes (*Borrelia*, *Leptospira*, *Treponema*), *Streptobacillusmoniliformis*, *Spirillum minus*, *Pasteurella multocida*, anaérobies stricts (*Actinomyces*, *Clostridium*, *Fusobacterium*, *Peptococcus*, *Peptostreptococcus*) sauf *Bacteroides fragilis*
- Résistance acquise de nombreuses souches de staphylocoques (85-95 %), résistance croissante des gonocoques (20 %) et pneumocoques (30 % en France)
- Résistance naturelle des *Staphylococcus* et des bacilles Gram négatif, *Bacteroides fragilis*, *Legionella*, *Mycoplasma*, *Chlamydiae*, *Rickettsieae*, *Mycobacterium*, *Nocardia*

Indications

- Infections à streptocoques, pneumocoques, méningocoques, tréponèmes
- Infections à *Clostridium perfringens*, prévention de la gangrène gazeuse
- Charbon, érysipèloïde, leptospiroses, sodoku, streptobacillose, actinobactériose
- Infections à germes sensibles dans leurs localisations broncho-pulmonaires, ORL, stomatologiques, rénales, uro-génitales, cutanées, des tissus mous, endocardiques et septicémiques (en association à un aminoside dans les infections sévères)

Effets indésirables

- *Réactions allergiques* : urticaires, exanthèmes maculo-papuleux, œdème de Quincke, éosinophilie, fièvre, arthralgies, voire choc anaphylactique (0,01 ‰) : l'allergie est croisée avec les céphalosporines dans 5 à 10 % des cas environ
- *À posologie élevée par voie veineuse* : possibilité d'encéphalopathies avec vertiges, hallucinations, troubles de la conscience, contractions myocloniques, convulsions (surtout chez les insuffisants rénaux), et possibilité d'intoxication cationique (Na ou K)
- *À forte concentration* : possibilité de douleurs et de thrombophlébite locale au point d'injection, et risque de convulsions lors de l'injection intrarachidienne quand les taux dans le LCR dépassent 8 UI/ml
- *Rares* : neutropénie (1 %), anémie hémolytique, thrombopénie, éosinophilie, hypertransaminasémie, allongement du TS
- *Réaction de Herxheimer* dans la syphilis (à prévenir par une posologie progressive)

Précautions d'emploi et interactions médicamenteuses

- Si insuffisance rénale sévère doses maximales chez l'adulte : 30 M UI/jour si clairance de la créatinine < 80 ml/min, 15 M UI/jour si < 50 ml/min, 10 M UI/jour si < 10 ml/min
- Grossesse : prescription possible si nécessaire
- ***Associations déconseillées*** : méthotrexate

Pénicillines du groupe G (II)

Pénicilline V ou Phénoxyméthylpénicilline* *Liste I-65 %-Coll*

ORACILLINE	12 cp. séc. 1 M UI Suspension buvable à 1 M UI/dose (18 doses) Suspension buvable à 0,5 M UI/dose (24 doses) Suspension buvable à 0,25 M UI/dose (24 doses)	*Traitement curatif* en 2 prises par jour durant 10 jours dans les angines, ou en 3 à 4 prises dans les autres indications : A. 2 à 4 M UI/jour E. < 40 kg : 50 000 UI/kg/jour N. ≤ 10 kg : 100 000 UI/kg/jour *Traitement prophylactique* en 2 prises par jour : A. 2 M UI/jour E. < 40 kg : 50 000 UI/kg/jour sans dépasser 2 M UI/jour N. ≤ 10 kg : 100 000 UI/kg/jour

Contre-indications

Allergie aux bêta-lactamines
Suspension buvable : allergie aux sulfites (présents dans l'excipient)

Propriétés particulières

- Analogue de la pénicilline G *utilisable par voie orale* en raison de sa stabilité en milieu acide et de son absorption digestive correcte (40 à 60 %), éliminé rapidement par voie urinaire après transformation partielle en dérivés inactifs (30 à 50 %), ce qui impose l'administration en 3 à 4 prises/jour (*mais administration possible en 2 prises/jour lors des traitements prophylactiques et dans le traitement curatif des angines*)

Indications particulières

- Infections d'intensité moyenne à germes pénicillino-sensibles dans leurs localisations cutanées, respiratoires, oto-rhino-laryngologiques, stomatologiques, notamment les infections dues à des streptocoques (angines, impétigo streptococcique, érysipèle, scarlatine,...)
- Prophylaxie des rechutes de RAA (en traitement continu + amygdalectomie)
- Prophylaxie de l'érysipèle récidivant
- Prophylaxie de la scarlatine dans l'entourage d'un patient (en traitement de 7 jours)
- Prophylaxie des infections à pneumocoques chez les sujets splénectomisés, drépanocytaires ou aspléniques (associé au vaccin antipneumococcique), en traitement prolongé jusqu'à l'âge de 5 ans au moins chez l'enfant drépanocytaire, et pendant au moins 5 ans chez le splénectomisé

* Voir les propriétés générales et les conditions d'emploi pages précédentes.

Pénicillines du groupe G (III)

Pénicillines retard : Benzathine-benzylpénicilline*

Liste I-65 %-Coll

EXTENCILLINE	Fl. 5 ml 600 000 UI Fl. 5 ml 1 200 000 UI Fl. 10 ml 2 400 000 UI	Injection **IM** stricte et lente : A. 2,4 M UI E. > 30 kg : 1,2 M UI E. < 30 kg : 0,6 M UI

Propriétés particulières

- Pénicilline de type long-retard *injectable uniquement par voie intramusculaire*, libérant lentement de la pénicilline G par hydrolyse, ce qui assure des taux sériques efficaces sur les streptocoques A et tréponèmes avec des injections espacées (0,12 µg/ml au 14e jour et 0,06 µg/ml au 21e jour)

Indications particulières

- Tréponématoses (Syphilis, Béjel, Pian, Pinta) : injection IM unique à répéter 2 fois à intervalles de 7 jours en cas de syphilis latente tardive, d'évolution inconnue, tertiaire bénigne, cardio-vasculaire, mais à l'exception de la neurosyphilis et d'anomalies du LCR
- Prévention des rechutes de RAA (chorée, cardiopathie rhumatismale) et de la glomérulonéphrite aiguë post-streptococcique : injection IM tous les 15 jours (+ amygdalectomie)
- Traitement curatif et prophylaxie de l'érysipèle récidivant

Précautions d'emploi

- Recherche au préalable d'antécédents de réaction allergique aux pénicillines, céphalosporines ou autres bêta-lactamines
- En cas de terrain allergique, une surveillance médicale d'au moins une demi-heure doit être associée
- En cas de traitement prolongé (> 5 jours), une surveillance de la NFS et de la créatininémie est recommandée
- En cas de diarrhée sévère, une colite pseudomembraneuse doit être envisagée
- Insuffisance rénale :
  - Clcr < 50 ml/min : 75 % de la posologie normale
  - Clcr < 10 ml/min : 20 à 50 % de la posologie normale
- Grossesse : prescription possible si nécessaire
- Allaitement : prescription à éviter (sensibilisation possible chez l'enfant)

* Voir les propriétés générales et les conditions d'emploi pages précédentes.

Pénicillines du groupe M (antistaphylococciques)

Formes orales *Liste I-65 %-Coll*

ORBÉNINE Cloxacilline[G]	16 gél. 500 mg	A. et E. : 50 mg/kg/jour (1), sans dépasser 4 g/jour, en 3 prises une demi-heure avant les repas

1. La dose de 100 mg/kg/jour est également utilisée lors d'infections à potentiel de gravité.

Formes injectables (2,3 mmol de Na^+ pour 1 g) *Liste I-65 %-Coll*

ISTOPEN Oxacilline[G]	Fl. 1 g/5 ml IV	Par perfusion IV (2) et (3) : A. 8 à 12 g/jour en 4 à 6 administrations E. 100 à 200 mg/kg/jour en 4 à 6 administrations (D. max. : 12 g/jour)
ORBÉNINE INJECTABLE Cloxacilline[G]	Fl. 1 g IV	Par perfusion IV (2) et (4) : A. 8 à 12 g/jour en 4 à 6 administrations E. et N. 50 à 100 mg/kg/jour (jusqu'à 200 mg/kg/jour en 4 à 6 injections

2. En prévention des infections post-opératoires en chirurgie : antibioprophylaxie de courte durée (24 à 48 heures maximum) : 2 g IV à l'induction anesthésique puis 1 g IV toutes les 2 heures jusqu'à la fermeture cutanée.
3. Ne pas administrer par voie IM.
4. Présentation pour perfusions veineuses réservée aux hôpitaux (4 à 6 perfusions par 24 heures) : diluer 1 g dans 16 ml d'eau ppi ou de sérum salé ou glucosé isotonique, puis diluer cette solution dans 100 ml de soluté salé ou glucosé isotonique et perfuser en 60 minutes.

Contre-indications
Allergie aux bêta-lactamines

Propriétés

- Pénicillines *résistantes aux bêta-lactamases des staphylocoques*, utilisables en ambulatoire en première intention dans les infections staphylococciques, mais dont l'intérêt a diminué en milieu hospitalier à cause de l'émergence de souches méti-R résistantes
- Absorption digestive rapide (70 %) meilleure en dehors des repas, bonne diffusion dans l'organisme, faible métabolisation (sauf l'oxacilline, métabolisée à 45 % dans le foie), élimination essentiellement urinaire sous forme active (30 % en 24 heures pour l'oxacilline, 80 % en 24 heures pour les autres isoxazolylpénicillines)

Activité antibactérienne

- Spectre d'action étroit : staphylocoques (sauf les souches méti-R résistantes à toutes les bêta-lactamines), et streptocoques (excepté les entérocoques), pneumocoques, gonocoques, méningocoques, *Clostridium perfringens*
- Staphylocoques méti-R ou résistants hétérogènes : seulement 1 % des souches en ambulatoire, mais 12 à 30 % dans certains services hospitaliers (ces souches sont résistantes à toutes les bêta-lactamines, mais aussi actuellement dans la plupart des cas aux macrolides, lincosanides, aminosides, et parfois aux fluoroquinolones)
- Résistance naturelle des bacilles Gram négatif, *Legionella*, *Bacteroides*, *Mycoplasma*, *Chlamydiae*, *Rickettsieae*, *Mycobacterium*

Indications (en association dans les infections sévères)

- *Antibiotiques* de première intention des infections à staphylocoques sensibles à ce groupe de pénicillines, dans leurs localisations cutanées ou des parties molles, ostéo-articulaires, pleuro-pulmonaires, ORL, génito-urinaires, neuro-méningées, bactériémiques et endocardiques
- Forme injectable : prophylaxie des infections post-opératoires en neurochirurgie

Effets indésirables

- *Réactions d'hypersensibilité* : urticaires, exanthèmes maculo-papuleux, œdème de Quincke, éosinophilie, fièvre, arthralgies, voire choc anaphylactique (0,01 ‰) : l'allergie est croisée avec les céphalosporines dans 5 à 10 % des cas environ
- *Troubles digestifs* : nausées, vomissements, diarrhée, colite pseudo-membraneuse
- *Rares* : neutropénie, anémie, thrombopénie latente en règle générale, allongement du TS, augmentation des transaminases, hépatites (surtout avec l'oxacilline à forte dose), néphrite interstitielle aiguë
- *Insuffisance rénale* : en cas de fortes posologies, risque d'encéphalopathie avec troubles de la conscience, confusion, mouvements anormaux

Précautions d'emploi

- Insuffisance rénale : si Clcr < 30 ml/min → réduction à demi-dose
- Grossesse et allaitement : utilisation possible
- Enfant < 6 ans : ne pas utiliser les gélules

Interactions médicamenteuses

- Association synergique avec fosfomycine (même sur les souches méti-R), aminosides, acide fusidique
- Incompatibilités physico-chimiques nombreuses → ne pas mélanger avec d'autres produits dans les flacons de perfusion (en particulier avec des solutés de lipides, d'acides aminés et d'autres antibiotiques)

Aminopénicillines ou Pénicillines du groupe A (I)

Amoxicilline orale[G] *Liste I-65 %-Coll*

AMODEX CLAMOXYL	12 gél. 500 mg 6 ou 14 cp. 1 000 mg dispersibles Fl. pour susp. buv. 125 mg/5 ml 250 mg/5 ml 500 mg/5 ml	En 2 prises ou mieux 3 prises par 24 heures (1) : A. 15 à 20 mg/kg/24 h *soit* 1 à 1,5 g/24 h E. 20 à 100 mg/kg/24 h N. 50 à 100 mg/kg/24 h (dose maximale)

1. Ces posologies *doivent être augmentées et administrées en 3 prises quotidiennes à 8 heures* d'intervalle (voire même en 4 prises à 6 heures *d'intervalle*) *dans les indications suivantes* :
   - Infections ORL : < 6 ans, 50 à 100 mg/kg/24 h après documentation bactériologique.
   - Infections sévères et/ou infections chroniques notamment broncho-pulmonaires (2 g/24 h chez l'adulte et 100 mg/kg/24 h chez l'enfant).
   - Maladie de Lyme (4 g/24 h chez l'adulte et 50 mg/kg/24 h chez l'enfant au stade d'érythème chronique migrant strictement isolé, jusqu'à 6 g/24 h chez l'adulte et 100 à 150 mg/kg/24 h chez l'enfant en cas de manifestations systémiques).
   - Traitement de relais des septicémies, endocardites et méningites (3 à 6 g/24 h chez l'adulte et 150 mg/kg/24 h chez l'enfant).
   - Traitement curatif et chimioprophylaxie de la maladie du charbon si la souche isolée est sensible (3 g/24 h chez l'adulte et 80 mg/kg/24 h chez l'enfant, pendant 8 semaines).

   À l'opposé, dans les cystites simples de la femme, on peut utiliser un traitement-minute (prise orale unique d'une dose de 3 g).

Amoxicilline injectable[G] *Liste I-65 %-Coll*

CLAMOXYL IM/IV	Fl. 500 mg ou 1 000 mg (*Poudre sans solvant*)	Par voie **IM** ou **IV** en 2 fois (2) : A. 2 g/24 h E. 50 mg/kg/24 h N. 50 mg/kg/24 h
CLAMOXYL IV *Réservé aux hôpitaux*	10 fl. 500 mg ou 2 000 mg (*Poudre sans solvant*)	Par voie **IV** (en 3 à 4 minutes) ou en perfusion **IV** continue ou en perfusions **IV** discontinues d'une durée de 30 à 60 minutes toutes les 6 à 8 heures (2) : A. 2 à 12 g/24 h E. 100 à 200 mg/kg/24 h N. 100 à 200 mg/kg/24 h

2. Par voie intramusculaire ou par voie IV directe, ne pas injecter plus de 1 g à la fois ± chez l'adulte ou plus de 25 mg/kg à la fois chez l'enfant.

   Pour les perfusions IV discontinues (en 30 à 60 minutes toutes les 6 à 8 heures), diluer le produit dans un soluté salé ou glucosé isotonique et ne pas dépasser 2 g par perfusion chez l'adulte ou 50 mg/kg et par perfusion chez l'enfant.

   Pour les perfusions IV continues, diluer le produit dans un soluté salé ou glucosé isotonique.

   En extrême urgence dans le purpura fulminans (à défaut de ceftriaxone ou de céfotaxime), on recommande l'injection IV ou IM de 1 g chez l'adulte, et de 50 mg/kg (sans dépasser 1 g) chez le nourrisson et l'enfant, *dose à répéter dans les 2 heures suivant la première injection*.

   Dans le traitement curatif de la maladie du charbon, si la souche isolée est sensible, la posologie est de 3 g/24 h chez l'adulte et 80 mg/kg/24 h chez l'enfant, en 3 perfusions IV quotidiennes avec relais par voie orale pendant 8 semaines.

Contre-indications
Allergie aux bêta-lactamines
Mononucléose infectieuse (risque accru d'éruptions cutanées)

Propriétés

- Pénicillines du groupe A ou aminopénicillines, ayant un spectre d'action élargi aux entérocoques et à certains bacilles Gram négatif
- Biodisponibilité de 70 %, bonne diffusion (excepté LCR 20 %), élimination sous forme active par les urines (75 % en 6 heures) et par la bile (5 à 20 %), passant à travers la barrière placentaire et dans le lait maternel

Activité antibactérienne

- Spectre d'action de la pénicilline G mais élargi aux entérocoques et à certains bacilles Gram négatif : *Escherichia coli*, *Proteus mirabilis*, *Salmonella*, *Shigella*, *Brucella*, *Haemophilus influenzae*, *Bordetella*, *Eikenella corrodens*, *Pasteurella*, *Vibrio cholerae*
- Résistances acquises croissantes de *Branhamella catarrhalis* (75 %), *Escherichia coli* (30 %), *Haemophilus influenzae* (25 %), *Proteus mirabilis* (10 à 15 %), *Salmonella* (≤ 10 %), *Shigella* (≤ 30 %), gonocoques (≤ 15 %), pneumocoques (12 % en France, mais beaucoup plus dans d'autres pays), staphylocoques (90 %)
- Résistance naturelle de certaines entérobactéries (*Klebsiella*, *Enterobacter*, *Serratia*, *Proteus indologenes*, *Providencia*, *Yersinia*), *Pseudomonas*, *Acinetobacter*, *Alcaligenes*, *Citrobacter*, *Campylobacter*, *Bacteroides*, *Clostridium difficile*, *Legionella*, *Mycoplasma*, *Chlamydiae*, *Rickettsieae*, *Mycobacterium*, *Nocardia*

Indications (en association dans les infections sévères, notamment à un aminoside)

- Infections à germes sensibles dans leurs localisations ORL, broncho-pulmonaires, rénales, uro-génitales, biliaires, digestives, méningées, endocardiques, septicémiques
- Purpura fulminans, maladie de Lyme, listériose, pasteurellose, typhoïde, éradication de *Helicobacter pylori* (voir ce terme), charbon, infections articulaires sur prothèses, abcès dentaires avec cellulite
- Prophylaxie de l'endocardite (2 g *per os* ou IV chez l'adulte, 50 mg/kg chez l'enfant, 1 heure avant le geste)

Effets indésirables

- *Réactions allergiques* (0,01-0,05 %) : urticaires, exanthèmes maculo-papuleux, œdème de Quincke, éosinophilie, fièvre, arthralgies, voire choc anaphylactique (0,01 ‰) : l'allergie est croisée avec les céphalosporines dans 5 à 10 % des cas environ
- *Éruptions cutanées non allergiques* fréquentes si association à l'allopurinol (> 22 % des cas), mononucléose infectieuse ou infection à CMV, leucémie lymphoïde
- *Troubles digestifs* : diarrhée, colites pseudomembraneuses, nausées, vomissements, candidoses digestives
- *Rares* : augmentation modérée et transitoire des transaminases, neutropénie, anémie hémolytique, allongement du TS, thrombopénie, néphrite interstitielle aiguë
- Cristallurie ± insuffisance rénale aiguë → respect des posologies maximales, hydratation ± alcalinisation des urines, créatininémie
- *À très fortes doses chez les insuffisants rénaux* : possibilité d'encéphalopathies

Précautions d'emploi et interactions médicamenteuses

- Réduire la posologie en cas d'insuffisance rénale sévère (*cf.* Insuffisance rénale)
- Grossesse et allaitement : utilisation possible
- ***Associations déconseillées*** : allopurinol (éruptions), méthotrexate
- Association synergique avec les aminosides, l'acide clavulanique

Aminopénicillines (II)

Amoxicilline + Acide clavulanique orales[G] *Liste I-65 %-Coll*

(les posologies sont exprimées en milligrammes d'amoxicilline)

AUGMENTIN	16 ou 24 cp. 500 mg + Acide clavulanique 62,5 mg 8 ou 12 sac. 1 000 mg + Acide clavulanique 125 mg --- Susp. buv. Enfant (60 ml) ou Nourrisson (30 ml) à 100 mg/ml + Acide clavulanique 12,5 mg (pipette graduée en kg)	Par voie orale 3 prises *au début des repas* (1) : A. 1 g × 3 fois/jour E. > 30 mois : 80 mg/kg/jour en 3 prises par jour (sans dépasser 3 g/jour) N. < 30 mois : 80 mg/kg/jour soit 1 dose/kg × 3 fois/jour

1. *Réduire la posologie en cas d'insuffisance rénale sévère* selon la clairance de la créatinine :
   - Clairance ≤ 30 ml/min : chez l'adulte, dose initiale de 1 g puis 500 mg toutes les 12 heures.
   - Chez l'enfant, 15 mg/kg toutes les 12 heures.
   - Clairance < 10 ml/min : chez l'adulte, dose initiale de 1 g puis 500 mg toutes les 24 heures.
   - Chez l'enfant, 15 mg/kg/24 heures au maximum.

Amoxicilline + Acide clavulanique injectables[G] *Liste I-65 %-Coll*

(les posologies sont exprimées en milligrammes d'amoxicilline)

AUGMENTIN (2,7 mmol de Na^+ par gramme d'amoxicilline)	10 fl. 500 mg Enfant + Acide clavulanique 50 mg 10 fl. 1 000 mg Enfant + Acide clavulanique 100 mg 10 fl. 1 000 mg Adulte + Acide clavulanique 200 mg 10 fl. 2 000 mg Adulte + Acide clavulanique 200 mg	Par voie IV (3 à 4 minutes) ou perfusion IV de 30 minutes (2) : A. 1 000 mg × 3 à 4 fois/jour E. > 3 mois (5 à 40 kg) : 25 à 50 mg/kg × 4 fois/jour N. < 3 mois (2,5 à 5 kg) : 30 à 50 mg/kg × 3 fois/jour Prématurés (< 2,5 kg) : 50 mg/kg × 2 fois/jour

2. Diluer les flacons d'Augmentin injectable dans de l'eau ppi ou un soluté salé isotonique (mais pas dans du soluté glucosé) à raison de 20 ml pour 1 g et 2 g, et ne pas dépasser les posologies suivantes :
   - Chez l'adulte : 1 g par injection IV directe ou 2 g par perfusion IV de 30 minutes, sans dépasser 8 g/jour en 4 perfusions IV de 30 minutes.
   - Chez l'enfant : 25 mg/kg et par injection IV directe, ou 50 mg/kg et par perfusion IV de 30 minutes.

   Réduire la posologie en cas d'insuffisance rénale sévère selon la clairance de la créatinine :
   - Clairance ≤ 30 ml/min : chez l'adulte, dose initiale de 1 g puis 500 mg toutes les 12 heures.
   - Chez l'enfant, 25 mg/kg toutes les 12 heures.
   - Clairance < 10 ml/min : chez l'adulte, dose initiale de 1 g puis 500 mg toutes les 24 heures.
   - Chez l'enfant, 25 mg/kg/24 h au maximum.

Contre-indications
Allergie connue aux bêta-lactamines ou à l'acide clavulanique Mononucléose infectieuse (risque accru d'éruptions cutanées)

Propriétés

- Association d'amoxicilline et d'acide clavulanique (*inhibiteur des bêta-lactamases* qui permet de restituer l'activité bactéricide des pénicillines sur des souches bactériennes résistantes par production de pénicillinases, notamment : *Haemophilus influenzae*, *Branhamella catarrhalis*, *Escherichia coli*, *Proteus mirabilis*, *Proteus vulgaris*, *Klebsiella*, *Bacteroides fragilis*, staphylocoques hormis les souches Méti-R, gonocoques)
- Pharmacocinétique comparable pour l'amoxicilline et l'acide clavulanique, *mais celui-ci* a une diffusion faible dans le LCR (absence d'intérêt dans les méningites)

Activité antibactérienne

- *Spectre d'action très large* : cocci Gram positif (sauf staphylocoques Méti-R), cocci Gram négatif, bacilles Gram positif, bacilles Gram négatif (*Haemophilus*, *Escherichia coli*, *Proteus mirabilis*, *Proteus vulgaris*, *Klebsiella*, *Salmonella*, *Shigella*, *Vibrio cholerae*, *Yersinia enterocolitica*, *Brucella*, *Pasteurella*, *Campylobacter fetus*, spirochètes), anaérobies Gram positif (*Clostridium*, *Peptostreptococcus*, *Peptococcus*) et anaérobies Gram négatif (*Bacteroides*, *Fusobacterium*)
- Résistance des staphylocoques Méti-R, *Acinetobacter*, *Citrobacter*, *Enterobacter*, *Proteus rettgeri*, *Proteusmorganii*, *Providencia*, *Pseudomonas*, *Serratia*, *Legionella*, *Mycoplasma*, *Chlamydiae*, *Rickettsieae*, *Mycobacterium*

Indications (associer avec un aminoside dans les infections sévères)

- Infections ORL sévères (mastoïdite, épiglottite, sinusite, amygdalite) et bronchopathies chroniques (fréquence des *H. influenzae ampi-R* et de *Branhamella catarrhalis*)
- Infections à germes sensibles dans leurs localisations, broncho-pulmonaires, uro-génitales, ostéo-articulaires, digestives, intra-abdominales, cutanées et des tissus mous, bactériémiques et endocardiques (sauf les méningites)
- Prophylaxie des infections post-opératoires (chirurgie digestive, biliaire, pelvienne, cervicale)

Effets indésirables

- *Réactions allergiques* : urticaires, exanthèmes maculo-papuleux, œdème de Quincke, éosinophilie, fièvre, arthralgies, hépatite, néphrite interstitielle aiguë, neutropénie, anémie hémolytique, allongement du TS voire choc anaphylactique (0,01 ‰) : l'allergie est croisée avec les céphalosporines dans 5 à 10 % des cas environ
- *Éruptions cutanées non allergiques* fréquentes si association à l'allopurinol (> 22 % des cas), mononucléose infectieuse ou infection à CMV, leucémie lymphoïde
- *Troubles digestifs* : diarrhée, vomissements, candidoses, colite pseudomembraneuse
- Cristallurie ± insuffisance rénale aiguë → respect des posologies maximales, hydratation ± alcalinisation des urines, créatininémie

Interactions médicamenteuses et précautions d'emploi

- ***Associations déconseillées*** : allopurinol et tisopurine (éruptions), méthotrexate
- Association synergique avec les aminosides (ne pas mélanger dans le même flacon)
- Réduire la posologie en cas d'insuffisance rénale sévère (*cf.* notes ci-contre)
- Acide clavulanique : ne pas dépasser 750 mg/jour *per os* ou 1 200 mg/jour par voie IV
- Grossesse et allaitement : non tératogène mais innocuité non établie

Aminopénicillines (III)

Ampicilline + Sulbactam injectables *Liste I-65 %-Coll*

UNACIM Injectable *Réservé aux hôpitaux*	Fl. de poudre : 1 000 mg d'ampicilline + Sulbactam 500 mg *(contenant 5 mmol de Na+ par gramme d'ampicilline)*	Par voie ou perfusion **IV** (1) : A. 1 000 à 2 000 mg × 3 à 4 fois/jour (jusqu'à 12 g/jour, sans dépasser 4 g/jour de sulbactam) E. 100 à 150 mg/kg/jour (jusqu'à 300 mg/kg/jour, sans dépasser 75 mg/kg/jour de sulbactam) Par voie **IM** (1) : A. 1 000 mg × 2 fois/jour
UNACIM Injectable à 1 g par voie IM *Disponible en ville*	Fl. de poudre : 1 000 mg d'ampicilline + Sulbactam 500 mg *(contenant 5 mmol de Na+ par gramme d'ampicilline)*	Par voie **IM** uniquement (2) : A. 1 000 mg × 2 fois/jour

1. Pour l'injection IV, diluer les flacons d'Unacim injectable dans un soluté salé isotonique de NaCl ou dans de l'eau ppi afin d'obtenir une concentration en ampicilline de 250 mg/ml (3,2 ml de solvant pour l'injection IV directe) ou de 20 mg/ml (50 ml de solvant pour la perfusion IV).
2. Pour l'injection IM (réservée à l'adulte), diluer un flacon d'Unacim injectable à 1 000 mg d'ampicilline dans 3,2 ml de solvant, soit solution de lidocaïne à 0,5 %, soit eau ppi.

Contre-indications
Allergie connue aux bêta-lactamines ou au sulbactam
Mononucléose infectieuse (risque accru d'éruptions cutanées)
Allergie à la lidocaïne pour la forme IM

Propriétés

- Association comportant *Ampicilline + Sulbactam (inhibiteur des bêta-lactamases* qui permet de restituer l'activité bactéricide des pénicillines sur des souches bactériennes résistantes par production de pénicillinases), comparable à l'association *Amoxicilline +Acide clavulanique*
- Pharmacocinétique comparable pour l'ampicilline et le sulbactam, *mais celui-ci a une diffusion faible dans le LCR* (absence d'intérêt dans les méningites)

Activité antibactérienne

- *Spectre d'action très large* : cocci Gram positif (sauf staphylocoques Méti-R), cocci Gram négatif, bacilles Gram positif, bacilles Gram négatif (*Haemophilus*, *Escherichia coli*, *Proteus mirabilis*, *Proteus vulgaris*, *Klebsiella*, *Salmonella*, *Shigella*, *Vibrio cholerae*, *Yersinia enterocolitica*, *Brucella*, *Pasteurella*, *Campylobacter fetus*, spirochètes), anaérobies Gram positif (*Clostridium*, *Peptostreptococcus*, *Peptococcus*) et anaérobies Gram négatif (*Bacteroides*, *Fusobacterium*)
- Résistance des staphylocoques Méti-R, *Acinetobacter*, *Citrobacter*, *Enterobacter*, *Proteus rettgeri*, *Proteusmorganii*, *Providencia*, *Pseudomonas*, *Serratia*, *Legionella*, *Mycoplasma*, *Chlamydiae*, *Rickettsieae*, *Mycobacterium*

Indications (associer avec un aminoside dans les infections sévères)

- Infections à germes sensibles dans leurs localisations ORL, broncho-pulmonaires, rénales, uro-génitales, biliaires, digestives, intra-abdominales, cutanées et des tissus mous, endocardiques et septicémiques (sauf les méningites)

Effets indésirables

- *Réactions allergiques* (0,01-0,05 %) : urticaires, exanthèmes maculo-papuleux, œdème de Quincke, éosinophilie, fièvre, arthralgies, voire choc anaphylactique (0,01 ‰) : l'allergie est croisée avec les céphalosporines dans 2 % des cas environ
- *Éruptions cutanées non allergiques* fréquentes si association à l'allopurinol (> 22 % des cas), mononucléose infectieuse ou infection à CMV, leucémie lymphoïde
- *Troubles digestifs* (80 % chez l'enfant atteint de mucoviscidose) : diarrhée, nausées, vomissements, candidoses, douleurs abdominales, colite pseudo-membraneuse (rare)
- *Rares* : augmentation modérée et transitoire des transaminases, néphrite interstitielle aiguë, neutropénie, anémie hémolytique, allongement du TS

Interactions médicamenteuses et précautions d'emploi

- ***Associations déconseillées*** : allopurinol et tisopurine (éruptions), méthotrexate
- Association synergique avec les aminosides (ne pas mélanger dans le même flacon)
- Réduire la posologie en cas d'insuffisance rénale sévère, soit chez l'adulte :
  - Clairance de la créatinine < 30 ml/min : 1 g puis 500 mg/12 h, ou 2 cp./jour
  - Clairance de la créatinine < 10 ml/min : 1 g puis 250 mg/12 h, ou 1 cp./jour
  - Clairance de la créatinine < 5 ml/min : 1 cp. tous les 2 jours ou 1/2 cp./jour
- Sulbactam : ne pas dépasser 4 g/jour (adulte) ou 75 mg/kg/jour (enfant)
- Grossesse et allaitement : non tératogène mais innocuité non établie

Carboxypénicillines (I)

Ticarcilline (5,2 mEq de Na^+ pour 1 g) *Liste I-Réservé aux hôpitaux*

TICARPEN	Fl. 5 000 mg	*Cf.* posologies ci-dessous (1)

1. A. 250 mg/kg/jour. E. 300 mg/kg/jour. N. 225 à 300 mg/kg/jour en 3 perfusions IV de 20 à 30 minutes ou en 3 à 8 injections IV ou IM.

Contre-indications

Allergie connue aux pénicillines

Propriétés

- Pénicillines se distinguant des aminopénicillines par un spectre d'action plus étendu, notamment sur les *Pseudomonas aeruginosa*, *Bacteroides fragilis* et entérobactéries productrices de céphalosporinases de bas niveau (*Proteus indologenes*, *Providencia*, *Acinetobacter*, *Citrobacter*, *Serratia*, *Enterobacter*)
- Bonne diffusion dans les tissus, élimination urinaire sous forme active (80 % en 8 heures), passage transplacentaire et dans le lait maternel

Activité antibactérienne

- Spectre d'action des aminopénicillines élargi à la grande majorité des souches de *Pseudomonas aeruginosa* (70-80 % des souches) et *Proteus* (60-90 % des souches)
- Résistances des *Providencia*, *Acinetobacter*, *Serratia* et *Citrobacter*, *Proteus vulgaris*, *Enterobacter*, *Bacteroides*, *Proteusmirabilis* et *Escherichia coli*, et résistance d'*Enterococcus faecium* des entérocoques
- Résistance des staphylocoques (90 %), *Neisseria*, *Klebsiella*, *Yersinia*, *Nocardia*, *Legionella*, *Haemophilus influenzae*, *Mycoplasma*, *Chlamydiae*, *Rickettsieae*, *Mycobacterium*

Indications (associer à un aminoside dans les infections sévères)

- Infections localisées et généralisées à germes sensibles, notamment les infections à *Pseudomonas* et à *Proteus* résistants aux aminopénicillines
- Infections urinaires d'origine exogène (après sondage, explorations instrumentales) à *Pseudomonas* et autres germes sensibles aux carboxypénicillines mais résistants aux aminopénicillines : 1 à 2 g de ticarcilline 3 fois par jour par voie IM (ou IV)

Effets indésirables

- *Réactions allergiques* (0,01-0,05 %) : urticaires, exanthèmes, œdème de Quincke, éosinophilie, fièvre, arthralgies, choc anaphylactique (0,01 ‰)
- *Troubles ioniques* : apport sodique important (possibilité de surcharge sodée et d'œdème aigu du poumon chez l'insuffisant cardiaque), hypokaliémie avec alcalose
- *Troubles digestifs* : diarrhée, nausées, vomissements, candidoses digestives, colites
- *Rares* : augmentation transitoire des transaminases, neutropénie, anémie hémolytique, allongement du TS, thrombopénie, néphrite interstitielle aiguë, cystites hémorragiques

Précautions d'emploi et interactions médicamenteuses

- Surveiller l'ionogramme en cas de traitement prolongé (kaliémie notamment)
- Adapter la posologie en cas d'insuffisance rénale (*cf.* Insuffisance rénale)
- ***Associations déconseillées*** : allopurinol et tisopurine (éruptions), méthotrexate
- Association synergique avec les aminosides (mais ne pas mélanger ces produits dans le même flacon de perfusion) et avec l'acide clavulanique (*cf.* plus loin)
- Incompatibilités physico-chimiques nombreuses → flacons de perfusion sans mélanges

Carboxypénicillines (II)

Témocilline (4,8 mEq de Na^+ pour 1 g) *Liste I-Prescription hospitalière*

NEGABAN	Poudre 1 g ou 2 g pour sol. inj. ou pour perfusion	Posologie : voir ci-dessous

Contre-indications
Hypersensibilité à la substance active, aux pénicillines ou à toute autre bêtalactamine

Propriétés

- Bêtalactamine dérivée de la ticarcilline qui reste active sur les entérobactéries Gram négatif secrétant une bêtalactamase à spectre élargi (BLSE)
- Après injection, on obtient des concentrations urinaires dépassant 1 300 mg/l. Pratiquement pas métabolisée, élimination principalement par excrétion tubulaire. Environ 80 % de la dose administrée est éliminée en 24 heures par les reins sous forme inchangée, retardée en cas d'insuffisance rénale

Activité antibactérienne

- Espèces habituellement sensibles : *Escherichia coli, Klebsiella pneumoniae, Citrobacter spp., Pasteurella multocida, Proteus mirabilis, Proteus spp.* (indole positif), *Providencis stuartii, Legionella pneumophila, Moraxella catarrhalis, Salmonella typhimurium, Shigella sonnei, Yersinia enterocolitica, Brucella abortus, Hemophilus influenzae, Neisseria gonorrhoeae, Neisseria meningitidis*
- Espèces naturellement résistantes : *Pseudomonas aeruginosa, Acinetobacter spp, Anaérobies, Gram positif*
- Espèces inconstamment sensibles (résistance acquise > 10 %) : *Enterobacter spp, Serratia marcescens, Burkholderia cepacia*

Indications

- Infections des voies urinaires compliquées (incluant les pyélonéphrites), infections des voies respiratoires basses, infections des plaies, bactériémies à germe sensible

Posologie (uniquement par voie IM ou en perfusion IV)

- Adultes (y compris les personnes âgées) : 2 à 4 g/jour, à répartir en 2 administrations. En cas d'infections sévères, la plus forte dose est recommandée (4 g/jour)
- Population pédiatrique : 25 à 50 mg/kg/jour, à répartir en 2 administrations, avec un maximum de 4 g/jour
- En cas d'insuffisance rénale : Clcr entre 60 et 30 ml/min : 1 g × 2 fois/jour ; Clcr entre 30 et 10 ml/min : 1 g/jour ; Clcr < 10 ml/min : 1 g à 500 mg toutes les 24 ou 48 heures

Effets indésirables, précautions d'emploi et interactions médicamenteuses

- Réactions allergiques : urticaire, purpura, fièvre, éosinophilie, éruption maculo-papuleuse, œdème de Quincke, insuffisance rénale, choc anaphylactique
- Infection à Clostridium difficile
- Troubles neurologiques avec convulsions en cas de fortes doses et/ou d'insuffisance rénale
- Pas d'antagonisme avec les aminosides, le métronidazole, les pénicillines et les céphalosporines
- Ne pas associer d'antibiotiques bactéricides avec des antibiotiques bactériostatiques, en raison d'un possible effet antagoniste
- Grossesse et allaitement : prescription à éviter

Carboxypénicillines (III) : Co-ticarciclav

Ticarcilline + Acide clavulanique (5,2 mEq de Na^+ pour 1 g)

Liste I-Réservé aux hôpitaux

TIMENTIN CLAVENTIN (1)	10 fl. 3 200 mg + Acide clavulanique 200 mg Fl. 5 200 mg + Acide clavulanique 200 mg	En 3 à 6 perfusions IV ou en 3 à 6 injections IV lentes (2) : A. 12 à 15 g/jour en 3 à 6 injections E. de 30 mois à 14 ans : 225 à 300 mg/kg/jour en 3 à 4 injections N. de 1 mois à 30 mois : 225 mg/kg/jour en 3 à 4 injections Nouveau-nés < 1 mois : 225 mg/kg/jour en 3 injections

1. Produit en rupture de stock.
2. Administration en perfusions IV de 20 à 30 minutes : diluer chaque flacon dans un soluté salé ou glucosé isotonique à raison de 100 ml par flacon de 3 ou 5 g ou 50 ml par flacon de 1,5 g.
   Administration en injections IV de 3 à 4 minutes : diluer chaque flacon dans un soluté salé ou glucosé isotonique à raison de 20 ml par flacon de 3 g ou 10 ml par flacon de 1,5 g.

Contre-indications
Allergie connue aux pénicillines ou à l'acide clavulanique

Propriétés

- Association de ticarcilline et d'acide clavulanique (*inhibiteur des bêta-lactamases* qui permet de restituer l'activité bactéricide des pénicillines sur des souches bactériennes résistantes par production de pénicillinases), élargissant le spectre de la ticarcilline
- Absence d'absorption digestive imposant la voie parentérale, bonne diffusion dans la plupart des tissus et liquides biologiques *mais la diffusion de l'acide clavulanique dansle LCR est faible* (absence d'intérêt dans les méningites), élimination urinaire sous forme active (70-80 % en 8 heures), passage transplacentaire et dans le lait maternel

Activité antibactérienne

- *Spectre d'action très large* : entérobactéries (dont *Yersinia* et *Klebsiella*), *Acinetobacter*, *Pseudomonas aeruginosa* (activité sur la grande majorité des souches), *Xanthomonas maltophilia*, *Burkholderia cepacia*, *Aeromonas hydrophila*, anaérobies Gram positif et Gram négatif (y compris *Bacteroides fragilis*), *Haemophilus influenzae*, *Pasteurella*, *Brucella*, *Vibrio*, cocci Gram positif (sauf les staphylocoques Méti-R), cocci Gram négatif (y compris *Branhamella catarrhalis*), bacilles Gram positif
- Résistance des staphylocoques Méti-R, *Legionella*, *Mycoplasma*, *Chlamydiae*, *Rickettsieae*, *Mycobacterium*

Indications (associer à un aminoside dans les infections sévères)

- Infections localisées et généralisées à germes sensibles (sauf les méningites)

Effets indésirables

- *Réactions allergiques* (0,01-0,05 %) : urticaires, exanthèmes maculo-papuleux, œdème de Quincke, éosinophilie, fièvre, arthralgies, voire choc anaphylactique (0,01 ‰) : l'allergie est croisée avec les céphalosporines dans 2 % des cas environ
- *Troubles ioniques* : apport sodique important (possibilité de surcharge sodée et d'œdème aigu du poumon chez l'insuffisant cardiaque), hypokaliémie avec alcalose
- *Troubles digestifs* : diarrhée, nausées, vomissements, candidoses digestives, colites pseudomembraneuses (la tolérance digestive est moins bonne qu'avec la ticarcilline)
- *Rares* : augmentation modérée et transitoire des transaminases (très rarement hépatite immuno-allergique attribuée à l'acide clavulanique), néphrite interstitielle aiguë, cystites hémorragiques, neutropénie, anémie hémolytique, allongement du TS

Précautions d'emploi

- Surveiller l'ionogramme en cas de traitement prolongé (kaliémie notamment)
- Adapter la posologie en cas d'insuffisance rénale (*cf.* Insuffisance rénale)
- Ne pas dépasser une posologie maximale d'acide clavulanique de 1 200 mg/jour et de 200 mg/injection chez l'adulte, et de 20 mg/kg/jour chez l'enfant ou 15 mg/kg/jour chez le nourrisson < 3 mois (avec au maximum 5 mg/kg/injection chez l'enfant)

Interactions médicamenteuses

- ***Associations déconseillées*** : allopurinol et tisopurine (éruptions), méthotrexate
- Association synergique avec les aminosides (ne pas mélanger dans le même flacon)
- Incompatibilités physico-chimiques nombreuses → ne pas mélanger dans les flacons de perfusion notamment avec les produits suivants : sang, plasma, dextrans, solutions d'acides aminés et de lipides, céfalotine, aminosides, amphotéricine B, tétracyclines, néosynéphrine, hydrocortisone, vitamines B et C, bicarbonate de sodium

Uréidopénicillines

Pipéracilline + Tazobactam[G] *Liste I-65 %-Coll-Prescription hospitalière*

TAZOCILLINE (avec set de transfert) (2,35 mmol de Na^+ pour 1 g)	Fl. 2 g Pipéracilline + Tazobactam 250 mg Fl. 4 g Pipéracilline + Tazobactam 500 mg	Par voie **IV** en 3 perfusions de 30 minutes (1) et (2) : A. et E. > 12 ans : 12 g/jour (jusqu'à 16 g/jour) E. > 2 ans (3)

1. Reconstituer chaque flacon par adjonction de sérum physiologique et perfuser en 30 minutes.
2. Ne pas dépasser 4 g de pipéracilline et 0,5 g de tazobactam par dose en 30 minutes.
3. Indiqué à partir de 2 ans :
   - Dans le traitement des infections intra-abdominales compliquées. Posologie : 100 mg pipéracilline + 12,5 mg tazobactam/kg toutes les 8 heures.
   - Dans les neutropénies fébriles susceptibles d'être liées à une infection bactérienne. Posologie : 80 mg pipéracilline + 10 mg tazobactam/kg toutes les 6 heures.

Contre-indications
Allergie connue aux pénicillines, aux céphalosporines ou au tazobactam

Propriétés et activité antibactérienne

- Association de pipéracilline et de tazobactam *(inhibiteur des bêta-lactamases* qui permet de restituer l'activité bactéricide des pénicillines, élargissant le spectre
- Bonne diffusion dans la plupart des tissus *mais la diffusion du tazobactam est faible* dans le LCR, la prostate, les os et articulations, élimination sous forme active par voie urinaire (65 %) et biliaire (35 %), passage transplacentaire et dans le lait maternel
- Spectre d'action de la pipéracilline, élargi à des souches résistantes par production de pénicillinases (entérobactéries et *Pseudomonas aeruginosa* notamment)
- Sensibilité inconstante de souches productrices de bêta-lactamases d'entérobactéries, *Pseudomonas aeruginosa*, *Aeromonas hydrophila*, *Bacteroides*
- Résistance des staphylocoques Méti-R, streptocoques Péni-R, *Xanthomonas maltophilia*, *Pseudomonas aeruginosa* et d'entérobactéries productrices de céphalosporinase, *Legionella*, *Mycoplasma*, *Chlamydiae*, *Rickettsieae*, *Mycobacterium*

Indications (associer à un aminoside dans les infections sévères)

- Infections à germes sensibles mais résistants à la pipéracilline, notamment dans leurs localisations respiratoires basses, urinaires (sauf les prostatites), biliaires et intra-abdominales, cutanées, épisodes fébriles chez le patient neutropénique

Effets indésirables

- *Réactions allergiques* : urticaires, exanthèmes maculo-papuleux, œdème de Quincke, éosinophilie, fièvre, arthralgies, voire choc anaphylactique
- *Troubles digestifs* : diarrhée, nausées, vomissements, candidoses digestives, colites
- *Rares* : augmentation des transaminases, hypokaliémie avec alcalose, neutropénie, anémie hémolytique, allongement du TS, thrombopénie, néphrite interstitielle aiguë

Précautions d'emploi

- Surveiller le ionogramme en cas de traitement prolongé (kaliémie notamment)
- Insuffisance rénale sévère, adaptation nécessaire (*cf.* tableau en début de chapitre)

Interactions médicamenteuses

- ***Associations déconseillées*** : allopurinol (éruptions), méthotrexate
- Association synergique avec les aminosides (ne pas mélanger dans le même flacon)
- Incompatibilités physico-chimiques nombreuses → ne pas mélanger les flacons de perfusion notamment avec bicarbonate

Céphalosporines de 1re génération*

Céfadroxil[G] (1) *Liste I-65 %-Coll*

CÉFADROXIL	12 gél. 500 mg 6 cp. 1 000 mg Fl. 60 ml (12 doses) à 250 mg/5 ml	A. 2 g/jour E. > 6 ans : 50 mg/kg/jour en 2 prises

1. La posologie peut être portée à 100 mg/kg/jour chez l'enfant et 3 g/jour chez l'adulte notamment en cas d'infection ORL grave ou récidivante ou d'infection respiratoire.

Céfalexine[G] (2) *Liste I-65 %-Coll*

KEFORAL	10 cp. 500 mg 6 cp. 1 000 mg Fl. 60 ml (12 doses) à 250 mg/5 ml	A. 2 g/jour E. et N. 25 à 50 mg/kg/jour en 3 à 4 prises

2. La posologie peut être portée à 3 g/jour chez l'adulte notamment en cas d'infection ORL grave ou récidivante ou d'infection respiratoire.

Céfazoline[G] (3) *Liste I-65 %-Coll*

CÉFAZOLINE	25 fl. 1 g/5 ml **IV** ou **IM** 25 fl. 2 g/10 ml **IV** ou **IM**	Voie **IV** en 2 à 3 fois : A. 1,5 à 3 g/jour E. et N. 25 à 50 mg/kg/jour

3. Les formes injectables IM contenant de la lidocaïne sont contre-indiquées chez l'enfant < 30 mois et en cas d'allergie à la lidocaïne.
Antibioprophylaxie en chirurgie cardiaque et orthopédique : injection IV de 2 g en préopératoire (avec réinjection de 1 g si durée > 4 heures), puis 1 g toutes les 8 heures sans dépasser 48 heures.

Céfaclor[G] (4) *Liste I-65 %-Coll*

ALFATIL	12 gél. 250 mg Sirop (60 ml = 12 doses) : – à 125 mg par 5 ml – à 250 mg par 5 ml (avec pipette graduée en mg et cuillère-doseuse)	A. 750 mg/jour (jusqu'à 1 500 mg/jour) en 3 prises E. et N. 20 mg/kg/jour (jusqu'à 40 mg/kg/jour) en 3 prises
ALFATIL 375 mg LP ALFATIL 500 mg LP	8 cp. 375 mg ou 500 mg à libération prolongée	A. 750 à 1 500 mg/jour (5) en 2 prises par jour *toujours après un repas*

4. Céphalosporine de 1re génération dite "améliorée" car particulièrement active sur *Haemophilus influenzae*, y compris sur les souches résistantes aux aminopénicillines (intérêt dans les otites et les infections respiratoires du jeune enfant et des bronchopathes chroniques) : dans les otites, infections ORL graves ou récidivantes et infections respiratoires, *la posologie peut être augmentée* à 40 mg/kg/jour chez l'enfant et 1,5 g/jour chez l'adulte.
5. Les infections urinaires basses aiguës non compliquées de l'adulte peuvent être traitées à la dose de 500 mg/jour en 1 seule prise quotidienne avec les comprimés à 500 mg à libération prolongée.

* Voir les propriétés générales et les conditions d'emploi pages suivantes.

Contre-indications

Allergie aux céphalosporines
Méningites (diffusion insuffisante)

Propriétés

- *Antibiotiques* bactéricides agissant, comme toutes les bêta-lactamines, en inhibant la synthèse du peptidoglycane de la paroi bactérienne, ayant l'avantage, par rapport aux aminopénicillines, d'une meilleure activité sur certaines souches d'entérobactéries (*Klebsiella*, *Escherichia coli* et *Proteus mirabilis* ampi-R), sur les staphylocoques non Méti-R (formes parentérales surtout) et sur *Haemophilus influenzae* même ampi-R (le céfaclor est la plus active des céphalosporines de 1re génération sur ce germe)
- Absorption digestive bonne, large distribution dans l'organisme (*à l'exception du LCR*), biotransformations assez faibles et variables selon les molécules, élimination essentiellement urinaire sous forme active, passage transplacentaire (non tératogènes chez l'animal) et dans le lait maternel

Activité antibactérienne

- Spectre d'action large : entérobactéries (*Klebsiella*, *Escherichia coli*, *Proteus mirabilis*, *Salmonella*, *Shigella*), *Haemophilus influenzae*, cocci Gram positif (sauf entérocoques et staphylocoques Méti-R) et Gram négatif, *Corynebacterium diphteriae*, *Clostridiumperfringens*, *Fusobacterium*, *Peptococcus*, *Peptostreptococcus, Treponema*, *Leptospira*
- Résistance possible de certaines souches d'*Escherichia coli* et *Klebsiella* (10 %), *Proteus mirabilis* (15 %), *Haemophilus influenzae* (le céfaclor est le plus actif)
- Résistance des staphylocoques Méti-R, entérocoques, *Enterobacter*, *Serratia*, *Proteusindologenes*, *Providencia*, *Pseudomonas*, *Acinetobacter*, *Alcaligenes*, *Citrobacter*, *Campylobacter jejuni*, *Listeria*, *Legionella*, *Bacteroides*, *Clostridium difficile*, *Nocardia*, *Yersinia*, *Pasteurella*, *Mycoplasma*, *Chlamydiae*, *Rickettsieae*, *Mycobacterium*

Indications

- Infections à germes sensibles ORL, respiratoires et urinaires non compliquées (exceptées les prostatites et pyélonéphrites)

Effets indésirables

- *Réactions allergiques* (1 %) : urticaires, exanthèmes maculo-papuleux, œdème de Quincke, éosinophilie, positivation du test de Coombs direct, fièvre, arthralgies, voire choc anaphylactique, possibilité de maladie sérique paraissant plus fréquente avec le céfaclor qu'avec les autres bêta-lactamines surtout chez l'enfant < 6 ans et en cas de traitements répétés (l'allergie est croisée avec les pénicillines dans 5 à 10 % des cas)
- Troubles digestifs : diarrhée, nausées, vomissements, candidoses digestives, colite pseudomembraneuse
- Rares : leucopénie, thrombopénie, élévation modérée des transaminases
- Par voie IV : douleur et thrombophlébite locale, risque d'encéphalopathies avec troubles de la conscience et convulsions (à forte dose si insuffisance rénale)

Interactions médicamenteuses et précautions d'emploi

- Céphalosporines injectables : surveiller la fonction rénale en cas d'association avec les aminosides, les diurétiques de l'anse, les polymyxines
- Réduire la posologie en cas d'insuffisance rénale (cf. Insuffisance rénale)
- Grossesse et allaitement : utilisation possible
- Patients sous AVK : surveillance plus étroite de l'INR

Céphalosporines de 2ᵉ génération

Céfuroxime axétil[G] (1) *Liste I-65 %-Coll*

ZINNAT	8 cp. 125 mg ou 250 mg 8 sac. 125 mg (granulés) Susp. buv. : fl. de 40 ml ou 80 ml à 125 mg/5 ml avec une seringue graduée en kg de 0 à 8 kg (1 kg = 15 mg)	Par voie orale en 2 prises espacées de 12 heures *toujours après les repas* : A. 500 mg/jour (jusqu'à 1 g/jour) E. > 17 kg : 500 mg/jour E. et N. < 17 kg : 30 mg/kg/jour sans dépasser 500 mg/jour
CÉFUROXIME	8 cp. 500 mg	

1. Prodrogue dé-estérifiée par la muqueuse intestinale en céfuroxime active.
Chez l'adulte, la posologie sera portée à 1 g/jour dans les pneumopathies bactériennes mais réduite de 50 % si la clairance de la créatinine est inférieure à 20 ml/min.
Un traitement court de 4 jours est validé dans les angines documentées à streptocoques A.

Céfuroxime injectable[G] (2) *Liste I-65 %-Coll-Réservé aux hôpitaux*

ZINNAT	Fl. 250 mg ou 750 mg ou 1 500 mg (perfusion **IV**)	Par voie **IV** ou **IM** (3) (4) et (5) : A. 1,5 à 2 g/jour E. 30 à 60 mg/kg/jour N. 30 à 60 mg/kg/jour en 2 à 4 injections

2. Une forme particulière est réservée aux chirurgiens ophtalmologistes (APROKAM).
3. Par voie IM : injecter la suspension obtenue après adjonction du solvant.
Par voie IV directe : injecter la solution obtenue après adjonction du solvant.
Perfusion IV : ajouter 50 ml d'eau ppi au flacon de 1 500 mg et perfuser la solution obtenue en 20 à 30 minutes.
4. *Antibioprophylaxie en chirurgie cardiaque, thoracique, vasculaire, urologique et orthopédique* : perfusion IV de 1,5 g en 20 à 30 minutes à l'induction anesthésique, puis 750 mg **IV** directe toutes les 6 à 8 heures sans dépasser 48 heures.
5. Teneur en sodium : 83 mg (3,5 mmol) pour 1 500 mg.

Céfamandole[G] *Liste I-65 %-Coll*

CEFAMANDOLE	10 fl. 750 mg	Par voie **IV** lente (4) : 750 mg en **prophylaxie chirurgicale** (uniquement)

Céfoxitine[G] (6) *Liste I-65 %-Coll-Prescription hospitalière*

CEFOXITINE	Fl. 1 g ou 2 g	Par voie **IVL** : A. 1 à 2 g × 3 fois/jour

6. *Cf.* Antibactériens urinaires.

Contre-indications
Allergie aux céphalosporines (ou à la lidocaïne pour les formes IM)
Méningites (diffusion insuffisante)

Propriétés

- Céphalosporine de 2e génération ayant, par rapport aux céphalosporines de 1re génération, une activité meilleure sur certaines entérobactéries, mais dont l'intérêt a diminué dans le traitement des infections sévères en milieu hospitalier depuis l'apparition des céphalosporines de 3e génération, qui ont une activité supérieure, des CMI plus basses et une meilleure diffusion : le céfuroxime axetil, prodrogue utilisable par voie orale, est toutefois intéressant notamment pour le traitement en ville des infections ORL et broncho-pulmonaires (action sur *Haemophilus influenzae*, même les souches ampi-R, et sur *Branhamella catarrhalis*)
- Absorption digestive à 60 % au cours des repas (céfuroxime axetil), large distribution dans l'organisme sauf dans le LCR, fixation à 40 % aux protéines plasmatiques, pas de métabolisation, élimination urinaire sous forme active, passage transplacentaire et dans le lait maternel

Activité antibactérienne

- Spectre d'action large : entérobactéries (*Klebsiella*, *Escherichia coli*, *Proteus mirabilis*, *Providencia*, *Salmonella*, *Shigella*), *Haemophilus influenzae*, cocci Gram positif (sauf les entérocoques et les staphylocoques Méti-R), cocci Gram négatif (*Branhamella catarrhalis* y compris), clostridies (sauf *Clostridium difficile*), *Treponema*, *Leptospira*
- Sensibilité inconstante des *Proteus rettgeri* et *morganii*, *Enterobacter*, *Citrobacter*
- Résistance des staphylocoques Méti-R, entérocoques, *Bacteroides fragilis*, *Proteusvulgaris*, *Serratia*, *Yersinia*, *Pseudomonas*, *Acinetobacter*, *Clostridium difficile*, *Listeria*, *Campylobacter*, *Legionella*, *Nocardia*, *Mycoplasma*, *Chlamydiae*, *Rickettsieae*, *Mycobacterium*

Indications

- Céfuroxime axetil : infections à germes sensibles et d'intensité modérée autorisant l'administration par voie orale (infections ORL et broncho-pulmonaires notamment)
- Céfuroxime : infections à germes sensibles à l'exclusion des méningites (associer avec un aminoside dans les infections sévères)
- Céfuroxime et céfamandole : antibioprophylaxie en chirurgie (*cf.* note ci-contre)

Effets indésirables

- *Réactions allergiques* (1 %) : urticaires, exanthèmes maculo-papuleux, œdème de Quincke, éosinophilie, fièvre, arthralgies, voire choc anaphylactique (l'allergie est croisée avec les pénicillines dans 5 à 10 % des cas environ)
- Troubles digestifs (3 %) : diarrhée, nausées, vomissements, candidoses digestives, colite pseudomembraneuse
- Rares : leucopénie, thrombopénie, élévation modérée des transaminases
- Par voie parentérale : douleurs au point d'injection, thrombophlébites, encéphalopathies avec troubles de la conscience puis convulsions (forte dose chez les insuffisants rénaux)

Interactions médicamenteuses et précautions d'emploi

- Réduire la posologie en cas d'insuffisance rénale (*cf.* Insuffisance rénale)
- Surveiller la fonction rénale en cas d'association avec les aminosides, les diurétiques de l'anse, les polymyxines
- Grossesse : innocuité non démontrée mais absence d'effets tératogènes chez l'animal
- Allaitement déconseillé : passage dans le lait maternel

Céphalosporines de 3e génération (I)

Céfotaxime[G] *Liste I-Réservé aux hôpitaux-Coll*

CEFOTAXIME	25 fl. 500 mg pour IV ou IM 10 ou 25 fl. 1 g pour IV ou IM 10 fl. 2 g pour IV ou IM *(2,09 mmol de Na+ pour 1 g)*	Par voie IV lente ou IM en 3 injections (1) : A. 3 à 12 g/jour E. 50 à 200 mg/kg/jour N. 50 à 200 mg/kg/jour

1. Les posologies moyennes indiquées ici peuvent être réduites à 2 g/jour dans les infections urinaires, ou augmentées dans les infections sévères à 85 mg/kg/jour chez l'adulte et à 100 mg/kg/jour chez l'enfant.
Dans les méningites, la posologie recommandée chez l'adulte, l'enfant et le nourrisson est désormais de 200 à 300 mg/kg/jour en 4 perfusions IV (avec un maximum de 24 g/jour chez l'adulte).
En extrême urgence dans le purpura fulminans, on recommande l'injection IV ou IM de 1 g chez l'adulte, et de 50 mg/kg (sans dépasser 1 g) chez le nourrisson et l'enfant.
Par voie IM : dissoudre à raison de 1 g dans 4 ml d'eau ppi ou de lidocaïne à 0,5 % (la lidocaïne est contre-indiquée chez l'enfant < 30 mois et en cas d'allergie à la lidocaïne).
Par voie IV : injections veineuses lentes en 3 à 5 minutes (1 g dans 4 à 10 ml d'eau ppi) ou perfusions veineuses en 20 à 60 minutes (1 g dans 250 ml de soluté salé ou de soluté glucosé isotonique ou de Ringer lactate).

Contre-indications
Allergie aux céphalosporines
Allergie à la lidocaïne et enfant < 30 mois (pour les dilutions avec lidocaïne)

Propriétés

- Céphalosporine de 3e génération, groupe qui se distingue des céphalosporines de 1re et 2e générations, par une *haute résistance aux bêta-lactamases*, un *spectre d'actionplus large*, une *activité supérieure avec des CMI plus basses*, et une *diffusion meilleure* : le céfotaxime est l'antibiotique de ce groupe *le plus actif sur les entérobactéries*
- Absence d'absorption digestive imposant la voie parentérale, bonne diffusion dans l'organisme y compris dans le LCR (20 % des taux sériques), biotransformation faible en dérivé désacétylé moins actif (20 %), demi-vie de 1 heure, élimination dans les urines et la bile sous forme inchangée (60 % en 24 heures) et sous forme de dérivé désacétylé (20 % en 24 heures), passage transplacentaire et dans le lait maternel

Activité antibactérienne

- Spectre d'action large : entérobactéries (*Klebsiella*, *Escherichia coli*, *Proteus mirabilis*, *Proteus indologenes*, *Salmonella*, *Shigella*), *Haemophilus influenzae*, *Haemophilusducreyi*, *Aeromonas hydrophila*, *Yersinia*, *Bordetella*, *Pasteurella*, cocci Gram positif (sauf entérocoques et staphylocoques Méti-R) et Gram négatif (*Neisseria*, *Branhamella catarrhalis*), *Corynebacterium diphteriae*, *Erysipelothrix*, *Bacillus subtilis*, certains anaérobies stricts Gram positif (*Clostridium perfringens*, *Eubacterium*, *Propionibacterium*, *Peptococcus*, *Peptostreptococcus*) et Gram négatif (*Bacteroides melaninogenicus*, *Fusobacterium*, *Veillonella*)
- Sensibilité inconstante des *Acinetobacter*, *Alcaligenes*, *Campylobacter*, *Bacteroidesfragilis*, résistance de certaines souches (mutants déréprimés stables) *d'Enterobacter*, *Citrobacter*, *Serratia*, *Pseudomonas*, *Providencia*
- Résistance des staphylocoques Méti-R (mais association synergique avec fosfomycine dans les méningites), entérocoques, *Listeria*, *Legionella*, *Brucella*, *Clostridium difficile*, *Mycoplasma*, *Chlamydiae*, *Rickettsieae*, *Mycobacterium*, *Nocardia*

Indications

- Infections sévères à germes sensibles, en particulier les septicémies, endocardites et méningites (à l'exception des méningites à *Listeria monocytogenes*)
- Prophylaxie anti-infectieuse suite aux résections endoscopiques de prostate (1 g IV à l'induction anesthésique)

Effets indésirables

- *Réactions allergiques* (1 %) : urticaires, exanthèmes maculo-papuleux, œdème de Quincke, éosinophilie, fièvre, arthralgies, voire choc anaphylactique (allergie croisée avec les pénicillines dans 5 à 10 % des cas → arrêt immédiat du traitement)
- Divers : diarrhée, possibilité de colites pseudomembraneuses, leucopénie, élévation des transaminases, douleurs au point d'injection, thrombophlébites, et très rarement troubles de la conscience puis convulsions (à très forte dose chez l'insuffisant rénal)

Précautions d'emploi et interactions médicamenteuses

- Méningites : étude nécessaire des concentrations et du pouvoir bactéricide du LCR
- Insuffisance rénale sévère : diminuer la posologie de moitié uniquement si la clairance de la créatinine est inférieure à 5 ml/min
- Grossesse : innocuité non démontrée mais absence d'effets tératogènes chez l'animal
- Allaitement déconseillé : passage dans le lait maternel
- Surveiller la fonction rénale avec les aminosides, diurétiques de l'anse, polymyxines

Céphalosporines de 3e génération (II) : Ceftriaxone

Ceftriaxone[G] (3,3 mmol de Na^+ pour 1 g) *Liste I-65 %-Coll*

ROCEPHINE TRIACEFAN	Fl. 250 mg, 1 000 mg ou 2 000 mg IV Fl. 500 mg ou 1 000 mg IM (+ lidocaïne)	Par voie IV lente ou IM en 1 injection quotidienne (1) (2) : A. 1 g/jour et 2 g/jour si endocardite ou méningite E. 50 mg/kg/jour N. 50 mg/kg/jour

1. Dans les méningites et la typhoïde, la posologie sera de 3 à 4 g/24 h chez l'adulte et de 50-100 mg/kg/24 h chez l'enfant (en 1 perfusion IV ou en perfusions IV espacées de 12 heures).
2. Par voie IM : ne pas dépasser 1 g par site d'injection.

Contre-indications

Allergie à la ceftriaxone et réactions sévères avec les bêta-lactamines
Nouveaux-nés prématurés jusqu'à un âge post-menstruel de 41 semaines
Nouveaux-nés à terme (jusqu'à 28 jours) si hyperbilirubinémie, hypo-albuminémie ou acidose ou besoin d'injections de calcium (risque de précipitation)
Formes IM avec lidocaïne : allergie à la lidocaïne

Propriétés

- Céphalosporine de 3e génération disponible en ville, ayant un spectre d'action comparable à celui du céfotaxime, caractérisée par sa *demi-vie longue autorisant une seule injection quotidienne* et son élimination urinaire et biliaire qui permet de l'utiliser dans les *infections biliaires* et la *typhoïde*
- Par voie parentérale, bonne diffusion dans l'organisme y compris dans le LCR, demi-vie de 6 à 8 heures, élimination sous forme inchangée par les urines (60 % en 24 heures) et la bile (40 % en 24 heures), passage transplacentaire et dans le lait

Activité antibactérienne

- Spectre d'action large : entérobactéries (*Klebsiella*, *Escherichia coli*, *Proteus mirabilis*, *Proteusindologenes*, *Salmonella*, *Shigella*, *Citrobacter*, *Enterobacter*, *Serratia*), *Haemophilus influenzae*, *Haemophilus para-influenzae*, *Haemophilus ducreyi*, *Yersinia*, *Brucella*, *Pasteurella multocida*, *Vibrio*, cocci Gram positif aérobies (sauf entérocoques et staphylocoques Méti-R) et anaérobies (*Peptococcus*, *Peptostreptococcus*), gonocoques, méningocoques
- Sensibilité inconstante des *Pseudomonas aeruginosa*, *Staphylococcus epidermidis*, *Bacteroidesfragilis*, *Clostridium perfringens*, *Chlamydia trachomatis*
- Résistance des staphylocoques Méti-R, entérocoques, *Listeria*, *Legionella*, *Clostridium difficile*, *Acinetobacter*, *Campylobacter*, *Mycoplasma*, *Chlamydiae*, *Rickettsieae*, *Mycobacterium*

Indications

- Infections sévères à germes sensibles, y compris les méningites (sauf celles à *Listeria*), infections respiratoires, urinaires, prostatiques, biliaires
- Typhoïde (traitement de 5 jours), gonococcie et chancre mou (injection unique de 250-500 mg chez l'adulte ou 125 mg chez l'enfant)
- Otites de l'enfant et du nourrisson : la posologie recommandée est de 50 mg/kg IM en injection unique (en cas de traitement oral impossible) ou de 50 mg/kg/jour IM pendant 3 jours (en cas d'échec d'un traitement conventionnel préalable de 72 heures)
- Uréthrites gonococciques (injection IM unique de 1 g)
- *En extrême urgence dans le purpura fulminans*, on recommande l'injection IV ou IM de 1 à 2 g chez l'adulte, et de 50 à 100 mg/kg (sans dépasser 1 g) chez le nourrisson et l'enfant

Effets indésirables

- *Réactions allergiques* (1 à 10 %) : urticaires, exanthèmes maculo-papuleux, œdème de Quincke, éosinophilie, fièvre, arthralgies, voire choc anaphylactique (l'allergie est croisée avec les pénicillines dans 5 à 10 % des cas environ)
- Divers : diarrhée, colite pseudomembraneuse, leucopénie, élévation des transaminases, douleurs au point d'injection, thrombophlébites, et très rarement troubles de la conscience puis convulsions (à très forte dose chez l'insuffisant rénal)

Précautions, mode d'emploi et interactions médicamenteuses

- **Ne mélanger à aucun autre médicament ni à des solutions contenant du calcium** (accidents mortels) → diluer dans du G5 ou du NaCl isotonique (40 ml pour 2 g) et perfuser en 5 à 15 minutes, ou diluer dans de l'eau ppi (10 ml pour 1 g) et injecter en IV lente en 2 à 4 minutes
- Méningites : étude nécessaire des concentrations et du pouvoir bactéricide du LCR
- Insuffisance rénale sévère : diminuer la posologie uniquement si insuffisance hépatique associée
- Grossesse et allaitement : utilisation déconseillée
- À noter : possibilité de précipitations biliaires notamment chez l'enfant
- Surveiller la fonction rénale avec les aminosides, diurétiques de l'anse, polymyxines

Céphalosporines de 3e génération (III)

Ceftolozane + Tazobactam (12 mmol de Na^+ par flacon)

Liste I-Prescription hospitalière-Coll

ZERBAXA	10 fl. 20 ml Poudre Ceftolozane 1 g + Tazobactam 0,5 g	A. Doses selon le type d'infection et de malades (1) et (2)

1. *Infection intra-abdominale compliquée* : 1 flacon en perfusion IV de 1 heure toutes les 8 heures, durant 4 à 14 jours (doit être associé au métronidazole si des pathogènes anaérobies sont suspectés).
Infection urinaire compliquée ou pyélonéphrite aiguë : 1 flacon en perfusion IV de 1 heure, toutes les 8 heures, durant 7 jours.
Pneumopathies nosocomiales (en particulier sous ventilation mécanique) : 2 flacons en perfusion IV durant 1 heure, toutes les 8 heures durant 8 à 14 jours.
2. – Sujets ≥ 65 ans : aucune adaptation posologique.
   - Insuffisance rénale :
     - Clcr > 50 ml/min : aucune adaptation posologique.
     - Clcr entre 30 et 50 ml/min : demi-dose toutes les 8 heures.
     - Clcr entre 15 et 30 ml/min : un quart de dose toutes les 8 heures.
     - Hémodialyse : 1 flacon unique suivi d'une dose d'entretien de 100 mg de ceftolozane/50 mg de tazobactam toutes les 8 heures (les jours d'hémodialyse, le plus tôt possible après l'hémodialyse).
   - Insuffisance hépatique : aucune adaptation posologique.
   - Population pédiatrique : aucune donnée disponible.

Contre-indications
Hypersensibilité au produit et/ou aux bêta-lactamines et/ou aux céphalosporines

Propriétés

- Le ceftolozane exerce une activité bactéricide en se liant à des protéines de liaison aux pénicillines entraînant l'inhibition de la synthèse de la paroi cellulaire bactérienne
- Le tazobactam est un inhibiteur de nombreuses bêta-lactamines de classe A
- Liaison faible aux protéines plasmatiques (20 % environ). Élimination urinaire sous forme inchangée. Demi-vies respectives : 3 heures et 1 heure. Pas d'accumulation notable durant 10 jours chez des adultes à fonction rénale normale

Activité antibactérienne

- Espèces sensibles :
  - Bactéries Gram (-) : *Enterobacter cloacae, Escherichia coli, Klebsiella oxytoca, Klebsiella pneumoniae, Proteus mirabilis, Pseudomonas aeruginosa*
  - Bactéries Gram (+) : *Stretococcus anginosus, St. constellatus, St. salivarius*
  - Pathogènes possiblement sensibles : *Citrobacter freundii, Citrobacter koseri, Enterobacter aerogenes, Morganella morganii, Proteus vulgaris, Serratia liquefaciens et marcescens*
- Espèces résistantes : *Staphylococcus aureus, Enterococcus faecalis, Enterococcus faecium*

Indications

- Infection intra-abdominale compliquée
- Pyélonéphrite aiguë
- Infection urinaire compliquée
- Pneumopathies nosocomiales, dont les pneumopathies acquises sous ventilation mécanique (en particulier si *Pseudomonas aeruginosa* résistant aux autres bêta-lactamines)

Effets indésirables

- Fréquents (1 à 10 %) : nausées, céphalées, constipation, diarrhée, fièvre, insomnie, anxiété, hypotension, rash cutané, hypertransaminasémie, hypokaliémie, thrombocytose
- Rares (< 1 %) : candidose, douleurs abdominales, dyspnée, insuffisance rénale, thrombose veineuse, fibrillation auriculaire, angor, accident vasculaire cérébral, anémie, hyperglycémie, hypomagnésémie, hypophosphorémie, test de Coombs positif, colite pseudomembraneuse

Précautions d'emploi

- Des réactions d'hypersensibilité parfois sévères nécessitent des mesures d'urgence appropriées
- Patients immunodéprimés et/ou neutropéniques sévères : pas de données d'efficacité cliniques
- En cas de diarrhées, envisager la possibilité d'une colite à *Clostridium difficile*
- Teneur élevée en sodium à prendre en compte
- Possible positivité au test de Coombs direct et d'anémie hémolytique
- Grossesse et allaitement : pas de données cliniques
- Pas d'autres interactions médicamenteuses significatives

Céphalosporines de 3e génération (IV) : Ceftazidime*

Ceftazidime[G] (2,3 mEq de Na^+ pour 1 g) *Liste I-65 %-Coll*

FORTUM	Fl. 250 mg, 500 mg, 1 000 mg ou 2 000 mg	Par voie IV lente ou IM en 2 ou 3 injections en continu : A. 3 g/jour N. et E. 50 mg/kg/jour Nouveau-né : 25 à 50 mg/kg/j

Propriétés

- Céphalosporine de 3e génération qui est l'une des plus efficaces sur les *Pseudomonas*, avec une excellente activité sur les entérobactéries et sur de nombreuses souches *d'Acinetobacter* (seule céphalosporine active sur ce germe)
- Par voie parentérale, bonne diffusion y compris dans le LCR (15 % des taux sériques) mais pas dans la bile, demi-vie de 1,6 heure, élimination urinaire sous forme active (88 % en 24 heures), passage transplacentaire et dans le lait maternel

Activité antibactérienne

- Spectre d'action large : *Pseudomonasaeruginosa*, *Xanthomonas maltophilia*, *Burkholderiacepacia*, entérobactéries (*Klebsiella*, *Enterobacter*, *Serratia*, *Citrobacter*, *Escherichia coli*, *Proteusmirabilis* et *Proteus indologenes*, *Salmonella*, *Shigella*), *Haemophilus influenzae*, *Pasteurella*, *Yersinia enterocolitica*, *Bordetella pertussis*, cocci Gram négatif et Gram positif (sauf entérocoques et staphylocoques Méti-R), cocci anaérobies (*Peptococcus*, *Peptostreptococcus*)
- Sensibilité inconstante des *Acinetobacter* et des anaérobies stricts (*Bacteroides*, *Fusobacterium*, *Veillonella*, *Actinomyces*, *Bifidobacterium*, *Propionibacterium acnes*)

Indications

- Infections sévères à germes sensibles y compris les méningites, notamment les infections à *Pseudomonas aeruginosa*

Ceftazidime + Avibactam *Liste I-Réserve hospitalière*

ZAVICEFTA	Ceftazidime 2 g + Avibactam 0,5 g (inhibiteur de bêta-lactamase)	A. 2 g/0,5 g E. ≥ 6 mois : 50 mg/12,5 mg/kg N. ≥ 3 mois : 40 mg/10 mg/kg toutes les 8 heures en perfusion de 2 heures (1)

1. Insuffisance rénale : une réduction posologique est nécessaire si Clcr ≤ 50 ml/min.

Indications

- Infections intra-abdominales compliquées, des voies urinaires compliquées, pneumopathies nosocomiales y compris acquises sous ventilation sur documentation microbiologique de BLSE

* Voir les contre-indications, effets indésirables et interactions médicamenteuses à *Céfotaxime*.

Céphalosporines de 3e génération (V) : Céfixime*

Céfixime[G] *Liste I-65 %-Coll*

OROKEN 200 mg OROKEN 100 mg/5 ml OROKEN 40 mg/5 ml	8 cp. 200 mg Suspension buvable à 40 mg/5 ml ou 100 mg/5 ml (+ pipette graduée en kg)	En 2 prises quotidiennes : A. 400 mg/jour (1) E. > 6 mois : 8 mg/kg/jour (2)

1. Dans les urétrites gonococciques, traitement-minute de 400 mg en 1 dose unique.
2. Chez l'enfant, la posologie doit être portée à 16 mg/kg/jour en cas d'infection grave.

Propriétés

- Céphalosporine de 3e génération *utilisable par voie orale*, plus active que les céphalosporines de 1re et 2e générations sur *Haemophilus influenzae*, sur *Branhamella catarrhalis* et sur *Neisseria gonorrhoeae* (même sur les souches résistantes aux aminopénicillines et au céfaclor), mais *sans action sur les staphylocoques et les anaérobies*, et *moins active sur les bacilles Gram négatif* que les céphalosporines de 3e génération parentérales
- Absorption digestive incomplète (biodisponibilité d'environ 50 % non modifiée par les aliments), fixation à 65 % aux protéines sériques, diffusion dans la majorité des tissus (sauf dans le cerveau), absence de métabolisation, élimination sous forme inchangée par voie urinaire (16 à 20 %) et biliaire (80 %), demi-vie longue (3 à 4 heures), passage transplacentaire et dans le lait maternel

Activité antibactérienne

- Spectre d'action large : entérobactéries (*Klebsiella*, *Escherichia coli*, *Proteus mirabilis*, *Proteusindologenes*, *Providencia*, *Salmonella*, *Shigella*), *Haemophilus influenzae*, *Branhamella catarrhalis*, *Neisseria*, *Streptococcus pyogenes*, *Streptococcus pneumoniae*, *Streptococcusagalactiae*, streptocoques des groupes C, F et G, *Aeromonas hydrophila*, *Pasteurella multocida*
- Sensibilité inconstante des *Enterobacter*, *Serratia*, *Proteus morganii*, *Yersinia enterocolitica*, *Acinetobacter*, *Achromobacter*, *Campylobacter jejuni*, *Streptococcus bovis* et *viridans*
- Résistance des staphylocoques, entérocoques, *Listeria*, *Corynebacterium*, *Legionella*, *Clostridium difficile*, *Pseudomonas*, *Achromobacter*, *Flavobacterium meningosepticum*, bactéries anaérobies, *Mycoplasma*, *Chlamydiae*, *Rickettsieae*, *Mycobacterium*

Indications

- Infections urinaires hautes ou basses, urétrites gonococciques

Précautions et mode d'emploi

- Diminuer la posologie à 200 mg/jour ou 4 mg/kg/jour en une prise en cas d'insuffisance rénale sévère avec clairance de la créatinine inférieure à 20 ml/min
- Grossesse : innocuité non démontrée, mais non tératogène chez l'animal
- Allaitement : passage faible dans le lait maternel

Interactions médicamenteuses

- Aucune interaction médicamenteuse significative n'a été rapportée

* Voir les contre-indications et les effets indésirables à *Céfotaxime*.

Céphalosporines de 3e génération (VI) : Céfpodoxime*

Cefpodoxime proxétyl[G] *Liste I-65 %-Coll*

ORÉLOX	10 cp. 100 mg Suspension buvable à 8 mg/ml : fl. de 50 ou 100 ml avec cuillère-doseuse (1)	En 2 prises espacées de 12 heures *au cours ou à la fin des repas* : A. 400 mg/jour (2) E. et N. 8 mg/kg/jour

1. Cuillère-doseuse graduée de 5 à 25 kg, chaque graduation correspondant à la dose par prise.
2. Dans les angines aiguës streptococciques, les otites moyennes aiguës et les sinusites maxillaires aiguës, une antibiothérapie courte de 5 jours est validée.

Propriétés

- Céphalosporine de 3e génération *utilisable par voie orale*, assez comparable au céfixime : activité sur *Haemophilus influenzae*, *Branhamella catarrhalis* et *Neisseria gonorrhoeae* supérieure à celle des céphalosporines de 1re et 2e générations, mais pas d'action sur *staphylocoques et anaérobies*, et action sur les *bacilles Gram négatif* plus faible que celle des céphalosporines de 3e génération utilisables par voie parentérale
- Absorption digestive incomplète (biodisponibilité d'environ 50 %, *augmentée par la prise aux repas*), fixation à 40 % aux protéines sériques, bonne diffusion dans la muqueuse bronchique, les poumons, les amygdales, le liquide pleural, le liquide interstitiel (mais pas dans le cerveau et le LCR), hydrolyse en cefpodoxime active très peu métabolisée, élimination sous forme inchangée par les urines essentiellement, demi-vie de 2,4 heures, passage transplacentaire

Activité antibactérienne

- Spectre d'action large : entérobactéries (*Klebsiella*, *Escherichia coli*, *Proteus mirabilis*, *Citrobacter diversus*, *Providencia*, *Salmonella*, *Shigella*), *Haemophilus influenzae*, *Branhamella catarrhalis*, *Neisseria*, *Streptococcus pyogenes*, *Streptococcus pneumoniae*, *Streptococcus agalactiae*, streptocoques des groupes C, F, G et non groupables, *Corynebacterium diphteriae*, *Pasteurella multocida*
- Sensibilité inconstante des *Citrobacter freundii, Enterobacter, Serratia, Proteus vulgaris, Proteus morganii, Yersinia enterocolitica, Acinetobacter, Aeromonas hydrophila, Campylobacter jejuni, Staphylococcus Méti-S, Peptostreptococcus, Fusobacterium, Clostridium perfringens*
- Résistance des staphylocoques Méti-R, entérocoques, *Listeria, Corynébactéries type JK, Legionella, Clostridium difficile, Pseudomonas, Acinetobacter, Mycoplasma, Chlamydiae, Rickettsieae, Mycobacterium, Bacteroides fragilis*

Indications

- Infections à germes sensibles notamment les infections bronchiques, pulmonaires et ORL (otites, sinusites, angines récidivantes, amygdalites chroniques)

Précautions et mode d'emploi

- Diminuer la posologie de moitié et l'administrer en une prise quotidienne en cas d'insuffisance rénale sévère avec clairance de la créatinine inférieure à 40 ml/min
- Grossesse : innocuité non démontrée, mais non tératogène chez l'animal
- Allaitement : passage dans le lait maternel non étudié

Interactions médicamenteuses

- Aucune interaction médicamenteuse significative (la biodisponibilité est augmentée par la prise au cours des *repas* et réduite en cas d'association aux anti-acides)

* Voir les contre-indications et les effets indésirables à *Céfotaxime*.

Céphalosporines de 4e génération à spectre élargi

Céfépime[G] *Liste I-Réservé aux hôpitaux-Coll*

AXEPIM	Fl. 500 mg, 1 000 mg ou 2 000 mg	Par voie **IV** lente ou **IM** en 2 injections (voire 3) (1)

1. A. 2 à 6 g/jour; E. et N. > 2 mois : 50 mg/kg IV × 3 fois/jour. Les posologies recommandées sont de 1 g IM ou IV × 2 fois/jour dans les pyélonéphrites non compliquées et les infections respiratoires communautaires, 2 g IV × 2 fois/jour dans les infections plus sévères, et 2 g IV × 3 fois/jour chez les patients neutropéniques et dans les infections à *Pseudomonas aeruginosa*.
Par voie IM : injecter après mise en solution dans de l'eau ppi ou de la lidocaïne à 0,5 %, à raison de 500 mg dans 1,5 ml ou 1 g dans 3 ml (la lidocaïne est contre-indiquée chez l'enfant < 30 mois et en cas d'allergie à la lidocaïne).
Par voie IV : injections IV lentes en 3 à 5 minutes ou par l'intermédiaire d'une tubulure de perfusion ou directement dans le liquide de perfusion, après mise en solution dans de l'eau ppi (500 mg dans 5 ml, 1 g dans 10 ml, 2 g dans 10 ml). Le céfépime est compatible avec les solvants et solutions suivants : soluté salé à 0,9 %, solutés glucosés à 5 ou 10 %, liquide de Ringer, lactate de sodium M/6.

Contre-indications
Allergie aux céphalosporines ou à la L-arginine

Propriétés et activité antibactérienne
- Céphalosporine à très large spectre d'action, active sur les souches déréprimées des bacilles Gram négatif, ayant une haute résistance vis-à-vis des bêta-lactamases
- Après injection parentérale, faible fixation aux protéines plasmatiques, demi-vie de 2 heures, bonne diffusion tissulaire, métabolisation réduite, élimination essentiellement urinaire (90-95 % en 24 heures), passage transplacentaire et dans le lait maternel
- Spectre d'action très étendu : entérobactéries, *Haemophilus influenzae*, *Branhamella catarrhalis*, *Neisseria*, streptocoques, pneumocoques Péni-S, *Peptostreptococcus*, *Clostridium perfringens*, staphylocoques Méti-S, *Pseudomonas aeruginosa*, *Enterobacter*
- Sensibilité inconstante des *Acinetobacter*, *Klebsiella pneumoniae*, pneumocoques résistants à la pénicilline
- Résistance des staphylocoques Méti-R, entérocoques, *Listeria*, *Burkholderia cepacia*, *Xanthomonas maltophilia*, *Clostridium difficile*, anaérobies Gram négatif, *Legionella*, *Brucella*, *Mycoplasma*, *Chlamydiae*, *Rickettsieae*, *Mycobacterium*, *Nocardia*

Indications
- Infections de l'adulte à germes sensibles, en particulier les septicémies, bactériémies, infections respiratoires, urinaires, biliaires, fièvre chez les patients neutropéniques

Effets indésirables
- *Réactions allergiques* : urticaires, exanthèmes maculo-papuleux, œdème de Quincke, éosinophilie, fièvre, arthralgies, voire choc anaphylactique (l'allergie est croisée avec les pénicillines dans 2 % des cas environ)
- Manifestations neurologiques (parfois graves) : céphalées, paresthésies, convulsions, myoclonies, désorientation, troubles de la conscience, coma (favorisés par l'insuffisance rénale, les fortes posologies, les antécédents neurologiques et l'âge)
- Manifestations hématologiques : anémie, éosinophilie, leuconeutropénie, élévation TP et TCA, thrombopénie, test de Coombs +, agranulocytose (rare)
- Divers : candidoses, diarrhée, colite pseudomembraneuse, élévation des transaminases, douleurs au point d'injection, thrombophlebites, insuffisance rénale aiguë

Précautions d'emploi et interactions médicamenteuses
- Réduire la posologie en cas d'insuffisance rénale (*cf.* tableau insuffisance rénale)
- Grossesse : innocuité non démontrée mais absence d'effets tératogènes chez l'animal
- Surveiller la fonction rénale en cas d'association à des médicaments néphrotoxiques

Céphalosporines de 5e génération (I)

Ceftobiprole *Liste I-Coll-Prescription hospitalière*

MABELIO	10 fl. 20 ml 500 mg en poudre	A. Perfusion IV de 2 heures : 500 mg toutes les 8 heures

Contre-indications
Hypersensibilité aux bêta-lactamines et aux céphalosporines

Propriétés et activité antibactérienne

- Antibiotique bactéricide pour *Staphylococcus aureus* y compris résistant à la méticilline, pour *Streptococcus pneumoniae* intermédiaire ou résistant à la pénicilline et pour *Enterococcus faecalis*
- Prodrogue avec Cmax et ASC sans accumulation. Tmax : 3,3 heures. Faible fixation aux protéines (16 %). Élimination urinaire sous forme inchangée
- Autres espèces habituellement sensibles : *Klebsiella pneumoniae, Escherichia coli, Acinetobacter spp., Citrobacter spp., Enterobacter spp., Haemophilus influenzae, Klebsiella oxytoca, Moraxella catarrhalis, Morganella morganii, Proteus mirabili, Providencia spp., Pseudomonas spp., Serratia spp.*
- Espèces résistantes : *Chlamydia penumoniae, Burkholderia cepacia complex, Mycoplasma pneumoniae, Nocardia spp., Stenotrophomonas maltophilia*, mycobactéries

Indications

- Pneumonies nosocomiales, à l'exclusion des pneumonies acquises sous ventilation mécanique
- Pneumonies communautaires

Effets indésirables

- Fréquents (1 à 10 %) : dysgueusie, céphalées, étourdissements, vomissements, diarrhées, douleurs abdominales, rash cutané et manifestations d'hypersensibilité, prurit, réaction au site de perfusion, infection fongique, hyponatrémie, élévation des enzymes hépatiques
- Rares (< 1 %) : colite à *Clostridium difficile*, baisse des lignées sanguines, éosinophilie, agranulocytose, hypokaliémie, anaphylaxie, convulsions, asthme, insuffisance rénale, œdèmes, possibilité de test de Coombs positif et anémie

Précautions d'emploi et interactions médicamenteuses

- Des réactions d'hypersensibilité parfois sévères nécessitent des mesures d'urgence appropriées
- Prudence chez les sujets épileptiques
- En cas de diarrhée, évoquer une colite à *Clostridium*
- Positivation possible du test de Coombs direct
- Grossesse et allaitement : utilisation déconseillée
- Les solutions contenant du calcium (à l'exception du Ringer lactate pour préparations injectables) ne doivent pas être mélangées ni administrées simultanément (précipitations possibles)
- Absence d'études d'interaction → prudence avec les médicaments à index thérapeutique étroit

Céphalosporines de 5e génération (II)

Ceftaroline fosamil *Liste I-Coll-Prescription hospitalière*

ZINFORO	10 fl. 600 mg Contient de l'arginine	Par voie **IV** (1)

1. A. et E. > 12 ans et poids ≥ 33 kg : 600 mg × 2 fois/jour. Durée du traitement : 5 à 14 jours si infection compliquée de la peau et des tissus mous et 5 à 7 jours pour la pneumopathie communautaire.
Adaptation posologique : Clcr < 50 ml/min et > 30 ml/min : 400 mg/12 heures; Clcr entre 15 et 30 ml/min : 300 mg; Clcr < 15 ml/min : 200 mg.
E. de 2 à 12 ans ou poids < 33 kg : 12 mg/kg × 3 fois/jour. E. ≥ 2 mois et jusqu'à 2 ans : 8 mg/kg × 3 fois/jour en perfusion de 1 heure. NN : 6 mg/kg × 3 fois/jour.

Contre-indications

Allergie connue aux bêtalactamines

Propriétés et activité antibactérienne

- Antibiotique bactéricide pour *Staphylococcus aureus* y compris résistant à la méticilline et pour *Streptococcus pneumoniae* sensible à la pénicilline
- Prodrogue avec Cmax et ASC proportionnelles aux doses administrées sans accumulation. Fixation faible (20 %) aux protéines plasmatiques, VD de 20 litres, faible métabolisation hépatique et élimination rénale avec une demi-vie de 2,45 heures
- Espèces habituellement sensibles :
  - Aérobies à Gram positif : *Staphylococcus aureus* (y compris les souches résistantes à la méticilline), *Streptococcus pneumoniae*, *Streptococcus pyogenes*, *S. agalactiae*, *S. anginosus*, *S. dysgalactiae*
  - Aérobies à Gram négatif : *Escherichia coli*, *Klebsiella pneumoniae*, *Haemophilus influenzae*, *Haemophilus parainfluenzae*, *Klebsiella oxytoca*, *Morganella morganii*
  - Anaérobies : *Peptostreptococcus spp*, *Fusarium spp*
- Espèces résistantes : entérobactéries produisant des bêtalactamases à spectre étendu (BLSE) de type TEM, SHV ou CTX-M, des carbapénémases à sérine (KPC), des métallo-bêtalactamases de classe B ou des céphalosporinases de classe C, *Legionella*, *Proteus spp*, *Mycoplasma spp*, *Pseudomonas aeruginosa*

Indications (antibiotique actif contre le SARM)

- Infection compliquée de la peau et des tissus mous, dès la naissance
- Pneumonies communautaires

Effets indésirables

- Très fréquents (> 10 %) : positivité du test de Coombs
- Fréquents (1 à 10 %) : éruption cutanée, prurit, céphalées, vertiges, nausées, vomissements, diarrhée, douleurs abdominales, fièvre, phlébite de la veine de perfusion, élévation des transaminases, anémie hémolytique
- Rares (< 1 %) : colite à *Clostridium difficile*, anémie, leucopénie, thrombopénie, allongement du TCA, élévation de l'INR, de la créatinine, réactions d'hypersensibilité

Précautions d'emploi

- Précautions en cas d'antécédents de crises convulsives
- Pas de données chez le nourrisson et l'enfant < 18 ans
- Pas de données chez la femme enceinte ou allaitante

Carbapénèmes ou Thiénamycines (I)

Ertapénème[G] (6 mmol de Na^+ pour 1 g) *Liste I-Réservé aux hôpitaux-Coll*

INVANZ *Conserver de + 2 °C à + 8 °C*	Fl. 1 000 mg	Perfusion IV quotidienne (1) : A. et E. > 13 ans : 1 000 mg/jour E. de 3 mois à 12 ans : 15 mg/kg/jour (≤ 1 000 mg)

1. Administration en perfusion IV courte de 30 minutes (reconstituer avec 10 ml d'eau ppi, puis diluer dans 50 ml de soluté salé isotonique, mais pas dans un soluté glucosé, et utiliser immédiatement).

Contre-indications

Allergie connue à l'ertapénème ou aux autres bêta-lactamines

Propriétés et activité antibactérienne

- Pénicilline du groupe des carbapénèmes, très résistante aux bêta-lactamases, proche de l'imipénème, mais pas active sur *Pseudomonas aeruginosa* et *Acinetobacter*
- Absence d'absorption digestive, bonne diffusion dans les tissus et dans les liquides biologiques, élimination urinaire (80 %) et fécale sous forme inchangée, demi-vie de 4 heures, passage transplacentaire et dans le lait maternel
- *Spectre d'action très large* : cocci Gram positif (sauf les staphylocoques Méti-R et les entérocoques), corynébactéries (sauf *Corynebacterium jeikeium*), bacilles Gram négatif, bactéries anaérobies strictes
- Résistance des staphylocoques Méti-R, entérocoques, *Pseudomonas aeruginosa*, *Burkholderia cepacia*, *Clostridium difficile*, *Corynebacterium jeikeium*, *Xanthomonas maltophilia*, mycobactéries, mycoplasmes, *Chlamydiae*, *Rickettsiae*, *Legionella*

Indications

- Infections sévères, bactériémiques ou non, dues à des germes sensibles au produit, dont pneumopathies communautaires, infections intra-abdominales, infections gynécologiques aiguës, infections de la peau et des tissus mous du pied diabétique

Effets indésirables

- *Réactions allergiques* : urticaires, exanthèmes maculo-papuleux, œdème de Quincke, éosinophilie, fièvre, arthralgies, voire choc anaphylactique
- Troubles digestifs : diarrhée, nausées, vomissements, candidoses digestives, colite pseudomembraneuse
- Réactions locales : érythème, douleurs, thrombophlébite au point d'injection
- Rares et réversibles : augmentation des transaminases, de la bilirubine, de la LDH, des phosphatases alcalines, neutropénie, thrombocytose, thrombopénie, céphalées, paresthésies, convulsions (surtout à posologie élevée chez les insuffisants rénaux)

Précautions d'emploi et interactions médicamenteuses

- Absence d'études chez le sujet < 18 ans
- Insuffisance hépatique : aucune adaptation posologique n'est nécessaire
- Insuffisance rénale : aucune adaptation posologique si la clairance de la créatinine est > 30 ml/min (absence de données en cas d'insuffisance rénale sévère)
- Grossesse et allaitement : innocuité non démontrée
- *Associations à utiliser avec précaution* : valproate et divalproate (diminution de leurs taux plasmatiques avec risque de crises convulsives)

Carbapénèmes ou Thiénamycines (II)

Imipénème + Cilastatine[G] *Liste I-65 %-Coll-Prescription hospitalière*

TIENAM avec set de transfert	10 fl. 500 mg/500 mg	Perfusions IV (1) (2)

1. Administration en 3 ou 4 perfusions veineuses (20 à 30 minutes pour une dose de 250 à 500 mg, 40 à 60 minutes pour une dose de 1 000 mg), après dissolution dans du sérum salé ou glucosé isotonique : A. et E. > 40 kg : 1 à 2 g/jour (jusqu'à 50 mg/kg/jour sans dépasser 4 g/jour); E. < 40 kg et N. > 3 mois : 60 mg/kg/jour.
2. Réduire la posologie en cas d'insuffisance rénale (Clcr < 70 ml/min : 50 % ; Clcr < 30 ml/min : 30 %).

Contre-indications
Allergie connue aux bêta-lactamines ou à la cilastatine

Propriétés

- Pénicilline du groupe des carbapénèmes, très résistante aux bêta-lactamases, *ayant le spectre d'activité le plus étendu de toutes les bêta-lactamines*, en particulier sur de nombreuses souches hospitalières de bacilles Gram négatif résistantes
- Bonne diffusion (LCR variable), élimination par voie urinaire (70 % en 10 heures), passage transplacentaire. La cilastatine est un inhibiteur de la déhydro-peptidase rénale, enzyme qui hydrolyse et inactive le métabolite toxique de l'imipénème

Activité antibactérienne

- *Spectre d'action très large* : cocci Gram positif (sauf les staphylocoques Méti-R) et Gram négatif, bacilles Gram positif et Gram négatif (à l'exception de *Burkholderia cepacia* et *Xanthomonas maltophilia*), anaérobies Gram positif et Gram négatif, *Nocardia*
- Résistances : staphylocoques Méti-R, *Mycoplasma*, *Chlamydiae*, *Rickettsiae*, *Mycobacterium*, *Flavobacterium*, *Clostridium difficile*, *Corynebacterium*

Indications

- Infections sévères notamment d'origine hospitalière (à l'exclusion des méningites) dues à des germes particulièrement résistants mais sensibles à l'imipénème, surtout les infections à *Acinetobacter*, entérocoques mutants hyperproducteurs de céphalosporinases (*Acinetobacter*, *Pseudomonas*, *Serratia*)

Effets indésirables

- *Réactions allergiques* : urticaires, exanthèmes maculo-papuleux, œdème de Quincke, éosinophilie, fièvre, arthralgies, voire choc anaphylactique
- Troubles digestifs : diarrhée, nausées, vomissements, candidoses digestives, colite
- Rares : augmentation des transaminases, neutropénie, anémie hémolytique, allongement du TS, néphrite interstitielle aiguë, encéphalopathies (posologie élevée chez les insuffisants rénaux)

Précautions d'emploi et interactions médicamenteuses

- Incompatibilité physico-chimique avec les lactates
- Grossesse et allaitement : innocuité non démontrée (fœtotoxicité chez l'animal)
- *Associations à utiliser avec précaution* : valproate et divalproate (diminution de leurs taux)

Carbapénèmes ou Thiénamycines (III)

Imipénème + Cilastatine + Rélébactam *Réservé aux hôpitaux*

RECARBRIO	25 fl. poudre pour sol. 500 mg/500 mg/250 mg	A. 1 fl./6 h en perfusion de 30 min (1) durant 5 à 14 jours

1. Insuffisance rénale : réduire les posologies; Clcr de 30 à 60 ml/min : 300/300/150 toutes les 6 heures; Clcr < 30 ml/min : 200/200/100 toutes les 6 heures; *idem* si Clcr < 15 ml/min mais hémodialyse dans les 48 heures.

Contre-indications
Allergie connue aux carbapénèmes ou aux bêta-lactamines

Propriétés

- Imipénème (*cf.* pages précédentes) + cilastatine qui ralentit le métabolisme rénal de l'imipénème + rélébactam, inhibiteur des bêta-lactamases de classes A et C (*Klebsiella pneumoniae* carbapénèmase, bêta-lactamases à spectre étendu, céphalosporinases du *Pseudomonas*)
- Après perfusion IV, faible liaison aux protéines plasmatiques (20 %/40 %/22 %), bonne diffusion (Vd imipénème : 24 l), élimination rénale sous forme largement inchangée (70 %), demi-vie de 1 à 2 heures

Activité antibactérienne (dans les pneumonies nosocomiales)

- Bactéries à Gram négatif : *Escherichia coli, Haemophilus influenzae, Klebsiella pneumoniae, Pseudomonas aeruginosa, Serratia marcescens* et, en l'absence de mécanismes de résistance acquis : *Acinetobacter, Citrobacter spp., Enterobacter spp., Bacteroides spp., Fusobacterium spp., Prevotella spp.*
- Bactéries à Gram positif : *Enterococcus faecalis, Staphylococcus aureus*, Streptocoques du groupe *viridans*
- Résistance des *Legionella spp., Stenotrophomonas maltophilia, staphylococcus* résistant à la méticilline (SARM)

Indications

- Pneumonies nosocomiales (PN) dont PN sous ventilation mécanique et bactériémie associée à une PN
- Infections sévères dues à des bactéries à Gram négatif avec options thérapeutiques limitées

Effets indésirables

- Fréquents (1 à 10 %) : diarrhée, vomissements, éruptions, éosinophilie, hypertransaminasémie
- Rares (< 1 %) : somnolence, confusion, hallucinations, convulsions, urticaire, prurit, hypotension, fièvre, pancytopénie, thrombocytose, élévation de la créatinine, de la bilirubine, test de Coombs positif, allongement du taux de prothrombine, colite pseudomembraneuse, candidoses, réactions anaphylactiques, réactions cutanées graves, hépatite grave

Précautions d'emploi

- Recherche préalable d'une hypersensibilité aux carbipénèmes et aux bêta-lactamines
- Surveillance étroite de la biologie hépatique
- Prudence si antécédents de lésions cérébrales et/ou de convulsions
- Grossesse et allaitement : peu de données ; pas d'anomalies chez l'animal

Interactions médicamenteuses

- *Associations à prendre en compte* : ganciclovir (convulsions), acide valproïque (convulsions), AVK (élévation de l'INR)

Carbapénèmes ou Thiénamycines (IV)

Méropénème[G] *Liste I-Réservé aux hôpitaux-Coll*

MÉRONEM	10 fl. 500 mg ou 1 000 mg Poudre pour solution injectable	Par voie IV (1) : A. et E. ≥ 50 kg : 500 à 1 000 mg toutes les 8 heures (2) (3) E. de 3 mois à 11 ans et < 50 kg : 10 à 20 mg/kg toutes les 8 heures (4) E. < 3 mois : 20 mg/kg toutes les 8 heures (4) (5)

1. Administration soit en injection IV directe en 5 minutes environ (diluer dans de l'eau ppi à raison de 5 ml pour 250 mg de méropénème), soit en perfusion IV courte de 15 à 30 minutes (diluer dans 50 à 200 ml de solutés salés ou glucosés isotoniques).
2. Chez l'adulte, posologie de 500 mg toutes les 8 heures dans les infections respiratoires basses communautaires, et de 1 g toutes les 8 heures dans les autres indications. La posologie est de 2 g/8 h pour les infections bronchopulmonaires de la mucoviscidose et pour la méningite aiguë bactérienne.
3. *Insuffisance rénale* :
   - Clairance = 26-50 ml/min : 1 dose unitaire (500 à 1 000 mg) toutes les 12 heures.
   - Clairance = 10-25 ml/min : 1/2 dose unitaire toutes les 12 heures.
   - Clairance < 10 ml/min : 1/2 dose unitaire toutes les 24 heures.
4. Doses accrues à 40 mg/kg/8 heures dans la mucoviscidose et les méningites aiguës bactériennes.
5. Chez le nourrisson < 3 mois, l'expérience reste limitée.

Méropénème + Vaborbactam *Liste I-Réservé aux hôpitaux*

VABOREM	6 fl. 1 000 mg/1 000 mg Poudre pour sol. inj. 11 mmol de NaCl/flacon	Perfusion IV de 3 heures : A. 2 000 mg/2 000 mg (6) toutes les 8 heures durant 5 à 14 jours

6. *Insuffisance rénale* :
   - Clcr ≥ 40 ml/min : posologie normale.
   - Clcr de 20 à 39 ml/min : 1 000 mg/1 000 mg toutes les 8 heures.
   - Clcr de 10 à 19 ml/min : 1 000 mg/1 000 mg toutes les 12 heures.
   - Clcr < 10 ml/min : 500 mg/500 mg toutes les 12 heures.

   Insuffisance hépatique ou sujets âgés : aucune adaptation posologique.

Contre-indications
Hypersensibilité connue aux carbapénèmes ou aux bêta-lactamines

Propriétés

- Pénicilline du groupe des carbapénèmes, très résistante aux bêta-lactamases, proche de l'imipénème mais stable à la déhydropeptidase humaine 1 (DHP-1) contrairement à celui-ci (pas de nécéssité d'adjoindre un inhibiteur type cilastatine) : le méropénème serait moins neurotoxique que l'imipénème, moins actif sur les cocci Gram positifs, mais actif sur des souches de *Pseudomonas aeruginosa* résistantes à l'imipénème
- Le varbobactam est un inhibiteur des sérines-bêta-lactamases de classe A et de classe C, dont les carbapénases de *Klebsiella pneumoniae*
- Bonne diffusion tissulaire, élimination par voie urinaire sous forme inchangée (demi-vie de 1 heure), passage transplacentaire et dans le lait maternel

Activité antibactérienne

- *Spectre d'action très large* : cocci Gram positif (sauf staphylocoques Méti-R et *Enterococcus faecium*), corynébactéries (sauf *Corynebacterium jeikeium*), bacilles Gram négatif (sauf *Burkholderia cepacia*, *Xanthomonas maltophilia*), bactéries anaérobies strictes
- Sensibilité inconstante des entérocoques, *Pseudomonas aeruginosa*, *Burkholderia cepacia*, *Clostridium difficile*
- Résistance des staphylocoques et des streptocoques Méti-R, *Enterococcus faecium*, *Corynebacterium jeikeium*, *Xanthomonas maltophilia*, mycobactéries, mycoplasmes, *Chlamydiae*, *Rickettsiae*, *Legionella*

Indications

- *Méronem* : infections sévères, bactériémiques ou non, dues à des germes sensibles, dont infections respiratoires basses, infections abdominales, épisodes fébriles chez les patients neutropéniques, infections compliquées de la peau et des tissus mous, méningites bactériennes
- *Vaborem* :
  - Infections des voies urinaires ou intra-abdominales compliquées de pneumonies nosocomiales (y compris sous ventilation), chez l'adulte, avec ou sans bactériémie
  - Infections à bactéries aérobies à Gram négatif en cas d'autres options limitées

Effets indésirables

- *Réactions allergiques* : urticaires, exanthèmes maculo-papuleux, œdème de Quincke, éosinophilie, fièvre, arthralgies, voire choc anaphylactique (croisement possible avec les autres bêta-lactamines)
- Troubles digestifs : diarrhée, nausées, vomissements, candidoses digestives, quelques cas de colites pseudomembraneuses
- Réactions locales : érythème, douleurs, thrombophlébite au point d'injection
- Rares : augmentation des transaminases, de la bilirubine, de la LDH, des phosphatases alcalines, neutropénie, thrombocytose, thrombopénie, hypokaliémie, hypoglycémie, céphalées, paresthésies, convulsions (posologie élevée, insuffisance rénale), diarrhée à *Clostridium difficile*, positivité du test de Coombs

Précautions d'emploi et interactions médicamenteuses

- Utiliser avec une extrême prudence en cas d'allergie aux autres bêta-lactamines
- Grossesse : innocuité non démontrée. Allaitement : à suspendre (passage dans le lait)
- *Associations à utiliser avec précaution* : acide valproïque et valpromide (crises convulsives), médicaments à marge thérapeutique étroite métabolisés par le CYP 450 (AVK)

Monobactames

Aztréonam *Liste I-65 %-Coll-Prescription hospitalière-Disponible en ville*

AZACTAM (1)	Fl. 1 000 mg (ne contient pas de sodium)	Perfusion IV : A. 1 g × 2 à 3 fois/jour (jusqu'à 2 g × 4 fois/jour) Par voie IV directe : A. 1 g × 2 à 3 fois/jour Par voie IM : A. 1 g × 1 à 2 fois/jour (D. max. : 8 g/jour)
CAYSTON (2)	Fl. 75 mg (contient du chlorure de sodium à 0,17 %)	Par voie inhalée : A. 75 mg × 3 fois/jour pendant 28 jours

1. En perfusion IV : diluer chaque flacon dans 3 ml d'eau ppi, puis diluer cette solution dans du sérum salé ou glucosé isotonique pour obtenir une dilution de 50 à 100 ml par gramme et perfuser en 20 à 60 minutes.
Par voie IV directe : diluer chaque flacon à raison de 1 g dans 10 ml d'eau ppi et injecter en 3 à 5 minutes.
Par voie IM : diluer chaque flacon à raison de 1 g dans 3 ml d'eau ppi (une injection unique de 1 g dans les cystites et gonococcies non compliquées, posologie de 1 g × 2 fois/jour dans les infections urinaires hautes et/ou compliquées).
2. Un bronchodilatateur peut être pris 15 minutes à 4 heures avant l'administration.

Contre-indications
Allergie connue à l'aztréonam

Propriétés

- Bêta-lactamine monocyclique de la famille des monobactams, caractérisée par sa grande stabilité aux bêta-lactamases et son spectre d'action original et étroit, limité aux *bactéries et aux cocci Gram négatif aérobies* (activité comparable à celle des céphalosporines de 3e génération) : l'aztréonam peut être actif sur certaines souches de *Pseudomonas aeruginosa* résistantes à la ceftazidime et à l'imipénème
- Absorption digestive pratiquement nulle imposant la voie parentérale, bonne diffusion dans les tissus et liquides biologiques, demi-vie de 2 heures, biotransformation faible (13 %), élimination sous forme active essentiellement urinaire (87 % en 8 heures) et accessoirement biliaire, passage transplacentaire et faiblement dans le lait maternel

Activité antibactérienne

- Spectre d'action limité aux bactéries et cocci Gram négatif aérobies : entérobactéries, *Pseudomonas aeruginosa*, *Haemophilus influenzae*, *Pasteurella*, *Neisseria*
- Sensibilité inconstante des *Acinetobacter* (50 % des souches), *Bordetella*, *Moraxella*
- Résistance des *Alcaligenes*, *Flavobacterium*, *Mycoplasma*, *Chlamydiae*, *Rickettsieae*, *Mycobacterium*, de tous les germes Gram positif et des germes anaérobies stricts

Indications

- Infections sévères (à l'exclusion des méningites) à bactéries Gram négatif aérobies sensibles, notamment les infections à entérobactéries et à *Pseudomonas aeruginosa*
- Infections urinaires hautes ou basses, prostatites, urétrites gonococciques
- Infections pulmonaires chroniques à *Pseudomonas aeruginosa* chez les patients > 18 ans atteints de mucoviscidose (Cayston)

Effets indésirables

- Réactions allergiques spécifiques (< 10 %) : prurit, urticaires, érythèmes, purpuras, voire réactions anaphylactiques (l'allergie croisée avec les autres bêta-lactamines serait très rare, en raison de sa structure monocyclique, mais ne peut être exclue formellement)
- Troubles digestifs (< 10 %) : diarrhée, nausées, vomissements, colite pseudomembraneuse
- Réactions locales : irritation veineuse, douleur au point d'injection IM
- Divers : augmentation transitoire des transaminases, éosinophilie, hypoprothrombinémie, thrombopénie

Précautions d'emploi et interactions médicamenteuses

- *Allergie aux bêta-lactamines* : utiliser avec prudence, malgré la rareté des allergies croisées entre l'aztréonam et les autres bêta-lactamines
- *Insuffisance rénale* : dose initiale normale, puis selon la clairance de la créatinine :
  - Clairance ≥ 30 ml/min : posologie normale
  - Clairance < 30 ml/min : la moitié de la posologie normale
  - Clairance < 10 ml/min : le quart de la posologie normale
  - Sujet sous hémodialyse : 1/8 de la posologie normale après l'hémodialyse
- *Infections à germes multiples* (notamment abdominales et gynécologiques) : associer un antibiotique actif sur les germes Gram positif (sélection possible en monothérapie de cocci Gram positif, notamment d'entérocoques) et/ou sur les anaérobies
- Grossesse et allaitement : à éviter (innocuité non démontrée)
- Incompatibilité physico-chimique avec la céfradine, le métronidazole, la nafcilline
- *Associations à utiliser avec précaution* : acide valproïque et valpromide (diminution de leurs taux plasmatiques avec risque de crises convulsives)

Aminosides ou Aminoglycosides

Formes injectables *Liste I-65 %-Coll*

GENTAMICINE Gentamicine[G]	Amp. 10 mg (1) Amp. 40 mg (1) Amp. 80 mg (1)	Voie **IM** (ou perfusion **IV**) (2) : A. et E. 3 à 8 mg/kg/jour N. 3 à 4,5 mg/kg/jour en injection unique (2 ou 3 sont possibles) Durée max. : 5 jours
	Amp. 160 mg (1)	Voie **IM** : A. 1 amp./jour (3)
NEBCINE (4) Tobramycine[G]	Fl. 25 mg (1) Fl. 75 mg (1) Fl. 100 mg (1)	Voie **IM** (ou perfusion **IV**) : A., E. et N. 3 à 5 mg/kg/jour en 3 injections
AMIKACINE Amikacine[G] *Liste I-Réservé aux hôpitaux-Coll*	20 fl. 250 mg 20 fl. 500 mg Fl. 1 000 mg	Voie **IM** (ou perfusion **IV**) : A. et E. 15 à 30 mg/kg/jour en 1 à 3 injections
AMIKACINE Pédiatrique[G] *Liste I-Réservé aux hôpitaux-Coll*	20 fl. 1 ml = 50 mg	Voie **IM** (ou perfusion **IV**) : E. et N. 15 mg/kg/jour en 2 à 3 injections (5)

1. Les sulfites de l'excipient peuvent entraîner dès la première injection un choc anaphylactique ou un bronchospasme notamment chez les asthmatiques.
2. En cas de traitement ≤ 3 jours, aucun dosage de pic plasmatique (Cmax) n'est nécessaire sauf pour les patients sévères dès la première injection. Le dosage doit être effectué 30 minutes après la fin d'une perfusion de 30 minutes. Cmax = 30 à 40 mg/l.
   Un dosage de la concentration résiduelle est nécessaire si traitement > 5 jours (Cres < 0,5 mg/l).
3. Formes réservées au traitement des infections urinaires à germes sensibles.
4. La tobramycine en solution injectable ne doit pas être utilisée par voie inhalée (risque accru de réactions allergiques sévères).
5. Cmax à 30 minutes = 60 à 80 mg/l. Cres < 2,5 mg/l.

Formes pour nébuliseur *Liste I-65 %-Coll*

TOBI (6) Tobramycine *Conserver entre + 2 °C et + 8 °C*	56 amp. 300 mg/5 ml	À l'aide d'un nébuliseur : A. et E. ≥ 6 ans : 1 amp. × 2 fois/24 h en cures de 28 jours
TOBI PODHALER (7) *Idem* *Non remboursé*	28 mg Poudre pour inhalateur	A. et E. ≥ 6 ans : 112 mg × 2 fois/jour pendant 28 jours

6. Spécialité à prescription initiale hospitalière de 6 mois, avec un renouvellement non restreint, indiquée dans le traitement au long cours des infections pulmonaires chroniques à *Pseudomonasaeruginosa* chez les patients atteints de mucoviscidose âgés de 6 ans et plus (cycles comprenant 28 jours de traitement, suivis de 28 jours sans traitement, etc.).
7. Traitement semestriel : 28 jours de traitement, suivis de 28 jours sans traitement, etc.

Contre-indications

Allergie aux aminosides (rare), myasthénie, certaines associations (*cf.* Interactions)

Propriétés

- *Antibiotiques* bactéricides de la famille des aminoglycosides, agissant en inhibant la synthèse protéique des bactéries par fixation sur le ribosome 30 S, pratiquement pas absorbés *per os*, diffusant peu dans le LCR, la prostate, le pus, l'humeur aqueuse, les sécrétions bronchiques et la bile, éliminés par les urines sous forme active (50 à 90 % en 24 heures) : l'amikacine présente le moins de résistances bactériennes

Activité antibactérienne

- *Spectre d'action large* : entérobactéries, *Listeria*, *Corynebacterium diphteriae*, *Bacillusanthracis*, *Brucella*, *Pasteurella multocida*, *Francisella tularensis*, *Yersinia pestis*
- Sensibilité inconstante des staphylocoques (surtout les souches Méti-R), *Proteus indologenes*, *Pseudomonas*, *Acinetobacter*
- Résistance des streptocoques et entérocoques, pneumocoques (mais synergie avec bêta-lactamines), méningocoques, gonocoques, *Treponema*, *Leptospira*, *Haemophilus*, *Providencia*, *Legionella*, *Nocardia*, *Mycoplasma*, *Chlamydiae*, *Rickettsieae*, *Mycobacterium* (sauf pour la streptomycine, la kanamycine et l'amikacine), anaérobies

Indications

- En monothérapie : certaines infections rénales et urinaires à germes sensibles, utilisation rare
- En association : infections sévères à germes sensibles, notamment rénales, urinaires, génitales, respiratoires, ostéo-articulaires, cutanées, endocardiques, septicémiques
- Tobi et Tobi Podhaler : infections pulmonaires chroniques à *Pseudomonas aeruginosa* chez les adultes et les enfants > 6 ans atteints de mucoviscidose

Effets indésirables

- *Toxicité cochléovestibulaire* favorisée par les doses résiduelles élevées, les traitements prolongés, les administrations pluriquotidiennes, l'âge (nouveau-nés, prématurés, sujets âgés), l'insuffisance rénale, l'hypovolémie, les diurétiques de l'anse, les oto-toxiques
- *Toxicité rénale* réversible favorisée par d'autres produits néphrotoxiques, l'âge, les doses élevées, l'hypovolémie, l'insuffisance rénale, les doses pluriquotidiennes
- Rares : réactions allergiques (surtout dues à l'excipient, sulfites notamment), possibilité de blocage neuro-musculaire antagonisé par le chlorure de calcium et la néostigmine

Précautions d'emploi

- L'administration de la dose *en 1 seule injection quotidienne* réduit la néphrotoxicité
- Surveiller les fonctions rénales et auditives (taux en résiduel), *calculer la posologie sur le poids idéal chez l'obèse*
- Réduire la posologie en cas d'insuffisance rénale (*cf.* Insuffisance rénale)
- Déconseillés chez la femme enceinte (atteinte cochléovestibulaire du fœtus décrite avec streptomycine et kanamycine) et en cas d'ATCD d'atteinte cochléovestibulaire

Interactions médicamenteuses

- ***Associations contre-indiquées*** : céfaloridine, dérivés du platine
- ***Associations déconseillées*** : polymyxine B, toxine botulique
- ***Associations à prendre en compte*** : amphotéricine B IV, céphalosporines injectables, ciclosporine, curarisants, diurétiques de l'anse, tacrolimus, vancomycine, zalcitabine
- Association synergique avec bêta-lactamines (sans les mélanger en perfusion car incompatibilité), acide fusidique, fosfomycine, rifampicine, vancomycine, téicoplanine, fluoroquinolones, macrolides, synergistines

Macrolides (I)

Érythromycine orale (1) *Liste I-65 %-Coll*

ÉRY 500 Propionate[G]	20 cp. 500 mg	A. 2 cp. × 2 à 3 fois/jour (2) E. > 35 kg : 1 cp. × 1 à 3 fois/jour E. de 25 à 35 kg : 1 cp. × 2 fois/jour *30 minutes avant les repas*
ÉRY 250 ÉRY 125 Éthylsuccinate[G]	24 sac. 250 mg 24 sac. 125 mg pour susp. buv.	E. et N. > 3 mois : 30 à 50 mg/kg/jour en 2 ou 3 prises *30 minutes avant les repas*
ÉGÉRY Dihydrate	20 ou 40 gél. 250 mg gastro-résistantes	*Idem*

1. *Insuffisance rénale* : pas d'adaptation des doses.
2. *Acné* : 1 cp. × 2 fois/jour pendant au moins 3 mois.

Érythromycine injectable (1) *Liste I-Réservé aux hôpitaux*

ÉRYTHROMYCINE Lactobionate[G]	Fl. 500 mg ou 1 000 mg Poudre pour perfusion	Perfusion IV continue (3) ou en 1 heure × 4 fois/jour A. 2 g/jour (D. max. : 4 g/jour) E. et N. 30 à 40 mg/kg/jour

3. Ne doit pas être administré en bolus IV (risque d'arythmie et d'hypotension).

Roxithromycine[G] (1) *Liste I-65 %-Coll*

RULID	10 ou 16 cp. 150 mg	A. 150 mg × 2 fois/jour en 2 prises quotidiennes *15 minutes avant les repas*
	10 ou 16 cp. 50 mg pour suspension buvable pédiatrique	E. et N. 5 à 8 mg/kg/jour en 2 prises quotidiennes *15 minutes avant les repas*

Contre-indications

Hypersensibilité connue à l'érythromycine
Antécédents d'arythmie ventriculaire et/ou d'allongement de QT
Hypokaliémie, hypomagnésémie (allongement de QT)
Nombreuses associations médicamenteuses

Propriétés

- Macrolide inhibant la synthèse des protéines bactériennes en se liant à la partie 50s du ribosome et en empêchant la translocation peptidique. Actif sur la plupart des aérobies Gram positif
- Absorption rapide, pic à 1 heure (à jeun), bonne diffusion tissulaire, déméthylation hépatique, élimination principalement biliaire, également urinaire, demi-vie de 3 à 4 heures

Activité antibactérienne

- Espèces sensibles :
  - Aérobies Gram positif : *Bacillus cereus, Corynebacterium diphteriae,* Entérocoques, *Rhodococcus equi, Staphylococcus* méti-S, *Staphylococcus* méti-R, *Streptococcus*
  - Aérobies Gram négatif : *Bordetella pertussis, Branhamella catarrhalis, Campylobacter, Legionella, Moraxella, Actinomyces, Bacteroïdes, Eubacterium, Mobiluncus, Porphyromonas, Prevotella, Propionibacterium acnes*
  - Autres : *Borrelia burgdorferi, Chlamydia, Coxiella, Leptospires, Mycoplasma pneumoniae, Treponema pallidum*
- Sensibilité inconstante : *Haemophilus, Neisseria gonorrhoeae, Clostridium perfringens, Ureaplasma urealyticum*
- Espèces résistantes : *Corynebacterium jeikeium, Nocardia asteroïdes, Acinetobacter,* Entérobactéries, *Pseudomonas, Fusobacterium, Mycoplasma hominis*

Indications

- Angines à streptocoque A β-hémolytique, en alternative aux bêta-lactamines
- Sinusites aiguës lorsqu'un traitement par bêta-lactamine est impossible
- Surinfections des bronchites aiguës, exacerbation des bronchites chroniques
- Pneumopathies communautaires sans facteur de risque, sans signe de gravité et en l'absence d'éléments évocateurs d'une origine pneumococcique. En cas de pneumopathie atypique, les macrolides sont indiqués dans tous les cas
- Infections cutanées bénignes, stomatologiques, génitales (non gonococciques)
- Prévention des rechutes de RAA en cas d'allergie aux bêta-lactamines

Effets indésirables

- Fréquents (1 à 10 %) : gastralgies, nausées, vomissements, diarrhée
- Rares (< 1 %) : acouphènes, hypo-acousie, hépatite, pancréatite, colite pseudo-membraneuse, réactions allergiques, accidents cutanés graves, troubles rythmiques parfois sévères

Précautions d'emploi et interactions médicamenteuses

- L'allongement possible de l'intervalle QT impose la prudence en cas de pathologie cardiaque ou de situations favorisantes
- Grossesse : utilisation possible. Allaitement : utilisation déconseillée
- ***Associations contre-indiquées*** (très nombreuses) : les macrolides sont des inhibiteurs puissants du CYP 3A4 et les médicaments à métabolisme hépatique et à marge thérapeutique étroite (*cf.* chapitre "Iatrogénie") ne doivent pas être utilisés simultanément en raison de leur accumulation. Un contrôle précis des co-médications est indispensable

Macrolides (II)

Clarithromycine orale[G] (macrolide à 14 atomes) *Liste I-65 %-Coll*

ZECLAR	10 ou 16 cp. 250 mg 10, 14 ou 30 cp. 500 mg	En 2 prises quotidiennes : A. 500 à 2 000 mg/jour selon les indications (*cf.* Indications ci-contre)
ZECLAR Susp. buv.	Fl. 60 ml à 50 mg/ml (= 400 doses-kg) + seringue graduée en kg jusqu'à 50 kg (7,5 mg par graduation de 1 kg)	En 2 prises quotidiennes : E. 15 mg/kg/jour, *soit* 1 dose-poids × 2 fois/jour (D. max. : 1 000 mg/jour)
	Fl. 100 ml à 25 mg/ml (= 332 doses-kg) + seringue graduée en kg jusqu'à 25 kg (7,5 mg par graduation de 1 kg)	*Idem*

Clarithromycine injectable *Liste I-Réservé aux hôpitaux-Coll*

ZECLAR 0,5 g IV	Fl. 500 mg (1)	Perfusion IV en 1 heure : A. 500 mg × 2 fois/jour

1. Reconstituer en ajoutant 10 ml d'eau ppi au flacon, puis diluer cette solution dans 250 ml de soluté salé ou glucosé isotonique et perfuser en 1 heure.
La forme injectable est indiquée lorsque des taux sériques élevés doivent être rapidement atteints ou quand l'administration orale est impossible, notamment dans les infections suivantes :
- Pneumopathies aiguës notamment les légionelloses.
- Surinfections des bronchopneumopathies chroniques.
- Infections des voies aériennes supérieures.
- Infections cutanées et des parties molles.
- Infections à mycobactéries atypiques disséminées ou localisées.

Contre-indications
Allergie aux macrolides (rare)
Nombreuses associations (*cf.* Interactions)
Allongement congénital ou acquis de QT, hypokaliémie
Insuffisance hépatique sévère avec insuffisance rénale

Propriétés

- Macrolide à 14 atomes, plus actif que l'érythromycine en particulier sur les bactéries Gram positif, *Haemophilus influenzae* et *Branhamella catarrhalis*
- Absorption digestive non modifiée par les aliments, excellente diffusion tissulaire et intracellulaire, métabolisation hépatique intense (notamment en dérivé 14-hydroxylé actif), élimination urinaire (40 %) et biliaire (40 %), passage dans le lait maternel

Activité antibactérienne

- Spectre d'action : streptocoques, méningocoques, *B. catarrhalis*, *C. diphteriae*, *H. pylori*, *Listeria*, *Legionella*, *Bordetella pertussis*, *Campylobacter*, *Chlamydiae*, *Mycoplasma pneumoniae*, *Ureaplasma urealyticum*, *Pasteurella multocida*, *Gardnerella vaginalis*, *Clostridium*, *Propionibacterium acnes*, *Mycobacterium avium* et *leprae*
- Sensibilité inconstante des pneumocoques, staphylocoques, *Haemophilus influenzae*, *Bacteroides fragilis*, *Vibrio*, résistance des entérobactéries et *Pseudomonas*

Indications (cf. note ci-contre pour la forme injectable)

- Angines, pharyngites, infections cutanées bénignes : 500 mg/jour chez l'adulte ou 15 mg/kg/jour chez l'enfant pendant 5 jours
- Suppurations bronchiques aiguës et surinfections des bronchites chroniques : 500 à 1 000 mg/jour chez l'adulte
- Pneumopathies aiguës : 1 000 mg/jour chez l'adulte
- Éradication de *Helicobacter pylori* (*cf.* le chapitre "Gastro-Entérologie")
- Traitement des infections à *Mycobacterium avium* chez les patients VIH (+ rifabutine et éthambutol) : 2 000 mg/jour chez l'adulte > 50 kg, ou 1 500 mg/jour chez l'adulte < 50 kg

Effets indésirables

- Troubles digestifs : nausées, gastralgies, vomissements, diarrhée, dysgueusies
- Rares : réactions cutanées allergiques, épisodes maniaques, hallucinations, hépatites
- *Risque d'ergotisme* avec les vasoconstricteurs dérivés de l'ergot de seigle

Précautions d'emploi

- Insuffisance hépatique sévère : non recommandé (sinon surveiller les tests hépatiques)
- Insuffisance rénale sévère (clairance < 30 ml/min) : réduire la posologie de 50 %
- Grossesse et allaitement : innocuité non établie

Interactions médicamenteuses (inhibiteur enzymatique : risque de surdosage !)

- ***Associations contre-indiquées*** : colchinine, ergot de seigle, bépridil, cisapride, statines, halofantrine, pimozide, mizolastine (allongement de QT, troubles du rythme), lomitapide, alfuzosine, dapoxétine, avanafil, ivabradine, éplérénone, dronédarone, quétiapine, ticagrélor, astémizole
- ***Associations déconseillées*** : carbamazépine, cimétidine, digoxine, disopyramide, théophylline, lincosanides, triazolam, bromocriptine, tacrolimus
- *Associations à utiliser avec précaution* : antivitamines K, ciclosporine, lisuride, rifabutine, sildénafil

Macrolides (III)

Azithromycine[G] (macrolide à 15 atomes) *Liste I-65 %-Coll*

ZITHROMAX 250 mg (1)	6 cp. 250 mg	En 1 seule prise quotidienne *en dehors ou lors des repas* : A. Posologie variable selon les indications (*cf.* ci-contre)
ZITHROMAX Enfants (1)	Suspension buvable à 40 mg/ml : fl. de 1 500 mg/ 37,5 ml ou 1 200 mg/30 ml (seringue-doseuse)	En 1 seule prise quotidienne, *en dehors ou lors des repas* : E. > 25 kg : 500 mg/jour E. < 25 kg : 20 mg/kg/jour pendant 3 jours
ZITHROMAX Monodose (2)	4 cp. 250 mg	En 1 prise orale unique, *en dehors ou lors des repas* : A. 1 g en 1 prise
ZITHROMAX 500 mg *ATU*	Flacon pour perfusion IV	Posologies liées à l'ATU
AZADOSE 600 mg (3)	8 cp. 600 mg	En 1 prise hebdomadaire, *en dehors des repas* : A. 1 200 mg/semaine
ORDIPHA 500 mg	3 cp. 500 mg orodispersibles	A. 500 mg/jour pendant 3 jours sauf bronchite aiguë : 500 mg J1 puis 250 mg J2 à J4

1. Un traitement court est validé, comme alternative aux bêta-lactamines, dans les angines aiguës streptococciques documentées (traitement de 3 jours) et dans les exacerbations aiguës des bronchites chroniques (traitement de 5 jours).
2. Spécialité réservée au traitement en monoprise des uréthrites et cervico-vaginites à *Chlamydia trachomatis* (IST les plus fréquentes), et du trachome.
3. Spécialité réservée à la prévention des infections à *Mycobacterium avium-intracellulare.*

Contre-indications

Allergie aux macrolides (rare), certaines associations (*cf.* Interactions)
Insuffisance hépatique sévère

Propriétés

- Macrolide à 15 atomes (classe des azalides), moins actif que l'érythromycine sur les bactéries Gram positif mais plus actif sur les bactéries Gram négatif
- Absorption digestive à 40 %, pic plasmatique en 2 à 3 heures, excellente diffusion tissulaire et intracellulaire, métabolisation hépatique partielle (N-déméthylation), élimination lente surtout biliaire et accessoirement urinaire, demi-vie terminale de 68 heures

Activité antibactérienne

- Spectre d'action : streptocoques, staphylocoques Méti-S, *Branhamella catarrhalis*, *Rhodococcus equi*, *Corynebacterium diphteriae*, *Bordetella pertussis*, *Helicobacter pylori*, *Campylobacter jejuni*, *Mycoplasma pneumoniae*, *Chlamydiae*, *Coxiella*, *Borrelia burgdorferi*, *Treponema*, *Leptospira*, *Propionibacterium acnes*, *Actinomyces*, *Eubacterium*, *Porphyromonas*, *Mobiluncus*, et à un moindre degré *Vibrio*, *Haemophilus influenzae*, *Legionella pneumophila*, *Ureaplasma urealyticum*, gonocoques
- Sensibilité inconstante des pneumocoques (25 % de souches résistantes à tous les macrolides), entérocoques, *Peptostreptococcus*, *Clostridium perfringens*
- Résistance des staphylocoques Méti-R, entérobactéries, *Pseudomonas*, *Acinetobacter*, *Mycoplasma hominis*, *Nocardia*, *Fusobacterium*, *Bacteroides fragilis*

Indications et posologies

- Angines aiguës streptococciques et infections stomatologiques
- Suppurations bronchiques aiguës et surinfection des bronchites chroniques (500 mg le premier jour puis 250 mg/jour pendant 4 jours)
- Uréthrites et cervico-vaginites à *Chlamydia trachomatis* (prise unique de 1 à 2 g)
- Trachome (prise unique de 1 g chez l'adulte ou 20 mg/kg chez l'enfant)
- Prévention des infections à *Mycobacterium avium-intracellulare* chez les patients infectés par le VIH et ayant un taux de CD4 $< 100/mm^3$ (1 200 mg/semaine en 1 prise)
- Hors AMM : traitement de la babésiose en association avec l'atovaquone (traitement de 7 jours), maladie des griffes du chat (traitement de 1 mois)
- *NB* : absence d'indication après greffe de cellules souches hématopoïétiques

Effets indésirables

- Troubles digestifs : nausées, gastralgies, vomissements, diarrhée, flatulence
- Hépatites toxiques, réactions cutanées allergiques très rares
- *Risque d'ergotisme* avec les vasoconstricteurs dérivés de l'ergot de seigle

Précautions d'emploi

- Effet pro-arythmogène et allongement de QT → à éviter si facteurs de risque cardio-vasculaires : allongement de QT, bradycardie, arythmie, hypokaliémie
- Insuffisance rénale sévère (clairance < 40 ml/min) : absence de données
- Grossesse et allaitement : innocuité non établie

Interactions médicamenteuses

- ***Associations contre-indiquées*** : dérivés de l'ergot de seigle, cisapride, colchicine
- *Associations à utiliser avec précaution* : ciclosporine, atorvastatine, simvastatine, digoxine, médicaments favorisant les torsades de pointe, AVK

Macrolides (IV)

Spiramycine[G] (1) (macrolide à 16 atomes) *Liste I-65 %-Coll*

ROVAMYCINE	10 cp. 3 M UI	En 2 à 3 prises quotidiennes : A. 2 à 3 cp./jour (6 à 9 M UI)
	16 cp. séc. 1,5 M UI	En 2 à 3 prises quotidiennes : A. 4 à 6 cp./jour (6 à 9 M UI) E. > 20 kg : 1 cp./10 kg/jour (150 000-300 000 UI/kg/jour)
ROVAMYCINE IV *Liste I-Réservé aux hôpitaux*	Fl. 1,5 M UI (2)	Perfusion IV en 1 heure : A. 1,5 M UI × 3 fois/24 h

1. Chimioprophylaxie des méningites cérébro-spinales à méningocoques (chez le malade après son traitement curatif et chez les sujets exposés aux sécrétions nasopharyngées du malade dans les 10 jours précédant son hospitalisation) : la spiramycine doit être réservée aux cas où la rifampicine est contre-indiquée, et utilisée alors en traitement de cinq jours (3 M UI matin et soir chez l'adulte, 75 000 UI/kg matin et soir chez l'enfant).
2. Dissoudre le contenu du flacon avec 4 ml d'eau ppi, puis administrer en perfusion IV de 1 heure dans un volume minimal de 100 ml de G5 (perfusion toutes les 8 heures).

En association avec Métronidazole (*cf.* Nitro-imidazolés)

Josamycine (macrolide à 16 atomes) *Liste I-65 %-Coll*

JOSACINE	20 cp. 500 mg 10 cp. 1 000 mg dispersibles	En 2 prises quotidiennes *1 heure avant les repas* : A. 1 à 2 g/jour
JOSACINE Sirop	Sirop (avec pipettes graduées en kg) dosé : – à 125 mg/5 ml – à 250 mg/5 ml – à 500 mg/5 ml	En 2 prises quotidiennes *1 heure avant les repas* : N. et E. 50 mg/kg/jour *soit* 1 dose-poids × 2 fois/jour (sans dépasser 2 g/jour)

Contre-indications
Allergie aux macrolides (rare), certaines associations (*cf.* Interactions) Allongement de l'espace QT (pour l'érythromycine injectable)

Propriétés

- *Antibiotiques* bactériostatiques agissant au niveau des sous-unités ribosomales 50 S, bactéricides à bonne concentration
- Absorption digestive correcte, excellente diffusion tissulaire et intracellulaire (sauf dans le cerveau, le LCR, les urines), élimination biliaire et fécale sous forme active

Activité antibactérienne

- Spectre d'action moyen : streptocoques, gonocoques, méningocoques, *Branhamella catarrhalis*, bacilles Gram positif, *Legionella*, *Bordetella*, *Campylobacter*, *Treponema*, *Leptospira*, *Mycoplasma pneumoniae*, *Ureaplasma urealyticum*, *Haemophilus ducreyi*, *Chlamydiae*, *Rickettsieae*, *Clostridium*, certaines mycobactéries atypiques
- Résistance des entérobactéries, *Pseudomonas*, *Acinetobacter*, *Mycoplasma hominis*, et souvent des *Haemophilus influenzae*, entérocoques, staphylocoques, pneumocoques, gonocoques, *Bacteroides fragilis*

Indications

- Infections dentaires (± métronidazole), légionellose (± rifampicine), pneumonies atypiques, coqueluche, diphtérie, chancre mou, infections à *Mycoplasma* ou *Chlamydiae*, acné juvénile sévère en traitement starter de 1 à 2 mois (et pour la spiramycine : chimioprophylaxie de la méningite, toxoplasmose, cryptosporidiose intestinale)
- Alternative aux pénicillines si allergie : angines, rhinopharyngites, bronchites, infections à streptocoques et chimioprophylaxie du RAA et de la scarlatine, syphilis, érysipèloïde, charbon, actinobactériose, infections à *Clostridium*

Effets indésirables

- Troubles digestifs (plus fréquents avec les macrolides à 14 atomes, érythromycine en particulier) : nausées, gastralgies, vomissements, diarrhée, douleurs abdominales
- Troubles neuropsychiques : délire, hallucinations, épisodes maniaques
- Hépatites exceptionnelles (risque très réduit avec les macrolides à 16 atomes, voire nul avec la spiramycine), réactions cutanées allergiques rares (environ 0,5 %)
- Érythromycine IV : irritation veineuse, exceptionnellement surdité transitoire (dose-dépendante), allongement de QT, ESV, torsades de pointe, bloc auriculo-ventriculaire
- *Risque d'ergotisme* avec les dérivés de l'ergot de seigle (sauf pour la spiramycine)

Précautions d'emploi

- Ne pas utiliser dans les otites de l'enfant < 6 ans (cas des méningites à *H. influenzae*)
- Insuffisance hépatique : non recommandé (sinon surveiller les tests hépatiques)
- Allaitement : suspendre l'allaitement en cas de traitement par la spiramycine

Interactions médicamenteuses (uniquement avec la lévodopa pour la spiramycine)

- ***Associations contre-indiquées*** : érythromycine IV (avec autres produits entraînant des torsades de pointe), dérivés de l'ergot de seigle, bépridil, cisapride, statines, halofantrine
- *Associations déconseillées* : carbamazépine, colchicine (risque de surdosage toxique), théophylline et dérivés, midazolam, lincosanides, bromocriptine, tacrolimus, disopyramide
- *Associations à utiliser avec précaution* : rifabutine (avec clarithromycine), sildénafil (avec clarithromycine, érythromycine), AVK, ciclosporine, digitaliques, lisuride
- *Associations à prendre en compte* : lévodopa + carbidopa (avec spiramycine)

Streptogramines ou Synergistines

Pristinamycine[G] *Liste I-65 %-Coll*

PYOSTACINE	16 cp. 250 mg 16 cp. 500 mg	A. 2 à 3 g/jour E. > 6 ans : 50 mg/kg/jour en 2 à 3 prises aux repas (1) (2)

1. Chez le jeune enfant, les comprimés peuvent être écrasés dans un peu de lait ou un excipient sucré.
2. Insuffisance rénale : aucun ajustement posologique.

Contre-indications
Hypersensibilité connue à la pristinamycine
Méningites (absence de diffusion méningée)
Administration concomitante avec la colchicine, allaitement

Propriétés

- *Antibiotique* de la famille des streptogramines, composé de 2 facteurs synergiques agissant par fixation sur la sous-unité ribosomale 50 S, bactériostatiques voire bactéricides, *ayant conservé une excellente activité sur les staphylocoques même Méti-R, les pneumocoques et Haemophilus influenzae même producteurs de bêta-lactamases*
- Absorption digestive médiocre (15 à 20 %), pic plasmatique : 1 à 2 heures, excellente diffusion tissulaire (sauf dans le LCR), métabolisation mal connue, élimination biliaire rapide (90 %)

Activité antibactérienne et association synergique

- *Spectre d'action original* : staphylocoques (95 % des souches Méti-R sont sensibles), streptocoques, pneumocoques, gonocoques et méningocoques, bacilles Gram positif (*Corynebacterium*, *Bacillus anthracis*, *Erysipelothrix*, *Listeria*), *Haemophilus influenzae* (85 % des souches sont sensibles), *Haemophilus ducreyi*, *Gardnerella vaginalis*, *Bordetella pertussis*, anaérobies stricts (*Clostridium perfringens*, *Clostridium tetani*, *Actinomyces*, *Bacteroides* sauf *asaccharolyticus*, *Fusobacterium*), *Mycoplasma pneumoniae*, *Mycoplasma hominis*, *Leptospira*, *Chlamydiae*, *Legionella*
- Sensibilité inconstante des streptocoques autres que ceux du groupe A (30 à 60 % des entérocoques sont résistants) et *d'Ureaplasma urealyticum*
- Résistance naturelle des bacilles Gram négatif aérobies (dont *Brucella*, *Pseudomonas*, entérobactéries, *Treponema*, *Campylobacter jejuni*)
- Association synergique notamment sur les staphylocoques avec aminosides, rifampicine, fluoroquinolones, vancomycine, téicoplanine, acide fusidique

Indications, posologie et mode d'administration

- Sinusites maxillaires aiguës : 1 g × 2 fois/jour pendant 4 jours
- Exacerbations aiguës de bronchites chroniques : 1 g × 3 fois/jour pendant 4 jours
- Pneumonies communautaires de gravité modérée : 1 g × 3 fois/jour pendant 7 à 14 jours
- Infections de la peau et des tissus mous : 1 g × 2 ou 3 fois/jour pendant 8 à 14 jours

Effets indésirables

- Très fréquents (> 10 %) : troubles digestifs dose-dépendants (transitoires et réduits par la prise aux repas) : nausées, pesanteur gastrique, gastralgies
- Fréquents (1 à 10 %) : vomissements, diarrhée, rash, urticaire
- Rares (< 1 %) : réactions allergiques sévères, pustulose exanthématique aiguë généralisée, vascularite, purpura, réactions d'hypersensibilité (œdème de Quincke, choc anaphylactique), colite pseudo-membraneuse, hallucinations, pancytopénie, hépatite, insuffisance rénale aiguë

Précautions d'emploi

- Non adaptée au traitement de l'angine, de la sinusite chronique et des otites
- Grossesse : utilisation possible

Interactions médicamenteuses

- ***Associations contre-indiquées*** : colchicine
- *Associations à surveiller* : ciclosporine, AVK
- Association plutôt antagoniste avec macrolides, lincosanides

Acide fusidique

Formes orales (1) *Liste I-65 %-Coll*

FUCIDINE[G]	10 cp. 250 mg	A. 1 à 1,5 g/jour E. 30 à 50 mg/kg/jour *en 2 à 3 prises aux repas*
FUCIDINE Enfant	Suspension buvable à 250 mg/mesure (5 ml)	E. 40 à 60 mg/kg/jour *en 2 à 3 prises aux repas*
FUCIDINE Nourrisson	Suspension buvable à 100 mg/mesure (2 ml)	N. 40 à 60 mg/kg/jour *en 2 à 3 prises aux repas*

1. La posologie peut être augmentée dans les infections sévères à 3 g/jour chez l'adulte et 80 mg/kg/jour chez l'enfant, en 3 prises au cours des repas.

Formes injectables *Liste I-65 %-Coll*

FUSIDATE DE SODIUM (2) *À conserver entre + 2 °C et + 8 °C*	500 mg, poudre pour solution à diluer (3)	En 2 à 3 perfusions IV : A. 1 à 1,5 g/jour E. et N. 20 à 40 mg/kg/jour

2. Cet antibiotique doit être prescrit après documentation microbiologique.
3. Des précipités peuvent apparaître d'où la nécessité d'agiter le flacon jusqu'à totale disparition avant reconstitution.

Contre-indications
Insuffisance hépatique

Propriétés

- Antibiotique stéroïdique du groupe des fusidanines, bactériostatique, empêchant la traduction de l'ARN messager, *utilisé surtout contre les staphylocoques* car encore très actif (mais la résistance chromosomique acquise est rapide ce qui incite à l'utiliser en association uniquement)
- Absorption digestive à 70 %, bonne diffusion dans l'organisme y compris dans l'os, les sécrétions bronchiques, le pus, la bile (mais pas dans le LCR, les urines, l'humeur aqueuse), métabolisation hépatique intense, élimination lente surtout par la bile (95 %), demi-vie de 5 à 6 heures, passage transplacentaire et dans le lait maternel

Activité antibactérienne

- Spectre d'action étroit : staphylocoques (95 % des souches Méti-R sont sensibles), *Clostridiae* (y compris *Cl. difficile*), *Corynebacterium diphteriae*, *Bordetella pertussis*, *Bacillus anthracis*, gonocoques, méningocoques, *Actinomyces*, *Propionibacterium acnes*, *Peptococcus*, *Peptostreptococcus*, et à un moindre degré streptocoques, pneumocoques, *Mycobacterium tuberculosis*, *Chlamydia*, *Mycoplasma*
- Sensibilité inconstante des *Bacteroides fragilis*, flore de Veillon, *Nocardia*, *Brucella*, *Chlamydia trachomatis*
- Résistance des bacilles Gram négatif (entérobactéries, *Pseudomonas*, *Haemophilusinfluenzae*), *Listeria monocytogenes*, *Fusobacterium*

Indications

- Infections staphylococciques (à l'exclusion des méningites et des infections urinaires), notamment dans leurs localisations cutanées, ostéo-articulaires, broncho-pulmonaires (en particulier la mucoviscidose), endocardiques, septicémiques (toujours en association dans les infections sévères)

Effets indésirables

- Troubles digestifs : nausées, vomissements, gastralgies, diarrhée (minimisés par la prise au cours des repas et/ou l'association avec des anti-acides)
- Rares : réactions cutanées allergiques, troubles hématologiques parfois graves (leucopénies, anémies sidéroblastiques, thrombopénies, dont des cas mortels), rhabdomyolyse
- Possibilité d'hépatites cholestatiques à forte dose et d'ictères réversibles par compétition avec la bilirubine chez le nouveau-né et le prématuré

Précautions d'emploi et interactions médicamenteuses

- Surveiller les fonctions hépatiques lors des traitements prolongés ou à forte dose, chez les insuffisants hépatiques, en cas d'ictère préexistant, d'acidose ou d'affections graves, et chez les nouveau-nés (risque d'ictère nucléaire chez le nourrisson surtout en cas de prématurité), et surveiller la NFS
- Utiliser toujours en association (pénicillines M, aminoside, vancomycine, téicoplanine, fosfomycine, rifampicine, macrolide, streptogramine)
- Grossesse : l'utilisation peut être envisagée si nécessaire
- ***Associations contre-indiquées*** : statines (risque de rhabdomyolyse aiguë)
- *Associations à utiliser avec précaution* : ciclosporine (concentration accrue), AVK (élévation de l'INR)

Lincosamides

Clindamycine[G] (1) *Liste I-65 %-Coll*

DALACINE	16 gél. 75 mg 12 gél. 150 mg 12 gél. 300 mg	A. 0,6 à 2,4 g/jour E. > 1 mois : 15 mg/kg/jour en 3 à 4 prises aux repas
DALACINE Injectable *Réservé aux hôpitaux*	25 amp. 4 ml = 600 mg 10 amp. 6 ml = 900 mg	Voie **IM** ou perfusion **IV** : A. 0,6 à 2,4 g/jour E. > 1 mois : 15 à 40 mg/kg/jour en 3 à 4 fois

1. Ne pas injecter plus de 600 mg à la fois par voie intramusculaire, et en perfusion IV respecter une dilution minimale de 6 mg/ml sans dépasser un débit maximal de 30 mg/min.
Babésiose (traitement de 7 jours = 2 400 mg/24 h de clindamycine en 3 perfusions IV ou 1 800 mg/24 h *per os* + 25 mg/kg/24 h de quinine en 3 prises orales).
Prophylaxie des endocardites : 600 mg *per os* chez l'adulte ou 15 mg/kg *per os* chez l'enfant > 6 ans, dans l'heure qui précède le geste.

Contre-indications
Allergie aux lincosanides (rare), nourrisson < 1 mois, méningites (diffusion insuffisante)

Propriétés

- *Antibiotique* bactéricide agissant par fixation au niveau de la sous-unité ribosomale 50 S
- Absorption digestive excellente (90 %), bonne diffusion tissulaire notamment osseuse et cérébrale (faible dans le LCR), forte métabolisation hépatique, élimination surtout biliaire et fécale sous forme active, moindre par les urines (5 à 10 % *per os*, 30 % par voie parentérale), passage transplacentaire et dans le lait maternel

Activité antibactérienne (meilleure pour la clindamycine, surtout sur *B. fragilis*)

- *Spectre d'action original* : anaérobies (*Bacteroides fragilis*, *Fusobacterium*, *Clostridium perfringens*, *Peptococcus*, *Peptostreptococcus*, *Veillonella*, *Propionibacterium*, *Eubacterium*, *Actinomyces*), staphylocoques même producteurs de pénicillinases, *Mycoplasma hominis*, *Toxoplasma gondii*, *Plasmodium*, *Pneumocystis carinii* (et pour mémoire les streptocoques, pneumocoques, *Bacillus anthracis* et *Corynebacterium*)
- Sensibilité inconstante des *Clostridiae* sauf *Cl. perfringens* et *Bacteroides fragilis* (10 à 20 % de résistance) et des staphylocoques Méti-R ou résistants aux macrolides (10 %)
- Résistance des entérocoques, *Neisseria*, *Haemophilus influenzae*, entérobactéries, *Pseudomonas*, *Acinetobacter*, *Legionella*, *Listeria*, *Erysipelothrix*, *Clostridium difficile*, *Mycoplasma pneumoniae*, *Chlamydiae*

Indications

- Infections sévères à germes sensibles (sauf les méningites et les infections rénales et urinaires), notamment les infections à anaérobies ou flore mixte et à staphylocoques
- Babésiose (*cf.* ci-contre), toxoplasmose (+ pyriméthamine), paludisme (+ quinine)
- Prophylaxie des endocardites au cours des soins dentaires en cas d'allergie aux bêtalactamines : 600 mg, une heure avant le geste

Effets indésirables

- Troubles digestifs : diarrhée bénigne (20 %), nausées, vomissements, plus rarement (2 à 10 %) *colite pseudo-membraneuse à Clostridium difficile* (diarrhée profuse parfois sanglante, fièvre, douleurs abdominales) → arrêt immédiat et administration de métronidazole ou vancomycine *per os* pendant 10 jours
- Troubles hépatiques : élévation des transaminases fréquente, hépatites plus rares
- Troubles hématologiques : leucopénie, thrombopénie, agranulocytose, pancytopénie
- Réactions allergiques rares (0,5 %) : prurit, urticaire, éruptions cutanées, très rares cas de toxidermies bulleuses (syndromes de Lyell et de Stevens-Johnson)
- Par voie parentérale : thrombophlébites (à forte dose), hypotension et bradyarythmies, voire arrêt cardiaque (si perfusion IV trop rapide), effet curarisant (à doses élevées)

Précautions d'emploi et interactions médicamenteuses

- Réduire les doses en cas d'insuffisance rénale (*cf.* Insuffisance rénale) ou hépatique
- Ne pas utiliser les ralentisseurs du transit en cas de diarrhée persistante, risque de colite pseudo-membraneuse
- Grossesse et allaitement : à éviter (innocuité non établie)
- ***Associations déconseillées*** (plutôt antagonistes) : macrolides et streptogramines
- *Associations à utiliser avec précaution* : curarisants (potentialisation), ciclosporine
- *Anti-acides et colestyramine* (intervalle de 2 heures entre les prises orales)
- Synergie avec aminosides, rifampicine, métronidazole, pyriméthamine, quinine

Antibiotiques phosphoniques

Fosfomycine injectable[G] (14,4 mmol de Na^+ pour 1 g)

Liste I-Réservé aux hôpitaux

FOSFOCINE	Fl. 1 000 mg ou 4 000 mg	Perfusion IV lente (1) : A. 100 à 200 mg/kg/jour E. 100 à 200 mg/kg/jour en 2 à 3 perfusions

1. Perfusion veineuse lente (4 g en 4 heures) après dissolution dans du chlorure de sodium isotonique ou du sérum glucosé isotonique (4 g dans 250 ml au minimum).

Fosfomycine-Trométamol (*cf.* Antibactériens urinaires)

Contre-indications
Allergie à la fosfomycine (rare), utilisation en monothérapie

Propriétés

- Antibiotique phosphonique bactéricide, inhibant l'enzyme catalysant la première étape de la synthèse de la paroi bactérienne (pyruvyl-transférase), *ayant un spectre d'actionintéressant mais dont l'intérêt est limité* par ses modalités d'administration (perfusions veineuses de 4 heures), sa médiocre tolérance veineuse et sa forte teneur en sodium
- Absence d'absorption digestive imposant la voie parentérale, liaison faible aux protéines plasmatiques, diffusion très bonne dans tous les tissus et humeurs de l'organisme (y compris dans le LCR), élimination dans les urines essentiellement sous forme active (> 85 % en 12 heures), demi-vie de 2 heures, passage faible dans le lait maternel

Activité antibactérienne

- Spectre d'action large : *staphylocoques* (activité sur environ 80 % des souches Méti-R), entérobactéries (sauf *Acinetobacter*, *Proteus morganii*, *Proteus stuartii*), *Haemophilus*, pneumocoques, *Neisseria*, certaines souches de *Pseudomonas*
- Sensibilité inconstante (< 40 % des souches) des *Staphylococcus hemolyticus*, *Pseudomonas*, *Providencia*, *Klebsiella*
- Résistance des streptocoques, entérocoques, *Staphylococcus saprophyticus*, *Listeria*, *Acinetobacter*, *Proteus morganii*, *Proteus stuartii*, *Pasteurella*, *Corynebacterium*, *Chlamydiae*, *Mycoplasma*, anaérobies Gram positif et Gram négatif

Indications (toujours en association, après antibiogramme, en l'absence d'alternatives)

- Strictement réservé aux méningites et infections sévères dues à des germes multi-résistants mais sensibles à la fosfomycine, notamment les infections à *staphylocoques Méti-R* (avec céfotaxime, voire rifampicine ou fluoroquinolone dans les méningites, avec vancomycine ou téicoplanine dans les endocardites et les septicémies) ou à des bacilles Gram négatifs dont les *Serratia* (avec un aminoside)

Effets indésirables

- *Apport de sodium* très important (pouvant entraîner une surcharge sodée), possibilité d'hypokaliémie à fortes doses prolongées, veinites (changer les sites de perfusion)
- Risque de sélection rapide de mutants résistants en cas d'utilisation en monothérapie (résistance acquise de haut niveau par mutation) → *utiliser toujours en association*
- Éruptions cutanées allergiques

Interactions médicamenteuses et précautions d'emploi

- Surveiller l'ionogramme en particulier en cas d'association avec les digitaliques, médicaments hypokaliémiants ou responsables de torsades de pointe
- *Associer toujours* un autre antibiotique actif et synergique (aminoside, bêta-lactamine, vancomycine, téicoplanine, fucidine, rifampicine, triméthoprime, fluoroquinolone)
- Espacer les perfusions en cas d'insuffisance rénale quand la clairance de la créatinine est inférieure à 60 ml/min, soit pour une perfusion de 4 g un intervalle de :
  - Clairance < 60 ml/min : 12 heures. Clairance < 20 ml/min : 48 heures
  - Clairance < 40 ml/min : 24 heures. Clairance < 10 ml/min : 75 heures
  - Clairance < 30 ml/min : 36 heures. Hémodialyse : 2 g après chaque séance
- Grossesse : à éviter notamment au premier trimestre (innocuité non établie)
- Allaitement : utilisation déconseillée (passage en faible quantité dans le lait maternel)

Associations à surveiller : AVK (contrôles fréquents d'INR)

Antibiotiques glycopeptidiques (I)

Vancomycine voie orale[G] *Liste I-Réservé aux hôpitaux*

VANCOMYCINE	Utiliser les flacons pour perfusion IV en les diluant à raison de 500 mg dans 6 ml d'eau distillée stérile ou d'eau ppi	Par voie orale : A. 1 à 2 g/jour E. 40 mg/kg/jour (≤ 2 g/jour) en 3 à 4 prises pendant 10 jours

Vancomycine voie injectable[G] *Liste I-Réservé aux hôpitaux*

VANCOMYCINE	Fl. 125 mg, 250 mg, 500 mg ou 1 000 mg	En perfusion **IV** (1) (2) (3) (4) : A. et E. > 12 ans : 15 à 20 mg/kg toutes les 8 à 12 heures E. < 12 ans et NN : 10 à 15 mg/kg toutes les 6 heures

1. Les perfusions **IV** seront effectuées en 60 minutes au moins (ou en continu) et de préférence à l'aide d'un cathéter central, *toujours après reconstitution des flacons puis dilution de la solution reconstituée* dans 200 ml de sérum salé ou glucosé isotonique.
2. Les perfusions IV continues seront précédées d'une dose de charge égale au tiers de la dose totale de 24 heures à perfuser en 1 heure.
3. Le dosage du pic plasmatique est effectué :
   - En cas de perfusion continue, après 48 heures : taux plateau de 30 à 40 mg/l.
   - En cas de perfusion discontinue, 15 minutes après le début de la perfusion : taux (Cmax) = 40 à 50 mg/l.
   - Le dosage du taux résiduel est effectué, si traitement > 5 jours, juste avant la prochaine perfusion. Cres = 15 à 20 mg/l.
4. Risque de cristallisation ou d'inactivation si injection concomitante de pipéracilline-tazobactam, ciprofloxacine, acide fusidique, pénicilline G, celtriaxone, rifampicine, héparine
5. Chez l'adulte :
   - Administration intermittente : dose recommandée de 15-30 mg/kg dans l'échange long, tous les 5-7 jours.
   - Perfusion continue : dose de charge de 30 mg/kg suivie d'une dose d'entretien de 1,5 mg/kg/poche dans tous les échanges.
6. Chez l'enfant :
   - Administration intermittente : dose initiale de 30 mg/kg dans l'échange long, suivie de 15 mg/kg tous les 3-5 jours pendant l'échange long.
   - Perfusion continue : dose de charge de 1 000 mg/l de dialysat, suivie de 25 mg/l (après 3-6 heures de la dose de charge) dans tous les échanges.

La vancomycine peut être utilisée **par voie intrapéritonéale** chez les adultes (5) et chez les enfants (6) pour le traitement d'infections liées à la dialyse péritonéale.

Contre-indications

Allergie à la vancomycine, injection non strictement IV (produit très irritant)

Propriétés

- Antibiotique bactéricide de structure glycopeptidique, inhibant la synthèse de la paroi bactérienne, peu affecté par la résistance des staphylocoques et des entérocoques
- Pas d'absorption digestive, demi-vie de 3 à 12 heures, diffusion tissulaire correcte (mais aléatoire dans le LCR), élimination urinaire sous forme active (90 % en 24 heures)

Activité antibactérienne

- Spectre d'action étroit : staphylocoques même les souches Méti-R, entérocoques (< 5 % de résistance), streptocoques, pneumocoques, bacilles Gram positif (*Bacillus anthracis*, *Corynebacterium même JK*, *Listeria*), anaérobies Gram positif (même *Clostridium difficile*, *Flavobacterium* étant peu sensible)
- Résistance des bacilles Gram négatif, *Nocardia*, *Lactobacillus*, mycobactéries

Indications

- *Par voie IV* : infections sévères à germes sensibles, notamment à staphylocoques (y compris Méti-R), streptocoques, entérocoques, infection sur cathéter à corynebactéries (type JK compris), fièvre chez le neutropénique, péritonites au cours des dialyses péritonéales, prophylaxie des endocardites, antibioprophylaxie en chirurgie notamment chez les sujets allergiques aux bêta-lactamines
- *Per os* : colite à *Clostridium difficile* (125 mg à 500 mg selon le degré de sévérité, 4 fois/jour, par voie orale. Utilisation par voie intracolique possible)

Effets indésirables (pour la voie parentérale)

- *Réactions allergiques rares* : prurit, fièvre, éruptions cutanées, bronchospasme, voire réactions anaphylactiques (allergie pouvant être croisée avec la téicoplanine)
- *Otoxicité à prédominance cochléaire* dose-dépendante (exceptionnelle) : possibilité de surdité précédée d'acouphènes et vertiges (si taux sériques ≥ 50 µg/ml)
- *Réactions locales* : risque de nécrose tissulaire par voies IM ou SC (contre-indiquées) imposant la voie IV, thrombophlébites au point d'injection IV (13 %) → cathéter central
- Divers : neutropénie, nausées, vomissements, douleurs pulsatiles des muscles du dos et du cou et flush cervico-facial avec hypotension (si perfusion trop rapide), néphrotoxicité si surdosage (et augmentation de celle des produits néphrotoxiques)

Précautions d'emploi et interactions médicamenteuses (par voie parentérale)

- Utiliser avec prudence en cas de surdité préexistante (adapter la posologie en fonction des taux sériques résiduels, normalement de 10 à 20 µg/ml)
- Surveiller les fonctions rénales et auditives et adapter la posologie selon la clairance :
  - Clairance = 100 ml/min : 1 545 mg/24 h
  - Clairance = 90 ml/min : 1 390 mg/24 h
  - Clairance = 80 ml/min : 1 235 mg/24 h
  - Clairance = 70 ml/min : 1 080 mg/24 h
  - Clairance = 60 ml/min : 925 mg/24 h
  - Clairance = 50 ml/min : 770 mg/24 h
  - Clairance = 40 ml/min : 620 mg/24 h
  - Clairance = 30 ml/min : 465 mg/24 h
  - Clairance = 20 ml/min : 310 mg/24 h
  - Clairance = 10 ml/min : 155 mg/24 h
- Grossesse : innocuité non établie
- *Associations à surveiller* : aminosides et médicaments néphrotoxiques ou ototoxiques
- Association synergique avec aminosides, rifampicine, fosfomycine, fluoroquinolones, bêta-lactamines antistaphylococciques, acide fusidique

Antibiotiques glycopeptidiques (II)

Téicoplanine[G] *Liste I-Réservé aux hôpitaux*

TARGOCID (1)	Fl. 100 mg, 200 mg ou 400 mg	A. 6 à 12 mg/kg par voie IV toutes les 12 heures pendant 1 à 4 jours, puis 6 à 12 mg/kg/jour (= 400 mg) en 1 injection IM ou IV (2) E. et N. (excepté le nouveau-né) : 10 mg/kg par voie IV toutes les 12 heures pour les 3 premières injections, puis 10 mg/kg toutes les 24 heures Peut être administré par voie orale (3)

1. L'administration veineuse peut être réalisée par injection IV directe (en 1 minute) ou en perfusion de 30 minutes après dilution du produit dans du sérum salé isotonique ou dans un soluté à base de lactate de sodium (Ringer lactate, solution de Hartmann). La voie SC est utilisable en cas de contre-indication à la voie IM (chez les patients sous anticoagulants). Il faut faire une dose de charge de 400 mg.
2. Dosage sérique résiduel > 20 mg/l dans les infections ostéo-articulaires ; entre 30 et 40 mg/l dans les endocardites infectieuses durant la période de charge. Il doit être réalisé après les 5ᵉ et 6ᵉ injections.
3. Alternative thérapeutique par voie orale dans le traitement des diarrhées et colites associées à une infection à *Clostridium difficile* : 100 à 200 mg × 2 fois/jour pendant 7 à 14 jours.

Dalbavancine (4) *Liste I-Réservé aux hôpitaux*

XYDALBA	Fl. 500 mg	A. Soit 1 500 mg en perfusion IV unique Soit 1 000 mg en perfusion IV suivie de 500 mg une semaine plus tard (5)

4. Dérivé de la téicoplanine.
5. Personnes âgées : aucune adaptation posologique.
Clairance de la créatinine < 30 ml/min : réduire à 1 000 mg.

Contre-indications

Antécédents d'allergie à la téicoplanine
Grossesse, allaitement et utilisation chez le nouveau-né (innocuité non établie)

Propriétés

- Antibiotique bactéricide de structure glycopeptidique (comme la vancomycine), ayant des propriétés antibactériennes comparables mais des propriétés pharmacocinétiques-plus intéressantes (demi-vie longue autorisant une seule injection quotidienne quand l'état d'équilibre est atteint et lipophilie élevée permettant l'injection intramusculaire)
- Pas d'absorption digestive, demi-vie de 40 à 100 heures, diffusion tissulaire correcte (mais aléatoire dans le LCR), élimination urinaire sous forme active (80 % en 16 jours)

Activité antibactérienne

- Spectre d'action étroit, superposable à celui de la vancomycine (*cf.* page précédente) notamment action équivalente sur les *Staphylococcus aureus*, la téicoplanine étant plus active sur les streptocoques, pneumocoques, *Listeria*, anaérobies Gram positif et sur les entérocoques (certaines souches de *Streptococcus faecium* résistantes à la vancomycine restent sensibles à la téicoplanine), et la vancomycine plus active sur les staphylocoques coagulase négatifs (par exemple *Staphylococcus hemolyticus*)
- Résistance des bacilles Gram négatif, *Nocardia*, *Lactobacillus*, mycobactéries

Indications

- Infections sévères à germes sensibles, notamment à staphylocoques même Méti-R, streptocoques ou entérocoques, infections sur cathéter à corynebactéries (type JK compris), fièvre chez le neutropénique, péritonites au cours des dialyses péritonéales
- Prophylaxie des endocardites en chirurgie dentaire (400 mg en IV au moment de l'induction anesthésique) notamment chez les sujets allergiques aux bêta-lactamines
- Diarrhées et colites associées à une infection à *Clostridium difficile* (*cf.* note 3)
- *Xydalba* : infection de la peau et des tissus de mous de l'adulte à staphylocoque doré méticilline résistant et entérocoque résistant à la vancomycine

Effets indésirables

- *Réactions allergiques* (1 à 10 %) : prurit, fièvre, éruptions cutanées, bronchospasme, voire réactions anaphylactiques (allergie pouvant être croisée avec la vancomycine)
- *Otoxicité à prédominance cochléaire* dose-dépendante (moins fréquente qu'avec la vancomycine) : possibilité de surdité précédée d'acouphènes et vertiges
- *Réactions locales* : douleurs, érythème, abcès ou thrombophlébite au point d'injection
- *Divers* : nausées, vomissements, diarrhée, céphalées, éosinophilie, leucopénie, thrombopénie, élévation des transaminases, de la créatininémie

Précautions d'emploi et interactions médicamenteuses

- Utiliser avec prudence en cas de surdité préexistante (adapter la posologie en fonction des taux sériques résiduels, normalement de 10 µg/ml)
- Surveiller les fonctions rénales et auditives pendant la durée du traitement et adapter la posologie à partir du 4e jour de traitement selon la clairance de la créatinine :
  - Clairance < 60 ml/min : 50 % de la posologie usuelle
  - Clairance < 40 ml/min et hémodialyse (non dialysable) : 1/3 de la posologie usuelle
- *Associations à surveiller* : aminosides et médicaments néphrotoxiques ou ototoxiques
- Association synergique avec aminosides, rifampicine, fosfomycine, fluoroquinolones, bêta-lactamines antistaphylococciques, acide fusidique

Oxazolidinones

Linézolide[G] (1) *Liste I-Réservé aux hôpitaux-Coll-Rétrocédable*

ZYVOXID	10 cp. 600 mg Suspension buvable : 150 ml à 100 mg/5 ml	Par voie orale *pendant ou en dehors des repas* : A. 600 mg × 2 fois/jour pendant 10 à 14 jours (2)
ZYVOXID Injectable	Poches prêtes à l'emploi de 300 ml à 2 mg/ml	En perfusion IV : A. 600 mg × 2 fois/jour pendant 10 à 14 jours (2)

1. La posologie est identique par voie orale (biodisponibilité de 100 %) ou par voie IV : la solution pour perfusion IV devra être administrée en 30 à 120 minutes.
2. Durée maximale de traitement : 28 jours.

Tédizolide *Liste I-Réservé aux hôpitaux-Coll*

SIVEXTRO	6 cp. 200 mg	A. et E. ≥ 12 ans : 200 mg/jour pendant 6 jours (3)
SIVEXTRO Injectable	6 fl. 10 ml = 200 mg pour perfusion IV	A. Voie IV en perfusion (3) : 200 mg/jour pendant 6 jours

3. Sujets âgés : aucune adaptation posologique.
Insuffisance rénale : aucune adaptation posologique.
Insuffisance hépatique : aucune adaptation posologique.

Contre-indications
HTA non contrôlée, phéochromocytome, syndrome carcinoïde, hyperthyroïdie
Dépression bipolaire, schizophrénie dysthymique, état confusionnel aigu
Certaines associations (*cf.* Interactions médicamenteuses), allaitement

Propriétés

- Antibiotiques de la famille des oxazolidinones, actifs *in vitro* sur les bactéries aérobies Gram positif et sur quelques germes anaérobies, en inhibant la synthèse des protéines bactériennes par fixation sur le ribosome bactérien, ayant aussi un faible effet inhibiteur sur la monoamine oxydase (mais sans effet antidépresseur aux doses utilisées)
- Absorption digestive complète, liaison faible aux protéines plasmatiques (31 %), métabolisation par oxydation en métabolites inactifs, élimination essentiellement urinaire (30 % sous forme inchangée), demi-vie d'élimination de 5 à 7 heures, passage transplacentaire et dans le lait maternel

Activité antibactérienne

- Espèces sensibles : entérocoques (même résistants à la vancomycine), streptocoques (même résistants à la pénicilline et à l'érythromycine), staphylocoques (même Méti-R), anaérobies Gram positif (*Clostridium perfringens*, *Peptostreptococcus*)
- Espèces résistantes : *Haemophilus influenzae*, *Moraxella catarrhalis*, *Neisseria sp*, entérobactéries, *Pseudomonas sp*

Indications

- *Linézolide* : infections bactériennes documentées ou suspectées à bactéries Gram positif sensibles : pneumonies nosocomiales, pneumonies communautaires, infections compliquées de la peau et des tissus mous
- *Tédizolide* : infections bactériennes aiguës de la peau et des tissus mous chez les adultes et les adolescents ≥ 12 ans

Effets indésirables

- Fréquents (1 à 10 %) : diarrhées, céphalées, nausées, vomissements, candidoses digestives et vaginales, insomnie, constipation, éruptions, sensations vertigineuses, élévation des transaminases, goût métallique, thrombopénie, anémie, leucopénie, pancytopénie
- Rares (< 1 %) : douleurs abdominales, bouche sèche, gastrite, glossite, stomatite, frissons, fatigue, fièvre, éosinophilie, prurit, HTA, acouphènes, paresthésies, vision trouble, pancréatite, polyurie, insuffisance rénale, réactions au site d'injection
- Lors des traitements prolongés : neuropathie périphérique, neuropathie optique, anémie pouvant nécessiter une transfusion sanguine, acidose lactique

Précautions d'emploi, interactions médicamenteuses et alimentaires

- Surveiller la NFS et les plaquettes → arrêt en cas de signes de myélosuppression
- Éviter la prescription prolongée (> 28 jours) : risque de neuropathie périphérique ou optique
- Administrer après la dialyse chez les patients dialysés
- Utiliser avec prudence chez les conducteurs et utilisateurs de machines (vertiges)
- Grossesse et allaitement : utilisation déconseillée (innocuité non établie)
- ***Associations contre-indiquées*** : IMAO A ou B, antidépresseurs tricycliques ou IRS, triptans, sympathomimétiques directs ou indirects (même par voie nasale), dopamine, dobutamine, péthidine, buspirone, bupropion, tramadol
- ***Aliments déconseillés*** : aliments riches en tyramine (*cf.* IMAO non sélectifs)
- *Associations à utiliser avec précaution* : millepertuis

Lipopeptides cycliques

Daptomycine[G] *Liste I-Réservé aux hôpitaux-Coll*

CUBICIN *Conserver de + 2 °C à + 8 °C*	Fl. 350 mg ou 500 mg Poudre pour sol. inj.	Perfusion **IV** en 30 minutes (1)

1. A. 4 à 6 mg/kg × 1 fois/24 h jusqu'à 14 jours.
E. 12-17 ans : 5-7 mg/kg/24 h ; 7-11 ans : 7-9 mg/kg/24 h ; 2-6 ans : 9-12 mg/kg/24 h ; 1-2 ans : 10-12 mg/kg/24 h jusqu'à 14 jours.
Insuffisance rénale : posologie inchangée si clairance de la créatinine ≥ 30 ml/min. Posologie réduite à 4 mg/kg toutes les 48 heures si clairance de la créatinine < 30 ml/min, dialyse.
Insuffisance hépatique : posologie inchangée en cas d'insuffisance hépatique légère à modérée. Absence de données en cas d'insuffisance hépatique sévère.

Contre-indications

Hypersensibilité à la substance active ou à l'un des excipients

Propriétés et activité antibactérienne

- Lipopeptide actif sur de nombreuses bactéries Gram positif résistantes à d'autres antibiotiques (dont staphylocoques, streptocoques, entérocoques)
- Liaison à 90 % aux protéines plasmatiques, diffusion dans les tissus fortement vascularisés, passage hémato-encéphalique, métabolisation faible, élimination urinaire
- *Spectre d'action original* : *Staphylococcus aureus*, *Staphylococcus haemolyticus*, staphylocoques coagulase négative, *Streptococcus agalactiae*, *Streptococcus dysgalactiae equisimilis*, *Streptococcus pyogenes*, streptocoques groupe G, *Clostridium perfringens*, *Peptostreptococcus spp*
- Sensibilité inconstante de *Enterococcus faecalis* et *Enterococcus faecium*
- Résistance naturelle des bactéries Gram négatif

Indications (*NDR : pas d'indication dans le traitement des pneumonies*)

- Infections compliquées de la peau et des tissus mous chez l'adulte et l'enfant > 1 an
- Endocardite infectieuse du cœur droit due à *S. aureus*
- Bactériémie à *S. aureus*

Effets indésirables

- Fréquents (1 à 10 %) : céphalées, anxiété, hypertension, nausées, vomissements, diarrhée, rash cutané, infections mycosiques, réaction locale au site d'injection, élévation des transaminases, de la CPK et des phosphatases alcalines, anémie
- Rares (< 1 %) : insomnie, étourdissements, paresthésies, troubles du goût, anorexie, constipation, douleurs abdominales, dyspepsie, glossite, extrasystoles, tachycardie, bouffées vaso-motrices, hypotension, ictère, prurit, urticaire, infection urinaire, vaginite, myosite, myalgies, faiblesse musculaire, arthralgies, fièvre, anémie, thrombocytémie, hyperglycémie, élévation de la créatininémie, de la myoglobine, de la LDH, réactions d'hypersensibilité (éosinophilie, éruptions vésiculo-bulleuses, pneumonies à éosinophiles, réactions anaphylactiques), rhabdomyolyse, neuropathie périphérique

Précautions d'emploi et interactions médicamenteuses

- Surveiller CPK au moins 1 fois par semaine, et tous les 2 à 3 jours chez les patients à risque de myopathie (insuffisance rénale, statines, fibrates, ciclosporine, etc.), transaminases, créatininémie, NFS
- Grossesse : utilisation uniquement si nécessité absolue
- ***Associations déconseillées*** : médicaments connus pour entraîner des atteintes musculaires (statines y compris rosuvastatine, fibrates, ciclosporine, etc.)
- *Associations à utiliser avec précaution* : médicaments réduisant la filtration rénale (AINS), médicaments exposant aux torsades de pointe

Glycylcyclines

Tigécycline[G] *Liste I-Réservé aux hôpitaux-Coll*

TYGACIL	5 fl. 50 mg (poudre à reconstituer avec 5,3 ml de G5 ou de NaCl à 0,9 %)	En perfusion **IV** (1) : A. dose initiale de 100 mg puis 50 mg × 2 fois/jour E. > 12 ans : 50 mg/12 h E. 8-11 ans : 1,2 mg/kg/12 h pendant 5 à 14 jours

1. Après reconstitution perfuser en 20 à 30 minutes.

Contre-indications

Allergie pouvant être croisée avec les tétracyclines

Grossesse (sauf nécessité absolue) et allaitement, enfant < 8 ans

Propriétés et activité antibactérienne

- Antibiotique bactériostatique de structure proche de celle des tétracyclines, inhibant la synthèse protéique des bactéries en se fixant sur la sous-unité ribosomale 30 S, ne présentant pas de résistance croisée avec la plupart des classes d'antibiotiques
- Spectre d'action large : staphylocoques, streptocoques, entérocoques, *Citrobacter*, *Enterobacter*, *Escherichia coli*, *Klebsiella*, *Serratia marcescens*, anaérobies (*Bacteroides*, *Clostridium*, *Peptostreptococcus*, *Prevotella*)
- Sensibilité inconstante des *Acinetobacter baumannii*, *Burkholderia cepacia*, *Proteus*, *Providencia*, *Morganella*, *Stenotrophomonas maltophilia*
- Résistance de *Pseudomonas aeruginosa*
- Fixation aux protéines plasmatiques entre 71 et 89 %, large distribution dans l'organisme (mais pas de données sur le passage dans le LCR), métabolisation faible (< 20 %), élimination par voie bilio-fécale (59 %) et urinaire (33 %) sous forme inchangée, demi-vie d'élimination de 42 heures, passage transplacentaire et dans le lait maternel

Indications (restreindre l'utilisation au dernier recours)

- Infections compliquées de la peau et des tissus mous, à l'exclusion des infections du pied chez les diabétiques
- Infections intra-abdominales compliquées en l'absence d'alternative thérapeutique

Effets indésirables

- Très fréquents (> 10 %) : nausées (20 %), vomissements (14 %), diarrhée
- Fréquents (1 à 10 %) : douleurs abdominales, dyspepsie, anorexie, vertiges, céphalées, abcès, infections, prurit, rash cutané, pneumonie, thromboses, augmentation des transaminases, de la bilirubinémie, de l'amylasémie, allongement du TCA, hypoglycémie
- Peu fréquents (< 1 %) : pancréatite aiguë, sepsis, photosensibilité, hypertension intracrânienne bénigne, augmentation de l'urée sanguine, acidose, hypophosphatémie, augmentation de l'INR, hypoprotéinémie, thrombopénie, réactions cutanées sévères

Précautions d'emploi et interactions médicamenteuses

- Insuffisance hépatique sévère : réduire la dose d'entretien à 25 mg/12 h
- Insuffisance rénale et sujet âgé : aucune adaptation posologique
- *Associations à utiliser avec précaution* : antivitamines K (surveillance renforcée)
- *Incompatibilité en perfusion IV* avec amphotéricine B, chlorpromazine, méthylprednisolone, voriconazole

Macrocycliques

Fidaxomicine *Liste I-65 %-Coll-Prescription hospitalière*

DIFICLIR	100 ou 120 cp. 200 mg	A. et ≥ 65 ans : 200 mg × 2 fois/jour pendant 10 jours

Contre-indications
Hypersensibilité à la substance active

Propriétés

- Bactéricide qui inhibe la synthèse de l'ARN par l'ARN polymérase bactérienne, elle interfère avec l'ARN polymérase sur un site distinct de celui des rifamycines. L'inhibition de l'ARN polymérase clostridiale se produit à une concentration 20 fois inférieure à celle nécessaire pour l'inhibition de l'enzyme d'*Escherichia coli* (1 µM *versus* 20 µM), ce qui explique en partie la spécificité importante de l'activité de la substance. Substrat de la P-gp, biodisponibilité nulle
- Médicament d'action locale, le rapport PK/PD systémique ne peut pas être établi ; cependant les données *in vitro* montrent qu'il exerce une activité bactéricide temps-dépendante et suggèrent que la valeur du temps > CMI pourrait être le paramètre le plus prédictif de l'efficacité clinique
- Activité antibactérienne : anti-*Clostridium difficile*

Indications

- Traitement des infections à *Clostridium difficile* documentées, appelées également diarrhées associées à *Clostridium difficile*

Effets indésirables

- Très fréquents (> 10 %) : vomissements, nausées, constipation
- Fréquents (1 à 10 %) : rash, prurit, anorexie, étourdissements, céphalées, dysgueusie, météorisme abdominal, flatulences, sécheresse buccale, élévation des transaminases
- Rares (< 1 %) : réactions d'hypersensibilité

Précautions d'emploi

- Insuffisance rénale et hépatique : aucune adaptation mais utilisation prudente
- Utiliser avec prudence chez les patients ayant une allergie connue aux macrolides

Interactions médicamenteuses

- *Associations déconseillées* : inhibiteurs puissants de la glycoprotéine P (P-gp), tels que ciclosporine, kétoconazole, érythromycine, clarithromycine, vérapamil, dronédarone et amiodarone
- *Associations à surveiller* : inhibiteur faible à modéré de la P-gp intestinale susceptible d'interférer avec le dabigatran étexilate

Antitoxine de *Clostridium difficile* : Anticorps monoclonal antitoxine B

Bezlotoxumab *Liste I-Réservé aux hôpitaux*

ZINPLAVA *Conserver de + 2 °C à + 8 °C*	Fl. 40 ml à 25 mg/ml Sol. à diluer pour perfusion IV	A. 1 administration unique par perfusion **IV** de 60 min (1)

1. *Sujets âgés, insuffisants rénaux, altérations hépatiques* : aucune adaptation posologique.

Contre-indications
Hypersensibilité connue à la substance active ou aux excipients

Propriétés

- Anticorps monoclonal humain produit dans ces cellules d'ovaires de hamster chinois possédant une forte affinité neutralisante pour la toxine B de *Clostridium difficile*. Il confère une immunité passive contre la persistance ou la résurgence de spores de *Clostridium difficile* et, associé au traitement antibiotique, il réduit le risque de récidive clinique, particulièrement chez les patients à haut risque de récidive (20 % *versus* 30 % environ)
- Après administration unique, la diffusion est limitée (Vd : 7,33 l). Biotransformation par dégradation protéique avec demi-vie d'élimination de 19 jours

Indications

- Prévention des récidives d'infections à *Clostridium difficile* (CD) chez l'adulte à haut risque de récidive (âge > 65 ans, infection à CD durant les 6 mois précédents, immunodépression, infection à CD sévère, souche hypervirulente ou ribotype 027)

Effets indésirables

- Fréquents (1 à 10 %) : céphalées, nausées, diarrhée, fièvre, malaise, réactions liées à la perfusion

Précautions d'emploi

- La perfusion doit être réalisée en complément du *traitement antibiotique indispensable* (vancomycine ou fidaxomicine ou métronidazole) durant 10 à 14 jours
- Ne pas administrer en bolus
- Il s'agit d'une administration unique et il n'y a pas d'information concernant des administrations répétées
- Grossesse et allaitement : utilisation déconseillée par manque d'information
- Ne pas mélanger à d'autres perfusions

Tétracyclines ou Cyclines

Tétracyclines par voie orale *Liste I-65 %-Coll*

DOXY 100 mg Doxycycline[G] (1) DOXYLIS GRANUDOXY SPANOR TOLEXINE 100 mg	5, 15 ou 28 cp. séc. 100 mg	A. > 60 kg : 200 mg/jour A. < 60 kg : 200 mg le 1er jour, puis 100 mg/jour E. > 8 ans : 4 mg/kg/jour en 1 prise quotidienne
DOXY 50 mg *Idem* TOLEXINE 50 mg	14 ou 28 cp. 50 mg	*Idem*
DOXYPALU (2) *Idem* *Liste I-Non remboursé-Coll*	28 cp. 50 mg ou 100 mg	A. 100 mg/jour E. > 8 ans : > 40 kg : 100 mg/jour < 40 kg : 50 mg/jour en 1 prise quotidienne
MYNOCINE Minocycline[G] (3) *Prescription hospitalière*	15 gél. 100 mg	A. 200 mg/jour E. > 8 ans : 4 mg/kg/jour en 2 prises quotidiennes
TETRALYSAL Lymécycline[G]	56 gél. 150 mg 28 gél. 300 mg	A. 600 mg/jour en 2 prises

1. Tétracycline de 2e génération (absorption digestive non modifiée par les aliments, les laitages et les cations, liposolubilité meilleure, utilisation possible en cas d'insuffisance rénale).
2. Spécialité commercialisée pour la chimioprophylaxie du paludisme (*à commencer la veille du départ et à prolonger 4 semaines après le retour*) avec une prise quotidienne à heure fixe.
3. En raison d'un risque de syndromes graves d'hypersensibilité et/ou d'atteintes auto-immunes, la minocycline doit être réservée aux infections microbiologiquement documentées par des souches résistantes aux autres cyclines et sensibles à la minocycline.

Tétracyclines par voie intraveineuse *Liste I-Coll-Réservé aux hôpitaux*

VIBRAVEINEUSE Doxycycline *Conserver entre + 2 °C et + 8 °C*	Amp. 5 ml	A. 200 mg à J1 puis 100 mg/jour Syphilis I et II : 300 mg/jour pendant 10 jours E. > 8 ans et < 50 kg : 4 mg/kg/jour à J1 puis 2 mg/kg/jour

Contre-indications
Enfant < 8 ans, grossesse et allaitement, insuffisance hépatique Insuffisance rénale (sauf pour la doxycycline), allergie aux tétracyclines (très rare) Exposition au soleil ou aux UV, certaines associations (*cf.* Interactions)

Propriétés et activité antibactérienne (résistance plasmidique acquise fréquente)

- Antibiotiques bactériostatiques à diffusion intracellulaire et extracellulaire (sauf dans le SNC, le LCR, les articulations), peu ou pas métabolisés (sauf la doxycycline), éliminés en majeure partie sous forme active par la bile, les fèces et les urines
- Spectre d'action large : *Brucella*, *Francisella*, *Pasteurella*, *Mycoplasma*, *Chlamydiae*, *Rickettsieae*, *Treponema*, *Leptospira*, *Vibrio*, *Corynebacterium acnes*, *Borrelia*, *Nocardia*, *Aeromonas hydrophila*, *Actinomyces*, *Neisseria gonorrhoeae*, *Neisseria meningitidis* et *Listeria* (diffusion méningée insuffisante pour traiter les méningites), *Burkholderia pseudomallei*, *Yersinia*, *Bacillus anthracis*, *Balantidium coli*, *Plasmodium*
- Résistance naturelle des *Serratia*, *Enterobacter*, *Providencia*, *Proteus mirabilis*, *Proteusrettgeri* et souvent des autres *Proteus*, *Pseudomonas*, *Citrobacter*, *Mycobacterium*
- Résistance fréquente des anaérobies (50-80 %), staphylocoques (70 %), entérocoques (75 %), streptocoques B, C et G (50 %), streptocoques A et ingroupables (30-45 %), pneumocoques (30-40 %), *Haemophilus ducreyi* (> 90 %), *Haemophilus influenzae* (10-30 %), *Branhamella catarrhalis* (60-80 %), entérobactéries (25-50 % des souches)

Indications (la doxycycline doit être préférée aux autres tétracyclines)

- Brucellose (doxycycline + rifampicine), rickettsioses, infections à *Chlamydiae* ou mycoplasmes, pasteurellose, fièvre Q, gonococcie, infections ORL et broncho-pulmonaires à *Haemophilus influenzae*, spirochétoses, tularémie, charbon, maladie des griffes du chat, peste, choléra (300 mg ou 4 mg/kg de doxycycline en 1 prise), nocardiose, mélioïdose, granulome inguinal
- Chimioprophylaxie du paludisme (*cf.* note 2) et traitement (doxycycline + quinine), chimioprophylaxie du choléra, de la peste et du charbon, balantidiose
- Acné polymorphe juvénile et rosacée (100 mg/jour de doxycycline pendant 3 à 6 mois)
- *NDR : la minocycline ne doit plus être prescrite dans l'acné et la rosacée*

Effets indésirables et interactions médicamenteuses

- Dyschromies ou hypoplasies dentaires définitives chez le fœtus et l'enfant < 8 ans
- Photosensibilisation cutanée fréquente avec parfois photo-onycholyse
- Troubles digestifs fréquents : nausées, gastralgies, vomissements, diarrhée, stomatites, candidose digestive, ulcération œsophagienne (→ *ingérer toujours avec 100 ml d'eau*)
- Rares : anémie hémolytique, leucopénie, thrombopénie, péricardites, hyperazotémie, réactions allergiques, syndrome d'hypersensibilité médicamenteuse (DRESS), hypertension intracrânienne, pneumopathies, hépatites, myocardites
- Très rares : colite pseudo-membraneuse à *Cl. difficile*, entérocolite à staphylocoques
- *Propres à la minocycline* : troubles vestibulaires (70 %), pigmentation brun-bleu parfois définitive des cicatrices d'acné ou brûlures (non liée à la dose) ou pigmentation diffuse prédominant au visage (dose cumulée > 100 g), rares cas d'hépatites et lupus
- ***Associations contre-indiquées*** : rétinoïdes (acitrétine, isotrétinoïne)
- ***Associations déconseillées*** : psoralènes, zinc
- *Associations à utiliser avec précaution* : antivitamines K, atovaquone
  Aluminium, calcium, fer, magnésium, didanosine, topiques gastro-intestinaux : prendre les tétracyclines par voie orale 2 à 3 heures avant ces produits
- *Inducteurs enzymatiques* (avec la doxycycline) : administrer la doxycycline en 2 prises quotidiennes ou augmenter sa posologie si un inducteur enzymatique lui est associé

Phénicolés

Thiamphénicol *Liste I-65 %-Coll*

THIOPHÉNICOL	16 cp. 250 mg en 3 à 4 prises	A. 1,5 à 3 g/jour (1) E. 30 à 100 mg/kg/jour
THIOPHÉNICOL Injectable	Fl. 750 mg en 2 injections	Par voie SC, IM ou IV (2) : A. 1,5 à 3 g/jour E. 30 à 100 mg/kg/jour

1. *Uréthrite gonococcique* : utilisation possible en traitement-minute (2,5 g en 1 seule prise).
2. *Purpura fulminans* (*médicament d'urgence en cas d'allergie aux bêta-lactamines*) : injecter le plus tôt possible 50 mg/kg par voie IV ou IM (avant la PL si elle doit faire perdre du temps) puis hospitaliser de toute urgence par transport médicalisé.

Chloramphénicol

Il n'y a plus en France de formes orales ou injectables commercialisées, mais ce produit est encore utilisé dans certains territoires d'outre-mer, en Afrique et dans certains autres pays, notamment en raison de son efficacité et de son faible coût.
Sa posologie par voie orale (en 3 à 4 prises espacées de 6 à 8 heures) est chez l'adulte de 1,5 à 3 g/24 h et chez l'enfant de 50 à 100 mg/kg/24 h.
Sa posologie par voie IM ou IV (succinate de chloramphénicol) est chez l'adulte de 1,5 à 3 g/24 h et chez l'enfant de 50 à 75 mg/kg/24 h voire 100 mg/kg/24 h (en 3 à 4 injections espacées de 6 à 8 heures).

Contre-indications

Antécédents d'aplasie médullaire, anémie, leucopénie, thrombopénie, déficit en G6PD
Insuffisance rénale sévère
Grossesse, allaitement et nourrisson < 6 mois

Propriétés

- Antibiotiques bactériostatiques agissant au niveau de la sous-unité ribosomale 50 S, ayant un spectre d'action large et une excellente diffusion tissulaire et intracellulaire, mais d'indications limitées (si allergie prouvée ou résistance aux autres antibiotiques)
- Absorption digestive rapide, excellente diffusion tissulaire, intracellulaire, dans le SNC et le LCR (50 % des taux sériques), élimination urinaire et biliaire sous forme active pour le thiamphénicol, passage transplacentaire et dans le lait maternel

Activité antibactérienne

- Spectre d'action très large : *Rickettsieae, Chlamydiae, Mycoplasma, Haemophilus influenzae* et *ducreyi, Salmonella, Shigella, Brucella, Pasteurella, Bordetella, Listeria, Bacillus anthracis, Corynebacterium diphteriae, Burkholderia pseudomallei, Legionella, Campylobacter, Leptospira, Treponema, Branhamella catarrhalis,* cocci Gram positif et Gram négatif, anaérobies Gram positif et Gram négatif (*Peptostreptococcus, Peptococcus, Clostridium, Actinomyces, Fusobacterium, Bacteroides, Eubacterium, Aeromonas*)
- Résistance naturelle des *Pseudomonas, Acinetobacter, Providencia, Serratia, Nocardia, Vibrio, Mycobacterium,* et résistance croissante des entérocoques et entérobactéries

Indications

- En deuxième intention : méningococcémie fulminante ou *purpura fulminans* (*cf.* ci-contre), abcès cérébraux et infections méningées à germes résistants (*Haemophilus influenzae, Campylobacter fetus*, germes anaérobies), infections respiratoires à germes multirésistants, infections à anaérobies, mélioïdose, typhoïde et autres salmonelloses, infections hépato-biliaires et cholécystite aiguë, rickettsioses, ornithose-psittacose, morve, listériose, brucellose, urétrite gonococcique et non gonococcique, peste

Effets indésirables

- Cytopénies dose-dépendantes précoces (5 à 7 jours), prédominant sur l'érythropoïèse (anémie, plus rarement leucopénie ou thrombopénie), réversibles à l'arrêt
- Troubles digestifs (< 10 % des cas) : nausées, vomissements, diarrhée, candidoses
- Réaction de Herxheimer (typhoïde, syphilis, brucellose), réactions allergiques rares
- *Propres au chloramphénicol* (qui n'est plus commercialisé en France depuis 1996) : aplasie médullaire irréversible (1 cas/20 000 traitements), retardée (2 à 12 semaines ou plus) et mortelle dans 60 % des cas

Précautions d'emploi

- *Hémogramme complet avec les réticulocytes* préalablement puis chaque semaine
- Éviter toute administration prolongée ou répétée, même par voie locale
- Éviter le thiamphénicol en cas d'insuffisance rénale ou réduire sa posologie le cas échéant
- Ne pas administrer de dose de charge

Interactions médicamenteuses

- ***Associations déconseillées*** : alcool (effet antabuse), antivitamines K, phénytoïne
- *Associations à utiliser avec précaution* : sulfamides hypoglycémiants

Polypeptides cycliques ou Polymyxines

Colistine injectable[G] *Réservé aux hôpitaux*

COLIMYCINE	50 fl. 1 M UI Poudre + solvant pour injection IV	En perfusion IV de 30 à 60 minutes (1) : A. 9 M UI/jour (2) E. < 40 kg : 75 à 150 000 UI/kg/jour Doses réparties en 3 inj./24 h
COLISTIMÉTHATE	10 fl. 1 M UI 10 fl. 3 M UI Poudre + solvant pour injection IV	

1. La colistine peut être utilisée exceptionnellement par voie intrarachidienne dans les méningites à germes sensibles à la dose de 20 000 unités le 1er jour, 40 000 unités le 2e jour, puis 125 000 UI/jour chez l'adulte, et à la dose de 10 000 à 20 000 UI/jour chez l'enfant.
2. En cas d'insuffisance rénale, des adaptations sont nécessaires :
   - Clcr de 30 à 50 ml/min : 5,5 à 7,5 M UI/jour.
   - Clcr de 10 à 30 ml/min : 4,5 à 5,5 M UI/jour.
   - Clcr < 10 ml/min : 3,5 M UI/jour.

Colistine en inhalation *Liste I-Prescription initiale hospitalière (6 mois)*

COLIMYCINE Aérosol *Remboursement à 65 %*	Fl. 1 MU Poudre + solvant pour inhalation	*Mucoviscidose et infection pulmonaire à pyocyanique* : 1 à 6 MU/jour en 1 à 3 prises (3)
COLOBREATHE *Remboursement à 30 %*	8 ou 56 gél. + inhalateur Turbospin	*Mucoviscidose et infection pulmonaire à pyocyanique* : A. et E. > 6 ans : 1 gél. à inhaler × 2 fois/jour
TADIM *Remboursement à 65 %*	30 fl. 1 MU Poudre pour reconstitution avec solvant ppi	*Mucoviscidose et infection pulmonaire à pyocyanique* : A. et E. ≥ 2 ans : 1 à 6 MU/jour en 1 à 3 prises (3) E. < 2 ans : 0,5 à 2 MU/jour en 2 prises (3)

3. Ces produits doivent être utilisés avec un nébulisateur adapté sous contrôle médical avec une expérience appropriée.

Contre-indications

Allergie aux polymyxines (exceptionnelle), myasthénie

Propriétés

- Antibiotique bactéricide à spectre étroit (certains bacilles Gram négatif), agissant sur les phospholipides de la membrane externe des bactéries qui devient anormalement perméable, ayant des propriétés curarisantes, d'usage restreint par voie parentérale en raison de leur néphro- et neurotoxicité et de leur diffusion tissulaire réduite
- Le colistiméthate est la prodrogue de la colistine
- Absence d'absorption digestive, faible liaison aux protéines plasmatiques, diffusion tissulaire faible (pas de diffusion dans le SNC, le LCR, les liquides pleuraux, oculaires, synoviaux et fœto-placentaires), peu de métabolisation, élimination par voie urinaire sous forme active (70 à 80 % en 24 heures), demi-vie de 2 à 3 heures

Activité antibactérienne

- Spectre d'action étroit : *Pseudomonas aeruginosa*, *Xanthomonas maltophilia*, *Escherichia coli*, *Klebsiella*, *Enterobacter*, *Citrobacter*, *Acinetobacter*, *Haemophilus influenzae*, *Salmonella*, *Pasteurella*, *Bordetella*, *Fusobacterium*, *Veillonella*
- Résistance naturelle des cocci Gram positif, cocci Gram négatif, bacilles Gram positif, *Proteus*, *Providencia*, *Serratia*, *Brucella*, *Burkholderia pseudomallei*, *Burkholderia cepacia*, *Campylobacter*, *Nocardia*, *Mycobacterium*, anaérobies (sauf *Fusobacterium* et *Veillonella*)

Indications

- *Par voie injectable* : infections sévères chez l'adulte et les enfants (dont les nouveau-nés) dues à des bactéries aérobies à Gram négatif sensibles lorsque d'autres options thérapeutiques sont limitées.
- *NB : l'administration concomitante d'un autre agent antibactérien doit être réalisée dès que possible en raison du risque d'émergence de résistance*
- *En inhalation* : mucoviscidose et infection pulmonaire à pyocyanique

Effets indésirables

- Néphrotoxicité dose-dépendante : protéinurie, hématurie, insuffisance rénale souvent brutale avec nécrose tubulaire aiguë et cylindrurie (lentement réversible à l'arrêt)
- Neurotoxicité dose-dépendante (surtout si surdosage) : paresthésies, neuropathies périphériques, vertiges, ataxie, voire convulsions, désorientation temporo-spatiale, syndromes confusionnels, coma
- Possibilité de blocage neuro-musculaire pouvant être responsable d'arrêt respiratoire (en cas de surdosage ou d'association aux curarisants)

Précautions d'emploi

- Surveiller la fonction rénale et réduire la posologie en cas d'insuffisance rénale (*cf.* note 2)

Interactions médicamenteuses

- ***Associations déconseillées*** : aminosides et céfaloridine (néphrotoxicité accrue), curarisants
- *Associations à surveiller* : céphalosporines injectables
- Synergie avec les quinolones, les sulfamides, la rifampicine

Fluoroquinolones (I)*

Ciprofloxacine[G] *Liste I-65 %-Coll*

CIFLOX	12 cp. séc. 500 mg Suspension buvable : 100 ml à 500 mg/5 ml 100 cp. 750 mg *Réservé aux hôpitaux*	En 2 prises par jour *au cours des repas* : A. 500 à 1 500 mg/jour (1) (2)
UNIFLOX 500 mg	1 cp. séc. 500 mg	En 1 prise orale unique *à l'un des repas* : A. 250 à 500 mg (3)
CIFLOX injectable *Réservé aux hôpitaux*	Fl. à 200 mg/100 ml	En 2 à 3 perfusions IV : A. 200 à 400 mg × 2 à 3 fois/jour (2) (4)

1. La posologie peut être augmentée à 1 500 mg/jour en 2 prises dans les infections sévères et réduite de 50 % en cas d'insuffisance rénale ou hépatique sévère.
2. Utilisable chez l'enfant pour traiter les infections broncho-pulmonaires au cours de la mucoviscidose, les infections urinaires compliquées et l'exposition à la maladie du charbon.
3. Spécialité destinée au traitement-minute de la cystite aiguë non compliquée de la femme (500 mg en 1 prise unique), de l'uréthrite gonococcique de l'homme (250 mg en 1 prise unique) et en prophylaxie des infections invasives à *Neisseria meningitidis*.
4. La posologie peut atteindre 1 200 mg/jour en 3 perfusions IV dans les infections sévères, réduite de moitié en cas d'insuffisance rénale sévère ou d'insuffisance hépato-cellulaire sévère.

Lévofloxacine[G] (5) et (6) *Liste I-65 %-Coll*

TAVANIC	5 cp. séc. 500 mg	En 1 à 2 prises par jour : A. 500 à 1 000 mg/jour
TAVANIC pour perfusion *Réservé aux hôpitaux*	Fl. à 250 mg/50 ml Fl. à 500 mg/100 ml	En 1 à 2 perfusions IV (en 30 min pour 250 mg ou 60 min pour 500 mg) : A. 500 à 1 000 mg/jour

5. Isomère lévogyre de l'ofloxacine, environ 2 fois plus actif notamment sur les pneumocoques de sensibilité diminuée aux pénicillines.
   La posologie est identique par voie orale ou IV : 500 à 1 000 mg/jour dans les pneumopathies communautaires, 500 mg/jour dans les pyélonéphrites aiguës, angiocholites, cholécystites et infections intestinales aiguës, mais elle devra être adaptée en cas d'insuffisance rénale et chez le sujet âgé en fonction de la clairance de la créatinine :
   - Clcr < 50 ml/min : dose initiale de 500 mg puis 250 mg toutes les 12 à 24 heures.
   - Clcr < 20 ml/min : dose initiale de 500 mg puis 125 mg toutes les 12 à 24 heures.
   - Clcr < 10 ml/min : dose initiale de 500 mg puis 125 mg toutes les 24 heures.
6. Infections respiratoires et cutanées : indication de seconde intention.

* Voir les propriétés et conditions d'utilisation pages suivantes.

Fluoroquinolones (II)*

Ofloxacine[G] *Liste I-65 %-Coll*

OFLOCET 200 mg	10 cp. séc. 200 mg	En 2 prises quotidiennes : A. 400 mg/jour (1)
MONOFLOCET 200 mg	2 cp. 200 mg	En 1 prise orale unique : A. 400 mg en 1 prise (2)
OFLOXACINE[G] 200 mg/40 ml *Réservé aux hôpitaux*	Fl. à 200 mg/40 ml Poche à 200 mg/40 ml	Perfusion **IV** lente en 30 minutes : A. 400 mg/jour en 2 perfusions (3)

1. Posologie moyenne, qui peut être portée à 600 ou 800 mg/jour dans les infections sévères ou chez les sujets de poids élevé, mais doit être réduite chez les sujets âgés et en cas d'insuffisance rénale (en fonction de la clairance de la créatinine, et si possible des taux sériques) :
   - Clairance de la créatinine < 50 ml/min : 1 prise de 200 mg toutes les 24 heures.
   - Clairance de la créatinine ≤ 20 ml/min : 1 prise de 200 mg toutes les 48 heures.
2. Spécialité destinée au traitement-minute de la cystite aiguë non compliquée chez la femme < 65 ans (400 mg en prise unique). Un traitement court de 5 jours est validé dans les cystites de la femme > 65 ans et les cystites récidivantes.
3. Posologie moyenne, qui peut être portée à 600 mg/jour dans les infections sévères ou chez les sujets de poids élevé, mais doit être réduite chez les sujets âgés, et en cas d'insuffisance rénale (en fonction de la clairance de la créatinine, et si possible des taux sériques) :
   - Clairance de la créatinine < 50 ml/min : 1 perfusion de 200 mg toutes les 24 heures.
   - Clairance de la créatinine ≤ 20 ml/min : 1 perfusion de 200 mg toutes les 48 heures.

Loméfloxacine *Liste I-Non remboursé*

DECALOGIFLOX (4)	10 cp. séc. 400 mg	En 1 prise quotidienne : A. 400 mg/jour
LOGIFLOX (4)	3 cp. séc. 400 mg	En 1 prise quotidienne : A. 400 mg/jour pendant 3 jours

4. Spécialités commercialisées dans les infections urinaires de l'homme et de la femme mais non recommandées par le consensus.

ANSM 2019 : En raison du risque d'effets indésirables graves, invalidants et potentiellement irréversibles, les fluoroquinolones doivent être réservées aux infections pour lesquelles d'autres antibiotiques ne peuvent pas être utilisés, ce qui exclut les infections légères à modérées (par exemple : bronchite, sinusite ou otite, cystite non compliquée, prévention de la diarrhée du voyageur...).

* Voir les propriétés et conditions d'utilisation pages suivantes.

Fluoroquinolones (III)

Moxifloxacine[G] (1) *Liste I-65 %-Coll*

IZILOX	5 ou 7 cp. 400 mg	A. 400 mg/jour en 1 prise par jour *au cours ou hors des repas* (2)
	5 fl. 400 mg/250 ml *Réservé aux hôpitaux*	A. 400 mg/jour en perfusion IV

1. – Fluoroquinolone se distinguant des autres par une action meilleure sur les bactéries Gram positif (dont les pneumocoques), mais qui présente un risque d'allongement de l'espace QT supérieur à celui des autres fluoroquinolones (risque d'arythmies ventriculaires dont des torsades de pointe).
   – Doit être réservé au traitement des pneumopathies communautaires (10 jours) et des infections compliquées de la peau et des tissus mous lorsque les antibiotiques initialement recommandés dans ces infections sont inappropriés.
   – Posologie inchangée en cas d'insuffisance rénale légère à modérée, absence de données en cas d'insuffisance hépatique et d'insuffisance rénale sévère (clairance de la créatinine > 30 ml/min).
2. BK résistant : 400 mg/jour.

Norfloxacine[G] (4) *Liste I-Non remboursé*

NORFLOXACINE	10 cp. 400 mg	A. 800 mg/jour en 2 prises quotidiennes avec un verre d'eau (pas de lait)

4. Traitement curatif des infections urinaires (cystite, pyélonéphrite), de l'urétrite et de la cervicite gonococcique, de la prostatite. La durée du traitement sera adaptée en fonction de la pathologie.
   Au cours d'infections à *Pseudomonas aeruginosa* et *Staphylococcus aureus*, l'émergence possible de mutants résistants peut justifier l'association d'un autre antibiotique.

ANSM 2019 : En raison du risque d'effets indésirables graves, invalidants et potentiellement irréversibles, les fluoroquinolones doivent être réservées aux infections pour lesquelles d'autres antibiotiques ne peuvent pas être utilisés, ce qui exclut les infections légères à modérées (par exemple : bronchite, sinusite ou otite, cystite non compliquée, prévention de la diarrhée du voyageur…).

Contre-indications
Antécédents de tendinopathie ou d'allergie dues aux fluoroquinolones Déficit en G6PD, exposition au soleil ou aux rayons UV Pour la moxifloxacine : allongement congénital ou acquis de l'espace QT, hypokaliémie, bradycardie, insuffisance cardiaque, certaines associations Grossesse et allaitement, enfants jusqu'à la fin de la période de croissance

Propriétés et activité antibactérienne (absence de résistance plasmidique)

- Antibiotiques bactéricides, inhibiteurs de l'ADN-gyrase bactérienne, ayant une activité *in vitro* environ 100 fois supérieure à celle des quinolones de 1re génération
- Absorption rapide et importante, faible liaison aux protéines plasmatiques, excellente diffusion, y compris dans le LCR, métabolisation hépatique variable (52 % pour la moxifloxacine, 25 % pour la ciprofloxacine, 5-10 % pour l'ofloxacine et la loméfloxacine, < 5 % pour la lévofloxacine), élimination urinaire et bilio-fécale
- Spectre très large : entérobactéries, *Legionella*, *Rickettsieae*, *Coxiella burnetii*, staphylocoques Méti-S, *Neisseria*, *Branhamella catarrhalis*, *Haemophilus*, *Pasteurella*, *Campylobacter*, *Vibrio*, *Flavobacterium*, et avec des CMI plus élevées *Acinetobacter* et *Pseudomonas aeruginosa* (la ciprofloxacine est la plus active), pneumocoque (lévofloxacine)
- Sensibilité inconstante des pneumocoques (sur lesquels la lévofloxacine est la plus active), streptocoques, entérocoques, anaérobies, *Brucella*, *Chlamydiae*, *Mycoplasma*, *Ureaplasma*, *Gardnerella vaginalis*, mycobactéries
- Résistance des staphylocoques Méti-R, *Treponema*, *Leptospira*, *Xanthomonas maltophilia*, *Burkholderia cepacia*, *Burkholderia pseudomallei*, *Clostridium difficile*, *Nocardia*, *Mycobacterium avium intracellulare*, *Mycobacterium chelonei*

Indications

- Légionellose, infections sévères à bacilles Gram négatif ou staphylocoques sensibles notamment ostéo-articulaires, génito-urinaires dont prostatites, hépato-biliaires, digestives, respiratoires, ORL, cutanées, septicémies, endocardites et méningites (association possible avec bêta-lactamine, aminoside ou fosfomycine)
- Tuberculose résistante aux traitements classiques, peste (moxifloxacine)
- Prophylaxie des infections invasives à *Neisseria meningitidis*
- Traitement et prophylaxie avant exposition de la maladie du charbon (ciprofloxacine)

Effets indésirables, précautions d'emploi et interactions médicamenteuses

- Arthro-myalgies et/ou tendinopathies achiléennes parfois dès les premiers jours (arrêt car risque de rupture, accru après 65 ans), altération des cartilages de conjugaison chez l'enfant, phototoxicité, nausées, douleurs digestives, vomissements, diarrhée
- Rares : réactions d'hypersensibilité, céphalées, vertiges, élévation des transaminases, leucopénie, thrombopénie, allongement de l'espace QT, troubles du rythme, dysgueusies, hypoglycémie ou hyperglycémie, HIC bénigne, troubles du rythme cardiaque, neuropathies, troubles visuels, confusion, hallucinations, convulsions, insuffisance rénale aiguë, torsades de pointe (moxifloxacine), décollement de rétine, aggravation d'une myasthénie
- Surrisque d'anévrisme, de dissection aortique et de valvulopathies (× 2) → surveillance si HTA, athérome, artérites inflammatoires, syndrome de Marfan ou d'Ehlers-Danlos
- En cas de myasthénie, prudence car les symptômes peuvent être exacerbés
- ***Associations contre-indiquées*** : médicaments entraînant des torsades de pointe (avec la moxifloxacine), héparine en perfusion, agomélatine (pour la ciprofloxacine)
- ***Associations déconseillées*** : théophylline et dérivés (avec ciprofloxacine), ropinirole (avec ciprofloxacine), nitrofuranes, psoralènes
- *Associations à utiliser avec précaution* : antivitamines K, caféine (avec ciprofloxacine)
- *Topiques digestifs, sucralfate, fer, zinc, didanosine* : espacer de 2 heures les prises

Nitro-imidazolés (Antianaérobies)

Métronidazole[G] (Antianaérobies) (1) *Liste I-65 %-Coll*

FLAGYL	4 ou 14 cp. 500 mg 20 cp. 250 mg Susp. buvable : 120 ml à 125 mg par càc	A. 1 à 1,5 g/jour E. 20 à 30 mg/kg/jour en 3 prises aux repas
FLAGYL 0,5 % Injectable *Réservé aux hôpitaux*	Fl. 100 ml = 500 mg	Perfusion IV lente en 30 à 60 minutes : A. 1 à 1,5 g/jour en 2 ou 3 perfusions E. 20 à 30 mg/kg/jour

1. Les posologies indiquées ici concernent les infections à anaérobies : *cf.* le chapitre "Parasitologie" pour l'utilisation dans les autres indications et les autres dérivés nitro-imidazolés.

Ornidazole (Antianaérobies) (2) *Réservé aux hôpitaux*

TIBÉRAL	10 cp. 500 mg	A. 1 à 1,5 g/jour E. 10 à 30 mg/kg/jour
	12 amp. 3 ml = 500 mg 12 amp. 6 ml = 1 000 mg	Perfusion IV lente en 30 à 60 minutes : A. 1 à 1,5 g/jour E. 20 à 30 mg/kg/jour en 1 ou 2 perfusions

2. Les posologies indiquées ici concernent les infections à anaérobies : *cf.* le chapitre "Parasitologie" pour l'utilisation dans les autres indications et les autres dérivés nitro-imidazolés.

Métronidazole + Spiramycine[G] (3) *Liste I-65 %-Coll*

BIRODOGYL BIMISSILOR	10 cp. contenant : Métronidazole 250 mg + Spiramycine 1,5 M UI	A. et E. > 15 ans : 2 à 3 cp./jour en 2 ou 3 prises aux repas
RODOGYL	20 cp. contenant : Métronidazole 125 mg + Spiramycine 0,75 M UI	E. > 10 ans : 3 cp./jour E. > 6 ans : 2 cp./jour en 2 ou 3 prises aux repas

3. Association réservée au traitement des infections aiguës, chroniques ou récidivantes observées en stomatologie (abcès dentaires, phlegmons, cellulites périmaxilaires, péricoronarites, ostéites, gingivites, stomatites, parodontites, parotidites, sous-maxilites). L'utilisation de cette association fixe est discutable. En traitement curatif sont recommandées l'amoxicilline, l'azithromycine, la clarithromycine, la spiramycine (seule) ou la clindamycine.

Métronidazole + Tétracycline + Bismuth

Traitement de l'ulcère (voir le chapitre "Gastro-entérologie")

Contre-indications
Hypersensibilité aux dérivés nitro-imidazolés (rare), allaitement

Propriétés

- Dérivés nitro-imidazolés de synthèse ayant un mode d'action particulier (réduction intracellulaire en produits cytotoxiques) qui explique leur spectre d'activité original (germes anaérobies et protozoaires, qui, seuls, possèdent cette capacité de réduction)
- Absorption digestive rapide et importante, excellente diffusion tissulaire y compris dans le SNC et le LCR, métabolisation hépatique partielle, élimination principalement urinaire (40 à 70 %) et biliaire, passage transplacentaire et dans le lait maternel, demi-vie de 8 à 12 heures pour le métronidazole et 12 à 14 heures pour l'ornidazole

Activité antibactérienne et antiparasitaire

- Activité bactéricide : bacilles anaérobies Gram négatif (*Bacteroides*, *Fusobacterium*), bacilles anaérobies Gram positif sporulés (*Clostridium*) et *Gardnerella vaginalis*
- Sensibilité inconstante des cocci anaérobies Gram négatif (*Veillonella*) et Gram positif (*Peptococcus*, *Peptostreptococcus*), et résistance habituelle des bacilles Gram positif anaérobies non sporulés (*Actinomyces*, *Propionibacterium*)
- Activité parasiticide : *Entamoeba histolytica* (amoebicide tissulaire, et de contact à un moindre degré), *Giardia intestinalis, Trichomonas vaginalis* (il existe de rares souches de *Trichomonas* résistantes au métronidazole), *Balantidium coli*

Indications

- Infections à bactéries anaérobies sensibles dans toutes leurs localisations, colites pseudomembraneuses post-antibiotiques à *Clostridium difficile*, infections dentaires (métronidazole + spiramycine), prophylaxie des infections à anaérobies en chirurgie
- Amibiase, trichomonase, lambliase, balantidiose (*cf.* le chapitre "Parasitologie")
- En trithérapie : éradication de *Helicobacter pylori* (voir ce terme)

Effets indésirables

- Troubles digestifs (5 à 10 %) : nausées, modifications du goût (métallique), anorexie, vomissements, diarrhée, épigastralgies, glossites, stomatites, muguet buccal
- Leucopénie modérée réversible à l'arrêt, plus rarement prurit, urticaire, troubles neurologiques (céphalées, vertiges, ataxie, paresthésies, polynévrites sensitivo-motrices), coloration brun/rouge des urines avec le métronidazole
- Effet antabuse avec l'alcool (25 %) : nausées, vomissements, douleurs abdominales, bouffées vasomotrices, céphalées, hypotension orthostatique
- Troubles neuro-psychiques et encéphalopathies : syndrome cérébelleux, troubles de conscience, lenteur psychomotrice, somnolence, convulsions, réactions psychotiques, anomalies d'imagerie IRM

Précautions d'emploi et interactions médicamenteuses

- Surveillance de la NFS et examen neurologique lors des traitements prolongés plus de 10 jours ou à forte posologie : arrêter le traitement en cas d'apparition de vertiges, ataxie, polynévrites, confusion mentale ou convulsions
- Réduire les doses en cas d'insuffisance rénale sévère (*cf.* Insuffisance rénale)
- ***Associations déconseillées*** : disulfirame (troubles psychiques), alcool (effet antabuse)
- *Associations à utiliser avec précaution* : antivitamines K, fluoro-uracile, vécuronium (curare) (diminution de l'élimination de ces médicaments), lithium
- Action synergique avec les macrolides (dont la spiramycine) et les lincosanides

Sulfamides : Triméthoprime + Sulfaméthoxazole

Cotrimoxazole[G] par voie orale *Liste I-65 %-Coll*

BACTRIM FORTE	10 cp. dosés à : Sulfaméthoxazole 800 mg + Triméthoprime 160 mg	A. 2 cp./jour (jusqu'à 3 cp./jour) en 2 à 3 prises (1)
BACTRIM	20 cp. dosés à : Sulfaméthoxazole 400 mg + Triméthoprime 80 mg	A. 4 cp./jour (jusqu'à 6 cp./jour) en 2 à 3 prises
	Fl. 100 ml : 20 mesures dosées à : Sulfaméthoxazole 200 mg + Triméthoprime 40 mg	E. et N. 1 mes./5 kg/jour en 2 prises (≤ 8 mes./jour)

1. Prévention des infections à *Pneumocystis carinii* : sujets HIV = 1 cp. × 3 fois/semaine ; greffes de moelle : 1 cp. × 2 fois/jour, 2 jours/semaine durant 6 mois ; transplantation d'organe : 1 cp./jour à 3 cp./semaine.

Cotrimoxazole par voie injectable *Liste I-Réservé aux hôpitaux*

BACTRIM PERFUSION (2)	12 ou 25 amp. 5 ml à : Sulfaméthoxazole 400 mg + Triméthoprime 80 mg *(contient des sulfites)*	En 2 perfusions IV : A. 4 amp./jour (jusqu'à 12 amp./jour) E. 2 ml/5 kg/jour

2. Perfuser en 1 heure minimum (60 à 90 minutes) après dilution dans un soluté glucosé ou salé isotonique (à raison de 1 ml dans 25 ml de soluté, soit 1 ampoule de 5 ml dans 125 ml de soluté), la dose pour 24 heures étant répartie en 3 perfusions (attention aux sulfites de l'excipient pouvant entraîner dès la 1re injection un choc anaphylactique ou un bronchospasme notamment chez les asthmatiques).

Contre-indications

Allergie aux sulfamides ou au triméthoprime (ou aux sulfites des formes injectables)
Insuffisance rénale ou hépatique sévère, porphyries, déficit en G6PD
Anémie mégaloblastique par carence en acide folique, dyscrasies sanguines
Grossesse et allaitement, prématuré, nouveau-né < 6 semaines

Propriétés

- Association bactéricide ayant une activité 20 à 100 fois plus puissante que le sulfamide employé en monothérapie et un spectre d'action plus large que celui de leurs deux composants, agissant en inhibant la synthèse de l'acide folique (inhibition de la dihydrofolate réductase par le triméthoprime et de la dihydrofolate synthétase par le sulfamide)
- Absorption rapide et importante (90 %), excellente diffusion notamment dans le LCR, la prostate, la bile, l'oreille moyenne, les poumons, métabolisation hépatique importante pour le sulfamide, élimination essentiellement urinaire (dont 75 % sous forme active pour le triméthoprime et 20 % sous forme active pour le sulfamide), demi-vie de 10 heures

Activité antibactérienne

- Germes sensibles : *Branhamella catarrhalis*, *Yersinia*, *Vibrio*, *Chlamydiae*, *Toxoplasma gondii*, *Pneumocystis carinii*, *Nocardia asteroides*, et souvent *Haemophilus influenzae* et *ducreyi*, *Bacillus anthracis*, *Listeria*, *Corynebacterium*, *Burkholderia pseudomallei*, entérobactéries (*Escherichia coli*, *Proteus*, *Salmonella*, *Shigella*, et à un degré moindre *Klebsiella*, *Enterobacter*, *Citrobacter*)
- Sensibilité inconstante des cocci Gram positif et Gram négatif et des entérobactéries
- Résistance des entérocoques, anaérobies (pour la plupart), *Pseudomonas aeruginosa*, *Acinetobacter*, *Campylobacter*, *Bordetella*, *Brucella*, *Francisella tularensis*, *Gardnerella vaginalis*, *Borrelia*, *Treponema*, *Leptospira*, *Lactobacillus*, *Mycoplasma*, *Ureaplasma*, *Rickettsieae*, *Mycobacterium tuberculosis*, *Histoplasma*, *Blastomyces*

Indications

- Traitement curatif : des infections à *Pneumocystis jirovecii* ; des infections uro-génitales de l'homme, notamment les prostatites
- Traitement préventif des infections à *Pneumocystis jirovecii* chez l'immunodéprimé (notamment chez les patients VIH et en cas de greffe de moelle ou de transplantation)
- Infections urinaires de l'enfant et de la femme, otites et sinusites, infections bronchopulmonaires et digestives (utilisation prudente)

Effets indésirables (6 à 8 % en pathologie générale, 25 à 80 % en cas de sida)

- Fréquents (1 à 10 %) : nausées, vomissements, rash cutané, érythème, prurit, élévation des transaminases et de la créatininémie
- Rares (< 1 %) : diarrhée, colite pseudomembraneuse, convulsions, infections fongiques, neuropathies périphériques, hypoglycémie, cholestase
- *Manifestations allergiques* très rares mais parfois graves : accidents cutanés graves, myocardite, angiœdème, rhabdomyolyse, insuffisance rénale aiguë, pneumopathie, purpura
- *Hyperkaliémie* réversible mais parfois sévère, surtout en association à un IEC
- *Atteintes hématologiques* : thrombopénie (parfois grave), leuco-neutropénie, aplasie, anémie hémolytique ou mégaloblastique, méthémoglobinémie

Précautions d'emploi et interactions médicamenteuses

- Manifestations cutanées : arrêt immédiat
- Surveillance hématologique lors des traitements prolongés ou sujets âgés
- Réduction de la posologie de 50 % si la clairance de la créatinine est comprise entre 15 et 30 ml/min, abstention si elle est inférieure à 15 ml/min (sauf hémodialyse)
- Grossesse : à éviter chez les femmes susceptibles d'être enceintes (action antifolique)
- ***Associations contre-indiquées*** : méthotrexate
- ***Associations déconseillées*** : AVK, répaglinide, phénytoïne, hyperkaliémiants
- *Associations à prendre en compte* : chlorpropamide, ciclosporine, pyréthamine, metformine, sulfamides hypoglycémiants, zidovudine, paclitaxel

Antibactériens urinaires (I)

Triméthoprime *Liste I-65 %*

DELPRIM	3 cp. 300 mg	A. 1 cp./jour pendant 3 jours consécutifs

Contre-indications

Hypersensibilité au produit
Déficit en G6PD (hémolyse)
Anémie macrocytaire
Insuffisance rénale sévère (Clcr < 15 ml/min)
Insuffisance hépatique sévère

Propriétés et activité antibactérienne

- Inhibiteur de la dihydrofolate réductase et de la synthèse d'acide folique
- Actif sur les principaux germes dans les infections urinaires non compliquées : *Enterobacteriaceae, Staphylococcus spp., Enterococcus spp., Streptococcus* des groupes A, B, C et C8
- L'élimination principalement urinaire (60 % en 24 heures) sous forme non métabolisée (80 %) permet le maintien d'une CMI urinaire active

Indications

- Cystite aiguë non compliquée de la femme adulte et de l'adolescente
- *NDR : il n'y a pas d'indication dans les infections urinaires à risque* : chez l'homme, chez la femme pendant la grossesse, en cas d'anomalie organique ou fonctionnelle urinaire, âge > 75 ans, immunodépression grave, Clcr < 30 ml/min
- *NDR* : intérêt particulier en cas d'infection documentée à *E. coli* producteur de bêtalactamase. L'utilisation comme traitement probabiliste n'est pas recommandée

Effets indésirables

- Très fréquents (> 10 %) : nausées, vomissements, gastralgies
- Fréquents (1 à 10 %) : prurit, rash cutané, photosensibilité
- Rares (< 1 %) : réactions anaphylactiques, réactions cutanées graves, uvéite antérieure, leucopénie, thrombopénie, anémie mégaloblastique, variations de la kaliémie

Précautions d'emploi

- Ne pas s'exposer au soleil ou aux rayonnements UV pendant la durée du traitement et les 2 jours suivants
- NFS si âge > 65 ans, traitement itératif, carence en folates
- Surveillance de la kaliémie si sujets âgés ou insuffisants rénaux
- Grossesse : utilisation non recommandée au 1er trimestre

Interactions médicamenteuses

- *Associations contre-indiquées* : méthotrexate
- *Associations déconseillées* : répaglinide
- *Associations à prendre en compte* : pyriméthamide, ciclosporine, médicaments hyperkaliémiants, AVK

Antibactériens urinaires (II)

Fosfomycine-Trométamol[G] *Liste I-65 %-Coll*

FOSFOPHARM MONURIL URIDOZ	Sac. 3 g adulte pour solution buvable	*Cystite aiguë simple* : A. 1 sac. en dose unique *Infection post-coïtale* : A. 1 sac. au moment du rapport Prévention de cystite récidivante (1) : A. 1 sac./semaine

1. Sans facteur de risque de complication.

Contre-indications

Insuffisance rénale sévère (clairance de la créatinine < 10 ml/min)

Propriétés

- Antibiotique phosphonique bactéricide, inhibant l'enzyme catalysant la première étape de la synthèse de la paroi bactérienne (pyruvyl-transférase), absorbé *per os* à 50 % sous forme de sel de trométamol, éliminé sous forme active par les urines (concentration maximale en 2 à 4 heures et bactériologiquement efficace pendant 36 à 48 heures)

Activité antibactérienne

- Spectre d'action large : staphylocoques (activité sur environ 80 % des souches Méti-R), entérobactéries (sauf *Acinetobacter*, *Proteus morganii*, *Proteus stuartii*), *Haemophilus*, pneumocoques, *Neisseria*, certaines souches de *Pseudomonas*
- Sensibilité inconstante (< 40 % des souches) des *Staphylococcus hemolyticus*, *Pseudomonas*, *Providencia*, *Klebsiella*
- Résistance des streptocoques, entérocoques, *Staphylococcus saprophyticus*, *Listeria*, *Acinetobacter*, *Proteus morganii*, *Proteus stuartii*, *Pasteurella*, *Corynebacterium*, *Chlamydiae*, *Mycoplasma*, anaérobies Gram positif et Gram négatif

Indications

- Cystite aiguë simple de la femme ≤ 75 ans et de l'adolescente pubère
- Cystite gravidique et bactériuries asymptomatiques gravidiques
- Prévention des infections urinaires récidivantes (et post-coïtales)
- *NDR : le traitement n'est pas adapté aux pyélonéphrites ni aux infections urinaires de l'homme*

Effets indésirables

- Nausées et diarrhée parfois sévères (surtout si dose > 3 g), céphalées, vulvo-vaginite
- Rares : éruptions cutanées allergiques, colite pseudomembraneuse

Précautions d'emploi et interactions médicamenteuses et alimentaires

- Ce traitement par prise unique n'est pas adapté aux infections urinaires récidivantes ou datant de plus de 5 jours, de la femme diabétique ou immunodéprimée
- Grossesse : utilisation possible
- Allaitement : utilisation déconseillée (passage en faible quantité dans le lait maternel)
- Administrer à jeun (2 à 3 heures avant ou après un repas)
- *Interactions diverses* : métoclopramide (absorption digestive de la fosfomycine réduite)

Antibactériens urinaires (III)

Pivmécillinam *Liste I-65 %-Coll*

SELEXID	20 ou 28 cp. 200 mg	A. 400 mg × 2 fois/jour *au milieu d'un repas* (1)

1. Ne pas s'allonger pendant 30 minutes après la prise.

Contre-indications

Hypersensibilité aux pénicillines, mononucléose infectieuse
Association avec les hypo-uricémiants type allopurinol

Propriétés et activité antibactérienne

- Amidinopénicilline bactéricide (bêta-lactamine) à spectre limité aux germes Gram négatif : *Escherichia coli*, *Salmonella*, *Shigella*, *Yersinia*, et plus inconstamment *Enterobacter*, *Proteus*, *Klebsiella*, *Providencia* et *Citrobacter* (synergie avec les aminopénicillines)
- Absorption digestive (75 %) non réduite par les aliments, transformation en mécillinam, élimination urinaire rapide, passage transplacentaire et passage dans le lait maternel

Résistances

- *Pseudomonas*, *Proteus indologenes*, *Providencia*, *Serratia*, *Acinetobacter*, *Neisseria*, *Campylobacter*, *Haemophilus influenzae*, bacilles Gram positif, cocci Gram positif (staphylocoques, streptocoques, entérocoques), anaérobies
- Les souches hautement productrices de pénicillinases de *Klebsiella*, *Enterobacter* et *Citrobacter* sont résistantes

Indications

- Cystite aiguë simple chez la femme adulte (traitement de 5 jours)
- *NDR* : si risque de complication, en particulier cystite gravidique et bactériurie asymptomatique gravidique → traitement de 7 jours

Effets indésirables

- Éruptions cutanées non allergiques fréquentes si association à l'allopurinol (> 22 % des cas), mononucléose infectieuse ou infection à CMV, leucémie lymphoïde
- Éruptions cutanées allergiques
- Rares : nausées, vomissements, diarrhées, œsophagites, candidoses, augmentation des transaminases et phosphatases alcalines, irritation vaginale, possibilité de carence en carnitine (comme avec tous les esters pivaliques des bêta-lactamines en usage prolongé)

Précautions d'emploi

- Insuffisance rénale : diviser la posologie par 2 quand la clairance de la créatinine est comprise entre 15 et 30 ml/min et par 3 quand elle est inférieure à 15 ml/min
- Actuellement réservé à l'adulte, faute d'expérience clinique chez l'enfant

Interactions médicamenteuses

- *Associations contre-indiquées* : allopurinol et tisopurine (éruptions cutanées)

Antibactériens urinaires (IV)

Nitrofurantoïne *Liste I-65 %-Coll*

FURADANTINE	21 gél. 50 mg	A. 100 mg × 3 fois/jour *à la fin des 3 repas* E. > 6 ans : 5 à 7 mg/kg/jour en 3 prises/24 h Durée : 5 à 7 jours

Contre-indications

Insuffisance rénale sévère (clairance de la créatinine < 45 ml/min)
Allergie connue aux nitrofuranes (rare), déficit en G6PD
Grossesse au 9e mois (risque d'hémolyse néo-natale)
Utilisation en traitement prophylactique des infections urinaires
Traitement curatif prolongé (7 jours maximum)

Propriétés et activité antibactérienne

- Antibactériens bactériostatiques de la famille des nitrofuranes (altérant l'ADN bactérien après activation par les réductases bactériennes), toxiques en cas d'usage prolongé
- Absorbés par voie orale et éliminés par voie urinaire surtout sous forme active
- Spectre d'action : *Escherichia coli*, *Staphylococcus saprophyticus*, streptocoques, entérocoques, *Bacteroides*, et à un moindre degré *Klebsiella*, *Enterobacter*, *Serratia*
- Résistance très fréquente des *Proteus*, *Providencia*, *Pseudomonas*

Indications

- Réservée aux femmes et aux filles > 6 ans dans le traitement curatif de la cystite documentée à germe sensible sans qu'un autre antibiotique de meilleur rapport bénéfice/risque puisse être utilisé

Effets indésirables

- Fréquents : nausées et vomissements réduits par la prise aux repas et l'abstention d'alcool, diarrhée, parotidites
- Réactions allergiques : urticaire, éruptions, fièvre, éosinophilie, voire réactions anaphylactiques, angiœdème, pneumopathies immuno-allergiques imposant l'arrêt immédiat du traitement et une corticothérapie (risque de fibrose)
- Anémie hémolytique en cas de déficit en G6PD
- Rares mais graves : neuropathies optiques et/ou périphériques, hépatites cholestatiques ou hépatites chroniques actives, hypertension intracrânienne

Précautions d'emploi et interactions médicamenteuses

- Bilan hépatique préalable
- Administrer aux repas et en évitant la prise d'alcool (nausées accrues)
- Réduire la posologie en cas d'insuffisance rénale
- Aucune indication dans le sexe masculin
- Éviter les traitements répétés (risque immuno-allergique)
- Acidification urinaire utile (action antibactérienne meilleure en milieu acide)
- *Associations déconseillées* : quinolones (antagonisme)
- *Topiques gastro-intestinaux* : respecter un intervalle de 2 heures entre les prises orales

Antibactériens urinaires (V)

Céphalosporine de 2e génération *Liste I-100 %-Coll-Prescription hospitalière*

CEFOXITINE	Fl. 1 g ou 2 g Solution pour injection **IV** (contient 51,5 mg de sodium/fl.)	Réservé à l'adulte Posologie : voir ci-dessous

Contre-indications
Allergie aux bêta-lactamines Enfant

Propriétés et activité antibactérienne

- Bêta-lactamine du groupe des céphalosporines de seconde génération
- Demi-vie d'élimination de 45 minutes allongée chez l'insuffisant rénal. Liaison aux protéines : 65 à 80 %, pas de biotransformation significative, diffusion excellente, élimination par le rein sous forme inchangée
- Activité antibactérienne : aérobies à Gram positif : *Staphylococcus* méti-S, *Streptococcus pneumoniae* ; aérobies à Gram négatif : *Branhamella catarrhalis, Citrobacter koseri, Escherichia coli, Haemophilus influenzae, Klebsiella oxytocaS, Klebsiella pneumoniae, Neisseria gonorrhoeae, Proteus, Providencia, Salmonella* spp, *Shigella* spp ; anaérobies : *Veillonella* spp, *Bacteroides fragilis, Clostridium perfringens, Fusobacterium* spp, *Provoltella*

Posologie

- *En traitement curatif* : 1 ou 2 g toutes les 8 heures, soit 3 à 6 g par jour
- *Prophylaxie des infections post-opératoires* : le plus souvent limitée à la période peropératoire, 24 heures parfois, mais jamais plus de 48 heures : 2 g par voie IV à l'induction anesthésique, puis 1 g toutes les 2 heures jusqu'à la fermeture cutanée

Indications

- Infections dues aux germes sensibles à la céfoxitine à l'exclusion des méningites, particulièrement utile pour les infections urinaires à BLSE en monothérapie
- Prophylaxie des infections post-opératoires, en particulier lorsqu'une flore mixte aéro-anaérobie peut être impliquée lors d'une chirurgie conventionnelle ou coelioscopique

Effets indésirables

- Manifestations allergiques : fièvre, réactions anaphylactiques, œdème de Quincke, néphrite interstitielle, rash, urticaire, prurit, nécrolyse épidermique toxique (exceptionnel)
- Manifestations digestives : nausées, vomissements, diarrhée, colite pseudo-membraneuse
- Manifestations hématologiques : éosinophilie, leucopénie, neutropénie (agranulocytose), anémie (y compris anémie hémolytique), thrombocytopénie, hypoplasie médullaire
- Élévation des transaminases, des phosphatases alcalines, de la créatinine, insuffisance rénale aiguë, encéphalopathie métabolique, aggravation d'une myasthénie

Précautions d'emploi et interactions médicamenteuses

- Insuffisance rénale : adapter la posologie en fonction de la clairance
- Grossesse : utilisation possible si nécessaire
- Interactions avec des examens biologiques faussement positifs : test de Coombs, glycosurie, créatininémie par la méthode de Jaffe accrue, 17-OH stéroïdes urinaires élevés
- Surveillance plus étroite de l'INR

Antituberculeux (I) :
Pyrazinamide

Pyrazinamide (1) *Liste I-65 %-Coll*

PIRILENE	60 cp. séc. 500 mg	Par voie orale en 1 prise, pendant 2 mois seulement : A. 30 mg/kg/jour (D. max. : 2 g/jour) E. > 3 mois : 30 à 40 mg/kg/jour

1. *Cf.* à *Isoniazide* la spécialité Rifater associant l'isoniazide avec le pyrazinamide et la rifampicine.

Contre-indications

Insuffisance hépatique, insuffisance rénale, porphyries
Hyperuricémie non contrôlée par la benzbromarone
Grossesse et allaitement (absence d'études)

Propriétés

- Antituberculeux bactéricide dérivé du nicotinamide, *agissant principalement sur les bacilles intracellulaires* (milieu acide nécessaire à son activité), ayant un spectre d'action limité à *Mycobacterium tuberculosis* et *Mycobacterium africanum*, les souches de *Mycobacterium bovis* et les mycobactéries atypiques étant résistantes
- Absorption digestive rapide et complète, bonne diffusion tissulaire et humorale même dans le LCR, avec pénétration intracellulaire, demi-vie de 10 heures, métabolisation hépatique en acide pyrazinoïque actif, élimination urinaire sous forme active

Indications

- Tuberculose (en association avec les autres antituberculeux)

Effets indésirables

- *Hépatotoxicité dose-dépendante* (1 à 5 % des cas) : élévation des transaminases assez fréquente, ictères, rares *hépatites fulminantes* (traitements prolongés en association)
- *Arthralgies* prédominant aux épaules, genoux et doigts avec hyperuricémie parfois supérieure à 100 mg/l → traiter si > 100 mg/l ou associée à des arthralgies
- *Divers* : nausées et vomissements, anorexie, fièvre, réaction cutanée allergique, possibilité de photosensibilisation, anémie

Précautions d'emploi et interactions médicamenteuses

- *Bilan hépatique et rénal avec dosage de l'uricémie* avant tout traitement, puis *bilan hépatique régulier* (hebdomadaire puis bimensuel) → arrêt définitif du traitement si les transaminases augmentent au-delà de 3 fois la normale à deux examens successifs, et temporairement ou définitivement en cas d'arthralgies et/ou d'hyperuricémie
- *Utiliser toujours en association* (isoniazide + rifampicine + éthambutol ou parfois streptomycine) mais arrêter le pyrazinamide après 2 mois de traitement, comme le 3e antituberculeux (éthambutol ou streptomycine)
- Grossesse et allaitement : passage transplacentaire et dans le lait non étudiés
- *À noter* : le pyrazinamide est inefficace sur les souches de la spécialité Immucyst (BCG intravésical utilisé dans certaines tumeurs de la vessie)
- *Associations à surveiller* : éthionamide, isoniazide et tout médicament hépatotoxique (hépatotoxicité accrue → arrêt de l'association si transaminases > 3N)

Antituberculeux (II) :
Isoniazide ou INH

Isoniazide[G] *Liste I-65 %-Coll*

RIMIFON	100 cp. 150 mg 200 cp. 50 mg	En 1 prise par jour *à jeun* : A. 4 à 5 mg/kg/jour E. > 3 mois : 10 à 15 mg/kg/jour sans dépasser 300 mg/jour
RIMIFON Injectable *Réservé à l'hôpital* NICOZID	6 amp. 5 ml = 500 mg (diluer dans du G5 ou NaCl 0,9 % à raison de 300 mg dans 125 ml)	En perfusion IV de 1 heure (1) : A. 4 à 5 mg/kg/jour E. 10 à 15 mg/kg/jour

1. La voie intramusculaire est inhabituelle mais peut être utilisée aux mêmes doses.

Isoniazide associé à d'autres antituberculeux (2) *Liste I-65 %-Coll*

RIFINAH	30 cp. contenant : Isoniazide .... 150 mg Rifampicine .... 300 mg	En 1 prise par jour *à jeun* : A. > 50 kg : 2 cp/jour soit 5 mg/kg/jour d'isoniazide + 8-12 mg/kg/jour de rifampicine
RIFATER	60 cp. contenant : Isoniazide .... 50 mg Rifampicine .... 120 mg Pyrazinamide .... 300 mg	En 1 prise par jour *à jeun* : Poids > 65 kg : 6 cp/jour Poids > 50 kg : 5 cp/jour Poids > 40 kg : 4 cp/jour Poids > 30 kg : 3 cp/jour soit 5 mg/kg/jour d'isoniazide + 8-12 mg/kg/jour de rifampicine + 15-30 mg/kg/jour de pyrazinamide

2. *Cf.* pages suivantes, *Ripampicine*, *Pyrazinamide* et *Éthambutol*, pour les propriétés, contre-indications, effets indésirables et précautions d'emploi de ces produits.

Contre-indications
Insuffisance hépatique sévère
Hypersensibilité à l'isoniazide (rare), association au niridazole

Propriétés

- Antituberculeux majeur bactéricide, actif sur les mycobactéries typiques (résistances d'emblée de 6 % et résistances acquises après traitement incorrect de 16 à 20 %)
- Absorption digestive rapide et importante (90 %), diffusion ubiquitaire avec pénétration intracellulaire, catabolisme hépatique en dérivé désacétylé inactif (la N-acétylation est déterminée génétiquement) avec formation d'un *métabolite réactif responsable del'hépatotoxicité*, élimination urinaire (50-70 % en 24 heures), demi-vie de 1 à 6 heures selon la vitesse d'acétylation, taux sériques efficaces = 1 à 2 µg/ml à la 3e heure

Indications

- Tuberculose (en association avec les autres antituberculeux)
- Chimioprophylaxie antituberculeuse primaire (monothérapie pendant 3 mois), chimioprophylaxie antituberculeuse secondaire (avec la rifampicine pendant 6 mois)
- Traitement des infections à mycobactéries atypiques sensibles

Effets indésirables

- *Hépatotoxicité* (favorisée par l'alcoolisme et par l'association de rifampicine et/ou de pyrazinamide, mais pas par le phénotype d'acétylation) : élévation des transaminases (10 % en monothérapie, 30 % en association avec la rifampicine), plus rarement hépatite cytolytique aiguë ou chronique (1 % en monothérapie, 5 à 8 % en association avec la rifampicine) régressive à l'arrêt (mais des hépatites mortelles ont été décrites)
- *Neuropathies périphériques* (2 %), plus rarement névrite optique, anémie, convulsions (troubles attribués à une carence en pyridoxine)
- Rares : syndrome lupique, syndrome épaule-main, fièvre, éruptions cutanées, éosinophilie, pellagre, acné, troubles digestifs, myalgies, troubles psychiques accrus par l'association de disulfirame d'éthionamide (excitation, somnolence, amnésie, syndrome de Korsakoff, accès maniaques, délires)

Précautions d'emploi et interactions médicamenteuses

- *Bilan hépatique* préalable, puis hebdomadaire le premier mois, puis mensuel → arrêt du traitement si élévation des transaminases > 5N et baisse de moitié si transaminases > 3N et < 5N
- Adjonction à titre préventif ou curatif de pyridoxine (15 à 50 mg/jour) et si besoin de nicotinamide (troubles pellagroïdes) et d'anticonvulsivants
- Utiliser avec prudence en cas d'antécédents convulsifs ou psychiatriques, d'alcoolisme
- Réduire la posologie en cas d'insuffisance rénale sévère (2 à 3 mg/kg/jour, en fonction des taux sériques) et si besoin chez les acétyleurs lents (60 à 70 % des Européens)
- Grossesse : déconseillé par prudence au 1er trimestre sauf tuberculose active
- Allaitement : à éviter (passage important dans le lait et innocuité non établie)
- ***Associations déconseillées*** : anesthésiques volatils halogénés, carbamazépine, disulfirame
- *Associations à utiliser avec précaution* : rifampicine et pyrazinamide (transaminases), corticoïdes, griséofulvine et médicaments hépatotoxiques, phénytoïne
- *Kétoconazole* : respecter un intervalle de 12 heures entre les prises orales
- *Topiques gastro-intestinaux* : respecter un intervalle de 2 heures entre les prises orales

Antituberculeux (III) : Rifamycines (I)

Rifampicine (1) *Liste I-65 %-Coll*

RIFADINE RIMACTAN	8 ou 30 gél. 300 mg Susp. buv. à 2 % (2) : 24 mes. à 100 mg/mes. (contenant des sulfites)	En 1 prise par jour *à jeun* : A. 8 à 12 mg/kg/jour E. > 3 mois : 10 à 20 mg/kg/jour N. < 3 mois : 10 mg/kg/jour
RIFADINE Injectable Prescription hospitalière *mais disponible en ville*	Fl. 600 mg + 10 ml de solvant (rediluer chaque fl. dans 250 ml de soluté glucosé isotonique)	Perfusion IV en 90 minutes : A. 8 à 12 mg/kg/jour E. 10 à 20 mg/kg/jour en 1 perfusion par jour

1. Les posologies indiquées ici concernent le traitement de la tuberculose (*cf.* aussi à *Isoniazide* la spécialité Rifinah associant l'isoniazide et la rifampicine et la spécialité Rifater associant l'isoniazide avec le pyrazinamide et la rifampicine).
Les posologies recommandées sont différentes dans les autres indications, notamment :
– *Brucelloses* : 900 mg/jour en 1 prise pendant 45 jours (associée avec de la doxycycline).
– *Légionelloses* : 20 à 30 mg/kg/jour en 2 administrations quotidiennes (avec de l'érythromycine).
– *Infections sévères à staphylocoques ou autres germes multirésistants* : 20 à 30 mg/kg/jour en 2 administrations quotidiennes (associée avec un autre antibiotique actif et synergique).
– *Lèpre lépromateuse, borderline ou multibacillaire* : 1 500 mg en prise unique ou 900 mg/jour en 1 prise pendant 15 jours, associée avec les autres antilépreux (*cf.* en début de chapitre).
– *Chimioprophylaxie des méningites cérébro-spinales à méningocoques* (chez le malade après son traitement curatif et chez les sujets exposés aux sécrétions oro-pharyngées du malade dans les 10 jours précédant son hospitalisation) : *actuellement la rifampicine est l'antibiotique recommandé pour cette chimioprophylaxie en traitement de 2 jours* (600 mg matin et soir pendant 2 jours chez l'adulte, 10 mg/kg matin et soir pendant 2 jours chez l'enfant de 1 mois à 15 ans, 5 mg/kg matin et soir pendant 2 jours chez le nourrisson de moins de 1 mois). L'utilisation est possible chez la femme enceinte (à la fin de la grossesse, de la vitamine K peut être administrée pour prévenir des troubles de la coagulation). L'emploi de la *spiramycine pendant 5 jours* est réservé aux sujets ayant une contre-indication à l'emploi de la rifampicine.
– *Chimioprophylaxie des méningites à Haemophilus influenzae* (chez les sujets-contacts de moins de 6 ans) : la rifampicine est préconisée pour cette chimioprophylaxie en *traitement de 5 jours* (20 mg/kg/jour en 2 prises pendant 5 jours).
2. L'excipient de cette suspension buvable contient des sulfites pouvant entraîner des réactions anaphylactiques ou un bronchospasme notamment chez les asthmatiques.

Contre-indications

Hypersensibilité aux rifamycines, porphyries, certaines associations (*cf.* Interactions)

Propriétés

- Antituberculeux majeur bactéricide, à diffusion intra- et extracellulaire, agissant sur les mycobactéries typiques et atypiques (résistance d'emblée ≤ 0,5 %, résistance acquise = 5 %), bactéricide aussi sur *Mycobacterium leprae* et de nombreux germes dont : cocci Gram positif et Gram négatif, *Brucella*, *Legionella*, *Listeria*, *Bacteroides fragilis*, *Flavobacterium*, *Clostridium perfringens*, *C. diphteriae*, *Chlamydia trachomatis*
- Résistance des *Treponema*, *Erysipelotrix*, *Clostridium ramosum*, *Sphaerophorus*
- Absorption digestive presque totale (réduite par les aliments), effet de premier passage hépatique intense (*administrer en 1 seule prise à jeun*) avec désacétylation hépatique, induction enzymatique et auto-induction, diffusion ubiquitaire y compris intracellulaire, élimination surtout biliaire (75 %), demi-vie de 2 à 3 heures, passage dans le lait

Indications

- Tuberculose (en association aux autres antituberculeux) et chimioprophylaxie antituberculeuse secondaire (avec l'isoniazide pendant 6 mois)
- Lèpre lépromateuse, borderline ou multibacillaire (avec dapsone et/ou clofazimine)
- Brucellose (avec doxycycline), légionelloses (avec érythromycine), infections sévères à staphylocoques ou à autres germes multirésistants (toujours en association)
- Chimioprophylaxie de certaines méningites (*cf.* note ci-contre)

Effets indésirables (rares)

- Coloration orangée des urines (permettant de contrôler la bonne prise du traitement), des selles, des larmes et des lentilles cornéennes souples
- Nausées et vomissements cédant à la prise au cours d'un repas
- Hépatotoxicité faible en monothérapie, plus fréquente chez les acétyleurs lents ou en cas d'atteinte hépatique préexistante, et surtout *en association à l'isoniazide* (élévation des transaminases dans 30 % des cas et hépatite clinique dans 5 à 8 % des cas)
- Réactions allergiques (0,5 à 5 %) : éruption cutanée, fièvre
- Manifestations immunologiques en rapport avec l'administration discontinue, imposant l'arrêt définitif du traitement : dyspnée paroxystique, thrombopénie, leucopénie, anémie hémolytique, pancréatite, oligo-anurie aiguë → administration continue et régulière

Précautions d'emploi

- NFS et bilan hépatique et rénal préalable, puis à J8 et J30, puis régulièrement
- Réduire la posologie (5 mg/kg/jour) en cas d'insuffisance hépatique (une insuffisance hépatique, même sévère, autorise son emploi contrairement à l'isoniazide), espacer les prises en cas d'insuffisance rénale avec clairance de la créatinine < 30 ml/min
- Grossesse : utilisable en cas de nécessité absolue (fœtotoxicité chez l'animal), mais administrer de la vitamine K à la mère en fin de grossesse et au nouveau-né (risque de syndrome hémorragique néo-natal) ; l'allaitement est déconseillé (passage dans le lait)

Interactions médicamenteuses (inducteur très puissant des CYP 3A4, 2C9, 2C19)

- ***Associations contre-indiquées*** : **contraceptifs oraux**, antiprotéases, atovaquone
- *Associations à utiliser avec précaution* : isoniazide (surveiller les transaminases), AVK, bêta-bloquants à forte métabolisation hépatique, carbamazépine, ciclosporine, glucocorticoïdes et minéralocorticoïdes, disopyramide, efavirenz, inhibiteurs calciques, hormones thyroïdiennes, méthadone, méxilétine, névirapine, phénytoïne, quinidiques, sulfamides hypoglycémiants, tacrolimus, terbinafine, théophylline, clopidogrel
- *Nécessité d'un intervalle de 12 heures avec* fluconazole, itraconazole et kétoconazole

Antituberculeux (IV) : Rifamycines (II)

Rifabutine *Liste I-65 %-Coll*

ANSATIPINE 150 mg	30 ou 90 gél. 150 mg	Traitement préventif des infections à *Mycobacterium avium complex* chez les sujets infectés par le VIH : A. 300 mg/jour en 1 prise en traitement continu (1) Traitement curatif des infections à *Mycobacterium avium complex* chez les sujets infectés par le VIH : A. > 50 kg : 600 mg/jour A. < 50 kg : 450 mg/jour en polychimiothérapie (2) Traitement de la tuberculose multirésistante (notamment résistante à la rifampicine) : A. 450 à 600 mg/jour (3)

1. Il est possible de répartir la dose en 2 prises quotidiennes de 150 mg en cas de troubles digestifs, notamment en cas de nausées. Ce traitement doit être continu, mais, en cas de survenue d'une mycobactériose, un traitement curatif est nécessaire et la rifabutine doit être arrêtée.
   À noter que, dans cette indication préventive, l'azithromycine est plus efficace, plus facile à prendre (1 seule prise par semaine) et moins coûteuse.
2. La posologie recommandée est de 600 mg/jour chez le sujet > 50 kg et 450 mg/jour chez le sujet < 50 kg pendant au moins 6 mois après négativation des dernières cultures, et dans le cadre d'une polychimiothérapie (notamment rifabutine + clarithromycine + éthambutol) : mais la posologie doit être réduite à 300 mg/jour si la clarithromycine est associée.
3. La posologie optimale n'est pas définitivement établie mais semble être au moins de 450 mg/jour, et probablement de 600 mg/jour (la durée de traitement ne doit pas être inférieure à 6 mois après négativation des cultures de prélèvements faits à 2 examens successifs à 1 mois d'intervalle).

Contre-indications
Hypersensibilité aux rifamycines, insuffisance rénale Antécédents d'uvéite imputable au produit

Propriétés

- Antibiotique bactériostatique actif sur certaines mycobactéries atypiques (*M. avium complex*, *M. xenopi*, *M. kansasii*, *M. fortuitum*, *M. ulcerans*), sur *M. tuberculosis* (action sur 30 à 40 % des souches résistantes à la rifampicine), sur les bactéries Gram positif, plus faiblement sur les bactéries Gram négatif (sauf *Legionella* et *Chlamydiae*)
- Absorption digestive rapide, liaison à 90 % aux protéines plasmatiques, diffusion dans tous les organes (sauf le cerveau) avec pénétration intracellulaire, forte métabolisation par désacétylation (métabolites actifs), élimination lente essentiellement urinaire (53 % en 5 jours) réduite en cas d'insuffisance rénale, demi-vie de 35 à 40 heures

Indications

- Traitement curatif des infections à *Mycobacterium avium complex* chez les sujets infectés par le VIH dans le cadre d'une polychimiothérapie (avec clarithromycine et éthambutol)
- Traitement préventif des infections à *Mycobacterium avium complex* chez les sujets infectés par le VIH et ayant un taux de CD4 ≤ 100/mm³, après avoir éliminé une infection à mycobactéries atypiques ou une tuberculose évolutive
- Traitement curatif de la tuberculose multirésistante, en particulier à la rifampicine

Effets indésirables (rares mais à surveiller car médicament nouveau)

- Coloration orangée des urines, des selles, des larmes et lentilles cornéennes souples
- Exanthème (11 %), nausées (9 %), modifications du goût, dyspepsie et éructations, neutropénie nécessitant l'arrêt dans 2 % des cas, uvéites *imposantl'arrêt définitif*, plus rarement vomissements, flatulences, myalgies, arthralgies
- Association à d'autres antituberculeux : élévation des transaminases et ictère (8-12 %), nausées, vomissements, thrombocytopénie et anémie, fièvre
- **Surdosage** : évacuation digestive et traitement symptomatique en service spécialisé

Précautions d'emploi

- S'assurer que le patient ne relève pas d'un traitement curatif d'une tuberculose ou d'une mycobactériose atypique avant la mise sous traitement préventif des infections à *Mycobacterium avium complex*
- Bilan préalable (NFS, plaquettes, bilan hépatique, rénal et ophtalmologique), puis surveillance régulière de la NFS, des plaquettes et des fonctions hépatiques
- Insuffisance hépatique : ne pas réduire la posologie en cas d'insuffisance hépatique modérée, mais utiliser avec prudence en cas d'insuffisance hépatique sévère
- Grossesse et allaitement : absence d'études
- Enfants : absence d'études
- Surveiller les concentrations sériques des anti-protéases

Interactions médicamenteuses (inducteur enzymatique)

- ***Associations déconseillées*** : contraceptifs oraux œstroprogestatifs et progestatifs, saquinavir, ritonavir
- *Associations à utiliser avec précaution* : clarithromycine, fluconazole, nelfinavir (diminuer la posologie de la rifabutine car risque d'uvéite accru), ciclosporine, digitoxine, glucocorticoïdes et minéralocorticoïdes, indinavir, méthadone, tacrolimus, théophylline et dérivés

Antituberculeux (V) : Éthambutol

Formes orales (1) *Liste I-65 %-Coll*

MYAMBUTOL 400 mg	50 cp. séc. 400 mg	En 1 prise par jour *à jeun* : A. 20 mg/kg/jour (D. max. : 2 g/jour) E. > 3 mois : 15 à 25 mg/kg/jour
DEXAMBUTOL	50 cp. 500 mg	*Idem*

1. Adapter la posologie en cas d'insuffisance rénale :
   - Clairance de la créatinine > 100 ml/min : 20 mg/kg/24 h.
   - Clairance de la créatinine > 70 ml/min : 15 mg/kg/24 h.
   - Clairance de la créatinine < 70 ml/min : 10 mg/kg/24 h.
   - Sujets hémodialysés : 5 mg/kg/24 h sauf le jour de la dialyse (7,5 mg/kg le jour de la dialyse).

   Cf. à *Isoniazide* la spécialité Dexambutol-INH associant l'isoniazide avec l'éthambutol.

Formes injectables (2) *Liste I-Réservé aux hôpitaux-Coll*

MYAMBUTOL 1 000 mg	50 amp. 10 ml = 1 000 mg (diluer dans 250 à 500 ml de G5 avant d'injecter en perfusion IV)	Voie IM ou perfusion IV dans du glucosé à 5 % : A. 20 mg/kg/jour E. 25 à 30 mg/kg/jour en 1 injection quotidienne

2. La voie injectable est réservée aux cas où la voie orale est impossible.
   Adapter la posologie en cas d'insuffisance rénale :
   - Clairance de la créatinine > 100 ml/min : 20 mg/kg/24 h.
   - Clairance de la créatinine > 70 ml/min : 15 mg/kg/24 h.
   - Clairance de la créatinine < 70 ml/min : 10 mg/kg/24 h.
   - Sujets hémodialysés : 5 mg/kg/24 h sauf le jour de la dialyse (7,5 mg/kg le jour de la dialyse).

Contre-indications
Névrite optique
Hypersensibilité à l'éthambutol (très rare)

Propriétés

- Antituberculeux majeur moins actif que l'isoniazide ou la rifampicine, ayant un effet bactériostatique sur *Mycobacterium tuberculosis* (résistances d'emblée de 1,2 % et résistances acquises d'environ 5 %), *Mycobacterium bovis, Mycobacterium kansasii, Mycobacterium scrofulaceum*, *Mycobacterium avium*
- Absorption digestive rapide et importante (80 %), excellente diffusion tissulaire et intracellulaire avec stockage érythrocytaire, élimination rapide essentiellement sous forme active, par les urines (80 %) et les fèces, demi-vie d'environ 4 heures (en l'absence d'insuffisance rénale), absence de passage dans le lait maternel, passage faible dans le LCR même en cas de méningite

Indications

- Tuberculose (en association avec les autres antituberculeux)

Effets indésirables

- *Troubles oculaires* (0,5 à 2 %) : possibilité de *névrite optique rétrobulbaire* sans atteinte rétinienne, apparaissant après 2 à 3 mois de traitement, favorisée par les fortes doses ou un surdosage, notamment en cas d'insuffisance rénale (fréquence portée à 30 % des cas aux doses supérieures à 40 mg/kg/jour) → troubles oculaires bilatéraux ou à prédominance unilatérale : dyschromatopsie pour le vert et le rouge, baisse de l'acuité visuelle, scotome central ou périaxial, rétrécissement du champ visuel (ces troubles sont régressifs en règle générale en 3 à 12 mois après l'arrêt du traitement, qui doit être immédiat, mais on a décrit des cas d'amaurose définitive)
- Rares : troubles digestifs (nausées, anorexie, vomissements), éruption cutanée et purpura allergiques, céphalées, vertiges, leucopénie, hyperuricémie, neuropathies périphériques sensitivo-motrices

Précautions d'emploi

- *Nécessité d'un bilan de la fonction rénale* avant le traitement pour adapter la posologie en fonction de la clairance de la créatinine (*cf.* note ci-contre)
- *Nécessité d'un examen ophtalmologique* (sur chaque œil séparément) préalable, puis entre le 15ᵉ et le 21ᵉ jour, puis mensuel = étude de l'acuité visuelle, du champ visuel, du fond d'œil, de la vision des couleurs : cet examen sera particulièrement attentif chez les sujets diabétiques, alcoolo-tabagiques, ayant des lésions oculaires antérieures, ou traités par d'autres médicaments ayant le même potentiel toxique (isoniazide, disulfiram, quinine, antipaludéens de synthèse, chloramphénicol, phénothiazines) → *tout signe d'appel évoquant une névrite optique impose l'arrêt immédiat du traitement jusqu'à la disparition complète de toute anomalie* (qui peut demander plusieurs mois), la reprise du traitement étant alors possible mais seulement en cas de nécessité absolue et à une posologie inférieure à celle qui était utilisée auparavant
- *Surveiller l'uricémie* (possibilité d'hyperuricémie mais crises de goutte rares)
- Grossesse et allaitement : utilisation possible
- Enfant jeune : utilisation restrictive (surveillance oculaire difficile à cet âge)

Interactions médicamenteuses

- *Topiques gastro-intestinaux* : respecter un intervalle de 2 heures entre les prises orales

Antituberculeux (VI)

Acide para-aminosalicylique (PAS) *Liste I-Prescription hospitalière*

GRANUPAS	Sachet de 4 g de granulés gastro-résistants	A. 4 g × 3 fois/jour (D. max. : 12 g) E. et N. 150 mg/kg/jour en 2 prises

Contre-indications

Hypersensibilité au produit
Insuffisance rénale sévère

Propriétés

- Agent bactériostatique actif sur *Mycobacterium tuberculosis*, inhibant la résistance bactérienne induite par la streptomycine et l'isoniazide, d'où la nécessité d'une association obligatoire
- Absorption variable (Tmax de 1,5 à 24 heures), bonne distribution tissulaire, biotransformation par acétylation et conjugaison, élimination principalement urinaire

Indications

- Tuberculose multirésistance (MDR) de l'adulte et de l'enfant dès 28 jours, en association avec d'autres antituberculeux lorsqu'un autre schéma thérapeutique est impossible

Effets indésirables

- Fréquents (1 à 10 %) : douleurs abdominales, vomissements, diarrhée, nausées, selles molles, vertiges, syndrome vestibulaire, hypersensibilité cutanée, rash
- Rares (< 1 %) : malabsorption, ulcère digestif, ictère, urticaire, hypothyroïdie (chez les patients VIH)

Précautions d'emploi

- Insuffisance rénale légère à modérée : risque d'accumulation
- Ulcère gastro-duodénal : utilisation prudente
- Insuffisance hépatique : utilisation prudente et surveillance
- Diminution de l'absorption de la vitamine B12
- Grossesse et allaitement : administration déconseillée

Interactions médicamenteuses

- ***Associations déconseillées*** : diphénylhydramine
- *Associations à prendre en compte* : digoxine (absorption réduite), éthionamide (effets secondaires accrus)

Antituberculeux (VII)

Bédaquiline *Liste I-Prescription hospitalière*

SIRTURO (1)	24 cp. 100 mg	A. et E. ≥ 12 ans et ≥ 30 kg : Semaines 1 et 2 : 400 mg × 1 fois/jour Semaines 3 à 24 : 200 mg × 3 fois/semaine (avec intervalle ≥ 48 heures) Avec de la nourriture Durée : 24 semaines

1. Le traitement doit être instauré et surveillé par un médecin expérimenté dans la prise en charge de la tuberculose multirésistante.

Contre-indications
Hypersensibilité au produit

Propriétés

- Inhibiteur spécifique de l'ATP synthétase mycobactérienne avec effet bactéricide sur les bacilles en réplication et les bacilles dormants
- Absorption favorisée par la nourriture avec pic plasmatique à 5 heures, fixation protéique élevée (99 %), métabolisation hépatique par le CYP 3A4, élimination par les fèces et demi-vie terminale très longue (2 à 8 mois)

Indications

- Tuberculose pulmonaire multirésistante (MDR), en association avec au moins trois autres médicaments actifs, lorsque l'utilisation d'un autre schéma est impossible
- *NB* : aucune donnée clinique dans la tuberculose extrapulmonaire et dans les infections liées à d'autres espèces de mycobactéries

Effets indésirables

- Très fréquents (> 10 %) : nausées, arthralgies, céphalées, vomissements, sensations vertigineuses
- Fréquents (1 à 10 %) : diarrhée, myalgies, élévation des transaminases, allongement de QTc

Précautions d'emploi

- ECG avant le traitement puis au minimum tous les mois. Le potassium, le calcium et le magnésium sériques doivent être préalablement mesurés et corrigés
- Administration non recommandée si insuffisance cardiaque, QTc > 450 ms, hypothyroïdie, bradyarythmie, hypokaliémie
- La prise de médicaments hépatotoxiques et d'alcool doit être évitée
- Surveillance mensuelle de la biologie hépatique
- Insuffisance hépatique ou rénale modérée : pas d'adaptation posologique
- Grossesse et allaitement : expérience limitée

Interactions médicamenteuses

- ***Associations déconseillées*** : inducteurs ou inhibiteurs puissants du CYP 3A4, clofazimine, fluoroquinolones
- *Associations à prendre en compte* : antirétroviraux (expérience limitée)

Antituberculeux (VIII)

Délamanide *Liste I-Prescription hospitalière*

DELTYBA (1)	48 cp. 50 mg	A. et E. ≥ 50 kg : 100 mg × 2 fois/jour E. de 30 à 50 kg : 50 mg × 2 fois/jour durant 24 semaines *au cours des repas*

1. Le traitement doit être instauré et surveillé par un médecin expérimenté dans la prise en charge de la tuberculose multirésistante.

Contre-indications
Hypersensibilité au produit, intervalle QTc > 500 ms, albuminémie < 28 g/l Association aux inducteurs puissants du CYP 3A4

Propriétés

- Inhibiteur spécifique de la synthèse des composants de la paroi cellulaire des mycobactéries, les acides méthoxymycolique et cétomycolique
- Absorption favorisée par la nourriture, fixation protéique élevée (> 99 %), métabolisation par l'albumine et le CYP 3A4, absence d'élimination urinaire, demi-vie de 35 heures

Indications

- Tuberculose pulmonaire multirésistante (MDR), en association appropriée avec d'autres médicaments actifs, lorsque l'utilisation d'un autre schéma thérapeutique est impossible

Effets indésirables

- L'allongement de QTc constitue le principal risque. Observé chez 10 % des patients, il est accru en cas d'hypoalbuminémie < 28 g/l et/ou d'hypokaliémie
- Très fréquents (> 10 %) : nausées, vomissements, sensations vertigineuses, anorexie, hypokaliémie, hyperuricémie
- Fréquents (1 à 10 %) : anxiété, agitation, dépression, somnolence, neuropathie périphérique, sécheresse oculaire, otalgie, variations tensionnelles, dyspnée, toux, douleurs oropharyngées, douleurs abdominales, constipation, rash, urticaire, arthromyalgies, fièvre, hématurie, malaise, œdèmes périphériques
- Rares (< 1 %) : herpès, candidose, trouble délirant, trouble de l'équilibre, BAV, extrasystoles, alopécie, prurit diffus, rétention urinaire, perturbation de la biologie hépatique et allongement du TCA

Précautions d'emploi et interactions médicamenteuses

- ECG avant le traitement puis au minimum tous les mois et surveillance de la kaliémie, de la calcémie et de la magnésémie
- Administration non recommandée si insuffisance cardiaque, QTc > 450 ms, bradyarythmie, hypokaliémie
- Insuffisance hépatique modérée à sévère : traitement déconseillé
- Insuffisance rénale légère à modérée : aucune adaptation
- Grossesse et allaitement : utilisation déconseillée
- ***Associations contre-indiquées*** : inducteurs puissants du CYP 3A4
- ***Associations déconseillées*** : médicaments induisant un allongement de l'intervalle QTc

Antilépreux (I)

Dapsone ou Sulfone-mère ou DDS *Liste I-65 %-Coll*

DISULONE (1) (+ 200 mg d'oxalate de fer)	100 cp. séc. 100 mg (pouvant être écrasés puis être mélangés à un liquide ou à un yaourt, notamment pour éviter une fausse route chez l'enfant de moins de 6 à 8 ans)	*Traitement de la lèpre* : A. 100 mg/jour en 1 prise E. < 50 kg : 75 mg/jour E. < 25 kg : 50 mg/jour E. < 12 kg : 25 mg/jour *Chimioprophylaxie des sujets-contact des lépreux* : A. 50 mg/jour en 1 prise E. > 12 ans : 50 mg/jour E. > 6 ans : 25 mg/jour E. > 2 ans : 25 mg × 1 jour/2 N. > 6 mois : 12 mg × 1 jour/2 N. < 6 mois : 6 mg × 1 jour/2 *Dermatite herpétiforme et polychondrite atrophiante* : A. 25 à 300 mg/jour

1. La dapsone est par ailleurs indiquée dans les affections suivantes :
   - Dermatoses bulleuses auto-immunes (dermatite herpétiforme, dermatose à IgA linéaire, pemphigoïde cicatricielle), dermatoses neutrophiliques, notamment syndrome de Sweet, lupus bulleux : 1 à 2 mg/kg/jour en traitement initial, puis réduire par paliers à la dose minimale efficace, d'environ 0,5 mg/kg/jour voire seulement 25 mg/semaine chez certains patients.
   - Prophylaxie primaire et secondaire de la pneumocystose en alternative au cotrimoxazole (mais intolérance croisée dans 30 à 40 % des cas) : 100 mg le 1er jour puis 50 mg/jour, seule ou associée à la pyriméthamine (50 mg × 1 à 3 fois/semaine) et à l'acide folinique (50 mg/semaine).

   La dapsone est par ailleurs utilisable en alternative dans les infections suivantes au cours du sida :
   - Prophylaxie primaire et secondaire de la toxoplasmose en alternative au cotrimoxazole ou à la pyriméthamine en monothérapie : 50 mg/jour, avec pyriméthamine (50 mg/semaine) et avec acide folinique (50 mg/semaine).
   - Traitement curatif de la pneumocystose pulmonaire modérée à sévère ($PaO_2 \geq 70$ mmHg) en alternative aux traitements conventionnels : 100 mg/jour, avec triméthoprime (20 mg/kg/jour en 4 prises orales pendant 21 jours).
   - Traitement curatif de la toxoplasmose en alternative aux traitements validés (pyriméthamine-sulfadiazine ou pyriméthamine-clindamycine) : 50 à 100 mg/jour, avec pyriméthamine (75 mg/jour).

Acédapsone ou DADDS *Non commercialisé en France métropolitaine*

HANSOLAR (2)	Fl. 225 mg	Par voie **IM** stricte : A. 225 mg tous les 3 mois

2. Dérivé diacétylé de la dapsone à effet retard (3 mois), non commercialisé en France métropolitaine (Laboratoires Parkes-Davis), permettant des traitements de masse de la lèpre notamment chez les patients d'accès difficile (pendant la saison des pluies par exemple).

Contre-indications

Anémie (Hgb < 90 g/l), méthémoglobinémie

Propriétés

- Antilépreux du groupe des sulfones, ayant un effet bactériostatique sur *Mycobacterium leprae* (compétition avec l'acide para-aminobenzoïque pour la synthèse de l'acide folique) permettant une guérison des lèpres tuberculoïdes ou indéterminées en monothérapie pendant 3 ans pour un coût modéré, une action sur *Toxoplasma gondii*, *Pneumocystis jirovecii* et *Mycobacterium avium*, et une action anti-inflammatoire (inhibition des lésions tissulaires dues aux radicaux oxydants libérés lors de la phagocytose)
- Résistance de *Mycobacterium leprae* très rare (1 à 2 %), apparaissant de façon tardive (5 à 15 ans) lors des traitements à dose trop faible ou suivis irrégulièrement
- Absorption digestive presque totale, excellente diffusion notamment dans la peau, les muscles, le foie, les gaines nerveuses, les reins, acétylation hépatique (génétiquement déterminée), élimination urinaire (70 à 80 %) sous forme de dérivés inactifs, demi-vie de 10 à 50 heures, passage dans le lait maternel (30 % des taux sériques)

Indications

- Traitement de la lèpre (en association avec rifampicine ± clofazimine)
- Chimioprophylaxie des sujets-contact des lépreux (en monothérapie)
- Dermatite herpétiforme en association au régime sans gluten (efficacité spectaculaire avec disparition du prurit et des signes cutanés en quelques jours)
- Polychondrite atrophiante (50 à 300 mg/jour)
- *Cf.* note 1 ci-contre pour les autres indications et utilisations potentielles

Effets indésirables (toxicité dose-dépendante, surtout aux doses > 150-200 mg/jour)

- Anémie hémolytique dose-dépendante (risque réduit aux doses < 50 mg/jour chez les sujets déficients en G6PD ou 200 mg/jour chez les autres sujets), méthémoglobinémie dose-dépendante (à rechercher au 8e jour) asymptomatique ou avec cyanose, très rarement neutropénie, thrombopénie, agranulocytose, syndrome mononucléosique
- Troubles digestifs (50 %) : anorexie, nausées, vomissements, douleurs abdominales
- Rares (< 1 %) : toxidermies (exanthème) parfois graves, syndrome de Stevens-Johnson, syndrome de Lyell, syndrome d'hypersensibilité médicamenteuse (DRESS), troubles neurologiques (neuropathies périphériques à forte dose, vertiges, céphalées, insomnie, irritabilité, vision floue, psychoses), réactions allergiques (fièvre, prurit), syndrome lupique, hépatites toxiques, hypoalbuminémie, tachycardie, nécrose papillaire rénale, stérilité masculine

Précautions d'emploi et interactions médicamenteuses

- *Bilan hématologique préalable avec recherche d'un déficit en G6PD* (où l'utilisation est possible à posologie diminuée et sous surveillance hématologique rigoureuse), puis *surveillance de l'hémogramme* chaque semaine le premier mois, puis chaque mois pendant 6 mois, puis 2 fois/an
- *Dosage systématique de la méthémoglobinémie* au 8e jour : diminuer la posologie en cas de méthémoglobinémie > 10 %
- *Interrompre le traitement* en cas de diminution significative des hématies, leucocytes ou plaquettes, de réactions allergiques ou d'hypersensibilité médicamenteuse
- *Insuffisance hépatique ou rénale* : utiliser à la plus faible dose efficace en surveillant les fonctions hépatiques et rénales
- Grossesse et allaitement : usage possible durant la grossesse mais pas l'allaitement
- *Interactions* : didanosine (administration à distance), zidovuline, prilocaïne

Antilépreux (II)

Clofazimine *Liste I-65 %-Coll*

LAMPRENE *Conserver à l'abri de l'humidité*	100 cap. 50 mg ou 100 mg	À prendre toujours *au cours d'un repas ou avec du lait* : posologie ci-dessous (1)

1. Le schéma thérapeutique proposé par l'OMS pendant 12 à 24 mois dans les lèpres multibacillaires (lèpre lépromateuse, lèpre borderline lépromateuse, lèpre borderline-borderline) est le suivant :
   – *Chez l'adulte (d'environ 60 kg)* :
   Clofazimine = 150 mg × 1 fois/mois (supervisé) + 50 mg/jour (auto-administré)
   + Rifampicine = 600 mg × 1 fois/mois (supervisé)
   + Dapsone = 100 mg/jour (auto-administré).
   – *Chez l'enfant de 10 ans à 14 ans* :
   Clofazimine = 150 mg × 1 fois/mois (supervisé) + 50 mg × 1 jour sur 2 (auto-administré)
   + Rifampicine = 450 mg × 1 fois/mois (supervisé)
   + Dapsone = 50 mg/jour (auto-administré).
   – *Chez l'enfant < 10 ans* :
   Clofazimine = 100 mg × 1 fois/mois (supervisé) + 50 mg × 2 fois/semaine (auto-administré)
   + Rifampicine = 300 mg × 1 fois/mois (supervisé)
   + Dapsone = 25 mg/jour (auto-administré).

Autres antilépreux

Rifampicine, Sulfadoxine (voir ces termes).

Contre-indications
Allergie à l'arachide ou au soja

Propriétés

- Colorant phénazinique, bactériostatique sur *Mycobacterium leprae* (absence de résistance croisée avec la dapsone et la rifampicine), actif aussi *in vitro* sur *Mycobacteriumavium-intracellulare* et *Mycobacterium ulcerans* ; la clofazimine a aussi une action anti-inflammatoire intéressante utilisée en chimioprophylaxie des réactions lépreuses à récidives fréquentes dont elle diminue l'intensité et la fréquence (action préventive essentiellement)
- Absorption digestive lente améliorée par une prise pendant les repas, pic plasmatique en 8 à 12 heures, diffusion tissulaire durable (peau, tissu adipeux et macrophages du système réticulo-endothélial), passage transplacentaire et dans le lait (qui peut être coloré en rouge), élimination biliaire lente (35 % en 3 jours), demi-vie d'élimination d'environ 25 jours, effet manifeste après environ 2 mois

Indications

- Traitement des formes multibacillaires de la lèpre, en association à la dapsone et à la rifampicine
- Érythème noueux lépreux chronique ou cortico-dépendant

Effets indésirables

- Cutanés : *coloration rouge-brun peu esthétique* de la peau, des conjonctives et de la cornée (constante et gênante chez les sujets à peau claire, régressant lentement à l'arrêt du traitement, mais qui peut persister pendant des mois voire des années après l'arrêt), sécheresse cutanée, ichtyose, plus rarement prurit, éruption cutanée allergique, éruption acnéiforme, photosensibilité
- Digestifs (dose-dépendants) : nausées, vomissements, diarrhée, douleurs abdominales, plus rarement entéropathies pouvant conduire à une obstruction intestinale (par accumulation du produit dans la paroi intestinale)
- Divers : diminution et coloration de la sueur et des larmes (pouvant causer une sécheresse et une irritation des yeux), coloration du lait maternel, des urines, des fèces et des expectorations, céphalées, asthénie, cas isolés de perte de poids, lymphœdème, infarctus splénique, érythrodermie, agranulocytose, torsades de pointe, acidose métabolique

Précautions d'emploi

- Utiliser avec prudence chez les conducteurs et utilisateurs de machines (risque de troubles visuels et asthénie), en cas de diarrhée et douleurs abdominales (réduire la dose, ou hospitaliser le patient en cas de diarrhée ou vomissements persistants), et en cas d'insuffisance hépatique ou rénale (absence d'études)
- Ne pas dépasser les doses recommandées (risque d'accumulation)
- Grossesse : l'OMS recommande la poursuite de la polychimiothérapie
- Allaitement : utilisation déconseillée (sauf indication formelle)

Interactions médicamenteuses

- *Associations à prendre en compte* : bédaquiline (allongement de l'intervalle QT)

Chapitre 3

Antifongiques

AFFECTIONS MYCOSIQUES : Schémas thérapeutiques

Les schémas thérapeutiques cités ici ne sont qu'un simple aide-mémoire sur un sujet évolutif, en particulier dans les mycoses opportunistes chez les sujets immunodéprimés.

Mycoses cutanées

Candidoses cutanées *Candida albicans*	Amphotéricine B ou Antifongique azolé ou Ciclopiroxolamine ou Terbinafine ou Solution de Milian par voie locale (1) × 2 à 3 semaines	– Terbinafine *per os* × 2 à 4 semaines – Fluconazole *per os* × 2 semaines
Dermatophyties de la peau glabre et des zones pileuses : *Epidermophyton* *Microsporum* *Trichophyton*	Antifongique azolé ou Ciclopiroxolamine ou Terbinafine par voie locale	– Griséofulvine *per os* × 2 à 12 semaines – Terbinafine *per os* × 2 à 6 semaines – Kétoconazole *per os* × 4 à 8 semaines
Mycoses des ongles ou Onychomycoses *Trichophyton (85 % des cas)* *Epidermophyton* *Microsporum* *Candida albicans*	Traitement local : Amycor-Onychoset, Amorolfine ou Ciclopirox × 2 à 9 mois Traitement oral traditionnel : Terbinafine, Griséofulvine (voire Kétoconazole mais hépatotoxique) Traitement oral intermittent : Fluconazole, voire Itraconazole	
Pityriasis versicolor *Malassezia*	Kétoconazole en gel moussant à 2 % en application unique	– Autre azolé local ou Ciclopiroxolamine ou Sulfure de sélénium – Imidazole *per os* (dans la forme profuse et récidivante exceptionnellement)
Pityriasis capitis *Malassezia sp.*	Sulfure de sélénium ou Amphotéricine B ou Antifongique azolé	

1. L'association d'un antifongique par voie orale (amphotéricine B, nystatine ou imidazolé) est utile pour traiter un éventuel foyer de candidose digestive sous-jacent.

AFFECTIONS MYCOSIQUES : Schémas thérapeutiques

Mycoses digestives (1)

Candidoses buccales et Candidoses digestives : Muguet buccal Langue noire candidosique Stomatite candidosique Muguet œsophagien Colite candidosique Rectite candidosique Anite candidosique *Candida albicans* *Geotrichum candidum*	Amphotéricine B ou Nystatine *per os* × 2 à 3 semaines ou Miconazole *per os* × 10 jours ou Fluconazole *per os* × 7 à 14 jours	– Itraconazole – Voriconazole – Caspofungine – Micafungine

1. Dans les mycoses digestives chez les sujets immunodéprimés, notamment dans les candidoses œsophagiennes chez les sujets infectés par le VIH, le fluconazole est le traitement de choix en première intention.

Mycoses vulvo-vaginales

Candidoses vulvo-vaginales Vaginite candidosique Cervicite candidosique *Candida albicans* *Candida glabrata* *Candida tropicalis*	Antifongique imidazolé par voie vaginale + crème imidazolée locale (3 à 10 jours) + Décontamination digestive (2)	– Fluconazole – Itraconazole

2. Associer au traitement local une décontamination digestive par fluconazole (1 dose) ou itraconazole (3 jours).
Dans les candidoses vulvo-vaginales récidivantes après échec d'un traitement local bien conduit, certains antifongiques ont prouvé leur efficacité en traitement par voie orale pendant 6 mois : fluconazole (ayant une AMM) ou itraconazole (200 mg/jour pendant 2 jours, puis à J5 et J6 de chaque cycle menstruel).

Mycoses sous-cutanées

Chromomycoses *Phialophora verrucosa* *Fonsecaea species* *Wangellia dermatitidis* *Clasdosporium carrionii*	Exérèse chirurgicale à un stade précoce	– Itraconazole – Kétoconazole
Mycétomes fongiques *Madurella* *Leptosphaeria*	Itraconazole ou Posaconazole avant de faire une exérèse chirurgicale (souvent nécessaire)	
Sporothrichose cutanée *Sporothrix schenckii*	Itraconazole	Iodure de potassium

AFFECTIONS MYCOSIQUES : Schémas thérapeutiques

Mycoses profondes

Aspergillose *Aspergillus species*	Voriconazole ou Isavuconazole ou Amphotéricine B liposomale	– Caspofungine – Itraconazole – Posaconazole
Blastomycose *Blastomyces brasiliensis* *Blastomyces dermatitidis* Paracoccidioïdomycose *Paracoccidioides brasiliensis*	Itraconazole ou Amphotéricine B ou Voriconazole	Kétoconazole
Candidoses profondes disséminées systémiques Granulome moniliasique *Candida species*	Si pas de neutropénie : – Fungizone – Fluconazole – Voriconazole	Si neutropénie : Caspofungine ou Micafungine ou Amphotéricine B liposomale
Coccidioïdomycose *Coccidioides immitis*	Amphotéricine B ou Voriconazole	– Fluconazole – Kétoconazole – Itraconazole – Posaconazole
Cryptococcose *Cryptococcus neoformans*	Fluconazole ou Amphotéricine B ± Flucytosine	Itraconazole
Histoplasmose américaine (cosmopolite en réalité) *Histoplasma capsulatum*	Amphotéricine B liposomale ou Itraconazole	– Fluconazole – Amphotéricine B
Histoplasmose africaine *Histoplasma duboisii*	Amphotéricine B liposomale + Kétoconazole ou Itraconazole	Exérèse chirurgicale
Mucormycose *Mucor species*	Amphotéricine B liposomale ou Posaconazole	
Pénicilliose *Pénicillium marneffei*	Amphotéricine B + Flucytosine × 2 à 3 semaines puis Kétoconazole	
Pneumocystose *Pneumocystis jirovecii* *(ex-Pneumocystis carinii)* (infection opportuniste la plus fréquente chez les sujets immuno-déprimés, notamment lors du sida)	Traitement préventif : Cotrimoxazole (en première intention), Pentamidine en aérosol, Dapsone (1) Traitement curatif : Cotrimoxazole × 21 jours (en première intention) ou Pentamidine IV ou Atovaquone (+ Corticoïdes si hypoxémie)	

1. Le cotrimoxazole est recommandé en première intention (1 cp. forte × 3 fois/semaine), les aérosols de pentamidine en deuxième intention, la dapsone représentant une alternative (l'association de pyriméthamine et sulfadiazine prescrite en prévention secondaire de la toxoplasmose prévient aussi probablement la pneumocystose).

Antifongiques polyèniques (I)

Formes orales (pratiquement pas absorbées)

FUNGIZONE Orale Amphotéricine B orale (Heptaène polyènique extrait de *Streptomyces nodosus*) *Liste I-65 %-Coll*	Susp. buv. à 10 % : fl. 40 ml à 500 mg/càc Susp. buv. à 10 % : enfant/nourrisson fl. 40 ml avec pipette-doseuse de 1 ml = 100 mg	En 2 à 3 prises orales *en dehors des repas* : A. 1,5 à 2 g/jour ou 3 à 4 càc/jour E. > 30 kg : 50 mg/kg/jour *soit* 1 càc × 3 fois/jour N. et E. < 30 kg : 50 mg/kg/jour *soit* 1 ml/2 kg/jour
MYCOSTATINE Nystatine (Tétraène polyènique extrait de *Streptomyces noursei*) *Liste I-65 %-Coll*	Susp. buv. : fl. 24 ml à 100 000 U par ml, avec mesure graduée en ml	En 3 à 4 prises orales *en dehors des repas* : E. 1 à 4 M UI/jour *soit* 10 à 40 ml/jour N. 0,5 à 3 M UI/jour *soit* 5 à 30 ml/jour

Contre-indications
Hypersensibilité connue aux produits de ce groupe

Propriétés

- Antifongiques fongistatiques *in vivo* sur les *Candida albicans* altérant la membrane fongique (fixation sur l'ergostérol), pratiquement pas absorbés et dénués de toxicité par voie orale, n'entraînant pas de résistances même après des traitements prolongés

Indications

- Candidoses digestives (muguet buccal, perlèche, glossite, stomatite, gingivite, langue noire, muguet œsophagien, diarrhée, entérocolite, anorectite) : traitement de 2 à 3 semaines
- Stérilisation des foyers de candidose intestinale pouvant entretenir une candidose cutanée, vaginale, viscérale ou généralisée : traitement de 2 à 3 semaines
- Prévention des candidoses chez les sujets à très haut risque : prématurés, immunodéprimés, chimiothérapie
- *NDR* : la candidose œsophagienne chez l'immunodéprimé doit être traitée par fluconazole ou itraconazole

Effets indésirables

- Nausées, vomissements, manifestations allergiques liées à la candidine

Précautions d'emploi

- Candidoses buccales : pour une efficacité optimale, utiliser les suspensions buvables *en dehors des repas* (au moins 10 minutes après), en bain de bouche de quelques minutes ou en applications locales, puis les avaler pour traiter un éventuel foyer de candidose digestive
- Candidoses cutanéo-muqueuses : ne pas utiliser de savons à pH acide (ayant un rôle favorisant sur la multiplication des *Candida albicans*)

Interactions médicamenteuses

- Éviter les pansements et topiques digestifs lors de l'administration orale

Antifongiques polyèniques (II) : Formes injectables

Amphotéricine B injectable (1) *Liste I-Réservé aux hôpitaux-Coll*

FUNGIZONE Injectable (Heptaène polyènique extrait *de Streptomyces nodosus*) *Conserver de + 2 °C à + 8 °C*	Fl. 50 mg (poudre) à reconstituer avec de l'eau ppi, à diluer exclusivement dans un soluté de G5 ayant un pH > 4,2	Perfusion IV en 2 à 6 heures et à dose très progressive (2) : dose-test de 1 mg en 30 minutes, puis 0,1 à 0,3 mg/kg/jour, puis par paliers jusqu'à 0,5 à 1 mg/kg/jour (D. max. : 1,5 mg/kg/jour)

1. Attention : les différents produits ne sont pas interchangeables (risque d'erreurs posologiques).
2. Diluer la poudre uniquement dans du sérum glucosé isotonique de pH > 4,2 (incompatibilité avec le NaCl) : 50 mg dans 10 ml, puis dilution de cette suspension concentrée dans 500 ml : perfuser initialement une dose-test de 1 mg en 30 minutes pour dépister un éventuel choc, puis le reste du flacon en l'absence de problème en 2 à 6 heures (agiter le flacon de perfusion toutes les 30 minutes pour assurer une dilution homogène).
   La posologie initiale sera augmentée très progressivement (de 5 à 10 mg/jour) jusqu'à la posologie optimale de 0,5 à 1 mg/kg/jour (0,5 mg/kg/jour seulement en cas d'association à la flucytosine), sans dépasser une dose totale cumulée de 2 g par cure.
   L'administration est possible très exceptionnellement (en complément des perfusions IV) en administration locale :
   - Par voie intrarachidienne (0,5 mg × 1 à 2 fois/semaine dans les méningites à *Cryptococcus*).
   - Par voie intrapéritonale (10 à 30 mg dans les péritonites à *Candida*).
   - Par voie intrapleurale (10 à 30 mg dans les pleurésies à *Candida* ou à *Aspergillus*).

ABELCET (3) (Amphotéricine B complexée avec des phospholipides) *Conserver de + 2 °C à + 8 °C*	10 fl. 100 mg/20 ml à diluer exclusivement dans un soluté de G5 (5 mg/ml)	Perfusion IV (2,5 mg/kg/h) : dose-test de 1 mg en 15 minutes, puis 5 mg/kg/jour pendant 14 à 21 jours
AMBISOME (3) (Amphotéricine B liposomale) *Conserver de + 2 °C à + 8 °C*	10 fl. 50 mg (poudre) à diluer exclusivement dans un soluté de G5	Perfusion IV en 30 à 60 minutes : dose-test de 1 mg en 15 minutes, 3 mg/kg/jour (4)

3. Produits indiqués chez les sujets ayant développé une insuffisance rénale (créatininémie > 220 µmol/l) avec l'amphotéricine B conventionnelle ou ceux ayant une insuffisance rénale préexistante et persistante (clairance de la créatinine < 25 ml/min), car leur néphrotoxicité serait environ deux fois moins fréquente sans être nulle (14 à 18 % des patients). En cas d'aggravation de la fonction rénale, la poursuite du traitement doit être discutée en fonction du rapport bénéfice/risque estimé : une baisse des posologies (50 %) ou un espacement sont proposés.
   En cas de détérioration de la fonction rénale, la poursuite du traitement sera discutée en fonction du rapport bénéfice/risque estimé. En l'absence de schéma validé d'adaptation posologique, il est proposé d'espacer temporairement les perfusions ou de réduire la posologie de moitié.
4. Chez l'enfant, des posologies identiques sont utilisées.

Contre-indications
Insuffisance rénale

Propriétés

- Antifongique systémique majeur, assez toxique par voie générale, agissant en altérant la membrane fongique (par fixation sur l'ergostérol), fongicide sur la plupart des agents de mycoses profondes (*Candida*, *Cryptococcus*, *Blastomyces*, *Histoplasma*, *Aspergillus*, *Sporothrix*, certains étant moins sensibles, voire résistants : *Coccidioides immitis*, *Scedosporium apiospermum*, mycétomes fongiques) : résistance acquise exceptionnelle
- Taux plasmatiques de 3 à 4 µg/ml dès le début de la perfusion et de 1 à 2 µg/ml après 24 heures (concentrations efficaces = 0,5 à 2 µg/ml), passage méningé assez faible (0,46 µg/ml), forte liaison aux protéines plasmatiques (90 à 95 %), stockage tissulaire important notamment hépatique, rénal et splénique, élimination biliaire et urinaire lente (40 % en 7 jours), produit non dialysable

Indications

- Mycoses systémiques à germes sensibles, opportunistes (*Candida*, *Aspergillus*, *Cryptococcus*, *Torulepsis*) ou exotiques (histoplasmoses, blastomycoses, sporotrichoses, coccidioïdomycoses)
- Méningo-encéphalite amibienne primitive suraiguë
- Leishmanioses stibio-résistantes (Ambisome en cure courte selon protocole spécifique)

Effets indésirables

- *Pendant la perfusion* : fièvre dose-dépendante, frissons, crampes, céphalées, nausées, vomissements, hypotension, exceptionnellement choc anaphylactique, gastro-entérite hémorragique, vertiges, paresthésies, convulsions, collapsus cardio-vasculaire
- *Néphrotoxicité dose-dépendante* par acidose tubulaire, avec diminution de la filtration glomérulaire, hypokaliémie et parfois hypomagnésémie (toxicité réversible, réduite par une hydratation suffisante et le respect d'une dose cumulée de 2 g par cure)
- *Thrombophlébite de perfusion* → dilution correcte et usage de cathéters fins
- Anémie, thrombopénie, agranulocytose, troubles de la coagulation, hépatite aiguë, arythmies, neuropathies périphériques

Précautions d'emploi

- *Médicament toxique* à n'utiliser qu'en milieu hospitalier spécialisé, sous surveillance clinique et biologique (fonctions rénale et hépatique, NFS et ionogramme plasmatique chaque semaine, et si besoin détermination des concentrations plasmatiques du médicament) sans dépasser les doses recommandées
- *Associer à un traitement préalable* par paracétamol (60 minutes avant la perfusion), antihistaminique injectable (30 minutes avant la perfusion), corticoïde IV (juste avant la perfusion)
- *Insuffisance rénale* (uniquement si indication vitale) : réduire la posologie ou espacer les perfusions, et déterminer les taux plasmatiques de l'amphotéricine B
- Grossesse : pas d'effet tératogène identifié. Allaitement non recommandé

Interactions médicamenteuses

- ***Associations déconseillées*** : médicaments responsables de torsades de pointe
- *Associations à prendre en compte* : médicaments néphrotoxiques, produits de contraste iodés, aminosides, ciclosporine, digitaliques, halofantrine, produits hypokaliémiants (corticostéroïdes, diurétiques, laxatifs, pentadimine, perfusions insulino-glucosées, moxifloxacine), tacrolimus

Fluoropyrimidines

Flucytosine ou 5-Fluorocytosine, Formes orales (1) (2)

Liste I-30 %-Coll

ANCOTIL	100 cp. séc. 500 mg	Par voie orale : 100 à 200 mg/kg/24 h en 3 ou mieux 4 prises (3)

1. Bien que la flucytosine soit partiellement métabolisée en 5-fluorouracile, un dosage préalable de l'uracilémie n'est pas indiqué.
2. La nécessité d'un traitement immédiat requis pour les mycoses systémiques ne permet pas la recherche préalable d'un déficit en dihydropyrimidine-déshydrogénase (DPD).
3. La posologie et la durée du traitement sont variables selon les indications :
   - 100 mg/kg/jour pendant 15 à 30 jours dans les candidoses digestives et urinaires.
   - 100 mg/kg/jour pendant 30 à 60 jours dans les candidoses respiratoires.
   - 200 mg/kg/jour pendant 20 à 120 jours dans les endocardites et candidoses septicémiques.
   - 150 à 200 mg/kg/jour pendant 60 à 120 jours dans les granulomes moniliasiques.
   - 100 à 150 mg/kg/jour pendant 60 à 90 jours dans les cryptococcoses.
   - 200 mg/kg/jour pendant 120 jours dans les méningo-encéphalites cryptococciques.
   - 100 mg/kg/jour pendant 90 à 120 jours dans les chromomycoses.
   - 150 à 200 mg/kg/jour pendant 60 à 360 jours dans les aspergilloses.

Flucytosine ou 5-Fluorocytosine, Formes injectables (1) (2)

(2 g de NaCl soit 34 mmol de Na^+ par flacon)
Liste I-Réservé aux hôpitaux

ANCOTIL Injectable 1 % (4)	5 fl. 250 ml = 2 500 mg	Perfusion IV (5) : 100 à 200 mg/kg/jour en 3 ou mieux 4 perfusions de 45 minutes chacune ou en perfusion continue sur 24 heures

4. La forme injectable doit être réservée exclusivement au traitement des infections fongiques systémiques sévères ne disposant d'aucune alternative thérapeutique.
5. Un filtre de 0,22 µm en ligne devra être systématiquement utilisé.

Contre-indications
Grossesse sauf indication vitale (tératogène chez le rat), allaitement Déficit connu en dihydropyrimidine deshydrogénase (DPD)

Propriétés

- Antifongique de synthèse, dérivé fluoré de la cytosine (= 5-fluoro-uracile) ayant une biodisponibilité orale et une diffusion excellentes, une toxicité inférieure à celle de l'amphotéricine B une activité fongistatique *in vivo* sur les levures (*Candida* sérotype A, *Cryptococcus*), les agents des chromomycoses et à un degré moindre sur les *Aspergillus*, mais utilisé essentiellement en association en raison des résistances primaires et acquises assez fréquentes, sauf dans les chromomycoses où il peut être utilisé seul
- Absorption digestive à 90 %, bonne diffusion dans l'organisme y compris dans le LCR (taux comparables aux taux sériques), l'humeur aqueuse, les sécrétions bronchiques, fixation aux protéines plasmatiques faible (< 5 %), pas de biotransformation, élimination urinaire rapide sous forme active (90 % en 48 heures), réduite en cas d'insuffisance rénale, demi-vie de 6 à 8 heures

Indications (en association avec l'amphotéricine B injectable)

- Candidoses urinaires, digestives, respiratoires, unifocales, plurifocales ou diffuses, endocardites et septicémies à *Candida*, granulomes moniliasiques
- Cryptococcoses, chromomycoses, certaines formes d'aspergillose

Effets indésirables

- *Toxicité hématologique dose-dépendante* : leucopénie, thrombopénie, anémie, risque d'aplasie médullaire potentiellement mortelle si les taux sériques dépassent 100 µg/ml (certains cliniciens recommandent de ne pas dépasser 60 µg/ml)
- Troubles digestifs dose-dépendants par transformation en fluoro-uracile toxique : nausées, diarrhée, plus rarement vomissements, voire entérocolite sévère
- Élévation des transaminases avec parfois hépatomégalie réversible à l'arrêt du traitement, éruptions cutanées allergiques
- Par voie veineuse : apport assez élevé de sodium (34 mmol par flacon)
- Par voie endotrachéale : toux et saignements locaux

Précautions d'emploi et interactions médicamenteuses

- Traitement à n'instituer qu'après identification et étude de la sensibilité de la souche mycosique, et toujours avec un autre antifongique pour éviter l'apparition de résistance (amphotéricine B le plus souvent, kétoconazole si elle est contre-indiquée)
- À utiliser avec précaution en cas d'aplasie médullaire ou de dyscrasie sanguine
- Contrôler périodiquement l'hémogramme et les transaminases
- Diminuer absolument la posologie en cas d'insuffisance rénale sévère en fonction de la clairance de la créatinine :
  - Clairance > 40 ml/min : 25 à 50 mg/kg toutes les 6 heures
  - Clairance ≤ 40 ml/min : 25 à 50 mg/kg toutes les 12 heures
  - Clairance < 25 ml/min : 25 à 50 mg/kg toutes les 24 heures
  - Clairance < 10 ml/min : 25 mg/kg répétés selon les dosages plasmatiques
- **Taux plasmatiques** (2 heures après prise orale ou 30 minutes après perfusion) efficaces et non toxiques = 35 à 70 µg/ml (toxicité au-delà de 100 µg/ml)
- Toxicité hématologique majorée par les médicaments leucopéniants
- Association synergique avec l'amphotéricine B, additive avec le kétoconazole

Échinocandines (I)

Caspofungine[G] *Liste I-Réservé aux hôpitaux-Coll*

CASPOFUNGINE *Conserver de + 2 °C à + 8 °C*	Fl. 50 mg ou 70 mg (poudre à diluer)	Perfusion IV en 1 heure : A. Posologie ci-dessous (1)

1. Reconstituer la poudre avec 10,5 ml d'eau ppi par flacon, puis diluer dans 250 ml de chlorure de sodium isotonique ou de solution de Ringer lactate, *à l'exclusion de tout autre produit* (instabilité dans les solutions de glucose notamment), et perfuser en 1 heure environ aux doses suivantes :
   - Adultes :
     - Dose de charge unique de 70 mg le premier jour.
     - Puis 50 mg/jour à partir du 2e jour (70 mg/jour pour les patients > 80 kg).
   - Enfants âgés de 12 mois à 17 ans :
     - Dose de charge de 70 mg/m² le premier jour (sans dépasser 70 mg/jour).
     - Puis 50 mg/m² (sans dépasser 70 mg/jour).
     - En l'absence d'amélioration clinique, on peut augmenter à 70 mg/m² (sans dépasser 70 mg/jour).

   En général, le traitement doit être poursuivi pendant au moins 7 jours après la résolution des symptômes et des signes, et au moins 72 heures après la sortie de la neutropénie.

   En cas d'insuffisance hépatique :
   - Insuffisance hépatique légère (score de Child-Pugh de 5 à 6) : posologie habituelle.
   - Insuffisance hépatique modérée (score de Child-Pugh de 7 à 9) : dose de charge de 70 mg, puis 35 mg/jour à partir du 2e jour.
   - Insuffisance hépatique grave (score de Child-Pugh > 9) : pas d'expérience clinique.

   Sujets âgés : aucun ajustement posologique.
   Insuffisance rénale : aucun ajustement posologique.

Contre-indications

Hypersensibilité à l'acétate de caspofungine ou à l'un des excipients

Propriétés

- Antifongique de la famille des échinocandines (agissant en inhibant la synthèse des glucanes qui constituent un élément essentiel de la paroi fongique), ayant une activité *in vitro* sur les différentes espèces d'*Aspergillus* et de *Candida*
- Forte fixation à l'albumine (97 %), dégradation spontanée en composé cyclique ouvert puis hydrolyse et N-acétylation, élimination par voie urinaire (41 %) et fécale, demi-vie d'élimination de 12 à 15 jours, passage transplacentaire et dans le lait maternel

Indications

- Candidoses invasives chez les patients adultes ou pédiatriques
- Aspergillose invasive chez les patients adultes ou pédiatriques réfractaires ou intolérants à l'amphotéricine B, à des formulations lipidiques d'amphotéricine B et/ou à l'itraconazole (réponse clinique ou radiologique au moins partielle dans 40 % de ces cas, avec un risque de rechute ultérieure paraissant limité)
- Traitement empirique des infections fongiques présumées (notamment à *Candida* ou *Aspergillus*) chez des patients adultes ou pédiatriques neutropéniques fébriles

Effets indésirables

- Très fréquents (> 10 %) : élévation des phosphatases alcalines (21 %) et des transaminases, réactions locales au site d'injection
- Fréquents (1 à 10 %) : rash cutané, fièvre, nausées, vomissements, bouffées vasomotrices, douleurs abdominales, diarrhée, céphalées, anémie, thromboses veineuses, dyspnée, arthralgies
- Rares (< 1 %) : réactions d'histaminolibération brutale (rash, œdème de la face, érythème, prurit, hypotension), bronchospasme, choc anaphylactique, accidents cutanés graves
- Anomalies biologiques diverses : hypoalbuminémie, hypokaliémie, leucopénie, thrombopénie, hématurie, protéinurie, leucocyturie, hyponatrémie, hypochlorémie, hypercalcémie ou hypocalcémie, hyperglycémie, allongement du temps de Quick

Précautions d'emploi

- Prudence chez les sujets aux antécédents de réactions cutanées allergiques
- Surveillance des fonctions hépatiques (renforcée si association à la ciclosporine)
- Insuffisance hépatique : *cf.* les recommandations ci-contre
- Grossesse, allaitement, sujet < 18 ans : absence de données

Interactions médicamenteuses

- ***Associations déconseillées*** : ciclosporine (sinon, surveiller les transaminases)
- *Associations à utiliser avec précaution* : tacrolimus (surveiller les taux plasmatiques), inducteurs enzymatiques dont la rifampicine (la dose d'entretien sera de 70 mg/jour)
- Incompatibilité en perfusion veineuse avec le glucose et tout produit autre que le NaCl isotonique ou la solution de Ringer lactate

Échinocandines (II)

Micafungine[G] *Liste I-Rétrocession à 65 %-Prescription hospitalière*

MYCAMINE	Fl. 10 ml à 50 mg ou 100 mg (poudre à diluer)	Perfusion IV en 1 heure : × 1 fois/jour Posologie ci-dessous (1)

1. – Candidose invasive : ≥ 40 kg : 100 mg/jour et jusqu'à 200 mg/jour; ≤ 40 kg : 2 mg/kg/jour et jusqu'à 4 mg/kg/jour.
   - Candidose œsophagienne : ≥ 40 kg : 150 mg/jour; ≤ 40 kg : 3 mg/kg/jour.
   - Prévention des infections à *Candida* : ≥ 40 kg : 50 mg/jour; ≤ 40 kg : 1 mg/kg/jour.

Contre-indications

Hypersensibilité à la substance active ou à l'un des excipients

Propriétés

- Antifongique de la famille des échinocandines, agissant en inhibant la synthèse des glucanes, constituant essentiel de la paroi fongique, ayant une activité *in vitro* sur les différentes espèces d'*Aspergillus* et de *Candida*, ainsi que sur la forme mycélienne de champignons dimorphiques (ex. : *Histoplasma capsulatum*, *Blastomyces dermatitidis*)
- Pharmacocinétique linéaire sans accumulation systémique. L'état d'équilibre est généralement atteint dans les 4 à 5 jours
- Forte fixation aux protéines plasmatiques (> 99 %), peu de transformation métabolique, demi-vie terminale de 10 à 17 heures et élimination extrarénale (selles, 71 %)

Indications

- Traitement de la candidose invasive (quel que soit l'âge, y compris nouveau-né)
- Traitement de la candidose œsophagienne chez les patients pour lesquels un traitement intraveineux est approprié (sujets ≥ 16 ans)
- Prévention des infections à *Candida* chez les patients bénéficiant d'une allogreffe de cellules souches hématopoïétiques ou chez les patients chez qui une neutropénie est attendue (taux absolu de neutrophiles < 500 cellules/µl) pendant au moins 10 jours

Effets indésirables

- Fréquents (1 % à 10 %) : leucopénie, neutropénie, anémie, hypokaliémie, hypomagnésémie, hypocalcémie, céphalées, phlébite, dyspnée, nausées, vomissements, diarrhée, douleurs abdominales, augmentation des enzymes hépatiques, troubles ioniques
- Réactions allergiques possibles : éruption cutanée et frissons, insuffisance rénale, hémolyse. Réactions graves possibles chez des patients nécessitant de multiples traitements concomitants (sida, tumeurs malignes)

Précautions d'emploi et interactions médicamenteuses

- Évaluation soigneuse du rapport bénéfice/risque, en particulier chez les patients ayant une altération de la fonction hépatique ou des atteintes hépatiques chroniques ou en cas de traitement concomitant hépatotoxique et/ou génotoxique. La décision d'utilisation de traitement doit tenir compte du risque potentiel de développement de tumeur hépatique et la fonction hépatique doit être étroitement surveillée
- Faibles interactions avec les médicaments métabolisés par les voies du CYP 3A
- *Associations à utiliser avec précaution* : sirolimus, nifédipine et itraconazole doivent être surveillés à la recherche d'une toxicité du sirolimus, de la nifédipine ou de l'itraconazole, et la posologie de ces médicaments doit être réduite si nécessaire

Échinochandines (III)

Anidulafungine *Liste I-Rétrocession à 65 %-Prescription hospitalière*

ECALTA	Fl. 30 ml à 100 mg (poudre à diluer)	Perfusion IV en 1 heure : A. 200 mg à J1 (dose de charge), puis 100 mg/jour (1) et (2) E. ≥ 1 mois : 3 mg/kg à J1 (D. max. : 200 mg) puis 1,5 mg/kg/jour (D. max. : 100 mg)

1. Doit être reconstitué à une concentration de 3,33 mg/ml puis dilué à une concentration de 0,77 mg/ml avant l'administration. Cette solution que l'on peut conserver à + 25 °C pendant 48 heures ne doit pas être congelée.
2. En général, le traitement doit être poursuivi pendant 14 jours au moins après la dernière culture positive mais les données sont insuffisantes pour recommander un traitement de plus de 35 jours.

Contre-indications

Hypersensibilité à l'un des composants

Propriétés

- Échinocandine semi-synthétique = lipopeptide synthétisé à partir de la fermentation d'*Aspergillus nidulans*. Inhibiteur de la bêta-1,3-D glucane synthase donc actif uniquement sur la paroi fongique, mais pas sur les cellules mammifères
- Efficacité contre *Candida sp.* et *Aspergillus fumigatus*
- État d'équilibre atteint dès le premier jour, forte liaison aux protéines (> 99 %), Vdn 30 à 50 litres, aucun métabolisme hépatique, demi-vie de 24 à 48 heures

Indications

- Candidoses invasives chez l'adulte et l'enfant ≥ 1 mois

Effets indésirables

- Très fréquents (> 10 %) : nausées, diarrhées, hypokaliémie
- Fréquents (1 à 10 %) : céphalées, bouffées vasomotrices, vomissements, éruption cutanée, prurit, convulsions, élévation de la créatininémie et des enzymes hépatiques, coagulopathie
- Rares (< 1 %) : hypertension, bronchospasme, urticaire, choc anaphylactique, hyperglycémie

Précautions d'emploi et interactions médicamenteuses

- Des prélèvements mycologiques doivent être effectués avant de débuter le traitement
- Les réactions liées à la perfusion : rash, urticaire, bouffées vasomotrices, prurit, dyspnée, bronchospasme, hypotension sont rares si la vitesse de perfusion n'excède pas 1,1 mg/min
- Surveillance des fonctions hépatiques pendant le traitement
- Insuffisance rénale et insuffisance hépatique : aucune adaptation posologique
- Grossesse et allaitement : utilisation non recommandée
- Ne pas utiliser chez les patients atteints d'intolérance au fructose
- Pas d'interactions (substrat ou inducteur ou inhibiteur) du CYP 450
- Pas de modification de dose avec tacrolimus, ciclosporine, amphotéricine B, rifampicine, voriconazole

Antifongiques azolés par voie générale (I)

Fluconazole[G]

BEAGYNE OROFLUCO *Liste I-30 %-Coll*	1 ou 4 gél. 150 mg	Candidoses vaginales et périnéales (1) : A. 150 mg en prise unique
TRIFLUCAN *Liste I-65 %-Coll*	7 gél. 50 mg 7 ou 100 gél. 100 mg 7 ou 60 gél. 200 mg Susp. buv. à 10 mg/1 ml (fl. 35 ml, soit 7 seringues buvables de 50 mg) Susp. buv. à 40 mg/ml (fl. 35 ml, soit 7 seringues buvables de 200 mg)	En 1 prise orale par jour : *cf.* indications et posologie ci-dessous (2) (3) (4) (5)
TRIFLUCAN 2 mg/ml (15 mmol de Na^+/100 ml) *Réservé aux hôpitaux-Coll*	Fl. 50 ml = 100 mg Fl. 100 ml = 200 mg Fl. 200 ml = 400 mg	Perfusion **IV** lente 1 fois par jour : *cf.* indications et posologie ci-dessous (2)

1. AMM : candidoses vaginales aiguës ou récidivantes et balanite candidosique lorsqu'un traitement local n'est pas possible. Dans les candidoses récidivantes : 150 mg tous les 3 jours à J1, J4 et J7 puis une dose d'entretien de 150 mg une fois/semaine pendant 6 mois.
2. Spécialités indiquées dans les candidoses oropharyngées chez les immunodéprimés (50 à 100 mg/jour chez l'adulte ou 3 mg/kg/24 h chez l'enfant, pendant 14 jours ou plus), et dans les candidoses buccales atrophiques liées aux prothèses dentaires chez l'adulte (50 mg/jour pendant 14 jours).
3. Le choix de la voie d'administration dépend de l'état clinique du patient, la dose étant identique par voie orale ou en perfusion IV (administrée en 30 minutes, au débit de 10 ml/min au maximum) :
   - Cryptococcoses neuro-méningées : 400 mg/jour pendant 6 à 8 semaines puis 200 mg/jour en traitement d'entretien chez l'adulte ou 6-12 mg/kg/24 h chez l'enfant (traitement indéfini chez les patients atteints de sida).
   - Candidoses œsophagiennes et urinaires : 100 à 200 mg/jour chez l'adulte ou 6-12 mg/kg/24 h chez l'enfant (durée selon la réponse clinique).
   - Candidoses systémiques (candidoses disséminées profondes, candidémies, péritonites) : dose de charge de 800 mg le premier jour puis 400 mg/jour chez l'adulte ou 6-12 mg/kg/24 h chez l'enfant (durée selon la réponse clinique).
   - Prévention des infections *à Candi*da sensibles en onco-hématologie : 400 mg/jour chez l'adulte à initier dès le début de la chimiothérapie ou du conditionnement de la greffe et à poursuivre 7 jours après la remontée du taux de polynucléaires neutrophiles au-dessus de 1 000/mm^3.
   - Candidoses vaginales : prophylaxie des récidives (≥ 4 épisodes/an) : 150 mg dans les 3 jours à raison de 3 doses (J1, J4 et J7) suivies d'une dose d'entretien de 150 mg × 1 fois/semaine pendant 6 mois.
4. *Indications hors AMM* (mais validées en schémas thérapeutiques intermittents ou "pulsethérapies" chez l'adulte) :
   - Onychomycoses à dermatophytes (150 à 400 mg × 1 fois/semaine pendant 6 mois = guérison dans 67 à 86 % des cas).
   - Dermatomycoses (150 mg × 1 fois/semaine pendant 1 à 6 semaines).
   - Candidoses vaginales et périnéales récidivantes, après échec d'un traitement bien conduit (150 mg tous les 10 jours × 1 mois, puis tous les 21 jours × 2 mois, puis 1 fois/mois × 3 mois).
5. En raison de spécialités génériques de concentations différentes, les prescriptions doivent être réalisées en DCI + la concentration + le dosage en ml.

Contre-indications
Allergie aux antifongiques du groupe des triazolés
Enfant < 6 ans (pour les gélules, en raison de la forme galénique)
Certaines associations (*cf.* Interactions médicamenteuses)
Grossesse (effet tératogène), allaitement (absence d'études)

Propriétés

- Antifongique bis-triazolé ayant des propriétés pharmacocinétiques très intéressantes (biodisponibilité élevée par voie orale, demi-vie prolongée, hydrosolubilité, diffusion dans le LCR excellente, élimination urinaire sous forme active), fongistatique *in vivo* sur *Candida albicans* et *Cryptococcus neoformans* (efficacité comparable à l'amphotéricine B injectable), *Blastomyces dermatitidis*, *Coccidioides immitis*, *Histoplasma capsulatum*, dermatophytes (*Trichophyton*, *Epidermophyton*, *Microsporum*)
- Résistance habituelle des *Candida krusei*, *Aspergillus fumigatus*, *Aspergillus flavus*
- Absorption digestive importante (90 %), faible fixation protéique (12 %), demi-vie d'élimination de 20 à 30 heures, excellente diffusion dans le LCR (50 à 90 % des taux plasmatiques), élimination urinaire sous forme active (80 %) réduite en cas d'insuffisance rénale, taux plasmatiques thérapeutiques de 5 à 20 µg/ml

Indications

- Cryptococcoses neuro-méningées (efficacité comparable à celle de l'amphotéricine B)
- Candidoses oropharyngées, œsophagiennes, urinaires, systémiques (notamment chez les immunodéprimés), candidoses vaginales et périnéales récidivantes, candidoses buccales atrophiques liées aux prothèses dentaires (avec des soins d'hygiène locale)
- Prophylaxie de la méningite à cryptocoques, des candidoses chez les patients VIH et/ou affectés d'une neutropénie prolongée
- Autres indications hors AMM (*cf.* ci-contre)

Effets indésirables

- Fréquents (1 à 10 %) : nausées, douleurs abdominales, céphalées, hypertransaminasémie
- Rares (< 1 %) : diarrhée, vomissements, vertiges, réactions cutanées allergiques, hépatites, troubles du rythme cardiaque (torsades de pointe), anémie, épilepsie, myalgies, fièvre

Précautions d'emploi et interactions médicamenteuses (inhibiteur puissant du CYP 450)

- Prudence chez les patients présentant des altérations hépatiques
- Insuffisance rénale : diminuer la posologie si la clairance de la créatinine est inférieure à 40 ml/min en espaçant les prises ou en réduisant la posologie quotidienne :
  - Clairance ≤ 50 ml/min : posologie usuelle les 2 premiers jours, puis intervalle de 48 heures entre les prises (ou 50 % de la posologie usuelle)
  - Clairance ≤ 20 ml/min : posologie usuelle les 2 premiers jours, puis intervalle de 72 heures entre les prises (ou 1/3 de la posologie usuelle)
  - Hémodialysés : une administration après chaque séance de dialyse
- ***Associations contre-indiquées*** : cisapride, quinidine, érythromycine, pimozide, halofantrine (torsades de pointe)
- *Associations à utiliser avec précaution* : AVK, ciclosporine, tacrolimus, phénytoïne, sulfamides hypoglycémiants, théophylline, disopyramide (potentialisation de ces produits), rifampicine (espacer les prises de 12 heures), rifabutine (risque d'uvéites)
- Compatibilité en perfusion veineuse avec soluté glucosé à 20 %, soluté de Ringer, bicarbonate de sodium, KCl en soluté glucosé, solution de Hartmann
- Incompatibilité en perfusion veineuse avec la ceftriaxone

Antifongiques azolés par voie générale (II)

Itraconazole[G] *Liste I-65 %-Coll*

SPORANOX	30 gél. 100 mg	A. 200 à 400 mg/jour (1) en 1 prise *après un repas*
SPORANOX Buvable *Réservé aux hôpitaux*	Sol. buv. : 150 ml (100 mg/mesure de 10 ml)	À prendre *en dehors des repas*, garder 20 secondes dans la bouche, puis avaler : posologie ci-dessous (2)

1. Une posologie de 200 mg/jour peut être suffisante chez les patients dont la réponse immunitaire est normale, une posologie de 400 mg/jour étant recommandée chez l'immunodéprimé : la durée du traitement dépend de l'affection traitée et de la pathologie sous-jacente (environ 6 à 12 mois dans les blastomycoses, environ 3 à 6 mois dans l'histoplasmose pulmonaire chez le sujet immunocompétent, traitement indéfini chez les patients atteints de sida).
Indications hors AMM :
   - Dans les candidoses vulvo-vaginales récidivantes après échec d'un traitement local bien conduit, l'itraconazole a prouvé son efficacité en traitement pendant 6 mois (200 mg/jour pendant 2 jours puis à J5 et J6 de chaque cycle menstruel).
   - Dans les onychomycoses (200 mg matin et soir × 1 semaine par mois pendant 2 à 3 mois).
   - Dans la maladie de Chagas ou trypanosomiase humaine américaine, l'itraconazole a été utilisé avec succès à la dose de 6 mg/kg/jour pendant 120 jour.
2. Indiqué dans les candidoses orales et/ou œsophagiennes chez les patients infectés par le VIH :
   - Candidoses orales et/ou œsophagiennes : 100 mg × 2 fois/jour pendant 1 semaine (en l'absence de réponse le traitement doit être poursuivi pendant 1 semaine supplémentaire).
   - Candidoses orales et/ou œsophagiennes résistantes au fluconazole : 100 à 200 mg × 2 fois/jour pendant 2 semaines (en l'absence de réponse après 2 semaines le traitement doit être poursuivi pendant 2 semaines supplémentaires; la dose de 400 mg/jour ne doit pas être utilisée pendant une durée supérieure à 14 jours en l'absence d'amélioration clinique). La forme injectable est réservée au traitement des mycoses systémiques et viscérales en cas d'administration orale impossible : la posologie est de 200 mg × 2 fois/jour pendant 48 heures, puis 200 mg/jour (la sécurité d'emploi n'étant pas établie au-delà de 14 jours par voie IV, le relais sera pris en cas de nécessité par voie orale).

Contre-indications

Allergie aux antifongiques du groupe des triazolés
Insuffisance cardiaque, grossesse (tératogène chez l'animal) et allaitement
Certaines associations (*cf.* Interactions médicamenteuses)

Propriétés

- Antifongique triazolé à très large spectre, actif sur la plupart des champignons pathogènes pour l'homme, dont dermatophytes, levures (*Cryptococcus neoformans*, *Candida sp.*, *Pityrosporum sp.*), champignons dimorphiques (*Histoplasma sp.*, *Blastomyces dermatitidis*, *Paracoccidioides brasiliensis*, *Sporothrix schenckii*, *Fonsecaea sp.*, *Cladosporium sp.*), et sur des champignons filamenteux (*Aspergillus*, Dematiées, *Fusarium*, *Acremonium*, Mucorales)
- Biodisponibilité d'environ 55 %, fixation protéique > 99 %, forte affinité tissulaire, métabolisation hépatique notamment en hydroxy-itraconazole actif, élimination fécale (50 % en 4 jours) et urinaire (35 % en 4 jours), demi-vie d'élimination de 30 heures, taux plasmatiques thérapeutiques d'environ 1 000 ng/ml

Indications

- Candidoses orales et/ou œsophagiennes (utiliser la solution buvable chez le VIH)
- Aspergillose bronchopulmonaire et pulmonaire nécrosante y compris chez l'immunodéprimé, aspergillose invasive chez l'immunodéprimé, aspergillomes inopérables
- Histoplasmose, paracoccidioïdomycose, chromomycose, sporotrichose et autres mycoses rares à germes sensibles
- Kératite fongique, pityriasis versicolor, dermatophytie cutanée

Effets indésirables

- *Traitements < 1 mois* : nausées, douleurs abdominales, céphalées, dyspepsies, réactions cutanées allergiques
- *Traitements prolongés*, particulièrement chez les sujets polymédicamentés ou ayant une pathologie sous-jacente grave : nausées, gastralgies, hépatite toxique, pancréatite, hypokaliémie, hypocalcémie, insuffisance cardiaque (car diminution de la fraction d'éjection du VG), accidents cutanés graves

Précautions d'emploi

- Insuffisance rénale : élimination non réduite mais biodisponibilité variable (adapter la posologie en fonction des taux plasmatiques). Produit non dialysable
- Insuffisance hépatique sévère : demi-vie allongée (surveiller les taux plasmatiques)
- Sujets neutropéniques et sida : utiliser à la posologie de 400 mg/jour et surveiller les taux plasmatiques au début si besoin
- Surveillance mensuelle des transaminases
- Femmes en période d'activité génitale : contraception efficace obligatoire
- Enfants : absence de données disponibles

Interactions médicamenteuses (inhibiteur puissant du CYP 3A4)

- ***Associations contre-indiquées*** : bépridil, cisapride, halofantrine (risque de torsades de pointe par inhibition de leur métabolisme), statines, triazolam, dérivés de l'ergot de seigle, mizolastine, pimozide, vardénafil
- ***Associations déconseillées*** : buspirone, midazolam IV, phénytoïne, tacrolimus, vinca-alcaloïdes cytostatiques
- *Associations à utiliser avec précaution* : didanosine (prendre l'itraconazole 2 heures avant au moins), rifampicine (espacer les prises orales de 12 heures), antiprotéases, antivitamines K, ciclosporine, digoxine, dihydropyridines, disopyramide, quinidiques, inducteurs enzymatiques, antihistaminiques H2 et inhibiteurs de la pompe à protons

Antifongiques azolés par voie générale (III)

Voriconazole, voie orale[G] *Liste I-65 %-Coll-Prescription hospitalière*

VFEND	28 ou 56 cp. 50 mg 14, 28 ou 56 cp. 200 mg Susp. buv. : fl. 70 ml à 40 mg/ml (avec une seringue-doseuse graduée de 0,5 en 0,5 ml)	En 2 prises par jour *au moins 1 h avant ou 2 h après les repas* : posologie ci-dessous (1)

1. Les posologies recommandées (*en 2 prises orales par 24 heures*) sont les suivantes :
   - Adulte ≥ 40 kg : 800 mg le premier jour, puis 200 mg toutes les 12 heures.
   - Adulte < 40 kg : 400 mg le premier jour, puis 100 mg toutes les 12 heures.
   - Enfant de 2 à 12 ans : 12 mg/kg le premier jour, puis 4 mg/kg toutes les 12 heures.

Voriconazole, voie injectable[G] *Liste I-65 %-Coll-Prescription hospitalière*

VFEND Injectable *Conserver au réfrigérateur après reconstitution*	Amp. 30 ml = 200 mg (à diluer avant perfusion)	Perfusion IV 2 fois/24 h sans dépasser 3 mg/kg/h : posologie ci-dessous (2)

2. Les posologies recommandées (*en 2 administrations par 24 heures*) sont les suivantes :
   - Adulte : 12 mg/kg le premier jour, puis 4 mg/kg toutes les 12 heures.
   - Enfant de 2 à 12 ans : 12 mg/kg le premier jour, puis 4 mg/kg toutes les 12 heures.

Contre-indications

Certaines associations (*cf.* Interactions médicamenteuses)
Grossesse (effet tératogène chez l'animal), allaitement

Propriétés

- Antifongique triazolé à très large spectre, proche du fluconazole, fongicide *in vitro* sur toutes les espèces de *Candida* et *Aspergillus*, et certains champignons pathogènes émergents partiellement sensibles aux autres antifongiques (*Fusarium*, *Scedosporium*)
- Absorption digestive importante (96 %) *réduite par les aliments*, fixation aux protéines plasmatiques faible (58 %), métabolisme hépatique très important par les CYP 2C19, 2C9 et 3A4, élimination urinaire sous forme inactive, demi-vie de 6 heures

Indications

- Candidémie du patient non neutropénique
- Aspergilloses invasives, mycoses graves à *Scedosporium spp* ou *Fusarium spp*
- Candidoses invasives graves (y compris à *Candida krusei*) résistant au fluconazole
- Prophylaxie des infections fongiques invasives chez les receveurs d'une allogreffe de cellules souches hématopoïétiques à haut risque

Effets indésirables (très fréquents)

- Très fréquents (> 10 %) : modifications des ongles (70 %) et alopécie retardée (70 %), troubles visuels (30 %), fièvre, céphalées, nausées, vomissements, douleurs abdominales, diarrhée, œdèmes périphériques, dysgueusie
- Fréquents (1-10 %) : hépatites (avec cas mortels), thrombopénie, purpura, anémie, leucopénie, pancytopénie, hypokaliémie, hypoglycémie, élévation de la créatininémie, anxiété, agitation, confusion mentale, dépression, tremblements, étourdissements, hallucinations, paresthésies, œdème pulmonaire, syndrome de détresse respiratoire, sinusite, prurit, éruptions cutanées (dont rares cas de syndrome de Lyell ou de Stevens-Johnson ou érythème polymorphe), phototoxicité, hématurie, syndrome pseudo-grippal, hypotension, thrombo-phlébite, inflammation au site d'injection, allongement de l'intervalle QTc
- Rares (< 1 %) : réactions anaphylactiques, troubles du rythme, constipation, lithiase biliaire, gingivite, glossite, pancréatite, CIVD, lymphadénopathie, éosinophilie, agranulocytose, arthralgies, ataxie, vertiges, nystagmus, œdème cérébral, insuffisance rénale, cholécystite, lymphangite, douleurs osseuses liées à une fluorose

Précautions d'emploi et interactions médicamenteuses (très nombreuses car inhibiteur puissant du CYP 3A4)

- Surveillance clinique, de la NFS, des fonctions hépatique et rénale, du ionogramme
- Utiliser avec prudence chez les conducteurs et utilisateurs de machines (troubles visuels), en cas d'allergie aux autres azolés, éviter toute exposition solaire ou aux UV
- Réduire de 50 % la dose d'entretien en cas de cirrhose hépatique
- Prudence chez les patients à risque arythmogène (allongement du QTc, cardiomyopathie, bradycardie, médicaments allongeant l'intervalle QTc)
- ***Associations contre-indiquées*** : médicaments entraînant des torsades de pointe (voir ce terme), inducteurs enzymatiques (rifampicine, phénobarbital, carbamazépine, primidone), alcaloïdes de l'ergot de seigle, sirolimus, certains substrats du CYP 3A4 (cisapride, pimozide, primidone, quinidine, ...), éfavirenz, ritonavir
- *Associations à utiliser avec précaution* : AVK, ciclosporine, tacrolimus, phénytoïne, rifabutine, sulfamides hypoglycémiants, statines, benzodiazépines, alcaloïdes de la pervenche (vinblastine, vincristine), oméprazole, inhibiteurs de la protéase du VIH, INNTI, médicaments allongeant l'intervalle QTc
- Incompatibilité en perfusion IV avec le bicarbonate de sodium et les produits sanguins

Antifongiques azolés par voie générale (IV)

Posaconazole, formes orales[G] *Liste I-Prescription hospitalière-Coll*

NOXAFIL	24 ou 96 cp. à 100 mg gastrorésistants Susp. buv. : fl. 105 ml à 40 mg/ml (avec cuillère-doseuse graduée)	A. Posologie ci-dessous (1) (2) (3)

1. Les comprimés et la suspension buvable ne sont pas interchangeables.
2. Le traitement est réservé aux sujets adultes > 18 ans.
   Le comprimé et la suspension buvable ne sont pas interchangeables du fait des formulations différentes ; les comprimés doivent être avalés entiers, ni écrasés, ni mâchés, ni coupés.
   - *Infections fongiques invasives réfractaires* :
     - Cp. : 300 mg × 2 fois/jour le premier jour puis 300 mg × 1 fois/jour les jours suivants sans tenir compte de la prise d'aliments.
     - Susp. buv. : 200 mg × 4 fois/jour ou 400 mg × 2 fois/jour au cours d'un repas ou d'un complément nutritionnel.
   - Prophylaxie des infections fongiques invasives :
     - Cp. : *idem* ci-dessus.
     - Susp. buv. : 200 mg × 3 fois/jour au cours d'un repas ou d'un complément nutritionnel.

   Ce traitement doit débuter plusieurs jours avant le début estimé de la neutropénie et 7 jours après la remontée des PN > 500/mm³.
   - *Candidoses oropharyngées* :
     - Susp. buv. : 200 mg × 1 fois/jour le premier jour puis 100 mg × 1 fois/jour pendant 13 jours au cours d'un repas.
3. *Insuffisance hépatique* : augmentation de l'exposition au produit et de sa demi-vie d'élimination, et risque d'altération des fonctions hépatiques → surveillance étroite.
   Insuffisance rénale : aucune adaptation posologique n'est nécessaire, vu l'élimination fécale prédominante.

Posaconazole, formes injectables[G] *Liste I-Usage hospitalier-Coll*

NOXAFIL Injectable *Conserver de + 2 °C à + 8 °C*	Sol. pour perfusion = 300 mg	A. J1 : 300 mg × 2 fois/jour puis 300 mg/jour (4) et (5) Relais oral dès que possible

4. Doit être administré sur une voie veineuse centrale en 90 minutes (pas de bolus). En l'absence de voie veineuse centrale, une perfusion périphérique unique peut être administrée en 30 minutes.
5. Doit être évité en cas d'insuffisance rénale (Clcr < 50 ml/min) en raison de l'accumulation du véhicule.

Contre-indications
Certaines associations médicamenteuses
Grossesse, allaitement, sujet < 18 ans (innocuité non établie)

Propriétés

- Antifongique triazolé à très large spectre, actif *in vitro* sur les *Aspergillus*, *Coccidioides immitis*, *Fonsecae pedrosoi* et *Fusarium*
- Absorption digestive lente et incomplète, *améliorée par les aliments riches en graisses*, forte fixation à l'albumine sérique (> 98 %), faible métabolisation en dérivés glycuroconjugués (17 %), élimination par voie fécale (77 %) et urinaire, demi-vie d'élimination moyenne de 35 heures, état d'équilibre atteint en 7 à 10 jours, passage transplacentaire (contraception efficace nécessaire) et dans le lait maternel

Indications

- Infections fongiques invasives chez les patients adultes réfractaires ou intolérants à l'amphotéricine B ou à l'itraconazole ou au fluconazole : aspergilloses invasives, fusarioses, coccidioïdomycoses, chromoblastomycoses, mycétome
- Prophylaxie des infections fongiques invasives chez les patients recevant une chimiothérapie d'induction (LAM) ou un traitement immunosuppresseur à haute dose
- Candidoses oropharyngées chez des patients ayant une pathologie sévère ou immunodéprimés

Effets indésirables

- Fréquents (> 10 %) : céphalées, nausées, anorexie, dyspepsie, bouche sèche, flatulences, douleurs abdominales, diarrhée parfois sévère, vomissements, étourdissements, paresthésies, somnolence, insomnie, asthénie, fatigue, fièvre, neutropénie, bouffées de chaleur, sécheresse cutanée, prurit, rash cutané
- Rares : pneumonie, sinusite, anémie, thrombopénie, éosinophilie, lymphadénopathie, pancytopénie, hyperglycémie, hypertriglycéridémie, hyperuricémie, hyperamylasémie, perte de poids, déshydratation, troubles électrolytiques, troubles psychiques, neurologiques (neuropathies, convulsions, tremblements, vertiges, acouphènes, baisse de l'audition), oculaires (conjonctivite, vision trouble, douleur oculaire, œdème périorbital), cardio-vasculaires (allongement de l'espace QT, troubles du rythme, insuffisance cardiaque, hypotension ou hypertension), douleur thoracique, toux, dyspnée, congestion nasale, épistaxis, altération du goût, constipation, élévation des enzymes hépatiques, réactions cutanées allergiques, acné, alopécie, stomatite, myalgies, arthralgies, albuminurie, dysurie, décoloration des dents, réactions allergiques sévères, hépatite, pancréatite, insuffisance rénale, insuffisance surrénalienne

Précautions d'emploi et interactions médicamenteuses (très nombreuses car inhibiteur puissant du CYP 3A4)

- Surveillance clinique, de la NFS, des fonctions hépatique et rénale, du ionogramme
- Utiliser avec prudence en cas d'allergie aux autres azolés (allergie croisée possible), insuffisance hépatique, allongement congénital ou acquis de l'espace QT, troubles du rythme ou insuffisance cardiaque, et chez les conducteurs et utilisateurs de machines
- ***Associations contre-indiquées*** : alcaloïdes de l'ergot de seigle, médicaments pouvant entraîner des torsades de pointe (voir ce terme), statines
- ***Associations déconseillées*** : rifabutine, phérytoïne, antisécrétoires, substrats du CYP 3A4, inducteurs et inhibiteurs du CYP 3A4 ou de la P-gp, vinca-alcaloïdes
- *Associations à utiliser avec précaution* : antirétroviraux, digoxine, ciclosporine, tacrolimus, sirolimus, inhibiteurs calciques, etc.

Antifongiques azolés par voie générale (V)

Isavuconazole *Liste I-Prescription hospitalière-Coll*

CRESEMBA	Fl. 10 ml poudre pour perfusion IV 200 mg 14 gél. 100 mg	A. Perfusion IV puis relais PO possible (1)

1. Posologie IV :
   - Dose de charge : 200 mg × 3 fois/jour pendant 48 heures.
   - Dose d'entretien : 200 mg/jour.

   Posologie PO : 200 mg/jour lorsque la situation clinique l'autorise.

Contre-indications

Antécédents familiaux de syndrome du QT court
Certaines associations (*cf.* Interactions médicamenteuses)

Propriétés

- Antifongique triazolé inhibant certaines espèces d'*Aspergillus* et de *Mucorales*
- Biodisponibilité de 98 %, forte distribution (Vss de 450 l), très forte liaison aux protéines plasmatiques (> 99 %), métabolisation hépatique par CYP 3A4 et CYP 3A5, élimination dans les fèces (46 %) et les urines (46 %), demi-vie de 110 heures

Indications

- Aspergillose invasive de l'adulte
- Mucormycose chez l'adulte lorsque l'amphotéricine B est inappropriée

Effets indésirables

- Fréquents (1 à 10 %) : hypertransaminasémie, nausées et vomissements, dyspnée, douleurs abdominales, diarrhée, céphalées, hypokaliémie, éruptions cutanées
- Rares (< 1 %) : dépression, insomnie, convulsions, vertiges, paresthésies, neuropathies, troubles du rythme cardiaque, hypotension, bronchospasme, hémoptysie, hépatomégalie, œdèmes périphériques, réactions cutanées graves, délire, insuffisance respiratoire aiguë, insuffisance rénale

Précautions d'emploi et interactions médicamenteuses

- Prudence en cas d'hypersensibilité à d'autres agents antifongiques azolés
- Des réactions à la perfusion (hypotension, dyspnée, vertiges, céphalées) nécessitent son arrêt
- Insuffisance rénale et hépatique (scores A et B) : aucun ajustement posologique
- Insuffisance hépatique sévère (score C) : utilisation déconseillée
- Population pédiatrique : absence de données
- Grossesse et allaitement : utilisation déconseillée
- ***Associations contre-indiquées*** : inhibiteurs puissants du CYP 3A4/5 (kétoconazole, lopinavir, ritonavir), inducteurs puissants ou modérés du CYP 3A4/5 (rifampicine, anticonvulsivants, millepertuis, éfavirenz, étravirine...), autres médicaments raccourcissant l'intervalle QT (rufinamide)
- *Association à utiliser avec précaution* : l'isavuconazole est un inhibiteur modéré du CYP 3A4/5 susceptible d'accroître certains substrats → suivi pharmacologique des immunosuppresseurs (ciclospororine, tacrolimus, sirolimus) ; un inducteur du CYP 2B6 → surveillance cyclophosphamide ; un inhibiteur de la P-gp → surveillance digoxine, colchicine, dabigatran

Antifongiques azolés par voie générale (VI)

Miconazole *Liste I-65 %-Coll*

DAKTARIN Gel buccal (1)	Tube de 40 g ou 80 g soit 12 ou 25 dispositifs à 62,5 mg Présence d'éthanol	*Application après les repas* : A. 125 mg × 4 fois/jour E. > 24 mois : 62,5 mg × 4 fois/jour N. > 4 mois : 31 mg × 4 fois/jour (2)
LORAMYC cp. gingival muco-adhésif (3)	14 cp. 50 mg	*Après le petit déjeuner et après le brossage des dents* : A. 1 cp./jour pendant 7 à 14 jours

1. Traitement des candidoses buccales par application locale de 2 à 3 minutes × 4 fois/jour pendant 7 à 15 jours, à distance des repas (au moins 10 minutes) avant d'être avalé pour traiter le tube digestif.
2. Attention au risque de suffocation chez le nourrisson.
3. Traitement des candidoses oropharyngées chez les patients immunodéprimés, notamment les patients atteints d'un cancer de la tête et du cou ayant reçu un traitement par radiothérapie et chez les patients infectés par le VIH. Les modalités d'administration doivent être strictes :
   - Positionner le comprimé le matin sur la gencive supérieure au niveau de la fosse canine puis exercer une pression avec le doigt sur l'extérieur de la lèvre supérieure pendant 30 secondes).
   - Garder le comprimé jusqu'à sa disparition complète.
   - Le lendemain matin, positionner un nouveau comprimé sur le côté opposé de la gencive supérieure. En cas de réponse clinique complète après 7 jours de traitement, la prise de Loramyc peut être interrompue. En l'absence d'amélioration, 7 jours supplémentaires peuvent être prescrits. Si le comprimé tombe ou est avalé accidentellement dans les 6 premières heures, il doit être remplacé immédiatement.

Contre-indications
Insuffisance hépatique, nourrisson < 4 mois

Propriétés

- Antifongique imidazolé, fongistatique *in vivo* sur les *Candida*, *Cryptococcus*, *Aspergillus fumigatus* et *Aspergillus niger*, *Histoplasma*, *Blastomyces*, *Scedosporium apiospermum*
- Sensibilité inconstante des *Candida tropicalis* et *glabrata*, *Aspergillus flavus* et *nidulans*
- Absorption digestive médiocre

Indications

- Traitement des candidoses buccales (muguet, perlèche, glossite, gingivite, stomatite)

Effets indésirables

- Troubles digestifs bénins : nausées, diarrhée, plus rarement vomissements
- Rares : éruptions cutanées allergiques, élévation des transaminases, dysgueusie

Précautions d'emploi et interactions médicamenteuses

- Les réflexes de déglutition doivent être suffisamment développés
- Grossesse et allaitement : utilisation déconseillée
- ***Associations contre-indiquées*** : antivitamines K, sulfamides hypoglycémiants, pimozide
- *Associations à utiliser avec précaution* : phénytoïne, disopyramide

Chapitre 4

Antiviraux

Les médicaments antiviraux principalement utilisés pour le traitement des hépatites B et C sont classés dans le chapitre "Gastro-entérologie et Hépatologie".

Schémas thérapeutiques dans les affections virales

Les schémas thérapeutiques cités ici ne sont qu'un simple aide-mémoire sur un sujet évolutif, en particulier pour l'infection à VIH où les traitements évoluent rapidement avec des recommandations susceptibles d'être modifiées.

AFFECTIONS VIRALES : Virus à transcriptase inverse

Retroviridae du genre Lentivirus : VIH

L'infection par le VIH, quel qu'en soit le stade, est à déclaration obligatoire. Sa prise en charge doit être effectuée par un médecin spécialisé (6 500 nouveaux cas/an en France entre 2013 et 2019).

Patient	CD4/mm^3	Traitement antiviral (1)
Asymptomatique	Quel que soit le nombre de CD4	Recommandé
Symptomatique = infection opportuniste majeure Autres affections classées C de la CDC 1993, symptômes marqués de la classe B	Traitement antiviral recommandé quel que soit le nombre de CD4 et quelle que soit la charge virale À différer en cas de tuberculose : – CD4 < 50/mm^3 : débuter après 2 semaines d'antituberculeux – CD4 > 50/mm^3 : débuter après 2 à 4 semaines d'antituberculeux	

1. *Le traitement antiviral doit être puissant afin de rendre la charge virale indétectable*, les trithérapies suivantes étant actuellement recommandées en première intention :
[Ténofovir + Emtricitabine] + Rilpivirine (INNTI)
ou + Dolutégravir (INI)
ou + Elvitégravir (INI)
ou + Raltégravir (INI)
ou + Darunavir (IP+r)

Prophylaxie pré-exposition (PrEP) *Efficacité de 65 à 95 %*	Sujets très exposés : usagers de drogues IV prostitution rapports sexuels à haut risque	– Rôle majeur du préservatif – Ténofovir disoproxyl + Emtricitabine (2)

2. Le traitement doit être continu durant la période à risque de contamination. Attendre 7 jours après la première prise et poursuivre 28 jours après le dernier rapport à risque.

Accidents d'exposition sexuelle et au sang	Dans les plus brefs délais (< 48 heures) : Trithérapie anti-VIH de 28 jours (3) Ténofovir DF + Emtricitabine + Rilpivirine ou Darunavir ou Raltégravir En cas d'atteinte rénale préexistante : Zidovudine + Lamivudine + Rilpivirine

3. La prise en charge des autres risques infectieux (hépatite B, hépatite C, autres infections sexuellement transmissibles) doit également être envisagée, de même qu'une éventuelle contraception.

AFFECTIONS VIRALES : Virus à transcriptase inverse

Modes de transmission du VIH

Transmission sexuelle du VIH si rapport sans préservatif avec partenaire VIH+
La prévention repose sur *l'usage de préservatif systématiquement à chaque rapport sexuel*, lors de contact avec partenaires récents ou multiples + PrEP si rapports à haut risque. Le risque augmente beaucoup en cas d'infection ou lésion locales, de rapport pendant les règles, de saignement lors du rapport et si la charge virale du partenaire est élevée.
Piqûre accidentelle et VIH ou autre risque accidentel de transmission
En cas d'accident d'exposition au sang et/ou aux produits biologiques, on recommande une trithérapie débutée dans les *4 heures (au plus tard 48 heures) et durant 1 mois, avec sérologies VIH, VHB et VHC dans les 8 jours*, puis à l'arrêt, puis 3 et 6 mois après, et **au mieux des antirétroviraux différents** de ceux pris par la personne supposée infectante.
Grossesse et VIH (prévention de la transmission transplacentaire mère-enfant)
Le traitement de la future mère est obligatoire afin de diminuer le risque de transmission materno-fœtale. On choisit 2 INTI + IP "bosté" (exemple : [Lamivudine + AZT] + Lopinavir ou Atazanavir ou Darunavir). L'association Starudine + Didanosine est contre-indiquée. Perfusion de Zidovudine pendant l'accouchement jusqu'au clampage du cordon si charge virale > 400 copies/ml à 34-36 SA. Zidovudine chez l'enfant dès la naissance (1,5 mg/kg × 4 fois/jour). La durée est d'au moins 4 semaines.
Allaitement et VIH (prévention de la transmission mère-enfant par le lait maternel)
L'allaitement maternel est l'une des voies de transmission du VIH (taux de transmission de 25 %) : l'allaitement artificiel exclusif d'enfant né de mère séropositive est donc **absolument impératif**.

Retroviridae du genre Deltaretrovirus : HTLV

HTLV-1 et HTLV-2 (2 sérotypes)	Leucémies/lymphomes T de l'adulte (ATLL), paraparésie spastique tropicale, neuromyélopathies

Hepadnaviridae (et Deltavirus dépendants du VHB)

Hépatite virale B ou VHB (1) En France : 280 000 porteurs et 1 500 nouveaux cas/an	Prévention par vaccin inactivé
	Abstention d'alcool et de médicaments métabolisés par le foie ou hépatotoxiques
	Hépatite chronique : Interféron alpha, Lamivudine, Adéfovir, Emtricitabine, Entécavir, Telbivudine ou Ténofovir
Hépatite virale delta ou VHD (2) (virus à ARN incomplet, dépendant du VHB pour se reproduire)	Repos + Abstention d'alcool et de médicaments métabolisés par le foie ou hépatotoxiques
	Hépatite chronique : même traitement que VHB

1. Hépatite transmise par le sang, le sperme, les sécrétions cervicales et le lait maternel.
2. Hépatite transmise par toxicomanie IV surtout, ou par transfusion sanguine.

AFFECTIONS VIRALES :
Virus à ARN simple brin de polarité positive

Flaviviridae

Flavivirus transmis par les moustiques (*Arbovirus* = transmis par arthropodes)	
Dengue (4 sérotypes)	Prévention par protection contre les moustiques et vaccination
Fièvre jaune	Prévention par **vaccin vivant atténué**
Encéphalite japonaise	Prévention par **vaccin inactivé**
Autres virus du groupe de l'encéphalite japonaise	Encéphalite West-Nile, Encéphalite Saint-Louis et de la Vallée de la Murray, virus Kunjin et Rocio
Zika (transmis par *Aedes*)	Prévention par protection contre les moustiques
Flavivirus transmis par les tiques (Arbovirus = transmis par arthropodes)	
Encéphalite à tiques 4 000 à 5 000 cas/an en Europe (France : 33 cas en 2020)	Prévention par **vaccin inactivé**
Autres virus de ce groupe	Méningo-encéphalite verno-estivale de Russie, Fièvre d'Omsk, Maladie de la forêt de Kayasnur
Hepacivirus	
Hépatite virale C (1)	Repos + Abstention d'alcool et d'hépatotoxiques Sofosbuvir + Velpatasvir ou Glécaprévir + Pibrentasvir
Virus GBV-C	Hépatites (mais pouvoir pathogène mal connu)

1. Transmise par toxicomanie IV, piercing, tatouage, transfusion sanguine, voie sexuelle ou materno-fœtale.

Picornaviridae (I)

Enterovirus	
Poliomyélite antérieure aiguë *Poliovirus* (3 sérotypes)	Prévention par **vaccin inactivé** (à généraliser car protection absolue et aucun traitement curatif)
Coxsackievirus A (23 sérotypes)	Herpangine et Syndrome pied-main-bouche Conjonctivite hémorragique, Méningite
Coxsackievirus B (6 sérotypes)	Myalgie épidémique ou Maladie de Bornholm Myocardite/péricardite, Méningite, Pancréatite
Echovirus (28 sérotypes)	Exanthème de Boston, Méningite
Enterovirus types 68 à 72	Bronchiolites, Conjonctivite hémorragique
Rhinovirus	
Rhinovirus (100 sérotypes)	Rhume ou Coryza (90 % des rhinites virales)

AFFECTIONS VIRALES :
Virus à ARN simple brin de polarité positive

Picornaviridae (II)

Hepatovirus (transmission féco-orale essentiellement)	
Hépatite virale A *Hepatovirus A ou VHA* Formes fulminantes rares (< 1 ‰)	Repos + Abstention d'alcool et de médicaments métabolisés par le foie pendant 3 à 6 mois Prévention possible par **vaccin inactivé**
Parechovirus (2 sérotypes)	Méningite lymphocytaire, Éruptions rubéoliformes
Kobuvirus : virus Aichi ou AiV	Gastro-entérites
Cardiovirus : *Theilovirus*	Encéphalomyélite humaine de Vilyuisk (Sibérie)

Togaviridae

Alphavirus (Arbovirus = virus transmis par arthropodes) (26 virus)	Chikungunya (fièvre, arthralgies, éruption) Virus divers responsables d'encéphalites
Rubéole *Rubivirus*	Prévention par **vaccin vivant atténué** devant être généralisé avant la puberté

Caliciviridae

Hépatite virale E *Virus de l'hépaite E ou VHE*	Repos + Abstention d'alcool et de médicaments métabolisés par le foie pendant 3 à 6 mois + Ribavirine pendant 3 mois
Norovirus	Gastro-entérites : Virus Norwalk, Hawaii, Bristol…
Sapovirus	Gastro-entérites : Virus Sapporo, Parkville, London

Astroviridae et Coronaviridae

Astrovirus (8 sérotypes)	Gastro-entérites (enfants, sujets âgés, immunodéprimés)

Coronavirus (7 sérotypes)	– Coryza, infections respiratoires
	– SARS-CoV (1) (syndrome grippal, pneumonie)
	– MERS-CoV (2) (syndrome grippal, pneumonie)
	– SARS-CoV-2 (3) (syndrome grippal, pneumonie) :
	  – Vaccination
	  – Dexaméthasone, oxygène
	  – Anticorps monoclonaux, remdésivir

1. Épidémie en 2003 en Chine et à Toronto.
2. Épidémie en 2012 au Moyen-Orient.
3. Épidémie mondiale de Covid-19 en 2019-2020-2021.

AFFECTIONS VIRALES : Virus à ARN simple brin de polarité négative

Filoviridae

Virus Ebola Fièvre hémorragique Ebola *Marburg-like virus* Fièvre hémorragique Marburg	Fièvres hémorragiques létales dans 50 % des cas pour Ebola et 25 % des cas pour Marburg (isoler les cas cliniques et contacts, et traitement symptomatique car pas de traitement spécifique) Vaccin et antiviraux en essai

Orthomyxoviridae

Influenzae genres A, B, C Grippe (épidémies annuelles)	Prévention chaque année par **vaccin inactivé** Sinon : Paracétamol (1) ± Zanamivir ou Oseltamivir

1. En période d'épidémie grippale, 1 enfant/3 est touché (contre 1 adulte/10), et il ne faut pas utiliser d'aspirine chez l'enfant ayant un syndrome grippal (risque de syndrome de Reye).

Paramyxoviridae

Parainfluenza virus ou *PIV* (4 sérotypes)	Environ 30 % des infections respiratoires, et 50 % de celles de l'enfant : Pharyngo-trachéobronchites et laryngites (types 1 et 2), Bronchiolites (type 3)
Pneumovirus : *Virus respiratoire syncytial* A et B Infections respiratoires dont la majorité des bronchiolites aiguës du nourrisson (2)	Traitement symptomatique : Couchage en position proclive dorsale à 30° + Désobstruction nasale ± Kinésithérapie respiratoire mais non systématique (car risque de fracture de côte dans 1 cas/1 000) ± Salbutamol en nébulisation, Oxygène, Ventilation Ribavirine en aérosols dans des cas précis Prévention par Palivizumab dans des cas précis

2. Environ 460 000 cas/an en France (30 % des nourrissons < 2 ans) : le VRS est responsable de 60 à 80 % des bronchiolites aiguës du nourrisson (épidémies d'octobre à mars avec un pic en décembre-janvier); les autres virus responsables de bronchiolites aiguës sont les *Adenovirus*, *Rhinovirus*, virus *Influenzae* A et B, virus *Parainfluenzae*.

Morbillivirus : Rougeole	Prévention par **vaccin vivant atténué** (à noter que la **vaccino-prophylaxie** est efficace *si elle est effectuée dans les 4 jours suivant le contage*)
Rubulavirus : Oreillons	Prévention par **vaccin vivant atténué**

Rhabdoviridae du genre Lyssavirus

Rage humaine Environ 50 000 cas/an dans le monde, dont la majorité en Inde, au Maghreb, en Amérique centrale et du Sud	Prévention par **vaccin inactivé** **Vaccin et immunoglobulines antirabiques** en cas d'exposition avérée ou suspectée

AFFECTIONS VIRALES : Virus à ARN simple brin de polarité négative

Arenaviridae

Groupe LCMV /Lassa (transmis par les excrétions de rongeurs)	
LCMV ou Lymphocytic *Choriomeningitis virus*	Chorioméningite lymphocytaire (distribution mondiale, dont Europe et Amérique)
Lassa virus *(100 000 à 300 000 cas/an en Afrique de l'Ouest et 5 000 décès)*	Fièvre de Lassa (Nigeria et Sierra Leone surtout) Traitement antiviral : la ribavirine est efficace en traitement préventif (7 jours) et curatif (10 jours)
Groupe des arénavirus américains (transmis par les excrétions de rongeurs)	
Fièvres hémorragiques dues aux *arénavirus* d'Amérique	Identifiées en Argentine (*Junin virus*), en Bolivie (*Machupo virus*), en Californie (*Whitewater Arroyo virus*) et au Venezuela (*Guanarito virus*)

Bornaviridae

Bornavirus	Rôle pathogène chez l'homme mal connu

Bunyaviridae

Hantavirus (transmis par les excrétions de rongeurs)	
Virus Dobrova, Tula, Puumala, Seoul	Fièvre hémorragique à hantavirus avec syndrome rénal (1) : la ribavirine en IV peut avoir un intérêt
Virus Bayou, Black Creek Canal, New-York, Sin Nombre	Syndrome pulmonaire à hantavirus (Amérique du Nord et du Sud, avec décès dans 80 % des cas)

1. En Europe de l'ouest, les hantaviroses (*virus Puumala*) sévissent dans le quart nord-est de la France (environ 100 cas/an) et en Belgique dans le massif ardennais, avec poussées épidémiques tous les 3 ans, le réservoir du *virus* étant le campagnol roussâtre (intérêt de la dératisation). Dans le monde, il y aurait environ 2 millions de cas/an dont plus de 7 000 décès.

Nairovirus (transmis par les tiques)	
Crimean-Congo virus	Fièvre hémorragique Crimée-Congo
Orthobunyavirus (transmis par les moustiques)	
California encephalitis virus	Encéphalite californienne
Phlebovirus (transmis par les moustiques)	
Rift Valley fever virus	Fièvre de la vallée du Rift

AFFECTIONS VIRALES : Virus à ADN double brin

Adenoviridae

Mastadenovirus (51 sérotypes)	Rhino-pharyngites, fièvre pharyngo-conjonctivale, laryngites, infections respiratoires, gastro-entérites de l'enfant (types 40 et 41), cystite hémorragique

Alphaherpesvirinae

Simplexvirus ou Herpesvirus 1 et 2 ou HSV 1 et 2		
Herpès oral à **HSV** 1 (1)	Aciclovir ou Valaciclovir × 5 à 10 jours	
Herpès génital à **HSV** 2 (1)	Aciclovir ou Valaciclovir × 5 à 10 jours	
Prévention des rechutes très fréquentes (≥ 6 fois/an), et chez les immunodéprimés	Aciclovir ou Valaciclovir en traitement prolongé (la durée optimale de traitement n'est pas connue, une évaluation doit être faite tous les 6 à 12 mois)	
Herpès sévères chez les patients immunodéprimés	Aciclovir IV × 8 à 21 jours	Foscarnet IV (souches TK déficientes)
Encéphalite herpétique	Traitement d'urgence = Aciclovir IV × 21 jours	
Herpès néo-natal	Traitement d'urgence = Aciclovir IV × 21 jours	
Herpès cornéen Kératites herpétiques	Trifluridine (topique) + Collyre antiseptique ou antibiotique	– Aciclovir (topique) – Ganciclovir (topique) – Idoxuridine (topique)

1. En France, 70 % des adultes seraient porteurs du HSV 1, et 17 % porteurs du HSV 2 (risque de contamination de 10 % par an si rapports sexuels réguliers et non protégés par préservatifs).

Varicellovirus ou Herpesvirus 3 ou VZV		
Varicelle (2) (environ 95 % des cas chez des sujets âgés de moins de 20 ans, avec un âge médian de 4 ans)	Antiseptique local ± Antihistaminique H1 (si prurit) ± Streptogramine ou Macrolide (si surinfection) + Aciclovir IV si forme sévère ou immunodéprimés Un **vaccin vivant atténué** est disponible	
Zona (3) (= réactivation du virus latent dans un ganglion sensitif)	– Antiseptique local ± Antalgique ± Aciclovir ou Valaciclovir ou Famciclovir *per os* × 7 jours – Aciclovir IV si forme sévère ou immunodéprimés Un **vaccin vivant atténué** est disponible	
Kératites zostériennes	Trifluridine (topique) + Collyre antiseptique ou antibiotique	– Aciclovir (topique) – Idoxuridine (topique)

2. Ne pas utiliser aspirine ou autre AINS chez l'enfant et l'adolescent (risque de syndrome de Reye).
3. L'aciclovir, le valaciclovir et le famciclovir sont indiqués en prévention des douleurs associées au zona chez le sujet immunocompétent de plus de 50 ans, et en prévention des complications oculaires du zona ophtalmique (en administration précoce, avant la 72e heure).

AFFECTIONS VIRALES : Virus à ADN double brin

Betaherpesvirinae

Cytomegalovirus ou Herpesvirus 5 ou CMV		
Infections à CMV chez les sujets immunocompétents	Syndrome mononucléosique d'évolution bénigne (traitement symptomatique)	
Prévention des infections à CMV chez l'immunodéprimé	Prévention par Valaciclovir après greffe d'organe Prévention par Letermovir après greffe allogénique de cellules souches hématopoïétiques	
Infections à CMV chez le sujet immunodéprimé : pneumonie, rétinite, colite, œsophagite	Foscarnet × 14 à 21 jours	– Valganciclovir ou Ganciclovir – Cidofovir
Rétinite à CMV (suppression chronique)	Valganciclovir ou Ganciclovir	– Foscarnet – Cidofovir
Roseolovirus ou Herpesvirus 6 et 7		
Roséole ou Exanthème subit (Herpesvirus type 6)	Traitement antipyrétique (Paracétamol) car risque de convulsions fébriles chez le nourrisson	
Pityriasis rosé de Gibert (Herpesvirus type 7)	Abstention (guérison spontanée en 3 à 8 semaines) Antihistaminique H1 ± Dermocorticoïde si prurit	

Gammaherpesvirinae

Herpesvirus 4 ou Epstein-Barr virus ou EBV	
Mononucléose infectieuse ou MNI	Traitement symptomatique (les aminopénicillines sont à proscrire car risque d'exanthème fréquent)
Pathologies malignes	Lymphome de Burkitt, Lymphomes B, Carcinome naso-pharyngé, Maladie de Hodgkin
Herpesvirus 8 ou Virus associé au sarcome de Kaposi ou KSHV	
Pathologies malignes	Sarcome de Kaposi et lymphome B, Maladie de Castleman multicentrique

Polyomaviridae

Polyomavirus JC	Leuco-encéphalopathie multifocale progressive = LEMP chez les sujets immunodéprimés, Infections urinaires chez les sujets immunocompétents
Polyomavirus BK	Néphropathies à BKV chez les greffés du rein, Infections très fréquentes et inapparentes chez les sujets immunocompétents

AFFECTIONS VIRALES : Virus à ADN double brin

Papillomaviridae ou HPV (plus de 70 génotypes)

Condylomes acuminés (1) ou Végétations vénériennes ou Verrues ano-génitales ou Crêtes de coq	Podophyllotoxine ou Imiquimod Fluoro-uracil local, ou Destruction au laser ou par électrocoagulation ou cryothérapie
Papillomavirus liés à des affections bénignes	Verrues vulgaires (types 2 et 4), verrues palmo-plantaires (types 1, 2, 4), verrues planes (type 3), verrues du boucher (type 7), papillomes juvéniles laryngés (types 6 et 11)
Papillomavirus liés à des affections malignes ou potentiellement malignes (1)	Dysplasies épithéliales et cancers du col utérin, de la vulve ou du pénis, papulose de Bowen, carcinomes laryngés, épidermolyse verruciforme

1. IST dues aux *HPV* des types 6, 11, 16 et 18 (utiliser des préservatifs pendant 6 mois au moins après le traitement, rechercher d'autres IST associées et traiter le ou les partenaires sexuels). Plusieurs vaccins contre les HPV pour la prévention des condylomes acuminés, des dysplasies et des cancers du col de l'utérus (environ 3 000 cas et 1 000 décès en France chaque année) sont recommandés pour tous les adolescents de 11 à 14 ans.

Chordopoxvirinae ou Poxvirus

Vaccine : *Virus de la vaccine*	Lésion vésiculeuse de la vaccination
Variole (2) *Variola virus*	Prophylaxie post-exposition par le vaccin dès le contact (protection obtenue en 10 jours après une primovaccination ou immédiate si revaccination)

2. Maladie déclarée éradiquée dans le monde par l'OMS en 1979.

Molluscum contagiosum *Molluscipoxvirus*	Multiples petits nodules cutanés, souvent sur le tronc : ablation par cryothérapie ou par curetage
Cowpox virus	Lésions vésiculeuses des mains et du visage
Pseudo-cowpox	Lésions nodulaires = Nodules des trayeurs
Virus de l'Orf	Lésions vésiculo-granulomateuses
Yatapoxvirus : *Tanapoxvirus*	Lésion cutanée vésiculeuse localisée avec fièvre
Monkeypox virus (Afrique)	Variole du singe (pouvant contaminer l'homme)

AFFECTIONS VIRALES : Autres virus et prions

Virus à ARN double brin : Reoviridae

Rotavirus (7 sérotypes) Diarrhée d'origine virale (1)	Réhydratation orale (ou en IV si diarrhée sévère) ± Antidiarrhéique symptomatique Prévention par **vaccin vivant atténué**

1. Les rotavirus sont la principale cause de gastro-entérites aiguës chez le jeune enfant (30 à 50 % des hospitalisations pour diarrhées sévères, environ 150 millions de cas/an dans le monde, dont 600 000 à 1 million de décès dans les pays défavorisés).

Coltivirus (2 sérotypes)	Fièvre à tiques du Colorado, virus Eyach
Orbivirus	Changuinola virus (12 sérotypes), Lebombo virus, Orungo virus (4 sérotypes), Great Island virus
Orthoreovirus	Assez peu pathogènes pour l'homme
Seadornavirus	Virus Banna, virus Kadipiro

Virus à ADN simple brin

Parvoviridae	
Erythrovirus : *Parvovirus B19*	Mégalérythème épidémique (ou 5e maladie chez l'enfant), infections fœtales pouvant être létales, érythroblastopénies Adultes : fièvre prolongée, anomalies auto-immunes
Adeno-associated virus ou AAV ou Dependovirus	Infections fœtales (virus AAV 2)
Circoviridae	
Annelovirus	TTV (3 génotypes), TTV-like minivirus (TLMV), SEN virus (7 types) = Infections asymptomatiques de prévalence élevée (75-80 % de la population)

Prions = agents d'encéphalopathies spongiformes subaiguës transmissibles ou ESST

Maladie de Creutzfeld-Jakob ou MCJ	MCJ sporadiques (80 % des ESST), familiales (15 % des ESST) ou iatrogènes
Encéphalopathie spongiforme bovine ou ESB	ESST par recyclage de l'agent de l'ESB dans la fabrication de farines alimentaires pour animaux
Insomnie familiale fatale	ESST avec susceptibilité héritable par mutation
Kuru	ESST transmise par endocannibalisme rituel

Inhibiteurs de fusion du VIH

Enfuvirtide (1) *Liste I-100 %-Coll-Prescription initiale hospitalière annuelle*

FUZEON *Conserver au réfrigérateur la solution reconstituée (à utiliser dans les 24 heures, ou au mieux dès sa reconstitution)*	60 fl. 90 mg/ml (poudre + eau ppi) + seringues montées	Par voie **SC** 2 fois/jour (1) : A. et adolescents ≥ 16 ans : 90 mg × 2 fois/jour E. ≥ 42,6 kg : 90 mg × 2 fois/jour E. ≥ 38,1 kg : 81 mg × 2 fois/jour E. ≥ 33,6 kg : 72 mg × 2 fois/jour E. ≥ 29,1 kg : 63 mg × 2 fois/jour E. ≥ 24,6 kg : 54 mg × 2 fois/jour E. ≥ 20,1 kg : 45 mg × 2 fois/jour E. ≥ 15,6 kg : 36 mg × 2 fois/jour E. ≥ 11,0 kg : 27 mg × 2 fois/jour E. < 6 ans : pas de données

1. *Mode d'emploi* :
- Lors de la reconstitution, *ne jamais secouer le flacon ou le renverser pour mélanger car cela entraînerait la formation d'un excès de mousse*, mais le tapoter doucement avec l'index jusqu'à ce que la poudre commence à se dissoudre puis le reposer (la dissolution complète peut demander jusqu'à 45 minutes).
- L'injection sous-cutanée peut ensuite être faite dans la partie haute du bras, la face antérieure de la cuisse ou l'abdomen (biodisponibilités identiques).

Insuffisance rénale ou hépatique :
- Posologie inchangée chez l'insuffisant rénal avec clairance de la créatinine > 35 ml/min (pas de donnée disponible pour l'adaptation posologique en dessous ou chez les patients dialysés).

Contre-indications
Hypersensibilité connue au produit ou aux excipients

Propriétés

- Antirétroviral, premier représentant de la classe des inhibiteurs de fusion, bloquant la fusion entre l'enveloppe virale et la membrane de la cellule-cible et donc l'entrée de l'ARN du VIH dans celle-ci, possédant une très grande activité chez les patients prétraités (il existe peu de résistances et il n'y a pas de résistances croisées avec les antirétroviraux des autres classes en raison d'un mode d'action très différent)
- Après injection SC, liaison à 92 % aux protéines plasmatiques (albumine surtout, et glycoprotéine alpha-1 acide), catabolisme en ses acides aminés constitutifs (peptide de 36 acides aminés, recyclés dans l'organisme), demi-vie d'élimination de 3,8 heures

Indications (en association à d'autres médicaments antirétroviraux)

- Traitement de l'infection par le VIH chez les patients présentant un échec ou une intolérance à un traitement comprenant au moins un produit de chacune des classes antirétrovirales suivantes : antiprotéases, INTI, INNTI

Effets indésirables

- Réactions au site d'injection très fréquentes (98 %, surtout pendant la première semaine, mais nécessitant l'arrêt dans 3 % des cas seulement) : douleur ou gêne légère à modérée sans limitation des activités courantes (85,6 %), induration et/ou érythème (89 %), nodules et kystes (76 %), prurit (62 %), ecchymoses (48 %), plus rarement douleur ou gêne nécessitant un antalgique, infection au site d'injection
- Très fréquents (≥ 10 %) : céphalées, insomnie, éosinophilie isolée (10 %)
- Fréquents (1 à 10 %) : infections (pneumonie, sinusite, candidose, herpès, papillome cutané, folliculite), anorexie, dysgueusie, perte de poids, constipation, douleurs abdominales, dysphagie, pancréatite, asthénie, anxiété, dépression, neuropathie périphérique, étourdissements, conjonctivite, adénopathie, toux, syndrome pseudo-grippal, douleurs dorsales, arthromyalgies, crampes, sueurs nocturnes ou hypersudation ou sécheresse cutanée, prurit, élévation de l'amylasémie, des enzymes hépatiques, des triglycérides
- Réactions allergiques systémiques rares (0,6 %)

Précautions d'emploi

- Insuffisance rénale : *cf.* note ci-contre
- Surveillance respiratoire (pneumonie)
- L'efficacité (diminution significative de la charge virale avec gain de 50 CD4/mm^3 au moins) doit être appréciée *après 12 semaines* afin d'éviter de poursuivre inutilement le traitement ou au contraire de favoriser l'observance du patient
- Grossesse et allaitement : pas d'effets délétères sur le fœtus lors des études animales, mais l'allaitement est déconseillé (comme chez toute femme séropositive pour le VIH)
- Sujets < 6 ans ou > 65 ans : absence de données disponibles

Interactions médicamenteuses et incompatibilités physico-chimiques

- Aucune interaction pharmacocinétique cliniquement significative n'a été observée (pas d'influence sur les iso-enzymes du cytochrome P450, notamment)
- Ne jamais mélanger à un produit autre que le solvant fourni

Antagoniste du récepteur CCR5

Maraviroc *Liste I-100 %-Coll-Rétrocédable*

CELSENTRI	120 cp. 25 mg ou 75 mg 60 cp. 150 mg ou 300 mg Fl. 230 ml sol. buv. à 20 mg/ml + seringue	A. 150, 300 ou 600 mg × 2 fois/jour (1) E. > 2 ans et > 10 kg (2)

1. Diminution de la dose à 150 mg × 2 fois/jour sur co-administration d'itraconazole.
2. E. > 40 kg : 150 mg × 2 fois/jour; E. > 30 kg : 100 mg × 2 fois/jour; E. > 20 kg : 75 mg × 2 fois/jour; E. > 10 kg : 50 mg × 2 fois/jour.

Contre-indications

Allergie à l'arachide et au soja

Propriétés

- Antagoniste sélectif du CCR5 humain qui empêche la pénétration du virus par la liaison de la glycoprotéine 120 virale des virus à tropisme CCR5. Aucune activité pour les virus à tropisme CXCR4 ou double CXCR4/CCR5
- Absorption rapide, Tmax : 2 heures, liaison modérée aux protéines, distribution dans tous les tissus mais faible dans le cerveau, métabolisation hépatique par le cytochrome P450, élimination fécale (80 %) et urinaire (20 %), demi-vie de 13 heures

Indications

- En association avec d'autres médicaments antirétroviraux, dans le traitement de l'infection par le VIH-1 à tropisme détecté uniquement CCR5 chez l'adulte et l'enfant > 2 ans, prétraités par des antirétroviraux
- *NDR* : la dose quotidienne doit tenir compte du poids corporel et de la prise concomitante d'inducteurs (dose × 2) ou d'inhibiteurs (dose / 2) puissants du CYP 3A4

Effets indésirables

- Fréquents (1 à 10 %) : asthénie, anorexie, dépression, insomnie, nausées, douleurs abdominales, rash, élévation des enzymes hépatiques, anémie
- Rares (< 1 %) : angine de poitrine, hépatite, insuffisance rénale, protéinurie, pancytopénie, pneumonie, candidose, hypotension, élévation des CPK, convulsions, sur-risque possible de tumeurs bénignes ou malignes

Précautions d'emploi

- Avant le traitement, il est nécessaire de confirmer que seul le virus VIH-1 est CCR5
- Maladie hépatique associée : prudence et surveillance étroite
- Insuffisance rénale : une adaptation est recommandée uniquement pour les patients recevant des inhibiteurs du CYP 3A4
- Pour l'association au saquinavir/ritonavir : espacer les doses à 72 heures si clairance > 30 ml/min; à 48 heures si clairance entre 50 et 30 ml/min et toutes les 24 heures si clairance entre 80 et 50 ml/min
- Pas de données suffisantes chez le sujet âgé et la femme enceinte ou allaitante

Interactions médicamenteuses (nombreuses)

- Associations à des inhibiteurs puissants du cytochrome P450 tels que les antiprotéases (sauf tipranavir/ritonavir) et kétoconazole, **itraconazole** (*cf.* note), clarithromycine, télithromycine → prudence et réduction des doses de moitié

Anticorps anti-T CD4+

Ibalizumab *Liste I-100 %-Prescription réservée aux spécialistes de l'infection à VIH-ATU nominative*

TROGARZO	2 fl. sol. pour perf. IV 200 mg/fl. de 1,33 ml	A. Dose charge : 2 000 mg Dose d'entretien : 800 mg/2 semaines

Propriétés

- Anticorps monoclonal humanisé de type IgG4 qui se lie aux récepteurs des lymphocytes T CD4+ et inhibe la pénétration virale du VIH-1 dans les lymphocytes
- Après la première perfusion, Tmax de 1 heure, Vd de 4,8 litres, dégradation protéique en acides aminés, demi-vie d'élimination de 64 heures

Indications

- Adultes infectés par un VIH-1 multirésistant chez lesquels les traitements rétroviraux disponibles ne permettent pas d'atteindre la suppression virologique (option de dernier recours). Doit être utilisé en association en fonction du profil de résistance du virus

Effets indésirables

- Fréquents (1 à 10 %) : éruptions cutanées, diarrhée, vertiges, céphalées, vomissements, asthénie
- Rares (< 1 %) : tremblements, paresthésies, extrasystoles, variations tensionnelles, prurit, érythème noueux, réactions d'hypersensibilité, syndrome inflammatoire de reconstitution immunitaire

Précautions d'emploi

- Bien que le traitement réduise le risque de transmission du VIH par voie sexuelle, le risque résiduel nécessite des précautions particulières
- Chez les patients présentant un déficit immunitaire sévère, une réaction inflammatoire à des infections opportunistes asymptomatiques peut entraîner des manifestations cliniques graves au cours des premières semaines ou des premiers mois, par exemple rétinite à cytomégalovirus, infections mycobactériennes, pneumonies à *Pneumocystis jirovecii*. Une surveillance étroite est nécessaire de même qu'un traitement adapté
- Grossesse et allaitement : traitement non recommandé (pas de données cliniques)
- Une diminution de la sensibilité au produit, liée à l'acquisition d'une résistance virale, a été observée

INTI ou Inhibiteurs nucléosidiques de la transcriptase inverse du VIH (I)

Zidovudine[G] ou AZT (1) *Liste I-100 %-Coll-Prescription initiale hospitalière*

RETROVIR Zidovudine ou Azidothymidine	100 gél. 100 mg 40 gél. 250 mg Sol. buv. à 100 mg/10 ml Fl. 200 ml avec seringue graduée adultes et nouveaux-nés	En 2 prises quotidiennes, *en dehors ou au cours des repas* : A. 500 à 600 mg/24 h en 2 prises E. de 8 à 13 kg : 100 mg × 2 fois/jour E. de 14 à 21 kg : 100 mg le matin et 200 mg le soir E. de 22 à 29 kg : 200 mg × 2 fois/jour NN. 2 mg/kg × 2 fois/jour

1. Les connaissances concernant les antirétroviraux sont évolutives et ces traitements doivent être initiés et surveillés par un médecin expérimenté dans la prise en charge de l'infection par le VIH.
On recommande actuellement des posologies de 600 mg/24 h en 2 prises orales, mieux tolérées et aussi efficaces que les posologies plus fortes.
Pour les patients qui tolèrent mal le produit, on recommande de fractionner la posologie en prises de 100 mg toutes les 4 heures (soit en 6 prises par 24 heures).
Hémoglobinémie < 7,5 g/100 ml ou neutrophiles < 750/mm³ → arrêter le traitement jusqu'à normalisation (soit 2 semaines environ), changer de molécule.

Zidovudine injectable (2) *Liste I-100 %-Coll-Réservé aux hôpitaux*

RETROVIR IV	Sol. inj. à 10 mg/ml 5 fl. 20 ml = 200 mg	Perfusion IV en 1 heure (3)

2. Diluer le contenu des flacons dans du soluté glucosé isotonique à 5 % afin d'obtenir une concentration de 2 à 4 mg/ml (≤ 4 mg/ml), cette solution devant être utilisée immédiatement après préparation et perfusée en 1 heure minimum.
3. Quand la prise orale n'est pas possible et pendant 15 jours au maximum :
   - A. : 1 à 2 mg/kg toutes les 4 heures.
   - E. de 9 à 29 kg : 9 mg/kg × 2 fois/jour (D. max. : 300 mg × 2 fois/jour).
   - E. de 4 à 8 kg : 12 mg/kg × 2 fois/jour.
   - NN. 1,5 mg/kg × 4 fois/jour.

Zidovudine en associations à doses fixes

Cf. pages suivantes : *Combivir* et *Trizivir*

Contre-indications
Antécédents d'hypersensibilité à la zidovudine, allaitement
Hémoglobinémie < 7,5 g/100 ml, neutrophiles < 750/mm^3

Propriétés

- Analogue nucléosidique, inhibiteur de la transcriptase inverse du VIH, virustatique sur les rétrovirus humains, félins et murins (après phosphorylation par la thymidine-kinase virale et des kinases cellulaires non spécifiques) : l'AZT réduit la mortalité due au VIH et la fréquence et la gravité des infections opportunistes, en association avec d'autres antiviraux
- Absorption digestive à 65 %, fixation à 35 % aux protéines plasmatiques, assez bonne diffusion dans le LCR (55 % des taux sériques), glycuro-conjugaison hépatique, demi-vie de 1 heure, élimination urinaire (dont 80 % sous forme glycuroconjuguée)

Indications (associé à d'autres antirétroviraux, sauf prévention chez l'enfant à naître)

- Traitement de l'adulte et de l'enfant infectés par le VIH
- Traitement des femmes enceintes VIH séropositives après 14 semaines d'aménorrhée et traitement de leur nouveau-né (réduction considérable du risque de transmission du VIH à l'enfant : 8,3 % avec AZT en monothérapie *versus* 25,5 % sans AZT)

Effets indésirables (arrêt du traitement surtout pour anémie ou atteinte musculaire)

- Toxicité hématologique : anémie fréquente après 2 à 6 semaines, neutropénie après 4 à 6 semaines (30-47 %) nécessitant souvent l'arrêt du traitement
- Céphalées (50 %), nausées (50 %), douleurs abdominales (20 %), asthénie (20 %), diarrhée (12 %), éruptions cutanées (10 %), ulcérations œsophagiennes (prise des gélules sans eau et en décubitus)
- Fréquents (1 à 10 %) : myalgies, paresthésies, polymyosite après 6,5 à 11 mois (faiblesse et atrophie musculaire, élévation des CPK), vomissements, somnolence, insomnie, étourdissements, agitation, pigmentations unguéales, hypertrichose ciliaire, acidose lactique (femmes obèses, stéatose hépatique, hépatite) lipo-atrophie dose-dépendante
- Rares (< 1 %) : fièvre, sueurs, toux, syndrome pseudo-grippal, douleurs thoraciques, anorexie, dyspepsie, malaise, anxiété, convulsions, tremblements, ataxie, hallucinations
- Risque évoqué de maladie mitochondriale chez les enfants exposés *in utero*

Précautions d'emploi et interactions médicamenteuses

- *Surveillance hématologique stricte*, au minimum tous les 15 jours pendant 3 mois, puis tous les mois
- Surveillance des signes d'acidose lactique (troubles digestifs, malaise, anorexie, amaigrissement, signes respiratoires ou neurologiques), en particulier chez les sujets à risque
- Risque potentiel de sélection de souches résistantes à l'AZT en traitement prolongé
- ***Associations déconseillées*** : stavudine, ribavirine
- *Associations à utiliser avec précaution* : probénécide, pyriméthamine, sulfamides, triméthoprime, médicaments néphrotoxiques et/ou myélotoxiques (amphotéricine B IV, dapsone, doxorubicine, flucytosine, ganciclovir, interféron, pentamidine, pyriméthamine, vinblastine, vincristine), produits modifiant le métabolisme de l'AZT (AINS, aspirine et salicylés, benzodiazépines, cimétidine, codéïne, clofibrate, dapsone, indométacine, isoprinosine, morphine, ribavirine)

INTI ou Inhibiteurs nucléosidiques de la transcriptase inverse du VIH (II)

Lamivudine[G] ou 3TC (1) *Liste I-100 %-Coll-Prescription initiale semestrielle réservée aux internistes, infectiologues et gastro-entérologues*

EPIVIR Lamivudine	60 cp. 150 mg 30 cp. 300 mg Sol. buv. : fl. 240 ml à 10 mg/ml (stable 1 mois après ouverture)	En 1 ou 2 prises par jour, *à jeun ou au cours des repas* : A. et E. > 12 ans : 300 mg/jour en 1 prise ou 150 mg toutes les 12 heures E. de 3 mois à 12 ans : 4 mg/kg toutes les 12 heures sans dépasser 300 mg/24 h
COMBIVIR (2) Lamivudine + Zidovudine	60 cp. contenant : 150 mg de lamivudine + 300 mg de zidovudine	En 2 prises par jour, *à jeun ou au cours des repas* : A. et E. > 30 kg : 1 cp. × 2 fois/jour E. entre 21 et 30 kg : 1/2 cp. × 2 fois/jour E. entre 14 et 21 kg : 1/2 cp. × 2 fois/jour E. < 14 kg : non indiqué

1. Les connaissances concernant les antirétroviraux sont évolutives et ces traitements doivent être initiés et surveillés par un médecin expérimenté dans la prise en charge de l'infection par le VIH.
2. Association à doses fixes permettant une prise plus simple et une meilleure observance (*cf.* pages précédentes les propriétés générales et les conditions d'emploi de la zidovudine). Utiliser toutefois la lamivudine et la zidovudine sous forme de spécialités séparées, afin d'adapter leur posologie, en cas de mauvaise tolérance hématologique à la zidovudine, insuffisance rénale avec clairance de la créatinine ≤ 50 ml/min, insuffisance hépatique sévère.

Lamivudine en association à doses fixes

Cf. pages suivantes : *Delstrigo, Triumeq, Dovato*

Contre-indications

Hypersensibilité connue à la lamivudine ou à l'un des composants, allaitement

Propriétés

- Analogue nucléosidique, inhibiteur de la transcriptase inverse du VIH (*la lamivudine est l'INTI le mieux toléré*), ne présentant pas de résistance croisée avec la plupart des autres INTI (sauf avec l'emtricitabine qui est son dérivé fluoré), actif aussi sur le virus de l'hépatite B (mais des résistances du VHB surviennent chez environ 15 à 30 % des patients après 1 an et environ 50 % des patients après 3 ans)
- Biodisponibilité orale de 85 %, faible fixation aux protéines plasmatiques (< 36 %), diffusion dans le LCR, métabolisme hépatique faible (5-10 %), élimination urinaire sous forme inchangée essentiellement (par sécrétion tubulaire active *via* le système de transport cationique), demi-vie de 5 à 7 heures

Indications (en association à d'autres médicaments antirétroviraux pour le VIH)

- Traitement de l'infection par le VIH en association à d'autres antirétroviraux, chez les adultes et enfants de plus de 3 mois, ayant un déficit immunitaire évolutif et moins de 350 CD4/mm^3
- Traitement de l'hépatite B chronique (*cf.* le chapitre "Gastro-entérologie et Hépatologie")

Effets indésirables

- Les plus fréquents : céphalées, malaise, fatique, nausées, diarrhée, vomissements, douleurs abdominales, insomnie, toux, douleurs ostéo-musculaires
- Plus rares : neutropénie et anémie parfois sévères en association à la zidovudine, thrombopénies, pancréatites, acidose lactique (→ arrêt du traitement au moindre signe de pancréatite ou d'acidose lactique), neuropathies périphériques (paresthésies), élévation transitoire des transaminases et de l'amylasémie
- Comparables au placebo aux doses utilisées dans le traitement de l'hépatite B

Précautions d'emploi (*cf.* ci-contre pour le traitement de l'hépatite B)

- Surveillance clinique et biologique régulière (NFS, transaminases, amylasémie) → arrêt du traitement au moindre signe de pancréatite ou d'acidose lactique
- En cas d'insuffisance rénale, réduire la posologie si la clairance de la créatinine est inférieure à 50 ml/min (en utilisant la solution buvable si elle est < 30 ml/min) :
  - Clairance < 50 ml/min : 150 mg (ou 4 mg/kg chez l'enfant) × 1 fois/jour
  - Clairance < 30 ml/min : dose initiale de 150 mg (ou 4 mg/kg chez l'enfant), puis 100 mg (ou 2,6 mg/kg chez l'enfant) × 1 fois/jour
  - Clairance < 15 ml/min : dose initiale de 150 mg (ou 4 mg/kg chez l'enfant), puis 50 mg (ou 1,3 mg/kg chez l'enfant) × 1 fois/jour
  - Clairance < 5 ml/min : dose initiale de 50 mg (ou 1,3 mg/kg chez l'enfant), puis 25 mg (ou 0,7 mg/kg chez l'enfant) × 1 fois/jour
- Grossesse et enfant < 3 mois : innocuité non établie

Interactions médicamenteuses

- *Associations déconseillées* : emtricitabine (qui est son dérivé fluoré), zalcitabine, pentamidine (risque de pancréatite)
- Association déconseillée au ténofovir et à l'abacavir (échec virologique) et à la didanosine en monoprise
- *Associations à utiliser avec précaution* : triméthoprime (diminution de l'élimination urinaire de la lamivudine nécessitant une réduction de sa posologie uniquement en cas d'insuffisance rénale), médicaments induisant des neuropathies périphériques

INTI ou Inhibiteurs nucléosidiques de la transcriptase inverse du VIH (III)

Emtricitabine (1) *Liste I-100 %-Coll-Prescription initiale hospitalière*

EMTRIVA	30 gél. 200 mg	En 1 prise par jour, *à jeun ou au cours d'un repas* : A. 200 mg/jour en 1 prise E. > 33 kg et capable d'avaler : 200 mg/jour en 1 prise
EMTRIVA BUVABLE (2) *Conserver au réfrigérateur jusqu'à ouverture, puis 28 jours à moins de + 25 °C*	Solution buvable à 10 mg/ml : 170 ml avec doseur de 30 ml gradué tous les 1 ml	En 1 prise par jour, *à jeun ou au cours d'un repas* : E. > 33 kg : 1 dose de 24 ml/jour = 240 mg Nourrisson > 4 mois : 6 mg/kg/jour en 1 prise

1. Les connaissances concernant les antirétroviraux sont évolutives, et ces traitements doivent être initiés et surveillés par un médecin expérimenté dans la prise en charge de l'infection par le VIH.
   En cas d'insuffisance rénale, réduire la posologie si la clairance de la créatinine est < 50 ml/m :
   - Clairance < 50 ml/min : espacer les prises de 48 heures.
   - Clairance < 30 ml/min : espacer les prises de 72 heures.
   - Clairance < 15 ml/min : espacer les prises de 96 heures.
   - Sujets sous dialyse : espacer les prises de 96 heures (prendre 12 heures avant la dialyse).
2. *À noter* : la posologie maximale avec la solution buvable est légèrement plus élevée qu'avec les gélules en raison d'une biodisponibilité orale moindre (75 % contre 93 %).

Emtricitabine en association à doses fixes

Cf. pages suivantes : *Truvada*, *Eviplera*

Contre-indications
Hypersensibilité connue à l'emtricitabine ou à l'un des excipients, allaitement

Propriétés

- Analogue nucléosidique, inhibiteur de la transcriptase inverse du VIH (dérivé fluoré de la lamivudine *avec laquelle existe une résistance croisée*), ne présentant pas de résistance croisée avec la plupart des autres INTI, très actif aussi sur le virus de l'hépatite B, administrable en une seule prise quotidienne en raison de sa longue demi-vie d'élimination
- Biodisponibilité orale de 93 % (gélules) ou de 75 % (solution buvable), très faible fixation aux protéines plasmatiques (< 4 %), métabolisme hépatique faible (13 %), élimination essentiellement urinaire (84 %, par filtration glomérulaire et par sécrétion tubulaire active) et fécale (16 %), demi-vie d'élimination d'environ 10 heures

Indications (en association à d'autres médicaments antirétroviraux)

- Traitement de l'infection par le VIH-1 en association à d'autres antirétroviraux, chez les adultes et enfants âgés de 4 mois et plus

Effets indésirables

- Très fréquents (> 10 %) : céphalées, nausées, diarrhée, élévation des CPK
- Fréquents (> 1 % mais < 10 %) : prurit, éruptions cutanées, réactions allergiques, vertiges, asthénie, insomnie, vertiges, douleurs, asthénie, dyspepsie, douleurs abdominales, vomissements, douleurs, ostéonécrose, hyperpigmentation modérée des paumes des mains et des plantes des pieds, élévation des transaminases, de l'amylasémie, de la lipase sérique, des triglycérides, de la glycémie, de la bilirubine, neutropénie
- Rares (< 1 %) : anémie, angiœdème
- Hépatomégalie sévère avec stéatose hépatique, acidose lactique, exacerbation de l'hépatite B chez les patients co-infectés à VIH et VHB si l'emtricitabine est arrêtée
- Un syndrome de restauration immunitaire avec réaction inflammatoire sévère à des infections opportunistes peut entraîner des manifestations cliniques graves

Précautions d'emploi

- Surveillance clinique et biologique régulière (NFS, transaminases, amylasémie, fonction rénale) → arrêt au moindre signe de pancréatite ou d'acidose lactique
- Réduire les doses en cas d'insuffisance rénale (*cf.* note ci-contre)
- Insuffisance hépatique : absence de données (mais faible métabolisation et élimination rénale prédominante donc pas de nécessité d'adaptation posologique)
- Utiliser avec prudence chez les conducteurs et utilisateurs de machines (vertiges)
- Grossesse : utilisation possible si nécessaire
- Allaitement : utilisation déconseillée

Interactions médicamenteuses

- ***Associations déconseillées*** : analogues de la cytidine (lamivudine, zalcitabine)
- *Associations à prendre en compte* : médicaments éliminés par sécrétion tubulaire active (risque de compétition), mais pas d'interactions avec les médicaments métabolisés par le cytochrome P450

INTI ou Inhibiteurs nucléosidiques de la transcriptase inverse du VIH (IV)

Abacavir[G] ou ABC (1) *Liste I-100 %-Coll-Prescription restreinte*

ZIAGEN *Conserver à température ambiante*	60 cp. 300 mg Sol. buvable : fl. 240 ml à 20 mg/ml avec pipette de 10 ml (15 ml = 1 cp.)	En 1 ou 2 prises par jour, *en dehors ou au cours des repas* : A. et E. > 25 kg : 300 mg toutes les 12 heures ou 600 mg/24 h en 1 prise E. > 3 mois et < 25 kg : 8 mg/kg toutes les 12 heures sans dépasser 600 mg/24 h

1. Les connaissances concernant les antirétroviraux sont évolutives et ces traitements doivent être initiés et surveillés par un médecin expérimenté dans la prise en charge de l'infection par le VIH.
Insuffisance rénale → aucun ajustement posologique n'est nécessaire (mais déconseillé au stade terminal de l'insuffisance rénale).
Insuffisance hépatique → aucun ajustement posologique n'est nécessaire en cas d'insuffisance hépatique légère (absence de données en cas d'insuffisance hépatique modérée ou sévère → utilisation non recommandée).

Abacavir en association (2) *Liste I-100 %-Coll-Prescription restreinte*

KIVEXA[G] *Conserver à température ambiante*	30 cp. contenant : 600 mg d'abacavir + 300 mg de lamivudine	En 1 prise quotidienne, *en dehors ou au cours des repas* : A. 1 cp./24 h
TRIZIVIR[G] *Conserver à température ambiante*	60 cp. contenant : 300 mg d'abacavir + 150 mg de lamivudine + 300 mg de zidovudine	En 2 prises quotidiennes, *en dehors ou au cours des repas* : A. 1 cp. toutes les 12 heures soit 2 cp./24 h
TRIUMEQ	30 cp. contenant : 600 mg d'abacavir + 300 mg de lamivudine + 50 mg de dolutégravir	A. et E. > 12 ans ou > 40 kg : 1 cp./jour

2. Les connaissances concernant les antirétroviraux sont évolutives et ces traitements doivent être initiés et surveillés par un médecin expérimenté dans la prise en charge de l'infection par le VIH.
Ces associations à doses fixes permettent de réduire le nombre de comprimés et d'améliorer l'observance (*cf. Lamivudine* et *Zidovudine* pour les conditions d'emploi de ces deux produits).
Mais, pendant les 6 à 8 premières semaines de traitement, il est recommandé d'initier le traitement par la prise séparée des différents antirétroviraux, en raison, notamment, du risque de réactions d'hypersensibilité graves, voire mortelles, à l'abacavir.
Insuffisance rénale → produits non recommandés en cas d'insuffisance rénale (administrer chaque produit séparément avec les précautions qui s'imposent) et contre-indiqués au stade terminal de l'insuffisance rénale.
Insuffisance hépatique modérée ou sévère → utilisation non recommandée.

Contre-indications

Hypersensibilité connue à l'abacavir ou à l'un des excipients
Présence du groupe tissulaire HLA-B5701 (recherche obligatoire)
Insuffisance hépatique grave
Intolérance héréditaire au fructose (pour la solution buvable), allaitement

Propriétés

- Analogue nucléosidique, inhibiteur de la transcriptase inverse du VIH, actif sur des souches de VIH résistantes aux autres analogues nucléosidiques ou à la névirapine (des résistances croisées sont peu probables avec les inhibiteurs non nucléosidiques de la transcriptase inverse ou les antiprotéases)
- Biodisponibilité orale de 83 %, métabolisation hépatique par l'alcool déshydrogénase et la glycuronyl transférase, élimination principalement urinaire (83 % sous forme de métabolites et 2 % sous forme inchangée) et fécale, demi-vie de 1,5 heures, passage transplacentaire et dans le lait maternel

Indications (en association à d'autres médicaments antirétroviraux)

- Traitement des adultes et enfants infectés par le virus VIH, en association à au moins deux autres agents antirétroviraux

Effets indésirables

- *Réactions d'hypersensibilité* des patients porteurs du HLA-B5701 dans les 6 premières semaines en général, *ayant pu avoir une évolution fatale* en l'absence d'arrêt
- Fréquents (1 à 10 %) : fièvre et/ou éruptions cutanées, nausées, vomissements, diarrhée, douleurs abdominales, léthargie, malaise, dyspnée, pharyngite, toux, essoufflement, myalgies, arthralgies, céphalées
- Rares (< 1 %) : paresthésies, œdème, ostéonécrose, infarctus myocardique, réactions anaphylactiques, insuffisance rénale → arrêt *immédiat et définitif* du traitement
- Des cas d'acidose lactique parfois fatale, associée en général à une hépatomégalie importante et à une stéatose hépatique (notamment chez des femmes obèses), ont été observés avec des analogues nucléosidiques (*cf.* Précautions d'emploi)

Précautions d'emploi

- Prescription uniquement si HLA-B5701 négatif en raison de réactions d'hypersensibilité parfois mortelles
- Utiliser sous surveillance clinique et biologique régulière (NFS, transaminases, CPK, créatinine) avec consultation tous les 15 jours pendant les 2 premiers mois puis régulièrement
- En cas d'élévation rapide des transaminases ou d'hépatomégalie progressive ou d'acidose lactique d'étiologie inconnue → arrêt immédiat du taitement
- Insuffisance hépatique ou rénale : *cf.* notes ci-contre
- Grossesse : dysfonctionnement mitochondrial possible après exposition *in utero*

Interactions médicamenteuses

- Absence d'interactions avec zidovudine, lamivudine, interactions peu probables avec d'autres médicaments dont les antiprotéases, AUC augmentée d'environ 41 % par l'alcool mais interaction non cliniquement significative, interactions non étudiées avec les rétinoïdes éliminés par l'alcool déshydrogénase

Inhibiteurs nucléotidiques de la transcriptase inverse du VIH

Ténofovir disoproxil[G] (TDF) (1) *Liste I-100 %-Coll-Prescription hospitalière annuelle-Brochure patient*

VIREAD	30 cp. 123 mg, 163 mg, 204 mg ou 245 mg Fl. 60 g : granulés (33 mg/g)	En 1 prise quotidienne *toujours lors d'un repas* : A. 1 cp./jour E. > 2 ans (adaptation au poids)
TRUVADA[G]	30 cp. 245 mg + 200 mg d'emtricitabine	A. et E. > 12 ans : 1 cp./jour *toujours lors d'un repas* (2)
ATRIPLA[G]	Cp. 245 mg + 200 mg d'emtricitabine + 600 mg d'efavirenz	A. 1 cp./jour *à jeun, le soir au coucher*
EVIPLERA	30 cp. 245 mg + 200 mg d'emtricitabine + 25 mg de rilpivirine	A. 1 cp./jour *toujours lors d'un repas*

1. Insuffisance hépatique : pas d'adaptation.
   Insuffisance rénale : absence de données.
2. Dilution possible dans de l'eau ou du jus de fruit.

Ténofovir alafénamide (TAF) *Liste I-100 %-Coll-Prescription restreinte*

GENVOYA (3)	30 cp. pelliculés Elvitépravir 150 mg Cobicistat 150 mg Emtricitabine 200 mg Ténofovir (TAF) 10 mg	A. et E. > 12 ans et de poids > 35 kg : 1 cp./jour à prendre avec de la nourriture
DESCOVY	30 cp. contenant : 200 mg d'emtricitabine + 10 mg ou 25 mg de ténofovir alafénamide (TAF)	A. et E. > 12 ans : 1 cp./jour
ODEFSEY	30 cp. pelliculés Emtricitabine 200 mg Rilpivirine 25 mg Ténofovir (TAF) 25 mg	A. et E. > 12 ans et > 35 kg : 1 cp./jour à prendre avec de la nourriture
BIKTARVY	30 cp. pelliculés Bictégravir 50 mg Emtricitabine 200 mg Ténofovir (TAF) 25 mg	A. 1 cp./jour

3. Quadrithérapie dont l'action est directement produite dans le noyau cellulaire, ce qui permet de réduire la dose totale de ténofovir. Il est boosté par le cobicistat qui est un inhibiteur de la P-gp, mais porteur de TAF.

Contre-indications
Insuffisance rénale sévère, allaitement

Propriétés

- Inhibiteur "nucléotidique" de la transcriptase inverse du VIH, de structure acyclique, bien toléré, ayant une activité antivirale très puissante même sur des souches de VIH résistantes aux INTI, aux INNTI et aux antiprotéases, et sur le VHB (même sur des souches résistantes à la lamivudine)
- Résistances : au cours des essais cliniques, environ 3 % des patients ont développé la mutation K65R (associée à une résistance *in vivo* à la zalcitabine, à la didanosine, à l'abacavir, et à une résistance génotypique *in vitro* au ténofovir)
- Absorption rapide (40 % avec des aliments), liaison faible aux protéines plasmatiques, transformation intracellulaire en ténofovir diphosphate actif, pas de métabolisation hépatique, élimination principalement urinaire par filtration glomérulaire et surtout sécrétion tubulaire active (par le *human organic anion transporter 1* ou hOAT1), demi-vie d'élimination de 12 à 18 heures, passage transplacentaire et dans le lait maternel

Indications (en association à d'autres médicaments antirétroviraux)

- Traitement des patients > 12 ans infectés par le VIH, en association avec d'autres agents antirétroviraux
- *Truvada* : traitement prophylactique du VIH-1 en pré-exposition chez le sujet séronégatif à haut risque

Effets indésirables

- Très fréquents (> 10 %) : hypophosphorémie, nausées et vomissements, diarrhée, vertiges, rash, asthénie
- Fréquents (1 à 10 %) : élévation de la créatininémie, flatulences, céphalées, douleurs abdominales, hypokaliémie, réduction de la densité minérale osseuse
- Rares : insuffisance rénale, tubulopathie proximale (y compris syndrome de Fanconi), nécrose tubulaire aiguë, néphrite, diabète insipide néphrogénique, acidose lactique, lipodystrophie, ostéonécrose, fractures osseuses
- Un syndrome de restauration immunitaire peut entraîner des manifestations cliniques graves ou des maladies auto-immunes

Précautions d'emploi et interactions médicamenteuses

- Surveiller la fonction rénale (créatinine, protéinurie) et la phosphorémie, avant traitement puis chaque mois (ou 1 fois/semaine si association à des médicaments néphrotoxiques) pendant 12 mois, puis tous les 3 mois → arrêt du traitement si clairance de la créatinine < 50 ml/min ou phosphorémie < 10 mg/l (0,32 mmol/l) → risque de Fanconi
- Grossesse : traitement déconseillé (la prise de cobicistat réduit l'exposition aux autres antirétroviraux)
- ***Associations déconseillées*** : médicaments sécrétés par le même transporteur rénal (*human organic anion transporter 1* ou hOAT1) dont cidofovir, didanosine (toxicité de la DDI majorée car biodisponibilité accrue de 40 à 60 % et échecs virologiques), médicaments néphrotoxiques (amphotéricine B injectable, aminosides, foscarnet, ganciclovir, pentamidine, vancomycine, etc.), médicaments inducteurs (rifampicine, millepertuis)
- Absence d'interactions avec efavirenz, indinavir, lamivudine, lopinavir, ritonavir
- Syndrome de restauration immunitaire : une réaction inflammatoire à des infections opportunistes peut entraîner des manifestations cliniques graves

INNTI ou Inhibiteurs non nucléosidiques de la transcriptase inverse du VIH (I)

Éfavirenz[G] (1) *Liste I-100 %-Coll-Prescription initiale hospitalière*

SUSTIVA	30 gél. 50 mg 90 gél. 100 mg ou 200 mg 30 cp. 600 mg (réservées chez l'enfant à ceux qui sont capables d'avaler ces gélules)	En 1 prise le soir au coucher, *avec ou sans nourriture* (2) : A. 600 mg/jour E. ≥ 40 kg : 600 mg/jour 32 à 40 kg : 400 mg/jour 25 à 32 kg : 350 mg/jour 20 à 25 kg : 300 mg/jour 15 à 20 kg : 250 mg/jour 13 à 15 kg : 200 mg/jour 5 à 7,5 kg : 150 mg/jour 3,5 à 5 kg : 100 mg/jour (nourrissons > 3 mois)

1. Insuffisance hépatique légère à modérée → utiliser avec prudence, en surveillant les effets indésirables dose-dépendants, notamment ceux affectant le système nerveux.
Insuffisance rénale → absence d'études (mais seulement 1 % est excrété dans les urines sous forme inchangée, ce qui ne devrait pas avoir de conséquences sur l'accumulation du produit).
En cas de survenue d'une éruption cutanée, l'utilisation d'un antihistaminique H1 et/ou d'un corticoïde peut améliorer la tolérance et accélérer la guérison, cependant le traitement doit être interrompu en cas d'éruption cutanée sévère notamment avec phlyctènes, desquamation, lésions des muqueuses et/ou fièvre.
2. En cas de difficulté pour avaler les gélules et chez les enfants, ouvrir les gélules et les mélanger à une faible quantité de nourriture (1 à 2 cuillerées à café). Le mélange doit être administré dès que possible (< 30 minutes).

Éfavirenz en association *Liste I-100 %-Coll-Prescription initiale hospitalière annuelle*

ATRIPLA[G]	Cp. 245 mg de ténofovir 200 mg d'emtricitabine 600 mg d'éfavirenz	A. 1 cp./jour en 1 prise *à jeun, le soir au coucher*

Contre-indications

Antécédents d'hypersensibilité au produit, grossesse et allaitement
Insuffisance hépatique sévère, certaines associations (*cf.* Interactions)
Situations favorisant l'allongement de l'intervalle QT
Grossesse

Propriétés

- Inhibiteur non nucléosidique de la transcriptase inverse du VIH-1 (INNTI), inactif sur le VIH-2 et les autres rétrovirus, agissant directement sans être phosphorylé (contrairement aux analogues nucléosidiques) ce qui lui permet de rester actif sur des souches de VIH-1 multirésistantes à ceux-ci ou aux antiprotéases, mais *devant toujours être utilisé au sein d'une multithérapie puissante*
- Absorption rapide, liaison ≥ 99,5 % aux protéines, métabolisation intense par les enzymes CYP 3A4 et 2B6 du cytochrome P450, élimination urinaire de métabolites glycuroconjugués, demi-vie de 40 à 55 heures, passage transplacentaire et dans le lait maternel

Indications (en association à d'autres médicaments antirétroviraux)

- Traitement des adultes, adolescents et enfants de 3 ans ou plus infectés par le VIH-1, en association à au moins deux autres agents antirétroviraux

Effets indésirables (mieux toléré que la névirapine)

- Cutanés (18 %) en général au cours des 2 premières semaines, plus fréquents chez l'enfant : éruptions maculo-papuleuses bénignes disparaissant après 1 mois malgré la poursuite du traitement, plus rarement éruptions cutanées sévères *nécessitant l'arrêt immédiat du traitement*
- Neuro-psychiques, surtout les premiers jours, disparaissant souvent en 2 à 4 semaines : somnolence, sensations vertigineuses, acouphènes, vision floue, céphalées, insomnie, fatigue, réactions de type psychotique, dépression, crises d'épilepsie
- Nausées, diarrhée, élévation des transaminases, du cholestérol, des triglycérides, ostéonécrose, hépatite aiguë, pancréatite aiguë, gynécomastie
- Syndrome de restauration immunitaire possible

Précautions d'emploi

- Allongement de l'intervalle QT → ECG préalable et recherche des situations à risque : antécédents familiaux de mort subite, allongement de QT, bradycardie, troubles du rythme, hypokaliémie, médicaments favorisants (*cf.* ci-dessous)
- Utiliser avec prudence chez les conducteurs et utilisateurs de machines (somnolence)
- Administrer préventivement un antihistaminique H1 notamment chez l'enfant
- Surveiller régulièrement la peau, les transaminases, le cholestérol, les triglycérides
- Insuffisance rénale ou hépatique : *cf.* note ci-contre
- Grossesse : traitement déconseillé (anomalies du tube neural, microcéphalie). Une contraception mécanique doit être utilisée et pendant 12 semaines après l'arrêt

Interactions médicamenteuses (inducteur enzymatique du CYP 3A4)

- ***Associations contre-indiquées*** : contraceptifs oraux, médicaments allongeant l'intervalle QT (*cf.* chapitre "Iatrogénie") et inhibiteurs du CYP 3A4 (dompéridone, fluoroquinolones, macrolides, anti-H1, méthadone, antifongiques azolés, pamplemousse)
- *Associations à utiliser avec précaution* : indinavir (augmenter sa posologie à 1 000 mg toutes les 8 heures), ritonavir (surveiller les transaminases), rifampicine (augmenter la dose d'efavirenz à 800 mg/jour), ciclosporine et tacrolimus, AVK

INNTI ou Inhibiteurs non nucléosidiques de la transcriptase inverse du VIH (II)

Rilpivirine *Liste I-100 %-Coll-Prescription hospitalière annuelle*

EDURANT	30 cp. 25 mg	A. et E. > 12 ans : 1 cp./jour (1) (2) *au cours d'un repas*
RILPIVIRINE *ATU nominative*	Suspension pour injection IV à 600 mg/2 ml	

1. Patients recevant de la rifabutine : la posologie doit être doublée.
2. Sujets âgés ou insuffisance hépatique ou rénale légère à modérée : aucune adaptation posologique.

Rilpivirine en association *Liste I-100 %-Coll-Prescription hospitalière annuelle*

EVIPLERA	30 cp. 25 mg de rilpivirine + 200 mg d'emtricitabine + 245 mg de ténofovir (TDF)	1 cp./jour *au cours d'un repas*

Contre-indications

Hypersensibilité au principe actif ou à un excipient (lactose)

Propriétés

- Antiviral inhibiteur non nucléosidique de la transcriptase inverse (INNTI) du VIH-1
- Biodisponibilité mal connue, Tmax : 4 à 5 heures, forte liaison protéique (99 %), métabolisme hépatique par P450, élimination fécale, demi-vie de 45 heures

Indications (toujours en association avec d'autres antiviraux)

- Traitement de l'infection VIH-1 chez le patient naïf, en association à d'autres rétroviraux, dont la charge virale est < 100 000 cop./ml d'ARN du VIH-1. Un test de résistance génotypique doit guider l'utilisation thérapeutique

Effets indésirables

- Très fréquents (> 10 %) : céphalées, insomnie, vertiges, nausées, hypercholestérolémie, augmentation de l'amylase, des transaminases
- Fréquents (1 à 10 %) : asthénie, anorexie, somnolence, dépression, douleurs abdominales, éruption cutanée, anémie, leucopénie, thrombopénie
- Un syndrome de restauration immunitaire entraînant une réaction inflammatoire à des infections opportunistes ou des maladies auto-immunes peut être observé

Précautions d'emploi et interactions médicamenteuses

- Surveillance clinique des signes de redistribution des graisses (lipodystrophie)
- Syndrome de restauration immunitaire : une réaction inflammatoire à des infections opportunistes peut entraîner des manifestations cliniques graves
- Grossesse et allaitement : utilisation déconseillée
- *Associations contre-indiquées* : inducteurs du cytochrome CYP 3A (anticonvulsivants, antimycobactériens), inhibiteurs de la pompe à protons, dexaméthasone, millepertuis
- *Associations déconseillées* : médicaments favorisant les torsades de pointe

INNTI ou Inhibiteurs non nucléosidiques de la transcriptase inverse du VIH (III)

Étravirine *Liste I-100 %-Coll-Prescription initiale hospitalière*

INTELENCE	120 cp. séc. 25 mg 120 cp. 100 mg 60 cp. 200 mg	A. 200 mg × 2 fois/jour (1) *après un repas* E. de 2 à 18 ans (2)

1. Les comprimés peuvent être dispersés dans un verre d'eau. Pas d'adaptation posologique en cas d'insuffisance rénale ou hépatique. Pas d'utilisation avant 6 ans.
2. E. ≥ 2 ans et ≥ 10 kg : Poids ≥ 30 kg : 200 mg × 2 fois/jour ; 25 kg < poids < 30 kg : 150 mg × 2 fois/jour ; 20 kg < poids < 25 kg : 125 mg × 2 fois/jour ; 10 kg < poids < 20 kg : 100 mg × 2 fois/jour.

Contre-indications

Hypersensibilité à la substance active ou à l'un des excipients
Association à elbasvir/grazoprévir

Propriétés

- Inhibiteur non nucléosidique de la transcriptase inverse du VIH-1 (INNTI) qui se fixe directement sur la transcriptase inverse et bloque les activités ARN-dépendantes et ADN-dépendantes de l'ADN-polymérase en perturbant le site catalytique de l'enzyme
- Absorption mal connue, accrue par la prise après un repas, forte liaison aux protéines plasmatiques (99 %), demi-vie d'élimination de 30 à 40 heures par les fèces et les urines

Indications (toujours en association avec d'autres antirétroviraux)

- Infection par le VIH-1 chez les patients adultes et enfants ≥ 2 ans prétraités par des antirétroviraux, en association avec un inhibiteur de protéase boosté et d'autres antirétroviraux

Effets indésirables

- Éruption cutanée (2 % d'arrêt de traitement) dans les 2 premières semaines et rares accidents cutanés graves → arrêt immédiat du traitement
- Fréquents (1 % à 10 %) : neuropathie périphérique, céphalées, insuffisance rénale, diabète sucré, hyperglycémie, hypercholestérolémie, hypertriglycéridémie, hyperlipidémie, hypertension artérielle, anxiété, insomnie

Précautions d'emploi et interactions médicamenteuses

- Les médicaments inducteurs du CYP 3A4, du CYP 2C9 ou du CYP 2C19 peuvent augmenter la clairance de l'étravirine, ce qui conduit à une diminution des concentrations plasmatiques de l'étravirine. Les médicaments inhibiteurs du CYP 3A4, du CYP 2C9 et du CYP 2C19 peuvent diminuer la clairance de l'étravirine et entraîner une augmentation des concentrations plasmatiques de l'étravirine sans adaptation posologique
- Il est recommandé de surveiller l'INR (*International Normalized Ratio*) lorsque la warfarine est associée
- *Associations contre-indiquées* : elbasvir/grazoprévir
- *Associations déconseillées* : inducteurs ou inhibiteurs du CYP 3A4 : rifampicine, un autre INNTI, tipranavir, clarithromycine, carbamazépine, phénobarbital, phénytoïne
- Diminuer les doses en cas d'association de l'étravirine au fosamprénavir

INNTI ou Inhibiteurs non nucléosidiques de la transcriptase inverse du VIH (IV)

Névirapine[G] (1) *Liste I-100 %-Coll-Prescription initiale hospitalière annuelle*

VIRAMUNE	14 ou 60 cp. 200 mg (2) 90 cp. LP 100 mg 30 cp. LP 400 mg	À dose progressive, *à jeun ou au cours des repas* : A. 200 mg/jour durant 14 jours puis 200 mg × 2 fois/jour
	Suspension buvable à 50 mg/5 ml : 240 ml avec pipette graduée par 5 ml = 50 mg	À dose progressive, *à jeun ou au cours des repas* : E. de 8 ans à 16 ans : 4 mg/kg/jour × 14 jours, puis 4 mg/kg × 2 fois/jour sans dépasser 400 mg/jour E. de 2 mois à 8 ans : 4 mg/kg/jour × 14 jours, puis 7 mg/kg × 2 fois/jour sans dépasser 400 mg/jour

1. Les connaissances concernant les antirétroviraux sont évolutives et ces traitements doivent être initiés et surveillés par un médecin expérimenté dans la prise en charge de l'infection par le VIH.
   La posologie doit être progressive, la tolérance cutanée paraissant meilleure si la pleine dose n'est administrée qu'après une période de 2 à 4 semaines à demi-dose.
   Le traitement par la névirapine doit être interrompu définitivement chez tout patient présentant :
   - Une éruption cutanée grave (Lyell et Stevens-Johnson).
   - Une élévation des transaminases > 2 fois la normale associée à des signes généraux.

   Le traitement par la névirapine doit être suspendu chez tout patient présentant :
   - Une élévation asymptomatique des transaminases ≥ 5 fois la normale (dans ce cas, le traitement devra être interrompu définitivement si des anomalies fonctionnelles hépatiques réapparaissent après réinstauration du traitement).

   Tout traitement interrompu plus de 7 jours doit être ré-initialisé à la dose de 200 mg/jour.
   Toute éruption cutanée impose un suivi rapproché.
2. Forme générique.

Contre-indications
Antécédents d'hypersensibilité au produit ou à l'un des excipients
Insuffisance hépatique sévère ou transaminases > 5 N avant le traitement
Allaitement, certaines associations (*cf.* Interactions)

Propriétés

- Inhibiteur non nucléosidique de la transcriptase inverse du VIH-1 (INNTI), inactif sur le VIH-2 et les autres rétrovirus, agissant directement sans être phosphorylé (contrairement aux analogues nucléosidiques) ce qui lui permet de rester actif sur des souches de VIH-1 multirésistantes à ceux-ci ou aux antiprotéases, mais *devant toujours être utilisé au sein d'une multithérapie puissante*
- Absorption digestive rapide (> 90 %), liaison à 60 % aux protéines plasmatiques, métabolisation hépatique intense surtout par les iso-enzymes CYP3A du cytochrome P450, élimination essentiellement urinaire sous forme de métabolites glycuroconjugués, demi-vie terminale de 25 à 30 heures, passage transplacentaire et dans le lait maternel

Indications (en association à d'autres médicaments antirétroviraux)

- Traitement des adultes et des enfants infectés par le VIH-1 présentant un déficit immunitaire évolutif ou avancé, en association à au moins deux autres agents antirétroviraux

Effets indésirables (plus fréquents chez la femme et les sujets avec CD4 élevés)

- Allergiques (16 %), en règle générale au cours des 16 premières semaines : éruptions maculo-papuleuses d'intensité légère à modérée avec ou sans prurit, plus rarement *éruptions sévères imposant l'arrêt* notamment si fièvre, phlyctènes, lésions buccales, conjonctivite, œdème, douleurs musculaires ou articulaires, malaise général (cas décrits de syndrome de Stevens-Johnson et de syndrome de Lyell parfois fatals)
- Hépatiques survenant en général au cours des premières semaines : élévation des transaminases avec des cas d'hépatites (< 1 %) parfois fatales
- Fièvre (imposant l'arrêt, 2,9 %), asthénie, nausées, céphalées, sensation de malaise

Précautions d'emploi et interactions médicamenteuses (inducteur enzymatique du CYP 3A)

- *Ce produit peut induire des réactions cutanées parfois sévères et des hépatites mettant en jeu le pronostic vital* → consulter immédiatement en cas d'éruption cutanée, fièvre ou élévation des transaminases
- Surveiller les transaminases tous les 15 jours pendant 18 semaines, puis chaque mois jusqu'au 6e mois puis tous les 3 à 6 mois, et l'état cutané en particulier au cours des 18 premières semaines → *cf.* note ci-contre pour la conduite à tenir en cas d'éruption cutanée ou d'anomalie fonctionnelle hépatique
- Insuffisance rénale ou hépatique : utilisation déconseillée (absence de données)
- Grossesse : innocuité non établie (absence d'études)
- Pas d'utilisation chez les femmes avec CD4 > 250 ou hommes avec CD4 > 400/mm^3, risque accru d'hépatotoxicité
- Ne pas associer la névirapine et l'abacavir : risque cumulé d'hépatotoxicité
- ***Associations contre-indiquées*** : saquinavir, contraceptifs oraux, kétoconazole
- ***Associations déconseillées*** : abacavir, rifampicine
- *Associations à utiliser avec précaution* : cimétidine et macrolides (inhibiteurs du CYP 3A), rifabutine (inducteur du CYP 3A), indinavir et amprénavir (diminution de leur activité), méthadone et opioïdes, ciclosporine et tacrolimus et AVK (diminution de leur activité)

INNTI ou Inhibiteurs non nucléosidiques de la transcriptase inverse du VIH (V)

Doravirine *Liste I-100 %-Coll-Prescription initiale hospitalière*

PIFELTRO	30 cp. 100 mg	A. 100 mg/jour en 1 prise (1) (2)

1. Si co-administration avec la rifabutine ou d'autres inducteurs modérés du CYP 3A (dabrafénib, bosentan, modafinil...), posologie accrue à 100 mg × 2 fois/jour.
2. Sujets âgés, insuffisance rénale ou hépatique légère à modérée : aucune adaptation.

Contre-indications

Hypersensibilité au produit ou à l'un des excipients
Co-administration avec les inducteurs puissants du cytochrome P450

Propriétés

- Inhibiteur non nucléosidique de la transcriptase inverse de type pyridinone du VIH-1
- Absorption rapide (pic à 2 heures), biodisponibilité de 64 %, liaison aux protéines plasmatiques de 76 %, métabolisation par le CYP 3A, élimination biliaire, demi-vie de 15 heures

Indications (en association avec d'autres médicaments antirétroviraux)

- Infection par le VIH-1 chez l'adulte sans résistance connue aux INNTI
- *NDR* : prise en charge si charge virale < 100 000 copies/ml et que la ripivirine n'est pas appropriée

Effets indésirables

- Fréquents (1 à 10 %) : nausées, diarrhée, douleurs abdominales, céphalées, insomnie, cauchemars, dépression, vertiges, rash cutané, fatigue
- Rares (< 1 %) : anxiété, agressivité, confusion, troubles mnésiques, paresthésies, hypertension, dyspnée, prurit, éruption pustuleuse, arthromyalgies, douleurs thoraciques, malaise, élévation des transaminases, de la lipase, de la créatininémie, diminution de l'hémoglobine, de la magnésémie, de la phosphatémie
- Possible syndrome de restauration immunitaire avec réaction inflammatoire à des infections opportunistes ou maladies auto-immunes (Basedow, polymyosite, Guillain-Barré)

Précautions d'emploi et interactions médicamenteuses (nombreuses)

- Conduite de véhicules : fatigue, somnolence, sensations vertigineuses possibles
- Grossesse et allaitement : utilisation déconseillée (absence de données)
- ***Associations contre-indiquées*** : inducteurs puissants du cytochrome P450 3A
- *Associations à prendre en compte* : substrats sensibles du CYP 3A (tacrolimus, sirolimus, midazolam)

Doravirine en association (3) *Liste I-100 %-Coll-Prescription initiale hospitalière*

DELSTRIGO	30 cp. 100 mg de doravirine + 300 mg de lamivudine + 245 mg de ténofovir (TDF)	A. 1 cp./jour

3. Lamivudine et TDF : voir effets indésirables et précautions d'emploi à la page correspondante.

Inhibiteurs de la protéase du VIH ou Antiprotéases (I)

Darunavir[G] *Liste I-100 %-Coll-Prescription restreinte*

PREZISTA	480 cp. à 75 mg 240 cp. à 150 mg 60 cp. à 400 mg ou 600 mg 30 cp. à 800 mg Fl. 200 ml sol. buv. 100 mg/ml	Posologies : voir ci-dessous (1) *Au cours d'un repas*

1. A. et E. > 40 kg : absence préalable d'antirétroviraux : 800 mg × 1 fois/jour + 150 mg de cobicistat ou 100 mg de ritonavir. Si déjà traité par antirétroviraux : 600 mg × 2 fois/jour + 50 mg de cobicistat ou 100 mg de ritonavir.
E. de 15 à 30 kg : 600 mg × 1 fois/jour; de 30 à 40 kg : 675 mg × 1 fois/jour. Si déjà traités : 375 à 600 mg × 2 fois/jour.

Contre-indications

Insuffisance hépatique sévère
Associations médicamenteuses ci-dessous

Propriétés

- Dérivé sulfonamide, inhibiteur de la protéase du VIH-1
- Biodisponibilité correcte, liaison aux protéines plasmatiques à 95 %, métabolisme par le CYP 3A4, élimination dans les selles, demi-vie de 15 heures

Indications (en association à d'autres médicaments antirétroviraux)

- Traitement de l'infection par le VIH-1, chez des adultes naïfs ou en échec virologique et chez des enfants dès 3 ans et/ou > 15 kg prétraités ou intolérants à d'autres antirétroviraux. En association avec le cobicistat, AMM chez l'enfant ≥ 12 ans et ≥ 40 kg

Effets indésirables

- Diarrhée, fatigue, céphalées, nausées, sensations vertigineuses, rash, hoquet
- Hypertriglycéridémie, hypercholestérolémie, lactatémie, hyperglycémie
- Rares cas d'éruption cutanée sévère (Stevens-Johnson)
- Un syndrome de restauration immunitaire peut se produire

Précautions d'emploi et interactions médicamenteuses

- Insuffisance hépatique : risque de majoration des taux sériques de darunavir (Child-Pugh classes A et B), contre-indiqué si insuffisance hépato-cellulaire sévère (classe C)
- Insuffisance rénale : pas d'ajustement
- Enfant < 3 ans et/ou < 15 kg : non recommandé
- Grossesse : pas de données
- Hémophiles : information de la possibilité d'augmentation des saignements
- ***Associations contre-indiquées*** : médicaments entraînant des torsades de pointe, substrats et inducteurs ou inhibiteurs du CYP 3A4, substrats du CYP 2D6 dont flécaïnide et propafénone, dérivés de l'ergot de seigle, millepertuis, statines, triazolam
- ***Associations déconseillées*** : autres antiprotéases, abacavir, rifabutine, zidovudine, contraceptifs oraux
- *Associations à utiliser avec précaution* : disulfirame, méthadone, nitro-imidazolés
- Anti-acides : prendre toujours à 2 heures d'intervalle au moins des antiprotéases

Inhibiteurs de la protéase du VIH ou Antiprotéases (II)

Ritonavir[G] (1) *Liste I-100 %-Coll-Prescription initiale hospitalière annuelle*

NORVIR	30 cp. 100 mg 30 sac. poudre pour solution buvable à 100 mg	A. 100 mg × 2 fois/jour ou 100 mg/jour en fonction de l'antiprotéase associé E. > 2 ans : 350 mg/m² × 2 fois/jour sans dépasser 600 mg/jour *toujours au cours des repas*

1. Les connaissances concernant les antirétroviraux sont évolutives et ces traitements doivent être initiés et surveillés par un médecin expérimenté dans la prise en charge de l'infection par le VIH. L'initiation ou la reprise du traitement après interruption doivent se faire à dose progressive, soit : 300 mg × 2 fois/jour le 1er jour, 400 mg × 2 fois/jour les 2e et 3e jours, 500 mg × 2 fois/jour le 4e jour, et 600 mg × 2 fois/jour à partir du 5e jour.

Ritonavir + Lopinavir[G] (2) *Liste I-100 %-Coll-Prescription initiale hospitalière*

KALETRA Comprimés *Conserver à température ambiante*	60 cp. 100 mg de lopinavir + 25 mg de ritonavir 120 cp. 200 mg de lopinavir + 50 mg de ritonavir	À dose progressive sur 4 jours au moins, en 2 prises par jour *toujours au cours des repas* : A. 2 cp. à 200 mg/50 mg × 2 fois/jour E. < 40 kg : 1 cp. à 100 mg/25 mg × 2 fois/jour
KALETRA Solution *Conserver au réfrigérateur jusqu'à dispensation, puis jusqu'à 6 semaines à moins de + 25 °C*	Solution alcoolique contenant par ml : 80 mg de lopinavir + 20 mg de ritonavir 5 fl. 60 ml + seringue 5 ml 2 fl. 60 ml + seringue 2 ml 1 ml de solution contient 356 mg d'alcool	À dose progressive sur 4 jours au moins, en 2 prises par jour *toujours au cours des repas* : A. et E. > 12 ans : 5 ml × 2 fois/jour E. > 6 mois : 7 à 15 kg : 12/3 mg/kg × 2 fois/jour 15 à 40 kg : 10/2,5 mg/kg × 2 fois/jour N. > 14 jours (3) : 16/4 mg/kg × 2 fois/jour ou 300/75 mg/m² × 2 fois/jour

2. Dans ces associations, le ritonavir "booste" l'action du lopinavir en inhibant son catabolisme.
3. Administration avec de la nourriture. Avant l'âge de 6 mois, ne pas associer à l'éfavirenz ou la névirapine.

Contre-indications
Hypersensibilité connue aux produits, insuffisance hépatique sévère, allaitement
Patients traités il y a moins de 3 semaines par certains médicaments (*cf.* Interactions)

Propriétés

- Inhibiteurs de la protéase du VIH (enzyme clivant les précurseurs viraux protéiniques), ayant une médiocre tolérance digestive et de très nombreuses interactions
- Efficacité (diminution de la charge virale) : diminution de 2,5 log avec AZT/DDC (il existe des résistances croisées entre les antiprotéases dans 70 à 90 % des cas)
- Biodisponibilité de 60 % *améliorée par les aliments*, liaison à 99 % aux protéines plasmatiques, métabolisation hépatique par le cytochrome P450, élimination fécale

Indications (en association à d'autres médicaments antirétroviraux)

- Infection par le VIH, en association avec d'autres antirétroviraux dont les inhibiteurs de la transcriptase inverse du VIH, chez les patients adultes et enfants > 14 jours ayant un déficit immunitaire évolutif

Effets indésirables

- Nausées et diarrhée (> 45 %), vomissements (24 %), douleurs abdominales (12 %), altérations du goût (11 %), dyspepsie, anorexie, bouche sèche, irritation de la gorge, pharyngite, éructations, ulcérations buccales
- Paresthésies (26 %), neuropathie sensitive périphérique (15 %), vertiges, somnolence, insomnie, anxiété, asthénie (22 %), céphalées (15 %), toux, fièvre, myalgies, perte de poids, érythèmes, prurit, sueurs, bradycardie, allongement de QT, ostéonécrose
- Leucopénie (16 %), hyperleucocytose, éosinophilie, élévation des gamma-GT, triglycérides, transaminases et de la CPK, de la bilirubine, de l'uricémie, des phosphatases alcalines, de l'amylase, augmentation du TC
- Communs aux antiprotéases : lipodystrophies, hyperglycémie, diabète ou aggravation d'un diabète, hyperlipidémies, troubles musculaires (élévation des CPK, myalgies, myosite, rhabdomyolyse), augmentation des saignements spontanés chez l'hémophile
- Syndrome inflammatoire de reconstitution immunitaire

Précautions d'emploi

- Utiliser avec prudence en cas d'insuffisance hépatique, surveiller régulièrement les fonctions hépatiques, la glycémie, les triglycérides, la CPK
- Les formes "solution" contiennent de l'alcool et du propylène glycol → surveillance chez les enfants, les nourrissons et les insuffisants rénaux : hyperosmolarité, dépression du SNC, toxicité rénale, cardiaque, convulsions, arythmie, hémolyse
- Grossesse et enfant < 2 ans : innocuité non établie (absence d'études)

Interactions médicamenteuses (inhibiteurs enzymatiques des CYP 3A4 et 2D6)

- ***Associations contre-indiquées*** : rifampicine, rifabutine, amiodarone, bépridil, cisapride, contraceptifs oraux, pimozide, quinidiques, benzodiazépines, clozapine, dérivés de l'ergot de seigle, flécaïnide, mépéridine, péthidine, piroxicam, propafénone, zolpidem, statines, millepertuis, halofantrine, bupropion
- ***Associations déconseillées*** : antidépresseurs, carbamazépine, chimiothérapies, ciclosporine, dexaméthasone, inhibiteurs calciques, prednisolone, loratadine, macrolides, neuroleptiques, sildénafil, tacrolimus, warfarine
- *Associations à utiliser avec précaution* : fentanyl, méthadone, théophylline
- *Anti-acides* : prendre toujours à 2 heures d'intervalle au moins des antiprotéases

Inhibiteurs de la protéase du VIH ou Antiprotéases (III)

Fosamprénavir *Liste I-100 %-Coll-Prescription initiale hospitalière annuelle*

TELZIR *Conserver à moins de + 30 °C*	60 cp. 700 mg Suspension buvable : 225 ml à 50 mg/ml (avec une seringue de 10 ml)	En 2 prises quotidiennes, *à jeun ou au cours des repas* : A. et E. > 40 kg : 700 mg × 2 fois/jour (1) E. > 25 kg : 18 mg/kg × 2 fois/jour

1. En cas d'insuffisance hépatique : légère (score 5 à 6 de Child-Pugh) : 700 mg × 2 fois/jour associé à ritonavir 100 mg × 1 fois/jour. Modérée (score 7 à 9 de Child-Pugh) : 450 mg × 2 fois/jour associé à ritonavir 100 mg × 1 fois/jour. Sévère (score > 9 de Child-Pugh) : 300 mg × 2 fois/jour associé à ritonavir 100 mg × 1 fois/jour.

Contre-indications

Hypersensibilité connue au produit (notamment aux sulfonamides) ou à un excipient
Certaines associations (*cf.* Interactions médicamenteuses)

Propriétés

- Précurseur métabolique de l'amprénavir, inhibiteur compétitif de la protéase du VIH-1
- Absorption (90 %), pic en 1 à 2 heures, liaison à 90 % aux protéines, métabolisation par l'iso-enzyme CYP 3A4, élimination fécale (75 %), demi-vie de 7 à 11 heures

Indications (en association au ritonavir et à d'autres médicaments antirétroviraux)

- Traitement des adultes et enfants > 6 ans infectés par le VIH

Effets indésirables

- Très fréquents (> 10 %) : nausées (31 %), éruptions cutanées régressant souvent de façon spontanée (19 %) mais parfois graves imposant un arrêt immédiat et définitif (< 1 %), vomissements, céphalées, fatigue, flatulences, diarrhée, paresthésies buccales
- Plus rares : douleurs abdominales, épisodes dépressifs, dyspepsie, anorexie, troubles du sommeil, tremblements, selles molles, élévation des transaminases, leucopénie
- Communs aux antiprotéases : lipodystrophies, hyperglycémie, diabète ou aggravation d'un diabète, hyperlipidémies, troubles musculaires (élévation des CPK, myalgies, myosite, rhabdomyolyse), augmentation des saignements spontanés chez l'hémophile

Précautions d'emploi et interactions médicamenteuses (inhibiteur enzymatique)

- Arrêt immédiat et définitif du traitement en cas d'éruption cutanée grave ou associée à des symptômes systémiques allergiques ou à une atteinte des muqueuses
- Surveiller les fonctions hépatique et rénale, la glycémie, le bilan lipidique, la NFS
- En cas d'insuffisance hépatique : modifier les doses (*cf.* page précédente)
- Grossesse, allaitement et enfant < 6 ans : innocuité non établie
- ***Associations contre-indiquées*** : flécaïne, propafénone, rifampicine, cisapride, pimozide, dérivés de l'ergot de seigle, benzodiazépines, contraceptifs oraux, halofantrine, statines, millepertuis
- ***Associations déconseillées*** : inhibiteurs de la PDE5
- *Associations à utiliser avec précaution* : didanosine (prendre à 1 heure d'intervalle), rifabutine (réduire de 50 % sa posologie), inducteurs enzymatiques (phénobarbital, phénytoïne, carbamazépine), ciclosporine, tacrolimus, méthadone, inhibiteurs calciques
- *Anti-acides* : prendre toujours à 2 heures d'intervalle au moins des antiprotéases

Inhibiteurs de la protéase du VIH ou Antiprotéases (IV)

Atazanavir[G] *Liste I-100 %-Coll-Prescription initiale hospitalière annuelle*

REYATAZ *Conserver à moins de + 25 °C*	60 gél. 150 mg ou 200 mg 30 gél. 300 mg	En 1 seule prise/jour *au cours d'un repas* : A. 300 mg/jour E. > 6 ans et > 15 kg (1) (avec 100 mg de ritonavir)

1. De 15 à 35 kg : 200 mg/jour; > 35 kg : 300 mg/jour.

Contre-indications
Insuffisance hépatique sévère
Nourrisson < 3 mois : risque d'ictère nucléaire

Propriétés
- Inhibiteur de la protéase du VIH avec une meilleure tolérance lipidique
- Absorption améliorée par les repas, Tmax : 3 heures, liaison à 86 % aux protéines, métabolisation par le CYP 3A4, élimination biliaire (80 %), demi-vie de 8,6 heures

Indications (en association à d'autres médicaments antirétroviraux)
- Traitement des infections par le VIH

Effets indésirables
- Très fréquents : augmentation de la bilirubine libre (45 %) par inhibition de l'UGT, ictère réversible à l'arrêt (10-15 %), nausées (23 %), diarrhée (17 %), céphalées (10 %)
- Fréquents (1 à 10 %) : douleurs abdominales, dyspepsie, vomissements, insomnie, asthénie, neuropathies périphériques, rash cutané, allongement de l'espace PR
- Rares (< 1 %) : réaction allergique, anorexie, perte ou prise de poids, dysgueusie, flatulences, gastrite, hépatite, pancréatite, aphtes buccaux, anxiété, rêves anormaux, dépression, amnésie, confusion mentale, vertiges, somnolence, dyspnée, arthralgies, myalgies, atrophie musculaire, hématurie, lithiase urinaire (délai moyen : 31 mois), pollakiurie, gynécomastie, alopécie, douleur thoracique, fièvre, malaise, syncope, hépatosplénomégalie, protéinurie, hypertension artérielle, œdèmes, palpitations, eczéma, ostéonécrose
- Communs aux antiprotéases : lipodystrophies, diabète, hyperlipidémies, élévation des CPK, myalgies, rhabdomyolyse, augmentation des saignements chez l'hémophile
- Syndrome inflammatoire de reconstitution immunitaire

Précautions d'emploi et interactions médicamenteuses
- Surveiller les fonctions hépatique et rénale, la bilirubine, la glycémie, le bilan lipidique, la NFS, l'ECG, les CPK
- Utiliser avec prudence en cas d'insuffisance hépatique légère, hémophilie, troubles de la conduction (BAV ou blocs de branche)
- Grossesse et allaitement : prévoir une surveillance des taux plasmatiques
- ***Associations contre-indiquées*** : inducteurs et inhibiteurs du CYP 3A4 (voir ce terme), substrats du CYP 3A4 à faible index thérapeutique (bépridil, cisapride, dérivés de l'ergot de seigle, pimozide, quinidine), **inhibiteurs de la pompe à protons**, contraceptifs
- ***Associations déconseillées*** : indinavir (hyperbilirubinémies), inhibiteurs calciques, inhibiteurs de la PDE5, lovastatine, simvastatine, millepertuis
- *Associations à utiliser avec précaution* : didanosine (prendre 2 heures après l'atazanavir), ciclosporine, sirolimus, tacrolimus, irinotécan, antifongiques azolés
- *Anti-acides* : prendre toujours à 2 heures d'intervalle au moins des antiprotéases

Inhibiteurs de la protéase du VIH ou Antiprotéases (V)

Tipranavir *Liste I-100 %-Coll-Prescription initiale hospitalière annuelle*

APTIVUS *Conserver au réfrigérateur jusqu'à dispensation, puis 2 mois à moins de + 30 °C*	120 cap. 250 mg Fl. 95 ml Sol. buv. 100 mg/ml + seringue 5 ml	En 2 prises quotidiennes PO *toujours au cours des repas* : A. 500 mg × 2 fois/jour (+ 200 mg de ritonavir × 2) E. > 2 ans : 375 mg/m² × 2 fois/jour + ritonavir 150 mg/m²

Contre-indications

Insuffisance hépatique modérée à sévère (classes B ou C au score de Child-Pugh)

Propriétés

- Inhibiteur de la protéase du VIH (enzyme clivant les précurseurs viraux protéiniques), *ayant une toxicité hépatique importante et de nombreuses interactions*, mais un profil de résistance différent de celui des autres antiprotéases (intérêt si échecs multiples)
- Biodisponibilité correcte si associé au ritonavir (pour inhiber le CYP 3A4), liaison aux protéines plasmatiques > 99 %, métabolisme par le CYP 3A4, élimination bilio-fécale (83 %), demi-vie d'élimination de 4,8 à 6 heures, état d'équilibre atteint en 7 jours

Indications (en association à d'autres médicaments antirétroviraux)

- Infection par le VIH, en association avec du ritonavir et d'autres antirétroviraux, chez des patients adultes et enfants > 2 ans en échec virologique, multirésistants ou intolérants aux autres antiprotéases, prétraités par trois classes d'antirétroviraux et présentant une résistance génotypique

Effets indésirables

- Très fréquents (≥ 10 %) : diarrhée, nausées, céphalées, fatigue
- Fréquents (1 à 10 %) : vomissements, anorexie, flatulences, douleurs abdominales, dyspepsie, prurit, réactions allergiques, élévation des transaminases, de l'amylasémie
- Rares (< 1 %) : hépatites, infections (ORL, respiratoires, urinaires), anémie, neutropénie, thrombopénie, troubles neuro-psychiques, conjonctivites, hypotension ou hypertension, dyspnée, bronchospasme, arthralgies, hémorragies intracrâniennes
- Communs aux antiprotéases : lipodystrophies, hyperglycémie, diabète ou aggravation d'un diabète, hyperlipidémies, troubles musculaires (élévation des CPK, myalgies, myosite, rhabdomyolyse), augmentation des saignements spontanés chez l'hémophile

Précautions d'emploi et interactions médicamenteuses

- Utilisation non recommandée chez les patients VIH+ et co-infectés par VHB ou VHC
- Utiliser avec prudence en cas d'insuffisance hépatique légère, diabète, hémophilie, risque accru de saignement (en raison de traumatisme, chirurgie ou traitements)
- Bilan préalable, puis tous les 15 jours pendant 1 mois, puis mensuel = bilan hépatique, NFS, plaquettes, cholestérol, triglycérides, glycémie, CPK, amylasémie
- Arrêt du traitement en cas de troubles hépatiques ou autres effets indésirables sévères
- Grossesse et enfant : innocuité non établie (absence d'études)
- ***Associations déconseillées*** : étravirine et de nombreuses interactions car substrat et inhibiteur du CYP 3A4 (*cf.* page précédente)

Inhibiteur de l'intégrase (I)

Raltégravir *Liste I-100 %-Coll-Prescription initiale hospitalière annuelle*

ISENTRESS (1)	60 cp. à croquer 25 mg ou 100 mg 60 cp. pelliculés 400 mg ou 600 mg 60 sac. 100 mg granulés pour susp. buv.	*Cf.* posologies (2)

1. **Attention : les doses contenues dans les comprimés pelliculés et dans les comprimés à croquer ne sont pas équivalentes.**
2. Comprimés à 400 mg :
   - A. et E. > 25 kg : 400 mg × 2 fois/jour.

   Comprimés à 25 mg et 100 mg :
   - E. > 40 kg : 3 cp. 100 mg × 2 fois/jour; 28-40 kg : 2 cp. 100 mg × 2 fois/jour; 20-28 kg : 1 1/2 cp. 100 mg × 2 fois/jour; 14-20 kg : 1 cp. 100 mg × 2 fois/jour; 11-14 kg : 3 cp. 25 mg × 2 fois/jour.

   Suspension buvable : N. > 4 semaines : 25-100 mg × 2 fois/jour; 1-4 semaines : 8-15 mg × 2 fois/jour; < 1 semaine : 4-7 mg × 1 fois/jour.

Contre-indications

Hypersensibilité au principe actif

Propriétés

- Inhibiteur de l'activité catalytique de l'intégrase du VIH, une enzyme nécessaire à la réplication virale. L'inhibition de l'intégrase empêche l'insertion covalente, ou intégration, du génome du VIH dans le génome de la cellule hôte
- Absorption rapide, concentration maximale en 3 heures, liaison aux protéines plasmatiques 83 %, demi-vie 9 heures, environ 51 % et 32 % de la dose sont éliminés dans les fèces et dans l'urine après glucuronidation par l'UGT1A1

Indications (en association avec d'autres agents antirétroviraux)

- Traitement de l'infection par le VIH-1

Effets indésirables

- Fréquents (1 à 10 %) : anorexie, insomnie, cauchemars, dépression, céphalées, sensations vertigineuses, hyperactivité, douleurs abdominales, nausées, diarrhée, rash, asthénie, fièvre, augmentation des transaminases, des triglycérides, de la lipase, lymphocytes atypiques
- Rares (< 1 %) : infections, papillome cutané, anémie, adénopathies, diabète, cachexie, hypercholestérolémie, troubles mentaux, neuropathie périphérique, altération de la vue, acouphènes, palpitations, épistaxis, ulcère digestif, pancréatite, hépatite, accidents cutanés graves, arthromyalgies, insuffisance rénale, rhabdomyolyse, ostéonécrose
- Syndrome de restauration immunitaire

Précautions d'emploi et interactions médicamenteuses

- Grossesse et allaitement : prescription non recommandée
- En cas d'association à des inducteurs puissants de l'UGT 1A1 tels que la rifampicine (doubler les doses de raltégravir)
- Les médicaments qui augmentent le pH gastrique (IPP) ne sont pas recommandés (augmentation de l'ASC du raltégravir de 200 %)

Inhibiteur de l'intégrase (II)

Elvitégravir en association fixe *Liste I-100 %-Prescription initiale hospitalière*

STRIBILD	30 cp. Emtricitabine 200 mg Ténofovir disoproxil 300 mg Elvitégravir 150 mg Cobicistat 150 mg	A. et E. > 12 ans et > 35 kg : 1 cp./jour avec de la nourriture grasse

Contre-indications

Hypersensibilité au principe actif
Insuffisance rénale (clcr < 70 ml/min)
Associations médicamenteuses

Propriétés

- Inhibiteur de l'activité catalytique de l'intégrase du VIH, enzyme nécessaire à sa réplication, par blocage de l'insertion covalente du génome du VIH dans le génome de la cellule hôte
- Concentrations plasmatiques maximales de 2 à 4 heures selon la molécule, forte liaison aux protéines plasmatiques (99 %), large diffusion tissulaire, métabolisme hépatique par le CYP 3A, élimination fécale (elvitégravir), demi-vie d'environ 12 heures

Indications

- Infection par le VIH-1 chez les patients naïfs ou dont la souche virale est sensible aux trois antirétroviraux associés

Effets indésirables

- Très fréquents (> 10 %) : asthénie, céphalées, vertiges, vomissements, diarrhée, rash, élévation des CPK, hypophosphatémie, élévation des transaminases, de la lipase
- Fréquents (1 à 10 %) : réaction allergique, insomnie, rêves anormaux, éruptions diverses, douleurs, neutropénie, hyperglycémie, hypertriglycéridémie, hypercréatininémie
- Rares (< 1 %) : dépression, idées suicidaires, angiœdème, rhabdomyolyse, insuffisance rénale, ostéonécrose

Précautions d'emploi

- En cas d'oubli, rectification possible dans les 18 heures qui suivent la dose habituelle
- Surveillance de la créatininémie, du phosphate sérique, de la glycosurie et de la protéinurie avant traitement puis toutes les 4 semaines pendant 1 an puis tous les 3 mois
- En cas de traitement concomitant anti-VHB et/ou VHC : surveillance étroite
- Syndrome de restauration immunitaire possible
- Insuffisance hépatique sévère : prescription non recommandée
- Un traitement par cette association ne doit pas être instauré pendant la grossesse et modifié si celle-ci survient, en raison d'une sous-exposition et d'un risque d'échec thérapeutique

Interactions médicamenteuses (nombreuses car inhibiteur et substrat du CYP 3A)

- ***Associations contre-indiquées*** : dérivés de l'ergot de seigle, statines, midazolam, amiodarone, quinidine, cisapride, pimozide, alfurozine, sildénafil, inducteurs du CYP 3A
- ***Associations déconseillées*** : médicament néphrotoxique
- *Associations à utiliser avec précaution* : antifongiques azolés, macrolides, contraception orale, antiarythmiques, antihypertenseurs, anticoagulants, immunosuppresseurs

Inhibiteur de l'intégrase (III)

Elvitégravir en association fixe *Liste I-100 %-Prescription initiale hospitalière*

GENVOYA	30 cp. pelliculés Elvitégravir 150 mg Cobicistat 150 mg Emtricitabine 200 mg Ténofovir alafénamide (TAF) 10 mg	A. et E. > 6 ans et > 25 kg : 1 cp./jour à prendre avec de la nourriture (1)

1. L'oubli d'un comprimé peut être réparé dans les 18 heures.

Contre-indications

Hypersensibilité à l'une des substances actives ou au lactose
Associations médicamenteuses

Propriétés

- L'elvitégravir est un inhibiteur de transfert de brin de l'intégrase du VIH-1 nécessaire à la réplication virale. Le cobicistat augmente l'exposition systémique
- Après administration orale, pic plasmatique à 4 heures, fixation aux protéines (99 %), métabolisme oxydatif *via* le CYP 3A puis glycuroconjugaison, élimination dans les fèces, demi-vie de 13 heures

Indications

- Infection par le VIH chez l'adulte et l'enfant > 6 ans sensibles à ténéfovir, emtricitabine et inhibiteur de l'intégrase

Effets indésirables

- Fréquents (1 à 10 %) : nausées, céphalées, vertiges, diarrhée, vomissements, douleurs abdominales, rash, asthénie, augmentation de la créatininémie
- Rares (< 1 %) : dépression, dyspepsie, angiœdème, prurit, ostéonécrose, anémie
- Syndrome de restauration immunitaire

Précautions d'emploi

- Pas d'adaptation de dose chez le sujet âgé, l'insuffisant rénal si Clcr > 30 ml/min, l'insuffisant hépatique Child-Pugh A et B
- Co-infection par VHC ou VHB traitée : risque d'hépatite sévère. Pas d'association avec ténofovir, lamivudine, adéfovir, dipivoxil (VHB)
- À l'arrêt du produit, risque d'exacerbation aiguë de l'hépatite B (car le ténofovir est actif contre le VHB)
- Pendant la grossesse, cette association ne doit pas être prescrite en raison d'une sous-exposition et d'un risque d'échec thérapeutique → test de grossesse préalable et contraception efficace

Interactions médicamenteuses

- ***Associations contre-indiquées*** : médicaments dont la clairance dépend du CYP 3A ou inducteurs puissants, alfuzosine, amiodarone, quinidine, carbamazépine, phénobarbital, phénytoïne, rifampicine, dérivés de l'ergot de seigle, cisapride, millepertuis, lovastatine, simvastatine, pimozide, sildénafil, midazolam, triazolam

Inhibiteur de l'intégrase (IV)

Dolutégravir *Liste I-100 %-Coll-Prescription hospitalière annuelle*

TIVICAY	30 cp. pelliculés 10 mg, 25 mg ou 50 mg	Voir posologies ci-dessous

Contre-indications

Administration concomitante de dofétilide (non commercialisé en France)
Femme enceinte ou désireuse de l'être (anomalies de fermeture du tube neural)

Propriétés

- Inhibiteur de l'intégrase du VIH-1, fortement lié aux protéines, absorption meilleure en cas de repas riche en graisse (66 %), demi-vie de 14 heures, métabolisé par glucoroconjugaison par l'UGT 1A1, le CYP 3A4 est mineur. Aucun effet inhibiteur, très faible action d'inhibition des enzymes du cytochrome P450

Indications et posologies (en association avec d'autres antirétroviraux)

- Traitement de l'infection par le VIH chez l'adulte et l'enfant ≥ 6 ans :
  - Patients naïfs ou sensibles aux inhibiteurs de l'intégrase :
    - 50 mg/jour en une seule prise, toujours associé à d'autres antirétroviraux
    - En cas de prise de médicaments inducteurs du CYP 3A4 (ritonavir, rifampicine, névirapine, éfavirenz), administration en 2 fois/jour
  - Patients avec VIH résistant aux inhibiteurs de l'intégrase :
    - 50 mg × 2 fois/jour
    - Non recommandé dans cette population en cas de traitement concomitant par des médicaments inducteurs du CYP 3A4 (ritonavir, rifampicine, névirapine, éfavirenz)
  - Chez l'enfant de 15 à 20 kg : 20 mg × 1 fois/jour ; 20 à 30 kg : 25 mg × 1 fois/jour ; 30 à 40 kg : 35 mg × 1 fois/jour ; > 40 kg : 50 mg × 1 fois/jour
  - Pas d'adaptation posologique en cas d'insuffisance rénale ou hépatique et > 65 ans
  - En cas de saut de prise, prendre le comprimé dans les 4 heures, sinon attendre la prochaine prise

Effets indésirables

- Très fréquents (> 10 %) : céphalées, nausées, diarrhée
- Fréquents (1 à 10 %) : insomnie, rêves anormaux, sensations vertigineuses, douleurs abdominales, vomissements, éruption cutanée, prurit, fatigue, dépression, arthralgies, élévation des transaminases et/ou CPK, hépatite
- Rares (< 1 %) : réactions d'hypersensibilité, syndrome de restauration immunitaire, ostéonécrose

Précautions d'emploi et interactions médicamenteuses

- Test de grossesse préalable et contraception efficace
- En cas de résistance aux inhibiteurs de l'intégrase, la présence d'une mutation Q148 avec 2 mutations secondaires en G140A/C/S, E138A/K/T et L741 compromet considérablement l'activité du dolutégravir
- ***Associations déconseillées*** : inducteurs enzymatiques (oxcarbamazépine, phénytoïne, phénobarbital, carbamazépine, millepertuis)
- *Associations à prendre en compte* : metformine (augmentation des concentrations), antiacides, magnésium, aluminium (à distance), suppléments (calcium, fer, vitamines)

Inhibiteur de l'intégrase (V)

Dolutégravir en association fixe* *Liste I-100 %-Coll-Prescription initiale hospitalière-Renouvellement non restreint*

DOVATO	30 cp. pelliculés Dolutégravir 50 mg Lamivudine 300 mg	A. et E. > 12 ans et > 40 kg : 1 cp. × 1 fois/jour
TRIUMEQ	30 cp. Dolutégravir 50 mg Abacavir 600 mg Lamivudine 300 mg	A. et E. > 12 ans et > 40 kg : 1 cp. × 1 fois/jour
JULUCA	30 cp. pelliculés Dolutégravir 50 mg Rilpivirine 25 mg	A. 1 cp./jour *au cours d'un repas*

Contre-indications

Triumeq : sujets porteurs du groupe tissulaire HLA-B5701
Insuffisance rénale (Clcr < 50 ml/min)
Femmes enceintes ou désireuses de l'être (anomalies de fermeture du tube neural)
Associations médicamenteuses

Propriétés

- *Dovato* : association fixe d'un INTI + inhibiteur de l'intégrase
- *Triumeq* : association fixe des deux INTI + inhibiteur de l'intégrase
- *Juluca* : association fixe d'un INNTI + inhibiteur de l'intégrase

Indications

- *Dovato* : infection par le VIH chez l'adulte et l'adolescent > 12 ans et ≥ 40 kg sans résistance connue aux composants de l'association
- *Triumeq* : infection par le VIH chez l'adulte et l'adolescent > 12 ans et ≥ 40 kg après avoir recherché le groupe HLA-B5701 (dépistage obligatoire)
- *Juluca* : infection par le VIH chez l'adulte virologiquement contrôlé sous traitement stable et sans résistance connue

Effets indésirables

- Une réaction d'hypersensibilité (fièvre, éruption cutanée, atteinte hépatique) parfois grave sous abacavir est favorisée par la présence de HLA-B5701 → arrêt immédiat
- Très fréquents (> 10 %) : insomnie, céphalées, nausées, diarrhée, fatigue, anémie
- Fréquents (1 à 10 %) : anorexie, réactions d'hypersensibilité, rêves anormaux, dépression, toux, vomissements, douleurs abdominales, rash, prurit, alopécie, arthromyalgies, asthénie, dépression, fièvre, hypertransaminasémie
- Rares (< 1 %) : neuropathie périphérique, hépatite, pancréatite, rhabdomyolyse, neutropénie, érythroblastopénie, acidose lactique, syndrome de restauration immunitaire

Précautions d'emploi et interactions médicamenteuses

- Grossesse : anomalies de fermeture du tube neural → contraception efficace
- Pas indiqué en cas de nécessité d'ajustement thérapeutique car associations fixes
- ***Associations contre-indiquées*** : les interactions observées avec chacun des composants peuvent se produire avec l'association

* Voir les propriétés de chaque molécule dans les pages précédentes.

Inhibiteurs des neuraminidases : Antigrippaux

Oseltamivir[G] *Liste I-30 %-Coll*

TAMIFLU EBILFUMIN *Conserver au réfrigérateur après reconstitution*	Gél. 30 mg, 45 mg ou 75 mg Susp. buvable à 6 mg/ml	A. et E. dès la naissance : posologie ci-dessous (1)
OSELTAMIVIR *ATU nominative*	Fl. 100 mg Poudre pour injection IV	

1. *Traitement de la grippe* (à débuter dans les 2 jours suivant l'apparition des symptômes grippaux et à poursuivre pendant 5 jours, en utilisant la suspension buvable chez l'enfant) :
Adulte : 75 mg × 2 fois/jour. Enfant > 40 kg : 75 mg × 2 fois/jour. Enfant > 23 kg et ≤ 40 kg : 60 mg × 2 fois/jour. Enfant > 15 kg et ≤ 23 kg : 45 mg × 2 fois/jour. Enfant ≥ 12 mois et ≤ 15 kg : 30 mg × 2 fois/jour. Nourrissons : 9 kg : 27 mg × 2 fois/jour ; 8 kg : 24 mg × 2 fois/jour ; 7 kg : 21 mg × 2 fois/jour ; 6 kg : 18 mg × 2 fois/jour ; 5 kg : 15 mg × 2 fois/jour ; 4 kg : 12 mg × 2 fois/jour ; 3 kg : 9 mg × 2 fois/jour.
Prophylaxie post-exposition de la grippe (à poursuivre pendant 10 jours, en utilisant la suspension buvable chez l'enfant) :
Adulte et enfant ≥ 13 ans : 75 mg × 1 fois/jour. Enfant > 40 kg : 75 mg × 1 fois/jour. Enfant > 23 kg et ≤ 40 kg : 60 mg × 1 fois/jour. Enfant > 15 kg et ≤ 23 kg : 45 mg × 1 fois/jour. Enfant ≥ 12 mois et ≤ 15 kg : 30 mg × 1 fois/jour.
Prophylaxie de la grippe en période épidémique (traitement pouvant aller jusqu'à 6 semaines) :
– Adulte et enfant > 40 kg : 75 mg × 1 fois/jour ; > 23 kg : 60 mg × 1 fois/jour ; > 15 kg : 45 mg × 1 fois/jour ; > 10 kg : 30 mg × 1 fois/jour.
Insuffisance rénale : diminuer la posologie de moitié en cas de clairance de la créatinine comprise entre 10 et 30 ml/min (utilisation non recommandée en dessous de 10 ml/min et chez les dialysés).

Zanamivir

RELENZA *Conserver à température ambiante* *Liste I-30 %*	5 disques (Rotadisks) de 4 récipients unidoses contenant 5 mg/unidose, avec 1 système Diskhaler	Curatif, en inhalation par voie orale (2) : A. et E. > 5 ans : 2 inhalations (2 × 5 mg) matin et soir, soit 20 mg/jour Prophylaxie : 2 × 5 mg × 1 fois/jour pendant 10 jours
DECTOVA *Liste I-Usage hospitalier*	Fl. 20 ml à 10 mg/ml pour perfusion	Posologie : voir ci-dessous (3)

2. *Traitement de la grippe* (à débuter dans les 2 jours suivant les symptômes grippaux et à poursuivre 5 jours). Prophylaxie : à débuter dans les 36 heures après le traitement curatif et à poursuivre 10 jours.
Précautions d'emploi particulières :
– Nécessité de disposer d'un bronchodilatateur d'action rapide en cas d'asthme ou BPCO.
– Le système d'inhalation Diskhaler doit être chargé avec 1 Rotadisk, chaque récipient unidose devant être percé avant l'utilisation.
– Aucune adaptation posologique n'est recommandée en cas d'insuffisance rénale ou hépatique.
3. Posologie : < 1 mois : 8 mg/kg × 2 fois/jour ; < 3 mois : 10 mg/kg × 2 fois/jour ; < 6 mois : 12 mg/kg × 2 fois/jour ; < 6 ans : 14 mg/kg × 2 fois/jour ; < 50 kg et > 6 ans : 12 mg/kg × 2 fois/jour ; ≥ 6 ans et ≥ 50 kg : 600 mg × 2 fois/jour, *pendant au moins 5 jours.*

Contre-indications
Hypersensibilité aux différents produits

Propriétés

- Inhibiteurs sélectifs des neuraminidases, enzymes de surface des virus grippaux A et B responsables de la libération des particules virales nouvellement formées à partir des cellules infectées et donc de la dissémination virale, efficaces contre les virus influenza A et B
- *Oseltamivir* : absorption digestive rapide, métabolisation hépatique en carboxylate actif éliminé par voie urinaire, demi-vie d'élimination de 6 à 10 heures, passage transplacentaire et dans le lait maternel
- *Zanamivir* : faible absorption systémique après inhalation par voie orale (10-20 %), déposition au niveau de l'oro-pharynx (78 %, éliminés par voie digestive) et dans l'ensemble des voies respiratoires, élimination de la faible fraction absorbée par voie urinaire sous forme inchangée (complète en 24 heures), demi-vie d'élimination de 2,6 à 5 heures, passage transplacentaire et dans le lait maternel

Indications (ces médicaments ne doivent pas se substituer au vaccin antigrippal)

- Traitement de la grippe à virus A et B chez l'adulte et l'enfant > 5 ans pour le zanamivir et dès la naissance à terme pour l'oseltamivir présentant des symptômes grippaux typiques en période de circulation du virus (HAS 2020 : SMR insuffisant)
- Prévention post-exposition de la grippe à virus A et B chez l'adulte et l'enfant (après un contact avec un cas cliniquement diagnostiqué) (HAS 2020 : SMR insuffisant)
- Prévention de la grippe à virus A et B chez l'adulte et l'enfant en cas de pandémie (HAS 2020 : SMR faible)
- *NDR* : en 2014, une analyse Cochrane portant sur 46 études incluant 24 000 patients a conclu à l'absence d'effet sur le taux d'hospitalisation ou de complications sévères

Effets indésirables

- Oseltamivir : nausées (12-18 %), vomissements, diarrhée, douleurs abdominales, plus rarement céphalées, vertiges, troubles visuels, fatigue, insomnie, épistaxis, rashs cutanés, très rarement troubles du rythme, élévation des transaminases, hépatites, troubles neuro-psychiatriques, réactions allergiques dont quelques cas de syndrome de Lyell
- Zanamivir : bronchospasme (très rare, surtout en cas d'asthme ou BPCO, pouvant être sévère, survenant parfois quelques minutes après l'inhalation → arrêt immédiat et administration d'un bronchodilatateur d'action rapide), signes et symptômes de la grippe non imputables formellement au produit (céphalées, myalgies, toux, maux de gorge, fièvre, bronchite, rhinorrhée), troubles gastro-intestinaux, troubles du comportement

Précautions d'emploi

- Le traitement doit débuter le plus tôt possible après l'apparition des symptômes de la grippe (dans les 48 heures chez l'adulte et les 36 heures chez l'enfant)
- Insuffisance hépatique ou rénale : *cf.* chaque produit
- Grossesse et allaitement : innocuité non établie

Remarques

- La prévention de la grippe repose avant tout sur la vaccination antigrippale annuelle, qui assure une protection correcte contre la grippe (70 à 95 % des cas)

L'**amantadine** possède une AMM pour la prophylaxie de la grippe due exclusivement au virus A, en particulier dans les collectivités et chez les patients à haut risque.

Inhibiteurs des herpesviridae (I)

Valganciclovir[G] (1) *Liste I-65 %-Coll (disponible en ville)*

ROVALCYTE	60 cp. 450 mg Fl. 100 ml + seringues : poudre pour sol. buv. à 50 mg/ml	A. Posologie ci-dessous *toujours avec des aliments*

1. Prodrogue du ganciclovir utilisable *per os* (biodisponibilité absolue d'environ 60 % contre 6 à 8 % pour les anciennes gélules de ganciclovir), indiquée en traitement d'attaque (900 mg × 2 fois/jour pendant 21 jours), en traitement d'entretien des rétinites à CMV chez les patients atteints de sida (900 mg/jour en 1 prise), et en traitement prophylactique de la maladie à CMV en tranplantation d'organes solides chez les patients D+/R– (900 mg/jour en 1 prise), *nettement plus facile d'emploi que le ganciclovir* (car pouvant éviter la voie intraveineuse).
Équivalence posologique : 900 mg × 2 fois/24 h de valganciclovir par voie orale sont équivalents à la posologie de 5 mg/kg de ganciclovir × 2 fois/24 h en perfusion IV.
Assurer une hydratation suffisante et réduire la posologie en cas d'insuffisance rénale :
- Clairance de la créatinine=40-59 ml/min → 50 % de la dose habituelle.
- Clairance de la créatinine=25-39 ml/min → 25 % de la dose habituelle.
- Clairance de la créatinine=10-24 ml/min → 450 mg tous les 2 jours (traitement curatif) ou 2 fois par semaine (traitement préventif).
- Clairance de la créatinine < 10 ml/min → absence de recommandations.

Ganciclovir[G] *Liste I-Réservé aux hôpitaux-Coll*

CYMEVAN 500 mg IV	Fl. 10 ml : poudre 500 mg pour perf.	Perfusion IV en 1 heure (2) (3) : 5 mg/kg toutes les 12 heures pendant 14 à 21 jours, puis en traitement d'entretien 5 mg/kg/jour chaque jour ou 6 mg/kg/jour × 5 jours sur 7

2. *Administrer exclusivement en perfusion veineuse à vitesse constante* (5 mg/kg en 60 minutes), après dilution du lyophilisat avec 10 ml d'eau ppi en agitant bien jusqu'à solubilisation complète, puis dilution de la quantité voulue dans un soluté isotonique glucosé ou salé ou du Ringer ou du Ringer lactate pour obtenir une concentration finale ne dépassant pas 10 mg/ml (port de gants de latex et de lunettes pendant toutes les manipulations de ce produit irritant).
Assurer une hydratation suffisante et réduire la posologie en cas d'insuffisance rénale :
- Clairance de la créatinine > 50 ml/min → 5 mg/kg toutes les 12 heures (dose habituelle).
- Clairance de la créatinine < 50 ml/min → 2,5 mg/kg toutes les 12 heures.
- Clairance de la créatinine < 25 ml/min → 2,5 mg/kg toutes les 24 heures.
- Clairance de la créatinine < 10 ml/min → 1,25 mg/kg toutes les 24 heures.
3. Administration par voie IV stricte (produit très irritant).

Contre-indications
Hypersensibilité à ces produits ou à l'aciclovir, polynucléaires neutrophiles ≤ 500/mm^3
Grossesse et allaitement

Propriétés

- Analogue de la déoxyguanine, transformé en ganciclovir triphosphate actif, bloquant la synthèse de l'ADN viral (inhibition de l'ADN polymérase, incorporation à l'ADN viral), virustatique sur les *herpes viridae* : *Cytomégalovirus* (CMV), *Herpes simplex virus* (HSV I et II), *Herpes virus humain* (HHV6), *virus varicelle-zona* (VZV), *virus Epstein-Barr* (EBV)
- Après perfusion veineuse, Cmax de 7,09 ± 3,45 µg/ml à la fin de la perfusion et Cmin de 0,85 ± 0,57 µg/ml 7 heures après, élimination par filtration glomérulaire et sécrétion tubulaire sous forme non métabolisée (> 90 %) réduite en cas d'insuffisance rénale

Indications

- Infections sévères à *Cytomégalovirus* (rétinites, pneumonies, colites et atteintes de l'appareil digestif, éventuellement encéphalites) *mettant en jeu la vision ou la vie despatients ayant un déficit sévère de l'immunité cellulaire* (patients atteints de sida, transplantations d'organes et greffes de mœlle osseuse avec traitement immunosuppresseur, déficit de l'immunité cellulaire induit par une néoplasie et/ou une chimiothérapie)
- Traitement prophylactique des infections à *Cytomégalovirus* chez les patients adultes et enfants de la naissance à 18 ans CMV-négatifs ayant bénéficié d'une transplantation d'organe solide à partir d'un donneur CMV-positif

Effets indésirables (très fréquents, et plus fréquents chez l'enfant que chez l'adulte)

- *Infections* : voies respiratoires supérieures, candidose digestive, bactériémie, syndrome grippal, cellulite
- *Toxicité hématologique* dose-dépendante, réversible : neutropénie < 1 000/mm^3 (40 %), thrombopénie < 50 000/mm^3 (5 à 20 %), anémie (6 %)
- *Troubles neuro-psychiques* : convulsions (3 %), troubles de l'attention (3 %), troubles du comportement (3 %), plus rarement asthénie, céphalées, vertiges, cauchemars, insomnies, hallucinations, paresthésies, ataxie, tremblements, coma
- *Troubles digestifs* : anorexie, nausées et vomissements (6 à 14 %), plus rarement diarrhée, douleurs gastro-intestinales ou pharyngées, constipation
- *Réactions allergiques* : rashs cutanés (7 %), prurit, urticaire, asthme, fièvre (6 %)
- *Divers* : réactions locales, élévation des transaminases, des phosphatases alcalines, de la créatininémie, de l'uricémie, sueurs, œdèmes, malaise, tachycardie, hypotension, syncopes, infarctus du myocarde, arythmies, phlébite, alopécie, acidose métabolique, anurie, hématurie, arthromyalgies, surdité, décollement de la rétine, stérilité

Précautions d'emploi

- Contraception chez l'homme et chez la femme durant le traitement + 3 mois
- Utiliser avec prudence en cas d'antécédents psychiatriques et en cas de cytopénie préexistante, et faire un hémogramme tous les jours pendant le traitement d'attaque puis tous les 7 à 15 jours pendant le traitement d'entretien
- Surveillance de la fonction rénale et réduction posologique si insuffisance rénale

Interactions médicamenteuses et incompatibilités physico-chimiques

- *Associations à utiliser avec précaution* : zidovudine (association déconseillée pendant le traitement d'attaque car toxicité hématologique cumulative), autres médicaments myélotoxiques (amphotéricine B, antinéoplasiques, dapsone, flucytosine, pentamidine, pyriméthamine, triméthoprime), probénécide (élimination rénale du ganciclovir réduite)
- *Incompatibilité majeure* avec les parahydroxybenzoates (précipitation)

Inhibiteurs des herpesviridae (II)

Foscarnet injectable[G] *Liste I-Réservé aux hôpitaux*

FOSCAVIR	Fl. 250 ml = 6 g (solution à 24 mg/ml)	A. Perfusions IV lentes : posologie ci-dessous (1)

1. Attention : ne pas administrer le produit en injection IV rapide. Une hydratation est indispensable. Médicament utilisé en perfusion sans dilution dans une veine centrale (par cathéter) ou après dilution si perfusion dans une veine périphérique (diluer de moitié juste avant la perfusion dans un soluté isotonique glucosé ou salé, pour obtenir une concentration finale de 12 mg/ml).
Infections à *Cytomegalovirus* chez l'adulte :
   - *Traitement d'attaque* (2 à 3 semaines selon la réponse) : 180 mg/kg/jour en 3 perfusions IV de 60 minutes, avec hydratation par 500 à 1 000 ml de NaCl isotonique à chaque perfusion, en réduisant les doses en cas d'insuffisance rénale :
     - Créatinine sérique < 110 µmol/l : 60 mg/kg toutes les 8 heures (dose habituelle).
     - Créatinine sérique = 110 à 120 µmol/l : 55 mg/kg toutes les 8 heures.
     - Créatinine sérique = 120 à 140 µmol/l : 49 mg/kg toutes les 8 heures.
     - Créatinine sérique = 140 à 170 µmol/l : 42 mg/kg toutes les 8 heures.
     - Créatinine sérique = 170 à 210 µmol/l : 35 mg/kg toutes les 8 heures.
     - Créatinine sérique = 210 à 237 µmol/l : 28 mg/kg toutes les 8 heures.
     - Créatinine sérique = 237 à 250 µmol/l : 21 mg/kg toutes les 8 heures.
     - Créatinine sérique > 250 µmol/l : traitement non recommandé.
   - *Traitement d'entretien* : 90 à 120 mg/kg/jour en 1 perfusion IV de 2 heures, avec hydratation par 1 000 ml de NaCl isotonique à chaque perfusion, en réduisant les doses en cas d'insuffisance rénale :
     - Créatinine sérique < 120 µmol/l : 90 à 120 mg/kg/jour en 2 heures (dose habituelle).
     - Créatinine sérique = 120 à 140 µmol/l : 78 à 104 mg/kg/jour en 2 heures.
     - Créatinine sérique = 140 à 170 µmol/l : 75 à 100 mg/kg/jour en 2 heures.
     - Créatinine sérique = 170 à 210 µmol/l : 71 à 94 mg/kg/jour en 2 heures.
     - Créatinine sérique = 210 à 240 µmol/l : 63 à 84 mg/kg/jour en 2 heures.
     - Créatinine sérique = 240 à 250 µmol/l : 57 à 76 mg/kg/jour en 2 heures.
     - Créatinine sérique > 250 µmol/l : traitement non recommandé.

   Infections à *Herpes simplex virus* de l'adulte résistantes ou insensibles à l'aciclovir :
   - *Traitement d'attaque* (2 à 3 semaines ou jusqu'à cicatrisation des lésions) : 80 mg/kg/jour en 2 perfusions IV de 60 minutes (jusqu'à 120 mg/kg/jour en 3 perfusions), avec hydratation par 500 à 1 000 ml de NaCl isotonique à chaque perfusion, en réduisant les doses en cas d'insuffisance rénale :
     - Créatinine sérique < 110 µmol/l : 40 mg/kg toutes les 12 heures (dose habituelle).
     - Créatinine sérique = 110 à 120 µmol/l : 37 mg/kg toutes les 12 heures.
     - Créatinine sérique = 120 à 140 µmol/l : 33 mg/kg toutes les 12 heures.
     - Créatinine sérique = 140 à 170 µmol/l : 28 mg/kg toutes les 12 heures.
     - Créatinine sérique = 170 à 210 µmol/l : 24 mg/kg toutes les 12 heures.
     - Créatinine sérique = 210 à 237 µmol/l : 19 mg/kg toutes les 12 heures.
     - Créatinine sérique = 237 à 250 µmol/l : 14 mg/kg toutes les 12 heures.
     - Créatinine sérique > 250 µmol/l : traitement non recommandé.

Contre-indications
Hypersensibilité connue au foscarnet
Association à la pentamidine injectable (néphrotoxicité et effets hypocalcémiants)

Propriétés

- Antiviral virustatique (par inhibition de l'ADN polymérase virale et de la transcriptase inverse) sur les *herpes viridae* : *Cytomegalovirus* (*CMV*), *Herpes simplex virus* (HSV I et II), *Herpes virus humain* (HHV6), *virus varicelle-zona* (VZV), *virus Epstein-Barr* (EBV)
- Demi-vie plasmatique de 2 à 4 heures, passage dans le LCR (70 % des taux sériques), fixation protéique < 20 %, pas de métabolisation, élimination rénale par filtration glomérulaire et sécrétion tubulaire (forte concentration urinaire pouvant entraîner des ulcérations génitales)

Indications

- Traitement des infections disséminées à CMV au cours du sida (rétinite, atteintes digestives, pulmonaires et encéphaliques)
- Traitement d'attaque des infections muco-cutanées à *Herpes simplex virus* résistants ou insensibles à l'aciclovir chez les patients immunodéprimés
- Traitement de la virémie à CMV chez les receveurs de greffes hématopoïétiques

Effets indésirables (fréquents)

- *Néphrotoxicité* (30 %) : élévation de la créatininémie, diminution de la clairance de la créatinine, insuffisance rénale aiguë (risque réduit à 10 % des cas par une hydratation parentérale suffisante), ces troubles étant réversibles en 1 à 10 semaines après l'arrêt
- *Troubles électrolytiques* (chélation des ions métalliques) : hypocalcémie (30 %) parfois avec paresthésies, crampes, hypokaliémie (16 %), hypomagnésémie (15 %), hyperphosphorémie (8 %) ou hypophosphorémie
- Ulcérations du gland et du sillon balano-préputial (→ nettoyage après chaque miction), anémie (20-50 %), anorexie, nausées et vomissements (20-30 %), rarement diarrhée, céphalées, asthénie, convulsions, paresthésies, hallucinations, éruptions cutanées, ulcérations buccales, phlébite si perfusion non dilué dans une veine périphérique, dysgueusies, frissons, fièvre, fatigue

Précautions d'emploi

- Utiliser avec prudence en cas d'atteinte de la fonction rénale (réduire la posologie en fonction de la créatininémie) ou de calcémie basse préalables au traitement
- Maintenir une hydratation suffisante pendant toute la durée du traitement en perfusant 500 ml à 1 l de NaCl à 0,9 % à chaque perfusion
- Surveiller la créatininémie et la calcémie (tous les 2 jours lors du traitement d'attaque puis 1 fois/semaine), l'hémogramme (1 fois/semaine pendant le traitement d'attaque puis 2 fois/mois), la kaliémie, la phosphorémie
- Hygiène locale rigoureuse après chaque miction (risque d'ulcération génitale)
- Grossesse et allaitement (innocuité non établie), enfants (absence d'études)

Interactions médicamenteuses et incompatibilités physico-chimiques

- *Associations à utiliser avec précaution* : amphotéricine B, aminosides, pentamidine (néphrotoxicité accrue), médicaments hypocalcémiants dont la pentamidine (risque d'hypocalcémie accru), probénécide (élimination urinaire réduite)
- *Incompatibilité physico-chimique* avec les solutés glucosés ≥ 30 %, le Ringer lactate, les solutions contenant du calcium, l'amphotéricine B, l'aciclovir, le ganciclovir, la pentamidine, le cotrimoxazole, la vancomycine (ne pas mélanger à d'autres produits)

Inhibiteurs des herpesviridae (III) : Antiherpétiques (I)

Aciclovir[G], formes orales *Liste I-65 %-Coll*

ZOVIRAX 800 mg	35 cp. 800 mg Suspension buvable : 180 ml à 800 mg/10 ml (1)	Prévention des douleurs et complications oculaires du zona : A. 800 mg × 5 fois/jour pendant 7 jours
ZOVIRAX 200 mg	25 cp. 200 mg Suspension buvable : 125 ml à 200 mg/5 ml	Herpès cutanéo-muqueux : A. 200 mg × 5 fois/jour pendant 5 à 10 jours (2) E. > 2 ans : *idem* E. < 2 ans : demi-dose Prévention des infections à *virus Herpes simplex* (3) : A. 400 mg × 2 fois/jour E. > 2 ans : *idem* E. < 2 ans : demi-dose

1. Traitement préventif à débuter le plus tôt possible après l'apparition des manifestations cutanées du zona (dans les 48 heures) et à poursuivre durant 7 jours.
2. Traitement de 10 jours dans la primo-infection génitale herpétique et 5 jours dans les récurrences.
3. Le traitement préventif des infections à *virus Herpes simplex* est indiqué chez les sujets immunodéprimés (pendant toute la phase d'immunodépression), et chez les sujets immunocompétents présentant un herpès cutanéo-muqueux *très récidivant*, soit au moins 6 poussées annuelles.

Aciclovir[G], formes injectables *Liste I-65 %-Coll*

ZOVIRAX Injectable (avec système de transfert prémonté)	Fl. 250 mg ou 500 mg	Perfusion IV en 1 heure minimum, à renouveler toutes les 8 heures : posologie ci-dessous (4)

4. Diluer les flacons dans de l'eau ppi ou du NaCl isotonique (10 ml pour 250 mg) puis incorporer ce soluté dans 50 à 100 ml de NaCl isotonique (la concentration finale doit être ≤ 5 mg/ml) et perfuser cette solution en 1 heure minimum, aux posologies suivantes :
   - Méningo-encéphalite herpétique (traitement d'urgence) : 10 mg/kg toutes les 8 heures chez l'adulte ou 500 mg/m² toutes les 8 heures chez l'enfant (traitement de 15 à 21 jours).
   - Herpès néo-natal : 10 mg/kg toutes les 8 heures (traitement de 10 à 21 jours).
   - Infection à *virus Herpes simplex* chez l'immunodéprimé ou infection sévère à *virus Herpes simplex* chez le sujet immunocompétent : 5 mg/kg toutes les 8 heures chez l'adulte ou 250 mg/m² toutes les 8 heures chez l'enfant > 3 mois (traitement de 8 à 10 jours).
   - Infection sévère à *virus varicelle-zona* (notamment varicelle grave avec pneumopathie et zona généralisé chez l'immunodéprimé) : 10 mg/kg toutes les 8 heures chez l'adulte ou 500 mg/m² toutes les 8 heures chez l'enfant > 3 mois (traitement de 10 jours au moins).

L'aciclovir est également disponible sous des **formes locales** (*cf.* les chapitres “Dermatologie”, “Gynécologie”, “Ophtalmologie”, “ORL”).

Contre-indications
Hypersensibilité connue à l'aciclovir
Grossesse et allaitement (innocuité non démontrée)

Propriétés

- Antiviral inhibant très sélectivement l'ADN-polymérase virale après activation par la thymidine-kinase virale, actif *in vitro* sur les *Herpesviridae* : *Herpesvirus simplex* (HSV I et II), *virus varicelle-zona* (VZV), *virus Epstein-Barr* (EBV), *Cytomegalovirus* (CMV)
- Absorption digestive à 20 %, pics plasmatiques élevés avec néphrotoxicité potentielle par voie IV (nécessitant la perfusion en 1 heure au moins), faible fixation aux protéines plasmatiques (≤ 22 %), demi-vie de 3 heures, diffusion rapide dans les tissus (cerveau, foie, reins, poumons, muscles), le LCR (50 % des taux plasmatiques), les sécrétions vaginales, le liquide des vésicules herpétiques, élimination urinaire (85 %) en majeure partie sous forme inchangée, passage transplacentaire et dans le lait maternel

Indications

- *Conditionnement à 800 mg* : prévention des complications oculaires du zona ophtalmique chez l'adulte, en administration précoce
- *Conditionnement à 200 mg* : traitement de la primo-infection génitale à *virus Herpes simplex* et de ses récurrences
- Prévention des infections à *virus Herpes simplex* chez les sujets immunocompétents ayant au moins 6 récurrences par an
- Prévention des infections à *virus Herpes simplex* chez les immunodéprimés
- *Formes injectables* : méningo-encéphalites herpétiques, herpès néo-natal, infections à *virus Herpes simplex* ou à *virus varicelle-zona* chez les immunodéprimés, infections sévères à *virus Herpes simplex* ou *virus varicelle-zona* chez le sujet immunocompétent

Effets indésirables (rares)

- Céphalées (13 %), nausées et/ou vomissements (5 à 8 %), diarrhée (2 %), anorexie
- Cristallurie et augmentation réversible de la créatininémie en cas d'injection IV trop rapide et/ou d'hydratation insuffisante (à prévenir par une hydratation correcte)
- Très rares : réactions allergiques, fièvre, arthralgies, élévation des transaminases, vertiges, asthénie, insomnie, confusion mentale, hallucinations, myoclonies
- Locaux : possibilité de douleurs et d'inflammation au point d'injection (9 % des cas)

Précautions d'emploi et incompatibilités physico-chimiques

- Surveiller les fonctions rénale et hématopoïétique
- Assurer une hydratation suffisante, notamment en cas d'insuffisance rénale
- Réduire la posologie en cas d'insuffisance rénale quand la clairance de la créatinine est inférieure à 50 ml/min :
  - Clairance = 25-50 ml/min : perfusion toutes les 12 h ou 600 mg/jour *per os* maximum
  - Clairance = 10-25 ml/min : perfusion toutes les 24 h ou 400 mg/jour *per os* maximum
  - Clairance < 10 ml/min :
    - perfusion toutes les 24 à 48 heures et après dialyse
    - ou 200 mg/jour *per os* maximum + 200 mg après dialyse
- Incompatibilité physico-chimique avec dobutamine, dopamine, méropénème, dérivés du sang et solutions protéiques

Inhibiteurs des herpesviridae (IV) : Antiherpétiques (II)

Valaciclovir[G] *Liste I-65 %-Coll*

ZELITREX	10 ou 42 cp. 500 mg	*Sujet immunocompétent* : Prévention des complications oculaires du zona : A. 1 000 mg × 3 fois/jour pendant 7 jours (1) Traitement des infections génitales et oculaires à *virus Herpes simplex* : A. et E. > 12 ans : 1 000 mg/jour en 2 prises/jour si 1er épisode et 1 000 mg/jour en 1 seule prise pendant 5 jours si récurrent (2) Prévention des infections génitales et des récidives d'infections oculaires ou oro-faciales à *virus Herpes simplex* : A. et E. > 12 ans : 500 mg/jour ou 250 mg × 2 fois/jour en 1 prise (3) *Sujet immunodéprimé* (4)
	80 ou 112 cp. 500 mg	Prévention des infections à *Cytomégalovirus* après greffe d'organe ou de moelle osseuse A. et E. > 12 ans : 8 g/jour, *soit 2 000 mg × 4 fois/jour* (5)

1. Traitement préventif à débuter le plus tôt possible après l'apparition des manifestations cutanées du zona (dans les 72 heures) et à poursuivre durant 7 jours, en réduisant la posologie en cas d'insuffisance rénale selon la clairance de la créatinine :
   - Clairance = 15-30 ml/min : 1 000 mg × 2 fois/jour.
   - Clairance < 15 ml/min : 1 000 mg × 1 fois/jour.
2. En réduisant la posologie en cas d'insuffisance rénale selon la clairance de la créatinine :
   - Clairance = 15-30 ml/min : posologie inchangée (1 000 mg/jour).
   - Clairance < 15 ml/min : 500 mg × 1 fois/jour.
3. Traitement au long cours devant être réévalué après 6 à 12 mois, en réduisant la posologie en cas d'insuffisance rénale selon la clairance de la créatinine :
   - Clairance = 15-30 ml/min : posologie inchangée (500 mg/jour).
   - Clairance < 15 ml/min : 250 mg × 1 fois/jour.
4. Chez le sujet immunodéprimé :
   - Traitement du zona : 1 g × 3 fois/jour pendant 7 jours
   - Traitement des infections génitales à *virus Herpes simplex* : 2 g/jour, soit 2 comprimés à 500 mg × 2 fois/jour pendant au moins 5 jours.
   - Prévention des infections génitales récidivantes à *virus Herpes simplex* : 1 comprimé à 500 mg × 2 fois/jour.
   - Prévention des infections oro-faciales récidivantes à *virus Herpes simplex* : 1 comprimé à 500 mg × 2 fois/jour.
   - Prévention des infections orales herpétiques chimio- ou radio-induites (mucites) : 1 g/jour en 2 prises pendant la durée de la neutropénie, soit 1 comprimé à 500 mg × 2 fois/jour.
5. Traitement de 90 jours, à débuter le plus tôt possible après la greffe d'organe (dans les 72 heures), en réduisant la posologie en cas d'insuffisance rénale selon la clairance de la créatinine :
   - Clairance = 50-75 ml/min : 1 500 mg × 4 fois/jour.
   - Clairance = 25-50 ml/min : 1 500 mg × 3 fois/jour.
   - Clairance = 10-25 ml/min : 1 500 mg × 2 fois/jour.
   - Clairance < 10 ml/min : 1 500 mg × 1 fois/jour.

Contre-indications

Hypersensibilité connue au valaciclovir ou à l'aciclovir ou aux autres constituants

Propriétés

- Précurseur de l'aciclovir (décrit page précédente), ayant l'avantage par rapport à celui-ci de réduire le nombre de prises quotidiennes, actif sur les *Herpesviridae*
- Absorption digestive correcte, métabolisation hépatique en aciclovir actif (biodisponibilité de l'aciclovir : 54 %), faible fixation aux protéines plasmatiques (15 %), demi-vie de 3 heures, élimination urinaire en majeure partie sous forme d'aciclovir, passage transplacentaire et dans le lait maternel

Indications

- Infections à Virus Varicelle-Zona (VZV) : traitement du zona, en particulier ophtalmique
- Infections à Virus Herpes Simplex (HSV) :
  - Traitement de l'herpès génital et de ses récurrences chez l'adulte et l'adolescent > 12 ans
  - Prévention des récurrences d'herpès génital et/ou oculaire chez l'adulte et l'adolescent > 12 ans
- Infections à Cytomégalovirus (CMV) : prophylaxie des infections à CMV après transplantation d'organe

Effets indésirables (rares, comparables à ceux de l'aciclovir)

- Céphalées modérées, nausées et/ou vomissements, diarrhée ou constipation
- Cristallurie et augmentation réversible de la créatininémie en cas d'hydratation insuffisante (à prévenir par une hydratation correcte)
- Rares cas de troubles neurologiques régressifs à la diminution des doses (sensations ébrieuses, confusion, hallucinations, somnolence, convulsions, troubles psychotiques) surtout chez des insuffisants rénaux et des transplantés à dose suprathérapeutique
- Très rares : thrombopénie, réactions allergiques, insuffisance rénale, anémie hémolytique, microangiopathie chez les immunodéprimés

Précautions d'emploi

- Surveiller les fonctions rénale et hématopoïétique
- Assurer une hydratation suffisante, notamment en cas d'insuffisance rénale
- Réduire la posologie en cas d'insuffisance rénale (*cf.* notes ci-contre) : en cas d'hémodialyse, administrer la dose quotidienne après la séance de dialyse
- Grossesse : à utiliser avec prudence (pas d'effet malformatif ou toxique identifié)

Inhibiteurs des herpesviridae (V) : Antiherpétiques (III)

Famciclovir *Liste I-65 %-Coll*

ORAVIR	10 cp. 125 mg 21 cp. 500 mg	Posologie ci-dessous (1)

1. Traitement du zona :
A. 500 mg × 3 fois/jour pendant 7 jours si sujet immunocompétent et 10 jours si sujet immunodéprimé.
Herpès génital chez l'adulte immunocompétent :
- 250 mg × 3 fois/jour pendant 5 jours en cas de 1er épisode;
- 500 mg × 2 fois/jour pendant 7 jours en cas de récidive;
- 250 mg × 2 fois/jour en prophylaxie pendant 12 mois maximum.

Contre-indications

Hypersensibilité connue au famciclovir

Propriétés

- Antiviral transformé rapidement *in vivo* en penciclovir, métabolite actif sur certaines souches de VHS et VZV résistantes à l'aciclovir, par inhibition de la réplication de l'ADN viral
- Absorption correcte (biodisponibilité de 77 %), métabolisation en penciclovir actif, faible fixation aux protéines plasmatiques (< 20 %), demi-vie de 2,3 heures, élimination urinaire sous forme de penciclovir, passage transplacentaire et dans le lait maternel

Indications

- Traitement du zona et zona ophtalmique de l'adulte immunocompétent
- Traitement du zona de l'adulte immunodéprimé
- Traitement du premier épisode et des récidives d'herpès génital de l'adulte immunocompétent
- Prévention des récidives d'herpès génital de l'adulte immunocompétent et immunodéprimé

Effets indésirables

- Très fréquents (> 10 %) : céphalées
- Fréquents (1 à 10 %) : nausées, diarrhée
- Rares (< 1 %) : vomissements, confusion, vertiges, hallucinations, réactions cutanées allergiques

Précautions d'emploi

- Traitement à administrer au plus tard avant la 72e heure suivant l'apparition des signes cutanés de zona
- Adapter la posologie en cas d'insuffisance rénale quand la clairance de la créatinine est inférieure à 40 ml/min :
  - Clairance = 20-39 ml/min : 500 mg toutes les 24 heures
  - Clairance = 5-19 ml/min : 500 mg toutes les 48 heures
  - Clairance < 5 ml/min : 500 mg après les séances de dialyse
- Grossesse : pas de malformations ou de toxicité identifiées → utilisation prudente
- Allaitement : doit être interrompu si traitement nécessaire

Inhibiteur du cytomégalovirus (CMV)

Letermovir (1) *Liste I-65 %-Coll-Prescription hospitalière*

PREVYMIS	28 cp. 240 mg ou 480 mg	A. 480 mg/jour (2) (3) (4) en 1 prise
	Fl. 240 mg ou 480 mg Sol. à diluer pour perf. *À conserver à l'abri de la lumière*	Perfusion **IV** : A. 480 mg/jour (2) (3) (4)

1. Le traitement doit être initié par un médecin expérimenté dans la prise en charge des patients ayant reçu une greffe allogénique de cellules souches hématopoïétiques.
2. Le traitement peut être débuté le jour de la greffe et au plus tard 28 jours post-greffe. La prophylaxie doit être poursuivie jusqu'à 100 jours post-greffe.
3. Si le letermovir est co-administré avec la ciclosporine, la posologie doit être réduite à 240 mg/jour.
4. Sujets âgés, insuffisance hépatique ou rénale légère à modérée : aucun ajustement posologique.

Contre-indications

Hypersensibilité connue au produit ou à un excipient
Associations médicamenteuses ci-dessous

Propriétés

- Antiviral à action directe, dérivé de la quinazoline, qui inhibe le complexe terminase de l'ADN du CMV, indispensable à la production de particules virales
- Absorption rapide (1 à 2 heures), biodisponibilité d'environ 35 %, accrue par la co-administration de ciclosporine (85 %), forte liaison aux protéines plasmatiques (98 %), distribution tissulaire dominante dans l'appareil digestif, faible dans le cerveau, métabolisation limitée, élimination biliaire, demi-vie de 12 heures

Indications

- Prophylaxie de la réactivation du CMV chez les adultes séropositifs CMV receveurs [R+] d'une greffe allogénique de cellules souches hématopoïétiques

Effets indésirables

- Fréquents (1 à 10 %) : nausées, diarrhées, vomissements
- Rares (< 1 %) : hypersensibilité, anorexie, céphalées, dysgueusie, vertiges, douleurs abdominales, fatigue, œdèmes, élévation des transaminases, de la créatininémie

Précautions d'emploi

- Surveillance de l'ADN du CMV hebdomadaire jusqu'à S14, bimensuelle jusqu'à S24
- Grossesse et allaitement : utilisation non recommandée sans contraception

Interactions médicamenteuses (nombreuses)

- ***Associations contre-indiquées*** : pimozide, alcaloïdes de l'ergot de seigle. Si association à la ciclosporine : dabigatran, atorvastatine, simvastatine, rosuvastatine
- *Associations à prendre en compte* : substrats à marge thérapeutique étroite (fentanyl, quinidine, voriconazole, phénytoïne, dabigatran), immunosuppresseurs (ciclosporine, tacrolimus, sirolimus), inducteurs ou inhibiteurs puissants du cytochrome P450

Inhibiteur du virus respiratoire syncytial (VRS)

Palivizumab *Liste I-Réservé aux hôpitaux-100 %-Coll-Rétrocession possible*

SYNAGIS *Conserver de + 2 °C à + 8 °C (et 3 h après reconstitution)*	Fl. 50 mg (0,5 ml) ou 100 mg (1 ml)	Par voie **IM** à la face antéro-externe de la cuisse : N. < 2 ans : 15 mg/kg × 1 fois/ mois pendant les périodes à risques de VRS (1)

1. Doses fractionnées si volume > 1 ml.

Contre-indications
Hypersensibilité au produit ou à d'autres anticorps humanisés (humains/murins)

Propriétés

- Anticorps monoclonal humanisé (humain/murin) dirigé contre un épitope du site antigénique A de la protéine de fusion du virus respiratoire syncytial (VRS), virus responsable de bronchiolites aiguës (60-80 % seraient dues au VRS), pneumopathies, rhinites, pharyngites et otites, survenant par épidémies saisonnières (*octobre à mars avec un pic en décembre-janvier*) essentiellement chez le nourrisson et le jeune enfant
- Ce produit réduit modérement (de 5 % en valeur absolue) le nombre d'hospitalisations dans les groupes à risque, mais ne réduit pas le risque de complications majeures
- Après injection IM, demi-vie d'environ 20 jours autorisant une injection IM mensuelle

Indications (médicament très onéreux, à utiliser dans le cadre de protocoles précis)

- Prévention des infections respiratoires basses graves, dues au virus respiratoire syncytial (VRS), nécessitant une hospitalisation chez les enfants nés à 35 semaines d'âge gestationnel ou moins et âgés de moins de 6 mois au début de l'épidémie saisonnière à VRS, ou chez les enfants de moins de 2 ans qui ont nécessité un traitement pour dysplasie broncho-pulmonaire au cours des 6 derniers mois, et chez les enfants de moins de 2 ans atteints d'une cardiopathie congénitale avec un retentissement hémodynamique

Effets indésirables

- Très fréquents (> 10 %) : éruption cutanée, fièvre
- Fréquents (1 à 10 %) : réaction au site d'injection, nervosité, troubles respiratoires (infection respiratoire haute, rhinite, toux, wheezing, apnée), leucopénie, diarrhée, vomissements, élévation des transaminases, anomalies hépatiques, infection virale, douleurs
- Rares (< 1 %) : réactions allergiques parfois graves → disposer des traitements du choc anaphylactique

Précautions d'emploi

- Administrer 1 fois par mois pendant les périodes à risque d'infections communautaires à VRS, en injectant si possible la première dose avant le début de la saison de l'épidémie
- Chez les enfants traités qui sont hospitalisés avec une infection à VRS, il est recommandé, pour réduire le risque de réhospitalisation, de poursuivre l'administration mensuelle pendant toute la durée de l'épidémie (le plus souvent 5 injections)
- Utiliser avec prudence en cas de thrombopénie ou troubles de la coagulation (comme pour toute injection IM)
- Absence de données disponibles chez le nourrisson ayant une immunodépression

Inhibiteur nucléotidique de l'ARN polymérase du SARS-CoV-2

Remdésivir *Liste I-Réservé à l'usage hospitalier*

VEKLURY *Conserver entre + 2 °C et + 8 °C*	Fl. poudre 100 mg pour sol. à diluer à 5 mg/ml	En perfusion **IV** de 30 à 120 minutes : A. et E. ≥ 12 ans et ≥ 40 kg : J1 : 200 mg en charge unique J2 et suivants : 100 mg/jour (1)

1. La durée totale du traitement doit être au minimum de 5 jours et ne pas être supérieure à 10 jours.

Contre-indications

Hypersensibilité au produit ou aux excipients

Propriétés

- Prodrogue analogue nucléotidique de l'adénosine dont le triphosphate inhibe par compétition l'ARN polymérase du SARS-CoV-2. L'essai pivot de phase III a montré un délai de rétablissement plus rapide, en particulier chez les malades sévères (12 jours *vs* 18 jours). Par contre, la mortalité au premier mois n'est pas significativement différente
- Liaison à 88 % aux protéines plasmatiques, demi-vie de 1 heure et métabolisation par hydrolyse et phosphorylation en triphosphate actif éliminé par voie urinaire après déphosphorylation, demi-vie de 27 heures

Indications

- Maladie Covid-19 chez les adultes et les adolescents (≥ 12 ans et ≥ 40 kg) présentant une pneumonie nécessitant une oxygénothérapie

Effets indésirables

- Très fréquents (> 10 %) : élévation des transaminases
- Fréquents (1 à 10 %) : nausées, céphalées, éruption cutanée
- Rares (< 1 %) : réaction liée à la perfusion, hypersensibilité

Précautions d'emploi

- Une perfusion lente sur 120 minutes est susceptible de réduire les réactions d'hypersensibilité liées à la perfusion mais leur survenue doit faire interrompre cette perfusion
- Insuffisance rénale : déconseillé si Clcr < 30 ml/min
- Hépatopathies : déconseillé si ALAT initiales ≥ 5N
- Grossesse et allaitement : utilisation déconseillée

Interactions médicamenteuses

- L'administration concomitante de chloroquine ou d'hydroxychloroquine est déconseillée (effet antagoniste)
- Les inducteurs puissants du CYP 3A4 sont déconseillés

Chapitre 5

Cancérologie
Hémopathies malignes

EFFETS INDÉSIRABLES DES CHIMIOTHÉRAPIES

Extravasation des anticancéreux	
Anticancéreux vésicants (risque de nécrose sévère en cas d'extravasation)	Actinomycine, Carboplatine, Cisplatine, Daunorubicine, Doxorubicine, Épirubicine, Idarubicine, Mitomycine, Mitoxanthrone, Vinblastine, Vincristine, Vindésine, Vinorelbine
Anticancéreux provoquant une irritation locale plus ou moins importante en cas d'extravasation	Carmustine, Cyclophosphamide, Dacarbazine, Docétaxel, Ifosfamide, Melphalan, Oxaliplatine, Paclitaxel, Pentostatine, Streptozocine, Thiotépa
Anticancéreux n'entraînant pas de réactions sévères en cas d'extravasation	Asparaginase, Bléomycine, Cladribine, Cytarabine, Daunorubicine liposomale, Étoposide, Fluoro-uracile, Fludarabine, Gemcitabine, Irinotécan, Méthotrexate, Mitoguazone, Raltitrexed, Thioguanine, Topotécan

Alopécies dues aux anticancéreux Effluvium anagène médicamenteux = chimiothérapies anticancéreuses (1)	
Grade 0 (non alopéciantes)	Chlorambucil, Cisplatine, Fludarabine, Fotémustine, Mercaptopurine, Mitoguazone, Oxaliplatine, Pentostatine, Pipobroman, Streptozotocine, Thioguanine, Thiotépa
Grade 1 (peu alopéciantes)	Altrétamine, Bendamustine, Busulfan, Carboplatine, Carmustine, Cladibrine, Gemcitabine, Hydroxyurée, Lomustine, Mitomycine, Procarbazine, Témozolomide, Trabectédine
Grade 1 à 2 (peu à moyennement alopéciantes)	Acrinomycine D, Asparaginase, Bléomycine, Capécitabine, Estramustine, Fluoro-uracile, Melphalan, Mitoxantrone, Pemetrexed, Raltitrexed
Grade 2 (moyennement alopéciantes)	Amsacrine, Azacytine, Cytarabine, Dacarbazine, Étoposide, Méthotrexate, Vinblastine, Vincristine, Vindésine
Grade 2 à 3 (alopéciantes)	Cyclophosphamide, Ifosfamide, Idarubicine, Irinotécan, Sorafénib, Topotécan, Vinflunine, Vinorelbine
Grade 3 (très alopéciantes)	Cabazitaxel, Daunorubicine, Docétaxel, Doxorubicine, Épirubicine, Paclitaxel

1. La chute des cheveux due aux chimiothérapies anticancéreuses débute environ 10 jours après la chimiothérapie, est maximale après 1 à 2 mois, mais elle est toujours réversible en plusieurs semaines à plusieurs mois après l'arrêt (la texture et la couleur peuvent être modifiées).

Nausées/vomissements et chimiothérapies	
Fortement émétisantes (> 90 % des patients)	**IV** : AC, Carmustine, Cisplatine, Cyclophosphamide > 1 500 mg/m², Dacarbazine, Streptozocine **PO** : Procarbazine
Moyennement émétisantes (30 à 90 % des patients)	**IV** : Alemtuzumab, Azacitidine, Bendamustine, Carboplatine, Cyclophosphamide, Cytarabine > 1 g/m², Daunorubicine, Doxorubicine, Épirubicine, Ifosfamide, Irinotécan, Oxaliplatine, Trabectédine **PO** : Bosutinib, Cabozantinib, Céritinib, Crizotinib, Cyclophosphamide, Imatinib, Lenvatinib, Témozolomide, Vinorelbine
Faiblement émétisantes (10 à 30 % des patients)	**IV** : Cabazitaxel, Docétaxel, Doxorubicine liposomale, Étoposide, Fludarabine, 5-FU, Gemcitabine, Méthotrexate, Mitomycine, Mitoxantrone, Paclitaxel, Pémétrexed, Pentostatine, Romidepsine, Thiotépa, Topotécan **PO** : Afatinib, Alectinib, Axatinib, Capécitabine, Cobimétinib, Dabrafénib, Dasatinib, Évérolimus, Étoposide, Fludarabine, Ibrutinib, Idélalisib, Ixazomib, Lapatinib, Lénalidomide, Nilotinib, Olaparib, Osimertinib, Palbociclib, Panobinostat, Pazopanib, Ponatinib, Régorafenib, Sonidégib, Sunitinib, Tégafur uracil, Thalidomide, Tramétinib, Vandétanib, Vorinostat, Vénétoclax

Nausées et vomissements chimio-induits : traitements	
Fortement émétisantes (> 90 % des patients) *Durée des symptômes : 3 jours*	Aprépitant 125 mg à J1, 80 mg à J2 et J3 + Sétron + Corticoïdes de J1 à J4 ou Rolapitant 180 mg à J1 + Sétron + Corticoïdes de J1 à J4 ou Nétupitant + Palonosétron à J1 + Corticoïdes de J1 à J4
Moyennement émétisantes (30 à 90 % des patients) *Durée des symptômes : 2 jours*	Aprépitant 125 mg à J1, 80 mg à J2 et J3 + Sétron + Corticoïdes à J1 ou Rolapitant 180 mg à J1 + Sétron + Corticoïdes à J1
Faiblement émétisantes (10 à 30 % des patients)	Anti-D2 (antagonistes de la dopamine) ou Corticoïdes ou Sétron

- En cas de nausées/vomissements résistants à un traitement de relais optimal, discuter de l'adjonction de neuroleptiques comme la chlorpromazine ou l'halopéridol
- Durée de traitement : 3 à 5 jours en fonction des symptômes

Neutropénie fébrile survenant après une chimiothérapie cytotoxique

- = température ≥ 38,5 °C à 1 reprise ou ≥ 38,0 °C à 2 reprises et neutropénie < 500/mm³ ou < 1 000/mm³ si diminution rapide
- **Hospitalisation en chambre seule** avec mesures d'hygiène renforcées pour le personnel soignant (gants stériles, masques, charlottes, sur-chaussures) et limitation des visites
- **Réalisation d'un bilan clinique et biologique** à la recherche d'une infection : hémocultures (sans retarder le début de l'antibiothérapie), prélèvement au niveau du cathéter central, bandelette urinaire puis ECBU, prélèvement de toute lésion suspecte de constituer une porte d'entrée (peau, muqueuses...), radiographie pulmonaire
- **Mise en route d'une bi-antibiothérapie** synergique large spectre probabiliste :
  - Bêtalactamines : ceftazidime 2 g/8 h ou ceftriaxone 1 à 2 g/24 h ou pipéracilline/ tazobactam 4 g/6 h ou imipenème 500 mg/6 h
  - Soit + aminoside
  - Soit + quinolone IV ou orale

  En l'absence d'infection systémique ou profonde documentée, le traitement antibiotique peut être arrêté après 24 heures d'apyrexie et sortie d'aplasie
- **Si nécessaire** : hydratation IV, traitement d'une mucite (bains de bouche, fluconazole, aciclovir si lésions ulcérées)
- **En cas de critères de gravité**, le traitement antibiotique ne doit pas retarder la prise en charge du choc septique et on peut introduire du GCSF à visée "curative"
- **Conduite à tenir pour les cures de chimiothérapie suivantes** : discuter l'introduction de G-CSF prophylactique et/ou la réduction des doses de cytotoxiques

Toxicité cardio-vasculaire des anticancéreux

Liste non exhaustive des molécules associées à des effets secondaires cardio-vasculaires. Des troubles du rythme et/ou de la conduction ont été décrits avec de très nombreuses molécules. Des accidents thrombotiques artériels et/ou veineux sont également rapportés mais sont intriqués avec la pathologie cancéreuse, l'alitement et les comorbidités

Dysfonction ventriculaire gauche et insuffisance cardiaque : anthracyclines (doxorubicine, épirubicine, idarubicine, mitoxantrone), agents alkylants (cyclophosphamide, ifosfamide), antimétabolites (clofarabine), agents antimicrotubules (docétaxel, paclitaxel), anticorps monoclonaux (bévacizumab, trastuzumab, pertuzumab, bortézomib, dasatinib, imatinib mesylate, lapatinib, sunitinib, pazopanib, sorafénib, nilotinib), évérolimus, temsirolimus

On décrit deux prototypes de cardiotoxicité :

- Type 1 : irréversible, dose dépendante (anthracyclines), augmentée par l'irradiation médiastinale et l'association à un traitement par cyclophosphamide, taxane, inhibiteur des tyrosines kinases. Un âge > 65 ans ou < 18 ans, sexe féminin·, HTA, antécédents de cardiomyopathie familiale et insuffisance rénale sont des facteurs de risque
- Type 2 : réversible à l'arrêt, dose indépendante (trastuzumab)

Hypertension artérielle : cisplatine, bévacizumab, inhibiteurs de tyrosines kinases, inhibiteurs du protéasome

Syndromes coronaires ± arythmies ventriculaires : fluoropyrimidines (5-FU, capécitabine, gemcitabine), cisplatine, inhibiteurs du VEGF (bévacizumab, sorafénib, sunitinib)

Péricardites et épanchements péricardiques : 5-FU, cytarabine, cyclophosphamide, bléomycine, gemcitabine, acide tout-trans rétinoïque, dasatinib, bosutinib, imatinib, ceritinib, sirolimus, interféron-alpha, interleukine-2, docétaxel, arsenic, clofarabine

Hypertension artérielle pulmonaire : dasatinib, cyclophosphamide

Allongement de l'espace QT : trioxide d'arsenic, inhibiteurs de protéines kinases. Prudence pour les patients porteurs d'un QT long congénital et les associations allongeant l'espace QT

Des cas de morts subites sont décrits avec les anthracyclines, le trioxide d'arsenic (torsades de pointe), le 5-FU (spasmes coronaires), l'interféron, le nilotinib, la romidepsine

Alkylants (I) :
Moutardes à l'azote (I)

Chlorambucil *Liste I-100 %-Coll*

CHLORAMINOPHENE (1) *Conserver à une température ne dépassant pas + 25 °C*	30 gél. 2 mg	*En cancérologie* : 6 à 10 mg/m²/jour × 5 jours tous les 30 jours *Immunodépresseur* : 0,2 mg/kg/jour

1. Il est recommandé de prendre la dose journalière en 1 fois et à jeun sans ouvrir, ni croquer, ni écraser les gélules.

Contre-indications

Galactosémie congénitale, déficit en lactase
Grossesse et allaitement

Propriétés

- Agent alkylant de la famille des moutardes à l'azote possédant une activité antinéoplasique cytostatique
- Absorption digestive rapide (70 %), retardée voire réduite au cours des repas, métabolisation en moutarde phénylacétique au moins aussi active, forte fixation protéique (> 95 %), bonne diffusion dans les tissus excepté le SNC, élimination urinaire faible pour le chlorambucil mais forte pour ses métabolites

Indications

- Leucémie lymphoïde chronique (sujets âgés ou rechute après plusieurs lignes)
- Lymphomes hodgkiniens et non hodgkiniens
- Glomérulonéphrite chronique primitive à glomérules optiquement normaux avec syndrome néphrotique corticodépendant ou corticoréfractaire
- Glomérulonéphrite chronique primitive extramembraneuse avec syndrome néphrotique

Effets indésirables et précautions d'emploi (produit non alopéciant)

- Toxicité hématologique dose-dépendante et cumulative, avec nadir à J21 et réversible entre J42 et J56 : leucopénie, thrombopénie, rarement pancytopénie
- Aménorrhée, azoospermie rapide et définitive, hyperuricémie
- Rares : nausées et vomissements (< 10 %), hyperpigmentation et altération des ongles, kératite, élévation des transaminases, rash cutané, fibrose pulmonaire si dose totale > 2 500 mg, accidents infectieux liés à l'immunodépression
- Agent potentiellement mutagène et cancérogène
- Utiliser sous surveillance hématologique fréquente et régulière (→ interrompre le traitement en cas de chute des granulocytes en dessous de 2 000/mm³), avec surveillance hépatique et surveillance pulmonaire (clinique et radiologique) en cas de traitement prolongé
- Associer des antiémétisants si besoin (mais potentiel émétisant faible)
- Maladies auto-immunes : ne pas dépasser 6 mois de traitement en raison des risques de leucémie
- ***Associations contre-indiquées*** : vaccin antiamaril
- ***Associations déconseillées*** : autres vaccins vivants atténués

Alkylants (II) : Moutardes à l'azote (II)

Melphalan : formes orales *Liste I-100 %-Coll-Rétrocédable*

ALKÉRAN *Conserver de + 2 °C à + 8 °C*	50 cp. 2 mg (1)	*Myélome multiple* : 0,15 mg/kg/jour en cure de 4 jours toutes les 6 semaines (avec 0,5 à 2 mg/kg/jour de prednisone) *Adénocarcinome ovarien* : 0,2 mg/kg/jour en cure de 5 jours toutes les 4 à 8 semaines *Adénocarcinome du sein* : 0,15 mg/kg/jour ou 6 mg/m²/jour en cure de 4 à 6 jours toutes les 6 semaines

1. Prendre par voie orale de préférence 15 à 30 minutes avant un repas, éviter de manipuler les comprimés avec les mains (port de gants), ne pas les écraser ni les croquer.

Melphalan : formes injectables[G] *Liste I-100 %-Coll-Rétrocédable*

ALKÉRAN (2) *Conserver à température ambiante < + 30 °C*	Fl. 10 ml = 50 mg	Par voie IV lente dans la tubulure d'une perfusion à débit rapide : 100 à 240 mg/m² pouvant être répartis sur 2 à 3 jours consécutifs (3)

2. La préparation des solutions injectables doit obligatoirement être réalisée par un personnel spécialisé, dans un local réservé à cet usage.
3. La posologie est de 100 à 240 mg/m² dans le neuroblastome de l'enfant et de 100 à 200 mg/m² dans les autres indications, une autogreffe médullaire étant indispensable à partir de 100 mg/m².

Contre-indications
Grossesse et allaitement

Propriétés

- Agent alkylant bifonctionnel de la famille des moutarde à l'azote, d'indications assez restreintes en raison de son potentiel leucémogène
- Absorption digestive variable (50 à 70 %) diminuée par les repas, cinétique biphasique, métabolisation importante, élimination urinaire majoritaire (70 % en 5 jours dont 13 % sous forme inchangée), demi-vie d'élimination de 1-2 heures

Indications

- Myélome multiple, en association avec prednisone et thalidomide en première ligne chez le sujet âgé ou dans les formes en rechute (à visée palliative)
- Adénocarcinomes ovariens aux stades avancés
- Carcinomes du sein aux stades avancés
- *Forme injectable* :
  - Myélome multiple : traitement de référence chez les sujets < 65 ans (à la dose de 140 mg/m² avec irradiation corporelle totale ou 200 mg/m²) avec autotransfusion de cellules souches hématopoïétiques
  - En conditionnement d'autogreffe pour les formes sévères ou en rechute de lymphomes malins (hodgkiniens ou non) ou de leucémies aiguës
  - Neuroblastome de l'enfant

Effets indésirables

- Toxicité hématologique importante, dose-dépendante, cumulative et retardée avec nadir à J14-J21 et réversibilité à J28-J42 : leucopénie, thrombopénie, pancytopénie, plus rarement anémie hémolytique
- Alopécie (grades 1-2), nausées-vomissements (≈ 30 %), plus rarement diarrhée, stomatite, aménorrhée, azoospermie, veinite au point d'injection
- Réactions d'hypersensibilité surtout avec la forme injectable (rôle du solvant = prurit, rashs cutanés, choc anaphylactique), fibrose pulmonaire exceptionnelle (à fortes doses en traitement prolongé), incidence accrue des leucémies aiguës lors des traitements au long cours

Précautions d'emploi

- Surveillance hématologique avant chaque cure → arrêter le traitement en cas de leucopénie < 2 000/mm³ ou thrombopénie < 150 000/mm³
- Associer des antiémétisants (potentiel émétisant modéré) et éventuellement le port d'un casque réfrigérant
- Diminuer les doses de 50 % en cas d'insuffisance rénale

Interactions médicamenteuses

- ***Associations contre-indiquées*** : vaccin antiamaril
- ***Associations déconseillées*** : autres vaccins vivants atténués, ciclosporine et tacrolimus (détérioration importante de la fonction rénale avec le melphalan à forte dose)
- Majoration de l'effet cytopéniant en cas de traitement préalable récent par d'autres cytostatiques ou par une radiothérapie
- Incompatibilité avec les solutions de glucose → diluer uniquement dans une solution de NaCl à 0,9 %

Alkylants (III) : Moutardes à l'azote (III)

Estramustine *Liste I-100 %-Coll-Prescription initiale annuelle réservée aux spécialistes en oncologie*

ESTRACYT	40 ou 100 gél. 140 mg	4 gél./jour en 2 prises puis jusqu'à 6 gél./jour en 3 prises (sans dépasser 15 mg/kg/jour) (1)

1. Ne pas croquer, ni ouvrir, ni écraser les gélules.

Contre-indications

Maladie thrombo-embolique, porphyrie hépatique

Grossesse et allaitement

Propriétés

- Agent alkylant résultant d'une combinaison d'une moutarde à l'azote avec un œstrogène permettant la fixation du produit sur les récepteurs œstrogéniques
- Absorption digestive à 70 %, fixation hépatique, prostatique et sur les métastases des tumeurs prostatiques, élimination principalement par voie fécale

Indications

- Cancer métastatique de la prostate résistant à la castration
- Ce médicament ne doit pas être utilisé comme traitement de première intention du cancer de la prostate

Effets indésirables

- Nausées et vomissements surtout au début du traitement (administrer aux repas avec des antiémétisants et des antiacides)
- Gynécomasties, impuissance, alopécie (grades 1 à 2)
- Accidents thrombo-emboliques (associer un traitement anticoagulant en cas d'antécédents thrombo-emboliques)
- Hépatite cytolytique, cholestase, ictère

Précautions d'emploi

- Associer des antiémétisants
- Nécessité d'une surveillance trimestrielle de l'hémogramme, des transaminases et de la phosphatase alcaline
- Associer un traitement anticoagulant chez les patients ayant des antécédents thrombo-emboliques
- Les gélules doivent être prises au moins 1 heure avant ou 2 heures après les repas, avec un verre d'eau

Interactions médicamenteuses

- ***Associations contre-indiquées*** : vaccin antiamaril
- ***Associations déconseillées*** : autres vaccins vivants atténués, inhibiteurs de l'enzyme de conversion (angiœdème plus fréquent), autres œstrogènes
- *Nécessité d'un intervalle d'environ 2 heures entre les prises orales* avec les médicaments contenant du calcium et les aliments riches en calcium (fromages et laitages)

Alkylants (IV) :
Moutardes à l'azote (IV)

Ifosfamide *Liste I-100 %-Coll-Rétrocédable*

HOLOXAN (1)	Fl. 1 000 mg + eau ppi Fl. 2 000 mg + eau ppi	Par voie **IV** lente : 1,5 à 3 g/m²/jour en cycles de 3 à 5 jours toutes les 3 à 4 semaines

1. La préparation des solutions injectables doit obligatoirement être réalisée par un personnel spécialisé, dans un local réservé à cet usage.

Contre-indications
Insuffisance rénale sévère, insuffisance médullaire sévère
Infection urinaire aiguë, grossesse et allaitement, vaccins vivants

Propriétés

- Agent alkylant bifonctionnel de la classe des oxaphosphorines (analogue du cyclophosphamide ayant un pouvoir alkylant 3 à 4 fois supérieur), métabolisation hépatique en métabolites actifs, élimination urinaire (60 à 80 % en 72 heures), demi-vie de 4 à 16 heures

Indications

- Sarcomes des tissus mous et sarcomes ostéogéniques chez l'enfant et l'adulte
- Lymphomes non hodgkiniens, rechute de lymphome hodgkinien, rechute de leucémie aiguë lymphoblastique chez l'enfant et l'adulte
- Cancer de l'ovaire en rechute, cancers bronchiques à petites cellules et non à petites cellules, cancers métastatiques du col utérin ou du sein, cancer de la sphère ORL en rechute ou métastatique, rechute de carcinome testiculaire

Effets indésirables

- Alopécie fréquente (grades 2-3), nausées et vomissements (10 à 30 %)
- Cystite hémorragique fréquente due à l'acroléine (*cf.* Précautions d'emploi)
- Toxicité hématologique dose-dépendante, non cumulative, avec nadir à J7-J14 et réversibilité à J21 : leucopénie modérée, thrombopénie inconstante
- Encéphalopathie en principe régressive à l'arrêt (insomnie, léthargie, confusion, hallucinations, ataxie, tremblements, voire convulsions), risque accru si administration IV rapide, forte dose cumulative, insuffisance rénale, médicaments néphrotoxiques, chez l'enfant et si conservation du produit supérieure à 7 mois → arrêt définitif du traitement
- Élévation de la créatininémie, plus rarement nécroses tubulaires aiguës

Précautions d'emploi et interactions médicamenteuses

- Surveiller l'hémogramme avant et après chaque administration
- Associer une hydratation abondante par voie orale ou parentérale (3 à 4 l/jour) et un antidote de l'acroléine (mesna = Uromitexan) pour prévenir la toxicité vésicale du produit
- Associer des antiémétisants (potentiel émétisant faible) et un casque réfrigérant
- Injecter toujours lentement, à distance des repas, chez un sujet en décubitus
- ***Associations contre-indiquées*** : vaccin antiamaril, phénobarbital, primidone, phénytoïne
- ***Associations déconseillées*** : vaccins vivants atténués, aprépitant et cisplatine (neurotoxicité accrue)

Alkylants (V) :
Moutardes à l'azote (V)

Cyclophosphamide[G], formes orales *Liste I-100 %-Coll*

ENDOXAN	50 cp. 50 mg	*Affections auto-immunes* : 1 à 3 mg/kg/jour PO en dehors des repas

Cyclophosphamide[G], formes injectables *Liste I-100 %-Coll-Rétrocédable*

ENDOXAN *Réservé aux hôpitaux-Coll*	Fl. 500 mg ou 1 000 mg (1)	*Affections néoplasiques* : 300 à 800 mg/m²/jour en cycles de 1 à 5 jours tous les 21 à 28 jours (2) *Affections auto-immunes* : 500 à 800 mg/m² en perfusion IV toutes les 2 à 8 semaines *Recueil de cellules souches hématologiques* (3)

1. La préparation des solutions injectables doit obligatoirement être réalisée par un personnel spécialisé, dans un local réservé à cet usage.
2. Administration de préférence chez un malade couché et à jeun, par voie IV lente (ou par voie IM en fractionnant la dose en 2 ou 3 injections, pour ne pas dépasser 500 mg par injection IM, si la voie IV ne peut être utilisée, en cas de capital veineux altéré).
3. De 3 à 4 g (perfusion IV de 30 minutes) suivi d'injections de GCSF à partir de J6.

Contre-indications
Insuffisance rénale sévère, hypersensibilité à l'un des constituants
Insuffisance médullaire sévère, porphyrie hépatique
Infection urinaire aiguë, cystite hémorragique préexistante
Grossesse et allaitement

Propriétés

- Agent alkylant bifonctionnel de la classe des oxaphosphorines, de la famille des moutardes à l'azote, utilisé dans les lymphomes non hodgkiniens et beaucoup de tumeurs solides, et aussi pour son effet immunodépresseur portant sur les fonctions lymphocytaires B et T dans certaines maladies auto-immunes graves
- Absorption digestive à 75 %, faible liaison aux protéines plasmatiques (20 à 50 %), hydroxylation hépatique en métabolites actifs, diffusion large y compris dans le LCR (20 à 50 % des taux sériques), élimination urinaire (60 à 80 % en 72 heures), demi-vie d'élimination de 6 à 10 heures, passage transplacentaire et dans le lait maternel

Indications

- Lymphomes malins hodgkiniens ou non, myélome, certaines leucémies
- Cancers du sein, de l'ovaire, du testicule, des bronches, de la vessie, neuroblastome sarcomes
- Traitement immunodépresseur dans certaines maladies auto-immunes graves, cortico-résistantes ou cortico-dépendantes : lupus érythémateux disséminé avec atteinte rénale ou neurologique, polyarthrite rhumatoïde sévère avec vascularite potentiellement mortelle, périartérite noueuse, granulomatose avec polyangéite, néphropathie auto-immune, polychondrite atrophiante

Effets indésirables

- Alopécie (grades 2-3), nausées et vomissements (60 à 90 %, retardés de 8 à 24 heures)
- Toxicité hématologique avec nadir à J7-J14 et réversible à J18-J25 : leucopénie et plus rarement thrombopénie
- Réactions allergiques (éruptions cutanées, choc anaphylactique), stomatite, aménorrhée, azoospermie, hyperuricémie
- Cystite hémorragique due à l'acroléine (surtout à forte dose en cas de diurèse insuffisante et nécessitant un protocole d'administration très strict avec Uromitexan)
- Plus rares : hyperpigmentation (peau, ongles), desquamation palmo-plantaire, cardiomyopathie aiguë, fibrose pulmonaire
- Risque d'induction d'hémopathies malignes notamment de leucémies aiguës granuleuses et de cancers de la vessie surtout en cas de traitement > 6 mois et si dose cumulée > 30 g. Nécessité d'une surveillance post-thérapeutique prolongée (hématurie)

Précautions d'emploi

- Surveiller l'hémogramme avant et après chaque administration
- Associer une hydratation abondante par voie orale ou parentérale (3 à 4 l par jour) et si besoin un antidote de l'acroléine (mesna = Uromitexan) pour prévenir la toxicité vésicale du produit
- Associer des antiémétisants maintenus au moins 24 heures après l'injection (potentiel émétisant important) et un casque réfrigérant
- Injecter toujours lentement, à distance des repas, chez un sujet en decubitus
- Maladies auto-immunes : éviter les traitements prolongés (risque de leucémie)

Interactions médicamenteuses

- ***Associations contre-indiquées*** : vaccin antiamaril
- ***Associations déconseillées*** : autres vaccins vivants atténués, phénytoïne

Alkylants (VI) : Nitroso-urées (I)

Fotémustine *Liste I-100 %-Coll-Prescription hospitalière réservée aux spécialistes en oncologie ou en hématologie*

MUPHORAN (1) *Conserver de + 2 °C à + 8 °C et à l'abri de la lumière (et perfuser à l'abri de la lumière)*	Fl. 200 mg + Solvant alcoolique (perfuser après dilution dans 250 ml de G5, en protégeant de la lumière flacon, tubulure et bras)	Perfusion IV en 1 heure : A. 100 mg/m²/semaine pendant 3 semaines, puis 100 mg/m² toutes les 3 semaines après 4 à 5 semaines

1. La préparation des solutions injectables doit obligatoirement être réalisée par un personnel spécialisé, dans un local réservé à cet usage.

Contre-indications

Grossesse et allaitement, enfants (pas d'études)

Propriétés

- Alkylant de la famille des nitroso-urées ayant une activité alcoylante et carbamoylante sur les acides nucléiques et les protéines, peu toxique sauf sur la lignée plaquettaire
- Très bonne diffusion tissulaire avec passage dans le LCR, fixation faible aux protéines plasmatiques (25-30 %), métabolisation hépatique totale, demi-vie très courte

Indications

- Mélanomes disséminés, tout particulièrement en cas de métastases cérébrales
- Tumeurs cérébrales malignes primitives

Effets indésirables (produit non alopéciant)

- Toxicité hématologique dose-dépendante et retardée avec nadir à J30 et réversibilité en 10 jours : leucopénie et thrombopénie (45 %, mais plus fréquentes si chimiothérapie antérieure et/ou association à d'autres médicaments hématotoxiques)
- Nausées et vomissements modérés dans les 2 à 6 heures suivantes (50 %), élévation modérée et transitoire des enzymes hépatiques (30 %)
- Rares : fièvre, veinite, diarrhée, douleurs abdominales, prurit, troubles neurologiques transitoires (troubles de la conscience, paresthésies, agueusie)

Précautions d'emploi et interactions médicamenteuses

- Associer des antiémétisants, éviter tout contact avec la peau et les muqueuses
- Ne pas administrer aux personnes ayant reçu des nitroso-urées depuis moins de 6 semaines ou une autre chimiothérapie depuis moins de 4 semaines
- Surveillance préalable puis hebdomadaire (hématologique, hépatique, rénale), avec diminution de la dose ultérieure en fonction de la tolérance hématologique :
  - Plaquettes > 100 000/mm³ ou granulocytes > 2 000/mm³ : dose usuelle
  - Plaquettes > 80 000/mm³ ou granulocytes > 1 500/mm³ : 75 % de la dose usuelle
  - Plaquettes > 80 000/mm³ ou granulocytes > 1 000/mm³ : 50 % de la dose usuelle
  - Plaquettes < 80 000/mm³ ou granulocytes < 1 000/mm³ : report du traitement
- Respecter un délai de 3 semaines entre 2 cycles d'entretien
- ***Associations contre-indiquées*** : vaccin antiamaril, phénytoïne à visée prophylactique
- ***Associations déconseillées*** : autres vaccins vivants atténués
- *Associations à utiliser avec précaution* : dacarbazine, AVK (surveillance accrue de l'INR)

Alkylants (VII) :
Nitroso-urées (II)

Lomustine ou CCNU *Liste I-100 %-Coll*

BÉLUSTINE	5 gél. 40 mg	Par voie orale en 1 prise le soir au coucher : 100 à 130 mg/m² toutes les 6 semaines ou 75 mg/m² toutes les 3 semaines

Contre-indications

Grossesse et allaitement

Propriétés

- Alkylant de la famille des chloroéthyl-nitroso-urées agissant par alcoylation de l'ADN et de l'ARN et carbamoylation des protéines, ayant une liposolubilité importante permettant un passage hémato-encéphalique, indiqué surtout dans les tumeurs cérébrales, les cancers bronchiques, le lymphome de Hodgkin
- Absorption digestive assez rapide, diffusion dans le LCR (taux comparables aux taux plasmatiques), métabolisation hépatique rapide en métabolites actifs, élimination urinaire (60 % en 48 heures et pratiquement 100 % en 72 heures)

Indications

- Tumeurs cérébrales primitives ou secondaires
- Lymphomes hodgkiniens et non hodgkiniens, leucémies aiguës
- Cancers bronchopulmonaires
- Myélome multiple
- Mélanomes

Effets indésirables

- Toxicité hématologique dose-dépendante, cumulative et retardée avec nadir à J21-J28 et réversibilité à J49 : thrombopénie, leucopénie, anémie
- Alopécie (grade 1), nausées et vomissements (70 %), stomatite, mucite, aménorrhée, azoospermie, élévation des transaminases, fibrose pulmonaire rare

Précautions d'emploi et interactions médicamenteuses

- Associer des antiémétisants (potentiel émétisant important)
- Surveillance hématologique stricte (hémogramme préalable puis pendant toute l'intercure et avant chaque prise, car destruction cumulative et définitive des lignées myéloïdes, avec un risque particulier de thrombopémie sévère et durable), surveillance pulmonaire en cas de traitement prolongé
- Diminuer la posologie (70 à 100 mg/m² toutes les 6 semaines) si le produit est associé avec d'autres cytostatiques hématotoxiques
- Ne pas ouvrir, ni croquer, ni mâcher, ni écraser les gélules et éviter tout contact de la poudre qu'elles contiennent avec la peau et les muqueuses (produit irritant)
- Déconseillé si clairance de la créatinine < 60 ml/min
- ***Associations contre-indiquées*** : vaccin antiamaril
- ***Associations déconseillées*** : autres vaccins vivants atténués, ciclosporine, tacrolimus

Alkylants (VIII) :
Nitroso-urées (III)

Carmustine ou BCNU *Liste I-Réservé aux hôpitaux-Coll*

BICNU (1) (2) et (3) *Conserver de + 2 °C à + 8 °C et à l'abri de la lumière (et perfuser à l'abri de la lumière)*	Fl. 100 mg (lyophilisat) + 3 ml d'éthanol	*En polychimiothérapie* : 150 mg/m² en perfusion IV lente toutes les 6 semaines sans dépasser une dose cumulée de 1 200 mg/m² *En monothérapie* dans les tumeurs cérébrales : 200 mg/m² en perfusion IV lente toutes les 6 semaines sans dépasser une dose cumulée de 1 200 mg/m²
GLIADEL	Implant 7,7 mg	A. Gliome malin (4) et (5)

1. La préparation des solutions injectables doit obligatoirement être réalisée par un personnel spécialisé, dans un local réservé à cet usage.
2. Administrer uniquement en perfusion IV lente d'une durée de 1 à 2 heures, après dissolution du lyophilisat par le solvant, puis dilution dans 27 ml d'eau stérile et apyrogène, puis seconde dilution de la dose requise dans 100 à 250 ml de soluté salé ou glucosé isotonique (*ne pas utiliser de poche en polychlorure de vinyl* car décomposition partielle en moins de 1 heure, et *ne pas exposer à une température* > 27 °C, point de fusion de la carmustine, ce qui aboutirait à sa décomposition sous forme de pellicule huileuse au fond du flacon qui ne devra alors pas être utilisé).
3. Surveiller l'hémogramme au moins jusqu'à la 6e semaine suivant la perfusion afin d'adapter la posologie en fonction de la réponse à la dose précédente :
   - Ne pas répéter l'injection tant que les plaquettes sont < 100 000/mm³ et les granulocytes < 2 000/mm³.
   - Utiliser 100 % de la dose précédente si les plaquettes sont > 75 000/mm³ et les granulocytes > 3 000/mm³ après la dose précédente.
   - Utiliser 70 % de la dose précédente si les plaquettes sont > 25 000/mm³ et les granulocytes > 2 000/mm³ après la dose précédente.
   - Utiliser 50 % de la dose précédente si les plaquettes sont < 25 000/mm³ et les granulocytes < 2 000/mm³ après la dose précédente.
4. Mise en place neurochirurgicale par craniotomie de 8 implants au maximum dans la cavité de résection tumorale des gliomes malins de haut grade.
5. Une surveillance étroite post-opératoire est indispensable compte tenu des risques de convulsions, d'infections intracrâniennes, d'œdème cérébral (risque d'engagement) et de cicatrisation anormale.

Contre-indications

Thrombopénie, leucopénie, anémie
Enfant < 5 ans, grossesse et allaitement

Propriétés

- Alkylant de la famille des chloroéthyl-nitroso-urées agissant par alcoylation de l'ADN et de l'ARN et carbamoylation des protéines, ayant une liposolubilité importante (avec passage de la barrière hémato-encéphalique)
- Diffusion dans le LCR (avec taux supérieurs à 50 % des taux plasmatiques), dégradation hépatique rapide en métabolites actifs et inactifs éliminés par voie urinaire (70 % en 4 jours) et accessoirement respiratoire

Indications

- Tumeur cérébrale primitive ou secondaire
- Lymphome hodgkinien ou non, myélome multiple
- Mélanome
- Conditionnement préalable à une greffe autologue de cellules souches hématopoïétiques

Effets indésirables

- Toxicité hématologique dose-dépendante et cumulative avec nadir à J21-J30 et récupération à J35-J49 : la thrombopénie est plus sévère que la leucopénie
- Nausées et vomissements fréquents (60 à 90 %) 2 heures après la perfusion, stomatite, mucite, veinite (→ rincer la veine), rougeurs du visage et suffusions conjonctivales en cas de perfusion trop rapide
- Aménorrhée, azoospermie → conseil spécialisé préthérapeutique
- Toxicité pulmonaire dose-dépendante (20 % si dose cumulée > 1 200 mg/m², 30 à 50 % si dose cumulée > 1 500 mg/m², mais parfois dès 650 mg/m² en cas d'association au cyclophosphamide chez les fumeurs ou ex-fumeurs) : fibrose ou rétraction du lobe supérieur, précoce ou retardée (jusqu'à 12 ans après)
- Alopécie (grade 1), réactions cutanées allergiques (érythème avec sensation de brûlure), altération de la fonction rénale, élévation des transaminases
- Médicament à potentiel carcinogénique, des leucémies aiguës et des dysplasies de la moelle osseuse ont été signalées

Précautions d'emploi

- Éviter une dose cumulée > 1 200 mg/m² (toxicité pulmonaire accrue) et assurer une surveillance pulmonaire (clinique et radiologique)
- Associer des antiémétisants (potentiel émétisant important)

Interactions médicamenteuses et incompatibilités physico-chimiques

- ***Associations contre-indiquées*** : vaccin antiamaril
- ***Associations déconseillées*** : autres vaccins vivants atténués, phénytoïne, olaparib, cimétidine
- *Associations à prendre en compte* : AVK, flucytosine, immunosuppresseurs
- Incompatible avec le polychlorure de vinyl, instabilité en milieu alcalin

Alkylants (IX) :
Nitroso-urées (IV)

Streptozocine[G] *Liste I-Réservé aux hôpitaux-Coll-Rétrocédable*

STREPTOZOCINE (1) et (2) *Conserver de + 2 °C à + 8 °C et à l'abri de la lumière*	Fl. de poudre pour sol. = 1 000 mg	Posologies ci-dessous (3)

1. La préparation des solutions injectables doit obligatoirement être réalisée par un personnel spécialisé, dans un local réservé à cet usage.
2. Administrer par voie IV directe ou en perfusion IV courte (15 à 30 minutes), après reconstitution du contenu du flacon par 9,5 ml de soluté salé ou glucosé isotonique, en évitant tout contact avec la peau ou les muqueuses (port de gants indispensable).
3. En traitement quotidien : 500 mg/m²/jour pendant 5 jours toutes les 6 semaines. En traitement hebdomadaire : 1 000 à 1 500 mg/m² 1 fois/semaine. En association avec le 5-fluoro-uracile : 500 mg/m²/jour avec 400 mg/m²/jour de 5-FU pendant 5 jours toutes les 6 semaines.

Contre-indications

Insuffisance rénale, grossesse et allaitement

Propriétés

- Dérivé de la famille des méthyl-nitroso-urées ayant une faible activité alkylante mais se liant à l'ADN par méthylation, inhibant la synthèse de l'ADN mais peu celle de l'ARN et des protéines, utilisé essentiellement dans la chimiothérapie des tumeurs endocrines du pancréas et des tumeurs carcinoïdes métastasées
- Cinétique triphasique, élimination urinaire sous forme de métabolites (60 à 72 % en 4 heures et 98 % en 24 heures), demi-vie de 35 minutes

Indications

- Tumeurs neuro-endocrines pancréatiques métastatiques
- Tumeurs carcinoïdes métastasées

Effets indésirables (produit non alopéciant)

- Toxicité rénale dose-dépendante et cumulative (28 à 73 % des cas) pouvant être sévère voire fatale : protéinurie (réduire les doses), hyperazotémie, glucosurie, hypophosphatémie, anurie, acidose tubulaire rénale différée
- Troubles digestifs très fréquents : nausées et vomissements (> 90 %), diarrhée
- Rares : toxicité hépatique (élévation des transaminases, hypoalbuminémie) et hématologique (anémie, leucopénie, thrombopénie), hypoglycémie, diabète insipide néphrogénique, effet mutagène et carcinogène chez l'animal

Précautions d'emploi et interactions médicamenteuses

- Associer des antiémétisants (potentiel émétisant très important)
- Surveillance stricte (avant et pendant le traitement, puis hebdomadaire pendant les 4 à 6 semaines suivantes) avec clairance de la créatinine, ionogramme sanguin et urinaire, glycosurie et protéinurie des 24 heures, bilan hépatique, hémogramme, glycémie
- Manipuler toujours avec des gants : en cas de contact accidentel avec la peau ou les muqueuses, laver rapidement à l'eau et au savon
- ***Associations contre-indiquées*** : vaccin antiamaril
- ***Associations déconseillées*** : autres vaccins vivants atténués
- *Associations à prendre en compte* : autres médicaments néphrotoxiques

Alkylants (X) :
Organoplatines (I)

Cisplatine[G] *Liste I-100 %-Coll-Rétrocédable*

CISPLATINE (1) *Perfuser à l'abri de la lumière si la perfusion dure plus de 1 heure*	Fl. 10 mg, 25 mg, 50 mg ou 100 mg Sol. pour perf. (1 mg/ml)	Par voie **IV** stricte toutes les 3 à 6 semaines (2)

1. La préparation des solutions injectables doit obligatoirement être réalisée par un personnel spécialisé, dans un local réservé à cet usage
2. Administrer par voie IV stricte (en cas d'extravasation, arrêt immédiat et mesures correctrices) dans la tubulure d'une perfusion (dans le cas des lyophilisats après dissolution dans de l'eau distillée stérile pour préparation injectable afin d'obtenir une solution limpide et incolore concentrée à 1 mg/ml) : 50 à 100 mg/m² en 1 seule injection ou 15 à 20 mg/m²/jour pendant 5 jours.

Contre-indications

Relatives : atteinte auditive, clairance de la créatinine < 60 ml/min
Hypoplasie médullaire sévère, grossesse et allaitement

Propriétés

- Agent alkylant dérivé du platine, inhibant la synthèse de l'ADN par formation de ponts inter- et intracaténaires, agent majeur de la chimiothérapie des tumeurs solides, avec effet hypocalcémiant propre (maximal vers le 10e jour et persistant environ 1 mois)
- Distribution rapide (reins, foie, intestin grêle, colon) mais peu dans le SNC, forte liaison aux protéines plasmatiques (90 %), cinétique triphasique avec demi-vie longue (58 à 73 heures), élimination essentiellement urinaire (30 % en 24 heures)

Indications

- Cancer du testicule, de l'ovaire, du col de l'utérus, de la sphère ORL, des voies aérodigestives supérieures, de l'œsophage, de l'estomac, de l'endomètre, de l'anus, cancers épidermoïdes (notamment bronchiques), cancer de la vessie
- Lymphomes hodgkiniens ou non hodgkiniens en rechute

Effets indésirables (produit non alopéciant)

- Très fréquents (> 90 % des cas) : nausées et vomissements pratiquement constants et souvent sévères (1 à 4 heures après l'administration) → à prévenir et à traiter par des antiémétisants efficaces (notamment les antagonistes des récepteurs de la 5 HT3)
- Néphrotoxicité et ototoxicité dose-dépendantes avec effet cumulatif
- Myélodépression (maximale entre J14 et J21 et réversible vers la 5e ou 6e semaine)
- Divers : réactions allergiques, hyperuricémie, neuropathies périphériques, troubles cardiaques, anorexie, dysgueusie, élévation des transaminases

Précautions d'emploi et interactions médicamenteuses

- *Associer systématiquement des antiémétisants* : antagonistes des récepteurs de la 5 HT3, en association à un corticoïde IV (par exemple 120 mg de méthylprednisolone
- *Surveillance stricte* : fonction rénale, ionogramme, hémogramme, bilan hépatique, examen neurologique avant chaque cure puis régulièrement. Audiogramme à la 1re cure
- *Maintenir une diurèse de 3 l (*24 heures avant l'injection et 24 heures après afin de diminuer le risque d'insuffisance rénale) par perfusion de NaCl
- ***Associations contre-indiquées*** : vaccin antiamaril, phénytoïne
- ***Associations déconseillées*** : autres vaccins vivants atténués
- *Associations à prendre en compte* : aminosides (néphrotoxicité et ototoxicité accrues)
- Incompatibilité avec aluminium (formation d'un précipité foncé inactif), bicarbonate de sodium, thiosulfate de sodium, mesna, bisulfites

Alkylants (XI) : Organoplatines (II)

Carboplatine^G *Liste I-Réservé aux hôpitaux-Coll-Rétrocédable*

CARBOPLATINE (1) *Conserver à l'abri de la lumière*	Fl. 50 mg, 150 mg, 450 mg ou 600 mg Solution pour perfusion (10 mg/ml)	Perfusion IV stricte toutes les 4 semaines (2) : 400 mg/m² en 1 seule perfusion (3)

1. La préparation des solutions injectables doit obligatoirement être réalisée par un personnel spécialisé, dans un local réservé à cet usage.
2. Administrer par perfusion veineuse stricte en 15 à 60 minutes, soit tels quels à la concentration de 10 mg/ml en dérivation d'une perfusion de glucose à 5 %, soit après dilution à l'aide d'une solution de glucose à 5 % jusqu'à une concentration minimale de 0,5 mg/ml, en rinçant dans tous les cas la veine après la perfusion avec une solution de glucose à 5 %.
3. L'adaptation des posologies de carboplatine peut aussi être réalisée individuellement à l'aide des formules de Calvert ou de Chatelut. À titre d'exemple, selon Calvert :
   - Dose (mg) = AUC × (GFR + 25).
   - GFR : débit de filtration glomérulaire, dont la méthode de mesure de référence est la clairance à l'EDTA marqué au chrome 51, mais qui peut être approché par le calcul de la clairance de la créatinine.
   - AUC : aire sous la courbe (*area under the curve*). Dans le traitement de première intention du cancer de l'ovaire, en association au paclitaxel, l'AUC recommandée est de 5 à 7,5 mg/ml.min pour le calcul de la dose de carboplatine.

Contre-indications

Grossesse et allaitement, certaines associations (*cf.* Interactions)
Relatives : insuffisance rénale sévère, hypoplasie médullaire sévère

Propriétés

- Agent alkylant dérivé du platine, ayant des propriétés similaires à celles du cisplatine, avec l'avantage d'une toxicité moindre au niveau rénal, auditif, neurologique, digestif, et celui de ne pas nécessiter d'hyperhydratation ou de diurèse forcée, mais ayant une myélotoxicité plus marquée
- Liaison aux protéines plasmatiques faible (10 à 25 %), bonne diffusion dans le LCR, excrétion urinaire sans sécrétion tubulaire, demi-vie d'élimination de 24 heures

Indications

- Cancer épithélial de l'ovaire en première ou deuxième ligne de traitement
- Cancer du poumon non à petites cellules
- Cancers épidermoïdes des voies aéro-digestives supérieures
- Lymphomes hodgkiniens ou non hodgkiniens en rechute

Effets indésirables

- Nausées et vomissements (60 à 90 %) parfois sévères → à prévenir et à traiter par des antiémétisants efficaces (notamment les antagonistes des récepteurs de la 5 HT3)
- Myélotoxicité : thrombopénie plus marquée qu'avec le cisplatine (maximale entre J14 et J21 et réversible vers la 6e semaine), leucopénie dose-dépendante (nadir entre J14 et J21 et réversible entre J28 et J42), anémie (48 %) avec hémoglobine < 9,5 g/dl
- Toxicité rénale réduite par rapport au cisplatine (15 à 20 %) et n'imposant pas d'hyperhydratation ou de diurèse forcée : élévation de l'urée et de la créatininémie
- Toxicité auditive dose-dépendante avec effet cumulatif (moindre qu'avec le cisplatine)
- Alopécie (grade 1), réactions allergiques (prurit, éruptions cutanées, fièvre, choc anaphylactique), neuropathies périphériques (6 %), plus rarement (2 %) dysgueusie, fièvre et frissons, élévation des enzymes hépatiques spontanément régressive

Précautions d'emploi

- *Associer systématiquement des antiémétisants* : antagonistes des récepteurs de la 5 HT3, ou association à visée antiémétisante (2,5 mg de lorazépam *per os* 45 minutes avant + 20 mg de dexaméthasone par voie IV ou 240 mg de méthyprednisolone par voie IV 40 minutes avant, puis 3 mg/kg de métoclopramide par voie IV en 15 minutes dans 50 ml de sérum physiologique perfusés 15 minutes avant les anticancéreux, cette dose de métoclopramide étant répétée 2 heures après)
- *Surveillance stricte* : fonction rénale, ionogramme, hémogramme, bilan hépatique, examen neurologique et audiogramme avant chaque cure puis régulièrement
- Retarder le traitement si les leucocytes sont inférieurs à 2 000/mm^3 ou si les plaquettes sont inférieures à 50 000/mm^3
- *Insuffisance rénale* : réduire la posologie jusqu'à 200 mg/m^2 quand la clairance de la créatinine est comprise entre 20 et 40 ml/min ou interrompre le traitement

Interactions médicamenteuses et incompatibilités physico-chimiques

- ***Associations contre-indiquées*** : vaccin antiamaril, phénytoïne
- ***Associations déconseillées*** : autres vaccins vivants atténués
- *Associations à prendre en compte* : aminosides (néphrotoxicité et ototoxicité accrues)
- Incompatibilité majeure avec l'aluminium (formation d'un précipité foncé inactif), le chlorure de sodium, le mesna

Alkylants (XII) :
Organoplatines (III)

Oxaliplatine[G] *Liste I-Réservé aux hôpitaux-Coll-Rétrocédable*

ELOXATINE	Fl. 50 mg, 100 mg ou 200 mg Solution pour perfusion (5 mg/ml)	Perfusion IV stricte toutes les 2 à 3 semaines (1) et (2) : 85 mg/m² toutes les 2 semaines en association avec le 5-fluoro-uracile ou 130 mg/m² toutes les 3 semaines en monothérapie

1. La préparation des solutions injectables doit obligatoirement être réalisée par un personnel spécialisé, dans un local réservé à cet usage.
2. Diluer la solution dans 250 à 500 ml de G5 afin d'obtenir une concentration supérieure à 0,2 mg/ml et administrer en perfusion IV courte (2 à 6 heures), toujours préalablement au fluoro-uracile.
   Conduite à tenir en fonction des signes de neurotoxicité :
   - Paresthésies spontanément réversibles → pas d'adaptation des doses ultérieures.
   - Paresthésies persistantes entre 2 cycles ou douloureuses et/ou gêne fonctionnelle débutante → réduire la dose ultérieure de 25 %.
   - Symptomatologie inchangée ou s'aggravant après adaptation posologique → arrêt du produit (une reprise ultérieure sera éventuellement possible après régression des symptômes).

Contre-indications
Insuffisance rénale sévère (clairance de la créatinine < 30 ml/min)
Neuropathies périphériques sentitives avant le premier cycle de traitement
Insuffisance médullaire avant le premier cycle
Grossesse et allaitement

Propriétés

- Agent alkylant dérivé du platine, inhibant la synthèse de l'ADN par formation de ponts inter- et intracaténaires, n'ayant, d'après les essais cliniques, aucune toxicité rénale ou auditive (contrairement aux autres sels de platine), actif contre des lignées cellulaires résistantes au carboplatine et au cisplatine, mais entraînant des neuropathies périphériques fréquentes pouvant compromettre la qualité de vie des patients
- Liaison forte aux protéines plasmatiques (75 à 95 %), forte métabolisation, élimination urinaire biphasique (55 % en 5 jours), demi-vie terminale d'environ 40 heures

Indications

- Cancer colorectal au stade III (Dukes C) après résection complète de la tumeur, en association avec le 5-fluoro-uracile et l'acide folinique en adjuvant
- Cancer colorectal métastatique en association avec le 5-fluoro-uracile et l'acide folinique

Effets indésirables (produit non alopéciant)

- Neuropathies périphériques sensitives : neuropathie aiguë induite ou réactivée par contact avec le froid (60 à 90 % des patients) apparaissant en quelques heures à 1-2 jours et disparaissant en 14 jours, et/ou neuropathie persistante (42 % des patients) pouvant entraîner une gêne fonctionnelle (en général après une dose cumulée > 800 mg/m^2 soit 6 cycles) → *cf.* la note ci-contre
- Nausées et vomissements (65 %, sévères dans 11 % des cas → à prévenir et à traiter par des antiémétisants efficaces), diarrhée (30 %, sévère dans 4 % des cas)
- Toxicité hématologique relativement modérée : anémie, leucopénie et thrombopénie (parfois de grade 3 ou 4) → *cf.* Précautions d'emploi
- Exceptionnels : fièvre, rashs cutanés, malaise lors de l'injection, fibrose pulmonaire

Précautions d'emploi

- *Associer systématiquement des antiémétisants* : antagonistes des récepteurs de la 5 HT3, en association avec un corticoïde (par exemple 80 à 120 mg de méthylprednisolone IV)
- Hémogramme et examen neurologique avant chaque cure puis régulièrement
- Retarder le traitement jusqu'à récupération si les polynucléaires sont < 1,5 g/l ou si les plaquettes sont < 100 g/l
- Insuffisance hépatique : aucune adaptation de la posologie n'est nécessaire
- Insuffisance rénale modérée : surveillance de la créatinine et adaptation posologique en fonction de la toxicité

Interactions médicamenteuses et incompatibilités physico-chimiques

- ***Associations contre-indiquées*** : vaccin antiamaril
- ***Associations déconseillées*** : autres vaccins vivants atténués
- *Associations à prendre en compte* : aminosides (néphrotoxicité et ototoxicité accrues)
- Incompatibilité majeure avec l'aluminium (formation d'un précipité foncé inactif), avec le chlorure de sodium, avec les médicaments ou milieux alcalins (dont fluoro-uracile, trométamol) → ne pas administrer le fluoro-uracile par la même voie veineuse

Alkylants (XIII) : Éthylène-imines (I)

Thiotépa ou Triéthylène-thiophosphoramide

Liste I-100 %-Coll-Rétrocédable-Prescription hospitalière réservée aux cancérologues

THIOTÉPA (1) *Conserver de + 2 °C à + 8 °C*	5 fl. 15 mg (reconstituer par 3 ml d'eau ppi)	Par voie IV (ou IM) (2) Par voie intracavitaire (3) En instillations vésicales (4)
TEPADINA *Conserver de + 2 °C à + 8 °C*	Fl. 15 mg (10 mg/ml) Fl. 100 mg (10 mg/ml) Poudre/sol. pour perfusion	Indication (5)

1. La préparation des solutions injectables doit obligatoirement être réalisée par un personnel spécialisé, dans un local réservé à cet usage.
2. Par voie IV (ou IM) : 8 à 12 mg/m²/jour pour une dose totale de 15 à 50 mg par cure, en espaçant les cures de 4 à 6 semaines.
3. Par voie intracavitaire : 10 à 30 mg par injection.
4. En instillations vésicales : 30 à 40 mg par instillation dans 30-60 ml d'eau ppi à garder 1 à 2 heures, toutes les 1 à 4 semaines.
5. En association avec d'autres chimiothérapies ± irradiation corporelle, traitement de conditionement préalable à une greffe de cellules souches hématopoïétiques (GCSH). Prescription réservée aux médecins expérimentés dans les GCSH.

Contre-indications

Grossesse et allaitement

Propriétés

- Alkylant de la famille des éthylène-imines, métabolisé au niveau hépatique en triéthylène-phosphoramide actif (Tépa), éliminé en 24 heures dans les urines sous forme de métabolites nombreux, passant la barrière hémato-encéphalique, ayant une toxicité avant tout hématologique

Indications

- Cancer du sein, cancer de l'ovaire
- Tumeurs superficielles de la vessie (en instillations vésicales)

Effets indésirables (produit non alopéciant)

- Toxicité hématologique dose-dépendante avec nadir à J10-J14 et réversible à J21 (granulopénie, thrombopénie, anémie), nausées/vomissements (10 à 30 %)
- Vertiges, céphalées, aménorrhée, azoospermie, réactions allergiques, cystite (si emploi par voie vésicale), douleur au site d'injection

Précautions d'emploi et interactions médicamenteuses

- Associer des antiémétisants
- Surveillance hématologique avant chaque administration, puis hebdomadaire poursuivie pendant 4 semaines après l'arrêt : interrompre le traitement en cas de granulopénie < 2 000/mm³ ou de thrombopénie < 100 000/mm³
- Réduire la posologie en cas d'insuffisance rénale et/ou hépatique
- ***Associations contre-indiquées*** : vaccin antiamaril
- ***Associations déconseillées*** : autres vaccins vivants atténués, phénytoïne

Alkylants (XIV) : Éthylène-imines (II)

Altrétamine *Liste I-100 %-Coll*

HEXASTAT (1)	25 gél. 100 mg	En 3 à 5 prises orales en dehors des repas : 150 à 250 mg/m²/jour en cures de 5 à 21 jours consécutifs par mois

1. Médicament en rupture de stock depuis juin 2012. Si aucune autre alternative thérapeutique n'est envisageable, la spécialité HEXALEN 100 mg, autorisée aux États-Unis, peut être disponible en ATU nominative.

Contre-indications
Grossesse et allaitement

Propriétés

- Dérivé proche de l'éthylène-imine, le plus souvent considéré comme alkylant, agissant par un mécanisme complexe dominé par la méthylation anormale de l'ADN, utilisé surtout dans les adénocarcinomes ovariens
- Absorption digestive rapide, concentration dans les tissus à composante lipidique, métabolisation en dérivé N-méthylé, élimination par voie urinaire (60 % en 24 heures et 90 % en 72 heures), demi-vie d'élimination de 13 heures

Indications

- Cancer de l'ovaire en deuxième ligne (cures de 21 jours consécutifs par mois)
- Cancer bronchique à petites cellules en deuxième ligne (cures de 5 jours espacées de 21 jours, en association)

Effets indésirables

- Nausées et vomissements très fréquents (60 à 90 %), plus rarement diarrhée
- Toxicité hématologique non cumulative, avec nadir à J21 et réversibilité en 1 à 2 semaines : leucopénie, thrombopénie
- Alopécie (grade 1), possibilité de réactions cutanées allergiques, toxicité neurologique réversible en traitement prolongé (confusion mentale, agitation, dépression, polynévrites sensitivo-motrices, hallucinations), cystites, aménorrhée, azoospermie

Précautions d'emploi

- Associer des antiémétisants (potentiel émétisant important)
- Surveillance hématologique avant et après chaque cure
- Ne pas déconditionner, ne pas ouvrir, ni écraser, ni croquer, ni mâcher les gélules et éviter tout contact de la poudre qu'elles contiennent avec la peau et les muqueuses (produit irritant)

Interactions médicamenteuses

- ***Associations contre-indiquées*** : vaccin antiamaril
- ***Associations déconseillées*** : autres vaccins vivants atténués

Alkylants (XV) : Triazènes (I)

Procarbazine *Liste I-100 %-Coll*

NATULAN	50 gél. 50 mg	En polychimiothérapie : 100 à 150 mg/m²/jour × 7 à 14 jours/mois

Contre-indications

Insuffisance hépatique ou rénale sévère
Grossesse et allaitement

Propriétés

- Dérivé de la famille des triazènes, affectant la synthèse de l'ADN par alkylation après métabolisation en azoprocarbazine donnant des radicaux méthylés par l'intermédiaire de l'ion méthyldiazonium, surtout utilisé dans les lymphomes
- Absorption digestive > 70 %, bonne diffusion même dans le LCR, métabolisme hépatique et intraérythrocytaire rapide, élimination urinaire sous forme inactive (70 % en 24 heures) et accessoirement pulmonaire (10 à 20 %)

Indications

- Lymphome de Hodgkin (protocole MOPP comprenant Méthylchloréthamine et Oncovin à J1 et J8 + Procarbazine et Prednisone de J1 à J14)
- Lymphomes non hodgkiniens
- Cancer broncho-pulmonaire à petites cellules et tumeurs cérébrales

Effets indésirables

- Nausées et vomissements très fréquents (60 à 90 %), stomatite, effet antabuse
- Toxicité hématologique dose-dépendante et non cumulative, apparaissant en 2 à 4 semaines et durant 2 semaines : leucopénie et thrombopénie
- Alopécie (grade 1), réactions cutanées allergiques imposant l'arrêt, aménorrhée, azoospermie
- Exceptionnellement : troubles neuro-psychiques chez le sujet âgé surtout et accrus par l'alcool (vertiges, confusion mentale, agitation)

Précautions d'emploi

- Associer des antiémétisants (potentiel émétisant important)
- Surveillance hématologique : interrompre le traitement en cas de granulopénie inférieure à 2 000/mm³ ou de thrombopénie inférieure à 100 000/mm³

Interactions médicamenteuses

- ***Associations contre-indiquées*** : vaccin antiamaril
- ***Associations déconseillées*** : autres vaccins vivants atténués, alcool
- *Associations à prendre en compte* : anticonvulsivants inducteurs enzymatiques (carbamazépine, phénobarbital, primidone, phénytoïne)

Alkylants (XVI) : Triazènes (II)

Témozolomide[G] *Liste I-Réservé aux hôpitaux-Coll*

TÉMODAL *Conserver à moins de + 30 °C*	5 gél. 5 mg, 20 mg, 100 mg, 140 mg, 180 mg ou 250 mg Fl. 100 mg à 2,5 mg/ml Poudre pour sol. inj. par voie IV stricte	En 1 prise à jeun : 200 mg/m²/jour × 5 jours par cycle de 28 jours ou 75 mg/m²/jour en association avec la radiothérapie (42 jours)

Contre-indications

Aplasie médullaire ou neutropénie sévère
Grossesse et allaitement

Propriétés

- Dérivé de la famille des triazènes, affectant la synthèse de l'ADN par alkylation après conversion en radicaux méthylés par l'intermédiaire de l'ion méthyldiazonium
- Absorption digestive réduite par les aliments, passage important dans le LCR (30 % des taux plasmatiques) et le SNC, faible liaison aux protéines plasmatiques (10 à 20 %), élimination urinaire sous forme de métabolites, demi-vie d'environ 1,8 heures

Indications

- Glioblastome multiforme nouvellement diagnostiqué, en association avec la radiothérapie locale (phase concomitante), puis en monothérapie (débutant 4 semaines après la fin de l'association Témodal + radiothérapie et poursuivie jusqu'à 6 cycles)
- Gliome malin, tel que glioblastome multiforme ou astrocytome anaplasique, présentant une récidive ou une progression après un traitement standard

Effets indésirables

- Toxicité hématologique (grades 3-4) retardée avec nadir entre J21 et J28 et réversibilité en 1 à 2 semaines : thrombopénie, neutropénie
- Très fréquents (> 10 %) : nausées (43 %) et vomissements (36 %), fatigue, constipation, céphalées, anorexie, diarrhée, rashs cutanés, fièvre, somnolence
- Fréquents (1 à 10 %) : alopécie (grade 1), douleurs abdominales, perte de poids, vertiges, dyspnée, dyspepsie, prurit, dysgueusies, paresthésies, malaise, hypertransaminasémie
- Rares (< 1 %) : fibrose pulmonaire, insuffisance respiratoire parfois fatale, toxicité hépatique parfois fatale

Précautions d'emploi et interactions médicamenteuses

- Bilan préalable, puis après 21 jours, puis hebdomadaire (hématologique, hépatique, rénal), en adaptant la dose ultérieure en fonction de la tolérance hématologique :
  - Plaquettes < 100 000/mm³ et neutrophiles < 1 500/mm³ : 150 mg/m²/jour
  - Plaquettes < 50 000/mm³ et neutrophiles < 1 000/mm³ : 100 mg/m²/jour
- Prétraitement par nitroso-urées ou association à d'autres cytotoxiques : réduire la dose du cycle initial à 150 mg/m²/jour, puis l'augmenter à 200 mg/m²/jour
- Associer un antiémétisant, utiliser avec prudence chez le sujet âgé
- Enfant ≥ 3 ans : posologie identique (pas de données chez l'enfant plus jeune)
- Utilisation de préservatifs chez l'homme traité (durant le traitement et les 6 mois suivant l'arrêt) et contraception efficace chez la femme (car effet génotoxique et tératogène)
- *Associations contre-indiquées* : vaccin antiamaril et autres vaccins vivants atténués

Alkylants (XVII) : Triazènes (III)

Dacarbazine[G] *Liste I-100 %-Coll-Rétrocédable*

DÉTICENE (1) *Conserver à moins de + 25 °C et à l'abri de la lumière*	10 fl. 100 mg ou 200 mg	Perfusion **IV** (30 minutes) en cycles de 4 à 5 jours espacés de 21 jours : 150 à 250 mg/m²/jour en monothérapie ou 375 mg/m²/jour en polychimiothérapie (protocole ABVD)

1. La préparation des solutions injectables doit obligatoirement être réalisée par un personnel spécialisé, dans un local réservé à cet usage.

Contre-indications
Grossesse et allaitement

Propriétés
- Analogue d'un précurseur des bases puriques se comportant comme un agent alkylant après activation hépatique, inhibant la synthèse de l'ADN
- Cinétique biphasique, liaison à 20 % aux protéines plasmatiques, diffusion dans le LCR (20 % des concentrations plasmatiques), demi-vie d'élimination de 35 minutes, élimination urinaire surtout (50 % en 6 heures) et bilaire

Indications
- Lymphome de Hodgkin (protocole ABVD comprenant à J1 et J15 adriamycine, bléomycine, vinblastine et dacarbazine), lymphomes non hodgkiniens
- Mélanome métastatique (22 à 25 % de réponses en monothérapie)
- Glioblastomes, sarcomes

Effets indésirables
- Nausées et vomissements très fréquents (> 90 %), anorexie, constipation
- Toxicité hématologique (30 à 50 %) dose-dépendante, apparaissant à J21 et réversible à J35 : leucopénie, thrombopénie, anémie
- Alopécie (grade 2), photosensibilisation, aménorrhée, azoospermie, rarement syndrome pseudo-grippal (apparaissant à J7 et persistant 7 à 21 jours), veinite au point d'injection, hyperazotémie

Précautions d'emploi, mode d'emploi et interactions médicamenteuses
- Surveillance hématologique (avant et après chaque cure) et rénale
- Associer des antiémétisants (potentiel émétisant très important), antipyrétiques (en cas de syndrome pseudo-grippal), et éventuellement un casque réfrigérant
- Protéger les flacons et le perfuseur de la lumière (médicament photosensible et produits de dégradation toxiques)
- Utilisation possible en injections intra-artérielles dans certaines localisations
- ***Associations contre-indiquées*** : vaccin antiamaril
- ***Associations déconseillées*** : autres vaccins vivants atténués
- *Associations à utiliser avec précaution* : fotémustine

Alkylants (XVIII) : Esters sulfoniques

Busulfan[G] *Liste I-100 %-Coll-Prescription hospitalière spécialisée*

MYLERAN	25 cp. 2 mg	A. 0,06 mg/kg/jour de 12 à 20 semaines jusqu'à rémission complète
BUSILVEX (1)	8 amp. 6 mg/1 ml	Posologie ci-dessous

1. La préparation des solutions injectables doit obligatoirement être réalisée par un personnel spécialisé, dans un local réservé à cet usage.

Contre-indications

Grossesse et allaitement

Propriétés

- Agent alkylant de la famille des diméthane sulfonoxy-alkanes, déprimant surtout la lignée myéloïde par fixation à l'ADN
- Absorption digestive variable, de 68 % en moyenne, passage de la barrière hémato-encéphalique, élimination urinaire sous forme de métabolites (10 à 50 % en 24 heures)

Indications et posologie

- *Myleran* : leucémie myéloïde chronique en cas de résistance ou de contre-indication aux autres traitements. Utilisable chez l'enfant si chromosome Philadelphie +
- *Busilvex* : préparation à la greffe de cellules souches hématopoïétiques (avec administration de cyclophosphamide au moins 24 heures après la 16ᵉ dose de busulfan) : 1 mg/kg *per os* ou 0,8 mg/kg en perfusion IV toutes les 6 heures pendant 4 jours (soit 16 doses)

Effets indésirables (parfois tardifs, même après l'arrêt)

- Toxicité hématologique retardée et durable, prédominant sur les polynucléaires, avec nadir à J11-J17, réversible en 42 à 56 jours : pancytopénie, thrombopénie
- Alopécie (grade 1), nausées et vomissements rares (< 10 %), risque infectieux, asthénie, aménorrhée, azoospermie, hyperuricémie, hyperpigmentation, cataracte en cas de traitement prolongé plus de 2 ans, convulsions à forte dose
- Toxicité pulmonaire rare (< 5 %, essentiellement lors de traitement prolongé) : dyspnée d'effort et toux sèche, fibrose pulmonaire (risque accru si radiothérapie associée, dose totale > 3 000 mg et hyperpigmentation cutanée sous busulfan)
- Médicament classé comme cancérogène avec un sur-risque de leucémies aiguës

Précautions d'emploi et interactions médicamenteuses

- En perfusion IV : diluer les ampoules dans du G5 ou du NaCl à 0,9 % pour obtenir une solution finale concentrée à 0,5 mg/ml, à perfuser en 2 heures par cathéter IV central, après prophylaxie anticonvulsivante systématique par benzodiazépine
- Surveillance hématologique 1 à 2 fois/semaine en induction : interrompre le traitement en cas de granulopénie inférieure à 15 000/mm^3 et/ou plaquettes < 100 000/mm^3
- Traitement de plus de 2 ans : surveillance de la fonction pulmonaire pour dépistage d'une fibrose et surveillance du cristallin à la recherche de cataracte
- ***Associations contre-indiquées*** : vaccin antiamaril, thioguanine, phénytoïne
- ***Associations déconseillées*** : vaccins vivants atténués, itraconazole, métronidazole
- *Associations à utiliser avec précaution* : anticoagulants oraux

Alkylants (XIX)

Tréosulfan *Liste I-100 %-Coll-Réservé à l'usage hospitalier-Prescription spécialisée*

TRECONDI	Fl. poudre pour sol. à 1 g ou 5 g	En perfusion IV (1) : Posologies ci-dessous (2)

1. La préparation des solutions injectables doit obligatoirement être réalisée par un personnel spécialisé dans un local réservé à cet usage.
2. *Adultes affectés d'une pathologie maligne* : 10 g/m²/jour en une perfusion IV de 2 heures aux jours – 4, – 3 et – 2 avant l'administration de cellules souches + fludarabine : 30 mg/m²/jour en une perfusion IV de 30 minutes aux jours – 6, – 5, – 4, – 3 et – 2.
Adultes traités pour une pathologie non maligne : 14 g/m²/jour en perfusion IV de 2 heures selon les modalités ci-dessus. La fludarabine à 30 mg/m²/jour est administrée aux jours – 7, – 6, – 5, – 4 et – 3. Le thiotépa peut être ajouté au jour – 2 à raison de 5 mg/kg × 2 fois/jour en perfusion de 2 à 4 heures.
Enfants ≥ 1 mois : adaptation des posologies à la surface corporelle (≤ 0,5 m² = 10 g/m²; 0,5-1,0 m² = 12 g/m²; > 1,0 m² = 14 g/m²) aux jours – 6, – 5 et – 4 avant l'administration de cellules souches + fludarabine : 30 mg/m²/jour aux jours – 7, – 6, – 5, – 4 et – 3 ± thiotépa à la posologie ci-dessus.

Contre-indications
Infection évolutive
Insuffisance cardiaque, respiratoire, hépatique ou rénale sévère
Anémie de Franconi, grossesse, vaccins vivants

Propriétés

- Agent alkylant précurseur de deux molécules possédant une action cytotoxique puissante sur les cellules souches hématopoïétiques et sur les cellules leucémiques par fixation à l'ADN
- Pic plasmatique à 2 heures ; Vd = 20 à 30 l mais pénétration limitée de la barrière méningée ; conversion spontanée en métabolites actifs et élimination par voie urinaire (demi-vie : 2 heures)

Indications

- Préparation à la greffe allogénique de cellules souches hématopoïétiques, en association à la fludarabine, chez des patients enfants (≥ 1 mois) et adultes atteints d'une pathologie maligne ou non

Effets indésirables

- **Toxicité hématologique sévère avec pancytopénie.** La durée de neutropénie est de 14 à 17,5 jours chez l'adulte et de 21 à 24 jours chez l'enfant avec un risque infectieux important
- Risque de second cancer à long terme (agent cancérogène)
- Très fréquents (> 10 %) : infections bactériennes, virales, fongiques, stomatite, vomissements, diarrhée, douleurs abdominales, stérilité, asthénie intense, hyperbilirubinémie
- Fréquents (1 à 10 %) : fièvre, manifestations d'hypersensibilité, anorexie, insomnie, céphalées, vertiges, arythmie cardiaque, hypertension, dyspnée, épistaxis, dysphagie, rash cutané, purpura, érythème, syndrome main-pied, œdèmes, hypertransaminasémie, syndrome inflammatoire biologique
- Rares (< 1 %) : acidose métabolique, perturbations hydro-électrolytiques, encéphalopathie, infarctus myocardique, thrombo-embolie, pneumonie interstitielle, hoquet, hémorragie digestive, ulcères cutanés, crise d'épilepsie chez l'enfant < 4 mois

Précautions d'emploi

- Injection intraveineuse stricte car produit irritant
- Surveillance hématologique fréquente et régulière et supports hématologiques (facteurs de croissance, transfusion de GR et/ou de plaquettes)
- Prévention des risques infectieux bactériens, viraux et fongiques
- Prévention de la stomatite (hygiène, topiques, anti-infectieux locaux, glace...)
- En raison d'une possible stérilité, envisager une conservation de sperme ou d'ovocytes puis contraception jusqu'à 6 mois après la fin du traitement
- Absence d'interactions médicamenteuses connues mais vaccins vivants contre-indiqués

Alkylants (XX)

Mitomycine C[G] *Liste I-100 %-Coll*

MITOMYCINE (1) *Conserver à l'abri de la lumière*	Fl. 10 mg ou 20 mg	Par voie IV : Posologie ci-dessous (2)
MITOMYCINE MÉDAC	Fl. 40 mg	Pour instillation endovésicale : *Cf.* Néphrologie-Urologie

1. La préparation des solutions injectables doit obligatoirement être réalisée par un personnel spécialisé, dans un local réservé à cet usage.
2. Voie IV lente (en 15 à 60 minutes) : 10 à 15 mg/m² toutes les 4 à 8 semaines sans dépasser 80 mg/m².

Contre-indications

Sondage traumatique, grossesse et allaitement

Propriétés

- Alkylant actif après métabolisation intracellulaire par une réductase, inhibant la synthèse de l'ADN, et, à forte dose, celle de l'ARN et des protéines
- Cinétique biphasique, bonne diffusion tissulaire sauf dans le SNC, catabolisme hépatique, élimination urinaire majoritaire, demi-vie d'élimination de 2 heures
- Par voie endovésicale, le passage systémique est faible

Indications

- Adénocarcinomes : estomac, côlon, rectum, pancréas, sein, utérus, vessie
- Cancer épidermoïde du canal anal, en association au 5-FU
- Par voie endovésicale : tumeurs superficielles de la vessie
- Par voie intrapéritonéale : carcinose péritonéale
- Par voie intra-artérielle hépatique : métastases d'adénocarcinome
- Par voie conjonctivale : tumeur de la surface oculaire

Effets indésirables

- Toxicité hématologique dose-dépendante, cumulative, retardée de 1 mois et réversible en 8 semaines : thrombopénie, leucopénie, plus rarement anémie hémolytique (10 %)
- Alopécie (grade 1), nausées et vomissements (30 à 60 %), diarrhée, rashs cutanés, hyperthermie, aménorrhée, azoospermie, risque de cystite par voie endovésicale, veinite au point d'injection, risque important de nécrose en cas d'extravasation
- Rares : toxicité rénale (protéinurie à surveiller), toxicité pulmonaire (fibrose, hypertension artérielle pulmonaire), maladie veino-occlusive hépatique, insuffisance cardiaque

Précautions d'emploi et interactions médicamenteuses

- Associer des antiémétisants (potentiel émétisant modéré)
- Surveillance hématologique (toxicité retardée) et rénale avant et après chaque cure
- Surveillance cardio-pulmonaire clinique, radiologique et échocardiographique (HTAP)
- Réduire les doses de 50 à 75 % en cas d'insuffisance rénale modérée
- ***Associations contre-indiquées*** : vaccin antiamaril
- ***Associations déconseillées*** : autres vaccins vivants atténués
- *Associations à prendre en compte* : vinca-alcaloïdes (toxicité pulmonaire), tamoxifène

Alkylants (XXI)

Bendamustine^G *Liste I-100 %-Coll-Prescription hospitalière spécialisée*

BENDAMUSTINE	5 fl. 25 mg (1) 5 fl. 100 mg (1)	Par voie **IV** lente (en 30 à 60 minutes) (2)

1. Poudre pour solution à diluer à 2,5 mg/ml puis à perfuser dans du sérum salé isotonique.
2. 100 mg/m² à J1 et J2 toutes les 4 semaines (LLC).
   120 mg/m² à J1 et J2 tous les 21 jours (LNH).
   120 à 150 mg/m² à J1 et J2 toutes les 4 semaines (MM).

Contre-indications

Insuffisance hépatique sévère, intervention chirurgicale lourde < 30 jours
Myélosuppression sévère, infections, vaccin antiamaril, grossesse et allaitement

Propriétés

- Agent alkylant possédant une activité proche des antipurines, sans résistance croisée connue avec les autres alkylants, les anthracyclines ou le rituximab
- Le volume de distribution est de 15 à 20 l avec une forte liaison (≥ 95 %) aux protéines plasmatiques et une demi-vie d'élimination de 28 minutes

Indications

- Leucémie lymphoïde chronique (LLC) (stade Binet B ou C) des patients chez qui une polychimiothérapie comportant de la fludarabine n'est pas appropriée
- Lymphome non hodgkinien (LNH) indolent en progression, dans les 6 mois après un traitement par rituximab seul ou en association
- Myélome multiple (MM) (stade II en progression ou stade III) en association avec la prednisone chez des patients > 65 ans, ou non éligibles pour une greffe autologue, et qui présentent une neuropathie excluant l'utilisation de thalidomide ou du bortézomib

Effets indésirables

- Très fréquents (> 10 %) : neutropénie, éventuellement compliquée d'infections bactériennes, thrombopénie, nausées, vomissements, fièvre, fatigue, frissons, stérilité
- Fréquents (1 à 10 %) : syndrome de lyse tumorale, hémorragies, réactions d'hypersensibilité cutanée (arrêt du traitement si aggravation au cours des cures), insomnie, palpitations, angine de poitrine, hyper- ou hypotension, dyspnée, troubles du transit, alopécie, aménorrhée, douleurs, anorexie, élévation de la créatinine, hypertransaminasémie, hypokaliémie
- Rares (< 1 %) : septicémie, pneumopathie atypique, hémolyse, réaction anaphylactique, troubles neurologiques, péricardite, réactivation d'hépatite B

Précautions d'emploi et interactions médicamenteuses

- Un dépistage de l'hépatite B doit être réalisé avant traitement
- Prémédication par corticoïdes, antipyrétiques et anti-H1
- Le traitement ne doit pas être débuté si le taux de leucocytes et/ou de plaquettes chute à des valeurs respectivement < 3 000/µl ou < 75 000/µl
- Le nadir leucocytaire et plaquettaire est atteint entre le 14e et le 20e jour
- Une surveillance de la NFS est nécessaire entre les cycles de traitement. Des lymphopénies prolongées (< 600/µl) peuvent persister 7 à 9 mois après la fin du traitement
- Un ajustement des doses n'est pas nécessaire si clairance créatinine > 10 ml/min
- Contraception efficace au moins 6 mois après la fin du traitement (tératogène)
- *Associations contre-indiquées* : vaccin antiamaril
- ***Associations déconseillées*** : allopurinol (Stevens-Johnson et nécroses épidermiques)

Antimétabolites (I) : Antifoliques (I)

Méthotrexate injectable[G] *Liste I-Réservé à l'hôpital*

MÉTHOTREXATE (1) et (2)	1 ou 10 fl. de 2 ml, 10 ml, 20 ml, 50 ml ou 200 ml à 2,5 mg/ml, 25 mg/ml, 50 mg/ml ou 100 mg/ml	Par voie **IM** ou **IV** : indications et posologies ci-dessous Par voie intrarachidienne (avec 40 mg de Dépomédrol) (3) RTU en obstétrique (4)

1. La préparation des solutions injectables doit obligatoirement être réalisée par un personnel spécialisé, dans un local réservé à cet effet.
2. Spécialités indiquées à fortes doses en cancérologie :
   - *Tumeurs solides* : 30 à 50 mg/m² avec un intervalle de 1 semaine à 1 mois entre les cures (des doses atteignant 8 à 12 g/m² ont été utilisées dans certaines tumeurs dont des ostéosarcomes).
   - *Leucémie aiguë lymphoblastique en traitement d'entretien* : 15 à 25 mg/m²/semaine.

   Dans toutes ces indications, prévenir la toxicité hématologique, cutanéo-muqueuse et digestive par l'acide folinique ou L-folinique administré toutes les 6 heures pendant 2 à 4 jours (mais en administration décalée, à commencer 8 à 24 heures après le méthotrexate selon les protocoles), et associer avec des anti-émétisants et un casque réfrigérant.
3. Prophylaxie et traitement curatif des localisations méningées des leucémies aiguës lymphoblastiques, des lymphomes non hodgkiniens agressifs, des lymphomes de Burkitt et de toute localisation cérébro-méningée des hémopathies malignes (dose : 12 à 15 mg par injection, 4 à 12 injections selon les protocoles).
4. *RTU* : grossesse extra-utérine visible en échographie peu ou pas symptomatique, avec une concentration en β-HCG < 5 000 mUI/ml, par voie IM ou dans le sac ovulaire en administration unique à la dose de 1 mg/kg.

Voir le chapitre "Rhumatologie" pour les autres présentations et les autres indications du **méthotrexate** :
- IMETH PO
- NOVATREX PO
- METOJECT SC, IM ou IV
- NORDIMET SC
- PREXATE SC

Contre-indications
Insuffisance hépatique sévère, insuffisance rénale sévère
Grossesse et allaitement, certaines associations (*cf.* Interactions)

Propriétés

- Analogue de l'acide folique, agissant comme faux substrat inhibant compétitivement la dihydrofolate-réductase et bloquant la synthèse des bases puriques et pyrimidiques, utilisé dans de très nombreux protocoles anticancéreux, et à faibles doses dans certaines affections chroniques invalidantes (*cf.* note 4 ci-contre)
- Absorption digestive irrégulière et réduite par les laitages, liaison à 60 % aux protéines plasmatiques, bonne diffusion tissulaire, métabolisme dans les cellules néoplasiques et les hépatocytes, élimination urinaire sous forme inchangée (60 à 90 % en 24 heures) et de métabolite actif (7-hydroxy-méthotrexate), passage faible dans le LCR (3 % des concentrations plasmatiques), demi-vie d'élimination de 10 heures environ

Indications

- Choriocarcinomes, adénocarcinomes du sein et de l'ovaire, carcinome bronchique à petites cellules, cancers des voies aéro-digestives supérieures, cancer de la vessie
- Lymphomes non hodgkiniens et sarcomes ostéogéniques (utilisation à hautes doses)
- Leucémies aiguës lymphoblastiques
- Mycosis fongoïde et syndrome de Sézary
- Par voie intrarachidienne : prévention des rechutes à localisation neuro-méningée des LAL (avec irradiation du crâne jusqu'à la deuxième vertèbre cervicale)

Effets indésirables (dose-dépendants, surtout aux doses utilisées en cancérologie)

- Toxicité hépatique cumulative : élévation des transaminases (50 à 90 %), possibilité de fibrose hépatique (surtout si dose cumulée ≥ 1,5 g) voire cirrhose hépatique
- Toxicité hématologique dose-dépendante et non cumulative, avec nadir à J7-J10 et réversibilité à J14-J21 : leucopénie, thrombopénie, voire pancytopénie
- Alopécie (grade 2 à forte dose), nausées et vomissements (60 à 90 % si > 200 mg/m^2, 10 à 30 % à faible dose), diarrhée (J1-J3), ulcérations buccales ou gastro-intestinales (J3-J5), mucite, hyperthermie, photosensibilisation, éruptions cutanées, desquamation palmo-plantaire, ulcérations cutanées, aménorrhée, azoospermie, insuffisance rénale, cystite, conjonctivite (à forte dose), pneumopathie interstitielle imposant l'arrêt (3 à 5 %)
- Troubles neurologiques surtout en intrathécal ou en intraventriculaire (arachnoïdite, méningite, leuco-encéphalite)
- **Surdosage** : l'antidote électif est l'acide folinique ou L-folinique

Précautions d'emploi et interactions médicamenteuses

- Surveillance clinique et biologique stricte : bilan préalable (hémogramme, bilan rénal et hépatique), puis hémogramme hebdomadaire en cancérologie ou mensuel pour les faibles doses, créatininémie et transaminases régulièrement
- En cas de risque de fibrose hépatique (notamment à fortes doses en cancérologie et chez les sujets traités pour un psoriasis), la nécessité d'une biopsie hépatique avant et durant le traitement doit être évaluée cas par cas
- En cancérologie, prévenir la toxicité hématologique, cutanéo-muqueuse et digestive par l'acide folinique ou L-folinique (*cf.* note 2 ci-contre), associer des antiémétisants
- *Agent tératogène* imposant un test de grossesse puis une contraception efficace
- ***Associations contre-indiquées*** : vaccin antiamaril, salicylés, triméthoprime seul ou avec sulfamide (cotrimoxazole), phénytoïne, probénécide
- ***Associations déconseillées*** : autres vaccins vivants atténués, AINS
- *Associations à utiliser avec précaution* : ciclosporine, diflunisal, sulfamides

Antimétabolites (II) :
Antifoliques (II)

Raltitrexed *Liste I-Coll-Prescription hospitalière réservée aux spécialistes en oncologie*

TOMUDEX (1) *Conserver de + 2 °C à + 8 °C et à l'abri de la lumière*	Fl. 2 mg (diluer dans 50 à 250 ml de G5 ou NaCl à 0,9 %)	Perfusion IV (15 minutes) : A. 3 mg/m² et par cure en 1 perfusion effectuée toutes les 3 semaines (2)

1. La préparation des solutions injectables doit obligatoirement être réalisée par un personnel spécialisé, dans un local réservé à cet usage.
2. Faire avant chaque perfusion un bilan comportant NFS, plaquettes, transaminases, bilirubinémie et créatininémie, et n'instaurer le traitement que si les conditions suivantes sont réunies :
   - Leucocytes > 4 000/mm³.
   - Polynucléaires neutrophiles > 2 000/mm³.
   - Plaquettes > 100 000/mm³.

   En cas de manifestations toxiques, différer la cure suivante jusqu'à la régression des signes de toxicité, notamment digestive (mucite, diarrhée) et hématologique (neutropénie, thrombopénie), et réduire la posologie des cures ultérieures de la manière suivante :
   - Toxicité digestive de grade 2 de l'OMS ou myélotoxicité de grade 3 de l'OMS → réduction de la posologie de 25 %.
   - Toxicité digestive de grade 3 de l'OMS ou myélotoxicité de grade 4 de l'OMS → réduction de la posologie de 50 %.
   - Toxicité digestive de grade 4 de l'OMS ou association de toxicité digestive de grade 3 de l'OMS et de myélotoxicité de grade 4 de l'OMS → arrêt du traitement, réhydratation du patient, injection d'acide folinique (25 mg/m² par voie IV toutes les 6 heures jusqu'à disparition des symptômes).

Contre-indications
Antécédents dus au produit de toxicité digestive de grade 4 de l'OMS, ou de toxicité digestive de grade 3 de l'OMS associée avec une myélotoxicité de grade 4 de l'OMS
Insuffisance rénale sévère (clairance de la créatinine < 25 ml/min)
Grossesse et allaitement

Propriétés

- Antimétabolite, analogue de l'acide folique, inhibant la thymidilate-synthétase de façon directe et spécifique, contrairement au méthotrexate et au 5-FU qui inhibent cette enzyme de façon indirecte (rapport bénéfices/risques restant à mieux évaluer par rapport à l'association fluoro-uracile + folinate de calcium, les modalités d'administration du raltitrexed étant toutefois plus simples avec une perfusion toutes les 3 semaines)
- Cinétique triphasique, Cmax = 656 ng/ml à la fin de la perfusion, polyglutamation intracellulaire intense en dérivés encore plus actifs, élimination principalement urinaire (réduite de 50 % en cas d'insuffisance rénale avec clairance de la créatinine entre 25 et 65 ml/min), demi-vie terminale de 168 heures

Indications

- Traitement de la progression métastatique des cancers colorectaux chez des malades n'ayant pas reçu de fluoropyrimidine dans cette indication

Effets indésirables (sévères dans 20 à 47 % des cas, et parfois fatals)

- Toxicité digestive : nausées (54 %), vomissements (32 %), diarrhée (34 %), anorexie (24 %), plus rarement mucite, stomatite, ulcérations buccales, constipation, dyspepsie
- Toxicité hématologique (nadir au cours de la 1re ou 2e semaine et retour à la normale au cours de la 3e semaine) : leucopénie (23 %), thrombopénie (19 %), anémie (19 %)
- Divers : asthénie (42 %), fièvre, malaise et syndrome pseudo-grippal (20 %), élévation des transaminases asymptomatique spontanément réversible (10 %), perte de poids, déshydratation, œdèmes, éruptions cutanées, alopécie (grades 1-2), modifications du goût, sueurs, arthralgies, crampes musculaires, élévation des phosphatases alcalines, conjonctivite, rares cas d'hémorragies gastro-intestinales et hépatites parfois mortelles, insuffisance rénale possible et fréquente après conditions prédisposantes (diarrhée de grade OMS 3 ou 4 ou déshydratation ou hypovolémie ou hémorragie sévère)

Précautions et mode d'emploi

- À n'utiliser que sous surveillance spécialisée, avec bilan avant chaque perfusion puis régulièrement (au moins 1 fois par semaine en cas de signes de toxicité) comprenant NFS, plaquettes, transaminases, bilirubinémie, créatininémie et clairance de la créatinine → adapter les doses en fonction des toxicités observées (*cf.* note ci-contre)
- Insuffisance rénale → réduire la posologie selon les modalités suivantes :
  - Clairance de la créatinine > 65 ml/min → 3 mg/m²/3 semaines
  - Clairance de la créatinine de 55 à 65 ml/min → 2,25 mg/m²/4 semaines
  - Clairance de la créatinine de 25 à 54 ml/min → 1,5 mg/m²/4 semaines
  - Clairance de la créatinine < 25 ml/min → pas de traitement
- Insuffisance hépatique sévère → utilisation non recommandée (absence d'études)
- Associer des antiémétisants (potentiel émétisant important), des antipyrétiques (en cas de syndrome pseudo-grippal), et éventuellement un casque réfrigérant
- Grossesse : contre-indication (éviter toute conception pendant le traitement et au moins 6 moins après l'arrêt du traitement, tant chez l'homme que chez la femme)

Interactions médicamenteuses

- ***Associations contre-indiquées*** : vaccin antiamaril
- ***Associations déconseillées*** : autres vaccins vivants atténués

Antimétabolites (III) :
Antifoliques (III)

Pémétrexed[G] *Liste I-100 %-Coll-Prescription hospitalière réservée aux spécialistes en oncologie ou en hématologie-Rétrocédable*

ALIMTA (1) *Conserver à moins de + 25 °C* *Après ouverture, utilisation obligatoire dans les 24 heures (conserver entre + 2 °C et + 8 °C)*	Fl. 100 mg à reconstituer avec 4,2 ml de NaCl à 0,9 % ppi Fl. 500 mg à reconstituer avec 20 ml de NaCl à 0,9 % ppi Après reconstitution, chaque flacon contient 25 mg/ml de produit	Perfusion IV (10 minutes) : A. 500 mg/m² le 1er jour de chaque cycle de 21 jours (2)

1. La préparation des solutions injectables doit obligatoirement être réalisée par un personnel spécialisé, dans un local réservé à cet usage.
2. Faire avant chaque perfusion un bilan comportant NFS, plaquettes, transaminases, bilirubinémie et créatininémie, et n'instaurer le traitement que si les conditions suivantes sont réunies :
   - Polynucléaires neutrophiles ≥ 1 500/mm³.
   - Plaquettes ≥ 100 000/mm³.
   - Clairance de la créatinine ≥ 45 ml/min.
   - Bilirubinémie totale ≤ 1,5 fois la limite supérieure de la normale.
   - Transaminases ≤ 3 fois la limite supérieure de la normale.
   - Phosphatases alcalines ≤ 5 fois la limite supérieure de la normale.

   Recommandations particulières :
   - Clairance de la créatinine < 45 ml/min : utilisation non recommandée.
   - Bilirubinémie totale > 1,5 N : absence d'études spécifiques.
   - Transaminases > 3 N (en l'absence de métastases hépatiques) ou > 5 N (en présence de métastases hépatiques) : absence d'études spécifiques.

   En cas de manifestations toxiques, hématologiques ou autres, les doses de pémétrexed et de cisplatine devront être adaptées (les grades de toxicité sont exprimés selon la classification NCI, National Cancer Institute) :
   - Au nadir, si PNN < 500/mm³ et plaquettes ≥ 50 000/mm³ : 75 % de la dose précédente.
   - Au nadir, si plaquettes < 50 000/mm³ : 50 % de la dose précédente.
   - Toute toxicité de grade 3 ou 4 (sauf stomatite) : 75 % de la dose précédente.
   - Toute diarrhée nécessitant une hospitalisation : 75 % de la dose précédente.
   - Stomatite de grade 3 ou 4 : 50 % de la dose précédente (100 % pour le cisplatine).
   - Neurotoxicité de grade 0 ou 1 : 100 % de la dose précédente.
   - Neurotoxicité de grade 2 : 100 % de la dose précédente (50 % pour le cisplatine).
   - Neurotoxicité de grade 3 ou 4 : arrêt du traitement.

Contre-indications
Grossesse et allaitement

Propriétés

- Antimétabolite, analogue de l'acide folique, interrompant des processus métaboliques folates-dépendants essentiels à la réplication cellulaire, en bloquant simultanément l'activité de trois enzymes différentes (thymidylate synthétase ou TS, dihydrofolate réductase ou DHFR, glycinamide ribonucléotide formyltransférase ou GARFT)
- Liaison à 81 % aux protéines plasmatiques, métabolisme hépatique limité, élimination principalement urinaire sous forme inchangée (70 à 90 % en 24 heures), demi-vie de 3,5 heures, passage transplacentaire (tératogène et mutagène)

Indications

- Mésothéliome pleural malin non resécable (en association au cisplatine, 75 mg/m^2 tous les 21 jours)
- Cancer bronchique non à petites cellules : traitement des formes avancées et/ou métastatiques dès lors que l'histologie n'est pas à prédominance épidermoïde : en première ligne, association avec le cisplatine ; en maintenance, après une polychimiothérapie de première ligne ; en seconde ligne, en monothérapie

Effets indésirables

- Très fréquents (≥ 10 %) : nausées (82 %), vomissements (57 %), neutropénie (56 %), anémie (27 %), thrombopénie (24 %), fatigue (48 %), stomatite/pharyngite (24 %), anorexie (20 %), diarrhée, éruptions cutanées, diminution de la créatinine, constipation, alopécie, neuropathie sensorielle
- Fréquents (1 à 10 %) : dysgueusie, déshydratation, dyspepsie, conjonctivite

Précautions et mode d'emploi

- À n'utiliser que sous surveillance spécialisée, avec bilan avant chaque perfusion puis régulièrement (au moins 1 fois par semaine en cas de signes de toxicité) comprenant NFS, plaquettes, transaminases, phosphatases alcalines, bilirubinémie, créatininémie et clairance de la créatinine → adapter les doses en fonction des toxicités observées (*cf.* note ci-contre)
- Prémédication indispensable par :
  - Corticothérapie *per os* (4 mg de dexaméthasone matin et soir, la veille, le jour et le lendemain du traitement) pour réduire l'incidence et la sévérité des réactions cutanées
  - Acide folique *per os* (350 à 1 000 µg/jour) débutée 1 semaine avant le traitement et poursuivie jusqu'à 21 jours après la dernière injection
  - Vitamine B12 (1 000 µg en IM) débutée 1 semaine avant le traitement et répétée tous les 3 cycles de traitement
  - Associer des antiémétisants (potentiel émétisant important) et éventuellement un casque réfrigérant
- Grossesse : contre-indication (contraception efficace pendant le traitement et au moins 6 mois après l'arrêt du traitement, tant chez l'homme que chez la femme)

Interactions médicamenteuses et incompatibilités physico-chimiques

- ***Associations contre-indiquées*** : vaccin antiamaril
- ***Associations déconseillées*** : autres vaccins vivants atténués, coxibs, oxicams
- *Associations à utiliser avec prudence* : médicaments néphrotoxiques, probénécide, AINS, aspirine à fortes doses
- Incompatibilité avec les diluants contenant du calcium, dont Ringer et Ringer Lactate

Antimétabolites (IV) :
Antipuriques (I)

Mercaptopurine ou 6-MP *Liste I-100 %-Coll*

PURINÉTHOL	25 cp. séc. 50 mg (prendre 15 à 30 minutes avant un repas)	A. Leucémie aiguë lymphoblastique (LAL) : 1 à 2,5 mg/kg/jour (jusqu'à 5 mg/kg/jour) (1)
XALUPRINE	1 fl. 100 ml susp. buv. (20 mg/ml) + 2 seringues pour administration orale	A. et E. : PO : Leucémie aiguë lymphoblastiques (LAL) : 25 à 75 mg/m² (1)

1. Adaptation posologique selon l'activité de l'enzyme thiopurine méthyltransférase (TPMT).

Contre-indications

Résistance à la thioguanine (résistance croisée)
Grossesse et allaitement

Propriétés

- Analogue structural de l'hypoxanthine, métabolisé en acide thioinosinique se comportant comme un faux nucléotide, inhibant la biosynthèse des nucléotides normaux et leur incorporation à l'ADN (résistance croisée avec la thioguanine)
- Absorption incomplète (50 %) et réduite par les repas, métabolisation notamment par la xanthine-oxydase (inhibée par l'allopurinol), élimination urinaire (50 % en 24 heures), demi-vie de 90 minutes

Indications

- Leucémies aiguës lymphoblastiques et myéloblastiques

Effets indésirables (produit non alopéciant)

- Toxicité hématologique avec nadir à J7-J10 et réversibilité entre J14 et J21 : leucopénie et thrombopénie
- Toxicité hépatique dose-dépendante (ictère cholestatique plus fréquent si dose > 2,5 mg/kg/jour et pouvant être fatal) → arrêt immédiat du traitement
- Nausées et vomissements (10-30 %), diarrhée, mucite, ulcérations digestives, aménorrhée, azoospermie, hyperuricémie, hyperuraturie, fièvre, rashs cutanés

Précautions d'emploi et interactions médicamenteuses

- Hémogramme avec bilan hépatique et rénal (hebdomadaires) → arrêt immédiat si troubles hépatiques et dès la baisse des leucocytes pour éviter une aplasie
- Diminuer la posologie de 60 % à 75 % si association avec les hypo-uricémiants type allopurinol, et la réduire aussi en cas d'insuffisance hépatique et/ou rénale
- Associer des antiémétisants si besoin et prendre 15 à 30 minutes avant un repas
- ***Associations contre-indiquées*** : vaccin antiamaril
- ***Associations déconseillées*** : autres vaccins vivants atténués, allopurinol, phénytoïne
- *Associations à utiliser avec précaution* : dérivés du 5-ASA et 4-ASA

Antimétabolites (V) : Antipuriques (II)

Thioguanine ou 6-Thioguanine *Liste I-100 %-Coll*

LANVIS	25 cp. 40 mg	A. et E. 60 à 200 mg/m²/jour en 1 à 2 prises

Contre-indications

Exposition au soleil ou aux UV
Résistance à la mercaptopurine (résistance croisée), association au busulfan
Grossesse et allaitement

Propriétés

- Analogue structural de la guanine, inhibant, après activation métabolique, la biosynthèse *de novo* des bases puriques et/ou leur incorporation dans l'ADN (résistance croisée avec la mercaptopurine), semblant assez proche de celle-ci mais avec une meilleure tolérance gastro-intestinale et pas d'interactions avec l'allopurinol
- Absorption digestive à 30 %, métabolisme hépatique en aminométhylthiopurine et hydroxythiopurine d'activité et toxicité moindres, élimination urinaire (80 %, dont 30 % en 24 heures) et accessoirement fécale (20 %)

Indications

- Traitement d'entretien des leucémies aiguës myéloïdes

Effets indésirables (produit non alopéciant)

- Toxicité hématologique non cumulative avec nadir à J10 et réversibilité à J15 : leucopénie et thrombopénie
- Toxicité hépatique (cholestase, cytolyse, maladie veino-occlusive, hypertension portale) → arrêt immédiat du traitement
- Photosensibilisation fréquente, nausées et vomissements (< 10 %), anorexie, stomatite, mucite, œsophagite, hyperuricémie

Précautions d'emploi

- Hémogramme avec bilan hépatique et rénal (hebdomadaires) → arrêt immédiat en cas de troubles hépatiques
- Diminuer la posologie en cas d'insuffisance rénale et/ou hépatique
- Associer des antiémétisants si besoin (mais potentiel émétisant faible)
- Éviter toute exposition au soleil ou aux UV (photosensibilisation)

Interactions médicamenteuses

- ***Associations contre-indiquées*** : busulfan, vaccin antiamaril, phénytoïne à visée prophylactique
- ***Associations déconseillées*** : autres vaccins vivants atténués

Antimétabolites (VI) : Antipuriques (III)

Clofarabine^G *100 %-Coll-Prescription hospitalière réservée aux spécialistes en oncologie ou hématologie*

EVOLTRA	Fl. 20 mg/20 ml	52 mg/m^2 par perfusion IV de 2 h/jour pendant 5 jours consécutifs

Contre-indications

Insuffisance rénale sévère, insuffisance hépatique sévère

Propriétés

- Antimétabolite nucléoside purique dont l'activité antitumorale associe trois mécanismes : inhibition de l'ADN polymérase; inhibition de la ribonucléotide réductase; rupture de l'intégrité de la membrane mitochondriale avec libération du cytochrome C et d'autres facteurs pro-apoptotiques

Indications

- Leucémie aiguë lymphoblastique chez l'enfant ou l'adulte < 21 ans, en rechute ou réfractaires après au moins deux lignes de traitements, et pour lesquelles aucune alternative thérapeutique ne permet d'envisager une réponse durable

Effets indésirables (60 % des sujets présentent au moins un effet indésirable grave)

- Très fréquents (> 10 %) : infections (83 %), nausées (61 %), vomissements (59 %), neutropénie fébrile (35 %), tachycardie (35 %), céphalées (24 %), rash (21 %), diarrhée (20 %), prurit (20 %), fièvre, érythrodysesthésies palmo-plantaires, fatigue, anxiété, inflammation muqueuse, bouffées congestives, hypertransaminasémie
- Fréquents (1 à 10 %) : hypotention, épanchement péricardique, élévation de la créatinine, hématurie, syndrome de fuite capillaire, syndrome de lyse tumorale, hypo-acousie, douleurs abdominales, hémorragie digestive, hypersensibilité, choc septique, déshydratation
- Rares (< 1 %) : insuffisance rénale, cholécystite, maladie veino-occlusive, pancréatite

Précautions d'emploi

- Hémogramme et numération plaquettaire obtenus à intervalles réguliers, plus fréquemment chez le patient atteint de cytopénie
- Surveillance de la fonction rénale et hépatique avant ou au cours du traitement actif, ainsi qu'au terme de la thérapie. Une interruption immédiate du traitement par clofarabine aura lieu en cas d'augmentation prononcée de la créatinine ou de la bilirubine
- Évaluation de l'état respiratoire, de la pression sanguine, de l'équilibre hydro-électrolytique et du poids tout au long de la période d'administration de clofarabine sur 5 jours et immédiatement après cette période

Interactions médicamenteuses

- Précautions d'emploi avec les médicaments hépatotoxiques et néphrotoxiques
- Ne doit pas être mélangé ou administré de manière concomitante avec d'autres médicaments sur la même ligne de perfusion intraveineuse

Antimétabolites (VII) :
Antipuriques (IV)

Pentostatine *Liste I-Réservé aux hôpitaux-Coll-Rétrocédable*

NIPENT *Conserver de + 2 °C à + 8 °C*	Fl. 10 mg (lyophilisat à diluer)	Leucémies à tricholeucocytes : A. 4 mg/m² par voie **IV** tous les 14 jours (1)

1. La préparation des solutions injectables doit obligatoirement être réalisée par un personnel spécialisé, dans un local réservé à cet usage.

Contre-indications

Infection en cours d'évolution
Insuffisance rénale avec clairance de la créatinine < 60 ml/min
Grossesse et allaitement

Propriétés

- Analogue structural de l'adénosine inhibant l'adénosine-désaminase, ce qui entraîne une apoptose des lymphocytes par accumulation de nucléosides cytotoxiques
- Cinétique biphasique, liaison très faible aux protéines plasmatiques (4 %), élimination urinaire (90 %), faible passage dans le SNC, demi-vie de 6 heures

Indications

- Leucémie à tricholeucocytes

Effets indésirables (fréquents et parfois sévères, mais non alopéciant)

- Hématologiques (30-60 %) : myélosuppression dose-dépendante, avec nadir à J15
- Troubles digestifs (30-60 %) : nausées, vomissements, anorexie, diarrhée, stomatite
- Très fréquents (> 10 %) : asthénie, frissons, fièvre, céphalées, somnolence, myalgies, toux, sécheresse cutanée, réactions allergiques cutanées, œdème, troubles uro-génitaux (dysurie, hématurie, rétention urinaire)
- Fréquents (1 à 10 %) : infections, douleurs thoraciques, arthralgies, ulcérations buccales, saignements, hépatites, hyperglycémie, troubles cardio-vasculaires, troubles neurologiques, insomnie, confusion, dépression, photophobie, acné, photosensibilisation, ostéoporose, dysgueusie

Précautions d'emploi et interactions médicamenteuses

- À n'utiliser que sous surveillance spécialisée, avec bilan avant chaque injection puis régulièrement comprenant hémogramme et bilan rénal et hépatique
- Traiter toute infection avant l'instauration ou la reprise du traitement
- Faire une hydratation simultanée et associer des antiémétisants
- Prescrire une contraception fiable et poursuivie 6 mois après l'arrêt chez la femme comme chez l'homme (altérations du génotype)
- ***Associations contre-indiquées*** : vaccin antiamaril
- ***Associations déconseillées*** : autres vaccins vivants atténués, fludarabine

Antimétabolites (VIII) : Antipuriques (V)

Cladribine

Liste I-Réservé aux hôpitaux-Coll-Rétrocédable

LEUSTATINE (1) et (2) *Conserver de + 2 °C à + 8 °C*	Fl. 10 mg/10 ml	Cure unique par perfusion IV continue pendant 7 jours (3) : A. 0,1 mg/kg/jour

1. La préparation des solutions injectables doit obligatoirement être réalisée par un personnel spécialisé, dans un local réservé à cet usage.
2. L'utilisation de ce médicament induit une immunodépression cellulaire sévère et durable (plus d'un an) nécessitant une *prophylaxie antibactérienne* (*sulfaméthoxazole – triméthoprime*) *et anti-virale* (*valaciclovir*) tant que les lymphocytes CD4 < 200/mm³ et justifiant un *suivi prolongé sur plusieurs années* (risque potentiel de cancers secondaires).
3. Utiliser des récipients, poches et tubulures de perfusion en polychlorure de vinyl : diluer la dose quotidienne requise dans 100 à 500 ml de soluté salé isotonique (pas dans du G5, qui intensifie la dégradation) et perfuser par voie IV en continu sur 24 heures, perfusion répétée chaque jour pendant 7 jours.

LITAK 2 mg/ml (4) et (5) *Conserver de + 2 °C à + 8 °C*	Fl. 10 mg/5 ml	Cure unique par injection SC en bolus pendant 5 jours : A. 0,14 mg/kg/jour

4. La préparation des solutions injectables doit obligatoirement être réalisée par un personnel spécialisé, dans un local réservé à cet usage.
5. L'utilisation de ce médicament induit une immunodépression cellulaire sévère et durable (plus d'un an) nécessitant une *prophylaxie antibactérienne* (*sulfaméthoxazole – triméthoprime*) *et anti-virale* (*valaciclovir*) et justifiant un *suivi prolongé sur plusieurs années* (risque potentiel de cancers secondaires).

Contre-indications
Patients séropositifs pour le VIH Insuffisance rénale ou hépatique modérée à sévère Grossesse et allaitement

Propriétés

- Dérivé chloré de la déoxyadénosine, résistant à l'adénosine-désaminase et transformé en faux substrat (chlorodésoxy ATP) entraînant une apoptose des lymphocytes (action lymphocytotoxique avec effet immunodépresseur prolongé)
- Cinétique triphasique, liaison à 20 % aux protéines plasmatiques, élimination rénale, demi-vie d'élimination de 5,4 heures (biodisponibilité équivalente par voie IV ou SC, et biodisponibilité équivalente par voie orale en doublant les doses)

Indications

- Leucémie à tricholeucocytes (médicament de référence avec 90 % de rémissions totales)
- Leucémie lymphoïde chronique (en cours d'évaluation après échec d'une polychimiothérapie et dans les lymphomes de faible grade de malignité)
- Mastocytose systémique à forme agressive

Effets indésirables (fréquents et parfois sévères)

- Hématologiques (50-60 %) : myélosuppression dose-dépendante et fréquente lors du 1er mois, avec nadir à J15-J21 et réversible en 4 à 8 semaines (neutropénie, anémie, thrombopénie plus rarement, dans 17 % des cas environ)
- Toubles digestifs (30 %) : nausées, vomissements, anorexie, diarrhée, stomatites
- Alopécie (grade 1), fièvre et infections (30 % lors du 1er mois, 8 % lors du 2e mois) rarement sévères, asthénie (49 %), réactions allergiques cutanées avec ou sans fièvre (31 %), céphalées (23 %), anorexie (23 %)
- Effets indésirables plus rares : frissons, myalgies, douleurs thoraciques, œdèmes, tachycardie, souffle cardiaque, malaise, étourdissements, insomnie, anxiété, dyspnée, toux, purpura, pétéchies, douleurs et érythème, voire phlébite au point d'injection
- Syndrome de lyse tumorale possible si masse tumorale élevée : douleurs lombaires et hématurie, hyperuricémie, hyperphosphatémie, hyperkaliémie, hypocalcémie, acidose métabolique, cristaux d'urates dans les urines, voire insuffisance rénale
- Des leuco-encéphalites multifocales progressives (LEMP), parfois d'évolution fatale, ont été décrites 6 mois à plusieurs années après le traitement

Précautions d'emploi et interactions médicamenteuses

- À n'utiliser que sous surveillance spécialisée, notamment surveillance neurologique, hémogramme hebdomadaire pendant les 2 premiers mois, bilan hépatique et rénal
- Traiter toute infection avant l'instauration ou survenant pendant le traitement
- Associer des antiémétisants si besoin
- L'immunodépression sévère nécessite une prophylaxie antibactérienne et antivirale (*cf.* note 2)
- Interrompre le traitement en cas d'effets indésirables sévères, en particulier de signes de neurotoxicité ou de néphrotoxicité ou si symptômes neurologiques, cognitifs ou comportementaux
- Dysfonctionnement rénal ou hépatique, sujet âgé et enfant : innocuité non établie
- ***Associations contre-indiquées*** : vaccin antiamaril
- ***Associations déconseillées*** : autres vaccins vivants atténués
- *Associations à utiliser avec précaution* : autres médicaments myélotoxiques

Antimétabolites (IX) : Antipuriques (VI)

Fludarabine orale (1) *Liste I-100 %-Coll-Prescription initiale hospitalière de 6 mois et renouvellement réservé aux oncologues, aux hématologues et aux internistes*

FLUDARA 10 mg *Conserver à moins de + 30 °C*	15 ou 20 cp. 10 mg	*Per os* à jeun ou aux repas : A. 40 mg/m²/jour en cure de 5 jours consécutifs tous les 28 jours

1. Cette forme orale a, à la dose indiquée, une efficacité équivalente à celle de la forme IV sans les contraintes liées aux perfusions : le traitement n'excédera pas 6 mois (6 cures).

Fludarabine injectable[G] *Liste I-Coll-Prescription hospitalière réservée aux oncologues ou hématologues*

FLUDARA 50 mg *Conserver à moins de + 30 °C*	5 fl. 50 mg (lyophilisat à diluer)	Perfusion IV en 30 minutes (2) : A. 25 mg/m²/jour en cure de 5 jours consécutifs tous les 28 jours

2. Diluer chaque flacon avec 2 ml d'eau ppi (concentration = 25 mg/ml), puis diluer la dose requise dans 100 à 125 ml de soluté isotonique salé ou glucosé et perfuser par voie IV en 30 minutes environ (utiliser dans les 8 heures après reconstitution).

Contre-indications
Anémie hémolytique décompensée
Insuffisance rénale avec clairance de la créatinine < 30 ml/min
Grossesse et allaitement

Propriétés

- Dérivé fluoré de l'adénosine-arabinoside monophosphorylée, résistant à l'adénosine-désaminase et transformé en faux substrat (2-F-ara-ATP) entraînant une apoptose des lymphocytes (action lymphocytotoxique avec effet immunodépresseur prolongé)
- Biodisponibilité par voie orale de 70 %, cinétique triphasique, élimination urinaire majoritaire (60 % en 24 heures), demi-vie d'élimination de 6,9 à 12,4 heures

Indications

- Leucémie lymphoïde chronique à cellules B chez les patients ayant des réserves médullaires suffisantes. Traitement de première intention uniquement chez les patients en stade avancé = Raï stade III/IV (Binet C) ou Raï stade I/II (Binet A/B), si symptômes associés ou maladie en progression

Effets indésirables (fréquents et parfois sévères)

- Hématologiques (60 %) : myélosuppression dose-dépendante, cumulative, avec nadir à J13 et réversible vers J21-J28 (neutropénie, thrombopénie, anémie), plus rarement anémie hémolytique dont des cas mortels (réduire la dose si insuffisance rénale)
- Troubles digestifs (46-63 %) : nausées, vomissements, anorexie, diarrhée, stomatites
- Autres effets indésirables fréquents : fièvre, frissons et infections (dont des infections opportunistes sévères et parfois mortelles), œdèmes
- Neurotoxicité (< 0,2 % aux doses recommandées, mais 36 % à des doses 4 fois plus élevées) : troubles visuels, somnolence, asthénie, agitation, confusion, paresthésies, neuropathies périphériques, avec des cas de cécité, coma et décès à doses élevées
- Réactions allergiques (toux, dyspnée, pneumopathie interstitielle, possibilité de rashs cutanés avec de rares cas de syndrome de Lyell), cystite hémorragique rare
- Syndrome de lyse tumorale possible si masse tumorale élevée : douleurs lombaires et hématurie, hyperuricémie, hyperphosphatémie, hyperkaliémie, hypocalcémie, acidose métabolique, cristaux d'urates dans les urines, voire insuffisance rénale

Précautions d'emploi

- À n'utiliser que sous surveillance spécialisée, notamment surveillance neurologique, hémogramme hebdomadaire, clairance de la créatinine (→ réduire les doses de 50 % si la clairance de la créatinine est comprise entre 30 et 70 ml/min)
- Traiter toute infection avant l'instauration ou la reprise du traitement
- Prescrire une contraception fiable et poursuivie 6 mois après l'arrêt chez la femme comme chez l'homme (altérations du génotype)
- Associer des antiémétisants
- Interrompre le traitement en cas d'effets indésirables graves (neurotoxicité notamment)
- Utiliser avec prudence chez les patients présentant un état général précaire, âgés de plus de 75 ans, et chez les conducteurs et utilisateurs de machines

Interactions médicamenteuses

- ***Associations contre-indiquées*** : vaccin antiamaril
- ***Associations déconseillées*** : autres vaccins vivants atténués, pentostatine (risque de manifestations pulmonaires sévères voire fatales), dipyridamole et autres inhibiteurs du captage de l'adénosine (risque de diminution de l'efficacité de la fludarabine)

Antimétabolites (X) :
Antipuriques (VII)

Nélarabine *Liste I-Réservé à l'usage hospitalier et aux spécialistes en oncologie ou en hématologie*

ATRIANCE	6 fl. 50 ml (5 mg/ml)	A. et E. ≥ 16 ans par voie IV (1) : 1 500 mg/m² en 2 h à J1, J3 et J5 tous les 21 jours E. ≥ 4 ans par voie IV : 650 mg/m² en 1 h durant 5 jours consécutifs tous les 21 jours

1. Chez les patients susceptibles de développer un syndrome de lyse tumorale, assurer une hydratation intraveineuse et la prise en charge de l'hyperuricémie.

Contre-indications

Grossesse et allaitement

Propriétés
- Prodrogue de l'analogue désoxyguanosine (ara-G) dont l'accumulation du métabolite ara-GPT dans les blastes leucémiques induit une inhibition de la synthèse d'ADN et la mort cellulaire
- Les concentrations maximales d'ara-G sont obtenues dès la fin de la perfusion avec un volume de distribution (Vss/F) de 44,8 l/m² chez l'adulte et 32,1 l/m² chez l'enfant et une demi-vie plasmatique de 3 heures environ. Élimination rénale partielle (20 à 30 %)

Indications
- Leucémie aiguë lymphoblastique à cellules J (LAL-J) ou lymphome lymphoblastique à cellules T, non répondeurs ou en rechute après au moins deux lignes de chimiothérapie

Effets indésirables
- De façon constante : anémie, thrombopénie (86 %) et neutropénie (81 %)
- Risque important de nausées et d'infections (40 %) : sepsis, bactériémie, pneumopathie, infection fongique
- Très fréquents (> 10 %) : fatigue, somnolence, neuropathie périphérique, vertiges, céphalées, paresthésies, dyspnée, toux, diarrhée, vomissements, constipation, myalgies, œdèmes, fièvre
- Fréquents (1 à 10 %) : anorexie, confusion, convulsions, ataxie, tremblements, hypotension, épanchement pleural, stomatite, douleurs abdominales, arthralgies, troubles hydroélectrolytiques, hypertransaminasémie, élévation de la créatinine

Précautions d'emploi et interactions médicamenteuses
- Les effets indésirables neurologiques sévères constituent la toxicité dose-limitante → surveillance étroite et interruption si ≥ grade 2
- Contrôle régulier de l'hémogramme
- Prudence si âge > 65 ans : risque neurologique accru
- ***Associations contre-indiquées*** : vaccin vivant
- ***Associations déconseillées*** : inhibiteurs de l'adénosine-désaminase (pentostatine)
- Pas d'interaction significative avec les isoenzymes du cytochrome P450

Antimétabolites (XI) :
Antipyrimidiques (I)

Azacytidine[G] *Liste I-100 %-Coll-Prescription hospitalière réservée aux spécialistes en oncologie ou en hématologie-Rétrocédable*

VIDAZA	Fl. 100 mg à 25 mg/ml	Par voie **SC** : A. 75 mg/m²/jour × 7 jours par cycles de 28 jours (1)

1. Il est recommandé d'administrer au patient un minimum de 6 cycles de traitement. Le traitement doit être poursuivi tant qu'il apporte des bénéfices au patient ou jusqu'à progression de la maladie.

Contre-indications

Hypersensibilité connue à l'azacytidine ou au mannitol
Tumeurs hépatiques malignes à un stade avancé
Allaitement

Propriétés

- Antinéoplasique par hypométhylation de l'ADN et cytotoxicité directe sur les cellules souches hématopoïétiques anormales dans la moelle osseuse (les cellules normales non proliférantes ne sont pas altérées), constitue le premier produit d'une nouvelle classe baptisée : "déméthylants"

Indications

- Patients adultes non éligibles pour une transplantation de cellules souches hématopoïétiques et présentant :
  - Syndrome myélodysplasique intermédiaire 2 ou élevé, selon l'index pronostique international
  - Leucémie myélomonocytique chronique avec 10-29 % de blastes dans la moelle sans syndrome myéloprolifératif
  - Leucémie aiguë myéloïde avec 20-30 % de blastes et dysplasie multilignée
  - Leucémie aiguë myéloïde avec > 30 % de bastes médullaires

Effets indésirables

- Très fréquents (> 10 %) : myélosuppression (71 %) avec thrombopénie, anémie, leucopénie (grade 3 à 4) avec risque infectieux, troubles digestifs (61 %) avec nausées, vomissements (grade 1 à 2), constipation, diarrhée, réactions au site d'injection (77 %), pneumonie, fièvre, anorexie, hypokaliémie, insomnie, céphalées, vertiges, dyspnée, épistaxis, arthromyalgies, douleurs thoraciques
- Fréquents (1 à 10 %) : hémorragies, alopécie, insuffisance rénale, hépatites (parfois graves), pyoderma gangrenosum, fasciite nécrosante

Précautions d'emploi et interactions médicamenteuses

- Associer des antiémétisants
- Surveillance régulière de l'hémogramme (dose réduite ou espacée en cas de cytopénie menaçante)
- Utilisation concomitante de l'érythropoïétine possible
- Surveillance de la créatininémie (élimination rénale) et des tests hépatiques (hépatotoxicité)
- Grossesse : risque inconnu, contraception obligatoire
- Interactions médicamenteuses improbables

Antimétabolites (XII) : Antipyrimidiques (II)

Fluoro-uracile[G] ou 5-FU (1) *Liste I-Réservé aux hôpitaux-Coll-Rétrocédable*

FLUORO-URACILE *Conserver à l'abri de la lumière et à moins de + 25 °C*	12 fl. 5 ml = 250 mg 6 fl. 10 ml = 500 mg 6 fl. 20 ml = 1 g 5 fl. 100 ml = 5 g	*En monothérapie*, en perfusion IV de 1 heure environ (2) (3) : 400 à 600 mg/m²/jour 3 à 6 jours/mois *En polychimiothérapie*, en perfusion IV de 1 heure environ (1) : 300 à 600 mg/m²/jour en cycles de 2 à 5 jours toutes les 3 à 4 semaines

1. En cas d'intoxication à une fluoropyrimidine, il existe un antidote : VISTOGARD (uridine triacétate) qui dispose d'une AMM aux États-Unis. En France, une ATU nominative peut être octroyée par l'ANSM.
2. L'utilisation est aussi possible plus exceptionnellement, en service spécialisé, en perfusion intra-artérielle hépatique lente (600 mg/m²/semaine en 4 à 6 heures) ou en perfusion intraveineuse continue (700 mg à 1 g/m² sur 3 à 5 jours consécutifs), *mais, en raison du changement d'excipient, ce produit ne doit plus être utilisé par voie IM* (il peut être utilisé aussi par voie externe).
3. Utilisation possible en perfusion continue à 700 mg à 1 000 mg/m² sur 3 à 5 jours consécutifs. Un suivi thérapeutique pharmacologique permet d'optimiser le résultat.

Dépistage obligatoire préalable à la prescription de 5-FU d'un déficit en dihydropyrimidine-déshydrogénase (DPD) : uracilémie + génotypage du gène DPYD si anomalie
Objectif : identifier les déficits complets à l'origine de toxicités graves
Mesurer la concentration plasmatique de l'uracile (uracilémie) :
- Si concentration ≥ 150 ng/ml : contre-indication
- Si concentration entre 16 et 150 ng/ml : posologies réduites et surveillance stricte
- La prescription doit préciser que ce résultat a été pris en compte

Trifluridine + Tipiracil (4) (5) (6) (7) *Liste I-100 %*

LONSURF	20 ou 60 cp. 15 mg de trifluridine + 6,14 mg de tipiracil ou 20 mg de trifluridine + 8,19 mg de tipiracil	*Per os* : 35 mg/m² en 2 prises/jour de J1 à J5, puis de J8 à J12 de chaque cycle de 28 jours

4. Médicament associant un antipyrimidique analogue de la thymidine et un inhibiteur de thymidine phosphosylase, le tipiracil.
5. Indiqué dans le cancer colorectal métastatique chez les patients ayant déjà reçu tous les traitements disponibles, ou en alternative à ceux-là.
6 Les effets secondaires sont comparables à ceux du 5-FU, avec un risque accru de neutropénie, anémie, thrombopénie et protéinurie.
7. La voie métabolique distincte du 5-FU ne nécessite pas le dosage de la DPD.

Contre-indications
Hypoplasie médullaire, infection potentiellement sévère, vaccin antiamaril Déficit complet en dihydropyrimidine-déshydrogénase (DPD) Mauvais état nutritionnel, gossesse et allaitement

Propriétés

- Fluoropyrimidine, antimétabolite analogue des bases pyrimidiques, inhibant la synthèse de l'ADN par inhibition de la thymidilate-synthétase (l'association à l'acide folinique augmente son activité en stabilisant sa liaison à cette enzyme)
- Diffusion rapide et durable dans les tissus tumoraux et à croissance rapide (moelle osseuse, muqueuse intestinale), métabolisme hépatique en dérivés inactifs, élimination urinaire (15 %) et pulmonaire (70 %), passage faible dans le LCR, demi-vie de 6 minutes

Indications

- Carcinomes digestifs évolués, cancer colorectal après résection en situation adjuvante, adénocarcinome du sein et de l'ovaire, carcinome épidermoïde des voies aéro-digestives supérieures et œsophagien, le plus souvent en association
- *Lonsurf* : cancer gastrique (incluant le cardia) métastatique prétraité, cancer colorectal prétraité par fluoropyrimidine, oxaliplatine, irinotécan, anti-VEGF et anti-EGFR (si indiqué)

Effets indésirables

- Fréquents : stomatite (7 à 10 jours après la cure) et diarrhée réversible 7 à 10 jours après la cure (arrêt du traitement jusqu'à leur disparition), nausées et vomissements (30-60 %), leucopénie et thrombopénie avec nadir à J10 et réversibilité vers J21-J28, aménorrhée, azoospermie, photosensibilisation et hyperpigmentation cutanée et du trajet veineux
- Alopécie (grades 1-2), rashs cutanés, urticaire, syndrome main-pied, veinite
- Rares : hémorragies digestives, anémie, cardiotoxicité surtout à forte dose et imposant l'arrêt (modifications de l'ECG, angor, exceptionnellement infarctus myocardique), ataxie cérébelleuse, hypersécrétion lacrymale

Précautions d'emploi et interactions médicamenteuses

- Avant traitement par le 5-FU, dépistage obligatoire d'un déficit en dihydropyrimidine-déshydrogénase (DPD), enzyme responsable de la dégradation du produit dans l'organisme et dont un déficit (0,1 à 0,5 % de la population caucasienne) expose à des toxicités sévères. En cas de déficit partiel, un traitement par 5-FU à doses réduites peut être envisagé, si le bénéfice surpasse le risque
- Surveillance régulière hématologique (tous les 2 à 3 jours, puis tous les 7 à 15 jours), cardiaque et des fonctions rénale et hépatique
- Diminution de la posologie de 30 à 50 % en cas d'insuffisance hépatique sévère, ou leucopénie < 3 000/mm^3 ou thrombopénie ≤ 100 000/mm^3
- Arrêt du traitement si diarrhée, stomatite, hémorragie ou ulcération digestive, leucopénie < 2 000/mm^3, thrombopénie ≤ 80 000/mm^3, mauvaise tolérance cardiaque
- Associer un antiémétisant (potentiel émétisant modéré) et un antidiarrhéique si besoin, une hygiène buccale soigneuse, et éviter l'exposition au soleil
- ***Associations contre-indiquées*** : vaccin antiamaril
- ***Associations déconseillées*** : autres vaccins vivants atténués, antivitamines K (car risque hémorragique accru, sinon surveillance accrue de l'INR)
- *Associations à utiliser avec précaution* : phénytoïne (taux plasmatiques accrus)
- *Associations à prendre en compte* : nitro-imidazolés (toxicité accrue), interféron alpha (toxicité gastro-intestinale accrue), ciclosporine, tacrolimus, acide folinique
- *Synergie démontrée* dans les cancers colorectaux avec l'acide folinique à forte dose (200 mg/m^2/jour en injection IV lente effectuée avant le fluoro-uracile)

Antimétabolites (XIII) :
Antipyrimidiques (III)

Capécitabine[G] *Liste I-100 %-Coll-Prescription hospitalière réservée aux oncologues et aux hématologues*

XELODA *Conserver à moins de + 30 °C*	60 cp. 150 mg 120 cp. 500 mg	À la fin des repas : 1 250 mg/m² × 2 fois/jour pendant 14 jours tous les 21 jours (cycles de 3 semaines) (1) (2) (3)

1. En association au docétaxel et, de façon générale, dans le cadre d'une polychimiothérapie, la posologie est de 1 000 mg/m² × 2 fois/jour pendant 14 jours, tous les 21 jours.
2. La dose maximale tolérée de la capécitabine utilisée seule est de 3 000 mg/m².
   En association à l'acide folinique (30 mg × 2 fois/jour), la dose maximale n'est que de 2 000 mg/m².
3. En cas d'intoxication à une fluoropyrimidine, il existe un antidote : VISTOGARD (uridine triacétate) qui dispose d'une AMM aux États-Unis. En France, une ATU nominative peut être octroyée par l'ANSM.

Dépistage obligatoire préalable d'un déficit en dihydropyrimidine-déshydrogénase (DPD) : uracilémie + génotypage de gène DPYD si anomalie
Objectif : identifier les déficits complets à l'origine de toxicités graves
Mesurer la concentration plasmatique de l'uracile (uracilémie) :
- Si concentration ≥ 150 ng/ml : contre-indication
- Si concentration entre 16 et 150 ng/ml : posologies réduites et surveillance stricte
- La prescription doit préciser que ce résultat a été pris en compte

Contre-indications
Hypersensibilité connue au produit ou au 5-FU, grossesse et allaitement
Insuffisance hépatique sévère, leucopénie, neutropénie ou thrombopénie sévère
Déficit complet en dihydropyrimidine-déshydrogénase (DPD)
Insuffisance rénale sévère (clairance de la créatinine < 30 ml/min)

Propriétés

- Fluoropyrimidine active par voie orale (prodrogue du 5-FU), métabolisée au niveau hépatique en 5'-DFUR, puis au niveau des tissus tumoraux en 5-FU (fluoro-uracile)
- Absorption digestive > 70 %, liaison à 60 % aux protéines plasmatiques, métabolisme hépatique puis tissulaire tumoral en 5-FU, puis (par la DPD) en métabolites inactifs éliminés essentiellement dans les urines, demi-vie de 3 à 4 heures

Indications

- Cancer colorectal métastatique en première ligne
- Cancer du colon de stade III (ou C de Dukes) après résection
- Cancer du sein localement avancé ou métastatique (en monothérapie ou association au docétaxel) après échec d'une chimiothérapie ayant comporté une anthracycline
- Cancer de l'estomac avancé : traitement de première ligne, en association à une chimiothérapie à base de sel de platine

Effets indésirables

- Très fréquents et dose-dépendants : syndrome main-pied (53 %) et altération possible des empreintes digitales, diarrhées parfois sévères (48 %), nausées (38 %), stomatite (24 %), vomissements (23 %), fatigue, douleurs abdominales, anorexie, dermatite, ballonnements, hyperbilirubinémie
- Fréquents (1 à 10 %) : alopécie (grades 1-2), peau sèche, épisodes fébriles, infections, dépression, céphalées, asthénie, vertiges, paresthésies, insomnie, constipation, dysgueusie, dyspepsie, bouche sèche, érythème, hyperpigmentation cutanée, prurit, desquamation, irritation oculaire, œdème des membres inférieurs, arthralgies, dyspnée, déshydratation, anémie, leucopénie, élévation des phosphatases alcalines, hyperglycémie
- Rares (< 1 %) : douleurs thoraciques, angor, IDM, thrombopénie, photosensibilisation, dystrophies unguéales, œsophagite, gastrite, colite, hémorragie digestive, encéphalopathie, signes cérébelleux, insuffisance cardiaque, troubles du rythme, anomalies des tests hépatiques, dépression médullaire, réactions cutanées sévères, thrombose veineuse profonde, insuffisance hépatique, hépatite cholestatique

Précautions d'emploi et interactions médicamenteuses

- Avant traitement, dépistage obligatoire d'un déficit en dihydropyrimidine-déshydrogénase (DPD), enzyme responsable de la dégradation du produit dans l'organisme et dont un déficit (0,1 à 0,5 % de la population caucasienne) expose à des toxicités sévères
- Surveillance hématologique, hépatique et rénale avant et après chaque cycle
- La déshydratation doit être prévenue et corrigée le plus tôt possible
- Insuffisance rénale modérée : diminuer la posologie initiale de 25 %
- Prudence en cas d'insuffisance hépatique, antécédents coronariens ou autre affection cardiaque, diabète, atteinte du système nerveux, troubles électrolytiques, hypocalcémie ou hypercalcémie, et chez les conducteurs
- Associer antiémétisant, hygiène buccale soigneuse et éviter l'exposition solaire
- ***Associations contre-indiquées*** : sorivudine et apparentés, vaccin antiamaril
- ***Associations déconseillées*** : autres vaccins vivants atténués, allopurinol
- *Associations à utiliser avec précaution* : AVK (surveillance accrue de l'INR), phénytoïne (taux plasmatiques accrus), acide folinique (*cf.* note 2) et interféron alpha

Antimétabolites (XIV) : Antipyrimidiques (IV)

Cytarabine[G] ou Cytosine-arabinoside ou ARA-C

Liste I-100 %-Coll

ARACYTINE	Fl. 100 mg 10 fl. 500 mg 5 fl. 1 000 mg 5 fl. 2 000 mg	*Traitement d'induction* en perfusion IV continue : 100 à 200 mg/m²/jour pendant 5 jours en 2 cures espacées de 2 à 4 semaines *Traitement d'entretien* par voie SC : 120 mg/m²/semaine en 1 ou 2 injections

Cytarabine + Daunorubicine*

Liste I-Usage hospitalier spécialisé

VYXEOS (1)	Fl. 50 ml Cytarabine 100 mg + Daunorubicine 44 mg Formulation liposomale	Posologies ci-dessous (2)

1. Les posologies de ce produit sont différentes de celles de la cytarabine injectable et de la daunorubicine injectable et le produit ne doit pas être interchangé avec d'autres produits.
2. Première induction : 1 flacon en perfusion IV de 90 minutes à J1, J3 et J5 du premier cycle d'induction. Seconde induction : 1 flacon à J1 et J3 du second cycle d'induction si nécessaire. Consolidation 5 à 8 semaines après le début de la dernière induction : 2/3 de flacon à J1 et J3 des cycles de consolidation.

* **Pour cette molécule,** *cf.* propriétés et conditions d'emploi pages suivantes.

Contre-indications

Aplasie médullaire préexistante

Encéphalopathie dégénérative et toxique (majorée par l'association à un traitement par le méthotrexate ou une irradiation crânienne)

Grossesse et allaitement

Vyxeos : insuffisance cardiaque et toxicité cardiaque aux anthracyclines

Propriétés

- Antimétabolite pyrimidique (nucléoside pyrimidique de synthèse proche de la cytidine, dont le ribose a été remplacé par l'arabinose), inhibant la synthèse de l'ADN par incorporation à l'ADN et par inhibition directe de l'ADN polymérase
- Activation au niveau cellulaire en ARA-CTP (métabolite triphosphaté actif par incorporation à l'ADN), métabolisation hépatique en arabinosyl-uracile inactif éliminé à 90 % par voie urinaire, demi-vie d'élimination de 1 à 3 heures

Indications

- Leucémie aiguë myéloblastique (en traitement d'induction puis d'entretien)
- Leucémie aiguë lymphoblastique notamment en rechute et leucémies secondaires
- Leucémie aiguë myéloblastique réfractaire
- Lymphome non hodgkinien de haut grade du sujet jeune en rechute (en association)
- Lymphome du manteau du sujet jeune non encore traité, en association (avant ou non une intensification avec autogreffe de cellules souches)
- *Vyxeos* : leucémie aiguë myéloblastique nouvellement diagnostiquée, secondaire à un traitement (LAM-t) ou associée à des anomalies/myélodysplasies (LAM-MRC)

Effets indésirables

- Toxicité hématologique dose-dépendante, apparaissant après 7 à 12 jours et réversible en 15 à 25 jours : leucopénie, thrombopénie, aplasie médullaire
- Alopécie (grade 2), nausées-vomissements (30 à 90 % selon la dose), anorexie, diarrhée, douleurs abdominales, ulcérations buccales et anales, élévation des transaminases, aménorrhée, azoospermie, hyperuricémie
- Accidents immuno-allergiques : fièvre avec myalgies, douleurs osseuses, rashs cutanés, douleurs thoraciques, conjonctivite et malaise dans les 6 à 12 heures suivant l'administration (prévention et traitement par les corticostéroïdes)
- À fortes doses : toxicité cérébelleuse (dysarthrie, nystagmus, ataxie retardée et parfois définitive) et oculaire (conjonctivites hémorragiques, atteinte cornéenne)
- Rares : ulcérations cutanées, ictère, rétention urinaire, thrombophlébite au point de perfusion, ulcérations gastro-intestinales, colite nécrosante, œdème pulmonaire
- Par voie intrarachidienne : leuco-encéphalite nécrosante (association avec du méthotrexate, des corticoïdes et/ou une irradiation encéphalique), paraplégie et cécité

Précautions d'emploi et interactions médicamenteuses

- Associer des antiémétisants (potentiel émétisant important)
- Surveillance stricte (hémogramme quotidien, surveillance des fonctions rénale et hépatique, de l'uricémie)
- Diminuer la posologie en cas d'insuffisance hépatique
- Arrêter le traitement en cas de thrombopénie $< 50\,000/mm^3$ ou de neutropénie $< 1\,000\text{-}1\,500/mm^3$
- ***Associations contre-indiquées*** : vaccin antiamaril
- ***Associations déconseillées*** : autres vaccins vivants atténués
- Ne pas mélanger avec d'autres médicaments lors de l'injection

Antimétabolites (XV) : Hydroxycarbamide

Hydroxycarbamide ou Hydroxyurée[G]

HYDRÉA *Liste I-100 %-Coll*	20 cap. 500 mg	*Traitement d'attaque* (1) : 500 à 4 000 mg/jour *Traitement d'entretien* : 500 à 1 500 mg/jour *en 1 prise par jour*
SIKLOS *Liste I-65 %-Coll-Prescription hospitalière spécialisée*	60 cp. séc. 100 mg 30 cp. séc. 1 000 mg	A. et E. > 2 ans : 15 à 30 mg/kg/jour *en 1 prise par jour*

1. Tenir compte de l'éventuelle association à d'autres agents myélotoxiques (chimiothérapie, radiothérapie). Tenir compte de l'effet radiosensibilisant d'Hydréa en cas de radiothérapie.

Contre-indications
Hypersensibilité connue au produit
Insuffisance hépatique ou rénale sévère
Grossesse et allaitement

Propriétés

- Antimétabolite inhibant la synthèse de l'ADN par inhibition de la ribonucléase diphosphate réductase, agissant de façon réversible surtout sur la moelle osseuse, assez bien toléré par rapport aux autres cytostatiques car myélotoxicité sans effet retardé
- Absorption digestive rapide, bonne diffusion tissulaire avec passage dans le LCR, élimination urinaire rapide (80 % en 12 heures), demi-vie de 6 heures

Indications

- *Hydréa* :
  - Thrombocytémie essentielle si facteurs de risque thrombo-embolique (et hyperplaquettose associée aux autres syndromes myéloprolifératifs)
  - Splénomégalie myéloïde (si douleur splénique, évolutivité hématologique, en absence d'indication d'une allogreffe), myélofibrose
  - Polyglobulie de Vaquez (surtout si sujet âgé)
  - Leucémie myéloïde chronique acutisée ou réfractaire, ou phase palliative des leucémies aiguës myéloblastiques
- *Siklos* : prévention des crises vaso-occlusives douloureuses récurrentes chez les sujets > 2 ans souffrant de drépanocytose symptomatique

Effets indésirables

- Toxicité hématologique rapidement réversible (nadir à J7 et réversibilité à J14)
- Alopécie (grade 1), aménorrhée, azoospermie, hyperuricémie, hyperuraturie
- Fréquents : nausées et vomissements (10-30 %), anorexie, stomatite, aphtes, diarrhée, éruptions cutanées, fièvre
- Rares : troubles neurologiques (céphalées, vertiges, convulsions, confusion), desquamation palmo-plantaire, vascularite cutanée (ulcères de jambe, gangrène), carcinomes cutanés, altération de la fonction rénale

Précautions d'emploi et interactions médicamenteuses

- Surveillance régulière : hémogramme, créatinine, uricémie
- Associer avec des boissons abondantes et un hypo-uricémiant
- Utiliser avec prudence en cas d'insuffisance rénale modérée
- Éviter l'exposition solaire (risque accru de cancer cutané → surveillance)
- ***Associations contre-indiquées*** : vaccin antiamaril
- ***Associations déconseillées*** : autres vaccins vivants atténués
- *Associations à prendre en compte* : antiviraux VIH (didanosine, stavudine)

Antimétabolites (XVII) : Gemcitabine

Gemcitabine[G] (1) ou dFdC *Liste I-100 %-Coll-Rétrocédable-Prescription hospitalière réservée aux spécialistes en oncologie ou en hématologie*

GEMZAR *Conserver à moins de + 30 °C* *Ne pas conserver la solution reconstituée au réfrigérateur (cristallisation)*	*Concentration : 20 mg/ml* Fl. 10 ml = 200 mg Fl. 50 ml = 1 000 mg --- *Concentration : 10 mg/ml* Poche 120 ml, 160 ml, 180 ml, 200 ml ou 220 ml *Concentration : 20 mg/ml* Fl. 10 ml = 200 mg *Concentration : 38 mg/ml* Fl. 5,26 ml = 200 mg Fl. 26,3 ml = 1 000 mg Fl. 52,6 ml = 2 000 mg *Concentration : 40 mg/ml* Fl. 5 ml = 200 mg Fl. 50 ml = 2 000 mg *Concentration : 100 mg/ml* Fl. 2 ml = 200 mg Fl. 20 ml = 2 000 mg	Perfusion IV de 30 minutes au maximum (2) et (3) : 1 250 mg/m² à J1 et J8, puis arrêt de 2 semaines (et nouveau cycle à J22) *ou* 1 000 mg/m² à J1, J8 et J15, puis arrêt de 1 semaine (et nouveau cycle à J28)

1. **Attention** : la concentration en mg/ml est différente selon les génériques.
2. La préparation des solutions injectables doit obligatoirement être réalisée par un personnel spécialisé, dans un local réservé à cet usage.
3. Reconstituer la solution avec du NaCl à 0,9 % (5 ml au minimum par flacon de 200 mg ou 25 ml au minimum par flacon de 1 000 mg, pour ne pas dépasser une concentration de 40 mg/ml au-delà de laquelle la dissolution est incomplète), puis perfuser par voie IV stricte cette solution reconstituée de cette façon ou après dilution dans du NaCl à 0,9 %, mais en 30 minutes au maximum (car toxicité accrue en cas d'allongement de ce temps de perfusion).
Adaptation de la dose selon la surveillance hématologique effectuée avant chaque injection :
– Granulocytes > 1 000/µl et plaquettes > 100 000/µl → pas d'adaptation de la dose.
– Granulocytes < 1 000/µl et plaquettes < 100 000/µl → 75 % de la dose.
– Granulocytes < 500/µl et plaquettes < 50 000/µl → suspension du traitement.

Contre-indications
Association concomitante à une radiothérapie
Grossesse et allaitement

Propriétés

- Antimétabolite métabolisé par des nucléosides kinases intracellulaires en nucléosides diphosphate (dF dCDP) et triphosphate (dF dCTP) actifs, entraînant une inhibition de la synthèse de l'ADN et une apoptose cellulaire par accumulation de ces nucléosides cytotoxiques
- Après injection IV, fixation négligeable aux protéines plasmatiques, métabolisation très importante en métabolites actifs (dF dCDP et dF dCTP), élimination essentiellement urinaire (92 à 98 % en 7 jours) sous forme de métabolites inactifs (dFdU surtout), demi-vie terminale d'environ 65 heures

Indications

- Cancer bronchique non à petites cellules, localement avancé ou métastatique
- Adénocarcinome du pancréas localement avancé ou métastatique
- Cancer de la vessie au stade invasif (en association au cisplatine)
- Cancer du sein métastatique après échec d'une chimiothérapie à base d'anthracycline (en association au paclitaxel)
- Cancer épithélial de l'ovaire localement avancé ou métastatique, en association avec le carboplatine, chez les patientes en rechute sensibles au platine
- Lymphome hodgkinien ou non hodgkinien en rechute
- Mycosis fongoïde et syndrome de Sézary

Effets indésirables

- Hématologiques : anémie (66 %), neutropénie (61 %), thrombopénie (21 %), voire aplasie → adapter la posologie selon la toxicité hématologique (*cf.* note ci-contre)
- Digestifs : nausées et vomissements (65 %), diarrhée, mucite, risque de fibrose œsophagienne sévère en association à la radiothérapie
- Pulmonaires : dyspnée transitoire dans les heures suivant l'injection, risque de fibrose pulmonaire en association à la radiothérapie à visée curative
- Alopécie (grade 1), syndrome grippal (à traiter par paracétamol), somnolence et/ou insomnie, élévation modérée et transitoire des transaminases (50 %), protéinurie et hématurie modérées sans conséquences cliniques (50 %)
- Rares cas d'insuffisance rénale et syndrome hémolytique et urémique, éruptions cutanées et bronchospasme passagers n'imposant pas l'arrêt, réactions anaphylactiques rares imposant l'arrêt, œdèmes périphériques, syndrome de fuite capillaire parfois mortel, hypotension et troubles cardiaques (arythmies, insuffisance cardiaque congestive, infarctus du myocarde)

Précautions d'emploi

- À n'utiliser que sous surveillance spécialisée, avec bilan avant chaque injection puis régulièrement, comprenant hémogramme, plaquettes, bilan rénal et hépatique, pour adaptation de la posologie (*cf.* note ci-contre)
- Utiliser avec prudence en cas d'insuffisance hépatique ou rénale (absence d'études) et chez les conducteurs et utilisateurs de machines (risque de somnolence)

Interactions médicamenteuses

- ***Associations contre-indiquées*** : vaccin antiamaril
- ***Associations déconseillées*** : autres vaccins vivants atténués
- L'association à la radiothérapie entraîne un risque accru de fibroses pulmonaires et œsophagiennes sévères (délai minimal de 4 semaines)

Agents intercalants (I) : Dérivés de la camptothécine (I)

Irinotécan[G] ou CPT11 (1)

Liste I-100 %-Coll-Rétrocédable-Prescription hospitalière réservée aux spécialistes en oncologie ou en hématologie

CAMPTO *Conserver à l'abri de la lumière*	Fl. 40 mg/2 ml Fl. 100 mg/5 ml Fl. 300 mg/15 ml	Perfusion IV en 30 à 90 minutes après dilution (2) : A. 350 mg/m² toutes les 3 semaines en monothérapie, ou 180 mg/m² toutes les 2 semaines en association à 5-FU/AF

1. Les deux formulations d'irinotécan ne sont pas bio-équivalentes et sont donc non interchangeables.
2. Prélever dans les flacons la quantité requise et l'injecter dans une poche ou un flacon de 250 ml de soluté isotonique salé ou glucosé, puis perfuser par voie IV en 30 à 90 minutes.
   Reporter l'administration ultérieure tant que le nombre de neutrophiles demeure < 1 500/mm³ et jusqu'à disparition complète de troubles digestifs sévères (diarrhée notamment).
   Réduire la dose ultérieure à 300 mg/m² en cas de neutropénie sévère (neutrophiles < 500/mm³) ou de neutropénie fébrile (fièvre ≥ 38 °C et neutrophiles < 1 000/mm³).
   Réduire la dose ultérieure à 250 mg/m² en cas de persistance d'une neutropénie sévère ou d'une neutropénie fébrile à la dose de 300 mg/m².

Irinotécan liposomal pégylé (1)

Liste I-100 %-Coll-Rétrocédable-Prescription hospitalière réservée aux spécialistes en oncologie ou en hématologie

ONIVYDE *Conserver de + 2 °C à + 8 °C*	Fl. 10 ml à 4,3 mg/ml exprimé en base (3)	Perfusion IV en 90 minutes (après dilution) : 70 mg/m² toutes les 2 semaines en association au 5-FU et au lévofolinate

3. L'expression de la concentration exprimée en base diffère un peu de celle exprimée en chlorydrate trihydraté mais la quantité contenue dans un flacon est identique.

Contre-indications
Maladies inflammatoires chroniques de l'intestin
Insuffisance médullaire sévère, bilirubinémie > 3 × N
Indice de performance de grade OMS > 2
Grossesse et allaitement

Propriétés

- Inhibiteur de la topoisomérase I (enzyme impliquée dans la torsion et la détorsion de la double hélice d'ADN) entraînant des coupures de l'ADN, dont les toxicités limitantes principales sont une neutropénie dose-dépendante et une diarrhée parfois très sévère
- Cinétique bi- ou triphasique, demi-vie terminale de 14,2 heures, liaison aux protéines plasmatiques de 40 % pour l'irinotécan et 95 % pour son métabolite actif (SN-38)

Indications (réservé à l'adulte)

- Cancer colorectal avancé, en association au 5-fluoro-uracile et à l'acide folinique, chez les patients n'ayant pas reçu de chimiothérapie antérieure ou prétraités par 5-FU acide folinique
- Cancer colorectal métastatique exprimant le récepteur du facteur de croissance épidermique (EGFR), en association avec le cétuximab, après échec d'une chimiothérapie à base d'irinotécan, ou avec le panitumumab en deuxième ligne
- *Onivyde* : cancer du pancréas métastatique, après échec de la gemcitabine, en association avec le 5-FU et la leucovorine

Effets indésirables (très fréquents, et parfois très sévères voire fatals)

- Diarrhée tardive (87 %), sévère dans 37 % des cas, de mécanisme mal connu, dans les 2 à 5 jours après la perfusion et persistant environ 4 jours → à traiter par le lopéramide à dose élevée et la réhydratation (la coexistence d'une diarrhée et d'une neutropénie sévère expose à un risque de complications septiques potentiellement fatales
- Toxicité hématologique (76 %) dose-dépendante, non cumulative, avec nadir à J8 et généralement récupération à J22 : neutropénie < 1 000/mm^3 (46 %) voire plus rarement < 500/mm^3 (16 %), neutropénie fébrile (14 %), anémie (67 %), thrombopénie (12 %)
- Syndrome cholinergique précoce (85 %) survenant pendant ou dans les 24 heures suivant la perfusion : diarrhée précoce, crampes abdominales, larmoiement, myosis, hypersudation, hypersalivation → contrôlable par l'atropine (0,25 mg en SC, traitement qui peut être prescrit en prophylaxie en cas de syndrome cholinergique antérieur)
- Alopécie grades 2 à 3 (81 %), asthénie (80 %), nausées (68 %), vomissements (71 %), constipation, très rarement réactions allergiques, stomatites

Précautions d'emploi et interactions médicamenteuses

- À n'utiliser que sous surveillance spécialisée, notamment surveillance hebdomadaire de l'hémogramme pour adapter la dose (*cf.* note ci-contre) → antibiothérapie à large spectre systématique en cas de diarrhée avec neutropénie, hospitalisation en cas de diarrhée avec vomissements, neutropénie fébrile ou autres effets indésirables sévères
- Diarrhée tardive : prescrire au patient une ordonnance comportant une réhydratation orale et du lopéramide à forte dose (2 mg toutes les 2 heures, à prendre dès la 1re selle liquide et à poursuivre 12 heures après la dernière selle liquide, mais sans dépasser 48 heures consécutives à ces doses élevées sans une nouvelle consultation)
- Insuffisance rénale ou hépatique et enfant : innocuité non démontrée (pas d'études)
- ***Associations contre-indiquées*** : vaccin antiamaril
- ***Associations déconseillées*** : autres vaccins vivants atténués, millepertuis (risque de diminution de plus de 40 % du principal métabolite actif de l'irinotécan)

Agents intercalants (II) :
Dérivés de la camptothécine (II)

Topotécan voie orale *Liste I-100 %-Réservé aux spécialistes en oncologie ou en hématologie*

HYCAMTIN *Conserver de + 2 °C à + 8 °C*	10 gél. 0,25 mg 10 gél. 1 mg	A. 2,3 mg/m²/jour durant 5 jours consécutifs (1) et (2)

1. Début de cure tous les 21 jours si neutrophiles ≥ 1.10⁹/l + plaquettes ≥ 100.10⁹/l + hémoglobine ≥ 90 g/l.
2. Le traitement pourra être poursuivi jusqu'à progression de la maladie.

Topotécan voie injectable^G *Liste I-100 %-Prescription hospitalière réservée aux spécialistes en oncologie ou en hématologie -Rétrocédable*

HYCAMTIN *Conserver à l'abri de la lumière*	Poudre pour solution à 1 mg/1 ml Fl. 1 ml ou 4 ml	Perfusion IV en 30 minutes au moins (pas en bolus) : A. 1,5 mg/m²/jour pendant 5 jours, avec un intervalle de 3 semaines entre chaque cure (3)

3. Reconstituer chaque flacon avec 4 ml d'eau ppi, puis diluer cette solution reconstituée dans du NaCl à 0,9 % ou du soluté glucosé à 5 % pour obtenir une concentration finale de 25 à 50 µg/ml.
   Un minimum de 4 cures est recommandé (le délai médian de réponse étant de 7 à 12 semaines).
   Le produit ne sera administré que si préalablement le nombre de neutrophiles est ≥ 1 500/mm³ et le nombre de plaquettes ≥ 100 000/mm³.
   Reporter l'administration ultérieure tant que le nombre de neutrophiles demeure < 1 000/mm³ ou le nombre de plaquettes < 100 000/mm³ ou le taux d'hémoglobine ≤ 9 g/dl.
   Administration ultérieure en cas de neutropénie sévère (< 500/mm³) pendant 7 jours ou plus, ou de neutropénie avec fièvre ou infection, ou de traitement retardé en raison d'une neutropénie :
   → Soit réduction de la dose à 1,25 mg/m²/jour puis 1 mg/m²/jour si nécessaire.
   → Soit administration prophylactique de G-CSF débutée à J6 de la cure (un jour après la fin de l'administration), mais la dose ultérieure devra être réduite si la neutropénie n'est pas contrôlée de façon adéquate par le G-CSF.
   On devra également réduire la dose ultérieure si le nombre de plaquettes est < 25 000/mm³.
   Adaptation de la posologie en cas d'insuffisance rénale :
   - Clairance de la créatinine entre 20 et 39 ml/min → réduction de la dose à 0,75 mg/m²/jour.
   - Clairance de la créatinine < 20 ml/min → pas de données concernant l'adaptation des doses.

   Adaptation de la posologie en cas d'insuffisance hépatique :
   - Bilirubinémie entre 1,5 et 10 mg/l → pas de données concernant l'adaptation des doses (un faible nombre de patientes ont été traitées sans réduction des doses).
   - Bilirubinémie ≥ 10 mg/l avec cirrhose → utilisation non recommandée.

Contre-indications
Myélosuppression sévère avant le début de la première cure, soit avec neutrophiles < 1 500/mm³ et/ou plaquettes < 100 000/mm³
Grossesse et allaitement

Propriétés

- Inhibiteur de la topoisomérase I (enzyme impliquée dans la torsion et la détorsion de la double hélice d'ADN) entraînant des coupures de l'ADN, dont les toxicités limitantes principales sont une toxicité hématologique dose-dépendante et des troubles digestifs parfois très sévères
- Liaison à 35 % aux protéines plasmatiques, hydrolyse du cycle lactone aboutissant à un acide hydroxylé à cycle ouvert, élimination urinaire (20 à 60 %) sous forme de topotécan inchangé et hydroxylé, demi-vie de 2 à 3 heures

Indications

- *Voie injectable* :
  - Carcinome métastatique de l'ovaire après échec d'une ou de plusieurs lignes de chimiothérapie et du cancer bronchique à petites cellules en rechute
  - Carcinome du col utérin métastatique ou récidivant après la radiothérapie, en association avec cisplatine
- *Voie orale* : cancer du poumon à petites cellules en rechute, lorsque la réintroduction de la première ligne de traitement n'est pas appropriée

Effets indésirables (très fréquents et parfois très sévères)

- Toxicité hématologique dose-dépendante, non cumulative : neutropénie avec nadir à J9 et récupération à J16, sévère (< 500/mm³) dans 79 % des cas, durant plus de 7 jours dans 13 % des cas, avec parfois fièvre (13 %) ou infection (27 %), thrombopénie avec nadir à J14 et récupération à J19, sévère (< 100 000/mm³) dans 23 % des cas ou modérée (12 % des cas), nécessitant une transfusion de plaquettes dans 4 % des cas, anémie (36 % des cas) modérée à sévère (Hb ≤ 7,9 g/dl), nécessitant une transfusion de globules rouges dans 54 % des cas
- Troubles digestifs (sévères = grade 3 ou 4 dans 2 à 6 % des cas) : nausées (68 %), vomissements (44 %), diarrhée (26 %), stomatite (20 %), constipation, douleurs abdominales
- Alopécie grades 2 à 3 (totale dans 42 % des cas), asthénie (30 %)
- Anorexie, malaise, hyperbilirubinémie, réactions allergiques

Précautions d'emploi

- À n'utiliser que sous surveillance spécialisée, notamment surveillance hebdomadaire de l'hémogramme et des plaquettes pour adapter les doses → *cf.* la note ci-contre
- Associer des antiémétisants efficaces à titre préventif et curatif
- Insuffisance rénale ou hépatique → *cf.* la note ci-contre

Interactions médicamenteuses

- ***Associations contre-indiquées*** : vaccin antiamaril
- ***Associations déconseillées*** : autres vaccins vivants atténués

Agents intercalants (III) : Anthracyclines (I)

Épirubicine^G *Liste I-100 %-Coll-Rétrocédable*

FARMORUBICINE (1) *Conserver à l'abri de la lumière (et de + 2 °C à + 8 °C pour les solutions prêtes à l'emploi)*	Flacons de lyophilisat à 10 mg ou 50 mg Flacons de solutions prêtes à l'emploi à 10 mg, 20 mg, 50 mg ou 200 mg	Perfusion IV lente (2) : 40 à 100 mg/m²/cycle toutes les 3 semaines jusqu'à une dose totale maximale de 900 mg/m²

1. La préparation des solutions injectables doit obligatoirement être réalisée par un personnel spécialisé, dans un local réservé à cet usage.
2. En 30 à 60 minutes dans la tubulure d'une perfusion de soluté glucosé isotonique.

Contre-indications
Cardiopathies avec insuffisance cardiaque, grossesse et allaitement

Propriétés
- Antibiotique de la classe des anthracyclines, agissant comme agent intercalant, analogue moins cardiotoxique de la doxorubicine (4'-épi-doxorubicine)
- Cinétique triphasique, forte fixation tissulaire, métabolisation hépatique, demi-vie d'élimination longue (10 à 20 heures), élimination biliaire (45 %) et urinaire

Indications
- Cancers du sein, de l'ovaire, de l'œsophage, de l'estomac, du pancréas, du foie
- Cancers du poumon à petites cellules, cancers épidermoïdes de la sphère ORL
- Sarcomes des tissus mous
- Lymphomes malins non hodgkiniens, maladie de Hodgkin

Effets indésirables
- Toxicité cardiaque aiguë (modifications de l'ECG, troubles du rythme) et tardive dose-dépendante et cumulative entre les anthracyclines (décompensation cardiaque)
- Dépression médullaire dose-dépendante avec nadir à J7-J14 et réversible à J21
- Alopécie (grade 3), nausées et vomissements (30 à 60 %), anorexie, stomatite, diarrhée (éviter le jus d'orange et les aliments riches en fibres), accès fébriles, aménorrhée, azoospermie, hyperuricémie, coloration rouge des urines

Précautions d'emploi et interactions médicamenteuses
- Surveillance très stricte, notamment cardiologique (ECG avant traitement puis régulièrement), hématologique, hépatique, de la température
- Réduire la posologie en cas d'insuffisance hépatique selon la bilirubinémie :
  - Bilirubinémie ≥ 35 µmol/l : posologie réduite de 50 %
  - Bilirubinémie > 50 µmol/l : utilisation contre-indiquée
- Réduire la posologie en cas d'insuffisance rénale
- Ne pas dépasser une dose cumulative totale de 900 mg/m²
- Injecter le produit par voie IV stricte en évitant toute extravasation (risque de nécrose)
- Associer des antiémétisants et éventuellement le port d'un casque réfrigérant
- ***Associations contre-indiquées*** : vaccin antiamaril
- ***Associations déconseillées*** : autres vaccins vivants atténués
- *Associations à prendre en compte* : ciclosporine, tacrolimus
- Ne pas mélanger à quelque autre produit que ce soit, notamment à l'héparine

Agents intercalants (IV) : Anthracyclines (II)

Idarubicine[G] *Liste I-100 %-Coll-Rétrocédable-Prescription hospitalière réservée aux spécialistes en oncologie ou en hématologie*

ZAVEDOS	1 gél. 5 mg, 10 mg ou 25 mg	A. 20 à 40 mg/m²/semaine pendant 4 semaines, ou 15 à 30 mg/m²/jour × 3 jours sans dépasser une dose cumulative de 400 mg/m²
ZAVEDOS Injectable (1)	1 fl. 5 ml = 5 mg 1 fl. 10 ml = 10 mg 1 fl. 20 ml = 20 mg (injecter en 5 à 15 minutes dans la tubulure d'une perfusion de soluté)	Injection **IV** stricte : A. 12 mg/m²/jour × 3 jours E. 10 mg/m²/jour × 3 jours sans dépasser une dose cumulative de 93 mg/m²

1. La préparation des solutions injectables doit obligatoirement être réalisée par un personnel spécialisé, dans un local réservé à cet usage.

Contre-indications

Infections non contrôlées

Cardiopathies avec insuffisance cardiaque, toxicité cardiaque due aux anthracyclines

Insuffisance rénale ou hépatique grave, grossesse et allaitement

Propriétés

- Antibiotique de la classe des anthracyclines, agissant comme intercalant, d'activité égale voire supérieure à celle de la daunorubicine pour une toxicité comparable
- Cinétique bi- ou triphasique, métabolisation hépatique en idarubicinol actif éliminé par voie biliaire surtout et urinaire, demi-vie d'élimination de 11 à 25 heures

Indications

- Leucémie aiguë myéloblastique. La forme orale est indiquée dans les formes non hyperleucocytaires, identifiables dans la classification FAB, LAM 3 exceptée, chez le sujet > 60 ans, lorsque la chimiothérapie IV est contre-indiquée

Effets indésirables

- Toxicité cardiaque aiguë (modifications asymptomatiques de l'ECG, rarement troubles du rythme survenant dans les 48 heures) et toxicité cardiaque tardive dose-dépendante et cumulative entre les différentes anthracyclines survenant après quelques jours à 8 mois
- Toxicité hématologique sévère, dose-dépendante, avec nadir à J10 et réversible à J15-J21 : leucopénie avec parfois infection grave voire fatale, thrombopénie
- Alopécie (grades 2-3), nausées-vomissements (85 %), mucite (57 %), diarrhée (13 %), œsophagite, élévation des transaminases et de la bilirubine (20-30 %), rashs cutanés, érythrodermie bulleuse, hyperuricémie, coloration rouge des urines pendant 1 à 3 jours
- Risque de nécrose locale en cas d'extravasation

Précautions d'emploi et interactions médicamenteuses

- Surveillance très stricte, notamment cardiologique, hématologique, hépatique
- Réduire la posologie en cas d'insuffisance hépatique
- Associer des antiémétisants et éventuellement le port d'un casque réfrigérant
- *Associations contre-indiquées* : vaccins vivants et antiamaril, phénytoïne

Agents intercalants (V) : Anthracyclines (III)

Doxorubicine[G] ou Adriamycine *Liste I-100 %-Coll-Rétrocédable-Prescription hospitalière réservée aux oncologues et aux hématologues*

ADRIBLASTINE (1) *Conserver à l'abri de la lumière (et de + 2 °C à + 8 °C pour les solutions prêtes à l'emploi)*	Fl. 10 mg ou 50 mg poudre pour sol. inj.	Par voie **IV** stricte (2) et (3) : 40 à 75 mg/m²/cycle en cycles de 1 à 3 jours toutes les 3 à 4 semaines sans dépasser 550 mg/m²

1. La préparation des solutions injectables doit obligatoirement être réalisée par un personnel spécialisé, dans un local réservé à cet usage.
2. Injecter par voie IV stricte en 3 à 5 minutes au minimum, dans la tubulure d'une perfusion de soluté salé ou glucosé isotonique.
3. Une administration intravésicale est possible (*cf.* chapitre "Néphrologie-Urologie")

Doxorubicine liposomale *Liste I-100 %-Coll-Rétrocédable-Prescription hospitalière réservée aux oncologues et aux hématologues*

CAELYX (4) et (5) *Conserver de + 2 °C à + 8 °C*	Fl. 20 mg/10 ml Fl. 50 mg/25 ml (diluer dans 250-500 ml de glucosé isotonique)	Perfusion **IV** en 30 à 60 minutes : posologies ci-dessous

4. La préparation des solutions injectables doit obligatoirement être réalisée par un personnel spécialisé, dans un local réservé à cet usage.
5. Cette forme liposomale provoque moins d'alopécies et de neutropénies, et a une cardiotoxicité moindre que la forme classique.
   Ce médicament est indiqué :
   - Dans le sarcome de Kaposi associé au sida chez des patients ayant un faible taux de CD4 (inférieur à 200/mm³) et présentant des lésions cutanéo-muqueuses ou viscérales étendues, à la posologie de 20 mg/m² toutes les 2 à 3 semaines.
   - Dans le cancer de l'ovaire à un stade avancé après échec d'une chimiothérapie de première intention à base de platine, à la posologie de 50 mg/m² toutes les 4 semaines en monothérapie, et de 30 mg/m² en association au carboplatine (traitement de référence des rechutes sensibles aux platines).
   - Dans le cancer du sein métastatique avec risque cardiaque augmenté, en monothérapie à la posologie de 50 mg/m² toutes les 4 semaines.
   - Dans le myélome multiple en progression chez les patients qui ont reçu au moins un traitement antérieur et qui ont déjà subi ou qui sont inéligibles pour une greffe de moelle osseuse : en association avec le bortézomib.

Contre-indications

Cardiopathies avec insuffisance cardiaque ou dysfonction ventriculaire gauche (pour la doxorubicine simple et pas pour la forme liposomale)
Toxicité cardiaque due aux anthracyclines, déficit en G6PD
Grossesse et allaitement

Propriétés

- Antibiotique de la classe des anthracyclines, agissant comme agent intercalant, largement utilisé malgré sa toxicité cardiaque
- Cinétique triphasique, demi-vie d'élimination de 30 heures, métabolisation hépatique, élimination biliaire (45 % en 7 jours) et urinaire (5 % en 7 jours)

Indications

- Cancer du sein, de l'ovaire, du poumon, de la vessie, de l'estomac
- Sarcomes des os et des tissus mous
- Tumeurs solides de l'enfant
- Lymphome de Hodgkin et non hodgkinien
- Leucémies aiguës et chroniques
- Myélome multiple (protocole VAD)

Effets indésirables (moindres avec les formes liposomales)

- Toxicité cardiaque aiguë (modifications asymptomatiques de l'ECG, rarement troubles du rythme survenant dans les 48 heures) et toxicité cardiaque tardive dose-dépendante et cumulative entre les différentes anthracyclines survenant après quelques jours à 8 mois (troubles du rythme, décompensation cardiaque)
- Dépression médullaire avec immunodépression débutant après 7 à 11 jours et réversible en 17 à 21 jours : leucopénie, thrombopénie, anémie
- Troubles digestifs plus fréquents qu'avec les autres anthracyclines : nausées et vomissements (30 à 60 %), douleurs abdominales, diarrhée
- Alopécie (grade 3), accès fébriles, aménorrhée, azoospermie, hyperuricémie, coloration rouge des urines pendant 1 à 2 jours, érythrodysesthésies palmo-plantaires (plus fréquemment observées avec la doxorubicine liposomale pégylée) et stomatites parfois graves
- Risque de nécrose locale en cas d'extravasation

Précautions d'emploi

- Surveillance très stricte, notamment cardiologique (ECG avant traitement puis régulièrement), hématologique, hépatique, de la température
- Réduire la posologie de 50 à 75 % en cas d'insuffisance hépatique
- Ne pas dépasser une dose totale cumulative de 550 mg/m^2
- Injecter le produit par voie IV stricte en évitant toute extravasation
- Associer des antiémétisants et éventuellement le port d'un casque réfrigérant

Interactions médicamenteuses

- ***Associations contre-indiquées*** : vaccin antiamaril, phénytoïne
- ***Associations déconseillées*** : autres vaccins vivants atténués
- *Associations à prendre en compte* : ciclosporine, paclitaxel et vérapamil (et tout autre inhibiteur de la glycoprotéine p ou P-gP), tacrolimus

Agents intercalants (VI) : Anthracyclines (IV)

Daunorubicine *Liste I-100 %-Coll-Rétrocédable-Prescription hospitalière réservée aux spécialistes en oncologie ou en hématologie*

CÉRUBIDINE (1)	Fl. 20 mg	Par voie IV stricte (2) : 40 à 60 mg/m²/jour en cycles de 3 à 5 jours toutes les 3 à 4 semaines (D. max. : 600 mg/m²)

1. La préparation des solutions injectables doit obligatoirement être réalisée par un personnel spécialisé, dans un local réservé à cet usage.
2. Injecter dans la tubulure d'une perfusion de glucose à 5 % ou de NaCl à 0,9 %, en 2 à 3 minutes.

Contre-indications

Cardiopathies avec insuffisance cardiaque
Toxicité cardiaque due aux anthracyclines
Grossesse et allaitement

Propriétés

- Antibiotique de la classe des anthracyclines, de structure proche de celle de la doxorubicine, agissant comme agent intercalant, que sa toxicité cardiaque et hématologique fait réserver au traitement des leucémies aiguës surtout
- Cinétique biphasique, demi-vie d'élimination de 14 heures, métabolisation hépatique, élimination biliaire majoritaire (40 %) et urinaire (25 %)

Indications

- Leucémies aiguës
- Leucémie myéloïde chronique en acutisation
- Lymphome hodgkinien et non hodgkinien

Effets indésirables

- Toxicité cardiaque aiguë (modifications asymptomatiques de l'ECG, rarement troubles du rythme survenant dans les 48 heures) et toxicité cardiaque tardive dose-dépendante et cumulative entre les différentes anthracyclines survenant après quelques jours à 8 mois
- Dépression médullaire sévère (leucopénie, thrombopénie) dose-dépendante et réversible
- Alopécie (grade 3), nausées et vomissements (30 à 60 %), diarrhée, stomatite, aménorrhée, azoospermie, hyperuricémie, hyperuraturie, coloration rouge des urines pendant 1 à 2 jours
- Risque de nécrose locale sévère en cas d'extravasation

Précautions d'emploi et interactions médicamenteuses

- Surveillance très stricte, notamment cardiologique (ECG, angiographie isotopique, échocardiographie), hématologique, hépatique, de la température
- Réduire la posologie en cas d'insuffisance hépatique ou rénale
- Injecter le produit par voie IV stricte en évitant toute extravasation
- Associer des antiémétisants et éventuellement le port d'un casque réfrigérant
- ***Associations contre-indiquées*** : vaccin antiamaril, phénytoïne, médicaments cardiotoxiques
- ***Associations déconseillées*** : autres vaccins vivants atténués
- *Associations à prendre en compte* : ciclosporine, tacrolimus

Agents intercalants (VII)

Actinomycine D ou Dactinomycine

Liste I-100 %-Coll-Rétrocédable-Prescription hospitalière réservée aux spécialistes en oncologie ou en hématologie

COSMEGEN (1) et (2) *Conserver à l'abri de la lumière (et pendant 2 jours à + 4 °C après reconstitution)*	Fl. 500 µg + 20 µg de mannitol (reconstituer avec 1,5 ml d'eau ppi)	Par voie **IV** stricte, en cures de 3 à 5 jours tous les 21 jours : A. 300 à 500 µg/m²/jour E. 15 µg/kg/jour (mais dose ≤ 500 µg/jour × 5 jours)

1. La préparation des solutions injectables doit obligatoirement être réalisée par un personnel spécialisé, dans un local réservé à cet usage.
2. Voie IV périphérique : diluer la solution reconstituée dans 10 à 20 ml de soluté salé ou glucosé isotonique, puis perfuser 100 à 150 ml de G5, puis injecter 1 ml de la solution diluée en surveillant la tolérance locale (absence de gêne et gonflement), puis en injecter 5 ml et laver la veine avec 20 à 30 ml de soluté salé ou glucosé isotonique, puis injecter le reste de la dose en respectant les mêmes précautions.
   Voie IV centrale : diluer la solution reconstituée dans 10 à 20 ml de soluté salé ou glucosé isotonique, puis injecter 10 ml de NaCl isotonique pour vérifier le bon fonctionnement de la voie de perfusion, puis injecter la solution reconstituée et diluée en 1 à 2 minutes, puis laver la veine avec 20 à 30 ml de NaCl isotonique.

Contre-indications

Varicelle et zona, grossesse et allaitement

Propriétés

- Antibiotique extrait de *Streptomyces genus*, doué de propriétés intercalantes (inhibition de la synthèse de l'ARN par liaison aux résidus guanine de l'ADN), peu utilisé en raison de sa toxicité, potentialisant les effets cytotoxiques de la radiothérapie
- Cinétique biphasique, bonne diffusion tissulaire (sauf dans le LCR), métabolisation hépatique faible, élimination biliaire et fécale (50 à 90 %) et urinaire (10 %)

Indications

- Néphroblastome ou tumeur de Wilms, rhabdomyosarcome, tumeurs trophoblastiques, traitement palliatif des tumeurs d'Ewing et du sarcome botryoïde

Effets indésirables (très fréquents)

- Précoces : nausées et vomissements (60 à 90 %), anorexie, diarrhée, asthénie, malaise, fièvre, frissons, réactions cutanées allergiques, exceptionnellement état de choc
- Toxicité hématologique fréquente et dose-dépendante (apparaissant en 1 à 3 semaines et réversible en 21 jours) : thrombopénie, leucopénie, anémie
- Alopécie (grades 1-2), éruptions allergiques ou par photosensibilisation, mucite
- Risque extrêmement important de nécrose en cas d'extravasation (*cf.* mode d'emploi)

Précautions d'emploi et interactions médicamenteuses

- Associer des antiémétisants et respecter strictement le mode d'emploi
- Surveillance stricte avant chaque cycle : NFS, plaquettes, réticulocytes, créatininémie, bilirubinémie, transaminases, gamma-GT, phosphatases alcalines
- Réduire la posologie de 50 % en cas d'insuffisance hépatique ou de radiothérapie
- ***Associations contre-indiquées*** : vaccin antiamaril
- ***Associations déconseillées*** : autres vaccins vivants atténués

Agents intercalants (VIII) : Anthracènediones (I)

Mitoxantrone[G] *Liste I-100 %-Coll-Rétrocédable-Prescription hospitalière réservée aux spécialistes en oncologie ou en hématologie*

NOVANTRONE (1) (contient des sulfites)	Fl. 10 mg/5 ml Fl. 20 mg/10 ml (diluer toujours dans un soluté isotonique)	Injection IV lente dans la tubulure d'une perfusion : 10 à 14 mg/m² en cycles de 1 à 5 jours tous les 21 à 28 jours

1. La préparation des solutions injectables doit obligatoirement être réalisée par un personnel spécialisé, dans un local réservé à cet usage.

Contre-indications

Grossesse et allaitement

Propriétés

- Antinéoplasique cytostatique, ayant une toxicité cardiaque et hématologique plus faible que celle des anthracyclines et une demi-vie longue
- Après injection IV : fixation à 78 % aux protéines plasmatiques, diffusion tissulaire très intense, élimination biliaire lente (20 à 32 % en 5 jours), demi-vie de 24 à 40 heures

Indications

- Leucémie aiguë myéloblastique, lymphomes non hodgkiniens
- Cancer du sein métastatique (taux de réponse en monothérapie de 40 % chez les sujets non traités antérieurement et 20 % chez les sujets traités par d'autres produits)
- Traitement palliatif du cancer avancé de la prostate hormonorésistant, en association avec de faibles doses de corticostéroïdes par voie orale

Effets indésirables

- Nausées et vomissements (40 %), rarement diarrhée, mucite, hémorragie digestive
- Toxicité hématologique dose-dépendante, apparaissant entre J10 et J14 et réversible en 20 jours : leucopénie rarement < 1 000 éléments/mm³, thrombopénie modérée
- Toxicité cardiaque (< 5 %) : troubles du rythme ou insuffisance cardiaque (surtout si cardiopathie, administration antérieure d'anthracyclines, radiothérapie médiastinale)
- Alopécie (grades 1-2), plus rarement asthénie, fièvre, rash cutané, onycholyse, élévation des transaminases et de la bilirubine, coloration des urines en bleu/vert
- Risque accru de leucémies secondaires survenant de 8 mois à plusieurs années après exposition (nécessitant une surveillance pendant 10 ans après l'arrêt du traitement)

Précautions d'emploi, interactions et incompatibilités physico-chimiques

- Surveillance stricte notamment cardiologique, hématologique, hépatique et rénale
- Ne pas dépasser des doses cumulatives de 160 mg/m² chez les patients sans facteurs de risque ou de 120 mg/m² chez les sujets ayant reçu des anthracyclines, des drogues cardiotoxiques, une radiothérapie médiastinale ou porteurs d'une cardiopathie
- Injecter le produit par voie IV lente (3 à 5 minutes) en évitant toute extravasation, *après dilution obligatoire* dans au moins 50 ml de soluté salé ou glucosé isotonique
- Associer des antiémétisants et éventuellement le port d'un casque réfrigérant
- ***Associations contre-indiquées*** : vaccin antiamaril
- ***Associations déconseillées*** : autres vaccins vivants atténués

Agents intercalants (IX) : Anthracènediones (II)

Pixantrone *Liste I-100 %-Coll-Prescription hospitalière réservée aux spécialistes en oncologie ou en hématologie*

PIXUVRI *Conserver de + 2 °C à + 8 °C dans l'emballage*	Fl. 29 mg (poudre à reconstituer) (1) Na+ : 1 g (43 mmol)/dose	Perfusion **IV** lente : 50 mg/m2 à J1, J8 et J15 en cycles de 28 jours

1. La préparation des solutions injectables doit obligatoirement être réalisée par un personnel spécialisé, dans un local réservé à cet usage.

Contre-indications

Myélosuppression profonde, dysfonctionnement hépatique sévère
Vaccins à virus vivants, grossesse et allaitement

Propriétés

- Antinéoplasique cytotoxique par alkylation directe de l'ADN, présentant une toxicité cardiaque plus faible que celle des anthracyclines et de la mitoxantrone
- Après injection IV : fixation à 50 % aux protéines plasmatiques, grand volume de distribution (25,8 l), métabolisation faible, élimination biliaire prédominante sous forme inchangée avec une demi-vie variable entre 15 et 45 heures

Indications

- Lymphome non hodgkinien à cellules B, agressif et à rechutes multiples et réfractaires, chez l'adulte, en monothérapie

Effets indésirables

- La toxicité la plus fréquente est la myélosuppression (neutropénie, anémie, thrombopénie) parfois de grades 3 et 4
- Très fréquents (> 10 %) : asthénie, nausées, vomissements, diarrhée, alopécie, dyschromie cutanée, chromaturie
- Fréquents (1 à 10 %) : toxicité cardiaque (tachycardie, bloc de branche, dysfonctionnement du VG), infections neutropéniques, anorexie, céphalées, paresthésies, somnolence, troubles du goût, conjonctivite, hypotension, dyspnée, toux, douleurs abdominales, stomatite, érythème, douleurs osseuses, fièvre, œdèmes, élévation des enzymes hépatiques et de la créatininémie, protéinurie
- Rares (< 1 %) : risque accru d'affections malignes secondaires, vertiges, troubles du sommeil, kératite, arythmie, épanchement pleural, œsophagite, sueurs nocturnes, érection spontanée, hyperuricémie, hypocalcémie, hyponatrémie

Précautions d'emploi et interactions médicamenteuses

- Évaluation préalable de la fonction cardiaque (FEVG) : si antécédents cardiaques et/ou FEVG initiale < 45 % et/ou administration antérieure de doxorubicine > 450 mg/m^2, une évaluation minutieuse de l'indication est requise
- Surveillance minutieuse de la NFS (nadir débutant entre J15 et J22 jusqu'à J28) → adaptation de la dose et utilisation de facteurs de croissance ; surveillance créatinine, bilirubine
- Prévention systématique du syndrome de lyse tumorale
- *Interactions médicamenteuses possibles* par inhibition du CYP 1A2 et du CYP 2C8 : principalement : théophylline, warfarine, amitriptyline, halopéridol, clozapine, ondansétron, propranolol

Agents intercalants (X)

Étoposide[G] *Liste I-100 %-Coll-Prescription hospitalière réservée*

CELLTOP	20 cap. 50 mg	100 à 300 mg/m²/jour pendant 1 à 3 jours
ÉTOPOSIDE (1)	Fl. 20 mg, 100 mg ou 200 mg Sol. pour perf.	Perfusion IV lente : 50 à 150 mg/m² sur 3 à 5 jours

Étoposide phosphate (1) et (2)

Liste I-100 %-Réservé aux hôpitaux-Coll-Prescription hospitalière réservée

ÉTOPOPHOS *Conserver de + 2 °C à + 8 °C et à l'abri de la lumière*	Fl. 100 mg (diluer chaque flacon dans 5 à 10 ml de soluté isotonique ou d'eau ppi)	Perfusion IV en 5 minutes à 2 heures, après dilution : 50 à 150 mg/m²/jour pendant 1 à 3 jours

1. La préparation des solutions injectables doit obligatoirement être réalisée par un personnel spécialisé, dans un local réservé à cet usage.
2. Prodrogue hydrosoluble de l'étoposide, facilitant l'administration parentérale d'étoposide.

Contre-indications
Grossesse et allaitement

Propriétés

- Dérivé de la podophyllotoxine agissant par inhibition de la topoisomérase II (résistance croisée avec le téniposide, les anthracyclines, les alcaloïdes de la pervenche)
- Absorption variable (25 à 75 %), distribution large mais faible dans le LCR, forte liaison aux protéines plasmatiques (94 %), élimination urinaire (30 à 60 %), demi-vie de 6,4 ± 2,4 heures

Indications

- Cancer bronchique à petites cellules et non à petites cellules, tumeurs germinales du testicule, choriocarcinomes placentaires, cancer du sein, cancer de l'ovaire
- Lymphome malin hodgkinien et non hodgkinien, leucémie aiguë myéloïde

Effets indésirables

- Toxicité hématologique non cumulative, dose-dépendante : granulopénie (nadir entre J7 et J10, réversible à J21), thrombopénie (nadir entre J9 et J16, réversible à J28)
- Alopécie (grade 2), nausées et vomissements (10 à 30 %), réactions anaphylactiques (2 %), neuropathies (< 3 %), hypotension en cas de perfusion trop rapide, élévation des transaminases à forte dose, veinite (respecter la dilution recommandée)
- Carcinogénicité : risque accru de leucémies myéloïdes aiguës secondaires

Précautions d'emploi et interactions médicamenteuses

- Surveillance avant et après le traitement, cardiaque, hépatique, rénale et de la NFS (si leucopénie < 3 000/mm³ et/ou thrombopénie < 100 000/mm³ → prudence ++)
- Injecter sous surveillance rigoureuse pour dépister une réaction anaphylactique
- Réduire la posologie si insuffisance rénale avec clairance de la créatinine < 60 ml/min
- Associer des antiémétisants et éventuellement le port d'un casque réfrigérant
- ***Associations contre-indiquées*** : vaccin antiamaril, phénytoïne
- ***Associations déconseillées*** : autres vaccins vivants atténués
- *Associations à prendre en compte* : ciclosporine, tacrolimus

Agents scindants

Bléomycine[G] (1) *Liste I-100 %-Coll-Prescription hospitalière réservée aux spécialistes en oncologie ou en hématologie*

BLÉOMYCINE	Fl. 15 mg	Par voie **IV** ou **IM** (2) : 10 à 20 mg/m^2 1 ou 2 fois/semaine (3)

1. La préparation des solutions injectables doit obligatoirement être réalisée par un personnel spécialisé, dans un local réservé à cet usage.
2. Dissoudre le contenu du flacon dans 10 ml de soluté salé isotonique et injecter par voie intramusculaire ou en perfusion veineuse lente dans du soluté salé isotonique.
3. Sans dépasser la dose cumulative maximale de 300 mg.

Contre-indications

Insuffisance respiratoire sévère
Grossesse et allaitement

Propriétés

- Antibiotique cytostatique produit par une souche de *Streptomyces verticillus*, agissant par fragmentation de l'ADN, ayant une toxicité pulmonaire par formation de radicaux libres apparaissant généralement pour des doses cumulées de 300 mg
- Après injection parentérale, distribution rapide (25 minutes) et importante, demi-vie de 4 heures, élimination essentiellement urinaire sous forme inchangée

Indications

- Carcinomes épidermoïdes, notamment les cancers des voies aéro-digestives supérieures, de la peau, de l'œsophage, de la vessie, du col utérin
- Lymphome de Hodgkin (association ABVD) et non hodgkiniens
- Carcinomes testiculaires

Effets indésirables

- Toxicité pulmonaire (10 %) : dyspnée d'effort et toux sèche devant faire évoquer une fibrose pulmonaire irréversible (risque accru si radiothérapie associée, dose cumulée > 300 mg, âge > 70 ans, insuffisance respiratoire et/ou rénale)
- Hyperthermie et frissons pendant 24 à 48 heures, nausées et vomissements (10 à 30 %), stomatite, aménorrhée, azoospermie
- Alopécie (grades 1-2), hyperpigmentation (peau et ongles), érythèmes (mains, coudes, épaules), réactions allergiques (rash, urticaire, bronchospasme, choc)

Précautions d'emploi

- Surveillance stricte de la fonction pulmonaire (clinique et radiologique) pour dépister une fibrose pulmonaire motivant l'arrêt immédiat et définitif
- Ne pas dépasser une dose cumulée de 300 mg
- Associer des antipyrétiques, des antihistaminiques ou des corticoïdes (à titre préventif ou curatif), des antiémétisants si besoin (potentiel émétisant faible)

Interactions médicamenteuses

- ***Associations contre-indiquées*** : vaccin antiamaril, phénytoïne
- ***Associations déconseillées*** : autres vaccins vivants atténués

Poisons du fuseau (I) :
Alcaloïdes de la pervenche ou Vinca-Alcaloïdes (I)

Vinflunine *Liste I-100 %-Coll-Prescrition hospitalière réservée aux spécialistes en oncologie ou en hématologie*

JAVLOR *Conserver de + 2 °C à + 8 °C*	Fl. 2 ml = 50 mg Fl. 10 ml = 250 mg	En perfusion **IV** stricte (1) et (2)

1. La préparation des solutions injectables doit obligatoirement être réalisée par un personnel spécialisé, dans un local réservé à cet usage.
2. 320 mg/m² toutes les 3 semaines en perfusion de 20 minutes.

Contre-indications

Infection sévère actuelle ou récente (dans les 2 semaines)
Neutropénie < 1 500/mm³ ou thrombopénie < 100 000/mm³
Grossesse et allaitement

Propriétés

- Poison du fuseau de la famille des vinca-alcaloïdes, se fixant de manière réversible aux microtubules avec une faible affinité et une activité antitumorale importante avec un index thérapeutique large et une chimiorésistance induite plus tardive
- Après perfusion IV, liaison modérée aux protéines plasmatiques (67 %), importante distribution tissulaire et élimination lente dans les selles et les urines

Indications

- Carcinome urothélial à cellules transitionnelles avancé ou métastatique après échec d'un traitement préalable à base de platine. L'efficacité et la tolérance de vinflunine n'ont pas été étudiées chez les patients avec un *Performance Status* (PS) ≥ 2

Effets indésirables

- Toxicité hématologique : neutropénie de grade 3/4 (55 %), anémie sévère (17 %), thrombocytopénie sévère (5 %), neutropénie fébrile et/ou infection + neutropénie (7 %)
- Toxicité intestinale : constipation sévère (15 %) à prévenir et à traiter

Précautions d'emploi et interactions médicamenteuses

- La NFS doit faire l'objet d'une surveillance hebdomadaire : le produit ne doit pas être administrée lorsque le nombre PNN est < 1 000/mm³ et/ou de plaquettes < 100 000/mm³
- La dose recommandée doit être réduite chez les patients qui développent une toxicité hématologique de grade > 3
- Constipation : des mesures spécifiques doivent être mises en place à chaque cycle
- Affections cardiaques : surveillance médicale attentive chez les patients présentant un risque d'ischémie ou d'arythmie cardiaque
- Insuffisance hépatique de degré 2 ou 3 : la dose recommandée doit être réduite
- Insuffisance rénale modérée ou sévère : la dose recommandée doit être réduite
- Injecter par voie IV stricte, en perfusion de 20 minutes en dérivation avec une poche de 500 ml. La veine doit être rincée avant et après l'administration du produit
- ***Associations déconseillées*** : inhibiteurs ou inducteurs puissants du CYP 3A4, médicaments allongeant l'intervalle QT/QTc
- *Associations à prendre en compte* : doxorubicine pégylée/liposomale (augmentation apparente de 15 à 30 % de l'exposition à la vinflunine et diminution apparente de 2 à 3 fois de l'aire sous la courbe (AUC) de la doxorubicine)

Poisons du fuseau (II) : Alcaloïdes de la pervenche ou Vinca-Alcaloïdes (II)

Vinorelbine[G] *Liste I-100 %-Coll-Prescription hospitalière réservée aux spécialistes en oncologie ou en hématologie-Rétrocédable (forme injectable)*

NAVELBINE *Conserver de + 2 °C à + 8 °C*	10 amp. 1 ml = 10 mg 10 amp. 5 ml = 50 mg Capsules molles à 20 mg Capsules molles à 30 mg	En perfusion **IV** stricte (1) et (2) : 25 à 30 mg/m²/semaine Par voie orale (3) : 60 à 80 mg/m²/semaine

1. La préparation des solutions injectables doit obligatoirement être réalisée par un personnel spécialisé, dans un local réservé à cet usage.
2. Injecter par voie IV stricte, en perfusion de 15 à 20 minutes par cathéter central.
3. La voie orale est indiquée seulement en monothérapie.

Contre-indications
Insuffisance hépatique sévère
Grossesse et allaitement

Propriétés

- Poison du fuseau de la famille des alcaloïdes de la pervenche ou vinca-alcaloïdes, se fixant sur la tubuline et bloquant les cellules en métaphase
- Biodisponibilité de 40 % *per os*, liaison aux protéines plasmatiques à 50-80 %, bonne diffusion tissulaire, métabolisme hépatique, élimination biliaire, demi-vie de 40 heures

Indications

- Cancer bronchique non à petites cellules, en association au cisplatine dans le traitement de première ligne des formes avancées et métastatiques
- Cancer du sein métastatique
- Lymphome hodgkinien ou non hodgkinien en rechute

Effets indésirables

- Toxicité hématologique : granulopénie dose-dépendante (nadir à J10 et réversible à J14-J21), anémie modérée, très rarement thrombopénie
- Toxicité neurologique (11 à 14 %) : abolition des réflexes ostéo-tendineux, parésie intestinale, paresthésies, fatigabilité des membres, algies de la mâchoire
- Alopécie (grades 2-3), nausées (46-83 %), vomissements (3-8 %), diarrhée (16-40 %), constipation (11-24 %), rash cutané et possibilité de bronchospasme
- Risque d'irritation considérable voire de nécrose locale en cas d'extravasation

Précautions d'emploi et interactions médicamenteuses

- Surveillance de l'hémogramme avant et après chaque administration → ne pas répéter tant que les granulocytes sont < 2 000/mm³
- Surveillance clinique stricte, notamment neurologique et du transit intestinal → associer des laxatifs et des antiémétisants si besoin, et le port d'un casque réfrigérant
- Réduire la posologie en cas d'insuffisance hépatique et ne pas administrer en même temps qu'une radiothérapie dont les champs incluent le foie
- Insuffisance rénale : absence d'études
- Laver rapidement à l'eau si contact accidentel avec œil, peau ou muqueuses
- ***Associations contre-indiquées*** : vaccin antiamaril
- ***Associations déconseillées*** : autres vaccins vivants atténués, itraconazole
- *Associations à prendre en compte* : mitomycine C (toxicité pulmonaire accrue)

Poisons du fuseau (III) :
Alcaloïdes de la pervenche ou Vinca-Alcaloïdes (III)

Vindésine *Liste I-Réservée aux hôpitaux-Coll-Rétrocédable-Prescription hospitalière réservée aux spécialistes en oncologie ou en hématologie*

ELDISINE (1) *Conserver de + 2 °C à + 8 °C*	Fl. 5 mg (diluer dans 4 ml de NaCl à 0,9 % ou G5)	Par voie IV stricte (2) : A. 3 mg/m² tous les 7 à 10 jours × 1 mois puis tous les 15 jours E. 4 mg/m² tous les 7 à 10 jours

1. La préparation des solutions injectables doit obligatoirement être réalisée par un personnel spécialisé, dans un local réservé à cet usage.
2. Injection rapide en 1 à 3 minutes dans la tubulure d'une perfusion de NaCl 0,9 % ou de Glucosé à 5 %.

Contre-indications
Infections non contrôlées, neuropathie périphérique sévère
Neutropénie ou thrombocytopénie sévères, grossesse et allaitement

Propriétés

- Poison du fuseau de la famille des alcaloïdes de la pervenche ou vinca-alcaloïdes, se fixant sur la tubuline et bloquant les cellules en métaphase
- Métabolisme hépatique, élimination biliaire (50 %) et urinaire (10 %), demi-vie de 15 à 35 heures

Indications

- Leucémies aiguës lymphoblastiques, lymphomes réfractaires aux autres cytostatiques
- Cancer du sein
- Cancer des voies aéro-digestives supérieures
- Cancer de l'œsophage
- Cancer bronchique

Effets indésirables

- Toxicité neurologique (inférieure à celle la vincristine) d'apparition progressive, réversible en plusieurs semaines à plusieurs mois : paresthésies et troubles sensoriels, puis, si le traitement est poursuivi, douleurs névritiques et difficultés motrices (disparition des réflexes ostéo-tendineux, constipation puis iléus paralytique, ptosis, diplopie, troubles de l'accomodation, photophobie, risque de polynévrite irréversible, convulsions, ataxie, athétose, confusion mentale, hallucinations) → arrêt du traitement
- Toxicité hématologique : granulopénie dose-dépendante avec nadir entre J3 et J6 et réversible en 7 à 10 jours, plus rarement thrombopénie
- Possibilité de bronchospasme sévère (surtout si association à la mitomycine C)
- Alopécie (grade 2), constipation, nausées et vomissements (10 à 30 %), mucite, fièvre, frissons, rash cutané, hyperuricémie, veinite
- Risque d'irritation considérable voire de nécrose locale en cas d'extravasation

Précautions d'emploi

- Surveillance de l'hémogramme avant et après chaque injection → à ne pas répéter tant que les granulocytes sont < 2 000/mm^3
- Surveillance stricte, notamment neurologique, du transit intestinal et de l'uricémie → associer des laxatifs, et si besoin un antiémétisant, un hypo-uricémiant, l'alcalinisation des urines et le port d'un casque réfrigérant
- Insuffisance hépatique : réduire les doses si bilirubinémie > 50 µmol/l
- Laver rapidement à l'eau si contact accidentel avec œil, peau ou muqueuses

Interactions médicamenteuses

- ***Associations contre-indiquées*** : vaccin antiamaril
- ***Associations déconseillées*** : autres vaccins vivants atténués, itraconazole
- *Associations à prendre en compte* : mitomycine C (toxicité pulmonaire accrue)

Poisons du fuseau (IV) :
Alcaloïdes de la pervenche ou Vinca-Alcaloïdes (IV)

Vincristine[G] *Liste I-100 %-Coll-Prescription hospitalière réservée aux spécialistes en oncologie ou en hématologie*

ONCOVIN (1) *Conserver de + 2 °C à + 8 °C*	Fl. 1 mg (diluer dans au moins 20 ml de NaCl à 0,9 %)	Par voie IV stricte (2) : A. 1,4 mg/m² sans dépasser 2 mg/injection E. > 10 kg : 2 mg/m² E. < 10 kg : 0,05 mg/kg (3)

1. La préparation des solutions injectables doit obligatoirement être réalisée par un personnel spécialisé, dans un local réservé à cet usage.
2. Injecter par voie IV stricte, de préférence dans la tubulure d'une perfusion de soluté salé ou glucosé isotonique, sans dépasser une dose totale de 1,5 mg par injection chez le sujet âgé.
3. Toutes les semaines en monothérapie ou tous les mois en polychimiothérapie.

Contre-indications
Neuropathie périphérique sévère
Grossesse et allaitement

Propriétés
- Poison du fuseau de la famille des alcaloïdes de la pervenche ou vinca-alcaloïdes, se fixant sur la tubuline et bloquant les cellules en métaphase
- Cinétique triphasique, bonne diffusion tissulaire, métabolisation hépatique, élimination biliaire (80 %) et urinaire (20 %), demi-vie de 85 heures

Indications
- Leucémies aiguës lymphoblastiques, lymphomes hodgkiniens et non hodgkiniens
- Sarcomes ostéogéniques, rhabdomyosarcomes, sarcomes d'Ewing, tumeurs de Wilms, neuroblastomes, cancers de l'enfant (tumeurs embryonnaires)
- Cancer du sein, cancer du poumon à petites cellules, cancer du col utérin
- Myélome multiple (protocole VAD)
- Purpura thrombopénique idiopathique résistant aux autres traitements (monothérapie)

Effets indésirables (fréquents)
- Toxicité neurologique (50 %) cumulative et d'apparition progressive, réversible en plusieurs semaines à plusieurs mois : paresthésies et troubles sensoriels, puis douleurs névritiques et difficultés motrices → arrêt du traitement
- Possibilité de bronchospasme sévère (surtout si association à la mitomycine C)
- Leucopénie modérée avec nadir à J5-J10 et réversible vers J14-J21
- Alopécie fréquente (grade 2), constipation, nausées-vomissements (10 à 30 %), mucite, frissons, rash cutané, hyponatrémie, hyperuricémie, aménorrhée, azoospermie, veinite
- Risque d'irritation considérable voire de nécrose locale en cas d'extravasation

Précautions d'emploi et interactions médicamenteuses
- Surveillance stricte notamment neurologique, du transit intestinal et de l'uricémie
- Insuffisance hépatique : réduire les doses de 50 % si bilirubinémie > 50 µmol/l
- Laver rapidement à l'eau si contact accidentel avec œil, peau ou muqueuses
- ***Associations contre-indiquées*** : vaccin antiamaril, phénytoïne
- ***Associations déconseillées*** : autres vaccins vivants atténués, itraconazole
- *Associations à prendre en compte* : mitomycine C, asparaginase

Poisons du fuseau (V) :
Alcaloïdes de la pervenche ou Vinca-Alcaloïdes (V)

Vinblastine ou Vincaleucoblastine *Liste I-100 %-Coll-Prescription hospitalière réservée aux spécialistes en oncologie ou en hématologie*

VELBÉ (1) *Conserver de + 2 °C à + 8 °C*	Fl. 10 mg (diluer dans 10 ml de NaCl à 0,9 %)	Par voie **IV** stricte (2) : A. 5 à 10 mg/m²/semaine sans dépasser 18 mg/m² E. 4 à 5 mg/m²/semaine sans dépasser 12 mg/m²

1. La préparation des solutions injectables doit obligatoirement être réalisée par un personnel spécialisé, dans un local réservé à cet usage.
2. Injecter par voie IV stricte en 1 à 3 minutes, de préférence dans la tubulure d'une perfusion de soluté salé isotonique, après dissolution de chaque flacon par 10 ml de soluté salé isotonique.

Contre-indications

Neutropénie non liée à la maladie, infections non contrôlées
Grossesse et allaitement

Propriétés

- Poison du fuseau de la famille des alcaloïdes de la pervenche ou vinca-alcaloïdes, se fixant sur la tubuline et bloquant les cellules en métaphase
- Cinétique triphasique, métabolisation hépatique en dérivés actifs, élimination biliaire (70 %) et accessoirement urinaire (15 %), demi-vie de 24 à 30 heures

Indications

- Lymphome hodgkinien et non hodgkinien
- Cancer du testicule à un stade avancé, cancer du sein, de l'ovaire, du rein, de la vessie
- Sarcome de Kaposi, choriocarcinome, certains cas d'histiocytose

Effets indésirables (fréquents)

- Toxicité neurologique (50 %) cumulative et d'apparition progressive, réversible en plusieurs semaines à plusieurs mois : paresthésies et troubles sensoriels, puis douleurs névritiques et difficultés motrices → arrêt du traitement
- Toxicité hématologique dose-dépendante : nadir à J5-J10 et réversible vers J14-J21
- Possibilité de bronchospasme sévère (surtout si association à la mitomycine C)
- Alopécie (grade 2), constipation, nausées-vomissements (10 à 30 %), mucite, photosensibilisation, rashs, fièvre, aménorrhée, azoospermie, veinite, hyperuricémie
- Risque d'irritation considérable, voire de nécrose locale en cas d'extravasation

Précautions d'emploi et interactions médicamenteuses

- Surveillance de l'hémogramme avant et après chaque injection → à ne pas répéter tant que les granulocytes sont < 2 000/mm³
- Surveillance stricte notamment neurologique, du transit intestinal et de l'uricémie
- Insuffisance hépatique : réduire les doses de 50 % si bilirubinémie > 50 µmol/l
- Laver rapidement à l'eau si contact accidentel avec œil, peau ou muqueuses
- ***Associations contre-indiquées*** : vaccin antiamaril, phénytoïne
- ***Associations déconseillées*** : autres vaccins vivants atténués, itraconazole
- *Associations à prendre en compte* : mitomycine C (toxicité pulmonaire accrue)

Stabilisants du fuseau (I) :
Taxoïdes ou Taxanes (I)

Paclitaxel[G] *Liste I-100 %-Coll-Rétrocédable-Prescription hospitalière réservée aux spécialistes en oncologie ou en hématologie*

PACLITAXEL (1) *Conserver à l'abri de la lumière et entre + 15 °C et + 25 °C*	Fl. 30 mg/5 ml Fl. 100 mg/17 ml Fl. 150 mg/25 ml Fl. 300 mg/50 ml (solvant avec éthanol et crémophor EL)	Perfusion **IV** à l'aide d'une tubulure munie d'un filtre (2) : - 175 à 225 mg/m² en 3 heures toutes les 3 semaines en cancérologie - 100 mg/m² en 3 heures toutes les 2 semaines dans le sarcome de Kaposi

1. La préparation des solutions injectables doit obligatoirement être réalisée par un personnel spécialisé, dans un local réservé à cet usage.
2. Perfuser (*en proscrivant tout matériel en polychlorure de vinyl*) à l'aide d'une tubulure munie d'une membrane filtrante à micropores de diamètre inférieur ou égal à 0,22 µm, après dilution (dans un soluté salé ou glucosé isotonique, ou un mélange des deux, ou un mélange de glucose à 5 % et de solution de Ringer) afin d'obtenir une dilution finale de 0,3 à 1,2 mg/ml.
Après la première cure, les doses devront être ajustées en fonction de la tolérance du patient : le produit ne doit pas être réadministré tant que le nombre de neutrophiles n'est pas supérieur ou égal à 1 500/mm³ et celui des plaquettes à 100 000/mm³. Pour les patients présentant une neutropénie sévère (neutrophiles < 500/mm³) durant 1 semaine ou plus ou une neuropathie périphérique sévère, les doses doivent être réduites de 20 %.
Insuffisance hépatique ou rénale : innocuité non démontrée (absence d'études).

Paclitaxel albumine[G] ou Nab-paclitaxel

Liste I-100 %-Coll-Prescription hospitalière réservée aux spécialistes en oncologie ou en hématologie

ABRAXANE	Fl. 100 mg/20 ml	A. Perfusion **IV** à l'aide d'une tubulure munie d'un filtre (3) : 100 à 260 mg/m² toutes les 3 semaines

3. Des filaments peuvent être visibles dans la poche de perfusion (interaction avec albumine et huile de silicone) → set de perfusion muni d'un filtre de 15 µm.

Propriétés

- Cette formulation de nanoparticules de paclitaxel albumine favorise le transport du paclitaxel à travers les cellules endothéliales, augmentant la concentration dans la zone tumorale grâce à la protéine SPARC (*Secreted Protein Acidic and Rich in Cystein*) qui se lie à l'albumine

Indications

- Cancer du sein métastatique en monothérapie chez les patients adultes en échec du traitement de première ligne du cancer métastasé et pour qui le traitement standard incluant une anthracycline n'est pas indiqué
- Adénocarcinome du pancréas métastatique, en association avec la gemcitabine
- Cancer bronchique non à petites cellules en première ligne, en association avec le carboplatine
- **NB** : ne pas remplacer ce médicament par d'autres formulations du paclitaxel et ne pas l'utiliser à leur place

Contre-indications
Polynucléaires neutrophiles < 1 500/mm³, grossesse et allaitement

Propriétés

- Dérivé de l'if du Pacifique, bloquant la réplication cellulaire en inhibant la dépolymérisation de la tubuline et en augmentant sa polymérisation, ce qui permettrait de contourner la résistance de certains cancers aux autres anticancéreux
- Cinétique biphasique, liaison à 90 % aux protéines plasmatiques, bonne diffusion tissulaire, métabolisme hépatique, élimination biliaire majoritaire, demi-vie de 5 heures

Indications

- Cancer du sein en traitement adjuvant : en cas d'envahissement ganglionnaire et après un traitement par anthracycline et cyclophosphamide (AC)
- Cancers du sein localement avancés ou métastatiques, soit en monothérapie, soit en association à une anthracycline, soit en association au bévacizumab, soit en association au trastuzumab chez les patientes dont la tumeur présente une surexpression du récepteur HER2 classée +++ en immunohistochimie
- Cancer de l'ovaire en première intention dans les stades précoces ou avancés (association au cisplatine ou au carboplatine), ou en rechute sensible ou résistante aux sels de platine
- Cancer bronchique non à petites cellules avancés, en association au cisplatine et parfois au bevacizumab
- Sarcome de Kaposi lié au sida (après échec des anthracyclines liposomales)

Effets indésirables (très fréquents, sévères chez 25 % des patients)

- Réactions d'hypersensibilité sévères (2 %) imposant l'arrêt du traitement (dyspnée, asthme, détresse respiratoire, hypotension, angiœdème, urticaire, état de choc) ou réactions mineures (39 %) n'imposant pas l'arrêt (flush, rash cutané fugace)
- Syndrome douloureux aigu post-perfusion (4ᵉ jour) (70 %) : bassin, MI
- Myélodépression dose-dépendante : neutropénie (90 %) sévère dans 55 % des cas et en général rapidement réversible (neutrophiles > 1 500/mm³ entre J15 et J22), anémie (62 %) sévère dans 13 % des cas, thrombopénie (20 %) sévère dans 5 % des cas
- Neurotoxicité : neuropathie périphérique sensitive avec paresthésies (64 %) sévère dans 4 % des cas et pouvant persister, myalgies et arthralgies (54 %) sévères dans 12 % des cas et sensibles aux antalgiques et aux AINS
- Toxicité cardiaque : tachycardie sinusale et modifications asymptomatiques de l'ECG (30 %), hypotension (22 %) et bradycardie (12 %) asymptomatiques, rarement (5 %) troubles cardio-vasculaires sévères (troubles de la conduction auriculo-ventriculaire, syncopes, tachycardies, ischémie myocardique)
- Alopécie (grade 3), nausées-vomissements (60 %), diarrhée (25 %), anorexie (25 %), stomatite (30 %), constipation (18 %), obstruction intestinale, élévation des transaminases (30 %), œdème périphérique (10 %), veinite au point d'injection

Précautions d'emploi, interactions et incompatibilités physico-chimiques

- Ne pas diluer, conserver ni administrer dans des récipients en polychlorure de vinyl
- Administration sous contrôle d'un médecin ayant l'expérience des anticancéreux et disposant du matériel nécessaire pour traiter une réaction anaphylactique sévère
- Prémédication indispensable associant un corticoïde (20 mg de dexaméthasone *per os* 12 et 6 heures avant ou en IV 30 à 60 minutes avant) plus un antihistaminique H1 type diphenhydramine et un antihistaminique H2 type ranitidine (en IV 30 à 60 minutes avant)
- Contrôle hebdomadaire de l'hémogramme → ne pas réadministrer tant que le nombre de neutrophiles n'est pas ≥ 1 500/mm³ et celui des plaquettes ≥ 100 000/mm³
- ***Associations contre-indiquées*** : vaccin antiamaril
- ***Associations déconseillées*** : autres vaccins vivants atténués

Stabilisants du fuseau (II) : Taxoïdes ou Taxanes (II)

Docétaxel[G] *Liste I-100 %-Coll-Rétrocédable-Prescription hospitalière réservée aux spécialistes en oncologie ou en hématologie*

TAXOTERE (1) et (2) *Conserver de + 2 °C à + 25 °C et à l'abri de la lumière*	Fl. 20 mg/1 ml + solvant alcoolisé Fl. 80 mg/4 ml + solvant alcoolisé Fl. 160 mg/8 ml + solvant alcoolisé	Perfusion IV en 1 heure (3) : A. 100 mg/m^2 toutes les 3 semaines (cancers du sein), ou 75 mg/m^2 toutes les 3 semaines (cancers bronchiques, cancers de la prostate, cancers des VADS)

1. La préparation des solutions injectables doit obligatoirement être réalisée par un personnel spécialisé, dans un local réservé à cet usage.
2. Il convient de souligner que ce produit comporte un solvant alcoolisé. Selon les fabricants, la quantité d'éthanol comprise dans 200 mg varie de 2 à 6 g. Plusieurs cas d'alcoolisation aiguë ont été rapportés au décours de la perfusion ou dans les 24 heures suivantes.
3. Après la première cure, les doses devront être ajustées en fonction de la tolérance du patient : le produit ne doit pas être réadministré tant que le nombre de neutrophiles est inférieur à 1 500/mm^3.
Pour les patients présentant une neutropénie sévère (neutrophiles < 500/mm^3) durant 1 semaine ou plus ou une neutropénie fébrile ou une neuropathie périphérique sévère ou des réactions cutanées sévères ou répétées, réduire la dose de 100 mg/m^2 à 75 mg/m^2 et/ou de 75 à 60 mg/m^2. Si la neutropénie persiste à 60 mg/m^2, le traitement doit être interrompu.
Insuffisance hépatique :
   - Si augmentation des transaminases > 1,5 fois la normale et augmentation des phosphatases alcalines > 2,5 fois la normale → dose recommandée = 75 mg/m^2.
   - Si augmentation du taux de bilirubine et/ou augmentation des transaminases > 3,5 fois la normale et augmentation des phosphatases alcalines > 6 fois la normale → utilisation non recommandée sauf si indication stricte.
   - Contre-indication en cas d'insuffisance hépatique sévère.

Indications

- Cancer du sein, en traitement adjuvant ou néo-adjuvant, en association à l'adriamycine et au cyclophosphamide, ou en association au trastuzumab en cas d'hyperexpression d'Her2
- Cancer du sein localement avancé ou métastatique, résistant ou en rechute après une chimiothérapie cytotoxique ayant comporté une anthracycline, ou en rechute en cours de traitement adjuvant : en monothérapie ou en association à la capécitabine. Cancer du sein localement avancé ou métastatique, chez les patientes non pré-traitées par chimiothérapie : en association à la doxorubicine. Cancer du sein métastatique non prétraité par chimiothérapie et avec hyperexpression tumorale de HER2 : en association au trastuzumab
- Cancer bronchique non à petites cellules localement avancé ou métastatique après échec d'une chimiothérapie antérieure ou en association au cisplatine ou au carboplatine en première ligne
- Cancer de la prostate métastatique hormono-sensible, en association à un traitement anti-androgénique ou hormono-résistant, en association à une corticothérapie
- Cancers épidermoïdes des voies aéro-digestives supérieures (avec cisplatine et fluoro-uracile)
- Cancer gastrique et de la jonction œsogastrique (cardia) métastatique (en association avec cisplatine et fluoro-uracile)
- Adénocarcinome métastatique de l'œsophage en première ligne, en association au 5-FU et au cisplatine

Contre-indications
Polynucléaires neutrophiles < 1 500/mm^3, insuffisance hépatique sévère Grossesse et allaitement

Propriétés

- Dérivé de l'if européen, inhibant la dépolymérisation de la tubuline, ce qui permettrait de contourner la résistance de certains cancers aux autres anticancéreux
- Cinétique triphasique, liaison aux protéines plasmatiques > 95 %, bonne diffusion tissulaire, métabolisme hépatique, élimination biliaire surtout, demi-vie de 11 heures

Effets indésirables (très fréquents, sévères chez 25 % des patients)

- Myélodépression réversible et non cumulative : neutropénie (89 %) sévère dans 19 % des cas, maximale à J8 et persistant 7 jours en moyenne, anémie (89 %) sévère dans 9,5 % des cas, thrombopénie (7,8 %) sévère dans 1,6 % des cas
- Réactions d'hypersensibilité : sévères dans 7,3 % et imposant l'arrêt (dyspnée, asthme, détresse respiratoire, hypotension, angiœdème, urticaire, état de choc) ou mineures dans 64 % et n'imposant pas l'arrêt (flush, prurit, éruptions cutanées)
- Rétention hydrique (61 %) parfois sévère (13 %), cumulative en incidence et sévérité (dose cumulative d'apparition = 797 mg/m^2) imposant l'arrêt dans 10 % des cas
- Neuropathie périphérique sensitive avec paresthésies (48 %, sévère dans 3,6 % des cas, régressant en quelques mois), faiblesse musculaire (14 %) parfois sévère (3,8 %)
- Toxicité cardiaque : hypotension, plus rarement tachycardie auriculaire paroxystique, flutter auriculaire, dysrythmies, hypertension, insuffisance cardiaque
- Alopécie (grade 3), asthénie (68 %), nausées (45 %), diarrhées (43 %) et stomatites (41 %), vomissements (28 %), éruptions incluant le syndrome mains-pieds, hypo- ou hyperpigmentation des ongles, onycholyse, myalgies, arthralgies, hypertransaminasémie, réactions au point d'injection, pneumopathie interstitielle, insuffisance respiratoire
- Rare : colite sévère avec diarrhée, douleurs abdominales et parfois rectorragies. Des cas mortels ont été décrits, surtout chez des patients en période de neutropénie. Toute association diarrhée-neutropénie impose l'hospitalisation et une antibiothérapie parentérale

Précautions d'emploi

- Administration sous contrôle d'un médecin ayant l'expérience des anticancéreux et disposant du matériel nécessaire pour traiter une réaction anaphylactique sévère
- Prémédication par un corticoïde (16 mg/jour de dexaméthasone 5 jours)
- Contrôle hebdomadaire de l'hémogramme → ne pas réadministrer tant que le nombre de neutrophiles est inférieur à 1 500/mm^3. Une prophylaxie par G-CSF peut être prescrite
- Contraception nécessaire en cours de traitement chez l'homme et chez la femme et poursuivie 6 mois après l'arrêt

Interactions et incompatibilités physico-chimiques

- ***Associations contre-indiquées*** : vaccin antiamaril
- ***Associations déconseillées*** : autres vaccins vivants atténués

Stabilisants du fuseau (III) : Taxoïdes ou Taxanes (III)

Cabazitaxel[G] *Liste I-Prescription hospitalière réservée aux spécialistes en oncologie*

JEVTANA (1)	Fl. 1,5 ml = 60 mg Sol. à diluer et solvant alcoolisé pour perfusion	A. Perfusion de 1 heure toutes les 3 semaines (2) et (3)

1. Attention : les modalités de dilution des génériques diffèrent, avec une concentration par ml variable → risque d'erreur !
2. 25 mg/m² en association avec 10 mg/jour de prednisone ou prednisone *per os*.
3. Une modification de la dose doit être faite chez les patients ayant présenté une neutropénie prolongée ou fébrile, une diarrhée de grade ≥ 3 ou une neuropathie périphérique de grade ≥ 2. Le traitement doit être arrêté si le patient continue à présenter l'un de ces effets indésirables à 20 mg/m².

Contre-indications

Neutrophiles < 1 500/mm³
Insuffisance hépatique, hypertransaminasémie, hyperbilirubinémie
Vaccination concomitante contre la fièvre jaune

Propriétés

- Taxane semi-synthétique qui se lie à la tubuline et favorise l'assemblage de la tubuline en microtubules, tout en inhibant leur dépolymérisation, d'où un effet anti-mitotique
- Forte liaison aux protéines plasmatiques, demi-vie longue (95 heures), métabolisation hépatique (> 95 %) pour l'essentiel par le CYP 3A4, élimination rénale faible (< 4 %)

Indications

- Cancer de la prostate métastatique, hormono-résistant et déja traité par docétaxel

Effets indésirables

- Très fréquents (> 10 %) quel que soit le grade : anémie (97 %), leucopénie (95 %), neutropénie (94 %), thrombopénie (47 %), diarrhée (47 %). De grade ≥ 3 : neutropénie (82 %), leucopénie (68 %), anémie (11 %), neutropénie fébrile (8 %), diarrhée (6 %)
- Fréquents (1 à 10 %) : anorexie, dysgueusie, nausées, vomissements, constipation, douleurs abdominales, alopécie, arthralgies, neuropathie périphérique, arythmie cardiaque

Précautions d'emploi

- *Réactions d'hypersensibilité* (incluant rashs cutanés, hypotension, bronchospasme) : tous les patients doivent recevoir une prémédication au moins 30 minutes avant la perfusion avec des médicaments par voie IV : antihistaminique (par exemple dexchlorphéniramine 5 mg) + corticoïdes (par exemple dexaméthasone 8 mg) + antagoniste H2 (par exemple ranitidine). Une prophylaxie antiémétique est également recommandée
- *Risque de neutropénie* : administration prophylactique de G-CSF
- *Risque d'insuffisance rénale* : en raison de troubles rénaux associés aux infections, de déshydratations sévères dues à des diarrhées, de vomissements et d'uropathies obstructives, nécessité d'une hydratation régulière et surveillance de la fonction rénale

Interactions médicamenteuses

- *Interactions* : la co-administration d'inhibiteurs/inducteurs puissants du CYP 3A4 doit être évitée car ils peuvent augmenter/diminuer les concentrations plasmatiques
- ***Associations contre-indiquées*** : vaccins vivants

Inhibiteurs des microtubules : Halichondrine

Éribuline *Liste I-100 %-Coll-Rétrocédable-Prescription hospitalière réservée aux spécialistes en oncologie ou en hématologie*

HALAVEN	1 ou 6 fl. 2 mg de sol. inj. à 0,44 mg/ml prête à l'emploi	Perfusion **IV** en 2 à 5 minutes : 1,23 mg/m² à J1 et J8, cycles de 21 jours

Contre-indications

Grossesse et allaitement

Propriétés

- Analogue de synthèse de l'halichondrine B, substance isolée de l'éponge marine *Halichondria okadai*, qui inhibe la phase de croissance des microtubules sans altérer la phase de raccourcissement et piège la tubuline dans des agrégats non productifs
- Après perfusion, phase de distribution rapide, faible liaison (50 %) aux protéines plasmatiques, grand volume de distribution (43 à 114 l/m²) et élimination lente (demi-vie d'environ 40 heures) sous forme inchangée par excrétion biliaire

Indications

- Cancer du sein localement avancé ou métastatique, en progression après au moins deux protocoles de chimiothérapie
- Liposarcome non résécable, en échec à une autre thérapeutique

Effets indésirables

- Très fréquents (> 10 %) : *neutropénie* (54,5 %)-(g3/4 : 48,3 %), leucopénie (22,1 %)-(g3/4 : 14 %), anémie (20,3 %)-(g3/4 : 1,4 %), neuropathie périphérique (32 %)-(g3/4 : 6,9 %), céphalées, nausées (35,1 %)-(g3/4 : 1,1 %), constipation, diarrhée, vomissements, alopécie, arthro-myalgies, fatigue/asthénie (52,8 %)-(g3/4 : 8,4 %), fièvre
- Fréquents (1 à 10 %) : neutropénie fébrile, thrombopénie, lymphopénie, hypokaliémie, hypomagnésémie

Précautions d'emploi et interactions médicamenteuses

- Élimination par voie biliaire (jusqu'à 70 %). Il est déconseillé d'utiliser en même temps des molécules qui sont des inhibiteurs des protéines de transport hépatique
- Surveillance de l'hémogramme avant l'administration de chaque dose et recherche de signes de neuropathie périphérique motrice et sensitive
- Un ECG est recommandé chez les patients commençant le traitement lorsqu'ils présentent une insuffisance cardiaque congestive. Le traitement doit être évité chez les patients présentant en syndrome de QT long congénital
- Insuffisance hépatique en raison de métastases : réduction de dose prévue en cas d'altération légère à modérée ; l'insuffisance hépatique grave n'a pas été étudiée
- Insuffisance rénale : aucune adaptation de dose prévue en cas d'insuffisance rénale légère à modérée. En cas d'altération sévère de la fonction rénale, une réduction de la dose peut être nécessaire
- Sujets âgés : aucune adaptation particulière de la posologie
- Pas d'étude sur l'utilisation du traitement en association avec un traitement anti-HER2

Agents différenciateurs (I) : Trétinoïne orale

Acide tout-trans-rétinoïque ou ATRA

Liste I-Coll-Prescription hospitalière réservée aux spécialistes en oncologie ou en hématologie

VESANOID	100 cap. 10 mg	A. et E. 45 mg/m²/jour (8 cap./jour chez l'adulte) en 2 prises *aux repas ou juste après les repas* (1)

1. Le traitement doit être poursuivi pendant 30 à 90 jours jusqu'à l'obtention d'une rémission complète (obtenue chez 85 % des patients, mais de courte durée en monothérapie : 5 mois en moyenne) → dès l'obtention de la rémission, une chimiothérapie standard de consolidation comportant anthracycline (daunorubicine) et cytarabine doit être initiée, par exemple avec 3 cures espacées de 5 à 6 semaines.

Prévention du "syndrome d'activation leucocytaire" alias "syndrome de l'acide rétinoïque" :

- Patients dont le taux de leucocytes est > 15 × 10^9/l au moment du diagnostic ou à tout moment du traitement → traitement immédiat par association d'ATRA et d'une chimiothérapie.
- Patients dont le taux de leucocytes est < 5 × 10^9/l avant traitement par l'ATRA → traitement par l'ATRA en monothérapie initiale, mais addition immédiate d'une chimiothérapie si :
- Leucocytes ≥ 6 × 10^9/l entre J1 et J6 du traitement par l'ATRA.
- Leucocytes ≥ 10 × 10^9/l entre J7 et J10 du traitement par l'ATRA.
- Leucocytes ≥ 15 × 10^9/l entre J11 et J28 du traitement par l'ATRA.
- Patients présentant des signes cliniques de ce syndrome → traitement par corticoïdes (10 mg de déxaméthasone toutes les 12 heures pendant 3 jours au maximum ou jusqu'à disparition des symptômes).
- Un autre protocole prophylactique de ce syndrome est l'adjonction de corticoïdes à l'ATRA dès que le nombre de leucocytes atteint 10 × 10^9/l (75 mg/jour *per os* de prednisolone ou 20 mg/jour par voie IV de déxaméthasone), mais ce protocole doit être validé dans de plus grandes séries.

Contre-indications
Certaines associations (*cf.* Interactions)
Grossesse (agent tératogène) et allaitement

Propriétés

- La trétinoïne ou acide tout-trans-rétinoïque (ATRA) est un métabolite naturel du rétinol, agissant comme agent différenciateur (induction de la différenciation en granulocytes fonctionnels de lignées de cellules leucémiques myéloïdes humaines)
- Absorption digestive accrue par les aliments, forte fixation aux protéines plasmatiques, élimination urinaire sous forme de métabolites oxydés et glycuroconjugués (60 %)

Indications

- Induction de rémissions dans la leucémie aiguë promyélocytaire

Effets indésirables (très fréquents, comparables à ceux d'une hypervitaminose A)

- Hyperleucocytose (75 %) avec parfois (25 à 30 %) "syndrome d'activation leucocytaire" *alias* "syndrome de l'acide rétinoïque" pouvant être fatal : fièvre, dyspnée, puis prise de poids, œdèmes périphériques, épanchements pleuraux et péricardiques, infiltrats pulmonaires, hypotension, insuffisance rénale et hépatique, détresse respiratoire aiguë, défaillance multiviscérale (et risque de thrombose pendant le 1er mois) → à prévenir par les mesures décrites dans la note ci-contre
- Troubles cutanéo-muqueux (24 à 65 %) : sécheresse cutanée, chéilite desquamative sèche, sécheresse buccale, nasale, urétro-vaginale et conjonctivale avec ou sans inflammation, alopécie, sueurs profuses, prurit, érythèmes, rashs cutanés
- Céphalées par hypertension intracrânienne (29 à 90 %) le plus souvent calmées par les antalgiques, douleurs ostéo-articulaires (20 à 30 %), vertiges, troubles visuels et auditifs, paresthésies, insomnie, anxiété, confusion, dépression, troubles digestifs chez plus de 75 % des patients (nausées, vomissements, douleurs abdominales, anorexie, diarrhée, constipation), élévation des triglycérides, du cholestérol, des transaminases

Précautions d'emploi

- Médicament utilisé pour induire la rémission, en monothérapie toujours suivie d'une chimiothérapie adaptée car la rémission obtenue en monothérapie est de courte durée (en moyenne 5 mois)
- Administrer uniquement sous surveillance clinique et biologique par un médecin ayant l'expérience du traitement des maladies hématologiques et oncologiques
- Insuffisance hépatique et/ou rénale → réduire la posologie à 25 mg/m^2/jour
- Prévention du "syndrome d'activation leucocytaire" → *cf.* note ci-contre
- Femmes en âge de procréer : contraception efficace et obligatoire poursuivie pendant 1 mois après l'arrêt du traitement, avec test de grossesse répété chaque mois pendant le traitement

Interactions médicamenteuses

- ***Associations contre-indiquées*** : progestatifs microdosés contraceptifs (diminution de leur effet contraceptif), tétracyclines (hypertension intracrânienne), vitamine A, autres rétinoïdes
- *Associations à prendre en compte* : inducteurs ou inhibiteurs du cytochrome P450 hépatique (modification possible des taux circulants de l'ATRA)

Agents différenciateurs (II) : Rexinoïdes

Bexarotène *Liste I-100 %-Coll-Prescription réservée aux spécialistes en oncologie*

TARGRETIN	100 cap. molles 75 mg	A. 300 mg/m²/jour en 1 prise *toujours lors d'un repas*

Contre-indications

Antécédents de pancréatite, hyperlipidémies incontrôlées, hypervitaminose A
Maladie thyroïdienne incontrôlée, insuffisance hépatique, infection systémique
Exposition solaire ou aux UV, grossesse et allaitement

Propriétés

- Rétinoïde de synthèse RXR sélectif, agissant comme un agent différenciateur
- Absorption digestive accrue par les aliments, forte fixation aux protéines plasmatiques (99 %), glycuroconjugaison hépatique par le CYP 3A4 et élimination bilio-fécale, demi-vie de 1 à 3 heures, passage transplacentaire, passage dans le lait non étudié

Indications

- Mycosis fongoïde et syndrome de Sézary au stade avancé et réfractaires à au moins un traitement systémique

Effets indésirables (très fréquents)

- Très fréquents (> 10 %) : hypertriglycéridémie (74 %), hypothyroïdie (29 %), hypercholestérolémie (28 %), céphalées (20 %), prurit (20 %), asthénie, éruptions cutanées, dermatite exfoliative, douleurs, leucopénie
- Fréquents (1 à 10 %) : anémie, lymphadénopathie, élévation des transaminases, de la LDH, de la créatininémie, hypoprotéinémie, prise de poids, œdèmes, insomnie, étourdissements, hypoesthésie, sécheresse oculaire, troubles oculaires, surdité, anxiété, diarrhée, bouche sèche, cheilite, anorexie, constipation, météorisme, vomissements, sécheresse cutanée, alopécie, acné, sueurs, arthralgies, myalgies, douleurs osseuses
- Peu fréquents (< 1 %) : dyscrasie sanguine, troubles de la coagulation, éosinophilie, leucocytose, thrombopénie, hyperthyroïdie, hyperbilirubinémie, agitation, ataxie, dépression, neuropathie, vertiges, troubles visuels, cataracte, lésions cornéennes, troubles auditifs, fièvre, tachycardie, HTA, insuffisance hépatique, pancréatite, altérations des ongles, anomalies de la fonction rénale, albuminurie, myasthénie, dépression

Précautions d'emploi et interactions médicamenteuses

- Bilan préalable (NFS, glycémie, bilans hépatique et thyroïdien), puis hebdomadaire pendant un mois, puis mensuel
- Examen ophtalmologique préalable, puis en cas de troubles visuels (cataracte ?)
- Utiliser avec prudence chez les diabétiques traités (hypoglycémies ?)
- **Risque tératogène** = femmes en âge de procréer : contraception efficace (deux modalités associées dont une non-hormonale) et obligatoire poursuivie pendant 1 mois après l'arrêt du traitement, avec test de grossesse répété chaque mois pendant le traitement
- ***Associations contre-indiquées*** (inducteur du CYP 3A4) : progestatifs microdosés contraceptifs (diminution de leur effet), gemfibrozil (augmentation de bexarotène)
- *Associations à prendre en compte* : inducteurs ou inhibiteurs du cytochrome P450

Anticorps monoclonaux en cancérologie (I)
Cible : CD19, CD3

Blinatumomab *Liste I-Coll-Réservé à l'usage hospitalier-Prescription spécialisée*

BLINCYTO *Conserver de + 2 °C à + 8 °C*	Fl. 38,5 µg à reconstituer	*Modalités variables selon les situations, à fixer par un spécialiste des leucémies*

Contre-indications
Grossesse et allaitement

Propriétés

- Anticorps bispécifique qui se lie sélectivement au CD19 des cellules de la lignée B et au CD3 des lymphocytes T, induisant une synapse cytolytique entre le lymphocyte T et la cellule tumorale libérant des enzymes protéolytiques
- Vd : 4,5 l, dégradation peptidique, demi-vie 2,1 heures

Indications

- Leucémie aiguë lymphoblastique de l'adulte à précurseurs B exprimant le CD19 avec chromosome Philadelphie négatif, en première ou en seconde rémission complète avec une maladie résiduelle minimale ≥ 0,1 % (monothérapie)
- Leucémie aiguë lymphoblastique de l'adulte à précurseurs B exprimant le CD19, en rechute ou réfractaire (monothérapie). Les patients avec chromosome Philadelphie positif doivent être en échec d'au moins deux traitements aux inhibiteurs de tyrosine kinase
- Leucémie aiguë lymphoblastique de l'enfant > 1 an à précurseurs B, CD19+, Ph–, réfractaire ou en rechute après deux traitements ou une allogreffe de cellules souches

Effets indésirables

- Très fréquents (> 10 %) : syndrome de relargage de cytokines (pyrexie, asthénie, céphalées, hypotension, augmentation de la bilirubine et nausées), infections, maux de tête, neutropénie fébrile, œdème périphérique, nausées, hypokaliémie, constipation, anémie
- Fréquents (1 à 10 %) : troubles neurologiques graves, troubles métaboliques divers, syndrome de lyse tumorale
- Rares (< 1 %) : syndrome de fuite capillaire, pancréatite, leuco-encéphalopathie multifocale progressive (LEMP)

Précautions d'emploi et interactions médicamenteuses

- L'hospitalisation est recommandée pour l'instauration du traitement au minimum pendant les 9 premiers jours du premier cycle et les 2 premiers jours du deuxième cycle
- Examen neurologique avant traitement, pendant le cycle puis à moyen terme
- Surveillance des paramètres hématologiques durant les cycles
- *Associations à prendre en compte* : médicaments concomitants à marge thérapeutique étroite (AVK, ciclosporine)
- Les vaccinations à virus vivants ne sont pas recommandées

Anticorps monoclonaux en cancérologie (II)
Cible : CD20

Rituximab[BS] *Liste I-100 %-Coll-Rétrocédable-Prescription hospitalière réservée aux spécialistes en oncologie, en hématologie, en médecine interne et en rhumatologie-Carte de surveillance patient*

MABTHERA *Conserver de + 2 °C à + 8 °C* RIXATHON TRUXIMA	2 fl. 10 ml = 100 mg Fl. 50 ml = 500 mg	Voie IV : posologies ci-dessous (1), (2), (3), (4) et (5)
	Fl. 15 ml = 1 400 mg	Voie SC (6)

1. *Lymphome folliculaire* : A. 375 mg/m²/cure en association à une chimiothérapie en traitement d'induction puis en monothérapie en traitement d'entretien.
   Leucémie lymphoïde chronique : A. 375 mg/m² à J0 du premier cycle suivis par 500 mg/m² à J1 des cycles suivants, en association à une chimiothérapie administrée après la perfusion de rituximab.
   Chez l'enfant de 6 mois à 18 ans : 375 mg/m² en association à une chimiothérapie.
2. *Dans la polyarthrite rhumatoïde* : 1 000 mg en 1 perfusion IV, renouvelée 2 semaines plus tard.
3. *Granulomatose avec polyangéite* : traitement d'induction : 375 mg/m² × 1 fois/semaine pendant 4 semaines.
4. *Pemphigus vulgaris* : traitement d'induction : 1 000 mg en perfusion IV à S1 et S3 en association aux glucocorticoïdes.
5. Prémédication systématique par antalgique et antihistaminique, puis perfusion dans du G5 ou du NaCl à 0,9 % (obtenir une concentration finale de 1 à 4 mg/ml) à un débit initial de 50 mg/h augmenté par paliers de 50 mg/h toutes les 30 minutes jusqu'à 400 mg/h maximum → arrêt et traitement symptomatique en cas de réactions anaphylactiques.
6. Cette solution pour injection sous-cutanée est utilisée en relais de la forme IV dans le traitement des lymphomes folliculaires non hodgkiniens, soit ayant répondu à un traitement d'induction (1 400 mg tous les 2 mois), soit réfractaires ou en rechute (1 400 mg tous les 3 mois). Administration dans la paroi abdominale en 5 minutes environ (prescription réservée aux hématologues).

Contre-indications
Infections sévères ou évolutives, déficits immunitaires sévères Dans la PR et les vascularites : insuffisance cardiaque sévère

Propriétés

- Anticorps monoclonal chimérique murin/humain se liant spécifiquement à l'antigène CD20 des lymphocytes B (anticorps anti-CD20), ce qui entraîne la lyse de ces lymphocytes avec réponse prolongée (au moins 9 mois) dans 50 % des cas
- Concentrations sériques décelables pendant 4 à 6 mois

Indications (évaluation soigneuse du rapport bénéfices/risques)

- Lymphome folliculaire de stades III et IV en cas de chimiorésistance ou en rechute après chimiothérapie, en induction avec une chimiothérapie (chez les patients non précédemment traités), en traitement d'entretien après chimiothérapie
- Lymphomes non hodgkiniens agressifs diffus, à cellules B CD20 positif, en association à une chimiothérapie de type CHOP, lymphomes du manteau ou de la zone marginale
- Pemphigus vulgaris modéré à sévère
- Leucémie lymphoïde chronique, en association avec une chimiothérapie
- Polyarthrite rhumatoïde, en association au méthotrexate dans les formes sévères, résistantes aux traitements de fond dont au moins un anti-TNF
- Granulomatose avec polyangéite et polyangéites microscopiques sévères et actives
- Chez l'enfant : lymphome diffus à grandes cellules B, CD20+, lymphome de Burkitt ou leucémie
- Protocoles : lupus, vascularites, anémies hémolytiques auto-immunes, pemphigus, purpura thrombopénique immunologique

Effets indésirables (fréquents, surtout lors de la première perfusion)

- Dans les 2 heures suivant la 1re perfusion (> 50 %) : syndrome cytokinique (fièvre, urticaire, angiœdème, dyspnée, hypotension), parfois avec syndrome de lyse tumorale (hyperkaliémie, hyperuricémie, hypocalcémie, insuffisance rénale aiguë)
- Exacerbation d'une pathologie cardiaque préexistante (angor, insuffisance cardiaque)
- Thrombopénie sévère (1,9 %), agranulocytose (1,3 %), anémie sévère (1 %)
- Infections considérées comme banales, non opportunistes et peu sévères (17 %)
- Des réactions cutanées sévères (syndromes de Lyell et Stevens-Johnson) ont été observées chez des patients traités pour des pathologies auto-immunes → arrêt définitif
- Leuco-encéphalites multifocales progressives (LEMP) (130 cas rapportés en 2010) → surveillance neurologique régulière : troubles du comportement, déficit cognitif ou sensoriel
- Rares : douleurs, diarrhée, vomissements, anorexie, hypertension, hypotension orthostatique, bradycardie, tachycardie, anxiété, sueurs, hyperglycémie, œdèmes périphériques, troubles de l'hémostase, asthme, pneumopathie interstitielle, réactivation du VHB avec possible hépatite fulminante, réactions cutanées graves, perforation intestinale
- Immunodépression B prolongée (rendant inefficace les vaccins, notamment antigrippal)

Précautions et mode d'emploi

- Dépister tous les patients pour le VHB avant d'initier un traitement. Ne pas traiter les patients présentant une hépatite B active
- Interrompre les traitements antihypertenseurs 12 heures avant la perfusion
- Prémédication nécessaire associant antipyrétique, antihistaminique et corticoïde
- Surveillance périodique de l'hémogramme pendant toute la durée du traitement
- Grossesse et allaitement : traitement déconseillé (contraception efficace > 12 mois)

Anticorps monoclonaux en cancérologie (III)
Cible : CD20

Obinutuzumab *Liste I-Coll-Prescription hospitalière réservée aux oncologues*

GAZYVARO *Conserver de + 2 °C à + 8 °C*	Fl. 1 000 mg/40 ml	Perfusion IV : 1 000 mg/administration (1)

1.100 mg à J1, 900 mg à J2, 1 000 mg à J8 et J15 au cours du premier cycle de 28 jours, puis 1 000 mg à J1 tous les 28 jours pour les 5 cycles suivants.

Contre-indications
Grossesse et allaitement

Propriétés

- Anticorps monoclonal anti-CD20 recombinant humanisé de type II, ciblant spécifiquement la boucle extracellulaire de l'antigène transmembranaire CD20 présent à la surface des lymphocytes pré-B et B matures, malins et non malins, mais absent à la surface des cellules souches hématopoïétiques, des cellules pro-B, induisant une mort cellulaire directe et une cytotoxicité cellulaire dépendante des anticorps (ADCC)
- Demi-vie de 30 jours

Indications

- Leucémie lymphoïde chronique non précédemment traitée et présentant des comorbidités la rendant inéligible à un traitement à base de fludarabine à pleine dose, en association avec le chlorambucil
- Lymphome folliculaire non hodgkinien :
  - En association à une chimiothérapie en induction puis en traitement d'entretien en monothérapie, chez les patients répondeurs non précédemment traités
  - En association à la bendamustine, en cas de progression ou de non-réponse pendant ou dans les 6 mois suivant un traitement incluant du rituximab

Effets indésirables

- Très fréquents : neutropénie pouvant survenir en cours ou après la fin du traitement, thrombopénie
- Fréquents : fibrillation auriculaire, hypertension, diarrhée, constipation, alopécie, arthralgie, douleurs dorsales, douleurs thoraciques musculosquelettiques
- Rares : leuco-encéphalopathie multifocale

Précautions d'emploi

- Surveillance lors de la perfusion : tension artérielle, pouls
- Surveillance régulière de l'hémogramme
- Surveillance cardiaque étroite chez les patients ayant des antécédents de pathologie cardiaque

Anticorps monoclonaux en cancérologie (IV) Cible : CD 22

Inotuzumab ozogamicine *Liste I-Coll-Prescription hospitalière spécialisée*

BESPONSA	Fl. 1 mg poudre pour solution à diluer	En perfusion IV : A. Posologies ci-dessous (1)

1. L'administration s'effectue par cycles de 3 (premier cycle) à 4 semaines (cycles suivants). Une prémédication associant corticoïde, antipyrétique et antihistaminique est recommandée.
Si masse tumorale importante, une hydratation et une réduction d'acide urique sont recommandées.
Premier cycle : dose totale de 1,8 mg/m² en 3 doses fractionnées, J1 (0,8 mg/m²), J8 (0,5 mg/m²) et J15 (0,5 mg/m²).
Cycles suivants : dose totale de 1,5 mg/m² en 3 doses fractionnées, J1 (0,5 mg/m²), J8 (0,5 mg/m²) et J15 (0,5 mg/m²) ou dose totale de 1,8 mg/m² (en l'absence de réponse complète).
Pour les patients éligibles à une greffe de cellules souches hématopoïétiques, 2 cycles sont recommandés (+ 1 si réponse incomplète). Pour les patients non éligibles, possibilité d'aller jusqu'à 6 cycles.

Contre-indications

Antécédents de maladie veino-occlusive hépatique
Maladie hépatique évolutive grave

Propriétés

- Anticorps monoclonal (IgG4) dirigé contre le CD 22 et lié au produit cytotoxique N-acétyl-gamma-calchéamicine diméthylhydrazide qui induit des ruptures d'ADN et l'apoptose cellulaire
- Fortement lié aux protéines plasmatiques, substrat de la P-gp, Vd de 12 litres, métabolisation par réduction non enzymatique, demi-vie de 12 jours

Indications

- Leucémie aiguë lymphoblastique (LAL) à précurseurs B, d'expression positive au CD 22, en rechute ou réfractaire. Si Ph+, un traitement antérieur avec un inhibiteur de tyrosine kinase est requis

Effets indésirables

- Très fréquents (> 10 %) : thrombopénie (51 %), neutropénie (49 %), infection (48 %), anémie (36 %), leucopénie (35 %), hémorragie (33 %), pyrexie, nausées, céphalées, douleurs abdominales, élévation des enzymes hépatiques, réactions liées à la perfusion
- Fréquents (1 à 10 %) : syndrome de lyse tumorale, ascite, maladie veino-occlusive hépatique, réactions d'hypersensibilité, hyperuricémie, pancytopénie, élévation de la lipase, allongement de QT
- Une hépatotoxicité, y compris maladie veino-occlusive parfois fatale, a été rapportée. Risque accru si greffe de cellules souches hématopoïétiques ultérieure (âge > 65 ans, bilirubinémie élevée, conditionnement par deux agents alkylants)

Précautions d'emploi et interactions médicamenteuses

- Une évaluation hépatique préalable doit être réalisée
- Des anti-infectieux prophylactiques doivent être administrés pendant et après le traitement
- ECG et surveillance cardiologique régulière (allongement de QT)
- Grossesse et allaitement : utilisation déconseillée
- ***Associations déconseillées*** : autres médicaments susceptibles d'allonger le QT

Anticorps monoclonaux en cancérologie (V) Cible : CD30

Brentuximab vedotin *Liste I-Réservé aux hôpitaux-Coll-Prescription spécialisée*

ADCETRIS ou ADC *Conserver entre + 2° C et + 8° C et à l'abri de la lumière*	Fl. 50 mg 1 ml = 5 mg après reconstitution	En perfusion IV : A. 8 mg/kg en 30 min toutes les 3 semaines (1)

1. Si le poids est > 100 kg, utiliser 100 kg pour le calcul de la dose.
Les patients qui obtiennent au moins une stabilisation de la maladie doivent recevoir un minimum de 8 cycles et un maximum de 16 cycles.

Contre-indications
Utilisation concomitante de bléomycine (risque de toxicité pulmonaire)

Propriétés

- Anticorps monoclonal anti-CD 30 (IgG1 chimérique recombinante) lié à de la monométhylauristatine (MMAE), agent antimicrotubules qui entraîne la mort apoptopique sélective des cellules tumorales exprimant l'antigène CD 30
- Demi-vie 4 à 6 jours, Tmax de la MMAE 2 jours, réduction de l'exposition (20 à 50 %) après administrations multiples. Liaison aux protéines de 68 à 82 %. Élimination dans les selles (72 %) et les urines (28 %)

Indications

- Lymphome hodgkinien CD 30 positif de stade IV en première ligne en association
- Lymphome hodgkinien CD 30 positif récidivant ou réfractaire après greffe autologue ou au moins deux traitements antérieurs (quand une greffe ou une polychimiothérapie n'est pas indiquée) ou ayant un risque accru de récidive après greffe autologue de cellules-souches
- Lymphome anaplasique à grandes cellules systémique en première ligne en association ou récidivant ou réfractaire
- Lymphome T cutané CD 30+ après au moins un traitement systémique
- Mycosis fongoïde et syndrome de Sézary

Effets indésirables

- Très fréquents (> 10 %) : infection, neuropathie périphérique sensitive, diarrhée, nausées, vomissements, alopécie, prurit, myalgies, fièvre, fatigue, neutropénie
- Fréquents (1 à 10 %) : toux, dyspnée, polyneuropathie, constipation, zona, pneumonie, arthralgies, éruptions cutanées, frissons, anémie, thrombopénie, hyperglycémie
- Rares (< 1 %) : syndrome de lyse tumorale, syndrome de Stevens-Johnson, leuco-encéphalite multifocale progressive, pancréatite aiguë, pneumopathie interstitielle, colite et occlusion intestinale

Précautions d'emploi et interactions médicamenteuses

- Une numération formule sanguine doit être réalisée avant chaque perfusion
- Risque de réaction anaphylactique à la perfusion → surveillance étroite
- Risque de syndrome de lyse tumorale → surveillance étroite et hydratation
- Risque de neuropathie périphérique → surveillance neurologique
- Risque d'infections graves ou à germes opportunistes → surveillance étroite
- Risque de leuco-encéphalopathie multifocale progressive → surveillance neurologique
- Grossesse et allaitement : utilisation déconseillée (deux méthodes de contraception)
- *Associations à prendre en compte* : inhibiteurs de CYP 3A4 et de la P-gp (augmentation des taux circulants de MMAE), inducteurs du CYP 3A4 (réduction des taux circulants)

Anticorps monoclonaux en cancérologie (VI) Cible : CD33

Gentuzumab ozogamicine *Liste I-Prescription hospitalière spécialisée*

MYLOTARG	Fl. 5 mg poudre pour sol. à diluer	A. et E. ≥ 15 ans : en perfusion IV (1)

1. Induction : 3 mg/m²/dose (maximum : 5 mg) en perfusion IV de 2 heures à J1, J4 et J7 en association à la daunorubicine : 60 mg/m²/jour en perfusion de 30 minutes à J1, J2 et J3 et à la cytarabine : 200 mg/m²/jour en perfusion continue de J1 à J7.

Contre-indications
Hypersensibilité au produit

Propriétés

- Conjugaison d'un anticorps monoclonal dirigé contre le CD33 (protéine d'adhésion à la surface des blastes leucémiques myéloïdes) et d'un agent cytotoxique N-acétyl-gamma-calichéamicine
- Suite à la liaison à la cible, la N-acétyl-calichéamicine est libérée par hydrolyse puis métabolisée par réduction non enzymatique en métabolites insaturés, demi-vie d'environ 160 heures

Indications

- Leucémie aiguë myéloïde d'expression positive du CD33 *de novo* (à l'exception de la leucémie aiguë promyélocytaire) chez des sujets naïfs de traitement en association avec la daunorubicine et la cytarabine

Effets indésirables

- Réactions liées à la perfusion : fièvre, frissons, hypotension, tachycardie, anaphylaxie (quelques évolutions fatales)
- Très fréquents (> 30 %) : fièvre, infections graves, hémorragies, vomissements, diarrhée, stomatite, céphalées, dyspnée, thrombopénie et neutropénie sévères, anémie, hyperglycémie, hépatite aiguë
- Fréquents (1 à 10 %) : pancytopénie, réaction à la perfusion, syndrome de lyse tumorale, ascite, érythème, œdèmes, maladie veino-occlusive du foie (risque accru si greffe de cellules souches antérieure)
- Des cas d'insuffisance hépatique ou de maladie veino-occlusive d'évolution fatale ont été rapportés, avec un risque accru si greffe de cellules souches hématopoïétiques

Précautions d'emploi

- Produit réservé aux patients pouvant recevoir une chimiothérapie d'induction intensive
- Prémédication associant corticoïde, antihistaminique et paracétamol et surveillance étroite des réactions liées à la perfusion durant 24 heures
- Une surveillance hépatique étroite doit être réalisée
- Une surveillance étroite de la myélosuppression et/ou de ses complications doit être réalisée
- En cas de LAM hyperleucocytaire, une leucoréduction préalable doit être envisagée
- Grossesse : une double contraception doit être maintenue pendant le traitement + 7 mois (femmes) ou + 4 mois (hommes)

Anticorps monoclonaux en cancérologie (VII)
Cible : CD 38

Daratumumab *Liste I-Coll-Prescription hospitalière spécialisée*

DARZALEX *Conserver de + 2 °C à + 8 °C*	Fl. 5 ml ou 20 ml à 20 mg/ml pour dilution (20 ml contiennent 37,3 mg de Na+)	16 mg/kg en perfusion IV (1) : Semaines 1 à 8 : perfusion hebdomadaire Semaines 9 à 24 : perfusion tous les 14 jours Puis toutes les 4 semaines

1. Des protocoles variés sont proposés en fonction des associations réalisées.

Contre-indications
Hypersensibilité au produit

Propriétés

- Anticorps monoclonal humain de type Ig-G1k qui se lie à la protéine CD 38 à la surface des cellules myélomateuses, inhibant leur croissance et favorisant leur lyse
- Après administration répétée, demi-vie de 18 ± 9 jours. Dégradation peptidique

Indications

- Myélome multiple :
  - Soit en monothérapie chez des patients en rechute et réfractaires après inhibiteur du protéasome et agent immunomodulateur
  - Soit en association avec lénalidomide et dexaméthasone ou bortézomib et dexaméthasone chez des patients ayant reçu au moins un traitement antérieur
  - Soit en première ligne en association avec bortézomib, thalidomide et dexaméthasone chez des patients nouvellement diagnostiqués et éligibles à une autogreffe de cellules souches
  - Soit en première ligne en association avec lénalidomide et dexaméthasone ou bortézomib, melphalan et prednisone chez des patients nouvellement diagnostiqués et non éligibles à une autogreffe de cellules souches

Effets indésirables

- Très fréquents (> 10 %) : réactions à la perfusion (48 %), pneumonie (grade 3-4 : 10 %), infections des voies respiratoires (grade 3-4 : 5 %), neutropénie, thrombopénie, anémie (grade 3-4 : 16 à 40 %), neuropathie périphérique, céphalées, toux, dyspnée, diarrhée, nausées, spasmes musculaires, fatigue, fièvre, œdèmes
- Fréquents (1 à 10 %) : syndrome grippal, fibrillation auriculaire
- Rares réactivations du virus de l'hépatite B

Précautions d'emploi

- Le traitement doit être réalisé dans un environnement disposant de moyens de réanimation
- Une prémédication (1 à 3 heures) doit associer corticoïde (100 mg de méthylprednisolone IV), antipyrétique (1 000 mg de paracétamol PO) et antihistaminique (25 à 50 mg de diphénhydramine PO ou IV)
- Une corticothérapie orale (20 mg de méthylprednisolone) doit être envisagée initialement les 2 jours suivant la perfusion
- Dépistage systématique préalable d'une infection VHB et prise en charge spécialisée si nécessaire
- Zona : une prophylaxie antivirale doit être envisagée
- Sujets âgés, insuffisance rénale ou hépatique : aucun ajustement posologique
- Surveillance régulière de la NFS
- Un test de Coombs indirect peut être induit et qui peut persister jusqu'à 6 mois après la dernière perfusion. La recherche d'anticorps irréguliers antiérythrocytaires peut être perturbée
- L'électrophorèse des protéines sériques peut être perturbée
- Grossesse et allaitement : utilisation non recommandée
- Absence d'études d'interaction médicamenteuse

Anticorps monoclonaux en cancérologie (VIII)
Cible : HER2

Trastuzumab^BS

Liste I-100 %-Coll-Rétrocédable-Prescription hospitalière réservée aux spécialistes en oncologie ou en hématologie

HERCEPTIN *Conserver de + 2 °C à + 8 °C*	Fl. unidose 150 mg (reconstituer avec 7,2 ml d'eau ppi puis diluer dans 250 ml de NaCl à 0,9 %) (1)	Perfusion IV 1 fois/semaine en 90 minutes (2) : A. 4 mg/kg (1re perfusion) puis 2 mg/kg/semaine (3)
	Fl. unidose 600 mg/5 ml (prêt à l'emploi)	Voie SC : dose fixe de 600 mg administrée en 2 à 5 minutes, toutes les 23 semaines (alterner cuisse gauche et cuisse droite, à 2,5 cm au moins de l'ancien site) (4) (5)
HERZUMA KANJINTI ONTRUZANT	Fl. 150 mg ou 420 mg à diluer pour perf. IV	*Idem* (5)
OGIVRI TRAZIMERA	Fl. 150 mg à diluer pour perf. IV	

1. Le traitement doit être administré dans les 6 heures suivant la reconstitution.
2. Si la dose de charge initiale a été bien tolérée, les doses suivantes peuvent être administrées en perfusion de 30 minutes.
3. Dans le traitement adjuvant du cancer du sein, le trastuzumab peut être administré à la dose initiale de 8 mg/kg puis 6 mg/kg toutes les 3 semaines durant 1 an.
4. Voie SC indiquée seulement dans les cancers du sein. Les indications sont identiques au trastuzumab IV dans les cancers du sein à l'exception de l'association à la capécitabine dans les formes métastatiques.
5. Les biosimilaires ne comportent pas de formulation pour injection SC.

Contre-indications
Dyspnée de repos sévère liée au stade avancé de la maladie
Grossesse et allaitement

Propriétés

- Anticorps monoclonal murin/humain dirigé contre la protéine HER2 qui est présente à la surface de toutes les cellules (y compris myocardiques) : dans 25 % des cancers du sein, on observe une surexpression tumorale de HER2 de mauvais pronostic
- Demi-vie de 25 ± 5 jours, concentrations sériques décelables pendant 4 à 6 mois

Indications

- Cancer du sein métastatique avec surexpression tumorale de HER2, en monothérapie en troisième ligne chez les patients prétraités par anthracycline et taxane, ou associé au paclitaxel chez les patients non prétraités et ne pouvant recevoir d'anthracycline, ou associé au docétaxel chez les patients non prétraités par chimiothérapie, ou associé à un inhibiteur de l'aromatase chez les patientes ménopausées ayant des récepteurs hormonaux positifs
- Cancer du sein métastatique en association à la capécitabine en première ligne, si un traitement par anthracycline ou taxane n'est pas approprié et si la rechute survient plus de 12 mois après la chimiothérapie adjuvante
- Cancer du sein en traitement adjuvant après chirurgie et chimiothérapie (néoadjuvante et adjuvante) et radiothérapie. Après une chimiothérapie adjuvante avec doxorubicine et cyclophosphamide, en association avec le paclitaxel ou le docétaxel ; en association à une chimiothérapie adjuvante avec le docétaxel et le carboplatine
- Adénocarcinome gastrique avancé ou métastatique surexprimant HER2, en association à la capécitabine ou au 5-fluoro-uracile et au cisplatine chez les patients n'ayant pas été précédemment traités pour leur maladie métastatique

Effets indésirables (fréquents, surtout lors de la première perfusion)

- Très fréquents (> 10 %) : syndromes pseudo-grippaux (40 %) surtout lors de la première perfusion (fièvre, frissons, céphalées, arthralgies, myalgies), diarrhée (25 %), douleurs abdominales, nausées, vomissements, douleur thoracique, exanthème, dyspnée, toux, prurit
- Fréquents (1-10 %) : cardiotoxicité (diminution de la FEV, insuffisance cardiaque grave dans 2 à 4 % des cas), tachycardie, hypertension, hypotension, palpitations, œdèmes, constipation, dyspepsie, dysgueusie, bouche sèche, douleurs osseuses, crampes, anxiété, insomnie, somnolence, dépression, tremblements, paresthésies, neuropathie, bronchospasme, épistaxis, pharyngite, rhinite, sinusite, infection urinaire, sueurs, acné, alopécie, toxicité hépatique
- Rares (< 1 %) : réactions allergiques (jusqu'au choc anaphylactique), troubles respiratoires voire détresse respiratoire aiguë fatale, leucopénie, thrombopénie, anémie

Précautions d'emploi et interactions médicamenteuses

- Traitement à effectuer par un spécialiste en oncologie, avec surveillance médicale étroite pendant l'administratiion et les 2 heures suivantes (6 heures pour la première fois)
- Évaluation de la fonction cardiaque préalable puis tous les 3 mois. Si FEV < 50 % et/ou baisse de plus de 10 points par rapport à la valeur initiale, suspension au moins temporaire du traitement et avis cardiologique
- Prémédication par antalgique et antihistaminique → arrêt et traitement symptomatique si réaction allergique (une réintroduction a été possible dans 30 % des cas)
- *Associations déconseillées* : anthracyclines
- Contraception efficace durant le traitement et au moins 6 mois au-delà

Anticorps monoclonaux en cancérologie (IX)
Cible : HER2

Trastuzumab emtansine ou TDM-1

Liste I-100 %-Prescription hospitalière réservée aux spécialistes en oncologie ou en hématologie

KADCYLA *Conserver entre + 2 °C et + 8 °C*	Fl. 100 mg ou 160 mg Poudre pour sol. inj. (reconstitution afin d'obtenir une concentration de 20 mg/ml)	A. 3,6 mg/kg en perfusion IV toutes les 3 semaines (1) (2)

1. La dose initiale doit être administrée en perfusion intraveineuse de 90 minutes. Les patients doivent être surveillés pendant la perfusion et pendant au moins 90 minutes après la fin de la perfusion initiale pour des symptômes de fièvre, frissons ou d'autres réactions liées à la perfusion.
Si la perfusion précédente a été bien tolérée, les doses suivantes de trastuzumab emtansine peuvent être administrées en perfusions de 30 minutes. Les patients doivent être surveillés pendant la perfusion et pendant au moins 30 minutes après la fin de la perfusion.
La vitesse de perfusion du trastuzumab emtansine doit être diminuée ou la perfusion doit être interrompue si le patient développe des symptômes liés à la perfusion. Elle doit être arrêtée en cas de réactions d'hypersensibilité menaçant le pronostic vital. Des médicaments pour traiter des réactions allergiques/anaphylactiques liées à la perfusion, ainsi qu'un équipement d'urgence, doivent être disponibles pour une utilisation immédiate.
2. Le traitement doit être poursuivi jusqu'à progression ou toxicité acceptable.

Contre-indications
Âge < 18 ans, grossesse, allaitement

Propriétés

- Anticorps monoclonal conjugué à un cytotoxique, le trastuzumab emtansine est un anticorps conjugué qui contient du trastuzumab, un anticorps monoclonal humanisé recombinant de classe IgG1 produit par une culture de cellules de mammifère (ovaire de hamster chinois), lié de façon covalente au DM1, un inhibiteur de microtubules. Suite à sa liaison à HER2, le trastuzumab emtansine est internalisé par le biais du récepteur et entraîne une dégradation lysosomale, conduisant à la libération de catabolites cytotoxiques contenant du DM1. Le trastuzumab exerce un effet inhibiteur sur la prolifération cellulaire par sa liaison au récepteur HER2 et stimule la cytotoxicité cellulaire dépendante des anticorps (ADCC). Le DM1 produit un effet cytotoxique sélectif à l'intérieur des cellules tumorales avec un très faible passage plasmatique
- Le DM1 est principalement métabolisé par CYP 3A4, demi-vie d'élimination de 4 jours

Indications

- Cancer du sein HER2 positif métastatique ou localement avancé non résécable, ayant reçu au préalable du trastuzumab et un taxane. Les patients doivent : avoir reçu un traitement antérieur pour la maladie localement avancée ou métastatique ou avoir présenté une progression de la maladie pendant un traitement adjuvant ou dans les 6 mois suivant sa fin
- Traitement adjuvant du cancer du sein précoce HER2 positif avec une maladie résiduelle invasive (sein ou ganglions) après un traitement néo-adjuvant (taxane et anti-HER2)

Effets indésirables

- Réactions liées à la perfusion : frissons, fièvre, dyspnée, hypotension, râles sibilants, bronchospasme, tachycardie, désaturation en oxygène, détresse respiratoire, éruption cutanée, nausées, vomissements, céphalées, rares réactions anaphylactiques
- Très fréquents (> 10 %) : anorexie, perte de poids, nausées, diarrhée, constipation, douleurs abdominales, dyspepsie, syndrome pseudo-grippal, mucite, œdème périphérique, œdème facial, insomnie, aplasie médullaire, augmentation des transaminases, variations de la TA, palpitations, baisse asymptomatique de la FEVG, toxicité cardiaque similaire à celle du trastuzumab
- Rares : pneumopathies interstitielles potentiellement sévères

Précautions d'emploi et interactions médicamenteuses

- Réactions liées à la perfusion : nécessité d'une surveillance étroite avec disposition du matériel de réanimation potentiellement nécessaire
- Surveillance régulière de la NFS, des enzymes hépatiques. Arrêt du traitement si transaminases > 3N et/ou bilirubine > 2N
- Surveillance de la fonction cardiaque (FEVG) (*cf.* trastuzumab). Discuter l'arrêt du traitement en cas de FEVG < 50 %
- Aucune donnée disponible en cas d'insuffisance rénale ou hépatique sévère
- Contraception efficace pendant tout le traitement et jusqu'à 6 mois après l'arrêt
- Éviter par prudence les inducteurs ou les inhibiteurs puissants du CYP 3A4 (impliqués dans le métabolisme du DM1)
- **Erreur médicamenteuse** : bien vérifier les étiquettes du flacon afin de ne pas confondre le trastuzumab (Herceptin) avec le trastuzumab emtansine (Kadcyla)

Anticorps monoclonaux en cancérologie (X)
Cible : HER2

Pertuzumab *Liste I-100 %-Prescription hospitalière réservée aux spécialistes en oncologie*

PERJETA *Conserver entre + 2 °C et + 8 °C*	Fl. 14 ml = 420 mg	*Cf.* notes (1) (2)

1. En perfusion IV de 60 min, 840 mg administrés suivis toutes les 3 semaines d'une dose d'entretien de 420 mg administrée sur une période de 30 à 60 min.
2. Les patients doivent présenter un statut tumoral HER2 positif, défini par un score 3+ par immunohistochimie et/ou un ratio ≥ 2,0 par hybridation *in situ*.

Contre-indications
Insuffisance hépatique sévère
Âge < 18 ans, grossesse et allaitement

Propriétés

- Anticorps monoclonal humanisé recombinant qui cible spécifiquement le domaine de dimérisation extracellulaire (sous-domaine II) de la protéine récepteur 2 du facteur de croissance épidermique humaine (HER2) et ainsi, bloque l'hétérodimérisation ligand-dépendance de HER2 avec d'autres récepteurs de la famille des HER, dont EGFR, HER3 et HER4
- Élimination par catabolisme protéique, demi-vie médiane : 18 jours

Indications

- Cancer du sein métastatique ou localement récidivant non résécable HER2 positif, n'ayant pas reçu au préalable de traitement anti-HER2 ou de chimiothérapie pour leur maladie métastatique, en association au trastuzumab et au docétaxel
- Cancer du sein HER2 positif localement avancé, inflammatoire ou à un stade précoce avec un risque élevé de récidive, en traitement néo-adjuvant en association au trastuzumab et à une chimiothérapie

Effets indésirables

- Très fréquents (> 10 %) : inflammation des muqueuses, douleurs, œdème, fièvre, asthénie, insomnie, neuropathie sensitive périphérique, céphalées, étourdissements, dysgueusie, rash cutané, arthralgies, myalgies, diarrhée, vomissements, nausées, constipation, dyspepsie, dyspnée, toux, anémie, thrombopénie, leucopénie
- *NDR* : la plupart de ces effets secondaires est à rapporter avant tout à l'association docétaxel-trastuzumab-pertuzumab, ce dernier ne majorant pas les toxicités observées, à l'exception des neutropénies fébriles, qui paraissent plus fréquentes (13 %)

Précautions d'emploi

- Des réactions liées à la perfusion et des réactions d'hypersensibilité nécessitent une surveillance pendant et durant 60 minutes après la première perfusion, ainsi que pendant et durant 30 minutes après les perfusions suivantes
- La FEVG doit être évaluée avant l'initiation du traitement puis tous les 3 cycles, afin de s'assurer qu'elle soit dans les limites normales. Si la FEVG est < 40 % ou de 40-45 % associée à une diminution ≥ 10 % au-dessous de la valeur initiale, le traitement par pertuzumab et trastuzumab doit être interrompu
- Absence d'étude chez les patients avec une valeur initiale de FEVG ≤ 50 %, un antécédent d'insuffisance cardiaque congestive, une diminution de la FEVG < 50 % durant un précédent traitement ou des affections pouvant altérer la fonction ventriculaire gauche

Interactions médicamenteuses

- Le pertuzumab et le trastuzumab doivent être administrés de façon séquentielle et ne doivent pas être mélangés dans la même poche de perfusion. Chez des patients recevant un taxane, ils doivent être administrés avant le taxane
- Aucune interaction pharmacocinétique identifiée avec des agents cytotoxiques concomitants

Anticorps monoclonaux en cancérologie (XI)
Cible : VEGF

Bévacizumab[BS] *Liste I-Coll-Prescription hospitalière réservée aux oncologues*

AVASTIN *Conserver de + 2 °C à + 8 °C* AYBINTIO MVASI ZYRABEV	Fl. 100 mg/4 ml Fl. 400 mg/16 ml	*Cancérologie* : Perfusion IV en 90 minutes : A. Posologies ci-dessous (1) *Ophtalmologie* : A. Injections intravitréennes (2)

1. Posologie :
   - Cancer colorectal : 5 mg/kg tous les 14 jours ou 7,5 mg/kg tous les 21 jours.
   - Cancer du sein : 10 mg/kg tous les 14 jours ou 15 mg/kg tous les 21 jours.
   - Cancer bronchique : 7,5 ou 15 mg/kg tous les 21 jours.
   - Cancer du rein : 10 mg/kg tous les 14 jours.
   - Cancer de l'ovaire et cancer du col de l'utérus : 15 mg/kg tous les 21 jours.
2. Posologie de 1,25 mg en injection intravitréenne unique tous les mois. La préparation en seringue doit être réalisée en conditions stériles dans une pharmacie hospitalière.

Contre-indications
Grossesse et allaitement

Propriétés

- Anticorps monoclonal se liant au VEGF (*vascular endothelial growth factor*), inhibant la liaison du VEGF à ses récepteurs flt-1 (VEGFR-1) et KDR (VEGFR-2) à la surface des cellules endothéliales, réduisant ainsi la vascularisation et la croissance tumorale
- Demi-vie d'environ 20 jours après perfusion IV

Indications et posologie

- Cancer colorectal métastatique, en association avec une chimiothérapie à base de fluoropyrimidine
- Cancer du sein métastatique, en association au paclitaxel ou à la capécitabine (lorsqu'une autre option, taxane ou anthracycline, n'est pas appropriée)
- Cancer bronchique non à petites cellules (à l'exclusion des formes épidermoïdes) avancé non opérable, ou métastatique, en première ligne, en association avec une chimiothérapie à base de sels de platine et présentant des mutations activatrices de l'EGFR
- Cancer de l'ovaire épithélial, de la trompe de Fallope ou péritonéal primitif : en première ligne dans les stades IIIB, IIIC et IV, en association au carboplatine et au paclitaxel ; en première récidive, sensible au platine, en association au carboplatine et à la gemcitabine ; en première ou seconde poussée évolutive résistante au platine, chez les patientes non préalablement traitées par bevacizumab ou autre agent ciblant les VEGF, en association au paclitaxel, à la doxorubicine liposomale pégylée ou au topotécan
- Cancer du col de l'utérus en rechute ou métastatique, en association au paclitaxel et cisplatine ou topotécan
- RTU en ophtalmologie (2015) : traitement de la DMLA

Effets indésirables (très fréquents, parfois sévères)

- Très fréquents (≥ 10 %) : hypertension artérielle dose-dépendante, anorexie, stomatite, asthénie, douleurs diverses, fièvre, constipation, hémorragie rectale, protéinurie
- Fréquents (1 à 10 %) : nausées, dysgueusie, diarrhée, douleurs abdominales, perforation gastro-intestinale, dermatite exfoliative, dépigmentation, sécheresse cutanée, épistaxis, rhinite, troubles oculaires, leucopénie, accident thrombo-embolique, hémorragies, insuffisance cardiaque (risque accru si anthracyclines et/ou irradiation thoracique), insuffisance rénale
- Rares (< 1 %) : leuco-encéphalite postérieure : troubles neurologiques graves réversibles en quelques jours (céphalées, convulsions, troubles visuels voire cécité), perforation du septum nasal, risque d'ostéonécrose de la mâchoire, en particuler si association aux biphosphonates (55 observations en 2011), fistule œso-trachéale, fasciite nécrosante, perforation digestive, nécrose des cordes vocales

Précautions d'emploi

- Traitement à effectuer par un spécialiste en oncologie, avec surveillance médicale étroite pendant la perfusion et les 2 heures suivantes (6 heures pour la 1re perfusion)
- Ne pas initier ce traitement pendant au moins 28 jours après intervention chirurgicale lourde ou tant qu'une plaie chirurgicale ou autre n'est pas totalement cicatrisée
- Utiliser avec prudence en cas d'hypertension artérielle (surveiller la TA), antécédents thrombo-emboliques (arrêt si accident thrombo-embolique), troubles de la coagulation, insuffisance cardiaque congestive, et chez les patients > 65 ans
- Réaliser avant le traitement un examen bucco-dentaire et des soins préventifs
- Surveiller la protéinurie (arrêt si protéinurie de grade 4 = syndrome néphrotique)
- Arrêt immédiat et définitif si perforation digestive ou hémorragie de grade 3 ou 4
- Insuffisance rénale ou hépatique : tolérance et efficacité non étudiées

Anticorps monoclonaux en cancérologie (XII) Cible : VEGF

Ramucirumab *Liste I-Coll-Prescription hospitalière réservée aux oncologues*

CYRAMZA *À conserver de + 2° C à + 8° C*	Solution à 10 mg/ml Fl. 100 mg/10 ml Fl. 500 mg/50 ml	En perfusion IV *Cancers digestifs* (1) *Cancers bronchiques* (2)

1. 8 mg/kg toutes les 2 semaines.
2. 10 mg/kg toutes les 2 ou 3 semaines selon les conditions.

Contre-indications

Cavitation de la tumeur bronchique ou englobement de vaisseaux majeurs
HTA non contrôlée, grossesse et allaitement

Propriétés

- Anticorps monoclonal anti-VEGF qui bloque spécifiquement le récepteur du VEGF de type 2 et empêche la liaison des VEGF-A, VEGF-C et VEGF-D neutralisant la prolifération et la migration des cellules endothéliales humaines induites par le ligand
- Élimination par catabolisme protéique, demi-vie de 15 jours

Indications

- Cancer de l'estomac ou adénocarcinome de la jonction gastro-œsophagienne avancé dont la maladie a progressé après une chimiothérapie à base de sels de platine et de fluoropyrimidine en association au paclitaxel ou en monothérapie
- Cancer colorectal métastatique dont la maladie a progressé pendant ou après un traitement par bevacizumab, oxaliplatine et une fluoropyrimidine, indiqué en association avec la chimiothérapie FOLFIRI (irinotécan, acide folinique et 5-fluorouracile)
- Cancer bronchique non à petites cellules localement avancé ou métastatique dont la maladie a progressé après une chimiothérapie à base de sels de platine, indiqué en association avec le docétaxel
- Cancer bronchique non à petites cellules métastatique avec mutations activatrices de l'EGFR, en association à l'erlotinib
- Carcinome hépatocellulaire avancé, non résécable, avec alpha-FP ≥ 400 mg/ml et antérieurement traité par sorafénib

Effets indésirables

- Très fréquents : neutropénie, thrombopénie, hypoalbuminémie, hypertension, hémorragie gastro-intestinale ou pulmonaire, épistaxis, diarrhée, protéinurie
- Fréquents : hypokaliémie, hyponatrémie, céphalées, douleurs abdominales

Précautions d'emploi

- Surveillance de la tension artérielle et du pouls avant et pendant la perfusion
- Surveillance de la protéinurie : arrêt du traitement si protéinurie ≥ 2 g/24 heures
- Prudence en cas de facteurs de risque de saignement (lésions hémorragiques, anticoagulants, antiagrégants)
- Avant une opération chirurgicale non urgente et en cas de complications de la cicatrisation, interrompre le traitement temporairement pendant au moins 4 semaines
- Si thrombo-embolie, perforation ou hémorragie digestive → arrêt immédiat
- Insuffisance rénale ou hépatique : tolérance et efficacité non étudiées

Anticorps monoclonaux en cancérologie (XIII) Cible : EGFR

Cétuximab *Liste I-Coll-Prescription hospitalière réservée aux oncologues*

ERBITUX *Conserver de + 2 °C à + 8 °C*	Fl. 20 ml ou 100 ml à 5 mg/ml	Perfusion **IV** 1 fois/semaine (1)

1. A. 400 mg/m² (1re perfusion) puis 250 mg/m² sans dépasser 5 ml/min. Si bonne tolérance, possibilité de perfusion bimensuelle : 500 mg/m².

Contre-indications
Grossesse et allaitement

Propriétés

- Anticorps monoclonal chimérique IgG1 dirigé contre le récepteur du facteur de croissance épidermique (EGFR, produit en excès par certaines tumeurs), bloquant la liaison de l'EGFR, ce qui induit une apoptose des cellules tumorales exprimant ce facteur
- Demi-vie de 114 heures, concentrations sériques stables au bout de 3 semaines

Indications

- Cancer colorectal métastatique avec gène KRAS de type sauvage (exons 2, 3 et 4 de KRAS et de NRAS) exprimant le récepteur du facteur de croissance épidermique (EGFR)
- Cancers épidermoïdes de la tête et du cou

Effets indésirables (très fréquents, parfois sévères, surtout lors de la 1re semaine)

- *Réactions d'hypersensibilité* (5 % des cas, sévères dans la moitié des cas) : fièvre, frissons, nausées, éruption cutanée, dyspnée, réactions sévères plus rares (stridor, bronchospasme, enrouement, difficultés d'élocution, urticaire et/ou hypotension, décès)
- *Réactions cutanées* (88 %, sévères dans 15 % des cas) : folliculite (dès la 1re semaine dans 2/3 des cas, disparaissant dans le mois suivant l'arrêt dans la moitié des cas), éruptions cutanées atteignant moins de 50 % de la surface corporelle (grade 1 ou 2) ou atteignant plus de 50 % de la surface corporelle (grade 3), perionyxis
- *Dyspnée* (25 %) pendant ou peu après la perfusion (réaction d'hypersensibilité), ou parfois après plusieurs semaines de traitement (atteinte interstitielle pulmonaire ?)
- Très fréquents (> 10 %) : hypomagnésémie parfois sévère (10 à 15 %), hypertransaminasémie, mucite pouvant entraîner une épistaxis
- Fréquents (1 à 10 %) : déshydratation, hypocalcémie, anorexie, maux de tête, conjonctivite, diarrhée, nausées, vomissements, fatigue

Précautions d'emploi et interactions médicamenteuses

- Prémédication nécessaire : antipyrétique + antihistaminique + corticoïde
- Réduire la vitesse de perfusion en cas de réactions d'hypersensibilité de grade 1 ou 2
- Arrêt immédiat et définitif en cas de réactions d'hypersensibilité de grade 3 ou 4
- Rechercher des signes d'atteinte pulmonaire évolutive en cas de dyspnée
- Traitement étudié uniquement chez des patients aux fonctions hépatique et rénale adéquates (transaminases ≤ 5 N, bilirubinémie ≤ 1,5 N, créatininémie ≤ 1,5 N)
- Traitement non étudié si Hb < 9 g/dl, leucocytes < 3 000/mm³, polynucléaires neutrophiles < 1 500/mm³, plaquettes < 100 000/mm³
- ***Associations contre-indiquées*** : oxaliplatine dans le cancer colorectal avec gène KRAS muté

Anticorps monoclonaux en cancérologie (XIV) Cible : EGFR

Panitumumab *Liste I-Coll-Prescription hospitalière réservée aux oncologues*

VECTIBIX (1) *Conserver de + 2 °C à + 8 °C*	Fl. 5 ml (20 mg/ml) à 100 mg Fl. 20 ml (20 mg/ml) à 400 mg	Perfusion IV en 60 minutes 6 mg/kg toutes les 2 semaines

1. Perfuser à l'aide d'une pompe à perfusion, avec un filtre en ligne à faible pouvoir de fixation protéique de 0,2 ou 0,22 microns. Ne pas administrer par voie IV directe ou en bolus.

Contre-indications
Pneumopathie interstitielle ou fibrose pulmonaire, grossesse et allaitement

Propriétés

- Anticorps monoclonal IgG2 recombinant 100 % humain se liant avec une grande affinité et spécificité à l'EGFR humain, induisant l'internalisation du récepteur, l'inhibition du développement cellulaire, l'induction d'une apoptose et la diminution de la production d'interleukine 8 et du facteur de croissance endothélial vasculaire
- Demi-vie d'élimination de 7,5 jours ; concentrations sériques stables après la 3e injection

Indications

- Cancer colorectal métastatique exprimant l'EGFR et présentant le gène KRAS de type sauvage (exons 2, 3 et 4 de KRAS et de NRAS) : en monothérapie, après échec des protocoles de chimiothérapie à base de fluoropyrimidine, oxaliplatine et irinotécan ; en association au 5-fluoro-uracile et à l'oxaliplatine en première ligne (schéma FOLFOX), au 5-fluoro-uracile et à l'irinotécan en deuxième ligne (schéma FOLFIRI)

Effets indésirables

- Réactions cutanés (90 % ; sévères dans 10 % des cas) : éruption sur le visage et le tronc, mais parfois aux extrémités, complications infectieuses telles qu'une septicémie ou des abcès locaux, rash, érythème, exfoliation de la peau, prurit, sécheresse cutanée, paronychie, inflammation périunguéale. Quelques cas de fasciite nécrosante grave
- Affections gastro-intestinales : diarrhées d'intensité légère à modérée. Sévère chez 2 % des patients KRAS non muté
- Réactions d'hypersensibilité survenant dans les 24 heures après la 1re dose (3 %, dont 1 % sévères) : frissons, fièvre, dyspnée, œdème de Quincke
- Rares cas de kératite ulcéreuse sévère

Précautions d'emploi

- Arrêt du traitement en cas de toxicité cutanée avec complication inflammatoire ou infectieuse sévère
- Ne pas associer à une chimiothérapie à base d'oxaliplatine chez les patients KRAS muté ou non déterminé (survie réduite)
- Pas d'études chez les patients atteints d'insuffisance rénale ou hépatique
- *Complications pulmonaires* : des cas de pneumonie interstitielle ayant été observées avec les inhibiteurs de l'EGFR, le traitement doit être interrompu en cas d'apparition brutale ou d'aggravation de symptômes pulmonaires
- *Troubles électrolytiques* : hypomagnésémies sévères (grade 4) nécessitant une surveillance périodique de la magnésémie, de la calcémie et de la kaliémie

Anticorps monoclonaux en cancérologie (XV)
Cible : CTLA-4

Ipilimumab *Liste I-100 %-Coll-Réservé à l'usage hospitalier-Prescription réservée aux spécialistes en cancérologie et en oncologie médicale*

YERVOY	Fl. 50 mg/10 ml Fl. 200 mg/40 ml (5 mg/ml)	A. et E. > 12 ans : Perfusion **IV** : 3 mg/kg en 90 minutes toutes les 3 semaines, 4 doses

Contre-indications
Âge < 12 ans, grossesse et allaitement

Propriétés
- Potentialisateur des cellules T qui bloque spécifiquement le signal inhibiteur du CTLA-4, conduisant à une activation des cellules T, à leur prolifération, et l'infiltration des tumeurs par les lymphocytes, aboutissant à la mort des cellules tumorales
- Demi-vie moyenne de 15 jours. La clairance n'est pas modifiée par l'âge, le sexe, la fonction hépatique, la fonction rénale (évaluée par DFG ≥ 22 ml/min) et l'état général

Indications
- Mélanome avancé non résécable ou métastatique, en monothérapie ou en association au nivolumab

Effets indésirables
- Très fréquents (> 10 %) : réaction au site d'injection, fatigue, fièvre, rash, prurit, diarrhée, vomissements, nausées
- Fréquents (1 à 10 %) : frissons, œdèmes, douleurs musculo-squelettiques, état confusionnel, neuropathie sensitive, sensations vertigineuses, peau sèche, douleur tumorale, anémie, lymphopénie, vision trouble, douleurs oculaires, arthralgies, myalgies, hémorragie gastro-intestinale, colite, constipation, reflux gastro-œsophagien, augmentation des ALAT/ASAT et/ou de la bilirubinémie, déshydratation, hypokaliémie, hypotension, flush, bouffées de chaleur, dyspnée, toux

Précautions d'emploi et interactions médicamenteuses
- Arrêt définitif du traitement chez les patients présentant des signes et symptômes évocateurs d'effets indésirables immunologiques sévères : gastro-intestinaux (diarrhée, douleurs abdominales, hémorragie), hépatiques (élévation des enzymes hépatiques > 8N ou hyperbilirubinémie), cutanés (dont syndrome de Stevens-Johnson ou de Lyell), neuropathie périphérique, néphrite, pneumonie, pancréatite, myocardite
- Suspendre le traitement en cas d'effets immunologiques modérés, puis reprendre après résolution
- Éviter la prescription chez les patients souffrant de maladie auto-immune
- Pas d'interaction pharmacologique connue. Néanmoins, éviter la prescription de corticoïdes avant le début du traitement (diminution d'efficacité)
- Prudence en cas de traitement par AVK (augmentation du risque d'hémorragie colique)

Anticorps monoclonaux en cancérologie (XVI)
Cible : PD-1

Pembrolizumab *Liste I-100 %-Coll-Prescription hospitalière réservée aux oncologues*

KEYTRUDA *Conserver de + 2 °C à + 8 °C* *Carte patient*	Fl. 4 ml sol. 25 mg/ml = 100 mg	Perfusion IV de 30 minutes : A. 200 mg, toutes les 3 semaines

Contre-indications
Insuffisance hépatique sévère Grossesse et allaitement, âge < 18 ans

Propriétés
- Anticorps qui se lie au récepteur PD-1 (programmed death-1) et bloque son interaction avec les ligands PD-L1 et PD-L2. Il potentialise ainsi l'action anti-tumorale des cellules T
- Demi-vie de 26 jours

Indications
- Mélanome non résécable ou métastatique
- Mélanome de stade 3 avec atteinte ganglionnaire réséqué (traitement adjuvant)
- Cancer bronchique non à petites cellules métastatique exprimant PD-L1 (score ≥ 50 %) sans mutations d'EGFR ou ALK, en première intention
- Cancer bronchique non épidermoïde métastatique, en association
- Cancer bronchique épidermoïde métastatique, en association
- Cancer bronchique non à petites cellules en seconde intention après chimiothérapie
- Carcinome urothélial avec score combiné positif PD-L1 ≥ 10 localement avancé ou métastatique inéligible à une chimiothérapie à base de cisplatine
- Carcinome urothélial localement avancé ou métastatique ayant reçu une chimiothérapie à base de platine
- Carcinome épidermoïde de la tête et du cou récidivant ou métastatique PD-L1+
- Carcinome épidermoïde de la tête et du cou métastatique ou récidivant non résécable, PD-L1+, en association avec une chimiothérapie à base de platine
- Lymphome hodgkinien en rechute ou réfractaire après greffe de cellules souches
- Carcinome à cellules rénales avancé, en première ligne, en association à l'axitinib

Effets indésirables et précautions d'emploi
- Très fréquents : fatigue, rash cutané, prurit, arthralgies, diarrhée, nausées
- Fréquents : fièvre, inflammations muqueuses, œdèmes, céphalées, dysgueusie, neuropathie périphérique, sécheresse cutanéo-muqueuse, arthro-myalgies, constipation
- D'origine immunologique : pneumopathie interstitielle, colite (risque de perforation), hépatite, néphrite, hypophysite, diabète, troubles thyroïdiens, uvéite, arthrite, pancréatite, réactions cutanées sévères, syndrome myasthénique, névrite optique, rhabdomyolyse, anémie hémolytique, vitiligo, rejet de greffe, myocardiopathie, méningite aseptique, péricardite, lymphohistiocytose hémophagocytaire, vascularite
- En cas d'atteinte digestive, respiratoire, rénale ou cardiaque notamment, corticothérapie urgente
- Si effets indésirables immunologiques de grade 3 récurrent ou 4 → arrêt définitif
- Insuffisance rénale ou hépatique sévère : tolérance et efficacité non étudiées

Anticorps monoclonaux en cancérologie (XVII)
Cible : PD-1

Nivolumab *Liste I-100 %-Coll-Prescription hospitalière réservée aux oncologues*

OPDIVO *Conserver de + 2 °C à + 8 °C*	Fl. 40 mg/4 ml Fl. 100 mg/10 ml Fl. 240 mg/24 ml	Perfusion **IV** de 60 minutes : A. 3 mg/kg, toutes les 2 semaines

Contre-indications
Grossesse et allaitement

Propriétés
- Anticorps monoclonal humain de type immunoglobuline G4 (IgG4), qui se lie au récepteur PD-1 (programme death-1) et bloque son interaction avec PD-L1 et PD-L2 potentialisant ainsi les réponses des cellules T, incluant les réponses antitumorales
- Demi-vie de 26,7 jours

Indications
- Mélanome avancé non résécable ou métastatique, en monothérapie ou en association à l'ipilimumab
- Cancer bronchique non à petites cellules de type épidermoïde, localement avancé ou métastatique après une chimiothérapie antérieure
- Cancer du rein métastatique de pronostic intermédiaire ou défavorable, en association à l'ipilimumab
- Cancer du rein métastatique en deuxième intention après traitement anti-angiogénique
- Cancer épidermoïde de la tête et du cou avancé, en progression pendant ou après chimiothérapie à base de platine
- Carcinome urothélial de la vessie localement avancé non résécable ou métastatique en deuxième intention après échec d'une chimiothérapie
- Lymphome hodgkinien en rechute ou réfractaire après greffe de cellules souches et traitement par brentuximab vedotin

Effets indésirables
- Très fréquents : diarrhée, nausées, fatigue, troubles ioniques, hyper- ou hypocalcémie
- Fréquents : céphalées, neuropathie périphérique, vertiges, hypertension, peau sèche, érythème, alopécie, stomatite, vomissements, douleurs abdominales, constipation, sécheresse buccale, arthro-myalgies
- D'origine immunologique : pneumopathie interstitielle, colite (risque de perforation), hépatite, néphrite, troubles endocriniens, vitiligo, uvéite, arthrite, pancréatite, réactions cutanées sévères (syndrome de Stevens-Johnson ou de Lyell), névrite optique, rhabdomyolyse, anémie hémolytique, myocardiopathie, diabète sévère (acidocétose révélatrice)

Précautions d'emploi
- Surveillance prolongée de l'apparition d'effets indésirables
- Effets indésirables immunologiques de grade 3 récurrent ou de grade 4 → arrêt définitif
- L'utilisation de corticoïdes systémiques et d'autres immunosuppresseurs doit être évitée avant de commencer nivolumab. Cependant, ils peuvent être utilisés après l'initiation du nivolumab pour traiter les effets indésirables d'origine immunologique

Anticorps monoclonaux (XVIII)
Cible : PD-1

Cémiplimab *Liste I-100 %-Coll-Prescription hospitalière réservée aux oncologues-Carte patient*

LIBTAYO *Conserver de + 2 °C à + 8 °C*	Fl. 350 mg/7 ml	Perfusion IV de 30 minutes : A. 350 mg toutes les 3 semaines

Contre-indications
Grossesse, allaitement, âge < 18 ans

Propriétés

- Anticorps monoclonal entièrement humain de type IgG4 qui se lie au récepteur de mort cellulaire programmé PD-1 et bloque son interaction avec ses ligants PD-L1 et PD-L2, entraînant une inhibition de la fonction des cellules T (prolifération, sécrétion et activité cytotoxique)
- Élimination par catabolisme protéique ; demi-vie : 19,4 jours

Indications

- Carcinome épidermoïde cutané métastatique ou localement avancé, non candidat à une chirurgie curative ou à une radiothérapie curative

Effets indésirables

- Réactions liées à la perfusion, parfois sévères : fièvre, vomissements, douleurs abdominales
- Fréquents : fatigue, éruption cutanée, kératite, arthralgie, diarrhée, atteinte hépatique, atteinte rénale, myocardite, pneumopathie
- D'origine immunologique (en cours de traitement ou après l'arrêt) : pneumopathie inflammatoire, colite, hépatite, troubles endocriniens, insuffisance surrénalienne, troubles cutanés, néphrite

Précautions d'emploi

- Surveillance lors de la perfusion
- Surveillance régulière des effets indésirables d'origine immunologique
- Une contraception est recommandée durant tout le traitement et pendant 4 mois après l'arrêt

Anticorps monoclonaux en cancérologie (XIX)
Cible : PD-L1

Avélumab *Liste I-100 %-Coll-Prescription hospitalière réservée aux oncologues*

BAVENCIO	Fl. 200 mg Sol. à diluer pour perf. IV	Perfusion **IV** de 60 minutes toutes les 2 semaines : A. 10 mg/kg (1)

1. Les patients doivent recevoir une prémédication composée d'un antihistaminique et de paracétamol avant les 4 premières perfusions. La prémédication ultérieure sera laissée à l'appréciation du médecin.

Contre-indications

Hypersensibilité à l'avélumab

Grossesse, allaitement, insuffisance hépatique sévère, âge < 18 ans

Propriétés

- Anticorps monoclonal IgG1 humain dirigé contre la protéine de surface immunomodulatrice PD-L1, ligand du récepteur PD-1. Le récepteur PD-1 est un régulateur négatif de l'activité des cellules T, qui a montré son implication dans le contrôle des réponses immunitaires des cellules T
- Demi-vie : 6,1 jours

Indications

- Carcinome à cellules de Merkel métastatique de l'adulte, en monothérapie
- Cancer du rein avancé, en association à l'axitinib
- Cancer urothélial localement avancé ou métastatique, non progressif après une chimiothérapie de première ligne à base de platine, en traitement d'entretien

Effets indésirables

- Très fréquents (> 10 %) : réactions à la perfusion, sévères dans 2,7 % des cas rapportés et survenant en général lors des 4 premières perfusions, fatigue, rash cutané, prurit, arthralgies, diarrhées, nausées
- Fréquents (1 à 10 %) : asthénie, pyrexie, inflammation des muqueuses, œdème périphérique, syndrome pseudo-grippal, frissons, céphalée, dysgueusie, neuropathie périphérique, étourdissements, paresthésie, vitiligo, sécheresse cutanée, érythème, myalgie, faiblesse musculaire, douleurs musculo-squelettiques, douleurs articulaires, spasmes musculaires, vomissements, douleurs abdominales, constipation, sécheresse buccale, distension abdominale, augmentation des ASAT/ALAT/PAL, hypophysite, hyperthyroïdie, hypothyroïdie, dyspnée, toux
- Rares cas d'effets secondaires immunologiques sévères : myocardite, hépatite, pneumopathie interstitielle, néphrite, colite, myosite, uvéite, syndrome de Guillain-Barré

Précautions d'emploi et interactions médicamenteuses

- En cas de suspicion d'effets indésirables d'origine immunologique (colite, hépatite, néphrite, endocrinopathie), il convient de faire une évaluation appropriée pour confirmer l'étiologie ou éliminer les autres causes. En fonction de la sévérité de l'effet indésirable, le traitement doit être suspendu et des corticostéroïdes doivent être administrés. En cas de récidive d'un effet indésirable d'origine immunologique de grade 3 ou 4, le traitement doit être définitivement arrêté
- Contraception efficace durant tout le traitement et 6 mois après l'arrêt

Anticorps monoclonaux en cancérologie (XX) Cible : PD-L1

Atézolizumab *Liste I-100 %-Coll-Prescription hospitalière réservée aux oncologues*

TECENTRIQ	Fl. 14 ml = 840 mg Fl. 20 ml = 1 200 mg Sol. à diluer pour perf. IV	Perfusion IV de 60 minutes (1) A. 1 200 mg toutes les 3 semaines

1. Puis 30 minutes si bonne tolérance.

Contre-indications

Hypersensibilité à l'atézolizumab

Insuffisance hépatique sévère, âge < 18 ans, grossesse, allaitement

Propriétés

- Anticorps monoclonal IgG1 humain dirigé contre la protéine de surface immunomodulatrice PD-L1, ligand du récepteur PD-1, régulateur négatif de l'activité des cellules T, qui a montré son implication dans le contrôle des réponses immunitaires des cellules T
- Demi-vie : 27 jours

Indications

- Carcinome urothélial localement avancé ou métastatique en monothérapie après une chimiothérapie antérieure à base de platine, ou chez des patients considérés inéligibles au cisplatine et dont les tumeurs présentent une expression de PD-L1 ≥ 5 %
- Cancer bronchique non à petites cellules (CBNPC) localement avancé ou métastatique en monothérapie, après une chimiothérapie antérieure. Les patients avec mutations activatrices de l'EGFR ou réarrangement du gène ALK (ALK-positif) doivent préalablement avoir reçu une thérapie ciblée
- Cancer bronchique à petites cellules de stade étendu, en association au carboplatine et à l'étoposide
- Cancer hépatocellulaire localement avancé ou métastatique, non résécable, en première ligne, stade Child A et PS 0 ou 1

Effets indésirables

- Très fréquents (> 10 %) : réactions à la perfusion, fatigue, rash cutané, prurit, arthralgies, diarrhées, nausées
- Fréquents (1 à 10 %) : asthénie, pyrexie, inflammation des muqueuses, œdème périphérique, syndrome pseudo-grippal, céphalées, dysgueusie, neuropathie périphérique, étourdissements, paresthésie, vitiligo, sécheresse cutanée, érythème, myalgies, faiblesse musculaire, douleurs articulaires, spasmes musculaires, vomissements, douleurs abdominales, constipation, sécheresse buccale, distension abdominale, augmentation des ASAT/ALAT/PAL, hypophysite, hyperthyroïdie, hypothyroïdie, dyspnée, toux
- Rares cas d'effets secondaires immunologiques sévères : myocardite, hépatite, pneumopathie interstitielle, néphrite, colite, myosite, uvéite, syndrome de Guillain-Barré, accidents cutanés graves (Stevens-Johnson et Lyell)

Précautions d'emploi et interactions médicamenteuses

- Si suspicion d'effets indésirables d'origine immunologique (colite, hépatite, néphrite, endocrinopathie), faire une évaluation appropriée pour confirmer l'étiologie. En fonction de la sévérité, le traitement doit être suspendu et des corticostéroïdes administrés. En cas de récidive et si grade 3 ou 4, ou gravité initiale (syndrome de Guillain-Barré, myasthénie, myocardite de grade 3 ou 4) → arrêt définitif
- Contraception efficace durant tout le traitement et 6 mois après l'arrêt

Anticorps monoclonaux en cancérologie (XXI)
Cible : PD-L1

Durvalumab *Liste I-100 %-Coll-Prescription hospitalière réservée aux oncologues*

IMFINZI	Fl. 120 mg/2,4 ml Fl. 500 mg/10 ml Sol. à diluer pour perf. IV	Perfusion **IV** de 60 minutes : A. 10 mg/kg toutes les 2 semaines ou 1 500 mg toutes les 4 semaines (1) et (2)

1. Jusqu'à progression de la maladie ou toxicité acceptable, ou pour une durée maximale de 12 mois.
2. Chez les patients ≤ 30 kg : 20 mg/kg toutes les 4 semaines.

Contre-indications

Grossesse et allaitement

Propriétés

- Anticorps monoclonal de type immunoglobuline G1 kappa (IgG1) entièrement humain, qui bloque de manière sélective les interactions entre PD-L1 et à la fois PD-1 et CD80, potentialisant les réponses immunitaires antitumorales et l'activation des lymphocytes T
- Demi-vie : 18 jours

Indications

- Cancer bronchique non à petites cellules localement avancé, non opérable, dont les tumeurs expriment PD-L1 ≥ 1 % des cellules tumorales et dont la maladie n'a pas progressé après une chimiothérapie à base de platine
- Cancer bronchique à petites cellules de stade étendu, en association à l'étoposide et au cisplatine ou au carboplatine

Effets indésirables

- Très fréquents (> 10 %) : diarrhée, syndrome grippal, toux, infection des voies respiratoires, pneumonie, hypothyroïdie, éruption cutanée
- Fréquents (1 à 10 %) : dysphonie, myalgie, dermatite, dysurie, œdème périphérique, infections dentaires, candidose buccale, hyperthyroïdie, élévation des transaminases, de la créatinine
- D'origine immunologique : pneumopathie, hépatite, myocardite, thrombopénie, colite, endocrinopathie (hypo/hyperthyroïdie, insuffisance surrénalienne, diabète de type 1, hypophysite), pancréatite, neuropathie, néphrite, éruption cutanée, et accidents cutanés graves

Précautions d'emploi et interactions médicamenteuses

- En cas de suspicion d'effets indésirables d'origine immunologique (colite, hépatite, néphrite, endocrinopathie), il convient de faire une évaluation appropriée pour confirmer l'étiologie ou éliminer les autres causes. En fonction de la sévérité de l'effet indésirable, le traitement doit être suspendu et des corticostéroïdes doivent être administrés
- En cas d'effets indésirables immunologiques de grade 3 récurrents ou de grade 4 → arrêt définitif du traitement
- Contraception efficace durant tout le traitement et jusqu'à 3 mois après la dernière perfusion
- L'utilisation préalable de corticoïdes systémiques ou d'immunosuppresseurs n'est pas recommandée. Cependant, ils peuvent être utilisés ultérieurement pour traiter les effets indésirables d'origine immunologique

Anticorps monoclonaux en cancérologie (XXII)
Cible : GD-2

Dinutuximab *Liste I-100 %-Coll-Prescription hospitalière réservée aux oncologues*

QARZIBA	Fl. 20 mg (4,5 mg/ml) Sol. à diluer pour perf.	A. et E. > 12 mois : 100 mg/m²/cycle (1) (2)

1. Chaque cycle comporte 35 jours : 10 mg/m²/jour en perfusion continue sur 10 jours ou 20 mg/m²/jour sur 8 heures pendant 5 jours.
2. Lorsque l'IL-2 est associée au produit, elle doit être administrée sous la forme d'injections SC de 6.10^6 UI/m²/jour, pendant 2 périodes de 5 jours consécutifs, soit une dose totale de 60.10^6 UI/m² par cycle. La première période de 5 jours doit commencer 7 jours avant la première perfusion de dinutuximab et la deuxième période en même temps que la perfusion de dinutuximab.

Contre-indications

Hypersensibilité au dinutuximab, grossesse, allaitement
Maladie du greffon contre l'hôte sévère

Propriétés

- Anticorps monoclonal chimérique IgG1 qui réagit spécifiquement avec les groupements carbohydrates de disialoganglioside 2 (GD2), fortement exprimé à la surface des cellules de neuroblastomes, entraînant une cytotoxicité dépendante du complément et une cytotoxicité à médiation cellulaire dépendante des anticorps (ADCC)
- Demi-vie : 8 jours

Indications

- Neuroblastome à haut risque chez des patients âgés de 12 mois et plus qui ont précédemment reçu une chimiothérapie d'induction et ont présenté au moins une réponse partielle, suivie d'un traitement myélo-ablatif et d'une greffe de cellules souches
- Neuroblastome récidivant ou réfractaire, avec ou sans maladie résiduelle

Effets indésirables

- Très fréquents (> 10 %) : infection (pneumonie, infection de la peau, virus herpès, myélite, encéphalomyélite), anémie, neutropénie, thrombocytopénie, hypersensibilité, syndrome de relargage de cytokines, rétention hydrique, œdème palpébral, mydriase, toux, diarrhée, vomissements, constipation, stomatite, prurit, éruption, hypertransaminasémie
- Fréquents (1 à 10 %) : anxiété, agitation, neuropathie périphérique, insuffisance cardiaque, hypertension, bronchospasme, insuffisance respiratoire, troubles de l'accommodation

Précautions d'emploi et interactions médicamenteuses

- Avant le début de chaque cycle : NFP, bilan hépatique, saturation O_2, fonction rénale
- Une prémédication par antihistaminiques (ex. : diphénhydramine) doit être administrée par voie IV environ 20 minutes avant le début de chaque perfusion (corticoïdes déconseillés)
- La survenue de réactions graves liées à la perfusion nécessite l'arrêt immédiat du traitement et peut nécessiter un traitement d'urgence par épinéphrine et corticoïde
- Les douleurs neuropathiques survenant en début de traitement nécessitent une prémédication incluant des opioïdes et de la gabapentine
- Le traitement doit être interrompu chez des patients souffrant de toxicité oculaire de grade 3 (ex. : perte subtotale de la vision)
- En cas de survenue d'un syndrome de fuite capillaire (hypotonie vasculaire avec tachycardie et hypotension), une surveillance étroite des fonctions cardiaque et respiratoire est nécessaire
- Éviter les vaccinations (risque neurologique), ne pas administrer de corticoïdes ou d'immunoglobulines IV (risque d'antagonisme)
- Contraception efficace durant le traitement et 6 mois après l'arrêt

Anticorps monoclonaux en cancérologie (XXIII)
Cible : CCR4

Mogamulizumab *Liste I-Prescription hospitalière*

POTELIGEO *Conserver de + 2 °C à + 8 °C*	Fl. 5 ml à 4 mg/ml de sol. à diluer	A. 1 mg/kg en perfusion IV de 60 minutes à J1, J8, J15 et J22 puis toutes les 2 semaines à partir de J28

Contre-indications
Hypersensibilité au produit

Propriétés

- Anticorps monoclonal humanisé de type IgG1k qui se lie au récepteur CCR4 exprimé à la surface des tumeurs malignes des lymphocytes T, entraînant leur déplétion
- Dégradation peptidique avec une demi-vie de 17 jours

Indications

- Mycosis fongoïde et syndrome de Sézary chez l'adulte ayant reçu au moins un traitement systémique antérieur

Effets indésirables

- Très fréquents (> 10 %) : fièvre, fatigue, réaction à la perfusion, nausées, diarrhée, constipation, œdèmes périphériques
- Fréquents (1 à 10 %) : vomissements, infection des voies respiratoires supérieures, hypothyroïdie, infection cutanée, élévation des enzymes hépatiques, anémie, neutropénie, thrombopénie
- Rares (< 1 %) : hépatite aiguë, cellulite, pneumonie, septicémie, herpès, cytomégalovirose, accident cutané grave
- Risque accru de complications en cas de greffe de cellules souches
- Si masse tumorale élevée, risque de syndrome de lyse tumorale

Précautions d'emploi

- Prémédication associant antipyrétique et antihistaminique
- Surveillance étroite pendant et après la perfusion avec un matériel de réanimation disponible
- Dépistage préalable systématique d'une infection par VHB
- Grossesse : une contraception efficace est nécessaire pour les deux sexes pendant le traitement et les 6 mois suivants

Radio-isotopes en cancérologie (I)

Ibritumomab + Tiuxétan *Liste I-Réservé aux hôpitaux*

ZEVALIN *Conserver de + 2 °C à + 8 °C*	Fl. 2 ml à 1,6 mg/ml	Perfusion **IV** en 10 minutes : A. Posologie ci-dessous

Contre-indications

Hypersensibilité à l'ibritumomab tiuxétan, au chlorure d'yttrium, aux protéines murines ou aux autres excipients, sujets < 18 ans, grossesse et allaitement

Propriétés

- Anticorps monoclonal murin IgG1 kappa recombinant, produit sur cellules d'ovaire de hamster chinois (CHO), se liant spécifiquement à l'antigène CD20 des lymphocytes B
- Tiuxétan = chélateur du radio-isotope Yttrium-90, lié par liaison covalente à l'anticorps
- Yttrium-90 = radio-isotope, émetteur β pur, d'une demi-vie de 64 heures, qui irradie de façon sélective les cellules tumorales dans un rayon de 5 mm autour de l'isotope

Indications et posologie

- Lymphomes non hodgkiniens de l'adulte à cellules B CD20 positif, de type folliculaire, en rechute ou réfractaire après traitement par le rituximab (réponse dans 74 à 80 % des cas et réponse complète dans 15 à 30 % des cas)
- Posologie (après prétraitement par le rituximab pour réduire le nombre de cellules B) :
  - Plaquettes ≥ 150 000/mm³ : 15 MBq/kg de poids, sans dépasser 1 200 MBq
  - Plaquettes = 100 000-150 000/mm³ : 11 MBq/kg de poids, sans dépasser 1 200 MBq

Effets indésirables (très fréquents)

- Très fréquents (≥ 10 %) : toxicité hématologique dose-limitante (thrombopénie, anémie, leucopénie, ecchymoses), infections (surtout au cours des 13 premières semaines), asthénie, fièvre, frissons, céphalées, lombalgies, arthralgies, nausées, vomissements, diarrhée, anorexie, sensations vertigineuses, prurit
- Fréquents (1 à 10 %) : flush, réactions allergiques (bronchospasme, angiœdème), douleurs diverses, moniliase, hypotension ou hypertension artérielle, tachycardie, palpitations, constipation, bouche sèche, somatite, gingivorragies, rectorragies, méléna, douleur au point d'injection, œdèmes, élévation des enzymes hépatiques, hypocalcémie, hyperglycémie, anxiété, insomnie, dépression, somnolence, troubles visuels
- Rares (< 1 %) : troubles du rythme, ischémie myocardique, thrombose veineuse, embolie pulmonaire, gingivite, œsophagite, gastrite, ictère, agranulocytose, pancytopénie, hypoglycémie, perturbations du ionogramme, élévation de la créatininémie, agitation, tremblements, ataxie, confusion mentale, convulsions, troubles uro-génitaux, réactions allergiques graves (érythèmes polymorphes, syndrome de Stevens-Johnson ou de Lyell)

Précautions d'emploi

- Utilisation réservée aux personnels agréés dans l'utilisation des radionucléides
- Ne pas utiliser si envahissement médullaire par cellules lymphomateuses > 25 %, irradiation externe > 25 % de la moelle osseuse active, plaquettes < 100 000/mm³, polynucléaires neutrophiles < 1 500/mm³, greffe de moelle osseuse ou de cellules souches
- Recherche préalable d'anticorps humains anti-souris (HAMA) chez les sujets ayant déjà reçu des anticorps murins, puis avant toute injection ultérieure
- Contraception efficace (chez l'homme et la femme) poursuivie 12 mois après l'arrêt
- Pas de G-CSF dans les 3 semaines précédant et les 2 semaines suivant une perfusion

Radio-isotopes en cancérologie (II)

Samarium-153 lexidronam *Liste I-Coll-Prescription hospitalière réservée aux spécialistes en radio-éléments*

QUADRAMET	1,5 à 3,1 ml/fl. 15 ml soit 2 à 4 GBq/fl. (1,3 GBq/ml)	En injections **IV** espacées de 2 mois au minimum : A. 37 MBq/kg/injection

Contre-indications

Patients traités par chimiothérapie ou radiothérapie externe hémicorporelle au cours des 6 semaines précédentes
Association à d'autres chimiothérapies induisant une myélosuppression
Sujet < 18 ans

Propriétés

- Radio-isotope à demi-vie physique courte (46,3 jours) se concentrant au niveau des zones de prolifération osseuse, éliminé rapidement par les urines, ayant un délai d'action d'environ 7 jours sur les douleurs dues aux métastases osseuses

Indications

- Traitement antalgique des métastases osseuses ostéoblastiques douloureuses multiples fixant les biphosphonates marqués au technétium à la scintigraphie osseuse
- ***NB*** *: traitement palliatif à ne pas utiliser en même temps qu'une chimiothérapie pouvant aggraver sa toxicité*

Effets indésirables

- Transitoires : possibilité d'augmentation des douleurs osseuses dans les 72 heures suivant l'injection (à traiter par analgésiques), de thrombopénie et leucopénie réversibles (diminution de 40 à 50 %) → surveillance hématologique
- Imputabilité au produit non établie : asthénie, nausées, vomissements, diarrhée, œdèmes périphériques, céphalées, hypotension, vertiges, sueurs, confusion

Précautions d'emploi

- Bilan rénal et hématologique préalable puis surveillance hématologique toutes les semaines pendant au moins 8 semaines ou jusqu'à récupération d'une fonction médullaire normale
- Faire boire ou injecter en IV au moins 500 ml de liquide avant l'injection, et ensuite uriner souvent pour réduire la dose absorbée par la vessie
- Respecter les recommandations internationales concernant l'élimination des déchets radioactifs, tant pour le reste du produit non utilisé que pour le matériel utilisé → en cas d'incontinence urinaire, la pose d'une sonde urinaire peut être nécessaire pour diminuer les risques de contamination radioactive
- Informer le patient, ses proches, comme le personnel soignant des précautions usuelles nécessaires concernant ce type de produit radioactif

Interactions médicamenteuses

- *Associations à prendre en compte* : chimiothérapie ou radiothérapie externe (n'administrer qu'après récupération d'une fonction médullaire satisfaisante)

Radio-isotopes en cancérologie (III)

Strontium-89 : chlorure de strontium

Liste I-Coll-Prescription hospitalière réservée aux spécialistes en radio-éléments

METASTRON	Fl. 4 ml = 150 MBq (43,6 à 90,4 mg de chlorure de strontium par flacon)	En injections IV espacées de 3 mois au minimum : A. 150 MBq/injection soit environ 2 MBq/kg/injection

Contre-indications
Patients présentant une altération de la moelle osseuse, en particulier en cas de neutropénie et/ou de thrombopénie

Propriétés

- Radio-isotope à demi-vie physique courte (50,5 jours) se concentrant au niveau des zones de prolifération osseuse, éliminé rapidement par les urines, ayant un délai d'action de 10 à 20 jours sur les douleurs dues aux métastases osseuses

Indications

- Adjuvant ou alternative à la radiothérapie externe dans le traitement palliatif des douleurs dues aux métastases osseuses secondaires aux cancers de la prostate, en cas d'échec de l'hormonothérapie

Effets indésirables

- Transitoires : possibilité d'augmentation des douleurs osseuses dans les jours suivant l'injection (à traiter par analgésiques), de thrombopénie et leucopénie réversibles (diminution d'environ 30 %) → surveillance hématologique

Précautions d'emploi

- Bilan rénal et hématologique préalable puis surveillance hématologique toutes les semaines pendant au moins 8 semaines ou jusqu'à récupération d'une fonction médullaire normale
- Respecter les recommandations internationales concernant l'élimination des déchets radioactifs, tant pour le reste du produit non utilisé que pour le matériel utilisé → en cas d'incontinence urinaire, la pose d'une sonde urinaire peut être nécessaire pour diminuer les risques de contamination radioactive
- Informer le patient, ses proches, comme le personnel soignant des précautions usuelles nécessaires concernant ce type de produit radioactif

Interactions médicamenteuses

- *Associations à prendre en compte* : calcium (interrompre l'apport calcique au moins 2 semaines avant le strontium), médicaments cytotoxiques (respecter un intervalle de 12 semaines entre les deux traitements)

Contre-indications
Neuropathie périphérique
Association à l'interféron alpha, grossesse et allaitement

Propriétés

- Médicament possédant des actions immunomodulatrice, anti-angiogénique, anti-inflammatoire et potentiellement anti-tumorale, notamment par production d'anti-TNFα
- Très tératogène, initialement utilisé comme hypnotique, puis retiré du marché en 1962 (environ 12 000 cas recensés de malformations), actuellement réservé au traitement du myélome multiple et à certaines affections graves et réfractaires

Effets indésirables (fréquents, dose-dépendants, parfois sévères)

- **Effet tératogène majeur** : "Plan de gestion des risques" incluant un programme de prévention des grossesses et un observatoire des prescriptions : information, accord de soins, carnet patient et déclaration obligatoire des effets indésirables. Engagement d'utiliser un contraceptif autre qu'un œstroprogestatif (risque thrombotique) ; contrôle de la négativité des tests de grossesse ; usage du préservatif pour les hommes ; obligation de rapporter les boîtes de médicaments à la pharmacie hospitalière et de ne pas céder des gélules à un tiers ; interdiction du don de sang et de sperme)
- *Neuropathie périphérique* : effet très fréquent et limitant, quasi-constant après 1 an de traitement, mais survenant parfois au bout de 1 à 2 mois ; manifestée d'abord par des paresthésies, des dysesthésies douloureuses, des hyposensibilités, pouvant être très handicapante pour la marche ; elles peuvent être irréversibles ; elles nécessitent une réduction de dose ou un arrêt définitif
- *Complications thrombo-emboliques veineuses et artérielles* : risque accru de thrombose veineuse profonde et d'embolie pulmonaire (4 à 10 %), surtout dans les 5 premiers mois du traitement, justifiant une prophylaxie (aspirine validée), plus fréquent en cas d'association à la dexaméthasone et d'antécédent thrombo-embolique (HBPM ou AVK recommandés). Risque d'événements thrombo-emboliques artériels (infarctus du myocarde, AVC) justifiant une action préventive sur les FRCV (tabac, HTA, hyperlipidémie)
- Somnolence (75 %), surtout le 1er mois, sensations vertigineuses, constipation (40 %) dose-dépendante, hypertension artérielle pulmonaire, parfois fatale
- Risque accru de leucémie aiguë myéloblastique et de syndromes myélodysplasiques lorsque le thalidomide est associé au melphalan (4 % après 3 ans de suivi)
- *Rares* : syndrome de Stevens-Johnson ou Lyell, bradycardies avec syncopes

Précautions d'emploi

- Chez la femme en état de procréer : contraception efficace (sans œstroprogestatif, à cause du risque thrombo-embolique) depuis 4 semaines, et contrôle régulier des tests de grossesse à poursuivre jusqu'à 4 semaines après l'arrêt du traitement
- Chez l'homme : usage du préservatif jusqu'à 7 jours après l'arrêt
- Une évaluation préalable par un électromyogramme est recommandée chez le sujet âgé, pour dépister une neuropathie périphérique latente, surtout en cas de facteur de risque (diabète, athérosclérose). Elle sera renouvelée après 6 et 12 mois
- Risque de réactivation virale (VZV, VHB) en cas d'antécédents → sérologie VHB préalable et surveillance
- Risque d'HTAP → évaluation cardio-pulmonaire préalable et surveillance
- Thromboprophylaxie pendant les 5 premiers mois de traitement chez les patients à risque

Immunomodulateurs anticancéreux (II) : IMIDs (II)

Lénalidomide[G]

Liste I-Prescription hospitalière réservée aux oncologues et aux hématologues (avec carnet d'information et de surveillance)

REVLIMID	7 gél. 2,5 mg ou 5 mg 21 gél. 7,5 mg, 10 mg, 15 mg, 20 mg ou 25 mg	A. Dose initiale (1), (2), (3) et (4) : 25 mg/jour pendant 21 jours tous les 28 jours (5) Dose d'entretien (6) : 10 à 15 mg/jour en cours de validation

1. Le traitement doit être initié et surveillé sous le contrôle d'un médecin ayant de l'expérience dans le traitement du myélome multiple.
2. La posologie initiale recommandée est de :
   - 25 mg/jour de lénalidomide, par voie orale pendant 21 jours consécutifs, suivie d'une fenêtre thérapeutique d'une semaine correspondant à un cycle complet de 4 semaines.
   - Associé à de la dexaméthasone à la dose de 40 mg/jour par voie orale de J1 à J4, de J9 à J12 et de J17 à J20 pendant les 4 premiers cycles puis de J1 à J4 pour les cycles suivants.
   - L'association à de plus faibles doses de dexaméthasone est également validée : 20 ou 40 mg/jour à J1 et J15 de chaque cycle mensuel.
3. Les gélules doivent être prises approximativement à la même heure chaque jour. Il ne faut ni les ouvrir, ni les mâcher.
4. Prise le soir (somnolence) et prudence chez les conducteurs et utilisateurs de machines.
5. Associé à la dexaméthasone ou melphalan + prednisone dans le myélome. Prednisone : 10 mg/jour de J1 à J21 de chaque cycle de 28 jours, durant 9 cycles au maximum.
6. **Ajustements de la posologie recommandée pendant le traitement et à chaque nouveau début de cycle** : en cas de neutropénie ou de thrombocytopénie de grade 3 ou 4, ou toute autre toxicité du même grade jugée liée à la prise de lénalidomide.

   Neutropénie : si taux de polynucléaires neutrophiles (PNN) < 500/µl : arrêt du traitement. Lorsque le taux de PNN revient à ≥ 1 000/µl :
   - S'il s'agit d'une neutropénie isolée, reprise possible du traitement à la posologie de 25 mg/jour.
   - Si la neutropénie est associée à une autre toxicité, reprise du traitement au palier inférieur (*cf.* ci-dessous).

   L'administration d'un facteur de croissance hématopoïétique est possible.

   Trombopénie :
   - Si taux de plaquettes < 30 000/µL : arrêt du traitement.
   - Lorsque le taux de plaquettes revient à ≤ 30 000/µl, reprise possible du traitement au palier inférieur (*cf.* ci-dessous).

   Paliers de dose :
   - Posologie initiale : 25 mg/jour pendant 21 jours consécutifs, tous les 28 jours.
   - Palier de dose 1 : 15 mg/jour pendant 21 jours consécutifs, tous les 28 jours.
   - Palier de dose 2 : 10 mg/jour pendant 21 jours consécutifs, tous les 28 jours.
   - Palier de dose 3 : 5 mg/jour pendant 21 jours consécutifs, tous les 28 jours.

Contre-indications
Insuffisance rénale sévère (clairance de la créatinine < 30 ml/min)
Effectuer un don de sang, grossesse et allaitement

Propriétés
- Immunomodulateur anti-angiogénique, anti-tumoral et pro-érythropoïétique, notamment par la production d'anti-TNFα, en particulier sur les cellules myélomateuses et les blastes avec délétion du chromosome 5
- Dérivé du thalidomide possédant un risque tératogène majeur (mêmes précautions)
- Pic plasmatique entre 0,6 et 1,5 heure, faible liaison protéique (25 %), élimination urinaire, demi-vie de 3 à 9 heures, plateau obtenu à J4

Indications
- Myélome multiple, en association à la dexaméthasone, chez les patients adultes ayant déjà reçu au moins un traitement ou en première intention chez des patients non éligibles à une greffe ou en entretien après une autogreffe (monothérapie)
- Anémie avec dépendance transfusionnelle dans les syndromes myélodysplasiques à risque faible ou intermédiaire 1 de type 5q- lorsque les autres options sont inappropriées
- Lymphome du manteau en rechute ou réfractaire, en monothérapie chez l'adulte
- Lymphome folliculaire (grade 1, 2 ou 3a), en association au rituximab

Effets indésirables (*cf.* "Plan de gestion des risques" Thalidomide)
- **Effet tératogène majeur** : plan de prévention de grossesse (femmes ménopausées ou contraceptif, en dehors d'un œstroprogestatif ; contrôle des tests de grossesse ; préservatif pour les hommes ; obligation de rapporter les boîtes)
- Cytopénies, surtout neutropénies (40 %) (avec risque d'infection)
- *Complications thrombo-emboliques* : risque accru de thrombose veineuse et d'embolie pulmonaire, surtout dans les 5 premiers mois, plus fréquent en cas d'association à la dexaméthasone et/ou d'antécédents (HBPM ou AVK recommandés)
- Crampes, fatigue, constipation, diarrhée, rashs cutanés, somnolence, vertiges, palpitations, fibrillation auriculaire, neuropathie périphérique (risque inférieur au thalidomide), AVC, syncopes, hypoesthésie, vision trouble, cataracte, dyspnée, pneumonie, insuffisance rénale, œdèmes, prurit, hyperglycémie, hépatotoxicité parfois grave, syndromes de Lyell et de Stevens-Johnson

Précautions d'emploi
- Les indications doivent être strictement respectées (risque accru de second cancer)
- Chez la femme en âge de procréer : contraception efficace (sans œstroprogestatif, à cause du risque thrombo-embolique) depuis 4 semaines, et contrôle régulier des tests de grossesse à poursuivre jusqu'à 4 semaines après l'arrêt du traitement
- Chez l'homme : usage du préservatif jusqu'à 7 jours après l'arrêt du traitement
- La surveillance de la NFS doit se faire hebdomadairement le 1er mois, puis tous les 15 jours, puis mensuellement. La dose doit être adaptée (*cf.* note 4 ci-contre)
- Risque de réactivation virale (VZV, VHB) en cas d'antécédents → sérologie VHB préalable et surveillance
- Surveillance régulière de la créatinine en cas d'insuffisance rénale modérée (élimination urinaire et risques accrus de toxicité hématologique et/ou hépatique)
- Surveillance de la fonction hépatique, en particulier si infection virale ancienne et/ou médicaments hépatoxiques (paracétamol)

Immunomodulateurs anticancéreux (III) : IMIDs (III)

Pomalidomide *Liste I-Prescription hospitalière par un spécialiste en oncologie ou en hématologie (avec carnet d'information et de surveillance)*

IMNOVID	21 gél. 1 mg, 2 mg, 3 mg ou 4 mg	A. 4 mg/jour en une prise (1), (2) et (3)

1. À prendre chaque jour à la même heure, 2 heures avant ou après le repas, avec un verre d'eau.
2. En association avec le bortézomib et la dexaméthasone : 4 mg/jour des jours 1 à 14 de chaque cycle de 21 jours.
3. Adaptation posologique en cas d'effets indésirables (classification NCI CTCAE) :
   - Arrêt définitif si neuropathie périphérique grade 3 ou 4; réactions cutanées grade 4; bradycardie grade ≥ 2; thrombose veineuse profonde/embolie pulmonaire grade 4; dysthyroïdie grade ≥ 3; autre toxicité grade 4.
   - Arrêt temporaire et réduction posologique par palier de 1 mg dans les autres cas.
   - Arrêt temporaire si polynucléaires neutrophiles < 500/mm³ ou 500 à 1 000/mm³ + fièvre, ou si thrombopénie < 25 000/mm³.

Contre-indications

Grossesse, absence de contraception

Chez l'homme, rapport sexuel non protégé avec une femme susceptible d'être enceinte ou de procréer

Propriétés

- Médicament possédant des actions immunomodulatrices, anti-angiogéniques, anti-inflammatoires et anti-tumorales, notamment par renforcement de l'immunité lymphocytaire T, des cellules tueuses naturelles (NK) et par inhibition des cytokines pro-inflammatoires (TNF-α, IL-6)
- Absorption > 73 %, Cmax 2 à 3 heures, fixation protéique entre 12 et 44 %, (Vd/F) entre 62 et 138 l, métabolisation hépatique et élimination urinaire, demi-vie de 7 à 10 heures

Indications

- Traitement du myélome multiple en association avec le bortézomib et la dexaméthasone chez des patients ayant déjà reçu un traitement antérieur comportant le lénalidomide
- Traitement du myélome multiple en association avec la dexaméthasone chez des patients en rechute ou réfractaires ayant déjà reçu deux traitements antérieurs comportant le lénalidomide et le bortézomib

Effets indésirables (fréquents, dose-dépendants, parfois sévères)

- **Effet tératogène majeur** imposant la mise en place obligatoire d'un "plan de gestion des risques" (*cf.* Précautions d'emploi)
- Très fréquents (> 10 %) : pneumonie
- Fréquents (1 à 10 %) : fièvre, sepsis, insuffisance rénale aiguë, thrombose veineuse profonde, anémie, neutropénie, thrombopénie
- Rares (< 1 %) : asthénie, frissons, infections bactériennes ou virales, diarrhée, constipation, perforation diverticulaire, rectorragies, cholécystite, bradycardie, BAV 2, allongement de QT, douleurs thoraciques musculo-squelettiques, convulsions, AVC, syncope, pneumopathie interstitielle, épanchement pleural, éruptions, leucocytoses, éosinophilie, hépatite aiguë, insuffisance cardiaque (en particulier si FRCV)

Précautions d'emploi

- Avant de débuter le traitement : ECG, TSH et T4, créatininémie, NFS, bilan hépatique, sérologie VHB, examen neurologique ± ENMG, information sur le risque thrombo-embolique et mise en place d'un traitement antithrombotique prophylactique
- Le traitement ne doit pas être débuté si PNN < 1 000 µm^3 ou hémoglobine < 85 g/l ou clcr < 45 ml/min ou ASAT/ALAT ≥ 3N ou bilirubinémie > 20 mg/l
- Pendant le traitement, surveillance attentive des risques infectieux, thrombolique, neurologique, cardio-respiratoire et surveillance biologique : NFS et bilan hépatique hebdomadaires le premier mois, bimensuels durant le mois suivant puis mensuels ; créatininémie mensuelle ; TSH/T4, bilan hépatique, ECG tous les 3 mois
- Plan de prévention du risque tératogène :
  - Chez l'homme, tout rapport sexuel avec une femme susceptible d'être enceinte ou de procréer doit être protégé par un préservatif (+ 28 jours après l'arrêt du traitement)
  - Chez la femme susceptible de procréer, une méthode efficace de contraception et le port d'un préservatif chez le partenaire sont obligatoires, de même qu'un dosage d'hCG plasmatiques dans les 3 jours précédant la prescription. Cette dernière est limitée à un mois et la même procédure sera renouvelée
  - Le don du sang est contre-indiqué pendant la durée du traitement
- Sujets âgés : aucun ajustement de la posologie n'est nécessaire
- Insuffisance hépatique et/ou rénale : absence d'étude
- Risque de réactivation virale (VZV, VHB) en cas d'antécédents → sérologie VHB préalable et surveillance

Inhibiteurs du protéasome (I)
Cible : 20S

Ixazomib citrate *Liste I-Coll-Prescription hospitalière spécialisée*

NINLARO	3 gél. 4 mg 3 gél. 3 mg 3 gél. 2,3 mg	A. 4 mg J1, J8 et J15 Cycle de 28 jours (1) (2) et (3)

1. Le traitement doit être associé :
   - au lénalidomide : 25 mg/jour de J1 à J21.
   - et à la dexaméthasone : 40 mg/jour à J1, J8, J15 et J22.
2. Pour débuter un nouveau cycle : neutrophiles ≥ 1 000/mm³ et plaquettes ≥ 75 000/mm³.
3. Doses réduites à 3 mg puis à 2,3 mg en cas de toxicité hématologique ou générale.

Contre-indications

Certaines associations médicamenteuses

Propriétés

- Inhibiteur sélectif et réversible de la sous-unité β du protéasome 20S à laquelle il se lie en inhibant son activité chymotrypsique et induisant une apoptose de cellules myélomateuses résistantes
- Biodisponibilité de 58 %, pic plasmatique à 1 heure, forte liaison aux protéines plasmatiques (99 %), Vd de 543 litres, métabolisation hépatique CYP et non-CYP, élimination urinaire (62 %) et fécale (22 %), demi-vie de 9,5 jours

Indications

- Myélome multiple en association avec lénalidomide et dexaméthasone chez des patients qui ont reçu au moins un traitement antérieur

Effets indésirables (en cas de toxicité, consulter les tableaux de réduction posologique)

- Très fréquents (> 10 %) : infection des voies respiratoires supérieures, thrombocytopénie et neutropénie (grade 3-4 : 2 %), neuropathie périphérique, troubles digestifs, éruption cutanée, douleurs dorsales, œdèmes périphériques, troubles oculaires, fatigue, anorexie, arythmies, hypokaliémie
- Fréquents (1 à 10 %) : zona, hypotension, insuffisance cardiaque, atteinte hépatique
- Rares (< 1 %) : syndrome de Sweet, syndrome de Stevens-Johnson, myélite transverse, encéphalopathie postérieure réversible, syndrome de lyse tumorale, purpura thrombotique thrombocytopénique

Précautions d'emploi

- Virus varicelle-zona : une prophylaxie antivirale est recommandée
- Une thromboprophylaxie est recommandée
- Insuffisance hépatique modérée ou grave : dose réduite à 3 mg
- Insuffisance rénale sévère (Clcr ≤ 30 ml/min) : dose réduite à 3 mg
- Surveillance NFS (nadir plaquettaire entre J14 et J21) et hépatique
- Nécessité d'une contraception chez les femmes en âge de procréer (associer un contraceptif de barrière aux contraceptifs hormonaux)

Interactions médicamenteuses

- *Associations déconseillées* : inducteurs puissants de CYP 3A (réduction d'effet)

Inhibiteurs du protéasome (II)
Cible : 20S

Carfilzomib

Liste I-Coll-Prescription réservée aux spécialistes d'hématologie

KYPROLIS *Conserver entre + 2 °C et + 8 °C*	Fl. 10 mg/5 ml Fl. 30 mg/15 ml Fl. 60 mg/30 ml	Perfusion **IV** de 10 minutes : *cf.* posologies ci-dessous (1)

1. *En association au lénalidomide et à la dexaméthasone* : cycles de 28 jours, administration à J1, J2, J8, J9, J15 et J16.
   Cycle 1 : dose initiale de 20 mg/m² (d. max. : 44 mg) à J1 et J2 ; si bonne tolérance : 27 mg/m² (d. max. : 60 mg) à partir de J8.
   À partir du cycle 13 : 27 mg/m² à J1, J2, J15 et J16.
   En association à la dexaméthasone : cycles de 28 jours, administration à J1, J2, J8, J9, J15 et J16.
   Cycle 1 : 20 mg/m² (d. max. : 44 mg) à J1 et J2 ; si bonne tolérance : 56 mg/m² (d. max. : 123 mg) à partir de J8.

Contre-indications

Allaitement

Propriétés

- Tétrapeptide époxycétone, inhibiteur sélectif et irréversible des sites actifs du protéasome 20S, la particule du cœur protéolytique au sein du protéasome 26S, stimulant ainsi l'apoptose des cellules cancéreuses
- Liaison aux protéines plasmatiques : 97 %, Vd : 28 l, dégradation peptidique hépatique, élimination urinaire, demi-vie < 1 heure

Indications

- Myélome multiple en association, soit avec le lénalidomide et la dexaméthasone, soit avec la dexaméthasone seule, chez les patients ayant reçu au moins un traitement antérieur

Effets indésirables

- Très fréquents (> 10 %) : anémie, neutropénie, thrombopénie, fatigue, nausées, diarrhée, pyrexie, dyspnée, infections respiratoires, toux, céphalées, neuropathie périphérique
- Fréquents (1 à 10 %) : infections diverses, anxiété, confusion, insuffisance cardiaque, infarctus du myocarde, thrombose veineuse profonde, hypotension, embolie pulmonaire, hémorragie gastro-intestinale, douleurs musculo-squelettiques, myalgies, troubles hydro-électrolytiques, insuffisance rénale, réactions à la perfusion, cataracte

Précautions d'emploi

- Une hydratation suffisante est requise avant le traitement en particulier si risque élevé de symptôme de lyse tumorale ou de toxicité rénale. Surveillance mensuelle de la kaliémie
- L'administration de la dexaméthasone avant la perfusion permet de limiter les réactions liées à la perfusion
- Une prophylaxie antivirale doit être envisagée pour réduire le risque de réactivation du virus varicelle-zona
- Une thromboprophylaxie est recommandée
- Contraception efficace durant tout le traitement et jusqu'à 1 mois après l'arrêt

Inhibiteurs du protéasome (III)
Cible : 26S

Bortézomib[G] (1) *Liste I-100 %-Coll-Rétrocédable-Prescription hospitalière réservée aux spécialistes en oncologie ou en hématologie*

VELCADE *Conserver à moins de + 25 °C*	1 mg/fl. 5 ml 3,5 mg/fl. 10 ml (2)	Injection IV en bolus : A. Posologie ci-dessous (3) et (4)

1. La préparation des solutions injectables doit obligatoirement être réalisée par un personnel spécialisé, dans un local réservé à cet usage.
2. Une administration sous-cutanée est également possible pour cette présentation.
3. Un cycle thérapeutique comprend l'injection IV de 1,3 mg/m² × 2 fois/semaine durant 2 semaines (à J1, J4, J8 et J11), puis 10 jours sans traitement (de J12 à J21).
   En cas d'intolérance (thrombopénie, neuropathie), ramener la dose à 1,0 mg/m² par injection.
4. Ne doit pas être administré par voie thécale.

Contre-indications
Pneumopathie infiltrative diffuse et atteinte péricardique Grossesse et allaitement

Propriétés

- Cytotoxique inhibant le protéasome 26S (protéase impliquée dans la dégradation des protéines cellulaires), stimulant l'apoptose des cellules cancéreuses
- Après injection IV, liaison à 83 % aux protéines plasmatiques, métabolisation presque totale par les CYP 3A4 et 2C19, demi-vie terminale de 9 à 15 heures, donc pharmacocinétique non influencée par l'insuffisance rénale

Indications

- Myélome multiple, en association avec la dexaméthasone et le thalidomide, chez les patients éligibles à la chimiothérapie intensive suivie d'une autogreffe de cellules souches hématopoïétiques
- Myélome multiple, chez les patients non éligibles à la chimiothérapie intensive + greffe de moelle, en association au melphalan + prednisone
- Myélome multiple en progression ayant reçu au moins un traitement antérieur et qui ont déjà bénéficié ou sont inéligibles pour une greffe de moelle osseuse (taux de survie à 1 an de 80 %)
- Lymphome à cellules du manteau, non traité au préalable
- RTU : amylose AL non IgM et maladie de Randall (dépôts rénaux d'Ig monoclonale)

Effets indésirables (30 à 60 % des patients, sévères dans 10 à 20 % des cas)

- Trois risques principaux : une *thrombopénie*, en particulier en début du traitement, une *asthénie intense*, et une *neuropathie périphérique*, réversible, mais limitante
- Très fréquents (≥ 10 %) : anorexie, dysgueusies, nausées, diarrhée, vomissements, constipation, anémie, neutropénie, thrombopénie, céphalées, étourdissements, myalgies, neuropathies périphériques, fatigue, fièvre, éruptions cutanées, zona
- Fréquents (1 à 10 %) : infections, candidoses, lymphopénie, anomalies ioniques, insomnie, vision floue, conjonctivite, acouphènes, tachycardie, hypotension, bouffées vasomotrices, dyspnée, épistaxis, épanchement pleural, douleurs abdominales, hoquet, stomatite, prurit, érythème, sueurs, arthralgies, douleurs osseuses, insuffisance rénale, œdèmes, syndrome pseudo-grippal, iléus paralytique, convulsions, hypertransaminasémie
- Peu fréquents (< 1 %) : pneumopathie intestitielle (parfois grave), péricardite (exceptionnelle tamponade), troubles du rythme, syndrome coronarien aigu, bradycardie, hypertension arterielle pulmonaire, œdème aigu du poumon, embolie pulmonaire, syndrome de lyse tumorale, lymphadénopathie, pancytopénie, hyperkaliémie, sécrétion inappropriée d'ADH, confusion mentale, dépression, hypoacousie, alopécie, sécheresse cutanée, hématurie, neuropathie optique, protéinurie, leuco-encéphalopathie multifocale (LEMP)

Précautions d'emploi

- Dépistage préthérapeutique du VHB et prise en charge adaptée
- Zona : une prophylaxie antivirale est recommandée
- Surveillance digestive particulière (risque de constipation et d'iléus), hématologique (utilisation de facteurs de croissance granulocytaire) et neurologique (neuropathie, crises convulsives)
- Prophylaxie antizostérienne par acyclovir, à maintenir plusieurs mois après arrêt
- Grossesse : innocuité non démontrée → contraception efficace
- Absence d'études spécifiques concernant les interactions médicamenteuses, mais le bortézomib est métabolisé par les CYP 3A4 et 2C19 (voir ces termes), d'où un risque potentiel d'interactions, notamment avec les hypoglycémiants oraux

Inhibiteurs de protéines kinases (I)
Cible : BCR-ABL, KIT, PDGF

Imatinib[G] *Liste I-100 %-Prescription restreinte-Coll-Disponible en ville -Réservé aux hématologues, oncologues, internistes, gastro-entérologues*

GLIVEC *Conserver à moins de + 30 °C*	120 cp. séc. 100 mg 120 cp. 400 mg	Au cours d'un repas avec un grand verre d'eau : posologies ci-dessous (1)

1. *Posologies habituelles selon le stade dans la LMC* :
- Patients en phase chronique de LMC : 400 mg/jour en 1 prise (en l'absence d'effets indésirables sévères, si la réponse moléculaire est insuffisante, *a fortiori* en cas de taux sérique insuffisant, on peut augmenter la dose à 600 puis 800 mg/jour). Le traitement, dans l'état actuel des connaissances, est à maintenir sans interruption.
- Patients en phase accélérée de LMC : 600 mg/jour en 1 prise (en l'absence d'effets indésirables sévères, la dose pourra être portée à 800 mg/jour en 2 prises).
- Patients en crise blastique de LMC : 600 mg/jour en 1 prise (en l'absence d'effets indésirables sévères, la dose pourra être portée à 800 mg/jour en 2 prises).

Posologie dans les tumeurs stromales digestives :
- Dose = 400 mg/jour en 1 prise.
- *Adaptation posologique en cas de survenue de neutropénie et/ou thrombopénie sévères* :
- En phase chronique (dose initiale de 400 mg) : si PN < 1 000/µl et plaquettes < 50 000/µl → arrêt jusqu'à obtention de PN ≥ 1 500/µl et plaquettes ≥ 75 000/µl, puis reprise à la dose de 400 mg (même procédure, mais reprise à la dose de 300 mg en cas de récidive ultérieure de la cytopénie).
- En phase accélérée ou en crise blastique (dose initiale de 600 mg) : si PN < 500/µl et plaquettes < 10 000/µl → diminuer la dose à 400 mg, puis ensuite à 300 mg si la cytopénie persiste pendant 2 semaines, ou, si elle persiste pendant 4 semaines, arrêter jusqu'à obtention de PN ≥ 1 000/µl et plaquettes ≥ 20 000/µl, puis reprise à la dose de 300 mg.
- *Adaptation posologique en cas d'effets indésirables extrahématologiques* :
- En cas de bilirubinémie > 3 N ou transaminases > 5 N → arrêt jusqu'au retour de la bilirubine à moins de 1,5 N et des transaminases à moins de 2,5 N.
- En cas d'effets indésirables sévères → arrêt jusqu'à la résolution des troubles.

Contre-indications
Thrombocytopénie sévère, infections non contrôlées Grossesse et allaitement

Propriétés

- Inhibiteur de la tyrosine kinase, inhibant sélectivement la prolifération et entraînant une apoptose des cellules Bcr-Abl positives (90 à 95 % des LMC)
- Biodisponibilité de 98 %, liaison à 95 % aux protéines plasmatiques, métabolisation importante par le CYP 3A4, élimination lente (81 % en 7 jours) par voie bilio-fécale (68 %) et urinaire (13 %), demi-vie de 18 heures, passage transplacentaire

Indications

- Leucémie myéloïde chronique (LMC) chromosome Philadelphie (bcr-abl) positive, en phase chronique en première intention chez l'adulte et chez l'enfant en phase accélérée, ou en crise blastique (réponse hématologique dans respectivement 88 % des cas, 63 % des cas, et 26 % des cas)
- Syndromes myélodysplasiques associés à des ré-arrangements du gène du PDGFR (*Platet derivative growth factor receptor*)
- Syndromes hyperéosinophiliques (SHE) à un stade avancé et/ou leucémie chronique à éosinophiles (LCE) avec ré-arrangement du FTP1L1-PDGFR alpha
- Tumeurs stromales gastro-intestinales malignes CD117 positives non résécables et/ou métastatiques. Dermatofibrosarcomes protuberans non résécables et/ou métastatiques

Effets indésirables (nécessitant l'arrêt dans 5 % des cas environ)

- Très fréquents (> 10 %) : nausées (56 %), vomissements (33 %), crampes musculaires (33 %), œdèmes péri-orbitaires (30 %), rashs cutanés (25 %), diarrhée (24 %), œdème des membres inférieurs (17 %), myalgies (11 %), neutropénie, thrombopénie, anémie, céphalées, dyspepsie, eczéma, gonflement articulaire
- Fréquents (1 à 10 %) : neutropénie fébrile, pancytopénie, alopécie, angiœdème, prurit, érythème, sueurs nocturnes, anorexie, sensations vertigineuses, paresthésies, dysgueusies, insomnie, conjonctivite, hypersécrétion lacrymale, épistaxis, épanchement pleural, douleurs abdominales, flatulences, constipation, bouche sèche, fièvre, fatigue, raideur, prise de poids
- Peu fréquents (< 1 %) : septicémie, infection respiratoire, herpès, zona, toxidermie (avec réaction croisée possible avec les autres inhibiteurs des tyrosines kinases), troubles hydro-électrolytiques, insuffisance rénale, dépression, accident vasculaire, syncope, neuropathie périphérique, somnolence, migraine, irritation oculaire, hémorragies conjonctivales, insuffisance cardiaque, tachycardie, ulcère gastrique, hypertension ou hypotension, bouffées vaso-motrices, élévation des transaminases, ictère, ascite, pétéchies, photosensibilité, gynécomastie, œdème du scrotum
- Risque de cancers secondaires paraissant avéré (tumeurs uro-génitales notamment)

Précautions d'emploi et interactions médicamenteuses (risque élevé)

- Dépistage préthérapeutique du virus de l'hépatite B en raison du risque de réactivation
- Surveillance régulière du poids (cas de rétention hydrique sévère), de la NFS, des fonctions hépatique (bilirubine, transaminases, phosphatases alcalines) et rénale
- Insuffisance hépatique sévère : utilisation déconseillée sauf nécessité absolue
- *Associations à utiliser avec précaution* : inducteurs et inhibiteurs enzymatiques du CYP 3A4, substrats du CYP 3A4 (paracétamol, ciclosporine, pimozide, inhibiteurs calciques, statines, etc.) ou du CYP 2D6, substrats du CYP 2C9 dont les antivitamines K (utiliser de l'héparine comme anticoagulant)

Inhibiteurs de protéines kinases (II)
Cible : BCR-ABL, KIT, SRC

Dasatinib[G] *Liste I-100 %-Coll-Prescription hospitalière spécialisée*

SPRYCEL	60 cp. pelliculés 20 mg, 50 mg, 70 mg, 100 mg ou 140 mg Fl. poudre pour susp. buv. (10 mg/ml)	A. 100 mg × 1 fois/jour (LMC) ou 70 mg × 2 fois/jour (LAL) (cp. à avaler non coupés) E. LMC et LAL (1)

1. Posologie : de 10 à 20 kg : 40 mg/jour; de 20 à 30 kg : 60 mg/jour; de 30 à 45 kg : 70 mg/jour; ≥ 45 kg : 100 mg/jour.

Propriétés

- Inhibiteur de la tyrosine kinase, inhibant les proliférations des cellules Bcr-Abl+ et de la voie SRC
- Essentiellement éliminé par le foie. Passage important dans le lait maternel

Indications

- Leucémie myéloïde chronique (LMC) à chromosome Philadelphie (Ph+) en phase chronique nouvellement diagnostiquée
- Leucémie myéloïde chronique (LMC) en phase chronique, accélérée ou blastique, en cas de résistance ou intolérance à un traitement antérieur incluant l'imatinib mésylate
- Leucémie aiguë lymphoblastique (LAL) et LMC à chromosome Philadelphie (Ph+) en phase blastique lymphoïde en cas de résistance ou intolérance à un traitement antérieur

Effets indésirables

- Très fréquents (> 10 %) : infections diverses, cytopénies (avec risque hémorragique), rétention hydrique (œdèmes, épanchements pleuraux), céphalées, diarrhée, vomissements, douleurs abdominales, arthro-myalgies, rash cutané
- Fréquents (1 à 10 %) : hyperuricémie, neuropathie périphérique, troubles visuels, hypertension, toxidermie (avec réaction croisée possible avec les autres inhibiteurs de la tyrosine kinase)
- Rares (< 1 %) : HTAP précapillaire (fatigue, dyspnée) → arrêt définitif du traitement, allongement de l'espace QT justifiant la surveillance de la kaliémie

Précautions d'emploi et interactions médicamenteuses

- L'utilisation n'est pas recommandée chez l'enfant et l'adolescent < 18 ans par manque de données; en revanche, pas d'adaptation particulière chez le sujet âgé
- Avant traitement : recherche d'une maladie cardiopulmonaire sous-jacente puis surveillance étroite et dépistage préthérapeutique du virus de l'hépatite B
- En cas de cytopénies (par myélosuppression), la dose peut être diminuée ou interrompue transitoirement (les seuils de décision sont 500 PN ou 50 000 plaquettes). Des transfusions de GR ou l'utilisation de facteurs de croissance hématopoïétiques sont possibles
- Précautions chez l'insuffisant hépatique
- Grossesse et allaitement déconseillés (risque fœto-toxique possible)
- Les inhibiteurs du CYP 3A4 (ex. : kétoconazole, itraconazole, érythromycine, clarihromycine, ritanovir, télithromycine) peuvent accroître l'exposition au dasatinib
- L'utilisation concomitante d'un antihistaminique H2 (ex. : famotidine) et/ou d'un inhibiteur de la pompe à protons (ex. : oméprazole) peut réduire l'exposition au dasatinib
- Les inducteurs du CYP 3A4 (ex. : dexaméthasone, phénytoïne, carbamazépine, rifampicine, phénobarbital ou le millepertuis) peuvent réduire l'exposition au dasatinib

Inhibiteurs de protéines kinases (III)
Cible : BCR-ABL

Nilotinib *Liste I-100 %-Coll-Prescription initiale hospitalière réservée*

TASIGNA	120 gél. 50 mg 28 ou 112 gél. 150 mg ou 200 mg	A. 300 mg × 2 fois/jour E. 230 mg/m² × 2 fois/jour (1) à 12 heures d'intervalle en dehors des repas (gélule à avaler entière)

1. Posologie arrondie aux 50 mg les plus proches, sans dépasser 400 mg/jour.

Contre-indications

Grossesse et allaitement (risque non connu)

Propriétés

- Inhibiteur de la tyrosine kinase, inhibant les proliférations des cellules Bcr-Abl+, actif sur 32 des 33 mutants connus résistant à l'imatinib
- Essentiellement éliminé par le foie

Indications

- Leucémie myéloïde chronique (LMC) à chromosome Philadelphie (Ph+) en phase chronique, nouvellement diagnostiquée chez l'adulte et l'enfant
- Leucémie myéloïde chronique (LMC) en phase chronique, accélérée ou blastique, en cas de résistance ou intolérance à un traitement antérieur incluant l'imatinib mésilate. Pas de données connues en phase aiguë

Effets indésirables

- Cytopénies par myélosuppression (28 % de neutropénies et thrombopénies)
- Rares (< 1 %) : éruptions, toxidermie (avec réaction croisée possible avec les autres inhibiteurs de la tyrosine kinase), nausées, céphalées, allongement de l'espace QT (surveillance de la kaliémie), rétention hydrique
- Risque accru d'athérome et de ses diverses complications

Précautions d'emploi et interactions médicamenteuses

- Dépistage préthérapeutique du virus de l'hépatite B en raison du risque de réactivation
- En cas de cytopénies (par myélosuppression), la dose peut être diminuée ou interrompue transitoirement (les seuils de décision sont 500 PN ou 50 000 plaquettes). Des transfusions de GR ou l'utilisation de facteurs de croissance hématopoïétiques sont possibles
- Précautions chez l'insuffisant hépatique
- Contraception recommandée (toxicité fœtale possible)
- **Associations déconseillées** :
  - Les inhibiteurs du CYP 3A4 (ex. : kétoconazole, itraconazole, érythromycine, clarthromycine, ritanovir, télithromycine) peuvent accroître l'exposition au nilotinib et augmenter les risques d'effets indésirables
  - L'utilisation concomitante d'un antihistaminique H2 (ex. : famotidine) et/ou d'un inhibiteur de la pompe à protons (ex. : oméprazole) peut réduire l'exposition au nilotinib
  - Les inducteurs du CYP 3A4 (ex. : dexaméthasone, phénytoïne, carbamazépine, rifampicine, phénobarbital ou le millepertuis) peuvent réduire l'exposition au nilotinib

Inhibiteurs de protéines kinases (IV)
Cible : BCR-ABL

Bosutinib *Liste I-100 %-Coll-Prescription initiale hospitalière spécialisée*

BOSULIF	28 cp. 100 mg, 400 mg ou 500 mg	500 mg en une prise au moment des repas (1)

1. Ajustements posologiques :
   - Une absence de réponse hématologique complète à 8 semaines ou cytogénétique complète à 12 semaines peut justifier une augmentation de la dose à 600 mg/jour.
   - En cas de toxicité non hématologique modérée ou sévère cliniquement significative (par exemple, transaminases × 5 ou diarrhée de grade 3 ou 4), le traitement doit être interrompu et peut être repris à 400 mg/jour après résolution.
   - En cas de toxicité hématologique (polynucléaires neutrophiles < 1 × 10^9/l ou plaquettes < 50 × 10^9/l), arrêt du traitement. Reprise à la même dose si récupération < 2 semaines; dose réduite de 100 mg si récupération > 2 semaines.

Contre-indications
Pathologie hépatique

Propriétés
- Inhibiteur de la tyrosine kinase pathologique BCR-ABL à l'origine de la LMC
- Absorption lente (Tmax : 6 heures), accrue par la prise d'aliments; forte liaison aux protéines (96 %); biofransformation hépatique en métabolites inactifs; élimination dans les fèces (91 %) avec une demi-vie de 34 heures

Indications
- Leucémie myéloïde chronique (LMC) à chromosome Philadelphie positif, en phase chronique, accélérée ou en crise blastique, précédemment traitée par plusieurs ITK et imatinib, nilatinib et dasatinib considérés comme inappropriés
- LMC Ph+ en phase chronique, nouvellement diagnostiquée

Effets indésirables
- Très fréquents (> 10 %) : diarrhée (80 %), nausées et vomissements, thrombopénie, douleurs abdominales, rash, infection des voies respiratoires, anémie (30 %), fièvre, hypertransaminasémie, neutropénie, anorexie, céphalée, toux, asthénie
- Fréquents (1 à 10 %) : nasopharyngite, syndrome grippal, pneumonie, déshydratation, sensation vertigineuse, dysgueusie, dyspnée, gastrite, prurit, urticaire, acné, arthromyalgies, œdèmes, épanchement pleural, hypophosphatémie, hyperkaliémie, élévation de la lipase, de la créatinine, de l'amylase, de la bilirubine, des CPK
- Rares (< 1 %) : choc anaphylactique, péricardite, HTAP, hémorragies gastro-intestinales, insuffisance rénale aiguë, allongement de l'intervalle QT

Précautions d'emploi et interactions médicamenteuses
- Dépistage préthérapeutique du virus de l'hépatite B en raison du risque de réactivation
- Surveillance initiale des transaminases, puis mensuelle durant 3 mois
- Insuffisance hépatique : réduction des doses
- Prudence chez les sujets > 65 ans, les insuffisants rénaux, les insuffisants cardiaques, les patients atteints d'affections gastro-intestinales
- Grossesse et allaitement : administration déconseillée
- ***Associations déconseillées*** : inhibiteurs et inducteurs puissants du CYP 3A
- *Associations à prendre en compte* : IPP, substrats de la P-gp, antiarythmiques et médicaments susceptibles d'allonger l'intervalle QT

Inhibiteurs de protéines kinases (V)
Cible : BCR-ABL

Ponatinib *Liste I-Coll-Prescription initiale hospitalière réservée aux spécialistes en oncologie ou en hématologie*

ICLUSIG	30 cp. 15 mg, 30 mg ou 45 mg	A. 45 mg/jour au moment ou en dehors des repas

Contre-indications
Hypersensibilité à la substance active ou à l'un des excipients

Propriétés

- Inhibiteur de la protéine BCR-ABL bloquant sélectivement la prolifération cellulaire et induisant l'apoptose des cellules leucémiques dans les leucémies myéloïdes chroniques à chromosome Philadelphie positif (Ph+)
- Cmax : 4 heures après l'administration, métabolisation par le CYP 3A4, demi-vie : 22 heures

Indications

- Leucémie myéloïde chronique avec chromosome Philadelphie (LMC Ph+) en phase chronique, accélérée ou blastique, chez les patients présentant une résistance ou une intolérance au dasatinib ou au nilotinib et pour qui un traitement ultérieur par imatinib n'est pas cliniquement approprié, ou qui expriment la mutation T315I
- Leucémie aiguë lymphoblastique avec chromosome Philadelphie (LAL Ph+) chez les patients présentant une résistance ou une intolérance au dasatinib et pour qui un traitement ultérieur par imatinib n'est pas cliniquement approprié, ou qui expriment la mutation T315I

Effets indésirables

- Très fréquents (> 10 %) : anémie, thrombopénie, neutropénie, anorexie, céphalées, hypertension, dyspnée, toux, douleurs abdominales, diarrhée, vomissements, élévation des lipases, des ALAT, éruption cutanée, douleurs musculo-squelettiques, arthralgies, asthénie, fièvre, œdèmes périphériques
- Fréquents (1 à 10 %) : penumonie, septicémie, déshydratation et troubles hydroélectrolytiques, insomnie, neuropathie périphérique, troubles de la vue, insuffisance cardiaque, infarctus du myocarde, troubles rythmiques, épanchement pleural, dysphonie, perturbation de la biologie hépatique, prurit, éruption cutanée, alopécie, hyperhidrose
- Pancréatite : contrôle du taux de lipase toutes les 2 semaines pendant les 2 premiers mois de traitement puis périodiquement
- Thrombose artérielle ou veineuse (risque dose-dépendant) → surveillance

Précautions d'emploi et interactions médicamenteuses

- Dépistage préthérapeutique du virus de l'hépatite B en raison du risque de réactivation
- Surveillance de la NFP toutes les 2 semaines les 3 premiers mois puis mensuellement
- Insuffisance rénale : pas d'adaptation de posologie mais surveillance accrue
- Insuffisance hépatique : pas d'adaptation de posologie mais surveillance biologique
- En cas d'hypertriglycéridémie sévère ou très sévère : surveillance appropriée afin de diminuer le risque de pancréatite
- Contraception efficace pendant toute la durée du traitement
- *Associations à prendre en compte* : inhibiteurs et inducteurs du cytochrome CYP 3A, inhibiteurs de la pompe à protons, anti-H2 et anti-acides

Inhibiteurs de protéines kinases (VI)
Cibles : KIT et FLT3

Midostaurine

Liste I-100 %-Coll-Prescription réservée aux spécialistes en oncologie et hématologie

RYDAPT	112 cap. molles 25 mg	A. 50 mg × 2 fois/jour au cours des repas (1)

1. Dans les LAM, les jours 8 à 21 des cycles de chimiothérapie d'induction et de consolidation.

Contre-indications
Grossesse et allaitement

Propriétés

- Inhibiteur de la tyrosine kinase inhibant la signalisation *via* le récepteur FTL3 et induisant l'arrêt du cycle cellulaire et l'apoptose
- Forte liaison aux protéines plasmatiques, métabolisation par le CYP 3A4, élimination fécale (78 %)

Indications

- Leucémie aiguë myéloïde (LAM) avec mutation du gène FTL3, en association avec une chimiothérapie standard d'induction associant daunorubicine et cytarabine, et une chimiothérapie de consolidation avec cytarabine à haute dose, suivie, pour les patients en rémission complète, d'un traitement d'entretien par ce médicament en monothérapie
- Mastocytose systémique agressive ou associée à une autre hémopathie maligne ou leucémie à mastocytes, en monothérapie

Effets indésirables

- Très fréquents (> 10 %) : neutropénie fébrile, lymphopénie, céphalées, hypotension artérielle, épistaxis, infections, vomissements, dermatite exfoliatrice, pétéchies, arthralgies, fièvre, hypertransaminasémie, troubles ioniques
- Fréquents (1 à 10 %) : manifestations d'hypersensibilité, insomnie, syncope, œdème palpébral, hypotension, tachycardie, épanchement péricardique, dyspnée, épanchement pleural, rhinopharyngite, détresse respiratoire aiguë, hémorroïdes, gêne ano-rectale, sécheresse cutanée, kératite, douleurs osseuses, prise de poids, hypercalcémie

Précautions d'emploi et interactions médicamenteuses

- Un traitement antiémétique peut être administré à titre préventif
- Insuffisance rénale et/ou hépatique légère ou modérée : aucun ajustement posologique
- En cas d'oubli d'une dose, prendre la dose suivante à l'heure prévue
- Risque de photosensibilité : éviter l'exposition solaire
- Surveillance hématologique, cardiaque (ECG, QTc), hépatique
- Réduction ou arrêt du traitement dans les LAM : infiltrats pulmonaires de grade 3/4, autres toxicités non hématologiques de grade 3/4, intervalle Qtc > 470 ms, neutropénie de grade 4
- Contraception efficace durant tout le traitement et jusqu'à 4 mois après l'arrêt
- ***Associations contre-indiquées*** : inducteurs (risque de sous-dosage) et inhibiteurs (risque de surdosage) puissants de CYP 3A4

Inhibiteurs de protéines kinases (VII) Cible : EGFR

Géfitinib[G] *Liste I-100 %-Coll-Prescription hospitalière réservée aux spécialistes en oncologie ou en hématologie*

IRESSA	30 cp. 250 mg	250 mg × 1 fois/jour

Contre-indications
Intolérance au galactose
Grossesse et allaitement

Propriétés

- Molécule inhibitrice sélective de la tyrosine du récepteur de l'EGF qui constitue un traitement des tumeurs avec mutations activatrices de la tyrosine kinase de l'EGFR. En effet, le facteur de croissance épidermique (EGF) et son récepteur (EGFR [HER1 ; ErbB1]) ont été identifiés comme des facteurs importants dans le processus de croissance cellulaire et de prolifération des cellules normales et cancéreuses. La mutation activatrice de l'EGFR dans une cellule cancéreuse bloque l'apoptose, augmente la production de facteurs angiogéniques et facilite les processus de métastase
- La biodisponibilité est de 59 % avec un pic plasmatique entre 3 et 7 heures. Le CYP 3A4 et le CYP 2D6 sont les principaux iso-enzymes du cytochrome P450 impliqué dans le métabolisme oxydatif. Excrétion sous forme de métabolites dans les fèces

Indications

- Cancer bronchique non à petites cellules (CBNPC) localement avancé ou métastatique avec mutations activatrices de l'EGFR-TK

Effets indésirables

- Très fréquents (> 10 %) : anorexie, diarrhée, vomissements, stomatite, augmentation de l'ALAT, réactions cutanées, prurit avec sécheresse, asthénie
- Fréquents (1 à 10 %) : conjonctivite, blépharite et sécheresse oculaire, épistaxis et hématurie, affections pulmonaires interstitielles (souvent sévères et risque de fibrose pulmonaire parfois fatale), déshydratation, fièvre, affections unguéales, alopécie, augmentation de la créatininémie ou de la bilirubine, protéinurie, hépatite (parfois grave)
- Peu fréquents (< 1 %) : érosion de la cornée, réversible et parfois associée à une poussée aberrante des cils, pancréatite, réactions allergiques (angiœdèmes et urticaire)

Précautions d'emploi et interactions médicamenteuses

- Si aggravation des symptômes respiratoires, tels que dyspnée, toux et fièvre, interruption du traitement et bilan pneumologique rapide
- Surveillance régulière du bilan hépatique
- Potentialisation de l'effet neutropéniant de la vinorelbine
- Si traitement concomitant avec des inhibiteurs puissants du CYP 3A4 ou du CYP 2D6, surveillance étroite du patient en raison d'effets indésirables accrus
- Un traitement concomitant inducteur du CYP 3A4 doit être évité (risque de sous-dosage)
- Les substances qui entraînent une augmentation significative et durable du pH gastrique peuvent diminuer l'efficacité
- En cas d'association avec des substrats du CYP 2D6 à marge thérapeutique étroite (ex. métoprolol), une modification de la dose du substrat doit être envisagée
- Une augmentation de l'INR et/ou des épisodes hémorragiques ont été décrits chez certains patients prenant de façon concomitante de la warfarine

Inhibiteurs de protéines kinases (VIII) Cible : EGFR

Erlotinib[G]

Liste I-100 %-Coll-Disponible en ville-Prescription hospitalière réservée aux spécialistes en oncologie ou en hématologie

TARCEVA	30 cp. 25 mg, 100 mg ou 150 mg	*Cancer du poumon* : 150 mg/jour *au moins 1 heure avant ou 2 heures après un repas* *Cancer du pancréas* : 100 mg/jour

Contre-indications

Galactosémie, déficit en lactase, syndrome de malabsorption du glucose ou galactose
Grossesse et allaitement

Propriétés

- Inhibiteur des récepteurs de l'EGFR ou facteur de croissance épidermique (produit en excès par certaines tumeurs humaines), bloquant la phosphorylation intracellulaire de l'EGFR, ce qui induit une apoptose des cellules tumorales exprimant ce facteur
- Biodisponibilité orale à 60 %, pic plasmatique atteint en 4 heures, forte liaison aux protéines plasmatiques (95 %), métabolisme hépatique par les CYP 3A4 et 1A2, élimination bilio-fécale (90 %) et urinaire, demi-vie de 36 heures, état d'équilibre atteint en 7 à 8 jours

Indications

- Cancer bronchique non à petites cellules, localement avancé ou métastatique, en première ligne ou en maintenance chez les patients avec mutation activatrice de l'EGFR et présentant une maladie stable après une première ligne de chimiothérapie ou en traitement de seconde intention après échec d'au moins une ligne de chimiothérapie
- Cancer du pancréas métastatique : en association à la gemcitabine

Effets indésirables (très fréquents, sévères dans 10 à 40 % des cas)

- Éruptions cutanées maculo-papuleuses (75 %), diarrhée (54 %), asthénie (52 %), anorexie (52 %), dyspnée (41 %), toux (33 %), vomissements (23 %), infections (24 %), stomatite, prurit, kérato-conjonctivite sèche, sécheresse cutanée, douleurs abdominales, élévation des transaminases
- Pneumopathie interstitielle (0,8 %) et fibrose pulmonaire

Précautions d'emploi et interactions médicamenteuses (substrat et inhibiteur des CYP 3A4 et 2C8)

- Surveillance régulière des fonctions respiratoire, hépatique et rénale
- Rechercher des signes de pneumopathie interstitielle en cas de troubles respiratoires
- La diarrhée (> 50 % des cas) pourra être traitée par lopéramide et réhydratation
- Arrêt immédiat et définitif en cas d'effets indésirables de grade 3 ou 4
- Insuffisance hépatique : efficacité et tolérance non étudiées (utiliser avec précaution)
- Insuffisance rénale : efficacité et tolérance non étudiées si créatininémie > 1,5 N
- Contraception efficace pendant le traitement et au moins les 2 semaines après l'arrêt
- ***Associations déconseillées*** : substrats, inducteurs et inhibiteurs du CYP 3A4
- *Associations à utiliser avec précaution* : AVK (surveillance renforcée de l'INR) et AINS

Inhibiteurs de protéines kinases (IX)
Cible : EGFR

Osimertinib *Liste I-100 %-Prescription hospitalière spécialisée*

TAGRISSO	30 cp. 40 et 80 mg	80 mg/jour en une prise (1)

1. En cas de nécessité, la dose peut être diminuée à 40 mg/jour.

Contre-indications

Pneumopathie interstitielle diffuse, insuffisance hépatique sévère
Administration concomitante de millepertuis
Âge < 17 ans, grossesse et allaitement

Propriétés

- Inhibiteur de la tyrosine kinase irréversible des récepteurs du facteur de croissance épidermique (EGFR) porteur de la mutation activatrice (EGFRm) et de la mutation de résistance aux ITK T790M, induisant l'apoptose des cellules tumorales.
- Pic plasmatique en 6 heures, pas d'impact de la nourriture, ni d'une prise d'IPP sur la biodisponibilité. Liaison aux protéines plasmatiques élevée. Transformation en deux métabolites actifs par CYP 3A4 et CYP 3A5. Pas d'influence de l'âge, du sexe ni du tabagisme. Élimination à 68 % dans les selles, demi-vie de 48 heures

Indications

- Cancer bronchique non à petites cellules, localement avancé ou métastatique, avec mutation EGFR T790M (récepteur du facteur de croissance épidermique) ou mutations activatrices de l'EGFR

Effets indésirables

- Très fréquents (> 10 %) : éruptions, sécheresse cutanée, rash, périonyxis, diarrhée, stomatite, nausées, atteinte des ongles
- Fréquents (1 à 10 %) : pneumopathie interstitielle diffuse, thrombopénie grade 3-4, allongement de l'intervalle QT-c

Précautions d'emploi et interactions médicamenteuses

- Le statut mutationnel EGFR T790M doit être déterminé avant traitement, soit en utilisant l'ADN tumoral provenant d'un échantillon de tissu soit l'ADN circulant (ADNtc)
- En cas de troubles respiratoires (toux, dyspnée), une pneumopathie interstitielle doit être recherchée
- Surveillance cardio-vasculaire en cas d'insuffisance cardiaque
- Prudence en cas d'insuffisance rénale sévère ou d'insuffisance hépatique (absence de données)
- *Associations déconseillées* : inducteurs puissants du CYP 3A4 (phénytoïne, rifampicine, carbamazépine, millepertuis). Les inducteurs modérés du CYP 3A4 (bosentan, éfavirenz, étravirine, modafinil) peuvent également diminuer l'exposition à l'osermertinib et doivent être utilisés avec précaution, ou évités si possible
- *Associations à prendre en compte* : surveillance accrue de l'INR sous AVK

Inhibiteurs de protéines kinases (X)
Cible : EGFR, HER2 et autres TK

Afatinib *Liste I-100 %-Coll-Prescription hospitalière réservée aux spécialistes en oncologie ou hématologie*

GIOTRIF	28 cp. 20 mg, 30 mg, 40 mg ou 50 mg	A. 40 mg/jour en une prise au moins 1 heure avant ou 3 heures après un repas (1)

1. Une augmentation de la dose jusqu'à 50 mg/jour au maximum peut être envisagée chez les patients qui tolèrent une dose de 40 mg/jour pendant les 3 premières semaines de traitement. Si toxicité de grade 2 prolongée (diarrhée > 48 heures, éruption cutanée > 7 jours) ou de grades 3-4, arrêter le traitement jusqu'à retour à un grade 0 ou 1, puis reprendre avec une réduction de dose de 10 mg. Arrêt définitif si le patient ne peut pas tolérer la dose minimale de 20 mg.

Contre-indications

Syndrome de malabsorption, insuffisance rénale ou hépatique sévère
Âge < 18 ans, grossesse, allaitement

Propriétés

- Inhibiteur irréversible, puissant et sélectif des récepteurs de la famille ErbB qui se lie de manière covalente à tous les homo- et hétérodimères formés par les membres de la famille ErbB, EGFR (ErbB1), HER2 (ErbB2), ErbB3 et ErbB4 et bloque de façon irréversible les signaux provenant de ces récepteurs
- Pic plasmatique entre 2 et 5 heures, fixation aux protéines : 95 %, métabolisme hépatique, excrétion à 85 % dans les fèces, demi-vie de 37 heures, état d'équilibre en 8 jours

Indications

- Cancer bronchique non à petites cellules, localement avancé ou métastatique, présentant une (des) mutation(s) activatrice(s) de l'EGFR, en monothérapie chez des patients naïfs de TKI anti-EGFR (récepteur du facteur de croissance épidermique)

Effets indésirables

- Très fréquents (> 10 %) : paronychie, éruption cutanée, dermatite acnéiforme, prurit, sécheresse cutanée, diarrhée (95 %) survenant surtout au cours des 6 premières semaines de traitement, stomatite, perte d'appétit, épistaxis
- Fréquents (1 à 10 %) : augmentation des transaminases
- Rares (< 1 %) : pneumopathies interstitielles, éruptions bulleuses potentiellement graves

Précautions d'emploi et interactions médicamenteuses

- Pas de prise alimentaire au moins 3 heures avant et 1 heure après la prise
- Traitement symptomatique de la diarrhée (risque de déshydratation)
- En cas de dyspnée et/ou toux inhabituelles, recherche d'une pneumopathie interstitielle, et en cas de symptômes oculaires, recherche de kératire ulcéreuse
- En cas d'exposition solaire, vêtements protecteurs et crème écran solaire
- Surveillance hépatique chez les patients présentant une atteinte préexistante
- En cas de FRCV, surveillance cardiaque avant et pendant le traitement
- Contraception pendant le traitement et 1 mois après
- *Associations à utiliser avec précaution* : administrer les puissants inhibiteurs de la P-gp (*cf.* liste au chapitre Iatrogénie) le plus à distance possible de la prise d'afatinib en respectant, de préférence, un intervalle de 6 heures ou de 12 heures. Les puissants inducteurs de la P-gp sont susceptibles de réduire l'exposition à l'afatinib

Inhibiteurs de protéines kinases (XI)
Cible : EGFR, HER2 et autres TK

Lapatinib *Liste I-100 %-Coll-Prescription hospitalière réservée aux spécialistes en oncologie ou hématologie*

TYVERB	70 ou 84 ou 140 cp. 250 mg	A. en 1 prise/jour (1)

1. Posologie en association avec la capécitabine : 1 250 mg/jour. Posologie en association avec un inhibiteur de l'aromatase : 1 500 mg/jour.

Contre-indications
Grossesse et allaitement

Propriétés
- Inhibiteur des domaines intracellulaires de la tyrosine kinase des récepteurs EGFR (ErbB1) et HER2 (ErbB2) qui bloque la croissance des cellules tumorales à récepteurs ErbB
- Biodisponibilité augmentée par la prise de nourriture, forte liaison (99 %) aux protéines plasmatiques et métabolisation par les cytochromes CYP 3A4 et CYP 3A5

Indications
- Cancer du sein, avec surexpression des récepteurs HER2 (ErbB2)
  - En association à la capécitabine, chez les patientes ayant une maladie avancée ou métastatique en progression après un traitement antérieur ayant comporté une anthracycline, un taxane et un traitement ayant inclus du trastuzumab
  - En association à un inhibiteur de l'aromatase, chez les patientes ménopausées ayant une maladie métastatique avec des récepteurs hormonaux positifs et pour lesquelles la chimiothérapie n'est actuellement pas envisagée
  - En association au trastuzumab chez les patientes ayant une maladie métastatique, des récepteurs hormonaux négatifs, en deuxième intention après une association trastuzumab + chimiothérapie

Effets indésirables
- Très fréquents (> 10 %) : anorexie, insomnie, céphalées, bouffées de chaleur, épistaxis, toux, dyspnée, troubles digestifs, rash, sécheresse cutanée, érythrodysesthésie palmo-plantaire, alopécie, prurit, arthralgies, asthénie
- Fréquents (1 à 10 %) : diminution de la fraction d'éjection ventriculaire, constipation, affections de l'ongle
- Rares : atteintes hépatiques, parfois graves

Précautions d'emploi et interactions médicamenteuses
- La fonction cardiaque doit être évaluée préalablement et au long du traitement
- Insuffisance hépatique ou rénale, modérée à sévère : adaptation posologique
- Une prise en charge précoce de la diarrhée est importante et peut nécessiter une réhydratation hydro-électrolytique orale ou intraveineuse avec interruption du traitement
- La coadministration d'inhibiteurs ou d'inducteurs puissants du cytochrome CYP 3A4 (voir ce terme) doit être évitée de même que le jus de pamplemousse
- La coadministration d'un traitement augmentant le pH gastrique doit être évitée
- La coadministration de médicaments ayant un index thérapeutique étroit et substrats du CYP 3A4 (ex. : cisapride, pomizide, quinidine) doit être évitée
- La coadministration de médicaments ayant un index thérapeutique étroit et substrats du CYP 2C8 (ex. : répaglinide) doit être évitée

Inhibiteurs de protéines kinases (XII)
Cible : VEGFR et autres TK

Sunitinib *Liste I-100 %-Coll-Prescription hospitalière réservée aux spécialistes en oncologie ou en hématologie*

SUTENT	28 gél. 12,5 mg ou 25 mg ou 50 mg	50 mg en 1 prise/jour pendant 4 semaines toutes les 6 semaines

Contre-indications
Insuffisance hépatique sévère, grossesse et allaitement

Propriétés

- Inhibiteur de récepteurs à tyrosine kinase qui induit une double activité : anti-angiogénique et anti-proliférative par inhibition de multiples récepteurs, en particulier du facteur de croissance plaquettaire (PDGFRα et PDGFRβ), du facteur de croissance endothélial vasculaire (VEGFR1, VEGFR2 et VEGFR3) et du facteur de cellule souche (KIT)
- Fortement lié aux protéines plasmatiques (> 90 %), métabolisé par le foie (CYP 3A4), demi-vie longue (2 à 4 jours) et élimination par les selles

Indications

- Cancer du rein avancé et/ou métastatiques (MRCC)
- Tumeurs stromales gastro-intestinales (GIST) malignes non résécables et /ou métastatiques, après échec d'un traitement par le mésylate d'imatinib
- Tumeurs neuro-endocrines du pancréas, non résécables ou métastatiques bien différenciées (37,5 mg/jour)

Effets indésirables

- Très fréquents de tous grades (> 10 %) : fatigue, hypertension, diarrhée, nausée, stomatite, vomissements, dyspepsie, douleurs abdominales, affections cutanées telles que modification de la couleur de la peau, syndrome mains-pieds, érythodysesthésie palmoplantaire, rash, inflammation des muqueuses, anémie, neutropénie, thrombocytopénie
- Fréquents de tous grades (1 à 10 %) : hypothyroïdie, épistaxis, chromaturie, constipation, glossodynie, reflux gastro-œsophagien, douleurs des extrémités, arthralgies, myalgies, modification de la couleur des cheveux, sécheresse de la peau
- Rares (< 1 %) : embolie pulmonaire, thrombocytopénie, hémorragie intratumorale, neutropénie, hypertension artérielle, hépatite, insuffisance hépatique, allongement de QT, ostéonécrose de la mâchoire (bisphosphonates IV associés), infections graves (pneumonie), fasciite nécrosante, réactions cutanées sévères : érythème polymorphe, Stevens-Johnson, nécrolyse épidermique toxique

Précautions d'emploi et interactions médicamenteuses

- Avertir les patients du risque de sensations vertigineuses au cours du traitement
- Si une dose est oubliée, le patient ne doit pas prendre de dose supplémentaire
- L'ajustement de dose se fera par paliers de 12,5 mg, entre 25 et 75 mg
- Aucun ajustement posologique n'est recommandé chez les patients présentant une insuffisance hépatique légère ou modérée (classe A ou B de Child-Pugh)
- L'administration concomitante d'inducteurs puissants du CYP 3A4 tels que la rifampicine peut faire baisser les concentrations plasmatiques de sunitinib
- L'administration concomitante d'inhibiteurs puissants du CYP 3A4 tels que le kétoconazole peut faire augmenter les concentrations plasmatiques de sunitinib

Inhibiteurs de protéines kinases (XIII)
Cible : VEGFR et autres TK

Pazopanib *Liste I-100 %-Coll-Prescription hospitalière réservée aux spécialistes en oncologie ou en hématologie*

VOTRIENT	30 cp. 200 mg ou 400 mg	800 mg × 1 fois/jour *à distance des repas*

Contre-indications

Insuffisance hépatique sévère, âge < 18 ans
Grossesse et allaitement

Propriétés

- Inhibiteur de la tyrosine kinase des récepteurs du facteur de croissance endothélial vasculaire (VEGFR1, VEGFR2 et VEGFR3), des récepteurs du facteur de croissance plaquettaire (PDGFR alpha et PDGFR bêta) et du récepteur du facteur de cellule souche (c-KIT)
- Absorption augmentée avec la nourriture, Cmax à 3,5 heures, liaison aux protéines > 99 %, métabolisation par le CYP 3A4, demi-vie de 31 heures

Indications

- Cancer du rein avancé : traitement de première ligne et des patients préalablement traités par des cytokines à un stade avancé de leur maladie
- Sarcome des tissus mous (STS) avancés (sous-types histologiques spécifiques) (hors liposarcomes et GIST), préalablement traités par chimiothérapie, au stade métastatique ou qui ont progressé dans les 12 mois suivant un traitement (néo-)adjuvant

Effets indésirables

- Très fréquents (> 10 %) : fatigue, douleur tumorale, dysgueusie, modification de la couleur des cheveux, nausées, vomissements, diarrhée, douleurs abdominales, élévation des transaminases et des gamma-GT, hyperalbuminémie, hypertension artérielle
- Fréquents (1 à 10 %) : asthénie, inflammation des muqueuses, œdèmes, douleurs thoraciques, frissons, maux de tête, sensations vertigineuses, léthargie, paresthésies, rash, alopécie, érythrodysesthésie palmo-plantaire (syndrome mains-pieds), érythème, prurit, dépigmentation, hyperhidrose, neutropénie, thrombopénie, myalgies, dyspepsie, élévation de la lipase, hypothyroïdie, hypercholestérolémie, protéinurie, élévation de la créatininémie, événements thrombo-emboliques veineux, épistaxis, dysphonie, hémorragie pulmonaire
- Rares (< 1 %) : épanchement péricardique, décollement de rétine

Précautions d'emploi et interactions médicamenteuses

- Insuffisance hépatique : réduction à 200 mg/jour. Surveillance biologique
- Contrôle régulier de la pression artérielle et traitement hypertenseur si nécessaire
- Utiliser avec précaution en cas de maladie cardio-vasculaire pré-existante, notamment insuffisance cardiaque, thrombose artérielle ou veineuse, allongement de l'intervalle QT, prise simultanée de médicaments allongeant l'intervalle QT
- Contrôler régulièrement kaliémie, calcémie, magnésémie et corriger d'éventuels déséquilibres (majoration du risque de torsade de pointe) et surveiller régulièrement TSH et protéinurie
- *Associations à prendre en compte* : les inhibiteurs puissants du CYP 3A4 peuvent augmenter les concentrations. Les inducteurs du CYP 3A4 comme la rifampicine peuvent diminuer les concentrations
- Diminution de l'absorption du pazopanib en cas de traitement concomitant par IPP

Inhibiteurs de protéines kinases (XIV)
Cible : VEGFR et autres TK

Axitinib *Liste I-100 %-Coll-Prescription hospitalière réservée aux spécialistes en oncologie*

INLYTA	56 cp. 1 mg, 3 mg, 5 mg ou 7 mg	5 mg × 2 fois/jour initialement puis 7 mg × 2 fois/jour après 2 semaines puis 10 mg × 2 fois/jour maximum si bonne tolérance

Contre-indications
Grossesse et allaitement

Propriétés

- Inhibiteur puissant de tyrosines kinases de VEGFR-1, VEGFR-2 et VEGFR-3, impliqués dans l'angiogénèse pathologique, la croissance tumorale et la progression métastatique de cancers
- Biodisponibilité de 58 % après administration orale, demi-vie de 2,5 à 6,1 heures, forte liaison aux protéines plasmatiques (> 99 %), métabolisation hépatique par CYP 3A4/5 et élimination principalement biliaire

Indications

- Traitement du cancer du rein avancé (métastatique) après échec d'un traitement antérieur par sunitinib ou cytokine

Effets indésirables

- Très fréquents (> 10 %) : perte de poids, asthénie, mucite, sécheresse cutanée, rash, syndrome mains-pieds, constipation, nausées, vomissements, diarrhée, dysphonie, hypertension, hémorragie, céphalées, baisse de l'appétit, hypothyroïdie
- Fréquents (1 à 10 %) : anémie, thrombopénie, déshydratation, vertiges, acouphènes, thromboses veineuses et embolies, événements artériels emboliques et thrombotiques, dyspnée, toux, douleurs oro-pharyngées, douleurs abdominales, dyspepsie, flatulences, hémorroïdes, prurit, alopécie, myalgies, arthralgies, douleurs des membres, insuffisance rénale, élévation de la TSH, lipase, transaminases, phosphatases alcalines, amylase

Précautions d'emploi

- Risques d'hypertension artérielle : surveillance régulière de la pression artérielle. Interruption du traitement en cas d'hypertension sévère puis reprise à dose réduite
- Prescription prudente chez les patients à risque d'événements thrombo-emboliques artériels ou veineux, en particulier si antécédent au cours des 6 mois précédents
- Ne pas administrer l'axitinib en cas d'hémorragie récente ou de métastases cérébrales non traitées
- Risque de syndrome d'encéphalopathie postérieure réversible (SEPR) : indication d'IRM systématique en cas de céphalées, convulsions, léthargie, confusion, cécité notamment

Interactions médicamenteuses (métabolisme hépatique par CYP 3A4/5)

- Éviter l'association aux inhibiteurs puissants du CYP 3A4/5 (si nécessaire réduire la dose) et aux inducteurs du CYP 3A4/5 : risque de diminution de l'efficacité

Inhibiteurs de protéines kinases (XV)
Cibles : VEGFR et autres TK

Cabozantinib *Liste I-100 %-Coll-Prescription hospitalière spécialisée*

CABOMETYX	30 cp. 20 mg, 40 mg ou 60 mg	60 mg × 1 fois/jour (1)

1. Les comprimés doivent être avalés entiers, sans les écraser. Le patient ne doit rien manger au moins 2 heures avant la prise et 1 heure après.

Contre-indications

Maladie hémorragique, saignement veineux ou artériel important, troubles de l'hémostase ou de la coagulation sévères, âge < 18 ans, grossesse et allaitement

Propriétés

- Inhibiteur de récepteurs à activité tyrosine kinase, notamment impliqués dans la croissance cellulaire, l'angiogenèse, le remodelage osseux pathologique : inhibition de MET (facteur de croissance hépatocytaire), des récepteurs VEGF, du récepteur RET, de ROS 1 et d'AXL
- Concentration maximale en 2 à 3 heures (un repas riche en graisses augmente les concentrations de 50 %), forte liaison aux protéines (99,7 %), métabolisation par le CYP 3A4, élimination urinaire (54 %) et fèces (27 %), demi-vie de 99 heures

Indications

- Adénocarcinome rénal avancé à risque intermédiaire ou élevé, en première intention
- Adénocarcinome rénal avancé en deuxième intention après une thérapie ciblée anti-VEGF
- Carcinome hépatocellulaire après échec du sorafénib

Effets indésirables

- Très fréquents (> 10 %) : fatigue, diarrhée, nausées, baisse de l'appétit, érythrodysesthésie palmo-plantaire, hypertension, vomissements, perte de poids, constipation, dysgueusie, stomatite, hypothyroïdie, dysphonie, mucite, dyspnée, toux, douleurs abdominales, rash cutané, élévation des transaminases, hypomagnésémie, protéinurie, hypokaliémie, hypophosphatémie
- Fréquents (1 à 10 %) : œdèmes périphériques, hypertriglycéridémie, élévation de la créatinine, hyperglycémie

Précautions d'emploi et interactions médicamenteuses

- Utilisation prudente en cas d'insuffisance rénale légère à modérée
- Insuffisance hépatique légère à modérée : réduction à 40 mg/jour
- Surveillance régulière de la NFS, de l'ionogramme et de l'ECG en raison du risque d'allongement de l'intervalle QT (en particulier si myocardiopathie ou troubles rythmiques)
- Risque de perforation digestive en cas de maladie inflammatoire intestinale, de diverticulite importante, en cas de chirurgie récente ou de radiothérapie abdominale
- Prudence en cas de maladie thrombo-embolique, ou de saignement important
- ***Associations déconseillées*** : substrats de la P-gp (dabigatran, digoxine, colchinine...)
- *Associations à prendre en compte* : autres médicaments pouvant induire des torsades de pointe, inhibiteurs du CYP 3A4 (risque de majoration de ses toxicités) ; inducteurs puissants du CYP 3A4 (réduction de son efficacité)

Inhibiteurs de protéines kinases (XVI)
Cible : VEGFR, RAF1 et autres TK

Sorafénib[G] *Liste I-100 %-Coll-Disponible en ville-Prescription hospitalière réservée aux spécialistes en oncologie ou en hématologie*

NEXAVAR	112 cp. 200 mg	A. 400 mg × 2 fois/jour *en dehors des repas*

Contre-indications
Grossesse et allaitement

Propriétés

- Inhibiteur multikinase ayant des propriétés anti-prolifératives et anti-angiogéniques
- Biodisponibilité orale correcte (réduite de 30 % par les aliments gras), pic plasmatique en 3 heures, forte liaison aux protéines plasmatiques (99,5 %), métabolisme hépatique par le CYP 3A4 et glycuroconjugaison par l'UGT1A9, élimination bilio-fécale (77 %) et urinaire (19 %), demi-vie d'élimination de 25 à 48 heures, état d'équilibre atteint en 7 jours

Indications

- Carcinome rénal avancé après échec d'un traitement à base d'interféron alpha ou d'interleukine 2, ou chez des patients pour lesquels ces traitements sont inadaptés
- Carcinome hépatocellulaire avancé non opérable chez des patients de stade Child A
- Carcinome thyroïdien différencié progressif, localement avancé ou métastatique et réfractaire à l'iode radio-actif

Effets indésirables (très fréquents, sévères dans 20 % des cas)

- Très fréquents (> 10 %) : diarrhée (40 %), nausées (16 %), vomissements, rash (28 %), alopécie (26 %), syndrome main-pied avec érythrodysesthésies (23 %), prurit, érythème, fatigue, hypertension artérielle, hémorragie, douleurs, lymphopénie, hypophosphatémie, élévation de la lipasémie
- Fréquents (1 à 10 %) : stomatite, dyspepsie, dysphagie, constipation, anorexie, acné, sécheresse et desquamation cutanées, syndrome pseudo-grippal, acouphènes, neuropathie sensitive, dépression, leucopénie, anémie, thrombopénie, élévation des transaminases, de l'amylasémie
- Rares (< 1 %) : réactions d'hypersensibilité, crise hypertensive, ischémie myocardique, hypothyroïdie, gynécomastie, dysfonction érectile, gastrite, pancréatite, élévation de la bilirubine et des phosphatases alcalines

Précautions d'emploi (traitement nécessitant une surveillance stricte)

- Arrêt définitif en cas d'effets indésirables sévères ou persistants (dont HTA, réactions cutanées, ischémie myocardique, IDM, hémorragie, cytopénie), arrêt temporaire en cas d'intervention chirurgicale majeure
- Insuffisance hépatique légère à modérée (Child Pugh A ou B) et insuffisance rénale légère à modérée (clairance de la créatinine > 30 ml/min) : posologie inchangée
- Insuffisance hépatique ou rénale sévère : pas de données disponibles

Interactions médicamenteuses (substrat du CYP 3A4 et inhibiteur enzymatique)

- *Associations déconseillées* : inducteurs du CYP 3A4, anti-acides et antisécrétoires gastriques
- *Associations à utiliser avec précaution* : AVK (surveillance renforcée de l'INR), substrats des CYP 2C9, 2B6 et 2C8 (voir ces termes) car inhibiteur de ces isoenzymes

Inhibiteurs de protéines kinases (XVII)
Cible : VEGFR et autres TK

Regorafenib *Liste I-100 %-Coll-Prescription hospitalière initiale spécialisée*

STIVARGA	84 cp. 40 mg	A. 160 mg en continu (1) pendant 3 semaines puis 1 semaine de pause

1. À heure fixe chaque jour, après un repas léger pauvre en graisses.

Contre-indications

Hypersensibilité au regorafenib, au soja et à l'arachide
Grossesse et allaitement

Propriétés

- Inhibiteur des protéines kinases, y compris des kinases impliquées dans l'angiogénèse tumorale (VEGFR1, 2, 3, TIE2), l'oncogénèse (KIT, RET, RAF-1, BRAF, BRAFV600E) et le micro-environnement tumoral (PDGFR, FGFR)
- Pic de concentration plasmatique en 3 à 4 heures, métabolisation hépatique (CYP 3A4) et glucoroconjugaison (UGT1A9) ; métabolites actifs : M2 et M5 ; demi-vie : 20 à 30 heures (50 heures pour M5) ; élimination dans les fèces (70 %) et urinaire (20 %)

Indications

- Cancer colorectal métastatique traité antérieurement ou non éligible aux traitements disponibles, notamment une chimiothérapie à base de fluoropyrimidine, un traitement par anti-VEGF et un traitement par anti-EGFR
- Tumeurs stromales gastro-intestinales (GIST) non résécables ou métastatiques ayant progressé lors d'un traitement antérieur par imatinib ou sunitinib ou en cas d'intolérance
- Carcinome hépatocellulaire en monothérapie chez des patients traités antérieurement par sorafénib

Effets indésirables

- Très fréquents (> 10 %) : asthénie, céphalées, syndrome mains-pieds, éruption cutanée, fièvre, infection, anémie, thrombopénie, hémorragie (fatale 0,8 %), diarrhée, stomatite, hyperbilirubinémie, hypertension artérielle (rarement aiguë), dysphonie
- Fréquents (1 à 10 %) : élévation des transaminases, amylases, lipases, hypothyroïdie, hypocalcémie, hyponatrémie, protéinurie, hyperuricémie
- Rares (< 1 %) : syndrome de leuco-encéphalopathie postérieure réversible, accidents cutanés graves, perforation digestive, imposant l'arrêt du traitement

Précautions d'emploi et interactions médicamenteuses

- Bilan hépatique (ALAT, ASAT et bilirubine) avant l'instauration du traitement et surveillance étroite (toutes les 2 semaines) pendant les 2 premiers mois du traitement
- La TA doit être contrôlée avant l'instauration du traitement puis régulièrement
- La NFS et les paramètres de coagulation doivent être surveillés chez les patients ayant un risque hémorragique et chez ceux qui sont traités par anticoagulants
- ***Associations déconseillées*** : inhibiteurs de l'activité du CYP 3A4 (consulter la liste), inhibiteurs de l'UGT 1A9 (acide méfénamique, diflusinal et acide niflumique)
- *Associations à utiliser avec précaution* : les inducteurs puissants du CYP 3A4 (rifampicine, phénytoïne, carbamazépine, phénobarbital et millepertuis)

Inhibiteurs de protéines kinases (XVIII)
Cible : VEGFR et autres TK

Lenvatinib *Liste I-100 %-Coll-Prescription hospitalière réservée aux spécialistes en oncologie-Rétrocédable*

LENVIMA	30 gél. 4 et 10 mg	Carcinome thyroïdien (1) Carcinome hépato-cellulaire (2)

1. En une prise : 24 mg/jour. Réduction de dose par paliers de 4 mg/jour.
2. En une prise : 8 mg/jour si poids < 60 kg ; 12 mg/jour si poids ≥ 60 kg. Réduction de dose par paliers de 4 mg/jour jusqu'à une dose minimale de 4 mg tous les 2 jours.

Contre-indications

Insuffisance hépatique sévère
Âge < 17 ans, grossesse et allaitement

Propriétés

- Inhibiteur sélectif des activités kinase des récepteurs du facteur de croissance de l'endothélium vasculaire (VEGF) VEGFR1 (FLT1), VEGFR2 (KDR) et VEGFR3 (FLT4), en plus d'autres tyrosines kinases liées aux voies pro-angiogéniques et oncogéniques, dont les récepteurs du facteur de croissance des fibroblastes (FGF) FGFR1, 2, 3 et 4, le récepteur de croissance dérivé des plaquettes (PDGF) PDGFRα et les récepteurs KIT et RET
- Biodisponilité d'environ 85 %, Cmax en 1 à 4 heures, ralentie (mais pas diminuée) par les aliments, liaison aux protéines plasmatiques élevée (98-99 %), demi-vie de 28 heures, élimination fécale (66 %) et urinaire (25 %)

Indications

- Carcinome thyroïdien différencié (papillaire, folliculaire, à cellules de Hürthle) localement avancé ou métastatique, réfractaire à l'iode radioactif et progressif
- Carcinome hépatocellulaire avancé ou non résécable

Effets indésirables

- Très fréquents (> 10 %) : fatigue, œdème, insomnie, céphalées, sensations vertigineuses, dysgueusie, érythrodysesthésie palmo-plantaire, rash, alopécie, arthromyalgies, troubles digestifs, hypocalcémie, hypokaliémie, perte de poids, HTA, thrombopénie
- Fréquents (1 à 10 %) : monoparésie, syndrome d'encéphalopathie postérieure réversible, hyperkératose, augmentation des enzymes hépatiques, déshydratation, hypomagnésémie, hypercholestérolémie, hypothyroïdie, TSH augmentée, infection urinaire, protéinurie, insuffisance rénale, allongement de l'intervalle QT

Précautions d'emploi et interactions médicamenteuses

- Insuffisance hépatique : aucune adaptation nécessaire chez les patients Child-Pugh A ou B. Dose réduite à 14 mg/jour si insuffisance hépatique sévère
- Insuffisance rénale : aucune adaptation nécessaire chez les patients présentant une insuffisance rénale légère ou modérée. Dose réduite à 14 mg/jour si insuffisance rénale sévère
- Réduction d'efficacité d'une contraception orale : utiliser une contraception mécanique
- Arrêt du traitement en cas d'insuffisance rénale et/ou de syndrome néphrotique
- Rechercher une leuco-encéphalopathie postérieure en cas de céphalées persistantes et/ou de troubles cognitifs
- Nécessité d'une surveillance cardio-vasculaire régulière (TA et ECG)
- *Associations à prendre en compte* : les substrats du CYP 3A4 (astémizole, terfénadine, cisapride, pimozide, quinidine, bépridil ou alcaloïdes de l'ergot)

Inhibiteurs de protéines kinases (XIX) Cible : VEGFR, EGFR et RET

Vandétanib *Liste I-100 %-Coll-Prescription hospitalière spécialisée*

CAPRELSA	30 cp. 100 mg ou 300 mg	100 à 300 mg × 1 fois/jour (1)

1. Chez l'enfant > 5 ans, la posologie est adaptée à la surface corporelle et peut varier de 100 mg tous les 2 jours à 300 mg/jour.

Contre-indications

QTc long congénital, QTc > 480 millisecondes, médicament allongeant l'intervalle QTc
Grossesse et allaitement

Propriétés

- Inhibiteur puissant du récepteur 2 du facteur de croissance de l'endothélium vasculaire (VEGFR-2), des tyrosines kinases du récepteur de l'EGFR et de la tyrosine kinase de RET, qui entraîne une inhibition de la migration, de la prolifération et de la survie des cellules endothéliales stimulées par le VEGF et de la formation de nouveaux vaisseaux. Inhibition de la prolifération et de la survie cellulaire EGFR dépendante. Inhibition de la forme sauvage et de la majorité des formes mutées activées de RET
- Absorption lente (Cmax entre 4 et 10 heures) et accumulation progressive, équilibre atteint en 2 mois, forte liaison aux protéines plasmatiques (94 %), faible métabolisation par CYP 3A4, élimination par les selles (44 %) et urinaire (25 %)

Indications

- Cancer médullaire de la thyroïde localement avancé non opérable ou métastatique

Effets indésirables, précautions d'emploi et interactions médicamenteuses

- Très fréquents (> 10 %) : infections des voies aéro-digestives supérieures, infections urinaires, asthénie, douleurs, œdèmes, céphalées, paresthésies, vertiges, insomnies, dépression, photosensibilité, éruption cutanée, troubles de la vision, opacités cornéennes, douleurs abdominales, diarrhée, nausées, vomissements, dyspepsie, baisse de l'appétit, hypocalcémie, protéinurie, lithiase rénale, allongement de l'intervalle QTc, hypertension
- Fréquents (1 à 10 %) : élévation des transaminases, hypokaliémie, hypercalcémie, hyperglycémie, déshydratation, hyponatrémie, hypothyroïdie
- Surveillance systématique : TA car risque de crise hypertensive, ECG, kaliémie, calcémie, magnésémie et TSH, à renouveler à 1, à 3, à 6 et à 12 semaines après le début du traitement, puis tous les 3 mois. Arrêt du traitement si intervalle QTc ≥ 500 millisecondes
- Risque de syndrome de leuco-encéphalopathie postérieure réversible : faire une IRM cérébrale systématique chez tous les patients présentant des troubles neurologiques
- Éviter l'exposition solaire du fait du risque de photosensibilisation
- Arrêt du traitement en cas de diarrhée sévère de grade 3-4. Traitement symptomatique
- En cas d'insuffisance rénale ou hépatique, utilisation non recommandée
- En cas de symptômes respiratoires (dypnée, toux, fièvre), rechercher une pneumopathie interstitielle
- ***Associations contre-indiquées*** : médicaments allongeant l'intervalle QTc tels que cisapride, érythromycine IV, torémifène, mizolastine, mixofloxacine, arsenic, anti-arythmiques des classes IA et III. L'utilisation concomitante de l'ondansétron n'est pas recommandée
- *Associations à prendre en compte* : inducteurs du CYP 3A4 (rifampicine, millepertuis, carbamazépine, phénobarbital). Augmentation des concentrations plasmatiques de digoxine et de dabigatran en cas d'utilisation concomitante. Diminution des concentrations de metformine
- Possibilités d'interactions avec les AVK : surveillance plus fréquente de l'INR

Inhibiteurs de protéines kinases (XX)
Cible : ALK

Céritinib *Liste I-Coll-Rétrocédable-Prescription hospitalière réservée aux oncologues*

ZYKADIA	150 gél. 150 mg	450 mg/jour en une prise avec de la nourriture

Contre-indications
Grossesse et allaitement

Propriétés

- Inhibiteur puissant et hautement sélectif de l'anaplastic lymphoma kinase (ALK). Le céritinib inhibe l'autophosphorylation d'ALK, la phosphorylation induite par ALK des protéines de signalisation situées en aval et la prolifération des cellules cancéreuses ALK-dépendantes. La translocation du gène ALK détermine l'expression de la protéine de fusion et l'altération de la voie de signalisation d'ALK qui en résulte dans le CBNPC
- Absorption de 25 %, métabolisation par CYP 3A4, demi-vie de 31 à 41 heures, élimination dans les selles majoritairement

Indications

- Cancer bronchique non à petites cellules (CBNPC) avancé avec réarrangement du gène anaplastic lymphoma kinase (ALK)-positif chez les patients adultes préalablement traités par crizotinib ou en première ligne en monothérapie

Effets indésirables

- Très fréquents (> 10 %) : fatigue, diarrhée, vomissements, douleurs abdominales, élévation des transaminases et de la créatininémie
- Fréquents (1 à 10 %) : troubles de la vision, pneumopathie interstitielle diffuse, insuffisance rénale, allongement de l'intervalle QTc, bradycardie, péricardite, œdèmes, syncope, pancréatite, anémie, leucopénie, hyperglycémie

Précautions d'emploi et interactions médicamenteuses

- Surveillance de la fonction hépatique : à l'instauration du traitement puis toutes les semaines pendant les 2 premiers mois puis tous les mois. En cas d'insuffisance hépatique modérée à sévère, le traitement n'est pas recommandé
- Surveillance de la NFP au cours des premiers mois de traitement et ionogramme sanguin trimestriel
- Surveillance cardiologique avec ECG de référence (avant l'instauration et contrôlé dans les 15 premiers jours de traitement) puis en cas de complications cardiaques ou ajustements de dose ; mensuel en cas de co-prescription d'un médicament allongeant le Qtc
- En cas d'oubli de prise, il est possible de rattraper la dose sauf si la suivante est prévue dans moins de 12 heures
- **Associations déconseillées** : inducteurs ou inhibiteurs puissants de CYP 3A, médicaments allongeant l'intervalle QT ou bradycardisants
- *Associations à prendre en compte* : alfentanil, cisapride, ciclosporine, dérivés de l'ergot de seigle, fentanyl, pimozide, quinidine, sirolimus, tacrolimus

Inhibiteurs des protéines kinases (XXI)
Cibles : ALK et RET

Alectinib *Liste I-100 %-Coll-Prescription hospitalière réservée aux spécialistes en oncologie*

ALECENSA	224 gél. 150 mg	600 mg × 2 fois/jour (1) (2) (3)

1. Au cours d'un repas (posologie quotidienne totale de 1 200 mg, soit 8 gélules).
2. Insuffisance hépatique sévère (Child-Pugh C) : la posologie initiale recommandée est de 450 mg × 2 fois/jour au cours d'un repas (posologie quotidienne totale de 900 mg).
3. La gestion des événements indésirables peut nécessiter une réduction de la posologie, une interruption temporaire ou un arrêt de traitement. La posologie doit être réduite par palier de 150 mg × 2 fois/jour en fonction de la tolérance. Le traitement doit être définitivement arrêté en cas d'intolérance à la dose de 300 mg × 2 fois/jour.

Contre-indications

Âge < 18 ans, grossesse, allaitement

Propriétés

- Inhibiteur sélectif d'ALK et de RET, ayant démontré une activité *in vitro* et *in vivo* contre les formes mutantes de l'enzyme ALK, dont les mutations responsables de la résistance au crizotinib. L'alectinib n'est pas un substrat de la protéine P-gp ou de la BCRP, et par conséquent est en mesure de se distribuer et d'être retenu au sein du système nerveux central
- Cmax : 4 à 6 heures, équilibre atteint en 7 jours. Biodisponibilité (37 %) accrue au cours d'un repas riche en graisses (triplement *versus* une prise à jeun). Liaison > 99 % aux protéines plasmatiques. Transformation à 50 % en métabolite actif M4 par le CYP 3A4. Élimination fécale > 80 %. Risque de surdosage en cas d'insuffisance hépatique modérée à sévère. Pas de modification cinétique significative en cas d'insuffisance rénale légère ou modérée

Indications

- Cancer bronchique non à petites cellules (CBNPC) avancé avec un réarrangement du gène anaplastic lymphoma kinase (ALK-positif) (première ligne de traitement)
- Cancer bronchique non à petites cellules (CBNPC) avancé ALK-positif chez les patients adultes préalablement traités par crizotinib

Effets indésirables

- Très fréquents (> 10 %) : anémie
- Fréquents (1 à 10 %) : dysgueusie, trouble de la vision, bradycardie (< 50 bpm), nausées, diarrhée, constipation, rash cutané, myalgies avec augmentation des CPK (exceptionnellement sévères), stomatite, photosensibilisation, insuffisance rénale, élévation de la bilirubine, des CPK, œdèmes, prise de poids, hépatotoxicité

Précautions d'emploi et interactions médicamenteuses

- Médicament déconseillé en cas d'intolérance au lactose
- Surveillance d'éventuels signes respiratoires : risque de pneumopathie interstitielle
- Si myalgies : surveillance bimensuelle des CPK
- Surveillance du bilan hépatique toutes les 2 semaines durant 3 mois
- Insuffisance hépatique : réduction posologique
- Contraception durant tout le traitement et pendant 3 mois après l'arrêt
- *Associations déconseillées* : médicaments bradycardisants, inhibiteurs puissants du CYP 3A4 (ritonavir, saquinavir, télithromycine, kétoconazole, itraconazole, voriconazole, posaconazole, néfazodone, pamplemousse, oranges amères), risque de majoration des toxicités de l'alectinib

Inhibiteurs de protéines kinases (XXII)
Cible : ALK et RET

Crizotinib *Liste I-100 %-Coll-Prescription hospitalière réservée aux spécialistes en oncologie*

XALKORI	60 gél. 200 mg ou 250 mg	250 mg × 2 fois/jour jusqu'à progression ou toxicité inacceptable (1)

1. Une interruption ou une diminution de dose peuvent être justifiées en fonction de la tolérance. Lorsqu'une diminution de dose est nécessaire, la dose doit être réduite à 200 mg × 2 fois/jour. Si une nouvelle diminution est nécessaire, réduction à 250 mg/jour en prise unique.

Contre-indications

Insuffisance hépatique sévère, âge < 18 ans
Grossesse et allaitement

Propriétés

- Inhibiteur sélectif du récepteur à activité tyrosine kinase ALK (*anaplastic lymphoma kinase*), de ses variants oncogéniques et du facteur de croissance des hépatocytes (HGFR, c-Met) entraînant une inhibition de la croissance et l'apoptose dans les lignées de cellules tumorales présentant des variants de fusion ALK (dont EML4-ALK et NPM-ALK) ou présentant une amplification des locus géniques ALK ou Met
- Biodisponibilité de 43 %, Cmax de 4 à 6 heures, forte liaison aux protéines plasmatiques (91 %), volume de distribution (VSS) de 1 772 l (donc large distribution tissulaire), métabolisation hépatique par CYP 3A4/5, élimination principale par les fèces (63 %), demi-vie de 42 heures (état d'équilibre atteint en 15 jours)

Indications

- Cancer bronchique non à petites cellules (ALK positif ou ROS-1 positif), avancé en première ligne ou après un traitement antérieur

Effets indésirables

- Très fréquents (> 10 %) : troubles de la vision (58 %), nausées (54 %), vomissements (41 %), diarrhée (42 %), constipation, œdèmes, neuropathie périphérique, étourdissements, dysgueusie, asthénie, anorexie, hépatite parfois grave, neutropénie
- Fréquents (1 à 10 %) : troubles œsophagiens, éruption cutanée, dyspepsie, pneumopathie interstitielle, bradycardie, allongement du QT, insuffisance cardiaque parfois sévère, leucopénie, lymphopénie, anémie, hypophosphatémie
- Rares (< 1 %) : perforation gastro-intestinale

Précautions d'emploi et interactions médicamenteuses

- Un bilan hépatique doit être réalisé 2 fois/mois pendant 2 mois, puis 1 fois/mois
- Surveillance de la NFS, de la fonction rénale, de l'acuité visuelle, de la fonction cardiaque (et de l'intervalle QT) et de la survenue d'une pneumopathie interstitielle
- *Associations déconseillées* : inhibiteurs puissants du CYP 3A (augmentation des concentrations), inducteurs puissants du CYP 3A (diminution des concentrations), médicaments allongeant l'intervalle QT, bradycardisants (inhibiteurs calciques, bêta-bloquants...)
- *Associations à prendre en compte* : alfentanil, cisapride, ciclosporine, dérivés de l'ergot de seigle, fentanyl, pimozide, quinidine, sirolimus, tacrolimus, contraceptifs oraux, irinotécan

Inhibiteurs de protéines kinases (XXIII)
Cible : ALK et ROS-1

Lorlatinib *Liste I-100 %-Coll-Prescription hospitalière réservée aux oncologues*

LORVIQUA	30 cp. 25 mg ou 100 mg	A. 100 mg/jour en une prise, jusqu'à progression ou toxicité inacceptable

Contre-indications
Hypersensibilité connue au produit Insuffisance hépatique sévère Grossesse, allaitement, âge < 18 ans

Propriétés

- Petite molécule inhibitrice des tyrosines kinases de l'ALK (kinase du lymphome anaplasique) et de C-ros oncogène 1 (ROS-1), efficace notamment sur les mutants ALK G1202R et I1171T, connus pour conférer une résistance à l'alectinib, au brigatinib, au céritinib et au crizotinib. Cette molécule passe la barrière hémato-encéphalique chez l'animal
- Tmax médian de 1,2 heure après une dose unique de 100 mg, biodisponibilité moyenne : 81 %, non influencée par la prise alimentaire, liaison aux protéines plasmatiques : 66 %, métabolisation par CYP 3A4 et UGT 1A4, demi-vie plasmatique : 24 heures, élimination à 42 % dans les selles et 48 % dans les urines

Indications

- Cancer bronchique non à petites cellules avancé ALK positif, dont la maladie a progressé après soit alectinib ou céritinib comme premier traitement par un inhibiteur ALK, soit crizotinib et au moins un autre inhibiteur ALK

Effets indésirables

- Très fréquents (> 10 %) : prise de poids, œdèmes, fatigue, troubles de l'humeur, céphalées, hallucinations, neuropathie périphérique, troubles cognitifs, troubles visuels (dont diplopie, phosphènes...), anémie, hypercholestérolémie, hypertriglycéridémie
- Fréquents (1 à 10 %) : troubles de la parole, dysgueusie, arthralgies, myalgies, nausées, vomissements, diarrhée, constipation, augmentation de l'amylase et de la lipase, pneumopathie interstitielle

Précautions d'emploi et interactions médicamenteuses

- Surveillance du bilan lipidique et traitement hypolipémiant si nécessaire
- Surveillance de l'électrocardiogramme et de la FEVG avant et pendant le traitement (risque de majoration d'un bloc AV et/ou de dégradation de la FEVG)
- Surveillance amylase/lipase : risque d'augmentation avec un délai médian de 70 jours, pouvant conduire à une pancréatite (surtout si hypertriglycéridémie concomitante)
- Surveillance de tout symptôme respiratoire pouvant faire évoquer une pneumopathie interstitielle nécessitant l'interruption temporaire voire définitive du traitement
- Contraception recommandée durant tout le traitement et pendant 14 semaines après l'arrêt chez l'homme et 35 jours chez la femme (contraceptifs hormonaux déconseillés)
- ***Associations contre-indiquées*** : inducteur puissant du CYP 3A4/5
- ***Associations déconseillées*** : substrats du CYP 3A4/5 : alfentanyl, ciclosporine, ergotamine, fentanyl, contraceptifs hormonaux, pimozide, quinidine, sirolimus, tacrolimus (risque de diminution d'efficacité de ces médicaments)

Inhibiteurs de protéines kinases (XXIV)
Cible : ALK, ROS-1 et IGF-1R

Brigatinib *Liste I-100 %-Coll-Prescription hospitalière réservée aux spécialistes en oncologie*

ALUNBRIG	28 cp. 30 mg 7 ou 28 cp. 90 mg 28 cp. 180 mg	A. 90 mg × 1 fois/jour pendant 7 jours puis 180 mg/jour pendant ou en dehors des repas (1)

1. En fonction des effets indésirables, la dose peut être réduite par paliers : 120 mg, 90 mg puis 60 mg.

Contre-indications

Hypersensibilité connue au produit
Grossesse et allaitement

Propriétés

- Inhibiteur de la tyrosine kinase ciblant ALK, ROS-1 (c-ros oncogene 1) et IGF-1R (insulin-like growth factor 1 receptor) inhibant la prolifération cellulaire
- Tmax : 1 à 4 heures, liaison modérée aux protéines plasmatiques, métabolisation par le CYP 3A4

Indications

- Cancer bronchique non à petites cellules avancé avec un réarrangement du gène anaplastic lymphoma kinase (ALK positif) en monothérapie en première ligne

Effets indésirables

- Très fréquents (> 10 %) : fièvre, œdèmes, éruption cutanée, HTA, vomissements, diarrhée, myalgies, toux, pneumonie inflammatoire (parfois grave : > 2 %), dyspnée, tachycardie, bradycardie, céphalées, troubles visuels, neuropathie périphérique, neutropénie, anémie, hyperglycémie, hypercalcémie, hyponatrémie, hypokaliémie, hypertransaminasémie, élévation des CPK, hypercréatininémie
- Fréquents (1 à 10 %) : thrombopénie, insomnie, dysgueusie, sécheresse buccale, hyperbilirubinémie, hypercholestérolémie
- Rares (< 1 %) : pancréatite, allongement de l'intervalle QT

Précautions d'emploi

- Surveillance du bilan hépatique : à l'initiation du traitement puis toutes les 2 semaines pendant les 3 premiers mois de traitement, puis périodiquement
- Surveillance biologique régulière : NFS, CPK, amylase, lipase, glycémie
- Surveillance de la pression artérielle et de la fréquence cardiaque régulière
- Surveillance pulmonaire étroite au cours de la 1re semaine de traitement
- En cas d'oubli d'une prise ou de vomissements survenant après la prise d'une dose, prendre la prise suivante telle que planifiée
- Adaptation de posologie en cas d'insuffisance rénale sévère
- Une contraception est recommandée durant tout le traitement et pendant 4 mois après l'arrêt

Interactions médicamenteuses

- *Associations déconseillées* : médicaments bradycardisants, inhibiteurs et inducteurs puissants du CYP 3A4, pamplemousse

Inhibiteurs de protéines kinases (XXV)
Cible : JAK

Ruxolitinib *Liste I-100 %-Coll-Disponible en ville-Prescription hospitalière réservée aux spécialistes en hématologie*

JAKAVI	56 cp. 5 mg, 10 mg, 15 mg ou 20 mg	*Myélofibrose* : A. 20 g × 2 fois/jour (1) *Maladie de Vaquez* : A. 10 mg × 2 fois/jour

1. Si taux de plaquettes compris entre 100 000 et 200 000/mm^3 : 15 mg × 2 fois/jour. Si taux de plaquettes compris entre 50 000 et 100 000/mm^3 : 5 mg × 2 fois/jour.

Contre-indications

Grossesse et allaitement

Propriétés

- Inhibiteur de tyrosines kinases, les *Janus Associated Kinases* (JAK1 et JAK2), bloquant les signaux cellulaires liés à JAK et modifiant l'activation des cytokines (IL6, TNF) ou des facteurs de croissance, notamment hématopoïétiques
- Concentration maximale 1 heure après l'administration *per os*, métabolisation par le CYP 3A4, demi-vie d'élimination : 3 heures

Indications

- Splénomégalie ou symptômes liés à une myélofibrose primitive ou une myélofibrose secondaire à la maladie de Vaquez ou à la thrombocytopénie essentielle
- Maladie de Vaquez en cas de résistance ou d'intolérance à l'hydroxyurée

Effets indésirables (28 % d'arrêts de traitement)

- Très fréquents (> 10 %) : anémie (82 %), thrombopénie (70 %), neutropénie (16 %), saignements (33 %, dont graves 5 %), étourdissements, céphalées, prise de poids, infections urinaires, hypertransaminasémie, hypercholestérolémie
- Fréquents (1 à 10 %) : flatulences, infections (pneumonie, zona), acouphènes, confusion, dyspnée, neuropathie périphérique, carcinomes cutanés, leuco-encéphalopathie multifocale progressive

Précautions d'emploi et interactions médicamenteuses

- Myélosuppression : NFP avant le traitement, puis toutes les semaines au début, puis toutes les 2 à 4 semaines. Le traitement doit être interrompu si taux de plaquettes < 50 000/mm^3 ou nombre de neutrophiles < 500/mm^3
- Recherche préalable de contact tuberculeux, d'infections actives et surveillance
- Surveillance neurologique (risque de LEMP)
- Insuffisance rénale sévère et insuffisance hépatique : dose initiale réduite
- En cas d'omission de dose, le patient ne doit pas prendre une nouvelle dose et attendre la suivante selon la prescription habituelle
- Le traitement ne doit pas être arrêté brusquement (effet rebond après 1 semaine) : une diminution progressive des doses, toutes les 2 semaines, est indispensable
- ***Associations à utiliser avec précaution*** : inhibiteurs puissants du CYP 3A4 : réduire la dose de ruxolitinib; inducteurs enzymatiques du CYP 3A4 : surveiller les patients et adapter la dose en fonction de la tolérance et de l'efficacité

Inhibiteurs de protéines kinases (XXVI) Cible : BRAF

Vémurafénib *Liste I-100 %-Coll-Prescription hospitalière réservée aux oncologues*

ZELBORAF	56 cp. 240 mg	960 mg (soit 4 cp.) × 2 fois/jour à 12 heures d'intervalle

Contre-indications
Grossesse et allaitement

Propriétés

- Agent inhibiteur de la sérine-thréonine kinase BRAF activée par la mutation V600 stimulant la prolifération cellulaire. Le médicament n'est actif qu'en cas de mutation BRAF V600 qui doit donc être préalablement recherchée
- Variabilité pharmacocinétique interindividuelle élevée, biodisponibilité mal connue, Cmax d'environ 4 heures, forte liaison aux protéines plasmatiques (99 %), métabolisation principalement par l'enzyme CYP 3A4, mais le composé parent reste prédominant dans le plasma (95 %), demi-vie de 30 à 120 heures, élimination dans les selles (94 %)

Indications

- Mélanome non résécable ou métastatique avec mutation BRAF V600

Effets indésirables

- Très fréquents (> 10 %) : fatigue, fièvre, œdèmes périphériques, arthralgies, myalgies, photosensibilité, kératose actinique, éruption cutanée, alopécie, sécheresse cutanée, diarrhée, vomissements, constipation, toux, céphalées, dysgueusie, baisse de l'appétit, carcinome cutané épidermoïde, élévation des gamma-GT
- Fréquents (1 à 10 %) : arthrite, syndrome mains-pieds, érythème noueux, maladie de Dupuytren, kératose pilaire, uvéite, décollement de rétine, paralysie du nerf facial, folliculite, kérato-acanthome cutané, élévation des transaminases, des phosphatases alcalines, de la bilirubine
- Potentialisation de la toxicité radio-induite (peau, poumons, appareil digestif, vessie) avec lésions parfois fatales → prudence si radiothérapie

Précautions d'emploi et interactions médicamenteuses

- Arrêt immédiat du traitement en cas de réaction sévère d'hypersensibilité (risque d'anaphylaxie, de syndrome de Stevens-Johnson ou de Lyell)
- Allongement de l'intervalle QT : vérification et correction des anomalies hydro-électrolytiques (dont magnésémie), éviter le traitement en cas de QT long ou prise concomitante de médicaments prolongeant l'intervalle QT. Surveillance ECG et ionogramme réguliers
- Surveillance oculaire : uvéite, iritis et occlusion de la veine rétinienne
- En raison de la survenue de carcinomes cutanés épidermoïdes : évaluation dermatologique avant l'instauration de traitement et exérèse de toute lésion suspecte. En cas de carcinome cutané épidermoïde, il est possible de poursuivre le traitement sans adaptation
- Surveillance une fois par mois des enzymes hépatiques
- Pas d'exposition solaire au cours du traitement : risque de photosensibilisation
- Risques d'augmentation de l'exposition plasmatique des médicaments métabolisés par CYP 1A2 et de diminution de l'exposition plasmatique des médicaments métabolisés par le CYP 3A4 (dont les contraceptifs oraux)
- Surveillance renforcée de l'INR en cas de traitement concomitant par warfarine

Inhibiteurs de protéines kinases (XXVII) Cible : BRAF

Encorafénib *Liste I-100 %-Coll-Prescription hospitalière spécialisée*

BRAFTOVI	28 gél. 50 mg 42 gél. 75 mg	A. 450 mg × 1 fois/jour (6 × 75 mg) en une prise pendant ou en dehors des repas en association au binimétinib

Contre-indications
Grossesse et allaitement

Propriétés
- Inhibiteur de protéine kinase, puissant et hautement sélectif de la kinase de RAF, ce qui inhibe la prolifération cellulaire des mélanomes BRAF V600+
- Tmax de 1,5 à 6 heures, biodisponibilité 86 %, liaison modérée aux protéines plasmatiques, métabolisation par CYP 3A4, CYP 2D6 et CYP 2C19, élimination équitable dans les selles et les urines

Indications
- Mélanome non résécable ou métastatique porteur d'une mutation BRAF V600. L'encorafénib doit être associé au binimétinib
- Cancer colorectal métastatique avec mutation BRAF V600E, ayant reçu un traitement systémique antérieur, en association au cétuximab

Effets indésirables
- Très fréquents (> 10 %) : insomnie, céphalées, neuropathie périphérique, troubles visuels, uvéite, décollement de rétine (30 % de grade 1/2), hémorragie, thrombo-embolie veineuse, hypertension, nausées, diarrhée, vomissements, constipation, prurit, alopécie, arthrlagies, érythrodyesthésie palmo-plantaire, hyperkératose, sécheresse cutanée, carcinome épidermoïde cutané, anémie
- Fréquents (1 à 10 %) : dermatite acnéiforme, érythème, insuffisance rénale, rhabdomyolyse, œdèmes périphériques, élévation des CPK, transaminases, lipases

Précautions d'emploi
- La prise en charge de certains effets indésirables peut nécessiter une interruption du traitement et/ou une réduction posologique
- Adaptation de posologie en cas d'insuffisance hépatique légère et administration non recommandée en cas d'insuffisance hépatique modérée à sévère
- Surveillance FEVG et ECG avant le traitement puis un mois après le début du traitement puis tous les 3 mois
- Allongement de l'intervalle QT : vérification et correction des anomalies hydro-électrolytiques. Surveillance ECG et ionogramme régulière
- Surveillance oculaire : uvéite, iritis, occlusion rétinienne, décollement de rétine
- En raison de la survenue de carcinomes cutanés épidermoïdes, surveillance dermatologique dès l'instauration du traitement et exérèse de toute lésion suspecte
- En cas d'oubli de prise, reprendre la prise sauf s'il reste moins de 12 heures d'ici la prise suivante
- En cas de vomissement, prendre la prise suivante telle que planifiée
- Une contraception est recommandée durant tout le traitement et pendant 1 mois après l'arrêt

Interactions médicamenteuses
- *Associations déconseillées* : inhibiteurs et inducteurs puissants du CYP 3A4

Inhibiteurs de protéines kinases (XXVIII)
Cible : BRAF

Dabrafénib *Liste I-100 %-Coll-Prescription hospitalière spécialisée*

TAFINLAR	120 gél. 50 mg ou 75 mg	150 mg × 2 fois/jour (1)

1. Recommandations relatives à la réduction des doses : dose complète : 150 mg × 2 fois/jour, première réduction de dose : 100 mg × 2 fois/jour, deuxième réduction de dose : 75 mg × 2 fois/jour, troisième réduction de dose : 50 mg × 2 fois/jour.

Contre-indications

Insuffisance rénale sévère, insuffisance hépatique modérée à sévère, âge < 18 ans
Grossesse et allaitement

Propriétés

- Inhibiteur des protéines kinases BRAF dont les mutations oncogéniques conduisent à une activation de la voie RAS/RAF/MEK/ERK, impliquée dans la prolifération cellulaire
- Biodisponibilité de 95 % (réduite de 30 à 50 % si nourriture), concentration maximale en 2 heures, liaison de 99,7 % aux protéines plasmatiques, métabolisation par CYP 2C8 et CYP 3A4, demi-vie : 8 heures, élimination dans les selles (71 %) et les urines (23 %)

Indications

- Mélanome non résécable ou métastatique porteur d'une mutation BRAF V600, en monothérapie ou en association au tramétinib
- Cancer bronchique avancé non à petites cellules, porteur d'une mutation BRAF V600, en association au tramétinib

Effets indésirables

- Très fréquents (> 10 %) : fièvre, fatigue, frissons, céphalées, tumeur bénigne cutanée (papillome), hyperkératose, alopécie, éruption cutanée, syndrome mains/pieds, arthralgies, nausées, vomissements, diarrhée, anorexie, toux
- Fréquents (1 à 10 %) : syndrome grippal, tumeurs cutanées : carcinome cutané épidermoïde, kératose séborrhéique, acrochordon (excroissance bénigne cutanée), carcinome cutané baso-cellulaire, sécheresse cutanée, prurit, kératose actinique, lésions cutanées, érythème, constipation, hypophosphatémie, hyperglycémie, diminution de la FEVG

Précautions d'emploi et interactions médicamenteuses

- Interrompre le traitement si fièvre (rares cas de fièvre avec déshydratation)
- Surveillance cutanée en raison du risque de tumeur induite. Surveillance TDM initiale puis tous les 6 mois en raison du risque d'apparition de tumeur maligne non cutanée
- Surveillance de la fonction visuelle (quelques cas d'uvéite)
- Contrôle systématique de l'ECG et des électrolytes avant traitement en raison du risque d'allongement de QT
- ***Associations déconseillées*** : inducteurs puissants des cytochromes CYP 2C8 ou CYP 3A4 (rifampicine, phénytoïne, carbamazépine, phénobarbital, millepertuis)
- *Associations à utiliser avec précaution* : inhibiteurs puissants de CYP 2C8 et CYP 3A4 (kétoconazole, clarithromycine, ritonavir, saquinavir, télithromycine, itraconazole, voriconazole, posaconazole, atazanavir). Le dabrafénib est un inducteur des enzymes de métabolisation, ce qui peut entraîner une perte d'efficacité de nombreux médicaments couramment utilisés (dont antiviraux, digoxine, warfarine)

Inhibiteurs de protéines kinases (XXIX)
Cible : MEK1, MEK2

Binimétinib *Liste I-100 %-Coll-Prescription hospitalière*

MEKTOVI	84 cp. 15 mg	A. 45 mg × 2 fois/jour à 12 heures d'intervalle pendant ou en dehors des repas en association à l'encorafénib (1)

1. Si le traitement par le binimétinib est temporairement interrompu, la dose d'encorafénib doit être réduite à 300 mg × 1 fois/jour pendant cette interruption.

Contre-indications
Insuffisance hépatique modérée à sévère
Grossesse et allaitement

Propriétés
- Inhibiteur non compétitif de MEK1 et MEK2 (mitogen activated extracellular signal regulated kinase 1 et 2) donc inhibiteur de la voie proliférative des MAPK (MAPkinases)
- Absorption 50 %, Tmax de 1,5 heure, liaison aux protéines plasmatiques 97 %, catalyse par CYP 3A2 et CYP 2C19 et formation de métabolite actif (20 %), élimination fèces et urines (31 %)

Indications
- Mélanome non résécable ou métastatique porteur d'une mutation BRAF V600. Le binimétinib doit être associé à l'encorafénib

Effets indésirables
- Très fréquents (> 10 %) : céphalées, neuropathie périphérique, dysgueusie, décollement de rétine, uvéite, hémorragie, thrombose, hypertension, nausées, diarrhée, vomissements, constipation, prurit, alopécie, arthralgies, œdèmes périphériques, hyperkératose, élévation des CPK et transaminases, anémie
- Fréquents (1 à 10 %) : réactions d'hypersensibilité, photosensibilité, syndrome mains-pieds, panniculite, carcinome épidermoïde cutanée, dermatite acnéiforme, érythème, insuffisance rénale

Précautions d'emploi et interactions médicamenteuses
- La prise en charge de certains effets indésirables peut nécessiter une interruption du traitement et/ou une réduction posologique
- Surveillance FEVG (initialement > 55 %) et pression artérielle avant le traitement puis un mois après le début du traitement puis tous les 3 mois
- Surveillance CPK, créatinine et transaminases tous les mois pendant les 6 premiers mois
- Surveillance oculaire : uvéite, iritis, occlusion veineuse rétinienne, décollement de rétine
- Prudence en cas d'antécédents thrombo-emboliques
- En raison de la survenue de carcinomes cutanés épidermoïdes, surveillance dermatologique dès l'instauration du traitement et jusqu'à 6 mois après l'arrêt. Exérèse de toute lésion suspecte
- En cas d'oubli de prise, reprendre la prise sauf s'il reste moins de 6 heures d'ici la prise suivante
- En cas de vomissement, prendre la prise suivante telle que planifiée
- Une contraception est recommandée durant tout le traitement et pendant 1 mois après l'arrêt
- *Associations déconseillées* : inducteurs de l'UGT 1A1 (rifampicine, phénobarbital) et inhibiteurs (indinavir, atazanavir, sorafénib)
- *Associations à prendre en compte* : inducteurs des enzymes CYP 1A2 et inducteurs de la Pgp (millepertuis, phénytoïne) qui peuvent réduire l'activité

Inhibiteur de protéines kinases (XXX) Cible : MEK1, MEK2

Cobimétinib *Liste I-100 %-Coll-Prescription hospitalière réservée aux spécialistes en oncologie*

COTELLIC	63 cp. 20 mg	60 mg/jour en une prise pendant 21 jours puis 7 jours de repos

Tramétinib *Liste I-100 %-Coll-Prescription hospitalière réservée aux spécialistes en oncologie*

MEKINIST (1) *Conserver de + 2° C à + 8° C et à l'abri de la lumière*	30 cp. 0,5 mg ou 2 mg	2 mg/jour en une prise (2)

1. *RTU* : l'association tramétinib + dabrofénib est autorisée dans le traitement adjuvant des patients adultes atteints d'un mélanome de stade III porteurs d'une mutation BRAF V600 après résection complète.
2. Le médicament doit être pris au moins 1 heure avant ou 2 heures après un repas.

Contre-indications
Insuffisance hépatique sévère
Âge < 17 ans, grossesse et allaitement

Propriétés

- Inhibiteurs allostériques, réversibles et sélectifs de l'activation du signal régulé par MEK1 (Mitogen-activated Extracellular signal regulated Kinase 1) et MEK2 et de l'activité des kinases impliquées dans l'activation par des formes mutées de BRAF. L'association de cobimétinib au vémurafénib et de tramétinib au dabrafénib qui ciblent simultanément les protéines BRAF V600 mutées et MEK des cellules du mélanome conduit au renforcement de l'inhibition du signal intracellulaire et à la diminution de la prolifération tumorale
- Cmax en 1 h 30, état d'équilibre autour de 2 semaines, réduction de la biodisponibilité en cas de repas riche en graisses, liaison aux protéines plasmatiques (97 %), demi-vie > 5 jours, excrétion fécale majoritaire

Indications

- Mélanome non résécable ou métastatique porteur d'une mutation BRAF V600. Le tramétinib peut être associé au dobrafénib ou en monothérapie. Le cobiménitib doit être associé au vénurafénib
- Cancer bronchique non à petites cellules avancé porteur d'une mutation BRAF V600 en association au dobrafénib

Effets indésirables

- Très fréquents (> 10 %) : fatigue, œdème, fièvre, céphalées, vertiges, éruption cutanée, rétinopathies séreuses, vision trouble, éruption acnéiforme, sécheresse cutanée, prurit, alopécie, diarrhée, vomissements, constipation, douleurs abdominales, augmentation des transaminases, neutropénie
- Fréquents (1 à 10 %) : œdème facial, inflammation des muqueuses, syndrome mains/pieds, gerçures, cellulite, folliculite, paronychie, éruption pustuleuse, carcinome cutané épidermoïde, papillome, kératose séborrhéique, élévation des CPK, rhabdomyolyse
- Rares (< 1 %) : pneumopathie interstitielle, allongement de l'intervalle QT-c, hémorragies sévères (y compris intracrâniennes)

Précautions d'emploi et interactions médicamenteuses

- Dosage des enzymes hépatiques, des CPK et de la créatininémie initialement puis tous les mois
- Prudence en cas de traitement anticoagulant ou antiagrégant ou en cas de métastases cérébrales : risque accru de saignement
- Surveillance cardio-vasculaire avant traitement puis au cours de celui-ci. Traitement adapté en cas de survenue d'une HTA
- En cas de symptômes respiratoires (dyspnée, toux, fièvre, hypoxie), rechercher une pneumopathie interstitielle
- Surveillance ophtalmologique, en particulier en cas d'antécédents de thrombose rétinienne, glaucome, diabète non équilibré
- Surveillance cutanée régulière indispensable compte tenu du risque de carcinome cutané épidermoïde
- ***Associations à éviter*** : inhibiteurs puissants du CYP 3A (ritonavir, cobicistat, télaprévir, lopinavir, itraconazole, voriconazole, clarithromycine, télithromycine, posaconazole, néfazodone et jus de pamplemousse)
- *Associations à prendre en compte* : autres médicaments puissants inhibiteurs de la P-gp (vérapamil, ciclosporine, ritonavir, quinidine, itraconazole)

Inhibiteurs de protéines kinases (XXXI)
Cible : mTOR

Évérolimus *Liste I-100 %-Coll-Prescription hospitalière (réservée aux oncologues pour Afinitor)*

AFINITOR[G]	30 cp. 2,5 mg, 5 mg ou 10 mg	10 mg en 1 prise orale par jour (1)
VOTUBIA	30 cp. 2,5 mg, 5 mg ou 10 mg 30 cp. dispersibles 2 mg, 3 mg ou 5 mg	2,5 mg à 7,5 mg × 1 fois/jour (2), (3), (4) et (5)

1. Traitement poursuivi aussi longtemps qu'un bénéfice clinique est observé ou jusqu'à la survenue d'une toxicité inacceptable.
   La dose recommandée est de 10 mg 1 fois/jour à la même heure, avec ou sans aliment de façon constante, comprimés avalés entiers avec un verre d'eau.
   Ajustement de la posologie en cas d'effets indésirables :
- Ce peut être une réduction et/ou une interruption temporaire (ex. : pendant 1 semaine) suivie d'une reprise du traitement à la dose de 5 mg.
- S'il est nécessaire de diminuer la posologie, la dose recommandée est de 5 mg/jour.
- Patients âgés (≥ 65 ans) : aucune adaptation de la posologie n'est nécessaire.
- Insuffisance hépatique : chez des patients présentant une insuffisance hépatique modérée (classe B de Child-Pugh), la posologie doit être réduite à 5 mg/jour.

2. Surface corporelle (SC) ≤ 1,2 m^2 : dose quotidienne initiale de 2,5 mg.
   Surface corporelle (SC) de 1,3 à 2,1 m^2 : dose quotidienne initiale de 5 mg.
   Surface corporelle (SC) ≤ 2,2 m^2 : dose quotidienne initiale de 7,5 mg.
3. Le suivi thérapeutique des concentrations sanguines d'évérolimus à l'aide d'un dosage validé est obligatoire chez les patients traités pour un SEGA (*SubEpendymal Giant cell Astrocytoma*). Les concentrations résiduelles doivent être déterminées environ 2 semaines après la première dose, après toute modification de dose, après l'instauration ou la modification d'un traitement concomitant par des inducteurs ou des inhibiteurs du CYP 3A4.
4. Dans l'angiomyolipome, la posologie est de 10 mg 1 fois/jour, à adapter en fonction de la tolérance et des fonctions hépatiques.
5. Chez l'enfant de 1 à 3 ans, la dose initiale est de 4,5 mg/m^2, adaptée pour obtenir une concentration sanguine résiduelle de 5 à 15 mg/ml.

Contre-indications
Hypersensibilité aux autres dérivés de la rapamycine Grossesse et allaitement

Propriétés

- Inhibiteur sélectif de mTOR, sérine thréonine kinase dont l'activité est connue comme étant dérégulée dans de nombreux cas de cancers humains
- Les concentrations maximales sont atteintes 1 heure après l'administration d'une dose orale de 5 à 10 mg à jeun ou avec un repas léger (sans matière grasse). Liaison aux protéines plasmatiques d'environ 74 % et métabolisme par le CYP 3A4 et la Pgp

Indications (chez les sujets > 18 ans)

- AFINITOR :
  - Traitement du cancer du rein avancé chez des patients ayant progressé sous ou après une thérapie ciblée anti-VEGF
  - Tumeurs neuro-endocrines d'origine gastro-intestinale ou pulmonaire à un stade avancé, non résécables ou métastatiques, bien ou moyennement différenciées et en progression
  - Cancer du sein avancé RH+, HER2 négatif, en association à l'exémestane, chez la femme ménopausée préalablement traitée par inhibiteur non stéroïdien de l'aromatase
- VOTUBIA :
  - Patients âgés de 1 an et plus, ayant un astrocytome sous-épendymaire à cellules géantes (SEGA) associé à une sclérose tubéreuse de Bourneville (STB), qui nécessitent une intervention thérapeutique mais qui ne sont pas candidats à une résection chirurgicale du SEGA
  - Épilepsie partielle pharmacorésistante associée à une sclérose tubéreuse de Bourneville, chez des patients de 2 ans et plus (en association)
  - Adultes ayant un angiomyolipome rénal associé à une STB qui présentent un risque de complications (taille de la tumeur, présence d'un anévrysme ou tumeurs multiples) mais qui ne nécessitent pas d'intervention chirurgicale immédiate

Effets indésirables

- Lymphopénie, anémie, thrombopénie, neutropénie, hyperglycémie, hypercholestérolémie, hypertriglycéridémie, hypertransaminasémie, augmentation de la créatinine
- Anorexie, déshydratation, insomnie, dysgueusie, céphalées, conjonctivite, œdème des paupières, hypertension, dyspnée, épistaxis, toux, hémoptysie, stomatite, diarrhée, mucite, vomissements, nausées, sécheresse buccale, douleur abdominale, hémorragie digestive, dysphagie, dyspepsie, fatigue, asthénie, œdème périphérique, douleur thoracique, pyrexie, altération de la cicatrisation des plaies, perte de poids
- Rash, sécheresse cutané, prurit, syndrome mains-pieds, érythème, exfoliation, altération des ongles, dermite acnéiforme

Précautions d'emploi

- La survenue de pneumopathies non infectieuses (12 %) nécessite une surveillance
- Les infections préexistantes doivent être traitées
- Il est recommandé de surveiller régulièrement la fonction rénale
- Avant l'âge de 1 an, l'efficacité et la sécurité n'ont pas été étudiées

Interactions médicamenteuses

- *Associations déconseillées* : les inhibiteurs puissants du CYP 3A4 entraînent une augmentation considérable de la concentration plasmatique de l'évérolimus et doivent être évités en particulier le jus de pamplemousse

Inhibiteurs de protéines kinases (XXXII)
Cible : mTOR

Temsirolimus *Liste I-Coll-Prescription hospitalière spécialisée*

TORISEL *Conserver entre + 2 °C et + 8 °C*	Fl. 1,2 mg à 25 mg/ml + flacon diluant	A. Perfusion IV (1) et (2) : posologies ci-dessous (3)

1. Une prémédication intraveineuse avec un antihistaminique doit être réalisée.
2. Les poches et conditionnements venant au contact du produit doivent être fabriqués en verre, en polyoléfine ou en polyéthylène. Les dispositifs en PVC ne doivent pas être utilisés.
3. Posologies :
   - Dans le carcinome rénal : perfusion IV de 25 mg en 30 à 60 minutes 1 fois/semaine.
   - Dans le lymphome des cellules du manteau : perfusion IV de 175 mg en 30 à 60 minutes 1 fois/semaine pendant 3 semaines (nécessitant une surveillance étroite en raison des événements indésirables) puis perfusion IV de 75 mg 1 fois/semaine.

Contre-indications

Insuffisance hépatique, vaccins vivants, grossesse

Propriétés

- Inhibiteur sélectif de la protéine sérine/thréonine kinase mTOR, il se lie à une protéine intracellulaire (FKBP-12), puis le complexe se lie à son tour à la protéine mTOR et en inhibe l'activité avec arrêt de la croissance au stade G1 des cellules tumorales
- Les demi-vies moyennes du temsirolimus et de son principal métabolite actif, le sirolimus, sont de 18 et 73 heures, l'élimination s'effectuant principalement dans les selles

Indications

- Cancer du rein avancé chez les patients présentant au moins 3 des 6 facteurs de risque pronostique de la classification du MSKCC (Motzer), en première intention
- Lymphome du manteau (LCM) en rechute et/ou réfractaire

Effets indésirables

- Très fréquents (> 10 %) : infections, anémie, nausée, rash, anorexie, œdème, asthénie, élévation de la créatinine, thrombopénie, dysgueusie, dyspnée, épistaxis, toux, douleurs abdominales, stomatite, diarrhées, prurit, acné, affections de l'ongle, sécheresse cutanée, arthralgies, hypokaliémie
- Fréquents (1 à 10 %) : élévation des transaminases, neutropénie, leucopénie, lymphopénie, conjonctivite, insuffisance rénale, dermatite exfoliative, hypophosphatémie, accidents thrombo-emboliques veineux, hypertension, réaction allergique/d'hypersensibilité, cataracte
- Rares mais potentiellement graves : réactions d'hypersensibilité, hyperglycémie, infections, pneumopathie interstitielle (surveillance respiratoire), hyperlipidémie et risque cardio-vasculaire accru, saignements intracérébraux, insuffisance rénale, perforation de l'intestin, altération de la cicatrisation, œdème papillaire, neuropathie optique

Précautions d'emploi et interactions médicamenteuses

- Chez le patient âgé ou insuffisant rénal, aucun ajustement n'est recommandé
- En cas d'insuffisance hépatique, administration prudente en raison de l'élimination biliaire et surveillance des transaminases
- Protection vis-à-vis du soleil et des rayons UV
- Les inducteurs du CYP 3A4 sont susceptibles de réduire les concentrations sanguines
- Les inhibiteurs du CYP 3A4 sont susceptibles d'augmenter les concentrations sanguines

Inhibiteurs de protéines kinases (XXXIII)
Cible : PI3K

Idélalisib *Liste I-100 %-Coll-Prescription hospitalière réservée aux spécialistes en oncologie ou en hématologie-Rétrocédable*

ZYDELIG	60 cp. 100 mg ou 150 mg	A. 150 mg × 2 fois/jour

Contre-indications
Âge < 18 ans, grossesse et allaitement

Propriétés
- Inhibiteur de la phosphatidylinositol 3-kinase p110 delta (PI3K delta), qui est hyperactive dans les tumeurs malignes à cellules B et joue un rôle majeur dans de multiples voies de signalisation à l'origine de la prolifération, la survie, la migration et la rétention des cellules tumorales dans les tissus lymphoïdes et la moelle osseuse. Induit l'apoptose et inhibe la prolifération des lignées cellulaires issues des lymphocytes B tumoraux
- Pic plasmatique après 2 à 4 heures, liaison aux protéines plasmatiques (94 %), demi-vie : 8,2 heures, élimination dans les selles (75 %) et les urines (15 %)

Indications
- Leucémie lymphoïde chronique (LCC) en association à un anti-CD20 chez des patients adultes ayant reçu au moins un traitement antérieur
- Lymphome folliculaire en monothérapie chez des patients adultes réfractaires à deux lignes de traitement antérieures

Effets indésirables
- Très fréquents (> 10 %) : infections, neutropénie, diarrhée, colites sévères (apparition plusieurs mois après le début du traitement), augmentation des transaminases
- Fréquents (1 à 10 %) : éruption cutanée, pneumopathie, fièvre, hyperglycéridémie
- Rares mais potentiellement graves : hépatite, diarrhée et colite, pneumonie, perforation intestinale, pneumocytose, infection à CMV

Précautions d'emploi et interactions médicamenteuses
- La prise d'aliment n'interfère pas sur l'efficacité du traitement
- En cas d'oubli d'une prise de moins de 6 heures, il est possible de prendre la dose. En cas d'oubli de prise de plus de 6 heures, ne pas prendre la dose manquée
- Recherche préalable de signes d'infection systémique, bactérienne, fongique ou virale
- Contrôle de la NFP, des transaminases et de la bilirubine toutes les 2 semaines pendant les 6 premiers mois du traitement, puis selon la situation clinique
- Une prophylaxie contre la pneumocytose est nécessaire pendant le traitement et une période de 2 à 6 mois après son interruption (en fonction des facteurs de risque)
- Une contraception efficace doit être assurée durant le traitement + 1 mois
- Une surveillance clinique et biologique régulière d'une infection à CMV est recommandée
- Des événements pulmonaires graves ne répondant pas au traitement anti-infectieux doivent évoquer une pneumopathie médicamenteuse
- *Associations déconseillées* : le métabolite de l'idélalisib est un puissant inhibiteur du CYP 3A4, donc éviter les substrats du CYP 3A4 à marges thérapeutiques étroites (ciclosporine, sirolimus, tacrolimus, cisapride, fentanyl, pimozide, ergotamine…)

Inhibiteurs de protéines kinases (XXXIV) Cible : BTK

Ibrutinib *Liste I-100 %-Coll-Prescription hospitalière réservée aux spécialistes en oncologie ou en hématologie*

IMBRUVICA	90 gél. 140 mg	A. *LCM* : 560 mg/jour en une prise (1) *LLC et MW* : 420 mg/jour en une prise (1)

1. La prise du médicament doit se faire tous les jours approximativement à la même heure, avec un grand verre d'eau.

Contre-indications

Grossesse et allaitement

Propriétés

- Inhibiteur de la tyrosine kinase de Bruton (BTK), de la famille des Tec kinases, molécule importante des voies de signalisation du récepteur antigénique des cellules B (BCR) et du récepteur des cytokines
- Absorption rapide (Tmax : 1 à 2 heures) mais biodisponibilité à jeun de 2 à 4 %, liaison aux protéines plasmatiques (97 %), métabolisme par le CYP 3A4, demi-vie de 4 à 13 heures

Indications

- Lymphome du manteau en rechute ou réfractaire
- Leucémie lymphoïde chronique en première ligne en monothérapie
- Leucémie lymphoïde chronique ayant reçu au moins un traitement antérieur, en monothérapie ou en association à la bendamustine et un anti-CD20
- Macroglobulinémie de Waldenström en association au rituximab
- Macroglobulinémie de Waldenström en monothérapie après au moins un traitement antérieur ou en première ligne si une chimiothérapie n'est pas appropriée

Effets indésirables

- Très fréquents (> 10 %) : fièvre, pneumonie, sinusite, céphalées, vertiges, vomissements, stomatite, diarrhée, rash cutané, arthralgies, douleurs musculo-squelettiques, œdèmes périphériques, ecchymoses, pétéchies
- Fréquents (1 à 10 %) : infections, constipation, sécheresse cutanée, neutropénie, fibrillation auriculaire, vision trouble, réactivation du virus de l'hépatite B (VHB)

Précautions d'emploi

- Dépistage systématique préalable de l'infection VHB
- Adaptation posologique en cas d'insuffisance hépatique
- Les patients ayant une maladie cardio-vasculaire sévère ont été exclus des études
- Surveillance mensuelle de la NFS
- Le traitement doit être interrompu au moins 3 à 7 jours avant ou après une chirurgie, selon le type de chirurgie et le risque de saignement

Interactions médicamenteuses

- *Associations déconseillées* : inhibiteurs et inducteurs du CYP 3A4

Inhibiteur de protéines kinases (XXXV)
Cible : CDK4/6

Palbociclib *Liste I-100 %-Coll-Prescription hospitalière réservée aux spécialistes en oncologie-Rétrocédable*

IBRANCE	21 gél. 75 mg, 100 mg ou 125 mg	125 mg × 1 fois/jour pendant 21 jours puis 7 jours de repos (1)

1. Une numération formule sanguine doit être réalisée avant le début du traitement et au début de chaque cycle, ainsi qu'à J14 des deux premiers cycles et selon les indications cliniques.
Une numération des neutrophiles ≥ 1 000/mm³ et une numération plaquettes ≥ 50 000/mm³ sont nécessaires.

Contre-indications

Insuffisance hépatique sévère
Âge < 17 ans, grossesse et allaitement

Propriétés

- Inhibiteur sélectif et réversible des kinases 4 et 6 dépendantes des cyclines qui sont en aval de multiples voies de signalisation conduisant à une prolifération cellulaire et dont l'inhibition réduit cette prolifération en bloquant la progression des cellules de la phase G1 à la phase S du cycle cellulaire. L'activation de la cycline D1 est impliquée dans la résistance aux traitements antihormonaux
- Biodisponibilité de 46 %, pic plasmatique en 6 à 12 heures, métabolisme hépatique (CYP 3A4), élimination fécale dominante, demi-vie de 29 heures

Indications

- Cancer du sein localement avancé ou métastatique, positif aux récepteurs hormonaux et HER2-négatif :
  - En association avec un inhibiteur de l'aromatase
  - En association avec le fulvestrant chez les femmes ayant été traitées antérieurement par hormonothérapie
- Chez les femmes en pré/périménopause, l'hormonothérapie doit être associée à un agoniste de l'hormone de libération de la lutéinostimuline (LH-RH)

Effets indésirables

- Très fréquents (> 10 %) : neutropénie (80 %), anémie, thrombopénie, asthénie, rash cutané, alopécie partielle, nausées, diarrhée, stomatite, anorexie
- Fréquents (1 à 10 %) : neutropénie fébrile (2 %), élévation des transaminases, dysgueusie, épistaxis

Précautions d'emploi et interactions médicamenteuses

- Risque accru d'infection en raison de l'effet immuno-suppresseur : surveillance
- Insuffisance hépatique ou rénale sévère : pas d'ajustement posologique mais surveillance
- *Associations déconseillées* :
  - Les inhibiteurs puissants du CYP 3A4 peuvent induire une augmentation de la toxicité. Si la co-administration d'un inhibiteur du CYP 3A ne peut être évitée, réduire la dose du palbociclib à 75 mg une fois par jour
  - Les inducteurs du CYP 3A peuvent entraîner une diminution de l'efficacité

Inhibiteurs de protéines kinases (XXXVI)
Cible : CDK4/6

Ribociclib *Liste I-100 %-Coll-Prescription réservée aux spécialistes en oncologie*

KISQALI	21 ou 42 ou 63 cp. 200 mg	600 mg/jour en une prise pendant 21 jours puis 7 jours de repos (1)

1. La prise du médicament doit se faire tous les jours au cours ou en dehors du repas, à peu près à la même heure, de préférence le matin.

Contre-indications
Grossesse et allaitement

Propriétés

- Inhibiteur sélectif des kinases 4 et 6 dépendantes des cyclines D qui jouent un rôle majeur dans les voies de signalisation qui conduisent à la progression du cycle cellulaire et à la prolifération cellulaire
- Liaison aux protéines plasmatiques : 70 %, demi-vie : 32 heures, élimination majoritairement sous forme inchangée dans les fèces

Indications

- Cancer du sein localement avancé ou métastatique, positif aux récepteurs hormonaux et HER2 négatif, en association avec un inhibiteur de l'aromatase ou avec le fulvestrant chez les femmes ménopausées, en traitement initial (chez les femmes pré-/péri-ménopausées, l'hormonothérapie doit être associée à un agoniste de la LHRH)

Effets indésirables

- Très fréquents (> 10 %) : toxicité hématologique (neutropénie, thrombopénie, anémie), dyspnée, nausées, diarrhées, vomissements, constipation, stomatite, douleurs abdominales, alopécie, fatigue, augmentation de la créatininémie
- Fréquents (1 à 10 %) : neutropénie fébrile, hépatotoxicité, dysgueusie, dyspepsie, sécheresse oculaire, troubles cutanés (éruption, prurit)

Précautions d'emploi et interactions médicamenteuses

- Avant de débuter le traitement : NFS, bilan hépatique, ECG
- En cas d'oubli de prise ou de vomissement, prendre la prise suivante sans modifier la dose
- Surveillance hématologique : NFS toutes les 2 semaines pendant les 2 premiers cycles, au début de chacun des 4 cycles suivants puis si cliniquement indiqué
- Surveillance du bilan hépatique : toutes les 2 semaines pendant les 2 premiers cycles, au début de chacun des 4 cycles suivants puis si cliniquement indiqué
- Surveillance cardiaque : ECG à J14 du premier cycle et au début du second cycle puis si cliniquement indiqué. En cas d'allongement de QTc, suivi plus fréquent de l'ECG
- Insuffisance rénale ou hépatique sévère : surveillance étroite
- Contraception efficace durant le traitement et 3 mois après l'arrêt
- *Associations déconseillées* : le ribociclib est un inhibiteur puissant à modéré du CYP 3A4 ; si la co-administration avec un inhibiteur puissant du CYP 3A4 ne peut être évitée, diminuer la dose de ribociclib à 400 mg × 1 fois/jour. Inducteurs du CYP 3A4, médicaments allongeant l'intervalle QT

Inhibiteurs de protéines kinases (XXXVII)
Cible : CDK4/6

Abémaciclib *Liste I-100 %-Coll-Prescription réservée aux spécialistes en oncologie*

VERZENIOS	56 cp. 50 mg 14 ou 56 cp. 100 mg ou 150 mg	150 mg × 2 fois/jour

Contre-indications
Grossesse et allaitement

Propriétés

- Inhibiteur sélectif des kinases 4 et 6 dépendantes des cyclines D qui jouent un rôle majeur dans les voies de signalisation qui conduisent à la progression du cycle cellulaire et à la prolifération cellulaire
- Liaison aux protéines plasmatiques : 96 %, métabolisation hépatique, demi-vie : 25 heures, élimination majoritairement sous forme métabolisée dans les fèces

Indications

- Cancer du sein localement avancé ou métastatique, positif aux récepteurs hormonaux et HER2 négatifs, en association avec un inhibiteur de l'aromatase ou le fulvestrant ou chez les femmes ayant été traitées antérieurement par hormonothérapie, chez les femmes ménopausées et sans atteinte viscérale

Effets indésirables

- Très fréquents (> 10 %) : toxicité hématologique (neutropénie, thrombopénie, anémie), dysgueusie, nausées, diarrhées, vomissements, alopécie, fatigue, augmentation des transaminases
- Fréquents (1 à 10 %) : augmentation de la sécrétion lacrymale, thrombo-embolies veineuses, sécheresse cutanée

Précautions d'emploi

- En cas d'oubli de prise ou de vomissement, prendre la prise suivante sans modifier la dose
- Surveillance hématologique et bilan hépatique : à l'initiation du traitement puis toutes les 2 semaines pendant les 2 premiers mois, tous les mois pendant les 2 mois suivants puis si cliniquement indiqué
- Contraception efficace durant le traitement et jusqu'à 3 mois après l'arrêt

Interactions médicamenteuses

- *Associations déconseillées* : si la co-administration avec un inhibiteur puissant du CYP 3A4 ne peut être évitée, diminuer la dose à 100 mg × 2 fois/jour. Inducteurs du CYP 3A4

Inhibiteurs de protéines kinases (XXXVIII)
Cible : TRK

Larotrectinib *Liste I-100 %-Coll-Prescription hospitalière réservée aux oncologues*

VITRAKVI	56 gél. 25 mg ou 100 mg Fl. 100 ml sol. buv. 20 mg/ml	A. 100 mg × 2 fois/jour E. 100 mg/m² × 2 fois/jour sans excéder 100 mg/prise

Contre-indications
Hypersensibilité au propylène glycol ou au larotrectinib Grossesse, allaitement

Propriétés

- Inhibiteur sélectif des récepteurs de la tropomyosine kinase (TRK) et compétitif de l'adénosine triphosphate (ATP) qui cible la famille des protéines TRK, incluant TRKA, TRKB et TRKC, codées respectivement par les gènes NTRK1, NTRK2 et NTRK3. La fusion des gènes NTRK (*Neurotrophic Tyrosine Receptor Kinase*) lors de la carcinogenèse donne naissance à des protéines chimériques qui activent les signaux de prolifération cellulaire
- Biodisponibilité : 34 %, Tmax : 1 heure, la prise d'aliments riches en graisses diminuant la concentration maximale de 35 %, sans effet sur l'AUC, liaison aux protéines plasmatiques : 70 %, métabolisation par CYP 3A4/5, demi-vie : 3 heures, élimination dans les selles (60 %) et dans les urines (40 %)

Indications

- Fibrosarcome infantile et autres sarcomes des tissus mous chez l'enfant, avec fusion du gène NTRK, localement avancés ou métastatiques, et réfractaires ou en rechute
- Tumeur solide présentant une fusion du gène NTRK, au stade avancé/métastatique, non résécale

Effets indésirables

- Très fréquents (> 10 %) : fatigue, nausées, constipation, augmentation des ASAT et ALAT, prise de poids, anémie, leuco-neutropénie (grades 3 et 4 fréquents)
- Fréquents (1 à 10 %) : vertiges, paresthésies, troubles de la marche, myalgies, vomissements

Précautions d'emploi et interactions médicamenteuses

- Adaptation posologique si insuffisance hépatique
- En cas d'effets neurologiques trop intenses (troubles de la marche et de l'équilibre), discuter l'arrêt du traitement
- Surveiller régulièrement les enzymes hépatiques et discuter une pause thérapeutique en cas d'élévation des transaminases, puis adaptation de la dose
- Contraception nécessaire durant le traitement et 1 mois après l'arrêt
- *Associations déconseillées* : inhibiteurs puissants du CYP 3A4/5 et de la PgP. Éviter les inducteurs du CYP 3A4/5
- *Associations à prendre en compte* : le larotrectinib peut induire une augmentation des concentrations de médicaments à marge thérapeutique étroite comme fentanyl, ciclosporine, alfentanyl, ergotamine, quinidine, pimozide, sirolimus et tacrolimus

Inhibiteurs de la voie Hedgehog

Vismodégib *Liste I-100 %-Coll-Prescription hospitalière spécialisée*

ERIVEDGE	28 gél. 150 mg	150 mg/jour en une prise (1)

1. Les gélules doivent être avalées avec de l'eau, avec ou sans nourriture.

Sonidégib *Liste I-100 %-Coll-Prescription hospitalière spécialisée*

ODOMZO	30 gél. 200 mg	200 mg/jour en une prise (2)

2. Effets indésirables spécifiques et fréquents : élévation des CPK et de la lipase, asthénie intense, perte de poids, variations tensionnelles.

Contre-indications
Insuffisance hépatique sévère
Grossesse (effet tératogène) et allaitement

Propriétés
- Petites molécules inhibitrices de la voie Hedgehog impliquée dans la prolifération, la survie et la différenciation cellulaire. Par la liaison à la protéine transmembranaire SMO, blocage de l'activation des facteurs de transcription GLI (*Glioma Associated Oncogene*) et les oncogènes Hedgehog
- Biodisponibilité de 32 %, liaison à l'albumine sérique et à l'alpha-1-glycoprotéine acide (AGP), biotransformation en métabolites inactifs par CYP 2C9 et CYP 3A4/5, élimination dans les fèces (82 %), demi-vie de 12 jours

Indications
- Carcinome basocellulaire métastatique symptomatique ou localement avancé pour lequel la chirurgie ou la radiothérapie ne sont pas appropriées

Effets indésirables (36 % d'arrêts de traitement)
- Très fréquents (> 10 %) : alopécie (69 %), spasmes musculaires (64 %), troubles du goût (54 %), perte de poids (33 %), fatigue, prurit, troubles-digestifs, aménorrhée
- Fréquents (1 à 10 %) : arthromyalgies, douleurs des extrémités, dorsalgies, douleurs abdominales, déshydratation, hyponatrémie, élévation des enzymes hépatiques
- Rares (< 1 %) : thromboses veineuses et artérielles, troubles du rythme, cancers cutanés

Précautions d'emploi
- Nécessité absolue de contraception chez la femme en âge de procréer, jusqu'à 24 mois après l'arrêt (programme obligatoire de prévention de grossesse : tests de grossesse, 2 méthodes de contraception). Risque tératogène lié au sperme chez l'homme : rapports sexuels protégés jusqu'à 2 mois après l'arrêt

Interactions médicamenteuses
- *Associations déconseillées* : inducteurs puissants des CYP (risque de diminution des concentrations et de l'efficacité). Médicaments inhibant le P-gp, le CYP 2C9 ou le CYP 3A4 (incidence des effets indésirables pouvant être augmentée)

Inhibiteur du VEGF

Aflibercept *Liste I-100 %-Coll-Prescription hospitalière réservée aux spécialistes en oncologie ou en hématologie*

ZALTRAP *À conserver de + 2° C à + 8° C*	Fl. 4 ml ou 8 ml à 25 mg/ml	A. 4 mg/kg toutes les 2 semaines avant la cure de Folfiri

Contre-indications
Grossesse

Propriétés

- Protéine de fusion recombinante VEGF-TRAP, qui se lie au VEGF-A et agit comme un leurre en empêchant la liaison des ligands endogènes aux récepteurs du VEGF, inhibant ainsi la néovascularisation
- Demi-vie d'élimination de 6 jours

Indications

- Cancer colorectal métastatique, résistant ou ayant progressé après un traitement de base d'oxaliplatine. En association à un protocole FOLFIRI (acide L-folinique, irinotécan, 5-FU), le traitement est poursuivi jusqu'à progression

Effets indésirables (très fréquents, parfois sévères)

- Très fréquents (> 10 %) : infection, anorexie, amaigrissement, céphalées, hypertension artérielle, hémorragies, dyspnée, épistaxis, diarrhée, douleurs abdominales, stomatite, érythrodysesthésies palmoplantaires, leucopénie, thrombopénie, hypertransaminasémie
- Fréquents (1 à 10 %) : événements thrombo-emboliques veineux ou artériels (arrêter le traitement), perforation gastro-intestinale, fistule gastro-intestinale (arrêter le traitement), protéinurie, syndrome néphrotique et micro-angiopathie thrombotique (surveillance de la protéinurie avant chaque administration), dermatite exfoliante, sécheresse cutanée, décoloration ou hyperpigmentation cutanée, syndrome mains-pieds, retard à la cicatrisation des plaies, hypersensibilité, déshydratation
- Rares (< 1 %) : ostéonécrose de la mâchoire

Précautions d'emploi

- Risque accru d'hémorragies gastro-intestinales : surveiller la NFP avant le traitement et avant chaque cure
- HTA : un ECG de référence est indispensable. Surveiller la PA avant et après la perfusion et 2 à 3 fois par semaine
- Pas d'adaptation de posologie en cas d'insuffisance rénale ou hépatique
- Avant une intervention chirurgicale arrêt du traitement 4 semaines minimum et ne pas initier de traitement par aflibercept au moins 4 semaines après une chirurgie ou une intervention simple (pose de cathéter, biopsie, extraction dentaire)
- Contraception efficace pendant le traitement et dans les 6 mois qui suivent l'arrêt du traitement

Inhibiteur de l'histone désacétylase (HDAC)

Panobinostat *Liste I-100 %-Prescription hospitalière spécialisée*

FARYDAK *Conserver à une température < + 30 °C dans l'emballage d'origine*	6 gél. 10 mg, 15 mg ou 20 mg	A. 20 mg/jour à J1, J3, J5, J8, J10 et J12 d'un cycle de 21 jours (1) à renouveler 8 fois (2)

1. En association avec le bortézomib (J1, J4, J8, J11) à la dose de 1,3 mg/m² en injection et la dexaméthasone (J1, J2, J4, J5, J8, J9, J11, J12) à la dose de 20 mg *per os* à estomac plein.
2. En cas de bénéfice clinique, poursuivre le traitement pendant 8 cycles supplémentaires.

Contre-indications
Grossesse (toxicité) et allaitement

Propriétés
- Inhibiteur de l'histone désacétylase (HDAC) provoquant une accumulation d'histones acétylées induisant un arrêt de cycle cellulaire et/ou l'apoptose de quelques cellules transformées et l'expression accrue du gène suppresseur de tumeurs p21CDKNIA
- Tmax 2 heures, biodisponibilité 21 %, liaison à 90 % aux protéines plasmatiques, Vd 1 000 l, métabolisation par P450 (CYP 3A4) et élimination dans les urines (50 %) et dans les selles (50 %), demi-vie 37 heures

Indications
- Myélome multiple en rechute et/ou réfractaire ayant déjà reçu au moins deux lignes de traitement incluant du bortézomib et un immunomodulateur

Effets indésirables (36 % d'arrêt de traitement et 6,8 % de décès)
- Très fréquents (> 10 %) : diarrhée, fatigue, nausées, vomissements, infections respiratoires, troubles du rythme cardique, allongement de QT, anorexie, insomnie, étourdissements, céphalées, toux, dyspnée, hypotension, douleurs abdominales, œdèmes, anémie, leucopénie, thrombopénie (70 %), pancytopénie, hyponatrémie, hypokaliémie
- Fréquents (1 à 10 %) : infections de tous types, hypothyroïdie, tremblements, syncopes, hémorragie intracrânienne, hémorragie conjonctivale, hypertension, hématomes, insuffisance respiratoire, hémorragie digestive, érythème, insuffisance rénale, déshydratation, hyperglycémie, hypoalbuminémie, hypertransaminasémie
- Rares (< 1 %) : infections fongiques, infarctus myocardique, choc hémorragique

Précautions d'emploi
- Administration symptomatique d'antiémétiques et d'antidiarrhéiques
- La toxicité hématologique, habituelle et parfois sévère, nécessite une surveillance de la NFS (plaquettes > 100 × 10⁹/l et neutrophiles > 10 × 10⁹/l) avant toute administration
- Le risque accru d'infections parfois sévères nécessite une surveillance régulière
- Surveillance hydro-électrolytique et hépatique régulière
- Surveillance ECG : QTc doit être < 480 msec initialement et prudence si antécédents cardiaques
- Surveillance des fonctions thyroïdiennes et pituitaires
- Insuffisance rénale légère à sévère : pas d'adaptation posologique
- Insuffisance hépatique légère : réduction à 15 mg/jour

Interactions médicamenteuses
- ***Associations déconseillées*** : inhibiteurs et inducteurs du CYP 3A4

Inhibiteurs des enzymes PARP (I)

Talazoparib *Liste I-100 %-Coll-Prescription hospitalière réservée aux oncologues*

TALZENNA	30 gél. 0,25 mg ou 1 mg	1 mg/jour en une prise

Rucaparib *Liste I-100 %-Prescription hospitalière réservée aux oncologues*

RUBRACA	60 cp. 200 mg ou 300 mg	A. 600 mg × 2 fois/jour

Contre-indications
Hypersensibilité connue au produit Grossesse et allaitement

Propriétés

- Inhibiteurs des enzymes PARP, PARP1 et PARP2 impliquées dans les voies de signalisation de réponse aux lésions de l'ADN cellulaire comme la réparation de l'ADN, la transcription génétique et la mort cellulaire
- Tmax 1 à 2 heures, biodisponibilité 40 %, liaison aux protéines plasmatiques 70 à 80 %, métabolisation par les cytochromes hépatiques, élimination urinaire et dans les fèces

Indications

- *Talazoparib* : cancer du sein localement avancé ou métastatique HER2 négatif avec mutations germinales BRCA1/2 en deuxième ligne et en monothérapie après un traitement par anthracycline et/ou taxanes ou après hormonothérapie pour les patients RH+
- *Rucaparib* : cancer épithélial de l'ovaire, de la trompe de Fallope ou péritonéal primitif de haut grade récidivant sensible au platine

Effets indésirables

- Très fréquents (> 10 %) : toxicité hématologique (neutropénie, thrombopénie, anémie), céphalées, nausées, vomissements, constipation, diarrhée, alopécie, fatigue
- Fréquents (1 à 10 %) : stomatite, dysgueusie
- Rucaparib : syndrome myélodysplasique, leucémie aiguë myéloïde

Précautions d'emploi

- Avant de débuter le traitement : NFS, test de grossesse chez toutes les femmes en âge de procréer
- Adaptation de posologie en cas d'insuffisance rénale modérée
- Surveillance hématologique en cours de traitement : NFS mensuelle
- En cas d'oubli de prise ou de vomissement, prendre la prise suivante sans modification
- Une contraception est recommandée durant tout le traitement puis pendant 7 mois

Interactions médicamenteuses

- *Associations à prendre en compte* : inhibiteurs ou inducteurs de la PgP et du CYP 3A4

Inhibiteurs des enzymes PARP (II)

Olaparib *Liste I-100 %-Coll-Prescription hospitalière réservée aux oncologues*

LYNPARZA	112 cp. 100 mg ou 150 mg	A. 300 mg × 2 fois/jour

Niraparib *Liste I-100 %-Coll-Prescription hospitalière réservée aux oncologues*

ZEJULA	56 ou 84 gél. 100 mg	A. 300 mg/jour en une prise (1)

1. Dose réduite à 200 mg/jour chez les patientes < 77 kg et/ou avec un taux de plaquettes < 150 G/l.

Contre-indications
Grossesse et allaitement

Propriétés

- Inhibiteurs des enzymes poly(ADP-ribose) polymérase humaine (PARP), nécessaires à la réparation des cassures des brins de l'ADN ; l'instabilité génomique entraîne la mort de cellules cancéreuses
- Absorption rapide (pic plasmatique de 1 à 3 heures), métabolisme par CYP 3A4, élimination urinaire (44 %) et dans les fèces (42 %)

Indications

- *Olaparib* :
  - Traitement d'entretien d'un cancer épithélial, non municeux, de haut grade de l'ovaire, des trompes de Fallope ou péritonéal primitif, en première ligne chez les patientes ayant une mutation des gènes BRCA 1/2 en réponse à une chimiothérapie à base de platine. Traitement de maintenance de récidives, indépendamment du statut BRCA
  - Traitement d'entretien du cancer de l'ovaire avancé en première ligne, non progressif après chimiothérapie à base de platine, présentant un phénotype HRD (déficient pour la recombinaison homologue de l'ADN), en association avec le bévacizumab
  - Traitement d'entretien de l'adénocarcinome du pancréas métastatique avec mutation de BRCA après une chimiothérapie de première ligne
  - Cancer de la prostate résistant à la castration, métastatique, avec mutation des gènes BRCA
- *Niraparib* : traitement d'entretien d'un cancer épithélial séreux de haut grade de l'ovaire, des trompes de Fallope ou péritonéal primitif, en réponse complète ou partielle à une chimiothérapie à base de platine, quel que soit le statut BRCA

Effets indésirables

- Très fréquents (> 10 %) : fièvre, céphalées, vertiges, toxicité hématologique : neutropénie, lymphopénie, anémie (parfois de grade 3), troubles digestifs, hypertension
- Fréquents (1 à 10 %) : thrombopénie, stomatite, vomissements, diarrhée, dysgueusie

Précautions d'emploi et interactions médicamenteuses

- Avant de débuter le traitement : NFS, contrôle tensionnel et test de grossesse
- Les patientes ne doivent pas débuter le traitement tant que la toxicité hématologique induite par une thérapie anticancéreuse antérieure n'est pas résolue
- En cas d'oubli de prise, prendre la prise suivante sans modifier la dose
- Surveillance hématologique mensuelle pendant les 12 premiers mois de traitement. Le développement d'une toxicité hématologique sévère ou un besoin répété de transfusions sanguines impose l'interruption du traitement et des examens complémentaires (myélogramme et/ou analyse cytogénétique du sang) si les anomalies persistent après 4 semaines
- ***Associations déconseillées*** : inhibiteurs et inducteurs du CYP 3A4 et inhibiteurs de la P-gp, anticoagulants oraux et médicaments thrombopéniants
- *Association à prendre en compte* : substrats de la BCRP

Inhibiteur de la protéine BCL-2

Vénétoclax *Liste I-Coll-Prescription hospitalière spécialisée*

VENCLYXTO	14 cp. 10 mg 7 cp. 50 mg 7 ou 14 ou 112 cp. 100 mg	Posologie ci-dessous (1)

1. Prise orale une fois par jour le matin au cours d'un repas. Les comprimés ne doivent pas être croqués, écrasés ou cassés.
Adultes : semaine 1 : 20 mg/jour. Semaine 2 : 50 mg/jour. Semaine 3 : 100 mg/jour. Semaine 4 : 200 mg/jour puis à partir de la semaine 5 : 400 mg/jour.

Contre-indications
Association à des inhibiteurs puissants du CYP 3A, au millepertuis
Grossesse et allaitement

Propriétés

- Puissant inhibiteur sélectif de la protéine anti-apoptotique BCL-2 (B-cell-lymphoma) surexprimée dans les cellules leucémiques (LLC)
- Après administrations répétées, concentration maximale : 5 à 8 heures, forte liaison aux protéines plasmatiques, Vd d'environ 300 litres, métabolisation hépatique par CYP 3A4 en métabolite inactif, élimination fécale, demi-vie de 26 heures

Indications

- Leucémie lymphoïde chronique (LLC) :
  - En première ligne en association à l'obinutuzumab
  - En deuxième ligne en association au rituximab
  - En présence de la délétion 17p ou de la mutation TP53 chez des patients inéligibles ou en échec à un inhibiteur du récepteur antigénique des cellules B
  - Sans délétion 17p ni mutation TP53 chez des patients en échec à la fois de la chimio-immunothérapie et d'un inhibiteur du récepteur antigénique des cellules B

Effets indésirables

- Très fréquents (> 10 %) : infections des voies aériennes supérieures, troubles digestifs, fatigue, neutropénie, anémie, hyperphosphatémie
- Fréquents (1 à 10 %) : syndrome de lyse tumorale, pneumonie, infection urinaire, lymphopénie, hypocalcémie, élévation de la créatinine, du potassium, de l'acide urique

Précautions d'emploi et interactions médicamenteuses

- Hydratation débutée 2 jours avant le traitement (1,5 à 2 l d'eau/jour) et solutés intraveineux si nécessaire
- Agents hypo-uricémiants 2 à 3 jours avant le traitement et durant la phase de titration
- NFS, créatininémie, kaliémie, uricémie, calcémie doivent être déterminées régulièrement. Les anomalies doivent être corrigées avant une augmentation de dose
- Une contraception mécanique doit être associée si contraception hormonale
- *Associations contre-indiquées* : inhibiteurs puissants du CYP 3A4, vaccins vivants
- *Associations déconseillées* : inhibiteurs modérés du CYP 3A4, de la P-gp et de la BCRP, inhibiteurs du CYP 3A4, chélateurs des acides biliaires, substrats de la P-gp ou de la BCRP
- *Associations à prendre en compte* : AVK, statines (toxicité accrue) (élévation de l'INR)

Thérapie cellulaire (I) : Classe des CAR-T cells (I)

Axicabtagène ciloleucel *Liste I-Coll-Usage hospitalier réservé aux hématologues*

YESCARTA (1) *Conservation en congélation < 150 °C 9 mois maximum*	Poche 68 ml de dispersion cellulaire 0,4 à 2 × 10^8 cellules Contient 300 mg de sodium	Perfusion par voie **IV** : A. 2 × 10^6 lymphocytes T CAR+/kg

1. En préalable au traitement, une chimiothérapie déplétive est recommandée.

Contre-indications

Hypersensibilité connue au produit
Voir les contre-indications des chimiothérapies déplétives

Propriétés

- Thérapie immunocellulaire impliquant la reprogrammation génétique *ex vivo* des lymphocytes T du patient (transgène rétroviral pour exprimer un récepteur d'antigène chimérique CAR) pour éliminer les cellules cibles exprimant le CD19
- Après perfusion, expansion cellulaire rapide (8 à 15 jours) puis élimination en 3 mois

Indications

- Lymphome diffus ou médiastinal primitif à grandes cellules B, réfractaire ou en rechute après au moins deux lignes de chimiothérapie

Effets indésirables (graves chez 58 % des patients)

- Non hématologiques très fréquents : syndrome de relargage des cytokines (93 % dont 11 % ≥ grade 3), encéphalopathie (58 % dont 22 % graves), infections (39 %), hypogammaglobulinémie, anxiété, délire, neuropathie périphérique, convulsions, arythmie, insuffisance rénale
- Hématologiques très fréquents : diminution constante des lignées sanguines, thromboembolie veineuse, syndrome d'hyperperméabilité capillaire

Précautions d'emploi

- En raison des indications très strictes, de la complexité des procédures et de la gravité des effets indésirables potentiels, ce traitement ne peut être administré que dans un centre qualifié pour l'utilisation de cellules CAR-T sous la supervision d'un spécialiste spécifiquement formé

Thérapie cellulaire (II) : Classe des CAR-T cells (II)

Tisagenlecleucel *Liste I-Coll-Usage hospitalier réservé aux hématologues*

KYMRIAH (1) (2) *Conservation en congélation < 120 °C* *9 mois maximum*	Poche 50 ml ou 250 ml de dispersion cellulaire $1,2 \times 10^6$ à 6×10^8 cellules pour perfusion IV Contient 2,43 mg de sodium	*Leucémie aiguë lymphoblastique :* Poids < 50 kg : 0,2 à 5 $\times 10^6$ lymphocytes T/kg Poids > 50 kg : 0,1 à 2,5 $\times 10^8$ lymphocytes T/kg *Lymphome diffus à grandes cellules :* A. 0,6 à 6×10^8 lymphocytes T/kg

1. En préalable au traitement, une chimiothérapie déplétive est recommandée sauf si GB ≤ 1 000 cellules/µl.
2. Un traitement anti-IL6 (tocilizumab) doit être administré au préalable en prévention du syndrome de relargage des cytokines.

Contre-indications

Hypersensibilité connue au produit

Voir les contre-indications des chimiothérapies déplétives

Propriétés

- Thérapie immunocellulaire impliquant la reprogrammation génétique *ex vivo* des lymphocytes T du patient (transgène lentiviral codant pour un récepteur d'antigène chimérique CAR) pour éliminer les cellules exprimant le CD19. La préparation nécessite entre 3 et 4 semaines
- Après perfusion, expansion cellulaire rapide suivie d'une décroissance bi-exponentielle plus lente : Tmax 9 à 20 jours, demi-vie variable de moyenne 22 jours

Indications

- Leucémie aiguë lymphoblastique (LAL) à cellules B réfractaires, en rechute après greffe ou deuxième rechute chez l'enfant et jusqu'à 25 ans
- Lymphome diffus à grandes cellules B, en rechute ou réfractaire après la deuxième ligne

Effets indésirables

- Non hématologiques très fréquents : syndrome de relargage des cytokines (77 % dont 47 % de grade 3 ou 4), infections (65 %), hypogammaglobulinémie (47 %), fièvre (40 %), neurotoxicité
- Hématologiques très fréquents : diminution constante des lignées sanguines, de grade 3 ou 4 pour les GB (99 %), les plaquettes (77 %) et l'hémoglobine (53 %)

Précautions d'emploi

- En raison des indications très strictes, de la complexité des procédures et de la gravité des effets indésirables potentiels, ce traitement ne peut être administré que dans un centre qualifié pour l'utilisation de cellules CAR-T sous la supervision d'un spécialiste spécifiquement formé

Anticancéreux divers (I)

Pégaspargase *Liste I-Coll-Prescription hospitalière réservée aux oncologues*

ONCASPAR *Conserver de + 2° C à + 8° C*	Fl. 5 ml (750 U/ml) = 3 750 U	Perfusion **IV** (1) A. > 21 ans : 2 000 U/m² tous les 14 jours E. avec SC > 0,6 m² : 2 500 U/m² tous les 14 jours E. avec SC < 0,6 m² : 82,5 U/kg tous les 14 jours

1. Administration en perfusion de 1 à 2 heures. Possibilité d'injection IM pour les petits volumes.

Contre-indications

Thrombose sévère ou hémorragie sous L-asparaginase
Antécédents de pancréatite, bilirubine > 3 LSN, transaminases > 10 LSN
Grossesse et allaitement

Propriétés
- Enzyme cytostatique inhibant la synthèse des protéines, de l'ADN et de l'ARN des cellules leucémiques qui ne peuvent plus synthétiser la L-asparagine et subissent donc une apoptose
- Biodisponibilité de 72 %, pic plasmatique en 1,5 heure, élimination par voie fécale majoritairement, demi-vie de 1 à 6 jours

Indications
- Leucémie lymphoblastique aiguë (LLA) chez les enfants et chez les adultes en association à d'autres agents antinéoplasiques

Effets indésirables
- Très fréquents (> 10 %) : pancréatite, diarrhée, réactions anaphylactiques, rash, urticaire, toxicité hépatique, hyperglycémie
- Fréquents (1 à 10 %) : infections, thrombose grave, convulsions, syncope, neuropathie périphérique, vomissements, neutropénie, anémie, hypoxie

Précautions d'emploi
- Insuffisance rénale ou hépatique : pas d'ajustement posologique
- Surveillance des bilans de coagulation avant, pendant et après le traitement
- Surveillance régulière de l'amylasémie
- Symptômes d'hyperammoniémie (vomissements, léthargie, irritation) → contrôle du taux d'ammoniaque

Interactions médicamenteuses
- ***Associations déconseillées*** : AVK, héparine, AINS

Anticancéreux divers (II)

Asparaginase[G] *Liste I-100 %-Coll-Usage hospitalier spécialisé*

KIDROLASE SPECTRILA *Conserver de + 2 °C à + 8 °C*	1 ou 10 fl. 10 000 unités	Par voie **IM** ou **IV** (1) Par voie **intrathécale** (2)

1. 500 à 1 000 UI/kg/jour chez l'enfant et 7 500 à 10 000 UI/m²/jour chez l'adulte pendant 1 à 3 semaines puis 1 à 2 fois/semaine.
2. 50 à 100 UI/kg et par injection.

Crisantaspase *Liste I-100 %-Coll-Usage hospitalier spécialisé*

ERWINASE (2) *Conserver de + 2 °C à + 8 °C*	Fl. 10 000 unités	Par voie **IM** ou **IV** (3)

2. Asparaginase issue d'*Erwinia chrysanthemi*, indiquée lorsqu'une hypersensibilité (allergie clinique ou inactivation silencieuse) à l'asparaginase native ou pégylée issue d'*E. Coli* est apparue.
3. Posologie recommandée, identique chez l'adulte et chez l'enfant : 25 000 UI/m² IM ou IV × 3 fois/semaine pendant 2 semaines pour remplacer chaque dose d'asparaginase.

Contre-indications

Insuffisance hépatique, pancréatite, grossesse et allaitement

Propriétés

- Enzymes cytostatiques d'origine bactérienne, inhibant la synthèse protéique par une carence en asparagine au niveau des cellules leucémiques
- Faible diffusion tissulaire, demi-vie de 8 à 30 heures (variations individuelles)

Indications

- Leucémies aiguës lymphoblastiques
- Lymphomes non hodgkiniens

Effets indésirables

- Coagulopathies : saignement ou thrombose veineuse profonde et/ou embolie pulmonaire, par diminution de l'anti-thrombine III → surveillance de l'état veineux
- Réactions allergiques (5 à 20 %) : fièvre, frissons, urticaires, érythèmes prurigineux ou non, œdème de Quincke, plus rarement choc anaphylactique
- Alopécie (grades 1-2), nausées et vomissements (30 à 60 %), diarrhée
- Toxicité hépatique : hypoalbuminémie, hypocholestérolémie, hyperbilirubinémie
- Divers : confusion, vertiges, crises comitiales, aménorrhée, azoospermie, hyperuricémie, hypofibrinémie intense mais asymptomatique, pancréatite aiguë, hypoglycémie, toxicité hématologique faible, aggravation du diabète insulino-dépendant

Précautions d'emploi et interactions médicamenteuses

- Dépister une allergie par une dose-test de 100 UI par voie veineuse, et associer une corticothérapie préventive pendant 24 à 48 heures avant les réinductions
- Associer des antiémétisants (potentiel émétisant modéré)
- Contrôle au moins hebdomadaire du taux d'anti-thrombine III et traitement substitutif pour en rétablir la normalité avant de poursuivre le traitement
- Surveiller régulièrement la fibrinogénémie, le bilan hépatique, la glycémie, l'uricémie, l'amylasémie, l'hémogramme et le myélogramme
- ***Associations contre-indiquées*** : vaccins vivants atténués
- *Associations à utiliser avec précaution* : vincristine (administrer la vincristine 12 à 24 heures avant car sa clairance hépatique est réduite par l'asparaginase)

Anticancéreux divers (III)

Anagrélide[G] *Liste I-100 %-Coll-Prescription initiale restreinte aux spécialistes en hématologie, oncologie ou médecine interne*

XAGRID *Conserver à moins de + 25 °C*	100 gél. 0,50 mg	A. Posologie ci-dessous (1)

1. Posologie :
   - Dose initiale de 1 mg/jour en 2 prises, à maintenir pendant 1 semaine, avec numération plaquettaire tous les 2 jours pendant 1 semaine, puis au moins 1 fois par semaine jusqu'à détermination de la dose d'entretien (permettant de maintenir les plaquettes au mieux entre 150 000 et 400 000/µl, et en tout cas à moins de 600 000/µl).
   - Adaptation des doses sans dépasser des paliers de 0,5 mg/jour et par semaine, la dose d'entretien étant de 1 à 3 mg/jour (ne pas dépasser 2,5 mg/prise et 10 mg/jour).

Contre-indications

Insuffisance hépatique modérée ou sévère
Insuffisance rénale modérée ou sévère

Propriétés

- Inhibiteur sélectif de la formation des plaquettes chez l'homme, retardant la maturation des mégacaryocytes (diminution du nombre de plaquettes débutant après 7 à 14 jours), sans modifications significatives de la numération leucocytaire, des paramètres de la coagulation, et avec effets de faible intensité sur la lignée érythrocytaire
- Absorption digestive à 70 %, pic plasmatique en 1 heure, élimination essentiellement sous forme de métabolites (20 % par voie urinaire), passage transplacentaire (mais paraissant non tératogène chez l'animal), passage dans le lait non étudié

Indications

- Thrombocytémie essentielle : en deuxième intention réduction du nombre de plaquettes chez les patients à risque (âge > 60 ans ; plaquettes > 10 000.10^9/l ; antécédents thrombotiques et/ou hémorragiques) et résistants, réfractaires ou intolérants à l'hydroxyurée (plus de 80 % de réponses en quelques semaines)

Effets indésirables (82 % des patients, nécessitant l'arrêt dans 15 % des cas)

- Très fréquents (> 10 %) : céphalées (30 %), palpitations (20 %), diarrhée, œdèmes périphériques, nausées, douleurs abdominales, asthénie, tachycardie
- Plus rares : flatulences, vertiges, anémie, toxicité cardiaque parfois grave (troubles du rythme, arythmie, allongement de QT, BAV, insuffisance cardiaque, péricardite, infarctus y compris chez des sujets jeunes sans FRCV), épistaxis, anorexie, vomissements, pancréatite, ulcère, hémorragie digestive, infiltrats, fibrose pulmonaire, HTAP, paresthésies, convulsions, éruptions cutanées

Précautions d'emploi et interactions médicamenteuses

- Utiliser sous surveillance médicale spécialisée, en contrôlant la NFS, les plaquettes, les transaminases, la fonction rénale et la fonction cardiaque
- En cas de pathologie cardiaque suspectée ou avérée, à utiliser avec précaution
- Absence de données en cas d'insuffisance hépatique ou rénale
- Grossesse et allaitement : innocuité non démontrée
- Absence d'études d'interactions médicamenteuses

Anticancéreux divers (IV)

Trioxyde d'arsenic[G] *Liste I-Réservé aux hôpitaux-Coll*

TRISENOX *Conserver de + 2 °C à + 8 °C*	6 fl. 6 ml à 2 mg/ml = 12 mg de trioxyde d'arsenic/flacon	Perfusion IV lente (1 à 2 heures) : A. Posologie ci-dessous (1)

1. Traitement d'induction : 0,15 mg/kg/jour jusqu'à rémission complète. En l'absence de rémission après 60 jours (première ligne) ou 50 jours (rechute), interruption du traitement. En cas de rémission, un traitement de consolidation est mis en place.

Contre-indications

Grossesse et allaitement

Propriétés

- Cytotoxique dérivé de l'arsenic, induisant des altérations morphologiques et des fragmentations de l'ADN dans les cellules NB4 de la LPA, avec rémission complète chez 87 % des patients et survie à 2 ans chez 77 % des patients (balance bénéfices/risques proche de celle de l'association trétinoïne + chimiothérapie cytotoxique intensive)
- Accumulation dans le foie, les reins, le cœur, les poumons, les cheveux et les ongles, élimination urinaire (60 % en 8 jours), demi-vie de 92 heures, état d'équilibre atteint en 8 à 10 jours

Indications

- Induction de la rémission et consolidation chez des patients adultes atteints de :
  - Leucémie promyélocytaire aiguë en rechute/période réfractaire caractérisée par la présence de la translocation t(15 ; 17) et/ou la présence du gène PML/RAR-alpha. Les antécédents de traitement doivent avoir comporté un rétinoïde et une chimiothérapie
  - Leucémie promyélocytaire aiguë à risque faible ou intermédiaire nouvellement diagnostiquée, en association avec un rétinoïde

Effets indésirables

- Fréquents (1 à 10 %) : asthénie, paresthésies, neutropénie, thrombopénie, élévation des transaminases, hyperglycémie, hypokaliémie, allongement de l'espace QT, douleurs osseuses, arthralgies, dyspnée, fièvre
- Peu fréquents (< 1 %) : diarrhée, douleurs abdominales et/ou thoraciques, neutropénie fébrile, hyperleucocytose, hypermagnésémie, hypernatrémie, acidose, épanchement péricardique et/ou pleural, tachycardie, vascularite, hypoxie, prurit, érythème, myalgies, syndrome d'activation leucocytaire, insuffisance rénale aiguë

Précautions d'emploi et interactions médicamenteuses

- Bilan préalable puis 2 fois/semaine ou plus : ECG, ionogramme, bilans hématologique, hépatique, rénal et de coagulation, glycémie
- Surveillance médicale étroite pendant la perfusion et les 2 heures suivantes
- Porter à 4 heures la durée de perfusion en cas de réactions vasomotrices
- Instituer une corticothérapie à forte dose en cas de syndrome d'activation leucocytaire
- Suspendre ou arrêter le traitement en cas de toxicité de grade 3 ou plus
- Insuffisance hépatique ou rénale : absence d'études
- *Associations à utiliser avec précaution* : médicaments hypokaliémiants ou provoquant des torsades de pointe (*cf.* Torsades de pointe iatrogènes)

Anticancéreux divers (V)

Mitotane ou OP'DDD *Liste I-Réservé aux hôpitaux-Prescription restreinte en cancérologie, endocrinologie, médecine interne et pédiatrie*

LYSODREN	100 cp. séc. 500 mg	*Cf.* posologie ci-dessous (1)

1. *Adulte* : dose initiale de 2 à 3 g/jour, adaptée progressivement selon l'efficacité et la tolérance (1 à 6 g/jour) (concentration efficace : 14 à 20 mg/l) → suivi des taux sanguins réguliers après exérèse la plus large de la tumeur. Posologie cible atteinte en 3 à 5 mois.
Enfant (efficacité et sécurité d'emploi non établies) : dose initiale de 1,5-3,5 g/m²/jour, adaptée progressivement en fonction de l'efficacité et de la tolérance.

Contre-indications

Association à la spironolactone
Grossesse (tératogène chez l'animal) et allaitement

Propriétés

- Inhibiteur enzymatique de la glucose-6-phosphate-déshydrogénase au niveau du cortex surrénalien, entraînant une inhibition de la biosynthèse des corticostéroïdes (action cytotoxique sans destruction cellulaire)
- Absorption digestive > 40 % (améliorée par la prise aux repas), diffusion dans tous les tissus avec stockage dans les tissus graisseux, métabolisation hépatique et rénale en dérivés hydrosolubles éliminés par voie biliaire et urinaire, demi-vie de 18 à 159 jours

Indications

- Traitement symptomatique du carcinome corticosurrénalien avancé (non opérable, métastatique ou récidivant). Pas d'indication dans le corticosurrénalome non-sécrétant

Effets indésirables

- 75 % des patients vont présenter des signes d'insuffisance surrénale
- Troubles digestifs (> 90 %) : anorexie, nausées, gastralgies, diarrhée, vomissements
- Troubles neuro-psychiques (40 %) : somnolence, vertiges, paresthésies, myasthénie, ataxie, confusion mentale, troubles du comportement
- Très fréquents (> 10 %) : rash cutané, leucopénie, allongement du TS, hypercholestérolémie, hypertriglycéridémie, hypertransaminasémie, gynécomastie, myasthénie
- Fréquents (1 à 10 %) : céphalées, troubles de l'équilibre, polynévrite, thrombopénie, anémie, hépatite auto-immune, dysthyroïdie, éruption cutanée
- Rares (< 0,1 %) : HTA, hypotension orthostatique, bouffées de chaleur, hypersialorrhée, mycoses opportunistes, hypo-uricémie, troubles visuels, hématurie, protéinurie, cystite hémorragique, fièvre, agueusie, kystes ovariens (avant ménopause)

Précautions d'emploi et interactions médicamenteuses

- Suivi nécessaire des taux plasmatiques (normalement entre 14 et 20 mg/l)
- Insuffisances hépatique ou rénale sévères : non recommandé (absence de données)
- Conduite et utilisation de machines : à éviter (troubles neuro-psychiques)
- Infection sévère, traumatisme important : interrompre le traitement
- ***Associations contre-indiquées*** : spironolactone (antagonisme)
- *Associations à utiliser avec prudence* : AVK (surveiller l'INR pour adaptation des doses car accélération de leur métabolisme), autres produits métabolisés par les cytochromes P450 3A4 (médicament inducteur), médicaments dépresseurs du SNC

Anticancéreux divers (VI)

Trabectédine *Liste I-Coll-Prescription hospitalière réservée aux spécialistes en oncologie ou en hématologie*

YONDELIS (1), (2) et (3) *Conserver de + 2 °C à + 8 °C*	Fl. 0,25 mg ou 1 mg (reconstituer dans 5 ml ou 20 ml d'eau ppi)	Perfusion IV stricte : 1,5 mg/m² sur 24 heures toutes les 3 semaines dans le sarcome des tissus mous 1,1 mg/m² sur 3 heures immédiatement après Caelyx (30 mg/m²) toutes les 3 semaines dans le cancer de l'ovaire en rechute

1. Tous les patients doivent recevoir des corticostéroïdes par voie intraveineuse (ex. : 20 mg de dexaméthasone) 30 minutes avant l'administration de doxorubicine liposomale (cas de thérapie combinée) ou de trabectédine (en monothérapie) pour la prévention antiémétique, mais également parce que ce traitement semble avoir des effets hépatoprotecteurs. D'autres antiémétiques seront au besoin administrés.
2. Le traitement par trabectédine ne peut être utilisé que si les critères suivants sont remplis :
   - Nombre absolu de neutrophiles (NAN) ≥ 1 500/mm³.
   - Plaquettes ≥ 100 000/mm³.
   - Taux de bilirubine ≤ limite supérieure de la normale (LSN).
   - Phosphatases alcalines ≤ 2,5 fois la LSN (envisager un dosage des iso-enzymes hépatiques 5'-nucléotidase ou GGT si l'augmentation peut être d'origine osseuse).
   - Albumine ≥ 25 g/l.
   - Alanine-aminotransférase (ALAT) et aspartate-aminotransférase (ASAT) ≤ 2,5 fois la LSN.
   - Clairance de la créatinine ≥ 30 ml/min (en cas de monothérapie), créatinine sérique ≤ 1,5 mg/dl (≤ 132,6 µmol/l) ou clairance de la créatinine ≥ 60 ml/min (en cas de thérapie combinée).
   - Créatine-phosphokinase (CPK) ≤ 2,5 fois la LSN.
   - Hémoglobine ≥ 90 g/l.
   - Les paramètres hématologiques, la bilirubine, les phosphatases alcalines, les transaminases et la CPK devront être à nouveau contrôlés 1 fois par semaine pendant les 2 premiers cycles de traitement et au moins 1 fois entre les traitements lors des cycles ultérieurs.
3. Le traitement sera poursuivi tant qu'un bénéfice clinique est observé.

Contre-indications

Infection concomitante grave ou non contrôlée
Allaitement
Vaccin contre la fièvre jaune

Propriétés

- Antinéoplasique se liant au petit sillon de l'ADN inclinant ainsi l'hélice vers le grand sillon, ce qui affecte plusieurs facteurs de transcription des protéines fixant l'ADN et les voies de réparation de l'ADN, perturbant ainsi le cycle cellulaire
- Après administration intraveineuse, le volume apparent de distribution est important (5 000 l) en accord avec sa large distribution tissulaire et son taux élevé de liaison aux protéines plasmatiques (95 %). L'iso-enzyme 3A4 du cytochtrome P450 est le principal responsable du métabolisme oxydatif hépatique

Indications

- Sarcome des tissus mous évolué, après échec des traitements à base d'anthracyclines et d'ifosfamide, ou chez les patients ne pouvant pas recevoir ces médicaments
- Cancer de l'ovaire en rechute sensible au platine, en association avec la doxorubicine liposomale pégylée (DLP)

Effets indésirables

- *Toxicité hématologique très fréquente* : neutropénie sévère (50 % en monothérapie, 72 % en association avec doxorubicine) avec nadir à J15, thrombopénie sévère (13 % en monothérapie, 23,1 % en association), anémie sévère (13 % en monothérapie, 18,6 % en association)
- *Toxicité hépatique* : hyperbilirubinémie sévère (grade 3 ≤ 1 %), augmentation sévère du taux d'ALAT (41 % en monothérapie, 50,1 % en association), augmentation du taux d'ASAT (51 % en monothérapie, 13,8 % en association), augmentation du taux sanguin des phosphatases alcalines et du taux de la gamma-glutamyltransférase
- Très fréquents (> 10 %) : augmentation des CPK (25 %), céphalées, vomissements, nausées, constipation, anorexie, asthénie
- Fréquents (1 à 10 %) : amaigrissement, neuropathie sensitive, dysgueusie, vertiges, paresthésies, dyspnée, toux, diarrhée, stomatite, dyspepsie, douleur abdominale, alopécie, myalgies, infection, hypotension, fièvre, œdèmes, insomnie
- Rares (< 1 %) : rhabdomyolyse

Précautions d'emploi (*cf.* note 2 page précédente)

- Avant le début du traitement, les patients doivent remplir des critères spécifiques concernant la fonction hépatique et une surveillance étroite des fonctions hépatiques doit être assurée. Les augmentations des taux d'ASAT, d'ALAT et de phosphatases alcalines entre les cycles peuvent exiger une réduction de la dose

Interactions médicamenteuses

- L'administration de médicaments inhibiteurs de l'iso-enzyme CYP 3A4 pourrait augmenter les concentrations et la toxicité de la trabectédine devra être étroitement surveillée
- L'administration d'inducteurs puissants de l'iso-enzyme CYP 3A4 (ex. : rifampicine, phénobarbital, millepertuis) risque de diminuer l'exposition systémique à la trabectédine
- La consommation d'alcool doit être évitée pendant le traitement
- Les données précliniques montrent que la trabectédine est un substrat de la P-gp. L'administration concomitante d'inhibiteurs de la P-gp (ex. : ciclosporine et vérapamil) risque de perturber la distribution du produit et/ou son élimination

Anticancéreux divers (VII) : Interleukine-2 + Dichlorhydrate d'histamine

Aldesleukine ou Interleukine-2 humaine recombinante (IL-2)

Liste I-100 %-Coll-Rétrocédable-Prescription hospitalière réservée aux spécialistes en oncologie ou en hématologie

PROLEUKIN *Conserver de + 2 °C à + 8 °C*	1 ou 10 fl. à 1,1 mg soit 18.10^6 UI (sans conservateur)	Perfusion IV continue ou injection par voie SC : posologie ci-dessous (1)

1. *Reconstitution avant l'emploi* : introduire 1,2 ml d'eau pour préparations injectables par flacon de lyophilisat, en mélangeant doucement pour éviter toute formation de mousse.
Dilution pour perfusion veineuse : diluer la dose quotidienne de solution ainsi reconstituée selon besoin jusqu'à 500 ml de soluté glucosé isotonique à 5 % contenant 0,1 % d'albumine humaine.
Posologie en perfusion IV : perfusion IV continue sur 24 heures de 18.10^6 UI/m² et par 24 heures pendant 5 jours, puis fenêtre thérapeutique de 2 à 6 jours, puis nouveau traitement de 5 jours à la même posologie, suivi d'une période de 3 semaines sans traitement.
Une deuxième cure d'induction identique devrait être réalisée après 3 semaines sans traitement.
→ En cas de réponse au traitement ou de stabilisation de la maladie, il est possible d'administrer jusqu'à 4 cures d'entretien de 5 jours aux mêmes posologies, en respectant des intervalles inter-cures de 4 semaines.
Posologie par voie SC : injection SC de 18.10^6 UI/m² et par jour (en 2 injections) pendant 5 jours, puis fenêtre thérapeutique de 2 jours, puis durant les 3 semaines suivantes, injection SC de 18.10^6 UI/m² et par jour les 2 premiers jours de chaque semaine, puis de 9.10^6 UI/m² et par jour les 3ᵉ, 4ᵉ et 5ᵉ jours, et pas de traitement les 2 derniers jours de la semaine.
Après une semaine sans traitement, ce cycle de 4 semaines devra être répété.
→ En cas de réponse au traitement ou de stabilisation de la maladie, jusqu'à 10 cycles d'entretien identiques pourront être administrés aux patients.

Contre-indications
État général selon le score de l'ECOG ≥ 2 (patient alité) État général selon le score de l'ECOG ≥ 1 (patient ambulatoire) avec métastases dans plus d'un organe et diagnostic initial de la tumeur datant de plus de 24 mois Insuffisance cardiaque ou respiratoire non compensée, antécédents de cardiopathie grave, PaO_2 < 60 mmHg au repos, infection évolutive requérant une antibiothérapie, défaillance grave d'un organe vital, métastase cérébrale non traitée ou comitialité, maladie auto-immune préexistante, antécédents d'allogreffe d'organe et patients susceptibles de recevoir une corticothérapie Leucocytes < 4 000/mm³, plaquettes < 100 000/mm³, hématocrite < 30 % Augmentation de la bilirubinémie ou de la créatininémie Grossesse et allaitement

Propriétés

- Lymphokine stimulant la croissance et la prolifération des lymphocytes T, activant la production à partir des lymphocytes de cellules (LAK *lymphocyte activated killer*) qui lysent *in vitro* toute une série de cellules tumorales, ayant entraîné dans 6 à 20 % des cas des réponses complètes ou partielles
- Décroissance des taux sériques bi-exponentielle en IV (demi-vies de 13 minutes et 85 minutes) ou de 5 heures en SC, métabolisme rénal, élimination urinaire

Indications

- Cancer du rein métastatique

Effets indésirables (dose-dépendants, très fréquents et parfois sévères)

- *Troubles cardiaques fréquents* : fibrillation auriculaire ou tachycardie supraventriculaire (10 %), infarctus myocardique (1 à 4 %), aythmies ventriculaires, HTA, morts subites
- *Syndrome de fuite capillaire avec hypotension* (réversible spontanément ou à la réduction du débit ou après l'administration de solutés et/ou de vasopresseurs type dopamine ou dobutamine) *et rétention hydrique* (œdème pulmonaire dans 20 % des cas, insuffisance respiratoire aiguë, insuffisance cardiaque, œdèmes périphériques)
- *Syndrome pseudo-grippal fréquent* (fièvre, frissons, malaise, arthralgies, céphalées, asthénie profonde)
- *Troubles digestifs fréquents* (nausées, vomissements, diarrhée)
- *Divers* : crise d'asthme, prurit, éruptions cutanées, troubles neuro-psychiques (anxiété, insomnie, dépression, paresthésies, vertiges, troubles neuro-sensoriels, confusion mentale, convulsions, voire coma), hypoglycémie ou hyperglycémie, hypothyroïdie ou hyperthyroïdie, anémie, thrombopénie, granulopénie, élévation de la créatinine, oligurie, néphrite interstitielle, élévation des transaminases, encéphalopathie hépatique

Précautions d'emploi et interactions médicamenteuses

- Utiliser uniquement *sous surveillance médicale continue en service d'oncologie ayant une unité de soins intensifs* (surveillance particulière nécessaire en cas d'insuffisance cardiaque, respiratoire, rénale, hépatique, de troubles ou antécédents psychiatriques)
- Traiter préalablement tout épanchement séreux, toute infection bactérienne et toute métastase cérébrale (possibilité d'aggravation)
- Associer si nécessaire des antipyrétiques, des antiulcéreux, des antiémétisants
- Administrer les solutés IV avec prudence (risque d'OAP par fuite capillaire)
- Interrompre le traitement en cas de troubles de la conscience (risque de coma)
- *Associations à utiliser avec précaution* : antihypertenseurs dont les bêta-bloquants (hypotension), corticoïdes (effets de l'interleukine réduits), médicaments cardiotoxiques, néphrotoxiques, hépatotoxiques ou myélotoxiques

Stéroïdes anticancéreux : Progestatifs anticancéreux

Médroxyprogestérone

DÉPO-PRODASONE *Liste I-100 %-Coll*	Fl. 500 mg (pour injection IM profonde)	A. 500 mg/jour IM × 1 mois puis 500 à 1 000 mg/semaine ou 500 à 1 000 mg/jour en 1 ou 2 prises orales

Mégestrol *Liste I-100 %-Coll*

MEGACE	30 cp. 160 mg	A. 160 mg/jour en 1 prise

Contre-indications

Antécédents ou manifestations thrombo-emboliques
HTA sévère non contrôlée, altération grave des fonctions hépatiques
Hémorragies génitales, grossesse et allaitement

Propriétés

- Progestatifs de synthèse dérivés de la 17-hydroxyprogestérone, freinant la prolifération des cancers génitaux hormonodépendants (sein et endomètre), essentiellement par un effet anti-œstrogénique

Indications

- Cancers du sein métastatiques hormonodépendants de la femme ménopausée
- Cancers de l'endomètre évolués

Effets indésirables

- HTA modérée (par rétention hydrique), manifestations thrombo-emboliques
- Troubles digestifs : nausées, plus rarement vomissements, ictère cholestatique
- Divers : séborrhée, prise de poids, aménorrhée, saignements intermenstruels, modifications de la libido, chloasma, acné, hyperpilosité, insomnie, asthénie, céphalées, troubles visuels, fièvre, réactions allergiques, états dépressifs
- Dus au mégestrol : insuffisance surrénale, hypercorticisme, diabète

Précautions d'emploi et interactions médicamenteuses

- Utiliser avec prudence en cas d'antécédents d'accident vasculaire cérébral, d'infarctus myocardique, d'HTA ou de diabète (effet diabétogène des progestatifs à forte dose)
- Arrêt du traitement en cas de céphalées importantes, troubles oculaires (diplopie, perte de la vision, lésions vasculaires rétiniennes), accidents thrombo-emboliques
- *Associations déconseillées* : inducteurs enzymatiques (rifampicine, barbituriques, primidone, carbamazépine, griséofulvine, phénytoïne)

Antiœstrogènes anticancéreux (I) :
Inhibiteurs des récepteurs (I)

Tamoxifène^G *Liste I-100 %-Coll*

NOLVADEX	30 cp. 10 mg 30 cp. 20 mg	A. 20 mg/jour en 1 ou 2 prises (jusqu'à 40 mg/jour) pendant 5 ans dans les traitements adjuvants

Contre-indications
Intolérance au galactose, déficit en lactose
Grossese et allaitement

Propriétés

- Antiœstrogène agissant par inhibition compétitive de la liaison de l'estradiol avec ses récepteurs, inhibant les effets des œstrogènes sur certains tissus, notamment du sein
- Absorption rapide, métabolisation hépatique par le CYP 2D6 notamment en N-déméthyltamoxifène actif, élimination biliaire, demi-vie de 9 jours, état d'équilibre atteint en 3 à 6 semaines

Indications (absence d'indications en prévention primaire)

- Cancer du sein : traitement adjuvant ou traitement des formes évoluées avec progression locale ou métastatique
- **NB** : l'efficacité thérapeutique est plus importante si récepteurs estradiol et/ou progestérone +

Effets indésirables (assez rares, dose-dépendants, surtout aux doses > 20 mg/jour)

- Bouffées de chaleur (50 %), saignements vaginaux (25 %), prurit vulvaire, leucorrhées, nausées, kystes fonctionnels ovariens (en préménopause), possibilité d'aménorrhée et élévation du taux d'œstradiol plasmatique chez la femme en période d'activité génitale, thrombopénie modérée et spontanément résolutive (80 000 à 90 000/mm^3), myalgies
- Rares : accidents thrombo-emboliques (1-2 %), vomissements, hypercalcémie en cas de métastases osseuses, douleurs au niveau tumoral, rétention hydrosodée, troubles visuels (rétinopathie, cataracte, modifications cornéennes), aggravation d'une hypertriglycéridémie (avec risque de pancréatite)
- Risque accru de cancer de l'endomètre (1 cas/1 000 par an à la dose de 20 mg/jour, mais incidence et sévérité accrues à la dose de 40 mg/jour)

Précautions d'emploi et interactions médicamenteuses

- Déterminer auparavant les taux des *récepteurs* de l'œstradiol et de la progestérone dans la tumeur ou dans ses métastases, car meilleure réponse au traitement hormonal si les récepteurs sont positifs (50 à 78 % des cas contre 6 % en leur absence)
- Pratiquer un examen gynécologique soigneux avec frottis, échographie pelvienne voire hystéroscopie à la recherche d'un cancer de l'endomètre (examens à répéter chaque année, sauf l'hystéroscopie), surveiller les fonctions hépatiques et triglycérides
- Surveillance attentive si facteurs de risque de thrombose veineuse
- Examen ophtalmologique à l'instauration du traitement puis tous les ans
- *Associations à utiliser avec précaution* : antivitamines K (potentialisation par réduction de leur métabolisme), inhibiteurs du CYP 2D6 (antagonisme par réduction du taux de métabolite actif), en particulier les antidépresseurs ISRS, millepertuis

Antiœstrogènes anticancéreux (II) : Inhibiteurs des récepteurs (II)

Torémifène *Liste I-100 %-Coll*

FARESTON	30 cp. 60 mg	A. 60 mg/jour avec ou sans nourriture

Contre-indications

Hyperplasie de l'endomètre
Insuffisance hépatique sévère
Allongement congénital ou acquis de l'intervalle QT (> 500 ms)
Bradycardie, insuffisance cardiaque, troubles du rythme
Antécédents thrombo-emboliques sévères
Grossesse et allaitement

Propriétés

- Antiœstrogène agissant par antagonisme compétitif au niveau des récepteurs
- Absorption rapide (pic à 3 heures), liaison aux protéines plasmatiques (> 99 %), métabolisation complète hépatique et élimination par les fèces, demi-vie du métabolite principal : 11 jours

Indications

- Cancer du sein métastatique et hormonosensible de la femme ménopausée
- *NB* : administration non recommandée en l'absence de récepteurs aux œstrogènes

Effets indésirables

- Très fréquents (> 10 %) : bouffées de chaleur, sueurs
- Fréquents (1 à 10 %) : fatigue, nausées, vomissements, rash, prurit, œdèmes, étourdissements, dépression, saignements utérins
- Rares (< 1 %) : anorexie, insomnie, céphalées, dyspnée, manifestations thrombo-emboliques veineuses, prise de poids, hypertransaminasémie, hépatite

Précautions d'emploi

- Déterminer auparavant les taux des récepteurs de l'œstradiol et de la progestérone dans la tumeur ou ses métastases
- Examen gynécologique soigneux avec frottis, échographie voire hystéroscopie à la recherche d'un cancer de l'endomètre (à renouveler chaque année)
- Surveillance biologique : NFS, biologie hépatique, calcémie et ECG (intervalle QT)

Interactions médicamenteuses

- ***Associations contre-indiquées*** : médicaments susceptibles d'allonger l'intervalle QTc
- *Associations à prendre en compte* : diurétiques thiazidiques (risque d'hypercalcémie), inducteurs du CYP 3A4 (réduction d'activité), AVK (accroissement du risque hémorragique), inhibiteurs du CYP 3A4

Antiœstrogènes anticancéreux (III) : Inhibiteurs des récepteurs (III)

Fulvestrant[G] *Liste I-100 %-Coll*

FASLODEX *Conserver de + 2 °C à + 8 °C et à l'abri de la lumière*	Seringue préremplie de 250 mg/5 ml	Par voie **IM** : A. 500 mg (1)

1. Une injection **IM** lente de 250 mg dans chaque fesse par mois, avec une dose supplémentaire de 500 mg 2 semaines après la dose initiale.

Contre-indications

Insuffisance hépatique sévère, grossesse et allaitement

Propriétés

- Antiœstrogène agissant par antagonisme compétitif au niveau des récepteurs aux œstrogènes (affinité comparable à celle de l'œstradiol), bloquant leurs effets sans effets agonistes (contrairement au tamoxifène)
- Pic plasmatique atteint en 7 jours, état d'équilibre atteint en 6 mois, demi-vie terminale d'environ 50 jours, liaison à 99 % aux lipoprotéines plasmatiques, élimination fécale

Indications

- Cancer du sein localement avancé ou métastasé chez la femme ménopausée ayant des récepteurs aux œstrogènes positifs :
  - Avec récidive après un traitement adjuvant par antiœstrogènes ou progression
  - Chez les femmes non traitées précédemment par une hormonothérapie
  - En association au palbociclib en cas de Her2 négatif, chez les femmes traitées antérieurement par hormonothérapie. Chez les femmes en pré/périménopause, associer un traitement par agoniste de LK-RH

Effets indésirables

- Très fréquents (≥ 10 %) : bouffées de chaleur (47 %), rétention hydrosodée
- Fréquents (1 à 10 %) : douleur au point d'injection, nausées, diarrhée, anorexie, élévation des enzymes hépatiques, éruptions cutanées, infections urinaires, céphalées, asthénie, douleurs dorsales, accidents thrombo-emboliques, métrorragies
- Peu fréquents (< 1 %) : candidose vaginale, leucorrhées

Précautions d'emploi et interactions médicamenteuses

- Déterminer auparavant les taux des récepteurs de l'œstradiol et de la progestérone dans la tumeur ou dans ses métastases (meilleure réponse si récepteurs positifs)
- Utiliser avec prudence en cas d'insuffisance hépatique légère à modérée, insuffisance rénale sévère (clairance de la créatinine < 30 ml/min), sujet sous anticoagulants, thrombopénie, affections hémorragiques (du fait de sa voie d'administration)
- Pratiquer un examen gynécologique soigneux avec frottis, échographie pelvienne voire hystéroscopie à la recherche d'un cancer de l'endomètre (à répéter chaque année)
- Facteur de risque de maladie veineuse thrombo-embolique
- Utiliser avec prudence chez les conducteurs et utilisateurs de machines (asthénie)
- ***Associations contre-indiquées*** : œstrogénothérapie
- Métabolisation partielle par le CYP 3A4, mais pas d'interactions avec les inhibiteurs et inducteurs classiques de cet enzyme

Antiœstrogènes anticancéreux (IV) : Inhibiteurs de l'aromatase (I)

Létrozole[G] *Liste I-100 %-Coll*

FEMARA	30 cp. 2,5 mg	A. 2,5 mg/jour en 1 prise
Contre-indications		
Grossesse et allaitement		

Propriétés

- Antiœstrogène agissant par inhibition compétitive de la transformation de l'androstènedione en estrone (inhibiteur de l'aromatase plus spécifique donc mieux toléré que l'aminoglutéthimide, car sans risque d'insuffisance surrénalienne)
- Absorption complète, liaison à 60 % à l'albumine, élimination urinaire sous forme glycuroconjuguée, demi-vie d'élimination de 2 jours, état d'équilibre atteint en 2 à 6 semaines

Indications

- Traitement adjuvant du cancer du sein chez la femme ménopausée avec des récepteurs hormonaux positifs (durée 5 ans)
- Prolongation du traitement adjuvant par tamoxifène au-delà de 5 ans
- Traitement de première ligne du cancer du sein hormonodépendant à un stade avancé chez la femme ménopausée
- Traitement à un stade avancé après rechute ou progression sous traitement par antiœstrogènes
- Traitement néo-adjuvant chez la femme ménopausée avec des RH positifs (et Her2 non surexprimé) si chimiothérapie première non adaptée et chirurgie non indiquée

Effets indésirables

- Très fréquents (> 20 %) : arthralgies pouvant conduire à l'arrêt du traitement
- Fréquents (1 à 10 %) : asthénie, céphalées, nausées, œdèmes périphériques, fatigue, bouffées de chaleur, éruption cutanée, alopécie, vomissements, constipation, hémorragies vaginales ou utérines
- Rares (< 1 %) : œdèmes périphériques, prise de poids, étourdissements, dyspnée, thrombophlébite, dyspepsie, anorexie, leucorrhées, perte de poids, éruption cutanée parfois sévère, sécheresse vaginale, élévation des transaminases

Précautions d'emploi et interactions médicamenteuses

- Déterminer auparavant les taux des récepteurs de l'œstradiol et de la progestérone dans la tumeur ou dans ses métastases, car meilleure réponse au traitement hormonal si les récepteurs sont positifs (50 à 78 % des cas contre 6 % en leur absence)
- Pratiquer un examen gynécologique soigneux avec frottis, échographie pelvienne voire hystéroscopie à la recherche d'un cancer de l'endomètre (surveillance annuelle)
- Insuffisance rénale avec clairance de la créatinine < 30 ml/min : absence d'études
- Insuffisance hépatique sévère non secondaire à des métastases : absence d'études
- Effet osseux : risque accru d'ostéoporose à surveiller
- ***Associations contre-indiquées*** : œstrogénothérapie, millepertuis
- *Associations à utiliser avec précaution* : inhibe les isoenzymes 2A6 et $2C_{19}$ → interactions potentielles avec les médicaments à faible index thérapeutique métabolisés par ces isoenzymes

Antiœstrogènes anticancéreux (V) : Inhibiteurs de l'aromatase (II)

Anastrozole[G] *Liste I-100 %-Coll*

ARIMIDEX	28 ou 30 ou 90 cp. 1 mg	A. 1 mg/jour

Contre-indications
Femme avant la ménopause

Propriétés

- Antiœstrogène agissant par inhibition compétitive de la transformation de l'androstènedione en estrone (inhibiteur de l'aromatase plus spécifique donc mieux toléré que l'aminoglutéthimide, car sans risque d'insuffisance surrénalienne donc sans nécessité d'adjonction d'une corticothérapie substitutive)
- Absorption rapide, liaison à 40 % aux protéines plasmatiques, métabolisation intense en dérivés conjugués inactifs (triazole surtout) éliminés par voie urinaire, demi-vie d'élimination d'environ 50 heures, état d'équilibre atteint en 7 jours

Indications

- Chez la femme ménopausée :
  - Cancer du sein avancé à récepteurs hormonaux positifs
  - Cancer du sein au stade précoce, RH+ : traitement adjuvant pendant 5 ans, ou en relais du tamoxifène pendant 2 à 3 ans

Effets indésirables

- Très fréquents (> 20 %) : arthralgies rarement invalidantes, pouvant alors conduire à l'arrêt du traitement
- Fréquents (1 à 10 %) : asthénie, céphalées, nausées, œdèmes périphériques, fatigue, bouffées de chaleur, éruption cutanée, alopécie, vomissements, constipation, hémorragies vaginales ou utérines
- Rares (< 1 %) : œdèmes périphériques, prise de poids, étourdissements, dyspnée, thrombophlébite, dyspepsie, anorexie, leucorrhées, perte de poids, éruption cutanée parfois sévère, sécheresse vaginale, élévation des transaminases

Précautions d'emploi

- Déterminer auparavant les taux des récepteurs de l'œstradiol et de la progestérone dans la tumeur ou dans ses métastases, car meilleure réponse au traitement hormonal si les récepteurs sont positifs (50 à 78 % des cas contre 6 % en leur absence)
- Pratiquer un examen gynécologique soigneux avec frottis, échographie pelvienne voire hystéroscopie à la recherche d'un cancer de l'endomètre (surveillance annuelle)
- Insuffisance hépatique ou rénale sévère : absence d'études
- Effet osseux : risque accru d'ostéoporose à surveiller
- Hypercholestérolémie : attention aux facteurs de risque cardio-vasculaire associés

Interactions médicamenteuses

- *Associations contre-indiquées* : œstrogénothérapie

Antiœstrogènes anticancéreux (VI) : Inhibiteurs de l'aromatase (III)

Exemestane[G] *Liste I-100 %-Coll*

AROMASINE	30 cp. 25 mg	A. 25 mg/jour *après 1 repas*

Contre-indications
Femme avant la ménopause

Propriétés

- Antiœstrogène agissant par inhibition compétitive de la transformation de l'androstènedione en estrone (inhibiteur de l'aromatase plus spécifique donc mieux toléré que l'aminoglutéthimide, car sans risque d'insuffisance surrénalienne donc sans nécessité d'adjonction d'une corticothérapie substitutive)
- Absorption augmentée par les aliments, liaison à 90 % aux protéines plasmatiques, métabolisation intense par le CYP 3A4 et/ou l'aldocétoréductase en dérivés conjugués inactifs éliminés par voie urinaire, demi-vie d'élimination de 24 heures, état d'équilibre atteint en 7 jours

Indications

- Cancer du sein hormonodépendant chez la femme ménopausée à un stade précoce et à un stade avancé après échec des antiœstrogènes type tamoxifène (mais efficacité non démontrée chez les patientes négatives pour les récepteurs aux œstrogènes). Durée totale du traitement en adjuvant : 5 ans (exemestane seul ou tamoxifène puis exemestane)

Effets indésirables

- Très fréquents (> 20 %) : arthralgies rarement invalidantes, pouvant alors conduire à l'arrêt du traitement
- Fréquents (1 à 10 %) : asthénie, céphalées, nausées, œdèmes périphériques, fatigue, bouffées de chaleur, éruption cutanée, alopécie, vomissements, constipation, hémorragies vaginales ou utérines
- Rares (< 1 %) : œdèmes périphériques, prise de poids, étourdissements, dyspnée, thrombophlébite, dyspepsie, anorexie, leucorrhées, perte de poids, éruption cutanée parfois sévère, sécheresse vaginale, élévation des transaminases

Précautions d'emploi

- Déterminer auparavant les taux des récepteurs de l'œstradiol et de la progestérone dans la tumeur ou dans ses métastases, car meilleure réponse au traitement hormonal si les récepteurs sont positifs (50 à 78 % des cas contre 6 % en leur absence)
- Pratiquer un examen gynécologique soigneux avec frottis, échographie pelvienne voire hystéroscopie à la recherche d'un cancer de l'endomètre (surveillance annuelle)
- Insuffisance hépatique ou rénale : exposition au produit doublée ou triplée mais aucun ajustement de dose n'est considéré comme nécessaire
- Effet osseux : risque accru d'ostéoporose à surveiller

Interactions médicamenteuses

- *Associations contre-indiquées* : œstrogénothérapie
- Interactions potentielles avec les médicaments inducteurs du CYP 3A4

Antiandrogènes (I) :
Antiandrogènes non stéroïdiens (I)

Abiratérone[G] *Liste I-100 %-Coll*

ZYTIGA	120 cp. 250 mg 60 cp. 500 mg	A. 1 000 mg/jour (1) en une prise en association avec prednisone ou prednisolone (2)

1. À prendre au moins 2 heures après le repas et ne pas manger pendant au moins 1 heure après.
2. Dose de 5 mg/jour si hormonosensible ; 10 mg/jour si résistant à la castration.

Contre-indications
Grossesse

Propriétés

- Inhibiteur de la biosynthèse des androgènes agissant de manière sélective sur l'enzyme 17α-hydroxylase/C17, 20-lyase (CYP17)
- Hydrolyse en abiratérone, fixation aux protéines plasmatiques à 99,8 %, demi-vie de 15 heures, large distribution tissulaire, élimination fécale (88 %) et urinaire (5 %). L'administration avec la nourriture augmente l'exposition systémique jusqu'à 10 fois

Indications

- Cancer métastatique de la prostate résistant à la castration :
  - Chez des hommes asymptomatiques ou paucisymptomatiques après échec d'un traitement par suppression androgénique et pour lesquels une chimiothérapie n'est pas encore cliniquement indiquée
  - Chez les hommes dont la maladie a progressé pendant ou après une chimiothérapie à base de docétaxel (à utiliser en association avec la prednisone ou la prednisolone)
- Cancer métastatique de la prostate hormonosensible à haut risque, nouvellement diagnostiqué, en association avec prednisone et une suppression androgénique

Effets indésirables (parfois sévères)

- Très fréquents (> 10 %) : œdème périphérique, hypokaliémie, hypertension artérielle, infection du tractus urinaire. L'administration concomitante d'un corticoïde réduit l'incidence et la gravité de ces effets indésirables
- Fréquents (1 à 10 %) : insuffisance cardiaque, angine de poitrine, arythmie, fibrillation auriculaire, tachycardie, hépatotoxicité, hypertriglycéridémies, fractures
- Rares (< 1 %) : insuffisance surrénalienne, thrombopénies parfois sévères

Précautions d'emploi et interactions médicamenteuses

- Surveillance de la NFS toutes les 2 semaines pendant 3 mois puis mensuellement
- *Hépatotoxicité* : doser régulièrement les transaminases pendant le traitement
- *Utiliser avec prudence* en cas de maladie cardio-vasculaire ou d'insuffisance rénale. Toute hypertension doit être contrôlée et toute hypokaliémie corrigée
- *Sevrage des corticoïdes* : surveillance de l'insuffisance corticosurrénale en cas de stress
- Ce traitement avec un glucocorticoïde peut aggraver une ostéoporose métastatique
- *Associations à prendre en compte* : chez les patients traités précédemment avec du kétoconazole des taux de réponse plus faibles sont observés ; médicaments activés ou métabolisés par le CYP 2D6, inhibiteurs du CYP 3A4 et inducteurs du CYP 3A4

Antiandrogènes (II) :
Antiandrogènes non stéroïdiens (II)

Antiandrogènes non stéroïdiens d'action périphérique

Liste I-100 %-Coll

CASODEX Bicalutamide[G]	30 cp. 50 mg en traitement continu	A. 50 mg/jour en 1 prise
ANANDRON Nilutamide	90 cp. 50 mg 30 cp. 150 mg	A. 300 mg/jour pendant 1 mois puis 150 mg/jour

Contre-indications

Insuffisance hépatique sévère (pour le nilutamide)

Propriétés

- Antiandrogènes non stéroïdiens d'action périphérique, s'opposant à l'action des androgènes sur la prostate et sur les métastases des cancers prostatiques
- Absorption complète, forte fixation aux protéines plasmatiques, métabolisation hépatique, élimination sous forme de métabolites par voie urinaire (et biliaire pour le bicalutamide), demi-vie d'élimination de 7 jours (bicalutamide) ou 24 heures (nilutamide)

Indications (le bicalutamide est mieux toléré que le nilutamide)

- Cancer de la prostate métastasé, en association avec la castration chirurgicale ou avec la castration pharmacologique par agoniste de la LH-RH
- Cancer de la prostate localement avancé, en association avec la radiothérapie

Effets indésirables (assez fréquents)

- Fréquents : nausées, vomissements, douleurs abdominales, impuissance, bouffées de chaleur, prurit, sensibilité mammaire, gynécomastie, troubles de la vision des couleurs et d'adaptation à l'obscurité (nilutamide)
- Rares : hépatite, pneumopathie interstitielle, méthémoglobinémie, photosensibilisation, anémie, thrombopénie, aplasie médullaire

Précautions d'emploi

- Surveiller les fonctions hépatiques → arrêt si élévation des transaminases > 3N
- En cas de dyspnée inexpliquée → arrêt définitif si syndrome pulmonaire interstitiel
- *Bicalutamide* : utiliser avec précaution en cas d'insuffisance hépatique modérée à sévère

Interactions médicamenteuses

- ***Associations déconseillées*** : alcool avec le nilutamide (effet antabuse)
- *Associations à utiliser avec précaution* : AVK (potentialisation des AVK)
- *Associations à prendre en compte* : benzodiazépines, bêta-bloquants à forte métabolisation hépatique, phénytoïne, théophylline et dérivés (potentialisation)

Antiandrogènes (III) :
Antiandrogènes non stéroïdiens (III)

Apalutamide *Liste I-100 %-Coll-Prescription initiale hospitalière spécialisée*

ERLEADA	120 cp. 60 mg	A. 240 mg/jour en une prise

Contre-indications
Insuffisance hépatique sévère

Propriétés
- Inhibiteur des récepteurs aux androgènes, bloquant la liaison à leurs récepteurs, la translocation nucléaire des récepteurs activés et leur fixation à l'ADN
- Absorption à 100 %, pic : 1 à 2 heures, forte liaison aux protéines plasmatiques, métabolisation hépatique CYP 2C8 majoritaire et CYP 3A4/5, élimination urinaire (70 %). Suite à une administration quotidienne répétée, l'état d'équilibre est obtenu après 4 semaines

Indications
- Cancer de la prostate résistant à la castration, non métastatique, avec un risque élevé de développer des métastases
- Cancer de la prostate métastatique, hormono-sensible, en association avec une suppression androgénique

Effets indésirables
- Très fréquents (> 10 %) : céphalées, bouffées de chaleur, tension mammaire, gynécomastie, asthénie, hypertension, diarrhée, éruption cutanée, perte de poids, arthralgies, chutes, fractures
- Fréquents (1 à 10 %) : anxiété, troubles de l'attention et de la mémoire, syndrome des jambes sans repos, sécheresse cutanée, prurit, somatite, hypothyroïdie, dysgueusie, cardiopathie ischémique
- Rares (> 1 %) : convulsions, leucopénie, thrombopénie

Précautions d'emploi et interactions médicamenteuses
- Utilisation déconseillée en cas d'antécédent d'épilepsie, présence de tumeurs ou de métastases cérébrales ou accident vasculaire cérébral < 1 an
- La castration médicale doit être maintenue pendant la durée du traitement chez les patients n'ayant pas subi de castration chirurgicale
- Surveillance chez les patients présentant des facteurs de risque cardio-vasculaire ou d'allongement du QT
- *Associations à prendre en compte* :
  - Les inhibiteurs puissants (par exemple gemfibrozil) et inducteurs puissants (par exemple rifampicine) du CYP 2C8 doivent être évités mais aucun ajustement n'est nécessaire
  - Puissant inducteur enzymatique, d'où de nombreuses interactions avec des médicaments substrats : analgésiques, antibiotiques, anticoagulants (éviter la warfarine), anticancéreux (cabazitaxel), antiépileptiques, antipsychotiques, bêtabloquants, inhibiteurs calciques, corticoïdes, statines, hypnotiques, lévothyroxine… pouvant conduire à une toxicité accrue ou une baisse d'efficacité

Antiandrogènes (IV) : Progestatifs antiandrogéniques

Cyprotérone acétate[G] *Liste I-65 %-Coll (fiche d'information obligatoire)*

ANDROCUR	20 cp. séc. 50 mg	Indications et posologies (1)

1.– *Cancer de la prostate* : 200 à 300 mg/jour en traitement continu.
– *Réduction des pulsions sexuelles* : 100 à 300 mg/jour avec recherche de la dose minimale efficace.

Contre-indications

Antécédents personnels ou familiaux de maladie thrombo-embolique
Affections hépatiques graves, hépatite dans les 6 mois précédents
Dépression chronique grave, tuberculose (effet anti-anabolisant)
Antécédent de méningiome, diabète sévère, drépanocytose, herpès gestationis
Grossesse (féminisation d'un fœtus mâle) et allaitement
Enfant, femme ménopausée

Propriétés

- Progestatif de synthèse dérivé de la 17 alpha-hydroxyprogestérone, ayant une action anti-androgénique, antigonadotrope, progestative et anti-œstrogénique
- Fixation au niveau du tissu adipeux, demi-vie de 18 heures environ, métabolisation hépatique, élimination urinaire (30 %) et fécale (70 %), passage dans le lait

Indications (respect strict des indications AMM et réévaluation régulière)

- Cancer de la prostate en traitement palliatif antiandrogénique
- Hirsutismes féminins majeurs d'origine non tumorale (*cf.* chapitre "Gynécologie-Obstétrique")
- Réduction des pulsions sexuelles dans les paraphilies en association à une prise en charge psychothérapeutique
- **NB** : les indications acné, séborrhée et hirsutisme modéré sont à proscrire

Effets indésirables

- Céphalées, aggravation des insuffisances veineuses, risque thrombo-embolique accru, prise de poids, diminution de la réponse surrénalienne aux stress
- Inhibition de la spermatogenèse, impuissance, gynécomastie
- *Rares mais imposant l'arrêt du traitement* : hépatites cytolytiques (1 cas/100 000 mois de traitement) parfois mortelles, troubles visuels (diplopie, altérations de la vision, lésions vasculaires de la rétine), potentiel cancérogène discuté
- *Risque accru (× 7) d'apparition de méningiomes* (si fortes doses après 6 mois)

Précautions d'emploi et interactions médicamenteuses

- Une imagerie cérébrale par IRM doit être réalisée en début de traitement puis à 5 ans puis tous les 2 ans
- L'absence de grossesse doit être vérifiée avant le début du traitement
- *Arrêt immédiat du traitement* en cas de survenue de troubles visuels, ictère ou signes d'hépatite, accident thrombo-embolique, céphalées importantes
- *Surveillance biologique* (hépatique, métabolique) *et clinique* (poids, tension, vision)
- *Utiliser avec prudence* en cas d'affections cardio-vasculaires, diabète, hypertension, angor, antécédents d'infarctus du myocarde ou d'accident vasculaire cérébral
- *Associations à utiliser avec précaution* : antidiabétiques oraux, inducteurs enzymatiques
- ***Associations déconseillées*** : millepertuis

Inhibiteur de la testostérone : Antagoniste de la GnRH

Dégarelix *Liste I-100 %-Coll*

FIRMAGON	1 seringue préremplie 80 mg + 6 ml de solvant 2 seringues préremplies 120 mg + 6 ml de solvant	*Initiation du traitement* : A. 240 mg en 2 injections **SC** de 120 mg chacune *Traitement d'entretien – administration mensuelle* : A. 80 mg en 1 injection **SC**

Contre-indications
Ne doit pas être prescrit chez la femme

Propriétés
- Antagoniste sélectif de la GnRH au niveau de son récepteur hypophysaire, entraînant une réduction de la libération des gonadotrophines, hormone lutéinisante (LH) et hormone folliculo-stimulante (FSH), et donc de la sécrétion de testostérone (T) par les testicules
- Demi-vie de 28 jours, liaison aux protéines plasmatiques à 90 %, élimination par le système hépato-biliaire à 80 %

Indications
- Cancer de la prostate avancé, hormonodépendant

Effets indésirables
- Très fréquents (> 10 %) : bouffées de chaleur, prise de poids
- Réactions au site d'injection : douleur, érythème localisé, œdème, nodules, induration
- Fréquents (1 à 10 %) : hypersensibilité, anxiété, insomnie, céphalées, vertiges, nausées, diarrhée, hyperhidrose, gynécomastie, baisse de la libido, dépression, douleurs musculaires, ostéoporose, diabète, arythmie cardiaque, augmentation des transaminases

Précautions d'emploi
- Effet sur l'intervalle QT/QTc : prudence chez les patients ayant des antécédents ou présentant des facteurs de risque de torsades de pointe ou traités par un médicament susceptible d'allonger l'intervalle QT
- Chez les patients ayant ou suspectés d'avoir une insuffisance hépatique, une surveillance de la fonction hépatique est recommandée durant le traitement
- Une diminution de la densité osseuse ainsi que la survenue de pathologies cardio-vasculaires sont prévisibles après inhibition prolongée de la sécrétion de testostérone
- Pas d'études menées chez les patients insuffisants rénaux

Agonistes de la LH-RH (I) : Analogues de la Gn-RH (I)

Triptoréline *Liste I-65 %-Coll (sauf autre mention)*

DÉCAPEPTYL 0,1 mg *Conserver à moins de + 25 °C* *Liste I-100 %-Coll*	7 fl. 1 ml = 0,1 mg	Par voie **SC** : posologie ci-dessous (1)
DÉCAPEPTYL LP *Conserver à moins de + 25 °C*	Fl. 3 mg ou 11,25 mg/2 ml ou 22,50 mg/2 ml	Par voie **IM** : posologie ci-dessous (2)
GONAPEPTYL LP *Conserver de + 2 °C à + 8 °C*	Seringue préremplie à 3,75 mg	Par voie **IM** ou **SC** : posologie ci-dessous (3)
SALVACYL LP	Flacon + 1 amp. solvant 2 ml à 11,25 mg	Injection **IM** toutes les 12 semaines (4)

1. Cancer de la prostate : 0,1 mg/jour de J1 à J7, puis relais à J8 par la forme LP.
2. Cancer de la prostate : 3 mg chaque mois ou 11,25 mg tous les 3 mois.
   Endométrioses : 3 mg chaque mois ou 11,25 mg tous les 3 mois (6 mois maximum).
   Traitement pré-opératoire des fibromes utérins : 3 mg chaque mois (3 mois maximum).
   Pubertés précoces : 50 µg/kg chaque mois.
3. Cancer de la prostate : 3,75 mg chaque mois.
   Endométrioses : 3,75 mg chaque mois (6 mois maximum).
   Traitement pré-opératoire des fibromes utérins : 3,75 mg chaque mois (3 mois maximum).
   Pubertés précoces : 3,75 mg à J0, J14 et J28, puis chaque mois (demi-dose si poids < 20 kg).
4. Diminution des pulsions sexuelles chez l'homme ayant des déviances sexuelles sévères, sous contrôle d'un psychiatre.

Leuproréline *Liste I-65 %-Coll*

ENANTONE LP *Conserver à moins de + 25 °C*	Fl. ou seringue préremplie 3,75 mg ou 11,25 mg ou 30 mg et solvant	Par voie **IM** ou **SC** : posologie ci-dessous (5)
ELIGARD *Conserver de + 2 °C à + 8 °C*	Seringue préremplie à 7,5 mg, 22,5 mg ou 45 mg LP	Par voie **SC** : posologie ci-dessous (6)
LEPTOPROL *Conserver à moins de + 30 °C*	Seringue préremplie à 5 mg	Par voie **SC** : posologie ci-dessous (7)

5. Cancer de la prostate : 3,75 mg/mois ou 11,25 mg/3 mois ou 30 mg/6 mois.
   Cancer du sein métastatique : 3,75 mg chaque mois.
   Endométrioses : 3,75 mg chaque mois ou 11,25 mg tous les 3 mois (6 mois maximum).
   Traitement pré-opératoire des fibromes utérins : 3,75 mg chaque mois (3 mois maximum).
   Pubertés précoces (voie **SC**) : 3,75 mg chaque mois ou 11,25 mg tous les 3 mois (demi-dose si poids < 20 kg).
6. Cancer de la prostate : 7,5 mg/mois ou 22,5 mg/3 mois ou 45 mg/6 mois.
7. Cancer de la prostate métastatique : 5 mg/3 mois.

Contre-indications
Ostéoporose grave, grossesse et allaitement

Propriétés

- Analogues de la Gn-RH ou agonistes de la LH-RH, entraînant une stimulation initiale de la sécrétion des hormones gonadotropes (élévation des taux sanguins de FSH, de LH, de testostérone, de dihydrotestostérone), puis en 2 à 4 semaines une inhibition de cette sécrétion aboutissant à un hypogonadisme persistant pendant toute la durée du traitement sans phénomène d'échappement : cet effet, réversible 4 semaines après l'arrêt du traitement, aboutit à une véritable castration pharmacologique réversible
- Biodisponibilité de 95 à 100 % par voie injectable, dégradation au niveau du foie, de l'hypophyse, des reins, élimination sous forme de métabolites inactifs par voie urinaire

Indications

- Cancer de la prostate localement avancé ou métastatique (avec un antiandrogène systématiquement au début) ou localement avancé avec traitement radiothérapique concomitant (stade T3-T4)
- Cancer du sein métastatique hormonodépendant en préménopause (leuproréline, en alternative à l'ovariectomie)
- Endométrioses (efficacité comparable à celle du danazol, qui est moins bien toléré)
- Traitement pré-opératoire des fibromes utérins (réduction de 25 à 50 % du volume du fibrome, apparaissant dès 6 à 8 semaines, le traitement étant limité à 3 mois)
- Pubertés précoces (avant 8 ans chez la fille ou 10 ans chez le garçon), le traitement étant arrêté quand l'enfant atteint l'âge pubertaire ou un âge osseux d'environ 12 ans

Effets indésirables

- Très fréquents (> 10 %) : bouffées de chaleur (70 %), céphalées (34 %), disparition de la libido (30 %), impuissance (25 %), prise de poids et diabète, myalgies, sécheresse vaginale, œdèmes, peau grasse, nausées, syndrome dépressif, asthénie, perte de masse osseuse (risque accru de fractures)
- Fréquents (1 à 10 %) : douleurs au point d'injection, fièvre, prurit, rash cutané, faiblesse des membres inférieurs, vertiges, dyspnée, palpitations, anorexie, vomissements, diarrhée ou constipation, sueurs, somnolence, troubles visuels, chute de cheveux
- Rares (< 1 %) : pneumopathie interstitielle (dyspnée, douleurs, fièvre)
- Dans les cancers prostatiques (effets potentiellement graves mais transitoires, dans les 15 premiers jours) : risque d'aggravation de certains symptômes, liée à l'effet stimulant initial (douleurs osseuses, hématurie préexistante, obstruction urinaire, faiblesse ou paresthésies des membres inférieurs par compression médullaire) → association systématique d'un antiandrogène pendant les 3 premières semaines (flutamide ou nilutamide ou cyprotérone débutés 8 jours avant l'analogue de la LH-RH)
- Dans les pubertés précoces chez la fille : petites hémorragies vaginales (30 %) → cyprotérone (100 mg/j) ou médroxyprogestérone (40 mg/j) pendant la 1re semaine

Précautions d'emploi

- Cancer de la prostate : bien peser l'indication en cas de symptômes prémonitoires de compression médullaire, adjoindre systématiquement un anti-androgène au début du traitement, vérifier tous les 3 mois la testostéronémie (qui doit rester ≤ 0,5 ng/ml) en évaluant la réponse thérapeutique au niveau prostatique (toucher rectal, échographie et/ou scanner) et au niveau osseux (scanner et/ou scintigraphie osseuse)
- Endométrioses : vérifier l'absence de grossesse avant toute prescription, commencer le traitement dans les 5 premiers jours d'un cycle, éviter les traitements de plus de 6 mois (pour réduire les risques de déminéralisation osseuse)

Agonistes de la LH-RH (II) : Analogues de la Gn-RH (II)*

Nafaréline *Liste I-65 %-Coll*

SYNAREL *Conserver à moins de + 25 °C*	Solution nasale à 200 µg par pulvérisation (fl. 100 doses)	Par voie nasale : posologie ci-dessous (1)

1. Endométrioses : pulvérisation de 200 µg le matin dans une narine et le soir dans l'autre, en traitement de 6 mois maximum (chez certaines patientes une posologie de 800 µg/jour peut être nécessaire pour obtenir l'aménorrhée, soit 1 pulvérisation dans chaque narine matin et soir).
Désensibilisation hypophysaire au cours de l'induction de l'ovulation en vue d'une fécondation *in vitro* suivie d'un transfert d'embryon.

Goséréline *Liste I-100 %-Coll*

ZOLADEX 3,6 mg *Conserver à moins de + 25 °C*	Implant à effet prolongé injectable par voie SC : seringue de 3,6 mg avec SafeSystem (dispositif d'injection sécurisé)	Cancer de la prostate et cancer du sein métastasé : 3,6 mg par voie SC au niveau de la paroi abdominale antérieure toutes les 4 semaines
ZOLADEX 10,8 mg *Conserver à moins de + 25 °C*	Implant à effet prolongé injectable par voie SC : seringue de 10,8 mg avec SafeSystem (dispositif d'injection sécurisé)	Cancer de la prostate : 10,8 mg par voie SC au niveau de la paroi abdominale antérieure toutes les 12 semaines

* *Cf.* les propriétés et les précautions d'emploi page précédente.

Cytoprotecteurs (I) :
Protecteur de la muqueuse vésicale

Mesna *Liste II-Coll-Prescription réservée aux spécialistes en oncologie ou en hématologie*

UROMITEXAN Injectable[G]	15 amp. 4 ml = 400 mg Fl. 10 ml = 1 000 mg Fl. 50 ml = 5 000 mg	En perfusion IV : posologie ci-dessous
UROMITEXAN Comprimés	10 cp. séc. 400 mg 10 cp. séc. 600 mg	Par voie orale : posologie ci-dessous

Contre-indications
Hypersensibilité aux molécules contenant des radicaux thiols

Propriétés

- Antidote de l'acroléine (métabolite irritant pour la muqueuse vésicale formé au cours des biotransformations des oxaphosphorines type cyclophosphamide ou ifosfamide, et entraînant des cystites hémorragiques parfois graves, avec risque d'évolution mortelle ou de fibrose vésicale lors de l'utilisation à forte dose des oxaphosphorines)
- Oxydation dans le plasma en dimesna, puis réduction au niveau rénal en mesna qui neutralise l'acroléine en formant un thio-ester stable et soluble éliminé par les urines

Indications

- Prévention de la toxicité vésicale des oxaphosphorines (cyclophosphamide à fortes doses, ifosfamide quelle que soit la dose)

Mode d'emploi et posologie

- *En perfusion IV* (administrer après dilution dans 100 ml de soluté salé isotonique) :
  - 1re modalité : 60 % de la dose d'oxaphosphorine (1/3 au début de leur administration, 1/3 après 4 heures, et le dernier 1/3 après 8 heures)
  - 2e modalité : 100 % de la dose d'oxaphosphorine en perfusion IV continue débutant 15 minutes avant la perfusion d'oxaphosphorine et prolongée 8 à 12 heures après
- *Par voie orale* :
  - Ifosfamide < 1,5 g/m²/jour ou cyclophosphamide < 600 mg/m²/jour : administration orale de mesna à 120 % de la dose d'oxaphosphorine (1/3 de cette dose 2 heures avant l'administration d'oxaphosphorine, puis 2 heures après et 6 heures après)
  - Ifosfamide > 1,5 g/m²/jour ou cyclophosphamide > 600 mg/m²/jour : après perfusion concommitante de courte durée ≥ 4 heures d'oxaphosphorine et de mesna à environ 1/3 de la dose d'oxaphosphorine, administrer le mesna *per os* en fin de perfusion au double de la dose IV, en répétant cette dose 4 heures plus tard

Effets indésirables (rares)

- Réactions pseudo-allergiques plus fréquentes chez le patient ayant une maladie auto-immune (rash cutané, prurit, urticaire, œdème, hypotension, tachycardie, élévation des transaminases), nausées, vomissements, diarrhée, céphalées, fatigue, douleurs des membres et arthralgies, irritabilité, dépression, rares cas d'encéphalopathie réversible à l'arrêt (par voie veineuse en association avec l'ifosfamide et habituellement en cas d'insuffisance rénale, mais non formellement imputés au mesna)
- En cas d'injection IV directe (à proscrire) : risque de réaction inflammatoire locale

Cytoprotecteurs (II) :
Protecteur tissulaire détoxifiant

Amifostine *Liste I-Réservé aux hôpitaux-Coll-Rétrocédable*

ETHYOL 50 mg/ml *Conserver de + 2 °C à + 8 °C*	5 fl. 375 mg 3 fl. 500 mg	Perfusion IV très courte : posologie ci-dessous (1)

1. *Chimiothérapies* : la dose initiale recommandée chez l'adulte est de 910 mg/m² administrés 1 fois par jour en perfusion IV de 15 minutes maximum débutant dans les 30 minutes précédant le début.
Radiothérapie : la dose quotidienne recommandée chez l'adulte est de 200 mg/m² administrés en perfusion IV de 3 minutes débutant dans les 30 minutes avant la séance de radiothérapie.

Contre-indications
Sujets hypotendus ou déshydratés, insuffisance rénale ou hépatique
Âge > 70 ans et < 18 ans (risque de myélosuppression et de cancers secondaires)
Grossesse et allaitement

Propriétés
- Thiophosphate organique qui, dans les modèles animaux, protège sélectivement les tissus sains mais pas les tumeurs contre la cytotoxicité des radiations ionisantes et des agents cytotoxiques ayant pour cible l'ADN (cyclophosphamide, dérivés du platine)
- Déphosphorylation rapide en métabolite actif (WR-1065), demi-vie < 10 minutes

Indications
- Prévention du risque de neutropénie et de ses conséquences (infections notamment) lié à l'utilisation combinée de cyclophosphamide et de cisplatine chez les patientes atteintes de carcinome ovarien avancé (FIGO stade III ou IV)
- Prévention de la néphrotoxicité cumulative du cisplatine, lorsque les doses sont comprises entre 60 et 120 mg/m², en association à une hydratation adéquate chez les patients présentant des tumeurs solides avancées non germinales
- Prévention des xérostomies (sécheresses de la bouche) aiguës et tardives dans les cancers ORL, en association avec une radiothérapie fractionnée standard

Effets indésirables
- Diminution transitoire de la pression artérielle systolique (plus rarement de la pression artérielle diastolique) survenant en moyenne 13 minutes après le début de la perfusion et durant en moyenne 5 minutes → surveillance stricte durant la perfusion
- Nausées et vomissements fréquents → administrer systématiquement un antiémétisant
- Divers : bouffées de chaleur, frissons, sensation de froid, somnolence, étourdissement, hoquet, éternuements, hypocalcémie très rarement symptomatique, réactions cutanées allergiques (avec des cas de réactions graves) nécessitant l'arrêt immédiat

Précautions d'emploi et interactions médicamenteuses
- Interrompre tout traitement antihypertenseur 24 heures avant l'administration
- Administrer préventivement un antiémétisant efficace
- Utiliser sous surveillance spécialisée, chez des patients bien hydratés et en position allongée, en contrôlant attentivement la tension artérielle → en cas d'hypotension, mettre le patient en position de Trendelenburg et perfuser du sérum salé isotonique
- Ne pas perfuser sur une durée dépassant 15 minutes (effets indésirables accrus)
- Surveiller la calcémie et administrer si besoin un supplément calcique
- *Associations déconseillées* : antihypertenseurs et autres produits susceptibles de potentialiser une hypotention

Cytoprotecteurs (III) : Protecteur du myocarde

Dexrazoxane[G] *Liste I-Coll-Prescription hospitalière réservée aux oncologues ou hématologues*

CARDIOXANE (1)	Flacon de lyophilisat contenant 500 mg	En perfusion **IV** courte : posologie ci-dessous

1. La préparation des solutions injectables doit obligatoirement être réalisée par un personnel spécialisé, dans un local réservé à cet usage.

Contre-indications

Grossesse et allaitement

Propriétés

- Analogue de l'EDTA chélateur des ions métalliques, évitant la formation de complexes fer-anthracycline et prévenant la production de radicaux réactifs cardiotoxiques issus de ces complexes
- Après injection IV, distribution tissulaire rapide (en majorité dans le foie et le rein), élimination essentiellement urinaire réduite en cas d'insuffisance rénale

Indications

- Prévention de la cardiotoxicité chronique cumulative liée à l'utilisation de doxorubicine/épirubicine chez des malades atteints de cancers du sein avancés et/ou métastasés et ayant déjà reçu un traitement par une anthracycline

Mode d'emploi et posologie

- *Port de gants obligatoire lors de la manipulation du produit* (car réactions cutanées en cas de contact accidentel) : reconstituer chaque flacon avec 25 ml d'eau ppi, puis diluer la dose nécessaire dans 200 à 500 ml de Ringer lactate ou de lactate de sodium et utiliser cette solution diluée dans les 4 heures
- Administrer en perfusion IV courte (15 minutes) débutée 30 minutes avant l'administration de la chimiothérapie à une dose égale à 10 fois la dose d'épirubicine ou de doxorubicine (la dose minimale cumulée d'anthracyclines avant utilisation est de 300 mg/m² pour doxorubicine et 540 mg/m² pour épirubicine)

Effets indésirables

- Augmentation légère de la leucopénie et de la thrombopénie dues à la chimiothérapie, coloration noire des ongles, réactions cutanées, phlébite
- Réaction inflammatoire locale au site d'injection
- À forte dose (4 500 mg/m²) : nausées, vomissements, alopécie, anémie, élévation des transaminases, des triglycérides, de l'amylasémie, diminution de la calcémie
- Possibilité d'augmentation du risque de second cancer chez l'enfant

Précautions d'emploi

- Bilan préalable hématologique et des fonctions hépatique et rénale, puis surveillance hématologique régulière, notamment au cours des deux premiers cycles
- Insuffisance rénale : diminuer la dose de 50 % si clairance de la créatinine < 40 ml/min (toxicité hématologique)
- Utilisation déconseillée en association à un traitement adjuvant du cancer du sein ou à une chimiothérapie à visée curative
- L'efficacité et la sécurité restent mal établies chez l'enfant

Cytoprotecteurs (IV) :
Protecteur en cas d'extravasation d'anthracyclines

Dexrazoxane *Liste I-Coll-Prescription hospitalière réservée aux spécialistes en oncologie ou en hématologie*

SAVENE (1)	Kit d'urgence : 10 fl. de poudre + 3 fl. de diluant (500 mg/fl.) Contient du Na^+ (1,61 g/500 ml ou 140 mmol/l)	A. Administration IV sur 1 à 2 h × 1 fois/jour pendant 3 jours consécutifs J1 et J2 : 1 000 mg/m^2 J3 : 500 mg/m^2 Ne pas dépasser 2 000 mg pour les patients dont la SC > 2 m^2

1. Le dexrazoxane étant un agent anticancéreux, les procédures normales de manipulation et d'élimination des déchets doivent être adoptées pour la préparation de l'administration (notamment port de gants).

Contre-indications

Âge < 18 ans
Grossesse et allaitement

Propriétés

- Chélateur du fer, réduisant le stress oxydatif dépendant du fer, responsable de la cardiotoxicité des anthracyclines, inhibant également la topoisomérase II

Indications

- Traitement de l'extravasation d'anthracyclines chez l'adulte
- *NB* : le traitement doit être commencé dès que possible et dans les 6 heures au maximum après l'accident. Les traitements de J2 et J3 doivent être commencés à la même heure (± 3 heures) que le J1

Effets indésirables

- Très fréquents (> 10 %) : douleur au site d'injection, nausées, infection, leucopénie, thrombopénie
- Fréquents (1 à 10 %) : stomatite, diarrhée, fièvre, asthénie, œdèmes périphériques, anorexie, myalgies, vertiges, pneumonie, alopécie, prurit, thrombose veineuse, hyponatrémie, hypocalcémie, hypertransaminasémie, hypokaliémie

Précautions d'emploi

- La perfusion intraveineuse doit être administrée dans une veine large située à une extrémité/zone autre que celle affectée par l'extravasation. Pour permettre un débit sanguin suffisant, retirer au minimum 15 minutes avant l'administration de dexrazoxane les dispositifs de refroidissement apposés sur la zone à traiter
- *NB* : lors d'une extravasation de composés vésicants autres que les anthracyclines (par exemple : vincristine, mitomycine et vinorelbine), ce médicament n'aura pas d'effet sur la réaction provoquée

Interactions médicamenteuses

- ***Associations contre-indiquées*** : vaccin antiamaril
- ***Associations déconseillées*** : vaccins vivants atténués, phénytoïne
- *Associations à prendre en compte* : ciclosporine, tacrolimus

Facteur de mobilisation des cellules souches hématopoïétiques

Plérixafor *Liste I-Prescription hospitalière réservée aux spécialistes en hématologie ou en oncologie*

MOZOBIL	Fl. 1,2 ml = 24 mg Sol. inj. (20 mg/ml)	Par voie **SC** : 0,24 mg/kg/jour 6 à 11 heures avant la cytaphérèse durant 2 à 4 jours (1) (D. max. : 40 mg)

1. Après 4 jours de traitement préalable par G-CSF.

Contre-indications

Grossesse et allaitement

Propriétés
- Antagoniste réversible et sélectif de chimiokine CXCR4, bloquant la liaison de son ligand analogue et entraînant une leucocytose par la présence de cellules à la fois matures et pluripotentes dans la circulation systémique, caractérisées par leur capacité d'autorenouvellement à long terme
- Par voie SC, Cmax entre 30 et 60 minutes, liaison inachevée aux protéines plasmatiques (58 %), faible volume de distribution (0,3 l/kg), métabolisation réduite et élimination urinaire (70 %), sous forme inchangée (demi-vie d'élimination 3 à 5 heures)
- En association au G-CSF, l'augmentation des cellules CD34+ dans le sang périphérique est maximale entre 10 et 14 heures

Indications
- En association avec le G-CSF, mobilisation des cellules souches hématopoïétiques dans le sang périphérique avant leur collecte en vue d'une autogreffe chez des patients atteints de lymphome ou de myélome multiple

Effets indésirables
- Asthénie, hypotension, lipothymie, insomnie, céphalées, paresthésies, érythème, hypersudation, dyspnée, réactions allergiques, arthro-myalgies, constipation, diarrhée, dyspepsie, nausées, sécheresse buccale, infarctus du myocarde, hyperleucocytose, thrombopénie

Précautions d'emploi
- Utilisation non recommandée en cas de leucémie et prudence en cas d'hyper-leucocytose > 50 000/mm^3
- Surveillance de la NFS au cours du traitement (hyperleucocytose, thrombopénie)
- Surveillance splénique en cas de douleurs (très rares cas de rupture de rate)
- Insuffisance rénale modérée (clairance de la créatinine : 20 à 50 ml/min) : dose réduite de un tiers (0,16 ml/kg/jour)
- Pas de données chez l'enfant
- Aucune étude d'interaction n'a été conduite

Facteurs de croissance hématopoïétique

Filgrastim = G-CSF[BS] *Liste I-100 %-Coll-Prescription initiale hospitalière*

ACCOFIL 30 ou 48 NEUPOGEN 30 ou 48 NIVESTIM 12 ou 30 ou 48 RATIOGRASTIM 48 TEVAGRASTIM 30 ou 48 ZARZIO 30 ou 48 *Conserver de + 2 °C à + 8 °C*	1 seringue préremplie à 120 µg/0,2 ml (12 MUI) *ou* à 300 µg/0,5 ml (30 MUI) *ou* à 480 µg/0,5 ml (48 MUI) à 480 µg/0,8 ml (48 MUI)	Injection SC (ou perfusion IV en 30 minutes après dilution dans du glucosé isotonique) : posologie ci-dessous (1)

1. *Chimiothérapies cytotoxiques* : 5 µg/kg/jour à commencer au plus tôt 24 heures après la fin de la chimiothérapie cytotoxique (et jusqu'à 3 jours) et à poursuivre jusqu'à ce que la date attendue du nadir soit passée et que le taux des PN neutrophiles soit normalisé (10 à 14 jours en général).

   Chimiothérapie cytotoxique suivie de greffe de moelle osseuse : 10 µg/kg/jour à commencer au plus tôt 24 heures après la fin de la chimiothérapie et au maximum 24 heures après la greffe de moelle.

   Neutropénie chronique sévère : dose initiale de 12 µg/kg/jour en cas de neutropénie congénitale ou 5 µg/kg/jour en cas de neutropénie cyclique ou idiopathique, puis adapter selon les résultats.

   Collection de cellules souches progénitrices (CSP) chez les patients sous chimiothérapie myélosuppressive ou myéloablative, suivie d'une autotransfusion de ces CSP pour accélérer la reconstitution hématopoïétique : 10 µg/kg/jour en 1 injection SC pendant 6 jours ou en perfusion SC continue sur 24 heures → effectuer alors 1 à 3 collections de sang par cytaphérèse à J5, J6 et J7.

Pegfilgrastim = G-CSF pégylé[BS] *Liste I-100 %-Coll*

CEGFILA FULPHILA NEULASTA PELGRAZ PELMEG ZIEXTENZO --- LONQUEX Lipegfilgrastim *Conserver de + 2 °C à + 8 °C*	1 seringue ou stylo préremplis à 6 mg	Injection SC : posologie ci-dessous (2)

2. *Chimiothérapies cytotoxiques* : 6 mg en injection SC unique pour chaque cycle de chimiothérapie, administrés 24 à 48 heures après la fin de la chimiothérapie.

Lénograstim = G-CSF glycosylé *Liste I-100 %-Coll*

GRANOCYTE 13 GRANOCYTE 34	Fl. 105 µg (13,4 MUI) *ou* à 263 µg (33,6 MUI)	Injection SC (ou perfusion IV en 30 minutes) (3)

3. *Chimiothérapies cytotoxiques* : 150 µg/m²/jour (soit 19,2 MUI/m²/jour) à commencer au plus tôt 24 heures après la fin de la chimiothérapie cytotoxique (en général 3 à 7 jours) et à poursuivre jusqu'à ce que la date attendue du nadir soit passée et que le taux des PN neutrophiles soit normalisé.

   Chimiothérapie cytotoxique suivie de greffe de moelle osseuse : 150 µg/m²/jour (soit 19,2 MUI/m²/jour) à commencer au plus tôt 24 heures après la fin de la chimiothérapie et au maximum 24 heures après la greffe de moelle osseuse (traitement de 28 jours maximum).

   Le Granocyte 13 est utilisé chez les patients ayant une surface corporelle jusqu'à 0,7 m², et le Granocyte 34 chez les patients ayant une surface corporelle jusqu'à 1,80 m².

Contre-indications
Neutropénie congénitale sévère avec anomalies cytogénétiques

Propriétés

- Facteur de croissance hématopoïétique produit par génie génétique, stimulant de façon spécifique la croissance et le développement de la lignée neutrophile (G-CSF = *granulocyte-colony stimulating factor*)
- Demi-vie d'élimination de 3 à 4 heures en SC ou 1 à 2 heures en IV (pour filgrastim et lenograstim), et de 7 jours (pour pegfilgrastim en SC, ce qui réduit les injections)

Indications

- Réduction de la durée des neutropénies sévères et de leurs complications :
  - Lors d'emploi de chimiothérapies cytotoxiques connues pour être associées à une incidence significative de neutropénies fébriles (≥ 20 %)
  - Patients recevant une thérapeutique myélo-suppressive suivie de greffe de moelle
- Augmentation des neutrophiles et réduction des épisodes infectieux chez les patients atteints de neutropénie chronique sévère (congénitale ou cyclique ou idiopathique) avec un taux de neutrophiles ≤ $0{,}5.10^9$/l et des antécédents d'infections sévères
- Collection de cellules souches progénitrices (*cf.* filgrastim ci-contre)
- Neutropénie chronique chez le patient infecté par le VIH

Effets indésirables

- Très fréquents (> 10 %) : douleurs musculo-squelettiques, céphalées, douleurs pharyngées, toux, dyspnée, diarrhée, vomissements, constipation, rash, alopécie, fatigue, élévation des gamma-GT, des phosphatases alcalines, de l'uricémie, réactions locales au point d'injection SC (changer de site à chaque injection)
- Fréquents (1 à 10 %) : hypersensibilité médicamenteuse, hypotension, hémoptysie, dysurie, douleurs thoraciques, fièvre, stomatite
- Rares (< 1 %) : protéinurie, hématurie, syndrome de fuite capillaire, hémorragies alvéolaires, accidents thrombo-emboliques artériels et veineux, dermatoses neutrophiliques

Précautions d'emploi

- La première injection doit être effectuée au plus tôt 24 heures après la fin de la chimiothérapie cytotoxique
- Surveillance spécialisée et arrêt du traitement en cas d'effets indésirables sévères ou de leucocytose dépassant 50.10^9/l après la date attendue du nadir
- Surveiller la densité osseuse chez les patients ayant un terrain ostéoporotique et dont le traitement est prévu pour une durée > 6 mois
- Insuffisance rénale ou hépatique sévère : innocuité non démontrée
- Grossesse, allaitement, enfants : innocuité non démontrée

Remarques

- *Innocuité non démontrée* avec les anticancéreux ayant une myélotoxicité cumulative ou prédominant sur la lignée plaquettaire car majoration non exclue de la toxicité plaquettaire (nitrosourées, mitomycine, aminoanthraquinones, certains organoplatines dont carboplatine)
- *Innocuité non démontrée* chez les patients atteints de myélodysplasie, de leucémie aiguë myéloïde et de leucémie myéloïde chronique (stimulation non exclue de la croissance des cellules malignes et progression non exclue des syndromes myélodysplasiques vers la leucémie myéloïde aiguë)

Chapitre 6

Cardiologie

Prise en charge d'une fibrillation auriculaire (FA)

Arythmie cardiaque la plus fréquente (5-15 % au-dessus de 80 ans), multipliant par 5 le risque d'AVC et associée à une insuffisance cardiaque dans 30 % des cas. Le traitement anticoagulant (AC) est la base incontournable du traitement, que la FA soit paroxystique, persistante ou permanente. Le choix entre contrôle du rythme et contrôle de la fréquence sera fait en fonction de l'âge, des symptômes, de l'ancienneté de l'arythmie et de la cardiopathie

Avant tout traitement

- Évaluation du risque embolique : score CHA2DS2-Vasc (pour les FA non valvulaires et non associées à une cardiomyopathie hypertrophique)
- Évaluation du risque hémorragique : score HAS-BLED
- Recherche d'hyperthyroïdie et d'une cardiopathie sous-jacente
- Recherche d'associations à prendre en compte : antiagrégants plaquettaires, revascularisation coronaire ou artérielle récente
- Le traitement de la cause ou des facteurs favorisants est essentiel (sepsis, hypovolémie, insuffisance cardiaque congestive, embolie pulmonaire...)

Objectifs et moyens thérapeutiques

- **Prévenir les complications thrombo-emboliques**
  - *FA valvulaire* (rhumatismale ou prothèse mécanique) : warfarine (commencer à mi-dose si âge > 70 ans ou poids < 50 kg ou dysfonction hépatique ou rénale)
  - *FA non valvulaire* :
    - CHA2DS2-Vasc = 0 ou sexe féminin isolé : pas de traitement anticoagulant sauf après cardioversion pour une durée de 4 semaines
    - CHA2DS2-Vasc = 1 (H) ou 2 (F) : traitement anticoagulant en fonction du risque hémorragique et des préférences du patient
    - CHA2DS2-Vasc ≥ 2 (H) ou 3 (F) : AVK ou anticoagulants oraux directs : rivaroxaban 20 mg/jour au cours d'un repas (15 mg/j si Clcr 30-49 ml/min ou association avec quinidine) ou apixaban 5 mg matin et soir (2,5 mg si deux des caractéristiques suivantes : âge ≥ 80 ans, poids < 60 kg, ou créatinine sérique ≥ 133 µmol/l) ou dabigatran 150 mg matin et soir (110 mg si Clcr 30-49 ml/min, association avec vérapamil)
- **Contrôler la fréquence** : objectif de FC moyenne < 100/min
  - Bêta-bloquant (bisoprolol 1,25 à 10 mg/j, nébivolol 1,25 à 10 mg/j) ou inhibiteur calcique non dihydropyridine en l'absence d'insuffisance cardiaque (diltiazem 180 à 300 mg/jour; vérapamil 120 à 240 mg/jour). La digoxine (0,125 à 0,25 mg/jour) devrait être de moins en moins utilisée
- **Contrôler le rythme** : restaurer et maintenir le rythme sinusal
  - Anticoagulation efficace démarrée au moins 3 semaines avant la cardioversion et poursuivie au moins 4 semaines. La vérification de la vacuité de l'oreillette gauche par échographie transœsophagienne associée à une anticoagulation immédiate peut être une alternative. Vérifier l'absence d'hypokaliémie et de surdosage en digoxine
  - Cardioversion électrique ou pharmacologique (flécaïne ou amiodarone)
- **Maintenir le rythme sinusal**
  - Après un premier épisode de FA, un traitement préventif par antiarythmique n'est pas systématique. L'ablation par cathéter est indiquée précocement en cas de FA paroxystique récidivante sur cœur sain avec oreillette gauche peu dilatée. En cas d'obésité, la perte de poids est un traitement "antiarythmique"
  - En l'absence de cardiopathie : flécaïnide 100 à 200 mg/jour associé à un bêta-bloquant ou un calcium bloqueur non dihydropyridine (risque de flutter 1/1) ou propafénone 150 à 300 mg × 2 fois/jour ou amiodarone (200 mg/jour), seul antiarythmique autorisé en cas d'insuffisance cardiaque

Conduite à tenir devant une urgence hypertensive

Il faut distinguer trois types de situations :

- **La crise aiguë hypertensive** : élévation brutale, rapide et transitoire de la TA > 180/110 mmHg. En l'absence de souffrance viscérale, les symptômes tels que céphalées modérées, sensations vertigineuses, ne constituent pas un signe de gravité. Une hospitalisation n'est pas indispensable et un traitement hypotenseur injectable ou d'action rapide par voie orale n'est pas justifié car une baisse tensionnelle rapide n'améliore pas le contrôle à long terme et peut s'accompagner de complications neurologiques. Le repos et une réévaluation à court terme sont nécessaires pour la mise en place ou le renforcement d'un traitement antihypertenseur
- **L'urgence hypertensive** : élévation brutale de la TAS > 180 mmHg ou TAD > 120 mmHg (*sauf femme enceinte où une élévation modérée de la TA associée à une protéinurie abondante évoque une pré-éclampsie sévère*) avec souffrance viscérale mettant en jeu le pronostic vital et nécessitant une hospitalisation : encéphalopathie hypertensive ; insuffisance ventriculaire gauche hypertensive ; hypertension avec infarctus myocardique ; hypertension avec angor instable ; hypertension avec dissection aortique ; hypertension sévère lors d'hémorragie méningée ou d'AVC ; crise de phéochromocytome ; usage de stupéfiants : amphétamine, LSD, cocaïne, ecstasy ; hypertension périopératoire ; prééclampsie sévère ou éclampsie
- **L'HTA maligne** : TAS ≥ 180 mmHg et/ou TAD ≥ 110 mmHg avec rétinopathie hypertensive III-IV, complications cardiaques, rénales, cérébrales et signes hématologiques

Que faire en pratique clinique ?

- **L'objectif est de réduire la TA de 25 % durant les 2 premières heures** puis d'atteindre 160/100 mmHg en 2 à 6 heures (risque d'ischémie viscérale si baisse rapide de la TA)
  1. Réduction des apports hydrosodés ou à l'inverse remplissage vasculaire prudent dans l'HTA maligne (en l'absence d'OAP)
  2. Corrections des troubles hydro-électrolytiques (hypokaliémie...)
  3. Traitements hypotenseurs intraveineux en première intention avec relais *per os*
  4. Traitement étiologique après stabilisation (surrénalectomie...)
- **Les traitements hypotenseurs sont adaptés en fonction des atteintes viscérales** :
  - **HTA maligne, encéphalopathie hypertensive** : nitroprussiate de sodium (sur voie veineuse dédiée, 0,5 à 8 µg/kg/min (sans bolus), avec paliers de 0,1 µg/kg/min de 15 minutes ; bloqueur du SRA de courte durée d'action type captopril, 6,25 jusqu'à 50 mg *per os* toutes les 8 heures. Remplissage souvent indiqué (patients hypovolémiques)
  - **Syndromes coronariens aigus** : isosorbide dinitrate, 2 à 10 mg/h ; bêta-bloquant IV (par exemple aténolol 1 mg/min jusqu'à 5 mg)
  - **OAP** : furosémide, 40 à 250 mg IVD en fonction de la clairance rénale et/ou en continu 125 à 1 500 mg/24 h ; isosorbide dinitrate, 2 mg IVD toutes les 5 minutes et 2 à 15 mg/h IV en continu, ou nitroprussiate de sodium
  - **Dissection aortique** (objectif TA ≤ 120/80 mmHg et FC ≤ 60 bpm) : bêta-bloquant en première intention type esmolol (500 µg/kg en 1 minute puis 50 à 200 µg/kg/min) ou labétolol (1 mg/kg IVL puis 0,1 à 0,3 mg/kg/h) puis nicardipine 2 mg/heure IVSE
  - **Urgences neurologiques** : on ne doit plus utiliser d'anti-hypertenseur d'action rapide, notamment la nifédipine qui n'a plus d'AMM dans cette indication. Le contrôle tensionnel doit être prudent et son intensité dépendre du type d'accident neuro-vasculaire. L'HTA à la phase aiguë d'un infarctus cérébral doit être respectée, afin de maintenir un flux sanguin suffisant dans la zone de pénombre, sauf pour des chiffres tensionnels très élevés (**> 220/120 mmHg**) ou en cas de complication sévère de l'HTA mettant en jeu le pronostic vital, tel qu'un OAP par exemple. À la phase aiguë d'une hémorragie cérébrale, on traite l'HTA à partir de chiffres **> 180/105 mmHg** (voire 160/95 mmHg chez des sujets non hypertendus antérieurement)

Traitement antithrombotique de la maladie veineuse thrombo-embolique (EP et/ou TVP)

- En cas de forte suspicion clinique, imposer le décubitus et initier le traitement avant les résultats des tests diagnostiques. Oxygénothérapie adaptée à la saturation artérielle
- Héparinothérapie durant au moins 5 jours et jusqu'à ce que l'INR cible soit compris entre 2 et 3 à 2 reprises à 24 heures d'intervalle avec un traitement AVK initié dès le 1er jour (si absence de signe de gravité) :
  - Soit héparine de bas poids moléculaire (HBPM) (posologie adaptée au poids en l'absence d'insuffisance rénale)
  - Soit fondaparinux ne nécessitant pas la surveillance plaquettaire : si clairance > 30 ml/min : 5 mg si poids < 50 kg, 7,5 mg entre 50 et 100 kg, 10 mg si > 100 kg
  - Soit rivaroxaban (15 mg × 2 fois/jour 21 jours puis 20 mg/jour ou 15 mg/jour si insuffisance rénale modérée), soit apixaban (10 mg × 2 fois/jour 7 jours puis 5 mg × 2 fois/jour si Clcr > 30 ml/min)
  - Soit héparine non fractionnée (HNF) IV (80 U/kg ou 5 000 U en bolus puis 18 U/kg/h ou 1 300 U/h avec pour objectif un TCA entre 2 et 3 fois le témoin correspondant à une activité anti-Xa entre 0,3 et 0,7 UI/ml)
  - L'HNF est privilégiée et l'introduction des anticoagulants oraux est retardée lorsqu'une fibrinolyse est envisagée
- La fibrinolyse par voie veineuse périphérique (rt-PA 10 mg bolus puis 90 mg sur 2 heures ou 0,6 mg/kg sur 15 minutes ; tenectéplase en bolus IV unique, posologie adaptée au poids) est indiquée en cas d'instabilité hémodynamique : hypotension artérielle ou choc cardiogénique et considérée en cas de signes de cœur pulmonaire aigu avec troponine positive et signes de décompensation hémodynamique. En cas de contre-indication à la fibrinolyse, l'embolectomie chirurgicale est envisagée
- Le filtre cave est réservé aux contre-indications temporaires ou définitives au traitement antithrombotique (hémorragie, chirurgie, délivrance)
- L'immobilisation (déconseillée dans la TVP sans embolie) doit être la plus courte possible. Le premier lever doit se faire en présence du médecin
- La durée du traitement antithrombotique est de 3 mois en cas de facteurs réversibles (chirurgie surtout, immobilisation > 3 jours durant le mois précédent, œstrogénothérapie, grossesse, post-partum, fracture des membres inférieurs dans les 3 derniers mois) ou d'au moins 3 mois en leur absence avec une révision périodique de la balance bénéfice/risque du traitement.
- En cas de thrombose veineuse, une contention élastique de 30 à 40 mmHg est recommandée pendant une durée minimale de 2 ans
- Le traitement ambulatoire de la thrombose veineuse sans signe d'embolie pulmonaire est possible en l'absence d'insuffisance rénale et/ou de risque hémorragique
- L'hospitalisation de courte durée voire le traitement ambulatoire peuvent être envisagés dans l'EP à bas risque avec un parcours de soin bien défini
- **En cas de grossesse,** les HBPM sont recommandées (tinzaparine : 175 UI/kg/jour en 1 injection SC) et interrompues 24 heures avant la rachianesthésie. Les AVK et les inhibiteurs directs du facteur Xa sont contre-indiqués durant toute la durée de la grossesse. Le traitement anticoagulant doit être poursuivi au moins 3 mois après la délivrance. La warfarine peut être utilisée pendant l'allaitement
- **En cas de cancer actif,** les HBPM à long terme sont préférées (tinzaparine : 175 UI/kg/jour en 1 injection SC, ajusté à l'activité anti-Xa) ; apixaban et rivaroxaban peuvent être des alternatives

Contre-indications de la fibrinolyse

Contre-indications générales

- Trouble hémorragique significatif actuel ou au cours des six derniers mois
- Diathèse hémorragique connue
- Traitement concomitant par des anticoagulants oraux (par exemple warfarine)
- Hémorragie sévère ou potentiellement dangereuse, manifeste ou récente
- Antécédent ou suspicion d'hémorragie intracrânienne
- Antécédent d'hémorragie sous-arachnoïdienne liée à un anévrisme
- Antécédent de lésion sévère du système nerveux central (par exemple néoplasie, anévrisme, intervention chirurgicale intracérébrale ou intrarachidienne)
- Massage cardiaque externe traumatique récent (moins de 10 jours), accouchement, ponction récente d'un vaisseau non accessible à la compression
- Hypertension artérielle sévère non contrôlée
- Endocardite bactérienne, péricardite
- Pancréatite aiguë
- Ulcères gastro-intestinaux documentés au cours des 3 derniers mois
- Anévrisme artériel, malformations artérielles ou veineuses
- Néoplasie majorant le risque hémorragique
- Hépatopathie sévère, y compris insuffisance hépatique, cirrhose, hypertension portale (varices œsophagiennes) et hépatite évolutive
- Intervention chirurgicale ou traumatismes importants au cours des 3 derniers mois

Contre-indications complémentaires dans l'infarctus du myocarde et dans l'embolie pulmonaire

- Antécédent d'accident vasculaire cérébral hémorragique ou d'origine inconnue
- Antécédent d'accident vasculaire cérébral ischémique ou d'accident ischémique transitoire au cours des 6 mois précédents

Contre-indications complémentaires dans l'accident vasculaire cérébral ischémique

- Symptômes d'accident vasculaire cérébral ischémique apparus plus de 4 h 30 avant l'initiation du traitement ou dont l'heure d'apparition est inconnue et pourrait potentiellement être supérieure à 4 h 30
- Déficit neurologique mineur ou symptômes s'améliorant rapidement avant l'initiation du traitement
- Accident vasculaire cérébral jugé sévère cliniquement (par exemple NIHSS > 25) et/ou par imagerie
- Crise convulsive au début de l'accident vasculaire cérébral
- Signes d'hémorragie intracrânienne (HIC) au scanner
- Symptômes suggérant une hémorragie sous-arachnoïdienne, même en l'absence d'anomalie au scanner
- Administration d'héparine au cours des 48 heures précédentes avec un TCA (temps de céphaline + activateur) dépassant la limite supérieure de la normale
- Patient diabétique présentant des antécédents d'accident vasculaire cérébral
- Antécédent d'accident vasculaire cérébral au cours des 3 derniers mois
- Plaquettes < 100 000/mm^3
- Pression artérielle systolique > 185 mmHg ou pression artérielle diastolique > 110 mmHg
- Glycémie < 0,50 g/l (2,8 mmol/l) ou > 4 g/l (22 mmol/l)

CARDIOLOGIE : Schémas thérapeutiques

Ces schémas ne sont qu'un simple aide-mémoire sur un sujet éminemment évolutif (les traitements de première intention figurent en 2e colonne et les alternatives thérapeutiques en 3e colonne).

Affections cardio-vasculaires générales

Arrêt cardio-respiratoire (1)	Appeler le 15, vérifier la liberté des voies aériennes Massage cardiaque (masser vite : 100-120/min, masser fort, sans attendre) + Ventilation avec un masque avec un ratio de 30 compressions pour 2 insufflations + Traitement étiologique (alcalinisation si intoxication grave avec effet stabilisant de membrane : QRS > 0,12 s) + Hémodiafiltration, température ciblée à 36 °C et Assistance circulatoire à discuter

1. Traitement étiologique (choc électrique externe si TV ou FV, entraînement électrosystolique si BAV, remplissage et adrénaline 500 µg IM ou 50 µg IV si choc anaphylactique, reperfusion coronaire, correction de l'hypoxémie, d'une hyper-ou hypokaliémie, des troubles métaboliques), cependant un *choc électrique externe d'emblée peut être effectué pour gagner du temps quelle que soit l'anomalie*, car il permet de réduire une TV ou une FV et n'aggrave pas les autres troubles.

Œdème aigu du poumon	Patient en position assise ou semi-assise + Furosémide IV + Risordan bolus + Morphine titrée + Transport médicalisé avec Oxygénothérapie à fort débit + Ventilation à pression positive continue	
Insuffisance cardiaque	IEC ou ARA II ou Sacubitril / Valsartan + Bêta-bloquant + Restriction sodée + Diurétique + Antialdostérone ± Digitalique ± Procoralan + Traitement étiologique ------ Réadaptation cardiaque Envisager défibrillateur ± Resynchronisation, Transplantation cardiaque, Assistance cardiaque	
Hypertension artérielle pulmonaire (*cf.* le chapitre "Pneumologie")	Oxygénothérapie, Inhibiteur calcique en cas de réponse positive au NO ± anticoagulant oral (si FA ou étiologie thrombotique) ------ Vasodilatateurs pulmonaires ± diurétique si insuffisance cardiaque ------ Thrombo-endartériectomie ou angioplastie artérielle pulmonaire si thrombo-embolie pulmonaire chronique Transplantation pulmonaire ou cœur-poumon	
Hypotension orthostatique	Arrêt des traitements hypotenseurs Apport de NaCl en cas de déplétion sodique Contention élastique des membres inférieurs	Midodrine et/ou Fludrocortisone

CARDIOLOGIE : Schémas thérapeutiques

Maladie hypertensive

Hypertension artérielle essentielle (1)	Perte de poids en cas d'obésité, limiter les apports de NaCl alimentaire et contrôler les autres facteurs de risque vasculaire (2) Monothérapie par IEC ou Inhibiteur calcique ou Sartan ou Bêta-bloquant ou Thiazidique (3) Spironolactone et Alpha-1-bloquant viennent en complément en cas d'efficacité insuffisante des associations des autres classes

1. La recherche d'une HTA secondaire et d'un syndrome d'apnée du sommeil est indiquée en cas d'HTA sévère, résistante ou nocturne.
2. Le traitement hygiéno-diététique est le seul traitement recommandé en cas d'HTA limite.
3. En cas d'échec d'une monothérapie, on pourra ensuite essayer une bithérapie, puis une trithérapie voire une quadrithérapie. Une HTA résistante doit faire rechercher une HTA secondaire.
La mauvaise observance est une cause fréquente d'HTA "résistante".

Affections artérielles périphériques

Artériopathie oblitérante chronique des membres inférieurs	Traitement étiologique impératif (arrêt définitif du tabac et correction des facteurs de risque : HTA, dyslipidémies, diabète) + Marche 1 heure par jour + Hygiène très soigneuse des pieds Antiagrégant plaquettaire Les vasodilatateurs *per os* n'ont pas fait preuve de leur efficacité Revascularisation chirurgicale ou endoluminale, sympathectomie	
Ischémie aiguë d'un membre	Anticoagulation ± fibrinolyse, antalgiques, réhydratation, désobstruction ou revascularisation	
Phénomène de Raynaud	Traitement étiologique si possible + Arrêt du tabac + Protection contre le froid	Trinitrine percutanée ou Dihydropyridine ou Diltiazem ou Prazosine
Érythermalgie	Aspirine à faible dose + Recherche d'un syndrome myéloprolifératif	

CARDIOLOGIE : Schémas thérapeutiques

Cardiopathies ischémiques : Insuffisance coronarienne (1)

Crise d'angor	Arrêt de l'effort + Dérivé nitré par voie sublinguale ou pulvérisation buccale en position assise	
Angor d'effort stable ou Angine de poitrine (traitement de fond)	Antiagrégant (aspirine) + Bêta-bloquant (traitement de référence) ± Dérivé nitré ou Molsidomine	– Inhibiteur calcique – Règles hygiéno-diététiques (1) – Revascularisation myocardique à discuter – Statines, réadaptation
Syndrome coronaire aigu sans élévation du segment ST	Appel du SAMU Aspirine IV + Anticoagulation (1) : Fondaparinux ou HNF ou Enoxaparine ou Bivalivudine ± Bêta-bloquant	– Dérivé nitré injectable – Clopidogrel, Prasugrel ou Ticagrélor après la coronarographie – Revascularisation myocardique par angioplastie ou pontage – Anti-GPIIb/IIIa en salle de cathétérisme
Syndrome coronaire aigu avec élévation du segment ST (proscrire les injections par voie IM pour permettre une thrombolyse d'urgence)	Appel du SAMU Dérivé nitré par voie sublinguale + Aspirine + Prasugrel ou Ticagrélor ou Clopidrogel + HNF ou Bivalirudine en cas de TIH ou Enoxaparine en IV ± Atropine en IV (si choc vagal) + Morphine en IV (et pas IM) ---------- Angioplastie primaire ou Fibrinolytique en l'absence de contre-indication si l'angioplastie ne peut être faite dans les temps recommandés ± Angioplastie de sauvetage	
Prévention secondaire après syndrome coronaire aigu	Aspirine + Clopidogrel ou Prasugrel ou Ticagrélor (durée de la bithérapie antiplaquettaire en fonction des risques ischémique et hémorragique) + Statine + Contrôle des facteurs de risque + Réadaptation ± Bêta-bloquant ± IEC ± Antialdostérone	

1. Les traitements indiqués ici doivent évidemment compléter une intervention sur les facteurs de risque cardio-vasculaire : tabagisme, hyperlipidémies, HTA, diabète, surpoids, sédentarité…

Troubles de la conduction cardiaque

Syncope vaso-vagale Choc vagal	Mise en décubitus, la tête basse, en surélevant les pieds, si besoin injection d'atropine
Bradycardie Bloc sino-auriculaire Bloc auriculo-ventriculaire	*Trouble de la conduction relativement bien toléré* : surveillance scopée, recherche iatrogénie ---------- *Trouble de la conduction avec syncopes ou signes de mauvaise tolérance hémodynamique* : massage cardiaque et adrénaline en cas d'arrêt cardiaque, atropine, isoprénaline, stimulation transcutanée dans l'attente d'une sonde d'entraînement électrosystolique, bicarbonate de sodium, chlorure de calcium, perfusion insuline-glucose ou dialyse si hyperkaliémie ou acidose importante

CARDIOLOGIE : Schémas thérapeutiques

Troubles du rythme cardiaque

Extrasystoles supraventriculaires ou ESSV (1)	Suppression du café, du thé et du tabac, et aucun traitement si extrasystoles bénignes	Bêta-bloquant, autres antiarythmiques le plus rarement possible
Extrasystoles ventriculaires ou ESV (2)	Suppression du café, du thé et du tabac, et aucun traitement si extrasystoles bénignes	Bêta-bloquant, antiarythmique de classe I si pas de cardiopathie
Tachycardie sinusale	Traitement étiologique avant tout (hyperthyroïdie, anémie, embolie pulmonaire, insuffisance cardiaque, fièvre, sevrage en bêta-bloquant, émotivité)	
Tachycardies jonctionnelles Maladie de Bouveret	Réduction de la crise par les manœuvres vagales, ou la manœuvre de Valsalva modifiée, puis, si besoin : Adénosine IV, voire Vérapamil IV, choc électrique en cas d'échec	
	Traitement préventif (si accès invalidants par leur fréquence ou leur durée et/ou si FC très élevée) : Bêta-bloquant ou Vérapamil ou ablation du nœud ou de la voie accessoire	
Tachycardies ventriculaires ou TV	Réduction d'urgence si collapsus par choc électrique après anesthésie générale ou par stimulation endocavitaire ou par antiarythmique (Lidocaïne et/ou Amiodarone)	
	Prévention des récidives après réduction : Médicament antiarythmique (Amiodarone surtout) Discuter défibrillateur automatique implantable, et/ou ablation par radiofréquence du foyer arythmogène	
Fibrillation ventriculaire ou FV	Choc électrique d'extrême urgence + Massage cardiaque avant et après choc électrique	
Torsades de pointe	Arrêt des médicaments éventuellement en cause Corriger hypokaliémie ± Magnésium IV ± Isoprénaline IV ± Entraînement électrosystolique	
Intoxication digitalique Troubles du rythme induits par les digitaliques	Arrêt des digitaliques, Atropine 1 mg, correction d'une hypokaliémie (l'hyperkaliémie doit être respectée)	
	Anticorps antidigitaliques en cas de critères de gravité	

1. Les extrasystolies bénignes ne nécessitent aucun traitement quand elles sont peu gênantes et quand il n'y a pas de cardiopathie, mais il faut évidemment corriger d'éventuels facteurs d'aggravation (hypokaliémie, traitement par digitaliques ou antiarythmiques). Un traitement médicamenteux, voire une ablation ne sont indiqués qu'en cas de gêne fonctionnelle, et surtout si les ESV sont très fréquentes ou en salves.

Après un IDM, les bêta-bloquants réduisent le risque de mort subite indépendamment de la présence d'extrasystoles. Les antiarythmiques de classe I sont contre-indiqués. Un défibrillateur automatique implantable est discuté en cas de FE ≤ 35 %.

CARDIOLOGIE : Schémas thérapeutiques

Affections diverses

Insuffisance veineuse chronique des membres inférieurs	Contention élastique adaptée (efficacité établie) + Hygiène de vie (normalisation du poids, activité physique régulière dont la marche, surélévation des pieds du lit, éviter piétinement et exposition à une source de chaleur dont les chauffages par le sol)	
Varices	Sclérose des varices + Contention élastique	Stripping ou CHIVA ou Cryosclérose
Ulcère de jambe	Traitement local (Antiseptique, détersion manuelle ± Agents de détersion, puis Cicatrisant) + Vaccin antitétanique + Traitement étiologique (1) Contention élastique si ulcère d'origine veineuse	

1. Le traitement étiologique des ulcères de jambe d'origine veineuse repose sur le traitement des varices et de l'insuffisance veineuse chronique (*cf.* ci-dessus), celui des ulcères de jambe d'origine artérielle est celui des artériopathies chroniques des membres inférieurs (voir ce terme), comprenant au moins arrêt du tabac, antiagrégant plaquettaire et statine.

Contentions élastiques (2) et (3)

Classes	Type de matériel	Indications
Classe "Confort" Pression < 10 mmHg	Chaussettes, bas et collants standard	Insuffisance veineuse fonctionnelle Station debout prolongée
Classe 1 Pression = 10 à 15 mmHg	Chaussettes, bas et collants standard	Insuffisance veineuse fonctionnelle Insuffisance veineuse superficielle Prévention de la thrombose veineuse profonde
Classe 2 Pression = 16 à 20 mmHg	Chaussettes, bas et collants standard ou faits sur mesure	Thrombose veineuse profonde, varicose
Classe 3 Pression = 21 à 36 mmHg	Chaussettes, bas et collants standard ou faits sur mesure	Thrombose veineuse profonde proximale, syndrome post-thrombotique
Classe 4 Pression > 36 mmHg	Bas et collants sur mesure ou standard	Insuffisance lymphatique Lymphœdème

2. **Contentions élastiques** classées selon la contre-pression exercée en cheville, favorisant le retour veineux en exerçant sur le membre une pression dégressive du pied vers la cuisse.
3. Contre-indiquées si micro-angiopathie diabétique ou artériopathie oblitérante des membres inférieurs (IPS < 0,6).

Bêta-bloquants

Introduction

- On classe les bêta-bloquants en fonction de trois paramètres principaux :
  - Cardiosélectifs ou non
  - Activité sympathomimétique intrinsèque (ASI)
  - Propriétés ancillaires (propriétés propres à certaines molécules dans la classe) ou non
- Deux autres paramètres pharmacologiques sont également importants :
  - L'élimination rénale ou hépatique prédominante :
    - Élimination rénale très prédominante (hydrosolubles) : aténolol, nadolol, sotalol
    - Élimination hépatique très prédominante (liposolubles) : propranolol, métoprolol, nébivolol, labétalol, carvédilol
    - Élimination mixte : bisoprolol
    - Exception : métabolisation de l'esmolol et du landiolol par des estérases sanguines
  - La demi-vie :
    - Demi-vie courte : esmolol (9 minutes), oxprénolol (1-3 heures), acébutolol (3-4 heures), pindolol (3-4 heures), landiolol (4 minutes)
    - Demi-vie longue : nadolol (12-24 heures), nébivolol (8-27 heures)

Propriétés

- Médicaments agissant par antagonisme compétitif des catécholamines au niveau des récepteurs bêta-adrénergiques, notamment du cœur, des vaisseaux et des bronches, et dont les *caractéristiques pharmacocinétiques* permettent de distinguer :
  - Les bêta-bloquants liposolubles : forte absorption digestive, forte fixation protéique, passage des membranes biologiques (effets centraux, passage transplacentaire et dans le lait maternel), forte métabolisation hépatique avec effet de premier passage hépatique marqué, élimination surtout biliaire
  - Les bêta-bloquants hydrosolubles : absorption digestive incomplète, faible fixation protéique, passage faible des membranes biologiques (pas d'effets centraux donc intérêt en cas d'antécédents ou d'états dépressifs, d'insomnie ou de cauchemars), peu ou pas de métabolisation hépatique, élimination surtout rénale
  - Les bêta-bloquants "mixtes" (bisoprolol, céliprolol, pindolol, nébivolol) métabolisés par le foie mais aussi éliminés par le rein, avec une faible variabilité des taux sanguins en cas d'insuffisance hépatique ou rénale
- Les bêta-bloquants se différencient aussi par l'existence ou non de deux particularités :
  - *Cardio-sélectivité* ou plutôt *bêta-1-sélectivité relative* limitant les effets surtout liés au blocage des récepteurs bêta-2 (réduction du HDL, augmentation des triglycérides, résistance à l'insuline, vasoconstriction, bronchoconstriction, symptômes d'hypoglycémie masqués). Le nébivolol a la bêta-1-sélectivité la plus importante. Toutefois même les bêta-bloquants dits cardio-sélectifs peuvent provoquer des crises d'asthme. De plus, la bêta-1-sélectivité diminue lorsque les doses augmentent
  - *Activité bêta-agoniste partielle* ou *activité sympathomimétique intrinsèque* (ASI) limitant l'effet bradycardisant et le risque d'aggravation des phénomènes de Raynaud, mais les bêta-bloquants avec ASI sont inefficaces dans la prophylaxie de la migraine
- Le *sotalol diffère des autres* par un effet antiarythmique *amiodarone-like* (classe III de Vaughan-Williams) et des interactions médicamenteuses supplémentaires (*cf. Sotalol*)
- Quatre bêta-bloquants (bisoprolol, carvédilol, métoprolol succinate et nébivolol) ont l'AMM dans le traitement de l'insuffisance cardiaque par dysfonction systolique du ventricule gauche

Activité pharmacologique

- Effets cardio-vasculaires : réduction de la fréquence cardiaque par dépression de l'automatisme du nœud sinusal, ralentissement de la conduction dans le nœud auriculo-ventriculaire et réduction de la contractilité myocardique, entraînant une diminution du travail ventriculaire gauche, une réduction du débit cardiaque et de la consommation d'oxygène du myocarde au repos et surtout à l'effort, avec un effet antihypertenseur (réduction du débit cardiaque, inhibition de la libération de rénine, blocage des récepteurs bêta-adrénergiques présynaptiques)
- Effets extracardiaques : effets liés au blocage des récepteurs bêta-2 (vasoconstriction, bronchoconstriction, hypoglycémie) moindres en cas de cardio-sélectivité, freinage de la sécrétion de rénine, diminution de la production d'humeur aqueuse

Indications

- *Indications primordiales* :
  - Prophylaxie des crises d'angor (traitement de référence de l'angor d'effort stable)
  - Insuffisance cardiaque systolique chronique
    - AMM pour 4 molécules : carvédilol, bisoprolol, métoprolol LP, nébivolol (pour les sujets > 70 ans)
    - La dose initiale est très faible puis progressivement augmentée par paliers de 2 semaines en général en fonction de la tolérance clinique (le BBG n'est pas une contre-indication)
  - Traitement au long cours après infarctus du myocarde compliqué de dysfonction ventriculaire gauche ou d'arythmies ventriculaires
  - Hypertension artérielle
    - La relation dose-effet est faible au-delà d'environ un quart de la dose usuelle des bêta-bloquants
    - La diminution des AVC est discutée comme moindre que sous les 4 autres grandes classes thérapeutiques (diurétiques, IEC, ARA II, calcium-bloqueurs)
    - Ils restent indiscutables en cas de morbidité indiquant un traitement bêta-bloquant et en cas de polythérapie antihypertensive. Les associations fixes bêta-bloquants-diurétiques ou bêta-bloquants-calcium bloqueurs sont particulièrement utiles dans cette indication
    - Certains bêta-bloquants n'ont d'AMM que pour l'hypertension artérielle (cartéolol, céliprolol, tertatolol, labétolol)
- *Autres indications* :
  - Réduction ou prévention des troubles du rythme cardiaque : tachycardies jonctionnelles, rythme ventriculaire élevé des fibrillations ou flutters auriculaires
  - Manifestations cardio-vasculaires des hyperthyroïdies (propranolol préférentiellement car inhibition de la conversion périphérique de la T_4 en T_3)
  - Signes fonctionnels des cardiomyopathies obstructives
  - Prévention primaire et secondaire des hémorragies digestives par rupture de varices œsophagiennes chez le cirrhotique (propranolol ou nadolol à dose utile pour réduire la fréquence cardiaque de 20 à 25 %, mais contre-indication si insuffisance hépatique grave avec hyperbilirubinémie, ascite massive, encéphalopathie hépatique)
  - Traitement de fond des migraines et algies faciales (propranolol, métoprolol ou timolol)
  - Tremblements, en particulier essentiels (propranolol, voire timolol ou aténolol)
  - Le propranolol est utilisé dans les algodystrophies, le trac (20 à 40 mg 1 heure avant), les tasikinésies des neuroleptiques
  - Dans les hémangiomes infantiles, une solution buvable (Hémangiol) est indiquée
  - Rétrécissement mitral (diminution du gradient transmitral avec la diminution de la fréquence cardiaque)

Effets indésirables

- *Bénins* : asthénie transitoire, bradycardie modérée asymptomatique
- *Rares mais imposant l'arrêt du traitement* : bradycardie sévère, chute tensionnelle, bloc auriculo-ventriculaire, insuffisance cardiaque, crise d'asthme, hypoglycémie, éruptions cutanées (parfois psoriasiformes), syndrome de Raynaud, paresthésies des extrémités
- *Divers* : insomnie et/ou cauchemars, impuissance paraissant dose-dépendante, troubles digestifs (gastralgies, nausées, vomissements, diarrhée), sécheresse lacrymale, aggravation du pronostic des chocs anaphylactiques (répondant moins bien à l'adrénaline chez les sujets sous bêta-bloquants), chute de cheveux, dysgueusies, effet diabétogène des bêta-bloquants non séléctifs
- **Surdosage** : bradycardie, chute tensionnelle, insuffisance cardiaque, bronchospasme

Contre-indications

Intolérance connue au produit, bradycardie < 50/min
Hypotension artérielle sévère (symptomatique ou < 85 mmHg)
Angor de Prinzmetal sans calcium bloqueur, phéochromocytome sans calcium bloqueur ou alpha-bloquant
Asthme, insuffisance cardiaque non contrôlée par dysfonction systolique VG
Syndrome de Brugada, BAV > 1er degré ou maladie du sinus non appareillés
Phénomènes de Raynaud (surtout pour les produits non cardio-sélectifs et sans ASI)

Précautions d'emploi

- *Ne jamais interrompre brutalement un bêta-bloquant surtout chez le coronarien* car risques de troubles du rythme, IDM ou mort subite
- *Utiliser avec prudence* en cas de cardiomégalie, bronchopathie chronique obstructive, BAV du 1er degré, diabète traité par hypoglycémiants (certains signes d'hypoglycémie sont masqués, palpitations et tachycardie notamment, et l'hypoglycémie est aggravée par les bêta-bloquants non cardio-sélectifs), phéochromocytome (associer toujours un alpha-bloquant pour éviter une crise hypertensive), chez le sujet âgé (respect absolu des *contre-indications*) ou ayant un risque de choc anaphylactique (allergie aux venins d'hyménoptères, désensibilisation spécifique, injection de produits de contraste iodés, de pénicillines, de chymopapaïne, de noramidopyrine...)
- *Insuffisance rénale ou hépatique* : choisir de préférence un bêta-bloquant non éliminé par l'organe défaillant ou réduire éventuellement la posologie (*cf.* à chaque produit)
- *Anesthésie* : l'arrêt des bêta-bloquants est déconseillé chez le patient coronarien
- *Myasthénie* : la prescription de bêta-bloquants peut révéler ou aggraver la maladie
- *Grossesse* : surveiller le nouveau-né pendant 3 à 5 jours (risques d'hypoglycémie, de bronchospasme, de bradycardie et de décompensation cardiaque → 0,3 mg/kg de glucagon)
- *Allaitement* : à éviter sauf le propranolol (passage le plus faible dans le lait maternel)

Interactions médicamenteuses (*cf.* sotalol pour ses interactions supplémentaires)

- ***Associations contre-indiquées*** : floctafénine
- *Associations à utiliser avec précaution* : amiodarone, autres antiarythmiques, médicaments favorisant les torsades de pointe, digitaliques, inhibiteurs calciques bradycardisants ou antiarythmiques (diltiazem, vérapamil), ivabradine, méfloquine, anesthésiques volatils halogénés, AINS, antidépresseurs, corticoïdes, neuroleptiques
- *Avec les bêta-bloquants à forte métabolisation hépatique* : utiliser avec précaution les inducteurs et inhibiteurs enzymatiques (voir ces termes)
- *Topiques gastro-intestinaux* : respecter un intervalle de 2 heures entre les prises orales

Bêta-bloquants non cardio-sélectifs (I)*

Bêta-bloquants sans ASI et sans propriétés ancillaires

Liste I-65 %-Coll

CORGARD Nadolol	28 cp. séc. 80 mg	A. 40 à 80 mg/jour (jusqu'à 320 mg/jour) en 1 prise le matin (1)
PROPRANOLOL[G]	50 cp. séc. 40 mg	A. 80 à 160 mg/jour (jusqu'à 320 mg/jour) en 2 ou 3 prises (2)
PROPRANOLOL LP[G]	30 ou 90 gél. 80 mg ou 160 mg à libération prolongée	A. 80 à 160 mg/jour en 1 prise le matin (2)
TIMACOR Timolol	30 cp. séc. 10 mg	A. 10 à 30 mg/jour en 1 à 3 prises (jusqu'à 60 mg/jour)
MODUCREN (3) *Idem*	30 cp. séc 10 mg (+ Hydrochlorothiazide 25 mg et Amiloride 2,5 mg)	A. 1 cp./jour le matin (jusqu'à 2 cp./jour en 1 prise le matin)

1. Réduire la posologie en cas d'insuffisance rénale sévère en espaçant les prises (24 à 48 heures si clairance de la créatinine > 10 ml/min, 40 à 60 heures si clairance de la créatinine < 10 ml/min).
2. La posologie utile est de 40 à 160 mg/jour dans les migraines, algies de la face, tremblements.
3. Association à dose fixe à 2 diurétiques (hypo- et hyperkaliémiants), indiquée dans l'HTA en cas d'échec d'une monothérapie (*cf.* conditions d'emploi de ces diurétiques à *Diurétiques*).

Bêta-bloquants avec ASI et sans propriétés ancillaires

Liste I-65 %-Coll

VISKEN Pindolol (4)	90 cp. séc. 5 mg	A. 5 à 15 mg/jour en 1 à 2 prises (jusqu'à 30 mg/prise et 60 mg/24 h)
VISKEN-QUINZE *Idem*	30 ou 90 cp. séc. 15 mg	*Idem*

4. ASI la plus importante.

* Voir les propriétés générales et les conditions d'emploi des bêta-bloquants en début de chapitre.

Bêta-bloquants non cardio-sélectifs (II)*

Bêta-bloquants avec propriétés ancillaires *Liste I-65 %-Coll*

KREDEX Carvédilol[G] (1) et (2)	28 cp. séc. 6,25 mg 28 cp. séc. 12,5 mg 28 cp. séc. 25 mg	A. Ingérer *au cours des repas* en 2 prises quotidiennes (posologie ci-dessous)
TRANDATE Labétalol[G] (3)	30 cp. séc. 200 mg	A. 400 à 800 mg/jour en 2 voire 3 prises (7) et (8)
SOTALEX Sotalol[G] (4) et (5)	30 cp. séc. 80 mg 30 cp. séc. 160 mg	A. 40 à 320 mg/jour en 1 à 2 prises (D. max. : 640 mg/jour)
ARTEX Tertatolol (6)	30 cp. séc. 5 mg	A. 5 mg/jour le matin (9)

1. La prescription initiale est réservée aux médecins cardiologues et internistes hospitaliers ou non, le renouvellement pouvant être réalisé par les médecins généralistes.
   Administrer en milieu hospitalier une dose-test de 3,125 mg avec une surveillance cardiologique toutes les heures pendant 4 heures au moins → si la tolérance est correcte (fréquence cardiaque > 50/min, TA systolique > 85 mmHg, absence de signes cliniques d'intolérance), le traitement débutera le lendemain de cette dose-test à la dose de 3,125 mg × 2 fois/jour.
   Augmenter progressivement les doses par paliers de 15 jours au minimum : 3,125 mg × 2 fois/jour, puis 6,25 mg × 2 fois/jour, puis 12,5 mg × 2 fois/jour, puis 25 mg × 2 fois/jour chez le patient < 85 kg, voire si besoin 50 mg × 2 fois/jour chez le patient > 85 kg.
   Surveillance cardiologique et de la fonction rénale dans les 3 à 7 jours suivant le début du traitement, puis à chaque augmentation de dose, puis régulièrement → réduction des doses ou arrêt en cas de bradycardie < 50/min, hypotension, aggravation de l'insuffisance cardiaque, altération de la fonction rénale, arrêt du traitement en cas de thrombopénie, réaction allergique ou réactions d'intolérance graves.
2. Effet alpha-bloquant transitoire, sans ASI.
3. Effet alpha-bloquant vasodilatateur, agonisme bêta-2, avec ASI.
4. Effet antiarythmique de classe III, sans ASI. Pour le traitement des troubles du rythme ventriculaire, le sotalol peut être utilisé.
5. Réduire la posologie en cas d'insuffisance rénale. Ce bêta-bloquant est un antiarythmique de la classe III de Vaughan-Williams (risques de torsades de pointe) = ***association contre-indiquée*** avec les autres médicaments responsables de torsades de pointe et les autres antiarythmiques ***et déconseillée*** avec l'halofantrine et à surveiller étroitement avec les produits hypokaliémiants (amphotéricine B, corticoïdes, diurétiques, laxatifs, insuline et glucose).
6. Vasodilatation rénale, sans ASI.
7. Fractionner en 3 prises orales quotidiennes au-delà de 800 mg/jour (la posologie peut atteindre 200 à 400 mg toutes les 6 heures en relais de la voie veineuse).
8. Réactions allergiques et hépatiques toxiques parfois sévères.
9. Réduire la posologie de 50 % en cas d'insuffisance hépatique (contre-indiqué par précaution en cas d'insuffisance rénale sévère avec clairance de la créatinine < 10 ml/min).

* Voir les propriétés générales et les conditions d'emploi des bêta-bloquants en début de chapitre.

Bêta-bloquants cardio-sélectifs (I)*

Bêta-bloquants sans ASI et sans propriétés ancillaires *Liste I-65 %-Coll*

TÉNORMINE Aténolol[G]	28 ou 30 ou 90 cp. séc. 50 mg ou 100 mg	A. 100 mg/jour en 1 prise le matin (3)
TÉNORETIC (1) *Idem*	30 ou 90 cp. séc. 50 mg + Chlortalidone 12,5 mg	A. 1 cp./jour en 1 prise le matin
KERLONE Bétaxolol[G]	28 ou 30 ou 84 ou 90 cp. séc. 20 mg	A. 20 mg/jour en 1 prise le matin (3)
DETENSIEL Bisoprolol[G]	30 ou 90 cp. séc. 10 mg	A. 10 mg/jour (jusqu'à 20 mg/jour) en 1 prise le matin (3)
CARDENSIEL (2) *Idem* BISOCE (2)	30 ou 90 cp. séc. 1,25 mg, 2,5 mg, 3,75 mg, 5 mg, 7,5 mg ou 10 mg	À dose très progressive (4)
LODOZ[G] (1) *Idem*	30 ou 90 cp. 2,5 mg, 5 mg ou 10 mg + Hydrochlorothiazide 6,25 mg	A. 2,5 mg/jour (jusqu'à 10 mg/jour) en 1 prise le matin
LOPRESSOR Métoprolol[G] SELOKEN	30 cp. séc. 50 mg 30 ou 90 cp. séc. 100 mg	A. 100 à 200 mg/jour en 2 à 3 prises
LOPRESSOR LP 200 mg *Idem* SELOKEN LP 200 mg	30 ou 90 cp. séc. 200 mg à libération prolongée	A. 100 à 200 mg/jour en 1 prise le matin 100 mg × 2 fois/jour dans le post-infarctus
SELOZOK LP *Idem*	28 cp. 23,75 mg ou 95 mg ou 190 mg	À dose très progressive : 23,75 mg/jour, doublée toutes les 2 semaines jusqu'à 190 mg/jour en 1 prise le matin

1. Associations à dose fixe à un diurétique thiazidique, indiquées dans l'HTA en cas d'échec d'une monothérapie (*cf.* conditions d'emploi à *Diurétiques thiazidiques*).
2. Bêta-bloquants à *prescription initiale réservée aux spécialistes en cardiologie et en médecine interne*, indiqués dans l'insuffisance cardiaque chronique stable, avec réduction de la fonction ventriculaire systolique gauche (fraction d'éjection ≤ 35 %), en complément des IEC, des diurétiques et des antialdostérones (réduction de la mortalité et des risques ultérieurs d'aggravation). Réduire la posologie d'environ 50 % en cas d'insuffisance rénale sévère.
3. Réduire la posologie d'environ 50 % en cas d'insuffisance rénale sévère.
4. A. 1,25 mg/jour, puis posologie doublée toutes les 2 semaines jusqu'à 10 mg/jour en 1 prise le matin.

* Voir les propriétés générales et les conditions d'emploi des bêta-bloquants en début de chapitre.

Bêta-bloquants cardio-sélectifs (II)*

Bêta-bloquants sans propriétés ancillaires et avec ASI

Liste I-65 %-Coll

SECTRAL Acébutolol[G]	30 ou 90 cp. séc. 200 mg 30 ou 90 cp. séc. 400 mg	A. 200 à 400 mg/jour en 1 prise dans l'HTA 200 mg × 3 fois/jour dans l'angor 200 mg × 2 fois/jour dans le post-infarctus
SECTRAL LP[G] *Idem*	28 cp. 500 mg à libération prolongée	A. 1 cp./jour en 1 prise le matin dans l'angor
SECTRAL ENFANTS *Idem*	Sol. buv. 125 ml à 40 mg/ml avec doseur	E. 5 mg/kg × 2 fois/jour (jusqu'à 20 mg/kg/jour)

Bêta-bloquants avec propriétés ancillaires *Liste I-65 %-Coll*

CÉLECTOL Céliprolol[G] (1) et (2)	28 ou 84 cp. séc. 200 mg	A. 200 mg/jour le matin (jusqu'à 400 mg/jour)
NEBILOX Nébivolol[G] (3) TEMERIT	30 ou 90 cp. 5 mg quadrisécables	A. 5 à 10 mg/jour en 1 prise le matin dans l'HTA Insuffisance cardiaque : dose initiale de 1,25 mg, puis posologie doublée toutes les 2 semaines jusqu'à la dose maximale tolérée ou cible de 10 mg/jour
CONEBILOX[G] *Idem* MAVITAGLOU TEMERITDUO	30 ou 90 cp. 5 mg + Hydrochlorothiazide 12,5 mg ou hydrochlorothiazide 25 mg	A. 1 cp./jour

1. Effet bêta-2 agoniste et avec ASI.
2. Réduire la posologie uniquement si la clairance de la créatinine est < 40 ml/min.
3. Vasodilatation initiale (études à court terme) NO-dépendante avec une plus grande neutralité métabolique, sans ASI.

* Voir les propriétés générales et les conditions d'emploi des bêta-bloquants en début de chapitre.

Bêta-bloquants injectables *

Propriétés bêta-bloquantes recherchées *Liste I-Réservé aux hôpitaux-Coll*

KARNODYL Injectable Propranolol injectable[G] Délai d'action = 1 à 2 minutes Durée d'action = 1 à 6 heures	5 amp. 5 ml = 5 mg	Voie **IV** très lente sous ECG A. 1 mg/min sans dépasser 5 à 10 mg ; la dose bêta-bloquante complète est de 0,2 mg/kg Si nécessaire, entretien IV 50 mg/24 h en seringue autopulsée
BRÉVIBLOC 10 mg/ml BRÉVIBLOC 100 mg/10 ml Esmolol injectable Délai d'action = 1 à 2 minutes Durée d'action = 5 à 20 minutes	Poche de 250 ml = 2,5 g 5 fl. 10 ml = 100 mg	Voie **IV** lente sous ECG : A. 500 µg/kg en 1 minute, puis 50 µg/kg/min, puis possibilité de répéter le bolus et d'augmenter la dose d'entretien jusqu'à 200 µg/kg/min
TÉNORMINE Injectable Aténolol injectable Délai d'action = 1 à 2 minutes Durée d'action = 24 heures	5 amp. 10 ml = 5 mg	Voie **IV** lente sous ECG : A. 5 mg (1 mg/min) à interrompre si FC < 50/min ou PAS < 100 mmHg puis après 10 minutes 5 mg relais *per os* 50 mg/12 h

Propriétés ancillaires recherchées *Liste I-Réservé aux hôpitaux-Coll*

RAPIBLOC Landiolol Délai d'action = 2 à 4 minutes Durée d'action = 5 à 20 minutes	5 amp. 2 ml = 20 mg Fl. = 50 ml/300 mg	Voie **IV** sous monitoring : A. 100 µg/kg en 1 minute puis 10 à 40 µg/kg/min
TRANDATE Injectable Labétalol Délai d'action = 5 minutes Durée d'action = 6 à 8 heures	5 amp. 20 ml à 5 mg/ml = 100 mg	A. 1 mg/kg IV en 1 minute répétable après jusqu'à 3 fois 10 minutes, puis relais *per os* ou en perfusion **IV** 0,1 mg/kg/h jusqu'à 0,3 mg/kg/h

* Les bêta-bloquants injectables doivent être utilisés uniquement en soins intensifs avec monitoring continu (ECG et tension artérielle).

Contre-indications
Asthme, myasthénie, insuffisance cardiaque, bradycardie importante (≤ 45/min) BAV des 2e et 3e degrés non appareillés, maladie de l'oreillette Choc cardiogénique au cours de l'IDM et/ou TA systolique ≤ 100 mmHg Association avec les anesthésiques déprimant le myocarde (chloroforme, cyclopropane, éther), le vérapamil, l'amiodarone, les IMAO

Propriétés, effets indésirables, précautions d'emploi, interactions

- Voir les propriétés générales des bêta-bloquants en début de chapitre

Indications

- *Aténolol injectable* :
  - Infarctus du myocarde à la phase aiguë, avec relais par voie orale
- *Esmolol injectable* :
  - Traitement à court terme des tachycardies supraventriculaires (en dehors des syndromes de préexcitation), en particulier fibrillation et flutter auriculaires, tachycardie sinusale
  - Traitement de la tachycardie et de l'hypertension artérielle pouvant apparaître lors de la période péri-opératoire
- *Labétolol injectable* :
  - Urgences hypertensives, notamment lors de : HTA maligne, encéphalopathie hypertensive, dissection aortique, pré-éclampsies graves mettant en jeu le pronostic vital. Utilisation possible en cas de phéochromocytome en l'absence de dysfonction ventriculaire gauche
- *Landiolol injectable* :
  - Tachycardies supraventriculaires en période péri-opératoire ou dans toute autre situation pour laquelle un contrôle à court terme de la fréquence ventriculaire par un produit de courte durée d'action est nécessaire
- *Propranolol injectable* :
  - Traitement d'urgence de différentes formes de tachycardies sympathico-dépendantes (tachycardies sinusales et jonctionnelles, fibrillation auriculaire, flutter auriculaire, certaines tachycardies d'origine ventriculaire)
  - Prévention et traitement des troubles du rythme à fréquence ventriculaire rapide pouvant survenir au cours de l'anesthésie générale

Précautions d'emploi particulières

- *Utilisation exclusivement réservée aux unités de soins intensifs*, en injection IV lente sous monitoring permanent de l'ECG et de la tension artérielle
- Utiliser avec prudence en cas d'acidose métabolique, syndrome de Raynaud, BAV du 1er degré
- Insuffisance rénale : réduire la posologie des bêta-bloquants éliminés par voie rénale essentiellement (aténolol)
- Insuffisance hépatique sévère : réduire la posologie des bêta-bloquants à forte métabolisation hépatique (propranolol)

Dérivés nitrés (I) : Formes injectables

Isosorbide dinitrate injectable[G] *Liste I-Réservé aux hôpitaux-Coll*

RISORDAN Injectable Délai d'action = 30 à 60 secondes Durée d'action = 30 à 60 minutes	50 amp. 10 ml = 10 mg	Perfusion IV continue (1) : 2 à 15 mg/h Injection IV directe (2) : 2 mg à répéter toutes les 5 minutes en fonction du résultat clinique

1. Perfuser à débit constant, de préférence grâce à un perfuseur électrique, avec relais par voie orale.
2. L'injection IV directe est possible en cas d'urgence (œdème aigu du poumon cardiogénique hypertensif), suivie d'un traitement de relais par voie orale ou en perfusion veineuse (demi-vie : 1 heure).

Trinitrine injectable *Liste I-Réservé aux hôpitaux-Coll*

NITRONAL Délai d'action = 30 à 60 secondes Durée d'action = 30 à 60 minutes	10 amp. 5 ml = 5 mg 10 amp. 10 ml = 10 mg	Perfusion IV continue (3) : 5 à 200 µg/min

3. Perfuser à débit constant, de préférence grâce à un perfuseur électrique, non dilué ou dilué dans du G5 ou du NaCl à 0,9 %, avec relais par voie orale. La dose initiale de 5 µg/min peut être augmentée progressivement toutes les 5 minutes jusqu'à la dose utile, très variable selon les patients (de 5 à 200 µg/min) (demi-vie : 3 à 4 minutes).

Contre-indications
Hypotension artérielle sévère, hypovolémie, hypertension intracrânienne Tamponnade, cardiomyopathie obstructive Association aux inhibiteurs de la phosphodiestérase de type V

Propriétés

- Stimulation de la guanylate cyclase de la cellule musculaire lisse vasculaire : effet vasodilatateur à prédominance veineuse dont les actions hémodynamiques entraînent une réduction des besoins en oxygène du myocarde : vasodilatation veineuse, meilleure perfusion des zones ischémiques sous-endocardiques secondaire à la baisse de la pression ventriculaire télédiastolique (diminution de la précharge), et à forte dose vasodilatation artériolaire avec diminution de la pression artérielle
- Effet antispastique coronaire
- Action anti-angineuse liée essentiellement à la diminution de la précharge

Indications

- Levée d'un spasme coronaire (voie intracoronaire)
- Angor instable
- Insuffisance ventriculaire gauche
- Œdème aigu du poumon cardiogénique

Effets indésirables

- Céphalées fréquentes, vasodilatation cutanée avec érythème (en général transitoires ou cédant à la réduction de la posologie), hypotension artérielle (surtout chez le sujet âgé), nausées, vomissements
- À forte dose : possibilité de cyanose sans pneumopathie associée, nécessitant un dosage de la méthémoglobine
- **Surdosage** : hypotension artérielle (à traiter éventuellement par remplissage vasculaire et atropine), cyanose par méthémoglobinémie en cas de surdosage massif (à traiter à partir de 0,8 g/100 ml de méthémoglobinémie par le bleu de méthylène à 1 % : 1 à 2 mg/kg en IV ou 50 mg/kg *per os*)

Précautions d'emploi

- Perfuser à débit constant, de préférence à l'aide d'un perfuseur électrique, à doses progressives augmentées par paliers toutes les 5 à 10 minutes jusqu'à la posologie efficace qui est variable selon les cas (en fonction de la réponse clinique et de la tension artérielle)
- Doser la méthémoglobine (normalement < 2 %, soit 0,3 g/100 ml) en cas de survenue de cyanose sans pneumopathie intercurrente
- Assurer le relais du traitement IV par les dérivés nitrés par voie orale ou d'autres vasodilatateurs si nécessaire
- Risque de majoration du gradient intraventriculaire en cas de cardiomyopathie obstructive
- Déconseillé en cas de grossesse ou d'allaitement

Interactions médicamenteuses

- ***Associations contre-indiquées*** : sildénafil, vardénafil, tadalafil, avanafil, riociguat (risque d'hypotension brutale)

Dérivés nitrés (II) :
Formes perlinguales et orales

Trinitrine sublinguale (1), (2), (3), (4) et (5) *Liste II-65 %-Coll*

NATISPRAY 0,15 mg/dose Délai d'action = 2 à 3 minutes Durée d'action = 30 à 60 minutes	Flacon pressurisé de 200 doses à 0,15 mg par dose	1 pulvérisation sublinguale en cas de crise d'angor (à répéter 1 à 2 fois après 2 minutes si la crise persiste)
NATISPRAY 0,30 mg/dose Délai d'action = 2 à 3 minutes Durée d'action = 30 à 60 minutes	Flacon pressurisé de 300 doses à 0,30 mg par dose	*Idem*

Isosorbide dinitrate *Liste II-65 %-Coll*

RISORDAN	60 cp. séc. 20 mg	5 à 20 mg × 2 à 3 fois/jour *à avaler directement* (demi-vie = 4 à 5 heures) (1)
ISOCARD SPRAY Délai d'action = 2 à 3 minutes Durée d'action = 1 à 2 heures (1), (2), (3), (4) et (5)	Flacon pressurisé 20 ml de 150 doses à 1,25 mg par dose	1 pulvérisation sublinguale en cas de crise d'angor (à répéter 1 à 2 fois après 2 minutes si la crise persiste)

1. Un épuisement de l'effet thérapeutique peut être constaté lors de l'utilisation chronique de ce produit chez certains patients, phénomène que l'on peut parfois éviter en ménageant chaque jour une période de 12 heures sans dérivés nitrés, par exemple avec 2 prises à 8 h 00 et 18 h 00, ou 3 prises à 8 h 00, 12 h 00 et 18 h 00.
2. La voie d'administration sublinguale évite l'effet de premier passage hépatique.
3. Traitement curatif de la crise d'angor : le patient devant s'asseoir, faire 1 pulvérisation à renouveler 1 à 2 fois avec un intervalle de 2 minutes si la crise persiste. En cas de douleur trinitrorésistante, composer le 15.
4. Dans le traitement préventif à très court terme de la crise d'angor, la posologie recommandée est de 1 pulvérisation sublinguale dans les 2 minutes qui précèdent l'effort. Un dosage faible doit être privilégié pour un premier traitement chez le sujet âgé ou s'il existe un traitement vasodilatateur et/ou hypertenseur associé.
5. Dans l'OAP, la posologie recommandée est de 1 pulvérisation sublinguale (0,30 mg par dose) répétée à intervalles de 1 à 2 minutes sous surveillance de la TA en attendant la perfusion veineuse.

Contre-indications
État de choc, hypotension sévère
Hypertension intracrânienne
Cardiomyopathie obstructive
Infarctus du myocarde du siège inférieur
Association aux inhibiteurs de la phosphodiestérase de type V
Allaitement

Propriétés

- Donneurs de monoxyde d'azote (NO), les dérivés nitrés stimulent la formation de GMP cyclique et induisent la relaxation des fibres musculaires lisses vasculaires : vasodilatation coronaire, vasodilatation veineuse réduisant la pré-charge cardiaque, vasodilatation artériolaire réduisant la post-charge cardiaque
- La pulvérisation sublinguale assure une absorption instantanée, pic plasmatique < 5 minutes, diminution de 50 % en 3 à 4 minutes, élimination de dérivés mononitrés par voie urinaire

Indications

- Angine de poitrine :
  - Traitement curatif en cas de crise. Il est conseillé de s'asseoir pendant une dizaine de minutes
  - Traitement préventif dans les 2 ou 3 minutes qui précèdent une circonstance favorisante (effort physique, exposition au froid, rapport sexuel...)
- Œdème aigu du poumon : en cas d'IVG sévère, il faut répéter les doses jusqu'à l'obtention de l'effet (intervalle de 1 à 2 minutes avec contrôle préalable de la tension artérielle)

Effets indésirables

- Céphalées dose-dépendantes, hypotension artérielle voire lipothymie ou syncope, bouffées de chaleur, nausées, vomissements, sensations de brûlure sur la zone pulvérisée
- En cas d'absorption massive, la survenue possible d'une méthémoglobinémie nécessite une prise en charge spécialisée

Précautions d'emploi

- La survenue au cours d'une activité sexuelle d'une crise d'angor chez un sujet ayant pris un inhibiteur de la phosphodiestérase de type V contre-indique formellement la prise d'un dérivé nitré → prévenir les sujets coronariens
- Grossesse : utilisation déconseillée

Interactions médicamenteuses

- *Associations contre-indiquées* : sildénafil, vardénafil, tadalafil, avanafil, riociguat (risque d'hypotension sévère)
- *Associations à prendre en compte* : alcool, antihypertenseurs, diurétiques, vasodilatateurs (majoration possible de l'hypotension)

Dérivés nitrés (III) :
Formes percutanées d'action prolongée*

Trinitrine percutanée : patchs à la trinitrine[G] *Liste II-65 %-Coll*

DISCOTRINE EPINITRIL NITRIDERM TTS TRINIPATCH	30 systèmes adhésifs délivrant 5 mg/24 h ou 10 mg/24 h ou 15 mg/24 h	A. 1 système/24 h à coller sur la paroi latérale du thorax 5 à 15 mg/24 h selon l'efficacité

Contre-indications

Cardiomyopathie obstructive
Défaillance aiguë du système circulatoire (choc, collapsus), anémie sévère
Troubles liés à des pressions intracrâniennes ou intra-oculaires élevées

Propriétés

- Vasodilatateurs entraînant une réduction des besoins en oxygène du myocarde : vasodilatation veineuse, meilleure perfusion des zones ischémiques sous-endocardiques secondaire à la baisse de la pression ventriculaire télédiastolique, et à forte dose vasodilatation artériolaire avec diminution de la pression artérielle
- Absorption percutanée, action pendant 24 heures, catabolisme hépatique, élimination urinaire sous forme de dérivés inactifs

Indications

- Traitement préventif des crises d'angor

Effets indésirables

- Céphalées dose-dépendantes, bouffées vasomotrices, nausées, vomissements, vasodilatation cutanée avec érythème (troubles transitoires en général ou cédant à la réduction de la posologie), aggravation des migraines, baisse tensionnelle ou malaise par hypotension orthostatique, notamment chez le sujet âgé, réactions cutanées allergiques
- À forte dose : possibilité de cyanose sans pneumopathie associée, nécessitant un dosage de la méthémoglobine
- Possibilité d'épuisement de l'effet thérapeutique

Précautions d'emploi et interactions médicamenteuses

- La posologie efficace doit être atteinte progressivement en raison des risques de céphalées violentes et d'hypotension artérielle chez certains sujets
- Ne pas arrêter brutalement un traitement prolongé à forte dose
- Enlever les systèmes adhésifs avant de réaliser un choc électrique externe
- Doser la méthémoglobine (normalement < 2 %, soit 0,3 g/100 ml) en cas de survenue de cyanose sans pneumopathie intercurrente
- Grossesse et allaitement : innocuité non établie
- ***Associations contre-indiquées*** : sildénafil, vardénafil, tadalafil, avanafil, riociguat (risque d'hypotension brutale)
- *Associations à prendre en compte* : majoration possible de l'hypotension avec l'alcool, les antihypertenseurs, les diurétiques, les vasodilatateurs

* *Cf.* les propriétés générales et les conditions d'emploi des dérivés nitrés en début de chapitre.

Antihypertenseurs vasodilatateurs (I) : Vasodilatateurs artériolaires directs (I)

Minoxidil *Liste I-65 %-Coll*

LONOTEN Délai d'action ≤ 2 heures Durée d'action = 12 à 24 heures	40 cp. séc. 5 mg ou 10 mg	À doses progressives : A. 5 à 40 mg/jour E. < 12 ans : 0,2 mg/kg/jour puis 0,2 à 1 mg/kg/jour en 1 ou 2 prises

Contre-indications

Infarctus myocardique récent, phéochromocytome
Hypertension artérielle pulmonaire secondaire à un RM
Grossesse et allaitement (innocuité non établie)

Propriétés

- Antihypertenseur vasodilatateur artériolaire *devant être associé avec un bêta-bloquant et avec un diurétique* en raison de certains effets secondaires pratiquement constants (tachycardie réflexe et rétention hydrosodée)
- Absorption digestive intense (95 %), demi-vie de 4 heures, glycuroconjugaison hépatique, élimination essentiellement urinaire sans accumulation en cas d'insuffisance rénale

Indications (restrictives)

- Hypertension artérielle sévère, maligne ou résistante

Effets indésirables

- *Pratiquement constants* : rétention hydrosodée (nécessitant l'association avec un diurétique du type furosémide) avec prise de poids, œdèmes périphériques et parfois défaillance cardiaque, tachycardie réflexe (nécessitant l'association avec un bêta-bloquant), hypertrichose extrêmement gênante chez la femme et l'enfant, apparaissant après 3 à 6 semaines et régressant en 1 à 3 mois après l'arrêt du traitement
- *Plus rarement* : élévation temporaire de la créatininémie, baisse temporaire de l'hémoglobine et de l'hématocrite, modifications transitoires de l'onde T sans conséquences cliniques, possibilité d'épanchement péricardique avec parfois tamponnade, éruptions cutanées, tension mammaire, troubles digestifs, rarement hypotension orthostatique

Précautions d'emploi et interactions médicamenteuses

- Ne pas utiliser en première intention, mais en cas d'échec d'autres antihypertenseurs et sous surveillance médicale spécialisée
- *Associer obligatoirement* un diurétique et un bêta-bloquant (ou la clonidine en cas de contre-indication aux bêta-bloquants) pour compenser certains effets
- Rechercher des signes d'épanchement péricardique et de rétention hydrosodée
- Phéochromocytome : utiliser avec prudence, en associant un bêta-bloquant à doses suffisantes pour prévenir une tachycardie sévère
- ***Associations déconseillées*** : autres antihypertenseurs vasodilatateurs (alpha-1-bloquants, dihydralazine), guanéthidine et apparentés
- *Associations à prendre en compte* : AINS, antidépresseurs imipraminiques, baclofène, corticoïdes, neuroleptiques

Antihypertenseurs vasodilatateurs (II) : Vasodilatateurs artériolaires directs (II)

Dihydralazine injectable *Liste I-Réservé aux hôpitaux*

NEPRESSOL Délai d'action = 5 à 10 minutes Durée d'action = 2 à 4 heures	5 amp. 25 mg/2 ml (diluer 2 amp. dans 500 ml de NaCl à 0,9 %)	Perfusion IV à la pompe, à doses progressives et sans dépasser 0,5 mg/min : A. 50 à 100 mg/24 h

Contre-indications
Antécédents d'hypersensibilité à l'hydralazine ou à la dihydralazine

Propriétés

- Antihypertenseur vasodilatateur d'action périphérique par effet direct sur les muscles lisses, principalement au niveau des artérioles, entraînant une baisse tensionnelle (essentiellement diastolique) avec tachycardie réflexe et augmentation du flux sanguin rénal, *sans réduction du débit sanguin utérin*
- Pharmacocinétique mal connue, métabolisme hépatique, élimination urinaire complète en 24 heures, passage transplacentaire et dans le lait maternel

Indications

- Certaines pré-éclampsies graves mettant en jeu le pronostic vital maternel, en association à un bêta-bloquant en l'absence de contre-indication (en sachant que le seul traitement curatif pour la mère est l'accouchement)

Effets indésirables

- Chez la mère : céphalées très fréquentes, tachycardie, palpitations, flush, hypotension artérielle, rétention hydrosodée, nausées, vomissements, prurit, exanthème, exceptionnellement douleurs angineuses et/ou troubles du rythme ventriculaire
- Chez le fœtus : décélérations du rythme cardiaque fœtal, associées ou non avec une bradycardie (notamment en cas de retard de croissance *in utero*)

Précautions d'emploi

- Perfuser à doses progressives (éviter toute baisse rapide et/ou trop importante de la tension artérielle qui aggraverait la situation en réduisant le flux placentaire), sous surveillance de l'ECG, de la TA, de la fréquence cardiaque, et monitirage continu du rythme cardiaque fœtal, après correction d'une éventuelle hypovolémie (remplissage vasculaire si nécessaire)
- Utiliser avec précaution en cas de pathologie cardio-vasculaire (tachycardie préexistante, insuffisance coronarienne, insuffisance cardiaque...) ou cérébro-vasculaire

Interactions médicamenteuses

- ***Associations déconseillées*** : alpha-1-bloquants, minoxidil *per os*
- *Associations à utiliser avec précaution* : anesthésiques généraux, baclofène
- *Associations à prendre en compte* : AINS, amifostine, antidépresseurs imipraminiques, corticoïdes, neuroleptiques

Antihypertenseurs vasodilatateurs (III) : Alpha-1-bloquants (antihypertenseurs) (I)

Urapidil voie orale[G] *Liste I-65 %-Coll*

EUPRESSYL LP MÉDIATENSYL LP	30 gél. 30 mg ou 60 mg à libération prolongée	A. 60 à 120 mg/jour (jusqu'à 180 mg/jour) en 2 prises

Urapidil voie injectable[G] *Liste I-Réservé aux hôpitaux*

EUPRESSYL IV Délai d'action = 5 minutes Durée d'action = 4 à 6 heures	5 amp. 5 ml = 25 mg 5 amp. 10 ml = 50 mg	Par voie **IV** : posologie ci-dessous (1)

1. Administration à la seringue électrique : 9 à 60 mg/h.

Contre-indications

Hypersensibilité connue à l'urapidil
Sténose de l'isthme aortique ou shunt artério-veineux (pour les formes injectables)
Grossesse et allaitement (innocuité non démontrée)

Propriétés

- Antihypertenseur vasodilatateur agissant d'une part par blocage des récepteurs alpha-1 post-synaptiques et réduction des résistances périphériques et d'autre part par un effet sur la régulation centrale de la pression artérielle
- Biodisponibilité de 72 %, pic plasmatique en 4 à 6 heures, liaison aux protéines de 80 %, inactivation hépatique, élimination urinaire et fécale, demi-vie de 4,7 heures

Indications

- Hypertension artérielle
- Urgences hypertensives (pour les formes injectables)

Effets indésirables

- Fréquents (1 à 10 %) : nausées, vertiges, céphalées
- Rares (< 1 %) : palpitations, tachycardie, asthénie, gastralgies, vomissements, diarrhée, troubles du sommeil, congestion nasale, hypotension orthostatique, réactions cutanées allergiques

Précautions d'emploi et interactions médicamenteuses

- Insuffisance hépatique sévère : réduire la posologie
- ***Associations contre-indiquées*** : alpha-1-bloquants associés entre eux (alfuzosine, prazosine, moxisylyte, tamsulosine, térazosine)
- ***Associations déconseillées*** : autres antihypertenseurs vasodilatateurs (dihydralazine, minoxidil *per os*)
- *Associations à utiliser avec précaution* : inhibiteurs calciques (dihydropyridines, diltiazem, vérapamil), anesthésiques généraux, antidépresseurs, neuroleptiques

Antihypertenseurs vasodilatateurs (IV) : Alpha-1-bloquants (antihypertenseurs) (II)

Prazosine *Liste I-65 %-Coll*

ALPRESS Délai d'action = 2 à 4 heures Durée d'action = 24 heures	30 ou 90 cp. 2,5 mg à libération prolongée 30 ou 90 cp. 5 mg à libération prolongée	À dose très progressive : A. 2,5 mg le soir puis jusqu'à 5 à 10 mg/jour en 1 seule prise (1)

1. Cette forme galénique destinée au traitement de l'hypertension artérielle permet d'obtenir des taux plasmatiques en plateau, stables pendant 24 heures (sans pics plasmatiques responsables de l'effet de première dose avec hypotension orthostatique sévère pouvant entraîner une perte de connaissance) : la posologie initiale doit être de 2,5 mg/jour et elle peut être augmentée très progressivement *par paliers* de 2,5 mg chaque semaine jusqu'à la posologie moyenne efficace qui est de 5 mg/jour en 1 prise (sans dépasser une posologie maximale de 20 mg/jour).

Contre-indications

Hypersensibilité connue aux quinazolines (alfuzosine, prazosine...)
Insuffisance cardiaque à débit cardiaque élevé, insuffisance cardiaque droite par embolie ou épanchement péricardique, œdème pulmonaire par sténose aortique ou mitrale, angor non contrôlé
Association aux autres alpha-1-bloquants
Grossesse, allaitement, enfant < 12 ans (innocuité non démontrée)

Propriétés

- Antihypertenseur vasodilatateur dérivé de la quinazoline, agissant par blocage des récepteurs alpha-1 postsynaptiques entraînant une vasodilatation artériolo-veinulaire et une diminution de la précharge et de la postcharge aboutissant à une augmentation de l'index cardiaque et du débit cardiaque chez les sujets en insuffisance cardiaque
- Demi-vie plasmatique de 2 à 3 heures, inactivation hépatique, élimination biliaire et fécale

Indications

- Hypertension artérielle (en complément des médicaments de première intention)

Effets indésirables (moins fréquents avec les formes LP)

- *Hypotension orthostatique* et parfois pertes de connaissance (troubles apparaissant 30 à 90 minutes après ingestion de la dose initiale, imposant une posologie progressive, disparaissant généralement lors de la poursuite du traitement)
- *Rétention hydrosodée* avec prise de poids et œdèmes surtout chez certains sujets en insuffisance cardiaque (à traiter par les diurétiques à activité antialdostérone)
- Possibilité de tachycardie, palpitations et aggravation des angors (à prévenir par un traitement bêta-bloquant)
- Divers : céphalées, acouphènes, somnolence, nausées, diarrhée, constipation, bouche sèche, congestion nasale, épistaxis, hyperhémie conjonctivale, larmoiement, troubles visuels, paresthésies, pollakiurie, incontinence urinaire, priapisme, impuissance, réactions cutanées allergiques, anticorps antinucléaires

Précautions d'emploi

- *Administrer à posologie très progressive* jusqu'à la posologie efficace, et *utiliser avec prudence* chez les conducteurs et utilisateurs de machines et les sujets âgés (risque d'hypotension orthostatique) ou coronariens (associer toujours un bêta-bloquant)
- *Mettre le patient en décubitus* en cas de symptômes prémonitoires annonçant une perte de connaissance (fatigue, vertiges, sueurs)

Interactions médicamenteuses

- ***Associations contre-indiquées*** : alpha-1-bloquants associés entre eux (alfuzosine, doxazosine, prazosine, moxisylyte, tamsulosine, térazosine, urapidil)
- ***Associations déconseillées*** : autres antihypertenseurs vasodilatateurs (minoxidil *per os*)
- *Associations à utiliser avec précaution* : inhibiteurs calciques (dihydropyridines, diltiazem, vérapamil), anesthésiques généraux, antidépresseurs, neuroleptiques, inhibiteurs de la PDE5

Antihypertenseurs centraux (I)

Rilménidine[G] *Liste I-30 %-Coll*

HYPERIUM	30 ou 90 cp. 1 mg	A. 1 cp./jour en 1 prise puis si besoin après 1 mois 1 cp. matin et soir

Contre-indications
États dépressifs graves Insuffisance rénale sévère (clairance de la créatinine < 15 ml/min) Grossesse, allaitement

Propriétés

- Antihypertenseur central, agoniste des récepteurs des imidazolines et, de façon moindre, des α-2-adrénorécepteurs cérébraux, entraînant une baisse du tonus sympathique périphérique et de la tension artérielle
- Absorption digestive rapide et complète, liaison aux protéines plasmatiques < 10 %, biotransformations faibles, élimination essentiellement urinaire, demi-vie de 8 à 12 heures (35 heures si la clairance de la créatinine est < 15 ml/min), état d'équilibre atteint en 3 jours, action pendant 24 heures, passage transplacentaire et dans le lait maternel

Indications

- Hypertension artérielle
- *NDR : rapport bénéfice/risque défavorable chez les sujets âgés*

Effets indésirables

- Fréquents (1 à 10 %) : bouche sèche, somnolence, constipation, asthénie, gastralgies, palpitations, insomnie, diarrhée, syndrome dépressif, troubles sexuels, extrémités froides, hypotension orthostatique, éruptions cutanées, prurit, œdèmes, crampes, nausées, bouffées de chaleur, anxiété
- Risque d'effet rebond à l'arrêt brutal du traitement (surtout à forte dose)

Précautions d'emploi

- Ne pas interrompre brutalement le traitement, surtout à forte posologie
- Utiliser avec prudence chez les sujets ayant des antécédents vasculaires récents (AVC, infarctus myocardique), les conducteurs et utilisateurs de machines (surtout en cas d'association avec d'autres médicaments sédatifs)
- Majoration de l'effet sédatif par l'alcool
- Les sujets âgés sont plus sensibles aux effets sédatifs et hypotenseurs de cette molécule

Interactions médicamenteuses

- ***Associations contre-indiquées*** : sultopride (risque de torsades de pointe)
- ***Associations déconseillées*** : IMAO non sélectifs, antidépresseurs imipraminiques et miansérine, médicaments favorisant la survenue des torsades de pointe, bêta-bloquants utilisés dans l'insuffisance cardiaque, alcool
- *Associations à utiliser avec précaution* : baclofène, bêta-bloquants, alpha-bloquants, amifostine

Antihypertenseurs centraux (II)

Moxonidine[G] *Liste I-65 %-Coll*

PHYSIOTENS	30 ou 90 cp. 0,2 mg 30 ou 90 cp. 0,4 mg	A. 0,2 mg/jour puis si besoin après 1 mois 0,4 mg/jour en 1 ou 2 prises (D. max. : 0,6 mg/jour)

Contre-indications

États dépressifs graves
Insuffisance rénale sévère (clairance de la créatinine < 30 ml/min)
Insuffisance cardiaque, dysfonction sinusale, bloc auriculo-ventriculaire non appareillé, bradycardie < 50/min
Grossesse, allaitement

Propriétés

- Antihypertenseur d'action centrale, pharmacologiquement proche de la rilménidine, agoniste des récepteurs imidazoliniques de type 1, affinité moindre pour les récepteurs α-2-adrénergiques centraux
- Absorption digestive à 90 %, faible liaison aux protéines plasmatiques (7 %), faible métabolisation (10 à 20 %), élimination essentiellement urinaire, demi-vie de 2,2 à 2,8 heures, passage transplacentaire et dans le lait maternel

Indications

- Hypertension artérielle
- *NDR : rapport bénéfice/risque défavorable chez les sujets âgés*

Effets indésirables

- Fréquents (1 à 10 %) : bouche sèche, vertiges, céphalées, asthénie, somnolence, troubles du sommeil, nervosité, nausées, sensation de faiblesse dans les jambes, œdèmes

Précautions d'emploi

- Ne pas interrompre brutalement le traitement surtout à forte posologie
- Utiliser avec prudence chez les sujets avec insuffisance coronarienne sévère ou claudication intermittente ou maladie de Raynaud, les conducteurs et utilisateurs de machines (surtout en cas d'association avec d'autres médicaments sédatifs)
- Insuffisance rénale modérée (clairance de la créatinine entre 30 et 60 ml/min) → ne pas dépasser 0,2 mg par prise et 0,4 mg/24 h
- Utilisation déconseillée en cas de maladie de Parkinson, glaucome, manifestations épileptiques, antécédents d'œdème angioneurotique
- Majoration de l'effet sédatif par l'alcool

Interactions médicamenteuses

- *Associations à prendre en compte* : antagonisme possible de l'effet antihypertenseur avec les AINS et les corticoïdes, majoration possible de l'effet antihypertenseur avec les autres antihypertenseurs, le baclofène, les antidépresseurs imipraminiques, les neuroleptiques, les bêta-bloquants

Antihypertenseurs centraux (III)

Clonidine *Liste II-65 %-Coll*

CATAPRESSAN Délai d'action = environ 1 heure Durée d'action = 6 à 8 heures	30 cp. séc. 0,15 mg	À dose progressive : A. 1 cp./jour le soir puis jusqu'à 2 à 4 cp./jour en 2 prises
CATAPRESSAN Délai d'action = 2 à 5 minutes en **IV**, 10 à 20 minutes en IM Durée d'action = 6 à 8 heures *Réservé aux hôpitaux-Coll*	10 amp. 0,15 mg/1 ml (par voie **IV**, diluer 1 amp. dans 10 ml de NaCl à 0,9 %)	A. 1 amp. en **IM** ou en **IV** très lente (7 à 10 minutes), à répéter si nécessaire toutes les 4 heures

Contre-indications
Antécédents d'états dépressifs
Bradycardie sévère due à une maladie du nœud sinusal ou à un BAV de 2e ou 3e degré

Propriétés

- Antihypertenseur d'action centrale (effet alpha-2 sympathomimétique sur les centres bulbaires) entraînant une baisse du tonus sympathique périphérique
- Demi-vie plasmatique d'environ 13 heures, élimination par les urines (65 %), allongée en cas d'insuffisance rénale, passage transplacentaire et dans le lait maternel

Indications

- Hypertension artérielle
- *NDR : rapport bénéfice/risque défavorable chez les sujets âgés*
- Pour les formes injectables : urgences hypertensives, pré-éclampsies graves

Effets indésirables

- Très fréquents (> 10 %) : bouche sèche, somnolence
- Fréquents (1 à 10 %) : impuissance, constipation ou diarrhée, hypotension orthostatique, pâleur du visage, rashs cutanés, syndrome de Raynaud, majoration de troubles dépressifs préexistants, bradycardie, sécheresse lacrymale
- Risque de poussée hypertensive paradoxale en cas d'injection intraveineuse trop rapide

Précautions d'emploi

- Sujets porteurs de lentilles de contact (sécheresse oculaire)
- Administrer à doses progressives et diminuer la posologie en cas d'insuffisance rénale
- Ne pas interrompre brutalement le traitement surtout à forte posologie (effet rebond)
- Utiliser avec prudence chez les conducteurs et utilisateurs de machines, la femme enceinte ou allaitant, en cas de syndrome de Raynaud, d'états dépressifs
- La baisse de la pression artérielle ne doit pas dépasser 25 % du niveau initial dans l'heure suivant l'institution du traitement injectable

Interactions médicamenteuses

- ***Associations contre-indiquées*** : sultopride
- ***Associations déconseillées*** : alcool, antidépresseurs imipraminiques, miansérine, bêta-bloquants utilisés dans l'insuffisance cardiaque
- *Associations à utiliser avec précaution* : anti-inflammatoires, baclofène, bêta-bloquants, diltiazem et vérapamil, médicaments dépresseurs du SNC, neuroleptiques, médicaments susceptibles de donner des torsades de pointe

Antihypertenseurs centraux (IV)

Méthyldopa *Liste I-65 %-Coll*

ALDOMET	30 cp. 250 mg ou 500 mg	À dose progressive : A. 250 mg × 2 à 4 fois/jour, jusqu'à 1 500 mg/jour (D. max. : 3 000 mg/jour) E. 10 mg/kg/jour en 2 à 4 prises, jusqu'à 65 mg/kg/jour (D. max. : 3 000 mg/jour)

Contre-indications

Atteinte hépatique aiguë ou chronique, antécédents d'hépatite médicamenteuse
État dépressif grave, porphyries, anémie hémolytique

Propriétés

- Antihypertenseur d'action centrale (effet alpha-2 sympathomimétique sur les centres bulbaires) entraînant une baisse du tonus sympathique périphérique
- Absorption digestive variable (50 % environ), métabolisation hépatique partielle, élimination urinaire en 36 heures, passage transplacentaire et dans le lait maternel

Indications

- Hypertension artérielle modérée ou sévère, HTA gravidique
- *NDR : préférer d'autres classes pharmacologiques en raison des effets indésirables parfois sévères*

Effets indésirables

- *N'imposant pas l'arrêt du traitement* :
  - Hypotension orthostatique modérée, bradycardie, rétention hydrosodée transitoire ou régressant après l'association d'un diurétique, coloration des urines en brun-rouge
  - Somnolence ou insomnie, impuissance, gynécomastie, galactorrhée, nausées, vomissements, constipation, bouche sèche, congestion nasale
- *Rares, mais imposant l'arrêt du traitement* :
  - Test de Coombs positif, anémie hémolytique, leucopénie, thrombopénie ou aplasie
  - Fièvre avec ou sans éosinophilie ou altération des tests hépatiques ou ictère
  - Hépatite aiguë cytolytique ou mixte, ANCA, facteur rhumatoïde, réactions allergiques cutanées, arthralgies, myalgies, hoquet persistant, myocardite, pancréatite
  - Rétention hydrosodée persistant malgré l'association d'un diurétique
  - Syndrome dépressif, troubles extrapyramidaux ou choréo-athétosiques

Précautions d'emploi et interactions médicamenteuses

- Surveiller régulièrement la NFS, les fonctions hépatiques, la tolérance clinique
- Diminuer la posologie en cas d'insuffisance rénale
- Rapport bénéfice/risque défavorable chez le sujet âgé
- Utiliser avec prudence en cas d'affection vasculaire cérébrale
- Allaitement déconseillé (sédation et difficultés de succion chez l'enfant)
- ***Associations déconseillées*** : médicaments hépatotoxiques (dantrolène, fibrates, IMAO non sélectifs, kétoconazole...)
- *Associations à utiliser avec précaution* : fer, lévodopa, lithium
- *Associations à prendre en compte* : antidépresseurs imipraminiques, AINS, baclofène, corticostéroïdes, neuroleptiques, bêta-bloquants

Sydnonimines

Molsidomine[G] *Liste I-65 %-Coll*

CORVASAL 2 mg	30 ou 90 cp. séc. 2 mg	Angor d'effort (1) : A. 1 à 2 mg × 3 fois/jour *au cours des repas* Angor d'effort sévère et angor spontané : A. 2 mg × 4 fois/jour *au cours des repas*
CORVASAL 4 mg	30 ou 90 cp. séc. 4 mg	Angors sévères rebelles : A. 4 mg × 3 à 4 fois/jour (2) *au cours des repas*

1. Ce traitement préventif n'est pas adapté au traitement curatif de la crise d'angor.
2. Une quatrième prise, administrée de préférence au coucher, peut être indiquée en cas d'angor instable sévère (soit une posologie quotidienne de 16 mg).

Contre-indications

Hypersensibilité au produit, hypotension, état de choc, hypovolémie
Association aux inhibiteurs de la phosphodiestérase de type V et/ou stimulateurs de la guanylate cyclase

Propriétés

- Antiangoreux dénué d'effets dépresseurs sur la contractilité, la conduction et la fréquence cardiaques, ayant un mécanisme d'action voisin de celui des dérivés nitrés (réduction des pressions de remplissage du ventricule gauche, redistribution du flux sanguin coronaire et relaxation du muscle lisse artériel entraînant une réduction des besoins en oxygène plus donneur de NO [monoxyde d'azote], l'un des principaux facteurs relaxants libérés par l'endothélium vasculaire)
- Absorption digestive rapide (90 %), action en 20 minutes par voie orale, maximale après 1 à 3 heures et diminuant après 4 à 6 heures, métabolisation hépatique en dérivés actifs inactivés secondairement et éliminés par voie rénale (90 % en 24 heures)

Indications

- Traitement préventif des crises d'angor

Effets indésirables

- Céphalées modérées et régressives et baisse tensionnelle modérée (troubles transitoires en début de traitement, majorés par les autres vasodilatateurs)
- Exceptionnellement : hypotension orthostatique, troubles digestifs, vertiges, bouffées de chaleur, prurit isolé ou avec éruption maculopapuleuse ou urticarienne, dysgueusies
- **Surdosage** : hypotension → arrêt et mise du patient en position couchée, tête déclive

Précautions d'emploi et interactions médicamenteuses

- Utiliser à dose progressive (1 mg × 3 fois par jour la première semaine) surtout chez les sujets âgés, insuffisants hépatiques ou traités par un autre vasodilatateur
- Grossesse et allaitement : innocuité non démontrée
- ***Associations contre-indiquées*** : sildénafil, vardénafil, tadalafil, avanafil, riociguat (risque d'hypotension)

Activateurs des canaux potassiques

Nicorandil[G] *Liste I-65 %-Coll*

IKOREL	30 cp. séc. 10 mg 30 cp. 20 mg	À dose progressive : A. 5 mg × 2 fois/jour pendant 2 à 7 jours puis 10 mg × 2 fois/jour (voire 20 mg × 2 fois/jour)

Contre-indications

Hypotension artérielle, hypovolémie
Association aux inhibiteurs de la phosphodiestérase de type V et/ou stimulateurs de la guanylate cyclase

Propriétés

- Antiangoreux ayant un double mécanisme d'action (ouverture des canaux potassiques IKATP entraînant une vasodilatation artérielle et coronaire avec réduction de la post-charge, et augmentation du taux de GMP cyclique dans les cellules musculaires lisses entraînant une vasodilatation veineuse avec une réduction de la précharge), améliorant l'oxygénation du myocarde sans dépression de la contractilité
- Absorption digestive rapide (75 %), faible liaison aux protéines plasmatiques (24 %), métabolisme hépatique en dérivés inactifs éliminés par voie urinaire

Indications

- Traitement symptomatique de l'angor stable en seconde intention en cas d'échec, de contre-indication ou d'intolérance aux bêta-bloquants et/ou antagonistes calciques

Effets indésirables

- En début de traitement : céphalées (36 %), le plus souvent transitoires
- Fréquents (1 à 10 %) : vertiges, malaise, asthénie, nausées et vomissements, palpitations, flush facial, hypotension artérielle, augmentation du rythme cardiaque
- Rares (< 1 %) : hépatite, cholestase, hyperkaliémie
- Aphtes et/ou ulcérations buccales, digestives, anales, vaginales voire cutanées ou cornéennes imposant l'arrêt car parfois graves (guérissant alors très lentement)
- **Surdosage** : vasodilatation avec hypotension sévère et tachycardie

Précautions d'emploi et interactions médicamenteuses

- Utiliser toujours à doses progressives pour réduire l'incidence des céphalées (débuter par 10 mg/jour en 2 prises, la posologie usuelle étant de 20 mg/jour en 2 prises)
- Utiliser avec prudence chez les patients âgés en raison du risque d'hypotension artérielle ou en insuffisance cardiaque NYHA III-IV, ou en insuffisance rénale ou présentant un déficit en G6PD
- Interrompre le traitement en cas d'apparition d'aphtes et/ou d'ulcérations quelle que soit la localisation
- Grossesse et allaitement : innocuité non démontrée (absence de données)
- ***Associations contre-indiquées*** : sildénafil, vardénafil, tadalafil, avanafil, riociguat
- *Associations à surveiller* : vasodilatateurs, antidépresseurs tricycliques, AINS, corticoïdes, médicaments hyperkaliémiants, dapoxétine

Inhibiteur sélectif du courant I_f

Ivabradine[G]

Liste I-65 %-Coll-Prescription initiale annuelle réservée aux cardiologues

PROCORALAN	56 cp. séc. 5 mg ou 7,5 mg	A. 10 à 15 mg/jour en 2 prises (1) et (2) (D. max : 7,5 mg × 2 fois/jour)

1. Posologie initiale recommandée : 10 mg/jour en 2 prises; la posologie peut être augmentée à 15 mg/jour en 2 prises, après 3 à 4 semaines, ou réduite à 5 mg/jour en 2 prises, en fonction de la fréquence cardiaque obtenue. Aux posologies usuelles recommandées, la fréquence cardiaque diminue approximativement de 10 bpm au repos et à l'effort.
2. Au-delà de 75 ans, initier le traitement à 5 mg/jour en 2 prises (2,5 mg × 2 fois/jour).

NDR :
– L'étude SIGNIFY a montré une augmentation significative du risque combiné mortalité cardio-vasculaire/IDM chez les patients présentant un angor symptomatique traités par ivabradine, comparativement aux patients recevant du placebo.
– L'étude SHIFT n'a pas montré de bénéfice sur la mortalité de l'utilisation de l'ivabradine dans l'insuffisance cardiaque.

Ivabradine en association *Non remboursé*

CARVECORAL (3)	28 cp. pelliculés 5 mg ou 7,5 mg + Carvédilol 6,25 mg ou 12,5 mg ou 25 mg	A. 1 cp. matin et soir

3. Traitement de l'insuffisance cardiaque chronique (NYHA II à IV) avec dysfonction systolique en substitution chez des patients en rythme sinusal de la prise concomitante et à la même posologie d'ivabradine et de carvédilol.

Contre-indications
Choc cardiogénique, bloc sino-auriculaire
Infarctus aigu du myocarde, hypotension sévère (< 90/50 mmHg)
Fréquence cardiaque de repos < 70 battements/min, maladie du sinus
Patient pace-maker dépendant, angor instable, bloc auriculo-ventriculaire du 3e degré
Insuffisance hépatique sévère, inhibiteurs puissants du cytochrome P450 3A4
Associations médicamenteuses (notamment vérapamil, diltiazem)
Grossesse et allaitement

Propriétés

- Anti-ischémique qui agit en réduisant la fréquence cardiaque (inhibition sélective et spécifique du courant pacemaker I_f)
- Absorption complète en 1 heure, demi-vie de 11 heures, métabolisme intestinal et hépatique impliquant le cytochrome P450 3A4, élimination biliaire (50 %) et urinaire (50 %)

Indications

- Traitement symptomatique de l'angor stable chronique chez les patients en rythme sinusal présentant une contre-indication ou une intolérance aux bêta-bloquants
- Traitement de l'angor stable en rythme sinusal en association aux bêta-bloquants chez des patients insuffisamment contrôlés par une dose optimale de bêta-bloquants et dont la fréquence cardiaque reste supérieure à 70/min (indication non remboursée)
- Insuffisance cardiaque chronique (NYHA II à IV) avec dysfonction systolique en rythme sinusal avec fréquence cardiaque ≥ 75/min en association au traitement bêta-bloquant ou en cas de contre-indication ou d'intolérance au bêta-bloquant

Effets indésirables

- Très fréquents (> 10 %) : phosphènes légers à modérés transitoires par inhibition partielle du courant rétinien I_h
- Fréquents (1 à 10 %) : fibrillation auriculaire, bradycardie, BAV du 1er degré, arythmies ventriculaires parfois graves, vision trouble, céphalées, sensations vertigineuses
- Rares (< 1 %) : hyperuricémie, éosinophilie, élévation de la créatininémie, palpitations, extrasystoles supraventriculaires, nausées, constipation, diarrhée, vertiges, dyspnée, crampes musculaires, angiœdème, BAV II et III
- **Surdosage** : bradycardie sévère et prolongée → à traiter selon les cas par bêta-stimulant intraveineux (isoprénaline) ou par entraînement électrosystolique

Précautions d'emploi et interactions médicamenteuses

- Utiliser avec précaution en cas de rétinite pigmentaire, d'hypotension légère à modérée, d'insuffisance rénale sévère, d'insuffisance hépatique modérée
- Utilisation non conseillée en cas de fibrillation auriculaire ou de QT long congénital
- Si la fréquence cardiaque descend en dessous de 50 bpm ou si des symptômes de bradycardie apparaissent, le traitement doit être interrompu
- Arrêt du traitement si les symptômes d'angor ne s'améliorent pas après 3 mois
- ***Associations contre-indiquées*** : diltiazem, vérapamil, inhibiteurs du cytochrome P450 3A4 : antifongiques (kétoconazole, itraconazole), macrolides (clarithromycine, érythromycine *per os*, josamycine), inhibiteurs de protéase du VIH (nelfinavir, ritonavir)
- ***Associations déconseillées*** : jus de pamplemousse (inhibiteurs du cytochrome P450 3A4), médicaments allongeant l'intervalle QT (amiodarone, disopyramide, érythromycine IV, méfloquine, pentamidine, pimozide, quinidine, sotalol)
- *Associations à surveiller* : autres inhibiteurs ou inducteurs du cytochrome P450 3A4

Tonicardiaques ou Agents inotropes (I) : Sympathomimétiques (I)

Adrénaline voie injectable *Liste I-65 %-Coll*

ADRÉNALINE (1) Délai d'action < 1 minute en IV, 8 minutes en IM, et 30 minutes en SC Durée d'action = 5 minutes *Conserver à l'abri de la lumière et à moins de + 30 °C*	10 amp. 1 ml = 0,25 mg 10 amp. 1 ml = 0,50 mg 10 amp. 1 ml = 1 mg (contient des sulfites)	*Arrêt cardiaque et état de choc anaphylactique* : posologie ci-dessous (2) *Détresses cardio-circulatoires avec état de choc* : posologie ci-dessous (3)

1. Utiliser de préférence sur voie veineuse centrale dédiée (voie veineuse périphérique en cas d'urgence vitale).
2. *Arrêt cardiaque et choc anaphylactique* : injection IV de 10 µg/kg en 5 minutes, à répéter jusqu'à rétablissement de l'état hémodynamique ou mise en place d'une perfusion IV continue (avec les autres mesures appropriées : massage cardiaque, intubation, ventilation, défibrillation, etc.).
3. *Détresses cardio-circulatoires avec état de choc* : perfusion IV continue à la seringue électrique (0,01 à 0,5 µg/kg/min, la posologie moyenne étant à titrer en fonction de l'effet recherché), de préférence dans une veine à grand débit, sous surveillance continue de l'ECG et de la TA (avec oxygénothérapie).

ANAPEN Délai d'action = 8 minutes en IM, 30 minutes en SC Durée d'action = 5 minutes *Conserver à l'abri de la lumière et à moins de + 30 °C*	2 auto-injecteurs à 0,05 % *soit* 0,15 mg/0,3 ml 2 auto-injecteurs à 0,1 % *soit* 0,30 mg/0,3 ml (contient des sulfites)	*Choc anaphylactique et réactions allergiques graves* : injection **IM stricte** à la face antéro-latérale de la cuisse, d'une dose de 0,01 mg/kg (répétée toutes les 10 à 20 minutes en cas de collapsus persistant) *soit* : A. 0,50 mg en moyenne E. >12 ans : 0,30 à 0,50 mg E. > 6 ans : 0,20 à 0,30 mg E. < 6 ans : 0,15 à 0,20 mg N. < 2 ans : 0,01 mg/kg
EMERADE Délai d'action = 8 minutes en IM *Conserver à l'abri de la lumière et à moins de + 25 °C*	1 stylo prérempli 0,15 mg/0,15 ml 0,30 mg/0,30 ml 0,50 mg/0,50 ml (contient des sulfites)	*Mêmes indications* : voie **IM**, usage unique A. et E. > 30 kg : 0,30 à 0,50 mg E. 15 à 30 kg : 0,15 mg
EPIPEN[G] Délai d'action = 8 minutes en IM *Conserver à l'abri de la lumière et à moins de + 25 °C*	1 ou 2 stylos 0,15 mg/0,30 ml 1 ou 2 stylos 0,30 mg/0,30 ml (contient des sulfites)	*Mêmes indications* : E. > 30 kg : 0,30 mg **IM** E. 15-30 kg : 0,15 mg **IM** A. 0,30 mg **IM** pouvant être renouvelés après 5 à 15 minutes
JEXT Délai d'action = 8 minutes en IM *Conserver à l'abri de la lumière et à moins de + 25 °C*	1 stylo prérempli 0,15 mg/0,3 ml 0,30 mg/0,3 ml (contient des sulfites)	*Mêmes indications* : voie **IM**, usage unique A. et E. > 30 kg : 0,30 mg E. 15 à 30 kg : 0,15 mg

Contre-indications
Aucune contre-indication absolue dans le choc anaphylactique ou l'arrêt cardiaque *Relatives* : allergie aux sulfites de l'excipient, insuffisance coronarienne, troubles du rythme ventriculaires, cardiomyopathie obstructive

Propriétés

- Sympathomimétique mixte, ayant un effet bêta-1-adrénergique (effet inotrope positif majeur, avec effets chronotrope et bathmotrope positifs), un effet alpha-adrénergique (augmentation des résistances périphériques), un effet bêta-2-adrénergique (bronchodilatation et inhibition de la libération des médiateurs de l'allergie et de l'inflammation)
- Demi-vie plasmatique : 2 à 3 minutes, inactivation par le foie et élimination urinaire

Indications (doit être à disposition de tout médecin, pharmacien et sujet allergique)

- Choc anaphylactique (traitement de référence), arrêt cardiaque
- Détresse cardio-circulatoire avec état de choc qu'il soit anaphylactique, hémorragique, traumatique, septique ou secondaire à la chirurgie cardiaque
- Réactions allergiques sévères (œdèmes de la glotte menaçants, œdèmes de Quincke sévères), états de mal asthmatique et crise d'asthme sévères et rebelles
- *NDR* : les kits auto-injectables sont *à prescrire impérativement à tous les sujets susceptibles de faire un choc anaphylactique notamment aux venins d'hyménoptères* → après ablation rapide du dard, le patient doit s'injecter ou se faire injecter de l'adrénaline par voie **IM stricte** (voire SC), de préférence dans la face antéro-latérale de la cuisse, *dès les signes avant-coureurs d'une réaction anaphylactique* (prurit, urticaire, œdème labial ou oro-pharyngé, oppression thoracique, sueurs, diarrhée, vomissements, douleurs abdominales)
- Les kits d'adrénaline, à conserver à moins de + 25 °C, peuvent être transportés à température ambiante (mais à l'abri de la lumière) pendant quelques semaines → vérifier que le soluté est resté incolore
- Il est recommandé aux sujets de disposer de 2 auto-injecteurs

Effets indésirables

- Transitoires et mineurs : palpitations, tachycardie sinusale, pâleur, anxiété, céphalées, étourdissements, tremblements, fièvre, hypertension artérielle
- Tachycardie excessive (> 130/min), crise d'angor et/ou infarctus du myocarde, troubles du rythme ventriculaires, fibrillation ventriculaire, dysfonction myocardique
- Possibilité de choc anaphylactique lié aux sulfites de l'excipient

Précautions d'emploi

- Choc anaphylactique : injection d'adrénaline en IM stricte plutôt que SC (ou en IV lente si la TA est imprenable) sous surveillance de la TA toutes les 5 minutes au début puis toutes les 10 minutes (nouvelle injection si elle chute à nouveau) + adjonction de bêta-2 stimulant en aérosol si bronchospasme sévère + association d'hydrocortisone (200 mg en IV ou 100 mg en IM si collapsus, puis perfusion IV de 500 à 1 800 mg pendant 24 heures) + ***hospitalisation par SMUR systématique en milieu de soins intensifs pour 24 heures au moins même si l'adrénaline a été efficace car récidives possibles***
- Choc rebelle à l'adrénaline → remplissage vasculaire et correction des facteurs sous-jacents (hémorragies, sepsis, insuffisance surrénalienne...)
- Conserver à l'abri de la lumière → l'oxydation en adrénochrome, *atoxique mais inactif*, se voit à la *couleur rose* du soluté

Interactions médicamenteuses et incompatibilités physico-chimiques

- ***Associations déconseillées*** : antidépresseurs imipraminiques, IMAO non sélectifs, IMAO sélectifs de type A, milnacipran, venlafaxine, réserpiniques
- *Associations à prendre en compte* : méthylergométrine

Tonicardiaques ou Agents inotropes (II) : Sympathomimétiques (II)

Noradrénaline voie injectable en solution à diluer[G] (1)

Liste I-Réservé aux hôpitaux

NORADRÉNALINE Délai d'action = immédiat Durée d'action = 5 à 10 minutes Sans conservateur	10 ou 50 amp. 8 mg/4 ml (à diluer dans du G5) 10 ou 50 amp. 16 mg/8 ml (à diluer dans du G5)	Posologie ci-dessous (2)

1. Utiliser de préférence sur voie veineuse centrale dédiée.
2. Utiliser uniquement après dilution dans du glucosé isotonique à 5 %, en *perfusion strictement intraveineuse* pour éviter toute extravasation qui entraînerait une vasoconstriction locale intense et une éventuelle nécrose tissulaire. *Posologie à titre indicatif* : à des doses de 0,1 à 5 µg/kg/min, la noradrénaline augmente la pression artérielle principalement par augmentation des résistances vasculaires périphériques, le débit cardiaque variant peu, la fréquence cardiaque restant stable et les résistances pulmonaires augmentant.

Noradrénaline voie injectable en solutions prédiluées (3)

Liste I-Réservé aux hôpitaux

NORADRÉNALINE (Tartrate de) Délai d'action = immédiat Durée d'action = 5 à 10 minutes	Fl. 50 ml à 0,5 mg/ml = 25 mg/fl. Fl. 50 ml à 1 mg/ml = 50 mg/fl.	Posologie ci-dessous (4)

3. Utiliser de préférence sur voie veineuse centrale dédiée.
4. *Administration strictement intraveineuse.*
   Posologie à titre indicatif : à des doses de 0,1 à 5 µg/kg/min, la noradrénaline augmente la pression artérielle principalement par augmentation des résistances vasculaires périphériques, le débit cardiaque variant peu, la fréquence cardiaque restant stable et les résistances pulmonaires augmentant.

NDR : une attention particulière est nécessaire pour ne pas confondre ces deux présentations.

Contre-indications
Il n'y a pas de contre-indications lorsque les indications sont respectées

Propriétés

- Amine sympathomimétique ayant une action très puissante sur les récepteurs alpha-adrénergiques et plus modérée sur les récepteurs bêta-1-adrénergiques, provoquant une vasoconstriction généralisée (à l'exception des coronaires qu'elle dilate de façon indirecte par augmentation de la consommation d'oxygène) → élévation de la pression artérielle principalement par augmentation des résistances vasculaires périphériques (la hausse tensionelle induite est 1,5 fois plus intense que celle induite par l'adrénaline) avec augmentation des résistances pulmonaires mais peu ou pas de modifications de la fréquence cardiaque
- Action quasi-instantanée par voie veineuse, métabolisme par désamination oxydative et O-méthylation, élimination urinaire rapide sous forme de métabolites

Indications

- Médicament d'urgence dans les collapsus pour la restauration et le maintien de la pression artérielle
- Traitement des hémorragies digestives, en irrigation locale gastrique

Effets indésirables

- Fréquents : anxiété, gêne respiratoire, céphalées, tremblements
- Douleur rétrosternale ou pharyngée, photophobie, pâleur, sueurs, vomissements, tachycardie ou bradycardie
- **Surdosage** : vasoconstriction, escarres, collapsus, anurie, hypertension artérielle, dysfonction myocardique

Précautions d'emploi

- Utiliser avec prudence chez le sujet coronarien
- La noradrénaline est contre-indiquée chez les patients hypotendus dont le collapsus est liée à une hypovolémie, sauf en urgence pour maintenir la perfusion coronaire et cérébrale dans l'attente d'une restauration volémique
- Utiliser sous surveillance permanente de la TA, de l'ECG, de la diurèse, de la PVC
- Diminuer les doses ou arrêter si survenue d'extrasystoles polymorphes ou en salves
- Grossesse : la noradrénaline réduit la perfusion placentaire par vasoconstriction utérine (la dopamine doit être préférée)

Interactions médicamenteuses et incompatibilités physico-chimiques

- ***Associations déconseillées*** : anesthésiques volatils halogénés
- *Associations à utiliser avec précaution* : IMAO non sélectifs, IMAO sélectifs de type A, digitaliques, quinidiques
- *Incompatibilités physico-chimiques* : céphalosporines, chlorphénamine, iodure de sodium, nitrofurantoïne, phénytoïne sodique, streptomycine, sulfamides, pentobarbitone sodique, thiopentone sodique

Tonicardiaques ou Agents inotropes (III) : Sympathomimétiques (III)

Isoprénaline voie injectable (1) *Liste I-Réservé aux hôpitaux-Coll*

ISUPREL Isoprénaline Délai d'action = 30 à 40 secondes Durée d'action = 5 minutes *Conserver de + 2 °C à + 8 °C*	5 amp. 1 ml = 0,2 mg (contenant des sulfites)	Perfusion IV continue (2) sous ECG permanent : 0,2 à 10 mg/24 h

1. Utiliser sur une voie veineuse dédiée.
2. Utiliser uniquement après dilution dans du soluté glucosé isotonique à 5 % (jamais dans un soluté alcalin), en perfusion veineuse stricte à l'aide d'une pompe à débit constant en protégeant le soluté de la lumière : une concentration de 4 µg/ml est réalisée en diluant 5 ampoules (soit 1 mg) dans 250 ml de sérum glucosé isotonique.
   La voie sous-cutanée peut être utilisée de façon exceptionnelle en attendant la mise en place d'une perfusion veineuse.

Contre-indications
Allergie aux sulfites de l'excipient Absence de bradycardie, hyperexcitabilité auriculaire ou ventriculaire (sauf les torsades de pointe), insuffisance coronarienne aiguë sauf en cas de BAV mal toléré, intoxication digitalique

Propriétés

- Amine sympathomimétique dépourvu d'effet alpha-adrénergique, ayant un très puissant effet bêta-adrénergique à l'origine d'un effet inotrope positif majeur, mais aussi un effet chronotrope positif important qui limite son utilisation dans le choc cardiogénique → élévation du débit cardiaque et augmentation de la vitesse de conduction auriculo-ventriculaire, sans modifications importantes de la TA (effet bêta-2-adrénergique avec relaxation des muscles lisses artériels), mais avec augmentation importante de la fréquence et de l'excitabilité cardiaque et de la consommation en oxygène
- Action immédiate par voie IV, désamination et o-méthylation, élimination urinaire
- Au niveau cardiaque, l'effet bêta-1 provoque un effet inotrope positif, un effet dromotrope positif (amélioration de la vitesse de conduction auriculo-ventriculaire), un effet chromotrope positif et un effet bathmotrope positif
- En périphérie, l'effet bêta-2 provoque une vasodilatation artérielle systémique et une bronchodilatation

Indications

- Bradycardies mal tolérées (lipothymie, syncope, insuffisance cardiaque) par BAV complet ou par bloc sino-auriculaire (en attente d'un entraînement temporaire ou définitif)
- Torsades de pointe quand la stimulation à cadence ventriculaire rapide est impossible (associée à la normalisation de la kaliémie et au traitement étiologique)
- Bas débit cardiaque après chirurgie cardiaque, surtout avec fréquence cardiaque lente ou troubles de la conduction (en l'absence d'insuffisance coronarienne aiguë)
- Arrêt cardiaque par BAV complet
- Intoxication aux bêta-bloquants (jusqu'à 2 mg/h)

Effets indésirables

- Bouffées de chaleur, hypo ou hypertension, palpitations, céphalées, tremblements, troubles du rythme ventriculaire, initiation possible de tachycardie ectopique, douleurs angineuses
- Possibilité de choc anaphylactique aux sulfites de l'excipient, d'hyperthermie
- **Surdosage** : nausées, céphalées, tachycardie sinusale, extrasystoles polymorphes, tachycardie ventriculaire → arrêt de la perfusion (action cessant en quelques minutes)

Précautions d'emploi

- Utiliser sous surveillance permanente de la TA, de l'ECG, de la diurèse, de la PVC ou si possible de la pression capillaire pulmonaire, après correction d'une hypovolémie, d'une hypoxie et d'une acidose éventuelles (surveillance du point de perfusion, risque de veinite)
- Réduction des doses en cas d'apparition d'hyperexcitabilité myocardique ventriculaire, d'extrasystoles polymorphes, répétitives, en salves ou de tachycardie ventriculaire
- Utiliser avec prudence chez les patients digitalisés, coronariens ou en hyperthyroïdie ou en cas de cardiomyopathie obstructive

Interactions médicamenteuses et incompatibilités physico-chimiques

- *Associations déconseillées* : anesthésiques halogénés (risque d'arythmie ventriculaire)
- Antagonisme pharmacologique avec les bêta-bloquants
- *Incompatibilités physico-chimiques* : ne jamais diluer dans des solutions alcalines

Tonicardiaques ou Agents inotropes (IV) : Sympathomimétiques (IV)

Dopamine voie injectable (1) *Liste I-Réservé aux hôpitaux-Coll*

DOPAMINE 200 mg/5 ml Délai d'action = 2 à 4 minutes Durée d'action = 10 minutes	Amp. 200 mg/5 ml (contenant des sulfites)	Posologie ci-dessous (2)
DOPAMINE 50 mg/5 ml Délai d'action = 2 à 4 minutes Durée d'action = 10 minutes	Amp. 50 mg/5 ml (contenant des sulfites)	*Idem*
DOPAMINE 50 mg/10 ml Délai d'action = 2 à 4 minutes Durée d'action = 10 minutes	Amp. 50 mg/10 ml (contenant des sulfites)	*Idem*

1. Utiliser sur voie veineuse dédiée.
2. Utiliser uniquement après dilution dans du soluté glucosé isotonique à 5 % (jamais dans un soluté alcalin), en perfusion IV stricte, à l'aide d'une pompe à débit constant.
   Dilution : une concentration de **1 ml = 800 µg** peut être obtenue en diluant 1 ampoule de 200 mg/5 ml dans 250 ml de G5.
   En pédiatrie, une concentration de **1 ml = 300 µg** peut être obtenue en diluant 1,2 ml d'une ampoule à 50 mg/10 ml dans 18,8 ml de G5 ou 0,6 ml d'une ampoule à 50 mg/5 ml dans 19,4 ml de G5.
   Attention : les ampoules de "Dopamine 50 Pierre Fabre" sont à 50 mg/10 ml (et non 50 mg/5 ml).
   Posologie variable selon l'indication :
   - À titre indicatif, on commence en général par des doses faibles (2 à 5 µg/kg/min) augmentées ensuite progressivement si besoin jusqu'à 10 à 15 µg/kg/min, voire jusqu'à 20 µg/kg/min, les effets étant variables selon la dose (*cf.* Propriétés ci-contre).

Contre-indications
Allergie aux sulfites de l'excipient
Hypovolémie
Tachycardie ventriculaire, extrasystoles ventriculaires nombreuses
Cardiomyopathie obstructive, rétrécissement aortique serré
Phéochromocytome

Propriétés

- Amine sympathomimétique ayant des propriétés variables selon la dose :
  - À faible dose (< 3 µg/kg/min) elle a un effet vasodilatateur rénal et splanchnique lié à ses propriétés dopaminergiques → augmentation du débit sanguin rénal, de la filtration glomérulaire, de la diurèse et de la natriurèse (effet théorique car l'amélioration de la fonction rénale dépend davantage de l'amélioration du débit cardiaque)
  - À dose moyenne (3 à 5 µg/kg/min), elle a un effet inotrope positif puissant lié à un effet bêta-1-adrénergique → élévation du débit cardiaque avec réduction des résistances périphériques, sans modifications notables de la FC, de la TA et peu d'augmentation de la consommation en oxygène du myocarde
  - À forte dose (5 à 20 µg/kg/min), elle a par contre un effet alpha-adrénergique → élévation de la TA avec vasoconstriction, tachycardie, diminution de la diurèse et augmentation de la consommation en oxygène du myocarde

Indications

- Syndrome de bas débit cardiaque, en particulier après chirurgie cardiaque, choc septique (après avoir réalisé un remplissage vasculaire), chutes tensionnelles importantes après anesthésie péridurale ou rachianesthésie

Effets indésirables

- Épuisement d'effet (*down regulation*) en administration prolongée plus de 3 jours, ce qui conduit à l'augmentation progressive des doses pour obtenir la même efficacité
- Possibilité de bronchospasme et/ou choc anaphylactique dus aux sulfites de l'excipient
- **Surdosage** : nausées, vomissements, tachyarythmies, hypertension, vasoconstriction périphérique, douleur angineuse → arrêt de la perfusion (inactivation en 1 à 2 minutes)

Précautions d'emploi

- Utiliser sous surveillance permanente de la TA, de l'ECG, de la diurèse, de la PVC, après correction d'une hypovolémie
- Suspendre temporairement la perfusion en cas de tachycardie, douleurs angineuses, troubles du rythme ventriculaire
- Arrêter progressivement le traitement (réduire la posologie de 50 % toutes les heures)

Interactions médicamenteuses et incompatibilités physico-chimiques

- *Associations à utiliser avec précaution* : IMAO non sélectifs (utiliser des doses 10 fois moindres que les doses usuelles), anesthésiques volatils halogénés (risque accru d'arythmies ventriculaires), antidépresseurs imipraminiques, sérotoninergiques-noradrénergiques
- *Incompatibilités physico-chimiques* : ne jamais diluer dans des solutions alcalines

Tonicardiaques ou Agents inotropes (V) : Sympathomimétiques (V)

Dobutamine voie injectable[G] *Liste I-Réservé aux hôpitaux-Coll*

DOBUTAMINE Délai d'action = 1 à 2 minutes Durée d'action = 10 minutes	Fl. 250 mg (sans sulfites) 10 amp. 20 ml = 250 mg (contenant des sulfites)	Posologie ci-dessous (1)

1. Utiliser uniquement en perfusion veineuse stricte, sur une voie dédiée, à l'aide d'une pompe à débit constant, après dilution dans du soluté glucosé à 5 % (jamais dans un soluté alcalin).
Posologie variable selon l'indication : à titre indicatif, à des doses de 2,5 à 10 µg/kg/min, une élévation du débit cardiaque est obtenue sans affecter la pression artérielle et la fréquence cardiaque, les résistances vasculaires tendant à baisser.

Contre-indications
Allergie à la dobutamine ou aux sulfites de l'excipient
Obstacle mécanique au remplissage ou à l'éjection (cardiomyopathie obstructive, rétrécissement aortique avec fraction d'éjection préservée, tamponnade)

Propriétés

– Amine sympathomimétique ayant des propriétés alpha-1 et bêta-2-adrénergiques modérées et surtout un effet bêta-1-adrénergique à l'origine d'un effet inotrope positif majeur et proportionnel à la dose, avec un effet chronotrope positif faible → élévation du débit cardiaque avec réduction des pressions de remplissage ventriculaire et des résistances vasculaires systémiques et pulmonaires

Indications

– Syndromes de bas débit cardiaque : chirurgie cardiaque, infarctus myocardique, embolie pulmonaire grave, valvulopathies, myocardiopathie non obstructive décompensée, état de choc septique après remplissage vasculaire

Effets indésirables

– Augmentation de la fréquence cardiaque et de la tension artérielle, accélération du rythme ventriculaire en cas de fibrillation ou flutter auriculaire, troubles du rythme ventriculaire, rarement nausées, céphalées, douleur angineuse, dyspnée, palpitations, réactions allergiques (rash cutané, fièvre, éosinophilie, bronchospasme)
– Épuisement d'effet possible en administration prolongée plus de 3 jours
– Rares : choc anaphylactique aux sulfites de l'excipient

Précautions d'emploi

– Utiliser sous surveillance permanente de la TA, de l'ECG, de la diurèse, de la PVC, après correction d'une hypovolémie
– Réduire la posologie ou suspendre temporairement la perfusion en cas de tachycardie, hypertension, douleurs angineuses, extrasystoles ou troubles du rythme ventriculaires
– Arrêter progressivement le traitement (réduire la posologie de 50 % toutes les heures)

Interactions médicamenteuses et incompatibilités physico-chimiques

– ***Associations déconseillées*** : antidépresseurs imipraminiques
– *Associations à utiliser avec précaution* : IMAO non sélectifs, IMAO sélectifs de type A
– Antagonisme avec les bêta-bloquants
– *Incompatibilités physico-chimiques* : ne jamais diluer dans des solutions alcalines et toujours utiliser une voie veineuse dédiée

Tonicardiaques ou Agents inotropes (VI) : Inhibiteurs des phosphodiestérases (I)

Milrinone[G] (dérivé de la bipyridine) *Liste I-Réservé aux hôpitaux*

COROTROPE Délai d'action = 5 à 15 minutes Durée d'action = 6 heures	10 amp. 10 ml = 10 mg 10 amp. 20 ml = 20 mg	Perfusion **IV** sous ECG : posologie ci-dessous (1)

1. Sur voie veineuse dédiée :
   - Adultes : dose de charge de 50 µg/kg en 10 minutes, puis perfusion continue à la dose de 0,375 à 0,750 µg/kg/min sans dépasser une dose totale de 1,13 mg/kg/24 h (durée 48 heures).
   - Population pédiatrique : 50 à 75 µg/kg sur 30-60 minutes, puis 0,25 à 0,75 µg/kg/min (jusqu'à 35 heures).

Enoximone (dérivé de l'imidazolone) *Liste I-Réservé aux hôpitaux*

PERFANE Délai d'action = 10 à 30 minutes Durée d'action = 3 à 6 heures	10 amp. 20 ml = 100 mg	Perfusion **IV** sous ECG : posologie ci-dessous (2)

2. Sur voie veineuse dédiée : dose de charge de 0,5 à 1 mg/kg sans dépasser un débit de 12,5 mg/min, puis si besoin nouvelles doses de 0,5 mg/kg toutes les 30 minutes jusqu'à une dose cumulative totale de 3 mg/kg, puis traitement d'entretien par perfusion continue ou intermittente à la posologie de 5 à 20 µg/kg/min sur une durée pouvant atteindre 48 heures.

Contre-indications

Cardiomyopathies obstructives, valvulopathies obstructives sévères
Tachyarythmies supraventriculaires
Hypovolémie sévère non corrigée, allaitement

Propriétés

- Inhibiteurs de la phosphodiestérase III diminuant la dégradation de l'AMPc dans le cardiomyocyte et celle du GMPc au niveau du muscle lisse vasculaire entraînant un effet inotrope positif et un effet vasodilatateur
- Après injection IV, élimination urinaire, demi-vie de 2 et 5 heures

Indications

- Traitement à court terme de l'insuffisance cardiaque aiguë congestive (utiliser milrinone chez l'enfant)

Effets indésirables

- Céphalées, thrombopénie, fièvre, frissons, nausées, vomissements, diarrhée, tremblements, hypotension, angine de poitrine, hypokaliémie, élévation des transaminases
- Effet arythmogène (survenue possible d'arythmies supraventriculaire et ventriculaire) → surveiller l'ECG et ne pas prolonger le traitement en cas d'inefficacité

Précautions d'emploi, interactions médicamenteuses et incompatibilités

- Administrer sous contrôle continu de l'électrocardiogramme, de la TA et de la diurèse, en surveillant l'ionogramme, les transaminases et les plaquettes → réduire la posologie ou interrompre le traitement jusqu'à normalisation en cas de thrombopénie
- Milrinone : réduire la posologie si la clairance de la créatinine est < 30 ml/min
- Grossesse : à n'utiliser qu'en cas extrêmes
- Enoximone : incompatibilité avec les solutés glucosés (cristallisation)

Tonicardiaques ou Agents inotropes (VII) : Inhibiteurs des phosphodiestérases (II)

Lévosimendan *Liste I-Réservé aux hôpitaux*

ZIMINO	Fl. 5 ml de 2,5 mg/ml Solution pour perfusion	A. Dose de charge de 6 à 12 µg/kg en 10 minutes (1) puis 0,05 à 0,2 µg/kg pendant 24 heures (2) (3)

1. La dose de charge n'est pas recommandée en pratique.
2. Protocole : perfusion continue de 0,1 µg/kg/min ; réponse évaluée dans les 30-60 minutes : si hypotension, tachycardie, 0,05 µg/kg/min ou support vasopresseur par noradrénaline pour maintenir une PAM > 60 mmHg. Si la dose initiale est tolérée, la vitesse de perfusion est portée à 0,2 µg/kg/min.
3. Sous monitoring ECG et PA pendant au moins 3 jours après la fin de la perfusion ou jusqu'à ce que le patient soit cliniquement stable, ou 5 jours en cas d'insuffisance rénale ou hépatique légère à modérée.

Prescription IV sur voie unique : modalités d'administration

- Veine périphérique ou cathéter central
- Dose : **0,2 µg/kg/min** pendant 24 heures
- Dilution (poids du patient) : 26 à 40 kg (flex 125 ml) ; 41 à 80 kg (flex 250 ml) ; ≥ 80 kg (flex 500 ml)
- Préparation 0,05 mg/ml : mélange de 5 ml de lévosimendan dans 250 ml de G5 % ou 10 ml dans 500 ml de G5 %

Poids du patient (kg)	Perfusion continue (ml/heure)		
	0,05 µg/kg/min	0,1 µg/kg/min	0,2 µg/kg/min
40	2	5	10
50	3	6	12
60	4	7	14
70	4	8	17
80	5	10	19
90	5	11	22
100	6	12	24
110	7	13	26

- Si hémodynamique stable : injection à 0,2 µg/kg/min
- Si patient vasoconstricté : injection à 0,05 µg/kg/min :
  - Si bien toléré pendant une demi-heure, augmentation à 0,1 µg/kg/min
  - Si bien toléré pendant une autre demi-heure, augmentation à 0,2 µg/kg/min

Consignes

- Le lévosimendan doit être injecté à débit continu, seul sur la voie, sans autres médications
- Le lévosimendan doit être dilué avec du glucosé 5 %
- Pas de dose de charge, risques d'hypotension ou de troubles du rythme
- Pas de flush sur la ligne d'injection
- En fonction de l'amélioration hémodynamique, sevrage progressif des inotropes : milrinone, dobutamine, adrénaline, noradrénaline
- L'effet vasodilatateur diminue à partir des 36 à 48 premières heures

Contre-indications
BAV du 2e ou du 3e degré non appareillé, dysfonction sinusale
Maladie de l'oreillette, tachycardie ou fibrillation ventriculaire
Hyperexcitabilité ventriculaire (extrasystoles notamment) survenant sous digitalique
Syndrome de Wolff-Parkinson-White, cardiopathies obstructives (CMO, RA)
Injection de calcium (troubles du rythme gravissimes)
Hypokaliémie, hypercalcémie, syndrome coronaire aigu

Propriétés

- Glucoside à effet inotrope positif (augmentation indirecte du calcium intracellulaire, liée à l'inhibition de la pompe sodium-potassium ATPase dépendante qui augmente la concentration en sodium et, secondairement, par échange calcium-sodium celle du calcium intracellulaire), ralentissant la fréquence cardiaque et la conduction auriculo-ventriculaire, mais augmentant l'excitabilité myocardique surtout à forte dose. Index thérapeutique étroit à l'origine de nombreux effets indésirables. Absence de preuve solide d'efficacité en termes de morbi-mortalité
- Absorption : 70 %, liaison à 20 % aux protéines plasmatiques, faibles biotransformations, élimination urinaire rapide (90 %), demi-vie de 39 heures, état d'équilibre après 6 jours, taux thérapeutiques = 0,9 à 2 ng/ml

Indications

- Ralentissement de la fibrillation auriculaire ou du flutter auriculaire
- Insuffisance cardiaque symptomatique malgré un traitement bien conduit

Effets indésirables (accrus par l'hypokaliémie ou l'hypomagnésémie)

- Exceptionnels : gynécomastie, éruption cutanée allergique, purpura thrombopénique, troubles psychiatriques, troubles de la vision
- **Surdosage** (digoxinémie ≥ 2 ng/ml) : annoncé par des *troubles digestifs* (anorexie, nausées), *neurosensoriels* (vertiges, céphalées, vision colorée en jaune), des troubles neuropsychiques (convulsions, hallucinations), des *troubles de la conduction et de l'excitabilité cardiaques* (bradycardie sinusale, bloc sino- ou auriculo-ventriculaire, extrasystoles bigéminées, tachysystolie auriculaire ou ventriculaire)

Précautions d'emploi et interactions médicamenteuses

- Surveillance clinique, biologique (kaliémie, créatininémie, bilan rénal, taux plasmatique) et de l'ECG (imprégnation = ralentissement du rythme cardiaque à 70-80/min, allongement de PR ≤ 0,24 seconde, dépression en cupule du ST)
- Réduire la posologie en cas d'insuffisance rénale et en cas de cardiopathie évoluée, d'hypothyroïdie, d'hypoxie par insuffisance respiratoire et chez le sujet âgé, en proscrivant les doses de charge sur tous ces terrains
- ***Associations contre-indiquées*** : calcium IV, midodrine, sultopride, millepertuis
- ***Associations déconseillées*** : antiarythmiques de classe I, midodrine
- *Associations à utiliser avec précaution* : amiodarone, bêta-bloquants, calcium *per os*, diltiazem, fosfomycine, hypokaliémiants, quinidiques, sympathomimétiques, vérapamil, médicaments susceptibles de donner des torsades de pointe
- *Augmentation parfois importante de la digoxinémie* avec macrolides, ibuprofène, indométacine, félodipine, itraconazole, nitrendipine, tramadol, vérapamil, amiodarone
- *Diminution parfois importante de la digoxinémie* avec la sulfasalazine, les topiques gastro-intestinaux, les antiacides et la colestyramine
- *Diminution des effets de la digitoxine* par les inducteurs enzymatiques (voir ce terme)

Inhibiteurs de l'enzyme de conversion (IEC) (I)

Énalapril *Liste I-65 %-Coll*

ÉNALAPRIL[G]	28 ou 30 ou 90 cp. séc. 5 mg ou 20 mg	À dose progressive (1) : A. et E. > 6 ans : 2,5 à 20 mg/jour (D. max. : 40 mg/jour)

1. Dose moyenne = 20 mg/jour, en 1 prise dans l'HTA et en 2 prises dans l'insuffisance cardiaque congestive (dose cible : 40 mg/jour).
   Insuffisance rénale :
   – Clairance < 80 ml/min : 5 à 10 mg/jour.
   – Clairance < 30 ml/min : 2,5 à 5 mg/jour.
   – Clairance < 10 ml/min : 2,5 mg le jour de la dialyse.

ÉNALAPRIL-HYDROCHLOROTHIAZIDE[G]	28 ou 30 ou 84 ou 90 cp. séc. 20 mg + Hydrochlorothiazide 12,5 mg	À dose progressive (2) : A. 1/2 à 1 cp./jour

2. Cette association destinée au *traitement de l'hypertension artérielle en cas d'échec de l'IEC enmonothérapie* est *contre-indiquée lors de l'institution du traitement* en cas de déplétion hydrosodée importante préalable (diurétiques ou régime désodé), de sténose des artères rénales, et *contre-indiquée dans tous les cas* quand la clairance de la créatinine est inférieure à 30 ml/min (1/2 cp./jour quand elle est comprise entre 30 et 80 ml/min), et en cas d'allergie aux sulfamides, insuffisance hépatique sévère et hyponatrémie réfractaire.

ZANEXTRA[G] LERCAPRESS	30 ou 90 cp. 20 mg + Lercanidipine 10 mg ou 20 mg (3)	1 cp./jour (4)

3. Médicament de troisième intention chez des patients traités et équilibrés par 20 mg d'énalapril et 20 mg de lercanidipine pris séparément.
4. Cette association est destinée au traitement de l'hypertension artérielle en cas d'échec de l'IEC en monothérapie et doit être prise au moins 20 minutes avant un repas, de préférence le matin.

Contre-indications
Déplétion hydrosodée excessive
Sténose serrée bilatérale des artères rénales ou sur rein fonctionnellement unique
ATCD d'angiœdème ou de choc anaphylactique liés ou non à un IEC
Celles des thiazidiques et des dihydropyridines pour les associations
Grossesse, allaitement

Propriétés

- Inhibiteurs de la kininase II (enzyme responsable de la conversion de l'angiotensine I et de la dégradation des kinines), ayant une action anti-hypertensive et vasodilatatrice, entraînant une réduction de la précharge et de la post-charge, ralentissement du remodelage ventriculaire gauche et réduction de la morbimortalité chez l'insuffisant cardiaque
- Passage transplacentaire et passage très faible dans le lait maternel

Indications

- Hypertension artérielle
- Insuffisance cardiaque NYHA I à IV par dysfonction systolique du ventricule gauche (recommandés par l'ESC : captopril, énalapril, lisinopril, ramipril, trandolapril)
- Infarctus du myocarde dès les 24 premières heures chez les patients avec signes d'insuffisance cardiaque, infarctus du myocarde antérieur, dysfonction systolique du ventricule gauche ou diabète
- Réduction de la protéinurie induite par certaines glomérulopathies

Effets indésirables

- *Motivant l'arrêt du traitement* : toux sèche persistante, flush, angiœdème, éruptions cutanées, élévation de la créatininémie (> 30 %), des transaminases, urticaire
- *Risque d'hypotension artérielle brutale et/ou d'insuffisance rénale* en cas de déplétion hydrosodée préalable (diurétiques ou régime désodé), hypertension réno-vasculaire
- Céphalées, asthénie, élévation transitoire de la kaliémie, plus rarement hypotension orthostatique, nausées, diarrhée, crampes, alopécie, dysgueusies, anémie chez les insuffisants rénaux chroniques, neutropénie, agranulocytose, thrombopénie, psoriasis
- **Effets indésirables** des diurétiques thiazidiques (voir ce terme) pour les associations

Précautions d'emploi et interactions médicamenteuses

- Surveiller la TA, la créatininémie, la kaliémie, la natrémie
- En cas de dysfonction systolique du ventricule gauche, d'insuffisance cardiaque et/ou rénale chronique, l'hypotension artérielle asymptomatique ne doit pas faire interrompre le traitement, mais passer à une posologie progressivement croissante jusqu'à la dose maximale tolérée (une élévation de la créatinémie de 20 à 30 % est tolérée)
- Interrompre IEC et diurétiques en cas d'insuffisance rénale aiguë
- Hémodialyse : possibilité de réactions anaphylactoïdes chez les sujets dialysés avec des membranes de haute perméabilité (polyacrylonitrile) → association à éviter
- *Information des femmes en âge de procréer sur les risques de fœtotoxicité*
- ***Associations contre-indiquées*** : triple association IEC-ARAII-antialdostérone, association IEC-Entresto, IEC-ARAII, jus de pamplemousse
- ***Associations déconseillées*** : lithium, estramustine, tiorfan (risque accru d'angiœdèmes)
- *Associations à utiliser avec précaution* : insuline et antidiabétiques oraux (risque accru d'hypoglycémie), AINS, corticoïdes, autres antihypertenseurs, antidépresseurs imipraminiques, neuroleptiques, diurétiques hyperkaliémiants, sartans, potassium, sels désodés au potassium, gliptines (risque accru d'angiœdèmes)
- *Cf.* thiazidiques et dihydropyridines pour les associations

Inhibiteurs de l'enzyme de conversion (IEC) (II)

Lisinopril[G*] *Liste I-65 %-Coll*

ZESTRIL	28 ou 30 ou 84 ou 90 cp. séc. 5 mg ou 20 mg	À dose progressive : A. et E. > 6 ans : 5 à 20 mg/jour (D. max. : 40 mg/jour)

Indications
- Hypertension artérielle
- Insuffisance cardiaque (1 prise/jour, dose cible : 35 mg/jour)
- Infarctus du myocarde hémodynamiquement stable (initié dès les 24 premières heures en cas de signes d'insuffisance cardiaque, de dysfonction systolique du ventricule gauche ou de diabète)
- Néphropathie débutante du patient hypertendu et diabétique non insulino-dépendant

ZESTORETIC[G]	28 ou 30 ou 84 ou 90 cp. séc. 20 mg + Hydrochlorothiazide 12,5 mg	À dose progressive : A. 1/2 à 1 cp./jour

Indications
- Hypertension artérielle

Trandolapril[G*] *Liste I-65 %-Coll*

ODRIK	28 ou 30 ou 84 ou 90 gél. 0,5 mg ou 2 mg ou 4 mg	À dose progressive : A. 2 mg/jour (D. max. : 4 mg/jour)

Indications
- Hypertension artérielle
- Post-infarctus du myocarde : infarctus du myocarde compliqué de dysfonction systolique du ventricule gauche (FEVG < 40 %)
- Insuffisance cardiaque (1 prise/jour, dose cible : 4 mg/jour)

TARKA LP	30 ou 90 cp. 2 mg + Vérapamil 180 mg ou 240 mg 30 ou 90 cp. 4 mg + Vérapamil 240 mg	A. 1 cp./jour le matin (1)

1. Ces associations à doses fixes sont réservées au *traitement de l'hypertension artérielle en cas d'échec de la monothérapie*.
Voir les contre-indications du vérapamil (nombreuses).

* *Cf.* les propriétés et les conditions d'emploi à *Énalapril* pages précédentes.

Inhibiteurs de l'enzyme de conversion (IEC) (III)

Quinapril[G*] *Liste I-65 %-Coll*

ACUITEL	28 ou 90 cp. séc. 5 mg ou 20 mg	À dose progressive : A. 5 à 20 mg/jour (D. max. : 40 mg/jour)

Indications

- Hypertension artérielle
- Insuffisance cardiaque

ACUILIX[G]	28 ou 90 cp. séc. 20 mg + Hydrochlorothiazide 12,5 mg	À dose progressive : A. 1/2 à 1 cp./jour

Indications

- Hypertension artérielle

Bénazépril[G*] *Liste I-65 %-Coll*

CIBACENE	30 ou 90 cp. séc. 5 mg ou 10 mg	À dose progressive : A. 5 à 10 mg/jour (D. max. : 20 mg/jour)

Indications

- Hypertension artérielle
- Ralentissement de la progression de l'insuffisance rénale d'origine glomérulaire avec hypertension et protéinurie (clairance de la créatinine > 30 ml/min). Surveillance du risque d'hyperkaliémie

CIBADREX	30 ou 90 cp. séc. 10 mg + Hydrochlorothiazide 12,5 mg	À dose progressive : A. 1/2 à 1 cp./jour

Indications

- Hypertension artérielle

* *Cf.* les propriétés et les conditions d'emploi à *Énalapril* pages précédentes.

Inhibiteurs de l'enzyme de conversion (IEC) (IV)

Périndopril[G*] *Liste I-65 %-Coll ou Non remboursé (**NR**)*

COVERSYL	30 ou 90 cp. séc. 2,5 mg ou 5 mg ou 10 mg	À dose progressive : A. 2,5 à 10 mg/jour (1) (2)
PERINDOPRIL	30 ou 90 cp. 2 mg ou 4 mg ou 8 mg	À dose progressive : A. 2 à 8 mg/jour (1) (2)

1. En prise unique le matin avant le repas.
2. Hypertension artérielle et/ou maladie coronaire stable (dose-cible : 8 à 10 mg/jour) et/ou insuffisance cardiaque.

PRETERAX[G] PRETERVAL	30 cp. séc. 2,5 mg + Indapamide 0,625 mg	À dose progressive : A. 1 cp./jour (3)
BIPRETERAX[G]	30 ou 90 cp. 5 mg + Indapamide 1,25 mg 30 ou 90 cp. 10 mg + Indapamide 2,5 mg	*Idem*
PERINDOPRIL + INDAPAMIDE[G]	30 ou 90 cp. 2 mg + Indapamide 0,625 mg 30 ou 90 cp. 4 mg + Indapamide 1,25 mg	*Idem*

3. Hypertension artérielle.

COVERAM[G]	30 ou 90 cp. 5 ou 10 mg + Amlodipine 5 ou 10 mg	À dose progressive : A. 1 cp./jour (4)
PERINDOPRIL + AMLODIPINE[G]	30 ou 90 cp. 4 ou 8 mg + Amlodipine 5 ou 10 mg	*Idem*

4. Hypertension artérielle et/ou maladie coronaire stable, en substitution, chez les patients déjà contrôlés avec périndopril et amlodipine pris simultanément à la même posologie.

TRIPLIXAM ***NR***	30 cp. 5 ou 10 mg + Indapamide 1,25 ou 2,5 mg + Amlodipine 5 ou 10 mg	À dose progressive : A. 1 cp./jour (5)

5. Hypertension artérielle chez les patients déjà contrôlés par cette association de principes actifs pris séparément.

COSIMPREL	30 ou 90 cp. 5 ou 10 mg + Bisoprolol 5 ou 10 mg	À dose progressive : A. 1 cp./jour (6)

6. Hypertension artérielle et/ou maladie coronaire stable et/ou insuffisance cardiaque chronique chez les patients déjà contrôlés par cette association de principes actifs pris séparément.

* *Cf.* les propriétés et les conditions d'emploi à *Énalapril* pages précédentes.

Inhibiteurs de l'enzyme de conversion (IEC) (V)

Fosinopril[G*] *Liste I-65 %-Coll*

FOSINOPRIL	30 ou 90 cp. séc. 10 mg ou 20 mg	À dose progressive : A. 10 à 20 mg/jour (D. max. : 40 mg/jour)
FOSINOPRIL + HYDROCHLOROTHIAZIDE	30 ou 90 cp. 20 mg + Hydrochlorothiazide 12,5 mg	A. 1 cp./jour

Indications
- Hypertension artérielle
- Insuffisance cardiaque
- *Avec hydrochlorothiazide* : hypertension artérielle lorsqu'une monothérapie est insuffisante

Ramipril[G*] *Liste I-65 %-Coll*

TRIATEC	30 ou 90 cp. 1,25 mg 30 ou 90 cp. séc. 2,5 mg 30 ou 90 cp. séc. 5 mg 30 ou 90 cp. séc. 10 mg	À dose progressive : A. 1,25 à 10 mg/jour (D. max. : 10 mg/jour)

Indications
- Hypertension artérielle (1 prise)
- Insuffisance cardiaque symptomatique (2 prises)
- Post-infarctus du myocarde compliqué d'insuffisance cardiaque (2 prises)
- Prévention cardio-vasculaire chez les patients à haut risque vasculaire (dose-cible : 10 mg/jour en 1 prise)
- Néphropathie glomérulaire diabétique (micro-albuminurie ou macroprotéinurie), néphropathie glomérulaire non diabétique avec protéinurie ≥ 3 g/jour

COTRIATEC	30 cp. séc. 5 mg + Hydrochlorothiazide 12,5 mg	À dose progressive : A. 1 cp./jour

Indications
- Hypertension artérielle essentielle lorsqu'une monothérapie est insuffisante

PREMINOR	30 gél. 5 mg ou 10 mg + Amlodipine 5 mg ou 10 mg	À dose progressive : A. 1 gél./jour

Indications
- Hypertension artérielle chez des patients déjà contrôlés avec ces principes actifs pris séparément

* *Cf.* les propriétés et les conditions d'emploi à *Énalapril* pages précédentes.

Inhibiteurs de l'enzyme de conversion (IEC) (VI)

Zofénopril[G] *

ZOFENIL *Liste I-65 %-Coll*	30 ou 90 cp. 7,5 mg, 15 mg ou 30 mg	À dose progressive : A. 7,5 à 30 mg/jour (D. max. : 60 mg/jour)

Indications

- Hypertension artérielle
- Infarctus du myocarde hémodynamiquement stable (traitement initié dans les 24 premières heures)

ZOFENILDUO *Liste I-Non remboursé*	30 ou 90 cp. 30 mg + Hydrochlorothiazide 12,5 mg	À dose progressive : A. 1 cp./jour

Indications

- Hypertension artérielle essentielle lorsqu'une monothérapie est insuffisante

* *Cf.* les propriétés et les conditions d'emploi à *Énalapril* pages précédentes.

Inhibiteurs de l'enzyme de conversion (IEC) (VII)

Captopril[G] * *Liste I-65 %-Coll*

CAPTOPRIL	30 ou 90 cp. séc. 25 mg ou 50 mg	À dose progressive (1) : A. 25 à 150 mg/jour en 2 à 3 prises (D. max. : 150 mg/jour)
NOYADA *Conserver à l'abri de la lumière*	Solution buvable Fl. 100 ml à 5 mg/5 ml ou 25 mg/5 ml	À dose progressive : 6,25 mg × 2 à 3 fois/jour jusqu'à 50 mg × 2 à 3 fois/jour E. 0,15 mg/kg à 0,30 mg/kg et par jour à répartir en 3 prises (2)

1. Les posologies moyennes selon les indications sont les suivantes :
   - Hypertension artérielle : 50 mg/jour en 1 ou 2 prises (certaines HTA sévères peuvent nécessiter parfois une posologie de 150 mg/jour en 3 prises, tout au moins en début de traitement).
   - Insuffisance cardiaque congestive : 50 à 150 mg/jour en 3 prises.
   - Infarctus du myocarde dans les 24 premières heures chez les patients en situation hémodynamique stable : utiliser sous surveillance hémodynamique (arrêt si hypotension), en débutant par une dose-test de 6,25 mg, puis augmentation progressive jusqu'à 150 mg/jour.
   - Post-infarctus chez les patients avec dysfonction ventriculaire gauche : utiliser sous surveillance hémodynamique (arrêt si hypotension).
   - Néphropathie diabétique macro-protéinurique du diabète insulinodépendant (ralentissement de la progression de l'atteinte rénale en traitement au long cours) : 50 à 100 mg/jour en 2 à 3 prises.
2. L'utilisation chez l'enfant doit être réservée aux services hospitaliers de cardiologie pédiatrique : hypertension artérielle, insuffisance cardiaque chronique, infarctus du myocarde, néphropathie diabétique.

CAPTOPRIL + HYDROCHLOROTHIAZIDE	28 ou 30 ou 84 ou 90 cp. séc. 50 mg + Hydrochlorothiazide 25 mg	À dose progressive : A. 1/2 à 2 cp./jour en 1 seule prise *en dehors des repas* (D. max. : 2 cp./jour)

Indications

- Hypertension artérielle essentielle lorsqu'une monothérapie est insuffisante

* *Cf.* les propriétés et les conditions d'emploi à *Énalapril* pages précédentes.

Antagonistes de l'angiotensine II (ARA II) (I)

Sartans *Liste I-65 %-Coll ou Non remboursé (**NR**)*

COZAAR Losartan[G] (1)	28 ou 30 ou 84 ou 90 cp. séc. 50 mg ou 100 mg	A. 50 mg/jour en 1 prise (D. max. : 100 mg/jour) E. > 6 ans > 50 kg : 50 mg/jour de 20 à 50 kg : 25 mg/jour en 1 prise (D. max. : 50 mg/jour)

1. – Insuffisance rénale chez les patients diabétiques de type II avec protéinurie ≥ 0,5 g/jour.
   – Hypertension chez les enfants et les adolescents âgés de 6 à 18 ans.
   – Réduction du risque d'AVC chez l'hypertendu ayant une HVG.
   – Insuffisance cardiaque chronique avec FEVG < 40 % en cas de contre-indication aux IEC.

NISIS Valsartan[G] (2) TAREG (2) et (3)	30 ou 90 cp. séc. 40 mg, 80 mg ou 160 mg Fl. 160 ml 3 mg/ml Sol. buv.	A. 40 à 80 mg/jour à jeun (D. max. : 320 mg/jour) E. > 6 ans < 35 kg : 20 mg/jour > 35 kg : 40 mg/jour (D. max. : 80 mg/jour) E. de 1 à 6 ans : 1 mg/kg/jour

2. Post-infarctus du myocarde récent avec insuffisance cardiaque ou dysfonction systolique, insuffisance cardiaque symptomatique lorsque les IEC ne peuvent pas être utilisés.
3. Hypertension chez les enfants de 6 à 18 ans. Non recommandé dans le traitement de l'insuffisance cardiaque ou de l'infarctus du myocarde chez les enfants et les adolescents.

APROVEL Irbésartan[G] (4)	30 ou 90 cp. 75 mg, 150 mg ou 300 mg	A. 75 à 150 mg/jour en 1 prise (D. max. : 300 mg/jour)

4. Insuffisance rénale chez les patients hypertendus et diabétiques de type II.

ATACAND Candésartan[G] (5), (6) et (7) KENZEN	30 ou 90 cp. séc. 4 mg, 8 mg, 16 mg ou 32 mg	A. 4 à 32 mg/jour en 1 prise

5. Indication spécifique : insuffisance cardiaque systolique (FEVG ≤ 40 %) NYHA II-III en cas d'intolérance aux IEC ou en association aux IEC.
6. Débuter par 4 mg/jour si > 75 ans et en cas d'insuffisance hépatique, rénale ou cardiaque.
7. Hypertension chez les enfants > 6 ans : dose initiale 4 mg/jour.

MICARDIS Telmisartan[G] (8) PRITOR	30 ou 90 cp. séc. 20 mg, 40 mg ou 80 mg	A. 20 à 80 mg/jour en 1 prise

8. Réduction de la morbidité cardio-vasculaire chez les patients présentant une maladie athérothrombotique ou un diabète de type II avec atteinte d'organe cible documentée (80 mg/jour).

TEVETEN Éprosartan (9)	56 ou 168 cp. 300 mg	A. 300 mg × 2 fois/jour

9. Médicament contre-indiqué en cas d'insuffisance hépatique.

ALTEIS Olmésartan ***NR*** (10) OLMETEC	30 ou 90 cp. 10 mg, 20 mg ou 40 mg	A. 10 à 40 mg/jour E. 10 à 20 mg/jour en 1 prise

10. Médicament contre-indiqué en cas d'insuffisance hépatique et/ou d'obstruction biliaire.

Contre-indications
Antécédents d'angiœdèmes héréditaires, idiopathiques ou médicamenteux
Sténose des artères rénales bilatérale ou unilatérale sur rein fonctionnellement unique
Insuffisance hépatique sévère, cirrhose biliaire, cholestase
Certaines associations (*cf.* Interactions)
Grossesse (contre-indication formelle aux 2e et 3e trimestres) et allaitement

Propriétés

- Antagonistes des récepteurs de type AT1 de l'angiotensine II, inhibant les effets vasoconstricteurs de celle-ci, ayant un effet antihypertenseur comparable à celui des IEC (alternative intéressante en cas de toux sèche persistante due aux IEC)
- Absorption digestive correcte, métabolisation hépatique (faible pour le valsartan), forte liaison aux protéines plasmatiques (90-99 %), élimination par voie bilio-fécale (70 %) et urinaire (30 %), demi-vie d'élimination de 6 à 20 heures selon les produits, passage transplacentaire et dans le lait maternel

Indications

- Hypertension artérielle essentielle, pour toute la classe
- Indications spécifiques : *cf.* page précédente

Effets indésirables

- Risque d'hypotension artérielle brutale et/ou d'insuffisance rénale en cas de déplétion hydrosodée préalable (diurétique, régime désodé, dialyse, diarrhée ou vomissements) ou en cas d'insuffisance cardiaque
- Hypotension orthostatique, vertiges, céphalées, asthénie, diarrhée parfois chronique et entéropathie sévère avec perte de poids (olmésartan), nausées, vomissements, hyperkaliémie, augmentation modérée de l'uricémie, dysgueusies, exceptionnellement anémie chez les insuffisants rénaux chroniques, élévation des transaminases
- Réactions d'hypersensibilité dont l'angiœdème, rarement observé (plus fréquent en cas d'angiœdème lié aux IEC, les sartans ne constituant pas une alternative raisonnable aux IEC dans ce cas), réactions cutanées
- **Surdosage** : hypotension avec tachycardie puis bradycardie d'origine vagale → arrêt et éventuellement remplissage vasculaire (pas d'élimination par hémodialyse)

Précautions d'emploi, interactions médicamenteuses et alimentaires

- Surveiller régulièrement la créatininémie, la kaliémie, l'uricémie, la NFS et les transaminases
- Déplétion hydrosodée préalable (diurétique ou régime désodé, dialyse, diarrhée ou vomissements) → interrompre les diurétiques et commencer les sartans à dose faible avec une surveillance renforcée de la créatininémie et de la TA
- Insuffisance cardiaque, rénale et sujet âgé → surveiller de près la kaliémie et la créatininémie, posologies progressivement croissantes (une élévation de la créatininémie de 20 à 30 % est tolérée)
- Insuffisance hépatique légère à modérée → ne pas dépasser 50 % de la posologie maximale indiquée (l'éprosartan et l'olmésartan sont contre-indiqués)
- En cas de diarrhée d'origine indéterminée, envisager l'arrêt du traitement
- *Information des femmes en âge de procréer sur les risques de fœtotoxicité*
- ***Associations contre-indiquées*** : potassium, sels désodés au potassium, lithium, AINS, associations IEC-ARAII-antialdostérone, IEC-ARAII, Entresto
- ***Associations déconseillées*** : diurétiques hyperkaliémiants
- *Associations à utiliser avec précaution* : insuline et sulfamides hypoglycémiants, corticoïdes, autres antihypertenseurs, antidépresseurs imipraminiques, neuroleptiques, baclofène, spironolactone, éplérénone, gliptines (risque accru d'angiœdèmes)

Antagonistes de l'angiotensine II (ARA II) (II)

Sartans en association *Liste I-65 %-Coll ou Non remboursé (NR)*

ALTEISDUO Olmésartan[G] *NR* COOLMETEC *NR*	30 ou 90 cp. 20 ou 40 mg + HCT (2) 12,5 mg ou 25 mg	A. 1 cp./jour (1)
AXELER *NR* *Idem* SEVIKAR *NR*	30 ou 90 cp. 20 mg + Amlodipine 5 mg 30 cp. 40 mg + Amlodipine 5 mg ou 10 mg	A. 1 cp./jour
COAPROVEL Irbésartan[G]	30 ou 90 cp. 150 ou 300 mg + HCT (2) 12,5 mg 30 ou 90 cp. 300 mg + HCT (2) 25 mg	A. 1 cp./jour (3)
COKENZEN Candésartan[G] HYTACAND	30 ou 90 cp. 8 mg ou 16 mg + HCT (2) 12,5 mg	A. 1 cp./jour (4)
COTAREG Valsartan[G] NISISCO	30 ou 90 cp. 80 mg + HCT (2) 12,5 mg 30 ou 90 cp. 160 mg + HCT (2) 12,5 mg ou 25 mg	A. 1 cp./jour
EXFORGE[G] *Idem*	30 ou 90 cp. 80 mg + Amlodipine 5 mg 30 ou 90 cp. 160 mg + Amlodipine 5 mg ou 10 mg	A. 1 cp./jour
EXFORGE HCT *NR*	30 cp. 160 mg + Amlodipine 5 mg ou 10 mg + HCT (2) 12,5 mg ou 25 mg	
HYZAAR Losartan[G]	28 ou 90 cp. 50 mg + HCT (2) 12,5 mg	A. 1 cp./jour (D. max. : 2 cp./jour)
FORTZAAR[G] *Idem*	28 ou 30 ou 90 cp. 100 mg + HCT (2) 12,5 mg ou 25 mg	A. 1 cp./jour
MICARDISPLUS Telmisartan[G] PRITORPLUS	30 ou 90 cp. 40 mg + HCT (2) 12,5 mg 30 ou 90 cp. 80 mg + HCT (2) 12,5 mg ou 25 mg	A. 1 cp./jour (5)
TWYNSTA[G] *Idem*	30 ou 90 cp. 40 ou 80 mg + Amlodipine 5 ou 10 mg	A. 1 cp./jour

1. Médicaments contre-indiqués en cas d'insuffisance hépatique.
2. HCT = hydrochlorothiazide.
3. Débuter par 75 mg/jour chez le sujet > 75 ans ou l'hémodialysé.
4. Débuter par 4 mg/jour chez le sujet > 75 ans et en cas d'insuffisance hépatique ou rénale.
5. Ne pas dépasser 40 mg/jour en cas d'insuffisance hépatique.

Contre-indications
Hypersensibilité à l'un des constituants (sartans, sulfamides ou excipients)
Insuffisance rénale sévère (clairance de la créatinine < 30 ml/min)
Sténose des artères rénales bilatérale ou unilatérale sur rein fonctionnellement unique
Insuffisance hépatique sévère, cirrhose biliaire, cholestase
Hypokaliémie réfractaire, hypercalcémie, hyponatrémie
Hyperuricémie asymptomatique
Certaines associations (*cf.* Interactions)
Grossesse (contre-indication formelle aux 2e et 3e trimestres) et allaitement

Propriétés

- Antagonistes des récepteurs de type AT1 de l'angiotensine II, inhibant les effets vasoconstricteurs de celle-ci, ayant un effet antihypertenseur comparable à celui des IEC (alternative intéressante en cas de toux sèche persistante due aux IEC), associés dans les spécialités ci-contre avec un diurétique thiazidique (hydrochlorothiazide)
- Absorption digestive correcte, métabolisation hépatique (faible pour le valsartan), forte liaison aux protéines plasmatiques (90-99 %), élimination par voie bilio-fécale (70 %) et urinaire (30 %), demi-vie d'élimination de 6 à 20 heures selon les produits, passage transplacentaire et dans le lait maternel

Indications

- Hypertension artérielle essentielle, en particulier lorsqu'un contrôle satisfaisant n'est pas obtenu par une monothérapie

Effets indésirables

- Ceux des sartans (*cf.* pages précédentes) et de l'hydrochlorothiazide
- Ceux de l'amlodipine pour Exforge, Sevikar, Axeler
- Rares : arythmies

Précautions d'emploi

- Surveiller régulièrement la créatininémie, la kaliémie, l'uricémie, la NFS et les transaminases
- Déplétion hydrosodée préalable (diurétique ou régime désodé, dialyse, diarrhée ou vomissements) → interrompre les diurétiques puis réintroduire les satrans à dose faible avec une surveillance renforcée de la créatininémie et de la TA
- Insuffisance cardiaque, rénale et sujet âgé → surveiller de près la kaliémie et la créatininémie, augmentation progressive des doses
- Insuffisance hépatique légère à modérée → ne pas dépasser 50 % de la posologie maximale indiquée (l'éprosartan et l'olmésartan sont contre-indiqués)
- *Information des femmes en âge de procréer sur les risques de fœtotoxicité*

Interactions médicamenteuses et alimentaires

- ***Associations contre-indiquées*** : potassium, sels désodés au potassium, lithium, AINS, IEC, Entresto
- ***Associations déconseillées*** : diurétiques hyperkaliémiants
- *Associations à utiliser avec précaution* : insuline et sulfamides hypoglycémiants, corticoïdes, autres antihypertenseurs, antidépresseurs imipraminiques, neuroleptiques, baclofène, gliptines (risque accru d'angiœdèmes)
- *Cf.* thiazidiques et amlodipine pour les associations

Inhibiteurs de l'endopeptidase neutre

Sacubitril + Valsartan *Liste I-65 %-Coll*

ENTRESTO	28 cp. 24 mg + Valsartan 26 mg 56 cp. 49 mg + Valsartan 51 mg 56 cp. 97 mg + Valsartan 103 mg	A. Dose initiale : 49 mg/51 mg × 2 fois/jour (1) doublée toutes les 2 à 4 semaines en fonction de la tolérance jusqu'à 97 mg/103 mg × 2 fois/jour

1. Dose initiale réduite à 24 mg/26 mg chez les patients âgés et/ou en insuffisance rénale et/ou hépatique modérée.

Contre-indications
Antécédents d'angiœdème héréditaire, idiopathique ou médicamenteux Insuffisance hépatique sévère, cirrhose biliaire, cholestase Kaliémie ≥ 5,4 mmol/l, PAS < 100 mmHg Grossesse, allaitement Certaines associations : IEC, ARAII

Propriétés

- Association de sacubitril dont le métabolite actif LBQ 657 inhibe l'endropeptidase neutre (NEP ou néprilysine) entraînant une vasodilatation, une augmentation de la filtration glomérulaire, une natriurèse et une diurèse, ainsi qu'une inhibition de la libération de rénine et une diminution de l'activité sympathique, et de valsartan qui bloque sélectivement les récepteurs AT1 de l'angiotensine II et la libération d'aldostérone
- Absorption rapide, biodisponibilité absolue de 60 % et de 23 %, forte liaison aux protéines plasmatiques (95 %), élimination urinaire (80 %/13 %) et fécale (40 %/86 %), avec une demi-vie de 11 heures (LBQ 657) et 10 heures (valsartan) respectivement

Indications

- Insuffisance cardiaque NYHA 2 ou 3 avec FEVG ≤ 35 % symptomatique malgré un traitement par IEC ou sartan et nécessitant une modification de traitement

Effets indésirables

- Identiques à ceux des sartans (*cf.* pages précédentes)
- Très fréquents (> 10 %) : hypotension artérielle plus fréquente que sous énalapril, hyperkaliémie, insuffisance rénale
- Fréquents (1 à 10 %) : céphalées, syncope, vertige, toux, diarrhée, nausées, gastrite, anémie, hypoglycémie, hypokaliémie, fatigue, rash, prurit
- Rares (< 1 %) : angiœdème

Précautions d'emploi

- Celles des sartans (*cf.* pages précédentes)
- Ne doit pas être initié si kaliémie > 5,4 mmol/l ou pression artérielle systolique < 100 mmHg
- Ne doit pas être administré de façon concomitante avec un IEC ou un ARA II
- Ne doit être administré qu'au moins 36 heures après l'arrêt d'un IEC et souvent réduire les doses de diurétique
- Le BNP n'est pas un biomarqueur approprié chez les patients traités par sacubitril car c'est un substrat de la néprilysine
- Informer les femmes en âge de procréer sur les risques de fœtotoxicité
- Insuffisance rénale :
  - Clcr > 60 ml/min : pas d'adaptation
  - 30 ml/min < Clcr < 60 ml/min : dose réduite de moitié
  - Clcr < 30 ml/min : expérience limitée
- Insuffisance hépatique légère : aucune adaptation posologique

Interactions médicamenteuses

- ***Associations contre-indiquées*** : IEC, ARAII
- *Associations à utiliser avec précaution* : statines, gliptines (risque accru d'angiœdèmes)

Diurétiques hypokaliémiants (I) :
Diurétiques de l'anse

Furosémide[G] *Liste II-65 %-Coll*

LASILIX 20 ou 40 mg Délai d'action = 30 à 60 minutes Durée d'action = 6 à 8 heures	30 cp. séc. 20 mg 30 cp. séc. 40 mg	*Insuffisance cardiaque* (1) : A. 20 à 160 mg/jour E. 1 à 2 mg/kg/jour en 1 à 2 prises (2)
LASILIX BUVABLE 10 mg/ml Délai d'action = 30 à 60 minutes Durée d'action = 6 à 8 heures	Fl. 60 ml à 10 mg/ml avec seringue graduée de 0,1 en 0,1 ml	*Idem*
LASILIX RETARD 60 mg Durée d'action ≈ 24 heures	30 gél. 60 mg à libération prolongée	A. 1 gél./jour en 1 prise (jusqu'à 2 gél./jour)
LASILIX Injectable Délai d'action = 2 à 5 minutes Durée d'action = 2 à 3 heures	1 amp. 2 ml = 20 mg	Voie **IV** lente ou **IM** : A. 1 à 3 amp./jour ou plus si besoin (1) E. 0,5 à 1 mg/kg/jour
LASILIX SPÉCIAL	5 amp. 25 ml = 250 mg 30 cp. séc. 500 mg	Perfusion **IV** ou *per os* : *cf.* ci-dessous (1)

1. Le furosémide est aussi utilisé à forte dose dans les indications suivantes :
   - Dans l'insuffisance rénale chronique avant le stade d'hémodialyse (hypertension artérielle ou rétention hydrosodée) : 80 à 500 mg/jour *per os*.
   - Dans l'insuffisance rénale chronique au stade d'hémodialyse avec diurèse résiduelle faible (maintien d'une diurèse normale, confort diététique accru) : 250 à 500 mg *per os* la veille et l'avant-veille de la séance d'épuration.
   - Dans l'insuffisance rénale aiguë oligo-anurique et les poussées aiguës sur insuffisance rénale chronique connue (1 à 1,5 g/24 h par voie IV, à doses progressives) tout en considérant l'hémodialyse.
   - Dans les hypercalcémies sévères (100 mg en injection IV directe renouvelée après 3 heures abaissent la calcémie de 10 mg/l en 6 heures) *avec une compensation stricte des pertes hydro-électrolytiques* (NaCl + KCl + $MgSO_4^{2-}$, les quantités étant adaptées aux pertes urinaires).
2. Il est préférable de fractionner les doses entre matin et midi dans le traitement de l'insuffisance cardiaque chronique.

Autres diurétiques de l'anse *Liste II-65 %-Coll*

BURINEX 1 ou 5 mg Bumétanide Délai d'action = 30 à 60 minutes Durée d'action = 4 à 6 heures	30 cp. séc. 1 mg 30 cp. séc. 5 mg	A. 1 à 15 mg/jour en 1 à 2 prises (2)
BURINEX 2 mg/4 ml *Idem* Délai d'action = 2 à 5 minutes Durée d'action = 2 à 3 heures	5 amp. 4 ml = 2 mg	Voie **IV** lente ou perf. **IV** : A. 1 à 2 mg dans l'OAP (répétés si besoin)
EURELIX LP Pirétanide	30 gél. LP 6 mg	A. 1 gél./jour (3)

3. Médicament indiqué dans l'HTA mais contre-indiqué si la clairance de la créatinine est < 20 ml/min.

Contre-indications
Hypersensibilité connue aux sulfamides, encéphalopathie hépatique Obstacle sur les voies urinaires, hypovolémie Grossesse (pour bumétanide et pirétanide) et allaitement

Propriétés

- Diurétiques sulfamidés agissant en inhibant la réabsorption du sodium (25 % de la réabsorption rénale totale) et du chlore principalement au niveau de l'anse de Henlé, l'action diurétique puissante, rapide et brève persistant en cas d'insuffisance rénale, avec effet hypocalcémiant à forte dose (calciurie accrue), vasodilatation veineuse
- Biodisponibilité du furosémide *per os* de 50 % en moyenne mais variable (diminue en cas de bas débit viscéral), du bumétanide de 95 % et moins variable. Absorption digestive rapide, action en 30 à 60 minutes pendant 6 à 8 heures *per os* et en 2 à 5 minutes pendant 2 à 3 heures par voie IV, élimination urinaire essentiellement

Indications

- Rétention hydrosodée d'origine cardiaque, rénale ou cirrhotique (minimum 2 prises par jour pour lutter contre le rebond de rétention sodée)
- Voie parentérale : œdème aigu du poumon, poussées hypertensives sévères, rétentions sodées sévères
- Hypertension artérielle (forme LP)

Effets indésirables

- Hyponatrémie, déshydratation, hypovolémie et hypotension orthostatique (troubles favorisés par un régime désodé trop strict) → réduction de la posologie ou arrêt
- Risque d'hypokaliémie avec souvent alcalose métabolique (risque accru à forte dose ou chez les sujets cirrhotiques, insuffisants cardiaques ou dénutris) → apport de KCl ou association à un diurétique hyperkaliémiant en cas d'hypokaliémie (< 3,5 mmol/l) en l'absence d'insuffisance rénale
- Possibilité d'encéphalopathie hépatique en cas de cirrhose avancée → arrêt immédiat
- Élévation de l'uricémie (de 5 à 30 mg/l, avec parfois crises de goutte) et de la glycémie, rarement réactions allergiques, photosensibilisation, leucopénie, thrombopénie ; cas isolés d'allergie cutanée, d'hépatite, de néphrite interstitielle

Précautions d'emploi et interactions médicamenteuses

- Éliminer une oligurie par obstacle sur les voies urinaires ou par hypovolémie
- Surveiller la kaliémie et la natrémie au début, puis surveiller la kaliémie régulièrement
- Utiliser avec prudence en cas de cirrhose (surveiller la natrémie et la fonction rénale), diabète (surveiller la glycémie), goutte (surveiller l'uricémie), traitement par digitalique, antiarythmique ou médicament hypokaliémiant (surveiller strictement la kaliémie)
- Grossesse : les diurétiques ne sont pas justifiés dans le traitement des œdèmes et de l'HTA gravidiques (ischémie fœto-placentaire avec risque d'hypotrophie fœtale)
- Allaitement déconseillé (passage dans le lait maternel et réduction de la lactation)
- ***Associations contre-indiquées*** : céfaloridine (néphrotoxicité accrue)
- ***Associations déconseillées*** : lithium, plicamycine
- *Associations à utiliser avec précaution* : AINS, biguanides, ciclosporine, digitaliques, hypokaliémiants, hypophosphorémiants, IEC, produits de contraste iodés, salicylés à forte dose, autres antihypertenseurs, antidépresseurs imipraminiques, neuroleptiques, aminosides, céphalosporines, phénytoïne, carbamazépine, méthotrexate
- *Topiques gastro-intestinaux* : respecter un intervalle de 2 heures entre les prises orales
- Incompatibilité physico-chimique avec furosémide, dobutamine, adrénaline, noradrénaline, nicardipine, aminosides, amiodarone, digitaliques

Diurétiques hypokaliémiants (II) : Diurétiques thiazidiques

Thiazidiques à action courte *Liste II-65 %-Coll*

ESIDREX Hydrochlorothiazide[G] Pic plasmatique = 4 heures Demi-vie = 6 à 24 heures	30 ou 90 cp. séc. 25 mg ------------------------ 90 cp. 12,5 mg *Réservé à l'hôpital*	Hypertension artérielle : 6,25 à 25 mg/jour en 1 prise le matin Œdèmes : 25 à 200 mg/jour en 1 à 4 prises À titre d'anticalciurique : 6,25 à 25 mg/jour en 1 prise le matin

Thiazidiques à action prolongée *Liste II-65 %-Coll*

Chlortalidone (ex-Hygroton) Délai d'action = 2 à 4 heures Durée d'action = 24 à 72 heures	Diurétique thiazidique n'existant plus qu'associé à doses fixes à un bêta-bloquant (*cf. Bêta-bloquants* en début de chapitre)

Thiazidiques en association (1) *Liste II-65 %*

TENSIONORME Bendrofluméthiazide	24 cp. séc. 2,50 mg + Réserpine 0,10 mg (2)	A. 1 cp./jour le matin (3)

1. L'hydrochlorothiazide est présent dans de très nombreuses associations (bêta-bloquants, inhibiteurs de l'enzyme de conversion de l'angiotensine, antagonistes de l'angiotensine II, diurétiques : amiloride, triamtérène) pour le traitement de l'hypertension artérielle.
2. La réserpine diminue les résistances périphériques par déplétion des stocks de catécholamines. Effets indésirables liés à la réserpine : hypersialorrhée, hypersécrétion gastrique, nausées, vomissements, anorexie, diarrhée, congestion nasale, somnolence, lassitude, cauchemars, anxiété, dépression, diminution de la libido, vision floue.
   Ne pas prescrire chez la personne âgée.
3. Cette posologie peut être augmentée par paliers de 1/2 comprimé jusqu'à la posologie maximale de 3 comprimés par jour.

Contre-indications
Hypersensibilité connue aux sulfamides, encéphalopathie hépatique
Intolérance au gluten, insuffisance rénale sévère (clairance de la créatinine < 30 ml/min)
Tensionorme : états dépressifs, IMAO, ulcère évolutif
Grossesse, allaitement

Propriétés

- Diurétiques sulfamidés agissant en inhibant la réabsorption du sodium et du chlore au niveau du segment cortical de dilution, ayant un effet anticalciurique (par augmentation de la réabsorption urinaire du calcium et réduction de sa résorption intestinale) et un effet antidiurétique dans le diabète insipide (même dans les formes néphrogéniques)
- Absorption digestive correcte, action *per os* en 2 à 4 heures persistant pendant 12 à 72 heures selon les produits, élimination urinaire sous forme inchangée surtout, passage transplacentaire et dans le lait maternel

Indications

- Hypertension artérielle
- Œdèmes rénaux, hépatiques ou au cours de l'insuffisance cardiaque congestive (utilisation transitoire en cas d'insuffisance rénale sévère)
- *Hors AMM* : les thiazidiques sont aussi employés dans les hypercalciuries idiopathiques avec lithiase urinaire récidivante et dans les diabètes insipides néphrogéniques

Effets indésirables

- Hyponatrémie, déshydratation, hypovolémie, voire hypotension orthostatique (troubles favorisés par un régime désodé trop strict) → réduction de la posologie ou arrêt
- Risque d'hypokaliémie avec souvent alcalose métabolique (risque accru à forte dose ou chez les sujets cirrhotiques, insuffisants cardiaques ou dénutris)
- Possibilité d'encéphalopathie hépatique en cas de cirrhose avancée → arrêt immédiat
- Élévation de l'uricémie (de 10 à 30 mg/l, avec possibilité de crises de goutte), de la glycémie, de la calcémie, hypomagnésémie, réactions cutanées allergiques, photosensibilisation, risque accru de cancer de la peau ou des lèvres (carcinome épidermoïde et carcinome basocellulaire), leucopénie, thrombopénie, agranulocytose, aplasie médullaire, nausées, épanchement choroïdien, myopie, glaucome aigu
- Augmentation discrète du LDL cholestérol et des triglycérides

Précautions d'emploi

- Contrôler préalablement la créatininémie
- Surveiller la kaliémie et la natrémie au début, puis surveiller la kaliémie régulièrement
- Utiliser avec prudence chez les sujets âgés, en cas de cirrhose (surveiller la natrémie et la fonction rénale), diabète (surveiller la glycémie), goutte (surveiller l'uricémie), traitement par digitalique, antiarythmique ou médicament hypokaliémiant (surveiller la kaliémie)
- Tensionorme : arrêt souhaité 2 à 3 semaines avant une intervention chirurgicale
- Grossesse : les diurétiques ne sont pas justifiés dans le traitement des œdèmes et de l'HTA gravidiques (ischémie fœto-placentaire avec risque d'hypotrophie fœtale)
- Surveiller régulièrement l'état de la peau et limiter l'exposition au soleil

Interactions médicamenteuses

- ***Associations déconseillées*** : lithium, médicaments entraînant des torsades de pointe
- *Associations à utiliser avec précaution* : AINS, biguanides, ciclosporine, digitaliques, hypokaliémiants (amphotéricine B IV, corticostéroïdes, diurétiques, laxatifs stimulants, perfusions insulino-glucosées), IEC, produits de contraste iodés, salicylés à forte dose, autres antihypertenseurs, antidépresseurs imipraminiques, neuroleptiques, diazoxide, calcium, carbamazépine

Diurétiques hypokaliémiants (III) :
Antihypertenseurs faiblement diurétiques (I)

Indapamide[G] *Liste II-65 %-Coll*

FLUDEX 2,5 mg Durée d'action = 12 à 24 heures	30 cp. 2,5 mg	A. 1 cp./jour le matin
FLUDEX LP 1,5 mg Durée d'action = 24 heures	30 ou 90 cp. 1,5 mg à libération prolongée	A. 1 cp./jour le matin

Contre-indications

Hypersensibilité aux sulfamides
Hypokaliémie, insuffisance rénale sévère
Insuffisance hépatique sévère, encéphalopathie hépatique
Grossesse, allaitement

Propriétés

- Dérivé sulfamidé à noyau indol apparenté aux thiazidiques, inhibant la réabsorption du sodium au niveau du segment cortical de dilution et diminuant les résistances périphériques et effet salidiurétique
- Absorption digestive rapide et totale, fixation moyenne aux protéines plasmatiques (79 %), demi-vie de 18 heures, élimination urinaire sous forme inchangée (95 %)

Indications

- Hypertension artérielle essentielle (forme LP surtout)

Effets indésirables

- Hypokaliémie (10 %) parfois sévère, hyponatrémie, asthénie, hypotension orthostatique, élévation de l'uricémie
- Réactions allergiques, photosensibilisation, éruptions maculopapuleuses, purpura, angiœdème
- Hématologiques (thrombopénie, leucopénie, agranulocytose, aplasie, anémie hémolytique)
- Neurologiques : vertiges, céphalées, paresthésies
- Digestifs : nausées, constipation, bouche sèche, pancréatite exceptionnelle

Précautions d'emploi

- Surveiller la kaliémie dès la première semaine de traitement puis régulièrement → apport de chlorure de potassium si kaliémie < 3,5 mmol/l
- Surveiller l'uricémie notamment chez les sujets goutteux

Interactions médicamenteuses

- *Cf.* les diurétiques thiazidiques (page précédente)

Diurétiques hypokaliémiants (IV) :
Antihypertenseurs faiblement diurétiques (II)

Ciclétanine[G] *Liste I-65 %-Coll*

CICLÉTANINE	30 ou 90 gél. 50 mg	A. 1 gél./jour (D. max. : 150 mg/jour)

Contre-indications

Insuffisance hépatique sévère
Insuffisance rénale avec clairance de la créatinine < 30 ml/min
Grossesse (innocuité non démontrée), allaitement

Propriétés

- Dérivé de la furopyridine apparenté aux diurétiques thiazidiques ayant un effet antihypertenseur par diminution des résistances périphériques, augmentation de la distensibilité des petites et grosses artères et un effet salidiurétique qui n'apparaît qu'aux doses supérieures ou égales à 100 mg/jour
- Absorption digestive rapide et totale, fixation à 93 % à l'albumine plasmatique, demi-vie de 6 à 8 heures, métabolisation hépatique avec cycle entéro-hépatique, élimination urinaire sous forme de métabolites glycuro et sulfo-conjugués

Indications

- Hypertension artérielle essentielle

Effets indésirables

- Pollakiurie transitoire, asthénie, gastralgies, prurit, vertiges, céphalées, nausées, photosensibilité
- Possibilité d'hypokaliémie sans alcalose métabolique

Précautions d'emploi

- Surveiller la kaliémie dès la première semaine de traitement puis régulièrement → apport de chlorure de potassium si kaliémie < 3,5 mmol/l
- Augmenter les apports liquidiens en début de traitement chez les sujets hyperuricémiques
- Allaitement déconseillé (innocuité non démontrée)

Interactions médicamenteuses

- *Cf.* les diurétiques thiazidiques (pages précédentes)

Diurétiques hyperkaliémiants (I) : Antialdostérones

Spironolactone[G] *Liste II-65 %-Coll*

ALDACTONE Délai d'action = 24 heures Durée d'action = 24 à 36 heures	30 ou 90 cp. séc. 25 mg 30 ou 90 cp. séc. 50 mg 30 ou 90 cp. séc. 75 mg (pouvant être écrasés et mélangés à un liquide)	A. 25 à 150 mg/jour (jusqu'à 300 mg/jour) E. 1 à 4 mg/kg/jour en 1 à 2 prises
ALDACTAZINE[G] (1)	30 ou 90 cp. séc. 25 mg (+ Altizide 15 mg)	A. 1 à 2 cp./jour (jusqu'à 4 cp./jour)

1. Associations de diurétiques ayant une action complémentaire, avec l'avantage de présenter des effets opposés sur la kaliémie, mais les risques de dyskaliémie ne sont que diminués et non supprimés, et il importe donc de surveiller malgré tout la kaliémie.

Éplérénone[G] *Liste I-65 %-Coll*

INSPRA	30 ou 90 cp. 25 mg 30 ou 90 cp. 50 mg	A. Posologie ci-dessous (2)

2. Débuter 3 à 14 jours après l'IDM par 25 mg/jour, dose augmentée en 4 semaines jusqu'à la dose cible de 50 mg/jour en 1 prise, en tenant compte de la fonction rénale et de la kaliémie mesurées avant le traitement, puis la première semaine, puis 1 mois après le début, et après chaque ajustement de la posologie.

Canrénoate de potassium *Liste I-65 %-Coll*

SOLUDACTONE Délai d'action = 2 heures Durée d'action = 6 heures	1 fl. 100 mg 5 fl. 200 mg	Injection **IV** lente (mais en moins de 3 minutes) ou en perfusion **IV** (3) : A. 100-200 mg × 4 fois/24 h (D. max. : 800 mg/24 h)

3. Perfusion **IV** : utiliser après dilution, mais ne pas diluer 1 flacon dans un volume > 100 ml de G5 ou 500 ml de NaCl isotonique en raison du pH variable de ces solutions (risque de précipitation).

Contre-indications
Hyperkaliémie, association au potassium, maladie d'Addison
Insuffisance rénale modérée à sévère, insuffisance hépatique sévère
Troubles graves de la conduction auriculo-ventriculaire (pour la forme injectable)
Celles des diurétiques hypokaliémiants si associés (*cf. Diurétiques hypokaliémiants*)

Propriétés

- Diurétiques d'épargne potassique, antagoniste de l'aldostérone (blocage de sa liaison à ses récepteurs), ayant des effets antihypertenseur, natriurétique et antiandrogénique
- Absorption digestive correcte, métabolisme hépatique en dérivés inactifs

Indications

- Hypertension artérielle essentielle
- États œdémateux pouvant s'accompagner d'hyperaldostéronisme secondaire (ascite cirrhotique, syndrome néphrotique, œdèmes cycliques idiopathiques)
- Myasthénie (traitement adjuvant, mais peu utilisé)
- Insuffisance cardiaque chronique (FEVG ≤ 35 %), NYHA ≥ II en association avec diurétique et IEC si créatininémie < 220 µmol/l (12,5 à 50 mg/jour de spironolactone)
- Éplérénone : en complément du traitement optimal, pour réduire le risque de morbi-mortalité cardio-vasculaire soit chez des patients stables présentant une dysfonction ventriculaire gauche (FEVG ≤ 40 %) et des signes cliniques d'insuffisance cardiaque après un infarctus du myocarde récent, soit chez des patients atteints d'une insuffisance cardiaque chronique NYHA II avec FEVG ≤ 30 % (12,5 à 50 mg/jour)
- Diagnostic et traitement de l'hyperaldostéronisme primaire, hyperaldostéronisme réactionnel à tout traitement diurétique efficace
- *Hors AMM* : la spironolactone est utilisée dans les hypertrichoses chez la femme

Effets indésirables

- Risque d'hyperkaliémie même si association à un diurétique hypokaliémiant (risque accru par l'insuffisance rénale, certains médicaments, et l'hyperglycémie)
- Tension mammaire, voire gynécomastie dose-dépendante (10 %) le plus souvent réversible (moins souvent observée avec l'éplérénone), impuissance, troubles des règles
- Divers : troubles digestifs (nausées, vomissements, diarrhée), somnolence, céphalées, réactions cutanées allergiques rares, insuffisance rénale fonctionnelle possible
- **Surdosage** : somnolence, nausées, vomissements, diarrhée, hyponatrémie et hyperkaliémie grave → élimination du produit ingéré et rééquilibration hydro-électrolytique
- **Effets indésirables** des diurétiques hypokaliémiants (voir ce terme) pour les associations

Précautions d'emploi et interactions médicamenteuses (substrats du CYP 3A4)

- Utilisation déconseillée chez les cirrhotiques si la natrémie est inférieure à 125 mmol/l
- Bilan hépatique et rénal indispensable notamment chez les diabétiques, sujets âgés ou traités par un diurétique puissant, et surveillance régulière de la kaliémie
- Grossesse : les diurétiques ne sont pas justifiés dans le traitement des œdèmes et de l'HTA gravidiques (ischémie fœto-placentaire avec risque d'hypotrophie fœtale)
- Allaitement déconseillé (passage dans le lait maternel et réduction de la lactation)
- ***Associations contre-indiquées*** : potassium (sauf hypokaliémie), sels désodés au potassium, autres diurétiques hyperkaliémiants (amiloride, triamtérène), triple association IEC-ARAII-antialdostérone, inhibiteurs puissants du CYP 3A4, mitotane
- ***Associations déconseillées*** : lithium, ciclosporine, tacrolimus
- *Associations à utiliser avec précaution* : autres antihypertenseurs, AINS, biguanides, diurétiques hypokaliémiants, imipraminiques, neuroleptiques, produits de contraste iodés, corticoïdes, salicylés à forte dose, IEC, sartans

Diurétiques hyperkaliémiants (II)

Amiloride *Liste I-65 %-Coll*

MODAMIDE Délai d'action = 10 à 24 heures Durée d'action = 12 à 24 heures	30 cp. 5 mg	A. 1 à 2 cp./jour en 1 à 2 prises (jusqu'à 20 mg/jour)

Amiloride + Diurétique de l'anse de Henlé *Liste I-65 %-Coll*

LOGIRENE (1)	30 cp. séc. 5 mg (+ Furosémide 40 mg)	A. 1 cp./jour (jusqu'à 2 cp./jour)

Triamtérène + Diurétique thiazidique *Liste II-65 %-Coll*

ISOBAR (1)	30 cp. séc. 150 mg (+ Méthyclothiazide 5 mg)	A. 1/2 à 1 cp./jour en 1 prise
PRESTOLE (1)	30 gél. 50 mg (+ Hydrochlorothiazide 25 mg)	A. 1 gél./jour (jusqu'à 4 gél./jour)

1. Association de diurétiques ayant une action complémentaire, avec l'avantage de présenter des effets opposés sur la kaliémie, mais les risques de dyskaliémie (et surtout d'hypokaliémie) ne sont que diminués et non supprimés et il importe donc de surveiller malgré tout la kaliémie.

Contre-indications
Hyperkaliémie, association au potassium, utilisation chez l'enfant
Insuffisance rénale (clairance < 60 ml/min)
Insuffisance hépato-cellulaire sévère
Celles des diurétiques thiazidiques si associés (*cf. Diurétiques thiazidiques*)
Grossesse, allaitement

Propriétés

- Durétiques d'épargne potassique d'activité comparable à celle de la spironolactone mais indépendante de l'aldostérone, ayant des effets antihypertenseur et natriurétique modérés
- Absorption digestive correcte (50 à 60 %) mais lente, demi-vie d'élimination de 2 à 4 heures (triamtérène) ou 5 à 15 heures (amiloride), passage transplacentaire et dans le lait maternel

Indications

- Hypertension artérielle essentielle
- États œdémateux de l'insuffisance cardiaque
- Ascite et œdèmes cirrhotiques

Effets indésirables

- Risque d'hyperkaliémie même si association à un diurétique hypokaliémiant (risque accru par l'insuffisance rénale, certains médicaments et l'hyperglycémie)
- Risque d'encéphalopathie chez les cirrhotiques
- Troubles digestifs (anorexie, nausées, vomissements, douleurs abdominales, diarrhée ou constipation), réactions cutanées allergiques
- Propres au triamtérène : possibilité d'anémie mégaloblastique par carence en acide folique (surtout chez les cirrhotiques et sujets préalablement carencés), aggravation ou déclenchement d'une lithiase urinaire (calculs parfois constitués de triamtérène seul)
- **Surdosage** : risque de déshydratation et d'hyperkaliémie → élimination du produit ingéré et rééquilibration hydro-électrolytique
- **Effets indésirables** des diurétiques thiazidiques pour les associations

Précautions d'emploi

- Utilisation déconseillée chez les cirrhotiques si la natrémie est inférieure à 125 mmol/l et chez les sujets susceptibles de présenter une acidose
- Bilan hépatique et rénal indispensable notamment chez les diabétiques, sujets âgés ou traités par un diurétique puissant, et surveillance régulière de la kaliémie (et de la NFS en cas d'utilisation prolongée du triamtérène)

Interactions médicamenteuses

- ***Associations contre-indiquées*** : potassium (sauf hypokaliémie), sels désodés au potassium, autres diurétiques hyperkaliémiants (antialdostérones)
- ***Associations déconseillées*** : IEC et sartans, lithium, ciclosporine, tacrolimus
- *Associations à utiliser avec précaution* : autres antihypertenseurs, AINS, biguanides, diurétiques hypokaliémiants, imipraminiques, neuroleptiques, produits de contraste iodés, salicylés à forte dose

Inhibiteurs calciques (I)

Diltiazem voie orale[G] (1) *Liste I-65 %-Coll*

TILDIEM 60 mg	30 cp. 60 mg	A. 60 mg × 3 fois/jour *au début des repas* (jusqu'à 360 mg/jour en 3 prises aux repas)
BI-TILDIEM 90 mg BI-TILDIEM 120 mg	28 cp. 90 ou 120 mg à libération prolongée	A. 90 à 120 mg × 2 fois/jour *au début des repas* (jusqu'à 360 mg/jour en 2 prises aux repas)
MONO-TILDIEM LP 200 mg ou 300 mg	28 ou 30 ou 84 ou 90 gél. 200 ou 300 mg à libération prolongée	A. 200 à 300 mg/jour *en 1 prise à un repas*

1. Le diltiazem est utilisé également dans les syndromes de Raynaud et acrosyndromes à la dose de 180 à 360 mg/jour en 3 prises.
Pour les formes à libération prolongée, la gélule doit être avalée sans être ouverte ni croquée. La membrane poreuse est retrouvée dans les selles, phénomène normal dont le patient doit être prévenu (afin de ne pas croire à une inefficacité du produit ou à une infestation parasitaire).

Diltiazem voie injectable *Liste I-65 %-Coll*

TILDIEM Injectable	20 fl. 25 mg 20 fl. 100 mg	Injection IV lente sous ECG continu : posologie ci-dessous (2)

2. – *Crise de tachycardie jonctionnelle paroxystique* : 0,25 à 0,30 mg/kg par voie IV en 2 minutes.
   – *Fibrillation et flutter auriculaires rapides* (cf. Contre-indications) : 0,25 à 0,30 mg/kg par voie IV en 2 minutes (posologie suffisant à ramener la fréquence cardiaque en dessous de 100/min).
   – *Tachycardie ventriculaire fasciculaire.*
   – *Prévention de l'ischémie myocardique au cours de l'anesthésie générale chez les coronariens recevant antérieurement un traitement par inhibiteur calcique, ou bêta-bloquant ou dérivé nitré, pendant la période péri- et post-opératoire, lors d'interventions non cardiaques* : 0,15 mg/kg par voie IV en 2 minutes et au moins 30 minutes avant l'induction anesthésique, puis perfusion IV à débit constant (0,20 à 0,30 mg/kg/h) jusqu'au relais du traitement antérieur par voie orale.

Contre-indications

BAV des 2ᵉ et 3ᵉ degrés non appareillés, dysfonction sinusale, bradycardie sévère
Insuffisance ventriculaire gauche, association au dantrolène (risque de FV)
Grossesse et allaitement
Forme injectable : fibrillation et flutter auriculaires avec syndrome de préexcitation ventriculaire, hypotension artérielle, choc cardiogénique, association à l'amiodarone

Propriétés

- Inhibiteur calcique de la classe des benzothiazépines, sélectif du canal calcique de type L réduisant le tonus du muscle lisse artériel ayant un effet antiarythmique sans modification de la conduction hissienne ou infrahissienne), par dépression de l'activité du nœud sinusal et de la conduction nodale auriculo-ventriculaire avec des effets inotropes négatifs
- Absorption digestive rapide (action en 2 à 3 heures *per os*), demi-vie de 4 à 8 heures *per os* et 3 heures par voie IV, liaison protéique à 80 %, forte métabolisation hépatique (inhibiteur du CYP 3A4), élimination par voie biliaire (65 %) et urinaire (35 %)

Indications

- Traitement préventif des crises d'angor : angor spontané dont l'angor de Prinzmétal (traitement de première intention), angor d'effort
- Hypertension artérielle (formes orales LP à 200 mg ou 300 mg)
- *Cf.* ci-contre les indications de la forme injectable

Effets indésirables

- Très fréquents (> 10 %) : œdèmes des jambes (par vasodilatation périphérique et non par rétention hydrosodée, donc insensibles aux diurétiques), bradycardie sinusale
- Fréquents (1 à 10 %) : asthénie, somnolence, céphalées, vertiges, insomnies, gastralgies, bouche sèche, constipation ou diarrhée, élévation modérée et transitoire des transaminases
- Rares (< 1 %) : syndrome parkinsonien, agueusie
- Exceptionnels mais motivant l'arrêt du traitement : réactions allergiques, bloc sino-auriculaire, bloc auriculo-ventriculaire, gynécomastie, hépatite clinique
- Forme injectable : hypotension artérielle, bradycardie sinusale ou BAV à l'étage nodal
- **Surdosage** : bradycardie, paralysie sinusale, hypotension → lavage gastrique (si toxique ingéré depuis moins de 1 heure), diurèse osmotique et si besoin atropine, gluconate de calcium, adrénaline, insuline-glucose, entraînement électrosystolique et hémoperfusion sur colonne de charbon et/ou assistance circulatoire

Précautions d'emploi et interactions médicamenteuses

- Utiliser avec prudence en cas d'allongement de PR, de bradycardie, chez le sujet âgé
- ***Associations contre-indiquées*** : dantrolène IV, risque de torsades de pointe avec sultopride, pimozide, risque de nécrose des extrémités avec les alcaloïdes de l'ergot de seigle (tartrate d'ergotamine), nifédipine, ivabradine
- ***Associations déconseillées*** : vérapamil, amiodarone, autres anti-arythmiques
- *Interaction au niveau du cytochrome P450* : augmentation des concentrations plasmatiques du buspirone, tacrolimus, carbamazépine. Diminution de la concentration du diltiazem avec rifampicine, phénobarbital, phénytoïne
- *Associations à utiliser avec précaution* : alpha-1-bloquants, bêta-bloquants, buspirone, carbamazépine, ciclosporine, cimétidine, clonidine, digoxine, tacrolimus, théophylline, simvastatine, atorvastatine, ticagrélor
- *Association synergique* avec les dihydropyridines, IEC, ARA II, mais pas les diurétiques

Inhibiteurs calciques (II)

Vérapamil voie orale^{G} (1) *Liste I-65 %-Coll*

ISOPTINE	75 cp. 40 mg 30 ou 90 gél. 120 mg	A. 40 à 120 mg × 2 à 3 fois/jour aux repas
ISOPTINE LP	30 ou 90 cp. séc. 240 mg à libération prolongée 60 cp. 120 mg	A. 240 à 360 mg/jour (HTA) 240 à 480 mg/jour (angor) en 1 à 2 prises

1. La demi-vie est doublée chez le sujet âgé et la métabolisation considérablement diminuée en cas d'insuffisance hépatique : la posologie doit être *diminuée* de 50 % chez le sujet > 70 ans et être *considérablement réduite en cas d'insuffisance hépatique* (20 % environ des doses usuelles).

TARKA LP	30 ou 90 cp. 180 mg ou 240 mg + Trandolapril 2 mg 30 ou 90 cp. 240 mg + Trandolapril 4 mg	Hypertension artérielle (2) : A. 1 cp./jour le matin

2. Ces associations à doses fixes sont réservées au *traitement de l'hypertension artérielle en cas d'échec de la monothérapie* (*cf.* Inhibiteurs de l'enzyme de conversion pour les propriétés et conditions d'emploi du trandolapril).
Outre les contre-indications du vérapamil (ci-contre), elles partagent celles du trandolapril : hypersensibilité au trandolapril, ATCD d'angiœdème lié à un IEC, sténose bilatérale de l'artère rénale ou sur rein unique, grossesse aux 2e et 3e trimestres, allaitement, hyperkaliémie, association aux diurétiques hyperkaliémiants, aux sels de potassium, au lithium, aux sartans et à l'Entresto.

Vérapamil voie injectable *Liste I-65 %-Coll* (3)

ISOPTINE 5 mg/2 ml	5 amp. 2 ml = 5 mg	Injection IV lente (3 minutes) sous ECG continu : A. 1 à 2 amp. à répéter si besoin après 10 minutes puis relais en perfusion veineuse puis *per os* (4)

3. Rupture de stock en ville et distribution contingentée à l'hôpital.
4. *Tachycardie ventriculaire fasciculaire* : perfusion en 8 heures de 3 ampoules diluées dans 250 ml de sérum glucosé isotonique, puis relais par voie orale (prise de gélules à commencer 2 heures avant la fin de la perfusion). L'ablation par radiofréquence est le traitement de choix des tachycardies fasciculaires symptomatiques ou rebelles.
La demi-vie est doublée chez le sujet âgé et la métabolisation considérablement diminuée en cas d'insuffisance hépatique : la posologie doit être *diminuée* de 30 à 50 % chez le sujet âgé et être *considérablement réduite* en cas d'insuffisance hépatique (20 % environ des doses usuelles).

Contre-indications

BAV des 2e et 3e degrés non appareillés, dysfonction sinusale
Insuffisance cardiaque, dysfonction systolique du ventricule gauche
Infarctus myocardique en phase aiguë
Hypotension artérielle (TA systolique < 90 mmHg), hypersensibilité au vérapamil
Fibrillation auriculaire avec syndrome de Wolff-Parkinson-White
Certaines associations (*cf.* Interactions médicamenteuses)
Grossesse, allaitement, enfants (innocuité non établie)

Propriétés

- Inhibiteur sélectif du canal calcique de type L, ayant un effet antiarythmique (classe IV de Vaughan-Williams en réduisant la conduction auriculo-ventriculaire), anti-angoreux, anti-hypertenseur mais un effet inotrope négatif
- Absorption digestive correcte, métabolisation hépatique importante en dérivés moins actifs, élimination par voie urinaire et fécale (70 à 80 % en 5 jours), demi-vie doublée chez le sujet âgé et métabolisation fortement réduite en cas d'insuffisance hépatique

Indications

- Traitement de l'angor stable
- Traitement et prévention des tachycardies paroxystiques supraventriculaires et ventriculaires fasciculaires
- Hypertension artérielle (utiliser les formes à libération prolongée)
- Myocardiopathie obstructive (alternative ou en association aux bêta-bloquants)
- RTU : algies vasculaires de la face et migraines (la posologie nécessaire peut aller jusqu'à 960 mg/jour)

Effets indésirables

- *Constipation parfois opiniâtre*, plus rarement nervosité et/ou asthénie transitoires en début de traitement, gastralgies, vertiges, insomnie, hépatites
- Cardiaques : hypotension, œdèmes périphériques, bradycardie, possibilité de BAV et de poussée d'insuffisance cardiaque motivant l'arrêt du traitement, effet arythmogène paradoxal dans la fibrillation auriculaire avec syndrome de Wolff-Parkinson-White
- Lors de l'injection veineuse : baisse transitoire de la tension artérielle, blocage de la conduction auriculo-ventriculaire → injecter toujours sous ECG continu
- Très rares : réactions allergiques (0,02 ‰), gynécomastie, syndrome parkinsonien
- **Surdosage** : hypotension, troubles graves de la conduction, voire choc cardiogénique, isoprénaline, EES, sels de calcium ou glucagon à forte dose, adrénaline selon les cas

Précautions d'emploi et interactions médicamenteuses

- *Extrême prudence* en cas de bradycardie, BAV incomplet, syndrome de Brugada, tension artérielle basse, et réduire la posologie chez le sujet âgé
- *Insuffisance hépatique* : réduire la posologie à 20 % environ de la posologie usuelle
- *Interrompre immédiatement le traitement* en cas de signes d'insuffisance cardiaque, d'hypotension marquée, de survenue de troubles de la conduction
- ***Associations contre-indiquées*** : dantrolène IV, millepertuis, ivabradine
- ***Associations déconseillées*** : amiodarone, autres antiarythmiques, diltiazem
- *Associations à utiliser avec précaution* : alpha-1-bloquants, bêta-bloquants, buspirone, carbamazépine, ciclosporine, clonidine, digoxine, lithium, tacrolimus, simvastatine, atorvastatine, dabigatran, inhibiteurs puissants du CYP 3A4
- *Associations à prendre en compte* : AINS, corticostéroïdes, autres antihypertenseurs, antidépresseurs imipraminiques, baclofène, neuroleptiques, jus de pamplemousse

Inhibiteurs calciques (III) : Dihydropyridines (I)

Amlodipine[G] *Liste I-65 %-Coll ou Non remboursé (NR)*

AMLOR	30 gél. 5 mg 30 ou 90 gél. 10 mg	A. 5 mg/jour puis si besoin jusqu'à 10 mg/jour en 1 prise le matin
CADUET (1)	30 ou 90 cp. 5 mg ou 10 mg + Atorvastatine 10 mg	A. 5 mg/10 mg/jour puis 10 mg/10 mg/jour si besoin en 1 prise le matin
COVERAM[G]	30 ou 90 cp. 5 mg ou 10 mg + Périndopril 5 mg ou 10 mg	À dose progressive : A. 1 cp./jour
PÉRINDOPRIL/ AMLODIPINE	30 ou 90 cp. 5 mg ou 10 mg + Périndopril 4 mg ou 8 mg	
NATRIXAM	30 ou 90 cp. 5 mg ou 10 mg + Indapamide 1,5 mg	A. 1 cp./jour (*cf.* Indapamide)
TRIPLIXAM (2) *NR*	30 cp. 5 mg ou 10 mg + Indapamide 1,25 mg ou 2,5 mg + Périndopril 5 mg ou 10 mg	À dose progressive : A. 1 cp./jour

1. Spécialité associant l'atorvastatine (*cf. Statines*), indiquée chez les hypertendus ayant 3 facteurs de risque cardio-vasculaire associés avec un cholestérol normal à modérément élevé sans maladie coronaire avérée, contre-indiquée en cas d'atteinte hépatique ou de transaminases > 3N, de traitement par itraconazole, kétoconazole, télithromycine.
2. Indications : hypertension artérielle en substitution chez les patients déjà contrôlés par cette association.

Félodipine[G] *Liste I-65 %-Coll*

FLODIL LP	30 ou 90 cp. 5 mg à libération prolongée	A. 5 mg/jour puis jusqu'à 10 mg/jour en 1 prise le matin (3)
LOGIMAX (4)	30 ou 90 cp. 5 mg à libération prolongée + Métoprolol 47,5 mg	A. 1 cp./jour le matin (jusqu'à 2 cp./jour)

3. La posologie sera limitée à 5 mg/jour chez le sujet âgé et chez l'insuffisant hépatique.
4. Spécialité associant un bêta-bloquant, destinée au traitement de deuxième intention de l'HTA.

Isradipine *Liste I-65 %-Coll*

ICAZ LP	30 ou 90 gél. 2,5 mg ou 5 mg à libération prolongée	A. 5 mg/jour en 1 prise le matin (5)

5. La posologie initiale sera réduite à 2,5 mg/jour chez le sujet âgé et chez l'insuffisant hépatique ou rénal, et pourra être augmentée éventuellement ensuite jusqu'à 5 mg/jour en 1 prise.

Contre-indications

Altération marquée de la fonction ventriculaire gauche (pour la lacidipine)
Insuffisance cardiaque décompensée, syndrome coronaire aigu
Obstruction sévère de la voie d'éjection du ventricule gauche
Hypotension artérielle, QT long (isradipine)
Grossesse et allaitement
Celles des bêta-bloquants, de l'indapamide et des IEC pour les associations

Propriétés

- Inhibiteurs sélectifs du canal calcique de type L, de la famille des dihydropyridines qui possèdent un effet vasodilatateur artériel très puissant, supérieur à celui des autres inhibiteurs calciques, abaissant la pression artérielle sans effet inotrope négatif aux doses recommandées et sans effet bradycardisant, d'activité comparable à celle de la nifédipine mais avec durée d'action de 24 heures
- Absorption digestive correcte, forte fixation aux protéines plasmatiques, métabolisation hépatique intense en dérivés inactifs éliminés par voie urinaire et biliaire, passage transplacentaire et dans le lait maternel

Indications

- Hypertension artérielle
- Traitement préventif des crises d'angine de poitrine : angor d'effort et angor spontané dont l'angor de Prinzmetal (amlodipine)
- Traitement préventif des crises d'angor stable (félodipine)

Effets indésirables

- Fréquents (liés à la vasodilatation périphérique et généralement transitoires) : œdèmes des jambes dose-dépendants (non liés à une rétention hydrosodée, donc insensibles aux diurétiques), flush, céphalées, rougeur de la face, hypotension et tachycardie modérées, œdème du visage et des muqueuses, hypokaliémie parfois sévère (Natrixam)
- Rares : nausées, gastralgies, diarrhée, constipation, plus rarement asthénie, étourdissements, hyperplasie gingivale, télangiectasies en zones photo-exposées notamment au visage régressant incomplètement à l'arrêt, dysgueusie, rhinite
- Exceptionnels : réactions allergiques, douleurs angineuses paradoxales survenant dans les 30 minutes après la prise (phénomène de vol coronaire), hépatite
- **Surdosage** : possibilité d'hypotension importante → traitement symptomatique

Précautions d'emploi

- *Amlodipine* : posologie non établie chez l'insuffisant hépatique
- *Félodipine* : réduire la posologie chez le sujet âgé ou insuffisant hépatique
- *Isradipine* : utiliser avec prudence en cas de dysfonctionnement sinusal non appareillé et réduire la posologie initiale chez le sujet âgé ou insuffisant hépatique ou rénal
- *Lacidipine* : réduire la posologie chez le sujet âgé et l'insuffisant hépatique

Interactions médicamenteuses

- ***Associations déconseillées*** : dantrolène IV, ciclosporine
- *Associations à prendre en compte* : alpha-1-bloquants, bêta-bloquants
- *Associations à utiliser avec précaution* : inducteurs et inhibiteurs enzymatiques (voir ces termes), digoxine (avec félodipine et nitrendipine), tacrolimus (avec nicardipine), antidépresseurs imipraminiques, neuroleptiques
- *Cf.* statines, IEC, bêta-bloquants et thiazidiques pour les associations

Inhibiteurs calciques (IV) : Dihydropyridines (II)

Nicardipine[G] *Liste I-65 %-Coll*

LOXEN 20 mg	30 ou 90 cp. séc. 20 mg	A. 60 mg/jour en 3 prises avant les repas (jusqu'à 90 mg/jour)
LOXEN LP 50 mg	60 ou 180 gél. 50 mg à libération prolongée	A. 100 mg/jour en 2 prises avant les repas
LOXEN 10 mg/10 ml Délai d'action < 5 minutes Durée d'action = 45 minutes	5 amp. 10 ml = 10 mg *Réservé aux hôpitaux*	Par voie **IV** : posologie ci-dessous (1) et (2)

1. Poussées hypertensives : injecter 2 mg/m² de surface corporelle en perfusion IV continue (veinotoxicité, thrombophlébite) sous surveillance cardio-vasculaire en milieu spécialisé.
2. Indication spécifique : pré-éclampsie sévère en l'absence d'alternative thérapeutique.

Nitrendipine[G] *Liste I-65 %-Coll*

NITRENDIPINE	30 ou 90 cp. 10 mg 30 ou 90 cp. 20 mg	A. 20 mg/jour en 1 prise (3) (jusqu'à 40 mg/jour en 2 prises quotidiennes)

3. La posologie initiale sera réduite à 10 mg/jour chez le sujet âgé ou chez l'insuffisant hépatique et pourra être augmentée éventuellement ensuite jusqu'à 20 mg/jour en 1 ou 2 prises.

Lercanidipine[G] *Liste I-65 %-Coll*

LERCAN ZANIDIP	30 ou 90 cp. séc. 10 mg 30 ou 90 cp. 20 mg	A. 10 mg/jour en 1 prise (4) (jusqu'à 20 mg/jour) *à distance des repas*

4. Une posologie de 5 mg/jour peut être suffisante chez certains patients, mais la posologie peut être augmentée si nécessaire jusqu'à 20 mg/jour en 1 prise selon la réponse du patient.

Manidipine[G] *Liste I-65 %-Coll*

IPERTEN	30 ou 90 cp. 10 mg 30 ou 90 cp. 20 mg	A. 10 mg/jour, puis jusqu'à 20 mg/jour en 1 prise (5)

5. La posologie habituelle est de 20 mg/jour en 1 prise, en débutant par 10 mg/jour pendant 2 à 4 semaines. La posologie ne doit pas dépasser 10 mg/jour en cas d'insuffisance hépatique légère à modérée. Contre-indication en cas d'insuffisance hépatique modérée à sévère, d'insuffisance rénale sévère avec clairance de la créatinine < 10 ml/min, et en association avec les inhibiteurs ou inducteurs enzymatiques du CYP 3A4 (*cf. Inducteurs enzymatiques* et *Inhibiteurs enzymatiques*).

Contre-indications
Intolérance au fructose (nicardipine IV), QT long (nicardipine)
Angor instable, infarctus myocardique de moins de 1 mois (lercanidipine, manidipine)
Insuffisance hépatique ou rénale sévère, sujets dialysés (lercanidipine, manidipine)
Interactions : jus de pamplemousse (Lercanidipine)
Grossesse et allaitement (innocuité non démontrée)

Propriétés

- Inhibiteurs calciques sélectifs du canal calcique de type L, de la famille des dihydropyridines qui possèdent un effet vasodilatateur artériel puissant, abaissant la pression artérielle sans effet inotrope négatif et sans effet bradycardisant, d'activité comparable à celle de la nifédipine avec une durée d'action de 8 heures (nicardipine), 12 heures (nicardipine LP), 12 à 24 heures (nitrendipine, lercanidipine, manidipine)
- Absorption digestive correcte, forte fixation aux protéines plasmatiques, métabolisation hépatique intense en dérivés inactifs éliminés par voie urinaire et biliaire, passage transplacentaire et dans le lait maternel

Indications

- Voie orale : hypertension artérielle
- Voie injectable : urgence hypertensive menaçant le pronostic vital en milieu médical, chirurgical et obstétrical

Effets indésirables

- Très fréquents (> 10 %) (liés à la vasodilatation périphérique et généralement transitoires) : œdèmes des jambes (non liés à une rétention hydrosodée, donc insensibles aux diurétiques), plus rarement céphalées, rougeur de la face, hypotension et tachycardie modérées
- Fréquents (1 à 10 %) : nausées, gastralgies, asthénie, étourdissements, hyperplasie gingivale
- Rares (< 1 %) : parotidite (nicardipine), dysgueusie, hépatite, bloc auriculo-ventriculaire (nicardipine), veinotoxicité (IV), nausées, vomissements, thrombopénie, rhinite, réactions allergiques, douleurs angineuses paradoxales survenant dans les 30 minutes après la prise (phénomène de vol coronaire), œdème pulmonaire chez les femmes enceintes traitées pour pré-éclampsie sévère
- **Surdosage** : possibilité d'hypotension importante → traitement symptomatique avec surveillance cardio-vasculaire en unité de soins intensifs cardiologiques (remplissage ± vasoconstricteurs ± calcium IV)

Précautions d'emploi

- *Nicardipine injectable* : associer un bêta-bloquant chez les coronariens
- *Nitrendipine* : réduire la posologie initiale chez le sujet âgé ou insuffisant hépatique
- *Lercanidipine et manidipine* : utiliser avec prudence en cas d'obstacle à l'éjection du VG (CMO, sténose aortique) et de maladie sinusale (en l'absence de stimulateur cardiaque)

Interactions médicamenteuses et incompatibilités physico-chimiques

- ***Associations déconseillées*** : dantrolène IV, ciclosporine
- *Associations à prendre en compte* : alpha-1-bloquants, bêta-bloquants
- *Associations à utiliser avec précaution* : inducteurs et inhibiteurs enzymatiques (voir ces termes), digoxine (avec félodipine et nitrendipine), tacrolimus (avec nicardipine)
- *Association synergique* avec bêta-bloquants, sartans, IEC, mais pas avec diurétiques
- *Incompatibilité en perfusion* avec les solutés de pH > 6 (bicarbonates, soluté de Ringer, diazépam, furosémide)

Inhibiteurs calciques (V) :
Dihydropyridines (III)

Nifédipine[G] *Liste I-65 %-Coll*

NIFÉDIPINE LP	30 cp. 20 mg 30 ou 90 cp. 30 mg à libération prolongée	Hypertension artérielle : A. 1 cp. × 2 fois/jour au cours des repas
NIFÉDIPINE + ATÉNOLOL	30 ou 90 gél. 20 mg + Aténolol 50 mg	Hypertension artérielle : A. 1 gél./jour (jusqu'à 1 gél. × 2 fois/jour)

Clévipidine (1) *Liste I-Réservé à l'usage hospitalier*

CLEVIPREX *Conserver entre + 2° C et + 8° C*	10 fl. émuls. inj. 50 ml ou 100 ml à 0,5 mg/ml	Par voie IV : posologie ci-dessous (2) et (3)

1. Contre-indiqué chez les sujets présentant une hypersensibilité aux graines de soja, à l'huile de soja, aux cacahuètes et aux produits à base d'œufs, ainsi qu'une hyperlipidémie. Dans les essais cliniques, les patients porteurs d'une sténose aortique ou d'une myocardiopathie obstructive ou d'une sténose mitrale ou d'une dissection aortique ou d'un phéochromocytome n'ont pas été inclus.
2. Dose progressive jusqu'à diminution de TA désirée. Dose initiale : 2 mg/h, doublée toutes les 90 secondes jusqu'à l'objectif tensionnel. Dose d'entretien : le plus souvent 4 à 6 mg/h. Dose maximale : 32 mg/h. En raison d'un effet rebond à l'arrêt de la perfusion, nécessité d'une thérapie orale appropriée et d'une surveillance régulière d'au moins 8 heures.
3. Cathéter veineux indépendant. Respect strict des règles d'aseptie. Au-delà de 12 heures de perfusion, tout flacon entamé doit être remplacé.

Contre-indications
Angor instable, infarctus du myocarde datant de moins de 1 mois
Hypotension artérielle, état de choc
Grossesse et allaitement (innocuité non démontrée)
Celles des bêta-bloquants pour les associations (*cf.* le début du chapitre)

Propriétés

- Inhibiteurs sélectifs du canal calcique de type L, de la famille des dihydropyridines qui possèdent un effet vasodilatateur artériel puissant, s'opposant aux spasmes des coronaires, diminuant les résistances périphériques totales et la pression artérielle sans effet inotrope négatif et sans effet bradycardisant
- Absorption digestive rapide (action en 20 minutes *per os*, en 5 à 15 minutes par voie sublinguale), métabolisation hépatique en dérivés inactifs éliminés dans les urines (90 % en 24 heures), passage transplacentaire et dans le lait maternel, durée d'action de 12 heures (formes LP à 20 mg) ou 24 heures (formes LP à 30 mg)
- Pour la clévidipine, demi-vie terminale : 15 minutes

Indications

- Angor de Prinzmétal, angor stable (en seconde intention en association à un bêta-bloquant si les autres anti-angoreux sont contre-indiqués ou inefficaces)
- Hypertension artérielle (formes LP)
- Traitement symptomatique des phénomènes de Raynaud (formes LP)
- Clévidipine : réduction rapide de la TA en phase péri-opératoire

Effets indésirables

- Très fréquents (liés à la vasodilatation périphérique et généralement transitoires) : œdèmes des jambes (non liés à une rétention hydrosodée, donc insensibles aux diurétiques), céphalées, rougeur de la face, hypotension et tachycardie modérées
- Fréquents : douleurs thoraciques, nausées, gastralgies, diarrhée, constipation, asthénie, hyperplasie gingivale, pollakiurie, crampes musculaires, arthralgies, douleurs oculaires, syndrome dépressif, gynécomastie, élévation des transaminases, télangiectasies en zones photo-exposées et régressant incomplètement à l'arrêt, dysgueusie, fibrillation auriculaire, hyperlipidémie
- Rares : réactions allergiques, douleurs angineuses paradoxales survenant dans les 30 minutes après la prise (phénomène de vol coronaire) → arrêt du traitement
- **Surdosage** : tachycardie, hypotension, allongement de l'espace PR, paralysie sinusale

Précautions d'emploi

- Arrêter immédiatement le traitement en cas de douleurs angineuses paradoxales ou de réactions allergiques
- La nifédipine *ne doit plus être utilisée* dans la crise hypertensive par voie sublinguale (risque d'accidents hypotensifs graves) et elle ne doit être utilisée dans l'angor stable qu'en *association obligatoire* avec un bêta-bloquant

Interactions médicamenteuses

- ***Association contre-indiquée*** : diltiazem (augmentation importante des concentrations plasmatiques de nifédipine)
- ***Associations déconseillées*** : dantrolène IV, ciclosporine
- *Associations à prendre en compte* : alpha-1-bloquants, bêta-bloquants
- *Associations à utiliser avec précaution* : inducteurs et inhibiteurs enzymatiques (voir ces termes), digoxine (avec félodipine et nitrendipine), tacrolimus (avec nicardipine)
- *Association synergique* avec bêta-bloquants, diltiazem, IEC, mais pas avec diurétiques

Antiarythmiques

La classification des antiarythmiques (Vaughan-Williams) repose sur leurs effets électrophysiologiques sur le potentiel d'action.

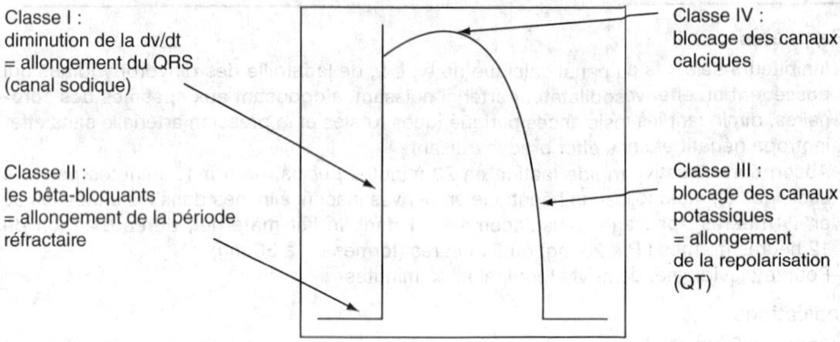

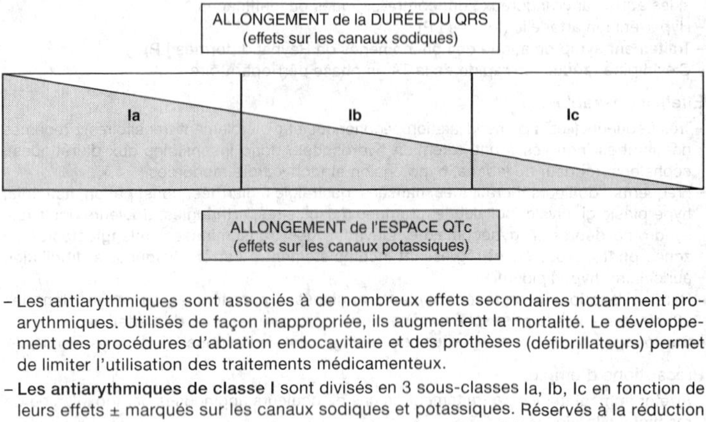

- Les antiarythmiques sont associés à de nombreux effets secondaires notamment proarythmiques. Utilisés de façon inappropriée, ils augmentent la mortalité. Le développement des procédures d'ablation endocavitaire et des prothèses (défibrillateurs) permet de limiter l'utilisation des traitements médicamenteux.
- **Les antiarythmiques de classe I** sont divisés en 3 sous-classes Ia, Ib, Ic en fonction de leurs effets ± marqués sur les canaux sodiques et potassiques. Réservés à la réduction et à la prévention des troubles du rythme atriaux, ils sont parfois utilisés en milieu spécialisé pour les arythmies ventriculaires. **Ils ont des effets proarythmiques ventriculaires graves en cas de cardiopathie sous-jacente (post-infarctus ou autre).**
- **Les antiarythmiques de classe II (bêta-bloquants)** ont des indications multiples. Dans les arythmies supraventriculaires, ils ralentissent la conduction auriculo-ventriculaire. Ils diminuent aussi l'incidence de la mort subite par troubles du rythme en post-infarctus et dans l'insuffisance cardiaque qui doit également être traitée par la mise en place d'un défibrillateur et parfois par des procédures d'ablation.
- **Les antiarythmiques de classe III** sont indiqués dans le traitement et la prévention de tous les troubles du rythme supraventriculaires et ventriculaires.
- **Les antiarythmiques de classe IV (inhibiteurs calciques)** sont utilisés dans les arythmies supraventriculaires où ils ralentissent la conduction auriculo-ventriculaire.

Antiarythmiques

Dans la fibrillation auriculaire :

- **Pour le contrôle de la fréquence ventriculaire**, on utilise les bradycardisants nodaux. Si la cadence ventriculaire doit être ralentie rapidement, on utilise par voie IV (et en l'absence de voie de conduction accessoire de type Wolff-Parkinson-White) des bêta-bloquants (esmolol, métoprolol, propranolol) ou des anticalciques non dihydropyridiniques. Au long cours on peut utiliser les bêta-bloquants, les inhibiteurs calciques non dihydropyridiniques ou la digoxine. Le traitement étiologique ne doit pas être omis.
- **La cardioversion pharmacologique** peut être réalisée, sous réserve d'une anticoagulation efficace > 3 semaines ou sous HNF ou HBPM ou AOD si la durée de la FA est < 48 heures. En l'absence de contre-indication, et en particulier de cardiopathie, on utilise en première intention les antiarythmiques de classe Ic (flécaïne, propafénone) et en deuxième intention l'amiodarone.
- **Pour le maintien en rythme sinusal** : après avoir écarté toute cause favorisante et en fonction des contre-indications, on peut utiliser les antiarythmiques de classe Ic (propafénone, flécaïne, disopyramide) et/ou un bêta-bloquant en première intention. L'amiodarone est prescrite en deuxième intention. L'association Ic et III est possible mais à haut risque d'iatrogènie. Les procédures d'ablation sont discutées en milieu spécialisé.
- L'hydroquinidine (Sérécor) est le seul antiarythmique qui puisse être utilisé en milieu rythmologique spécialisé pour traiter une fibrillation auriculaire chez des patients avec syndrome de Brugada.

Pour les tachycardies jonctionnelles :

- **La réduction** est obtenue par manœuvres vagales et/ou injection d'adénosine triphosphate
- **La prévention des récidives de réentrée intranodale** peut être obtenue par la prise au long cours (ou en cas de crise) de vérapamil, propranolol ou flécaïne.
- **La prévention des récidives** de tachycardie réciproque pour les voies accessoires, justifie des antiarythmiques de classe Ic qui sont les plus efficaces (flécaïne et propafénone). Le sotalol a également une bonne efficacité. L'amiodarone n'a rien démontré de plus que ces deux classes thérapeutiques.
- Les procédures d'ablation sont discutées en milieu spécialisé.

Pour les tachycardies ventriculaires :

- Devant une tachycardie à QRS large, le diagnostic de tachycardie ventriculaire doit être évoqué de principe.
- Le choc électrique externe est le traitement urgent de première intention en cas d'insuffisance ou d'inefficacité circulatoire après anesthésie générale si nécessaire. Le traitement antiarythmique privilégié en aigu après correction des troubles hydroélectrolytiques est l'amiodarone en l'absence d'hyperthyroïdie.
- En prévention des récidives, les traitements antiarythmiques (amiodarone, classe Ic, bêta-bloquant) peuvent être utilisés en fonction du contexte et de la cardiopathie sous-jacente. Un avis spécialisé est toujours nécessaire. Le traitement de la cause ou des facteurs favorisants est essentiel (hypokaliémie, ischémie myocardique, hyperthyroïdie...). Les antiarythmiques de classe Ic ou le vérapamil peuvent être utilisés sur cœur sain pour traiter une extrasystolie ventriculaire ou des tachycardies ventriculaires infundibulaires "bénignes". Les procédures d'ablation sont discutées en milieu spécialisé.
- L'implantation d'un défibrillateur automatique est le seul traitement démontré pour réduire le risque de mort subite et doit être discutée en milieu spécialisé.

Antiarythmiques (I)

Disopyramide voie orale[G] (1) *Liste I-30 %-Coll*

RYTHMODAN	40 gél. 100 mg	A. 300 à 600 mg/jour E. 150 à 200 mg/m²/jour en 3 à 4 prises espacées de 6 à 8 heures
RYTHMODAN LP (2)	20 cp. séc. 250 mg à libération prolongée	A. 250 à 500 mg/jour (jusqu'à 750 mg/jour) en 2 prises espacées de 12 heures
ISORYTHM LP (2)	20 gél. 125 ou 250 mg à libération prolongée	*Idem*

1. Réduire la posologie au 1/3 ou au 1/5e de la posologie habituelle en cas d'insuffisance rénale, et réduire la posologie habituelle de 50 % chez le sujet âgé de plus de 70 ans.
2. En cas d'insuffisance rénale ou hépatique, la forme LP est contre-indiquée.

Contre-indications

Blocs auriculo-ventriculaires des 2e et 3e degrés, bi-bloc (BBD + HBAG par exemple)
Bloc de branche gauche complet
Insuffisance cardiaque, infarctus du myocarde aigu ou ancien
Maladie de l'oreillette non appareillée, QT long et syndrome de Brugada
Myasthénie
Risque de glaucome par fermeture de l'angle ou de rétention urinaire par obstacle urétro-prostatique
Certaines associations (*cf.* Interactions médicamenteuses)
Insuffisance rénale ou hépatique pour les formes LP

Propriétés

- Antiarythmique de la classe Ia de Vaughan-Williams (dépression de la phase 0 du PA par inhibition du courant sodique rapide, ralentissement de la conduction, prolongation de la repolarisation), ayant un effet inotrope négatif et des propriétés anticholinergiques, mais pas d'effet alpha- ou bêta-bloquant
- Action par voie orale en 30 minutes pendant 6 à 8 heures (12 heures pour les formes retard), élimination urinaire et fécale (90-100 % en 5 jours *per os*), taux plasmatiques thérapeutiques = 2 à 5 µg/ml

Indications

- Traitement des crises et prévention des récidives de tachycardies supraventriculaires en l'absence de cardiopathie, de QT long et de médicaments allongeant le QT
- Traitement et prévention des récidives des troubles du rythme ventriculaire documentés symptomatiques et invalidants, en l'absence d'altération de la fonction ventriculaire gauche et/ou de coronaropathie. Initier le traitement à des posologies faibles avec contrôles ECG
- Prévention des chocs électriques chez certains patients porteurs de défibrillateurs implantables

Effets indésirables

- Poussée d'insuffisance cardiaque, voire choc cardiogénique en cas de cardiopathie sévère
- Accélération de la cadence ventriculaire au cours des troubles du rythme supraventriculaire par ralentissement de la tachycardie atriale, facilitant par ce biais la conduction auriculo-ventriculaire
- Effets atropiniques : bouche sèche, constipation, troubles de l'accommodation, diplopie, dysurie, rétention d'urines
- *Effet pro-arythmogène imposant l'arrêt* : ESV, TV, FV, torsades de pointe
- Troubles conductifs : dysfonctions sinusales, BAV, élargissement du QRS
- Gastralgies passagères, exceptionnellement ictère cholestatique et hypoglycémies
- **Surdosage** : allongement de QT, élargissement de QRS, BAV, bloc intraventriculaire, torsades de pointe, coma profond, chute de la TA, mydriase, troubles respiratoires, possibilité d'arrêt cardiaque → à traiter en unité de soins intensifs sous monitoring (lavage gastrique, sels de sodium hypertoniques, inotropes positifs, sonde d'entraînement électro-systolique, voire assistance circulatoire)

Précautions d'emploi

- Arrêter le traitement en cas de survenue de bloc de branche bilatéral, BAV, torsades de pointe, poussée d'insuffisance cardiaque, arythmie ventriculaire, hypoglycémie, ictère
- Réduire la posologie au 1/3 ou au 1/5e de la dose habituelle si insuffisance rénale
- Utiliser après digitalisation et sous surveillance stricte si insuffisance cardiaque
- Surveiller la kaliémie (→ corriger toute hypokaliémie), la glycémie (notamment chez le sujets âgé ou diabétique) et surveillance renforcée en cas de dysfonction sinusale
- Grossesse et allaitement : innocuité non établie et passage dans le lait maternel
- Syndrome de Brugada

Interactions médicamenteuses

- ***Associations contre-indiquées*** : médicaments entraînant des torsades de pointe (voir ce terme)
- ***Associations déconseillées*** : autres antiarythmiques, inhibiteurs enzymatiques (voir ce terme), médicaments hypokaliémiants
- *Associations à utiliser avec précaution* : inducteurs enzymatiques (voir ce terme), anticholinergiques (effets atropiniques), bêta-bloquants (association contre-indiquée avec le sotalol)

Antiarythmiques (II) : Dérivés quinidiniques

Hydroquinidine *Liste I-30 %-Coll-Prescription initiale réservée aux cardiologues*

SÉRÉCOR	60 gél. 300 mg à libération prolongée (≈ 165 mg de Quinidine base)	A. 1 gél. × 2 fois/jour (D. max. : 4 gél./jour)

Contre-indications

BAV non appareillé, QT long et syndrome de Brugada, torsades de pointe
Maladie de l'oreillette, intoxication digitalique, infarctus du myocarde
Insuffisance cardiaque, bloc de branche complet, myasthénie
Certaines associations (*cf.* Interactions médicamenteuses)

Propriétés

- Antiarythmique de la classe Ia actif surtout à l'étage supraventriculaire, ayant un effet atropinique faible, et à forte dose un effet inotrope négatif
- Biodisponibilité de 70 %, action en 2 heures pendant 12 heures si forme retard, métabolisation hépatique, élimination urinaire, taux thérapeutiques = 2 à 5 µg/ml

Indications

- Traitement et prévention des récidives des troubles du rythme ventriculaire documentés, symptomatiques et invalidants, en l'absence de dysfonctions VG et/ou de coronaropathie
- Traitement des crises et prévention des récidives des tachycardies supraventriculaires documentées en l'absence de cardiopathie, d'allongement de l'espace QT et de médicaments allongeant l'espace QT

Effets indésirables

- Fréquents : diarrhée, nausées, vomissements, photosensibilité
- Réactions d'hypersensibilité imposant l'arrêt : purpura thrombopénique, anémie hémolytique, BAV ou bloc intraventriculaire, syncope, torsades de pointe, arrêt cardiaque
- *Effet pro-arythmogène imposant l'arrêt* : ESV, TV, FV, torsades de pointe
- Cinchonisme (essentiellement en cas de surdosage) : vertiges, photophobie, diplopie, acouphènes, hypoacousie → réduire la posologie

Précautions d'emploi et interactions médicamenteuses

- *Vérifier la kaliémie avant de débuter le traitement* (→ corriger toute hypokaliémie) et *tester la sensibilité* par un comprimé-test avec ECG dans les 24 heures (→ arrêt si éruption cutanée, crise d'asthme, fièvre, hypotension, allongement de QT ≥ 0,04 seconde ou de QRS ≥ 25 %, survenue d'ESV, tachycardie ou fibrillation ventriculaire), surveiller kaliémie et NFS
- Prudence en cas d'insuffisance cardiaque ou rénale (réduction des doses), de bloc de branche incomplet, de risque de glaucome ou de rétention urinaire, de déficit en G6PD
- Grossesse et allaitement : innocuité non démontrée
- ***Associations contre-indiquées*** : médicaments entraînant des torsades de pointe (amiodarone, sotalol, quinidiques, érythromycine IV, vincamine), cibenzoline
- ***Associations déconseillées*** : antiarythmiques (autres), produits hypokaliémiants, halofantrine, sels et hydroxydes de magnésium
- *Associations à utiliser avec précaution* : acétazolamide et alcalinisants urinaires, bêta-bloquants (mais le sotalol est contre-indiqué), digoxine, inducteurs enzymatiques

Antiarythmiques (III)

Lidocaïne injectable *Liste II-Réservé aux hôpitaux et à la trousse d'urgence-Coll*

XYLOCARD Intraveineux Délai d'action < 30 secondes Durée d'action = 20 à 30 minutes	10 amp. de 5 ml (2 %) = 100 mg	Voie **IV** en bolus : 1 à 1,5 mg/kg *soit* environ 100 mg
XYLOCARD Perfusion Délai d'action < 30 secondes Durée d'action = 20 à 30 minutes	10 fl. à diluer de 20 ml (5 %) = 1 000 mg	Perfusion **IV** : 20 à 50 µg/kg/min (1) (≈ 1 à 4 mg/min)

1. Cette perfusion continue à débit constant prenant le relais immédiat de l'injection intraveineuse directe en *milieu hospitalier sous ECG continu* est obtenue après dissolution de 2 g *soit* 40 ml de Xylocard pour perfusion dans 500 ml de soluté isotonique, perfusés au débit de 7 à 20 gouttes/min. Si l'arythmie réapparaît pendant cette perfusion (généralement vers la 30e minute), une injection IV supplémentaire de 25 à 50 mg de Xylocard Intraveineux est conseillée.

Contre-indications

Hypersensibilité aux anesthésiques locaux du groupe à liaison amide
Troubles permanents de la conduction intracardiaque, syndrome de Brugada
Antécédents neuro-psychiques graves, épilepsie non contrôlée
Porphyrie aiguë

Propriétés

- Antiarythmique de la classe Ib de Vaughan-Williams (effets modérés sur la phase 0 du PA, augmentation du seuil de fibrillation, raccourcissement de la repolarisation), agissant surtout à l'étage ventriculaire, particulièrement sur les fibres de Purkinje
- Action quasi immédiate et durant 20 à 30 minutes par voie IV (action en 5 à 15 minutes et durant 90 à 120 minutes par voie IM), inactivation hépatique avec cycle entéro-hépatique, élimination urinaire : une injection IV en bolus suivie d'une perfusion IV à débit continu permet d'obtenir des taux sanguins efficaces de façon immédiate et prolongée aussi longtemps que nécessaire (taux plasmatique efficace compris entre 1,5 et 5 µg/ml)

Indications

- Prévention et traitement des troubles du rythme ventriculaires menaçant le pronostic vital, notamment à la phase aiguë de l'infarctus du myocarde

Effets indésirables

- Réactions allergiques exceptionnelles : malaise avec prurit, urticaire, œdème sous-cutané, toux, bronchospasme, œdème laryngé, chute tensionnelle, voire collapsus
- **Surdosage** (taux plasmatiques > 5 µg/ml) : paresthésies des extrémités, agitation, nausées, bâillements, somnolence, acouphènes, vertiges, nystagmus, dysarthrie, céphalées, confusion, hallucinations, tachypnée, hypotension, puis convulsions, dépression respiratoire, troubles du rythme et de la conduction cardiaque, collapsus cardio-vasculaire
- **Antidote** : Intralipide 20 %, 100 ml IVD

Précautions d'emploi et interactions médicamenteuses

- Réduction des doses de 50 % en cas d'insuffisance cardiaque ou hépatique ou de traitement par des bêta-bloquants ou la cimétidine
- Grossesse et allaitement : utilisation possible si nécessaire
- ***Associations déconseillées*** : autres antiarythmiques
- *Associations à utiliser avec précaution* : bêta-bloquants et cimétidine

Antiarythmiques (IV)

Cibenzoline *Liste I-65 %-Coll*

EXACOR	30 cp. séc. 130 mg	A. 260 mg/24 h (1) en 2 prises quotidiennes (D. max. : 390 mg/24 h)

1. Réduire la posologie chez les sujets âgés (2,5 mg/kg/jour en 2 prises) et en cas d'insuffisance rénale (3 mg/kg/jour en 2 prises si la clairance de la créatinine est comprise entre 20 et 40 ml/min, 2,5 mg/kg/jour en 2 prises si la clairance de la créatinine est comprise entre 10 et 20 ml/min).

Contre-indications

Infarctus du myocarde (aigu ou ancien), QT long et syndrome de Brugada
Insuffisance cardiaque, troubles de la conduction intracardiaque, dysfonctionnement sinusal et maladie de l'oreillette non appareillés, bloc de branche gauche complet
Grossesse (par précaution), certaines associations (*cf.* Interactions médicamenteuses)

Propriétés

- Antiarythmique de la classe Ic de Vaughan-Williams (dépression de la phase 0 du PA, ralentissement de la conduction, effet minimal sur la repolarisation), actif aux niveaux ventriculaire et supraventriculaire, ayant un effet inotrope négatif
- Absorption digestive complète, fixation modérée aux protéines plasmatiques (60 %), demi-vie de 7 heures, métabolisation hépatique, élimination rapide par voie urinaire

Indications

- Prévention des récidives de tachycardies supraventriculaires en l'absence de cardiopathie, d'espace QT long et de médicaments allongeant l'espace QT
- Tachycardies ventriculaires menaçant le pronostic vital ou symptomatiques et invalidantes en l'absence d'altération de la fonction ventriculaire gauche : traitement instauré en milieu hospitalier sous monitorage avec contrôles ECG et initié à des posologies faibles

Effets indésirables

- Ralentissement de la conduction cardiaque (en particulier chez le sujet âgé en cas de troubles conductifs préexistants), variations modérées de la FC, baisse tensionnelle modérée par voie IV, poussée d'insuffisance cardiaque en cas de cardiopathie sévère
- *Effet pro-arythmogène imposant l'arrêt* : survenue d'ESV nombreuses ou polymorphes, tachycardie ou fibrillation ventriculaire
- Extracardiaques : gastralgies, nausées, vomissements, diarrhée, tremblements, vertiges, asthénie, rares cas d'hypoglycémie surtout en cas de surdosage (sujets âgés)

Précautions d'emploi et interactions médicamenteuses

- Arrêt du traitement en cas de survenue de BAV du 2e ou 3e degré, bloc bifasciculaire ou trifasciculaire, poussée d'insuffisance cardiaque ou arythmie ventriculaire
- Réduire la posologie en cas d'insuffisance rénale, chez le sujet âgé et/ou en cas de cardiopathie sévère (*cf.* note ci-contre), et en cas d'élargissement de QRS > 25 % des valeurs basales ou de survenue d'un BAV du 1er degré
- Surveillance des tests hépatiques en cas d'insuffisance hépatique sévère, surveillance étroite en cas d'hypotension et/ou troubles conductifs préexistants
- ***Associations contre-indiquées*** : médicaments entraînant des torsades de pointe (voir ce terme)
- ***Associations déconseillées*** : halofantrine, produits hypokaliémiants, antiarythmiques
- *Associations à utiliser avec précaution* : bêta-bloquants (le sotalol est contre-indiqué)

Antiarythmiques (V)

Propafénone[G] *Liste I-30 %-Coll*

RYTHMOL	30 cp. séc. 300 mg	A. 2 à 3 cp./jour (1) en 2 à 3 prises (D. max. : 1 200 mg/jour)

1. Sujets âgés et insuffisance hépatique : 1 cp./jour avec augmentation prudente sous surveillance.

Contre-indications

Dysfonctionnement sinusal, maladie de l'oreillette, QT long, syndrome de Brugada
Blocs auriculo-ventriculaires des 2e ou 3e degrés non appareillés
Infarctus du myocarde aigu ou ancien, blocs de branche
Insuffisance cardiaque, intoxication digitalique, bronchopathie obstructive sévère
Insuffisance hépatique ou rénale sévère, cirrhose, hypotension artérielle

Propriétés

- Antiarythmique de la classe Ic de Vaughan-Williams (dépression de la phase 0 du PA, ralentissement important de la conduction), ayant un effet bêta-bloquant et un effet inotrope négatif, actif aux niveaux auriculaire, jonctionnel et ventriculaire
- Absorption digestive complète, fixation protéique à 90 %, demi-vie de 4 heures, élimination biliaire et urinaire sous forme de dérivés actifs et inactifs

Indications

- Traitement et prévention des crises de tachycardie paroxystique supraventriculaire et jonctionnelle (liée ou non à la présence d'une voie de conduction accessoire) en l'absence de cardiopathie, d'espace QT long et de médicaments allongeant l'espace QT
- Traitement et prévention des récidives des troubles du rythme ventriculaires invalidants, en l'absence d'altération de la fonction ventriculaire gauche et/ou de coronaropathie
- Prévention des chocs électriques chez certains patients porteurs de défibrillateurs implantables

Effets indésirables

- Bradycardie, possibilité de troubles de la conduction sino-auriculaire ou auriculo-ventriculaire ou intraventriculaire, poussées d'insuffisance cardiaque
- *Effet pro-arythmogène imposant l'arrêt* : survenue d'ESV nombreuses ou polymorphes, tachycardie ou fibrillation ventriculaire
- Extracardiaques : troubles du goût, vertiges, nausées, vomissements, constipation, lipothymies, troubles visuels, céphalées, tremblements, réactions cutanées, hépatites

Précautions d'emploi et interactions médicamenteuses

- Arrêter le traitement en cas de survenue de bloc sino-auriculaire, BAV de haut degré (mais un allongement de PR ≤ 0,24 seconde, de QRS ≤ 25 % des valeurs initiales ou de QT n'imposent pas l'arrêt), ou arythmie ventriculaire (extrasystoles ventriculaires nombreuses et/ou polymorphes, tachycardie ou fibrillation ventriculaire)
- **Prudence** en cas d'allongement préalable de l'espace PR, d'insuffisance hépatique
- Doser le médicament en cas de survenue d'un effet indésirable grave
- Grossesse : utilisation déconseillé (innocuité non démontrée)
- ***Associations contre-indiquées*** : médicaments entraînant des torsades de pointe
- ***Associations déconseillées*** : halofantrine, produits hypokaliémiants, antiarythmiques
- *Associations à utiliser avec précaution* : antivitamines K, bêta-bloquants (le sotalol est contre-indiqué)

Antiarythmiques (VI)

Flécaïnide voie orale[G] *Liste I-30 %-Coll*

FLECAÏNE	30 cp. séc. 100 mg	A. 100 à 200 mg/jour (D. max. : 300 mg/jour) en 2 prises espacées de 12 heures
FLECAÏNE LP	30 gél. 50 mg, 100 mg, 150 mg ou 200 mg à libération prolongée	A. 100 à 200 mg/jour (D. max. : 300 mg/jour) en 1 prise quotidienne

Flécaïnide voie injectable *Liste I-Réservé aux hôpitaux*

FLECAÏNE Injectable	5 amp. 15 ml = 150 mg	Par voie IV lente : 1 à 2 mg/kg en 10 minutes au moins

Contre-indications

Blocs auriculo-ventriculaires des 2e ou 3e degrés non appareillés, QT long
Syndrome de Brugada, bloc de branche gauche complet
Bloc bifasciculaire, dysfonction sinusale, maladie de l'oreillette
Infarctus du myocarde aigu ou ancien, insuffisance cardiaque
Association aux antiarythmiques de classe I, aux bêta-bloquants indiqués dans le traitement de l'insuffisance cardiaque (carvédilol, succinates de métoprolol, bisoprolol)

Propriétés

- Antiarythmique de la classe Ic de Vaughan-Williams (dépression de la phase 0 du PA, ralentissement de la conduction, effet minimal sur la repolarisation), agissant aux niveaux ventriculaire et supraventriculaire, ayant un effet inotrope négatif, ne modifiant pas la tension artérielle et la fréquence cardiaque sauf chez les patients présentant une dysfonction sinusale
- Absortion digestive > 90 %, demi-vie de 14 heures autorisant 2 prises/jour, fixation à 40 % aux protéines plasmatiques, élimination urinaire (25 % sous forme inchangée)
- Avec la forme LP, le pic plasmatique survient à 24 heures environ avec un plateau persistant plus de 6 heures ; l'état d'équilibre est atteint après 5 jours sans accumulation ultérieure

Indications

- Troubles du rythme supraventriculaires symptomatiques en l'absence de cardiopathie
- Traitement de la crise de fibrillation auriculaire au cours d'un syndrome de Wolff-Parkinson-White
- Traitement et prévention des récidives des troubles du rythme ventriculaires invalidants, en l'absence d'altération de la fonction ventriculaire gauche et/ou de coronaropathie
- Prévention des chocs électriques chez certains patients porteurs de défibrillateurs implantables

Effets indésirables (taux plasmatique efficace = 0,2 à 1 µg/ml)

- Poussée d'insuffisance cardiaque sévère voire choc cardiogénique dans les cardiopathies sévères, aggravation des troubles de la conduction
- *Effet pro-arythmogène imposant l'arrêt* : survenue d'ESV nombreuses ou polymorphes, tachycardie ou fibrillation ventriculaire
- Nausées, céphalées, asthénie, troubles digestifs, troubles neuro-sensoriels à fortes doses (vertiges, tremblements, troubles de la vision, sensations d'instabilité), alopécie, pneumopathies interstitielles imposant l'arrêt immédiat et définitif, cytolyse hépatique, douleurs musculaires et articulaires, insomnie, dépression

Précautions d'emploi

- L'acétate de flécaïnide précipite dans les solutions salines
- Arrêter le traitement en cas de survenue de bloc auriculo-ventriculaire, bloc de branche bilatéral ou troubles du rythme ventriculaires (extrasystoles ventriculaires nombreuses et/ou polymorphes, tachycardie ou fibrillation ventriculaire)
- Réduire la posologie en cas d'insuffisance cardiaque ou d'insuffisance rénale sévère (clairance de la créatinine ≤ 20 ml/min) → dose initiale de 100 mg/jour en 2 prises au maximum, pouvant être augmentée ou diminuée par paliers (50 mg tous les 4 à 5 jours)
- Sujets âgés : réduire voire interrompre la flécaïne
- Grossesse et allaitement : utilisation déconseillée (innocuité non établie)

Interactions et incompatibilités médicamenteuses

- ***Associations contre-indiquées*** : médicaments entraînant des torsades de pointe (amiodarone, sotalol, disopyramide, quinidiques, propafénone, cibenzoline, érythromycine IV, sultopride, vincamine, terfénadine), bêtabloquants dans l'insuffisance cardiaque
- ***Associations déconseillées*** : halofantrine, produits hypokaliémiants, autres antiarythmiques, anticholinestérasiques, bupropion, terbinafine
- *Associations à utiliser avec précaution* : bêta-bloquants (le sotalol est contre-indiqué)
- *Par voie IV* : diluer dans un soluté glucosé (précipitation dans les solutés salés)

Antiarythmiques (VII)

Ajmaline *Réservé à l'usage hospitalier*

GILURYTMAL (1)	5 amp. 10 ml de sol. inj. 50 mg/10 ml	1 mg/kg en IV lente en 10 minutes

1. Utilisation exclusive en laboratoire d'électrophysiologie ou en USIC sous contrôle électrocardiographique continu et disponibilité immédiate de matériel de réanimation.

Contre-indications

Hypersensibilité connue à l'ajmaline ou à l'un des composants
Aspect spontané de syndrome de Brugada de type I
QRS ≥ 0,16 sec, BAV 2e ou 3e degré, altération de la fonction ventriculaire gauche, troubles de conduction intraventriculaire, QT long, myasthénie, cardiomyopathie hypertrophique ou dilatée, bradycardie, infarctus du myocarde < 3 mois
Grossesse

Propriétés

– Antiarythmique de classe Ia, bloqueur des canaux sodiques

Indications

– Démasquer un aspect du syndrome de Brugada chez les patients pour lesquels l'aspect typique (type I) n'est pas présent de façon spontanée (bilan de syncope, de mort subite familiale, après mort subite récupérée en l'absence de cause claire)

Précautions d'emploi

– L'injection doit être stoppée immédiatement en cas d'apparition d'un aspect de type I, d'élargissement des QRS ou d'apparition de troubles du rythme ventriculaire. Il peut être nécessaire d'injecter des bicarbonates molaires en cas de troubles sévères de la conduction ou en cas de troubles du rythme ventriculaire

Antiarythmiques (VIII)

Dronédarone *Liste I-Non remboursé-Prescription reservée aux cardiologues*

MULTAQ	60 cp. 400 mg	A. 1 cp. matin et soir

Contre-indications

Hémodynamique instable, fibrillation auriculaire permanente
BAV 2e et 3e degrés ou maladie du sinus non appareillés, intervalle QTc ≥ 500 ms
Bradycardie < 50/min, insuffisance cardiaque classes III-IV NYHA
Toxicité hépatique ou pulmonaire liée à une utilisation antérieure d'amiodarone
Insuffisance hépatique ou rénale sévère (clcr < 30 ml/min)
Grossesse et allaitement
Associations médicamenteuses (*cf.* ci-dessous)

Propriétés

- Inhibiteur multicanal inhibant les courants potassiques (incluant IK (Ach), IKur, IKr, IKs) et prolongeant ainsi le potentiel d'action cardiaque et les périodes réfractaires (classe III), inhibant aussi les courants sodiques (classe Ib) et les courants calciques (classe IV). C'est un antagoniste adrénergique non compétitif (classe II), qui prolonge les périodes réfractaires effectives de l'oreillette et du nœud auriculo-ventriculaire, la longueur du cycle de Wenckebach, les intervalles AH, PQ, QT sans effet marqué sur QTc, sans changement dans les intervalles HV et QRS
- Absorption de 70 %, biodisponibilité 15 %, équilibre en 4 à 8 jours, liaison aux protéines plasmatiques > 95 %, métabolisme hépatique par CYP 3A4, demi-vie 25 heures (84 % dans les fèces)

Indications

- Maintien du rythme sinusal après cardioversion chez l'adulte atteint de fibrillation auriculaire après avoir écarté les alternatives thérapeutiques

Effets indésirables

- Très fréquents (≥ 10 %) : augmentation de la créatinémie (≥ 10 %), allongement du QT
- Fréquents (1 à 10 %) : bradycardie, diarrhées, vomissements, douleurs abdominales, rash, prurit, fatigue, hypertransaminasémie, hépatite aiguë
- Rares (< 1 %) : dysgueusie, eczéma, photosensibilité, fibrose pulmonaire

Précautions d'emploi

- Doser la créatinine plasmatique 7 jours après l'initiation du traitement
- Un bilan hépatique doit être réalisé avant l'initiation du traitement puis tous les mois
- Patients présentant une coronaropathie : prudence
- Arrêt du traitement si QTc ≥ 500 msec

Interactions médicamenteuses

- ***Associations contre-indiquées*** : inhibiteurs du cytochrome P450 3A4, médicaments induisant des torsades de pointe, dabigatran (risque de saignement)
- ***Associations déconseillées*** : pamplemousse, inducteurs du CYP 3A4
- *Associations à utiliser avec précaution* : digoxine, bêta-bloquants, antagonistes calciques, statines

Antiarythmiques (IX)

Amiodarone voie orale[G] *Liste I-65 %-Coll*

CORDARONE	30 cp. séc. 200 mg (75 mg d'iode/cp.)	Traitement d'attaque : A. 3 cp./jour pendant 8 à 10 jours (1) Traitement d'entretien à la dose minimale efficace : A. de 1 cp. tous les 2 jours à 2 cp./jour en 1 prise

1. En milieu hospitalier et sous surveillance électrocardiographique, le traitement d'attaque a pu être porté à 4 voire 8 comprimés le premier jour (les concentrations plasmatiques obtenues par cette dose de charge sont comparables à celles qui sont obtenues par voie veineuse). Après une prise unique, les concentrations plasmatiques maximales sont atteintes en 3 à 7 heures.

Amiodarone voie injectable[G] (2) *Liste I-Réservé aux hôpitaux, sous surveillance continue de l'ECG et de la TA*

CORDARONE 150 mg/3 ml Délai d'action = 5 minutes, maximal en 15 à 20 minutes Durée d'action = 4 heures	6 amp. 150 mg (3 ml)	Traitement d'attaque : A. 5 mg/kg en perfusion IV dans 250 ml de G5 (3) en 20 à 120 minutes, renouvelable si besoin 2 à 3 fois/24 h Traitement d'entretien : A. 10 à 20 mg/kg/jour en perfusion IV (cathéter central) dans du G5 pendant quelques jours avec relais par voie orale (4)

2. La voie IV directe est *contre-indiquée* en dehors de l'arrêt cardiaque lié à une fibrillation ventriculaire résistante aux chocs électriques externes (dose moyenne de 300 mg ou 5 mg/kg dans 20 ml de G5). Une administration supplémentaire de 150 mg (ou 2,5 mg/kg) est envisagée en cas de fibrillation ventriculaire persistante.
3. Pour les perfusions IV, utiliser uniquement comme vecteur du soluté glucosé isotonique sans descendre en dessous d'une concentration de 2 ampoules pour 500 ml de soluté pour des raisons galéniques, et perfuser par l'intermédiaire d'un cathéter veineux central (le traitement de relais par voie orale doit débuter dès le premier jour de la perfusion). La voie veineuse périphérique peut être utilisée en cas d'arrêt cardiaque ou en limitant à 2 ampoules sur 30 à 40 minutes après avoir vérifié la qualité de l'accès veineux (risque de veinite ou de thrombophlébite pouvant évoluer vers la nécrose cutanée).
4. Privilégier la voie orale dès que possible.

Contre-indications
Allergie à l'iode, hyperthyroïdie, syndrome de Brugada
Bradycardie sinusale, dysfonction sinusale non appareillée, QT long
Blocs auriculo-ventriculaires, bifasciculaires ou trifasciculaire non appareillés
Médicaments allongeant le QT, hypotension sévère, torsades de pointe
Grossesse (risque thyroïdien pour le fœtus) et allaitement

Propriétés

- Antiarythmique puissant de la classe III de Vaughan-Williams, l'effet antiarythmique apparaît après injection IV en 5 minutes, est maximal après 15 à 20 minutes et persiste pendant 4 heures, ralentissant la conduction sino-auriculaire, auriculaire et nodale, avec effet bradycardisant modéré (FC réduite de 15 %), sans effet inotrope négatif notable
- Absorption à 50 %, forte affinité tissulaire, demi-vie de 20 à 100 jours, élimination biliaire très lente pendant 7 mois, effet rémanent pendant 10 à 30 jours

Indications

- *Voie orale* :
  - Prévention des récidives des fibrillations ventriculaires, des tachycardies ventriculaires menaçantes, symptomatiques et invalidantes, des tachycardies supraventriculaires en cas de résistance ou de contre-indication aux autres thérapeutiques
  - Traitement des tachycardies supraventriculaires : ralentissement ou réduction de la fibrillation ou du flutter auriculaire
- *Voie injectable* : troubles du rythme graves, au niveau ventriculaire, jonctionnel ou auriculaire, troubles du rythme des syndromes de Wolff-Parkinson-White

Effets indésirables

- *Cutanés* : photosensibilisation très fréquente (de l'érythème à la brûlure sévère) imposant l'arrêt dans 3 % des cas, pigmentation cutanée gris ardoisé régressant lentement (10 à 24 mois), justifiant d'éviter l'exposition solaire ou aux rayons UV
- *Oculaires* : dépôts cornéens constants, avec ou sans halos colorés, réversibles en 2 à 13 mois à l'arrêt (mais un dépôt sous-pupillaire ne contre-indique pas la poursuite du traitement), neuropathie optique
- *Thyroïdiens* : hypothyroïdie n'imposant pas toujours l'arrêt (à traiter par thyroxine), ou hyperthyroïdie imposant l'arrêt de l'amiodorone
- *Pulmonaires* : pneumopathie interstitielle, bronchiolite oblitérante, fibrose, pleurésie
- *Rares* (< 1 %) : impuissance, troubles digestifs, ataxie, tremblement extrapyramidal, neuropathies périphériques, myopathie, hépatite, gynécomastie, épididymite, dysgueusie, syndrome cérébelleux
- Par voie injectable : risque de veinite et de nécrose cutanée (→ utiliser un cathéter veineux central), bouffées vaso-motrices, hypotension, nausées et vomissements, bradycardie

Précautions d'emploi et interactions médicamenteuses

- L'utilisation au cours de la grossesse ne doit se faire qu'en cas de nécessité absolue
- Utilisation prudente en cas d'antécédents thyroïdiens et chez les sujets âgés
- Bilan thyroïdien préalable puis dosage de TSH 2 fois par an, radiographie pulmonaire préalable puis annuelle, surveillance cardio-vasculaire, oculaire, cutanée et hépatique
- ***Associations contre-indiquées*** : autres médicaments entraînant des torsades de pointe (*cf.* Torsades de pointe iatrogènes), cibenzoline, iode radio-actif
- ***Associations déconseillées*** : bêta-bloquants (mais le sotalol est contre-indiqué), diltiazem, produits hypokaliémiants, psoralènes, vérapamil, halofantrine
- *Associations à utiliser avec précaution* (effet inhibiteur enzymatique) : AVK, anesthésiques, antithyroïdiens, ciclosporine, digitaliques, phénytoïne, simvastatine

Antiarythmiques (X) et diagnostic de l'ischémie myocardique

Adénosine injectable *Liste I-Réservé aux hôpitaux et aux urgences*

KRENOSIN[G] (1) Délai d'action = 10 à 20 secondes Demi-vie = quelques secondes	6 fl. 2 ml = 6 mg	Injection IV en bolus sous monitoring de l'ECG (2)
ADENOSCAN[G] Demi-vie = quelques secondes	6 fl. 10 ml = 30 mg	*Usage diagnostique* : Injection IV continue : 140 µg/kg/min pendant 6 minutes ou en échographie de stress : 100 µg/kg/min pendant 3 minutes 140 ou 200 µg/kg/min pendant 4 minutes

1. Chez l'adulte 3 mg initialement, puis si besoin 6 mg après 1 à 2 minutes, puis 12 mg après 1 à 2 minutes; chez l'enfant 0,05 mg/kg initialement et dose maximale de 0,25 mg/kg.
2. Avec moyens de réanimation cardio-respiratoire, atropine, défibrillateur.

Régadénoson *Liste I-Réservé à l'usage hospitalier*

RAPISCAN	Fl. 5 ml = 400 µg	*Usage diagnostique* : A. 400 µg (5 ml) en bolus IV sous monitoring ECG (3)

3. 5 ml de NaCl à 0,9 % doivent être administrés immédiatement après l'injection. Le produit ne doit être administré qu'une seule fois par intervalle de 24 heures.

Adénosine triphosphate injectable
Liste I-Réservé aux hôpitaux et aux urgences

STRIADYNE 20 mg/2 ml Demi-vie = quelques secondes	10 amp. 2 ml = 20 mg	Injection IV en bolus sous monitoring de l'ECG (4) A. 10 mg puis si nécessaire 20 mg au bout de 2 minutes E. 1 mg/kg

4. Avec moyens de réanimation cardio-respiratoire, atropine, défibrillateur.

Le dipyridamole injectable est également utilisé pour la détection d'une ischémie myocardique par scintigraphie lorsqu'un test d'effort ne peut être effectué ou n'est pas contributif (bloc de branche gauche) (*cf.* "Antiagrégants plaquettaires").

Contre-indications
Hypersensibilité connue à l'adénosine, asthme
BAV des 2e et 3e degrés ou maladie du sinus (sauf si le patient est appareillé)
Pour Adenoscan : syndrome de QT long, hypotension sévère, angor instable, insuffisance cardiaque décompensée
Bronchopathie chronique obstructive ou bronchospasme

Propriétés

- *Rythmologiques (Krénosin, Striadyne)* : nucléoside produit par dégradation de l'ATP, entraînant un ralentissement de l'activité sinusale et un BAV (effet vagomimétique) par stimulation des récepteurs puriniques A_1, des cellules des oreillettes et du nœud auriculo-ventriculaire (action en 10 à 20 secondes, disparaissant en 10 secondes), favorisant l'ouverture des canaux potassiques ce qui permet de réduire les tachycardies par réentrée si le nœud auriculo-ventriculaire fait partie de ce circuit de réentrée
- *Diagnostiques dans la coronaropathie (Adenoscan, Rapiscan)* : l'adénosine provoque une dilatation artériolaire du lit coronaire par stimulation des récepteurs puriniques A_{2A} et A_{2B} ; l'augmentation du flux sanguin est plus importante au niveau des artères coronaires saines (× 4-5) qu'au niveau des artères sténosées, ce qui provoque un "vol coronaire"

Indications

- *Rythmologiques* : conversion rapide en rythme sinusal des tachycardies jonctionnelles y compris dans les syndromes de Wolff-Parkinson-White et aide au diagnostic des tachycardies à complexes larges ou fins
- *Diagnostic* de l'ischémie myocardique par scintigraphie de perfusion myocardique lorsque l'épreuve d'effort est impossible ou inappropriée, ou par IRM cardiaque ou échographie de stress

Effets indésirables (fréquents : 40 à 80 % des cas)

- Troubles du rythme et de la conduction lors du passage en rythme sinusal (pause sinusale, bradycardie ou tachycardie sinusale, extrasystoles, BAV, plus rarement bradycardie sévère et asystolie ayant parfois nécessité une stimulation temporaire, quelques cas de tachycardie et fibrillation ventriculaire)
- Risque de bronchospasme (si asthme ou bronchopneumopathie obstructive)
- Transitoires : flush facial, dyspnée, douleurs thoraciques, céphalées, nausées, sensation de tête vide, plus rarement palpitations, anxiété, hyperventilation, vision trouble, vertiges, sueurs, goût métallique
- *Régadénoson* : fluctuations tensionnelles et risque d'AVC → si HTA non contrôlée, nécessité de reporter l'examen ; crises convulsives, en particulier si association à l'aminophylline

Précautions d'emploi et interactions médicamenteuses

- L'utilisation doit être réalisée en milieu de soins intensifs : injection sous surveillance continue de l'ECG et par un médecin disposant des moyens de réanimation cardio-respiratoire (atropine disponible et défibrillateur)
- *Régadénoson* : surrisque d'AVC et de prolongation de crises convulsives après administration d'aminophylline. Il n'est donc pas recommandé d'utiliser le produit en cas d'HTA non contrôlée, d'hypotension et d'administrer de l'aminophylline. L'utilisation doit être prudente en cas de FA ou de flutter et d'antécédent de crises convulsives
- La grossesse n'est pas une contre-indication pour les indications rythmologiques de la Striadyne et du Krenosin
- Risque de potentialisation par le dipyridamole (diminuer les doses)
- Risque d'antagonisme par la caféine et la théophylline, les anticholinergiques

Correcteurs des bradycardies : Anticholinergiques

Atropine voie injectable^{G} *Liste I-30 %-Coll*

ATROPINE Injectable Sulfate d'atropine Délai d'action = 30 à 90 secondes en IV, 10 à 30 minutes en IM ou SC Durée d'action = 15 minutes en IV, 3 heures en IM ou SC	10 amp. 1 ml = 0,25 mg 10 amp. 1 ml = 0,50 mg 10 amp. 1 ml = 1 mg	Voie SC, IM ou IV lente : A. 0,25 à 1 mg/injection E. *cf.* Précautions d'emploi

Isoprénaline (voir ce terme)

Amine sympathomimétique ayant un très puissant effet bêta-1 adrénergique (effets inotrope, chronotrope, dromotrope et bathmotrope positifs très importants), utilisable dans les bradycardies extrêmes par BAV complet ou par bloc sino-auriculaire syncopal (devant l'inefficacité de l'atropine et/ou en attente d'un entraînement électrosystolique temporaire ou définitif).

Contre-indications
Risque de glaucome par fermeture de l'angle
Risque de rétention urinaire par obstacle urétro-prostatique
Grossesse et allaitement

Propriétés

- Anticholinergique s'opposant aux effets bradycardisants de l'acétylcholine, ayant une action antispasmodique au niveau des fibres musculaires lisses du tube digestif et des voies biliaires et urinaires, ralentissant la vidange gastrique et diminuant les sécrétions gastrique, salivaire, lacrymale, sudorale
- Élimination urinaire rapide après injection (5 % en 1 heure et 100 % en 12 heures)

Indications

- Prévention et traitement des bradycardies sinusales et blocs auriculo-ventriculaires ou atrio-ventriculaires, notamment à la phase initiale des IDM postérieurs : 0,5 à 1 mg IV
- Prémédication anesthésique en prévention des manifestations vagales : 1 mg SC chez l'adulte, 62,5 à 500 µg SC chez l'enfant
- Manifestations douloureuses aiguës d'origine spasmodique au niveau des voies urinaires (coliques néphrétiques notamment), des voies biliaires ou du tube digestif
- Antidote spécifique des intoxications aiguës par anticholinestérasiques (insecticides organophosphorés et carbamates) ou par parasympathicomimétiques : 1 mg IM ou IV ou plus toutes les 5 à 10 minutes jusqu'à apparition d'une dilatation pupillaire et arrêt de la sécrétion salivaire et de la transpiration

Effets indésirables

- *Effets atropiniques dose-dépendants* : bouche sèche, constipation, mydriase, troubles de l'accommodation, élévation de la pression intra-oculaire, diminution de la sécrétion lacrymale, tachycardie, palpitations, risques de rétention urinaire en cas d'obstacle urétro-prostatique et de glaucome aigu en cas de glaucome à angle fermé, et à forte dose excitation, confusion mentale, hallucinations, coma et dépression respiratoire
- Risque de tachycardie si injection IV trop rapide → injection IV lente (en 3 à 5 minutes)
- **Surdosage** : effets atropiniques décrits ci-dessus avec surtout tachycardie, agitation, confusion mentale, hallucinations, dépression respiratoire → ésérine (1-2 mg par voie SC, IM ou IV) ou prostigmine (0,5-2,5 mg par voie IM ou IV lente), à répéter si besoin

Précautions d'emploi

- Utiliser avec prudence en cas de troubles du rythme, angor, hyperthyroïdie, bronchite chronique (viscosité accrue des sécrétions bronchiques), chez les sujets âgés, chez les conducteurs et utilisateurs de machines (troubles de l'accommodation)
- Grossesse : à éviter en fin de grossesse (risque d'iléus méconial chez l'enfant)
- Allaitement déconseillé : réduction de la sécrétion lactée et passage dans le lait (toxicité neurologique)
- Enfant : utilisation exceptionnelle ($\leq$ 500 µg/24 h après 7 ans, $\leq$ 250 µg/24 h avant 7 ans, $\leq$ 125 µg/24 h avant 1 an si $\geq$ 3 kg ou $\leq$ 62,5 µg/24 h si $<$ 3 kg)

Interactions médicamenteuses

- *Majoration des effets atropiniques avec d'autres anticholinergiques* : antiparkinsoniens, antispasmodiques, antisécrétoires, antidépresseurs imipraminiques, maprotiline, certains antihistaminiques H1, disopyramide, néfopam, oxybutynine, neuroleptiques phénothiaziniques

Correcteurs des hypotensions (I)

Midodrine[G] *Liste I-65 %-Coll*

GUTRON	30 ou 90 cp. 2,5 mg	À dose progressive : A. 2,5 mg × 2 à 3 fois/jour puis jusqu'à 40 mg/jour maximum en 3 à 4 prises (1)

1. La première prise doit se faire de préférence avant le lever et la dernière au plus tard 4 heures avant le coucher (pour éviter l'hypertension nocturne).

Contre-indications

Hypertension artérielle, phéochromocytome, bradycardie, cardiopathie sévère
Antécédents de douleurs angineuses, phénomène de Raynaud, vasospasme
Vasculopathie oblitérante sévère, thyrotoxicose, insuffisance rénale sévère
Risque de glaucome par fermeture de l'angle et risque de rétention urinaire
Certaines associations, grossesse, allaitement

Propriétés

- Alpha-1-sympathomimétique direct, agissant sélectivement sur les récepteurs périphériques (vasoconstriction veineuse puis artérielle, sans effets bêta-adrénergiques ni sur le SNC) : diminution du pool veineux et élévation de la pression artérielle
- Augmentation du tonus sphinctérien au niveau de la vessie et de l'urètre
- Biodisponibilité 100 %, hydrolyse en desglymidodrine (métabolite actif), pic plasmatique du métabolite en 1 heure, demi-vie d'élimination du métabolite en 3 heures

Indications

- Hypotension orthostatique sévère survenant notamment dans les maladies neurologiques dégénératives avec dysautonomie avérée (maladie de Parkinson, maladie de Shy-Drager, atrophie olivo-ponto-cérebelleuse...) en association aux autres traitements non médicamenteux classiques (bas à varices, régime salé...)

Effets indésirables

- Fréquents (1 à 10 %) : bradycardie, horripilation, fourmillements, sensation de froid, tremblements, angine de poitrine, cardiopathie ischémique
- Plus rares : picotements du cuir chevelu, mictions impérieuses, HTA à dose élevée (cédant à la réduction des doses, antagonisée par la phentolamine), exanthèmes

Précautions d'emploi et interactions médicamenteuses

- Surveillance de la TA en position couchée et debout, du rythme cardiaque, de la fonction rénale → ajuster la posologie par paliers hebdomadaires de 2,5 mg par prise jusqu'à la dose optimale efficace (sans HTA en position couchée), la majorité des patients requérant une dose inférieure à 30 mg/jour en 3 à 4 prises
- Conducteurs de machines et de véhicules : attention aux effets alpha-adrénergiques
- ***Associations contre-indiquées*** : digitaline, guanéthidine, IMAO non sélectifs, alpha-bloquants, sympathomimétiques indirects (éphédrine, phényléphrine, méthylphénidate, pseudoéphédrine)
- ***Associations déconseillées*** : anesthésiques volatils halogénés, alcaloïdes de l'ergot de seigle, dopaminergiques (bromocriptine, cabergoline...) et vasoconstricteurs (ergotamine, méthylergométrine...), réserpiniques, fingolimod, médicaments bradycardisants ou susceptibles d'entraîner des torsades de pointe

Correcteurs des hypotensions (II)

Étiléfrine *Non remboursé*

EFFORTIL	30 cp. séc. 5 mg Sol. buv. : 30 ml (1 ml = 15 gouttes = 7,5 mg)	A. 2 cp. × 3 fois/jour ou 20 gouttes × 3 fois/jour

Contre-indications

Insuffisance coronarienne, troubles du rythme, myocardiopathie obstructive
Sténose aortique, insuffisance cardiaque, hypotension avec réaction hypertensive au passage à la position debout
Hypertension artérielle, hyperthyroïdie, phéochromocytome
Glaucome par fermeture de l'angle, hypertrophie prostatique
Certaines associations (*cf.* Interactions médicamenteuses)
Grossesse et allaitement (innocuité non établie)

Propriétés

- Analeptique cardio-vasculaire par effets sympathomimétiques directs alpha-1 et bêta-2-adrénergiques, augmentant le débit cardiaque et la tension artérielle
- Pic plasmatique 20 à 30 minutes après l'ingestion, important effet de premier passage hépatique, demi-vie de 2 à 3 heures

Indications

- Proposé dans l'hypotension orthostatique
- *Hors AMM* : prévention du priapisme chez les patients drépanocytaires

Effets indésirables

- Céphalées, tachycardie, hypertension artérielle, palpitations, bouffées vasomotrices et anxiété, angor, tremblements, insomnie, agitation
- Réactions anaphylactiques (notamment aux sulfites du soluté buvable)

Interactions médicamenteuses

- ***Associations contre-indiquées*** : anesthésiques volatils halogénés, antidépresseurs imipraminiques, bromocriptine, guanéthidine et apparentés, IMAO non sélectifs, IMAO sélectifs de type A, réserpiniques, alcaloïdes de l'ergot de seigle, sympathomimétiques

Heptaminol[G] *Non remboursé-Coll*

HEPTAMINOL Chlorydrate	20 cp. 187,8 mg Fl. 20 ml sol. buv. : 30,5 % 1 ml = 24 gouttes = 300 mg	A. 1 à 2 cp. × 3 fois/jour ou 30 à 50 gouttes/jour E. 20 à 40 gouttes/jour

Contre-indications

Hypertension artérielle, hyperthyroïdie

Propriétés et indications

- Analeptique cardio-vasculaire sympathomimétique d'action modérée, éliminé par voie urinaire sans métabolisation, proposé dans les hypotensions orthostatiques

Effets indésirables

- Éruption cutanée, urticaire, angiœdème, tachycardie, mydriase

Anti-ischémiques (I)

Iloprost[G] *Liste I-Réservé aux hôpitaux-Coll*

ILOMÉDINE	5 amp. 0,5 ml = 0,05 mg (diluer chaque ampoule dans 250 ml de G5 ou NaCl 0,9 %)	Perfusion IV 1 fois/jour en 6 heures : 0,5 à 2 ng/kg/min (1) (2) et (3)

1. Il est recommandé d'utiliser une seringue électrique sur une voie veineuse périphérique ou centrale.
2. L'augmentation posologique doit être très progressive : débuter par 0,5 ng/kg/min, augmenter si besoin par paliers de 0,5 ng/kg/min toutes les 30 minutes jusqu'à 2 ng/kg/min ; cette augmentation posologique peut s'effectuer sur plusieurs jours. Si des céphalées, des nausées, une baisse de la pression artérielle surviennent, réduire le débit de perfusion pour déterminer la dose maximale bien tolérée.
3. La durée optimale de traitement reste discutée, jusqu'à 28 jours à la posologie maximale tolérée. Elle peut être moindre en cas d'efficacité précoce.

Contre-indications

Hypersensibilité connue au produit
Affections à risque hémorragique (ulcère digestif évolutif, hypertension intracrânienne, traumatismes)
Troubles coronariens sévères, insuffisance cardiaque, œdème pulmonaire
Troubles du rythme sévères
Grossesse (embryotoxique) et allaitement

Propriétés

- Analogue de la prostacycline (stable et ayant une demi-vie de 30 minutes), dilatant les artérioles et veinules, inhibant l'agrégation et l'adhésion plaquettaires, activant la fibrinolyse, inhibant l'adhésion et la migration des leucocytes après lésion endothéliale

Indications

- Ischémie chronique sévère des membres inférieurs chez des patients ayant un risque d'amputation, chez lesquels la revascularisation par chirurgie ou angioplastie a échoué ou n'est pas indiquée après confrontation médico-radio-chirurgicale
- Phénomène de Raynaud sévère avec troubles trophiques en évolution (en particulier dans la sclérodermie)

Effets indésirables (fréquents et dose-dépendants)

- Très fréquents (> 10 %) : flush facial et céphalées, érythème et douleurs au point d'injection
- Régressifs lors de la réduction des doses : douleurs du membre atteint, paresthésies, somnolence ou agitation, fièvre, frissons, hypotension ou hypertension, tachycardie, extrasystoles, arythmies, crise d'angor, arthralgies, myalgies, nausées, vomissements, diarrhée, crampes abdominales, sueurs
- Réactions allergiques, quelques cas de dyspnée et crise d'asthme

Précautions d'emploi

- Contrôler la tension artérielle et la fréquence cardiaque à chaque palier de dose
- Utiliser avec prudence en cas d'antécédents coronariens, de tension artérielle initialement basse, éviter tout contact avec la peau et les muqueuses
- Réduire la posologie de 50 % en cas insuffisance hépatique sévère et chez les insuffisants rénaux dialysés
- Ne pas différer la chirurgie si elle est indiquée et réalisable (ex. : gangrène infectée)

Interactions médicamenteuses

- *Associations à surveiller* : anticoagulants (risque hémorragique accru), bêta-bloquants, IEC, inhibiteurs calciques et autres vasodilatateurs (effet hypotenseur accru)

Anti-ischémiques (II)

Ginkgo biloba^G (1) *Non remboursé*

TANAKAN VITALOGINK GINKOGINK	30 ou 90 cp. 40 mg Sol. buv. 30 ou 90 ml 1 ml = 40 mg	A. 1 ml × 3 fois/jour ou 1 cp. × 3 fois/jour

1. Traitement symptomatique des troubles cognitifs du sujet âgé (pas de preuve d'efficacité).
   Possibilité de convulsions à fortes doses et chez les patients épileptiques.
   Risque hémorragique accru → arrêt 3 à 4 jours avant chirurgie programmée.

Pentoxifylline^G *Liste II-Non remboursé*

PENTOXIFYLLINE LP	30 cp. 400 mg	A. 1 à 3 cp./jour (2)

2. Traitement symptomatique de la claudication intermittente de l'artériopathie oblitérante au stade II.
   Traitement d'appoint des symptômes du déficit cognitif et neurosensoriel chronique du sujet âgé (pas de preuve d'efficacité).

Contre-indications

Risque hémorragique, infarctus du myocarde

Moxisylyte *Non remboursé*

CARLYTENE	32 cp. 30 mg	A. 1 à 2 cp. (30 à 60 mg) × 3 fois/jour aux repas (3)

3. Traitement d'appoint du déficit cognitif du sujet âgé (pas de preuve d'efficacité).
   Traitement d'appoint des phénomènes de Raynaud.
   Possibilité d'hépatite à fortes doses.
   Associations contre-indiquées : autres alpha-bloquants, inducteurs enzymatiques

Naftidrofuryl^G *Liste II-15 %-Coll*

NAFTILUX	20 gél. 200 mg	A. 1 gél. × 3 fois/jour au cours des repas (4) avec un verre d'eau

Contre-indications

Hyperoxaluries connues, antécédents de lithiase rénale calcique
Grossesse, allaitement

4. Traitement symptomatique de la claudication intermittente de l'artériopathie oblitérante au stade II.
   Réduire la posologie en cas d'insuffisance hépatique ou rénale et chez le sujet âgé.
   Surveillance mensuelle des transaminases durant le premier trimestre (risque d'hépatite cytolytique).

Effets indésirables

- Douleurs épigastriques, vomissements, diarrhée, ulcérations œsophagiennes, hépatite cytolytique
- Éruptions cutanées, lithiase rénale

Anti-ischémiques (III)

Trimétazidine[G] *Liste I-Non remboursé-Prescription initiale annuelle réservée aux cardioloques*

VASTAREL 20	60 cp. 20 mg	A. 60 mg/24 h *en 3 prises par jour au cours des repas*
VASTAREL 35 LM	60 cp. 35 mg à libération modifiée	A. 70 mg/24 h *au cours des repas soit* 1 cp. × 2 fois/jour

Contre-indications

Maladie de Parkinson, syndrome des jambes sans repos
Tremblements idiopathiques, insuffisance rénale sévère

Propriétés

- Médicament à noyau pipérazině, sensé préserver expérimentalement le métabolisme énergétique des cellules exposées à une hypoxie

Indications

- En association dans le traitement symptomatique de l'angine de poitrine stable, insuffisamment contrôlée par un traitement antiangineux de première intention
- *NDR* : ce traitement n'est pas un traitement curatif de la crise d'angor, il n'est pas non plus indiqué comme traitement initial de l'angor instable ou de l'infarctus du myocarde. Par ailleurs, le niveau de preuve d'efficacité est insuffisant

Effets indésirables

- Fréquents (1 à 10 %) : nausées, vomissements, douleurs abdominales, diarrhée, céphalées, vertiges, urticaire, prurit, rash, asthénie
- Syndromes parkinsoniens réversibles à l'arrêt (nécessitant l'arrêt immédiat et définitif)
- Chutes par instabilité posturale ou hypotension artérielle

Précautions d'emploi

- Prescription prudente chez les sujets > 75 ans et/ou insuffisance rénale modérée
- Grossesse et allaitement : utilisation déconseillée

Alprostadil injectable[G] *Réservé aux hôpitaux*

PROSTINE VR	Solution injectable 1 amp. 1 ml = 0,5 mg à diluer	En perfusion **IV** : 0,1 µg/kg/min puis posologie minimale d'attente (1)

1. Prostaglandine E1 permettant chez les nouveau-nés < 10 jours le maintien de la perméabilité du canal artériel jusqu'à l'intervention chirurgicale.

Antiagrégants plaquettaires (I) :
Aspirine et salicylés*

Acide acétylsalicylique (AAS), voie orale *Remboursement 65 %-Coll*

KARDÉGIC Acétylsalicylate de lysine	30 sac. 75 mg ou 160 mg ou 300 mg	A. 75 à 325 mg/jour en 1 prise quotidienne
ASPIRINE PROTECT *Idem*	30 cp. 100 mg gastro-résistants	A. 100 à 300 mg/jour à prendre 30 minutes avant les repas
RÉSITUNE Acide acétylsalicylique	30 ou 90 cp. 75 mg ou 100 mg	A. 1 cp./jour le matin

Acide acétylsalicylique (AAS), voie injectable

Remboursement 65 %-Coll

KARDÉGIC (1) Acétylsalicylate de lysine	Fl. 5 ml = 500 mg	Par voie **IV** (1 à 3 minutes) : A. 250 à 500 mg

1. Antiagrégant plaquettaire injectable, indiqué dans les syndromes coronariens aigus.

Antiagrégant plaquettaire de première intention, ayant une efficacité démontrée à faible dose (environ 75 à 325 mg/jour chez l'adulte), réduisant :
- le risque d'infarctus et la mortalité en cas d'angor,
- le risque de récidive ou de décès après infarctus du myocarde,
- la mortalité à la phase aiguë de l'infarctus du myocarde,
- le risque de récidive ou d'infarctus du myocarde ou de décès après accident neurologique ischémique transitoire ou constitué,
- le risque d'occlusion des greffons après pontage aorto-coronarien,
- les événements thrombo-emboliques après chirurgie ou intervention vasculaire, endartériectomie carotidienne, shunt artério-veineux, angioplastie coronaire.

En période aiguë, en neurologie, et chez certains patients ayant une pathologie particulièrement thrombogène, la dose utilisée est dans la partie la plus haute de la fourchette thérapeutique : 325 à 500 mg/jour.

* Voir les propriétés générales et les conditions d'emploi au chapitre "Analgésiques".

Antiagrégants plaquettaires (II) : Thiénopyridines (I)

Clopidogrel[G] *Liste I-65 %-Coll*

PLAVIX	30 cp. 75 mg ou 300 mg	A. 75 mg/jour en 1 prise (1) au cours ou hors des repas

1. *Syndrome coronarien aigu non ST sus* : dose de charge de 600 mg *per os* puis 75 mg/jour.
Syndrome coronarien aigu avec ST sus :
- Fibrinolyse : 300 mg *per os* puis 75 mg/jour (si ≥ 75 ans : pas de dose de charge).
- Angioplastie primaire : 600 mg puis 75 mg/jour.
Angioplastie élective avec pose de stent : dose de charge 300 mg si > 6 h, 600 mg si < 6 h puis 75 mg/jour durant 1 mois si stent nu, 3 mois si stent sirolimus, 6 mois si stent paclitaxel.

Contre-indications

Lésion hémorragique évolutive (ulcère gastro-duodénal, hémorragie intracrânienne)
Insuffisance hépatique sévère

Propriétés

- Antagoniste de l'adénosine diphosphate (ou ADP) (médiateur de l'agrégation plaquettaire), inhibant de façon irréversible la liaison de l'ADP à son récepteur plaquettaire
- Absorption digestive rapide (50 %), biotransformations hépatiques par CYP 3A4 et 2C19 en métabolites actifs et inactifs éliminés par voie urinaire (50 %) et fécale (46 %), demi-vie de 8 heures

Indications

- Artériopathie oblitérante des membres inférieurs, AVC ischémique, infarctus du myocarde
- Syndrome coronaire aigu avec ou sans sus-décalage du segment ST (angor instable ou infarctus du myocarde sans onde Q) en association à l'aspirine
- Fibrillation auriculaire en association avec l'aspirine lorsque les patients ne peuvent pas être traités par anticoagulant (stratégie non préférée car à haut risque hémorragique)

Effets indésirables

- Hémorragies (9,3 %, sévères dans 1,4 % des cas) : digestives, purpura, ecchymoses, épistaxis, hématomes, hématurie, oculaires (surtout conjonctivales), intracrâniennes
- Troubles hématologiques rares : thrombopénie, neutropénie, anémie aplasique, purpura thrombotique thrombocytopénique, hémophilie acquise → arrêt immédiat
- Troubles digestifs (27 %) : douleurs abdominales, diarrhée, constipation, vomissements, mal de dents, flatulence, gastrite, ulcères gastro-duodénaux
- Neurologiques (22 %) : céphalées, sensations ébrieuses, vertiges, paresthésies
- Réactions allergiques : rashs cutanés, prurit, troubles hépatiques et biliaires rares

Précautions d'emploi et interactions médicamenteuses

- Respecter un délai de 7 jours suivant les accidents vasculaires cérébraux ischémiques
- Utiliser avec prudence en cas de risque hémorragique lié à un traumatisme, une intervention chirurgicale ou toute autre cause et en cas d'insuffisance hépatique ou rénale
- Intervention chirurgicale, ponctions, biopsies : arrêter le traitement 1 semaine avant
- Grossesse et allaitement : non recommandé (absence de données)
- ***Associations déconseillées*** : IPP (privilégier la prescription de pantoprazole en cas de nécessité) et autres inhibiteurs du cytochrome P450 2C19, AINS
- *Associations à utiliser avec précaution* : AVK, héparine, thrombolytiques (risque accru de saignement), paclitaxel (neuropathies, neutropénies)

Antiagrégants plaquettaires (III) : Thiénopyridines (II)

Clopidogrel + Acide acétylsalicylique (AAS)[G] *Liste I-65 %-Coll*

DUOPLAVIN	30 cp. 75 mg + 75 mg AAS	A. 1 cp./jour (1)

1. Chez les patients présentant un syndrome coronaire aigu sans sus-décalage du segment ST, la durée optimale de traitement n'est pas formellement établie. L'essai clinique a montré un bénéfice maximum à 3 mois et supporte son utilisation jusqu'à une durée maximale de 12 mois.

Contre-indications

Hypersensibilité à la substance active ou à l'un des excipients
Hypersensibilité aux AINS et syndrome asthme, rhinite et polypes nasaux
Insuffisance hépatique sévère, lésion hémorragique évolutive
Insuffisance rénale sévère
Grossesse durant le 3e trimestre

Propriétés

- Association fixe à dose équivalente de 75 mg de clopidogrel et de 75 mg d'acide acétylsalicylique (voir pages précédentes) qui sont des antiagrégants plaquettaires d'action irréversible

Indications

- Prévention des événements liés à l'athérothrombose chez l'adulte déjà traité par clopidogrel + acide acétylsalicylique pour la poursuite du traitement d'un :
  - Syndrome coronaire aigu sans sus-décalage de ST (angor instable ou infarctus du myocarde sans onde Q), y compris chez des patients bénéficiant d'une angioplastie coronaire avec pose de stent
  - Infarctus du myocarde aigu avec sus-décalage du segment ST chez des patients traités médicalement et éligibles à un traitement thrombolytique

Effets indésirables

- Saignements (10 %), parfois graves
- Troubles hématologiques rares : cytopénies, purpura thrombotique thrombocytopénique
- Troubles digestifs : douleurs, dyspepsie, ulcères, colites
- Troubles neurologiques : céphalées, paresthésies, vertiges
- Réactions allergiques : rash, prurit, choc anaphylactique
- Fièvre, hypertransaminasémie, hypoglycémie, goutte, insuffisance hépatique aiguë, insuffisance rénale aiguë

Précautions d'emploi et interactions médicamenteuses

- En raison du risque hémorragique, prudence chez les patients à risque (traumatisme, chirurgie, associations) et surveillance à la recherche d'un saignement occulte
- Allongement du temps de saignement : prévenir le dentiste ou le médecin avant tout geste programmé : ne pas arrêter le traitement sans avis cardiologique
- Risque hémorragique accru en cas d'accident vasculaire cérébral récent
- Grossesse et allaitement : prescription déconseillée
- *Associations à utiliser avec précaution* : anti GPIIb-IIIa, héparine, thrombolytique
- *Associations à éviter* : anticoagulants oraux, AINS, oméprazole, ésoméprazole et autres inhibiteurs du cytochrome P450 2C19 (*cf.* chapitre "Prescriptions")

Antiagrégants plaquettaires (IV) : Thiénopyridines (III)

Ticlopidine[G] *Liste I-65 %-Coll*

TICLID Durée d'action = 4 à 6 jours	30 cp. 250 mg	A. 250 mg × 2 fois/jour *au cours des repas* (1)

1. Dans le cas d'une endoprothèse coronaire, le traitement sera institué juste avant ou le jour de la pose de l'endoprothèse et sera poursuivi pendant 4 à 6 semaines, à la posologie de 2 cp./jour en association avec l'aspirine (100 à 325 mg/jour). La prescription sera relayée par l'aspirine seule (75 à 100 mg, dose maximale : 300-325 mg/jour).

Contre-indications

Syndromes hémorragiques, lésions organiques susceptibles de saigner : ulcère gastro-duodénal évolutif, accident vasculaire cérébral hémorragique en période aiguë

Hémopathies avec allongement du temps de saignement

Antécédents de leucopénie, de thrombopénie ou d'agranulocytose

Propriétés

- Antiagrégant plaquettaire, antagoniste de l'adénosine diphosphate ou ADP, dont l'utilisation est limitée par les risques de toxicité hématologique et d'accident hémorragique, biodisponibilité de 80 %, métabolisme mal connu, élimination urinaire

Indications

- Prévention des accidents ischémiques majeurs, en particulier coronariens, chez les patients présentant une artériopathie des membres inférieurs au stade de claudication
- Prévention des complications thrombotiques artérielles (accident vasculaire cérébral, infarctus myocardique, mort de cause vasculaire) après un premier accident vasculaire cérébral lié à l'athérosclérose
- Prévention de la thrombose subaiguë sur endoprothèse coronaire (stent)
- Prévention des thromboses des abords artérioveineux en hémodialyse chronique

Effets indésirables

- *Toxicité hématologique* (1 cas/50 000 mois de traitement survenant principalement au cours du 1er mois de traitement) : leucopénie, thrombopénie, anémie, plus rarement agranulocytose ou aplasie médullaire → arrêt immédiat car l'évolution peut être fatale
- Hémorragies digestives, ORL, oculaires ou cérébro-méningées (1 cas/70 000 mois de traitement toutes causes confondues) → arrêt immédiat
- Élévation des transaminases ou hépatites cholestatiques → arrêt immédiat
- Réactions allergiques : prurit, urticaire, éruptions cutanées → arrêt immédiat
- Troubles digestifs : diarrhée (2 %) parfois grave et nécessitant l'arrêt du traitement, plus rarement nausées, gastralgies, vomissements (réduits par la prise au cours des repas)

Précautions d'emploi et interactions médicamenteuses

- *Surveillance de l'hémogramme* tous les 15 jours pendant les 3 premiers mois → arrêt immédiat en cas de saignement, cytopénie, hépatite, allergie
- Intervention chirurgicale : arrêter le traitement 10 jours avant l'intervention, sauf si un effet antiagrégant plaquettaire est recherché (chirurgie avec circulation extracorporelle)
- Grossesse et allaitement : innocuité non établie
- ***Associations déconseillées*** : AINS, antivitamines K, héparine
- *Associations à utiliser avec précaution* : théophylline, phénytoïne, ciclosporine

Antiagrégants plaquettaires (V) : Thiénopyridines (IV)

Prasugrel[G] *Liste I-65 %-Coll*

EFIENT	30 cp. 10 mg	A. Dose de charge 60 mg, puis 10 mg/jour (1) et (2)

1. Le traitement d'entretien sera maintenu jusqu'à 12 mois (sauf arrêt justifié) en association avec une prise d'aspirine (75 à 160 mg/jour).
2. Si le poids est < 60 kg ou l'âge ≥ 75 ans, la dose d'entretien est réduite à 5 mg/jour.

Contre-indications

Saignement pathologique avéré
Antécédent d'accident vasculaire cérébral ou d'accident ischémique transitoire
Insuffisance hépatique sévère (classe C de Child-Pugh)

Propriétés

- Prodrogue inhibitrice de l'activation et de l'agrégation plaquettaires par liaison irréversible de son métabolite actif aux récepteurs plaquettaires à l'ADP de type $P2Y_{12}$
- Hydrolysée dans l'intestin en une thiolactone transformée en métabolite actif au niveau du foie, principalement par le CYP 3A4 et le CYP 2B6, pic plasmatique du métabolite actif en 30 minutes, liaison à l'albumine de 98 %, élimination urinaire (68 %) et dans les fèces (27 %), demi-vie d'environ 7 heures, l'agrégation plaquettaire revient aux valeurs initiales dans les 7 à 9 jours suivant une dose de charge unique de 60 mg

Indications

- En association avec l'aspirine, prévention des événements athérothrombotiques chez les patients avec un syndrome coronaire aigu traité par une angioplastie coronaire primaire ou retardée
- Pas de prétraitement avant la coronarographie diagnostique en cas de SCA non ST sus

Effets indésirables

- Fréquents (1 à 10 %) : hémorragies, éruption cutanée, ecchymose, anémie
- Rares (< 1 %) : purpura thrombotique thrombocytopénique, réactions d'hypersensibilité graves, notamment angiœdèmes

Précautions d'emploi et interactions médicamenteuses

- Ne pas couper ni écraser le comprimé
- L'utilisation chez les patients ≥ 75 ans ou de poids < 60 kg est en général déconseillée du fait d'un risque accru de saignement
- Surdosage : si une correction rapide d'un temps de saignement prolongé est nécessaire, une transfusion de plaquettes et/ou d'autres produits sanguins peut être envisagée
- Avant chirurgie planifiée, le produit doit être interrompu au moins 7 jours avant l'intervention. Conseiller aux patients d'avertir leurs dentistes. Ne pas interrompre le traitement sans avis cardiologique
- Pas d'ajustement posologique en cas d'insuffisance rénale
- Grossesse et allaitement : déconseillé en l'absence d'études
- Sujet < 18 ans : déconseillé en l'absence d'études
- *Associations à utiliser avec précaution* : AINS, AVK, anticoagulants oraux directs

Antiagrégants plaquettaires (VI)

Dipyridamole voie orale[G] (1) *Liste II-Non remboursé*

PERSANTINE 75 mg Durée d'action = 24 heures	30 cp. 75 mg	À dose progressive : A. 300 mg/jour en 2 à 3 prises

1. Voir à *Aspirine* l'association à doses fixes nommée Asasantine LP (Dipyridamole 200 mg + Acide acétylsalicylique 25 mg), indiquée dans la prévention de l'accident vasculaire cérébral après un AVC ischémique transitoire ou constitué, lié à l'athérosclérose, datant de moins de 3 mois.

Dipyridamole voie injectable (2) *Liste II-65 %-Réservé aux hôpitaux-Coll*

PERSANTINE 10 mg/2 ml Durée d'action = 24 heures	10 amp. 2 ml = 10 mg	Perfusion **IV** courte, en 4 minutes : A. 0,56 à 0,80 mg/kg (jusqu'à 0,95 mg/kg en 6 minutes)

2. Produit réservé à l'usage diagnostique uniquement, lors des explorations fonctionnelles cardio-vasculaires : détection d'une ischémie myocardique lorsqu'un test d'effort ne peut être effectué ou n'est pas contributif (bloc de branche gauche).

Contre-indications de la présentation injectable

Infarctus récent < 5 jours, angor instable, sténose serrée du tronc commun non pontée
Troubles du rythme graves, insuffisance cardiaque non contrôlée
Asthme, hypotension artérielle < 90 mmHg, HPAP sévère,
bradycardie < 40/min, dysfonction sinusale
Bloc auriculo-ventriculaire de 2e et 3e degrés
Bronchopathie chronique obstructive sévère, AVC < 1 mois

Propriétés

- Antiagrégant plaquettaire ayant des propriétés antiagrégantes plaquettaires *in vitro*, mais ne modifiant pas le temps de saignement *in vivo* (inhibition de la recapture de l'adénosine diphosphate ou ADP et faible inhibition de la phosphodiestérase)
- Absorption digestive dans le grêle proximal, métabolisation essentiellement hépatique, demi-vie de 3 heures environ, élimination essentiellement biliaire

Indications

- Prévention des accidents thrombo-emboliques systémiques en association aux anticoagulants oraux chez les patients porteurs de prothèses valvulaires

Précautions d'emploi et interactions médicamenteuses

- Administrer à dose progressive, en fractionnant les prises pour minimiser les effets indésirables, notamment les céphalées
- Grossesse et allaitement : utilisation déconseillée (absence d'études)
- Association possible avec l'aspirine, l'héparine, les antivitamines K

Antiagrégants plaquettaires (VII)

Ticagrélor[G] *Liste I-65 %-Coll*

BRILIQUE	60 cp. 60 mg ou 90 mg 60 cp. orodispensibles 90 mg (1)	*Selon les indications ci-dessous* A. Dose de charge unique 180 mg puis 90 mg × 2 fois/jour (2) 60 mg × 2 fois/jour (3)

1. Forme plus particulièrement adaptée aux patients ayant des difficultés à avaler.
2. SCA : un traitement d'une durée allant jusqu'à 12 mois est recommandé.
3. IDM > 12 mois : un traitement d'une durée allant jusqu'à 3 ans est recommandé.

Indications

- 90 mg : en association avec l'acide acétylsalicylique (75 à 150 mg/jour), prévention des événements athérothrombotiques chez les patients adultes ayant un syndrome coronaire aigu (angor instable, infarctus du myocarde avec ou sans sus-décalage du segment ST), incluant les patients traités médicalement par angioplastie coronaire ou pontage coronaire
- 60 mg : en association avec l'acide acétylsalicylique (75 à 150 mg/jour), prévention des troubles athérothrombotiques chez les patients ayant des antécédents d'infarctus du myocarde datant d'au moins 12 mois jusqu'à 2 ans avec au moins un autre facteur de risque d'athérothrombose (âge ≥ 65 ans, diabètes, IDM récidivant, lésions pluritronculaires, insuffisance rénale chronique non terminale)

Effets indésirables

- Fréquents : saignements, dyspnée d'effort ou de repos
- Rares : douleurs abdominales, nausées, dyspepsie, dyspnée, apnées du sommeil, prurit, hyperuricémie, augmentation de la créatininémie, paresthésies, confusion, bradyarythmie, pauses ventriculaires

Cangrélor *Réservé à l'usage hospitalier*

KENGREXAL	10 fl. 10 ml = 50 mg	*Cf.* ci-dessous (4)

4. Chez des patients bénéficiant d'une intervention coronaire percutanée, n'ayant pas reçu d'inhibiteur oral du P2Y12, bolus IV de 30 µg/kg suivi d'une perfusion IV de 4 µg/kg/min. Le traitement doit être instauré avant l'intervention et se poursuivre pendant au moins 2 heures ou toute la durée de l'intervention. Puis les patients doivent passer à un inhibiteur du P2Y12 pour un traitement chronique. Le cangrélor accroît le risque hémorragique. Sa demi-vie est de 3 à 6 minutes. La fonction plaquettaire est restaurée dans les 60 minutes suivant l'arrêt de la perfusion.

Contre-indications
Saignement pathologique en cours, antécédent d'hémorragie intracrânienne, insuffisance hépatique modérée à sévère
Administration concomitante de puissants inhibiteurs du CYP 3A4
Grossesse et allaitement

Propriétés

- Antiagrégant plaquettaire actif avant passage hépatique, appartenant à la classe des cyclopentyltriazolopyrimidines (CPTP), antagoniste sélectif réversible du récepteur plaquettaire ADP-P2Y12, ce qui empêche la transduction du signal
- Inhibition moyenne de l'agrégation plaquettaire (non modifiée par les polymorphismes CYP 2C19 et ABCB1) d'environ 41 %, 30 minutes après une dose de charge de 180 mg, maximale de 89 % 2 à 4 heures après et maintenue pendant 2 à 8 heures
- Absorption rapide avec t_{max} médian d'environ 1,5 heure et 2,5 heures pour le métabolite principal actif (AR-C124910XX), biodisponibilité absolue moyenne de 36 % et stable avec ou sans aliments, fixation aux protéines plasmatiques > 99,7 %, métabolisme hépatique par le cytochrome CYP 3A4, demi-vie de 7 heures et élimination hépatique > 99 %

Précautions d'emploi

- Utilisation avec prudence chez les patients à risque accru de saignement, à risque de bradycardie (BAV II ou III, BSA non appareillés), ayant un antécédent d'hyperuricémie ou de goutte ou ayant une néphropathie uricémique et chez les patients recevant AINS ou anticoagulants, et en cas de BPCO, d'asthme ou d'insuffisance cardiaque chronique → nécessité d'une surveillance initiale particulière
- La fonction rénale doit être évaluée après 1 mois avec une attention particulière pour les patients ≥ 75 ans, avec insuffisance rénale modérée/sévère et ceux recevant un IEC ou un ARA2
- Le ticagrélor n'est pas recommandé chez les patients en hémodialyse
- Arrêt du produit 7 jours avant une intervention chirurgicale planifiée, après avis cardiologique
- Pas d'évaluation chez l'enfant

Interactions médicamenteuses

- *Associations contre-indiquées* : inducteurs puissants du CYP 3A4 (rifampicine, dexaméthasone, phénytoïne, carbamazépine et phénobarbital) car diminuant l'efficacité du ticagrélor, inhibiteurs puissants du CYP 3A4 (kétoconazole, clarithromycine, ritonavir...) augmentant l'exposition au ticagrélor
- *Associations à éviter* : inhibiteurs puissants de la P-glycoprotéine (vérapamil, quinidine, ciclosporine) qui pourraient augmenter l'exposition au ticagrélor, anticoagulants oraux
- Ce produit peut augmenter l'exposition à la digoxine, à la simvastatine, à la lovastatine (> 40 mg) et aux médicaments substrats du CYP 3A4 à marge thérapeutique étroite (alcaloïdes de l'ergot de seigle)

Antiagrégants plaquettaires (VIII) : Antagonistes des récepteurs GP IIb/IIIa

Eptifibatide[G] *Liste I-Réservé aux hôpitaux*

INTEGRILIN *Conserver de + 2 °C à + 8 °C*	Fl. 10 ml = 20 mg Fl. 100 ml = 75 mg	A. 180 µg/kg en bolus **IV**, puis 2 µg/kg/min en perfusion **IV** continue pendant 96 heures maximum (1) et (2)

1. Désormais ces produits ne sont recommandés qu'en salle de cathétérisme dans les situations coronaires de bail-out (thrombus, flux lent ou interrompu, lésions très complexes), en association avec une double anti-agrégation plaquettaire (aspirine et/ou clopidogrel ou prasugrel ou ticagrélor) et un anticoagulant (soit HNF 60 UI/kg ou 12 U/kg/h avec TCA à H4, soit énoxaparine). L'administration de l'antagoniste des récepteurs GP IIb/IIIa peut être limitée à un bolus intracoronaire ou intraveineux ou être poursuivie sur 12 h pour l'abciximab et 12 à 72 h pour l'eptifibatide et le tirofiban à la discrétion du cardiologue interventionnel.
2. Si insuffisance rénale modérée (Clcr entre 30 et 50 ml/min), le bolus IV de 180 µg/kg sera suivi d'une perfusion continue à posologie réduite : 1 µg/kg/min ; contre-indication si Clcr < 30 ml/min.

Tirofiban[G] *Liste I-Réservé aux hôpitaux et aux urgentistes*

AGRASTAT 50 µg/ml AGRASTAT 250 µg/ml *Conserver à température ambiante*	Poche de 250 ml prête à l'emploi, à 50 µg/ml Fl. 50 ml, à 250 µg/ml (solution à diluer pour perfusion)	A. 0,4 µg/kg/min en **IV** pendant 30 minutes, puis 0,1 µg/kg/min en perfusion **IV** continue (48 heures au moins, 108 heures maximum) (1) et (3)

3. Réduire la posologie du tirofiban de 50 % en cas d'insuffisance rénale sévère (Clcr < 30 ml/min).

Contre-indications

Hémorragie interne, antécédent d'accident vasculaire cérébral (2 ans)
Chirurgie ou traumatisme intracrânien ou intrarachidien datant de moins de 2 mois
Tumeur, malformation ou anévrysme artério-veineux intracrâniens
Anomalie connue de la coagulation, HTA sévère non contrôlée
Thrombopénie, vascularite, rétinopathie hypertensive ou diabétique
Insuffisance rénale terminale (sauf tirofiban), insuffisance hépatique
Clairance de la créatinine < 30 ml/min (eptifibatide)

Propriétés

- Produits inhibant l'agrégation plaquettaire en empêchant la liaison du fibrinogène, du facteur von Willebrand et des autres ligands d'adhésion aux récepteurs GP IIb/IIIa de la surface des plaquettes sanguines
- Temps de retour à une coagulation normale après arrêt de ces produits = environ 6 heures avec l'eptifibatide, environ 8 heures avec le tirofiban

Indications

- En complément de l'aspirine et de l'héparine non fractionnée :
  - Tirofiban et eptifibatide : indiqués dans les syndromes coronaires aigus sans élévation du segment ST surtout si une angioplastie coronaire précoce est programmée
  - Tirofiban : indiqué chez les patients en phase aiguë d'infarctus du myocarde (IDM ST+) devant bénéficier d'une angioplastie coronaire

Effets indésirables

- Hémorragies mineures (hématurie, hématémèse, chute du taux d'Hb avec ou sans hémorragie extériorisée), hémorragies du point de ponction artérielle, rarement hémorragie importante (intracrânienne, rétropéritonéale, chute du taux d'Hb de plus de 5 g/dl nécessitant une transfusion sanguine)
- Thrombopénie (< 100 000/µl ou chute > 50 %) → arrêt immédiat de ces produits et de l'héparine (HNF, HBPM) et numération plaquettaire quotidienne jusqu'à normalisation, et arrêt de l'aspirine associée si plaquettes ≤ 60 000/µl
- Réactions allergiques (1 %) allant jusqu'au choc anaphylactique → arrêt immédiat
- Hypotension, nausées, vomissements, bradycardie, fièvre, douleurs thoraciques

Précautions d'emploi

- Traitement nécessitant un environnement et une surveillance médicale spécialisés, en raison du risque d'hémorragie notamment
- Prévention des hémorragies gastro-intestinales : administration préalable d'antiacides ou d'antihistaminiques H2, et d'antiémétisants pour éviter tout effort de vomissement
- Bilan préalable : NFS avec plaquettes, temps de coagulation activé (ACT), taux de prothrombine (TP), temps de céphaline activé (TCA), ECG comportant 12 dérivations
- Surveillance : TCA, surveillance clinique, NFS et ECG comportant 12 dérivations (répétés 12 et 24 heures après le bolus initial), numération plaquettaire (dans les 6 heures suivant le début de l'administration, puis quotidiennement)
- Grossesse et allaitement, enfants et patients > 80 ans : absence d'études

Interactions médicamenteuses

- Majoration du risque hémorragique avec d'autres médicaments affectant l'hémostase : héparine, anticoagulants oraux, thrombolytiques, antiagrégants plaquettaires (aspirine, AINS, clopidogrel, ticlopidine, dipyridamole, dextrans de faible poids moléculaire)

Thrombolytiques (I)

Altéplase *Liste I-Réservé aux hôpitaux*

ACTILYSE *Conserver de + 15 °C à + 25 °C* Délai d'action = 30 minutes Durée d'action = 5 minutes	Fl. 10 mg, 20 mg ou 50 mg	Injection IV en bolus puis en perfusion IV : A. et E. > 16 ans : Posologie ci-dessous (1)
ACTILYSE 2 mg *Conserver de + 2 °C à + 8 °C* Délai d'action = 30 minutes	Fl. 2 mg	2 mg en bolus IV (2)

1. Diluer le lyophilisat dans de l'eau ppi (1 ml/mg), puis diluer ce soluté dans du NaCl isotonique (jamais dans un soluté glucosé) à raison de 4 ml de diluant par ml de soluté, puis perfuser à débit constant en raison de la demi-vie courte (5 minutes) à une dose moyenne de 1 mg/kg à 1,5 mg/kg mais sans dépasser 100 mg, soit :
   Dans l'infarctus du myocarde :
   - 15 mg en bolus IV en 1 à 2 minutes.
   - Puis 0,75 mg/kg (sans dépasser 50 mg) en perfusion IV de 30 minutes.
   - Puis 0,50 mg/kg (sans dépasser 35 mg) en perfusion IV de 60 minutes.
   - Avec traitement associé par héparine pendant au moins 48 heures (5 000 UI en bolus IV, puis 1 000 UI/h pour maintenir le TCA entre 1,5 et 2,5 fois le temps du témoin).
   - Et avec traitement associé par aspirine *per os* (160-300 mg/jour) instauré dès que possible.

   Dans l'embolie pulmonaire massive aiguë avec instabilité hémodynamique :
   - 10 mg en bolus IV en 1 à 2 minutes. Puis 90 mg en perfusion IV de 2 heures (sans dépasser 1,5 mg/kg chez le sujet < 65 kg) ou 0,6 mg/kg en 15 minutes (dose max. : 50 mg).
   - L'héparinothérapie sera arrêtée avant le début du traitement thrombolytique et reprise après la fin de la perfusion quand le TCA est inférieur à 2 fois la limite supérieure de la normale (pour maintenir le TCA entre 1,5 et 2,5 fois le temps du témoin).

   Dans l'accident vasculaire cérébral ischémique :
   - 0,9 mg/kg (sans dépasser 90 mg) en perfusion IV sur 60 minutes, 10 % de la dose étant administrée initialement en bolus IV en 1 à 2 minutes.
2. Dose adaptée à la désobstruction des cathéters veineux centraux et des cathéters d'hémodialyse. Si la perméabilité n'est pas restaurée après 120 minutes, une 2e dose équivalente peut être instillée.

Ténectéplase *Liste I-Réservé aux hôpitaux*

METALYSE *Conserver de + 15 °C à + 25 °C*	Fl. 50 mg soit 10 000 U + seringue de 10 ml d'eau (préremplie)	Injection IV en bolus unique (en 5 à 10 secondes) : A. Posologie ci-dessous (3)

3. Diluer le lyophilisat avec le solvant fourni, puis injecter en bolus IV unique en 5 à 10 secondes (ou dans une tubulure veineuse utilisée pour perfuser du NaCl à 0,9 %, mais pas du glucose car incompatibilité), à une dose adaptée au poids corporel, sans dépasser 10 000 U (50 mg), soit :
   Dans l'infarctus du myocarde :
   - Poids < 60 kg : 6 000 U = 30 mg = 6 ml.
   - Poids < 70 kg : 7 000 U = 35 mg = 7 ml.
   - Poids < 80 kg : 8 000 U = 40 mg = 8 ml.
   - Poids < 90 kg : 9 000 U = 45 mg = 9 ml.
   - Poids ≥ 90 kg : 10 000 U = 50 mg = 10 ml.
   - Avec traitement associé par héparine pendant au moins 48 heures (pour maintenir le TCA entre 1,5 et 2,5 fois le temps du témoin).
   - Et avec traitement associé par aspirine *per os* (160-300 mg/jour) instauré dès que possible.

Contre-indications
Manifestations hémorragiques en cours ou récentes
Altérations de l'hémostase, dissection aortique, péricardite
Rétinopathie diabétique sévère, HTA sévère, AVC < 2 mois
Chirurgie cérébro-médullaire datant de moins de 2 mois, autre intervention datant de moins de 10 jours, biopsie hépatique ou rénale ou aortographie par voie lombaire datant de moins de 15 jours, prothèses en dacron datant de moins de 2 mois
Injections intramusculaires ou intra-artérielles, traumatisme récent important
Traitement concomitant par des anticoagulants oraux
Enfant < 16 ans, grossesse et allaitement (absence d'études)

Propriétés

- Thrombolytiques (activateurs tissulaires du plasminogène recombinants), transformant le plasminogène inactif en plasmine active qui détruit la fibrine et dissout les caillots, d'efficacité d'autant plus importante que le caillot est plus récent

Indications (reperméabilisation dans 50 à 60 % des cas dans l'infarctus du myocarde)

- Thrombolyse à la phase aiguë de l'infarctus myocardique dans les 12 premières heures si l'angioplastie primaire ne peut être effectuée dans les 2 heures. Pour les patients pris en charge dans les 2 premières heures avec un IDM étendu et un faible risque hémorragique, la fibrinolyse est indiquée si l'angioplastie primaire ne peut pas être effectuée dans les 90 minutes
- *Altéplase* : embolie pulmonaire massive aiguë avec instabilité hémodynamique
- *Ténectéplase* : embolie pulmonaire submassive, avec cœur pulmonaire aigu, troponine positive et âge < 75 ans (si altéplase non disponible)
- Traitement fibrinolytique de l'accident vasculaire cérébral ischémique à la phase aiguë, dans les 4 heures 30 suivant l'apparition des symptômes (altéplase), après avoir exclu le diagnostic d'hémorragie intracrânienne (scanner ou IRM)
- Traitement thrombolytique des cathéters veineux centraux occlus y compris ceux utilisés dans l'hémodialyse (dosage à 2 mg)

Effets indésirables

- Hémorragies mineures (saignement aux points de ponction, épistaxis, hématurie), plus rarement hémorragie grave, notamment cérébro-méningée → arrêt du traitement (le plus souvent suffisant), mais il faut parfois utiliser les antifibrinolytiques (10 mg/kg en IV lente d'acide tranexamique, à répéter si besoin après 30 minutes)
- Arythmies de reperfusion, rares cas d'embolie systémique

Précautions d'emploi et interactions médicamenteuses

- *Contre-indications relatives* : hypertension artérielle modérée, ulcère gastro-duodénal ou cirrhose ne saignant pas, rétinopathie diabétique modérée, massage cardiaque externe, traumatisme récent peu important, pancréatite aiguë, insuffisance hépatique ou rénale sévère, endocardite bactérienne, âge > 75 ans
- *Surveillance médicale spécialisée* : NFS, plaquettes, TCA, TP, fibrinogène, groupage sanguin, créatininémie, bilan hépatique, facteurs de coagulation
- *En cas d'exploration sanglante précoce* (dans les 30 à 60 minutes qui précèdent), faire si possible un contrôle de l'hémostase comprenant un temps de lyse des euglobulines
- *L'héparinothérapie associée* est nécessaire pour éviter une nouvelle thrombose des vaisseaux désobstrués et sera administrée dès le début de la thrombolyse, à une dose permettant d'allonger le TCA entre 1,5 et 2,5 fois le temps du témoin, ainsi que l'aspirine (160 à 300 mg/jour *per os*) qui réduit de 50 % le risque de récidive d'IDM
- *Associations à prendre en compte* : anticoagulants, AINS, salicylés, ticlopidine, clopidogrel, prasugrel, ticagrélor
- *Incompatibilité physico-chimique* en perfusion entre altéplase et bivalirudine

Thrombolytiques (II)

Urokinase *Liste I-Réservé aux hôpitaux*

ACTOSOLV *Conserver de + 4 °C à + 8 °C*	Fl. 100 000 UI Fl. 600 000 UI	Perfusion IV : – posologie forte : 4 000 à 5 000 U/kg/h pendant 12 heures (1) – posologie faible : 2 000 U/kg/h pendant 24 heures Possibilité d'injection locale (lieu de thrombose, restauration de la perméabilité d'un cathéter)

1. Embolie pulmonaire avec instabilité hémodynamique : 4 400 U/kg sur 10 min puis 4 400 U/kg/h sur 12-24 heures ; protocole accéléré : 3 millions U sur 2 heures.

Contre-indications

Manifestations hémorragiques en cours ou récentes, altérations constitutionnelles ou acquises de l'hémostase, dissection aortique, péricardite, HTA sévère non contrôlée, antécédents d'accident vasculaire cérébral

Chirurgie cérébro-médullaire datant de moins de 2 mois, autre intervention datant de moins de 10 jours, biopsie hépatique ou rénale datant de moins de 15 jours, prothèses en dacron datant de moins de 2 mois

Injections intramusculaires ou intra-artérielles, traumatisme récent important

Grossesse (surtout avant le 5e mois et dans le post-partum immédiat)

Propriétés

- Thrombolytiques agissant en transformant le plasminogène inactif en plasmine active qui détruit la fibrine et dissout les caillots qui en contiennent (et attaque le fibrinogène et les facteurs V et VIII), d'efficacité d'autant plus grande que le caillot est plus récent

Indications

- Thrombose artérielle ou veineuse récente, embolie pulmonaire récente
- Reperméabilisation des cathéters veineux centraux ou de dialyse en cas de thrombose en formation ou récente

Effets indésirables

- Hémorragies mineures (saignement aux points de ponction, épistaxis, hématurie), plus rarement hémorragie grave, notamment cérébro-méningée → arrêt du traitement (le plus souvent suffisant), mais il faut parfois utiliser les antifibrinolytiques (10 mg/kg en IV lente d'acide tranexamique, à répéter si besoin après 30 minutes, ou 500 000 UIK d'aprotinine en IV lente puis si besoin 100 000 UIK toutes les 2 heures)
- Intolérance transitoire : hypotension (6 %), frissons, myalgies, nausées, vomissements
- Arythmies de reperfusion, rares cas d'embolie systémique

Précautions d'emploi et interactions médicamenteuses

- *Contre-indications relatives* : hypertension artérielle modérée, ulcère gastro-duodénal ou cirrhoses ne saignant pas, massage cardiaque externe, traumatisme récent peu important, pancréatite aiguë, insuffisances hépatiques ou rénales sévères, endocardite bactérienne, âge > 75 ans
- *Surveillance médicale spécialisée* : bilan biologique préalable (NFS, plaquettes, TCA, TP, fibrinogène, groupage sanguin, créatininémie, bilan hépatique), dépistage par une surveillance rigoureuse des accidents hémorragiques ou allergiques, surveillance du temps de thrombine et/ou du fibrinogène toutes les 12 heures
- *L'héparinothérapie associée* est nécessaire pour éviter une nouvelle thrombose des vaisseaux désobstrués et débutera quand la fibrinogènémie dépasse 1 g/l, *ainsi que l'aspirine* (160-300 mg/jour *per os*) qui réduit de 50 % le risque de récidive d'IDM
- *Associations à prendre en compte* : anticoagulants, AINS, salicylés, ticlopidine, clopidogrel, prasugrel, ticagrélor

Sclérosants veineux

Glycérine chromée *Liste II-Non remboursé*

SCLEREMO Alun de chrome, glycérol	5 amp. 2 ml	Varices de toute taille : 1 à 5 ml/séance Varicosités : dilué aux 2/3 0,5 à 2 ml/injection

Lauromacrogol 400 (1) *Liste II-Non remboursé*

AETOXISCLEROL 0,25 %	5 amp. 2 ml = 5 mg dont 0,1 ml d'alcool	Petites varices : 1 à 4 ml/séance
AETOXISCLEROL 0,5 %	5 amp. 2 ml = 10 mg dont 0,1 ml d'alcool	Varices du pied, varicosités : 1 à 4 ml/séance
AETOXISCLEROL 1 %	2 amp. 2 ml = 20 mg dont 0,1 ml d'alcool	Varices de petit et moyen calibre : 1 à 4 ml/séance
AETOXISCLEROL 2 %	5 amp. 2 ml = 40 mg dont 0,1 ml d'alcool	Varices de taille moyenne : 1 à 4 ml/séance
AETOXISCLEROL 3 %	5 amp. 2 ml = 60 mg dont 0,1 ml d'alcool	Réservé aux grosses varices : 1/2 à 2 ml/séance

1. Pour les spécialités à 1 %, 2 % et 3 %, il existe une forme mousse.

Tétradécyl sulfate de sodium *Liste II-Non remboursé*

TROMBOVAR 1 %	5 amp. 2 ml à 1 % = 20 mg	Varices de taille moyenne : 1 à 4 ml/séance
TROMBOVAR 3 %	5 amp. 2 ml à 3 % = 60 mg	Réservé aux grosses varices : 1/2 à 2 ml/séance

Tétradécyl sulfate de sodium *Liste I-Non remboursé*

FIBROVEIN 0,2 %	2 fl. 5 ml = 4 mg	Varicosités : 0,1 à 1 ml/séance (Max. : 10 ml)
FIBROVEIN 0,5 %	5 amp. 2 ml = 10 mg	Veines réticulaires : 0,1 à 1 ml/séance (Max. : 10 ml)
FIBROVEIN 1 %	5 amp. 2 ml = 20 mg	Varices de petit et moyen calibre : 0,1 à 1 ml/séance (Max. : 10 ml) ou 0,5 à 2 ml de mousse (2)
FIBROVEIN 3 %	5 amp. 2 ml 5 fl. 5 ml = 60 mg	Varices de gros calibre : 0,5 à 2 ml/séance (Max. : 4 ml) ou 0,5 à 2 ml de mousse (2)

2. Volume maximal de mousse par séance : 16 ml.

Contre-indications
Très grosses veines et veines difficiles à atteindre
Épisode récent de thrombo-embolie
Cancer évolutif, risque élevé de thrombose, foramen ovale perméable
Érysipèle ou lymphangite
Lésions rénales (pour la glycérine chromée)
Grossesse, enfant < 3 ans

Propriétés

- Produits sclérosant l'endothélium veineux sans léser l'intima et la média, ce qui permet de transformer la varice en un cordon fibreux et non perméable

Indications

- Sclérose des varices et des varicosités des membres inférieurs et des varices œsophagiennes

Effets indésirables

- Réactions anaphylactiques rares (urticaire localisée ou généralisée, dyspnée, bronchospasme, voire choc anaphylactique dont des cas mortels) → arrêt immédiat et définitif du produit en cause, corticoïdes, et si besoin adrénaline
- Rares (< 1 %) : thromboses veineuses profondes et embolies pulmonaires, troubles visuels, céphalés, AIT voire AVC
- Risque d'accidents gravissimes pouvant aboutir à des amputations en cas d'injection intra-artérielle accidentelle
- Nécrose locale avec formation d'escarre en cas d'injection extraveineuse dans le tissu sous-cutané (risque très faible avec le Sclérémo)
- Pigmentation résiduelle possible en cas d'exposition solaire, de surdosage ou de sclérose de petites varices très superficielles avec un produit trop puissant

Précautions d'emploi

- Ne jamais injecter par voie intra-artérielle
- Traitement nécessitant une compétence technique spécialisée (formation appropriée indispensable), car l'injection doit être *strictement endoveineuse et jamais intra-artérielle* : écho-guidage recommandé
- Faire un test par administration d'une dose minime avant chaque séance, en ayant toujours à disposition immédiate de l'adrénaline pour traiter une réaction anaphylactique éventuelle
- Prudence chez les sujets présentant des difficultés respiratoires, une forte prédisposition allergique ou des antécédents de migraine
- Ne pas utiliser les produits les plus sclérosants pour les microscléroses des varicosités et varices superficielles
- Contention diurne par bande élastique pendant les 3 jours suivant la sclérose

Posologie

- À la première séance : 3 ml de Sclérémo dilués aux 2/3 dans de l'eau distillée stérile ou 1 ml d'Aetoxisclérol à 0,25 % ou 0,5 %, ou 1 ml de Trombovar à 1 %, ou 1 ml de Fibrovein à 0,2 % ou 0,5 %
- Les injections sclérosantes seront ensuite répétées tous les 7 à 15 jours, en multipliant les points d'injection et en augmentant progressivement la dose à chaque séance, sans dépasser à chaque séance 2 ml de Trombovar à 3 % ou d'Aetoxisclérol à 3 % ou 10 ml de Sclérémo
- Un traitement complet comprend en moyenne 2 à 5 séances, rarement plus d'une dizaine

Veinotoniques et Vasculoprotecteurs

Vitamine P ou Flavonoïdes ou divers *Non remboursé*

CYCLO 3 FORT Flavonoïdes	30 ou 60 gél. Tube gel 100 g	2 à 3 gél. ou amp./jour 1 à 2 applications/jour
DAFLON Diosmine[G] DIO DIOVENOR MEDIVEINE VENACLAR	30 ou 60 cp. ou sac. à 300 mg ou 500 mg ou 600 mg ou 1 000 mg	*Insuffisance veineuse* : 600 à 1 000 mg/jour en 2 prises *Crise hémorroïdaire* : 2 à 3 g/jour en 3 prises durant 7 jours
DIFRAREL Anthocyanosides	20 ou 60 cp. 100 mg	3 à 6 cp./jour
DOXIUM Calcium dobésilate	30 cp. 250 mg	1 cp. × 3 fois/jour aux repas
ENDOTELON Oligomères procyanidoliques	60 cp. 150 mg	100 à 300 mg/jour en 2 à 3 prises
ESBERIVEN FORT Rutosides BICIRKAN VELITEN	30 ou 60 cp. 30 ou 60 cp. 30 ou 90 cp.	1 cp. × 2 à 3 fois/jour (6 cp./jour en proctologie)
ETIOVEN Naftazone	30 cp. 30 mg	1 cp. le midi
GINKOR FORT Troxérutine + Heptaminol + Extrait de ginkgo	30 ou 60 gél. ou sac. Spray 125 ml	2 gél. ou sac./jour (jusqu'à 3/jour)
INTERCYTON Acide flavodique	30 gél. 200 mg	1 à 3 gél./jour
RHÉOFLUX 3 500 mg Troxérutine[G] VEINAMITOL 3 500 mg	10 sac. ou 10 amp. buv. 7 ml à 3 500 mg + 2 g d'alcool/unité	1 sac./jour ou 1 amp. buv./jour

Topiques veinotoniques *Non remboursé*

CYCLO 3 Crème Fragon + Hespéridine + Ac. ascorbique	Tube de 100 g	Application locale répétée 2 à 3 fois/jour
HÉMOCLAR Crème Pantosane polysulfate	Tube de 30 g à 0,5 %	*Idem*

Contre-indications
Antécédents d'intolérance aux produits, notamment diarrhée ou hépatite
Grossesse et allaitement

Propriétés

- Veinotoniques et vasculoprotecteurs de la famille des flavonoïdes, dont le chef de file est le rutoside, et qui agiraient en augmentant le tonus veineux et la résistance capillaire et en diminuant la perméabilité capillaire
- L'effet thérapeutique de ces produits n'est pas rigoureusement établi et ils sont utilisés pour le confort du malade et pour leurs effets théoriques, mais il n'existe pas de bénéfice clairement démontré justifiant leur utilisation (sauf peut-être à forte dose dans les poussées hémorroïdaires aiguës)

Indications

- Traitement d'appoint des signes fonctionnels lors de crise hémorroïdaire aiguë congestive non compliquée de thrombose (utiliser alors les produits les plus fortement dosés, aux doses maximales indiquées ci-contre)
- Proposés dans le traitement symptomatique d'insuffisance veino-lymphatique (jambes lourdes, crampes, paresthésies, œdèmes)
- *Difrarel* : traitement d'appoint des baisses d'acuité et troubles du champ visuel présumés d'origine vasculaire
- *Doxium* : proposé dans les baisses d'acuité visuelle présumées d'origine vasculaire

Effets indésirables et précautions d'emploi

- Possibilité de diarrhée chronique parfois sévère et pouvant induire des troubles hydro-électrolytiques, cédant à l'arrêt du traitement (colite lymphocytaire liée à *Ruscus aculeatus* ?) → arrêt immédiat et définitif
- Possibilité d'hépatite → arrêt immédiat et définitif
- Épigastralgies, céphalées, hypertension
- Allergies cutanées, angiœdème
- *Doxium* : risque d'agranulocytose → produit à écarter

Interactions médicamenteuses

- *Associations à prendre en compte* : AVK, antiagrégants plaquettaires, AINS, efavirenz (variations d'effets)

Remarques

- Dans les hémorroïdes, ces traitements ne doivent pas dispenser des autres mesures thérapeutiques : suppression des facteurs déclenchants (traitement d'une constipation assez souvent associée, diminution ou arrêt de l'alcool et des épices), réduction au doigt des hémorroïdes prolabées, incision en cas de thrombose hémorroïdaire, sclérose ou traitement chirurgical (ligature élastique, hémorroïdectomie)
- Dans l'insuffisance veino-lymphatique, ces traitements ne doivent pas dispenser des autres mesures thérapeutiques : contention élastique des membres inférieurs, réduction pondérale, activité physique, pieds du lit surélevés, éviter les sources de chaleur...

Chapitre 7

Dermatologie

Utilisation des médicaments topiques cutanés

- *Crèmes* : adaptées aux lésions aiguës suintantes
- *Pommades* : adaptées aux lésions sèches et lichenifiées (éviter les plis en raison du caractère occlusif)
- *Gels* : adaptés aux régions pileuses, aux plaies et aux muqueuses
- *Liquides* (solutions, lotions, mousses, shampoings) : adaptés aux régions pileuses non suintantes
- *Poudres* : pouvoir théoriquement asséchant mais peu adaptées à la thérapeutique

Nous remercions pour son aide le Dr Patricia Senet.

DERMATOLOGIE : Schémas thérapeutiques

Ces schémas ne sont qu'un simple aide-mémoire sur un sujet éminemment évolutif (les traitements de première intention figurent en 2e colonne, et les alternatives thérapeutiques en 3e colonne).

Absorption percutanée des médicaments

Site d'application	Coefficient d'absorption
Voûte plantaire	0,1
Cheville	0,42
Paume des mains	0,83
Face antérieure de l'avant-bras	1
Face postérieure de l'avant-bras	1,1
Dos	1,7
Cuir chevelu	3,5
Creux axillaire	3,6
Front	6
Angle de la mâchoire	13
Scrotum	42

Les coefficients d'absorption percutanée sont exprimés par rapport à celui de la face antérieure de l'avant-bras pris comme référence. Les zones cutanées où la couche externe de l'épiderme (*stratum corneum*) est la plus épaisse (voûte plantaire, paumes) sont moins sensibles aux traitements topiques standards.

Ectoparasitoses

Gale ou Scabiose (1) *Sarcoptes scabiei hominis*	Benzoate de benzyle à 10 %, Perméthrine à 5 %	Ivermectine (prise orale de 200 µg/kg) à J1 et entre J7 et J15
Pédiculose : Poux = *Pediculus humanus capitis* ou *corporis* Morpions = *Phtirius pubis*	– Diméticone – “Bug Busting” = technique d'épouillage manuel	Ivermectine (hors AMM)
Trombidiose automnale ou Érythème automnal ou Aoûtats *Trombicula autumnalis*	Benzoate de benzyle au porte-coton sur les lésions	Destruction des larves d'acariens des jardins par un insecticide

1. Traiter simultanément le patient et son entourage proche, et déparasiter le linge et la literie par lavage à au moins 50 °C.

DERMATOLOGIE : Schémas thérapeutiques

Eczémas

Eczéma atopique ou Dermatite atopique	– Toilette avec un produit non détergent + Dermocorticoïde (1) – Crème émolliente – Traitement de la surinfection bactérienne ou virale si nécessaire	– Tacrolimus topique – Photothérapie (PUVA, UVB), ciclosporine, méthotrexate, dupilumab, inhibiteurs de JAK (baricitinib, upadacitinib) dans les formes sévères
Eczéma de contact ou Dermite de contact	Éviction de l'allergène, Dermocorticoïde	– Tacrolimus topique – Alitrétinoïne dans les formes résistantes (mains)

1. La cause la plus fréquente des échecs est la réticence à utiliser les dermocorticoïdes.

Affections des glandes sébacées et des follicules pileux

Acné polymorphe juvénile (2) (quasi-totalité des adolescents)	Acné inflammatoire : Peroxyde de benzoyle Acné rétentionnelle : Rétinoïde local Acné mixte : Peroxyde de benzoyle + Rétinoïde local (+ Doxycycline ou Lymécycline *per os* si acné étendue) Parfois Zinc ou médicaments à visée antiandrogène (acétate de cyprotérone, aldactazine) (hors AMM) Acné sévère : Isotrétinoïne *per os*	
Rosacée (2)	Métronidazole local et/ou Doxycycline ou Lymécycline *per os* Autres produits locaux (brimonidine, ivermectine, acide azélaïque) Rosacée sévère : Isotrétinoïne *per os* (hors AMM)	
Dermatite séborrhéique de l'adulte (2) (1 à 3 % de la population)	Shampoings (3) ± Lotion antifongique ± Dermocorticoïde en cure de durée brève	– Kétoconazole en gel moussant ou en crème (hors AMM) ou Ciclopiroxolamine ou Lithium topique ou Tacrolimus topique (hors AMM) – Isotrétinoïne *per os* (dans les formes très sévères) (hors AMM)
Dermatite séborrhéique du nourrisson, croûtes de lait	Vaseline simple (voire salicylée à 1 % seulement) la nuit puis shampoing le matin × 3 jours de suite	
Dermite péri-orale	Doxycycline ou Lymécycline *per os* (voire Isotrétinoïne si forme sévère, hors AMM)	
Alopécie – Calvitie Chute de cheveux (l'alopécie androgénétique = 60 % des hommes ≥ 50 ans)	Minoxidil local ou autres Lotions "anti-chutes" et/ou Finastéride *per os* - - - - - Traitements chirurgicaux (microgreffes, etc.)	

2. Un traitement d'entretien est en général nécessaire (plus ou moins codifié).
3. Shampoing avec kétoconazole en gel ou au ciclopirox ou shampoing "antipelliculaire" jusqu'à disparition des pellicules, puis shampoing doux aussi souvent que nécessaire.

DERMATOLOGIE : Schémas thérapeutiques

Affections des glandes sébacées et des follicules pileux (suite)

Hyperséborrhée	Shampoing antiséborrhéique ("Shampoing au bois de Panama" ou "Base lavante douce")
Pityriasis capitis ou Pellicules du cuir chevelu	Shampoings (1) ± Lotion kératolytique ou Lotion antifongique ou Lotion "antipelliculaire" Si échec, lotion ou shampoing corticoïde

1. Shampoing avec kétoconazole en gel ou au ciclopirox ou shampoing "antipelliculaire" jusqu'à disparition des pellicules, puis shampoing doux aussi souvent que nécessaire.

Affections dermatologiques diverses

Acrodermatite entéropathique	Zinc par voie orale (traitement à vie)	
Chloasma ou Mélasma ou Masque de grossesse Hyperpigmentation cutanée	Crème écran total ± Trétinoïne ou Trio dépigmentant de Kligman	– Peeling – Acide trichloracétique – Laser
Cors et Durillons	Ponçage à la pierre ponce pendant un bain	Préparation kératolytique
Couperose Télangiectasies	Anticouperosiques locaux	– Laser vasculaire – Brimonidine
Dermatite herpétiforme	Régime sans gluten, Dapsone	
Érythème fessier du nourrisson	Supprimer l'occlusion par les couches (2)	Pâte à l'eau ± Antifongique local en cas de surinfection

2. Sinon utiliser des couches en coton peu serrées, lavées au savon de Marseille puis bien rincées.

Granulome annulaire	Abstention ou Dermocorticoïde	– Méthotrexate à faible dose – Rétinoïde – Photothérapie UVB
Hyperhidrose ou Hypersudation	Antiperspirants locaux (Sels d'aluminium ou Glutaraldéhyde)	– Ionophorèse – Toxine botulinique – Oxybutynine (hors AMM)
Ichtyoses	Bain quotidien avec brossage doux + Kératolytique (Urée ou Acide lactique)	Acitrétine dans les ichtyoses sévères
Kératodermie palmo-plantaire	Vaseline salicylée	Acitrétine, Alitrétinoïne
Kératoses actiniques précarcinomateuses	– Cryothérapie – Écran solaire	– 5-fluoro-uracile topique – Diclofénac topique – Imiquimod – Photothérapie dynamique – Exérèse chirurgicale

DERMATOLOGIE : Schémas thérapeutiques

Affections dermatologiques diverses (suite)

Lichen plan cutané	Dermocorticoïde PUVAthérapie ± Acitrétine dans les formes étendues	– Corticothérapie générale à dose modérée – Méthotrexate à faible dose
Lichen plan muqueux	Dermocorticoïde Bains de bouche avec prednisolone effervescent Corticothérapie générale	– Tacrolimus ou Sirolimus topique – Photochimiothérapie extracorporelle dans les formes très sévères
Lichen scléreux vulvaire ou balano-préputial	Dermocorticoïde	– Androstanolone gel en traitement prolongé – Tacrolimus topique
Lupus érythémateux chronique	Dermocorticoïde Hydroxychloroquine ou Chloroquine (1) + Écran solaire	– Thalidomide – Méthotrexate à faible dose
Maladie de Darier	Vaseline salicylée ou Trétinoïne	Acitrétine dans les formes sévères (décision en centre spécialisé)
Névrodermite circonscrite	Dermocorticoïde	– Anti-histaminique anti-H1 – Crème émolliente ou à l'urée (kératolytique)
Parapsoriasis en gouttes	Dermocorticoïdes, Photothérapie (PUVA, UVB)	
Parapsoriasis en plaques Mycosis fongoïde	Surveillance régulière + Chlorméthine ou Carmustine locale, PUVAthérapie, dermocorticoïdes, bexarotène, méthotrexate à faible dose (décision en centre spécialisé)…	
Pelade	Abstention, Corticoïde local, *per os* ou en bolus, Minoxidil 5 %, Puvathérapie, UVB, Diphencyprone, Méthotrexate (à faible dose) ± Corticoïdes dans les formes sévères (bolus, voie orale)	
Pemphigoïde bulleuse (âge moyen = autour de 80 ans)	Dermocorticoïde de très forte activité à fortes doses	– Corticothérapie générale – Méthotrexate à faible dose – Mycophénolate mofétil – Omolizumab, Azathioprine
Pemphigus	Corticothérapie locale dans les formes très limitées Corticothérapie générale ± Azathioprine	Rituximab (décision en centre spécialisé) + Corticothérapie générale
Perlèche	Arrêt du tic de léchage + émollient, Antifongique imidazolé, soins dentaires (prothèse…)	

1. La photoprotection par hydroxychloroquine ou chloroquine (amélioration dans 50 % des cas) *doit débuter au moins 7 jours avant l'exposition* et être poursuivie durant les 15 premiers jours de l'exposition.

DERMATOLOGIE : Schémas thérapeutiques

Affections dermatologiques diverses (suite)

Photodermatoses : Lucite estivale bénigne Lucite polymorphe Urticaire solaire	Écran solaire + Caroténoïde ou Acide para-aminobenzoïque (1)	– Hydroxychloroquine (2) – Photothérapie (PUVA, UVB) (3) – Antihistaminique anti-H1 (4) – IgIV (urticaire solaire)
Porphyrie cutanée tardive	Photoprotection + Saignées ou hydroxychloroquine (2 fois/semaine)	
Protoporphyrie érythropoïétique	Photoprotection par caroténoïdes	
Prurigo strophulus	Destruction des acariens + Déparasitage des vêtements, literies et animaux + Dermocorticoïde sur les lésions cutanées ± Antihistaminique anti-H1, Photothérapie (PUVA, UVB), Méthotrexate à faible dose	
Prurit	Traitement étiologique essentiellement	– Antihistaminique anti-H1 – Dermocorticoïde – Photothérapie (PUVA, UVB) – Méthotrexate à faible dose – Psychothérapie, neuroleptiques (avis spécialisé)
Psoriasis peu étendu (coudes et/ou genoux)	Acide salicylique ou Vitamine D locale ou Tazarotène et/ou Dermocorticoïde	– Exposition solaire naturelle – Anthraline – Héliothérapie surtout chez l'enfant – Association dermo-corticoïde-calcipotriol
Psoriasis du cuir chevelu	Dermocorticoïde et/ou Calcipotriol + Shampoing antipelliculaire ± Lotion kératolytique	
Psoriasis des ongles	Dermocorticoïde de très forte activité et/ou Calcipotriol et/ou Préparations ou vernis à l'urée et/ou Acitrétine, Anti-TNF ou Ustékinumab dans les formes étendues invalidantes	
Psoriasis palmo-plantaire	PUVAthérapie et/ou Dermocorticoïde sous occlusion de niveau 1 et/ou Acitrétine, Méthotrexate à faible dose, Anti-TNF, Ustékinumab, Anti-IL17… dans les formes sévères résistantes	

1. La photoprotection par caroténoïde ou acide para-aminobenzoïque (amélioration dans 50-60 % des cas) *doit débuter 15 jours avant l'exposition* et être poursuivie pendant toute l'exposition.
2. La photoprotection par hydroxychloroquine ou chloroquine (amélioration dans 50 % des cas) *doit débuter 7 jours avant l'exposition* et être poursuivie durant les 15 premiers jours de l'exposition.
3. La photoprotection par photothérapies (efficacité ≥ 90 % des cas) *doit être débutée 5 semaines avant l'exposition* (elle nécessite 3 séances/semaine pendant 5 semaines et est onéreuse).
4. Un antihistaminique anti-H1 *per os* est indiqué en première intention dans l'urticaire solaire.

DERMATOLOGIE : Schémas thérapeutiques

Affections dermatologiques diverses (suite)

Psoriasis grave étendu	– Photothérapie (PUVA, UVB) – Acitrétine – Méthotrexate à faible dose ou Ciclosporine	– Étanercept – Adalimumab – Infliximab – Ustékinumab – Sécukinumab – Ixékizumab – Brodalumab – Guselkumab – Risankizumab
Sclérodermie en bande	– Corticothérapie + Kinésithérapie précoce – Méthotrexate à faible dose	
Sclérodermie en plaques	Dermocorticoïde d'activité très forte plusieurs mois sur la bordure active, corticothérapie générale, méthotrexate à faible dose dans les formes étendues	
Urticaire chronique	– Antihistaminique anti-H1 de seconde génération au long cours. Un antihistaminique anti-H1 sédatif peut être prescrit le soir en cas de prurit ou de troubles du sommeil – Omalizumab (décision en centre spécialisé)	
Verrues (1)	Abstention (2) ou Acide salicylique (3) ou Cryothérapie (4) ou 5-fluoro-uracile	

1. Dans tous les cas, le décapage régulier de la verrue est indispensable, réalisé soit par le dermatologue ou le pédicure, soit par le patient lui même.
2. Les verrues vulgaires disparaissent spontanément en 3 mois à 2 ans (30 à 40 % des cas), devant faire discuter l'abstention dans les formes asymptomatiques, mais un traitement sera proposé en cas de douleurs (verrues plantaires ou péri-unguéales) ou de handicap psycho-social (verrues du visage ou des mains).
3. L'acide salicylique, à des concentrations de 10 à 50 %, est généralement bien toléré avec un taux de guérison d'environ 50 à 70 % (souvent utilisé sous occlusion à l'aide d'un adhésif) et serait le traitement le plus efficace des verrues.
4. La cryothérapie à l'azote liquide (une ou plusieurs séances espacées de 2 à 4 semaines) est souvent douloureuse par la brûlure locale qu'elle entraîne.

Vieillissement cutané lié au soleil ou Héliodermie	– Trétinoïne à 0,025 % ou 0,05 % le soir (traitement prolongé en espaçant les applications après 6 à 12 mois) + Crème hydratante le matin + Écran solaire à haute protection en cas d'ensoleillement (en évitant toute exposition entre 10 h et 15 h) – Laser resurfacing
Vitiligo	– Maquillage ou Bases couvrantes (Covermark ou Kéfrane) ou Caroténoïdes – Tacrolimus topique ou dermocorticoïdes – Photothérapie ou laser excimer, dans les formes étendues

Dermocorticoïdes ou Corticoïdes topiques cutanés

Dermocorticoïdes d'activité très forte *Liste I-65 %-Coll*

CLOBEX[G] (Shampoing : fl. 125 ml)	Clobétasol propionate 0,05 %
DERMOVAL[G] (Crème, Gel) CLARELUX (Crème, Mousse)	Clobétasol propionate 0,05 %
DIPROLENE (Pommade)	Bétaméthasone dipropionate 0,05 % avec propylène-glycol

Dermocorticoïdes d'activité forte *Liste I-65 %-Coll*

BETNEVAL (Crème, Pommade, Lotion)	Bétaméthasone valérate 0,1 %
DIPROSONE[G] (Crème, Pommade, Lotion)	Bétaméthasone dipropionate 0,05 %
EFFICORT (Crème hydrophile) EFFICORT (Crème lipophile)	Hydrocortisone acéponate 0,127 %
EPITOPIC 0,05 % (Crème)	Difluprednate 0,05 %
FLIXOVATE[G] (Crème, Pommade)	Fluticasone 0,05 % (1)
NERISONE (Crème, Pommade) NERISONE GRAS (Pommade)	Diflucortolone valérianate 0,1 %

1. Utilisable dans la dermatite atopique chez le nourrisson à partir de 3 mois.

Dermocorticoïdes d'activité modérée

*Liste I-65 %-Coll ou Non remboursé **(NR)***

DESONIDE (Crème) LOCAPRED (Crème) LOCATOP (Crème)	Désonide 0,1 %
LOCOÏD (Crème, Crème épaisse, Pommade, Lotion, Émulsion)	Hydrocortisone butyrate 0,1 %
TRIDESONIT (Crème)	Désonide 0,05 %
CORTAPAISYL (Crème)	Hydrocortisone acétate 0,5 %

Dermocorticoïdes + Antiseptiques

NERISONE C (2) (Diflucortolone 0,1 % en crème avec chlorquinaldol) ***NR***

2. Dermocorticoïde d'activité forte.

Dermocorticoïdes + Antifongiques

PEVISONE (3) (Triamcinolone 0,1 % en crème avec éconazole) ***NR***

3. Dermocorticoïde d'activité modérée.

Contre-indications
Infections cutanées bactériennes, virales, mycosiques ou parasitaires (gale notamment)
Acné, rosacée, lésions ulcérées, hypersensibilité à l'un des constituants
Nourrisson

Propriétés

- Corticoïdes d'action locale ayant des effets anti-inflammatoires, antiallergiques, antiprurigineux, et un effet cytostatique sur les kératinocytes et les fibroblastes utilisé dans le psoriasis notamment : leur niveau d'activité dépend du corticoïde et de sa concentration finale au niveau de la peau (elle-même dépendant de la concentration de la préparation et de la nature de l'excipient)
- Absorption cutanée faible mais pouvant être décuplée en cas d'application étendue ou sous pansement occlusif, ou d'utilisation chez le nourrisson

Indications

- Eczéma de contact, dermatite atopique, lichénification, psoriasis (traitement d'attaque surtout), lichen plan, lichen scléreux, dyshidrose, pustulose palmo-plantaire, prurigo non parasitaire, dermite de stase avec eczéma variqueux, lupus érythémateux cutané, chéloïdes (traitement préventif surtout), névrodermite, mycosis fongoïde, pemphigoïde bulleuse, pemphigus
- *Durée brève* : piqûres d'insecte, dermatite séborrhéique
- *Dermocorticoïdes d'activité très forte* : plaques limitées et résistantes de psoriasis, psoriasis modéré du cuir chevelu (shampoing), lichen, lichénification, lupus érythémateux discoïde, cicatrices hypertrophiques, lésions cortico-sensibles ayant résisté à un corticoïde de niveau inférieur (traitement limité à 1 ou 2 applications/jour)

Effets indésirables (proportionnels au niveau d'activité et à la durée du traitement)

- *Cutanés* : réactions au site d'application : brûlures, dermite faciale rosacéiforme (avec rebond à l'arrêt nécessitant un sevrage progressif), granulome glutéal infantile du siège chez le nourrisson, atrophie cutanée cliniquement manifeste après plusieurs mois ou années, couperose, vergetures linéaires pourpres (surtout au tronc et à la racine des membres), risque d'aggravation de l'acné et de la rosacée, plus rarement dépigmentation, hypertrichose, retard de cicatrisation, très rarement eczéma aigu ou œdème local aigu allergiques (dus à un excipient, exceptionnellement au corticoïde)
- *Risque d'absorption intempestive avec des effets systémiques* identiques à ceux d'une corticothérapie générale (surtout chez le jeune enfant et/ou après usage prolongé sur des surfaces cutanées étendues et/ou sous pansement occlusif)
- *Effet rebond* à l'arrêt dans le psoriasis, dermatite atopique, dermatite séborrhéique
- *Tachyphylaxie* : diminution rapide de l'effet thérapeutique par accoutumance (exceptionnelle)

Précautions d'emploi

- Début du traitement : appliquer 1 fois par jour seulement un corticoïde d'action suffisante, en utilisant uniquement les produits d'activité modérée ou faible sur la face, les plis cutanés, sous occlusion et chez l'enfant
- Arrêt du traitement : interrompre les traitements d'une durée supérieure à un mois de façon progressive dans les dermatoses inflammatoires chroniques, en espaçant les applications 1 jour sur 2
- Utiliser les pommades sur les lésions sèches ou squameuses, les lotions sur les zones pileuses, les crèmes et gels sur les lésions aiguës suintantes et au niveau des plis, les shampoings sur le cuir chevelu

Immunosuppresseur topique

Tacrolimus (topique)[G] (1) *Liste I-15 %-Coll-Prescription réservée aux pédiatres et aux dermatologues*

PROTOPIC TAKROZEM	Pommade à 0,1 % : tube de 30 g Pommade à 0,03 % : tube de 30 g	Appliquer en couche mince sur toutes les parties à traiter 2 fois/jour pendant maximum 6 semaines, puis 1 fois/jour

1. Une préparation magistrale de sirolimus topique à 1 % est également possible.

Contre-indications

Hypersensibilité aux macrolides
Immunodépression congénitale ou acquise, en particulier médicamenteuse
Enfant < 2 ans

Propriétés

- Macrolide immunosuppresseur, dont le mécanisme d'action dans la dermatite atopique est mal connu (amélioration apparaissant au cours de la première semaine, mais ne pas poursuivre en l'absence d'amélioration après 2 semaines de traitement)
- Passage dans la circulation générale très faible après application cutanée

Indications

- Traitement de la dermatite atopique modérée à sévère en cas de réponse inadéquate ou d'intolérance aux traitements conventionnels, chez l'adulte et chez l'enfant > 2 ans (utiliser uniquement la pommade à 0,03 % chez l'enfant)
- Un traitement d'entretien est possible pour la prévention des poussées et la prolongation des intervalles sans poussée chez les patients avec des exacerbations très fréquentes (HAS : avis défavorable)
- Manifestations cutanées de certaines maladies systémiques (lupus, dermatomyosite, sarcoïdose, vitiligo)
- Traitement d'entretien de la dermatite séborrhéique (hors AMM)

Effets indésirables

- Très fréquents (50 % des cas, régressant habituellement dans la semaine après le début du traitement) : irritation cutanée locale (prurit, érythème, sensation de brûlure)
- Fréquents : hyperesthésie cutanée au chaud et au froid, picotements cutanés, folliculite, acné, rosacée, infections à *Herpes simplex*, intolérance à l'alcool (irritation cutanée)
- Risque accru de lymphomes et cancers cutanés liés à une immunodépression locale : ne pas utiliser avant l'âge de 2 ans et chez les sujets immunodéprimés, et rechercher l'étiologie de toute adénopathie ou cancer cutané survenant sous traitement

Précautions d'emploi, incompatibilités et interactions médicamenteuses

- Tout signe clinique d'infection au niveau des lésions doit être traité préalablement
- Éviter l'exposition solaire ou aux UV pendant toute la durée du traitement
- Ne pas appliquer sur les muqueuses ou sous pansement occlusif
- Bien se laver les mains avant et après l'application
- Utiliser avec prudence en cas d'insuffisance hépatique malgré la faible résorption
- Grossesse et allaitement : utilisation déconseillée
- Ne pas utiliser simultanément d'autres produits topiques au même site d'application
- Respecter un délai de 1 mois après l'arrêt avant d'effectuer un vaccin vivant atténué

Antiacnéiques (I) :
Peroxyde de benzoyle

Gels *Liste II-30 % ou Non remboursé (NR)-Coll*

CUTACNYL 2,5 %	Gel aqueux à 2,5 %	Tube de 40 g
CUTACNYL 5 %	Gel aqueux à 5 %	Tube de 40 g
CURASPOT 5 % (1) *NR*	Gel aqueux à 5 %	Tube de 50 g ou 100 g
CUTACNYL 10 %	Gel aqueux à 10 %	Tube de 40 g
PANNOGEL 10 %	Gel aqueux à 10 %	Tube de 40 g

1. Présentation à éviter en raison de la survenue possible d'érythème sévère lié à un excipient.

Contre-indications

Hypersensibilité connue aux peroxydes (eau oxygénée)
Association avec des kératolytiques ou d'autres produits irritants

Propriétés

- Antiacnéique anti-inflammatoire de référence, légèrement kératolytique, ayant une action bactéricide puissante sur *Cutibacterium acnes* (suppression totale après 2 semaines) et les staphylocoques, et un effet antiséborrhéique, utilisable dans les acnés à prédominance inflammatoire (acné débutante micropustuleuse, acné du menton chez la femme, acné du dos chez l'homme)
- Son action peut apparaître après seulement 7 jours de traitement
- Après application sur la peau, transformation en acide benzoïque dont environ 5 % passe dans la circulation générale

Indications et posologie

- Acné polymorphe juvénile, surtout inflammatoire (1 à 2 applications/jour en traitement d'attaque après avoir nettoyé et séché la peau lésée, puis diminuer progressivement jusqu'à 1 à 3 applications/semaine en traitement d'entretien)

Effets indésirables

- Réactions locales par phototoxicité ou irritation cutanée (rougeurs, sensation de cuisson, desquamation cutanée, sécheresse de la peau), possibilité d'eczéma de contact allergique par sensibilisation aux peroxydes nécessitant l'arrêt du traitement (1 à 2 % des cas)
- Décoloration des textiles (literie et vêtements → utiliser des vêtements de nuit et une literie de couleur blanche) et des phanères (cheveux)

Précautions d'emploi et incompatibilités physico-chimiques

- Se laver les mains après l'application du produit
- Éviter l'exposition solaire ou aux rayons ultraviolets (phototoxicité, irritation) → appliquer le soir et bien rincer le matin
- Utiliser avec prudence sur le visage (ne pas mettre au pourtour des yeux et des orifices naturels) et chez les sujets à peau fine, blonds ou roux
- En cas d'irritation, réduire la concentration et/ou la fréquence des applications
- Utiliser conjointement une crème adoucissante ou hydratante
- Arrêter le traitement en cas de réaction allergique ou d'irritation intolérable
- Ne pas mélanger dans une même préparation avec la trétinoïne et/ou avec l'érythromycine (oxydation et inactivation de ces produits par le peroxyde de benzoyle) → prescrire l'un des produits le matin et l'autre le soir si nécessaire

Antiacnéiques (II) :
Antibiotiques antiacnéiques

Érythromycine topique cutanée *Liste I-15 %-Coll*

ÉRYFLUID	Solution alcoolique à 4 % : fl. 30 ml ou 100 ml	Application 1 à 2 fois/jour sur les régions acnéiques en massant légèrement pendant 1 à 3 mois
ÉRYTHROGEL	Gel alcoolique à 4 % : tube de 30 g	*Idem*

Clindamycine topique cutanée *Liste I-Non remboursé*

ZINDACLINE	Gel à 1 % : tube de 90 g	Application 1 fois/jour sur les régions acnéiques en massant légèrement pendant 1 à 3 mois

Clindamycine topique cutanée + Trétinoïne *Liste I-Non remboursé*

ZANEA (1)	Tube de 30 g de gel Clindamycine à 1 % + Trétinoïne : 10 mg/0,25 mg/g	Application 1 fois/jour sur le visage

1. Contre-indiqué chez la femme enceinte ou susceptible de l'être en raison de la trétinoïne qui est un agent tératogène.

Antibiotiques *per os* ayant une action antiacnéique

Acné polymorphe juvénile : les cyclines *per os* à faibles doses (100 mg/jour de doxycycline ou 150 à 300 mg/jour de lymécycline pendant 3 mois par exemple) sont efficaces dans les acnés inflammatoires par réduction de la prolifération microbienne et probablement par un effet anti-inflammatoire propre. Ils sont couramment utilisées dans l'acné en traitement starter, en association à un antiacnéique kératolytique (il n'est pas certain que les macrolides aient une activité comparable et sont moins utilisés car de coût plus élevé). **LA MINOCYCLINE NE DOIT PAS ÊTRE UTILISÉE (RISQUE DE SYNDROME D'HYPERSENSIBILITÉ MÉDICAMENTEUSE OU DRESS POTENTIELLEMENT MORTEL).**

Contre-indications
Hypersensibilité connue à l'érythromycine ou aux lincosanides

Propriétés

- Antiacnéique d'action locale de la famille des macrolides (érythromycine) ou des lincosanides (clindamycine), ayant une action antibactérienne sur *Cutibacterium acnes* et sur les staphylocoques
- Des études ont cependant montré que leur pénétration dans le follicule pilo-sébacé était médiocre et que leur faible concentration pourrait favoriser l'apparition de résistances, ce qui incite à les utiliser en association à d'autres topiques (rétinoïdes notamment)

Indications

- Acné polymorphe juvénile (formes inflammatoires papulo-pustuleuses)
- *NDR : les antibiotiques locaux ne constituent qu'un traitement mineur de l'acné. Ils ne doivent pas être utilisés seuls et doivent être prescrits pour une durée limitée*

Effets indésirables

- Érythromycine : sécheresse cutanée transitoire, réactions allergiques (prurit, érythème)
- Clindamycine : possibilité d'irritation cutanée, réactions allergiques (prurit, érythème)
- Risque de modification de la flore bactérienne

Précautions d'emploi

- Se laver les mains après l'application du produit
- Ne pas appliquer sur peau érodée ou excoriée, ni à proximité de l'œil, de la bouche ou sur les muqueuses (rincer abondamment à l'eau en cas de contact accidentel)
- Clindamycine : utiliser avec prudence en cas de colite et d'antécédents de colite (car risque de résorption transcutanée du produit non exclu) → interrompre le traitement en cas de survenue d'une diarrhée, qui pourrait être symptomatique d'une colite pseudomembraneuse analogue à celles qui ont été décrites après administration orale
- Grossesse et allaitement : innocuité de la clindamycine non établie

Incompatibilités physico-chimiques

- Ne pas mélanger dans une même préparation avec le peroxyde de benzoyle (oxydation et inactivation par le peroxyde de benzoyle) → prescrire l'un de ces produits le matin et l'autre le soir si une bithérapie est nécessaire

Antiacnéiques (III) :
Vitamine A acide ou Acide rétinoïque ou Trétinoïne topique cutanée

Spécialités à 0,025 % *Liste I-Non remboursé*

ERYLIK Gel	Tube de 30 g (avec 4 % d'érythromycine)
RETACNYL Crème	Tube de 30 g
ZANEA Gel	Tube de 30 g (avec 1 % de clindamycine)

Spécialités à 0,05 % *Liste I-30 % ou Non remboursé (**NR**)*

EFFEDERM Crème	Tube de 30 g
EFFEDERM Lotion	Fl. 50 ml
KÉTREL Crème ***NR***	Tube de 30 g
RETACNYL Crème à 0,05 % ***NR***	Tube de 30 g

Contre-indications
Grossesse (agent tératogène)
Association à d'autres produits irritants

Propriétés

- Antiacnéique kératolytique favorisant l'élimination des comédons et des microkystes, accélérant l'évolution des éléments inflammatoires papulo-pustuleux et prévenant la formation de nouveaux éléments rétentionnels, utilisable dans l'acné à prédominance rétentionnelle (l'association à un antibiotique local ou *per os* est intéressante dans les acnés mixtes inflammatoires et rétentionnelles) = amélioration après 6 semaines, mais efficacité maximale après 3 à 4 mois seulement (sinon, envisager un autre traitement)
- Efficacité sur les signes du vieillissement cutané lié au soleil ou héliodermie (appliquer le soir une préparation à 0,025 % ou 0,05 %, en espaçant les applications après 6 mois, avec une crème hydratante le matin et une crème écran total si ensoleillement), et dans le mélasma (appliquer le soir, une amélioration étant constatée à partir du 6e mois dans plus de 60 % des cas)

Indications

- *Spécialités à 0,025 % et 0,05 %* : acné polymorphe juvénile, surtout à prédominance rétentionnelle (comédonienne ou microkystique), acné médicamenteuse (barbituriques, corticoïdes, etc.), acné professionnelle (hydrocarbures halogénés, huiles, etc.), héliodermie

Posologie dans l'acné

- Faire 1 ou 2 applications/jour (ou moins selon la tolérance) pendant 2 à 4 mois, puis réduire à 1 à 2 applications/semaine avec les préparations les moins concentrées

Effets indésirables

- Fréquents : irritation locale survenant après 7 à 10 jours, transitoire en règle générale (érythème, sensation de cuisson, desquamation fine) mais pouvant nécessiter l'arrêt, plus rarement poussée pustuleuse initiale transitoire

Précautions d'emploi

- Se laver les mains après l'application du produit
- Éviter l'exposition solaire ou aux rayons ultraviolets (irritation majorée)
- Tester la sensibilité individuelle lors des premières applications (faire des applications répétées sur une petite surface = touche d'essai)
- Utiliser avec prudence sur le visage (ne pas mettre au pourtour des yeux et des orifices naturels), et chez les sujets à peau fine, blonds ou roux (utiliser alors les préparations concentrées à 0,025 % seulement)
- Utiliser conjointement une crème adoucissante ou hydratante
- Réduire la concentration et la fréquence des applications en cas d'irritation locale trop importante, ou suspendre temporairement le traitement

Incompatibilités physico-chimiques

- Ne pas mélanger dans une même préparation avec le peroxyde de benzoyle (oxydation et inactivation de l'acide rétinoïque par le peroxyde de benzoyle) → prescrire l'un des produits le matin et l'autre le soir si une bithérapie est nécessaire

Antiacnéiques (IV) :
Isotrétinoïne topique cutané

Isotrétinoïne percutanée *Liste I-Non remboursé*

ROACCUTANE GEL	Gel à 0,05 % d'isotrétinoïne Tube de 25 g ou 50 g	Application 1 à 2 fois/jour sur les régions acnéiques en massant légèrement, pendant 3 mois environ

Contre-indications
Grossesse (agent tératogène) Association avec d'autres produits irritants

Propriétés

- Antiacnéique local de type rétinoïde (isomère synthétique de la trétinoïne), dont la résorption percutanée semble faible ou nulle, ayant globalement la même efficacité que les préparations de trétinoïne à usage local

Indications

- Acné polymorphe juvénile, notamment l'acné à prédominance rétentionnelle (comédonienne ou microkystique)

Effets indésirables

- Irritation locale (60 % des cas) au cours des premières semaines de traitement, modérée et diminuant avec l'espacement des applications : érythème sec avec sensation de cuisson, notamment au niveau du cou et des zones péribuccales

Précautions d'emploi

- Se laver les mains après l'application du produit
- Éviter l'exposition solaire ou aux rayons ultraviolets, et l'utilisation simultanée de tout produit parfumé ou alcoolisé ou d'autres médicaments ayant un pouvoir kératolytique ou exfoliant (irritation majorée)
- Ne pas mettre au pourtour des yeux et des orifices naturels, dans les narines, la bouche ou sur les muqueuses
- Réduire la fréquence des applications en cas d'irritation locale trop importante, ou suspendre temporairement le traitement

Antiacnéiques (V) :
Rétinoïdes topiques cutanés

Adapalène[G] *Liste I-30 %-Coll ou Non remboursé (**NR**)*

DIFFERINE	Gel à 0,1 % : tube de 30 g Crème à 0,1 % : tube de 30 g	1 application chaque soir sur les régions acnéiques en massant légèrement, pendant 3 à 6 mois
EPIDUO ***NR*** *Conserver 3 mois après ouverture*	Gel à 0,1 % d'adapalène + 2,5 % de peroxyde de benzoyle : tube de 30 g	A. et E. > 9 ans : 1 application chaque soir en massant légèrement (1)
	Gel à 0,3 % d'adapalène + 2,5 % de peroxyde de benzoyle : tube de 30 g	A. et E. > 12 ans : 1 application chaque soir sur les régions acnéiques sévères en massant légèrement (1)

1. Le gel doit être appliqué en fine couche, sur une peau nettoyée et séchée.

Trifarotène *Liste I-Non remboursé*

AKLIEF	Tube 5 g : crème 50 µg/g Flacon-pompe 15 g, 30 g ou 75 g	1 application chaque soir pendant 3 mois (1)

Contre-indications

Grossesse (agent tératogène) et allaitement

Propriétés

- Antiacnéiques locaux de type rétinoïde, dont le passage systémique est faible, chez l'adulte et chez l'enfant, ayant globalement la même efficacité que les préparations de trétinoïne à usage local, paraissant mieux toléré que les autres rétinoïdes et ayant un effet anti-inflammatoire
- *Epiduo* : association de deux antiacnéiques de mécanismes différents mais complémentaires

Indications

- Acné polymorphe juvénile, notamment l'acné à prédominance rétentionnelle
- Acné vulgaire en présence de comédons, papules et pustules (Epiduo)

Effets indésirables et précautions d'emploi

- Sensations de chaleur et picotements, possibilité de réactions locales (érythème, desquamation, sécheresse, brûlures) sur le visage et le tronc, maximum durant les premières semaines, régressant en espaçant les applications
- Peroxyde de benzoyle (*cf.* les produits correspondants)
- Se laver les mains après l'application du produit
- Éviter l'exposition solaire ou aux rayons ultraviolets, et l'utilisation simultanée de tout produit parfumé ou alcoolisé et d'autres médicaments ayant un pouvoir kératolytique ou exfoliant (irritation majorée)
- Ne pas mettre au pourtour des yeux et des orifices (narines, bouche)
- Réduire la fréquence des applications en cas d'irritation locale trop importante

Antiacnéiques (VI) :
Acide azélaïque

Acide azélaïque *Liste I-Non remboursé*

SKINOREN	Crème à 20 % : 30 g	Application matin et soir en massant légèrement

Contre-indications
Hypersensibilité connue à l'acide azélaïque ou au propylèneglycol

Propriétés

- Antiacnéique local ayant une action antibactérienne sur *Cutibacterium acnes* et les staphylocoques, une action kératolytique paraissant comparable à celle de la trétinoïne et une action anti-inflammatoire paraissant comparable à celle du peroxyde de benzoyle, avec l'intérêt par rapport à ces produits d'être mieux toléré et de ne pas entraîner de photosensibilisation (l'amélioration de l'acné est plus lente qu'avec ces produits mais augmente avec la poursuite du traitement)
- Absorption percutanée faible (3,6 % des doses appliquées), élimination par les urines sous forme inchangée et métabolisée (bêta-oxydation)

Indications

- Acné papulo-pustuleuse d'intensité légère à modérée du visage

Effets indésirables

- Généralement transitoires : possibilité d'érythème, desquamation, sensation de brûlure ou prurit disparaissant souvent malgré la poursuite du traitement
- Peu fréquents (< 1 %) : dermite de contact, œdème facial, dyschromies cutanées (hypo-pigmentation)

Précautions d'emploi

- Se laver les mains après l'application du produit
- Ne pas appliquer au niveau de l'œil et des muqueuses (rincer abondamment à l'eau en cas de contact accidentel)
- Réduire la posologie à une application quotidienne ou arrêter momentanément le traitement en cas d'irritation locale persistante et importante
- Grossesse et allaitement : utilisation déconseillée

Antiacnéiques (VII) : Zinc

Zinc (Gluconate de zinc)[G]

EFFIZINC RUBOZINC *Remboursement 65 %-Coll*	30 ou 60 gél. 15 mg 30 gél. 15 mg	Acné inflammatoire : 30 mg/jour le matin à jeun pendant 3 mois, puis 15 mg/jour
GRANIONS de ZINC *Remboursement 15 %-Coll*	30 amp. buv. 2 ml = 15 mg	Acrodermatite entéropathique : 15 mg/jour le matin à jeun jusqu'à la puberté, puis 15 à 30 mg/jour

Contre-indications

Hypersensibilité à l'un des constituants

Propriétés

- Oligo-élément qui est un constituant essentiel de très nombreux enzymes, joue un rôle dans la synthèse des protéines et des acides nucléiques, et guérit l'acrodermatite entéropathique (affection autosomique récessive rare liée à un trouble de l'absorption et/ou du métabolisme du zinc)
- Action sur la composante inflammatoire de l'acné par un mécanisme mal connu et avec un délai d'action de 6 à 8 semaines
- *Besoins quotidiens en zinc* = 12 mg chez l'adulte, 20 à 25 mg chez la femme enceinte ou qui allaite, 3 à 15 mg selon l'âge chez l'enfant (apport alimentaire surtout par les aliments d'origine animale : viande, abats, poissons, crustacés, coquillages, jaune d'œuf)

Indications

- Acné inflammatoire, microkystique et/ou nodulaire
- Acrodermatite entéropathique (guérison spectaculaire, traitement à vie)

Effets indésirables

- Gastralgies spontanément résolutives (10-20 %) avec le sulfate de zinc (mais le gluconate de zinc présent dans les spécialités citées ici est mieux toléré)
- **Surdosage** : carence en cuivre (anémie sidéroblastique et/ou leucopénie par aplasie médullaire, diminution du cholestérol HDL)

Interactions médicamenteuses et alimentaires

- ***Associations déconseillées*** (chélation du zinc) : calcium, fer, tétracyclines, topiques gastro-intestinaux, aliments riches en acide phytique (pain, céréales, germes de soja, noix et autres oléagineux), œufs durs, lait et laitages, café. À prendre donc de préférence en dehors des repas
- *Respecter un intervalle de 2 heures entre les prises orales* avec les fluoroquinolones

Antiacnéiques (VIII) :
Isotrétinoïne orale ou Acide 13-cis-rétinoïque

Isotrétinoïne[G] (1) *Liste I-65 %-Coll-Prescription initiale réservée aux dermatologues*

ACNÉTRAIT CONTRACNÉ CURACNÉ PROCUTA	30 cap. molles à 5 mg, 10 mg, 20 mg ou 40 mg	Acné étendue (visage, tronc) évolutive et inflammatoire : de 0,5 mg/kg à 1 mg/kg/jour en 1 ou 2 prises aux repas

1. **En raison de l'incompétence de certains prescripteurs et pharmaciens (existence de grossesses déclarées sous isotrétinoïne de 0,26/1 000 femmes traitées en France),** ***ce produit est un médicament à prescription restreinte soumis à une réglementation très contraignante*** **prescription initiale réservée aux seuls dermatologues, le renouvellement n'est pas restreint; prescription limitée à un mois, après test de grossesse sérique qualitatif négatif dans les 3 jours précédents (à mentionner sur l'ordonnance)**, information des patients des deux sexes des risques tératogènes, notamment, accord de soin et de contraception signé par les femmes le jour de la prescription, nouveau test de grossesse qualitatif réalisé chaque mois pendant le traitement (mentionner sa négativité sur l'ordonnance) et enfin 5 semaines après l'arrêt de ce médicament tératogène.
La posologie initiale est de 0,5 mg/kg/jour pendant 1 mois, puis sera adaptée en fonction de la tolérance et de l'efficacité (augmentation jusqu'à 1 mg/kg/jour en cas de bonne tolérance ou réduction parfois à 0,1 mg/kg/jour dans le cas contraire), le traitement étant poursuivi jusqu'au contrôle complet de l'acné (généralement 4 mois, parfois plus dans les acnés nodulokystiques du tronc et de la nuque) ou mieux jusqu'à l'obtention d'une dose cumulative de 100 à 150 mg/kg.
En effet, la fréquence des rechutes dépend de la dose quotidienne (13 % de rechutes à la dose de 1 mg/kg/jour et 42 % à 0,5 mg/kg/jour), de la localisation (27 % de rechutes au niveau du visage et 43 % au niveau du tronc), mais surtout de la dose cumulative (120 à 150 mg/kg permet d'espérer l'absence de rechute → si elle survient, après un délai moyen de 1 an, une 2e cure peut être envisagée).

Autres médicaments à action antiacnéique

Cyprotérone (voir ce terme) : progestatif antiandrogénique et antigonadique (avec effet contraceptif à partir de 1 mg/jour × 21 jours/mois), ayant une action antiacnéique par réduction de la production sébacée. Cependant, la cyprotérone présente un risque thrombo-embolique environ 3 fois plus élevé qu'avec le lévonorgestrel (progestatif contenu dans d'autres pilules contraceptives). De plus, la prescription prolongée entraîne un risque accru de méningiome.

Contre-indications
Allergie au soja et aux arachides (excipient)
Insuffisance hépatique, insuffisance rénale sévère, hyperlipidémies
Hypervitaminose A, certaines associations (*cf.* Interactions)
Femmes en âge de procréer sans contraception efficace, grossesse et allaitement

Propriétés

- Dérivé de la vitamine A agissant dans l'acné par 3 mécanismes (effet antiséborrhéique, réduction de l'hyperkératose, et effet anti-inflammatoire), permettant un contrôle complet de l'acné et des rémissions prolongées qui sont souvent des guérisons, mais ayant un ***effet tératogène et embryotoxique majeur***
- Absorption digestive suivie d'un ou plusieurs passages entéro-hépatiques, fixation à 99,9 % à l'albumine, demi-vie de 10 à 30 heures, métabolisation partielle notamment en 4-oxo-isotrétinoïne active, élimination biliaire (50-75 % en 3 jours)

Indications (traitement réservé aux acnés résistantes aux traitements habituels)

- Acné sévère (notamment acné inflammatoire et nodulaire, acné évolutive entraînant des cicatrices atrophiques, acné du dos, acné récidivant rapidement, acné résistante à un traitement classique de 3 mois), acné nodulokystique, acné conglobata

Effets indésirables (fréquents, et pour certains dose-dépendants)

- *Troubles cutanéo-muqueux fréquents* : chéilite desquamative sèche (95 %), érythème et desquamation faciale (80 %), sécheresse cutanée (50 %) avec parfois prurit, sécheresse nasale fréquente, épistaxis, desquamation palmo-plantaire, irritation conjonctivale avec parfois blépharo-conjonctivite, sécheresse vaginale
- *Troubles cutanéo-muqueux moins fréquents* : poussée transitoire d'acné entre le 15e et le 30e jour, chute de cheveux réversible à l'arrêt, irritation du méat uréthral
- *Troubles cutanéo-muqueux plus rares* : urticaire, érythème noueux, hypersensibilité au soleil, granulomes inflammatoires des lésions acnéiques ou périunguéaux
- Bouche sèche, hypertriglycéridémie, soif, asthénie, nausées, arthro-myalgies, vomissements, plus rarement ossifications ligamentaires et hyperostose calcanéenne et/ou rachidienne, hypertension intracrânienne, hypercholestérolémie, hyperuricémie, élévation des transaminases, dépôts cornéens réversibles à l'arrêt, crises convulsives, photophobie, troubles visuels et/ou auditifs, infarctus du myocarde, AVC, lésions muqueuses intestinales, oculaires, ORL, respiratoires et urinaires
- *Troubles psychiatriques :* dépression, conduite suicidaire

Précautions d'emploi et interactions médicamenteuses

- **Femmes en âge de procréer : contraception efficace et obligatoire** commencée 1 mois avant et poursuivie pendant 5 semaines après l'arrêt du traitement
- Faire préciser les antécédents psychologiques et psychiatriques personnels et familiaux
- Surveillance : bilan hépatique et lipidique avant traitement, puis après 1 mois, puis tous les 3 à 4 mois (et plus souvent chez les sujets à risque métabolique et éthyliques) → arrêt en cas d'élévation persistante des transaminases et/ou d'hypertriglycéridémie importante (> 5 mmol/l) ou d'hypercholestérolémie, et en cas de signes dépressifs
- **Éviter toute épilation à la cire** pendant le traitement et les 2 mois suivant l'arrêt
- Prescrire un pain surgras ou sans savon pour la toilette, un stick hydratant pour les lèvres, une crème hydratante pour le visage, une pommade nasale grasse si besoin, un écran solaire en cas d'exposition, et ne pas porter de lentilles cornéennes (irritation)
- ***Associations contre-indiquées*** : cyclines
- ***Associations déconseillées*** : acitrétine et vitamine A (hypertension intracrânienne), inducteurs enzymatiques (inactivation des contraceptifs), topiques antiacnéiques asséchants

Antiacnéiques (IX) : Antiandrogènes

Acétate de cyprotérone + Éthinylestradiol[G] *Liste I-Non remboursé*

DIANE EPAVAR MINERVA	1 ou 3 plaquettes de 21 cp. Acétate de cyprotérone 2 mg + Éthinylestradiol 35 µg	Femme en âge de procréer : modalités ci-dessous (1)

1. Début le premier jour du cycle : 1 prise/jour à la même heure pendant 21 jours puis pause de 7 jours avant un nouveau cycle.

Contre-indications

Thrombose veineuse : antécédents ou prédisposition héréditaire ou acquise
Thrombose artérielle : antécédents ou facteurs de risque sévères ou multiples
Antécédents de méningiome ou de migraine avec signes neurologiques
Pathologie hépatique évolutive, tumeur maligne hormonodépendante
Saignements vaginaux d'origine indéterminée
Associations médicamenteuses (*cf.* ci-dessous)

Propriétés

- Association œstro-antiandrogénique : l'effet antiandrogénique, par inhibition compétitive de la liaison de la 5-α-dihydrotestostérone aux cellules cibles, freine la production de sébum et le développement du poil. L'action antigonadotrope est amplifiée par celle de l'éthinylestradiol, ce qui confère au produit une action contraceptive
- Absorption rapide et complète, demi-vie plasmatique de 4 heures, métabolisme hépatique, élimination éthinylestradiol : demi-vie de 24 heures et acétate de cyprotérone : 2 jours

Indications (traitement de troisième ligne)

- Acné modérée à sévère (associée ou non à une séborrhée) et/ou de l'hirsutisme, chez les femmes en âge de procréer
- *NB* : ne doit être utilisé qu'après échec d'un traitement topique ou antibiotique systémique

Effets indésirables

- Accidents graves thrombo-emboliques veineux ou artériels (infarctus myocardique, accident vasculaire cérébral) : risque × 4
- Fréquence indéterminée : hypersensibilité, rétention hydrique, HTA, modification de l'humeur, troubles de la libido, céphalées, troubles gastro-intestinaux, urticaire, érythème noueux, variations pondérales, douleurs mammaires, aménorrhée post-thérapeutique
- Risque accru de méningiome

Précautions d'emploi et interactions médicamenteuses

- **Une recherche soigneuse des risques thrombo-emboliques** veineux et artériels doit être réalisée avant la prescription
- Possède une action contraceptive → pas d'autre contraceptif hormonal associé
- Trois mois sont nécessaires pour obtenir une amélioration des symptômes. Ensuite évaluation régulière du rapport bénéfice/risque
- *Associations contre-indiquées* : millepertuis (inducteur neutralisant), antiviraux (dasabuvir, ombitasvir, paritaprévir : hépatotoxicité accrue)
- *Associations déconseillées* : inducteurs enzymatiques, lamotrigine, modafinil, nelfinavir, inhibiteurs de protéases + ritonavir, topiramate, vémurafénib

Traitements locaux de la rosacée (I)

Métronidazole topique cutané *Liste I-30 %-Coll*

ROZEX ROZACRÈME	Gel, crème ou émulsion fluide à 0,75 % : tube de 50 g	A. Application locale en couche mince matin et soir pendant 3 à 4 mois après nettoyage doux (1) (2)
ROZAGEL	Tube de 30 g	

1. Après application, les patients doivent se laver les mains.
2. Utiliser des produits cosmétiques non comédogènes et non astringents.

Contre-indications

Hypersensibilité aux différents composants

Propriétés et indications

- Antibactérien et antiparasitaire actif sur de nombreux germes, pratiquement non absorbé
- Traitement local de la rosacée chez l'adulte par effet sur la composante inflammatoire papulo-pustuleuse (pas d'action sur les télangiectasies)

Effets indésirables et précautions d'emploi

- Picotements, prurit et sensations de brûlures, rarement eczéma de contact, urticaire, bronchospasme → interrompre le traitement en cas d'intolérance
- Éviter l'exposition solaire ou aux UV, éviter le contact avec les yeux
- Association utile avec la doxycycline *per os* dans les rosacées sévères
- Utilisation envisageable au cours de la grossesse et de l'allaitement
- Non recommandé chez l'enfant (efficacité et sécurité non évaluées)

Acide azélaïque *Liste I-Non remboursé*

FINACEA	Gel à 15 % : 30 g	A. et E. > 12 ans : application matin et soir en massant légèrement (3)

3. Après application, les patients doivent se laver les mains.

Contre-indications

Hypersensibilité connue à l'acide azélaïque ou au propylèneglycol

Propriétés et indications

- Préparation antiacnéique à usage local
- Rosacée papulo-pustuleuse (diminution de l'érythème dans 45 à 56 % des cas et des lésions papulo-pustuleuses dans 73 % des cas, soit une efficacité superposable à celle du métronidazole topique cutané, les deux produits n'ayant pas d'action sur les télangiectasies, le rhinophyma, les blépharo-conjonctivites)
- Acné papulo-pustuleuse légère à modérée du visage

Effets indésirables et précautions d'emploi

- Sensation de brûlures, picotements, prurit, sécheresse cutanée, desquamation, rash, dermatite de contact, dyschromies cutanées
- Réservé à l'usage externe. Éviter tout contact avec la bouche, les yeux et les muqueuses
- L'utilisation concomitante de démaquillants, teintures et astringents à base d'alcool, d'agents abrasifs et exfoliants est déconseillée
- Grossesse et allaitement : utilisation déconseillée

Traitements locaux de la rosacée (II)

Brimonidine *Liste I-Non remboursé*

MIRVASO	Gel à 3 mg/g : 30 g	A. 1 application/jour (1)

1. Ne doit être appliquée que sur le visage. Il faut éviter les yeux, les paupières, la bouche, la muqueuse nasale, la peau irritée et les plaies ouvertes. Après l'application, il est recommandé de se laver les mains immédiatement. Un délai pour l'application d'autres produits est nécessaire.

Contre-indications
Associations médicamenteuses : IMAO, antidépresseur tricyclique ou tétracyclique

Propriétés
- Agoniste hautement sélectif des récepteurs alpha-2-adrénergiques qui agit localement en réduisant l'érythème par une vasoconstriction cutanée directe

Indications et mode d'emploi
- Érythème facial modéré à sévère associé à la rosacée. La dose quotidienne maximale est de 1 g de gel total divisé en 5 petits pois destinés à être appliqués sur chacune des 5 zones du visage suivantes : front, menton, nez et joues

Effets indésirables
- Fréquents (1 à 10 %) : flush, pâleur au site d'application, érythème, prurit, brûlure
- Rares (< 1 %) : céphalées, vertiges, paresthésies, hypotension, bradycardie, œdème palpébral, congestion nasale, dermite de contact, éruption papuleuse, urticaire, angiœdème

Précautions d'emploi et interactions médicamenteuses
- Une exacerbation initiale de la rosacée est fréquente. Au début du traitement, une petite quantité de gel doit être utilisée
- Grossesse et allaitement : administration déconseillée
- ***Associations contre-indiquées*** : iproniazide, moclobémide, sélégiline, rasagiline, safinamide, imipraminiques, maprotiline, miansérine, mirtazapine
- Potentialisation possible avec les dépresseurs du système nerveux central : alcool, barbituriques, opiacés, sédatifs ou anesthésiques
- L'utilisation concomitante d'autres agonistes des récepteurs alpha-adrénergiques peut potentialiser les effets indésirables chez les patients affectés de maladie cardio-vasculaire sévère, dépression, insuffisance circulatoire cérébrale ou coronarienne, phénomène de Raynaud, hypotension orthostatique, thromboangéite oblitérante, sclérodermie, syndrome de Sjögren

Ivermectine *Liste II-Non remboursé*

SOOLANTRA	Tube 15 g : crème 10 mg/g	A. 1 application/jour jusqu'à 4 mois

Propriétés et indications
- Action anti-inflammatoire observée dans les modèles animaux de l'inflammation de la peau. Action discutée sur le *Demodex*
- Lésions inflammatoires papulo-pustuleuses de la rosacée

Effets indésirables
- Sensations de brûlure, irritation, prurit, sécheresse cutanée

Kératolytiques (I) :
Rétinoïdes acétyléniques

Tazarotène *Liste I-30 %-Coll*

ZORAC 0,05 %	Gel à 0,05 % : tube de 60 g	Appliquer sur les lésions en couche mince 1 fois/jour le soir

Contre-indications
Psoriasis pustuleux ou exfoliant
Application sur le visage, le cuir chevelu ou dans les plis cutanés
Grossesse et allaitement

Propriétés
- Rétinoïde acétylénique, converti au niveau cutané par dissociation en acide tazaroténique (métabolite actif) très peu absorbé par la peau (moins de 1 %), agissant en régulant la différenciation et la prolifération des kératinocytes, avec une bonne réponse clinique après 3 mois de traitement chez certains patients (limitée par l'irritation que le produit entraîne)

Indications
- Traitement topique du psoriasis en plaques, bénin à modéré, intéressant au maximum 10 % de la surface corporelle

Effets indésirables
- Très fréquents (> 10 %) : prurit, sensations de brûlure, érythème, irritation
- Fréquents (1 à 10 %) : desquamation, éruption cutanée non spécifique, dermite de contact irritative, douleurs cutanées, aggravation du psoriasis

Précautions d'emploi
- Appliquer en couche mince uniquement sur les lésions de psoriasis (interrompre le traitement en cas d'irritation)
- Bien se laver les mains après l'application pour éviter tout contact avec les yeux
- Éviter une exposition excessive aux UV (soleil, solarium, PUVAthérapie, UVB-thérapie) et l'association à d'autres antipsoriasiques ou à des produits cosmétiques ayant un effet irritant ou desséchant
- Femmes en âge de procréer : *un test de grossesse, réalisé dans les 2 semaines précédant le traitement doit être négatif, puis une contraception efficace sera poursuivie pendant le traitement*

Interactions médicamenteuses
- Association possible et même conseillée avec les dermocorticoïdes, notamment en début de traitement
- Association possible avec la photothérapie (PUVAthérapie, UVB)

Kératolytiques (II) : Acide salicylique

Pommades kératolytiques

VASELINE SALICYLÉE *Remboursement 15 %-Coll*	Préparation magistrale de 1 % à 5 % (à mettre en tube)	Application locale 1 à 2 fois/jour
COLD-CREAM SALICYLÉ *Non remboursé*	Émulsion E/H à 1 % : tube de 45 ou 90 g	*Idem*

Pommades kératolytiques avec corticoïde

Liste I-65 %-Coll

DIPROSALIC (1) + Bétaméthasone 0,5 ‰	Tube de 30 g à 3 %	*Idem*

1. Kératolytique contenant un dermocorticoïde d'activité importante.

Lotions kératolytiques avec corticoïde

Liste I-65 %-Coll

DIPROSALIC Lotion (2) + Bétaméthasone 0,5 ‰	Solution alcoolique d'acide salicylique à 2 % (30 g)	Application locale 1 à 2 fois/jour

2. Kératolytique contenant un dermocorticoïde d'activité importante.

Contre-indications
Acide salicylique : hypersensibilité aux salicylés ou aux autres composants Application sur les muqueuses ou au niveau de l'œil ou sur les dermatoses suintantes ou des plis cutanés Dermocorticoïdes : Infections cutanées bactériennes, virales, mycosiques, parasitaires, acné, rosacée, atrophie cutanée, lésions ulcérées

Propriétés

- Topique kératolytique utilisé pour le décapage des lésions dans les psoriasis et dermatoses squameuses sèches très kératosiques, associé dans certaines spécialités à un dermocorticoïde (effet anti-inflammatoire et cytostatique sur les kératinocytes et les fibroblastes)

Indications

- Pommades kératolytiques :
- Dermatoses squameuses et kératosiques : psoriasis avec composante hyperkératosique importante (décapage des squames psoriasiques avant traitement par dermocorticoïdes, réducteurs ou photochimiothérapie), eczémas secs lichénifiés, dermatoses lichénifiées, hyperkératoses et parakératoses, kératodermies palmo-plantaires, névrodermites
- Lotions kératolytiques :
  - Mêmes indications sur les lésions situées au niveau du cuir chevelu, des régions pileuses et des plis cutanés
  - Pityriasis capitis (pellicules du cuir chevelu)

Effets indésirables

- Possibilité de réactions allergiques locales aux différents composants (chez les sujets allergiques à l'aspirine et aux salicylés notamment)
- Ceux des dermocorticoïdes pour les associations (*cf.* en début de chapitre)
- **Surdosage** : des tableaux d'intoxication salicylée grave et une hypoglycémie réfractaire chez un insuffisant rénal ont été décrits lors d'applications de crème à 10 % d'acide salicylique sur 80 % de la surface cutanée

Précautions d'emploi

- Ne pas appliquer au niveau de l'œil, sur les muqueuses, sur les dermatoses suintantes ou des plis (risque d'irritation) ou sur des surfaces étendues surtout chez l'enfant (risque d'effets systémiques)
- Grossesse : éviter l'acide salicylique au cours du 3e trimestre et surtout au cours du dernier mois (par analogie avec les salicylés par voie orale)

Interactions médicamenteuses

- ***Associations déconseillées*** : analogues de la vitamine D en topiques (car inactivation de ces produits à pH acide)

Kératolytiques (III) :
Rétinoïdes aromatiques

Acitrétine *Liste I-65 %-Coll-Prescription initiale réservée aux dermatologues, renouvellement non restreint*

SORIATANE 10 mg SORIATANE 25 mg	30 gél. 10 mg 30 gél. 25 mg	*Traitement d'attaque* (1) : A. 10 à 25 mg/jour pendant 2 à 3 semaines puis jusqu'à une dose maximale de 75 mg/jour en 1 prise à l'un des repas *Traitement d'entretien* à la dose minimale efficace : A. 25 à 35 mg/jour en 1 prise à l'un des repas

1. *Chez l'adulte*, la posologie initiale est habituellement de 25 mg/jour et sera si besoin augmentée, après au moins 2 semaines, par paliers de 10 mg tous les 15 jours jusqu'à une posologie maximale de 75 mg/jour, le traitement d'entretien étant poursuivi ensuite à une posologie aussi faible que possible (en moyenne 25 à 35 mg/jour), des fenêtres thérapeutiques étant possibles dans la plupart des cas en fonction de l'évolutivité de la maladie traitée. En raison du risque tératogène majeur, **un programme de prévention de la grossesse (PPG) est obligatoire** pour les femmes en âge de procréer :
   - Prescription initiale réservée aux dermatologues.
   - Recueil de l'accord de soins et de contraception de la patiente.
   - Remise d'un carnet-patiente complété.
   - Obtention d'un test sérologique de grossesse négatif datant de moins de 3 jours avant le début du traitement. Il doit être renouvelé tous les mois.
   - Prescription limitée à 1 mois de traitement.
   - Délivrance au plus tard 7 jours après la prescription.
   - Renouvellement de la prescription par tout médecin dans la limite d'un an au terme duquel une nouvelle prescription par un dermatologue est requise.

   Contraception obligatoire commencée un mois avant et poursuivie les 3 ans qui suivent l'arrêt du traitement.

   Chez l'enfant, la survenue possible d'effets secondaires graves sur le développement osseux lors des traitements à long terme impose de n'utiliser ce produit que comme un ultime recours thérapeutique en surveillant étroitement l'évolution de la croissance et le développement osseux, à une posologie de 0,5 mg/kg/jour environ (pouvant au besoin dans certains cas être augmentée jusqu'à 1 mg/kg/jour sur une période limitée mais sans dépasser toutefois 20 mg/jour), la dose d'entretien devant être aussi faible que possible.

Acide lactique *Remboursement 65 %*

Préparation officinale	Acide lactique ...... 10 à 40 g Eau stérile .... 100 g	Application locale 2 fois/jour

Contre-indications
Dermatoses suintantes, fissuraires ou inflammatoires

Propriétés et indications

- Kératolytique d'action faible ayant également une légère action antiseptique
- Traitement des états d'hyperkératose : ichtyoses, kératodermies palmo-plantaires

Contre-indications
Certaines associations (*cf.* Interactions), porphyrie hépatique
Insuffisance hépatique ou rénale, hyperlipidémies, hypervitaminose A
Femmes en âge de procréer et sans contraception efficace, grossesse et allaitement

Propriétés

- Métabolite actif de l'étrétinate (ex-Tigason), normalisant les processus de prolifération cellulaire, de différenciation et de kératinisation de l'épiderme chez le sujet atteint de psoriasis et de troubles sévères de la kératinisation, ayant un **effet tératogène majeur**
- Absorption digestive incomplète (60 %) augmentée par la prise à l'un des repas, forte fixation aux protéines plasmatiques (99,9 %), état d'équilibre atteint en 7 à 10 jours, métabolisation hépatique, demi-vie d'élimination de 60 heures, élimination lente par les urines (40 %) et les fèces (50 %), passage transplacentaire et dans le lait maternel

Indications

- Psoriasis pustuleux ou érythrodermique (traitement de première intention), psoriasis palmo-plantaire, psoriasis sévères ou étendus résistants aux autres traitements
- Troubles sévères de la kératinisation (ichtyoses graves, érythrodermies ichtyosiformes, kératodermies palmo-plantaires sévères, maladie de Darier), lichen plan sévère (en général, associé avec une photothérapie)

Effets indésirables (80 % des cas)

- **EFFET TÉRATOGÈNE MAJEUR** (atteinte du SNC, du squelette, cardio-vasculaire)
- *Cutanéo-muqueux* (dose-dépendants) : chéilite desquamative sèche et rhagades des commissures labiales (quasi-constantes), sécheresse oculaire avec irritation (50 %), conjonctivites, intolérance au port des lentilles cornéennes, sécheresse nasale avec parfois épistaxis, chute de cheveux, fragilité des ongles, paronychie, sécheresse cutanée, plus rarement desquamation de la peau des extrémités, sécheresse buccale
- *Osseux* (traitements prolongés à forte dose) : hyperostose, calcifications des tissus mous, ostéoporose, soudure prématurée des cartilages de conjugaison chez l'enfant
- *Divers* : anxiété, dépression, myalgies et arthralgies, céphalées, baisse de la vision crépusculaire, toxicité hépatique, élévation des triglycérides et du cholestérol pouvant nécessiter un traitement hypolipémiant

Précautions d'emploi et interactions médicamenteuses

- **Femmes en âge de procréer : contraception efficace et obligatoire commencée 1 mois avant et poursuivie pendant 3 ans après l'arrêt du traitement. Un test de grossesse négatif (β-HCG plasmatiques) de moins de 3 jours est obligatoire avant la mise en route du traitement et il sera renouvelé tous les mois pendant la durée de la contraception**
- Le **don de sang est contre-indiqué** pendant 1 an après l'arrêt (risque tératogène)
- Bilan hépatique et lipidique préalable puis tous les 15 jours pendant 2 mois puis tous les 3 mois → arrêt du traitement en cas d'élévation persistante des transaminases ou phosphatases alcalines, et/ou d'hypertriglycéridémie importante (> 5 mmol/l)
- Interdiction de consommer de l'alcool pendant le traitement et les 2 mois suivants
- Recherche périodique de troubles de l'ossification lors des traitements prolongés
- ***Associations contre-indiquées*** : progestatifs microdosés contraceptifs (possibilité d'inefficacité contraceptive → utiliser un contraceptif œstro-progestatif et attendre un cycle avant d'utiliser l'acitrétine), tétracyclines (risque d'hypertension intracrânienne), vitamine A, méthotrexate (toxicité hépatique accrue)
- ***Associations déconseillées*** : isotrétinoïne (risque d'hypertension intracrânienne), inducteurs enzymatiques (risque d'inactivation des contraceptifs), phénytoïne
- **Association synergique** avec la photothérapie (PUVAthérapie, UVB)

Psoriasis – Agents réducteurs :
Analogues structurels de la vitamine D

Calcipotriol[G]

DAIVONEX (1) *Liste II-65 %-Coll* *Conservation 6 mois après ouverture*	Pommade ou crème à 50 µg/g : tube de 120 g (= 5 mg de calcipotriol/100 g)	Application locale le matin et le soir (D. max. : 5 mg calcipotriol/semaine)
DAIVOBET (2) et (3) *Liste I-65 %-Coll*	Pommade ou gel à 50 µg/g : tube de 60 g (= 5 mg de calcipotriol/100 g) + 50 mg de bétaméthasone	Application locale 1 fois/jour (sans dépasser la dose de 100 g/semaine et 4 semaines de traitement)
ENSTILAR *Liste I-65 %-Coll*	Mousse cutanée Fl. pressurisé de 60 g (= 5 mg de calcipotriol/100 g + 50 mg de bétaméthasone)	Application 1 fois/jour sans dépasser 100 g/semaine et 4 semaines de traitement
XAMIOL (2) et (3) *Liste I-65 %-Coll*	Gel à 50 µg/g : flacon de 60 g (= 5 mg de calcipotriol /100 g + 50 mg de bétaméthasone)	Application 1 fois/jour sans dépasser 100 g/semaine et 4 semaines de traitement

1. La crème (non grasse et hydrosoluble) est destinée à être appliquée en couche mince le matin. La pommade est destinée à être appliquée en couche mince de préférence le soir. La dose totale ne doit pas dépasser *5 mg de calcipotriol/semaine*.
2. Association à un dermocorticoïde, utilisable en traitement d'attaque : il est recommandé de ne pas traiter plus de 30 % de la surface corporelle par jour, de ne pas dépasser *100 g de pommade par semaine et 4 semaines de traitement (8 semaines pour le gel en dehors du cuir chevelu)*.
3. Le gel est particulièrement destiné aux psoriasis du cuir chevelu.

Calcitriol (topique)

SILKIS (4) *Liste I-30 %-Coll*	Pommade à 3 µg/g : tubes de 30 g ou 100 g	Application matin et soir sans dépasser 30 g/jour

4. Il est recommandé de ne pas traiter plus de 35 % de la surface corporelle par jour, la dose ne devant pas dépasser *30 g de pommade/jour*.

Les inhibiteurs du TNF alpha (adalimumab, certolizumab, étanercept, golimumab, infliximab), **les anticorps anti-IL 12/23** (ustékinumab), **anti-IL 17** (sécukinumab, ixékizumab), **anti-IL 17 RA** (brodalumab) et **anti-IL 23** (guselkumab, risankizumab, tildrakizumab), **les inhibiteurs des Janus kinases** (baricitinib, tofacitinib), **des immunomodulateurs** (abatacept) et **l'inhibiteur de la phosphodiestérase 4** (apremilast) sont également utilisés dans le traitement du psoriasis modéré à sévère, résistant à au moins un traitement systémique conventionnel (voir ces médicaments au chapitre "Immunologie").

Contre-indications

Hypercalcémie, insuffisance rénale ou hépatique (pour le calcitriol)
Application sur le visage ou au niveau des plis cutanés
Grossesse et allaitement (innocuité non établie)

Propriétés

- Analogues structurels de la vitamine D ayant un effet hypercalcémiant 100 fois moindre, faiblement absorbés par la peau (< 1 % de la dose appliquée pour le calcipotriol et le tacalcitol, environ 10 % pour le calcitriol), inhibant la prolifération des kératinocytes et favorisant leur différenciation, entraînant en 4 à 12 semaines et dans 80 % des cas une amélioration sensible des lésions de psoriasis en plaques (donc efficacité comparable à celle des dermocorticoïdes forts, mais sans effet rebond, et supérieure à celle de l'anthraline d'usage plus contraignant) → alternative intéressante à ces produits (même si le résultat paraît un peu plus retardé qu'avec les dermocorticoïdes)

Indications

- Traitement topique du psoriasis en plaques n'atteignant pas plus de 40 % de la surface corporelle (pas d'indication dans les autres formes de psoriasis dont les psoriasis en goutte et les psoriasis érythrodermiques)
- Traitement topique du psoriasis du cuir chevelu (pour les émulsions et lotions)

Effets indésirables

- Irritation transitoire au niveau des sites d'application, plus rarement érythème, brûlure ou réactions eczématiformes motivant l'arrêt
- Avec le calcipotriol et le calcitriol : dermite faciale ou péri-orale en cas d'application sur le visage (contre-indiquée)
- **Surdosage** (si dépassement des doses maximales indiquées, ou application sur plus de 40 % de la surface corporelle et/ou sous occlusion) : possibilité d'hypercalcémie réversible en quelques jours à l'arrêt

Précautions d'emploi

- Ne pas appliquer le calcipotriol sur le visage ou au niveau des plis cutanés
- Ne pas dépasser les doses indiquées, ne pas utiliser sous occlusion, et ne pas traiter plus de 40 % de la surface corporelle (risque d'hypercalcémie)
- Se laver les mains après l'application de ces produits
- Utiliser avec prudence en cas de troubles du métabolisme calcique (en surveillant régulièrement la calcémie)

Interactions médicamenteuses

- ***Associations déconseillées*** : acide salicylique (car inactivation à pH acide)
- Association possible avec les dermocorticoïdes (en alternance, par exemple les dermocorticoïdes le week-end seulement, ou avec alternance une semaine sur deux de chacune des deux classes de produits)
- Association possible avec la photothérapie UVB (cependant, ne pas appliquer dans les 2 heures précédant la séance car ces produits peuvent absorber les UVB) et la PUVA-thérapie
- Association possible avec les traitements systémiques du psoriasis

PUVAthérapie ou Photochimiothérapie : Psoralènes ou Méthoxypsoralènes

Psoralènes par voie orale *Liste I-65 %-Coll*

MÉLADININE Méthoxalène = 8 MOP ou 8-Méthoxypsoralène	30 cp. 10 mg	Poids < 30 kg : 1 cp. Poids > 30 kg : 2 cp. Poids > 50 kg : 3 cp. Poids > 65 kg : 4 cp. Poids > 80 kg : 5 cp. Poids > 90 kg : 6 cp. en 1 seule prise orale 2 heures avant la séance de PUVAthérapie (1)

1. Ingestion des comprimés en 1 prise 2 heures avant la séance, puis irradiation à dose progressive en fonction de la tolérance : dose initiale de 1 à 3 Joules/cm² selon le phototype du patient, augmentée progressivement aux séances ultérieures au prorata de la pigmentation induite jusqu'à 6 à 8 Joules/cm².

Psoralènes par voie locale *Liste I-65 %-Coll*

MÉLADININE FAIBLE Méthoxalène = 8 MOP ou 8-Méthoxypsoralène	Solution alcoolique à 0,1 % : fl. 24 ml	A. Appliquer avant la séance de PUVAthérapie (2)
MÉLADININE FORTE Méthoxalène = 8 MOP ou 8-Méthoxypsoralène	Solution alcoolique à 0,75 % : fl. 24 ml	*Idem*

2. Formes locales réservées au traitement de vitiligos localisés et de certains psoriasis : badigeonner les lésions 1 à 2 heures avant la séance, puis irradiation à dose progressive en fonction de la tolérance (la solution forte ne sera employée, si besoin, qu'après 3 à 4 semaines et uniquement en cas de très bonne tolérance).

Contre-indications
Antécédents de mélanome, carcinome cutané ou naevus dysplasique
Traitement antérieur par arsenicaux ou radiations ionisantes
Lupus érythémateux systémique, porphyries, dermatomyosite
Psoriasis érythrodermique, kératoses actiniques
Pemphigus, pemphigoïde bulleuse, cataracte, choriorétinite
HTA, insuffisance cardiaque, hépatique ou rénale, sujets de phototype I (roux)
Grossesse et allaitement, enfant, association à d'autres produits photosensibilisants

Propriétés

- La PUVAthérapie consiste à associer une irradiation ultraviolette par UVA avec la prise orale ou l'application percutanée de psoralènes ou furocoumarines (qui entraînent une photosensibilisation maximale en 2 à 4 heures et qui disparaît après 6 à 12 heures)
- Dans le psoriasis, elle est pratique, efficace et assez sûre (risque de cancer maîtrisable si on respecte les contre-indications et les précautions d'emploi), toutefois le psoriasis des ongles et le psoriasis pustuleux échappent en général à ce traitement
- L'association avec l'acitrétine débutée 15 jours avant permet de diminuer la quantité de joules nécessaires au blanchiment (= technique dite de RéPUVA)

Indications et modalités du traitement

- Psoriasis invalidant étendu à plus 40 % de la surface corporelle
- Psoriasis palmo-plantaire (avec dermocorticoïde sous occlusion et/ou acitrétine) :
  - Traitement d'attaque : 3 séances/semaine × 6 à 10 semaines
  - Traitement de consolidation : 1 séance/semaine × 2 mois
- Vitiligo
- Prévention de certaines lucites idiopathiques
- Pelade, parapsoriasis en plaques et mycosis fongoïde, lichen plan cutané (formes étendues)

Effets indésirables

- Nausées et gastralgies (fréquentes avec le 8-MOP, réduites par la prise à un repas et/ou avec un antiémétisant), sécheresse cutanée constante (utiliser des émollients), hypertrichose fréquente
- Risque d'érythème phototoxique notamment des zones habituellement couvertes si la dose d'UVA est trop forte, et risque de cataracte si la protection oculaire est négligée
- Après traitements prolongés : risque établi de vieillissement cutané précoce, et risque accru de cancers cutanés (environ 12 % des patients) apparaissant 1 à 17 ans après l'arrêt (8 ans en moyenne), ce qui nécessite une surveillance très prolongée après l'arrêt

Précautions d'emploi et interactions médicamenteuses

- Utiliser avec prudence chez les sujets de phototype II (blonds à carnation très claire)
- *Ne jamais dépasser une dose cumulée* de 1 000 Joules/cm² chez le sujet à peau claire ou 2 000 Joules/cm² chez le sujet à peau mate, et éviter chez les sujets déjà exposés à d'autres mutagènes
- Assurer une contraception efficace chez la femme, décaper préalablement les plaques de psoriasis par l'acide salicylique, protéger les yeux par des lunettes opaques aux UV pendant l'irradiation, et éviter toute surexposition aux UV en utilisant durant 8 heures des lunettes de soleil efficaces et une crème écran total sur les zones découvertes
- Éviter l'exposition du visage dans la mesure du possible. Protéger les organes génitaux externes chez l'homme
- ***Associations déconseillées*** : médicaments photosensibilisants (voir ce terme) dont amiodarone, phénothiazines, quinolones, sulfamides, cyclines, thiazidiques, AINS...

Protection solaire

Écrans et crèmes solaires *Non remboursé*

Catégories	Indices de protection	
	UVB (FPS)	UVA
Très haute protection	> 50	+
Haute protection	30-50	+
Moyenne protection	15-25	+
Faible protection	6-10	+

Propriétés

– Topiques photoprotecteurs contre les rayons UVB (290-320 nm) responsables de l'érythème associé aux coups de soleil, et contre les rayons UVA I (340-400 nm) et UVA II (320-340 nm) impliqués dans la phototoxicité et le photovieillissement
– Le facteur de protection solaire (FPS) ou indice de protection (IP) contre les UVB est quantifiable en laboratoire : un FPS de 50 bloque environ 98 % des UVB, un FPS de 15 environ 93 %, un FPS de 10 environ 90 %, un FPS de 2 seulement 50 % des UVB
– La protection contre les UVA est en revanche difficile à quantifier mais habituellement moindre que la protection contre les UVB

Indications et mode d'emploi

– Photoprotection locale des dermatoses photo-aggravées et/ou photo-induites : lupus érythémateux, dermatomyosite, porphyrie cutanée tardive, rosacée, acné, herpès labial, melasma…
– Prévention locale des photodermatoses bénignes (coups de soleil, lucite estivale bénigne) et du vieillissement actinique de la peau, notamment chez les sujets à peau claire
– Prévention des kératoses actiniques précarcinomateuses, des carcinomes épidermoïdes et baso-cellulaires, et du mélanome (en particulier chez les enfants)
– Appliquer 15 à 30 minutes avant l'exposition solaire, puis toutes les 2 heures, et après chaque baignade ou douche, ou en cas de transpiration intense
– Ne pas se laisser abuser par des FPS élevés. C'est le respect du mode d'emploi qui compte : une diminution de 50 % de la dose à appliquer entraîne une diminution d'efficacité de 75 %. Mieux vaut un produit d'indice 30 appliqué généreusement et souvent qu'un produit d'indice 50 appliqué une seule fois le matin
– Éviter l'exposition au soleil entre 10 h du matin et 15-16 h
– Le bronzage n'offre qu'une protection limitée contre le coup de soleil. Il est indispensable de continuer à appliquer un produit protecteur
– La protection par écran solaire ne dispense pas de la photoprotection vestimentaire, la plus efficace
– Les expositions solaires ne sont pas recommandées avant l'âge de 24 mois
– Possibilité de photosensibilisation (cinnamates, oxybenzone, PABA) et/ou d'allergie à certains composants (parfums notamment)

Antipaludéens de synthèse (*cf.* Hydroxychloroquine)

L'hydroxychloroquine (et la chloroquine) sont utilisées pour la photoprotection dans les photodermatoses idiopathiques (lucite estivale bénigne, lucite polymorphe, urticaire solaire) et le lupus érythémateux = traitement à commencer au moins *7 jours avant l'exposition solaire* et à poursuivre durant 15 jours après le début de l'exposition.

Dépigmentants locaux

Hydroquinone et dérivés *Non remboursé*

LEUCODININE B Méquinol ou Monométhylhydroquinone	Pommade à 10 % : 30 g	Appliquer 1 à 2 fois/jour sur *les zones à décolorer*, sans déborder sur la peau saine
ANY 8 % Pommade *Idem*	Pommade à 8 % : 25 g	*Idem*
TRIO-DÉPIGMENTANT À L'HYDROQUINONE (préparation magistrale)	Formule de Kligman : Hydroquinone .... 5 % Acide rétinoïque .... 0,1 % Dexaméthasone .... 0,1 % Excipient crème .... P.A. Nemet .... qs	Appliquer chaque soir sur *les zones à décolorer*, sans déborder sur la peau saine

Contre-indications
Exposition solaire

Propriétés et indications

- Dépigmentants utilisés dans les hyperpigmentations cutanées circonscrites : melasma (après grossesse ou après œstro-progestatifs), pigmentations dues aux cosmétiques et aux parfums, pigmentations résiduelles des dermatoses (effet dépigmentant apparaissant après 3 à 4 semaines, maximal après 4 mois, disparaissant en 6 semaines à l'arrêt → traitement d'entretien 1 fois/semaine)

Effets indésirables

- *Risque de dépigmentation inesthétique* ("en confettis") en cas de débordement sur les zones cutanées saines, notamment pendant le sommeil
- *Irritation cutanée* (constante aux concentrations de 10 %) : rougeur, desquamation cutanée → arrêter le traitement pendant 3 jours en cas d'irritation trop forte
- Possibilité d'hyperpigmentation après exposition solaire et de sensibilisation

Précautions d'emploi

- Utiliser les dosages les plus faibles en première intention et appliquer *uniquement surles zones à décolorer*, en espaçant les applications dès l'amélioration
- Protéger de façon intensive la peau du soleil pendant la journée (chapeau, crèmes écran total), et utiliser éventuellement un produit masquant (Covermark)
- Grossesse et allaitement : utilisation déconseillée (absence de données)
- Éviter les mélanges avec d'autres crèmes ou pommades

Antipelliculaires (I)

Shampoings antipelliculaires *Non remboursé*

Shampoings antipelliculaires contenant les produits suivants : – Pyrithione-zinc – Piroctone olamine – Octopyrox – Huile de cade ou Goudron de bois de genévrier – Acide salicylique – Antifongiques azolés (Miconazole, Climbazole, Ciclopiroxolamine, etc.)	Shampoings antipelliculaires des marques : BIODERMA, BIORGA, CHARLIEU, DUCRAY, HEGOR, IONAX P, ITEM, KLORANE, LA ROCHE-POSAY, NEUTROGENA, PHYTO, STIEFEL, VICHY DERCOS

Propriétés

- La pyrithione-zinc, la piroctone olamine, l'octopyrox et les antifongiques azolés agissent sur les pellicules du cuir chevelu par effet antifongique sur *Malassezia sp.* (levure dont la prolifération est impliquée dans les états pelliculaires du cuir chevelu) et effet bactériostatique
- L'acide salicylique est un kératolytique utilisé pour le décapage des lésions dans les psoriasis et dermatoses squameuses sèches très kératosiques

Indications

- Pityriasis capitis ou pellicules du cuir chevelu
- Psoriasis du cuir chevelu

Shampoing au kétoconazole[G] *Non remboursé*

KETOCONAZOLE TOPIQUE	Shampoing à 2 % (20 mg/g)	Appliquer 5 à 10 ml sur le cuir chevelu mouillé, laisser 3 à 5 min, puis rincer à l'eau (1)

1. En traitement curatif, utilisation 2 fois/semaine pendant 2 à 4 semaines.
En traitement préventif, utilisation 1 fois/semaine toutes les 1 à 2 semaines.

Propriétés et indications

- Antifongique indiqué dans le traitement et la prévention des pellicules et de la dermatite séborrhéique

Antipelliculaires (II)

Lotions antifongiques

PÉVARYL Lotion Éconazole[G] *Non remboursé*	Lotion aqueuse à 1 % : fl. 70 ml	Application le soir 1 à 2 fois/semaine

Propriétés

- Antifongique utilisé pour leur action sur *Malassezia sp.* (levure dont la prolifération est impliquée dans les états pelliculaires du cuir chevelu)
- Les antifongiques imidazolés (éconazole, miconazole) ont l'avantage d'avoir un effet antimicrobien et une bonne acceptation (incolores et sans odeur)

Indications et mode d'emploi

- Pityriasis capitis (pellicules du cuir chevelu) : appliquer 1 à 2 fois/semaine le soir sur le cuir chevelu, en massant le cuir chevelu, conserver le produit toute la nuit sous un bonnet protecteur et faire un shampoing le lendemain matin

Certains antifongiques à usage local : ciclopiroxolamine, kétoconazole (voir ces termes), sont également utilisés dans la dermatite séborrhéique.

Lotions kératolytiques (*cf.* Kératolytiques)

Lotions utilisées dans les états pelliculaires et le psoriasis du cuir chevelu.

Lotions antipelliculaires diverses *Non remboursé*

Lotions antipelliculaires : BIORGA SQUAPHANE, DUCRAY KELUAL ZINC, ITEM 28° CAPILLAIRE, PHYTOSQUAME, XERIAL CAPILLAIRE1.

Propriétés et indications

- Lotions diverses contenant de la pyridinethione, des antifongiques azolés (effet bactériostatique et antifongique sur *Malassezia sp.*), de l'acide salicylique (effet kératolytique), utilisables dans les états pelliculaires du cuir chevelu

Gel moussant

Utilisé dans les états pelliculaires, la dermatite séborrhéique et le psoriasis du cuir chevelu.

Antialopéciques et Antiséborrhéiques (I)

Minoxidil topique cutané[G] *Non remboursé*

ALOPEXY 2 % ALOSTIL 2 % UNIPEXIL 2 %	Solution à 2 % : fl. 15 ml ou 60 ml	Appliquer au niveau de la zone d'alopécie et masser légèrement : A. 1 ml matin et soir en traitement continu
ALOSTIL GEL 2 %	Gel à 2 % : 120 doses	*Idem*
ALOPEXY 5 % ALOSTIL 5 % UNIPEXIL 5 %	Solution à 5 % : 1 ou 3 fl. 60 ml Mousse à 5 % : 3 fl. press. 60 g	Réservé à l'homme, en cas d'échec après 4 mois avec les formes à 2 % : 1 dose de 1 g × 2 fois/jour

Contre-indications
Hypersensibilité au minoxidil ou à l'excipient (propylène-glycol et éthanol)

Propriétés et indications
- Puissant vasodilatateur périphérique (utilisé *per os* dans certaines HTA sévères)
- Absorption percutanée très faible (0,3 à 4,5 %), biotransformations mal connues
- Alopécies androgénétiques relativement récentes et d'intensité modérée (traitement contraignant nécessitant une application biquotidienne et continue)

Effets indésirables (rares, dose-dépendants)
- Irritation locale liée à l'excipient : desquamation, érythème, peau sèche, sensations de brûlures, prurit
- Sensibilisation au propylène-glycol : éruptions, rhinite, œdème de la face
- Très rares : vertiges, céphalées, hypertrichose temporale, alopécie paradoxale
- Exceptionnels : polymyalgies et élévation des transaminases (régressant à l'arrêt), hypoTA, tachycardie, rétention hydrosodée

Précautions d'emploi et interactions médicamenteuses
- Appliquer sur le cuir chevelu sec, uniquement au niveau de la zone d'alopécie, *sans utiliser de sèche-cheveux après l'application* (diminution de l'efficacité par évaporation du produit), et se laver soigneusement les mains après l'application
- Ne pas laisser couler sur le front et les tempes (risque de pilosité indésirable)
- Ne pas appliquer sur les yeux et muqueuses (irritation → rincer abondamment à l'eau si application accidentelle) et surveiller l'apparition éventuelle d'effets systémiques
- Grossesse et allaitement : à éviter par prudence (innocuité non établie)

Remarques (produit efficace chez 30 % des sujets environ)
- Les meilleurs résultats sont obtenus chez les sujets < 35 ans, ayant une tonsure < 8 à 10 centimètres et de survenue récente (< 10 ans) → une repousse correcte peut alors être observée *après 4 à 12 mois d'applicationbiquotidienne continue*, mais *ce traitement n'a qu'un effet suspensif*, un retour à l'état antérieur étant prévisible dans les 3 à 4 mois suivant l'arrêt des applications

Antialopéciques et Antiséborrhéiques (II)

Finastéride[G] *Liste I-Non remboursé-Fiche d'information nécessaire*

PROPECIA	28 cp. 1 mg	Homme adulte : 1 cp./jour

Contre-indications

Ne pas utiliser chez la femme (inefficacité et effet tératogène) et les sujets < 18 ans

Propriétés

- Inhibiteur spécifique de la 5-alpha-réductase de type 1 (enzyme qui permet la synthèse, à partir de la testostérone, de dihydrotestostérone ou DHT responsable, au niveau des zones alopéciées, d'un raccourcissement du cycle de la croissance pilaire à l'origine d'une miniaturisation des cheveux)
- Ce produit permet l'arrêt de la chute des cheveux après 6 mois dans 80 % des cas sur le vertex et dans 70 % des cas sur la zone frontale : après 24 mois de traitement, on observe une repousse des cheveux sur le vertex dans 66 % des cas et sur la zone frontale dans 33 % des cas environ (mais un retour à l'état antérieur est observé dans les 6 à 9 mois suivant l'arrêt du traitement)
- Il est utilisé aussi à dose 5 fois plus élevée dans les manifestations fonctionnelles de l'adénome prostatique (effet inhibiteur sur la 5-alpha-réductase de type 2)
- Absorption digestive non modifiée par les aliments, fixation protéique à 93 %, métabolisation en dérivés inactifs, élimination par voie fécale et urinaire non modifiée en cas d'insuffisance rénale, demi-vie d'élimination de 4 à 9 heures

Indications

- Stades peu évolués de l'alopécie androgénétique chez les hommes âgés de 18 à 41 ans (l'efficacité n'est pas établie sur le recul des golfes temporaux ou à un stade avancé de la chute des cheveux, par ailleurs ce produit n'a aucune efficacité sur la chute de cheveux chez la femme)

Effets indésirables et précautions d'emploi

- Troubles de la fonction sexuelle : diminution de la libido, troubles de l'érection, diminution du volume de l'éjaculat, impuissance → respecter la posologie recommandée
- Douleurs des testicules, sensibilité et augmentation du volume mammaire
- Réactions allergiques imposant l'arrêt : éruption, prurit, urticaire, angiœdème
- Anxiété, dépression, idées suicidaires → arrêt IMMÉDIAT du traitement (prévenir les patients)
- Insuffisance hépatique : pharmacocinétique et posologie non étudiées
- Très rarement, il a été observé des cancers du sein chez des hommes traités par finastéride. Cependant, la causalité n'a pas été confirmée
- Femme : absence d'efficacité, et médicament *contre-indiqué* chez la femme en âge de procréer (risque de féminisation d'un fœtus mâle en cas de grossesse)
- *Associations déconseillées* : autres inhibiteurs de la 5-alpha-réductase utilisés en urologie

Remarque

- Les taux sériques du PSA ou antigène prostatique spécifique sont diminués par le finastéride, et une multiplication par 2 du taux de PSA est nécessaire pour considérer le résultat de ce test chez les hommes traités par finastéride

Antialopéciques et Antiséborrhéiques (III)

Lotions "anti-chute" diverses *Non remboursé*

Lotions contre les chutes de cheveux : DUCRAY CHRONOSTIM, ECRINAL ANP 40, ITEM ALPHACTIF, KLORANE ANTI-CHUTE, ŒNOBIOL CAPILLAIRE, PHYTOAXIL, PHYTOCYANE, PHYTOPOLLEINE, PHYTOTRIXIL, TRICHOBIOL, VICHY DERCOS ANTI-CHUTE.

Propriétés

- Spécialités composées de produits divers revendiquant un effet stimulant sur la croissance pilaire et/ou un effet inhibiteur sur la sécrétion sébacée : vitamines (acide pantothénique, pyridoxine, biotine), acides aminés souffrés (cystine, méthionine), extraits placentaires (qui revendiquent un effet eutrophique), acide nicotinique (agent rubéfiant), zinc (qui inhiberait la 5-alpha-réductase)

Indications (efficacité clinique non démontrée)

- Alopécie androgénétique et autres chutes de cheveux

Shampoings antiséborrhéiques *Non remboursé*

Shampoings "doux" ou "à usage fréquent" ou "bébés" (avec bases lavantes douces) et shampoings contenant les produits suivants : – Bois de Panama – Ortie blanche	**Shampoings antiséborrhéiques** : BIODERMA, BIORGA, CHARLIEU, DUCRAY, HEGOR, ITEM, KLORANE, LA ROCHE-POSAY, PHYTO-PANAMA, STIEFEL, VICHY DERCOS

Propriétés

- Les bases lavantes douces sont des dérivés non ioniques polyglycérolés ayant une excellente tolérance locale qui permet une utilisation à la demande (tous les 2 jours voire chaque jour si nécessaire)
- Les shampoings au bois de Panama (détergent non ionique doux) ont la réputation de ne pas entraîner de séborrhée réactionnelle et de ne pas abîmer la kératine pilaire : ils peuvent être utilisés à la demande (tous les 2 jours voire chaque jour si nécessaire), mais sont parfois peu appréciés en raison de leur caractère peu moussant
- Les shampoings à l'ortie blanche diminueraient la sécrétion sébacée sans entraîner de séborrhée réactionnelle
- Les shampoings doux, "à usage fréquent" ou "bébés" contiennent des tensio-actifs moins détergents que les shampoings usuels, permettant de laver les cheveux 2 ou 3 fois par semaine si nécessaire

Indications

- Hyperséborrhée, notamment dans les alopécies androgénétiques

Antialopéciques et Antiséborrhéiques (IV)

Cystine *Non remboursé*

CYSTINE B6[G]	20 ou 60 cp. 500 mg (+ Pyridoxine 50 mg)	1 à 2 g/jour en 2 prises 15 à 20 jours/mois
GÉLUCYSTINE	20 gél. 500 mg (contenant des sulfites)	*Idem*

Contre-indications
Hypersensibilité aux sulfites (pour la Gélucystine)

Propriétés et indications (efficacité non démontrée)
- Acide aminé soufré faisant partie de la molécule de kératine
- Traitement d'appoint des affections phanériennes et de la cicatrisation cornéenne

Effets indésirables
- Pyridoxine : possibilité de neuropathies sensitives rares, *en cas de traitement prolongé*
- Gélucystine : possibilité de réactions anaphylactiques aux sulfites

Précautions d'emploi et interactions médicamenteuses
- Utiliser avec prudence en cas de cystinurie
- Éviter d'associer la Cystine B6 avec la lévodopa en l'absence d'un inhibiteur de la décarboxylase périphérique (antagonisme potentiel de la lévodopa)

Lithium percutané *Liste II-30 %-Coll*

LITHIODERM Gluconate de lithium	Gel à 8 % : tube de 30 g	A. application sur l'ensemble du visage matin et soir pendant 2 mois

Contre-indications
Hypersensibilité connue à l'un des constituants

Propriétés et indications
- Métal alcalin qui présenterait, après application topique, une action antifongique sur *Malassezia sp.* (liée à une inhibition de la production d'acides gras libres à partir des phospholipides membranaires) et une action anti-inflammatoire (liée à une diminution de la production des leucotriènes et des prostaglandines)
- Absorption systémique faible après application percutanée
- Traitement de la dermatite séborrhéique du visage de l'adulte immunocompétent

Effets indésirables
- Rares cas de sensation de brûlure ou de majoration de l'érythème
- Allergiques : possibilité d'eczéma de contact, exceptionnellement réactions allergiques

Précautions d'emploi (bien se laver les mains avant et après l'application)
- Ne pas administrer de traitement concommitant par lithium par voie orale
- Grossesse : ne pas administrer au 1er trimestre de la grossesse
- Allaitement : ne pas appliquer sur les seins

Antiseptiques externes (I)

Iode (antiseptique) (1) *Remboursement 30 %-Coll ou Non remboursé*

BÉTADINE Dermique Povidone iodée[G] = Polyvidone iodée	Solution aqueuse à 10 % (125 ml, 10 unidoses de 5 ml) : → Antisepsie des zones de ponction ou d'injection → Traitement d'appoint des mycoses cutanées → Lavage des plaies et désinfection du petit matériel médico-chirurgical par immersion (diluée au 1/10)
BÉTADINE Alcoolique *Non remboursé-Coll*	Solution alcoolique à 5 % (10 ml ou 125 ml) : → Antisepsie de la peau avant acte de petite chirurgie
BÉTADINE Gel *Non remboursé-Coll*	Gel à 10 % (tube de 30 g) : → Antisepsie des plaies, brûlures, ulcères de jambe → Traitement d'appoint des mycoses cutanées
BÉTADINE Scrub	Solution moussante à 4 % (10 ml ou 125 ml) : → Toilette des mains (pure puis rincer) → Nettoyage des plaies (diluée au 1/3 puis rincer)
BÉTADINE Compresses (2) *Non remboursé-Coll*	Pansements de gaze imprégnée (6 sachets) : → Antisepsie des plaies et brûlures superficielles
BÉTADINE Tulle *Non remboursé-Coll*	Pansements de gaze grasse imprégnée (10 sachets) : → Antisepsie des plaies et brûlures superficielles
ALCOOL IODÉ (conservation durant quelques semaines seulement, ce produit devenant irritant ensuite)	Solution officinale alcoolique à 1 % ou 2 % : Iode métalloïdique .... 1 à 2 g Alcool à 60° .... 100 g → Antisepsie des zones de ponction ou d'injection → Traitement d'appoint des mycoses cutanées

1. Les agents antiseptiques ne sont pas stérilisants. Ils réduisent temporairement le nombre de micro-organismes.
2. Il existe une forme alcoolique (bétadine 200 mg + éthanol à 96 %, 2,88 ml) et une forme sans alcool (bétadine 350 mg/compresse).

Contre-indications

Antécédents d'intolérance à l'iode, association aux mercuriels, nourrisson < 1 mois

Propriétés

- Antiseptique oxydant halogéné à large spectre, bactéricide sur la grande majorité des bactéries et fongicide sur les *Candida albicans* et les dermatophytes : la povidone iodée remplace avantageusement l'alcool iodé qui devient irritant avec la répétition des applications

Effets indésirables, précautions d'emploi et incompatibilités

- Coloration en brun de la peau et du linge, réactions allergiques rares mais dermites irritatives possibles, cytotoxicité au niveau des tissus profonds et des muqueuses
- Surcharge iodée et dysthyroïdies si applications répétées ou prolongées ou étendues (sur peau lésée, sur les muqueuses, sous pansement occlusif ou chez le nourrisson) → ne pas utiliser de façon prolongée et sur des surfaces étendues, notamment chez la femme enceinte (risque d'hypothyroïdie du nouveau-né), chez le jeune enfant et chez les grands brûlés (risque de troubles de la fonction rénale avec acidose métabolique)
- *Association contre-indiquée* : antiseptiques mercuriels (érythème, phlyctènes voire nécroses cutanéo-muqueuses par formation de composés caustiques)
- Inactivation par le thiosulfate de sodium (antidote possible)

Antiseptiques externes (II)

Chlore : Hypochlorite de sodium (1) *Non remboursé*

AMUKINE (stabilité pendant 36 mois à l'abri de la lumière)	Solution aqueuse isotonique à 0,06 % de chlore actif, inodore et incolore, en flacons opaques aux UV (de 60 ml, 200 ml, 500 ml ou 1 000 ml)
DAKIN COOPER (stabilité pendant 30 mois à l'abri de la lumière)	Solution aqueuse à 0,5 % de chlore actif, ayant une odeur faiblement chlorée, en flacons opaques aux UV (de 250 ml, 500 ml ou 1 000 ml)

1. Les agents antiseptiques ne sont pas stérilisants. Ils réduisent temporairement le nombre de micro-organismes.

Propriétés

- Antiseptique oxydant halogéné, bactéricide sur la majorité des bactéries Gram positif et Gram négatif, fongicide (après un temps de contact plus prolongé) et virucide notamment sur le VIH, son activité étant due au pouvoir oxydant de l'acide hypochloreux

Effets indésirables et précautions d'emploi

- Sensations de brûlure ou d'irritation uniquement sur peau lésée
- Sous occlusion prolongée : risque de *dermite irritative caustique* (non allergique)
- Éviter l'emploi d'autres antiseptiques ou de savon sans un rinçage soigneux

Amidines : Hexamidine[G] (1)

CYTÉAL	Fl. 250 ml *Remboursement 15 %-Coll* Fl. 500 ml *Non remboursé* Solution moussante avec chlorhexidine et chlorocrésol
HEXOMÉDINE SOLUTION *Non remboursé*	Solution alcoolique à 1 ‰ (fl. 45 ml ou 250 ml ou fl. pulvérisateur de 75 ml)
HEXOMÉDINE GEL *Non remboursé*	Tube de 30 g à 1 ‰
HEXOMÉDINE TRANSCUTANÉE *Non remboursé*	Solution alcoolique pénétrante à 1,5 ‰ (45 ml) : → Traitement d'appoint des dermatoses infectieuses → Périonyxis pyococciques (panaris) (en bains du doigt d'une durée de 5 minutes au moins)

Propriétés

- Antiseptique du groupe des diamidines, actif sur les bactéries Gram positif, en particulier sur les staphylocoques

Effets indésirables et précautions d'emploi

- Rares phénomènes de sensibilisation locale (eczéma de contact, parfois disséminé)
- Ne pas utiliser pour l'antisepsie avant ponction cutanée (délai d'action trop long)
- Ne pas appliquer la solution transcutanée sur les plaies et les muqueuses en raison de son excipient alcoolique, ni sous pansement occlusif en raison des risques de nécrose locale (surtout chez l'enfant)
- Ne pas utiliser simultanément d'autres antiseptiques

Antiseptiques externes (III)

Chlorhexidine[G] (1) *Remboursement 15 %-Coll ou Non remboursé (NR)*

BISEPTINE (+ Benzalkonium 0,025 % + Alcool benzylique) *Remboursement 30 %-Coll*	Solution à 0,25 % prête à l'emploi (100 ou 250 ml) → Antisepsie des plaies superficielles → Traitement d'appoint si risque de surinfection
CETAVLEX AQUEUX 0,5 % ***NR***	Solution aqueuse à 0,5 % prête à l'emploi (125 ml) → Antisepsie des plaies superficielles de faible étendue
CHLORAPREP COLORÉ ***NR*** (+ Alcool isopropylique)	Solution à 2 % prête à l'emploi (3 ou 10,5 ou 26 ml) → Désinfection cutanée avant une intervention
CHLORHEXIDINE 0,2 %	Solution aqueuse à 0,2 % prête à l'emploi (unidoses de 5 ml ou 20 ml ou 50 ml ou 100 ml) → Nettoyage et antisepsie des plaies superficielles
DIASEPTYL 0,5 %	Solution spray à 0,5 % prête à l'emploi (150 ml) → Antisepsie des plaies superficielles
EURAXSEPTI 0,05 % ***NR***	Solution (20 unidoses de 5 ml) → *Idem*
HIBIDIL 0,05 % ***NR***	Solution à 0,05 % prête à l'emploi (unidoses de 5 ml ou 15 ml ou 45 ml ou 100 ml) : → Nettoyage et antisepsie des plaies superficielles
HIBITANE CHAMP	Solution alcoolique à 0,5 % prête à l'emploi (125 ml ou 500 ml) : → Préparation du champ opératoire
HIBISCRUB ***NR***	Solution moussante à 4 % (125 ou 500 ml) : → Nettoyage et antisepsie des plaies → Lavage des mains
MERCRYL ***NR*** (+ Benzalkonium 0,5 %)	Solution à 0,2 % moussante (300 ou 1 000 ml) ou non moussante (125 ml) : → Antisepsie de la peau et des muqueuses : utiliser pur sur la peau ou après dilution sur les muqueuses (dilué au 1/10e), puis rincer à l'eau stérile
PLUREXID 1,5 %	Solution moussante à 1,5 % (fl. 250 ml) Nettoyage et antisepsie des plaies
SEPTÉAL	Solution alcoolique à 0,5 % prête à l'emploi (250 ml) : → Antisepsie de la peau avant acte de petite chirurgie (utiliser pur en badigeonnage, sans rincer)
SEPTIVON	Solution moussante à 1,5 % (250 ml) : → Nettoyage et traitement d'appoint des affections de la peau susceptibles de se surinfecter

1. Les agents antiseptiques ne sont pas stérilisants ; ils réduisent temporairement la concentration en micro-organismes.

Contre-indications
Hypersensibilité connue à la chlorhexidine (notamment antécédents de réaction érythémateuse et/ou prurigineuse à la chlorhexidine)
Ne pas mettre en contact avec le cerveau, les méninges, l'œil, l'oreille
Incompatibilité avec les surfactifs anioniques et les savons (inactivation)

Propriétés

- Antiseptique de la série des biguanidines, bactériostatique (puis bactéricide après un temps de contact de 5 à 10 minutes) sur les bactéries Gram positif et à un moindre degré sur les bactéries Gram négatif, fongistatique sur *Candida albicans*, sans action sporicide ni virucide et peu actif sur les mycobactéries

Effets indésirables

- Possibilité d'urticaire de contact allergique (rare)
- Des réactions allergiques systémiques (choc anaphylactique) ont pu être observées après application cutanée avec ou sans érosion cutanée
- Risque d'effets systémiques non exclu en cas d'applications étendues, sous pansement occlusif, sur peau lésée, sur les muqueuses et chez le nourrisson

Précautions d'emploi

- Conserver à l'abri de la lumière
- Respecter les dilutions préconisées et rincer après l'application (sauf indication contraire)
- Ne pas utiliser pour les lavages d'oreille et ne pas appliquer sur l'œil

Incompatibilités physico-chimiques

- *Associations déconseillées* : autres antiseptiques (sauf les antiseptiques cationiques) et notamment les détergents anioniques (inactivation)
- Adsorption sur les bouchons de liège, inactivation partielle par les matières organiques (pus, sang)

Antiseptiques externes (IV)

Alcool éthylique ou Éthanol (1)

Alcool officinal à 70°	Solution de *70 %* d'alcool dans l'eau : → Antisepsie de la peau saine avant les injections → Désinfection du petit matériel (après son nettoyage)

1. Les agents antiseptiques ne sont pas stérilisants. Ils réduisent temporairement le nombre de micro-organismes.

Contre-indications

Application sur les yeux, les muqueuses ou les plaies
Antécédents d'urticaire de contact à ce produit

Propriétés

- Antiseptique bactéricide à la concentration de *70 %* (diminution de *90 %* des germes présents en 30 secondes), fongicide et relativement virucide (le VIH résiste pendant 1 minute à l'alcool à *20 %*), *moins efficace à la concentration de 90 %* contrairement à une idée répandue, extrêmement peu sensibilisant mais ayant une action desséchante et tannante pouvant favoriser la sensibilisation à d'autres molécules

Effets indésirables

- Rares : possibilité d'urticaire de contact d'origine immunologique (liée à l'alcool éthylique lui-même ou à des impuretés ou à d'autres constituants des solutions alcooliques), ou d'urticaire de contact non immunologique liée à un déficit en acétaldéhyde-déshydrogénase en particulier chez les sujets d'origine orientale

Précautions d'emploi

- Ne pas appliquer sur la cornée et la conjonctive (causticité), sur les muqueuses (irritation)
- Ne pas appliquer sur les plaies (irritation, douleurs, et surtout multiplication secondaire des germes sous le coagulum qu'il entraîne)

Mode d'emploi pour la désinfection du petit matériel médical

- Une désinfection du petit matériel médical (seringue en verre, cône d'otoscope, etc.) est possible, mais uniquement après en avoir effectué un nettoyage très soigneux, par *immersion totale* de ce matériel pendant 20 à 30 minutes dans un récipient stérile et fermé contenant de l'alcool à 70°

Antiseptiques externes (V)

Antiseptiques oxydants (1) *Non remboursé*

Eau oxygénée à 10 volumes	Solution aqueuse à 10 volumes (3 %) de H_2O_2 : Hydrogène peroxyde .... 3 g Eau purifiée .... 100 g → Antisepsie et nettoyage des plaies → Hémorragies capillaires, épistaxis
Permanganate de potassium	Sachets de 1 000 mg de $KMnO_4$ à dissoudre dans de l'eau au 1/10 000e (soit 1 sachet dans 10 litres d'eau) → Antisepsie de la peau et des muqueuses

1. Les agents antiseptiques ne sont pas stérilisants. Ils réduisent temporairement le nombre de micro-organismes.

Contre-indications

Hypersensibilité connue aux peroxydes, mise en contact avec les yeux
Ne pas associer le $KMnO_4$ avec le nitrate d'argent ou l'eau oxygénée

Propriétés

- L'eau oxygénée, faiblement bactériostatique, est hémostatique et possède un effet mécanique de nettoyage sur les plaies dû à son effervescence
- Le permanganate de potassium est bien toléré à la concentration de 1/10 000e et bactériostatique sur les germes Gram négatif et Gram positif, mais il est assez fortement inactivé par les matières organiques

Effets indésirables

- Dessèchement de la peau et fissures cutanées en cas d'usage prolongé
- L'eau oxygénée est caustique à 20 volumes, très instable (en milieu alcalin, à la chaleur, à la lumière, en présence de métaux) et ne doit pas être associée au permanganate de potassium (décomposition de l'eau oxygénée)
- Le permanganate de potassium est peu allergisant mais très salissant (coloration violette de la peau et du linge), et caustique aux concentrations supérieures à 1/5 000e (risques de brûlures en cas d'erreur de dilution)

Remarques importantes

- *L'eau oxygénée ne doit pas être utilisée pour des lavements évacuateurs* (cas de colites caustiques avec douleurs et rectorragies, décrits aussi au décours d'endoscopie colique avec des endoscopes nettoyés à l'eau oxygénée à 3 % et vraisemblablement ensuite mal rincés +++)
- Ne pas associer le permanganate de potassium au nitrate d'argent (irritation) ou à l'eau oxygénée (décomposition de l'eau oxygénée)

Antiseptiques externes (VI)

Colorants antiseptiques (1)

ÉOSINE ou Tétrabromofluorescéine (préparations officinales) *Remboursement 65 %-Coll*	Solution aqueuse (ou alcoolique) à 2 % : Éosine disodique .... 2 g Eau purifiée (ou alcool à 60°) .... 100 g → Traitement d'appoint de l'érythème fessier et des dermatoses infectieuses suintantes
ÉOSINE AQUEUSE EN UNIDOSES (10 unidoses stériles de 2 ml ou 5 ml) *Non remboursé-Coll*	Solution aqueuse stérile d'éosine à 2 % : → Traitement d'appoint de l'érythème fessier et des dermatoses infectieuses suintantes
SOLUTION DE MILIAN ou Triphénylméthanes (préparation officinale) *Remboursement 65 %-Coll*	Solution aqueuse (ou alcoolique) à 0,25 % : Cristal violet .... 0,25 g Vert de méthyle .... 0,25 g Eau purifiée (ou alcool à 60°) .... 100 g → Traitement d'appoint de l'érythème fessier et des dermatoses infectieuses suintantes

1. Les agents antiseptiques ne sont pas stérilisants. Ils réduisent temporairement le nombre de micro-organismes.

Propriétés

- Antiseptiques ayant un effet uniquement bactériostatique sur les germes Gram positif et à un moindre degré sur les germes Gram négatif (et un effet fongistatique sur les *Candida albicans* pour la solution de Milian), avec aussi un effet asséchant, encore assez utilisés en raison de leur bonne tolérance, notamment dans l'érythème fessier du nourrisson

Effets indésirables

- *Produits extrêmement salissants*, colorant la peau et le linge (en rouge avec l'éosine ou en brun-violet avec la solution de Milian), d'où la gêne importante pour un diagnostic dermatologique précis
- Possibilité de photosensibilisation avec l'éosine
- Allergiques (très rares) : des cas de choc anaphylactique ont été décrits après application cutanée de solution de Milian

Précautions d'emploi

- Utiliser uniquement des solutions aqueuses (et pas des solutions alcooliques) en cas de lésions très irritées, et chez le nourrisson et le jeune enfant

Antiseptiques externes (VII)

Surfactifs cationiques ou Ammoniums quaternaires (1)

Non remboursé-Coll

STERLANE SOLUTION Benzalkonium	Solution aqueuse à 0,5 % (125 ml ou 350 ml) : → Antisepsie des plaies superficielles → Traitement d'appoint de dermatoses infectieuses
STERILENE SOLUTION Cétrimide	Solution alcoolique à 0,5 % (35 ml) : → Antisepsie des plaies superficielles
CETAVLON *Idem*	Crème à 0,5 % (tube de 80 g) → Traitement d'appoint des dermatoses infectieuses

1. Les agents antiseptiques ne sont pas stérilisants. Ils réduisent temporairement le nombre de micro-organismes.

Contre-indications

Hypersensibilité aux ammoniums quaternaires **ou** aux autres composants
Ne pas appliquer sur les muqueuses génitales (risque de lésions érosives), ni mettre en contact avec les méninges, le cerveau, l'œil, l'oreille moyenne
Association avec les surfactifs anioniques et savons (inactivation)

Propriétés

- Antiseptiques du groupe des surfactifs cationiques, dont le groupe hydrophile est composé d'un ammonium quaternaire, bactéricides sur les bactéries Gram positif et faiblement fongistatiques, ayant également un effet détergent

Effets indésirables

- Possibilité de dermite irritative, voire d'eczéma de contact allergique (non rare)
- Causticité : lésions érosives pouvant évoluer vers l'ulcération ou la nécrose → ne pas appliquer sur les muqueuses génitales **ou** sous pansement occlusif
- Risque d'effets systémiques (effets curarisants) en cas d'ingestion accidentelle, ou d'application sur de grandes surfaces, sous pansement occlusif, sur peau lésée **ou** sur les muqueuses (surtout chez le nourrisson)

Incompatibilités physico-chimiques

- *Associations déconseillées* : autres antiseptiques, notamment les surfactifs anioniques et les savons (inactivation)
- Inactivation par les matières organiques (pus, sang, cellulose) et les eaux dures
- Adsorption sur le caoutchouc et les matériaux poreux

Antiseptiques externes (VIII)

Sulfate de cuivre (1)

CRÈME DE DALIBOUR (sans camphre)	Préparation magistrale sans camphre (2) : Sulfate de cuivre .... 0,12 g Sulfate de zinc .... 0,20 g Oxyde de zinc .... 4 g Eau distillée .... 12 g Lanoline .... 12 g Vaseline .... 32 g → Dermatoses surinfectées, érythème fessier

1. Les agents antiseptiques ne sont pas stérilisants. Ils réduisent temporairement le nombre de micro-organismes.
2. La préparation magistrale mentionnée ci-dessus *ne contient pas de camphre*, contrairement aux spécialités pharmaceutiques à base de "crème de Dalibour" qui peuvent en contenir et sont par conséquent contre-indiquées chez l'enfant < 30 mois ou si antécédents de convulsions.

DERMOCUIVRE *Non remboursé-Coll*	Pommade (tube de 25 ou 100 g) : Sulfate de cuivre .... 0,2 % Oxyde de zinc .... 10 % Lanoline .... qs → Dermatoses infectées, érythème fessier

Propriétés

- Antiseptique bactéricide sur les bactéries Gram positif et fongistatique sur les *Candida albicans*, généralement bien toléré, notamment chez le nourrisson

Effets indésirables

- Possibilité de réactions allergiques rares (notamment à la lanoline)

Antiseptiques externes (IX)

Nitrate d'argent *Remboursement 65 %*

NITRATE D'ARGENT	Solution aqueuse à 0,5 % ou 1 % ou 2 % : → Dermatoses aiguës suintantes

Contre-indications

Association au permanganate de potassium (irritation)

Propriétés et indications

- Antiseptique très astringent, utilisé à faible concentration dans les dermatoses suintantes, bien toléré mais tachant le linge de façon indélébile

Précautions d'emploi

- Risque de brûlures graves lors de l'application sur les bourgeons ombilicaux chez le nouveau-né

Remarque importante

- Le nitrate d'argent est également utilisé *pour son effet caustique à très forte concentration* (pour cautériser les bourgeons charnus exubérants, sous forme de "crayon" contenant 90 g de nitrate d'argent cristallisé et 10 g de nitrate de potassium) → ces crayons extrêmement caustiques sont réservés à l'usage médical, et ils ne doivent en aucun cas être laissés à la portée des enfants chez lesquels **leur ingestion est pratiquement toujours mortelle**

Organo-mercuriels *Non remboursé*

SOLUTION AQUEUSE DE MERCURESCEINE Merbromine	Solution aqueuse à 2 % (fl. 45 ml) → Antisepsie des plaies et des brûlures superficielles peu étendues

Contre-indications

Ne pas utiliser sur les muqueuses

Association à d'autres antiseptiques (formation possible de produits caustiques)

Propriétés

- Antiseptique bactériostatique vis-à-vis des germes Gram+ et Gram–

Effets indésirables et précautions d'emploi

- Eczéma de contact
- Éviter l'usage prolongé en raison du passage systémique possible, en particulier chez l'enfant ou sur des surfaces étendues
- Grossesse et allaitement : utilisation déconseillée
- Nombreuses incompatibilités physico-chimiques : acides, iode, chlore, formol, peroxydes...

Antibactériens locaux cutanés

AUREOMYCINE Pommade Chlortétracycline[G] *Non remboursé-Coll*	Tube de 15 g à 3 % contenant 450 mg de chlortétracycline : → application 2 à 3 fois/jour (8 jours max.)
BACTROBAN Mupirocine[G] Pommade à usage nasal *Liste I-65 %-Coll*	Tube de 3 g à 2 % de mupirocine : → application 2 à 3 fois/jour pendant 5 jours dans les deux narines
MUPIDERM[G] *Idem* Pommade à usage dermique *Liste I-30 %-Coll*	Tube de 15 g à 2 % de mupirocine : → pommade à usage dermique uniquement, à appliquer 3 fois/jour
DIACUTIS Pommade FUCIDINE Pommade ou Crème Acide fusidique[G] *Liste I-30 %-Coll*	Tube de 15 g à 2 % d'acide fusidique : → produits à appliquer 3 fois/jour
FLAMMAZINE Crème Sulfadiazine *Liste I-15 %-Coll*	Tube de 50 g à 1 % de sulfadiazine (sulfamide) : → application 1 fois/jour après nettoyage à l'eau Durée limitée à 15 jours
FLAMMACÉRIUM *Idem* + Nitrate de cérium *Réservé à l'hôpital*	Pot de 500 g de sulfadiazine : → application 1 fois/jour pendant 7 jours puis tous les 2 ou 3 jours

Contre-indications
Application sur les yeux, et sur les seins chez la femme qui allaite
Sulfadiazine : enfants < 2 mois

Propriétés

- Antibiotiques d'usage local, ayant une action antistaphylococcique et sur de nombreux autres germes en raison des concentrations élevées (bactéricides) obtenues *in situ*

Indications

- Éradication du portage nasal de *Staphylococcus aureus* dans les staphylococcies cutanées récidivantes et dans la prévention des auto-infections chez les hémodialysés
- Traitement des dermatoses primitivement microbiennes (impétigos limités notamment) en association aux soins locaux visant à la détersion des croûtes, *cependant une antibiothérapie par voie générale est nécessaire en cas de lésions diffuses*
- *Sulfadiazine* : prévention et traitement des infections dans les brûlures à partir du second degré, chez l'adulte et l'enfant > 2 mois

Effets indésirables et précautions d'emploi

- Risque de sélection de germes résistants → limiter la durée du traitement
- Risque de sensibilisation (eczéma de contact) et de photosensibilisation
- *Sulfadiazine* : réactions cutanées toxiques, insuffisance rénale, cytopénies

Remarque

- L'antibiothérapie locale des plaies, brûlures et ulcères de jambe surinfectés est *abusive et non justifiée* : leur traitement consiste en une détersion soigneuse avec utilisation d'un antiseptique externe, avec une antibiothérapie générale si nécessaire

Antiherpétiques locaux (I)

Aciclovir local[G] en dermatologie *Non remboursé*

ZOVIRAX Crème *Liste I*	Crème dermique à 5 % : tube de 10 g	Application locale × 5 fois/jour pendant 5 à 10 jours
ACTIVIR Crème HERPÉSÉDERMYL KENDIX Crème	Crème dermique à 5 % : tube de 2 g	

Contre-indications

Ne pas utiliser par voie oculaire, buccale ou intravaginale
Grossesse et allaitement (innocuité non démontrée)

Propriétés

- Antiviral inhibant sélectivement l'ADN-polymérase virale après activation par la thymidine-kinase virale, actif sur les virus de l'herpès y compris sur certaines souches résistantes à l'idoxuridine ou à la vidarabine, de la varicelle et du zona
- Passage dans la circulation générale très faible après application cutanéo-muqueuse

Indications

- Infection buccale ou génitale due au virus *Herpes simplex*, notamment en cas de récurrence. Cette application locale est beaucoup moins efficace que la voie générale

Effets indésirables et précautions d'emploi

- Sensation transitoire de brûlures, picotements, engourdissement
- Rares cas de réactions cutanées allergiques
- Traitement à débuter dès les prodromes ou éventuellement dans les 12 à 24 heures qui suivent l'apparition des premiers signes
- Grossesse : aucun effet malformatif ou fœtotoxique particulier n'a été observé
- Allaitement : administration prudente si nécessaire

Aciclovir en comprimé muco-adhésif *Liste I-Non remboursé*

SITAVIG	2 cp. 50 mg bucco-gingival muco-adhésif	A. 1 application unique dans la fosse canine supérieure (1)

1. Le comprimé doit être appliqué durant la première heure d'apparition des symptômes, avec un doigt sec, contre la gencive supérieure au-dessus d'une incisive (fosse canine) et être maintenu en place par pression de la lèvre (30 secondes). Les aliments et boissons peuvent être consommés normalement. Si le comprimé est avalé durant les 6 premières heures, un autre comprimé doit être appliqué.

Indications

- Herpès labial récurrent chez l'adulte immunocompétent ayant eu ≥ 4 épisodes au cours de l'année précédente

Effets indésirables et précautions d'emploi

- Rares (< 1 %) : douleurs au point d'application, aphtes, rhinopharyngite
- Ne pas administrer plus d'un comprimé par poussée d'herpès labial
- Ne pas utiliser chez les patients immunodéprimés (risque de résistance acquise à l'aciclovir)

Antiherpétiques locaux (II)

Doconasol *Non remboursé*

ERAZABAN	Crème à 10 % : tube 1 g (contient du propylène glycol)	A. et E. > 12 ans Application locale × 5 fois/jour pendant 4 à 10 jours

Contre-indications

Hypersensibilité à un composant (propylène glycol notamment)

Propriétés

- Antiviral intervenant dans la fusion entre le virus et la membrane plasmique et inhibant sa réplication
- Passage systémique négligeable

Indications

- Traitement des stades précoces (phase prodrome ou phase érythémateuse) d'une infection due au virus *Herpes simplex* labial chez le patient immunocompétent)

Effets indésirables

- Très fréquents (> 10 %) : céphalées
- Fréquents (1 à 10 %) : réactions au point d'application, œdème facial

Précautions d'emploi

- Éviter le contour des yeux et le contact avec les yeux
- Présence de propylène glycol qui peut entraîner une réaction locale
- Ne pas utiliser chez les patients immunodéprimés
- L'utilisation au stade de cloque ou d'ulcération n'a aucun intérêt

Des triglycérides oxydés (CLAREVA Gel, tube de 10 g) peuvent être appliqués (5 fois/jour) sur les lésions herpétiques pour réduire les symptômes et éviter leur extension.

Antiverrues (I)

Pommades antiverrues et Pommades coricides

COLLODION SALICYLÉ à 16,7 % d'acide salicylique *Remboursement 65 %-Coll*	Préparation magistrale : Acide salicylique .... 4 g Acide lactique .... 4 g Collodion souple .... 15 g	Appliquer chaque soir sur la verrue à traiter sans déborder autour
POMMADE MO COCHON ***NR***	Acide salicylique .... 50 %	*Idem*
DUOFILM ***NR*** VERRUFILM ***NR*** KÉRAFILM ***NR***	Acide salicylique ..... 16,7 % Acide salicylique ..... 16,7 % Acide salicylique ..... 16,7 %	*Idem*
VERRUTOP Dispositif médical ***NR***	Acide nitrique .... 65 %	*Idem*
TRANSVERCID ***NR***	Dispositifs transdermiques à 3,62 mg ou 14,54 mg d'acide salicylique	*Idem*
Préparations magistrales de pommade coricide *Remboursement 65 %-Coll*	Préparations magistrales de vaseline salicylée à 10 %, 20 %, 30 % ou 40 %	Appliquer chaque soir uniquement sur le cor ou le durillon à traiter

Contre-indications
Application sur les muqueuses, allergie aux salicylés ou aux autres composants

Propriétés et indications

- Kératolytiques fortement dosés en acide salicylique, réservés au traitement des cors, durillons, verrues plantaires, verrues vulgaires

Effets indésirables

- Possibilité d'irritation locale importante avec sensation de brûlures, puis formation de croûtes et/ou saignements → arrêt du traitement pendant 3 jours en cas de saignement
- Possibilité de réactions allergiques locales aux différents composants (chez les sujets allergiques à l'aspirine et aux salicylés notamment pour l'acide salicylique)

Précautions d'emploi

- Ne pas utiliser pour les verrues du visage ou des organes génitaux et ne pas appliquer sur les muqueuses (irritation) ou sur une surface étendue (risque d'effets systémiques)
- Éviter les coricides chez les sujets diabétiques ou artéritiques (risques d'ulcération, d'infection, de complications locales ou générales parfois graves)
- Appliquer chaque soir *uniquement sur la lésion à traiter*, après l'avoir désinfectée et séchée, sans déborder sur la peau saine (à protéger par une rondelle protectrice ou du vernis protecteur VERLIM ou du vernis à ongle incolore) → durée variable selon l'évolution (limer doucement la lésion tous les 2 à 3 jours à la pierre ponce)
- Recouvrir d'un pansement la nuit
- Ne pas laisser à la portée des enfants

Antiverrues (II)

Podophyllotoxine (Résine de podophylline) *Liste I-65 %-Coll*

CONDYLINE	Solution pour applications locales : fl. 3,5 ml avec 30 applicateurs	Application 2 fois/jour pendant 3 jours (pouvant être répétée si nécessaire pendant 5 semaines au maximum en fonction des résultats)

Contre-indications

Grossesse et allaitement, utilisation intravaginale, utilisation chez l'enfant

Propriétés

- Antimitotique cytolytique d'origine végétale (extrait de la résine de podophylline, elle-même extraite de racines de *Podophyllum*), provoquant une nécrose des tissus traités

Indications

- Traitement local des verrues génitales et périanales externes (condylomes acuminés) de surface inférieure à 4 cm^2 (alternative à la cryothérapie et au traitement chirurgical, utilisables en cas d'échec)

Effets indésirables

- Effets habituels : érythème, douleurs locales, puis ulcération superficielle au niveau de la zone traitée (traduisant la nécrose du condylome)
- Possibilité d'œdème et balanoposthite (régressant après l'application locale pendant quelques jours d'un dermocorticoïde)

Précautions d'emploi

- Appliquer avec précaution en utilisant l'applicateur et uniquement sur les condylomes puis laisser sécher pour éviter toute dispersion intempestive du produit, puis bien se laver les mains après l'application
- Éviter toute application sur la peau et les muqueuses saines environnantes (à protéger par de la vaseline ou une pommade à base de zinc)
- Rincer abondamment à grande eau en cas de contact oculaire accidentel
- En cas d'échec : recours possibles ou recours à la cryothérapie
- Grossesse et allaitement : recours possibles ou recours à la cryothérapie

Imiquimod (voir ce terme)

Modificateur de la réponse immunitaire, utilisé dans le traitement local des verrues génitales et périanales externes (condylomes acuminés).

Antifongiques oraux en dermatologie (I)

Griséofulvine *Liste I-65 %-Coll*

GRISÉFULINE	30 cp. séc. 250 mg 20 cp. séc. 500 mg	En 2 prises par jour *au cours des repas* : A. 500 à 1 000 mg/jour E. 10 à 20 mg/kg/jour

Contre-indications
Porphyries, syndromes lupiques Exposition au soleil ou aux rayons UV Grossesse (effet tératogène) et allaitement

Propriétés

- Antifongique d'action fongistatique sur les dermatophytes (*Microsporum, Trichophyton, Epidermophyton*) sans sélection de souches résistantes, inducteur enzymatique, ayant à forte dose une action anti-inflammatoire et spasmolytique sur les microvaisseaux
- Absorption variable selon les sujets mais améliorée par la prise au cours des repas riches en lipides, bonne pénétration cutanée, très forte métabolisation hépatique (plus de 90 %), demi-vie de 10 à 15 heures, élimination fécale

Indications

- Onychomycoses à dermatophytes des pieds (traitement de 1 à 2 ans) et des mains (traitement de 6 à 12 mois), en association au meulage des ongles atteints (mais produit supplanté dans cette indication par la terbinafine, voire le fluconazole ou l'itraconazole)
- Dermatophyties de la peau glabre (traitement de 2 à 4 semaines)
- Pied d'athlète et dermatophyties plantaires et des plis (traitement de 4 à 8 semaines)
- Teignes (traitement de 6 à 8 semaines, voire 12 semaines)
- La griséofulvine constitue aujourd'hui essentiellement un traitement de deuxième ou troisième ligne

Effets indésirables

- Nausées, gastralgies, anorexie, altération du goût, sensation de soif, effet antabuse, réactions cutanées (allergiques ou par photosensibilisation), troubles neurologiques rares augmentés par l'alcool (insomnie, somnolence, céphalées, asthénie, vertiges), très rarement anémie hypochrome et leucopénie, exceptionnellement hépatites
- Risque de déclenchement d'une crise de porphyrie aiguë chez les patients porphyriques

Précautions d'emploi

- Surveillance mensuelle de la NFS si traitement > 1 mois ou à dose ≥ 1 500 mg/jour
- Prendre toujours au cours des repas ou avec du lait non écrémé
- Éviter l'exposition au soleil ou aux ultraviolets (photosensibilisation) et l'alcool

Interactions médicamenteuses (inducteur enzymatique)

- ***Associations déconseillées*** : alcool, contraceptifs oraux, kétoconazole
- *Associations à utiliser avec précaution* : antivitamines K, bromocriptine, ciclosporine, hormones thyroïdiennes, isoniazide et autres médicaments hépatotoxiques

Antifongiques oraux en dermatologie (II) : Allylamines

Terbinafine^G *Liste II-65 %-Coll*

FUNGSTER LAMISIL *Conserver à l'abri de la lumière*	14 ou 28 cp. séc. 250 mg	A. 250 mg/jour en 1 prise *de préférence au cours des repas*

Contre-indications
Maladie hépatique chronique ou active, insuffisance rénale sévère

Propriétés

- Antifongique à large spectre (classe des allylamines) inhibant la squalène-époxydase, ayant une *activité fongicide per os* sur les dermatophytes (*Microsporum*, *Trichophyton*, *Epidermophyton*), et à un moindre degré les *Candida* et sur certains champignons filamenteux ou dimorphes, sans effet inducteur enzymatique, assez onéreux mais ayant supplanté la griséofulvine dans les onychomycoses (guérison dans 40 à 60 % des cas d'onyxis dermatophytique)
- Absorption digestive > 70 % *durant un repas*, bonne diffusion cutanée et unguéale (concentrations unguéales fongicides dès la 3e semaine), forte liaison aux protéines plasmatiques, métabolisation hépatique en dérivés inactifs (70 %), demi-vie d'environ 17 heures, élimination essentiellement urinaire, passage dans le lait maternel

Indications

- Onychomycoses des pieds notamment en cas d'atteinte de la zone matricielle (traitement de 3 à 6 mois) et des mains (traitement de 3 mois), en association au meulage des ongles atteints et éventuellement à une solution filmogène antifongique locale
- Pied d'athlète et kératodermies palmo-plantaires (traitement de 2 à 6 semaines)
- Dermatophyties de la peau glabre (traitement de 2 à 4 semaines)

Effets indésirables (environ 10 % des cas)

- *Imposant l'arrêt* : élévation des enzymes hépatiques (4 %) avec rares cas d'hépatites cholestatiques ou mixtes dont des cas mortels ou ayant nécessité une transplantation hépatique, exanthème, urticaire, angiœdème ; exceptionnellement, pustulose exanthématique généralisée, syndrome de Stevens-Johnson, syndrome de Lyell, neutropénie, agranulocytose, thrombopénie
- Troubles digestifs : nausées, anorexie, douleurs abdominales, diarrhée
- Agueusie ou dysgueusie régressant en plusieurs semaines à l'arrêt
- Céphalées, myalgies, arthralgies, élévation transitoire des triglycérides

Précautions d'emploi et interactions médicamenteuses

- Faire un bilan hépatique, rénal et hématologique préalable
- Arrêter le traitement et consulter immédiatement en cas de fièvre, angine, infection, lésions cutanées, urines foncées, selles décolorées
- Insuffisance hépatique ou rénale modérée : réduire la posologie
- Grossesse, allaitement, enfant : utilisation déconseillée (non tératogène ni fœtotoxique chez l'animal, mais passage dans le lait maternel, et absence d'études chez l'enfant)
- À noter : produit inefficace dans les candidoses vaginales et le pityriasis versicolor
- *Associations à utiliser avec précaution* : rifampicine (antagonisme de la terbinafine)

Antifongiques à usage local (I)

Antifongiques azolés à usage local *Liste I-30 %-Coll ou hors liste ou NR*

AMYCOR 1 % Bifonazole	Crème : 15 g Poudre : 15 g	1 application/jour
DAKTARIN 2 % Miconazole	Poudre : 30 g	2 applications/jour
FAZOL 2 % Isoconazole	Crème : 30 g Émulsion : 30 g	2 applications/jour
FONX 1 % Oxiconazole	Crème : 15 g	1 application/jour
FONGAMIL 1 % Omoconazole	Crème : 15 g Spray-solution : 90 g Poudre : 20 g	1 à 2 applications/jour
KÉTODERM 2 % Crème Kétoconazole[G] KÉTODERM 2 % Gel	Crème : 15 g (1) 8 sachets de 6 g de gel moussant unidose Récipient unidose 20 g	1 à 2 applications/jour *Cf.* ci-dessous (2) et (3)
LOMEXIN 2 % Crème Fenticonazole[G]	Crème : 15 g	1 application/jour
MONAZOL Crème 2 % Sertaconazole	Crème : 15 g	1 application/jour
MYCOHYDRALIN 1 % Clotrimazole[G]	Crème : 20 g	2 applications/jour
PÉVARYL 1 % DERMAZOL 1 % FONGILÉINE 1 % *NR* GYNOPURA 1 % *NR* MYCOSEDERMYL 1 % *NR* MYCOAPAISYL 1 % *NR* Éconazole[G]	Crème : 30 g Crème : 30 g Spray-solution : 30 g Crème : 30 g Poudre : 30 g	2 applications/jour
TROSYD Crème 1 % Tioconazole	Crème : 30 g	2 applications/jour

1. Forme crème réservée à l'adulte. Gel utilisable à partir de 12 ans.
2. *Pityriasis versicolor* (seul produit actif en application unique) : appliquer la totalité du tube sur toute la surface du corps, y compris sur le cuir chevelu, à l'aide d'un gant humide (éviter tout contact avec les yeux), faire mousser en insistant sur les zones atteintes, laisser agir 5 minutes, puis bien rincer. Signaler au patient qu'une dépigmentation persistante ne signifie pas l'inefficacité du traitement (une repigmentation cutanée normale ne survient qu'après 2 à 3 mois).
3. *Dermatite séborrhéique de l'adulte* : appliquer 2 fois/semaine pendant 1 mois puis 1 fois/semaine ou par quinzaine sur les zones atteintes préalablement bien mouillées (peau, cuir chevelu, mais éviter le contact avec les yeux), masser pour faire mousser, laisser agir 5 minutes, puis bien rincer.

Propriétés

- Antifongiques imidazolés à large spectre, pratiquement pas résorbés par voie locale, ayant une action antifongique sur les *Candida*, dermatophytes (*Trichophyton*, *Epidermophyton*, *Microsporum*), *Malassezia sp.* (levure impliquée dans le pityriasis versicolor), *Malassezia globosa* notamment (levure impliquée dans le pityriasis capitis), *Corynebacterium minutissimum* (agent de l'érythrasma), ayant aussi une action bactéricide sur les bactéries Gram positif
- Passage systémique peu probable mais non exclu en cas d'application sur des surfaces étendues, sur peau lésée et chez le nourrisson

Indications

- Candidoses cutanéo-muqueuses (traitement de 2 à 4 semaines)
- Érythrasma (traitement de 2 semaines)
- Dermatophyties de la peau glabre (traitement de 2 à 3 semaines)
- Pied d'athlète ou intertrigo des orteils (traitement curatif de 2 à 6 semaines, et prophylaxie des rechutes par pulvérisation quotidienne de poudre entre les orteils, dans les chaussures et dans les chaussettes qui doivent être en coton)
- Teignes et folliculites à *Trichophyton rubrum* (traitement d'appoint de 1 à 3 mois avec griséofulvine par voie orale), kérions et sycosis (traitement de 1 à 3 mois)
- Onychomycoses distales (en traitement de plusieurs mois après meulage des ongles atteints, mais les produits décrits pages suivantes sont plus pratiques)
- Pityriasis versicolor : le gel moussant de kétoconazole à 2 % *en application unique est le traitement le plus pratique* (les autres azolés peuvent aussi être utilisés, sous forme de solutions surtout, mais en traitement de 3 semaines)
- Dermatite séborrhéique de l'adulte (gel de kétoconazole en sachets)

Effets indésirables

- Possibilité d'irritation locale ou de sensibilisation cédant à l'arrêt
- Kétoconazole : modification possible de la coloration des cheveux

Précautions d'emploi et interactions médicamenteuses

- Éviter tout contact avec les yeux et proscrire les solutions (alcoolisées) chez le nourrisson ou sur les muqueuses
- Candidoses : ne pas utiliser de savons à pH acide (favorisant les candidoses)
- Onychomycoses : un traitement antifongique oral (terbinafine, fluconazole, itraconazole, voire griséofulvine) est nécessaire en complément du traitement local en cas d'atteinte de la zone matricielle des ongles ou d'atteinte de plusieurs ongles
- Pityriasis versicolor : signaler au patient qu'une dépigmentation persistante ne signifie pas l'inefficacité du traitement (une repigmentation cutanée normale ne survient qu'après 2 à 3 mois, mais peut être accélérée par l'exposition solaire)
- Trosyd : l'excipient huileux peut détériorer le latex (préservatifs et diaphragmes)
- Grossesse au 1er trimestre : ne pas utiliser le kétoconazole (tératogène chez l'animal) et, par prudence, le bifonazole, le tioconazole et l'omoconazole
- Enfant : ne pas utiliser de kétoconazole par voie topique pour le traitement des infections de la peau à dermophytes, des candidoses cutanées et du pityriasis versicolor
- Enfant ≥ 12 ans : kétoconazole topique autorisé pour le traitement de la dermite séborrhéique (utiliser les sachets) et pour le traitement du pityriasis versicolor
- *Associations à surveiller* : antivitamines K (potentialisation possible même avec une application des doses par voie locale → surveillance INR et adaptation)

Antifongiques à usage local (II)

Pommade antifongique et kératolytique *Liste I-30 %-Coll*

AMYCOR ONYCHOSET	Pommade : 10 g = 1 % de bifonazole + 40 % d'urée (avec un grattoir et 16 pansements adhésifs)	Onychomycoses : mode d'emploi ci-dessous

Propriétés

- Pommade associant un antifongique imidazolé à large spectre (bifonazole) et un kératolytique (urée à 40 %) pratiquement pas résorbés par voie locale, permettant un traitement des onychomycoses (2 à 3 mois)

Indications

- Traitement local des onychomycoses des orteils et des doigts

Effets indésirables

- Possibilité de réactions locales transitoires (rougeur, irritation, macération, desquamation), d'allergie (à la lanoline, à l'imidazolé ou au pansement adhésif) et de dyshidrose

Précautions d'emploi

- Onychomycoses : un traitement antifongique oral (terbinafine, fluconazole, itraconazole, voire griséofulvine ou kétoconazole) est nécessaire en complément du traitement local en cas d'atteinte de la zone matricielle des ongles ou d'atteinte de plusieurs ongles
- Grossesse au 1er trimestre : ne pas utiliser le bifonazole, par prudence

Mode d'emploi

- Appliquer 1 fois/jour sur chaque ongle atteint et maintenir sous un pansement occlusif, renouveler l'application tous les jours (baigner l'ongle dans de l'eau chaude et éliminer la partie ramollie avec le grattoir à chaque renouvellement) jusqu'à élimination complète de l'ongle pathologique (1 à 3 semaines), puis poursuivre le traitement par application quotidienne pendant 4 à 8 semaines de bifonazole à 1 % sans urée (Amycor crème)

Antifongiques à usage local (III)

Amorolfine[G]

LOCERYL 5 % *30 %-Coll* CURANAIL 5 % *Non remboursé*	Solution filmogène : 2,5 ml (avec 10 spatules)	Onychomycoses : mode d'emploi ci-dessous

Propriétés

- Antifongique dérivé de la morpholine, agissant par altération de la membrane des cellules fongiques (inhibition de la synthèse des stérols) sur les *Candida*, dermatophytes (*Trichophyton*, *Epidermophyton*, *Microsporum*), moisissures (*Scopulariopsis*), dematiées ou champignons noirs (*Alternaria*, *Cladosporium*, *Hendersonula*), certaines espèces peu sensibles (*Aspergillus*, *Fusarium*, *Mucorales*) permettant un traitement des onychomycoses sans atteinte de la zone matricielle
- La solution filmogène sous forme de vernis unguéal pénètre et diffuse théoriquement à travers la tablette de l'ongle, la résorption générale étant négligeable : elle a l'avantage de permettre un traitement avec 1 à 2 applications hebdomadaires seulement

Indications

- Traitement des onychomycoses (environ 9 mois pour les onychomycoses des orteils et 6 mois pour celles des doigts)

Effets indésirables

- Possibilité de légère sensation de brûlure péri-unguéale, transitoire et qui ne nécessite pas l'arrêt du traitement

Précautions d'emploi

- Onychomycoses : un traitement antifongique oral (terbinafine, fluconazole, itraconazole, voire griséofulvine ou kétoconazole) est nécessaire en complément du traitement local en cas d'atteinte de la zone matricielle des ongles ou d'atteinte de plusieurs ongles
- Grossesse : utilisation à éviter (embryotoxique et fœtotoxique chez l'animal)
- Allaitement et enfant : utilisation à éviter (absence d'études)

Mode d'emploi de la solution filmogène

- Limer la surface de l'ongle atteint avant la première application (et si besoin ensuite), appliquer 1 à 2 fois/semaine avec une spatule sur chaque ongle atteint après avoir enlevé le film avec un dissolvant, continuer jusqu'à guérison clinique et mycologique (le sujet traité aux doigts mettra des gants imperméables en cas d'utilisation de solvants organiques type diluants, white-spirit, etc.)

Antifongiques à usage local (IV)

Ciclopirox *Remboursement 30 %-Coll*

MYCOSTER 8 %[G] MYCONAIL	Solution filmogène : 3 ml (avec un pinceau)	Onychomycoses : mode d'emploi ci-dessous
MYCOSTER 1 %[G] MYCOSKIN	Crème : 30 g Poudre : 30 g Solution alcoolisée : 30 ml Shampoing : 60 ml	2 applications/jour 1 à 2 applications/semaine
ONYTEC 8 %	Vernis à ongles Fl. 6,6 ml	1 application/jour en couche fine (1)
SEBIPROX 1,5 %[G]	Shampoing : 100 ml	2 à 3 shampoings/semaine pendant 1 mois

1. Le vernis doit être appliqué sur la totalité de la tablette unguéale, sur les 5 mm de peau environnante et, si possible, sur le bord libre de l'ongle. Les ongles traités ne doivent pas être lavés pendant 6 heures au moins et une application le soir au coucher est donc recommandée.

Propriétés

- Antifongiques de la famille des pyridones, actifs par inhibition du métabolisme énergétique des cellules fongiques sur les *Candida* et levures, dermatophytes (*Trichophyton*, *Epidermophyton*, *Microsporum*), *Malassezia*, ayant aussi une action antibactérienne
- La solution à 8 % diffuse à travers la tablette de l'ongle, l'absorption étant négligeable, et permet un traitement des onychomycoses sans atteinte de la zone matricielle

Indications et mode d'emploi de la solution filmogène

- Solution filmogène et vernis à 8 % : onychomycoses (traitement de 6 mois environ pour les onychomycoses des orteils ou 3 mois environ pour celles des doigts). Limer la surface de l'ongle atteint, puis appliquer 1 fois/jour au pinceau sur tous les ongles de l'extrémité atteinte, enlever 1 fois/semaine avec un dissolvant, continuer jusqu'à guérison clinique et mycologique (le sujet traité aux doigts mettra des gants imperméables s'il utilise des solvants organiques type diluants, white-spirit, etc.)
- Formes à 1 % : dermatophyties en dehors des teignes (traitement de 2 à 3 semaines), candidoses cutanées (traitement de 2 à 3 semaines), pityriasis versicolor (solution alcoolisée à 1 % pendant 3 semaines), dermatite séborrhéique du visage (crème)
- Shampoing à 1,5 % : dermatite séborrhéique du cuir chevelu de l'adulte

Effets indésirables et précautions d'emploi

- Possibilité d'irritation locale ou sensibilisation cédant à l'arrêt
- Ciclopiroxolamine : modification possible de la coloration des cheveux
- Onychomycoses : un traitement antifongique oral (terbinafine, fluconazole, itraconazole, voire griséofulvine ou kétoconazole) est nécessaire en complément du traitement local en cas d'atteinte de la zone matricielle des ongles ou d'atteinte de plusieurs ongles
- Proscrire la solution alcoolisée à 1 % chez le nourrisson ou sur les muqueuses
- Ne pas utiliser de savons à pH acide (rôle favorisant sur les *Candida*)
- Grossesse : utilisation déconseillée par prudence

Antifongiques à usage local (V)

Terbinafine[G]

LAMISIL 1 % Crème LAMISIL 1 % Solution LAMISILDERMGEL *Liste II-30 %-Coll*	Crème : 15 g à 1 % Pulvérisateur : 15 ml à 1 % Gel : 15 g à 1 %	1 à 2 applications/jour avec un massage léger
LAMISILATE Crème *Non remboursé*	Crème : 10 g à 1 %	*Idem*
LAMISILATE MONODOSE *Non remboursé*	Solution à 1 % (tube de 4 g)	A. > 18 ans : 1 application unique (1)

1. Intertrigos interdigito-plantaires ou pied d'athlète : application en une seule fois sur les deux pieds, même si un seul semble affecté, après nettoyage et séchage soigneux. Ne pas laver pendant 24 heures.

Contre-indications

Hypersensibilité connue à la terbinafine ou à l'un des excipients (notamment au propylène glycol pour la solution)

Propriétés

- Antifongique à large spectre (classe des allylamines) inhibant la squalène-époxydase, agissant sur les dermatophytes (*Microsporum*, *Trichophyton*, *Epidermophyton*), les levures (*Candida*, *Malassezia*) et certains champignons filamenteux ou dimorphes
- Absorption percutanée < 5 % après application (le risque d'effets systémiques est donc très faible)

Indications et durée du traitement

- Dermatophyties de la peau glabre (1 application/jour × 1 à 2 semaines)
- Intertrigos interorteils à dermatophytes (1 application/jour × 1 à 2 semaines)
- Candidoses cutanéo-muqueuses (1 application/jour × 1 à 2 semaines) : intertrigos candidosiques, perlèche, vulvite, balanite
- Pityriasis versicolor (2 applications/jour de la solution × 1 semaine)

Effets indésirables

- Érythème ou démangeaisons n'imposant pas l'arrêt du traitement
- Eczéma de contact imposant l'arrêt

Précautions d'emploi

- Ne pas appliquer sur les yeux
- Utiliser uniquement la crème sur les muqueuses
- Candidoses : ne pas utiliser de savon à pH acide (favorisant les candidoses)
- Grossesse et allaitement : utilisation déconseillée (innocuité non démontrée)

Antifongiques à usage local (VI)

Sulfure de sélénium *Liste I-Non remboursé*

SELSUN 2,5 %	Suspension à 2,5 % : fl. 120 ml	Application locale (*cf.* ci-dessous)
SELSUN BLUE 1 %	Suspension à 1 % : fl. 125 ml	Utilisée en shampoing (*cf.* ci-dessous)

Contre-indications
Ne pas appliquer sur des téguments excoriés ou inflammatoires

Propriétés

- Antifongique actif sur *Malassezia sp.* (pityriasis versicolor et levures impliquées dans le pityriasis capitis), ayant des propriétés antiséborrhéiques et un effet détergent par son excipient

Indications et mode d'emploi

- *Pityriasis versicolor* : laver préalablement la peau avec un détergent (savon), puis, après séchage, appliquer la suspension à 2,5 % du cou jusqu'aux pieds et sur le cuir chevelu et laisser agir pendant 15 minutes puis rincer, avec une fréquence de 2 à 3 applications par semaine pendant 3 semaines (absence de récidives à 1 an dans la majorité des cas si ce schéma thérapeutique est respecté), mais l'utilisation du gel moussant de kétoconazole en application unique est bien plus pratique (voir Kétoderm 2 % Monodose)
- *Dermatite séborrhéique et états pelliculaires du cuir chevelu* : utiliser la suspension à 1 % en shampoing de 2 à 3 minutes suivi de rinçage abondant, à la fréquence de 1 à 3 shampoings par semaine (mais son emploi est limité par son caractère détergent entraînant une séborrhée réactionnelle en cas d'utilisation prolongée)

Effets indésirables

- Possibilité d'irritation cutanée et de séborrhée réactionnelle en usage prolongé

Précautions d'emploi

- Éviter tout contact avec les yeux et les muqueuses
- *Pityriasis versicolor* : signaler au patient qu'une dépigmentation persistante ne signifie pas l'inefficacité du traitement (une repigmentation cutanée normale ne survient qu'après 2 à 3 mois mais peut être accélérée par l'exposition solaire)

Autres antifongiques à usage local

Antifongiques polyèniques (*cf.* en début de chapitre). Antifongiques iodés (*cf. Antiseptiques iodés* dans ce chapitre). Antifongiques à usage gynécologique (*cf.* le chapitre “Gynécologie”).

Antiprurigineux locaux

Antihistaminiques *Non remboursé*

APAISYL Gel Isothipendyl	Gel : 30 g à 0,75 %	Application locale 2 à 3 fois/jour
SÉDERMYL Crème	Crème : 35 g à 0,75 %	*Idem*
PHÉNERGAN Crème Prométhazine	Crème : 30 g à 2 %	*Idem*

Contre-indications

Dermatoses suintantes ou surinfectées
Application sur les yeux, paupières, plaies

Propriétés

- Antihistaminiques H1 pour usage local à visée antiprurigineuse

Indications

- Traitement symptomatique du prurit (mais le traitement du prurit est avant tout étiologique)

Effets indésirables

- Possibilité de dermites de contact
- Risque non exclu d'effets systémiques → utiliser avec prudence chez le jeune enfant
- Grossesse et allaitement : absence de données cliniques

Antiparasitaires externes (I) :
Antiscabieux ou Scabicides (I)

Benzoate de benzyle *Remboursement 65 %-Coll (dans la gale)*

ASCABIOL	Fl. 125 ml émulsion à 10 % Contient de l'éthanol à 96 %	Application cutanée Mode d'emploi ci-dessous Bien agiter le flacon avant l'emploi

Indications et mode d'emploi

- Trombidiose automnale (aoûtats) : appliquer sur les lésions au moyen d'un coton-tige à 1 ou 2 reprises
- Gale : le traitement consiste en 2 applications à 8 jours d'intervalle soit J0 et J8 + à J1 et J9 pour le traitement de l'environnement
  - Pour l'adulte et l'enfant > 2 ans, à J0 : prendre un bain ou une douche le soir et se sécher. Il est important d'utiliser du linge propre (vêtements, serviette de bain) après la douche et de changer le linge de lit afin d'éviter une nouvelle contamination. Appliquer le produit avec une compresse (ne pas utiliser de ouate de coton ou de lingette imprégnée) **en 2 couches successives à 10-15 minutes d'intervalle** (correspondant au temps de séchage) sur la totalité de la surface corporelle en insistant sur les lésions, sans oublier les plis cutanés, les espaces interdigitaux, sous les seins, le nombril, les parties génitales externes, sous les ongles, le cuir chevelu et en évitant le visage et les muqueuses. Un temps de contact de 24 heures doit être respecté. Après 24 heures, prendre une douche et se rincer abondamment. Il est de nouveau nécessaire de prendre une serviette de bain propre. Prendre des vêtements propres et changer les draps de lit une nouvelle fois.
  - À J1, traitement de l'environnement : le matin suivant l'application, procéder au nettoyage des locaux et en cas de gale profuse ou hyperkératosique à une désinfection par un acaricide de la literie (matelas, sommier), de la moquette et autres mobiliers adsorbants. Traitement des vêtements et du linge : rassembler le linge utilisé jusqu'à ce jour (y compris serviettes de toilette, draps, taies...) et le laver en machine à laver à 50 °C ou le désinfecter avec un acaricide (stockage en sac plastique fermé pendant au moins 3 heures) ou par mise en quarantaine de 3 jours (en cas de gale commune) ou de 8 jours (en cas de gale profuse ou hyperkératosique) dans un sac plastique fermé qui sera gardé à température supérieure à 20 °C. Ne pas oublier de traiter les objets qui peuvent avoir été en contact avec le corps tels que : brassard de tensiomètre, chaussures, peluches... Passer l'aspirateur sur les tapis et les coussins
  - À J8, appliquer à nouveau le produit selon les mêmes modalités qu'à J0
  - À J9, voir J1 pour les mesures de décontamination de l'environnement
  - Pour la femme enceinte : même schéma que celui de l'adulte avec l'application d'une seule couche et un temps de contact de 24 heures à J0 et à J8
  - Pour un enfant < 2 ans et > 1 mois : même schéma que celui de l'adulte avec l'application d'une seule couche et un temps de contact de 12 heures voire 6 heures chez les très jeunes enfants selon l'étendue des lésions scabieuses (gale commune hyperkératosique ou profuse) et selon la tolérance individuelle. Il est recommandé d'envelopper les mains de l'enfant dans des moufles afin d'éviter l'ingestion du produit et limiter les lésions de grattage
- Ce médicament ne doit pas être utilisé chez les nouveau-nés < 1 mois en raison de la présence d'alcool benzylique

Propriétés

- Antiparasitaire actif sur les acariens dont le scarcopte de la gale et les aoûtats

Effets indésirables

- *Manifestations locales* : sensation de cuisson immédiate, eczématisation possible, particulièrement accrue en cas d'applications itératives, rares réactions cutanées à type de pustulose aiguë généralisée, réactions d'hypersensibilité
- *NB* : le prurit post-scabieux peut persister jusqu'à 4 semaines après la fin du traitement, ce qui est généralement considéré comme une réaction allergique aux parasites morts et non nécessairement indicateur d'un échec de traitement
- *Manifestations générales* : convulsions en cas d'ingestion accidentelle ou de passage cutané (le risque systémique augmente en fonction de l'importance des lésions cutanées et chez l'enfant de moins de 2 ans)

Précautions d'emploi

- Le produit ne doit pas être appliqué sur les muqueuses
- En cas de gale infectée : traiter l'impétigination en priorité
- En cas de gale irritée ou eczématisée : le produit peut aggraver temporairement l'irritation ou l'eczématisation dues à la gale. Elles peuvent être soulagées par un traitement émollient intensif 24 heures après l'application du produit
- Ne pas avaler pour éviter le risque de survenue d'effets neurotoxiques de type convulsions dus au benzoate de benzyle
- Les patients doivent : avoir les ongles courts et bien propres, après chaque application (J1 et J9) ; changer de vêtements, de draps et de serviettes et les laver à au moins 60° C. Ceci permet de décontaminer efficacement le linge ; désinfecter dans le même temps les vêtements et le linge de lit de toutes les personnes vivant sous le même toit, utilisé depuis moins de 72 heures en cas de gale commune ; dans le cas où le linge ne peut être lavé en machine à cette température, l'utilisation d'un acaricide permet de procéder à une désinfection du linge dans un délai relativement court. Le linge peut également être laissé dans un sac pendant au moins 72 heures à température intérieure (> 20° C)
- La gale est une maladie parasitaire contagieuse. Afin d'éviter le risque de ré-infestation et de dissémination, il est important de prendre des mesures adéquates d'hygiène et de traitement de l'entourage. Les personnes en contact avec la personne atteinte, en particulier les membres de la famille et le/la partenaire, doivent être examinés le plus tôt possible par un médecin et, le cas échéant, recevoir un traitement antiscabieux. En cas de contact étroit avec des malades ou de multiplications endémiques des cas, il peut être utile de traiter également les personnes de contact asymptomatiques afin d'éviter de nouvelles infestations

Antiparasitaires externes (II) : Antiscabieux ou Scabicides (II)

Perméthrine *Remboursement 65 %-Coll*

TOPISCAB	Tube 30 g de crème à 5 %	A. et E. > 2 mois : application cutanée (1)

1. – Deux applications cutanées à J0 et à J8 (minimum 7 jours, maximum 14 jours) :
   - A. et E. > 12 ans : 30 g de crème (1 tube).
   - E. de 6 à 12 ans : 15 g de crème.
   - E. de 1 à 5 ans : 7,5 g de crème (deux noisettes).
   - E. de 2 mois à 1 an : 3,75 g de crème (une noisette).
   - Appliquer sur l'ensemble du corps (y compris cuir chevelu, cou, paumes et plantes), hormis le visage, et ne pas laver durant au moins 8 heures.
   - Les enfants petits doivent porter des gants car la bouche et les yeux doivent être respectés.

Propriétés

- Pyréthrinoïde de synthèse agissant contre les acariens par contact et ingestion (induction d'anomalies électrochimiques au niveau des membranes cellulaires)

Indications

- Traitement de la gale due à *Sarcoptes scabici non hominis*

Effets indésirables

- Fréquents (1 à 10 %) : prurit, sensation de brûlure sur la peau, paresthésies, sécheresse cutanée
- Rares (< 1 %) : céphalées, nausées, dyspnée, urticaire, excoriations

Précautions d'emploi

- Le produit ne doit pas être appliqué sur les muqueuses
- En cas de gale infectée : traiter l'impétigination en priorité
- En cas de gale irritée ou eczématisée : le produit peut aggraver temporairement l'irritation ou l'eczématisation dues à la gale. Elles peuvent être soulagées par un traitement approprié, notamment un corticoïde local, 24 heures après l'application du produit
- Ne pas avaler pour éviter le risque de survenue d'effets neurotoxiques de type convulsions
- Les patients doivent : avoir les ongles courts et bien propres, après chaque application (J1 et J9) ; changer de vêtements, de draps et de serviettes et les laver à au moins 60 °C. Ceci permet de décontaminer efficacement le linge ; désinfecter dans le même temps les vêtements et le linge de lit de toutes les personnes vivant sous le même toit, utilisé depuis moins de 72 heures en cas de gale commune ; dans le cas où le linge ne peut être lavé en machine à cette température, l'utilisation d'un acaricide permet de procéder à une désinfection du linge dans un délai relativement court. Le linge peut également être laissé dans un sac pendant au moins 72 heures à température intérieure (> 20 °C)
- La gale est une maladie parasitaire contagieuse. Afin d'éviter le risque de ré-infestation et de dissémination, il est important de prendre des mesures adéquates d'hygiène et de traitement de l'entourage. Les personnes en contact avec la personne atteinte, en particulier les membres de la famille et le/la partenaire, doivent être examinés le plus tôt possible par un médecin et, le cas échéant, recevoir un traitement antiscabieux. En cas de contact étroit avec des malades ou de multiplications endémiques des cas, il peut être utile de traiter également les personnes de contact asymptomatiques afin d'éviter de nouvelles infestations
- Utilisation possible pendant la grossesse

Antiparasitaires externes (III) :
Anti-poux ou Pédiculicides

Diméticone *Non remboursé*

NYDA POUXIT	Gamme : lotion, shampoing, spray, mousse…	Mode d'emploi ci-dessous

Propriétés

- Huile de silicone qui élimine les poux par une action physique en oblitérant leurs canaux excréteurs. Incolore et inodore, son efficacité a été établie
- Absorption percutanée négligeable

Indications et mode d'emploi

- Pédiculose du cuir chevelu chez les adultes et les enfants dès l'âge de 6 mois
- Application uniforme sur le cuir chevelu et les cheveux secs, en massant afin d'obtenir une imprégnation complète. Laisser sécher le produit (naturellement ou avec un sèche-cheveux) et le laisser agir pendant au moins 8 heures. Un rinçage des cheveux n'est pas nécessaire, il sera réalisé lors du shampoing suivant. La procédure doit être répétée après 7 jours

Effets indésirables

- Irritation cutanée ou oculaire

Précautions d'emploi

- Pas de contre-indication chez les sujets asthmatiques
- Éviter le contact avec les yeux, les muqueuses et les plaies ouvertes
- Les cheveux imprégnés doivent être éloignés de toute flamme ou de toute source de chaleur intense jusqu'au rinçage
- Un peignage méticuleux des cheveux à l'aide d'un peigne fin est recommandé après la procédure
- Décontamination des objets potentiellement infectés par un lavage à 50 °C ou par la mise en sac plastique clos durant 3 jours au moins
- Examen soigneux de toutes les personnes vivant sous le même toit et ne traiter que les sujets parasités
- L'éviction scolaire n'est pas systématique mais il convient d'informer les responsables scolaires
- Grossesse et allaitement : peu de données mais absence d'élément inquiétant (Centre de référence sur les agents tératogènes)
- Les shampoings anti-poux en prévention sont déconseillés

D'autres substances sont proposées qui possèdent également une action physique d'élimination : oxyphthirine, myristate d'isopropyle, huile de paraffine, huile de coco, cire d'abeille…

Pansements (I)

Hydrocolloïdes *Remboursement LPPR*

ALGOPLAQUE HP ASKINA BIOFILM ASKINA HYDRO COMFEEL PLUS DUODERM E HYDROCOLL STANDARD SUPRASORB H TEGADERM HYDROCOLLOID ULTEC PRO	Plaques adhésives épaisses, généralement 10 × 10 cm, 15 × 15 cm ou 20 × 20 cm	1 application tous les 2 à 7 jours sans pansement secondaire
ALGOPLAQUE FILM ASKINA TRANSPARENT COMFEEL OVALE COMFEEL PLUS BRÛLURES COMFEEL PLUS TRANSPARENT DUODERM EXTRAMINCE DUODERM EXTRAMINCE OVALE HYDROCOLL THIN TEGADERM HYDROCOLLOID THIN URGOMED	Plaques adhésives minces (1), généralement 5 × 5 cm, 10 × 10 cm, 15 × 15 cm ou 20 × 20 cm	*Idem*
ALGOPLAQUE SACRUM COMFEEL PLUS Plaque mousse (talon, coude) DUODERM SIGNAL (talon, sacrum) HYDROCOLL CONCAVE (talon, coude) HYDROCOLL SACRAL SUPRASORB H SACRUM	Formes spécifiques anatomiques adhésives	*Idem*
ALGOPLAQUE BORDÉ COMFEEL PLUS PLAQUE CONTOUR DUODERM E BORDÉ DUODERM E BORDÉ TRIANGULAIRE	Plaques adhésives renforcées en périphérie 14 × 14 cm Standard, large	*Idem*
ALGOPLAQUE PÂTE COMFEEL PÂTE COMFEEL POUDRE DUODERM PÂTE	Tube de 30 g (2)	1 application sous un hydrocolloïde en plaque

1. Forme mince pour les brûlures, dermabrasions, plaies superficielles.
2. Forme pâte pour les plaies cavitaires.

Contre-indications
Infection Plaie hyperbourgeonnante Brûlures 2e degré profond et 3e degré Peau périlésionnelle altérée ou fragile Plaie nécrotique

Propriétés

- Pansements composés de polymères modérément absorbants, dont les propriétés physico-chimiques sont majoritairement liées à la présence de carboxyméthylcellulose (CMC). Ils se présentent sous forme de poudre, de pâte ou de plaques adhésives sur toute leur surface, et dont la face externe est imperméable aux liquides. Au contact des exsudats, formation d'un gel en général malodorant
- Plaques découpables ou forme pâte pour les plaies cavitaires

Indications

- Plaies chroniques sans distinction de phase. Si traitement séquentiel, plaies chroniques en phase d'épidermisation
- Pour formes minces :
  - Escarre au stade de rougeur pour protéger la peau si besoin (urines, macération)
  - Brûlures, dermabrasions, plaies superficielles
- Pour formes pâtes :
  - Plaies cavitaires

Effets indésirables

- Macération, allergie de contact/dermite irritative (si changement trop fréquent), odeur désagréable (délitement du gel CMC au contact des exsudats)

Indications usuelles des différents pansements

<table>
<tr><th>Type de pansements</th><th>Phase de détersion</th><th>Phase de bourgeonnement</th><th>Phase d'épidermisation</th></tr>
<tr><td>Hydrocolloïdes</td><td colspan="3">←----------Phase modérément exsudative----------→</td></tr>
<tr><td>Hydrocellulaires</td><td colspan="3">←----------Phase exsudative----------→</td></tr>
<tr><td>Hydrogels
Irrigo-absorbants</td><td colspan="2">←----------Plaie sèche----------→</td><td></td></tr>
<tr><td>Hydrofibres</td><td colspan="3">←----------Plaie infectée, exsudative----------→</td></tr>
<tr><td>Alginates</td><td colspan="3">←----------Plaie infectée, exsudative, hémorragique----------→</td></tr>
<tr><td>Charbon
Pansement argent</td><td colspan="3">←----------Plaie malodorante----------→
←----------Colonisation excessive----------→</td></tr>
<tr><td>Interfaces</td><td></td><td colspan="2">←--------------------→</td></tr>
<tr><td>Acide hyaluronique</td><td></td><td colspan="2">←----------Plaie sèche----------→</td></tr>
<tr><td>Films</td><td></td><td></td><td>←----------→</td></tr>
</table>

Pansements (II)

Hydrocellulaires *Remboursement LPPR*

ALLEVYN ADHÉSIVE AQUACEL FOAM ASKINA TRANSORBENT BIATAIN ADHÉSIF COMBIDERM CUTINOVA HYDRO HYDROPHAR HYDROTAC CONFORT KENDALL FOAM PERMAFOAM COMFORT SUPRASORB P TEGADERM FOAM ADHÉSIVE TIELLE URGOTUL ABSORB BORDER VERSIVA XC ADHÉSIF	Plaques adhésives en périphérie, généralement 7,5 × 7,5 cm, 12,5 × 12,5 cm, 12,5 × 22,5 cm, 17,5 × 17,5 cm ou 22,5 × 22,5 cm	1 application tous les 2 à 7 jours sans pansement secondaire
ALLEVYN GENTLE BIATAIN CONTACT MÉPILEX XT	Plaques micro-adhérentes siliconées 5 × 5 cm, 12,5 × 12,5 cm, 10 × 20 cm, 15 × 15 cm, ou 21,5 × 21,5 cm	1 application tous les 2 à 7 jours (pansement secondaire nécessaire)
ALLEVYN LIFE BIATAIN SILICONE MÉPILEX BORDER	Plaques adhérentes siliconées renforcées en périphérie 7,5 × 8,5 cm ou 12,5 × 12,5 cm	1 application tous les 2 à 7 jours (pas de pansement secondaire nécessaire)
ALLEVYN GENTLE BORDER LITE BIATAIN SILICONE LITE MÉPILEX EM MÉPILEX BORDEM EM MÉPILEX TRANSFER MÉPILEX BORDER FLEX URGOTUL LITE BORDER	Plaques plus fines adhésives ou non, généralement 10 × 20 cm ou 15 × 20 cm Plaques plus fines micro-adhérentes siliconées 5 × 10 cm, 7,5 × 8,5 cm, 12,5 × 12,5 cm ou 17,5 × 17,5 cm	1 application tous les 2 à 7 jours sans pansement secondaire
ALLEVYN NON ADHÉSIVE AQUACEL FOAM NON ADHÉSIF ASKINA FOAM BIATAIN NON ADHÉSIF COMBIDERM NON ADHÉSIF COPA HYDROTAC KENDALL FOAM PERMAFOAM SUPRASORB P NON ADHÉSIF TEGADERM FOAM TIELLE S URGOTUL ABSORB URGOTUL LITE	Plaques non adhésives ou micro-adhérentes (Cellosorb), généralement 11 × 11 cm, 10 × 20 cm ou 21,5 × 21,5 cm (pour certains 5 × 5 cm ou 7,5 × 7,5 cm)	1 application tous les 2 à 7 jours (pansement secondaire nécessaire)

Pansements (III)

Hydrocellulaires (suite) *Remboursement LPPR*

ALLEVYN GENTLE BORDER MULTISITE ALLEVYN LIFE HEEL ou SACRUM ALLEVYN HEEL ou SACRUM AQUACEL FOAM TALON ou SACRUM BIATAIN SACRUM BIATAIN TALON MÉPILEX TALON MÉPILEX BORDER SACRUM PERMAFOAM SACRAL PERMAFOAM CONCAVE (talon, coude) TIELLE SACRUM OU TALON URGOTUL ABSORB TALON	Formes spécifiques anatomiques adhésives ou non (Allevyn Heel) ou micro-adhérentes (Mépilex, Allevyn Gentle, Urgo Tul Absorb)	1 application tous les 2 à 7 jours
BIATAIN CAVITY PERMAFOAM CAVITY TIELLE PACKING	Mousse sphérique 5 cm ou tubulaire, non adhésive, pour plaie cavitaire	1 application tous les 2 à 7 jours (pansement secondaire nécessaire)
CUTIMED SORBION MEXTRA SUPERABSORBANT RESPOSORB SUPER ou SILICONE SORBACT SUPERABSORBER TEGADERM SUPERABSORBER VLIWASORB PRO 3M	Plaques non adhésives, très absorbantes, de dimensions variables, en deuxième intention si exsudats majeurs	1 application tous les 2 à 7 jours (pansement secondaire nécessaire)

Contre-indications
Infection, plaies sèches

Propriétés

- Pansements composés de polymères présentés notamment sous forme de mousse. Ils ne se délitent pas dans la plaie. Ils sont très absorbants, comportant une couche hydrophile
- Seules les formes "superabsorbantes" n'ont pas de film semiperméable à la surface, elles ressemblent à des pansements dits américains et sont utilisées en pansement secondaire en cas d'exsudat majeur
- Les autres formes sont des plaques adhésives ou non, de formes anatomiques ou adaptés au remplissage des plaies cavitaires. Les formes micro-adhérentes ont une interface (silicone ou lipido-colloïde) au contact de la plaie et de la peau périphérique

Indications

- Plaies aiguës sans distinction de phase
- Plaies traumatiques ou post-opératoires
- En traitement séquentiel : plaies chroniques en phase de bourgeonnement

Pansements (IV)

Avec composant antiprotéase *Remboursement LPPR*

URGOSTART Interface	Interface non adhésive, non occlusive, non adhérente	1 application tous les 2 à 4 jours
URGOSTART	Plaques hydrocellulaires non adhésives découpables 13 × 12 cm ou 15 × 20 cm	1 application tous les 2 à 7 jours (pansement secondaire nécessaire)
URGOSTART MICROADHÉRENT	Plaques hydrocellulaires micro-adhérentes découpables 13 × 12 cm ou 15 × 20 cm Forme talon 12 × 19 cm	*Idem*
URGOSTART PLUS BORDER URGOSTART BORDER	Plaques avec fibres polyacrylate absorbantes, adhésives ou non en périphérie 8 × 8 cm, 13 × 13 cm ou 15 × 20 cm	1 application tous les 2 à 7 jours

Propriétés et indications

- Pansement hydrocellulaire imprégné de substance ayant des propriétés antiprotéasiques
- La forme “Plus” a des capacités de détersion et d'absorption, utilisée quel que soit le stade de la plaie avec une accélération de la cicatrisation (pied diabétique)
- Ulcères de jambe veineux ou mixtes à prédominance veineuse
- Ulcères neuro-ischémiques du pied diabétique, non infectés

Alginates *Remboursement LPPR*

ALGISITE M ALGOSTÉRIL ASKINA SORB BIATAIN ALGINATE COMFEEL SEASORB CURASORB KALTOSTAT KENDALL ALGINATE MELGISORB Plus SEASORB SOFT Pansement SORBALGON Plus SUPRASORB A TEGADERM ALGINATE URGOSORB	Compresses stériles, généralement 5 × 5 cm, 10 × 10 cm, 10 × 20 cm ou 15 × 15 cm Mèches pour plaies cavitaires 30 × 44 cm	1 application tous les 1 à 2 jours (pansement secondaire nécessaire)

Propriétés et indications

- Pansements découpables composés d'alginates, associés ou non à de la carboxyméthylcellulose, caractérisés par leurs propriétés d'absorption et hémostatiques. Peuvent rester en place 5 à 10 jours sur les sites donneurs de greffe
- Plaies exsudatives, fibrineuses, infectées et plaies hémorragiques
- Traitement séquentiel des plaies chroniques en phase de détersion

Pansements (V)

Hydrogels *Remboursement LPPR*

AQUAFLO BURN FREE PLAQUE CURAFIL Gel DUODERM HYDROGEL HYDROGEL HYDROCLEAN CAVITY HYDROSORB GEL HYDROTAC TRANSPARENT INTRASITE Gel ou Conformable NORMLGEL PURILON GEL SUPRASORB GEL TEGADERM HYDROGEL URGO HYDROGEL ADVANCE	Plaques 10 × 10 cm Tube, applicateur doseur, seringue préremplie ou sachet de 15 g	1 application toutes les 48 heures, pansement secondaire nécessaire peu absorbant et imperméable (film de polyuréthane, hydrocolloïde mince)

Contre-indications
Plaie exsudative, fistules

Propriétés et indications

- Gels contenant majoritairement (> 50 %) de l'eau, caractérisés par leur capacité à humidifier les plaies. Ils peuvent entraîner une macération autour de la plaie
- Traitement séquentiel, plaies chroniques en phase de détersion (plaie sèche)
- Les formes plaques sont plutôt utilisées pour les radiodermites

Pansements en fibres de carboxyméthylcellulose (ou hydrofibres) *Remboursement LPPR*

AQUACEL EXTRA AQUACEL PRO URGO CLEAN	Compresses épaisses 10 × 12 cm, 13,5 × 15 cm ou 15 × 20 cm Compresses 6 × 10 cm, 13 × 12 cm ou 15 × 20 cm	1 application tous les 1 à 2 jours (pansement secondaire nécessaire)
AQUACEL Mèche URGO CLEAN Mèche	Mèche 2,5 × 40 cm Mèche 5 × 40 cm	*Idem*

Contre-indications
Plaie faiblement exsudative Brulûres 2e degré profond ou 3e degré

Propriétés, indications et mode d'emploi (pansements découpables)

- Pansements composés (> 50 %) de fibres non tissées de carboxyméthylcellulose pure ou polyacrylate sous forme de compresses ou de mèches et qui se transforment en gel cohésif au contact des exsudats (retrait non douloureux) avec une haute capacité d'absorption
- Plaies aiguës sans distinction de phase
- Phase de détersion des plaies chroniques exsudatives

Pansements (VI)

Pansements à base de charbon *Remboursement LPPR*

ASKINA CARBONET CARBOSORB	Compresses 10 × 12 cm ou 10 × 20 cm	1 application tous les 2 à 3 jours (pansement secondaire nécessaire)
ACTISORB CARBOFLEX VLIWACTIV	Compresses non découpables 10,5 × 10,5 cm ou 10,5 × 19 cm	*Idem*

Propriétés

- Pansements composés de différents supports auxquels a été ajouté du charbon actif, à visée d'absorption des molécules responsables des mauvaises odeurs de la plaie. Absorption des exsudats plus ou moins importante selon la marque

Indications et mode d'emploi

- Plaies aiguës ou chroniques malodorantes
- Plaies cancéreuses

Pansements interface (1) *Remboursement LPPR*

ADAPTIC HYDROTUL MÉPITEL PHYSIOTULLE URGOTUL	Plaque de tulle enduite ou imprégnée, généralement 7,5 × 10 cm, 10 × 12 cm, 15 × 20 cm ou 10 × 40 cm	1 application tous les 1 à 7 jours (pansement secondaire nécessaire)
URGOTUL LITE	Plaque du tulle avec compresse absorbante 10 × 12 cm ou 15 × 20 cm	*Idem*
URGOTUL LITE BORDER	Plaque de tulle avec compresse absorbante et adhésif 6,5 × 10 cm, 8 × 8 cm, 10 × 12 cm, 10 × 20 cm ou 15 × 20 cm	1 application tous les 1 à 7 jours (pas de pansement secondaire nécessaire)

1. Pansements découpables et conformables sauf Urgotul Lite Border.

Propriétés

- Pansements possédant une adhérence faible mais persistante tout au long de l'utilisation au contact direct de la plaie (absence de migration de la substance imprégnée ou enduite), visant à limiter les traumatismes et les douleurs induits par le retrait des pansements

Indications et mode d'emploi (découpables et conformables sauf Urgotul Lite Border)

- Peaux fragiles (maladies bulleuses)
- Traitement séquentiel des plaies aiguës en phase d'épidermisation et des plaies chroniques en phase de bourgeonnement ou d'épidermisation

Pansements (VII)

Pansements à l'argent *Remboursement LPPR*

URGOTUL Ag URGOTUL Ag Lite URGOTUL Ag Lite Border	Interface ± compresse ± adhésive en périphérie 6,5 × 10 cm, 8 × 8 cm, 10 × 12 cm ou 15 × 20 cm	1 application dans les 2 à 7 jours (pansement secondaire nécessaire sauf forme Border)
URGOCLEAN Ag	Pansement avec fibres polyabsorbantes 6 × 10 cm ou 13 × 12 cm ou 15 × 20 cm	1 application tous les 1 à 7 jours (pansement secondaire nécessaire)

Propriétés

- Pansements constitués de différents supports auxquels a été ajouté de l'argent sous forme variable à visée antibactérienne ou anti-inflammatoire

Indications

- Indication (reconnue pour UrgoTul Ag et UrgoCell Ag) : traitement séquentiel de 4 semaines des ulcères de jambe à caractère inflammatoire, ayant au moins 3 des signes cliniques suivants : douleur entre 2 changements de pansements, érythème périlésionnel, œdème, plaie malodorante, exsudat abondant

Pansements gras *Remboursement LPPR*

CUTICELL GRASSOLIND Neutral JELONET JELONET Plus TULLE GRAS VASELITULLE	Plaques, généralement 10 × 10 cm ou 20 × 20 cm	1 application tous les 1 à 7 jours (pansement secondaire nécessaire)

Propriétés

- Pansements constitués d'une trame imprégnée ou enduite de substance neutre (vaseline, paraffine)

Indications

- Plaies peu ou pas exsudatives (phase d'épidermisation, de bourgeonnement) en traitement court séquentiel (4 semaines)

Pansements (VIII)

Pansements à l'acide hyaluronique *Remboursement LPPR*

IALUSET IALUSET Plus (contient du sulfadiazine argentique)	Crème : tube de 100 g Fl. pressurisé 100 g Compresses tulle imprégnées 10 × 10 cm	1 application/jour (pansement secondaire nécessaire)
IALUSET Hydro	Plaque d'hydrocolloïde adhésive 10 × 10 cm	1 application tous les 2 à 7 jours (pas de pansement secondaire)

Propriétés et indications

- Pansements contenant de l'acide hyaluronique (famille des glycosaminoglycanes) à des concentrations variables et sous différentes formes : compresses, crème, flacon
- Proposés pour les ulcères de jambe peu ou pas exsudatifs (épidermisation, bourgeonnement) en traitement court (4 semaines)

Films adhésifs semi-perméables *Remboursement LPPR*

CLIP DERM HYDROFILM LUMIDERM 6000 MEPITEL FILM MERIFORM OPSITE FLEXIGRID (1) OPTISKIN POLYSKIN II SUPRASORB F TÉGADERM	Plaques adhésives, généralement 6 × 7 cm, 10 × 12 cm ou 15 × 20 cm	1 application tous les 1 à 7 jours
HYDROFILM PLUS OPSITE POST-OP TÉGADERM + PAD VIASORB	Plaques adhésives avec compresses intégrées 7 × 5 cm, 9 × 10 cm, 15 × 9 cm ou 25 × 10 cm	*Idem*

1. Grille placée sur la face extérieure du pansement pouvant servir de calque pour la mesure de surface.

Contre-indications
Plaies infectées, plaies exsudatives

Propriétés et indications

- Pansements (appelés films auto-adhésifs transparents, films adhésifs extensibles, pansements de maintien transparents ou pansements transparents adhésifs) constitués d'un film transparent plastique, le plus souvent à base de polyuréthane, enduit d'une masse adhésive. Ils sont extensibles, souples, perméables à l'air et à la vapeur d'eau, imperméables aux bactéries et aux liquides
- Pansements primaires sur la peau saine ou lésée, non infectée
- Pansements secondaires
- Proposés dans les plaies de cicatrisation difficile

Colles pour sutures cutanées

Cyanoacrylate (colles) (1)

DERMABOND	2-octyl cyanoacrylate	6 ou 12 applicateurs à usage unique
INDERMIL	N-butyl cyanoacrylate	*Idem*

1. Conserver à moins de + 30 °C.

Contre-indications
Hypersensibilité connue au cyanoacrylate ou au formaldéhyde Ne pas utiliser en sous-cutané (produits non résorbables)

Propriétés

- Colles à base de cyanoacrylate, représentant une alternative intéressante aux techniques de référence que sont la suture, les agrafes ou les *strips* pour la fermeture des effractions cutanées (car technique très efficace, peu douloureuse et très rapide)
- Toutefois, ces colles ne doivent pas être utilisées pour la suture des plaies des zones de plis ou de traction (jointures des doigts, coudes, genoux), des zones de jonction cutanéo-muqueuses, des muqueuses, ni des plaies par dermabrasion avec présence de corps étrangers, ou des plaies par morsure en raison du risque infectieux

Indications

- Petite traumatologie : suture des plaies simples, de dimension modeste (< 5 cm), non souillées (plaies par verre, arme blanche, métal) et à bords francs (plaies régulières, sans perte de substance, non anfractueuses)
- Ces colles sont aussi utilisées en chirurgie et en dermatologie après exérèse cutanée

Effets indésirables

- La polymérisation de la colle, qui demande 1 minute environ, entraîne un dégagement de chaleur pouvant être inconfortable voire légèrement douloureux → la tolérance est meilleure si la colle est appliquée en plusieurs fines couches et non sous forme de grosses gouttes
- Possibilité de réactions allergiques chez les sujets sensibilisés au cyanoacrylate ou au formaldéhyde

Mode d'emploi

- La plaie à coller doit être propre, nettoyée, ne pas saigner, et ses abords séchés
- La réalisation par 1 seul opérateur est possible, mais elle est préférable par 2 : les mains du médecin présentent la plaie afin d'affronter les berges bord à bord, puis le soignant applique la colle, l'excédent étant à chaque fois absorbé avec une compresse sèche (en général, un passage est effectué avant d'observer le résultat, mais deux passages supplémentaires peuvent s'avérer nécessaires pour optimiser la suture)
- Pour consolider et protéger la suture, compléter par des sutures adhésives "en pont" (*strips* appliqués parallèlement à chaque berge de la plaie, puis perpendiculairement en allant du milieu vers les bords)
- Maintenir la plaie au sec (surtout durant les premiers jours) sans pansement : la colle se détachera par petits morceaux (ne pas tirer dessus) pour disparaître en 5 à 10 jours
- En cas de coulure ou résultat imparfait, enlever la colle avec une compresse imbibée d'acétone, puis répéter l'opération

Produits divers (I)

Topiques à visée protectrice *Non remboursé*

BEPANTHEN 5 % ÉRYTHÉDERMYL Dexpanthénol + Lanoline[G]	Crème ou pommade : tube de 3,5 g ou 30 g ou 100 g	Application locale 2 à 5 fois/jour
Contre-indications Dermatoses suintantes		

Propriétés et indications

- Topiques à visée protectrice et trophique, dont l'excipient gras a un caractère semi-occlusif, contenant du rétinol (vitamine A) ou du dexpanthénol (vitamine B5)
- Traitement d'appoint des dermites irritatives sèches (crevasses, gerçures, engelures, érythème fessier du nourrisson, érythème solaire)

Effets indésirables et précautions d'emploi

- Risque théorique d'hypervitaminose A en cas de traitement prolongé sur une large surface cutanée chez l'enfant et oxydation en cas d'association avec les antiseptiques oxydants (avec le rétinol), possibilité d'eczémas de contact rares (à la lanoline surtout)
- Excipient à caractère semi-occlusif → s'assurer de l'asepsie de la zone traitée et ne pas appliquer sur des lésions suintantes

Émollient *Remboursement 15 %-Coll*

DEXATOPIA	Tube de 250 g Tube de 50 g ou 250 g Crème associant glycérol à 15 % + vaseline à 8 % + paraffine liquide à 2 %	Appliquer en couche mince 1 à 2 fois/jour sur les zones à traiter

Propriétés et indications

- Crème émolliente et hydratante
- Traitement d'appoint des états de sécheresse cutanée de certaines dermatoses telles que dermatite atopique, états ichtyosiques, psoriasis…

Effets indésirables (liés au parahydroxybenzoate de propyle)

- Rares réactions cutanées allergiques de type eczéma et, exceptionnellement, réactions immédiates avec urticaire

Produits divers (II)

Alitrétinoïne par voie orale[G] *Liste I-65 %-Coll-Prescription initiale réservée aux dermatologues*

TOCTINO ALIZEM	30 cap. 10 mg ou 30 mg	A. 30 mg/jour (1)

1. La dose de 10 mg/jour peut être réservée aux patients présentant des facteurs de risque (diabète, troubles lipidiques, obésité, antécédents cardio-vasculaires) ou chez lesquels les effets indésirables de 30 mg/jour ne sont pas tolérables. La durée d'une cure est de 12 à 24 semaines.

Contre-indications

Allergie aux arachides et au soja ou allergie héréditaire au fructose
Insuffisance hépatique, insuffisance rénale grave, hypercholestérolémie et/ou hypertriglycéridémie non contrôlée, hypothyroïdie non contrôlée
Hypervitaminose A, certaines associations (*cf.* Interactions)
Femmes en âge de procréer et sans contraception efficace, grossesse et allaitement

Propriétés

- Dérivé de la vitamine A dont le mécanisme d'action dans l'eczéma chronique des mains est inconnu (le taux de réponse favorable global peut atteindre 50 %)
- **Effet tératogène et embryotoxique majeur**
- Absorption digestive proportionnelle à la posologie et accrue par une prise au cours du repas, liaison forte aux protéines plasmatiques, métabolisme hépatique par les iso-enzymes CYP 3A4, élimination rénale, demi-vie entre 2 et 10 heures

Indications

- Eczéma chronique sévère des mains de l'adulte ne répondant pas au traitement par dermocorticoïdes puissants

Effets indésirables

- Fréquents (> 10 %) : céphalées (21 %), bouffées vasomotrices, augmentation des triglycérides (35,4 %) et du cholestérol (27,8 %), diminution de TSH et de T4 libre
- Baisse de la vision nocturne, manifestations psychotiques, dépressions, altérations de la minéralisation osseuse et calcifications extra-osseuses

Précautions d'emploi et interactions médicamenteuses

- L'alitrétinoïne doit être prescrit sous la surveillance de médecins ayant une parfaite connaissance des risques liés à l'utilisation des rétinoïdes systémiques et de la surveillance qu'elle impose. Les prescriptions à des femmes en âge de procréer doivent se **limiter à 30 jours** et la poursuite du traitement nécessite une nouvelle prescription. Un test de grossesse, la prescription et la délivrance devraient être réalisés le même jour. En raison de sa **TÉRATOGÉNICITÉ**, la prescription d'alitrétinoïne chez les femmes en âge de procréer n'est possible qu'à la condition de remplir **TOUTES les conditions du Programme de prévention de la grossesse** (identique à celui existant pour l'isotrétinoïne). Contraception efficace et obligatoire commencée 1 mois avant et poursuivie pendant 5 semaines à l'arrêt du traitement
- Les patients doivent être informés qu'ils ne doivent jamais donner ce médicament à une autre personne, qu'ils doivent rapporter toutes les capsules non utilisées et qu'ils ne doivent pas effectuer de don de sang durant le traitement
- ***Associations contre-indiquées*** : vitamine A ou autres rétinoïdes (risque d'hypervitaminose A), millepertuis et contraception hormonale (efficacité réduite)
- ***Associations déconseillées*** : cyclines (risque d'HIC bénigne)
- *Associations à utiliser avec précaution* : inhibiteurs du cytochrome P450 (augmentation des concentrations d'alitrétinoïne), simvastatine (dont la concentration est réduite)

Produits divers (III)

Propranolol solution buvable *Liste I-65 %-Prescription initiale hospitalière semestrielle*

HÉMANGIOL	Fl. 120 ml solution à 3,75 mg/ml	Administration orale (1)

1. Le traitement doit être instauré par un médecin expérimenté dans la prise en charge des hémangiomes infantiles et débuté à l'hôpital chez les enfants âgés de 5 semaines à 5 mois. Après une phase de titration débutant à 1 mg/kg/jour, augmentée de 1 mg/kg chaque semaine, la dose thérapeutique est de 3 mg/kg/jour, administrée en 2 prises séparées de 1,5 mg/kg, sous surveillance mensuelle pendant 6 mois.
L'administration doit être effectuée avec une seringue pour administration orale (ne pas verser dans un biberon) pendant ou juste après un repas afin d'éviter le risque d'hypoglycémie

Contre-indications

BAV 2e et 3e degrés, maladie du sinus, bradycardie, hypotension, insuffisance cardiaque, angor, troubles artériels périphériques
Asthme ou antécédents de bronchospasme
Prédisposition à l'hypoglycémie
Prématurés n'ayant pas l'âge corrigé de 5 semaines
Allaitement par une mère recevant des médicaments contre-indiqués avec le propranolol

Propriétés

- Bêta-bloquant non sélectif induisant une vasoconstriction, un effet anti-angiogénique (réduction des voies de signalisation de VEGF et bFGF), une induction de l'apoptose des cellules endothéliales capillaires

Indications

- Angiome infantile prolifératif nécessitant un traitement systémique (risque vital ou fonctionnel, hémangiome ulcéré douloureux, risque de cicatrice sévère)

Effets indésirables

- Très fréquents (> 10 %) : bronchite, diarrhée, vomissements, troubles du sommeil
- Fréquents (1 à 10 %) : bronchospasme, anorexie, douleurs abdominales, constipation, hypotension, agitation, cauchemars, somnolence, érythème
- Rares (< 1 %) : bloc auriculo-ventriculaire, bradycardie, syndrome de Raynaud, urticaire, alopécie, hypoglycémie, hyperkaliémie, agranulocytose

Précautions d'emploi

- Avant la première administration, recherche d'une artériopathie associée (cœur, crosse aortique, vaisseaux cervicaux)
- Une rechute de l'hémangiome après arrêt du traitement peut justifier la reprise dans les mêmes conditions

Interactions médicamenteuses

- *Associations déconseillées* : inhibiteurs calciques (bradycardie, troubles de conduction et du rythme)
- *Associations à prendre en compte* : antiarythmiques, digitaliques, dihydropyridine, antihypertenseurs, corticoïdes, hypoglycémiants

Produits divers (IV)

Imiquimod *Liste I-65 %-Coll*

ALDARA 5 % Crème	Crème à 5 % : 12 sac. 12,5 mg à usage unique	Appliquer 3 ou 5 fois/semaine (selon l'indication) en massant jusqu'à bonne pénétration et laisser agir 6 à 10 heures (application au coucher), jusqu'à disparition des lésions et au maximum pendant 16 semaines

Propriétés

- Modificateur de la réponse immunitaire, sans activité antivirale directe, efficace sur les papillomavirus (*Human Papilloma Virus* ou HPV) en stimulant l'immunité cellulaire locale principalement par induction de l'interféron alpha et d'autres cytokines
- Passage dans la circulation générale très faible après application cutanéo-muqueuse (1 à 3 %), la faible quantité absorbée étant éliminée par les urines (75 %) et les fèces

Indications

- Traitement local des kératoses actiniques (alternative à la cryothérapie, au 5-fluoro-uracile et au mébutate d'ingénol (application 3 fois/semaine)
- Traitement local du carcinome baso-cellulaire superficiel de l'adulte (application 5 fois/semaine, en alternative à la chirurgie)
- Traitement local des verrues génitales et périanales externes (condylomes acuminés) (application 3 fois/semaine)
- *NDR : ne devrait pas être utilisé chez les enfants présentant des molluscum contagiosum (absence d'efficacité démontrée)*

Effets indésirables

- Réactions au site d'application : prurit, sensations de brûlure ou douleur locale, plus rarement œdème, érosions, ulcère, vésicules, lésions croûteuses
- Rares (chez l'homme non circoncis en l'absence d'hygiène quotidienne soigneuse) : érosion, ulcération, œdème ou induration → arrêt immédiat pour éviter une sténose de l'anneau préputial ou un phimosis
- Réactions systémiques non imputables formellement au traitement : céphalées, syndrome pseudo-grippal, myalgies, fatigue, dermatite exfoliative et d'angiœdème

Précautions d'emploi et incompatibilités physico-chimiques

- Repousser le traitement jusqu'à cicatrisation en cas de plaies ou lésions ulcérées
- Bien se laver les mains avant et après l'application
- Ne pas prendre de douche ou de bain dans les 6 à 10 heures suivant l'application (appliquer au coucher), puis enlever totalement la crème à l'eau et au savon
- Assurer une hygiène quotidienne soigneuse du gland et du prépuce chez l'homme non circoncis
- Grossesse et allaitement : innocuité non établie (mais non tératogène chez l'animal)
- Possibilité de fragilisation des préservatifs et des diaphragmes

Produits divers (V)

Diclofénac dermique[G] *Liste I-Non remboursé*

SOLARAZE	Gel : 25 g à 3 % (+ Acide hyaluronique)	Application 2 fois/jour pendant 2 à 3 mois (0,5 g soit 1 petit pois pour une lésion de 5 × 5 cm, sans dépasser 8 g/jour)

Contre-indications
Antécédents d'allergie à l'aspirine ou aux autres AINS (par précaution) Application sur les yeux, paupières, plaies, dermatoses suintantes ou surinfectées Grossesse au dernier trimestre

Propriétés

- Anti-inflammatoire non stéroïdien, représentant un recours quand les autres traitements sont mal tolérés (cryothérapie en première intention, 5-fluoro-uracile par voie topique cutanée qui est efficace dans plus de 90 % des cas mais moins bien toléré que le diclofénac, imiquimod, PDT...)
- Absorption percutanée présentant d'importantes variations interindividuelles (1 à 12 %), retardée par l'acide hyaluronique présent dans l'excipient, cette fraction résorbée étant fortement liée aux protéines plasmatiques et métabolisée en dérivés glycuroconjugués éliminés par voie urinaire

Indications

- Traitement local des kératoses actiniques (efficacité maximale observée 30 jours après l'arrêt d'un traitement de 3 mois, avec disparition des lésions dans 30 à 50 % des cas)

Effets indésirables

- Très fréquents (> 10 %) : prurit (45 à 52 %), éruptions cutanées diverses (46 %), dermite de contact (33 %), sécheresse cutanée (25 %), desquamation cutanée (24 %), érythème, paresthésies (20 %), hyperesthésie, œdème, ulcère cutané, eczéma, hypertrophie cutanée
- Fréquents (1 à 10 %) : éruptions vésiculo-bulleuses maculo-papuleuses, séborrhée, hypoesthésie, hémorragie, douleurs
- Rares (< 1 %) : photosensibilisation, œdème du visage, douleurs abdominales, diarrhée, nausées, douleurs oculaires, troubles des fonctions lacrymales, troubles hépato-biliaires

Précautions d'emploi

- Utiliser avec précaution en cas d'ulcère gastro-duodénal en évolution, hémorragie, insuffisance cardiaque, hépatique ou rénale
- Éviter toute exposition solaire ou aux UV pendant le traitement

Produits divers (VI)

Fluoro-uracile dermique[G]

EFUDIX *Liste I-65 %*	Crème à 5 %	A. 1 à 2 applications/jour en couche mince (1) (2)
TOLAK *Liste I-15 %*	Crème à 4 %	A. 1 application/jour (1) (2)

1. Avant toute application, il convient de s'assurer de la nature exacte de la lésion à traiter.
2. Pour accroître la pénétration cutanée, un pansement occlusif peut être réalisé.

Contre-indications

Déficit connu en dihydropyrimidine déshydrogénase
Associations médicamenteuses (*cf.* ci-dessous)
Grossesse et allaitement

Propriétés

- Fluoropyrimidine, antimétabolite analogue des bases pyrimidiques inhibant la synthèse de l'ADN et exerçant une activité cytostatique sur les lésions cutanées néoplasiques et/ou prénéoplasiques
- Chez les sujets atteints de lésions cutanées, 15 à 20 % de la dose globale sont excrétés dans l'urine après métabolisation hépatique (Efudix)

Indications

- Kératoses pré-épithéliomateuses (les deux produits ont l'AMM)
- *Efudix* :
  - Maladie de Bowen – Érythroplasie de Queyrat lorsque la chirurgie n'est pas réalisable
  - Condylomes génitaux

Effets indésirables

- Fréquents : irritation et/ou vésicules au site d'application, douleur cutanée, sensation de brûlure, œdème, exfoliation, ulcère, hyperpigmentation
- Rares (liés au passage systémique du produit) : fièvre, rash généralisé, photosensibilité, alopécie, douleurs abdominales, diarrhée (parfois hémorragique), stomatite, conjonctivite, kératite, céphalées, vertiges, dysgueusie, réactions d'hypersensibilité, pancytopénie

Précautions d'emploi

- Éviter le contact avec les muqueuses, les yeux et la peau saine
- La surface traitée ne doit pas dépasser 500 cm² (23 × 23 cm)
- L'exposition solaire et aux UV doit être évitée
- Une toxicité systémique doit faire interrompre le traitement et une détermination de l'activité dihydropyrimidine déshydrogénase doit être réalisée

Interactions médicamenteuses

- ***Associations contre-indiquées*** : vaccin antiamaril, médicaments antiherpétiques nucléosidiques
- ***Associations déconseillées*** : phénytoïne, vaccins vivants atténués, AVK
- *Associations à prendre en compte* : immunosuppresseurs, acide folinique, interféron alpha, métronidazole

Produits divers (VII) :
Photothérapie dynamique (PDT)

Acide-5-aminolévulinique (chlorhydrate)

METVIXIA *Liste I-65 %-Coll* *Conserver entre + 2 °C et + 8 °C et ≤ 7 jours après ouverture*	Crème à 168 mg/g : tube de 2 g	A. Administration spécialisée dans le cadre d'une photothérapie dynamique (1)

1. L'association à une douleur en général minime à modérée nécessite une prise en charge spécifique préalable.

Contre-indications

Carcinome basocellulaire sclérodermiforme nodulaire
Carcinomes intra-épithéliaux muqueux (maladie de Bowen)
Porphyrie

Propriétés

– Photoactivateur des porphyrines intracellulaires au niveau des lésions traitées. L'activation par la lumière des porphyrines accumulées entraîne une réaction photochimique et une phototoxicité pour les cellules cibles exposées à la lumière
– Accumulation plus importante des porphyrines dans les lésions que dans une peau saine après traitement

Indications

– Traitement des kératoses actiniques fines ou non-hyperkératosiques et non pigmentées du visage et du cuir chevelu
– Traitement du carcinome basocellulaire superficiel non récidivant du tronc, des membres et du cou
– Traitement des carcinomes intra-épidermiques (maladie de Bowen) non pigmentés, lorsque la chirurgie est impossible, chez les sujets immunocompétents
– *NB* : les lésions doivent être préalablement confirmées par biopsie et le contrôle de la guérison doit être effectué

Effets indésirables et précautions d'emploi

– Fréquents : réaction locale sur le site de traitement (70 %) avec surtout des sensations de douleurs cutanées. L'arrêt prématuré de l'illumination est parfois nécessaire
– Rares cas de sensibilisation de contact
– Port de lunettes protectrices correspondant au spectre lumineux de la lampe chez le patient et l'opérateur. Éviter l'exposition aux UV dans les jours qui suivent la séance
– Grossesse et allaitement : innocuité non établie

Produits divers (VIII)

Eflornithine percutanée *Liste I-Non remboursé*

VANIQA	Crème à 11,5 % : tube de 30 g	Application 2 fois/jour à au moins 8 heures d'intervalle, sans dépasser 30 g/mois

Propriétés
- L'eflornithine inhibe de façon irréversible l'ornithine décarboxylase, enzyme participant à la formation du poil par le follicule pileux : ce produit représente une alternative aux autres méthodes de traitement (rasage, épilation, voire anti-androgènes)
- Passage dans la circulation générale très faible après application cutanée (0,8 %), la faible quantité absorbée étant éliminée par les urines sous forme inchangée
- Médicament utilisé auparavant dans la maladie du sommeil, avant qu'on ne découvre par hasard son effet dépilatoire en utilisation par voie locale

Indications
- Traitement local de l'hirsutisme facial de la femme (amélioration visible dans le tiers des cas après 2 mois de traitement, cet effet s'estompant à l'arrêt avec un retour à l'état antérieur après environ 2 mois)

Effets indésirables
- Très fréquents (> 10 %) : acné
- Fréquents (1 à 10 %) : pseudo-folliculite, alopécie, sensations de piqûre ou de brûlure, sécheresse cutanée, prurit, érythème, rash cutané, folliculite
- Rares (< 1 %) : poil incarné, œdème de la face ou buccal, saignements cutanés, eczéma, chéilite, herpès, furonculose, dermatite de contact, hypopigmentation, douleurs cutanées, rosacée, dermatite séborrhéique, exanthème maculo-papuleux, exanthème vésiculo-bulleux, kyste cutané, tumeur de la peau

Associations possibles
- Laser épilatoire

Précautions d'emploi
- Ne pas mettre en contact avec les muqueuses, les plaies ou lésions ulcérées
- Bien se laver les mains avant et après l'application
- Ne pas nettoyer la zone traitée dans les 4 heures suivant l'application, cependant le maquillage ou un produit antisolaire peuvent être appliqués sur les zones traitées en respectant un intervalle de 5 minutes après l'application du produit
- Arrêter le traitement en l'absence d'amélioration après 4 mois de traitement
- Grossesse et allaitement : innocuité non établie
- Association possible : laser épilatoire (en complément)

Produits divers (IX)

Pains sans savon et Bases lavantes sans savon *Non remboursé*

A-DERMA Pain et Gel sans savon	DERMAGOR Gel moussant surgras	PROVEGOL Pain surgras
AVÈNE Cold Cream Pain surgras	DUCRAY Keracnyl Gel moussant	ROC Enydrial Pain sans savon
BIODERMA Sensibio D.S. moussant	DUCRAY Ictyane Pain surgras	ROGÉ CAVAILLÈS Bases sans savon
CHARLIEU Bodigel sans savon	KLORANE Dermo-pains	STIEFEL Physiogel Dermo-Nettoyant
DERM HYDRALIN Pain sans savon	LA ROCHE-POSAY Gels sans savon	

Propriétés et indications

- Pains de toilette ou produits liquides (bases lavantes douces) garantis sans savon, utilisables en remplacement des savons ordinaires pour la toilette des peaux fragiles, acnéiques, séborrhéiques ou intolérantes aux savons alcalins

Trolamine ou Triéthanolamine *Non remboursé sauf en cancérologie*

BIAFINE Émulsion Émulsion H/E à 75 % d'eau déminéralisée	Tube de 93 g à 0,67 %	Application locale plusieurs fois/jour

Contre-indications

Plaies hémorragiques, dermatoses allergiques
Greffes de peau avant leur prise, allergie au produit

Propriétés

- Agent émulsifiant (émulsion huile dans l'eau) ayant expérimentalement une action mécanique de détersion et de drainage, sans action antiseptique propre

Indications et mode d'emploi

- Radioprotection cutanée : application 3 à 5 fois/jour en couche épaisse suivie d'un massage léger, sur la zone irradiée et autour de celle-ci
- Plaies et brûlures superficielles : application après désinfection en couche épaisse, suivie d'un léger massage, à renouveler en fonction des symptômes et de la dessiccation du produit (si un pansement est nécessaire, appliquer la dernière couche sur 1 cm d'épaisseur en évitant les pansements secs ou absorbants : humidifier les compresses avec du sérum physiologique)

Effets indésirables

- Possibilités de douleurs modérées et transitoires dans les 15 à 30 minutes qui suivent l'application (liées à l'hyperhémie), rares eczémas de contact

Produits divers (X)

Antiperspirants locaux ou Antisudoraux

AKILÉINE Antitranspirant (Crème) DERMAGOR Antitranspirant (Stick) DRICLOR Détranspirant (Lotion) ETIAXIL Détranspirant (Bille, Lotion, Stick)	Chlorure d'aluminium
PM Antiperspirant (Bille, Crème) SVR SPIRIAL Antitranspirant (Bille, Crème)	Hydroxychlorure d'aluminium
Glutaraldéhyde (5 à 10 g) + Eau stérile (100 g) + Bicarbonate de Na (1,3 g) + Tween 80 (0,3 g)	Préparation magistrale à base de glutaraldéhyde

Contre-indications

Application sur les plaies ou sur peau lésée

Propriétés

- Topiques utilisés pour leur action astringente et antiperspirante

Indications

- Hypersudation palmo-plantaire et axillaire

Effets indésirables

- Rares cas de sensibilisation de contact
- Possibilité d'irritation et coloration de la peau en jaune avec le glutaraldéhyde

Autres traitements utilisés dans les hyperhidroses invalidantes

- *La ionophorèse* (séances de 20 minutes × 3 fois/semaine pendant 1 mois, puis 1 fois/semaine en traitement d'entretien) permet d'obtenir en 1 mois des résultats satisfaisants dans les hyperhidroses palmo-plantaires modérées, mais ces résultats sont plus aléatoires (et plus difficiles à mettre en œuvre) dans les hyperhidroses axillaires et les hyperhidroses sévères
- *La toxine botulinique de type A* (voir ce terme) a une AMM dans les hyperhidroses axillaires (injection à effectuer par un spécialiste expérimenté dans cette technique) et n'a pas d'AMM pour le traitement des hyperhidroses palmaires (très douloureux)
- En cas d'échec empêchant notamment l'exercice de certaines professions, *la sympathectomie endoscopique transthoracique* obtient parfois des résultats acceptables au prix parfois d'une hyperhidrose compensatrice dans d'autres territoires

Chapitre 8

Diabètes de type I et de type II et autres anomalies du métabolisme glucidique

DIABÈTES : Schémas thérapeutiques

Diabètes

Diabète sucré de type I (1) Diabète insulino-dépendant 10 % des diabètes (50 % se déclarent avant l'âge de 20 ans) 15 cas pour 100 000 enfants < 15 ans 2 000 enfants sont diagnostiqués chaque année et 20 % ont déclaré leur diabète avant l'âge de 4 ans	Équilibration glycémique par régime adapté (*cf.* page suivante) et insulinothérapie indispensable Prise en compte des facteurs de risque cardio-vasculaire pour prévenir les complications vasculaires : arrêt du tabac, éducation thérapeutique, autosurveillance glycémique, maintien d'une activité physique suffisante, surveillance plus particulière de la grossesse
Acidocétose diabétique (1)	Insulinothérapie + Réhydratation + Rééquilibration électrolytique et traitement du facteur déclenchant (infection le plus souvent)
Coma hyperosmolaire (1) Diabète du sujet âgé	Insulinothérapie + Réhydratation : soluté glucosé hypotonique à 2,5 % ou eau pure *per os* si possible = 3 à 6 l/24 h, d'autant plus lente que le sujet est âgé ; en fonction de la perte de poids
Hypoglycémie (2) Coma hypoglycémique	Resucrage *per os* ou par soluté glucosé en IV ± Glucagon (si hypoglycémie insulinique et si resucrage *per os* impossible) (3)
Diabète sucré de type II ou DNID ou Diabète non insulino-dépendant (4)	Antidiabétiques oraux (5) ± combinés ± Insuline Normaliser le poids Régime diabétique + Activité physique +++ Arrêt du tabac + Prise en charge des autres facteurs de risques cardio-vasculaires

1. Hospitaliser en urgence tout diabétique présentant une cétose ou une acidocétose, un coma hypoglycémique, un coma hyperosmolaire, une acidose lactique ou une plaie infectée même minime au niveau des pieds.
2. *Hospitaliser* tout diabétique ayant un coma hypoglycémique sous sulfamide hypoglycémiant : dans toute hypoglycémie, le resucrage doit être suivi d'une collation comportant des glucides à index glycémique lent et des calories protéiques et lipidiques avec arrêt transitoire du sulfamide hypoglycémiant (SH) et recherche d'une circonstance favorisante (par ex. interaction médicamenteuse).
3. Pas de glucagon pour les hypoglycémies induites par sulfamides hypoglycémiants.
4. Le nombre de diabétiques de type II augmente de 3 % par an en France. On compte environ 3,5 millions de patients traités en France actuellement. La fréquence du diabète de type II augmente avec l'âge.
5. Un antidiabétique oral est indiqué si l'HbA1c reste > 7 % après 4 à 6 mois malgré les règles hygiéno-diététiques bien suivies : utiliser la metformine en première intention et en monothérapie.
   Si échec au bout de 3 à 4 mois : bithérapie par sulfamides hypoglycémiants ou gliptines ou gliflozine en fonction du profil du patient et des comorbidités.
   Un diabétique de type II correctement traité mais qui maigrit tout en présentant une élévation parallèle de ses glycémies est devenu "insulino-nécessitant" et devra être traité par insuline.

Diabètes (suite)

Diabète gestationnel (1 femme enceinte sur 10) Chez des femmes : – IMC ≥ 25 – > 35 ans – diabète dans la famille – macrosomie chez l'enfant précédent – diabète gestationnel lors d'une grossesse précédente	Apparaît vers le 6ᵉ mois de grossesse Peut disparaître à l'accouchement ou bien annoncer un diabète débutant HGPO (hyperglycémie provoquée par voie orale) à 75 g de glucose : 1 heure après la charge orale, positif si glycémie > 1,8 g/l Autosurveillance diabétique et prise en charge diététique et activité physique si positif. Dans 50 % des cas, une insulinothérapie est nécessaire
Diabète de type II et grossesse	L'insuline est le traitement de référence au cours de la grossesse Les antidiabétiques oraux, même s'ils ne sont pas tératogènes, doivent être arrêtés Le diabète doit être le mieux équilibré possible en période périconceptionnelle, notamment, et nécessite des contrôles glycémiques itératifs pendant toute la grossesse, d'où l'intérêt des lecteurs glycémiques continus

Gliflozines (HAS – octobre 2020)

La classe des gliflozines a fait l'objet d'une réévaluation de classe par la Commission de la transparence. Au vu des résultats des études EMPAREG outcome, DECLARE TIMI 58 et CANVAS chez les diabétiques de type II à risque cardio-vasculaire en prévention primaire ou secondaire qui montrent une réduction de la morbidité cardio-vasculaire, leur service médical rendu est désormais important.

La canagliflozine a montré une amélioration de la protéinurie en cas d'insuffisance rénale de stade 2 et 3 en association aux IEC ou ARA 2.

Une réévaluation de la stratégie de prise en charge des diabètes de type II est en cours.

Objectifs glycémiques souhaités dans le diabète de type II (recommandations HAS 2013), en attente de révision

- Pour la plupart des patients diabétiques de type II : une cible d'HbA1c ≤ 7 % est recommandée. Le traitement médicamenteux doit être instauré ou réévalué si HbA1c > 7 %
- Un objectif ≤ 6,5 % est recommandé pour les patients diabétiques de type II :
  - Dont le diabète est nouvellement diagnostiqué
  - Et dont l'espérance de vie est > 15 ans
  - Et sans antécédent cardio-vasculaire
- Une cible d'HbA1c ≤ 8 % est recommandée pour les patients diabétiques de type II :
  - Avec une comorbidité grave avérée et/ou une espérance de vie limitée (< 5 ans)
  - Ou avec des complications macrovasculaires évoluées
  - Ou ayant une longue durée d'évolution du diabète (> 10 ans) et pour lesquels la cible de 7 % s'avère difficile à atteindre car l'intensification médicamenteuse provoque des hypoglycémies sévères
- Pour les personnes âgées dites "malades", la priorité est d'éviter les complications aiguës dues au diabète (déshydratation, coma hyperosmolaire) et les hypoglycémies : des glycémies capillaires préprandiales comprises entre 1 et 2 g/l et/ou un taux d'HbA1c ≤ 9 % sont recommandées
- Pour les patients avec une insuffisance rénale chronique sévère ou terminale (stades 4 et 5) : une cible d'HbA1c ≤ 8 % est recommandée

Messages-clés (recommandations HAS 2013)

- L'objectif glycémique doit être individualisé en fonction du profil des patients et peut donc évoluer au cours du temps : approche centrée sur le patient
- Le diabète est évolutif et le traitement doit être réévalué régulièrement : mesures hygiéno-diététiques, éducation thérapeutique et traitement médicamenteux
- La mise en place de mesures hygiéno-diététiques efficaces est un préalable nécessaire au traitement médicamenteux du contrôle glycémique, comprenant également l'activité physique à tous les stades
- La stratégie médicamenteuse repose sur l'écart par rapport à l'objectif d'HbA1c, l'efficacité attendue des traitements, leur tolérance, leur sécurité et leur coût
- La metformine est le médicament de première intention en monothérapie
- L'association metformine + sulfamide est la bithérapie à privilégier (recommandation contestée)
- L'insuline est le traitement de choix lorsque les traitements oraux et non insuliniques ne permettent pas d'atteindre l'objectif glycémique
- L'instauration d'une insulinothérapie est l'objet d'une discussion avec le patient et/ou son entourage dans le cadre de l'éducation thérapeutique. Elle doit être accompagnée et idéalement précédée d'une autosurveillance glycémique et doit faire l'objet d'un apprentissage
- Les femmes en âge de procréer doivent être informées de la nécessité d'un bon contrôle glycémique avant et durant la grossesse afin d'améliorer le pronostic obstétrical
- L'autosurveillance glycémique n'est recommandée que si les résultats sont susceptibles d'entraîner une modification des mesures hygiéno-diététiques et/ou du traitement médicamenteux
- La réalisation systématique de l'autosurveillance glycémique chez les patients sous antidiabétiques ne provoquant pas d'hypoglycémie n'est pas recommandée

Équilibre alimentaire des diabétiques

- Aucun aliment n'est strictement interdit, mais certains (les produits sucrés) sont à limiter à cause de leur effet hyperglycémiant. Il convient de manger équilibré, ni trop gras, ni trop sucré
- Il existe plusieurs types de glucides à index glycémique élevé : sucre, produits sucrés ; à index glycémique plus ou moins lent : sucres complexes

Diabète de type II dit non insulino-dépendant ou DNID

- *DNID avec surpoids* : le traitement essentiel de ce diabète, représentant 80 % des diabètes, est le régime hypocalorique (*cf.* le chapitre "Diététique et Nutrition") afin d'obtenir le retour à un poids proche du poids idéal, soit moins de 10 % de surpoids (IMC entre 25 et 27 %)
- *DNID à poids normal* : supprimer l'alcool et les aliments très riches en glucides, l'alimentation étant normocalorique et répartie en 3 repas, en privilégiant les aliments à index glycémique faible, et seulement ensuite utiliser un antidiabétique oral en cas d'anomalies glucidiques résiduelles
- Dans tous les cas, un exercice physique régulier (> 30 min/jour) est indispensable

Diabète de type I ou diabète insulino-dépendant ou DID

Ce type de diabète nécessite une prise en charge initiale en milieu hospitalier spécialisé pour l'adaptation de l'insulinothérapie d'une part, et pour l'éducation du diabétique et de son entourage d'autre part, tant en ce qui concerne la surveillance du traitement que l'alimentation, basée sur les principes suivants :
- *Réserver le sucre et les sucreries* sauf pour traiter les malaises hypoglycémiques, mais ne pas supprimer les fruits (apport de vitamines) ni les laitages (apport de calcium et de protides)
- *Réduire les graisses saturées* au profit des graisses mono- et polyinsaturées (comme dans le régime hypocholestérolémiant décrit dans le chapitre "Diététique et Nutrition")
- *Apports quotidiens* : pour un sujet de poids normal, l'apport qualitatif comportera 50 à 55 % de calories glucidiques, 30 % de calories lipidiques et 15 à 20 % de calories protidiques, sachant que le régime doit être riche en fibres (végétaux), l'apport quantitatif dépendant du sexe, de la taille, de l'âge et de l'activité physique du patient
- Moyennant une adaptation des doses d'insuline, il n'y a pas de contre-indication alimentaire
- Par contre, le poids doit rester normal et les lipides bien contrôlés

- La prise en charge du diabétique est une prise en charge pluridisplinaire : diététicienne, ophtalmologiste, psychologue, cardiologue, en plus du diabétologue

Associations de patients :
Association française des diabétiques : www.afd.asso.fr/
Aide aux jeunes diabétiques : www.ajd-diabete.fr

Aliments riches en glucides à index glycémique élevé (70 à 100) (1)

(teneurs en g pour 100 g ou 100 ml)			
Sucre (1 sucre n° 4 = 5 g)	100	Chocolat	56-63
Bonbons	95	Lait concentré sucré	53
Sucreries et confiseries	95	Gâteaux	45-75
Fruits confits	94	Pâtisseries	45-75
Caramels	87	Dragées	44
Sirops	83	Brioches	40
Pâtes de fruits	82	Liqueurs	30
Biscuits secs	65-85	Fruits au sirop	20-30
Miel	77	Compotes	20-30
Pain d'épices	75	Glaces	20-22
Marrons glacés	72	Croissants	22
Confiture	70	Nectars de fruits	15-20
Marmelade	70	Yaourts aux fruits	20
Gelée de fruits	70	Vins cuits	14
Crème de marrons	70	Coca-cola, sodas	10-12
Fruits secs	65-70	Jus de fruits 100 % non sucrés	5-20
Nougat	65	Fruits frais	5-20

1. Index glycémique 100 = glucose.

Équivalences glucidiques

Céréales et féculents → quantité apportant 20 g de glucides			
Pain (1/5 de baguette)	40 g	Sarrasin (pesé cru)	30 g
Biscottes	3 biscottes	Semoules (pesées crues)	25 g
Pommes de terre	100 g	Tapioca (pesé cru)	23 g
Légumes secs cuits	100 g	Flocons d'avoine	30 g
Légumes secs (pesés crus)	35 g	Marrons et châtaignes	50 g
Pâtes ou riz cuits	100 g		
Pâtes ou riz (pesés crus)	25 g		

Fruits frais → quantité apportant 15 g de glucides			
Fruits à 5 %	300 g	*Fruits à 15 %*	100 g
Airelle, citron, groseille, melon, myrtille, pastèque, rhubarbe		Brugnon, cassis, cerise, mangue, mûre, poire	
Fruits à 10 %	150 g	*Fruits à 20 %*	75 g
Abricot, ananas, coing, fraise, framboise, goyave, grenade, mandarine, orange, pamplemousse, papaye, pêche, pomme, prunes		Banane, figue, jujube, litchi, raisin	

Laitages → quantité apportant 15 g de glucides (+ protides et calcium)
Lait (entier, 1/2 écrémé, écrémé) 300 ml (= 10,5 g de protides + 375 mg de calcium)
Yaourts nature ou à 0 % 2 yaourts (= 12,5 g de protides + 350 mg de calcium)
Fromage blanc (non sucré) 500 g (= 40 g de protides + 800 mg de calcium)

Teneurs en glucides totaux des féculents et produits de boulangerie (1)

(teneurs en g pour 100 g de produit cuit)	
Légumes secs, maïs, purée de pommes de terre	15 g
Pommes de terre (four, noisettes, à l'eau)	20 g
Pâtes, riz, semoule, frites	30 g
Pain de mie, de seigle, aux céréales	50 g
Pain de campagne, baguette	55 g

1. L'index glycémique d'un aliment chez un patient donné dépend de l'aliment lui-même, de ses modalités de cuisson et de son association à d'autres aliments.

Remboursement des inhibiteurs de la DDP4 (2)

	Sitagliptine (3)	Vildagliptine	Saxagliptine
Monothérapie	50 mg si Met contre-indiquée et si Clcr entre 30 et 50 ml/min	***NR***	***NR***
Bithérapie + Met	65 %	65 %	65 %
Bithérapie + SH	65 % (100 mg) 30 % (50 mg)	65 %	65 %
Bithérapie + Insuline	65 % (100 mg) 30 % (50 mg)	***NR***	***NR***
Trithérapie Met + SH	65 %	65 %	65 %
Trithérapie Met + Insuline	65 %	65 %	65 %

2. Linagliptine et alogliptine ont été évalués par la commission de la transparence et sont en négociation de prix. Pas de commercialisation en France.
3. La sitagliptine 50 mg n'est remboursée qu'à 30 % quelles que soient les indications.

Metformine et produits de contraste iodés : l'administration intravasculaire de produits de contraste iodés peut entraîner une néphropathie avec risque de cumul de metformine et acidose lactique. La metformine doit être arrêtée au moment de l'examen (urgence) puis les 48 heures suivantes avec une bonne réhydratation et une surveillance de la fonction rénale.

Insulinothérapie :
Hormone hypoglycémiante : Insuline

Propriétés

- Hormone hypoglycémiante, inhibant la production hépatique de glucose et stimulant son utilisation périphérique par le muscle surtout et le tissu adipeux par l'intermédiaire des récepteurs à l'insuline. Elle est aussi anticatabolique, favorisant la pénétration intracellulaire du potassium. Les insulines sont produites par biotechnologie (ADN recombinant)
- Inactive par voie orale (destruction enzymatique), l'insuline rapide agit par voie IV en 5 minutes pendant 90 minutes ; les délais et durées d'action sont variables par injection SC (voir chaque produit), et destruction tissulaire (foie, muscles, reins)

Indications

- Diabète insulino-dépendant ou insulino-nécessitant, diabète avec complications dégénératives, diabète de la femme enceinte
- Acidocétose diabétique, coma acidocétosique
- Traitement du diabète de l'adulte, de l'adolescent et de l'enfant

Effets indésirables

- *Réactions allergiques locales ou générales exceptionnelles* : dues au métacrésol, à la protamine, plus rarement au parahydroxybenzoate de méthyle (chez le sujet allergique à l'aspirine notamment)
- *Possibilité d'hypokaliémie* nécessitant un apport précoce et important de potassium au cours du traitement des acidocétoses et des comas diabétiques (à anticiper)
- Apparition possible d'anticorps anti-insuline dont la signification n'est pas claire
- **Surdosage** : hypoglycémie (asthénie, sensation de faim, sueurs profuses, céphalées, tremblements, troubles visuels, irritabilité, confusion, puis coma hypoglycémique) → resucrage et/ou glucagon (les hypoglycémies sont favorisées par l'alcool, le jeûne, les exercices physiques inhabituels, une erreur de dose, l'injection IM)

Précautions d'emploi

- Conserver de + 2 °C à + 8 °C, mais un produit entamé peut être conservé 1 mois à température ambiante (jusqu'à + 25 °C) si protégé de la lumière, en voyage notamment (mais éviter l'insuline exposée plus de 72 heures à une température ≥ + 35 °C)
- Réchauffer les insulines conservées au réfrigérateur dans la main quelques minutes avant l'injection et agiter toujours vivement les insulines-retard juste avant l'injection
- Injecter par voie SC profonde perpendiculairement à la peau, en changeant le site d'injection de quelques centimètres à chaque fois, mais en gardant le même site pour une heure donnée (ex. injection du matin dans la cuisse, injection du soir dans le ventre) (biodisponibilité similaire, résorption comparable). L'injection par voie IV ou par voie IM d'insuline rapide est réservée au traitement d'urgence

Interactions médicamenteuses

- Correspondent aux modifications du métabolisme glucidique par certains médicaments
- ***Associations déconseillées*** : alcool (rôle hypoglycémiant)
- *Associations à utiliser avec précaution* : médicaments hyperglycémiants (corticoïdes, neuroleptiques à forte dose, progestatifs à forte dose, sympathomimétiques bêta injectables) et/ou hypokaliémiants (amphotéricine B IV, corticoïdes, diurétiques, laxatifs stimulants), octréotide : renforcer la surveillance du diabète et rééquilibrer les doses d'insuline en fonction de l'autosurveillance. Étude du rapport bénéfice/risque. Aucune association n'est contre-indiquée

Contre-indications
Si une insulinothérapie est nécessaire, il n'y a pas de contre-indications Allergie à un constituant (métacrésol, protamine, parahydroxybenzoate de méthyle)

Posologie et mode d'emploi (schémas donnés à titre indicatif)

- **Insulinothérapie en urgence chez l'adulte (acidocétose diabétique)** :
  - **Utiliser l'insuline rapide** : 20 UI en IV directe, puis perfusion IV à la seringue électrique à des posologies variables de 5 à 20 UI/h en fonction des données de surveillance jusqu'à disparition de la cétose urinaire et retour de la glycémie à moins de 20 mmol/l (surveillance glycémique rapprochée, si impossible 5 à 10 UI/h)
  - Après 24 à 48 heures, passer au traitement par voie SC (20 UI toutes les 4 heures durant 24 à 48 heures, puis toutes les 6 heures, puis selon l'équilibre glycémique souhaité)
  - **Réhydratation** : perfusion IV de NaCl isotonique à 9 ‰ (1 l/h × 2 à 3 heures), puis, quand la glycémie atteint 14 mmol/l, perfusion IV de soluté glucosé isotonique (4 à 6 l pour les 24 premières heures, avec si besoin 2 à 4 g de NaCl/l)
  - En cas d'acidose importante (pH < 7,10) on peut éventuellement rajouter initialement du bicarbonate de sodium isotonique à 14 ‰ (500 ml en 30 minutes), ce qui est exceptionnel
  - **Apport de potassium** dès la 2e ou 3e heure si la kaliémie initiale est élevée ou dès le début de l'insulinothérapie si la kaliémie initiale est normale ou diminuée, et ceci à dose d'autant plus forte que la kaliémie est basse et les doses d'insuline élevées (en moyenne 10 g par 24 heures, dont 50 % sous forme de KCl et 50 % sous forme de phosphate de potassium)
- **Insulinothérapie en urgence chez l'enfant (acidocétose diabétique)** :
  - **Utiliser l'insuline ordinaire** : à la seringue électrique branchée en Y sur la perfusion, à la dose de 0,1 UI/kg/h à adapter en fonction de la glycémie et de la disparition de la cétose urinaire
  - Après 24 à 48 heures passer au traitement par voie SC (1 UI/kg/jour en 4 injections avant les repas)
  - **Réhydratation** : perfusion IV de NaCl isotonique à 9 ‰ (20 ml/kg en 40 minutes, puis 20 ml/kg en 60 minutes), puis perfusion IV de B45 ou PGL1 (solutés de glucose à 10 % + ions : 3 l/m²/24 h)
  - En cas d'acidose importante (pH < 7,10) on peut éventuellement rajouter initialement du bicarbonate de sodium isotonique à 14 ‰ (10 ml/kg en 20 minutes)
  - **Apport de potassium** si kaliémie < 7 mEq/l et pas d'anémie (ajouter 40 mEq de K^+/l dans les flacons de NaCl et 20 mEq de K^+/l dans les flacons de glucose)
  - Ce protocole thérapeutique apporte par mètre carré de surface corporelle : 4,5 l d'eau, 99 UI d'insuline ordinaire, 300 g de glucose, 310 mEq de sodium, 120 mEq de potassium et 15 mEq de magnésium
- **Insulinothérapie en dehors des cas d'urgence (par voie SC)** :
  - La mise en route de l'insulinothérapie sera réalisée en milieu hospitalier, à des doses initiales de 20 à 40 UI/jour en fonction de l'âge et du poids, augmentées régulièrement jusqu'à l'équilibre glycémique souhaité (la dose moyenne utile chez les diabétiques de type I est comprise entre 0,5 et 1 UI/kg/jour); éducation du patient à l'autosurveillance, prise en charge psychologique
  - Pour un équilibre glycémique optimal (d'autant plus souhaitable que le sujet est plus jeune), un schéma avec multi-injections est proposé (insuline d'action rapide avant chaque repas et insuline d'action intermédiaire ou longue au coucher), ce qui permet une plus grande liberté dans l'horaire des repas et une adaptation des doses plus souple : schéma dit basal-bolus
- **L'éducation thérapeutique du patient diabétique est fondamentale pour l'aider à s'autonomiser dans sa prise en charge**

Insulines d'action rapide et brève *Liste II-65 %-Coll*

Insulines d'action rapide (voie SC, ou IV en cas d'urgence)

Spécialités	Flacon à 100 UI/ml	Cartouche à 100 UI/ml	Délai d'action	Durée d'action
ACTRAPID	10 ml (1)	3 ml (2) (3)	30 min	7-8 h
UMULINE Rapide	10 ml (1)	3 ml (2) (4)	30 min	5-7 h
Toutes ces insulines contiennent du métacrésol, éventuellement allergisant.				

1. À utiliser avec seringue appropriée marquée 100 UI/ml.
2. Boîte de 5 cartouches. 3. ACTRAPID PENFILL. 4. Stylo Lilly.

Analogues de l'insuline d'action rapide (voie SC)

Spécialités	Flacon à 100 UI/ml	Cartouche à 100 UI/ml	Stylos jetables	Délai d'action	Durée d'action
APIDRA Insuline glulisine	10 ml (1)	3 ml (5)	3 ml (6)	15 min	2-5 h
HUMALOG Insuline lispro	10 ml (1)	3 ml (5)	3 ml (7) et (8)	15 min	2-5 h
LYUMJEV Insuline lispro	10 ml	3 ml	100 UI ou 200 UI (9)	10 min	3-5 h
NOVORAPID Insuline asparte$_{BS}$	10 ml (1)	3 ml (5) 1,6 ml (10)	3 ml (11)	15 min	3-5 h
FIASP Insuline asparte	10 ml (1) Pompe possible	3 ml (5)	3 ml (12)	7,5 min	3-5 h
Analogues de l'insuline d'action plus rapide et plus brève que celle des insulines ordinaires, à utiliser dans les 10 à 15 minutes avant un repas : ces produits contiennent du métacrésol, éventuellement allergisant.					

5. Cartouches pour stylo réutilisable.
6. Stylos APIDRA SOLOSTAR de 3 ml à 100 UI/ml (5 stylos, avec réglage de 1 en 1 UI, permettant d'injecter au maximum 80 UI par injection). Cartouches pour OPTICLICK de 3 ml. Adultes et enfants > 6 ans.
7. Stylos HUMALOG KWIKPEN de 3 ml à 100 UI/ml (5 stylos, avec réglage de 1 en 1 UI, permettant d'injecter au maximum 60 UI par injection). Adultes et enfants (JUNIOR KWIK PEN)
8. Humalog : 5 stylos préremplis de type KWIKPEN de 3 ml à **200 UI/ml**. Adultes.
9. Stylos JUNIOR KWIKPEN (100 UI) et KWIKPEN (200 UI).
10. NOVARAPID PENFILL (3 ml), cartouches PENFILL et NOVARAPID PUMPCART (1,6 ml), 5 cartouches à 100 UI/ml/boîte.
11. Stylos NOVORAPID FLEXPEN de 3 ml à 100 UI/ml (5 stylos, avec réglage de 1 en 1 UI, permettant d'injecter au maximum 60 UI par injection).
12. Stylo FLEXTOUCH avec réglage de 1 en 1 UI (max. : 80 ml). Adultes.

Insulines d'action rapide pour pompe

Spécialités	Présentation	Concentration	Pompe
INSUMAN Infusat Insuline humaine	5 cartouches 3,15 ml/pompe à insuline	100 UI/ml	Externe portable
INSUMAN Implantable	Flacon 10 ml	400 UI/ml	Perfusion intrapéritonéale (13)

13. Patient non contrôlé par pompe externe. Système exclusif Medtronic Mini Med.

Insulines d'action intermédiaire et retard (I)

Insulines isophane (= NPH) d'action intermédiaire (voie SC) non mélangées *Liste II-65 %-Coll*

Spécialités	Flacon à 100 UI/ml	Cartouche à 100 UI/ml	Stylos jetables	Délai d'action	Durée d'action
INSULATARD	10 ml	3 ml PENFILL	3 ml (1)	90 min	16-24 h
UMULINE NPH	10 ml	3 ml	3 ml (2)	1 h	18-20 h
Insulines d'action prolongée, utilisables en 1 ou 2 injections/24 h : ces produits contiennent de la protamine et du métacrésol, éventuellement allergisants.					

1. Stylos INSULATARD FLEXPEN de 3 ml à 100 UI/ml (5 stylos, avec réglage de 1 en 1 UI, permettant d'injecter au maximum 60 UI par injection) et stylos INNOLET de 3 ml à 100 UI/ml (5 stylos).
2. Stylos UMULINE NPH KWIKPEN de 3 ml à 100 UI/ml (5 stylos, avec réglage de 1 en 1 UI, permettant d'injecter au maximum 60 UI par injection).

Insuline et analogues d'action intermédiaire en mélanges fixes (voie SC) avec de l'insuline rapide *Liste II-65 %-Coll*

Spécialités	Flacon à 100 UI/ml	Cartouche à 100 UI/ml	Stylos jetables	Délai d'action	Durée d'action
Mélanges en proportion fixe avec analogues de l'insuline d'action rapide					
HUMALOG MIX 25		3 ml	3 ml (3)	15 min	15 h
HUMALOG MIX 50		3 ml	3 ml (3)	15 min	15 h
NOVOMIX 30		3 ml (4)	3 ml (5)	15 min	14-24 h
NOVOMIX 50			3 ml (5)	15 min	14-24 h
Mélanges en proportion fixe avec insulines d'action rapide					
MIXTARD 30	10 ml			30 min	14-24 h
UMULINE PROFIL 30	10 ml	3 ml (6)	3 ml (7)	30 min	18-20 h
Dans ces produits, le nombre suivant le nom de spécialité *représente le pourcentage d'insulined'action rapide*. Tous contiennent de la protamine et du métacrésol, éventuellement allergisants.					

3. Stylos HUMALOG MIX KWIKPEN de 3 ml à 100 UI/ml (5 stylos, avec réglage de 1 en 1 UI, permettant d'injecter au maximum 60 UI par injection).
4. Cartouches NOVOMIX 30 PENFILL de 3 ml à 100 UI/ml (boîtes de 5).
5. Stylos NOVOMIX 30, 50 FLEXPEN de 3 ml à 100 UI/ml (5 stylos, avec réglage de 1 en 1 UI, permettant d'injecter au maximum 60 UI par injection).
6. Boîtes de 5 cartouches.
7. Stylos UMULINE Profil 30 KWIKPEN de 3 ml à 100 UI/ml (5 stylos, avec réglage de 1 en 1 UI, permettant d'injecter au maximum 60 UI par injection).

Insulines d'action intermédiaire et lente (II)

Analogues de l'insuline d'action lente ou prolongée (voie SC)

Liste II-65 %-Coll

Spécialités	Flacon à 100 UI/ml	Cartouche à 100 UI/ml	Stylos jetables	Délai d'action	Durée d'action
LANTUS ABASAGLAR[BS] TOUJEO Insuline glargine	10 ml	3 ml (1) 3 ml	3 ml (2) 3 ml (3) 1,5 ml (4)	2-4 h	20-24 h
Analogue de l'insuline d'action prolongée sans pic d'action (faible risque d'hypoglycémie, en particulier nocturne, et suppression de l'hyperglycémie matinale, fréquente avec les insulines NPH), utilisable en 1 injection/24 h, à heure fixe : ce produit contient du métacrésol, éventuellement allergisant. Il a obtenu une extension d'AMM chez l'enfant de 2 à 5 ans.					
LEVEMIR (5) Insuline détémir		3 ml PENFILL	3 ml (6)	1-2 h	14-20 h
Analogue de l'insuline d'action plus courte que celle de l'insuline glargine, ne couvrant les besoins insuliniques des 24 heures que chez 25 % des diabétiques en injection unique, ayant un effet hypoglycémiant plus prévisible que celui des insulines NPH (réduction de 34 % du risque d'hypoglycémie nocturne et prise de poids paraissant moindre), utilisable en 1 ou 2 injections/24 h : ce produit contient du métacrésol, éventuellement allergisant.					

1. Boîte de 5.
2. Stylos LANTUS SOLOSTAR à 100 U/ml (5 stylos, avec réglage de 1 en 1 UI, permettant d'injecter au maximum 80 UI par injection).
3. Stylos préremplis (boîte de 5) ABASAGLAR KWIKPEN à 100 U/ml.
4. Stylos préremplis (boîte de 3) à 300 U/ml : SOLOSTAR 1,5 ml, DOUBLE STAR 3 ml. Enfant ≥ 6 ans.
5. Extension d'indication chez l'enfant à partir de 1 an.
6. Stylos LEVEMIR FLEXPEN de 3 ml à 100 UI/ml (5 stylos, avec réglage de 1 en 1 UI, permettant d'injecter au maximum 60 UI par injection) et stylos LEVEMIR INNOLET de 3 ml à 100 UI/ml (5 stylos avec réglage de 1 en 1 UI, permettant d'injecter au maximum 50 UI par injection).

Analogue de l'insuline d'action lente ou basale : 1 UI = 1 UI de détémir = 1 UI de glargine *Liste II-65 %-Coll*

Spécialités	Flacon à 100 UI/ml	Cartouche à 100 UI/ml	Stylos jetables à 200 UI/ml	Durée d'action
TRESIBA Insuline degludec		5 cart. 3 ml PENFILL (7)	3 ml FLEXTOUCH (8)	24-42 h

7. Attention aux 2 concentrations différentes.
8. Permet d'injecter 2 à 160 unités par palier de 2 unités à 200 UI/ml. Boîte de 3.

Stylos à insuline réutilisables

Stylos pour cartouches d'insuline de 3 ml à 100 UI/ml (1)

Remboursement LPPR (d'un stylo par patient et par an sauf exception)

Stylos pour cartouches d'insuline des laboratoires Lilly pour Humalog, Umuline et Lyumjev	
HUMAPEN LUXURA HD	Réglage de 0,5 en 0,5 UI, jusqu'à 30 UI par injection (pour Humalog et Umuline) (stylo vert)
HUMAPEN SAVVIO	Réglage de 1 en 1 UI (avec clics audibles), jusqu'à 60 UI par injection (stylos bleu, rouge, vert, anthracite, argenté et rose)
Stylos pour cartouches d'insuline des laboratoires Novo-Nordisk	
NOVOPEN 4	Réglage de 1 en 1 UI, jusqu'à 60 UI par injection (stylos bleu et gris métallisé)
NOVOPEN ECHO	Réglage de 0,5 en 0,5 UI, de 0,5 jusqu'à 30 UI par injection (stylos bleu et rouge)
Stylos pour cartouches d'insuline des laboratoires Sanofi-Aventis	
ALLSTAR PRO	Réglage de 1 en 1 UI, jusqu'à 80 UI par injection (cartouches de 3 ml à 100 UI/ml)
JUNIORSTAR	1 à 30 UI par palier de 0,5 UI (2 couleurs : bleu et rouge)

1. Les stylos ne sont faits que pour les cartouches correspondantes.

Correspondances entre les cartouches et les stylos réutilisables

Insuline	Stylos
APIDRA	Clickstar, Autopen 24, Tachipen, Allstar, Allstar Pro, Junior Star
HUMALOG	Stylo Lilly
LYUMJEV	Stylo Lilly réutilisable
NOVORAPID	Novorapid Penfill
FIASP	Fiasp Penfill

Antidiabétiques oraux (I) : Biguanides

Metformine[G] ou Diméthylbiguanide (1) *Liste I-65 %-Coll*

GLUCOPHAGE 1 000 mg Chlorhydrate de metformine	30 ou 90 cp. séc. 1 000 mg (≈ 780 mg de metformine base)	À dose progressive : A. et E. > 10 ans et adolescents en surcharge pondérale (2) 2 à 3 cp./jour en *2 à 3 prises aux repas* (D. max. : 3 g/jour)
GLUCOPHAGE 850 mg	30 ou 90 cp. 850 mg (≈ 663 mg de metformine base)	*Idem*
GLUCOPHAGE 500 mg	30 ou 90 cp. 500 mg (≈ 390 mg de metformine base)	*Idem*

1. Parmi les génériques, certaines formes sont sécables (Mylan Zydus), d'autres sont dispersibles (Mylan).
2. Entre 10 et 12 ans (peu d'enfants ont été inclus dans les études. Jusqu'à présent, la tolérance est identique à celle de l'adulte. Pas de données sur la croissance).

Embonate de metformine *Liste I-65 %-Coll*

STAGID 700 mg	30 ou 100 cp. séc. 700 mg (≈ 280 mg de metformine base)	À dose progressive : A. 3 cp./jour *en 3 prises aux repas* (3)

3. Il n'existe pas de générique pour cette formule.

Metformine + Glibenclamide[G] (4) *Liste I-Non remboursé*

GLUCOVANCE	30 cp. contenant : Metformine 500 mg + Glibenclamide 2,5 mg (5) ou Glibenclamide 5 mg 30 cp. contenant : Metformine 1 000 mg + Glibenclamide 5 mg	A. En substitution à une bithérapie à doses équivalentes *en 2 à 3 prises aux repas* (D. max. : 3 cp./jour)

4. Association à doses fixes utilisable en substitution d'une bithérapie associant la metformine et le glibenclamide sous formes séparées chez des patients dont l'équilibre glycémique est stable et bien contrôlé (*cf.* Conditions d'emploi des sulfamides hypoglycémiants pages suivantes).
5. Cette forme n'est plus remboursée depuis avril 2012.

Contre-indications
Contre-indication absolue : insuffisance rénale sévère (clairance < 30 ml/min)
Acidocétose diabétique, traitement du diabète de type I
Pathologie aiguë ou chronique susceptible d'entraîner une hypoxie tissulaire sévère (insuffisance cardiaque, respiratoire ou hépatique, infarctus myocardique récent, syndrome de menace, déshydratation, fièvre, maladie infectieuse évolutive)
Toute situation d'acidose, alcoolisme (risque d'acidose lactique)

Propriétés

- Dérivé à radical guanidine dont l'action nécessite la présence d'insuline endogène ou exogène, ayant une action anti-hyperglycémiante par réduction de la néoglucogénèse hépatique et, dans une moindre mesure, augmentation de l'utilisation périphérique du glucose, réduisant l'HbA1c de 1 % environ (en fonction du niveau de départ)
- Absorption digestive correcte, pas de métabolisation, élimination urinaire (50 à 85 % en 24 heures) réduite en cas d'insuffisance rénale, demi-vie d'élimination de 4 heures

Indications (médicament de première intention pour le diabète de type II)

- Diabète non insulino-dépendant de l'adulte, non équilibré par un régime bien conduit (devant aboutir à un poids proche du poids idéal), en monothérapie de première intention
- Diabète de type II insulino-traité en complément de l'insulinothérapie (350 mg × 2 fois/jour)
- Diabète de type II à partir de 10 ans

Effets indésirables (ne donne pas d'hypoglycémie)

- Troubles digestifs dose-dépendants (5 à 20 %) : anorexie, nausées, douleurs abdominales, voire vomissements et/ou diarrhée (troubles souvent transitoires et prévenus par la prise au cours des repas, l'augmentation progressive des doses, l'association à des antispasmodiques ou des pansements digestifs), perturbation du goût → arrêt en cas de persistance
- Malabsorption possible de la vitamine B12 lors des traitements prolongés (anémie mégaloblastique)
- **Acidose lactique** (exceptionnelle mais mortelle dans 30 à 50 % des cas) favorisée par l'insuffisance rénale (rôle quasi constant), l'insuffisance hépatique, l'intoxication éthylique, l'hypoxie (insuffisance cardio-respiratoire, état de choc) ou un surdosage

Précautions d'emploi et interactions médicamenteuses

- *Utiliser après échec des mesures diététiques* (la réduction pondérale est essentielle et suffit souvent à équilibrer les diabètes de type II) *et toujours sous surveillance biologique et clinique régulière* (dosage impératif de la créatininémie avant le traitement puis tous les 3 à 6 mois et contrôle régulier des glycémies et de l'HbA1c). Chez l'insuffisant rénal modéré (Clcr entre 30 et 60 ml/min), ne pas dépasser 1 500 mg/jour de metformine
- *Arrêt du traitement pendant 2 jours avant et après* intervention chirurgicale ou après examens radiologiques avec produits de contraste iodé, et en cas de signes prémonitoires d'acidose lactique (crampes musculaires, douleurs abdominales et/ou thoraciques, parésie musculaire, asthénie). Hydrater les patients avant l'opacification
- Le passage à l'insuline (transitoire ou définitif) est indiqué en cas d'intervention chirurgicale ou autres causes de décompensation du diabète, ou diabète difficile à équilibrer
- Insuffisance rénale modérée (Clcr entre 30 et 60 ml/min) : réduire la dose en raison du risque d'acidose lactique
- ***Associations déconseillées*** : alcool et produits de contraste iodés (risques accrus d'acidose lactique, *cf.* en début de chapitre), danazol (effet diabétogène du danazol)
- *Associations à utiliser avec précaution* (hyperglycémie) : corticoïdes, neuroleptiques ou progestatifs à forte dose, sympathomimétiques bêta injectables, IEC, AINS si fonction rénale limitée chez le sujet âgé

Antidiabétiques oraux (II) :
Inhibiteurs des alpha-glucosidases

Acarbose[G] *Liste I-65 %-Coll*

GLUCOR	90 cp. 50 mg 90 cp. séc. 100 mg	À dose progressive : A. 50 mg × 3 fois/jour *au début des repas*, puis si nécessaire après 6 à 8 semaines 100 mg × 3 fois/jour (1)

1. L'action de l'acarbose est dose-dépendante et dans quelques rares cas la posologie pourra être portée à 200 mg × 3 fois/jour (mais uniquement sous surveillance mensuelle des transaminases pendant les 6 premiers mois, en réduisant la dose en cas d'élévation des transaminases avec contrôle hebdomadaire jusqu'à leur normalisation ou arrêt du traitement si elles restent élevées et à condition que la tolérance digestive soit correcte).

Contre-indications
Insuffisance rénale sévère (clairance de la créatinine < 25 ml/min)
Maladies chroniques du tube digestif
Maladies inflammatoires du côlon
Antécédents de syndrome subocclusif
Grossesse et allaitement (par précaution), enfant < 18 ans

Propriétés

- Inhibiteurs compétitifs et réversibles des alpha-glucosidases intestinales, enzymes de la bordure en brosse des entérocytes hydrolysant les poly-, oligo- et disaccharides en monosaccharides absorbables (glucose, fructose), *jouant le rôle d'un faux substratre-tardant l'hydrolyse des glucides complexes* (notamment amidon et saccharose qui constituent 90 % de la ration glucique), d'où un étalement dans le temps du passage sanguin du glucose avec *réduction de l'hyperglycémie post-prandiale* sans entraîner d'hyperinsulinémie, avec une efficacité maximale en quelques mois, réduisant l'HbA1c de 0,5 à 1 % (moins efficaces que la metformine, les sulfonylurées et les glinides, mais sans leurs risques d'acidose lactique ou d'hypoglycémie)
- Absorption digestive variable (1 % pour l'acarbose), fixation faible aux protéines plasmatiques (4-15 %), dégradation intestinale de l'acarbose par des amylases bactériennes et de la muqueuse digestive et élimination par voie fécale (51 %) et urinaire (35 %)

Indications (efficacité maximale après quelques mois de traitement)

- Diabète de type II de l'adulte, non équilibré par un régime bien conduit (devant aboutir à un poids proche du poids idéal), après échec et en complément du régime alimentaire, en monothérapie ou en association aux autres antidiabétiques oraux (metformine et/ou sulfamide hypoglycémiant). Sa place dans la stratégie thérapeutique est mal établie. La monothérapie ne figure pas dans les recommandations

Effets indésirables

- Troubles digestifs minimisés par une posologie progressive permettant à la flore bactérienne intestinale de s'adapter au traitement, diminuant généralement au cours du traitement mais pouvant nécessiter une réduction des doses : flatulence et météorisme (19 %), diarrhée (3,8 %), inconfort abdominal (1,7 %), exceptionnellement syndrome subocclusif imposant l'arrêt du traitement
- Élévation isolée et asymptomatique des transaminases réversible à l'arrêt (quelques cas avec l'acarbose à des doses supérieures aux doses préconisées, surtout décrits au Japon) car passage systémique limité, rares réactions cutanées

Précautions d'emploi et interactions médicamenteuses

- Adapter la posologie des autres antidiabétiques si association (risque d'augmentation de leur effet hypoglycémiant → administrer du glucose et non du saccharose en cas d'hypoglycémie). L'acarbose ne donne pas d'hypoglycémie
- Acarbose : doser régulièrement les transaminases (notamment si insuffisance hépatocellulaire) → en cas d'élévation des transaminases, réduire la dose avec un dosage hebdomadaire jusqu'à leur normalisation ou arrêter le traitement si persistance
- ***Associations déconseillées*** : adsorbants intestinaux (en particulier le charbon) et enzymes digestives car diminution possible de l'action de l'acarbose et du miglitol, interaction possible avec la digoxine, augmentation des troubles digestifs avec la néomycine orale
- *Associations recommandées* : metformine, sulfamide hypoglycémiant, même si metformine + acarbose sont mal tolérés sur le plan digestif

Antidiabétiques oraux (III) :
Sulfamides hypoglycémiants ou Sulfonylurées

À durée d'action moyenne ou prolongée (1) et (2) *Liste I-65 %-Coll*

GLIBÉNESE Glipizide[G] Demi-vie = 3-4 heures Durée d'action = 6-12 heures	20 ou 100 cp. séc. 5 mg	À dose progressive : A. 5 à 20 mg/jour à chaque repas
OZIDIA Glipizide en cp. LP Durée d'action ≥ 24 heures	30 cp. 5 mg ou 10 mg à libération prolongée	À dose progressive : A. 5 à 20 mg/jour en 1 seule prise

1. Commencer toujours aux plus faibles posologies et adapter progressivement à l'efficacité (hbA1c) et à la tolérance.
2. Risque d'hypoglycémie à traiter par resucrage *per os* ou dans les cas graves par voie veineuse : 20 à 100 ml de glucosé à 30 % par voie IV stricte, puis 2 à 3 l par 24 heures de glucosé à 10 % en perfusion IV (apport à interrompre seulement 36 heures après normalisation de la glycémie dans le cas des produits à longue ou très longue durée d'action) (glucagon inefficace).

À longue durée d'action (risque d'hypoglycémie prolongée) (3) et (4)
Liste I-65 %-Coll

AMAREL Glimépiride[G] Demi-vie = 5-8 heures Durée d'action = 12-24 heures	30 ou 90 cp. 1 mg, 2 mg, 3 mg ou 4 mg	À dose progressive : A. 1 mg/jour, puis si besoin par paliers de 1 à 2 semaines jusqu'à 6 mg/jour en 1 à 2 prises
DAONIL Glibenclamide[G] Demi-vie = 5-7 heures Durée d'action = 12-24 heures	20 ou 100 ou 180 cp. séc. 5 mg	À dose progressive avant les 3 repas : A. 1/2 à 3 cp./jour
HEMI-DAONIL[G] *Idem* Demi-vie = 5-7 heures Durée d'action = 12-24 heures	60 cp. séc. 2,5 mg	*Idem*
DIAMICRON Gliclazide[G] Durée d'action = 24 heures	30 ou 90 ou 100 cp. séc. 60 mg à libération "modifiée" (5)	À dose progressive : A. 1/2 à 2 cp./jour en 1 seule prise matinale au petit-déjeuner

3. Risque d'hypoglycémie à traiter par resucrage *per os* ou dans les cas graves par voie veineuse : 20 à 100 ml de glucosé à 30 % par voie IV stricte, puis 2 à 3 l par 24 heures de glucosé à 10 % en perfusion IV (apport à interrompre seulement 36 heures après normalisation de la glycémie dans le cas des produits à longue ou très longue durée d'action) (glucagon inefficace).
4. Commencer toujours aux plus faibles posologies et adapter progressivement à l'efficacité (hbA1c) et à la tolérance
5. Génériques à 30 mg LM, 60 mg LM et 80 mg remboursés à 65 %.

Contre-indications
Intolérance au lactose Association au miconazole, allergie à ces produits, diabète de type I Insuffisance rénale sévère, porphyries Insuffisance hépato-cellulaire, sujets éthyliques, grossesse et allaitement, déficit en G6PD

Propriétés

- Hypoglycémiants dérivés de la sulfonylurée, ayant une *action hypoglycémiante par stimulation de la sécrétion d'insuline par les cellules bêta du pancréas*, réduisant l'HbA1c de 1 % environ (fonction du niveau de départ)
- Absorption digestive rapide, forte liaison aux protéines plasmatiques (99 %), transformations et demi-vie variables selon les produits, élimination urinaire, passage transplacentaire. Le glipizide a une élimination par métabolisme hépatique exclusivement

Indications

- Diabète de type II de l'adulte, non équilibré par un régime bien conduit et un exercice physique régulier, en bithérapie en association à la metformine (action synergique) ou en monothérapie si la metformine est mal supportée. Le patient doit être prévenu du risque d'hypoglycémie et d'interactions médicamenteuses

Effets indésirables

- Hypoglycémies favorisées par une insuffisance rénale et/ou hépatique sévère, une activité physique inhabituelle, l'alimentation insuffisante ou déséquilibrée (notamment chez les sujets âgés), l'alcool et certaines associations médicamenteuses ou un surdosage
- Effet antabuse, prise de poids en début de traitement
- Rares : troubles digestifs, hépatites cholestatiques plus fréquentes chez les acétyleurs lents (60 à 70 % des Européens le sont, les Japonais et les Esquimaux étant souvent acétyleurs rapides) et où interviendrait une prédisposition familiale, éruptions cutanées (3 %) dont parfois gravissimes syndromes de Lyell, plus rarement (0,1 %) dyscrasies sanguines (anémie, thrombopénie, leucopénie et exceptionnellement agranulocytose)
- Troubles d'accomodation transitoires si variation glycémique trop importante en début de traitement

Précautions d'emploi

- Bilan préalable des fonctions rénale et hépatique, puis surveillance régulière
- Utiliser *après échec des mesures diététiques et de la metformine* (la réduction pondérale est essentielle et suffit souvent à équilibrer les diabètes de type II), en contrôlant régulièrement la glycémie
- Prescrire *à dose très progressive* et avec la plus grande réserve **chez le sujet âgé** > 75 ans
- Le passage à l'insuline (transitoire ou définitif) est indiqué en cas d'intervention chirurgicale ou autres causes de décompensation du diabète ou diabète difficile à équilibrer

Interactions médicamenteuses (très nombreuses, à vérifier avant toute introduction)

- ***Associations contre-indiquées*** : miconazole (hypoglycémies sévères), glinides
- ***Associations déconseillées*** : alcool, danazol, IMAO non sélectifs
- *Associations à utiliser avec précaution* : allopurinol, anabolisants stéroïdiens, antithyroïdiens, antivitamines K, bêta-bloquants, corticoïdes, desmopressine, AINS, fluconazole, inducteurs enzymatiques, neuroleptiques, progestatifs à forte dose, salicylés, sulfamides antibactériens, sulfasalazine, bêta-sympathomimétiques injectables, bosentan (inducteur), analogues de la somatostatine

Antidiabétiques oraux (IV) :
Métaglinides ou Glinides

Répaglinide[G] *Liste I-65 %-Coll*

NOVONORM Demi-vie = 1 heure environ Durée d'action = 4-6 heures	90 ou 270 cp. 0,5 mg ou 1 mg ou 2 mg	À dose très progressive en prises orales *15 à 30 minutes* *avant les principaux repas* : A. 0,5 mg/prise, puis si besoin par paliers de 1 à 2 semaines jusqu'à 4 mg/prise 16 mg/jour maximum (1)

1. Ne jamais prendre ce médicament si un repas est supprimé (règle de cette classe thérapeutique : 1 repas = 1 prise).
En association au régime diabétique.
Médicament de bi- ou trithérapie. Ne pas associer aux sulfamides hypoglycémiants.

Contre-indications

Diabète insulino-dépendant, acidocétose diabétique
Insuffisance hépatique sévère
Certaines associations surtout avec le gemfibrozil (*cf.* Interactions médicamenteuses)
Grossesse et allaitement (pas d'indication, tératogène chez le rat)

Propriétés

- Hypoglycémiant dérivé de l'acide carbamoylméthyl benzoïque, ayant une action *hypoglycémiante puissante et brève en stimulant la sécrétion d'insuline par les cellules bêta du pancréas* par un mécanisme d'action similaire à celui des sulfonylurées (fermeture des canaux potassiques ATP-sensibles) mais avec un site d'action distinct : ce produit permet de diminuer la glycémie post-prandiale, la glycémie à jeun et l'hémoglobine glycosylée (réduction de l'HbA1c d'environ 1 %)
- Absorption rapide (pic plasmatique atteint en 1 heure), forte liaison aux protéines plasmatiques (98 %), métabolisation hépatique par les CYP 3A4 et 2C8 en dérivés inactifs éliminés par la bile surtout (< 8 % dans les urines), demi-vie de 1 heure environ, élimination totale en 4 à 6 heures, passage transplacentaire et dans le lait maternel

Indications

- Diabète de type II de l'adulte, non équilibré par un régime bien conduit
- En association avec la metformine chez les diabétiques de type II insuffisamment contrôlés par la metformine et les mesures hygièno-diététiques

Effets indésirables

- Hypoglycémies généralement modérées, favorisées par une insuffisance rénale et/ou hépatique sévère, une activité physique inhabituelle, une alimentation insuffisante ou déséquilibrée (notamment chez le sujet âgé), certaines associations ou un surdosage → à traiter par resucrage *per os* ou dans les cas graves par glucose par voie veineuse
- Divers : troubles digestifs (douleurs abdominales, diarrhée, nausées, vomissements, constipation), cas isolés d'élévation des enzymes hépatiques généralement modérée et transitoire, possibilité de réactions cutanées allergiques

Précautions d'emploi

- Bilan préalable des fonctions hépatique et rénale, puis surveillance régulière. Peut être administré à l'insuffisant rénal
- Utiliser *après échec des mesures diététiques* (la réduction pondérale est essentielle et suffit souvent à équilibrer les diabètes gras), en contrôlant régulièrement la glycémie
- Prescrire à dose très progressive et utiliser avec prudence chez les conducteurs et utilisateurs de machines (risque d'hypoglycémie)
- Utilisation non recommandée chez les sujets > 75 ans ou < 18 ans (absence d'études)

Interactions médicamenteuses (métabolisme par les CYP 3A4 et 2C8, métabolisation importante)

- ***Associations contre-indiquées*** : inhibiteurs et inducteurs enzymatiques (voir ces termes), fibrates dont le **gemfibrozil** (hypoglycémies), sulfamides hypoglycémiants
- *Produits pouvant augmenter l'effet hypoglycémiant* : AINS et salicylés, bêta-bloquants non sélectifs, IEC, IMAO, octréotide, stéroïdes anabolisants, alcool, clarithromycine, azolés, ciclosporine, trimétoprime
- *Produits pouvant réduire l'effet hypoglycémiant* : contraceptifs oraux, corticostéroïdes, danazol, thiazidiques, hormones thyroïdiennes, sympathomimétiques, rifampicine, phénobarbital, carbamazépine
- *Association synergique* avec la metformine

Antidiabétiques oraux (V) :
Incrétinomimétiques (I)

Inhibiteurs de la DPP-4 ou Gliptines *Liste I-65 %-Coll*

JANUVIA Sitagliptine[G] (1) XELEVIA	28 ou 50 cp. 50 mg ou 100 mg 28 cp. 50 mg ou 100 mg	A. 1 cp. 100 mg le matin (50 mg si Clcr entre 30 et 50 ml/min)
GALVUS Vildagliptine[G] (2)	30 ou 60 ou 90 cp. 50 mg	A. 50 mg matin et soir 50 mg/jour si association à un sulfamide hypoglycémiant
ONGLYZA Saxagliptine[G] (2)	30 cp. 5 mg	A. 1 cp./jour

1. Risque rare de thrombopénie.
2. Pas de remboursement en monothérapie ou en bithérapie en association avec l'insuline (sans metformine).

En association à la metformine (3) *Liste I-65 %-Coll*

JANUMET Sitagliptine[G] VELMETIA	50 ou 56 cp. 50 mg sitagliptine + 1 000 mg metformine	A. 1 cp. matin et soir
EUCREAS Vildagliptine[G]	60 cp. 50 mg vildagliptine + 1 000 mg metformine	*Idem*
KOMBOGLYZE Saxagliptine	60 cp. 2,5 mg + 1 000 mg metformine	*Idem*

3. Les associations sont indiquées en substitution en cas de traitement par chacun des deux produits pris séparément et de diabète bien équilibré.

Contre-indications
Diabète de type I, coma diabétique
En première intention dans le diabète de type II
Insuffisance cardiaque (stades III et IV), Clcr < 30 ml/min
Grossesse et allaitement, maladie pancréatique

Propriétés

- Les inhibiteurs de la dipeptidylpeptidase-4 (DPP-4) entraînent un allongement de l'activité des incrétines (glucagon-like peptide GLP1 et glucose dépendant insulinotropie polypeptide GIP) essentiellement en période post-prandiale, ce qui améliore le contrôle glycémique

Indications (différentes selon les produits, *cf.* en début de chapitre)

- Diabète de type II pour améliorer le contrôle de la glycémie, en association à la metformine, lorsque régime alimentaire, exercice physique et metformine ne permettent pas d'obtenir un contrôle adéquat de la glycémie, ou en monothérapie si metformine mal tolérée. Cette stratégie thérapeutique ne correspond plus aux recommandations de l'HAS mais l'AMM est ainsi libellée
- En bithérapie orale en association avec metformine ou sulfamides hypoglycémiants ; en trithérapie orale en association avec metformine + sulfamides hypoglycémiants ; en association avec insuline en bi- ou trithérapie (remboursé uniquement en trithérapie en association avec la metformine et l'insuline, service médical rendu faible), pas de remboursement en monothérapie

Effets indésirables (effet neutre sur le poids)

- Les effets indésirables les plus fréquemment observés dans la population traitée sont :
  - les troubles infectieux, gastro-intestinaux
  - les affections rhumatologiques et connectivites
- La fréquence des troubles sanguins et lymphatiques a été essentiellement due à des anémies et un déficit en fer
- Douleurs abdominales, frissons, bronchites, rhinopharyngites, abcès dentaires, lésions du ménisque, ostéoarthrites, congestions nasales, dermatites de contact, obstruction intestinale parfois grave, hépatite, pancréatite aiguë, insuffisance rénale aiguë, rhabdomyolyse, pemphigoïde bulleuse, insuffisance cardiaque
- Réactions d'hypersensibilité : anaphylaxie, angiœdèmes, syndrome de Stevens-Johnson, le plus souvent dans les 3 premiers mois du traitement (rare)

Précautions d'emploi

- *Patients insuffisants rénaux* : en raison de l'élimination rénale des inhibiteurs de la DPP-4, une posologie réduite est recommandée en cas d'insuffisance rénale modérée ou sévère ainsi qu'une surveillance de la fonction rénale
- *Patients insuffisants hépatiques* : aucune adaptation posologique n'est nécessaire chez les patients ayant une insuffisance hépatique légère à modérée. Ne pas administrer si transaminases > 3 N (vildagliptine)
- *Sujets âgés* : aucune adaptation posologique n'est nécessaire en fonction de l'âge

Interactions médicamenteuses (pas de métabolisme par les cytochromes)

- Pas d'interaction connue avec l'insuline
- Risque d'augmentation de 10 % de la concentration de digoxine (sitagliptine)

Antidiabétiques (VI) : Incrétinomimétiques (II)

Analogue du Glucagon-like peptide-1 (GLP1)

Liste I-65 %-Coll (non remboursé en monothérapie)

BYETTA Exénatide	Stylo injecteur 5 µg (1,2 ml) ou 10 µg (2,4 ml) 60 doses par stylo de 20 µg ou 40 µg Aiguilles non fournies	A. 5 µg **SC** matin et soir 1 heure avant le repas pendant 1 mois, puis si équilibre insuffisant 10 µg matin et soir (1) et (2)
BYDUREON *Idem* Forme retardée	4 stylos préremplis de 2 mg : poudre et solvant pour susp. inj. LP	A. 1 injection **SC** de 2 mg × 1 fois/semaine le même jour quelle que soit l'heure, sans lien avec les repas (3)
VICTOZA Liraglutide	2 stylos injecteurs 3 ml à 6 mg/ml soit 30 doses à 0,6 mg ou 15 doses à 1,2 mg ou 10 doses à 1,8 mg	A. et E. ≥ 10 ans : 1 injection **SC**/jour à tout moment de 0,6 à 1,2 mg (4) (D. max. : 1,8 mg/jour) Augmenter par paliers d'une semaine (1)
TRULICITY Dulaglutide	4 stylos préremplis de 0,5 ml à 0,75 mg ou 1,50 mg	A. 1 injection **SC** × 1 fois/semaine à 0,75 mg en monothérapie (***NR***) En association, la dose de 1,5 mg × 1 fois/semaine est recommandée
OZEMPIC Sémaglutide	Stylos préremplis jetables avec cartouches de 1,5 ml (0,25 mg ou 0,5 mg) ou 3 ml (1 mg) pour sol. inj. SC Chaque stylo délivre 4 doses	A. Débuter par 0,25 mg × 1 fois/semaine puis passage à 0,5 mg au bout de 4 semaines (D. max. : 1 mg/semaine)

1. Perte de poids en début de traitement (2 kg en moyenne).
2. À prendre dans l'heure qui précède le repas du matin et du soir.
3. En cas d'association à un sulfamide hypoglycémiant, risque d'hypoglycémie. Peu d'expérience au-delà de 75 ans et en cas de clairance de la créatine entre 30 et 50 ml/min. Pas de notion chez l'insuffisant rénal sévère.
4. Jamais en injection **IM** ou **IV**.

Insuline dégludec + Liraglutide

Liste I-65 %-Coll-Prescription initiale réservée aux endocrinologues et internistes
Renouvellement non restreint

XULTOPHY (5)	5 stylos 3 ml (100 UI/ml + 3,6 mg/ml) Réglage 1 unité/1 unité Max. 50 U, à ne pas dépasser	1 inj. **SC**/jour à la même heure

5. Indication spécifique : traitement du diabète de type 2 de l'adulte pour améliorer le contrôle glycémique chez les patients traités par metformine + insuline basale + liraglutide séparément.

Contre-indications
Diabète de type I, grossesse et allaitement

Propriétés

- Les incrétinomimétiques, peptides analogues du glucagon, augmentent de façon glucose-dépendante la sécrétion d'insuline par les cellules bêta-pancréatiques et inhibent la sécrétion de glucagon, connue pour être anormalement élevée dans le diabète de type II. En réponse à une hypoglycémie, ils n'inhibent cependant pas la réponse normale du glucagon et celle d'autres hormones. Ils ralentissent la vidange gastrique, diminuant ainsi le taux d'absorption intestinal du glucose

Indications (sauf pour Xultophy : *cf.* page précédente)

- Diabète de type II :
  - En association à la metformine et/ou un sulfamide hypoglycémiant lorsqu'un contrôle glycémique adéquat n'est pas obtenu aux doses maximales
  - En association à metformine + sulfamide hypoglycémiant ou thiazolidinedione en trithérapie si bithérapie insuffisante
  - En association à une insuline si contrôle glycémique adéquat. Pas de démonstration pour le Byduréon
  - En monothérapie lorsque la metformine est inappropriée

Effets indésirables

- Les effets indésirables les plus courants (> 10 %) ont été hypoglycémie en association avec une sulphonylurée, nausées, vomissements et diarrhée, céphalées
- Nausées, vomissements, diarrhée, anorexie, céphalées, sensations vertigineuses, réactions allergiques (métacrésol), infections des voies aériennes supérieures
- Risque de pancréatite identique au taux des autres antidiabétiques oraux, de thyroïdite, voire de cancer de la thyroïde (augmentation de la calcitonine) : prévenir les patients. Non signalé pour l'exénatide et le sémaglutide
- 8,6 % des patients traités ont développé des anticorps sans perte d'efficacité apparente
- 2 à 3 % des patients peuvent avoir des pertes de poids rapides
- Réactions allergiques (choc anaphylactique)

Précautions d'emploi

- Ne doit pas être utilisé chez les patients présentant un diabète de type I ou une acidocétose, ni chez les patients présentant un diabète de type II et nécessitant une insulinothérapie
- Non recommandé chez les patients atteints d'une maladie gastro-intestinale sévère ou d'une pancréatite chronique
- L'expérience est limitée chez les patients présentant un IMC ≤ 25 kg/m^2 et chez les sujets > 75 ans
- Des études prospectives de tolérance cardio-vasculaire sont en cours

Interactions médicamenteuses

- L'effet de ralentissement de la vidange gastrique pourrait diminuer l'amplitude et le taux d'absorption des médicaments administrés par voie orale. Les médicaments à marge thérapeutique étroite ou les médicaments nécessitant une surveillance clinique importante devront être étroitement suivis. Ces médicaments doivent être pris toujours de la même manière par rapport à l'injection
- Les médicaments oraux dont l'efficacité dépend des seuils de concentration antibiotiques ou formulations gastro-résistantes, inhibiteurs des pompes à protons, doivent être pris au moins 1 heure avant l'injection; les patients devront en être informés

Antidiabétiques oraux (VII) : Gliflozines

Dapagliflozine

Liste I-65 %-Coll-Prescription initiale annuelle réservée aux spécialistes en endocrinologie, diabète et maladies métaboliques, en médecine interne et en néphrologie-Renouvellement non restreint

FORXIGA (1)	30 cp. 10 mg	A. 1 cp/jour à tout moment de la journée, au cours ou en dehors des repas Les comprimés doivent être avalés entiers

1. Indications remboursables :
   - En bithérapie en association à la metformine ou à un sulfamide hypoglycémiant.
   - En trithérapie en association à la metformine et aux sulfamides hypoglycémiants, ou à la metformine et l'insuline.

Canagliflozine

Liste I-65 %-Coll-Prescription initiale annuelle réservée aux spécialistes en endocrinologie, diabète et maladies métaboliques, en médecine interne et en néphrologie-Renouvellement non restreint

INVOKANA (1)	30 ou 90 cp. 100 mg	A. 1 cp./jour y compris chez l'insuffisant rénal

1. Indication spécifique : patients diabétiques de type II avec maladie rénale chronique de stade 2 ou 3 et une albuminurie en association aux IEG ou ARA 2.

Empagliflozine

Liste I-65 %-Coll-Prescription initiale annuelle réservée aux spécialistes en endocrinologie, diabète et maladies métaboliques, en médecine interne et en néphrologie-Renouvellement non restreint

JARDIANCE	30 cp. 10 mg ou 25 mg	A. 1 cp./jour à 10 mg pour débuter puis passage à 25 mg si nécessaire et si fonction rénale normale

En association à la metformine

Liste I-65 %-Coll-Prescription initiale annuelle réservée aux spécialistes en endocrinologie, diabète et maladies métaboliques, en médecine interne et en néphrologie-Renouvellement non restreint

XIGDUO Dapagliflozine	56 ou 60 cp. 5 mg/1 000 mg	A. 2 cp./jour
SYNJARDY Empagliflozine	60 cp. 5 mg/1 000 mg ou 12,5 mg/1 000 mg	A. 2 cp./jour en débutant par 5 mg × 2 puis en passant à 12,5 mg × 2 si la fonction rénale le permet

Contre-indications
Insuffisance rénale modérée à sévère Clcr < 45 ml/min
Grossesse et allaitement (insuffisance rénale chez le rat), diabète de type I
Intolérance au galactose, hypersensibilité

Propriétés

- Inhibiteurs du transporteur sodium/glucose de type 2 (SGLT2) situé dans les cellules du tube contourné proximal (spécifique du rein). La dapagliflozine réduit la réabsorption rénale du glucose et favorise ainsi son excrétion urinaire. Son efficacité est indépendante de la sécrétion et de l'action de l'insuline. L'élimination est de l'ordre de 70 g/24 h de glucose. La réduction de l'HbA1c dans les études est de l'ordre de 0,6 %. Métabolisme hépatique : glucuro-conjugaison, pas d'interaction avec les cytochromes
- Peu d'action sur le transporteur SGLT1 localisé dans l'intestin responsable de l'absorption intestinale de glucose. Liaison protéique 90 %

Indications

- Diabète de type II chez les adultes âgés de 18 ans et plus pour améliorer le contrôle glycémique insuffisamment contrôlé par une monothérapie par la metformine ou un sulfamide hypoglycémiant en complément du régime alimentaire et de l'exercice physique; en trithérapie avec la metformine et un sulfamide hypoglycémiant ou avec la metformine et l'insuline

Effets indésirables

- Très fréquents (> 10 %) : hypoglycémie dans les associations thérapeutiques avec les sulfamides et l'association à l'insuline
- Fréquents (1 à 10 %) : augmentation de la créatininémie, infections des voies urinaires, nausées, sensation vertigineuse, rash, vulvo-vaginite, balanite et infections génito-urinaires
- Déplétion volumique compte tenu du mode d'action en cas de situation favorisante
- Risque d'acidocétose (nausées, vomissements, soif, anorexie, douleurs abdominales, somnolence, confusion)
- Fasciite nécrosante du périnée (rare), angiœdème et rashs cutanés (rares également)
- Augmentation de la PTH, du phosphore et de la créatinine si Clcr < 60 ml/min surtout si élevées initialement; pas d'ostéoporose accrue à un an
- Risque d'amputation accru chez les diabétiques à risque (canagliflozine)

Précautions d'emploi

- Insuffisance rénale modérée à sévère (Clcr < 60 ml/min) : non recommandé
- Insuffisance hépatique sévère : réduire la posologie à 5 mg
- Sujets > 75 ans : peu ou pas de données, risque d'hypovolémie accru
- Augmentation de l'élimination urinaire de l'acide urique
- Interrompre le traitement de gliflozine 24 heures avant une chirurgie programmée ou en cas de pathologie médicale aiguë

Interactions médicamenteuses

- Pas d'études en association avec les analogues de GLP1
- Avec les médicaments qui peuvent aggraver la fonction rénale : IEC, AA2 (néanmoins association recommandée pour la canagliflozine)
- Attention avec les diurétiques : risque d'hypovolémie par effets additifs, risque d'hypotension
- Pourrait augmenter d'un tiers les concentrations de simvastatine

Lecteurs de glycémie *Tarif LPPR et prix public*

Lecteur de glycémie	Bandelettes à utiliser	Stylo autopiqueur (SA)
ACCU-CHEK PERFORMA, PERFORMA NANO, MOBILE, GUIDE en mg/dl ou mmol/l	Mobile : cassette B/2 × 50 Performa : bandelette 2 Fl/50 Active, GO, Performa Guide : 2 Fl/50	ACCU-CHECK FASTCLICK ACCU-CHECK SOFTCLICK + lancette B/200 SAFE T PRO Plus
BEURER GL 42, 44, 50, 50EVO	Bandelette, réf. : 464, 15	Avec kit de démarrage
BGSTAR, IBGSTAR	Bgstar : B/50 et 100, Mystar	Kit autosurveillance glycémie
CARESENS N	CARESENS N	
DINNO PREMIER	Dinno Caresens : B/100 Finetest : B/50	Dinno
FORA DIAMOND PRIMA		Stylo autopiqueur
FREESTYLE LIBRE (1)	Capteurs à changer/14 jours	
FREESTYLE OPTIUM NEO	Freestyle optium : B/100 et 200 Optium bêta-cétone : B/10	Freestyle lancing device II (SA)
FREESTYLE PAPILLON : INSULINX, VISION	Freestyle papillon easy : 2 Fl/50	
GLUCOCARD SIGMA, XMETER, MINI PLUS		
GLUCOFIX PREMIUM, TECH	Tech Sensor : B/50 Glucofix B-Ketone Sensor : 2 Fl/5	Glucoject dual plus Glucoject lancet plus
MYLIFE PURA, UNIO, UNIO CARA, UNIO NEVA	Mylife pura : 50 et 100 Unio : 100	Mylife pura softlance, Autolance (Mylife safety lancets) Autopiqueur jetable : 28 g B/200, 30 g B/200
MYSTAR EXTRA, PLUS, DOSECOACH	Bandelettes Bgstar 50 ou 100, Mystar 50 ou 100	1 stylo autopiqueur/kit complet MYSTAR SYLKFEEL
NEWTEST ONE (reflex, vocal)	Bandelettes Newtest	
OMNITEST 3		
ONE TOUCH SELECT PLUS, VERIO, VERIOFLEX, VERIO IQ, ULTRA EASY, REFLECT	One touch ultra, verio, vita : B/100 One touch select plus : 2 Fl/50	One touch Delica, Comfort
SENSOCARD, SENSOCARD PLUS		
VOX (parlant)	Vox : 100 bandelettes	Vox stylo autopiqueur

1. Capteur de glycémie sans glycémie capillaire. Autocontrôle du glucose interstitiel.

Bandelettes réactives et Réactifs divers

Recherche de sucres et de corps cétoniques dans les urines

KÉTO-DIABUR TEST 5 000	50 bandelettes = glycosurie et cétonurie
KÉTO-DIASTIX	50 bandelettes = glycosurie et cétonurie

Réactifs urinaires : protéinurie, hématurie, nitrites, leucocytes

ALBUSTIX	50 bandelettes = protéinurie
COMBUR 2 TEST LN	50 bandelettes = nitriturie et leucocytes

Réactifs urinaires multiparamètres

COMBUR 2, 3, 7, 9 et 10 zones réactives	50 (2, 3 et 7) et 100 (9 et 10)	2 LN : nitrites et leucocytes 3 : pH, protéines, glucose 3 E : pH, protéines, glucose, sang 7 : pH, protéines, glucose, cétone, sang, leucocytes, nitrites 9 : pH, protéines, glucose, cétone, urobilinogène, bilirubine, sang 10 : densité, leucocytes, nitrites, pH, protéines, glucose, cétones, urobilinogène, bilirubine, sang, sucre et acétone
LABSTIX	100	Protéines, glucose, pH, corps cétoniques, sang
MULTISTIX 5, 8 et 10	50 et 100	5 : glucose, sang, protéines, nitrites et leucocytes 8 : pH, densité urinaire, protéines, glucose, corps cétoniques, sang, nitrites et leucocytes 10 : pH, densité urinaire, protéines, glucose, corps cétoniques, sang, nitrites et leucocytes, bilirubine, urobilinogène
URITEST	10 ou 25	Leucocytes, nitrites, glucose, protéines

Électrodes pour corps cétoniques dans le sang

FREESTYLE OPTIUM Bêta Kétones	électrodes B10 pour lecteur Freestyle optium (1)

1. Seul produit à lire la cétonémie.

Hyperglycémiants (I)

Hormone hyperglycémiante : Glucagon

GLUCAGEN KIT (1) *Liste I-65 %-Coll* *Conserver de + 2 °C à + 8 °C pendant 3 ans (mais le flacon de poudre peut être conservé 18 mois à moins de + 25 °C)* Délai d'action = 1 minute en IV, 5 minutes en SC ou IM Durée d'action = 10 minutes en IV, 20 à 30 minutes en SC ou IM	Fl. 1 mg (lyophilisat) = 1 UI + seringue préremplie de 1 ml de solvant eau ppi (kit) Fl. de poudre (blanche) + fl. de solvant	Par voie **SC** ou **IM** : A. et E. > 25 kg : 1 mg E. < 25 kg : 20 µg/kg soit 0,5 mg
BAQSIMI 3 mg *Liste I-En attente de remboursement*	Boîte de poudre nasale en récipient unidose	A. et E. > 4 ans : 1 seule inhalation dans 1 narine

1. Posologie indiquée dans le *traitement de l'hypoglycémie due à l'insuline chez le diabétique* → administrer du glucose par voie IV si le patient ne réagit pas dans les 10 minutes (s'il réagit, lui administrer *per os* des hydrates de carbone d'absorption lente dès que son état le permet, afin de restaurer le glycogène hépatique et prévenir une récidive de l'hypoglycémie).
Autres indications :
Traitement du surdosage en bêta-bloquants (indiqué officiellement en deuxième intention, après l'atropine, l'isoprénaline, voire la dobutamine, *cependant la plupart des auteurs considèrent le glucagon comme supérieur aux agonistes bêta-adrénergiques dans les cas sévères*) → posologie moyenne de 5 à 10 mg par voie IV, pouvant être répétée si besoin ou suivie d'une perfusion IV à un débit de 2 à 10 mg/h (associer de l'isoprénaline ou de l'adrénaline).
Prémédication en tant qu'inhibiteur de la motilité digestive → posologie de 0,2 à 0,5 mg par voie IV ou 1 mg par voie IM pour obtenir le relâchement de l'estomac, du bulbe duodénal et de l'intestin grêle, posologie de 0,5 à 0,75 mg par voie IV ou 1 à 2 mg par voie IM pour obtenir le relâchement du côlon (action par voie IV en 1 à 2 minutes pendant 5 à 20 minutes, action par voie IM en 5 à 15 minutes pendant 10 à 40 minutes).
Tomodensitométrie et angiographie numérisée → injection IV de doses allant jusqu'à 1 mg.
Test au glucagon → injection IV de 1 mg à jeun, avec un dosage du peptide C plasmatique avant et 6 minutes après l'injection.

Solutés glucosés injectables (voir ce terme)

Dans le traitement des hypoglycémies sévères et à titre diagnostique devant tout coma inexpliqué, il faut injecter du glucosé à 30 % *par voie veineuse stricte etlente* (0,25 à 0,5 g/kg chez l'adulte ou 0,5 à 1 g/kg chez l'enfant, injection suivie éventuellement d'une perfusion IV de glucosé à 10 %) ou du glucosé à 10 % en *perfusion IV stricte* chez le nouveau-né (2 à 6 ml/kg).
Cet apport de soluté glucosé IV doit être suivi d'une collation comportant des calories glucidiques à absorption lente et des calories protidiques et lipidiques.
Il faut lui adjoindre systématiquement, chez les alcooliques, des vitamines B1, B6 et PP, car la prescription isolée de solutés glucosés peut aggraver chez eux une encéphalopathie carentielle de type Gayet-Wernicke.

Contre-indications
Hypoglycémie due à l'alcool, aux sulfamides hypoglycémiants, à un insulinome
Phéochromocytome, glucagonome, glycogénoses de type I

Propriétés

- Hormone hyperglycémiante obtenue par technique d'ADN recombinant sur *Saccharomyces cerevisiae*, stimulant la glycogénolyse hépatique avec libération de glucose dans le sang (mais uniquement en présence de glycogène hépatique) → associer toujours un resucrage *per os* ou par voie IV dans les hypoglycémies dues à l'insuline
- À forte dose : actions inotrope et chronotrope positives avec action bathmotrope faible (indication dans les surdosages en bêta-bloquants, intérêt potentiel dans les chocs cardiogéniques avec hyperexcitabilité cardiaque) (libération de catécholamines)
- Destruction dans le tube digestif (polypeptide) imposant la voie parentérale, mais le glucagon peut être résorbé par voie pernasale s'il est associé à un adjuvant d'absorption (surfactant dérivé des sels biliaires conjugués, acide glycocholique notamment) et agit aussi vite par cette voie que par voie IM ou SC à dose équivalente, avec l'avantage d'entraîner moins de nausées et de vomissements notamment chez l'enfant (une présentation pernasale pourrait être commercialisée dans l'avenir)

Indications

Indications (médicament essentiel, devant être détenu par tout patient insulino-traité)

- Hypoglycémie grave chez le diabétique insulino-traité (traitement de référence), mais devant être suivi d'un resucrage *per os* ou par glucose IV, pour reconstituer la réserve de glycogène hépatique
- Prémédication (en tant qu'inhibiteur de la motilité) lors d'explorations du tube digestif : endoscopies et techniques d'imagerie par exemple tomodensitométrie ou RMN (*cf.* note ci-contre)
- Test au glucagon : glycogénoses, insulinomes (sensibilisation de l'épreuve de jeûne), méthode d'évaluation de l'insulinosécrétion résiduelle avec dosage du peptide C (*cf.* note ci-contre)

Effets indésirables (très rares, surtout aux doses > 1 mg)

- Nausées et vomissements (surtout chez l'enfant), douleurs abdominales
- Possibilité d'hypokaliémie lors de l'utilisation à forte dose par voie IV
- Risque de poussée hypertensive dans les phéochromocytomes par stimulation de la libération de catécholamines : ne pas utiliser
- Risque d'acidose lactique dans les glycogénoses de type I
- Réaction allergique théoriquement non exclue car le glucagon est une protéine (exceptionnelle)

Précautions d'emploi et interactions médicamenteuses

- Le glucagon n'a pas d'action sur les hypoglycémies induites par l'alcool ou les **sulfamides hypoglycémiants** (pas de réserves hépatiques en glycogène) et peut entraîner dans ces cas une rechute d'hypoglycémie par hypersécrétion secondaire d'insuline → seuls les solutés glucosés par voie IV doivent être utilisés dans ces hypoglycémies, de même qu'en l'absence de réponse au glucagon dans les 10 minutes suivant l'injection
- Utilisation par voie IV à forte dose : diluer uniquement dans du G5 ou du NaCl isotonique, sans dépasser une concentration finale > 0,05 mg/ml
- L'indométacine inhibe l'action du glucagon (perte d'efficacité)
- Le glucagon peut augmenter l'effet de la warfarine
- Pas de passage transplacentaire : peut être utilisé chez la femme enceinte et pendant l'allaitement

Hyperglycémiants (II)

Diazoxide *Liste I-65 %-Réservé aux hôpitaux-Rétrocession*

PROGLICEM	100 gél. 25 mg ou 100 mg	5 à 10 mg/kg/jour puis augmentation très progressive jusqu'à 15 mg/kg/jour chez le nouveau-né (1), (2) et (3)

1. Les gélules peuvent être mélangées aux aliments chez l'enfant. Le diazoxide est insoluble dans l'eau et est uniquement soluble à pH très alcalin.
2. Le traitement d'entretien peut être poursuivi pendant des années.
3. Existe en suspension buvable à 50 mg/ml en ATU nominative.

Contre-indications
Intolérance au lactose, allaitement

Propriétés

- Sulfamide non diurétique de la famille des benzothiazines possédant une activité hyperglycémiante essentiellement par inhibition de la libération pancréatique d'insuline et par action stimulante sur les catécholamines d'origine médullo-surrénalienne. Activité inhibitrice sur les fibres musculaires lisses. Demi-vie d'environ 24 heures, élimination urinaire

Indications

- Chez le nourrisson et l'enfant :
  - Hypoglycémies par hyperinsulinisme persistant, en particulier celles débutant chez le nourrisson
  - Hypoglycémies sensibles à la leucine
  - Certaines hypoglycémies survenant au cours des glycogénoses
- Chez l'adulte et l'enfant : hypoglycémies par hyperinsulinisme d'origine tumorale pancréatique ou extrapancréatique, bénigne ou maligne

Précautions d'emploi

- Mise en œuvre du traitement en milieu hospitalier
- Surveillance régulière clinique et biologique (NFS, uricémie), de même que la glycémie et l'osmolarité, surtout en cas de traitements prolongés
- En raison des propriétés hyperglycémiantes du diazoxide, il est recommandé d'assurer une surveillance ophtalmologique lors des traitements prolongés
- Grossesse : les études effectuées chez l'animal ont mis en évidence un effet fœtotoxique. En clinique, il n'existe pas actuellement de données suffisamment pertinentes pour évaluer un éventuel effet malformatif ou **fœtotoxique** pendant la grossesse. La chirurgie est le traitement de choix des insulinomes. Dans le cas où la grossesse impose de différer cet acte, le recours à ce médicament doit être envisagé, dans la mesure où l'hypoglycémie maternelle représente un risque important pour le développement fœtal. En raison des propriétés hypotensives du médicament, une surveillance cardiovasculaire maternelle est nécessaire, ainsi qu'une surveillance tensionnelle et glycémique du nouveau-né

Effets indésirables

- Hirsutisme, surtout chez l'enfant, d'origine inconnue, apparaissant lors des fortes posologies, réversible à l'arrêt du traitement
- Rétention hydrosodée
- Troubles digestifs (nausées, vomissements), notamment en début de traitement si la posologie est augmentée trop rapidement
- Beaucoup plus rarement : rash, diminution des immunoglobulines, neutropénie, éosinophilie, thrombocytopénie, hyperuricémie, hypokaliémie, hypertension pulmonaire chez le nouveau-né réversible à l'arrêt

Interactions médicamenteuses

- *Associations à prendre en compte* :
  - **Diurétiques thiazidiques** : potentialisation de l'effet hyperglycémiant du diazoxide. Adapter éventuellement la posologie du diazoxide
  - **Antivitamines K** : augmentation des taux plasmatiques des antivitamines K en raison de la forte liaison aux protéines sériques du diazoxide

Remarque

- Les hyperinsulinismes néonataux sévères sont le plus souvent résistants au diazoxide et paraissent liés à des mutations particulières du gêne de récepteur de la sulfonylurée

Chapitre 9

Diététique et Nutrition

Nutrition

Généralités

- Les nutriments sont les produits chimiques contenus dans les aliments et utilisés par l'organisme pour la croissance, l'entretien et la production d'énergie
- Il existe des nutriments essentiels exclusivement fournis par l'alimentation : les vitamines, les minéraux, certains acides aminés et acides gras dits essentiels
- Les lipides apportent 9 Kcal/g, les protéines et les glucides 4 Kcal/g
- Les oligoéléments essentiels comprennent le fer, l'iode, le zinc, le chrome, le sélénium, le manganèse, le molybdène et le cuivre. Tous, sauf le chrome, sont incorporés dans des enzymes ou des hormones indispensables au métabolisme
- Il est recommandé d'accroître la consommation de fibres jusqu'à 30 g/jour en augmentant l'apport de légumes, fruits et céréales riches en fibres
- Les besoins nutritionnels dépendent de l'âge (croissance de l'enfant), du sexe (moindre chez la femme), de la taille et du poids, et de l'activité physique
- Les lipides ne doivent pas constituer plus de 30 % de la ration calorique quotidienne (< 10 % de graisses saturées), les glucides 55 % de la ration calorique, plutôt en sucres à index glycémique faible et 15 % de calories protidiques
- Les grandes classes d'aliments se répartissent en :
  - Viandes, poissons et œufs, riches en protéines
  - Produits laitiers, riches en lactose et calcium
  - Fruits et légumes, riches en fibres, vitamines et sels minéraux
  - Pain, céréales, riz et pâtes, riches en glucides
- Un régime équilibré comporte cinq fruits et légumes par jour, accompagné d'un exercice physique régulier

Dépister une dénutrition chez la personne âgée

- Perte de poids :
  - > 5 % en 1 mois
  - > 10 % en 6 Mois
- Indice de masse corporelle ≤ 21 kg/m^2
- MNA ≤ 17/30
  (MNA = *Mini Nutritional Assessment* ; score de dénutrition)
- Albuminémie < 35 g/l

Aliments (composition moyenne)

Aliments (pour 100 g ou 100 ml sauf autre mention)	Calories	Protides (grammes)	Lipides (grammes)	Glucides (grammes)
Viandes				
Viandes maigres	130	21	5	–
Viandes demi-grasses	180	20	11	–
Viandes grasses	**225**	18	17	–
Gibiers et cheval	115-130	20-22	2-4,6	–
Abats (sans sauce)	120	17	6	–
Charcuteries	**300-600**	11-26	15-50	1-4,5
Poissons				
Poissons maigres	80	16-17	1-2	–
Poissons demi-gras	120	14-20	4-8	–
Poissons gras	180	14-25	10-16	–
Poissons à l'huile	**265**	20-24	17-21	–
Crustacés et mollusques				
Coquillages	47-100	10-20	1-2,3	1-6
Crustacés	70-100	15-20	1-2	–
Escargots (non farcis)	69-73	16-16,5	0,3-1	–
Œufs de poule				
Composition pour 100 g	146	13	10,5	–
1 œuf de poule moyen	80	7,5	5,5	–
Laitages				
Lait entier	**63**	3,2	3,5	4,8
Lait démi-écrémé	45	3,2	1,6	4,6
Lait écrémé	33	3,3	0,2	4,6
Fromage blanc à 0 % mg	46	7,5	–	3,9
Fromage blanc à 40 % mg	**116**	7,5	8	3,5
Yaourt maigre (1 pot = 125 g)	52	5,6	0,4	6,4
Yaourt nature (1 pot = 125 g)	60	5,4	1,4	6,4
Yaourt aux fruits (1 pot = 125 g)	**142**	4,4	3,4	23,6
Crème fraîche	**320**	2,2	33	2,5
Petit suisse à 40 % mg	**140**	9,5	10	3
Fromages				
Fromages affinés	**327-386**	20-29	27-33	–
Fromages fondus	**156-346**	7,7-16,3	8,9-33,5	2,1-2,8
Fromages de chèvre	**206-466**	11-27,5	17-39,5	0-1,2
Matières grasses				
Beurre et margarines	**750**	0,1-0,7	82	0,2-0,4
Beurre allégé	**400**	7	41	1
Margarines allégées	**350**	1,5	38	0,5
Huiles (sauf huile de paraffine)	**900**	–	100	–
Saindoux	**864**	–	96	–
Huile de paraffine	0	–	–	–

Aliments (composition moyenne)

Aliments (pour 100 g ou 100 ml sauf autre mention)	Calories	Protides (grammes)	Lipides (grammes)	Glucides (grammes)
Crudités et légumes				
Salades et crudités (sans huile)	15-30	0,7-1	0,1-0,3	2-7
Légumes verts	22-60	1,5-5	–	4-12
Pommes de terre	84	1,2	0,1	19,3
Légumes secs (pesés cuits)	120	8	0,5	21
Légumes secs (pesés crus)	330	23	1,5	59
Céréales et dérivés				
Pain (pour 1 baguette = 250 g)	687	21	2,5	145
Biscottes (moyenne pour 1 biscotte)	40	1-2	0,6	6-7,8
Pain d'épice	335	3	3	74
Farine	363	10	1	78,5
Maïs doux cuit	114	3,4	1,4	22
Pâtes et semoules (pesées crues)	355-374	13	1-3,5	72-74
Pâtes et semoules (pesées cuites)	115	3,5-4	0,2-1	23,5
Riz (pesé cru)	370-379	6,5-7,5	0,6-2,8	81-86
Riz (pesé cuit)	125	2,3-7,5	0,2-0,8	27-29
Fruits				
Fruits frais	20-100	–	–	5-25
Fruits secs	300	2-4	–	65-70
Fruits oléagineux	588	26	50	8,5
Avocat	147	2	15	1
Olives vertes	120	1,4	12,7	–
Olives noires	294	2	30	4
Sucre et produits sucrés				
Sucre	400	–	–	100
Chocolat	550	5	30	65
Bonbons	380	–	–	95
Confitures	278	0,5	–	69
Gâteaux et pâtisseries	300-500	5-9	4-23	40-78
Boissons				
Eau, café et thé (non sucrés)	0	–	–	–
Jus de fruits	20-100	–	–	5-25
Sodas ordinaires sucrés	36-52	–	–	9-13
Sodas "light"	0,3	–	–	< 0,1
Bière (pour 33 cl)	105-150	–	–	8,5-16
Cidre	32-36	–	–	2,5-6
Vins	50-82	–	–	0-2
Apéritifs type porto	143	–	–	10
Apéritifs type whisky	224	–	–	–
Champagne	80-110	–	–	1,1-2
Digestifs type cognac	224	–	–	–

Régime hypocalorique

Indications

Surcharge pondérale simple ou compliquée de diabète, dyslipidémie, HTA : le principe consiste à diminuer les calories consommées pour obliger l'organisme à puiser dans ses réserves en contrôlant la quantité de sucres et de graisse

Régime de base apportant 1 000 calories/jour (peu recommandé)

Ce régime apporte environ 65 g de protides, 30 g de lipides et 110 g de glucides, ces apports devant être répartis en 3 repas, soit 15 % de ration protidique, 30 % de lipides et 55 % de glucides

Petit Déjeuner

– Lait écrémé (2 dl) ou 2 yaourts ou 200 g de fromage blanc ≤ 20 % mg, 30 g de pain ou 2 biscottes et des fruits

Déjeuner

– Crudités : 100 g sans huile (une sauce acalorique peut être faite avec huile de paraffine + jus de citron, avec ou sans sel, poivre, vinaigre, moutarde)

– Viande maigre : 100 à 150 g ou équivalent

– Légumes verts : 200 à 300 g

– Yaourt maigre ou nature ou 100 g de fromage blanc ≤ 20 % MG

– Fruits frais (150 g) ou fruits secs (30 g)

Dîner

– Mêmes quantités qu'au déjeuner, en remplaçant, si on le souhaite, les crudités par une soupe de légumes (sans pommes de terre, ni vermicelles, ni pâtes)

Autres apports

– Boissons : 1,5 l d'eau par jour au minimum + café ou thé non sucré si souhaité

– Sucres : utiliser uniquement un édulcorant si souhaité

– Condiments autorisés : concentré de tomate, jus de citron, vinaigre, poivre, sel en quantité modérée, moutarde, ail, paprika, herbes aromatiques, épices

– En cas de faim entre les repas : 1 œuf dur ou 1 yaourt ou 1 laitage écrémé

Suppléments pour 1 200 à 1 600 calories/jour

– *Pour 1 200 calories/jour* : ajouter 50 g de pain + 10 g de matière grasse (beurre ou margarine ou huile)

– *Pour 1 400 calories/jour* : ajouter 50 g de pain + 15 g de matière grasse + 100 g de féculents + 30 g de fromage < 45 % MG

– *Pour 1 600 calories/jour* : ajouter 80 g de pain + 30 g de matière grasse + 150 g de féculents + 30 g de fromage < 45 % MG

Équivalences nutritionnelles

100 g de viande maigre = 125 g de poisson = 2 œufs de poule
40 g de pain = 3 biscottes = 100 g de féculents
100 ml de lait écrémé = 100 g de fromage blanc à 0 % = 1 yaourt
10 g de beurre ou de margarine = 1/2 cuillerée à soupe d'huile

Aliments	Conseillés	Déconseillés
Viandes, abats, volailles Charcuteries Œufs	Abats, agneau, bœuf, cheval, dinde, gibiers, jambon à 5 % mg, lapin, pintade, porc maigre, poulet, veau, œufs	Canard, jambon gras, mouton, porc gras, poule, oie, charcuteries (toutes)
Poissons	Tous les poissons frais	Poissons à l'huile Poissons fumés ou séchés Œufs de poissons
Laitages	Lait écrémé, petit suisse Fromage blanc ≤ 20 % Yaourts à 0 % ou nature	Lait entier ou 1/2 écrémé, lait concentré, fromage blanc > 20 % mg
Fromages	Voir le régime	Fromages > 45 % MG
Graisses	Huile de paraffine (voir le régime pour les autres matières grasses)	Huiles, fritures, saindoux, lard, sauces grasses ou du commerce, crème fraîche
Céréales et dérivés Féculents, légumes secs	Quantité variable de pain ou biscottes ou féculents (voir le régime)	Chips, frites, corn-flakes, pâtisserie salée ou sucrée, croissants, viennoiseries
Fruits	Tous les fruits frais (300 g par jour) ou les fruits secs (mais en quantité plus réduite : 60 g/jour)	Fruits gras (avocat, olives), ou oléagineux (amandes, châtaignes, cacahuètes, marrons, noisettes, noix, noix de coco, noix de cajou, pignons, pistaches) et tous les fruits au sirop
Crudités et légumes	Crudités et/ou légumes cuisinés sans huile	Crudités et/ou légumes cuisinés avec de l'huile
Sucre et produits sucrés (1 morceau de sucre n° 4 apporte 5 g de glucides soit 20 calories)	Utiliser un substitut du sucre éventuellement, sorbets	Tous : sucre, bonbons, glaces, gâteaux, chocolat, gelées, confitures, compotes, miel, pâtisseries, fruits secs ou au sirop, boissons sucrées
Boissons	Eau à volonté (minimum 1 l/jour), café et thé sans sucre, et au plus jusqu'à 250 ml/jour de sodas "lights"	Jus de fruits, boissons sucrées (coca-cola, sodas, limonade, sirops), boissons alcoolisées (bière, cidre, vin, champagne, apéritifs, digestifs, liqueurs, alcools)
Condiments	Vinaigre, jus de citron, poivre, paprika, herbes, moutarde, concentré de tomate, ail, épices, sel	Ketchup, mayonnaise, sauces du commerce

Régime hypocholestérolémiant

Indications

– Hypercholestérolémies essentielles pures (type IIa) où ce régime réduit de 10 à 15 % le cholestérol total et LDL (et doit dans tous les cas être associé aux hypolipémiants)

– Hyperlipidémies avec hypertriglycéridémie quand des anomalies lipidiques persistent après réduction du poids corporel (une normalisation biologique est fréquente après la perte de 4 à 5 kg) puis si besoin suppression des sucres d'absorption rapide et/ou de l'alcool (qui ont souvent un rôle déclenchant dans ces hyperlipidémies)

Principes du régime

Le régime hypocholestérolémiant n'est pas un régime sans graisses : elles représenteront 30 % de la ration calorique (1 g de lipides/kg/jour) dont 1/3 d'acides gras polyinsaturés, 1/3 d'acides gras mono-insaturés et 1/3 d'acides gras saturés

1. Diminuer les aliments riches en cholestérol : œufs, abats, beurre

2. *Réduire ou mieux normaliser le poids corporel* par un régime hypocalorique pour toute hyperlipidémie, avant d'envisager tout autre traitement diététique ou médicamenteux

3. Diminuer globalement la consommation quotidienne en lipides dont l'apport calorique ne doit pas dépasser 30 à 35 % de la ration calorique quotidienne (en fonction du poids)

4. Diminuer l'apport de graisses saturées par restriction des graisses d'origine animale terrestre (beurre et autres corps gras riches en acides gras saturés, charcuteries, viandes grasses, lait et laitages non écrémés, quiches, pizzas, brioches, croissants, pains au lait ou au chocolat, pâtisseries, glaces au lait, sauces du commerce) → privilégier le poisson, le lait écrémé et les laitages à 0 % mg. Préférer les viandes blanches : veau, dinde, poulet

5. Utiliser pour l'assaisonnement et la cuisson des aliments, des graisses riches en acides gras polyinsaturés (huiles linoléniques et linoléiques, margarines riches en acides gras oméga 3, margarines riches en stérols végétaux) et en acides gras mono-insaturés (huile d'olive, graisse d'oie)

6. Augmenter l'apport en acides gras oméga 3 (acides inolénique, eicosapentaénoïque et docosaexaénoïque, qui réduisent le cholestérol total et LDL et ont un effet antiagrégant plaquettaire) en consommant 3 fois/semaine au moins des poissons dits "gras" (anguille, hareng, maquereau, sardine, saumon, thon) qui ont en fait la même valeur calorique que les viandes "demi-grasses" type filet de bœuf

7. Augmenter l'apport de fibres en consommant plus de légumes et de fruits qui sont intéressants pour leur rôle anti-oxydant par apport de vitamine C et de caroténoïdes (la pectine a aussi un effet hypocholestérolémiant en théorie, mais une réduction de 10 % de la cholestérolémie nécessiterait l'ingestion de 1,5 kg de pommes/jour)

8. Diminuer l'apport de cholestérol à moins de 300 mg/jour au lieu des 500 à 750 mg/jour habituels, en supprimant les aliments riches en cholestérol suivants :

Aliments riches en cholestérol (mg pour 100 g)	
Cervelle : 2 600	Foie et ris de veau : 250-320
Jaune d'œuf : 1 500	Beurre (même le beurre "allégé") : 250
… soit pour 1 jaune d'œuf : 270	Crème fraîche : 110
Foies et huiles de poissons : 300-800	Margarines ordinaires, lard, saindoux : 100
Caviar et œufs de poissons : 440	Fromages > 45 % mg : 100
Abats (sauf foie et ris de veau) : 450-700	Charcuteries, viandes grasses : 100
Foie gras : 380	Tête des crustacés : 100-180

Aliments	Recommandés	Déconseillés (1)
Viandes et charcuteries	Bœuf, cheval, jambon ≤ 5 % mg, lapin, porc maigre, veau maigre, volailles (canard, dinde, oie, pintade, poulet, etc.), gibiers	Viandes grasses : agneau, jambon > 5 % mg, mouton, porc gras, veau gras, lard, lardons, et toute charcuterie, peau de la volaille
Abats		Tous (riches en cholestérol) Foie de veau +++
Poissons	Tous (surtout les poissons dits "gras" à consommer au moins 3 fois/semaine)	Poisson en conserve à l'huile, poissons fumés, salés ou séchés, œufs de poissons, foies et huiles de poissons
Crustacés Coquillages Mollusques	Tous (en évitant de manger la tête des crustacés)	Tête des crustacés (très riche en cholestérol) Huîtres (< 2 fois/mois)
Œufs	Blanc d'œuf sans limitation (2 à 3 œufs entiers/semaine)	Jaune d'œuf et poudre d'œuf (très riches en cholestérol : 375 mg/g)
Laitages	Lait écrémé, yaourt à 0 % MG ou nature, fromage blanc à 0 % MG ou en tout cas ≤ 10 % MG	Lait entier ou demi-écrémé ou lait concentré, petits-suisses, fromage blanc > 10 % MG
Fromages	Fromages à moins de 45 % MG (30 g/jour pour réaliser un apport de calcium adéquat)	Fromages à plus de 45 % MG ou autres fromages au-delà des quantités autorisées
Crudités Féculents Légumes	Tous les légumes et féculents Crudités accommodées avec une des huiles autorisées	Frites, chips, légumes et crudités du commerce en sauce ou préparés à l'huile
Fruits (2)	Tous (*sauf fruits gras, secs et oléagineux en cas de surpoids*)	
Céréales	Pain blanc, pain complet, pain de campagne, pain de seigle, pain au son, farines riches en fibres	Biscottes, pain viennois, au chocolat ou au lait, brioches, croissants, pâtes brisées ou feuilletées, pizzas et quiches
Sucres	Chocolat, sucre, miel, confitures, compotes, sorbets à l'eau (*sauf en cas de surpoids*)	Gâteaux, pâtisseries, pâte d'amande, glaces au lait
Corps gras	Huiles de colza et d'olive, huiles linoléniques et linoléiques, margarines riches en acides gras oméga 3 ou en stérols végétaux, graisses de volailles	Beurre même "allégé", crème fraîche et autres corps gras riches en acides gras saturés, sauces préparées du commerce
Condiments	Ail, épices, herbes aromatiques	

1. *Sont autorisés, contrairement à une idée reçue*, sauf évidemment en cas de surpoids car ils sont très riches en calories : le chocolat (phytostérols inhibant l'absorption intestinale du cholestérol et acide stéarique diminuant le LDL cholestérol et augmentant le HDL cholestérol), les avocats et les fruits oléagineux (phytostérols, acides gras mono-insaturés et polyinsaturés).

Régime hyposodé

Indications

États œdémateux d'origine cardiaque, hépatique ou rénale
Hypertension artérielle en association au traitement médicamenteux (1)
Régime à 6 g/jour

1. La consommation moyenne de sel se situe entre 8 et 10 g/jour (3/5e incorporés dans l'alimentation). Un gramme de sel de table contient 400 mg de sodium.

Contre-indications formelles

Traitement par le lithium (risque d'intoxication par le lithium)
Insuffisance surrénalienne

Différents types de régimes hyposodés

Régime hyposodé standard apportant 500 à 1 000 mg de sodium par jour
→ Suppression du sel de table et du sel de cuisson (utiliser un sel sans sodium), des aliments très riches en sodium (*cf.* page ci-contre), des eaux gazeuses (riches en sodium), des soupes et des sauces préparées du commerce, de la levure chimique, des apports parasites en sodium (produits effervescents et médicaments très nombreux qui en contiennent), et remplacement du pain et des biscottes du commerce par du pain et des biscottes sans sel.
Régime désodé strict apportant environ 300 mg de sodium par jour
→ En plus des mesures précédentes, remplacer le lait par du lait désodé (utilisé aussi pour préparer les yaourts et laitages) et limiter la consommation de viandes et de poissons à 100 g par jour : ce régime n'a cependant que des indications très limitées et ne doit être appliqué qu'en milieu hospitalier.

Équivalences
1 g de sodium (42,5 mmol) = 2,5 g de chlorure de sodium 1 g de chlorure de sodium ou NaCl = 400 mg de sodium (17 mmol)

Aliments riches en sodium

Aliments très riches en sodium (teneurs pour 100 g sauf autre mention)			
Aliments	mmol de sodium	mg de sodium	mg de NaCl
Sel de table ou de cuisine	1 700	40 000	100 000
Eaux gazeuses (1 l) (1) Algues marines sèches	7,6-72 213	180-1 700 5 000	450-4 250 12 500
Viandes et poissons salés ou fumés ou séchés	85-170	2 000-4 000	5 000-10 000
Olives	85-126	2 000-3 000	5 000-7 500
Charcuteries	34-106	800-2 500	2 000-6 250
Crevettes	68	1 600	4 000
Crustacés (sauf crevettes)	13-17	300-400	750-1 000
Mollusques	11-17	250-400	625-1 000
Cornichons, câpres	51-68	1 200-1 600	3 000-4 000
Sauces industrielles	25-64	600-1 500	1 500-3 750
Saucisson, biscuits salés	42-64	1 000-1 500	2 500-3 750
Jambon blanc	42	1 000	2 500
Caviar, œufs de poissons	34	800	2 000
Fromages, saucisses	25-42	600-1 000	1 500-2 500
Poisson en conserve	23-32	540-760	1 350-1 900
Choucroute	27	650	1 650
Beurre salé	25	600	1 500
Chips	17-25	400-600	1 000-1 500
Pain et biscottes	13-17	300-400	750-1 000
Conserves	13-17	300-400	750-1 000
Abats	4,2-8,4	100-200	250-500
Aliments moins riches en sodium (teneurs pour 100 g sauf autre mention)			
Aliments	mmol de sodium	mg de sodium	mg de NaCl
Viandes et poissons	3-5	60-100	150-200
Bettes, céleri, épinards	5	100	250
Lait et beurre non salé	4-5	80-100	200-250
Œuf entier (pour 1 œuf)	3	70	175

1. Voir plus loin.

Régime sans gluten

Indications

Maladie cœliaque par intolérance au gluten ou Sprue idiopathique Dermatite herpétiforme ou Maladie de Durhing-Brocq

Principes du régime sans gluten strict

Le régime sans gluten strict est un régime très contraignant : il doit exclure de l'alimentation tous les aliments renfermant du blé (froment, épeautre), du seigle, de l'orge ou de l'avoine, les farines obtenues à partir de *ces quatre céréales*, et toutes les préparations auxquelles ces farines ont pu être ajoutées.

Ce régime doit être varié et équilibré, *ne comporter aucune autre exclusion* (sont autorisés notamment les autres céréales, les pommes de terre et les légumes secs).

Il doit être *suffisamment riche en calcium* (sous forme de fromages surtout, en raison d'un déficit secondaire en lactase, notamment dans les formes étendues de maladie cœliaque).

Son respect strict entraîne une amélioration clinique remarquable et la réparation des lésions d'atrophie villositaire de la maladie cœliaque (son effet protecteur vis-à-vis de la survenue de complications digestives malignes est aussi établi).

Ce régime est par ailleurs efficace sur les lésions intestinales et cutanées de la dermatite herpétiforme (permettant de réduire les doses de dapsone).

Ce régime très contraignant, et qui doit être poursuivi durant toute la vie, ne peut être réalisé correctement qu'avec l'aide d'un(e) diététicien(ne).

Aliments sans gluten (1)

Aliments sans gluten en pots pour enfants	Aliments infantiles en pots "garantis sans gluten" (vérifier dans tous les cas que cette mention figure sur l'étiquette)
Farines sans gluten pour nourrissons	Farines pour nourrissons "garanties sans gluten" (vérifier dans tous les cas que cette mention figure sur l'étiquette)
Autres	Aliments divers "garantis sans gluten" (vérifier dans tous les cas que cette mention figure sur l'étiquette) : biscottes, biscuits, crackers, farine pour pâte à pain, farine pour gâteaux, pain, pâtes, semoules, toasts au maïs, etc.

1. L'adhésion à une association de malades est préconisée, afin d'obtenir une liste des différents produits sans gluten et des médicaments qui en contiennent, notamment les médicaments génériques par rapport aux princeps. Ces produits ne sont pas pris en charge.

Aliments	Sans gluten	Riches en gluten
Céréales	Maïs, millet, riz, sarrasin, soja et leurs dérivés (maïzena, pop-corn, corn-flakes, et aliments dérivés “garantis sans gluten”), quinoa	Avoine, blé, seigle, orge et leurs dérivés (farines, pain, biscottes, pâtes, semoules, orge perlée, gressins, chapelure, panure)
Crudités Féculents Légumes	Légumes verts et légumes secs frais, surgelés ou en conserve mais non cuisinés, pomme de terre, chips, flocons de pomme de terre Mousseline ou Nestlé, manioc et dérivés (tapioca)	Légumes verts et légumes secs cuisinés du commerce, potages de légumes et sauce tomate du commerce, purées instantanées non citées
Fruits	Fruits frais ou secs (sauf dattes et figues sèches), fruits au sirop et fruits oléagineux, marrons, jus de fruits, sirops de fruits	Crème de marron, compotes de fruits du commerce, dattes et figues sèches, marrons glacés, fruits confits
Viandes Charcuteries Poissons Crustacés Coquillages	Viandes et poissons frais ou surgelés non cuisinés, poissons à l'huile, crustacés, coquillages, œufs de poissons, jambon	Viandes et poissons cuisinés du commerce, poisson pané, quenelles, viandes en croûte, andouille, chair à saucisse, boudin et toute charcuterie (à l'exception du jambon)
Œufs Laitages Fromages	Œufs, lait, yaourts, fromage blanc, petits suisses, fromages sans moisissures, crème fraîche	Flans, crèmes et laits gélifiés du commerce, glaces et sorbets du commerce, fromages à moisissures ou bleus, crème de gruyère
Sucre et produits sucrés	Sucre, miel, confitures et gelées “pur fruit-pur sucre”, chocolat noir, poudre chocolatée, levure, entremets et pâtisseries maison avec farine autorisée, biscuits sans gluten, crème dessert	Pâtisseries, gâteaux, glaces et sorbets du commerce, pain d'épice, confiseries, chocolat et poudres chocolatées (vérifier sur l'étiquette), levure chimique non citée, nougats et dragées
Graisses	Beurre, huiles, margarines, lard, saindoux, végétaline	Mayonnaises, sauces du commerce
Condiments	Épices en grains, fines herbes, moutarde sans sel	Épices en poudre, moutarde ordinaire du commerce
Boissons	Toutes sauf bières et panachés	Bières et panachés (orge)
Divers	Il convient de proscrire tous les médicaments pouvant contenir du gluten dans leur excipient (gélules, comprimés, poudres)	

Régime des lithiases urinaires

Cure de diurèse et autres mesures diététiques

– La cure de diurèse est *l'élément essentiel du traitement de toutes les lithiases urinaires* et suffit souvent à leur prévention chez les sujets prédisposés

Son but est d'assurer une *diurèse de 2 l par 24 heures au moins*, ce qui impose de *boire 2 à 3 l par jour* (boire toutes les 4 heures), en évitant une saturation nocturne excessive des urines par la prise de 2 verres d'eau (400 ml) au coucher, ces quantités étant augmentées en cas de chaleur, transpiration, fièvre, diarrhée ou vomissements

– Utiliser une *eau peu minéralisée* (Evian, Volvic ou Charrier) dans les lithiases oxalo-calciques et struvites, ou au contraire une *eau alcalinisante* (Vichy, Appolinaris, Badoit, mais sans dépasser 1 l/jour de ces eaux) dans les lithiases uriques et cystiniques

– Par ailleurs, il faut éviter les aliments riches en acide oxalique et en acide urique (*cf.* ci-dessous), ainsi que l'alcool qui augmente l'uraturie et l'excrétion de lactates

Eaux minérales (composition)
(teneurs en mg/l)

	Minéralisation	Na+	Ca++	Mg++	CO_3H-
Vichy Saint-Yorre (1)	6 400	1 708	90	11	4 368
Vichy Célestins (1)	4 900	1 172	103	10	2 989
Appolinaris (1)	3 050	553	90	121	1 910
Badoit (1)	1 950	150	190	85	1 300

1. Ne pas utiliser ces eaux alcalinisantes comme seule eau de boisson courante (risque d'ostéose fluorée au-delà de 1 l/jour pendant plusieurs années). Elles sont en outre *contre-indiquées* en cas de régime désodé, hypertension artérielle et insuffisance cardiaque car trop riches en sodium.

	Minéralisation	Na+	Ca++	Mg++	CO_3H-
Perrier	550	14	147	3	390
Vittel Hépar	2 520	22	550	110	400
Contrexéville	2 200	8	480	66	340
Vittel Grande-source	900	3	200	36	390
Evian	450	5	80	24	350
Volvic	120	8	10	6	70
Charrier	17	2,5	0,3	2,6	6

Aliments riches en acide oxalique
(teneurs en mg/100 g)

Thé : 1 150-2 000	Café, coriandre, persil : 100-170
Épinards, oseille, rhubarbe : 500-1 700	Chocolat, figues, pommes de terre : 90
Cacao : 700	Céleri, haricots verts, oignons, poireaux : 50
Betteraves, bière, amandes, poivre : 300	Carottes, cassis, chou, groseilles : 30-50

Aliments riches en acide urique
(teneurs en mg/100 g)

Ris de veau : 990	Saucisses, pigeon : 145
Sardines, anchois : 360-465	Œufs de poisson, coquillages, crustacés : 120
Rognons, foies d'animaux : 290	Autres poissons, bœuf, porc, veau, gibier : 110
Cervelle, harengs : 200	Canard, dinde, poulet, mouton, jambon : 80
Viandes séchées, bouillon Kub : 180	Asperges, épinards, champignons : 70
Langue, tripes, truite, carpe, brochet : 165	Chou, chou-fleur, légumes secs : 50

Régimes divers (I)

Régime sans résidus

Régime visant à assurer la vacuité des anses intestinales, à faire pendant les trois à cinq jours qui précèdent une intervention chirurgicale sur l'intestin ou certaines explorations (uroscanner, coloscopie, lavement baryté), en supprimant :
1. Aliments riches en fibres végétales (*cf.* liste ci-dessous)
2. Aliments réputés mal digestibles : abats, charcuteries, frites, fritures, fromages fermentés, gibiers, viandes faisandées ou marinées ou à fibres, sauces
Orienter l'alimentation en conséquence sur les poissons non gras, les pâtes, le riz, les pommes de terre, les œufs, les fromages à pâte cuite type gruyère

Aliments riches en fibres végétales (teneurs en g/100 g)

Son de céréales (blé, avoine, orge)	47	Artichauts, pois chiches, salsifis	9
Flocons d'avoine, müesli, pop corn	7	Haricots blancs ou rouges, lentilles	8
Pain complet	7	Cerfeuil, petits pois, fèves, persil	6
Pain de seigle	5,5	Pois cassés, topinambour	4,5
Pain de campagne	3,5	Céleri-rave, haricots verts, maïs, olives	4
Pain blanc	2,7	Brocolis, choux, endives, épinards	3
Pâtes cuites	1,5	Carottes, champignons, fenouil, poireaux	3
Riz cuit	1,5	Patate douce, pommes de terre	3
Semoules cuites	1,5	Aubergines, betteraves, navets	2
		Ciboulette, germes de soja	2
Abricots secs, figues sèches, pruneaux	12	Cresson, laitue, mâche	2
Bananes sèches, dattes, raisins secs	7	Oignons, papaye, poivrons, potiron	2
Cassis, coings, framboises	6	Asperges, bettes, concombre, courgette	1
Goyave, grenade, mûres, myrtilles	3,5	Oseille, radis, tomates	1
Avocat, figues fraîches, groseilles	3		
Fraises, kakis, kiwis, mangues, mirabelles	2,5	Amandes	15
Nectarines, pêches, poires, prunes	2,4	Noix de coco	10
Nèfles, pommes, rhubarbe	2,2	Cacahuètes, pistaches	8
Abricots frais, bananes, cerises, citrons	2	Noisettes, noix, noix du Brésil	7,5
Clémentines, mandarines, oranges	1,5	Châtaignes, marrons	6
Ananas, litchis, pamplemousse, raisin frais	1	Noix de cajou	3,5

Les fibres contenues dans le son des céréales et les végétaux (cellulose, hémicellulose, pectine, lignine) augmentent le bol fécal en raison de leurs propriétés hydrophiles et par fixation des sels biliaires dans le grêle suivie de leur libération dans le côlon (effet intéressant dans la constipation)

Régime des colopathies fonctionnelles

Supprimer les aliments mal tolérés (variables selon les patients) : choux, oignons, échalotes, épices, graisses cuites, sauces, charcuteries, viande grasse, légumes secs (lentilles, flageolets, pois secs), lait (à remplacer par les fromages, yaourts et fromage blanc, mieux tolérés), légumes crus, pommes de terre, pain, pâtes, fromages fermentés, fruits crus non pelés, boissons gazeuses, glaces → enquête diététique indispensable **pour éviter un régime abusivement restrictif** (1)

1. Les personnes atteintes de troubles digestifs fonctionnels ont tendance à exclure de leur alimentation les aliments qu'ils soupçonnent d'aggraver leurs symptômes. Ils prennent le risque d'arriver à un régime abusivement restrictif très difficile à réélargir ultérieurement et, de ce fait, déséquilibré. Il faut prévenir les patients de ce risque.

Régimes divers (II)

Régime des gastrectomisés

Répartir les apports alimentaires quotidiens en 4 à 6 petits repas équilibrés Dumping syndrome : pour l'éviter, ne pas boire au cours des repas Syndrome post-prandial tardif ou Hypoglycémie tardive : pour l'éviter, limiter les glucides d'absorption rapide lors des repas (*cf.* Régime antidiabétique) Éviter les épices irritantes (moutarde, piment, poivre, vinaigre), l'alcool (2 verres de vin/jour maximum), les boissons gazeuses, les aliments très riches en fibres ou mal digestibles (*cf.* page précédente Régime sans résidus), certains légumes cuits (champignons, choux, navets, oignons, petits pois, piments, poivrons, tomates) Assurer des apports périodiques en certains nutriments dont une carence d'apport est fréquente : fer, vitamine B12, acide folique, calcium et vitamine D

Régime de la goutte ou régime hypo-uricémiant

Supprimer les aliments riches en acide urique (*cf.* liste ci-dessous), purinophores et purinogènes (anchois, cervelle, foie d'animaux, ris de veau, rognons, sardines, saumon, porc, gibiers) La consommation de produits laitiers (lait, fromage blanc, petits suisses, yaourts) diminue par contre le risque de goutte

Aliments riches en acide urique (teneurs en mg/100 g)	
Ris de veau : 990	Saucisses, pigeon : 145
Sardines, anchois : 360-465	Œufs de poisson, coquillages, crustacés : 120
Rognons, foies d'animaux : 290	Autres poissons, bœuf, porc, veau, gibier : 110
Cervelle, harengs : 200	Canard, dinde, poulet, mouton, jambon : 80
Viandes séchées, bouillon Kub : 180	Asperges, épinards, champignons : 70
Langue, tripes, truite, carpe, brochet : 165	Chou, chou-fleur, légumes secs : 50

Régime riche en fer

Rechercher une carence d'apport dans les anémies par carence martiale sans saignement évident

Aliments riches en fer (teneurs en mg/100 g) (1)	
Abats, boudin, foie (porc, agneau, poulet, veau, bœuf) : 18 à 6 mg	Viandes rouges, volailles, gibier : 2 à 4 mg
Coquillages (palourdes, moules, huîtres) : 5 à 10 mg	Légumes frais (épinard, soja) : 2 à 6 mg
Poissons gras (sardine, thon, maquereau, saumon) : 5 à 10 mg	Fruits secs, amandes : 2 à 5 mg
Légumes secs (lentilles, haricots blancs) : 5 à 7 mg	Céréales : 6 à 8 mg
	Chocolat, poudre de cacao : 10 à 15 mg
	Thym : 87 mg

1. Besoin quotidien : 8 mg/jour chez l'adulte; 18 mg/jour chez la femme en âge de procréer; 27 mg/jour pendant la grossesse.

Régimes divers (III)

Régime crétois

Réputé pour son efficacité à réduire le risque cardio-vasculaire
Ce régime est issu des habitudes alimentaires des pays du pourtour méditerranéen
Il repose sur la consommation :
– quotidienne de légumes, légumineuses, céréales, fruits, dont les fruits à coque
– modérée et diversifiée de produits laitiers et d'œufs
– limitée à faible pour les poissons et la viande rouge
Les assaisonnements sont à base d'huile d'olive et d'herbes aromatiques
En ce qui concerne les boissons, essentiellement à base d'eau, du vin rouge modérément aux repas

Diététique pharmaceutique (I)

Chlorure de sodium *Non remboursé*

CHLORURE DE Na	90 cp. 500 mg 100 sac. 1 g	3 à 6 cp./jour en fonction des indications
SODIUM Sel D	Boîte 300 g Salière 100 g	Hypochloruré, riche en phosphate

Sels désodés au potassium *Non remboursé*

PILEJE K-Sel BOUILLET Sel désodé XAL Sel désodé	Sels désodés au potassium	Fl. 250 g Fl. 240 g Fl. 125 g

Contre-indications

Hyperkaliémie et insuffisance rénale sévère
Certaines associations médicamenteuses (*cf.* ci-dessous)

Propriétés et indications

- Sels sans sodium, à base de chlorure de potassium (40 g pour 100 g), pouvant être utilisés en remplacement du sel de table lors des régimes hyposodés, mais sans les employer avec des médicaments hyperkaliémiants

Interactions médicamenteuses

- *Associations contre-indiquées* : diurétiques hyperkaliémiants, inhibiteurs de l'enzyme de conversion, apport médicamenteux de potassium, tacrolimus, antagonistes des récepteurs de l'angiotensine

Huile acalorique (Huile de paraffine) *Non remboursé*

HUILE DE PARAFFINE	Fl. 500 ml (arôme noisette ou estragon) Fl. 250 ml ou 500 ml

Propriétés et indications

- Huile de paraffine alimentaire, acalorique car non résorbée par l'intestin, ayant un effet laxatif mécanique (avec un délai d'action de 8 à 72 heures) par lubrification
- Utilisable dans le cadre des régimes de restriction calorique en permettant de réaliser *à froid* des émulsions stables (mayonnaises et vinaigrettes)

Effets indésirables et précautions d'emploi

- Possibilité d'effet laxatif excessif et de suintement anal chez certains sujets
- Rares : paraffinome (pneumopathie par inhalation en cas de fausses routes ou de régurgitations, notamment chez les sujets alités) → ne pas consommer le soir
- *Ne pas chauffer cette huile* réservée à l'assaisonnement des aliments *à froid*

Interactions médicamenteuses et alimentaires

- Diminution possible de l'absorption des vitamines liposolubles (A, D, E, K) en cas d'usage prolongé → risque théorique de potentialisation des AVK et de carences en ces vitamines (surtout chez les sujets préalablement carencés)

Diététique pharmaceutique (II) :
Édulcorants sans sucre* *Non remboursé*

Aspartam

CANDÉREL (1) NUTRASWEET Egal/Equal	80, 120 ou 300 cp. 20 mg 20 sac. 36 mg Fl. 125 g de poudre
DEMI-CANDÉREL (1)	100 cp. 10 mg
CANDÉREL Effervescent	100 cp. 20 mg (+ 7 mg de sodium)

1 Édulcorants sans sucre ne contenant pas non plus de sodium, mais de la phénylalanine et de l'acide aspartique. Contient 4 calories/g.

Cyclamates (souvent associés au saccharinate)

SUCARYL SUCARYL Soluté	200 cp. 50 mg (+ 10 mg de sodium) Fl. 120 ml (+ 8 mg de sodium/ml)

Saccharinate de sodium

SUCRETTES SUN-SUC	450 ou 1 000 cp.
SUCRÉDULCOR Sucrettes	500 cp. 12,5 mg (+ 1,4 mg de sodium) 260 cp. effervescents
LES AUTHENTIQUES sucrettes (1 = 2 sucres)	350 cp.

Stévia (substance naturelle)

CANDÉREL Stévia	100 ou 350 cp.

Pouvoir sucrant des édulcorants par rapport au saccharose	
Saccharose = 1 Cyclamates = 50	Aspartame = 200 Stévia = 300 Saccharine = 300 à 400

* Produits disponibles en parapharmacie et en grandes surfaces

Contre-indications

Grossesse au 1er trimestre (*cf.* Précautions d'emploi)
Phénylcétonurie (pour l'aspartam)

Propriétés

- Édulcorants de synthèse *sans valeur calorique propre*, pouvant être utilisés en remplacement du sucre. Ils ne sont pas hyperglycémiants. Substances diverses d'origine végétale ou obtenues par synthèse chimique. Additifs alimentaires utilisés pour donner une saveur sucrée aux aliments et correspondant à un ou deux sucres
- L'aspartam est un dipeptide (ester méthylique de l'acide L-aspartique et de la L-phénylalanine) digéré comme une protéine, dont la saveur est très proche de celle du saccharose et sans arrière-goût. Cependant, il n'est pas stable à haute température et perd alors de son pouvoir sucrant
- Les cyclamates sont dérivés du benzène, résorbés par voie orale et traversent la barrière fœto-placentaire. Leur saveur est agréable et sans arrière-goût et ils ont une grande stabilité à la chaleur. Sel de sodium de l'acide cyclamique
- La saccharine est dérivée du toluène, éliminée après résorption digestive en 24 à 48 heures sous forme inchangée par les urines et traversant la barrière fœto-placentaire. Sa saveur sucrée est nette mais avec un arrière-goût amer qui peut être masqué en l'associant à d'autres édulcorants et elle a une bonne stabilité à la chaleur
- Le stévia, plante cultivée et exploitée connue depuis 2 000 ans, est utilisé dans le sucrage d'appoint. Son goût reste plus longtemps

Indications

- Substituts du sucre au cours des régimes hypocalorique et antidiabétique

Effets indésirables

- Photosensibilisation décrite avec la saccharine et les cyclamates
- Effet laxatif décrit en cas d'ingestion massive de cyclamates

Précautions d'emploi

- Grossesse : malgré l'absence d'effets tératogènes décrits chez l'homme, ce risque a pu être évoqué pour les cyclamates (les cyclamates et la saccharine traversent la barrière fœto-placentaire, ce qui incite à déconseiller leur emploi par prudence au 1er trimestre de la grossesse)

Interactions médicamenteuses

- Lincosanides : la résorption digestive de la lincomycine pourrait être diminuée par les cyclamates (espacer les prises orales de 2 à 3 heures)

Inhibiteurs des lipases gastro-intestinales

Orlistat[G] *Liste I-Non remboursé*

XENICAL	84 gél. 120 mg	A. 1 gél. × 3 fois/jour *au cours des repas*

Contre-indications
Hypersensibilité connue au produit ou à l'un des excipients Syndrome de malabsorption chronique, cholestase Grossesse, allaitement et enfants (absence d'études)

Propriétés

- Inhibiteur des lipases gastro-intestinales, formant une liaison covalente avec le site sérine actif des lipases gastriques et pancréatiques, empêchant ainsi l'hydrolyse des triglycérides alimentaires en monoglycérides et en acides gras libres absorbables
- Absorption digestive très faible (taux plasmatiques < 10 ng/ml), métabolisme dans la paroi gastro-intestinale, excrétion fécale (97 % dont 83 % sous forme inchangée)

Indications (prescription officiellement limitée à 2 ans actuellement)

- En association avec un régime hypocalorique et hypolipidique : traitement de l'obésité (IMC ≥ 30 kg/m²), ou du surpoids (IMC ≥ 28 kg/m²) avec des facteurs de risque, mais uniquement si le régime seul a permis précédemment une perte de poids d'au moins 2,5 kg en 4 semaines consécutives. Le traitement par orlistat doit être arrêté après 12 semaines si les patients n'ont pas perdu au moins 5 % du poids initial

Effets indésirables

- Très fréquents (> 10 %) : traces de graisses dans les selles, gaz avec suintement anal, selles impérieuses, selles grasses, selles abondantes, incontinence fécale qui diminue avec le temps, syndromes grippaux, rectorragies
- Fréquents (1 à 10 %) : douleur ou gêne abdominale ou rectale, flatulence, diarrhée, gingivite, céphalées, asthénie, irrégularités menstruelles, infection respiratoire ou urinaire, hémorragie rectale, malabsorption du bêta-carotène et des vitamines liposolubles, dont la vitamine D, hypoglycémie
- Rares (< 1 %) : élévation des transaminases, éruption bulleuse, hépatite grave, accidents allergiques (prurit, rash, urticaire, angiœdème), insuffisance rénale aiguë par néphropathie aux oxalates, pancréatite, hyperoxalurie, fractures osseuses, hypothyroïdie
- **Surdosage** → arrêt du produit et observation du patient pendant 24 heures

Précautions d'emploi et interactions médicamenteuses

- Sujets âgés, insuffisance rénale ou hépatique : absence d'études
- Supprimer la prise si un repas n'est pas pris ou ne contient pas de graisses
- Assurer une alimentation riche en fruits et en légumes pour un apport suffisant en vitamines et une supplémentation en vitamines liposolubles (prise au moins 2 heures après)
- Arrêter après 3 mois si le patient n'a pas perdu au moins 5 % de son poids initial
- Respect strict des indications et surveillance des transaminases (rapporté depuis la commercialisation : risque d'hépatite ayant remis en cause l'intérêt du produit)
- ***Associations déconseillées*** : acarbose, ciclosporine (fibrates)
- *Associations à utiliser avec précaution* : antivitamines K (surveiller l'INR), pravastatine (réduire sa posologie), biguanides, contraceptifs oraux (inhibition de leur effet si diarrhée sévère), anticonvulsivants, lévothyrox (réduction d'effet), antirétroviraux

Produits de parapharmacie destinés à la prise en charge des patients atteints de maladies du métabolisme et autres situations

Acides aminés et produits spéciaux	
– Acidémies propionique et méthylmalonique – Acidurie glutarque de type 1 – Adrénoleucodystrophie/adrénomyéloneuropathie – Anomalies du catabolisme de la leucine/acidémie isovalérique – Apport en petits polymères de glucose – Apport en vitamines, minéraux et oligo-éléments – Déficit en sulfite oxydase – Déficit enzymatique du cycle de l'urée – Galactosémie congénitale/intolérance au glucose-galactose – Homocystinurie – Hyperlysinémie – Hypervitaminose/hypercalcémie – Leucinose – Maladie cœliaque – Maladie de Crohn – Maladie héréditaire du métabolisme des acides aminés/maladie rénale – Phénylcétonurie – Pollyallergie alimentaire – Régime cétogène – Tyrosinémie de types 1 et 2 – Vlcad/lymphangectasie intestinale/chylothorax/hyperlipoprotéinémie de type 1	
Mélanges spéciaux d'acides aminés pour maladies métaboliques	
Phénylcétonurie	PKU Anamix infant PKU Anamix Junior (Neutre, Chocolat, Vanille, Orange) PKU 2 Activa Tomato PKU 2 Shake (Chocolat, Fraise) PKU 3 Shake (Café) PKU Lophlex LQ 10 (Orange, Tropical) XP Maxamaid (Neutre) XP Maxamum (Neutre. Orange) Phlexy-10 sachets (Agrumes, Fruits tropicaux, Pomme-Cassis) Add Ins
Leucinose	MSUD Anamix Infant MSUD Anamix Junior MSUD Lophlex LQ 20 (Fruits des bois) MSUD 2 Secunda MSUD Maxamaid
Tyrosinémie	TYR Anamix Infant TYR Anamix Junior TYR 2 Secunda TYR Lyopnex LQ 20 (Fruits des bois) XPHEN, TYR Maxamaid XPHEN, TYR Maxamum

Acidémie méthylmalonique Acidémie propionique	MMA PA Anamix Infant OS 2 Secunda XMTVI/XMTVIL Maxamaid XMTVI Maxamum
Homocystinurie	HCU Anamix Infant HCU Anamix Junior LQ 10 HCU Lophlex LQ 20 (Fruits des bois) HOM 2 Secunda XMET Maxamaid XMET Maxamum
Acidurie glutarique de type 1	GA1 Anamix Infant XLYS, Low TRY Maxamaid XLYS, Low TRY Maxamum
Acidémie isovalérique	IVA Anamix Infant XLEU Maxamaid XLEU Maxamum
Hyperlysinémie	Hyperlys Anamix Infant XLYS Maxamaid
Déficit en sulfite-oxydase	SOD Anamix Infant XMET, CYS Maxamaid
Déficits du cycle de l'urée	UCD 1 Dialamine

Lipides spéciaux, émulsions lipidiques	
Chylothorax Hyperprotéinémie de type 1	Monogen
Adrénoleucodystrophie Adrénomyéloneuropathie	Huile de Lorenzo Huile GTO
Émulsion fine de TCM	Liquigen Huile de TCM
Glucides spéciaux	
Galactosémie congénitale Intolérances au glucose-galactose	Galactomin 19
Petits polymères de glucose	Maxijul Super Soluble
Vitamines, minéraux et oligo-éléments	
Vitamines, minéraux et oligo-éléments	Seravit pédiatrique (Neutre) Phlexy-Vits (sachets et comprimés)
Hypercalcémies Hypervitaminose D	Locasol
Produits énergétiques glucido-lipidiques sans protéines Prévention des décompensations	
Énergie glucido-lipidique	Energivit Duocal Super Soluble
Gamme hypoprotidique Loprofin	
Maladies héréditaires du métabolisme des acides aminés Maladies rénales	Loprofin SnoPro Loprofin Gâteau Chocolat Loprofin Pain Tranches Loprofin Farine hypoprotidique Loprofin Subst d'œuf Loprofin Subst de blanc d'œuf Loprofin Céréales Crousti-Loops Loprofin Céréales Flakes Loprofin Crackers (Nature, Herbes) Loprofin Riz Loprofin Spaghetti Loprofin Fusilli Loprofin Penne Loprofin Tagliatelles Loprofin Pâtes Animal Pasta Loprofin Gaufrettes (Vanille)
Mélanges spéciaux d'acides aminés spécifiques	
Maladie de Crohn	Elemental 028 Extra (Neutre)
Malabsorption grave rebelle	Emsogen (Neutre)
Supplément azoté anallergique	
Enfants prématurés	Mélange spécial d'acides aminés

Préparations destinées à entrer dans un régime cétogène	
Épilepsies pharmacorésistantes Maladies métaboliques héréditaires	KetoCal 4:1 (Neutre, Vanille)
Aliments diététiques de complémentation orale ou entérale	
Lipides Mélanges glucides et lipides Mélanges glucides et protides	
Mélanges glucides, protides et lipides	Hyperprotidique (hypercalorique, isocalorique) Normoprotidique (hypercalorique, hypocalorique, isocalorique)
Aliments diététiques et de régime de l'enfance	
Alimentation normale	Boissons Farines diététiques, céréales et produits assimilés Laits de croissance Laits fermentés ou avec probiotiques Préparations à base de lait de chèvre Préparations de suite (ex-laits 2e âge) Préparations hypoallergéniques (ha) Préparations pour nourrissons (ex-laits 1er âge) Probiotiques
Alimentation spécifique	Alimentation en cas d'allergie aux protéines de lait de vache
Diarrhées	Réalimentation en cas de diarrhées Réhydratation en cas de diarrhées
Malabsorption / maldigestion Prématuré / petit poids de naissance Régurgitations Supplément nutritionnel au lait maternel	
Compléments nutritionnels oraux	
Aliments destinés à des fins médicales spéciales Mélanges nutritifs complets hyperénergétiques et/ou protidiques de goût et de texture variés Ils permettent d'atteindre un apport alimentaire supplémentaire de 400 Kcal/jour et/ou 30 g de protéines/jour, soit 2 unités/jour en dehors des repas	

Nutrition artificielle entérale et compléments alimentaires (I)

Propriétés

- Solutés de nutriments pour nutrition entérale (NE) conditionnés dans des emballages souples trocardables. Selon le degré d'hydrolyse des protéines, ils sont répartis en produits polymériques (ou "standards") et en produits semi-élémentaires (ou "prédigérés") :
  - Les polymériques normo-énergétiques (1 $Kcal.ml^{-1}$), iso-osmolaires, sont fréquemment utilisés et conviennent pour la plupart des patients dont le tube digestif est sain
  - Les polymériques hypo-énergétiques (moins de 1 $Kcal.ml^{-1}$) peuvent être préférés au début de NE ou en cas de NE exclusive chez des patients ne buvant pas d'eau
  - Les polymériques hyperénergétiques (plus de 1,2 $Kcal.ml^{-1}$) peuvent être utilisés en cas d'inflation hydrique et les hyperprotéino-énergétiques (plus de 1,2 $Kcal.ml^{-1}$ et 20 % ou plus de l'apport énergétique sous la forme de protéines) en cas de dénutrition importante
  - Les semi-élémentaires sont réservées en cas d'insuffisance pancréatique aiguë, de grêle court, de maladie inflammatoire du grêle et de syndrome de malabsorption sévère
  - L'adjonction de fibres pourrait diminuer les diarrhées en cas de NE au long cours
  - Des produits spécifiques sont adaptés à certaines situations particulières : maladie de Crohn, diabète, diarrhée, escarres, insuffisance rénale ou respiratoire

Posologie

- Apports caloriques moyens de 20 à 30 Kcal/kg/jour à atteindre en 24 à 48 heures

Indications

- Alimentation par voie orale impossible (chirurgie ORL, troubles de déglutition, patients intubés ou trachéotomisés en assistance ventilatoire)
- Apports caloriques par voie orale insuffisants (gériatrie, cancérologie, anorexie mentale)
- Fistules digestives, maladie de Crohn, grêle court, grêle radique, pancréatite grave

Contre-indications

Troubles de la conscience (sauf intubation ou trachéotomie), occlusion intestinale
Hémorragie digestive haute, vomissements

Techniques d'administration et précautions d'emploi

- Sonde naso-gastrique ou jéjunale : vérification initiale par radio du bon positionnement, fixation et marquage, vérification au moins 1 fois par jour et avant chaque utilisation (auscultation épigastrique d'une injection d'air), rinçage régulier
- Utilisation d'une gastro- ou d'une jéjunostomie en cas de nutrition entérale prolongée
- Position semi-assise, surtout en cas de troubles de conscience ou de déglutition
- Asepsie rigoureuse lors des branchements ; pas de transvasement de produits
- Administration à débit régulier (60 à 180 ml/h) à l'aide d'une pompe en cas de tube digestif pathologique (grêle court ou radique, colite) ou en cas de stress physiologique (états de choc) ; administration possible par gravité avec molette de perfusion (250 ml/h en moyenne) pour les patients avec tube digestif sain, en l'absence de gastroparésie
- Vérification régulière (toutes les 4 heures jusqu'au 5e jour puis toutes les 12 heures) du résidu gastrique par aspiration : poursuite si résidu inférieur à 150 ml ; interruption transitoire et introduction d'un prokinétique si résidu supérieur à 150 ml

Complications

- Pneumopathie d'inhalation, vomissements et reflux, diarrhées (débit discontinu ou trop rapide), œsophagite sur sonde (à suspecter en cas de déglobulisation), ballonnements, nausées, ulcération d'une aile du nez ou sinusite en cas de sonde naso-gastrique
- Obstruction de la sonde

Nutrition artificielle entérale et compléments alimentaires (II)

Alimentation complète

Spécialités (1)	Conditionnement	Calories (Kcal/l)	Protides (g/l)	Lipides (%)	Glucides (%)	NaCl (mg/l)
• *Polymériques iso-énergétiques*						
FRESUBIN Original (F)	500/1 000/1 500 ml	1 000	38	30	55	750
NUTRISON A.O	500/1 000/1 500 ml	1 000	40	35	49	1 000
REALDIET Standard (F)	500/1 000 ml	1 000	37,5	35	50	700
SONDALIS Standard (F)	500/1 000/1 500 ml	1 000	38	35	50	600
• *Polymériques hyperénergétiques*						
CLINUTREN Energy	200 ml	2 000	90	39	43	1 000
FRESUBIN Energy (F)	500/1 000 ml	1 500	56	35	51	850
NUTRISON Energy (F)	500/1 000/1 500 ml	1 500	60	35	49	1 340
REAL DIET HC Standard (F)	500/1 000 ml	1 500	56,2	35	50	700
SONDALIS Energy (F)	500/1 000 ml	1 500	56	35	50	900
• *Polymériques hyperprotéino-énergétiques*						
FRESUBIN HP Energy	500/1 000 ml	1 500	75	35	45	1 200
NUTRISON Protéine plus (F)	500/1 000 ml	1 250	63	35	45	1 110
REALDIET HP/HC	500/1 000 ml	1 400	70	35	45	800
REALDIET HP Fibres	500/1 000 ml	1 300	65	35	45	800
SONDALIS HP Energy (F)	500/1 000 ml	1 330	68	45	35	800
• *Polymériques hypo-énergétiques*						
NUTRISON PRE	1 000 ml	500	20	35	49	500
NUTRISON LOW ENERGY (F)	1 000 ml	750	30	35	49	750
REALDIET LOW ENERGY	500/1 000 ml	750	28,1	35	50	700
SONDALIS T	500/1 000 ml	1500	60	35	49	600

1. Les spécialités comportant des fibres sont notées (F).

Nutrition artificielle entérale et compléments alimentaires (III)

Alimentation complète (*cf.* les autres produits aux pages précédentes)

Spécialités (1)	Conditionnement	Calories (Kcal/l)	Protides (g/l)	Lipides (%)	Glucides (%)	NaCl (mg/l)
• *Situations d'agression/Hypermétabolisme*						
IMPACT	500 ml	1 010	56	25	53	1 070
ORAL IMPACT	237 ml	1 410	76	25	53	1 494
FRESUBIN MEGAREAL (F)	500-1 000 ml	1 400	69	35	45	850
• *Maladie de Crohn*						
MODULEN IBD	400 g	1 000	36	42	44	350
• *Diabète*						
NOVASOURCE DB	500 ml	1 000	40	33	51	950
SONDALIS G	500-1 000 ml	1 000	38	40	45	750
FRESUBIN DB	500 ml	1 050	45	43	35	850
DIASON	500-1 000 ml	1 050	43	49	45	1 000
• *Diarrhées*						
FRESUBIN GI	500 ml	1 060	41	30	50	700
• *Escarres*						
CUBISON	500 ml	1 000	55	30	49,6	1 000
• *Insuffisance rénale*						
REALDIET RENAL	500 ml	1 800	67,5	38	45	650
• *Semi-élémentaires*						
PEPTISORB	500/1 000 ml	1 000	40	69	15	1 000
REALDIET	500 ml	1 000	37,5	30	15	650
PEPTAMEN	500 ml	1 000	40	33	51	600
SURVIMED OPD	500 ml	1 000	45	22	60	1 330
PEPTAMEN HN	500 ml	1 330	66	33	47	900

1. Les spécialités comportant des fibres sont notées (F).

Nutrition artificielle parentérale (I)

Propriétés

- La nutrition parentérale permet de réaliser des apports nutritifs compatibles avec le maintien de l'état nutritionnel, exclusivement par voie veineuse, quand la nutrition par voie digestive est impossible ou en complément de celle-ci

Apports quotidiens conseillés chez l'adulte par voie IV

Calories	Dépenses de base : 20 à 25 Kcal/kg/24 h États hypercataboliques : 25 à 35 Kcal/kg/24 h	
Protides	Apport habituel = 150 à 350 mg d'azote/kg/24 h (dont 45 % sous forme d'acides aminés essentiels) Rapport calories/g d'azote = 100 à 180	
Lipides	Apport habituel = 30 à 60 % des calories non protéiques (dont 10 % au minimum sous forme d'acides gras essentiels)	
Glucides	Apport habituel = 40 à 70 % des calories non protéiques (avec un minimum de 150 g/24 h)	
Électrolytes	Sodium selon les besoins Potassium selon les besoins Phosphore 15 à 40 mmol/jour	Calcium 400 mg/jour Magnésium 200 mg/jour
Oligo-éléments	Zinc 3-6,5 mg/jour Manganèse 2-5 mg/jour Cuivre 1,5 mg/jour Fer apport non défini Fluor apport non défini	Iode 120 µg/jour Molybdène 20-25 µg/jour Sélénium 30-60 µg/jour Chrome 10-15 µg/jour Cobalt 3-5 µg/jour
Vitamines	Vitamine A 3 300 UI/jour Vitamine D 400 UI/jour Vitamine E 8-15 mg/jour Vitamine K 30 mg/semaine Acide folique 400 µg/jour Vitamine B12 1 mg/mois	Vitamine C 100 mg/jour Vitamine B1 3 mg/jour Vitamine B2 3,6 mg/jour Vitamine B5 5-10 mg/jour Vitamine B6 4 mg/jour Vitamine PP 2,4 mg/jour

Valeur calorique des nutriments

–	Protides	Lipides	Glucides
Valeur pour 1 g	4 Kcal	9 Kcal	4 Kcal
1 g d'azote = 6,25 g de protides ≈ 30 g de viande			

Bilan azoté

Il peut être apprécié en pratique, s'il n'existe pas de fuite azotée extrarénale importante, par l'urée urinaire qui représente 80 % des pertes azotées.

Nutrition artificielle parentérale (II)

Technique d'administration et surveillance

- Perfusion veineuse à débit constant et régulier, avec une pompe péristaltique, à l'aide d'un cathéter central ou périphérique mis en place de façon aseptique pour limiter le risque infectieux (respecter une *asepsie rigoureuse* lors de la mise en place du cathéter et de toutes les manipulations)
- Surveillance quotidienne : cathéter, température, poids, état général, glycosurie, ionogramme urinaire et plasmatique, glycémie, urée sanguine et urinaire
- Surveillance hebdomadaire : NFS, VS, fer sérique, bilan lipidique, calcémie, phosphorémie, magnésémie, taux de prothrombine, phosphatases alcalines, transaminases, albuminémie et préalbumine

Incidents et complications

- *Complications liées au cathétérisme* :
  - Complications infectieuses (minimisées par une *asepsie rigoureuse* lors de la pose et de la maintenance du cathéter, et imposant son *ablation immédiate* en cas de signes infectieux locaux ou de fièvre non expliquée)
  - Complications mécaniques (rares) : obstruction (respecter un débit régulier), coudure, compression, migration ou effraction vasculaire du cathéter
  - Thrombose de la veine cathétérisée
- *Troubles hydro-électrolytiques et acido-basiques* :
  - Rétention hydrosodée fréquente (prise de poids de 2 à 3 kg chez l'adulte)
  - Hypokaliémie fréquente (à prévenir par la couverture des besoins)
  - Acidose métabolique hyperchlorémique corrigée par le bicarbonate de sodium (avec les préparations d'acides aminés à teneur en acides aminés cationiques supérieure à leur teneur en acides aminés anioniques)
  - Hypophosphorémie fréquente avec troubles neuro-musculaires, cardiaques, altération de la fixation de l'oxygène sur l'hémoglobine, altération fonctionnelle des granulocytes (corrigés par l'apport de 20 à 40 mmol par jour de phosphate dipotassique)
- *Troubles du métabolisme glucidique* :
  - Glycosurie et hyperglycémie (à corriger par l'adjonction d'insuline ou l'arrêt des apports glucosés pour éviter une polyurie osmotique avec déshydratation)
  - Stéatose hépatique (en cas d'excès de calories glucidiques)
  - Hypercapnie par hyperproduction de CO_2 chez les insuffisants respiratoires chroniques et chez les sujets sous ventilation artificielle
  - Hypoglycémie secondaire à un excès d'insuline exogène ou à l'arrêt brutal des perfusions glucosées (prévention par un débit constant et l'arrêt progressif)
- *Troubles liés à l'apport de lipides* :
  - Syndrome de surcharge lipidique avec somnolence, asthénie, fièvre, douleurs abdominales, ictère (prévenu en ne dépassant pas une dose de 3 g de lipides par kilo et par jour et un débit de 100 g de lipides en 6 heures)
- *Carences d'apport en vitamines, sels minéraux et oligo-éléments* :
  - Elles doivent être prévenues par des apports substitutifs adaptés aux besoins

Nutrition artificielle parentérale (III)

Mélanges ternaires : lipido-protido-glucidiques par voie IV

Spécialités (1)	Conditionnement (poches tricompartimentées)	Osmolarité (mOsm/l)	Calories (Kcal/l)	Composition (g/l)
KABIVEN	900/1 400/1 900 Kcal (boîte de 4) 2 300 (boîte de 3, *NR*)	1 060	900	Lip = 40 Glu = 100 N = 5,4
MEDNUTRIFLEX LIPIDE G 120/N 5,4/E OMEGA E	1 250/1 875/2 500 ml (2) (5 poches)	1 540	1 010	Lip = 38 Glu = 120 N = 5,4
NUMETAH G 13 %	300 ml (1 poche) (2)	1 150	91 %/ml	Lip = 2,5 %/ml Glu = 13, 3 N = 0,45
NUMETAH G E 16 % 19 %	500 ml (6 poches) 1 000 ml (10 poches) (2)	1 230	1 000	Lip = 3,1 %/ ml/2,8 %/ml Glu = 15,5/19,2 N = 0,39/0, 35
OLIMEL N7-N7E N9-N9E N12-N12E	1 000/1 500 ml (6 poches) 2 000 ml (4 poches) Poches de 650 ml en plus	1 220/1 360 1 170/1310 1 130/1 270	1 140/1 140 1 070/1 160 950/1 150	Lip = 40/40/35 Glu = 140/110/ 72,3/75,9 N = 7/9/12
PERIKABIVEN	1 440/1 920 ml (4 poches) 2 400 ml (3 poches)	750	730	Lip = 38 Glu = 68 N = 3,8
PERINUTRIFLEX Lipides G64/N4, 6/E Omega E	1 250 ml/1 875 ml (5 poches) 2 500 ml (1 poche, *NR*)	950	765	Lip = 40/32 Glu = 64/64 N = 4,6/4,6
PEROLIMEL N4 E	1 000 ml (6 poches) 1 500/2 000 ml (4 poches) (2)	760	700	Lip = 30 Glu = 75 N = 4
REANUTRIFLEX Lipides G144, N8 E Lipides G144, N8	625/1 250/1 875 ml (5 poches)	2 115 1 840	1 180	Lip = 40 Glu = 144 N = 8
REANUTRIFLEX Omega G144 N8 E Omega	625/1 250/1 875 ml (5 poches)	2 115 1 840	1 180	Lip = 40 Glu = 144 N = 8

1. Lipides G et Omega E diffèrent par la nature des lipides. Les formes Omega contiennent des triglycérides à longue chaîne Omega 6 et 3.
2. Modèle hospitalier.

Nutrition artificielle parentérale (IV)

Mélanges binaires : solutions d'acides aminés avec glucose par voie IV pour adultes, enfants et nourrissons

Spécialités	Conditionnement (1)	Osmolarité (mOsm/l)	Calories (Kcal/l)	Composition (g/l)
AMINOMIX 500 (2) AMINOMIX 500E (3)	1 000/1 500 ml 1 000/1 500 ml	1 164 1 335	Totale : 680 Non protéique : 480	Glu = 120 N = 8
AMINOMIX 800E (3)	1 000/1 500/2 000 ml	1 779	Totale : 1 000 Non protéique : 800	Glu = 200 N = 8
CLINIMIX N12G20E (3) CLINIMIX N12G20 (2) (5)	1 000/2 000 ml 1 000/2 000 ml	1 060 920	Totale : 540 Non protéique : 400	Glu = 100 N = 5,8
CLINIMIX N9G15E (3)	750/1 000/1 500 ml	845	Totale : 410 Non protéique : 300	Glu = 75 N = 4,5
NP 100 Prématurés AP-HP (5)	500 ml	1 048 à 1 288	680	Glu = 150 N = 2,9
NP2 AP-HP Enfants (5)	500 ml	1 472	880	Glu = 200 N = 2,6
PEDIAVEN AP-HP G15 (5)	1 000 ml	1 090	660	Glu = 150 N = 2,14
PEDIAVEN AP-HP G20 (5)	1 000 ml	1 400	880	Glu = 200 N = 2,85
PEDIAVEN AP-HP G25 (5)	1 000 ml	1 790	1 100	Glu = 250 N = 3,56
PEDIAVEN AP-HP NN1 (4) (5)	250 ml	715	460	Glu = 100 N = 2,14
PEDIAVEN AP-HP NN2 (4) (5)	250 ml	790	470	Glu = 100 N = 2,44

1. Poches bicompartimentées suremballées.
2. Mélange binaire sans électrolytes.
3. E = avec électrolytes.
4. Existe sans oligo-éléments.
5. Modèle hospitalier.

Nutrition artificielle parentérale (V)

Solutions d'acides aminés par voie IV

Spécialités	Conditionnement	Osmolarité (mOsm/l)	Calories (Kcal/l)	Azote (g/l)
AMINOVEN 5 %	500 ml	495	200	8,1
AMINOVEN 10 %	500 ml	990	400	16,2
AMINOPLASMAL 8	500 ml	435	200	7,9
AMINOPLASMAL 12	500 ml	708	330	12,9
AMINOPLASMAL 25	500/1 000 ml	1 290	600	24
DIPEPTIVEN (1)	50/100 ml	921		N = 3,5
PRIMENE 10 %	100/250 ml	780		15
VAMINOLACT *NR*	100/500/1 000 ml	476		9,3
VINTENE	250/500/1 000 ml	1 140		20

1. Apport alanine, glutamine, compléments protidiques. Modèle hospitalier.

Émulsions lipidiques injectables par voie IV

Spécialités	Conditionnement	Osmolarité (mOsm/l)	Calories (Kcal/l)	Teneur en lipides (g/l)
CLINOLEIC 20 %	100/250/500 ml	270	2 000	200
INTRALIPIDE 10 %	500 ml	250	1 100	100
INTRALIPIDE 20 %	100/250/500 ml	260	2 000	200
LIPIDEM 20 %	250/500 ml	410	1 910	200
MEDIALIPIDE 20 %	100/250/500 ml	287	1 968	200
OMEGAVEN (2)	100 ml	273	1 100	Lip = 100
SMOFLIPID 200 mg/ml	100/250/500 ml	380	2 000	200

2. Acide gras oméga-3 à chaîne longue.

Autres produits utilisés en nutrition parentérale

(*Cf.* le chapitre "Solutés de perfusion")

Cf. Solutés glucosés injectables, Solutés salés injectables, Solutés alcalinisants injectables, Poly-vitamines, Oligo-éléments.

Notes

Chapitre 10

Endocrinologie

ENDOCRINOLOGIE : Schémas thérapeutiques

Ces schémas ne sont qu'un simple aide-mémoire sur un sujet éminemment évolutif (les traitements de première intention figurent en 2e colonne et les alternatives thérapeutiques en 3e colonne).

Affections de la thyroïde : dysthyroïdies

Hyperthyroïdie par Maladie de Basedow	En première intention : Antithyroïdien de synthèse (ATS) ± Bêta-bloquants ± Benzodiazépines (1)	En cas de rechute : – Reprendre stratégie de première intention – ou Iode radioactif (^{131}I) après la ménopause – ou Thyroïdectomie subtotale (si rechutes répétées ou grossesse souhaitée)
Hyperthyroïdie par Adénome toxique ou par Goitre multinodulaire toxique	Traitement chirurgical ou par Iode radioactif (^{131}I)	
Goitre euthyroïdien diffus	Hormone thyroïdienne à dose substitutive, ou abstention Surveillance régulière	Traitement chirurgical (si goitre volumineux ou forme nodulaire ou signes de compression)
Thyroïdite de De Quervain (d'origine virale)	Anti-inflammatoire non stéroïdien, 4 à 6 semaines ou corticothérapie – Abstention si forme peu douloureuse	
Thyroïdite de Hashimoto Thyroïdites auto-immunes	Hormones thyroïdiennes à doses substitutives à la phase d'hypothyroïdie (1,5 à 2 µg/kg/jour)	
Hypothyroïdie ou Myxœdème ou Insuffisance thyroïdienne Coma hypothyroïdien	Hormones thyroïdiennes à doses substitutives Substitution moins rapide si comorbidités cardiaques	

1. Deux stratégies au bout de 5 à 6 semaines : – Maintenir un blocage complet et ajouter le lévothyrox à dose substitutive – Équilibrer la dose d'antithyroïdiens de synthèse pour que le niveau de freination soit équivalent à la fonction thyroïdienne normale. Traitement de 18 mois minimum, risque de récidive à l'arrêt.

Attention : la prise de Biotine à fortes doses interfère avec les dosages de TSH et T4L ainsi que d'autres dosages hormonaux, quel que soit le traitement.

Affections des parathyroïdes

Hyperparathyroïdie primaire	Cervicotomie et parathyroïdectomie (adénome dans 90 % des cas, plus rarement cancer ou hyperplasie) Calcimimétiques en cas de récidive ou de risque chirurgical
Hyperparathyroïdie secondaire avec hypercalcémie	Calcimimétiques en fonction de l'étiologie
Hypoparathyroïdie	Calcium + Vitamine D + Hypophosphorémiant, ou Magnésium si hypoparathyroïdie fonctionnelle par carence magnésique avec hypomagnésémie
Pseudo-hypoparathyroïdie	Vitamine D (Alfacalcidol ou Calcitriol)

ENDOCRINOLOGIE : Schémas thérapeutiques

Insuffisance surrénalienne

Insuffisance surrénalienne aiguë	Réhydratation + Hydrocortisone par voie veineuse + Rééquilibration hydro-électrolytique
Insuffisance surrénalienne lente ou Maladie d'Addison	Régime normalement salé + Hydrocortisone ou Cortisol *per os* ± Fluoro-9 alpha-hydrocortisone (si déficit en minéralo-corticoïde associé)

Affections endocriniennes diverses

Acromégalie (95 % des cas liés à un adénome hypophysaire)	Chirurgie (50 à 90 % de guérison), Lanréotide ou Octréotide ou Pegvisomant, voire Radiothérapie	
Cryptorchidie	Traitement chirurgical à partir de 1 an	
Diabète insipide d'origine centrale (pitresso-sensible)	Micro-adénome < 10 mm : Desmopressine	Macro-adénome : Carbamazépine
Gynécomastie idiopathique	Androstanolone gel	Traitement chirurgical
Hyperprolactinémie (1) Adénome à prolactine ou Prolactinome (cause médicamenteuse)	Cabergoline ou Quinagolide ou Bromocriptine ou Lisuride	– Traitement chirurgical : – En cas de résistance ou d'intolérance à de fortes doses de cabergoline – Récidive post-opératoire possible – Radiothérapie hypophysaire
Hyperaldostéronisme primaire Syndrome de Conn	Exérèse en cas d'adénome, Antialdostérone en cas d'hyperplasie bilatérale des surrénales	
Hypercorticismes Syndrome de Cushing Maladie de Cushing	Traitement étiologique	– Mitotane – Aminoglutéthimide – Métopyrone
Hypertrichoses : Virilisme primaire ou Hirsutisme idiopathique Hyperandrogénie primaire	Épilation au laser ou électrique (électrolyse) ou à la cire, ou rasage ou décoloration Éflornithine locale ou Spironolactone *per os* ou Cyprotérone (± Œstrogène) *per os*	
Retards de croissance par déficit somatotrope prouvé	Hormone somatotrope	Arginine (proposée si le déficit est partiel)
SIADH Sécrétion inappropriée d'hormone antidiurétique	Apport de NaCl, Restriction hydrique ± Déméclocycline (notamment paranéoplasique) ± Samsca en fonction du mécanisme	

1. Rechercher une origine iatrogène (neuroleptiques, métoclopramide, dompéridone, flunarizine, antidépresseurs tricycliques ou IMAO, cimétidine, méthyldopa, réserpine, aldactone, aldactazine…).

Hormones thyroïdiennes (I)

Lévothyroxine[G] ou L-T4 *Liste II-65 %-Coll (sauf autre mention)*

LEVOTHYROX (1) (comprimés sécables)	30 ou 90 cp. 25 ou 50 ou 75 ou 88 ou 100 ou 112 ou 125 ou 137 ou 150 ou 175 ou 200 µg	À dose progressive en *1 prise le matin à jeun* : A. 25 à 200 µg/jour E. 3 à 4 µg/kg/jour
L-THYROXINE SERB (1) *Conserver de + 4 °C et + 8 °C*	Soluté buvable : 15 ml à 5 µg par goutte (150 µg/ml) soit 450 gouttes Solution injectable (2) : 6 amp. 1 ml à 0,2 mg/ml	À dose progressive en *1 prise le matin à jeun* : A. 25 à 200 µg/jour E. 3 à 4 µg/kg/jour (3) N. 3 à 6 µg/kg/jour NN. 10 à 15 µg/kg/jour durant 3 mois
L-THYROXIN HENNING (4)	100 cp. séc. 25 ou 50 ou 75 ou 100 ou 125 ou 150 ou 175 ou 200 µg	*Idem*
THYROFIX (4)	30 ou 100 cp. 13 ou 25 ou 50 ou 62 ou 75 ou 88 ou 100 ou 112 ou 125 ou 137 ou 150 ou 175 ou 200 µg	*Idem*
TCAPS ***NR***	30 cap. 13 ou 25 ou 50 ou 75 ou 88 ou 100 ou 112 ou 125 ou 137 ou 150 ou 175 ou 200 µg	*Idem*
TSOLUDOSE *Liste II-**NR***	30 récipients unidose de 1 ml de sol. buv. à 13 ou 25 ou 50 ou 75 ou 88 ou 100 ou 112 ou 125 ou 137 ou 150 ou 175 ou 200 µg	*Idem*

1. Commencer chez l'adulte par 25 µg/jour, en augmentant par paliers de 25 µg tous les 7 à 15 jours jusqu'à la dose assurant l'euthyroïdie clinique et biologique (progression plus lente chez le sujet âgé ou coronarien) : les posologies moyennes chez l'adulte sont d'environ 1,7 µg/kg/jour pour les traitements substitutifs, 2 à 2,5 µg/kg/jour pour les traitements freinateurs, et 25 à 150 µg/jour en association aux antithyroïdiens dans la maladie de Basedow.
2. La forme injectable est réservée aux hôpitaux chez les patients ayant un trouble de la déglutition. En cas de coma myœdémateux, dose de charge de 500 µg le premier jour dans 250 cc de sérum physiologique, puis 100 µg/jour en dose d'entretien, en moyenne.
3. 100 à 150 µg/m² de surface corporelle.
4. Cette spécialité diffère par son excipient. Pour en savoir plus, consulter le site de l'ANSM.

Hormones thyroïdiennes (II)

Liothyronine ou L-T3 *Liste II-65 %-Coll*

CYNOMEL (1) (2) et (3) (comprimés quadrisécables)	30 cp. séc. 25 µg	À dose progressive en *1 prise le matin à jeun* : A. et E. > 6 ans : 75 µg/jour environ

1. Contre-indiqué pendant la grossesse.
2. Commencer chez l'adulte par 6,25 à 12,5 µg/jour, en augmentant par paliers de 6,25 à 12,5 µg par semaine jusqu'à la dose assurant l'euthyroïdie clinique et biologique (progression plus lente chez le sujet âgé ou coronarien), efficacité plus rapide.
3. La liothyronine est peu utilisée car sa demi-vie courte (24 heures) impose l'administration en 2 à 3 prises quotidiennes, l'association a peu d'intérêt car la T4 est métabolisée en T3. Est indiqué quand un effet rapide ou transitoire est souhaité : hypothyroïdie menaçante; traitement substitutif de courte durée avant Iode 131.

Association de L-T4 et de L-T3 *Liste II-15 %-Coll*

EUTHYRAL (4) (comprimés quadrisécables)	50 cp. séc. contenant : L-T4 .... 100 µg L-T3 .... 20 µg	À dose progressive en *1 prise le matin à jeun* : A. et E. > 6 ans : posologie ci-dessous

4. Commencer chez l'adulte et l'enfant > 6 ans par 1/4 à 1/2 comprimé par jour, en augmentant par paliers de 1/4 à 1/2 comprimé par semaine jusqu'à la dose assurant l'euthyroïdie clinique et biologique (progression plus lente chez le sujet âgé ou coronarien).
   N'est pas indiqué dans le traitement des cancers différenciés de la thyroïde.

Attention : la prise de Biotine à fortes doses peut interférer avec les dosages de TSH et de T4.

Contre-indications
Relatives (fonction de la profondeur de l'hypothyroïdie) :
Cardiopathies décompensées
Angor rebelle aux traitements anti-angoreux
Troubles du rythme cardiaque, insuffisance coronarienne
Régime hypocalorique, obésité
Cynomel : grossesse

Propriétés

- Hormones thyroïdiennes indispensables au métabolisme cellulaire normal, à la croissance staturo-pondérale et au développement du système nerveux central
- La lévothyroxine, métabolisée en liothyronine active, est la plus utilisée car sa demi-vie longue (6 à 8 jours) autorise 1 seule prise quotidienne, l'état d'équilibre étant atteint après 4 à 6 semaines (le dosage de la TSH, utilisé pour la surveillance du traitement, doit toujours être réalisé *au minimum 6 semaines après un changement de dose*)

Indications

- Hypothyroïdies d'origine haute ou basse, complètes ou incomplètes
- Circonstances où l'on désire freiner la TSH

Effets indésirables

- Possibilité d'aggravation des cardiopathies ischémiques et des troubles du rythme cardiaque (association nécessaire avec un bêta-bloquant dans ces cas)
- Risque d'insuffisance surrénale aiguë dans les insuffisances thyroïdiennes sévères ou d'origine centrale (à prévenir par l'hydrocortisone)
- Possibilité d'hypercalciurie chez l'enfant (et d'avance de la maturation osseuse avec possibilité de craniosynostose prématurée en cas de surdosage prolongé)
- **Surdosage** : thyrotoxicose = insomnie, irritabilité, céphalées, tachycardie, élévation de température, sueurs, amaigrissement, diarrhée → arrêt temporaire du traitement

Précautions d'emploi et interactions médicamenteuses

- *Utiliser à dose progressive uniquement chez le sujet âgé ou en cas d'hypothyroïdie ancienne ou de patient coronarien* : commencer à faible dose en augmentant par paliers tous les 7 à 15 jours jusqu'à la posologie assurant l'euthyroïdie clinique et biologique
- Associer un bêta-bloquant en cas d'insuffisance coronarienne ou troubles du rythme
- Traitement substitutif préalable par hydrocortisone en cas d'insuffisance surrénale ou d'hypothyroïdie sévère ou d'origine centrale (les hormones thyroïdiennes augmentent le métabolisme de base et peuvent ici déclencher une insuffisance surrénale aiguë)
- Grossesse : utilisation recommandée (l'hypothyroïdie est plus à risque), objectif : TSH limite inférieure de la normale et T4 limite supérieure
- *Associations à utiliser avec précaution* : AVK (potentialisation des AVK), inducteurs enzymatiques (augmentation du catabolisme des hormones thyroïdiennes), œstrogènes de substitution (augmentation de la TSH). Forte fixation protéique, risque de défixation
- *Nécessité d'un intervalle de 2 à 3 heures entre les prises* avec colestyramine, fer et toutes les résines échangeuses d'ion en général, orlistat (diminution de l'absorption digestive)
- Réduction de la fixation de l'iode 131 (effet disparaissant en 15 jours à l'arrêt)
- Prise le matin à jeun recommandée
- Risque d'hypothyroïdie avec antipaludéens de synthèse (chloroquine, proguanil), avec les inducteurs enzymatiques (phénytoïne, rifampicine, carbamazépine), avec l'imatinib et le sumatinib et avec les résines échangeuses d'ions
- Les produits à base de soja peuvent diminuer l'absorption intestinale de lévothyroxine

Antithyroïdiens de synthèse* (I)

Dérivés du mercapto-imidazole (1) *Liste I-65 %-Coll*

NÉO-MERCAZOLE Carbimazole	30 cp. séc. 20 mg 50 cp. séc. 5 mg	Traitement d'attaque : A. 20 à 60 mg/jour en 1 à 2 prises aux repas pendant 3 à 5 semaines E. de 3 à 17 ans : 15 mg initialement Traitement d'entretien : 2,5 à 60 mg/jour en 1 prise pendant 12 à 24 mois ± associé à la lévothyroxine
THYROZOL Thiamazole ou Méthimazole (métabolite actif du carbimazole) (2)	30 cp. séc. 5 ou 10 ou 20 mg	A. 10 à 40 mg/jour (en moyenne 20 mg/jour) E. de 3 à 17 ans : 0,5 mg/kg/jour (3)

1. Dans la maladie de Basedow, le schéma thérapeutique ci-dessous peut être proposé :
   - 1re phase : traitement d'attaque mentionné ci-dessus (avec ou sans bêta-bloquant et/ou neurosédatif) jusqu'à obtention d'une hypothyroïdie biologique (obtenue après 6 semaines environ).
   - 2e phase : arrêt des bêta-bloquants et neurosédatifs et poursuite de l'antithyroïdien à la même posologie mais en association avec de la lévothyroxine (25 à 150 µg/jour) pour obtenir une euthyroïdie parfaite, puis diminution progressive de l'antithyroïdien vers le 12e mois (si les anticorps antirécepteurs TSH ont diminué ou sont normalisés et si l'euthyroïdie est stable) en poursuivant la lévothyroxine, les deux produits étant arrêtés après 6 à 8 mois, *soit un traitement d'une durée totale d'environ 18 à 20 mois*.
2. Donc doses réduites d'environ 30 % par rapport au carbimazole.
3. Plus élevé si hyperthyroïdie induite par l'iode.

* Voir les propriétés générales et les conditions d'emploi pages suivantes.

Antithyroïdiens de synthèse* (II)

Dérivés du thiouracile ou Thiouraciles (1) *Liste I-65 %-Coll*

BASDENE Benzylthiouracile	50 cp. 25 mg	Traitement d'attaque : 150 à 200 mg (6 à 8 cp.)/jour en 2 à 3 prises aux repas pendant 3 à 5 semaines Traitement d'entretien : 100 mg/jour en 1 à 2 prises aux repas pendant 12 à 18 mois
PROPYLEX (4) et (5) Propylthiouracile	30 ou 90 cp. 50 mg	Traitement d'attaque : 300 à 450 mg/jour en 3 prises aux repas pendant 3 à 5 semaines (6) Traitement d'entretien : 50 à 200 mg/jour en 1 à 2 prises aux repas pendant 12 à 18 mois

4. À utiliser de préférence chez la femme enceinte.
5. Diminue la conversion périphérique de T4 en T3.
6. Chez l'enfant > 10 ans : 150 à 300 mg/jour en traitement d'attaque.

* Voir les propriétés générales et les conditions d'emploi pages suivantes.

Antithyroïdiens de synthèse

Contre-indications
Antécédents d'allergie ou d'agranulocytose aux différents produits (sensibilisation croisée dans 50 % des cas), affections hématologiques graves préexistantes Cancer thyroïdien TSH-dépendant, goitre simple hyperplasique sans hyperthyroïdie Cholestase (pour le Thyrozol)

Propriétés

- Antithyroïdiens de synthèse, freinant la synthèse des hormones thyroïdiennes surtout en bloquant l'incorporation de l'iode oxydé sur la thyroglobuline
- Le propylthiouracile a aussi la propriété spécifique de bloquer la désiodation périphérique de la T4 en T3, ce qui le rend utile dans les thyrotoxicoses sévères
- Absorption digestive en 30 minutes, catabolisme hépatique et thyroïdien, passage transplacentaire (moindre avec le propylthiouracile) et dans le lait maternel, élimination rénale, demi-vie de 4 à 6 heures, délai d'action de 8 à 10 jours, une hypothyroïdie biologique étant obtenue après environ 6 semaines si la dose est correcte

Indications

- Maladie de Basedow
- Préparation à la thyroïdectomie, association au traitement par l'iode radioactif
- Récidives d'hyperthyroïdie après thyroïdectomie subtotale
- Hyperthyroïdies avec contre-indication à l'iode radioactif et à la chirurgie

Effets indésirables (1 à 10 % des cas ; également chez l'enfant)

- *Réactions allergiques* (les réactions immuno-allergiques sont probablement moins marquées avec le propylthiouracile) : réactions cutanées (urticaire, éruptions, prurit) assez souvent accompagnées de fièvre, arthralgies, myalgies, transitoires ou disparaissant sous antihistaminiques ou imposant un changement de produit (cependant la sensibilisation est croisée dans la moitié des cas), épigastralgies, rares cas de Stevens-Johnson
- *Troubles hématologiques* : leucopénie isolée bénigne et transitoire fréquente (10 %), et rarement (0,4 %) agranulocytose brutale apparaissant le plus souvent au cours des 2 premiers mois, probablement d'origine immuno-allergique → ne pas essayer un autre antithyroïdien de synthèse (car risque de sensibilisation croisée)
- *Rares* : hépatites cholestatiques (et cytolytiques avec le propylthiouracile), vascularites à ANCA (il existe des ANCA sans traitement au cours de la maladie de Basedow) avec atteinte rénale (Basdène) et syndromes lupiques (propylthiouracile), dysgueusies ou agueusies, chute de cheveux diffuse et de mécanisme mal expliqué (sans hypothyroïdie associée), possibilité d'hypoglycémie par anticorps anti-insuline (syndrome insulinique auto-immun), névrite, neuropathies, œdème aigu des glandes salivaires. Des cas d'hépatites sévères dans les 6 mois suivant le début du traitement nécessitant une transplantation ont été rapportés avec le propylthiouracile, pancréatite aiguë
- **Surdosage** : passage en hypothyroïdie avec élévation de la TSH et augmentation de volume du goitre

Antithyroïdiens de synthèse

Précautions d'emploi

- Bilan préalable : confirmer l'hyperthyroïdie (élévation de la T4 libre et/ou de la T3 libre avec diminution de la TSH) + NFS, VS, bilan hépatique, créatininémie, TP et TCA
- Surveiller l'hémogramme tous les 7 jours pendant 2 mois puis régulièrement, mais les agranulocytoses sont imprévisibles → arrêt immédiat et NFS en urgence en cas de fièvre, angine, infection ou de neutropénie. Surveillance des transaminases en même temps que la NFS et à chaque contrôle hormonal
- Bilan thyroïdien (T3 libre, T4 libre et TSH) après 5 semaines puis tous les 3 mois
- *Grossesse* : des cas de malformation congénitale ont été observés au cours d'un traitement par carbimazole ou thiamazole → une contraception efficace est recommandée. Cependant, si ces traitements sont administrés pendant la grossesse, il convient d'utiliser la plus petite dose possible et d'arrêter le traitement 3 à 4 semaines avant le terme. Les dérivés du thiouracile peuvent être utilisés pendant la grossesse mais ils passent dans le lait maternel.
- Potentialisation de l'action en association avec les sulfamides hypoglycémiants, les hydantoïnes, l'iode et les iodures. Les ATS doivent être interrompus lors d'administration d'iode

Interactions médicamenteuses

- Un déficit en iode augmente la réponse au traitement ; inversement, un excès d'iode limite les réponses
- Antagoniste de la vitamine K : risque d'augmentation de l'INR
- Induction du métabolisme de la prednisone ; inhibition du métabolisme de l'érythromycine
- Lors du passage en euthyroïdie, réadapter à la baisse les posologies de digitaliques et de bêta-bloquants

Attention en cas de prise de biotine à fortes doses (SEP) concomitante : les dosages de TSH, T4, TRAK sont totalement faussés, compatibles avec le profil biologique de la maladie de Basedow.

Remarque

- Des difficultés d'approvisionnement de certains antithyroïdiens de synthèse peuvent conduire à modifier le traitement. Peuvent être recommandés 20 mg de carbimazole = 15 mg de thiamazole = 200 mg de PTU (4 cp.) ou de benzylthiouracile (3 cp.)

Traitement radio-isotopique

Iode 131 *Prescription hospitalière réservée aux spécialistes en radio-éléments*

THERACAP 131 (1)	Fl. de 1 gél. 50 à 5 500 MBq	À prendre avec une grande quantité de liquide et des mictions fréquentes pour éliminer la radioactivité et les risques de cystite radique (3), (4) et (5)
CAPSION Iodure 131 de Na (2)	Gél. 50 à 3 700 MBq (1)	Posologie en fonction du poids
IODURE 131 de Na pour thérapie (2)	Gél. 37 à 7 400 MBq	*Idem*

1. Sodium iodure 131I, 50 à 5 500 MBq, à la date de calibration pour 1 gélule.
2. Contient de la gélatine. À conserver 21 jours à partir de la date de fabrication. Chaque gélule contient 110 mg de Na^+.
3. L'administration de produits radiopharmaceutiques présente des risques pour l'entourage du patient en raison de l'irradiation externe ou de la contamination par les urines, les vomissements, les expectorations. Par conséquent, il faut prendre les mesures de protection contre les radiations conformément aux réglementations nationales.
   Tout produit non utilisé ou déchet doit être éliminé conformément à la réglementation en vigueur.
4. *Traitement de l'hyperthyroïdie* : l'activité administrée se situe généralement entre 200 et 800 MBq, elle est déterminée par le praticien et dépend de l'étiologie de l'hyperthyroïdie, de la taille de la thyroïde, de la fixation thyroïdienne et de la clairance de l'iode. Dose à ne pas dépasser : 5 500 MBq.
   Thyroïdectomie et traitement des métastases : après une thyroïdectomie totale ou partielle, l'activité administrée en vue d'éliminer le reliquat de tissu thyroïdien est comprise entre 1 850 et 3 700 MBq. Cette activité est fonction de l'importance du reliquat et de la fixation de l'iode 131. Pour le traitement ultérieur des métastases, l'activité administrée varie entre 3 700 et 11 000 MBq.
5. Utilisation possible chez l'enfant pour une pathologie bénigne.

Contre-indications
Absolues :
Hypersensibilité à l'un des composants
Grossesse et allaitement
Dysphagie, sténose de l'œsophage, gastrite, lésion gastrique érosive
Ulcère gastro-duodénal évolutif, ralentissement de la motricité gastro-intestinale

Propriétés

- L'iode 131 a une période physique de 8,02 jours et décroît en xenon 131 stable par émission de rayonnements gamma

Indications

- Hyperthyroïdie : maladie de Basedow, goitre multinodulaire toxique ou nodules autonomes
- Carcinome thyroïdien vésiculaire et/ou papillaire, y compris en cas de métastases et de tissus thyroïdiens résiduels. Le traitement par l'iodure (131I) de sodium est fréquemment associé à une intervention chirurgicale ou aux antithyroïdiens de synthèse

Effets indésirables

- Nausées, vomissements, hypersensibilité, sialadénite, agueusie, hypothyroïdie définitive, cytopénies (leucopénie, érythroblastopénie, thrombopénie), parosmie, syndrome sec, insuffisance ovarienne, syndrome pseudo-grippal, réactions d'hypersensibilité ou réactions anaphylactiques
- Il est fait état à fortes doses d'une augmentation du risque de cancer de la vessie et de leucémie, dysfonctionnement des cordes vocales

Précautions d'emploi

- Médicament à risque radioactif soumis à réglementation
- Pour éviter la survenue d'une sialadénite, complication classique, il est conseillé au patient de prendre des sucreries ou des boissons contenant de l'acide citrique afin de stimuler la sécrétion salivaire. Boisson abondante les 24 premières heures
- Ce médicament contient 6,1 mmol (ou 140 mg) de sodium par gélule à prendre en compte chez les patients suivant un régime hyposodé strict
- L'administration d'iode concomittante ou de médicaments riches en iode empêche la fixation thyroïdienne du produit (produits de contraste iodé, amiodarone, lithium, bétadine...). Ces traitements doivent être arrêtés longtemps à l'avance en fonction de la demi-vie d'élimination de chaque produit
- Régime pauvre en iode au préalable
- Risque d'insuffisance gonadique transitoire chez l'homme (envisager une cryoconservation de gamètes)
- En cas de carcinome thyroïdien, le traitement substitutif doit être arrêté avant l'administration d'Iode 131 pour garantir une fixation suffisante 14 jours avant pour la tri-iodothyronine, 6 semaines pour la thyroxine. La reprise du traitement se fait après 2 semaines
- En cas d'hyperthyroïdie ; arrêt une semaine avant. Même chose pour le perchlorate
- Exposition potentiellement augmentée chez l'insuffisant rénal
- Grossesse : utiliser une **contraception efficace** pendant le traitement puis pendant 4 mois après l'arrêt du traitement. Il doit être recommandé aux femmes traitées par l'iodure [131I] de sodium d'éviter d'être enceinte pendant les 4 mois suivant le traitement
- Allaitement : avant d'administrer un produit radiopharmaceutique à une femme souhaitant poursuivre l'allaitement maternel, il convient d'estimer si ce traitement peut être différé jusqu'à la fin de l'allaitement. Après l'administration d'iodure [131I] de sodium, l'allaitement sera arrêté définitivement

Hormones surrénaliennes (I)

Hormones glucocorticoïdes *Liste I-65 %-Coll*

HYDROCORTISONE Durée d'action = 8 heures	25 ou 50 cp. séc. 10 mg	A. 20 à 40 mg/jour E. 12 à 20 mg/m²/jour en 2 à 3 prises orales (1)
HYDROCORTISONE IV Délai d'action = qqs minutes Durée d'action = 4 heures	Fl. 100 mg (2 ml) poudre + solvant 10 fl. 500 mg (5 ml) *(usage hospitalier)*	Par voie **IV** lente (2) : A. 50 à 200 mg/jour ou plus E. Jusqu'à 5 mg/kg/jour

1. Administrer en 2 prises journalières à 8 h 00 du matin et entre 16 et 18 h 00, la dose du matin étant plus forte (par exemple 20 mg d'hydrocortisone à 8 h 00 et 10 mg vers 16-18 h 00, dose moyenne chez l'adulte), avec régime normalement salé, et si besoin un minéralocorticoïde. Augmentation des doses en cas de stress physique, de chaleur, d'infection, de traumatisme.
2. *Insuffisance surrénale aiguë* : injection IV de 25 à 50 mg puis perfusion continue à la seringue auto-pulsée (100 à 150 mg/24 h pendant 2 jours, 50 mg le 3ᵉ jour, puis relais *per os*) avec réhydratation IV (3 à 4 l/24 h de glucosé isotonique avec 4 à 6 g de NaCl/l).
Réactions allergiques et inflammatoires sévères : injection IV de 10 à 20 mg/kg (0,5-1 g chez l'adulte) renouvelable à la demande (des doses de 30 à 50 mg/kg en 1 injection ont été utilisées).

Propriétés

- Hormones ayant une action glucocorticoïde prédominante, avec faible action minéralo-corticoïde (100 fois plus faible que celle des minéralocorticoïdes cités ci-contre)
- Absorption digestive rapide, Tmax 1 heure, forte liaison aux protéines plasmatiques, diffusion ubiquitaire, transformation hépatique de la cortisone en hydrocortisone active, élimination urinaire sous forme de glycuronides conjugués essentiellement, dose réduite de 50 % en 1 heure 30

Indications

- Insuffisance surrénale chronique, maladie d'Addison, surrénalectomie bilatérale, insuffisance antihypophysaire
- *Insuffisance surrénale aiguë* (hydrocortisone par voie IV + réhydratation par voie IV)
- Prévention de l'insuffisance surrénale aiguë pouvant apparaître au début du traitement substitutif des hypothyroïdies primaires anciennes ou sévères
- *Réactions allergiques et inflammatoires sévères* (hydrocortisone IV à forte dose)
- Hyperplasie congénitale des surrénales avec ou sans syndrome de perte de sel (syndrome de Debré-Fibiger)

Effets indésirables et précautions d'emploi (*cf.* Corticoïdes pour les interactions)

- Aucun effet indésirable à dose physiologique substitutive (mais l'arrêt d'un traitement substitutif peut entraîner une décompensation aiguë). Doit être maintenu pendant la grossesse
- La dose adéquate (environ 30 mg/jour d'hydrocortisone *per os* avec un **régime normosalé**) est celle qui assure le bien-être clinique du patient, un poids et une TA normaux et une disparition de la mélanodermie : elle doit être augmentée (80 à 100 mg/jour) en cas de stress, maladie intercurrente notamment infectieuse, traumatisme, intervention chirurgicale, voire simple avulsion dentaire, puis, une fois l'agression terminée, réduire les posologies par paliers de 2 à 3 jours jusqu'à la dose d'entretien antérieure (recherche de la dose minimale efficace)
- **Surdosage** : signes d'hypercorticisme (prise de poids puis obésité facio-tronculaire, hypertension artérielle, amyotrophie, hypokaliémie, hyperglycémie) → réduire la dose
- Diminution de l'efficacité avec les inducteurs (carbamazépine, rifampicine)

Hormones surrénaliennes (II)

Minéralocorticoïdes *Liste I-65 %-Coll*

FLUCORTAC 50 µg Fludrocortisone	60 cp. séc. 50 µg	A. et E. > 2 ans : 50 à 200 µg/jour en 1 ou 2 prises orales Nouveau-né et E. < 1 an : 50 à 200, voire 300 µg/jour

Propriétés

- Hormones ayant un effet minéralocorticoïde (réabsorption du sodium et excrétion du potassium par action au niveau des cellules du tubule rénal distal) comparable à celui de l'aldostérone, soit 100 fois plus puissant que celui de l'hydrocortisone

Indications

- Insuffisance surrénale chronique si elle comporte une insuffisance minéralo-corticoïde non suffisamment compensée par les hormones gluco-corticoïdes : sujet hypotendu, hyponatrémique ou gardant une hypotension orthostatique malgré l'hydrocortisone (une activité rénine plasmatique élevée traduit un déficit minéralo-corticoïde)
- Insuffisance surrénale aiguë : les minéralocorticoïdes pourront être associés aux gluco-corticoïdes *en cas de fuite sodée persistante et en l'absence de toute hypokaliémie*, après réduction de la posologie de l'hydrocortisone à moins de 50 mg/jour
- Traitement au long cours de l'hyperplasie congénitale des surrénales par déficit enzymatique quand il existe un bloc entravant la synthèse des minéralo-corticoïdes : 25 à 100 µg/24 h de fludrocortisone à adapter selon la perte en sodium
- Hypotension orthostatique invalidante par atteinte du système nerveux autonome : 100 à 200 µg/24 h de fludrocortisone, en complément de mesures non médicamenteuses (non remboursé dans cette indication)

Effets indésirables

- Aucun effet indésirable à dose physiologique substitutive
- **Surdosage** : hypokaliémie avec rétention hydrosodée puis hypertension artérielle et les signes cliniques qui peuvent en découler (céphalées, crampes, œdèmes)

Précautions d'emploi

- La posologie doit être ajustée en fonction de la pression artérielle, de la kaliémie, de la natrémie, de l'activité rénine plasmatique qui doit être à la limite supérieure de la normale et de la fonction cardiaque

Interactions médicamenteuses

- ***Associations déconseillées*** : médicaments entraînant des torsades de pointe (amiodarone, brétylium, sotalol, disopyramide, quinidiques, bépridil, érythromycine par voie IV, terfénadine, sultopride, vincamine)
- Médicaments inducteurs diminuant l'efficacité (anticonvulsivants, rifampicine)
- Médicaments hypokaliémiants : diurétiques, laxatifs, amphotéricine B
- Digitaliques si hypokaliémie

Anticortisoliques (I)

Métyrapone *Liste I-65 %-Rétrocession-Réservé aux hôpitaux-Coll*

MÉTOPIRONE *Conserver à l'abri de la lumière*	50 cap. 250 mg	À prendre avec du lait ou du yaourt ou après les repas : posologie ci-dessous (1)

1. *Utilisation à titre diagnostique* (test à la métyrapone) :
   - Test rapide avec 1 seule dose (utilisable en ambulatoire mais moins fiable que le test multidoses) pour le diagnostic de carence latente en ACTH : prise vers minuit de 30 mg/kg soit 1 à 2 g chez l'adulte (maximum 3 g), dosage le matin suivant à 8 h 00 du 11-désoxycortisol plasmatique (composé S) et/ou de l'ACTH plasmatique, puis prise de 50 mg d'acétate de cortisone à titre prophylactique → réponse normale : augmentation du 11-désoxycortisol plasmatique > 200 nmol/l (70 µg/l) ou de l'ACTH plasmatique ≥ 44 pmol/l (200 ng/l).
   - Test multidoses (plus fiable, mais utilisable uniquement en milieu hospitalier) pour le diagnostic de carence latente en ACTH ou le diagnostic différentiel de l'hypercorticisme dans le syndrome de Cushing : dosage préalable des 17-OH stéroïdes urinaires des 24 heures et du 11-désoxycortisol plasmatique (composé S), puis prise de métyrapone (500 à 750 mg toutes les 4 heures pendant 24 heures soit 3 à 4,5 g chez l'adulte, 15 mg/kg avec une dose minimum de 250 mg toutes les 4 heures pendant 24 heures chez l'enfant), puis nouveau dosage des 17-OH stéroïdes urinaires et du 11-désoxycortisol plasmatique :
     → Réponse normale : augmentation significative de ces paramètres. Stéroïdes urinaires maximum dans les 24 heures.
     → Carence en ACTH : l'absence d'augmentation de ces paramètres témoigne d'une insuffisance corticotrope ou surrénalienne.
     → Syndrome de Cushing : une augmentation significative de ces paramètres est en faveur d'une maladie de Cushing d'origine hypophysaire, il s'agit d'un argument important en défaveur d'une tumeur sécrétoire de la surrénale.

Utilisation à titre thérapeutique (syndrome de Cushing) : posologie à adapter individuellement afin de normaliser les valeurs du cortisol (posologie variant entre 250 mg et 6 g/jour).

Contre-indications
Insuffisance corticosurrénalienne clinique
Hypersensibilité à la métyrapone ou à l'un des excipients (parabens)
Grossesse et allaitement (pas d'études animales ; risque de blocage des stéroïdes fœto-placentaires)

Propriétés

- Inhibiteur de la synthèse corticosurrénalienne du cortisol, de la corticostérone et de l'aldostérone, par blocage de l'hydroxylation enzymatique en 11-ß du noyau stéroïde → suppression du mécanisme d'inhibition par rétrocontrôle du cortisol sur l'hypophyse, avec normalement une augmentation de la sécrétion d'hormone corticotrope (ACTH) et des précurseurs immédiats du cortisol et de la corticostérone (11-désoxycortisol et désoxycorticostérone)
- Absorption digestive rapide, pic plasmatique atteint en 1 heure, transformation par réduction en métyrapol (métabolite actif), élimination urinaire (44 % en 72 heures) sous forme glycuroconjuguée (90 %) et sous forme libre (10 %)

Indications

- Test à la métyrapone : exploration de la sécrétion d'ACTH pour le diagnostic étiologique des syndromes de Cushing et des insuffisances corticotropes (en milieu hospitalier)
- Utilisation à titre thérapeutique : traitement des hypercorticismes indépendants de l'ACTH (syndrome de Cushing tumoral) endogène

Effets indésirables (dose-dépendants)

- Sédation (30 %), rashs cutanés (18 %), nausées et anorexie (12 %), douleurs abdominales, sensations vertigineuses, céphalées
- Insuffisance surrénalienne transitoire (13 % des cas) = nausées, vomissements, hypoglycémie, hypotension, hypokaliémie, dermatose allergique
- Traitement à long terme : possibilité d'hypertension artérielle par sécrétion excessive de désoxycorticostérone, aggravation de l'acné et de l'hirsutisme, alopécie, risque de pneumocystose pulmonaire à *P. jiroveci* (prophylaxie nécessaire)
- **Surdosage** : troubles digestifs et insuffisance corticosurrénalienne aiguë → arrêt du produit, administration de corticoïdes et réanimation symptomatique

Précautions d'emploi

- Test à la métyrapone (le test multidoses doit être effectué uniquement en milieu hospitalier) : la capacité de réponse du cortex surrénalien à l'ACTH exogène doit être démontrée préalablement car le produit peut induire une insuffisance surrénalienne aiguë chez les patients atteints d'insuffisance surrénalienne ou d'insuffisance hypophysaire globale
- La réaction est souvent retardée chez le cirrhotique par métabolisme hépatique moindre du cortisol, de même chez l'hypothyroïdien

Interactions médicamenteuses

- *Associations à prendre en compte* (possibilité de modifications des résultats du test à la métyrapone) : anticonvulsivants type phénytoïne ou barbituriques, antidépresseurs imipraminiques (amitriptyline), antithyroïdiens, neuroleptiques, œstroprogestatifs
- Peut augmenter la toxicité du paracétamol (théorique)
- La phénytoïne diminue de moitié les doses de métyrapone, qu'il faudra adapter
- Peut augmenter la toxicité du paracétamol

Anticortisoliques (II)

Kétoconazole *Liste I-65 %-Coll-Prescription réservée aux spécialistes en endocrinologie et maladies métaboliques ou en médecine interne*

KETOCONAZOLE HRA (1)	60 cp. 200 mg	A. et E. > 12 ans : 400 à 600 mg/jour en 2 à 3 prises D. max. : 800 à 1 200 mg en 2 à 3 prises Moyenne : 600 à 800 mg en 3 prises

1. Posologie adaptée aux taux de cortisol libre urinaire et ou de cortisol plasmatique. À l'équilibre, contrôle tous les 3 à 6 mois. Un arrêt brutal est toujours possible. Une surveillance hépatique est indispensable pendant la durée du traitement.

Contre-indications

Maladie aiguë ou chronique du foie et/ou si le taux des enzymes hépatiques avant le traitement est 2 fois au-dessus de la limite supérieure de la normale
Femmes enceintes ou qui allaitent
Allongement congénital ou acquis de l'intervalle QTc
Certaines interactions médicamenteuses potentiellement graves (voir ci-contre)

Propriétés

- Dérivé de l'imidazole, puissant inhibiteur de la synthèse du cortisol résultant de sa capacité à inhiber plusieurs enzymes cytochromes P450 dans les glandes surrénales. Inhibe principalement l'activité de l'hydroxylase-17a, mais aussi les étapes de la 11-hydroxylation et, à des doses plus élevées, l'enzyme de clivage de la chaîne latérale de cholestérol. Inhibiteur de la synthèse du cortisol et de l'aldostérone et de la synthèse des androgènes, inhibant l'activité de la lyase C17-20 dans les glandes surrénales et également dans les cellules Leydig. Il a également des effets directs sur les cellules tumorales corticotropes chez les patients atteints de la maladie de Cushing. Principalement métabolisé par l'intermédiaire de CYP 3A4 il est l'objet de très nombreuses interactions médicamenteuses. Forte liaison à l'albumine (99 %)

Indications

- Traitement du syndrome de Cushing endogène chez les adultes et les adolescents âgés de plus de 12 ans

Effets indésirables (dose-dépendants)

- Les plus fréquents : insuffisance surrénale, nausées, vomissements, douleurs abdominales, diarrhée, prurit, éruptions cutanées, augmentation des enzymes hépatiques
- Effet indésirable le plus sévère : hépatotoxicité, essentiellement sous forme de toxicité hépatocellulaire aiguë, mais qui peut également entraîner une maladie cholestatique ou une toxicité de type mixte ; thrombocytopénie

Précautions d'emploi

- Fonction hépatique : avant et pendant le traitement du fait d'une hépatotoxicité importante (transaminases, gamma-GT) : 1 fois/semaine le premier mois, puis 1 fois/mois, arrêt si > 3 N
- ECG : allongement du QT
- Fonction surrénalienne, si équilibre difficile, il est possible de bloquer et substituer par hydrocortisone
- A besoin de l'acidité gastrique pour être absorbé (attention aux IPP)
- Risque de survenue de maladies inflammatoires ou auto-immunes en cours de traitement
- **Bien vérifier les compatibilités en cas d'association avec un traitement existant ou bien associé**

Interactions médicamenteuses (liste non exhaustive ; vérifier avant toute association)

- Médicament azolé sujet à de nombreuses interactions médicamenteuses (liste non exhaustive). Puissant inhibiteur du CYP 3A4 et de la P-glycoprotéine : augmentation de la concentration des médicaments métabolisés par cette voie
- Inhibiteurs de l'HMG-CoA réductase métabolisés par le CYP 3A4 (simvastatine, atorvastatine et lovastatine) : risque de toxicité musculaire +++
- Éplérénone : risque accru d'hyperkaliémie et d'hypotension
- Substances qui peuvent induire une prolongation de l'intervalle QT : méthadone, disopyramide, quinidine, dronédarone, pimozide, sertindole, saquinavir (saquinavir / ritonavir 1 000/100 mg × 2 fois/jour), ranolazine, mizolastine, halofantrine, pasiréotide
- Dabigatran (rivaroxaban, apixaban, warfarine) : augmentation du risque de saignement
- Triazolam, midazolam oral et alprazolam : potentiel de sédation prolongée ou augmentée et d'une dépression respiratoire
- Alcaloïdes de l'ergot de seigle : risque accru d'ergotisme et d'autres vasospasmes
- Antidiabétiques oraux : augmentation de leur efficacité (répaglinide, saxagliptine)
- Quétiapine : risque accru de toxicité
- Télithromycine et clarithromycine, chez les patients atteints d'insuffisance rénale sévère : risque accru d'hépatotoxicité et de prolongation de l'intervalle QT
- Félodipine, nisoldipine : risque accru d'œdème et d'insuffisance cardiaque congestive
- Colchicine, chez les patients atteints d'insuffisance rénale : risque accru d'effets indésirables sévères
- Irinotécan : modification du métabolisme de ce médicament
- Évérolimus, sirolimus (également connu sous le nom de rapamycine) : augmentation des concentrations plasmatiques de ces médicaments
- Vardénafil, chez les hommes âgés de plus de 75 ans : risque accru d'effets indésirables
- Fésotérodine et solifénacine chez les patients atteints d'insuffisance rénale
- Opioïdes analgésiques : augmentation des concentrations (méthadone, buprénorphine, fentanyl, oxycodone) ; tolvaptan
- Inhibiteurs des tyrosines kinases (efficacité accrue)

Anticortisoliques (III)

Osilodrostat *Liste I-Prescription hospitalière réservée aux spécialistes en endocrinologie, médecine interne et diabétologie*

ISTURISAT	60 cp. à 1,5 mg ou 10 mg	A. 2 mg × 2 fois/jour en dose initiale, puis augmenter de 1 mg toutes les semaines jusqu'à normalisation du cortisol (D. max. : 30 mg × 2 fois/jour) (1)

1. Surveiller les concentrations de cortisol (cortisol libre dans les urines des 24 heures, cortisol sérique/plasmatique) chaque semaine ou toutes les 2 semaines jusqu'au maintien d'une réponse clinique adéquate.
Posologie moyenne dans les essais : 2 à 7 mg.
Pas d'interaction avec l'alimentation, pas de précaution chez l'insuffisant rénal ou hépatique.

Contre-indications

Hypersensibilité au produit

Propriétés

- Inhibiteur puissant de la 11β-hydroxylase (CYP 11B1), enzyme responsable de l'étape finale de biosynthèse du cortisol dans la glande surrénale

Indications

- Traitement du syndrome de Cushing endogène chez l'adulte

Précautions d'emploi

- Il est important de surveiller régulièrement le cortisol, l'iono et la glycémie pour ne pas dépasser l'effet souhaité avec un risque d'insuffisance surrénalienne
- Risque d'allongement de QT : nécessité d'un ECG en début de traitement

Tests de stimulation en endocrinologie (I)

Thyrotropine alfa *Liste I-Hors GHS-65 %-Rétrocession-Coll-Prescription hospitalière réservée aux spécialistes en oncologie, médecine interne, maladies métaboliques, médecine nucléaire et endocrinologie*

THYROGEN *Conserver de + 2 °C à + 8 °C après reconstitution pendant 24 heures* TSH humaine recombinante	Poudre pour solution injectable IM à 0,9 mg = 1 ml après reconstitution (1) Boîte de 2 flacons	Injection **IM** exclusive de 1 ml soit 0,9 mg à renouveler au bout de 24 heures (2) (Max. : 2 injections)

1. La solution reconstituée est incolore et transparente. Toute solution non utilisée doit être jetée.
2. Pas de données chez l'enfant. Utilisation exceptionnelle.

Contre-indications

Grossesse et allaitement (aucune donnée)

Indications

- Préparation à la réalisation du dosage de la thyroglobuline (Tg) sérique associé ou non à la scintigraphie à l'iode radioactif pour la détection de tissu thyroïdien résiduel et de cancer bien différencié de la thyroïde, chez des patients thyroïdectomisés, maintenus sous traitement freinateur par les hormones thyroïdiennes
- Pour la scintigraphie à l'iode radioactif ou l'ablation, l'iode radioactif doit être administré 24 heures après la dernière injection de Thyrogen. L'examen scintigraphique de diagnostic doit avoir lieu 48 à 72 heures après l'administration de l'iode radioactif, alors que la scintigraphie post-ablation peut être retardée de quelques jours pour permettre à l'activité de fond de diminuer
- Pour le dosage de la thyroglobuline sérique (Tg) dans le cadre du suivi, l'échantillon de sérum doit être prélevé 72 heures après la dernière injection. La présence d'autoanticorps antithyroglobuline est observée chez 18 à 40 % des patients atteints d'un cancer différencié de la thyroïde. Ces anticorps peuvent induire un résultat faussement normal du dosage de la Tg sérique. Par conséquent, la recherche d'anticorps antithyroglobuline doit être associée au dosage de la Tg
- Stimulation préthérapeutique en association avec 30 à 100 mCi d'iode en vue de l'ablation des reliquats de tissu thyroïdien par l'iode radioactif chez les patients ayant subi une thyroïdectomie quasi totale ou totale en raison d'un cancer de la thyroïde bien différencié et qui ne présentent aucun signe de métastases à distance du cancer de la thyroïde

Précautions d'emploi

- L'élimination est plus lente chez les patients dialysés en insuffisance rénale chronique terminale
- Augmentation des tissus résiduels ou des métastases après l'injection pouvant entraîner des symptômes aigus en fonction de la localisation de la métastase (augmentation des concentrations en TSH), donc précautions en cas de pathologie cardiaque

Effets indésirables

- Les plus fréquents : nausées (11 %), vomissements, diarrhée, asthénie, céphalées (6 %), vertiges, manifestations d'hypersensibilité : urticaire, éruption, prurit, bouffées vasomotrices et symptômes respiratoires (rares), syndrome pseudo-grippal, diarrhée, agueusie, dysesthésies ; au site d'injection intramusculaire : gêne, douleur, prurit, éruption et urticaire

Tests de stimulation en endocrinologie (II)

Tétracosactide *Liste I-65 %-Coll*

SYNACTHENE *Conserver de + 2 °C à + 8 °C et à l'abri de la lumière*	Boîte de 1 ampoule – 1 ml à 0,25 mg (immédiat) – 1 ml à 1 mg (retard) (IM uniquement)	Test de 60 minutes : mesure cortisol et 17OH progestérone T0, T30 et T60 après injection IM ou IV (1) et (2)

1. Uniquement pour la forme rapide.
2. Chez l'enfant dans le syndrome de West : 0,1 mg/kg/jour pendant 15 jours forme immédiate et diminution sur 15 jours pour obtenir 0,8 mg/jour. Durée possible : 6 mois. Traitement adapté au nouveau-né.

Contre-indications
Grossesse et allaitement (aucune donnée)
Troubles de la coagulation pour les injections intramusculaires
Virose évolutive, état psychotique non contrôlé, vaccins vivants

Propriétés

- Polypeptide possédant les propriétés stimulantes de l'ACTH sur la corticosurrénale. Corticostimuline de synthèse d'action constante, le tétracosactide agit par l'intermédiaire d'un récepteur spécifique de la membrane plasmatique des cellules surrénalienne. La mise en jeu de cette structure membranaire se traduit par la formation d'adénosine monophosphate cyclique (AMPc) qui, en activant la protéine-kinase, stimule la sécrétion des hormones corticosurrénaliennes naturelles par diverses voies d'activation enzymatique

Indications

- Indication diagnostique : exploration dynamique de la corticosurrénale, notamment en cas de déficit corticosurrénalien ou de déficit en 21-bêta-hydroxylase
  - En cas d'insuffisance surrénalienne, la cortisolémie de base est basse ou effondrée et la réponse à la stimulation est nulle ou faible (en général < 20 µg/100 ml)
  - En cas de bloc enzymatique en 21-bêta-hydroxylase, la 17-hydroxyprogestérone plasmatique est normale ou élevée à l'état basal et est très élevée 1 heure après l'injection de Synacthène 0,25 mg/1 ml (en général > 10 ng/100 ml). Dans le cadre d'une recherche de ce déficit chez une femme, le test est à réaliser en phase folliculaire précoce
- Traitement de deuxième intention du syndrome de West (spasmes infantiles) en cas d'inefficacité des corticoïdes par voie orale

Effets indésirables

- Le tétracosactide peut entraîner des réactions allergiques, surtout chez des malades présentant une affection allergique, un asthme ou des antécédents familiaux d'asthme, une urticaire, une dermatite atopique. Dans de rares cas, elles peuvent être graves et se traduire par des réactions anaphylactiques survenant en général dans les 30 minutes qui suivent l'injection
- Une hypokaliémie est également possible dans les traitements prolongés
- Dans les traitements prolongés, effets indésirables proches de ceux d'une corticothérapie

Précautions d'emploi

- Chez les sujets allergiques, le produit n'est indiqué que si le degré de gravité de l'affection le justifie
- Dans les traitements prolongés chez le jeune enfant, une échographie cardiaque est nécessaire (cardiopathie hypertrophique), de même qu'une surveillance de la croissance

Intéractions médicamenteuses

- Moindre efficacité avec les inducteurs enzymatiques
- Risque de torsades de pointe en association aux médicaments qui allongent le QT ou qui donnent des hypokaliémies

Agents antiparathyroïdiens (I) : Calcimimétiques (I)

Cinacalcet[G] *Liste I-65 %-Coll*

MIMPARA	28 cp. 30 mg, 60 mg ou 90 mg	*Toujours au cours des repas* : A. Posologie ci-dessous

Contre-indications
Insuffisance rénale chronique non dialysée, insuffisance hépatique sévère Grossesse et allaitement, pas de données chez l'enfant < 3 ans

Propriétés

- Calcimimétique se liant aux récepteurs sensibles au calcium (RCa) à la surface de la glande parathyroïde, réduisant les taux circulants de PTH de 26 à 43 % et la calcémie
- Absorption *très augmentée par la prise aux repas*, pic atteint en 2 à 6 heures, liaison à 97 % aux protéines plasmatiques, métabolisation par les CYP 3A4 et 1A2 en dérivés inactifs, élimination urinaire (80 %) et fécale, demi-vie de 30 à 40 heures

Indications

- Traitement de l'hyperparathyroïdie (HPT) secondaire chez les patients dialysés atteints d'insuffisance rénale chronique terminale (en association aux chélateurs du phosphate et/ou aux analogues de la vitamine D)
- Traitement de l'hypercalcémie chez les patients atteints de cancer de la parathyroïde ou présentant une hyperparathyroïdie primaire chez qui la parathyroïdectomie serait indiquée, mais chez qui l'acte chirurgical est contre-indiqué ou n'est pas approprié

Posologie

- Hyperparathyroïdie secondaire : dose initiale de 30 mg/jour, adaptée toutes les 2 à 4 semaines jusqu'à la dose maximale de 180 mg/jour en 1 prise, afin d'atteindre un taux cible de PTH compris entre 150 et 300 pg/ml (mesuré 12 heures minimum après la prise) ou 15,9-31,8 pmol/l. **Chez l'enfant entre 3 et 18 ans**, 0,20 mg/kg/jour en fonction du poids sec (forme pédiatrique toujours en attente de remboursement)
- Cancer de la parathyroïde : dose initiale de 30 mg × 2 fois/jour, adaptée toutes les 2 à 4 semaines par paliers de 30 mg par prise jusqu'à la dose maximale de 90 mg × 4 fois/jour, afin d'atteindre une calcémie inférieure ou égale à la limite supérieure de la normale
- Surveillance régulière de la calcémie corrigée en traitement chronique pour éviter l'hypocalcémie. Éduquer le patient à la reconnaissance des symptômes d'hypocalcémie

Effets indésirables, précautions d'emploi et interactions médicamenteuses
(inhibiteur puissant du CYP 2D6, métabolisé par le CYP 3A4)

- Très fréquents (> 10 %) : nausées (31 %), vomissements (27 %)
- Fréquents (1 à 10 %) : myalgies, étourdissements, vertiges, dyspepsie, asthénie, anorexie, paresthésies, crampes, hypocalcémie, rash cutané, œdème de Quincke, urticaire
- Rares (< 1 %) : crises convulsives, hypotension, insuffisance cardiaque, diarrhée
- **Surdosage** : hypocalcémie → arrêt temporaire et traitement symptomatique, risque d'allongement de QT, notamment chez les dialysés
- Risque d'hypotestostéronémie chez les hommes au cours des traitements prolongés
- Doser la PTH1-84 et la calcémie 1 à 4 semaines après le début du traitement, après toute adaptation posologique, puis tous les 1 à 3 mois lors du traitement d'entretien
- *Associations à utiliser avec précaution* : inducteurs et inhibiteurs puissants des CYP 3A4 (azolés, rifampicine) et 1A2, substrats du CYP 2D6 (*cf. Inducteurs enzymatiques*)
- Association possible avec le carbonate de calcium, le sévélamer, le pantoprazole

Agents antiparathyroïdiens (II) : Calcimimétiques (II)

Ételcalcétide (chlorhydrate) *Liste I-Coll-Médicament hospitalier (centres de dialyse)*

PARSABIV	1 ou 6 fl. de sol. inj. à 2,5 mg/0,5 ml ou 5 mg/1 ml ou 10 mg/2 ml (1)	A. 5 mg/inj. en bolus **IV** × 3 fois/semaine dans la tubulure de dialyse (2) et (3)

1. Solution limpide, incolore. Chaque millilitre de solution contient 5 mg d'ételcalcétide. Ne pas diluer.
2. Le traitement doit être ajusté par titration à des doses comprises entre 2,5 mg et 15 mg. La dose peut être augmentée par paliers de 2,5 mg ou 5 mg, en respectant un intervalle d'au moins 4 semaines, jusqu'à une dose maximale de 15 mg 3 fois par semaine, afin d'obtenir le taux cible de parathormone souhaité. Mesure toutes les 4 semaines. Ne pas aller en dessous d'un taux de PTH < 10 pg/ml ou 10,6 pmol/l
3. S'assurer que la calcémie corrigée est au moins égale à la limite inférieure de la normale pour commencer (2,08 mmol/l).

Contre-indications

Calcémie corrigée en dessous de la limite inférieure des valeurs normales
Grossesse et allaitement (absence de données)

Propriétés

- L'ételcalcétide, peptide de synthèse, est un agent calcimimétique qui induit une diminution de la sécrétion de PTH en se liant au récepteur sensible au calcium et en l'activant. La diminution du taux de PTH est associée à une réduction concomitante des taux sériques de calcium et de phosphate

Indications

- Traitement de l'hyperparathyroïdie secondaire chez les patients adultes hémodialysés atteints d'insuffisance rénale chronique

Précautions d'emploi

- L'ételcalcétide diminuant la calcémie, risque de développer des symptômes d'hypocalcémie (à surveiller cliniquement et biologiquement). Risque d'allongement de QT, de convulsions, de poussée d'insuffisance cardiaque
- Éviter les médicaments faisant baisser la calcémie en association
- La surveillance du traitement et l'adaptation des doses se font sur la surveillance de la PTH qui ne doit pas être < 100 pg/ml (10,6 pmol/l) et la calcémie < 2,08 mmol/l

Effets indésirables

- Hypocalcémie et ses conséquences, céphalées, allongement de QT, hypotension, nausées, vomissements, diarrhée, myalgies, contractures musculaires, réaction d'hypersensibilité, apparition d'anticorps antimédicament de signification indéterminée
- Risque d'ostéopathie adynamique si PTH < 100 pg/ml en chronique

Interactions médicamenteuses

- Non métabolisé par les CYP hépatiques

Androgènes substitutifs : Testostérone et dérivés

Formes percutanées (1) *Prescription initiale réservée aux endocrinologues, dermatologues, gynécologues et urologues- Renouvellement non restreint*

ANDRACTIM (2) (3) Androstanolone *Liste I-15 %-Coll* *Médicament d'exception*	Gel à 2,5 % : tube de 80 g (graduation par 5 g soit 125 mg de dihydrotestostérone, soit 16 doses)	Androgénothérapie à visée substitutive : A. 5 à 10 g/jour Androgénothérapie à visée locale (4) : A. 2,5 à 5 g/jour ou 1 jour sur 2
ANDROGEL Testostérone (3) *Liste I-Non remboursé*	Gel : flacon pompe 60 doses à 16,2 mg/g	Androgénothérapie à visée substitutive : A. 50 à 100 mg/jour
FORTIGEL Testostérone (3) *Liste I-Non remboursé*	Gel à 2 % : pompe doseuse de 60 g 1 pression = 0,5 g de gel 10 mg de testostérone	A. 3 g de gel (60 mg de testostérone) × 1 fois/jour tous les matins (D. max. : 4 g/jour)

1. Appliquer sur une peau propre et sèche (bras, épaules et/ou abdomen), laisser sécher quelques minutes avant de se rhabiller, et se laver les mains à l'eau et au savon après l'application.
2. Remboursé uniquement dans l'indication du traitement local de la gynécomastie idiopathique chez le sujet masculin.
3. Réaction positive sur les contrôles antidopages.
4. La posologie est de 5 g/jour pendant 3 à 6 mois sur les seins dans les gynécomasties, et de 2,5 g 1 jour sur 2 pendant 3 mois sur le fourreau de la verge ou sur la lésion vulvaire dans les lichens scléro-atrophiques.

Formes orales *Liste I-65 %-Coll-Prescription initiale restreinte*

PANTESTONE Testostérone undécanoate	60 cap. molles 40 mg à avaler entières	Androgénothérapie à visée substitutive : A. 120 à 160 mg/jour en 2 prises par jour au cours des repas durant 2 à 3 semaines, puis 40 à 120 mg/jour

Formes injectables *Prescription initiale restreinte*

ANDROTARDYL Testostérone énanthate *Liste I-65 %-Coll*	1 amp. 1 ml à 250 mg/ml (solution huileuse, seringue de verre)	A. par voie **IM** stricte : 250 mg toutes les 3 à 4 semaines de préférence
NEBIDO Testostérone undécanoate *Liste I-Non remboursé*	1 fl. 1 000 mg/4 ml (solution huileuse)	A. par voie **IM** stricte lente pendant 2 minutes : 1 000 mg toutes les 10 à 14 semaines

Contre-indications
Femme non ménopausée, sujets impubères, grossesse et allaitement
Adénome ou cancer de la prostate, cancer du sein (chez l'homme ou la femme)
Insuffisances hépatiques, rénales ou cardiaques sévères, états d'agressivité
Tumeur du foie ou antécédents
Hypercalcémie des cancers
N'est pas le traitement de l'impuissance ou de la stérilité masculine

Propriétés

- Hormones nécessaires au développement des organes génitaux masculins (verge, scrotum, prostate, vésicules séminales) et caractères sexuels secondaires masculins (pilosité, développement de la musculature, mue de la voix, etc.), ayant une action anabolisante sur le squelette (poussée de croissance puis arrêt de croissance par soudure des épiphyses) et une action stimulante sur la moelle hématopoïétique à forte dose

Indications

- Hypogonadismes masculins par déficit en testostérone affirmé par les signes cliniques et biologiques (l'obtention d'un taux de testostérone plasmatique entre 2,8 et 8 µg/l permettrait une virilisation optimale et une fonction sexuelle normale), risque de priapisme
- Androgénothérapie à visée locale (gel d'androstanolone uniquement) : gynécomastie idiopathique de l'homme (régression nette dans 65 % des cas), lichen scléro-atrophique balano-préputial ou vulvaire (chez la femme)

Effets indésirables

- Chez l'homme : stimulation possible d'un adénome ou d'un cancer prostatique, acné, gynécomastie, rétention hydrosodée, HTA, accident vasculaire (infarctus myocardique, AVC, majoration du syndrome d'apnée du sommeil, polyglobulie), thrombose veineuse, diminution de la spermatogénèse chez l'homme exempt de déficit androgénique (oligospermie, voire azoospermie)
- Chez la femme : effets androgéniques généralement réversibles à l'arrêt (séborrhée, acné, virilisation, chute de cheveux, hypertrophie du clitoris, augmentation de la libido) *mais parfois irréversibles* (hirsutisme, modification de la voix), effets antiœstrogéniques réversibles à l'arrêt (irrégularités menstruelles, aménorrhée), augmentation de l'hématocrite
- Chez le fœtus féminin : masculinisation rapide et irréversible
- Chez l'enfant : virilisation pilaire, déficit statural par soudure prématurée des cartilages de conjugaison
- Possibilité d'hypercalcémie surtout chez les sujets alités
- Toxicité hépatique : hépatite cholestatique réversible à l'arrêt, exceptionnellement hépatome
- Possibilité de réaction allergique sévère à l'huile de ricin (pour les formes injectables)

Précautions d'emploi

- Utiliser avec prudence en cas d'antécédents cardio-vasculaires, HTA, hyperlipidémies ou autres troubles métaboliques, obésité, migraine, épilepsie, thrombophilie
- Chez l'homme soumis à un traitement androgénique substitutif : surveiller tous les 6 à 12 mois (même laboratoire) la prostate (PSA puis toucher rectal), les seins, la testostérone plasmatique (ou la dihydrotestostérone plasmatique en cas d'utilisation du gel d'androstanolone), le bilan lipidique et la NFS, l'équilibre glycémique chez le diabétique
- L'utilisation chez la femme non ménopausée est contre-indiquée (risque de virilisation définitive, notamment pilaire et vocale, même après traitement de durée limitée)
- Médicament dopant. Effet diminué par les inducteurs enzymatiques
- Surveillance rapprochée de l'INR si AVK associées

Hormone somatotrope ou Hormone de croissance (GH)

Somatropine recombinante *Liste I-100 %-Médicament d'exception-Prescription initiale hospitalière-Renouvellement non restreint* (1)

GÉNOTONORM[BS] *Conserver de + 2 °C à + 8 °C* *(21 jours après reconstitution)* Cartouches à double compartiment	1 ou 5 cartouches à 5,3 ou 12 mg (1 mg = 3 UI) pour Génotonorm Pen (solvant avec métacrésol) ou pour stylo jetable multidose prérempli Go Quick	Par voie **SC** le soir en faisant varier les sites d'injection : posologie ci-dessous (2) (3)
GÉNOTONORM Miniquick *Conserver de + 2 °C à + 8 °C* *(24 heures après reconstitution)* Cartouches à double compartiment	7 cartouches bicompartimentales + seringue unidose à 0,6 mg, 0,8 mg, 1 mg, 1,2 mg, 1,4 mg, 1,6 mg, 1,8 mg ou 2 mg (solvant sans métacrésol)	*Idem*
NORDITROPINE Flexpro *Conserver de + 2 °C à + 8 °C* *(24 heures après reconstitution)*	Stylo prérempli de sol. injectable à 5 mg, 10 mg ou 15 mg/1,5 ml	*Idem* (D. max. : 4,5 mg/dose)
NUTROPINAQ *Conserver de + 2 °C à + 8 °C* *(14 jours après reconstitution)*	1 ou 3 cartouches à 10 mg/2 ml (30 UI) (solvant sans métacrésol) pour stylo NutropinAq Pen	*Idem*
OMNITROPE[BS]	1 ou 5 ou 10 cartouches 1,5 ml à 5 mg/1,5 ml, 10 mg/1,5 ml ou 15 mg/1,5 ml pour stylo SurePal	*Idem*
SAIZEN *Conserver de + 2 °C à + 8 °C* *(28 jours après reconstitution)* *À l'abri de la lumière*	Cartouche de 1,03 ml à 5,83 mg/ml Cartouches de 1,5 ml et 2,5 ml à 8 mg/ml pour stylo auto-injecteur Coolclick ou stylo injecteur Aluetta	Par voie **SC** le soir : posologie ci-dessous (2) (3)

1. Médicaments disponibles en ville, mais avec le statut de médicaments d'exception et à prescription initiale hospitalière annuelle réservée aux spécialistes en pédiatrie ou en endrocrinologie et maladies métaboliques héréditaires, pris alors en charge à 100 % par la Sécurité sociale.
2. La dose est variable selon les indications, la dose hebdomadaire étant répartie en 6 à 7 injections/semaine sous-cutanées faites le soir, *en changeant de site d'injection à chaque fois* :
   - Retard de croissance lié à un déficit somatotrope prouvé : 0,025 à 0,035 mg/kg/jour ou 0,7 à 1 mg/m²/jour.
   - Petite taille dans le syndrome de Turner : 0,045 à 0,050 mg/kg/jour ou 1,4 mg/m²/jour.
   - Syndrome de Noonan : 0,0066 mg/kg/jour. Débuter par 0,0033 mg/kg/jour avec ajustement à 6 mois.
   - Retard de croissance par insuffisance rénale chronique, avant la puberté : 0,045 à 0,050 mg/kg/jour ou 1,4 mg/m²/jour.
   - Syndrome de Prader-Willi : 0,035 mg/kg/jour ou 1 mg/m²/jour.

   Chez l'adulte, débuter à faible dose en fonction de la tolérance : 0,15 à 0,3 mg/jour.
3. Éviter d'agiter trop vigoureusement le flacon après réhydratation par le solvant pour ne pas dénaturer le principe actif, et ne pas mélanger à d'autres produits.

UMATROPE *Conserver de + 2 °C à + 8 °C (14 jours après reconstitution)*	Cartouche multidose à 6, 12, 24 mg/3 ml (poudre + seringues préremplies de solvant avec métacrésol) à utiliser avec stylo injecteur compatible	*Idem*
ZOMACTON *Conserver de + 2 °C à + 8 °C (14 jours après reconstitution)*	Poudre + solvant pour sol. inj. à 10 mg/ml après reconstitution administré par Zomajet 10 sans aiguille ou avec une seringue ordinaire pour 10 ml	Par voie **SC** : 0,02 à 0,03 mg/kg/jour

Différentes indications chez l'enfant déficitaire ou non : retard de croissance

	Déficit en hormone de croissance enfant (1) et adulte (2)	Syndrome de Turner (1)	Insuffis. rénale (enfant prépubère) (1)	Insuffis. rénale (enfant pubère) (1)	Syndrome de Prader-Willi (1)	Déficit du gène SHOX (2)	Enfant né petit pour l'âge gestationnel (3) et (4)
GÉNOTONORM	oui	oui	oui	oui	oui	non	oui
NORDITROPINE	oui	oui	oui	non	non	non	oui
NUTROPINAQ	oui	oui	oui	non	non	non	non
OMNITROPE	oui	oui	oui	oui	oui	non	oui
SAIZEN	oui	oui	oui	non	non	non	oui
UMATROPE	oui	oui	oui	non	non	oui	oui
ZOMACTON	oui	oui	non	non	non	non	non

1. Service médical rendu important.
2. Service médical rendu modéré.
3. Service médical rendu faible.
4. Les enfants nés petits pour l'âge gestationnel n'ayant pas rattrapé ce retard à l'âge de 4 ans (SGA) ont une petite taille isolée d'origine inconnue. La GH ne peut être prise en charge que chez les enfants particulièrement petits (taille < – 3 DS et taille parentale ajustée < – 1 DS).

Le bon usage des hormones de croissance

- Prescription restreinte aux seules indications de l'AMM
- Respect strict des posologies
- Arrêt du traitement après 1 an si la vitesse de croissance reste < 1 DS ou < 2 cm par an (non répondeurs)
- Réévaluation systématique du traitement après 1 à 2 ans, lorsque le recul sur l'évolution de la croissance est suffisant

Hormone somatotrope ou Hormone de croissance (GH)

Contre-indications
Transplantation rénale
Rétinopathie diabétique préproliférante ou proliférante
Processus tumoral connu et évolutif, épiphyses soudées chez l'enfant
Hypersensibilité connue au métacrésol (pour les spécialités qui en contiennent)
Syndrome de Prader-Willi avec obésité sévère et/ou troubles respiratoires sévères
Syndrome d'apnée du sommeil, prématurité
États critiques aigus (patients de réanimation, notamment en post-chirurgical)

Propriétés

- Polypeptide obtenu par génie génétique (r-hGH), dont la structure (191 acides aminés) et les propriétés sont celles de l'hormone de croissance humaine : stimulation de la croissance osseuse (vitesse de croissance doublée durant les premières années dans les déficits somatotropes), effet anabolisant et lipolytique, hyperinsulinisme modéré
- Durée d'activité d'environ 24 heures après injection SC ou IM

Indications

- *Chez l'enfant* :
  - Retard de croissance lié à un déficit somatotrope, à un syndrome de Turner, à une insuffisance rénale chronique ou à un déficit du gêne SHOX (*Short Stature Homeobax-Containing gene*) confirmé par un test ADN
  - Retard de croissance (taille actuelle < 2,5 DS et taille parentale ajustée < 1 DS) chez les enfants nés petits pour l'âge gestationnel avec un poids et/ou une taille de naissance < 2 DS, n'ayant pas rattrapé leur retard de croissance (vitesse de croissance < 0 DS au cours de la dernière année) à l'âge de 4 ans ou plus
  - Syndrome de Prader-Willi (SPW), afin d'améliorer la croissance et la composition corporelle. Le diagnostic de SPW doit être confirmé par le test génétique approprié
- *Chez l'adulte* : traitement substitutif chez les adultes présentant un déficit somatotrope sévère
  - Déficit acquis à l'âge adulte : les patients qui présentent un déficit somatotrope sévère associé à des déficits hormonaux multiples résultant d'une pathologie hypothalamique ou hypophysaire connue et ayant au moins un autre déficit hormonal hypophysaire, excepté la prolactine. Un test dynamique approprié sera pratiqué afin de diagnostiquer ou d'exclure un déficit en hormone de croissance
  - Déficit acquis dans l'enfance : chez les patients qui présentent un déficit somatotrope acquis dans l'enfance d'origine congénitale, génétique, acquise ou idiopathique. La capacité de sécrétion en hormone de croissance doit être réévaluée chez les patients ayant un déficit acquis dans l'enfance une fois leur croissance staturale achevée. Chez les patients présentant une forte probabilité de déficit somatotrope persistant, c'est-à-dire d'origine congénitale ou secondaire à une pathologie hypothalamo-hypophysaire ou un traumatisme hypothalamo-hyphophysaire, un dosage d'IGF-I < 2 DS, mesuré au moins 4 semaines après l'arrêt du traitement par hormone de croissance, doit être considéré comme une preuve suffisante d'un déficit somatotrope sévère
  - Tous les autres patients auront besoin d'un dosage d'IGF-I et d'un test de stimulation à l'hormone de croissance

Hormone somatotrope ou Hormone de croissance (GH)

Effets indésirables

- Possibilité de myosite au métacrésol (point d'injection), œdème des membres inférieurs
- Possibilité d'hypothyroïdie → surveillance de la fonction thyroïdienne (et traitement par les hormones thyroïdiennes en cas de déficit thyroïdien). Augmentation de la conversion périphérique de T4 en T3
- Possibilité de lipodystrophies atrophiques en cas d'injections répétées à un même site d'injection → changer à chaque fois de site d'injection
- Quelques cas d'œdèmes transitoires et d'hématurie sans étiologie retrouvée, rares cas d'hypertension intracrânienne dite bénigne, hyperinsulinisme modéré, élévation des phosphatases alcalines et des acides gras libres non estérifiés, insulinorésistance, syndrome du canal carpien, arthralgies, myalgies, pancréatite
- Développement d'anticorps anti-hormone de croissance sans retentissement clinique notamment sur la croissance (environ 30 % des cas après 1 an)
- Un registre national (10 000 sujets) révèle un risque de surmortalité toutes causes confondues (en particulier complications vasculaires cérébrales et tumeurs osseuses), en particulier en cas de fortes doses → nécessité d'une réévaluation régulière de l'indication et de la dose chez les adultes majoritairement déficitaires ayant été traités par GH dans l'enfance
- Risque d'épiphysiolyse de hanche (détecté par une boiterie de l'enfant)

Précautions d'emploi

- Une recherche d'apnée du sommeil devra être faite avant de débuter le traitement (adulte, syndrome de Prader-Willi)
- Traitement à n'instaurer qu'après explorations adaptées des fonctions hypophysaires (à la recherche d'un déficit en hormone de croissance) et thyroïdienne. Cancer guéri ou traité : risque de stimulation de la croissance tumorale
- Surveiller régulièrement la NFS (leucémies rapportées), la glycémie, la fonction thyroïdienne et surrénalienne (déséquilibre d'un diabète par diminution de sensibilité à l'insuline)
- Les indications de petite taille idiopathique et du syndrome de Noonan n'ont l'AMM qu'aux États-Unis
- Régime hypocalorique dans les syndromes de Prader-Willi et recherche d'un syndrome d'apnée du sommeil, risque d'aggravation d'une scoliose
- Chez les enfants petits pour l'âge gestationnel, mesure de la glycémie et de l'insulinémie, IGF1 (2 fois/an)

Taux plasmatiques de l'hormone de croissance ou GH

Adulte avec sécrétion normale en GH	0 à 5 ng/ml
Enfant avec sécrétion normale en GH	> 10 ng/ml
Enfant avec un déficit partiel en GH	5 à 10 ng/ml
Nouveau-né avec sécrétion normale	10 à 70 ng/ml

Interactions médicamenteuses

- *Associations à utiliser avec précaution* : glucocorticoïdes (possibilité d'annulation des effets de l'hormone somatotrope → en cas de déficit associé en ACTH, ajuster le traitement par les glucocorticoïdes afin d'éviter leur effet inhibiteur sur la croissance), insuline (état de résistance à l'insuline induit par l'hormone de croissance)
- Peut augmenter la clairance des composés métabolisés par le cytochrome P450 3A4 (hormones sexuelles, corticostéroïdes, anticonvulsivants, ciclosporine)

Analogues de l'hormone somatotrope ou GH : Somatomédine C ou *insulin-like growth factor-1* humain

Mécasermine (1) *Liste I-100 %-Réservé aux hôpitaux-Médicament d'exception réservé aux endocrinologues, médecins des maladies métaboliques et pédiatres*

INCRELEX	Fl. 4 ml **SC** 10 mg/ml (boîte unitaire)	Injection **SC** biquotidienne : 0,04 mg/kg (2) (3) (4) (5) (6) et (7)

1. Médicament soumis à prescription hospitalière réservée aux spécialistes en pédiatrie, ou en endocrinologie et maladies métaboliques.
2. La dose initiale recommandée est de 0,04 mg/kg de mécasermine par injection sous-cutanée biquotidienne. Si aucun événement indésirable significatif lié au traitement ne se produit pendant au moins 1 semaine, la dose peut alors être augmentée par tranches de 0,04 mg/kg jusqu'à la dose maximale de 0,12 mg/kg 2 fois/jour. Des doses biquotidiennes supérieures à 0,12 mg/kg n'ont pas été évaluées chez l'enfant de 2 à 18 ans atteint d'IGFD primaire sévère.
3. Administration proche d'un repas ou d'une collation pour éviter le risque d'hypoglycémie. Les hypoglycémies réagissent au glucagon. En cas d'impossibilité de manger après une injection, celle-ci doit être suspendue.
4. Si pas de réponse au bout d'un an, arrêt du traitement après recherche d'anticorps anti-IGF1.
5. Solution limpide, incolore.
6. Alterner les sites d'injection après chaque administration car risque de lipohypertrophie et de réactions allergiques au point d'injection.
7. Contient de l'alcool benzylique pouvant provoquer des réactions toxiques et anaphylactoïdes chez les nourrissons.

Contre-indications
Néoplasie active ou risque accru de tumeurs bénignes ou malignes
Hypersensibilité à la substance active ou à l'un des excipients
Administration par voie intraveineuse
Patients dont les épiphyses sont soudées

Propriétés

- Somatomédine C ou *insulin-like growth factor-1* humain (rhIGF-1) produit par la technique de l'ADN recombinant. La séquence des acides aminés de ce produit est identique à celle de l'IGF-1 humain endogène. La protéine rhIGF-1 est synthétisée par la bactérie *E. coli* préalablement modifiée par introduction du gène codant pour l'IGF-1 humain

Indications (à respecter strictement)

- Traitement à long terme du retard de croissance chez l'enfant et l'adolescent présentant un déficit primaire sévère en IGF-1 (IGFD primaire) définit comme suit :
  - Score en écart-type (SDS) de la taille ≤ 3,0
  - Taux d'IGF-1 initial inférieur au 2,5e centile pour l'âge et le sexe
  - GH en suffisance
  - Exclusion des formes secondaires de déficit en IGF-1
- L'IGFD primaire sévère inclut des patients ayant des mutations du récepteur de la GH (GHR), des altérations de la voie de transmission du signal post-GHR ou des altérations du gène de l'IGF-1 ; ils n'ont pas de déficit en hormone de croissance et aucune réponse satisfaisante au traitement par hormone de croissance exogène n'est donc à espérer

Effets indésirables et précautions d'emploi

- **L'hypoglycémie** est présente chez 36 des 76 patients traités dans les essais thérapeutiques, surtout chez le jeune enfant (adaptation des traitements en cas de diabète avancé). L'hypoglycémie est sensible à l'action du glucagon. Ne pas administrer en cas de carence nutritionnelle (action proche de l'insuline)
- Hypertrophie et hématomes au site d'injection, ronflements, hypoacousie, allopécie, céphalées, réactions d'hypersensibilité, hypertension intracrânienne comme avec la GH (réversible à l'arrêt), arthralgies, douleurs des extrémités, céphalées
- Apparition d'anticorps au cours des traitements, hypersensibilité, érythème, urticaire
- Surveillance échocardiographique régulière en début et fin de traitement
- Corriger un déficit thyréotrope ou une carence nutritionnelle avant l'administration
- Risque d'infections des voies aériennes supérieures et d'otites
- Risque d'hypertrophie thymique et des autres organes lymphoïdes pouvant aggraver un syndrome d'apnée du sommeil (amygdales)
- Prise de poids, vomissements, douleurs abdominales, gynécomastie
- Des signes d'hypertension intracrânienne sont possibles comme avec la GH (régressifs à l'arrêt). Œdème papillaire
- Augmentation des transaminases
- En cas de croissance rapide, risque de scoliose et d'épiphysiolyse fémorale supérieure (boiterie)
- Néoplasie active ou suspectée : le traitement doit être définitivement interrompu. Risque accru de tumeurs bénignes ou malignes
- N'est pas recommandé chez l'enfant < 2 ans en raison du manque de données concernant la tolérance et l'efficacité du produit (*cf.* Propriétés). Contient de l'alcool
- Grossesse : avant tout traitement chez une femme en âge de procréer, il est recommandé d'effectuer un test de grossesse pour s'assurer que la patiente n'est pas enceinte et de lui fournir les informations nécessaires pour une contraception adaptée
- Allaitement : non recommandé

Inhibiteurs de l'hormone somatotrope ou GH (I) :
Analogues de la somatostatine naturelle (I)

Lanréotide acétate *Liste I-100 %-Coll-Prescription initiale hospitalière annuelle*

SOMATULINE LP *Conserver de + 2 °C à + 8 °C*	Fl. 30 mg (+ solvant) Poudre	A. Injection IM de 30 mg tous les 7 à 14 jours
	1 seringue préremplie de 0,5 ml à 60 mg, 90 mg ou 120 mg	A. Injection SC profonde dans la fesse (quadrant ou région supéro-externe) tous les 28 jours de 60 à 120 mg (1) (2) (3) et (4)

1. Chez les patients bien contrôlés, la somatuline LP peut être administrée tous les 42 à 56 jours.
2. Préparation semi-solide blanche à jaune pâle.
3. En cas d'auto-injection, la faire dans la région supéro-externe de la cuisse sans pincer la peau.
4. Acromégalie : 60 à 120 mg tous les 28 jours.
   Tumeurs carcinoïdes : 90 mg tous les 28 jours pendant 2 mois, à adapter en fonction des concentrations de GH et IGF-1 et de la tolérance.
   Tumeurs neuro-endocrines gastro-entéro-pancréatiques : 120 mg tous les 28 jours.

Contre-indications

Lithiase de la voie biliaire compliquée non traitée, tumeur intestinale obstructive
Hypersensibilité connue au lantréotide
Grossesse et allaitement (pas de surrisque chez l'animal)

Propriétés

- Analogue de la somatostatine naturelle, peptide inhibant la sécrétion hypophysaire de la GH, les sécrétions endocrines et exocrines pancréatiques et gastro-intestinales, et la sécrétion biliaire, se distinguant de la somatostatine par une action plus prolongée

Indications

- Traitement de l'acromégalie si les sécrétions de GH et d'IGF-1 restent anormales après chirurgie et/ou radiothérapie ou en cas d'exceptionnels macroadénomes expansifs ou invasifs non opérables (normalisation de la sécrétion chez la moitié des patients)
- Traitement des symptômes (diarrhée, flushs) dus à des tumeurs carcinoïdes
- Tumeurs neuro-endocrines gastro-entéro-pancréatiques non résécables de l'adulte localement avancées ou métastatiques de grade 1 ou 2 avec un index Ki67 ≤ 10 %, ayant pour origine l'intestin moyen, le pancréas ou d'origine inconnue après exclusion d'un site primitif au niveau de l'intestin postérieur (1 injection 120 mg LP tous les 28 jours)

Effets indésirables

- Douleur locale modérée et transitoire avec parfois rougeur locale au point d'injection et réactions allergiques généralisées (angiœdème)
- Troubles digestifs modérés et transitoires : nausées, douleurs abdominales, anorexie, vomissements, diarrhée, météorisme, possibilité de stéatorrhée à forte dose, lithiase vésiculaire (10-20 %), bradycardie sinusale, asthénie, myalgies, arthralgies, augmentation des ASAT et des ALAT, insomnie, bouffées de chaleur, perte de cheveux, perte d'appétit, variations glycémiques, rares réactions allergiques

Précautions d'emploi et interactions médicamenteuses

- Traitement à initier uniquement en milieu hospitalier spécialisé ; adapter la dose aux concentrations de GH et d'IG-F1
- Diabète : surveiller l'équilibre glycémique et réduire les doses d'insuline (de 25 %), suppression de la sécrétion de glucagon. Surveillance régulière de la glycémie et de la fonction thyroïdienne (risque d'hypothyroïdie)
- Syndromes carcinoïdes : éliminer préalablement une tumeur intestinale obstructive
- Insuffisance rénale ou hépatique : surveillance et adaptation posologique si besoin
- Traitement prolongé → échographie vésiculaire préalable puis semestrielle (risque de formation de lithiase vésiculaire)
- Stéatorrhée : administrer des extraits pancréatiques si elle est franche et durable
- *Associations à utiliser avec précaution* : insulines (diminution des besoins en insuline avec risque d'hypoglycémie), ciclosporine (risque de sous-dosage en ciclosporine)
- Surveillance hypophysaire régulière chez les patients non opérés. Réduction de la fréquence cardiaque → surveillance des médicaments bradycardisants
- Réduction possible de la clairance métabolique des médicaments métabolisés par le CYP 3A4

Inhibiteurs de l'hormone somatotrope ou GH (II) : Analogues de la somatostatine naturelle (II)

Octréotide acétate[G] *Liste I-Réservé aux hôpitaux-Prescription initiale hospitalière annuelle*

SANDOSTATINE SIROCTID *Conserver de + 2 °C à + 8 °C*	6 amp. ou seringues préremplies de 1 ml à 50 µg, 100 µg ou 500 µg	A. Injections SC ou IV à distance des repas (intervalle de 2 heures) : posologie ci-dessous (1)
SANDOSTATINE LP *Conserver de + 2 °C à + 8 °C*	Poudre et solvant pour sol. injectable en seringue préremplie de 3 ml à 10 mg, 20 mg ou 30 mg	A. Injection **IM** stricte profonde 1 fois/mois : posologie ci-dessous (1) (2)

1. *Acromégalie* :
   - Dose initiale : 0,05 à 0,1 mg SC toutes les 8 à 12 heures, ajusté sur dosage mensuel de GH et IGF1.
   - Posologie optimale : 0,3 mg/jour (ne pas dépasser 1,5 mg/jour). Si pas d'effet après 3 mois : arrêt.

   Tumeurs neuro-endocrines gastro-intestinales et pancréatiques :
   - Dose initiale : 0,05 mg × 1 à 2 fois/jour (d. max. : 0,1 à 0,2 mg × 3 fois/jour).
   - Si pas d'effet à la dose maximale tolérée au bout d'une semaine : arrêt.

   Complications après chirurgie pancréatique : 0,1 mg × 3 fois/jour pendant 7 jours.
   Hémorragies des varices œsophagiennes : 25 µg/h pendant 5 jours en perfusion IV continue.
   Adénomes thyréotropes : 20 mg toutes les 4 semaines pendant 3 mois à adapter en fonction de la TSH.
2. La forme LP est en relais quand la Sandostatine est bien équilibrée.

Contre-indications
Hypersensibilité connue à l'octréotide, grossesse et allaitement, absence de contraception efficace (pas de données)

Propriétés

- Analogue de la somatostatine naturelle, peptide inhibant la sécrétion hypophysaire de la GH, les sécrétions endocrines et exocrines pancréatiques et gastro-intestinales, et la sécrétion biliaire, se distinguant de la somatostatine par une action plus prolongée
- Après injection, liaison faible aux protéines plasmatiques (65 %), élimination sous forme inchangée par la bile (80 %), métabolisme au niveau du tractus gastro-intestinal, concentrations plasmatiques stables du 14ᵉ au 42ᵉ jour avec la forme LP

Indications et posologie (adaptée à la réponse)

- Formes LP :
  - Traitement de l'acromégalie si la sécrétion de GH reste anormale après chirurgie et/ou radiothérapie, ou en cas de macroadénomes expansifs ou invasifs non opérables
  - Traitement des symptômes (diarrhée, flushs) dus à des tumeurs endocrines digestives (tumeurs carcinoïdes, vipomes, glucagonomes) (ce n'est pas un anticancéreux)
- Formes à action immédiate :
  - Tumeurs neuro-endocrines avancées non progressives avec un index Ki67 ≤ 10 % ayant pour origine l'intestin moyen ou de localisation primitive inconnue lorsque les sites primitifs ne correspondant pas à l'intestin moyen ont été exclus
  - Traitement de certains adénomes hypophysaires (thyréotropes, corticotropes, etc.) si la sécrétion reste anormale après chirurgie ou radiothérapie ou inopérable
  - Prévention des fistules pancréatiques après chirurgie d'exérèse
  - Traitement d'urgence de la rupture de varice œso-cardiale chez le cirrhotique en attente du traitement endoscopique de sclérothérapie

Effets indésirables, précautions d'emploi et interactions médicamenteuses

- Douleur locale modérée et transitoire (réduite en réchauffant l'ampoule à température ambiante, en injectant en plus de 20 secondes et en variant les sites d'injection)
- Troubles digestifs modérés et transitoires : nausées, douleurs abdominales, anorexie, céphalées, vomissements, diarrhée, météorisme, stéatorrhée, lithiase vésiculaire (10-20 %) en traitement prolongé → échographie tous les 6 mois, pancréatite aiguë, ictère cholestatique
- Risque d'augmentation de volume de la tumeur en début de traitement
- Élévation modérée des transaminases transitoire ou régressant à l'arrêt du traitement
- Troubles de la glycémie (hypo- ou hyper-), risque de malabsorption de la vitamine B12, dysthyroïdie, **bradycardie**, prurit, rash cutané, alopécie, urticaire, anaphylaxie
- Diabète : surveiller l'équilibre glycémique et réduire les doses d'insuline (de 30 à 50 %)
- Syndromes carcinoïdes : éliminer préalablement une tumeur intestinale obstructive
- Insuffisance rénale ou hépatique : surveillance et adaptation posologique si besoin
- Traitement prolongé → échographie vésiculaire préalable puis semestrielle (diminution de l'absorption des graisses)
- Stéatorrhée : administrer des extraits pancréatiques si elle est franche et durable
- *Associations à utiliser avec précaution* : insulines (diminution des besoins en insuline avec risque d'hypoglycémie), ciclosporine (risque de sous-dosage en ciclosporine), médicaments bradycardisants, médicaments métabolisés par le CYP 3A4 à faible index thérapeutique (quinidine, terfénadine) ; augmente la biodisponibilité de la bromocriptine

Inhibiteurs de l'hormone somatotrope ou GH (III) : Analogues de la somatostatine naturelle (III) : Inhibiteur de la sécrétion d'ACTH

Pasiréotide *Liste I-100 % (60 mg : 30 %)-Coll-Prescription réservée aux spécialistes en endocrinologie, diabète et maladies métaboliques ou en médecine interne-Médicament orphelin*

SIGNIFOR	60 amp. 1 ml à 0,3 et 0,9 mg 6 ou 60 amp. 1 ml à 0,6 mg	Par voie SC : A. 0,6 mg × 2 fois/jour pendant les 2 premiers mois (1), (2), (3) et (4)
	10 ou 20 ou 30 ou 40 ou 60 mg à libération prolongée (5) Poudre + solvant pour injection IM (6) (7) et (8) 1 flacon + 1 seringue préremplie	Par voie IM (9) : 40 mg toutes les 4 semaines (D. max. : 40 mg) Si les taux ne sont pas contrôlés après 3 mois par 40 mg, modulation des doses par palier de 20 mg

1. Surveillance du cortisol libre urinaire pour adapter les doses par paliers de 0,3 mg en fonction de l'efficacité et de la tolérance. De même, les réductions de doses en cas de mauvaise tolérance se font par paliers de 0,3 mg × 2 fois/jour.
2. Si pas d'effet au bout de 2 mois, arrêt du traitement. L'effet est mesuré sur le taux de cortisol libre urinaire.
3. Injection en haut des cuisses et sur l'abdomen dans un site non inflammatoire : alterner les sites d'injection.
4. Pas d'adaptation de dose chez l'insuffisant rénal et hépatique.
5. Les formes LP sont également indiquées dans la prise en charge de l'acromégalie insuffisamment contrôlée par la chirurgie.
6. Injections IM profondes avec alternance entre chaque muscle fessier.
7. Ne pas rattraper une injection oubliée.
8. En cas de passage de la forme IM à la forme SC, espacer les injections de 28 jours.
9. Dose initiale de 10 mg à augmenter jusqu'à 40 mg.

Contre-indications
Insuffisance hépatique sévère (Child-Pugh C)
Grossesse et allaitement

Propriétés

- Le pasiréotide est un analogue de la somatostatine injectable, il exerce son activité biologique en se liant aux récepteurs à la somatostatine (SSTR) 4/5 qui sont surexprimés dans les cellules corticotropes des adénomes sécrétants de l'ACTH, ce qui entraîne l'inhibition de la sécrétion de l'ACTH
- Éliminé inchangé essentiellement dans les selles et peu dans les urines, pas d'interaction avec les cytochromes, demi-vie d'élimination de 12 heures

Indications

- Traitement de la maladie de Cushing chez les patients adultes pour lesquels la chirurgie n'est pas envisageable ou en cas d'échec de la chirurgie
- Traitement de l'acromégalie chez les adultes en cas de chirurgie insuffisante et non contrôlés par un autre analogue de la somatostatine (60 mg LP)

Effets indésirables

- Très fréquents : hyperglycémie, diabète, diarrhée, douleurs abdominales, nausées, **lithiase vésiculaire**, réactions au site d'injection, fatigue
- Fréquents : anémie, perte d'appétit, céphalées, vertiges, bradycardie sinusale, allongement de QT, hypotension, alopécie, prurit, myalgie, arthralgie, hausse des transaminases (pouvant conduire à l'arrêt du traitement), des gamma-GT, de la lipase et de l'hbA1c

Précautions d'emploi et interactions médicamenteuses

- Le statut glycémique doit être évalué avant la mise sous traitement, une surveillance rapprochée de la glycémie doit être instauré le premier mois de traitement, notamment en cas d'hyperglycémie en début de traitement. Risque de déséquilibre du diabète
- De même la fonction hépatique doit être surveillée en cas d'hypertransaminasémie avant traitement, le mécanisme doit être précisé et le bilan hépatique et pancréatique particulièrement surveillé, augmentation des gamma-GT, de la lipase et allongement du TP
- Attention au cumul thérapeutique avec des médicaments bradycardisants et à l'hypokaliémie du fait de l'allongement de QT. Effet bradycardisant propre
- Il faudra également rechercher une lithiase vésiculaire et surveiller les autres fonctions antéhypophysaires (risque d'arrêt de sécrétion de TSH et GH)
- Le pasiréotide est un substrat de la P-gp : un risque d'interaction avec les inhibiteurs est toujours possible (kétoconazole, ciclosporine, verapamil, clarythromycine...)
- Aucune donnée sur la grossesse et l'allaitement mais la réduction de l'hormone de croissance peut restaurer la fertilité
- Surveiller l'évolution du cortisol pour éviter l'insuffisance surrénalienne (dépassement de l'effet)
- Adaptation des doses en cas d'insuffisance rénale sévère
- Possibilité de restauration de la fertilité (prévenir si nécessaire)

Inhibiteurs de l'hormone somatotrope ou GH (IV) : Analogue de la GH, Antagoniste de la somatotropine

Pegvisomant *Liste I-100 %-Coll-Prescription initiale hospitalière annuelle réservée aux endocrinologues et internistes (médicament hors T2A-Médicament orphelin)-Renouvellement non restreint*

SOMAVERT *Conserver de + 2 °C à + 8 °C et pendant au maximum 24 heures*	30 fl. 10 mg ou 15 mg 1 ou 30 fl. 20 mg (1) Poudre pour solution injectable et solvant 1 ml pour reconstitution dans une seringue préremplie	A. Injection SC 1 fois par jour (2) : dose de charge de 80 mg, puis 10 mg/jour reconstitué dans 1 ml de solvant, puis par paliers de 5 mg (jusqu'à 30 mg/jour) maximum en fonction du dosage d'IGF-1 (3) (4)

1. À utiliser rapidement après reconstitution. Poudre + solvant pour solution injectable. Les formes à 25 mg et à 30 mg ne sont pas commercialisées.
2. Alterner chaque jour le site d'injection (risque de lipohypertrophie).
3. Le dosage d'IgF1 doit être fait toutes les 4 à 6 semaines et permet l'adaptation des posologies.
4. S'assurer de la normalité du bilan hépatique avant de commencer le traitement.

Contre-indications
Hypersensibilité au pegvisomant ou à l'un des excipients, grossesse et allaitement

Propriétés

- Analogue de l'hormone de croissance humaine (GH) se liant à ses récepteurs, diminuant ainsi la production par le foie et les tissus d'IGF-I ou somatomédine (responsable des symptômes de l'acromégalie), mais augmentant les taux de GH produits par ADN recombinant. Antagoniste puissant de l'hormone de croissance
- Pic sérique atteint en 33 à 77 heures, élimination lente avec une demi-vie d'élimination d'environ 6 jours (74 à 172 heures)

Indications

- Traitement de l'acromégalie chez des patients qui ont eu une réponse insuffisante à la chirurgie et/ou à la radiothérapie et chez lesquels un traitement médical par analogues de la somatostatine n'a pas normalisé les concentrations en IGF-I ou n'a pas été toléré

Effets indésirables

- Très fréquents (≥ 10 %) : réactions au point d'injection à type d'érythème ou douleurs spontanément résolutifs (11 %), plus rarement ecchymose ou hémorragie
- Fréquents (≥ 1 %) : sudation (7 %), céphalées (6 %), asthénie (6 %), syndrome grippal, arthralgies, myalgies, diarrhée, constipation, nausées, vomissements, météorisme, dyspepsie, flatulences, élévation des transaminases, vertiges, insomnie, somnolence, tremblements, prurit, rashs cutanés, hypercholestérolémie, prise de poids, HTA, œdèmes
- Peu fréquents (< 1 %) : bouche sèche, sialorrhée, dysgueusie, hémorroïdes, troubles dentaires, œdème des membres inférieurs, hypoesthésie, angiœdème, peau sèche, confusion mentale, fatigue ou douleurs oculaires, hypertriglycéridémie, hypoglycémie, hématurie, protéinurie, insuffisance rénale, thrombopénie, leucopénie, leucocytose
- Développement d'anticorps anti-hormone de croissance de signification clinique non connue (environ 17 % des patients)
- Augmentation des taux de GH (doublés) avec possibilité d'augmentation de la taille de l'adénome par hyperfonctionnement (4 cas sur 160 patients dans les essais cliniques)

Précautions d'emploi

- Surveiller toutes les 4 à 6 semaines les taux d'IGF-I sériques qui doivent rester dans la fourchette correspondant à l'âge du patient, et adapter les doses selon ces taux par palier de 5 mg/jour
- Surveiller les transaminases toutes les 4 à 6 semaines pendant 6 mois ou en cas de signes d'hépatite (→ arrêt si transaminases > 3N), et éliminer une pathologie biliaire obstructive en cas d'antécédents de traitement par un analogue de la somatostatine
- Diabète : surveiller l'équilibre glycémique et réduire si besoin les doses d'insuline ou d'hypoglycémiants oraux : risque d'hypoglycémie
- Insuffisance rénale ou hépatique : tolérance et efficacité non établies
- Analogie structurelle ferme avec l'hormone de croissance → réaction croisée avec les méthodes de dosage. Les taux de GH seront faussés
- Inhibiteur puissant de la GH : risque de tableau d'insuffisance en hormone de croissance malgré un taux élevé de GH
- Surveillance hypophysaire annuelle par une IRM, progression possible de la tumeur et altération du champs visuel. Ce traitement n'a pas d'influence sur la taille de la tumeur
- Peut augmenter la fertilité : prévoir une contraception adaptée

Inhibiteurs de la prolactine : Agonistes dopaminergiques D2

Cabergoline[G] *Liste I-65 %-Coll*

DOSTINEX Alcaloïdes de l'ergot de seigle (1)	8 cp. 0,5 mg Contient du lactose	En 1 prise au coucher avec une collation ou au milieu des repas : 0,5 mg par semaine en 1 seule prise, *puis* si besoin par paliers mensuels de 0,5 mg jusqu'à 1 à 2 mg, voire 4,5 mg par semaine (2)

1. Les médicaments dérivés de l'ergot de seigle font l'objet actuellement d'une surveillance renforcée par l'ANSM. Leur rapport bénéfice/risque a toujours été jugé favorable.
2. La plupart des patients sont équilibrés avec une dose ≤ 1 mg par semaine administrée *en 1 seule prise hebdomadaire* : la posologie peut varier de 0,25 à 2 mg, jusqu'à 4,5 mg par semaine dans certains cas (si elle dépasse 1,5 mg par semaine, il est recommandé de fractionner la dose *en 2 prises hebdomadaires*). Posologie adaptée sur le taux de prolactine.

Quinagolide *Liste I-65 %-Coll*

NORPROLAC	Boîte de 3 cp. 25 µg (roses) + 3 cp. 50 µg (bleus) 30 cp. 75 µg ou 150 µg	En 1 prise le soir au dîner : 25 µg/jour × 3 jours, *puis* 50 µg/jour × 3 jours, *puis* 75 µg/jour × 1 mois *puis* si besoin par paliers mensuels de 25 µg jusqu'à 150 µg/jour (3)

3. La plupart des patients sont équilibrés avec une dose inférieure ou égale à 150 µg/jour, mais une posologie de 300 µg/jour voire plus peut être nécessaire dans certains cas.

Bromocriptine[G] *Liste I-65 %-Coll*

PARLODEL Alcaloïdes de l'ergot de seigle (1)	30 cp. séc. 2,5 mg	1/2 cp./jour le 1er jour, 1 cp./jour le 2e jour puis 2 cp./jour en 2 prises les 14 jours suivants au milieu des repas (4) (D. max : 4 cp./jour)

4. Voir le chapitre "Neurologie", maladie de Parkinson.

Lisuride *Liste I-65 %-Coll*

AROLAC (5) et (6) Alcaloïdes de l'ergot de seigle (1)	20 cp. séc. 0,2 mg	*Arrêt de la lactation, symptomatologie mammaire inflammatoire* (7) *Conséquences cliniques de l'hyperprolactinémie* (8)

5. A également une indication pour l'inhibition de la lactation : 2 cp./jour pendant 14 jours dès l'accouchement. En cas d'effet rebond après l'arrêt reprendre une semaine. Cette indication doit être exceptionnelle.
6. Contre-indiqué en association aux neuroleptiques, antiémétiques et antipsychotiques, phénylpropanolamine.
7. 1 cp. le soir de l'accouchement J1, 1 cp. midi et soir J2, arrêt 4 jours après l'arrêt de la sécrétion lactée (en moyenne 10 à 15 jours). Cette indication doit être exceptionnelle.
8. 1/2 cp. le soir J1, 1/2 cp. matin et soir J2, 1/2 cp. × 3 fois/jour au-delà (gynécomastie, impuissance).

Contre-indications
Hypersensibilité connue aux différents produits Toxémie gravidique, hypertension du post-partum, psychoses chroniques Insuffisance rénale ou hépatique (pour le quinagolide), insuffisance coronaire, maladies fibrosantes, association aux neuroleptiques antipsychotiques

Propriétés

- Agonistes dopaminergiques D2 inhibant la sécrétion de la prolactine (et de l'hormone de croissance) par un effet sélectif sur les récepteurs centraux D2 dopaminergiques
- Cabergoline : absorption en 0,5 à 4 heures, liaison à 40 % aux protéines, élimination biliaire (72 %) et urinaire (18 %) sous forme de métabolites, demi-vie très longue (63 à 115 heures), état d'équilibre après 4 semaines seulement
- Quinagolide : absorption rapide et complète, liaison à 90 % aux protéines, élimination biliaire (50 %) et urinaire (50 %) sous forme de métabolites sulfo- et glycuro-conjugués inactifs, demi-vie d'élimination de 17 heures

Indications

- Hyperprolactinémies idiopathiques ou liées à la présence d'un microadénome ou d'un macroadénome hypophysaire et leurs conséquences cliniques (galactorrhée, oligo ou aménorrhée et infertilité chez la femme, gynécomastie et impuissance chez l'homme)
- *NDR : restreindre l'inhibition de la lactation aux raisons médicales majeures* (DC intra-utérin ou néo-natal, infection VIH). Contre-indiqué si HTA ou antécédents CV

Effets indésirables (minimisés par une posologie progressive)

- Fréquents mais transitoires, pendant les 2 premières semaines du traitement : nausées et vomissements (40 %), céphalées, sensations vertigineuses, fatigue (20 à 30 %)
- Plus rares : hypotension orthostatique modérée (avec exceptionnellement syncope), douleurs abdominales, constipation, anorexie, bouche sèche, somnolence, péricardite
- **Pour les dérivés de l'ergot de seigle (cabergoline, bromocriptine, lisuride), risque de valvulopathie cardiaque au long cours ou de réactions fibrosantes multiples**
- Très rares : syndromes psychotiques aigus, troubles du contrôle des impulsions, IDM, AVC, risque d'accès de somnolence brutaux, troubles des impulsions
- Surdosage : nausées, vomissements sévères, céphalées, vertiges, hypotension, voire collapsus, possibilité d'hallucinations → traitement symptomatique et métoclopramide

Précautions d'emploi et interactions médicamenteuses

- Hyperprolactinémies : faire un bilan préalable (IRM hypothalamo-hypophysaire, champ visuel), avec contraception efficace chez la femme si une grossesse n'est pas désirée
- Surveiller la TA en début de traitement, administrer le soir en 1 prise avec une collation
- Utiliser avec prudence en cas d'antécédents psychotiques (→ arrêt du traitement en cas de troubles psychotiques) et chez les conducteurs et utilisateurs de machines : risque de somnolence brutale
- Allaitement rendu impossible en raison de l'action même de ces produits
- Grossesse (non embryotoxique, ni tératogène) → arrêt du traitement sauf indication précise chez la femme souhaitant une grossesse, surveillance attentive de l'adénome hypophysaire chez la femme enceinte si le traitement a été interrompu
- Alcaloïdes de l'ergot de seigle : attention en cas d'artériopathie, risque au long cours
- *Associations contre-indiquées* : ergotamine et dihydroergotamine (avec cabergoline, lisuride, bromocriptine qui sont aussi des dérivés de l'ergot de seigle, cumul de l'effet), alcool → ergotisme, vasoconstriction, HTA. Phényl propanolamine (risque de vasoconstriction)
- *Associations déconseillées* : médicaments à forte composante dopaminergique (neuroleptiques), médicaments agissant au niveau des récepteurs 5-HT1 et 5-HT2, antivomitifs, neuroleptiques antipsychotiques sauf clozapine
- Macrolides : hausse des concentrations des agonistes dopa

Hormone antidiurétique (I)

Desmopressine (DDAVP ou Déamino-D-Arginine-Vasopressine)

Liste II-65 %-Coll

MINIRINMELT[G]	30 ou 100 lyocs à 60 µg ou 120 µg 30 lyocs à 240 µg Prise sublinguale	Énurésie nocturne isolée (1) : E. > 6 ans : 120 µg 1 heure avant le coucher (D. max. : 360 µg/jour) pour une durée de 3 mois Diabète insipide (2) : 60 µg × 3 fois/jour, puis jusqu'à 120 µg × 3 fois/jour voire 240 µg × 3 fois/jour (posologie optimale entre 180 et 360 µg/jour en 2 à 3 prises) Nycturie avec polyurie nocturne : commencer à 60 µg le soir au coucher, augmenter de 60 µg tous les 15 jours
MINIRIN Spray nasal (2) *Conserver à moins de + 25 °C*	Fl. 2,5 ml (10 µg/pulvérisation) : 25 doses, avec pompe doseuse en embout nasal (3)	Diabète insipide (4) : A. 10 à 20 µg/prise nasale × 1 à 2 fois/jour E. 5 à 10 µg/prise nasale × 1 à 2 fois/jour Étude du pouvoir de concentration du rein : 10 à 40 µg selon le poids
MINIRIN 0,1 mg/ml Solution endonasale *Conserver de + 2 °C à + 8 °C*	Fl. 2,5 ml avec tube gradué par 5 µg (3)	0,05 ml par pulvérisation, dose unitaire la plus faible
MINIRIN Injectable *Conserver de + 2 °C à + 8 °C* *Réservé aux hôpitaux* Délai d'action = 30 minutes Durée d'action = 8 heures	10 amp. 1 ml = 4 µg	Diabète insipide (4) : A. 1 à 4 µg/jour E. 0,4 à 1 µg/jour N. 0,2 à 0,4 µg/jour en 2 injections IV (ou SC ou IM) Accidents hémorragiques : *cf.* page suivante (forme IV)

1. Ne pas boire le soir au coucher pour éviter une intoxication par l'eau.
2. Pour les formes nasales : risque d'allergie, eczéma de contact, irritations et bronchospasme. Recourir à la forme orale.
3. Administrer à l'aide du cathéter gradué de 5 en 5 µg (Rhinyle) rempli de la dose nécessaire, puis introduit sur 2 cm dans une narine, en soufflant dans l'autre extrémité par la bouche : N. 0,5 à 1 µg dilué au 1/10e × 1 à 2 fois/jour. E. 5 à 10 µg × 1 à 2 fois/jour. A. 10 à 20 µg × 1 à 2 fois/jour.
4. Diabète insipide : adapter la posologie à la diurèse. Augmente les doses très progressivement par palier d'une semaine.

Contre-indications
Insuffisance cardiaque et autre situation traitée par diurétique
Maladie de Willebrand de type 2B (risque de thrombocytopénie)
Polydypsie ou potomanie, SIADH, insuffisance rénale modérée à sévère

Propriétés

- Peptide de synthèse très proche de l'hormone antidiurétique naturelle, agoniste sélectif des récepteurs V2 à la vasopressine, ayant un *effet antidiurétique majeur* (par effet direct au niveau du tube collecteur de Bellini, rendu perméable à l'eau, ce qui permet sa réabsorption passive), avec *effet vasoconstricteur* et *hypertensif négligeable*, et surtout *action prolongée par voie nasale* (10 à 12 heures, et jusqu'à 24 heures) autorisant un traitement du diabète insipide avec seulement 1 à 2 prises quotidiennes
- La DDAVP a aussi un *effet de mécanisme mal expliqué dans l'énurésie* (avec résultats comparables aux tricycliques = action dans 50 à 70 % des cas en 15 à 30 jours)
- À forte dose, la DDAVP a un *effet hémostatique* par augmentation de 3 à 4 fois du taux de facteur VIII : C et de 2 à 3 fois du taux de facteur Willebrand : cet effet s'épuise après administrations répétées (phénomène de tachyphylaxie) mais réapparaît en 2 à 3 jours environ après l'arrêt

Indications

- Diabète insipide d'origine central pitresso-sensible
- Énurésie nocturne isolée de l'enfant > 6 ans (traitement *par voie orale* de 1 à 6 mois maximum ou épisodique au cours des voyages, colonies de vacances, etc.)
- Étude du pouvoir de concentration du rein, nycturie avec polyurie (patient < 65 ans)
- Prévention et traitement des hémorragies au cours de l'hémophilie A modérée (taux de facteur VIII > 5 %), de la maladie de Willebrand sauf dans les formes sévères (types 3 et 2B), de l'insuffisance rénale chronique avec allongement inexpliqué du TS (*cf.* page suivante les produits utilisés), chez les conductrices d'hémophilie A à risque hémorragique
- Traitement symptomatique de la nycturie chez l'adulte âgé de moins de 65 ans lorsqu'elle est associée à une polyurie nocturne

Effets indésirables

- Céphalées, nausées, crampes abdominales, congestion nasale, flush facial, œdème, prise de poids, tachycardie, rhinite, hypertension, douleurs abdominales
- **Surdosage** : intoxication par l'eau (céphalées, vomissements, voire convulsions) avec hyponatrémie → restriction hydrique et arrêt du traitement si augmentation importante du poids corporel ou natrémie < 130 mmol/l ou osmolalité plasmatique < 270 mOsm/l

Précautions d'emploi et interactions médicamenteuses

- Corriger préalablement toute insuffisance corticotrope associée (et éviter alors l'arrêt brutal des glucocorticoïdes qui entraîne un risque sévère d'intoxication par l'eau avec hyponatrémie)
- Réduire la posologie en cas d'HTA ou d'insuffisance coronarienne et chez le sujet > 65 ans, risque d'hyponatrémie à surveiller régulièrement
- Grossesse : utilisation uniquement en cas de nécessité (mais apparement non tératogène ni fœtotoxique)
- Surveillance du poids : une augmentation rapide témoigne d'un dosage excessif
- ***Associations contre-indiquées*** : diurétiques (majoration du risque d'hyponatrémie)
- *Associations à prendre en compte* : potentialisation de l'effet antidiurétique avec carbamazépine, clofibrate, chlorpropamide et indométacine, inhibiteur de la recapture de la sérotonine (risque majoré d'hyponatrémie) et diminution de l'effet antidiurétique avec glibenclamide

Hormone antidiurétique (II)

Desmopressine dans les accidents hémorragiques

OCTIM Spray *Conserver à moins de + 25 °C* Délai d'action = 30 minutes Durée d'action = 8 heures *Liste I-65 %-Coll* *Prescription initiale hospitalière annuelle*	Fl. 2,5 ml (25 doses) à 150 µg par dose pour pulvérisation nasale	Accidents hémorragiques (1) : 1 pulvérisation (150 µg) dans chaque narine (patient > 50 kg ; sinon 1 seule pulvérisation si < 50 kg) 30 minutes avant l'intervention (en traitement préventif) ou dès le début du saignement (en traitement curatif)

1. Faire auparavant un test thérapeutique (150 µg dans chaque narine avec dosage des facteurs de la coagulation et mesure du TS avant et après 1-2 heures puis 6-8 heures) → les taux de facteur VIII : C et de facteur Willebrand doivent augmenter dans l'heure ou les 2 heures après pulvérisation.
   Traitement préventif : l'administration doit avoir lieu 30 minutes avant l'acte chirurgical.
   Traitement des hémorragies : l'effet hémostatique de l'administration endonasale de 300 µg est comparable à celui d'une dose de 0,2 µg/kg en perfusion **IV**. L'administration peut être répétée toutes les 12 heures pendant au maximum 2 à 3 jours (car épuisement de l'effet par tachyphylaxie, mais l'effet réapparait en 2 à 3 jours environ après l'arrêt). Biodisponibilité de 6 %.

MINIRIN Injectable *Conserver de + 2 °C à + 8 °C* Délai d'action = 30 minutes Durée d'action = 8 heures *Liste II-65 %-Coll* *Réservé aux hôpitaux*	10 amp. 1 ml = 4 µg (à diluer dans 50 à 100 ml de sérum physiologique)	Accidents hémorragiques (2) : perfusion **IV** en 15 à 30 minutes de 0,2 à 0,4 µg/kg juste avant l'intervention (en traitement préventif) ou dès le début du saignement (en traitement curatif) (3)

2. *Traitement préventif* : l'administration doit avoir lieu juste avant l'acte chirurgical.
   Traitement des hémorragies : administrer à la dose de 0,3 à 0,4 µg/kg (0,2 µg/kg chez le sujet âgé ou ayant des troubles cardio-vasculaires) : en cas de réponse positive (effet hémostatique, qui apparaît 30 minutes après l'injection et dure environ 8 heures) cette dose peut être répétée toutes les 12 à 24 heures selon l'importance du saignement sous contrôle répété des taux de facteur VIII et de facteur Willebrand et détermination du TS.
3. Les taux plasmatiques de facteur VIII et de facteur Willebrand doivent augmenter significativement dans les 2 heures qui suivent l'administration de desmopressine.

Indications

- Hémophilie A mineure (facteur VIII > 5 %), maladie de Willebrand sauf les formes sévères et chez les conductrices d'hémophilie A à risque hémorragique
- Allongement du temps de saignement inexpliqué au cours de l'insuffisance rénale chronique
- Complication des traitements antiagrégants plaquettaires

Inhibiteurs de l'hormone antidiurétique (I)

Déméclocycline[G] *Liste I-Coll-Prescription hospitalière pour un an-Renouvellement non restreint*

DÉMÉCLOCYCLINE	100 gél. 150 mg	*Traitement d'attaque* : 900 à 1 200 mg en dehors des repas, avec restriction hydrique (1) (2) *Traitement d'entretien* (4 semaines environ) : 600 mg sans restriction hydrique

1. Chez le sujet âgé, commencer d'emblée à 600 mg.
2. Dans tous les cas, surveiller la natrémie, l'urée sanguine et la créatininémie.

Contre-indications

Allergie aux antibiotiques de la famille des tétracyclines
Insuffisance rénale avérée, insuffisance hépatique
Enfant < 8 ans
Association avec les rétinoïdes par voie générale
Grossesse et allaitement

Propriétés

- Tétracycline seule de cette classe à bloquer l'effet de l'hormone antidiurétique au niveau des cellules du tube contourné distal

Indications

- Traitement du syndrome de sécrétion inappropriée d'hormone antidiurétique (SIADH) plus particulièrement d'origine paranéoplasique avec :
  - Hyponatrémie chronique < 125 mEq/l associée à une natriurèse inappropriée
  - Et/ou signes cliniques liés à l'hyponatrémie et résistant à la restriction hydrique

Précautions d'emploi

- Surveillance de la fonction rénale et de la natrémie en cours de traitement. Limiter les associations avec d'autres néphrotoxiques
- Prendre avec un verre d'eau pour limiter la toxicité œsophagienne
- Risque de photosensibilité

Effets indésirables

- Dyschromie dentaire ou hypoplasie de l'émail en cas d'administration chez l'enfant de moins de 8 ans
- Troubles digestifs (diarrhées, nausées, épigastralgies)
- Réactions allergiques (urticaire, rash, prurit)
- Réactions de photosensibilisation
- Anémie hémolytique, thrombocytopénie, neutropénie, éosinophilie
- Augmentation de l'urée sanguine et de la créatininémie doses dépendantes et réversibles à l'arrêt du traitement
- Hypertension intracrânienne bénigne (régression à l'arrêt)

Interactions médicamenteuses

- Rétinoïdes : contre-indiqué car risque accru d'hypertension intracrânienne
- AVK : risque hémorragique accru
- Sels de fer, pansements gastriques : diminution de l'efficacité des cyclines (chélation) → espacer les prises de 2 heures

Inhibiteurs de l'hormone antidiurétique (II)

Tolvaptan (1) *Liste I-Prescription initiale hospitalière et disponibilité conditionnelle*

SAMSCA	10 cp. 15 mg *Une présentation à 7,5 mg peut faire l'objet d'une demande spéciale*	A. 15 mg × 1 fois/jour le matin avec de l'eau sans croquer (D. max. : 60 mg/jour) Augmentation progressive du traitement (2)

1. Cette molécule est également utilisée en néphrologie dans le traitement de la polykystose rénale.
2. Initiation hospitalière en surveillant natrémie et bilan volémique.

Contre-indications

Insuffisance rénale sévère, anurie, déplétion volémique, hyponatrémie avec hypovolémie, hypernatrémie, patients qui ne ressentent pas la soif
Jus de pamplemousse, grossesse et allaitement (pas de données)

Propriétés

- Antagoniste sélectif des récepteurs V2 de la vasopressine, s'opposant à l'action antidiurétique de la vasopressine

Indications

- Hyponatrémie secondaire à un syndrome de sécrétion inappropriée d'hormone antidiurétique (SIADH). Ne doit pas être pris en initiation de traitement

Effets indésirables

- Très fréquents (> 10 %) dans les essais : constipation, sécheresse buccale, nausées, sensation de soif, déshydratation, vertiges, anémie, diarrhées, ascites, œdème périphérique, fatigue, infection urinaire, pneumonie, céphalées, hypotension, anaphylaxie, hépatotoxicité à forte dose sur une durée prolongée (en cas d'ascension des transaminases, arrêt immédiat du traitement)

Précautions d'emploi et interactions médicamenteuses

- *Obstruction des voies urinaires* : les patients souffrant d'une obstruction partielle des voies urinaire ont un risque plus important de développer des rétentions urinaires aiguës
- *Équilibre hydro-électrolytique* : après l'instauration du traitement, il convient de surveiller étroitement la natrémie et le bilan volémique des patients. Le niveau de correction du sodium doit être surveillé étroitement chez les patients exposés au risque de survenue de syndromes démyélinisants (ex. : hypoxie, alcoolisme, malnutrition). L'équilibre hydro-électrolytique doit être surveillé chez tous les patients, en particulier chez les patients atteints d'insuffisance rénale ou hépatique. Pour les patients sous tolvaptan chez lesquels la natrémie augmente trop rapidement (> 12 mmol/l/24 h), le traitement doit être arrêté et l'administration d'une solution hypotonique doit être envisagée
- Le tolvaptan peut provoquer une hyperglycémie. Par conséquent, les patients diabétiques sous tolvaptan seront traités avec prudence. Cette prudence s'applique particulièrement aux patients atteints d'un diabète de type II mal équilibré
- L'administration concomitante d'inhibiteurs puissants du CYP 3A4 a entraîné une augmentation des concentrations plasmatiques de tolvaptan (kétoconazole, macrolides, diltiazem)
- Les inducteurs ont un effet inverse puissant, **ne pas prendre avec de la rifampicine ou un jus de pamplemousse**
- Augmentation des taux de digoxine
- Une surveillance régulière des transaminases s'impose en même temps que la natrémie

Notes

Chapitre 11

Gastro-Entérologie et Hépatologie

Traitement des infections par *Helicobacter pylori* chez l'adulte

Indications validées de recherche d'*Helicobacter pylori* (HP) :

- Ulcère gastro-duodénal, lymphome du MALT, dyspepsie fonctionnelle chronique, traitement par AINS/aspirine (si antécédents d'ulcère), facteurs de risque de cancer gastrique (familial, lésions prénéoplasiques, Lynch), anémie ferriprive inexpliquée, carence en vitamine B12, purpura thrombopénique idiopathique de l'adulte, intervention bariatrique programmée

Recommandations générales :

HP est la principale cause des ulcères gastroduodénaux, de leur récidive et de la majorité des cancers de l'estomac. Sa découverte implique un traitement qui évolue régulièrement en fonction de la prévalence des résistances bactériennes aux antibiotiques

- Il est indispensable d'avoir démontré la présence d'HP avant un traitement d'éradication, soit par gastroscopie avec biopsies, soit par sérologie ou test respiratoire à l'urée marquée ou détection d'antigène dans les selles
- Le traitement n'est pas urgent. En cas de grossesse ou d'allaitement, le traitement doit être différé
- En l'absence d'évaluation de la sensibilité aux antibiotiques (nécessitant des biopsies gastriques avec antibiogramme), le traitement est probabiliste
- Un contrôle d'éradication doit être pratiqué systématiquement au moins 4 semaines après la fin du traitement antibiotique et au moins 2 semaines après l'arrêt des IPP (test respiratoire à l'urée marquée)

Le traitement probabiliste comporte deux options :

- Soit *quadrithérapie concomitante de 14 jours* associant un IPP une dose matin et soir (ex. : oméprazole 20 mg matin et soir) + amoxicilline (1 g matin et soir) + clarithromycine (500 mg matin et soir) + métronidazole (500 mg matin et soir)
- Soit *quadrithérapie avec bismuth de 10 jours* associant un IPP (même dose) à une association pharmaceutique de bismuth + tétracycline + métronidazole (Pylera : 3 gél. × 4 fois/jour). Cette option est à privilégier en cas de prise antérieure de macrolide ou d'allergie à l'amoxicilline

Le traitement guidé par l'étude de la sensibilité aux antibiotiques :

- En cas de sensibilité à la clarithromycine : *trithérapie concomitante de 14 jours* associant un IPP (même dose) + amoxicilline + clarithromycine
- En cas de résistance à la clarithromycine (30 %) : *trithérapie concomitante de 14 jours* associant un IPP (même dose) + amoxicilline + lévofloxacine (500 mg/jour en une prise)
- En cas d'allergie à l'amoxicilline, *quadrithérapie avec bismuth de 10 jours*

L'information soigneuse du patient est nécessaire afin d'assurer une observance optimale

Pour éliminer l'infection par le VHC en France
Recommandations 2018

Dépister

- Pour identifier les 75 000 personnes actuellement infectées par le VHC et qui l'ignorent, un dépistage de chaque adulte devrait être réalisé au moins une fois, soit par un test rapide (*cf.* le chapitre "Antibiotiques") au cabinet, soit par une sérologie virale
- En cas de positivité, mesure de la charge virale et dépistage d'une infection concomitante par le VHB et le VIH

Bilan initial pour déterminer le parcours de soins adapté

- Évaluation de la fibrose hépatique (FibroScan/Fibrotest/Fibromètre)
- Recherche d'insuffisance rénale, de maladie hépatique sévère, de carcinome hépatocellulaire et de traitement antiviral antérieur
- Recherche de facteurs de risque : alcoolodépendance, diabète, obésité, co-infections…

Un protocole thérapeutique simplifié

- *En l'absence de facteurs de risque*, parcours simplifié en médecine de proximité avec deux stratégies équivalentes possibles :
  - Soit sofosbuvir + velpatasvir pendant 12 semaines
  - Soit glécaprévir + pibrentasvir pendant 8 semaines
- Une charge virale du VHC doit être réalisée 12 semaines après l'arrêt du traitement. Si elle est indétectable, le patient est considéré comme guéri (avec persistance d'anticorps anti-VHC)
- La persistance de comportements à risque (usage de drogues, comportements sexuels) expose au risque de réinfection
- *La présence de facteurs de risque* (maladie hépatique sévère, cirrhose, carcinome, transplantation, insuffisance rénale, co-infection…) nécessite un parcours spécialisé

Conduite à tenir en cas d'hémorragie digestive haute

- Elle engage le pronostic vital et doit être prise en charge en urgence dans un service spécialisé de soins continus ou de réanimation selon la gravité

Facteurs et signes de gravité

- Grand âge, traitement anticoagulant et/ou antiagrégant
- Fréquence cardiaque > 100, chute tensionnelle

Prise en charge à l'admission

- Bilan pré-transfusionnel : NFS, TP, groupage sanguin, anticorps irréguliers
- Remplissage (macromolécules ± culots globulaires). Objectifs transfusionnels : hémoglobine > 80 g/l (100 g/l en cas de risque cardio-vasculaire), TAS > 100 mmHg, fréquence cardiaque < 100/min, diurèse > 100 ml/h
- *Suspicion d'hémorragie par hypertension portale* (cirrhose connue) :
  - Avant toute perfusion de sérum glucosé : charge en vitamine B1 (500 mg en IM ou IV en raison du risque de lésions neurologiques)
  - Antibiothérapie : quinolones, amoxicilline-acide clavulanique ou céphalosporine
  - Amines vasoconstrictrices : octréotide (Sandostatine 25 µg/h pendant 48 heures) ou terlipressine (Glypressine 2 mg/4 h IV pendant 48 heures)
- *En cas de suspicion d'ulcère gastro-duodénal* : ésoméprazole, 80 mg en bolus IV suivi d'une perfusion de 8 mg/h jusqu'au succès du traitement endoscopique de l'ulcère

Diagnostic et traitement étiologique de l'hémorragie

- Gastroscopie pour diagnostic, évaluation pronostique et traitement
- Rupture de varices digestives : ligature ou injection de colle biologique. En cas d'échec, pose d'un shunt porto-sushépatique (TIPS)
- Lésion ulcéreuse gastro-duodénale : injection sclérosante, pose de clips, thermocoagulation… Si échec : artériographie avec embolisation artérielle ou chirurgie

Traitement de l'infection spontanée du liquide d'ascite chez un malade atteint de cirrhose

Symptômes

- Douleurs abdominales, vomissements, iléus, signes infectieux. Complications : ictère, insuffisance hépato-cellulaire et rénale, encéphalopathie, hémorragie digestive

Diagnostic des péritonites bactériennes spontanées (PBS)

- Analyse cytologique et bactériologique du liquide d'ascite systématique et hémocultures. Infection si polynucléaires neutrophiles > 250/mm^3. Germes identifiés dans 60 % des cas : *E. coli*, streptocoques, entérocoques…

Traitements des PBS

- Céphalosporines de 3e génération (céfotaxime), ou amoxicilline + acide clavulanique ou quinolones (ciprofloxacine ou ofloxacine)
- Albumine IV : 1,5 g/kg à J1 puis 1 g/kg à J3

Prévention des PBS en cas de cirrhose

- Ponctuel (céfotaxime) : en cas d'hémorragie digestive et d'insuffisance hépatique aiguë
- Au long cours (norfloxacine : 400 mg/jour) si ascite réfractaire avec hyperbilirubinémie + concentration de protides < 15 g/l dans l'ascite et/ou antécédents de PBS

GASTRO-ENTÉROLOGIE : Schémas thérapeutiques

Affections œso-gastro-duodénales

Nausées Vomissements Hoquet	Dompéridone ou Métoclopramide ou Métopimazine ou Alizapride	*Chimiothérapie anticancéreuse* : Sétrons ± Corticoïdes ± Aprépitant *Hoquet* : Baclofène
Mal des transports ou Cinétoses	Mesures générales décrites ci-dessous (1)	– Scopolamine en patch – Dimenhydrinate ou Diphenhydramine
Hernie hiatale Reflux gastro-œsophagien Œsophagite par reflux (endoscopie digestive haute recommandée après 50 ans)	Mesures générales décrites ci-dessous (2) ± Topique anti-acide ou Alginates	– Dompéridone (3) ou Métoclopramide – IPP – Traitement chirurgical
Mégaœsophage idiopathique ou Achalasie cardiale ou Cardiospasme	Dérivé nitré ou Nifédipine (4)	– Dilatation sous endoscopie (1 à 3 séances) – Traitement chirurgical
Gastrites	Traitement étiologique (5) ± Topique anti-acide	
Dyspepsie fonctionnelle (affecte 20 % des adultes)	Anti-acides Antispasmodiques Éséridine	– IPP – Éradication de *Helicobacter pylori*
Ulcère gastro-duodénal (biopsies de contrôle dans l'ulcère gastrique pour vérifier sa bénignité)	Éradication de *Helicobacter pylori* (*cf.* pages précédentes) Traitement chirurgical réservé aux rares ulcères résistants au traitement médical ou compliqués	
Syndrome de Zollinger-Ellison ou Gastrinome	IPP	Exérèse de la tumeur si elle est possible ou Gastrectomie

1. Les cinétoses surviennent *surtout en bateau*, plus rarement en automobile, très rarement en avion, exceptionnellement en train, les mesures suivantes étant souvent efficaces : *être le pilote du moyen de transport* (seuls les passagers sont affectés), ne pas lire dans une automobile et y voyager de préférence aux places avant, voyager sur le pont et non à l'intérieur d'un bateau.
2. Ne pas dormir à plat (tête de lit surélevée), respecter un intervalle de 2 heures entre les repas et le décubitus, normaliser le poids, supprimer les stimulants de la sécrétion gastrique acide.
3. Médicaments prokinétiques (stimulant la motricité œso-gastro-duodénale).
4. Produits utilisés pour réduire le tonus du sphincter inférieur de l'œsophage (prise sublinguale de nifédipine ou trinitrine 20 minutes avant les repas, ou 10 mg de nifédipine *per os* × 4 fois/jour).
5. Le traitement des gastrites repose sur les soins dentaires, la suppression de l'alcool, du tabac et des médicaments agressifs (aspirine, AINS...), l'éradication de *Helicobacter pylori*...

GASTRO-ENTÉROLOGIE : Schémas thérapeutiques

Affections intestinales

Colopathie fonctionnelle ou Côlon irritable	Marche + Boissons abondantes ± Mucilage ± Antispasmodique	Pansement digestif (silicate, charbon)
Constipation chronique idiopathique	Marche + Boissons abondantes + Aliments riches en fibres	– Laxatifs de lest – Huile de paraffine – Laxatif osmotique – Laxatif péristaltogène – Laxatif stimulant (1)
Constipation par atonie intestinale	Marche + Boissons abondantes	– Massage abdominal – Anticholinestérasique
Constipation par dyschésie rectale	Marche + Boissons abondantes	Laxatif non irritant par voie rectale
Constipation de l'adulte par mégacôlon acquis	Marche + Boissons abondantes	Huile de paraffine ± Anticholinestérasique
Diarrhée	Réhydratation orale et/ou par voie IV (2) + Traitement étiologique si possible	– Lopéramide – Racécadotril – Charbon ou Silicate – Flores levuriques ou microbiennes
Diverticulose colique (5 % des sujets > 30 ans, 50 % des sujets > 70 ans)	Assurer un transit régulier Antispasmodique en cas de douleurs ou de diverticulite non compliquée Antibiotiques en cas de diverticulite compliquée Traitement chirurgical à froid en cas de complication ou de récidives répétées	
Fécalomes	Lavements quotidiens puis évacuation (3)	
Maladie de Crohn ou Iléo-colite régionale	Poussées évolutives modérées : 5-ASA (ou Métronidazole si localisation ano-périnéale) Poussées évolutives sévères : Corticothérapie générale (1 mg/kg/jour × 3 semaines au moins) et/ou Nutrition parentérale totale (en cas de poussée très sévère) ou Anti-TNF alpha ou Anti-IL-12/23 ou Védolizumab	
	Prévention des récidives : 5-ASA, Azathioprine ou Infliximab	
	Fistules périanales : Darvadstrocel Traitement chirurgical des complications	

1. Les laxatifs stimulants sont réservés au traitement bref des constipations occasionnelles.
2. La réhydratation par voie IV est nécessaire en cas de déshydratation sévère (≥ 10 % du poids corporel) et/ou de vomissements incoercibles (*cf. Solutés glucosés injectables*).
3. Lavements quotidiens à l'huile tiède (50 à 150 ml d'huile de paraffine ou d'huile de table) pour ramollir le fécalome, puis fragmentation et évacuation au doigt ganté ou à la curette de Bensaude, voire lavement hypertonique (Normacol) ou purgation par PEG si inefficacité.

GASTRO-ENTÉROLOGIE : Schémas thérapeutiques

Affections intestinales (suite)

Rectocolite hémorragique ou Colite ulcéreuse	Poussées évolutives : 5-ASA et/ou Corticoïde par voie rectale, voire Corticothérapie générale si résistance à ces traitements de première intention	
	Prévention des poussées évolutives : 5-ASA et/ou Corticoïde par voie rectale	
	Formes sévères et/ou récidivantes : azathioprine ou inhibiteurs du TNF-alpha ou Védolizumab	
	Traitement chirurgical des complications en cas d'échec du traitement médical	
Rectocolite post-radique	Corticoïde par voie rectale	Laser plasma-argon, Formaline (formes hémorragiques)
Colite pseudomembraneuse à *Clostridium difficile*	*Cf.* Infections digestives/Schémas thérapeutiques	
Maladie cœliaque par intolérance au gluten	Régime sans gluten (voir ce terme) à poursuivre toute la vie	
Sprue tropicale	Acide folique + Cycline	Traiter une parasitose pouvant être associée
Syndrome du restaurant chinois (1) Délai d'apparition : 10 à 60 minutes	Flush facial, yeux rouges, céphalées, paresthésies de la tête et du tronc avec oppression, voire nausées, vomissements et lipothymie, d'évolution favorable en 1 à 2 heures (à traiter par Paracétamol ± Anticholinergique)	
Tumeurs carcinoïdes (2) Syndrome carcinoïde	Exérèse de la tumeur si elle est possible	Lanréotide ou Octréotide

1. L'agent causal serait le glutamate L monosodique (ou agent de sapidité E621), utilisé comme condiment dans la cuisine asiatique et qui jouerait le rôle d'un neurotransmetteur *acétylcholine-like*. Cependant, il s'agit peut-être d'un syndrome d'intoxication histaminique dû à une rupture de la chaîne du froid.
2. Tumeurs intestinales sécrétant des substances vasoactives, dont la sérotonine responsable du syndrome carcinoïde (flushs et diarrhées sévères).

Affections proctologiques

Fissure anale	Anesthésie intrasphinctérienne + Analgésique et Myorelaxant par voie générale en urgence, puis en différé sclérose sous-fissuraire ou chirurgie	
Hémorroïdes (3)	Antihémorroïdaire par voie locale + Veinotonique *per os* en cas de crise aiguë	– Coagulation infrarouge – Ligature élastique – Sclérothérapie – Traitement chirurgical

3. Supprimer les facteurs alimentaires déclenchants (alcool, épices), traiter la constipation.

GASTRO-ENTÉROLOGIE : Schémas thérapeutiques

Affections hépato-biliaires

Ascite cirrhotique simple	Régime hyposodé + Diurétique ± Ponctions d'ascite (1) + Albumine IV (2)
Ascite réfractaire	Transplantation hépatique (ou si contre-indication Ponctions évacuatrices, Shunt porto-systémique)
Cirrhose alcoolique	Sevrage alcoolique total et définitif Transplantation hépatique dans les formes graves
Cholangite biliaire primitive (ex. : cirrhose biliaire primitive)	Acide ursodésoxycholique Acide obéticholique Transplantation hépatique dans les formes graves
Crise de colique hépatique	AINS + Antalgique non opiacé + Antispasmodique, puis Traitement chirurgical
Encéphalopathie hépatique Hyperammoniémie	Lactulose ou Lactitol (afin d'obtenir 2 à 3 selles molles/jour), Antibiothérapie intestinale Traitement de la cause
Hépatite chronique auto-immune	Corticothérapie et Azathioprine Autres immunosuppresseurs en cas d'échec
Hépatite alcoolique	Sevrage alcoolique total et définitif + Réanimation dans les formes aiguës sévères + Corticothérapie
Hépatites chroniques virales	Antiviraux et Interféron alpha selon le virus en cause
Hypertension portale Varices œsophagiennes	Ruptures de varices (*cf.* hémorragie digestive) Prévention des ruptures : Propranolol ou Nadolol (dose abaissant la FC de 20-25 %) et/ou Ligature voire Shunt porto-systémique
Lithiase biliaire (80 % des calculs biliaires sont faits de cholestérol pur dans les pays occidentaux)	Lithiase vésiculaire asymptomatique = Abstention sauf cas particulier (3) Lithiase vésiculaire symptomatique (douleurs biliaires ou complication) = Traitement chirurgical le plus souvent à froid après traitement antibiotique Lithiase de la voie biliaire principale = Traitement endoscopique ou chirurgical + Cholécystectomie le plus souvent à froid après traitement antibiotique
Déficits enzymatiques de la synthèse d'acides biliaires (maladies génétiques rares)	Acide cholique Transplantation hépatique dans les formes évoluées

1. Ponction d'ascite exploratrice à titre diagnostique ± évacuatrice en cas de gêne importante.
2. Soit 8 g d'albumine par litre d'ascite évacuée au-delà de 3 l.
3. Patients candidats à une transplantation d'organe ou à la chirurgie cardiaque ou traités pour insuffisance rénale chronique.

GASTRO-ENTÉROLOGIE : Schémas thérapeutiques

Affections pancréatiques

Insuffisance pancréatique exocrine ± Stéatorrhée	Extraits pancréatiques ± Régime hypolipidique (Triglycérides à chaînes moyennes) et riche en protides	Antisécrétoire et/ou Antiacide en cas de stéatorrhée persistante
Pancréatite aiguë (1)	Jeûne absolu + Réanimation avec nutrition parentérale + Morphinique si besoin + Traitement étiologique : Calcul biliaire, alcoolisme, tumeur VB, pancréas divisum, auto-immune, génétique…	Traitement chirurgical (en cas de perforation ou de complications infectieuses)
Pancréatite chronique d'origine alcoolique	Sevrage alcoolique complet et définitif + Extraits pancréatiques	– Diète + Analgésique – Traitement chirurgical des complications
Pancréatite chronique d'origine lithiasique	Ablation des calculs, endoscopique ou chirurgicale + Cholécystectomie	
Glucagonomes (2) Vipomes (3)	Exérèse de la tumeur si elle est possible	Lanréotide ou Octréotide

1. Traiter une lithiase de la voie biliaire principale s'il existe une migration calculeuse.
2. Tumeurs habituellement pancréatiques à cellules alpha, sécrétant du glucagon.
3. Tumeurs habituellement pancréatiques à cellules non-bêta, sécrétant le *Vasoactive Intestinal Peptide*.

Tests diagnostiques

Tests d'éradication de *Helicobacter pylori* Liste I-65 %-Coll

HELICOBACTER TEST INFAI 75 mg et 45 mg	Poudre pour solution buvable : A. 1 dose de 75 mg E. de 3 à 11 ans : 1 dose de 45 mg
HÉLIKIT 75 mg	Poudre pour solution buvable : A. 1 dose de 75 mg

Contre-indications
Grossesse et allaitement en l'absence de données

Propriétés

- Tests respiratoires à l'urée marquée au carbone 13. Sensibilité et spécificité sont comprises entre 90 et 95 %

Indications

- Diagnostic *in vivo* de l'infection à *Helicobacter pylori*, notamment le contrôle de l'éradication chez les patients ayant une maladie ulcéreuse gastro-duodénale *(le test n'est pas remboursé dans cette indication)*

Mode d'emploi

- Prescrire 2 ordonnances (achat du test en pharmacie et réalisation en laboratoire)
- Sujet à jeun, au repos, n'ayant ni mangé, ni bu, ni fumé depuis 12 heures

Précautions d'emploi

- Respecter un délai de 4 à 6 semaines après la fin d'un traitement médical d'éradication de *Helicobacter pylori* avant de faire un tel test
- Avant le test, les antibiotiques par voie générale doivent être stoppés dans un délai > 4 semaines, les IPP > 2 semaines, les anti-acides et pansements gastro-intestinaux > 24 heures
- Faux négatifs après gastrectomie

Tests de recherche de saignement digestif occulte

OC-SENSOR	

Propriétés et indications

- Test immunologique d'identification de l'hémoglobine humaine dans les selles
- Ce test dépiste 2 fois plus de cancers et 3 à 4 fois plus de gros adénomes à haut risque de transformation maligne que l'ancien test Hémoccult II auquel il se substitue en 2015 en France. Le test OC-Sensor permet de dépister 8 cancers sur 10 dans la population dépistée pour un seuil de positivité inférieur à 4 % choisi pour le dépistage de masse

Indications et schémas thérapeutiques

- Le test est proposé tous les 2 ans à toute la population à partir de 50 ans
- Le prélèvement, unique, est très simple. Sa lecture en laboratoire est totalement automatisée. En cas de test positif, une coloscopie est proposée
- *NDR : le test immunologique, spécifique de l'hémoglobine humaine, n'exige aucun régime alimentaire*

Pansements digestifs (I)

Antireflux (alginates)[G] *Remboursement 15 %-Coll*

GAVISCON Suspension Alginates + Bicarbonate de sodium MAALOX Reflux	24 sac. susp. buv. Fl. 250 ml (2 càc = 1 sac.)	Après les repas et au coucher : A. 1 sac. ou 2 càc par prise E. 1 càc par prise N. 1 à 2 ml/kg/jour
GAVISCON Nourrisson	Fl. 150 ml	

Propriétés et indications

- Alginates formant un gel à la surface du contenu gastrique avec un effet de barrière
- Traitement symptomatique du reflux gastro-œsophagien

Charbon (topique digestif) *Non remboursé (sauf autre mention)-Coll*

CARBOLEVURE	30 gél. 109 mg + Levure déshydratée	A. 3 gél. A./jour
CARBOSYLANE	24 ou 48 gél. doubles = 140 mg de charbon + Siméticone = 45 mg	A. et E. > 6 ans : 2 gél. doubles × 3 fois/jour
CARBOSYMAG (1) *Remboursement 15 %-Coll*	24 ou 48 gél. doubles = 140 mg de charbon + Siméticone 45 mg + Oxyde de magnésium 180 mg	A. 2 gél. doubles × 3 fois/jour
CHARBON de BELLOC	36 ou 60 cap. molles = 125 mg de charbon	A. et E. > 6 ans : 2 cap. × 2 à 3 fois/jour
ACTICARBINE 70	42 cp. à 70 mg de charbon activé	A. et E. > 6 ans : 1 à 2 cp. × 3 fois/jour avant les repas (D. max. : 10 jours)
ACTICARBINE	42 ou 84 cp. à 70 mg de charbon activé + Papavérine 14 mg	*Idem* Réservé à l'adulte Déconseillé pendant la grossesse et l'allaitement

1. Contre-indiqué en cas d'insuffisance rénale sévère.

Propriétés et indications

- Adsorbant des gaz, liquides et toxines par action physique, colorant les selles en noir
- Traitement symptomatique des états dyspeptiques et du météorisme

Effets indésirables, précautions d'emploi et interactions médicamenteuses

- Constipation à forte dose, diarrhée (*Carbosymag*)
- Une diarrhée associée doit faire l'objet d'une réhydratation adaptée
- Produit capable d'adsorber un très grand nombre de médicaments → respecter un intervalle de 2 heures ou plus si possible entre les prises orales. Cependant, on constate généralement une diminution de l'absorption de très nombreuses molécules associées → surveillance particulière si médicament à marge thérapeutique étroite

Pansements digestifs (II)

Silicates ou Argiles

ACTAPULGITE Montmorillonite ou Attapulgite de Mormoiron *Non remboursé*	30 sac. 3 g	A. 3 sac./jour
GASTROPULGITE Attapulgite de Mormoiron + Hydroxyde d'aluminium + Carbonate de magnésium *Remboursement 15 %-Coll*	30 sac. 2,5 g	A. 3 sac./jour
BEDELIX *Idem* *Non remboursé*	30 ou 60 sac. 3 g	A. 3 sac./jour
SMECTA Diosmectite[G] *Remboursement 30 %-Coll*	30 ou 60 sac. 3 g pour susp. buv.	A. 3 sac./jour E. > 2 ans : 1 à 2 sac./jour
SMECTALIA *Non remboursé*	18 sac. 3 g	A. et E. > 15 ans : 1 sac. après chaque selle (Dose max. 6 sac./jour) (Durée max. 3 jours)

Silicones : Diméticone ou Polysilane ou Siméticone *Non remboursé*

PEPSANE (+ Gaïazulène 4 mg)	12 ou 30 sac. 3 g 30 cap. 300 mg	A. 1 à 2 sac. ou 1 cap. × 2 à 3 fois/jour
POLYSILANE	12 sac. 15 g Tube de 11 càs (170 g)	A. 3 sac. ou 3 càs/jour E. 1 à 3 sac. ou càs/jour
SILIGAZ	30 cap. 257,5 mg	A. et E. > 15 ans : 2 cap. × 3 fois/jour

Crospovidone *Non remboursé*

BOLINAN	15 ou 40 cp. 2 g	A. 4 cp./jour pendant les repas
POLY-KARAYA	30 sac. 2 g + gomme karaya 4 g	A. 3 sac./jour au début des repas

Les antispasmodiques (voir ce terme au chapitre "Analgésiques") sont également utilisés dans les manifestations douloureuses du tube digestif (colopathies fonctionnelles notamment).

Contre-indications
Affections sténosantes du tube digestif

Propriétés

- Les silicates ou argiles (silicate d'aluminium et de magnésium ou attapulgite de mormoiron ou montmorillonite bedellitique et diosmectite), les silicones (diméthyl-polysiloxane ou polysilane ou diméticone) ou la crospovidone, adsorbant l'eau, les gaz et fixant les toxines microbiennes, non résorbés et transparents aux rayons X, ont un effet de pansement digestif par formation d'une couche protectrice homogène tapissant la muqueuse digestive. La gomme karaya a un pouvoir hydrophile très important
- En toxicologie, les silicates à très forte dose chélatent le paraquat et peuvent être utilisés après son évacuation digestive

Indications

- Traitement symptomatique des manifestations fonctionnelles œso-gastro-duodénales et coliques. La durée du traitement ne doit pas dépasser 10 jours sans avis médical
- Diarrhées aiguës et chroniques
- En toxicologie : les silicates sont indiqués en l'absence de terre à foulon comme chélateur du paraquat dans les intoxications par cet herbicide très toxique, après évacuation digestive par apomorphine ou lavage gastrique (la dose à ingérer est de 150 g soit 50 sachets d'Actapulgite ou Bedelix dilués dans 1 l d'eau, une autre alternative étant la prise orale de charbon activé aux mêmes doses soit 150 g dilués dans 1 l d'eau)

Effets indésirables et précautions d'emploi

- Utiliser avec prudence en cas de mégacôlon, altération de la motricité colique et chez les sujets confinés au lit (risque de constipation, voire de fécalome)
- Enfants < 2 ans : utilisation déconseillée en raison de la présence possible de plomb dans les médicaments à base d'argile
- Grossesse et allaitement : non recommandé

Interactions médicamenteuses

- Possibilité de diminution de l'absorption digestive des autres médicaments → respecter un intervalle de 2 heures ou plus si possible entre les prises orales

Chez le nourrisson, GÉLOPECTOSE est un épaississant alimentaire utilisé dans le traitement symptomatique des régurgitations.

Antiémétiques (I) :
Neuroleptiques (I)

Dompéridone[G] *Liste II-Non remboursé*

MOTILIUM	20 cp. 10 mg Susp. buv. 200 ml (1 mg/ml)	A. 1 à 3 cp./jour A. et E. > 12 ans et > 35 kg : 10 ml × 1 à 3 fois/jour avant les repas (D. max. : 30 mg/jour) E. > 12 ans et < 35 kg : 0,25 mg/kg × 1 à 3 fois/jour (D. max. : 0,75 mg/kg/jour)

Contre-indications

Tumeurs hypophysaires à prolactine
Hémorragie, obstruction ou perforation gastro-intestinale
Insuffisance hépatique modérée ou sévère
Affections cardiaques ou traitements qui allongent l'intervalle QT
Enfant < 12 ans

Propriétés

- Antiémétique de la famille des neuroleptiques butyrophénones (antagoniste de la dopamine), franchissant peu la barrière hémato-encéphalique, ayant un effet antireflux (stimulation de la motricité œso-gastro-duodénale), dénué de propriétés anticholinergiques
- Pic plasmatique en 30 minutes, important métabolisme de premier passage hépatique, demi-vie de 7 heures

Indications

- Traitement symptomatique des nausées et vomissements
- *NDR* : limiter la prescription à la durée la plus courte (7 jours maximum) et à la dose la plus faible sans dépasser 30 mg/jour. Chez l'enfant < 12 ans, il n'y a plus d'AMM quelle que soit l'indication

Effets indésirables

- Rares : somnolence, troubles extrapyramidaux, gynécomasties et aménorrhées
- Allongement de l'intervalle QTc et risque de troubles du rythme ventriculaire et de mort subite, en particulier après 60 ans et à posologie > 30 mg/jour et/ou en association avec d'autres médicaments allongeant l'intervalle QT ou des inhibiteurs du cytochrome P450

Précautions d'emploi et interactions médicamenteuses

- Éviter chez l'enfant et après 60 ans
- Prendre en compte le risque cardiaque (dont l'allongement de l'intervalle QT), en particulier si troubles hydroélectrolytiques et/ou insuffisance cardiaque
- Traitement chez l'insuffisant rénal : réduire la posologie de 30 à 50 %
- Grossesse et allaitement : utilisation déconseillée
- ***Associations contre-indiquées*** : prise concomitante d'inhibiteurs puissants du CYP 3A4 et tous les médicaments allongeant l'espace QTc
- ***Associations déconseillées*** : anticholinergiques (antagonisme des effets)
- Absence d'interactions significatives avec lévodopa et agonistes dopaminergiques

Antiémétiques (II) : Neuroleptiques (II)

Métoclopramide[G] *Liste I-30 %-Coll (65 % pour la forme injectable)*

PRIMPÉRAN	40 cp. séc. 10 mg Sol. buv. 0,1 % : 200 ml à 1 mg/ml (seringue graduée) 10 suppos séc. 10 mg	A. 5 à 10 mg × 3 fois/jour avec un intervalle de 6 heures (D. max. : 0,5 mg/kg/jour)
ANAUSIN LP PROKINYL LP	30 cp. ou gél. 15 mg à libération prolongée	A. 1 cp. ou 1 gél. × 1 à 2 fois/jour
PRIMPÉRAN Injectable Délai d'action = 10 à 15 minutes en IM, environ 3 minutes en IV Durée d'action = 5 à 6 heures	3 ou 12 amp. 2 ml = 10 mg (5 mg/ml)	Par voie **IM** ou **IV** lente (au moins 3 min) : A. 10 mg × 1 à 3 fois/jour E. > 1 an : 0,1 à 0,15 mg/kg × 1 à 3 fois/jour (voie **IV**) (D. max. : 0,5 mg/kg/jour)

Contre-indications

Dyskinésies aux neuroleptiques, épilepsie, phéochromocytome
Hémorragie, obstruction ou perforation gastro-intestinale
Enfant < 12 mois
Maladie de Parkinson

Propriétés

- Neuroleptique antagoniste de la dopamine, ayant un effet antireflux (stimulation de la motricité œso-gastro-duodénale), sans propriétés anticholinergiques

Indications

- Prévention et traitement des nausées et des vomissements, en particulier ceux associés à la chimiothérapie, à la radiothérapie, à une intervention chirurgicale ou à la migraine
- *NDR* : la prescription doit être établie pour une durée courte, ne dépassant pas 5 jours, aux doses et intervalles de prises recommandés

Effets indésirables, précautions d'emploi et interactions médicamenteuses

- À forte dose ou en traitement prolongé, effets indésirables des neuroleptiques : somnolence, dyskinésies, raideur, hyperprolactinémie, gynécomastie, galactorrhée, aménorrhée, crises chez les épileptiques, hypotension, troubles de conduction intracardiaque, allongement de l'intervalle QTc, arythmies ventriculaires
- Rares : céphalées, vertiges, diarrhées, insomnie, dépression, allergies
- Respecter un intervalle d'au moins 6 heures entre les prises
- Éviter l'utilisation chez les parkinsoniens
- Attention particulière chez les personnes âgées ou si troubles hydroélectrolytiques : bradycardie, allongement du QT, troubles du rythme ventriculaire, mort subite
- Réduire la posologie en cas d'insuffisance rénale ou hépatique sévère
- Utilisation possible pendant la grossesse (éviter à la fin et pendant l'allaitement)
- ***Associations déconseillées*** : anticholinergiques, neuroleptiques, lévodopa et agonistes dopaminergiques (utiliser la dompéridone de préférence), atovaquone, alcool

Antiémétiques (III) : Neuroleptiques (III)

Métopimazine *Liste II-30 %-Coll (65 % pour la forme injectable)*

VOGALENE 15 mg	20 gél. 15 mg	A. 1 gél. × 1 à 2 fois/jour
VOGALENE 7,5 mg VOGALIB 7,5 mg	16 lyocs 7,5 mg 8 lyocs 7,5 mg *Disponible sans prescription*	A. 1 lyoc × 2 à 4 fois/jour E. > 6 ans : 1 à 2 lyocs/jour
VOGALENE 0,1 %	Soluté buvable : 150 ml à 1 mg/ml = 5 mg par càc (contient des sulfites)	A. et E. > 12 ans : 5 à 10 mg × 2-3 fois/jour (D. max. : 30 mg/jour) E. > 15 kg : 7,5 à 15 mg/jour E. < 15 kg : 1 mg/kg/jour en 3 prises
VOGALENE Suppos	10 sup. séc. 5 mg	*Idem*
VOGALENE 10 mg/ml Délai d'action = 15 minutes en IM, environ 3 minutes en IV Durée d'action = 5 à 6 heures	Solution injectable 10 amp. 1 ml = 10 mg	Par voie **IM** ou **IV** lente (1) : A. et E. > 12 ans : 5 à 10 mg/injection × 1 à 3 fois/jour

1. La voie IV est déconseillée chez les sujets âgés (hypotension, effets sédatifs).

Contre-indications

Hypersensibilité au produit (notamment aux sulfites des formes buvables)
Risque de glaucome par fermeture de l'angle
Risque de rétention urinaire par obstacle urétro-prostatique

Propriétés

- Neuroleptique antagoniste de la dopamine, ayant des propriétés antiémétiques ; effets anticholinergiques limités

Indications

- Nausées et vomissements (dans les nausées et vomissements rebelles induits par les chimiothérapies anticancéreuses, la posologie peut être portée chez l'adulte à 15 mg *per os* ou 5 à 10 mg par voie rectale ou 10 mg en IM ou IV lente toutes les 4 à 6 heures)
- *NDR* : la prescription doit être établie pour une durée courte, ne dépassant pas 5 jours

Effets indésirables, précautions d'emploi et interactions médicamenteuses

- À forte dose ou en traitement prolongé, effets indésirables des neuroleptiques : somnolence, plus rarement bouche sèche, exceptionnellement constipation, troubles extrapyramidaux (dyskinésies précoces ou tardives), troubles endocriniens (hyperprolactinémie, gynécomastie, galactorrhée, aménorrhée), troubles de l'accommodation, rétention urinaire, hypotension orthostatique par voie IV → injecter lentement et chez un sujet couché
- Réactions cutanés allergiques (aux sulfites de l'excipient des solutés buvables)
- Prudence chez les personnes âgées (en particulier avec les formes injectables) : effet sédatif, hypotension, allongement du QT, troubles du rythme, mort subite
- ***Associations déconseillées*** : neuroleptiques (effets centraux additifs), lévodopa et agonistes dopaminergiques, alcool

Antiémétiques (IV) : Neuroleptiques (IV)

Alizapride *Liste II-65 %-Coll*

PLITICAN Injectable Délai d'action = 30 minutes Durée d'action = 4 à 8 heures	6 amp. 2 ml = 50 mg	Par voie **IM** ou **IV** lente en 2 à 3 injections : A. 2 à 5 mg/kg/jour (jusqu'à 20 mg/kg/jour)

Contre-indications

Hypersensibilité au produit ou à un excipient
Dyskinésies tardives dues aux neuroleptiques, phéochromocytome
Grossesse (absence d'études)

Propriétés

- Antiémétique antagoniste de la dopamine, ayant une action neuroleptique faible, dépourvu de propriétés anticholinergiques

Indications

- Nausées et vomissements en dehors de la grossesse (dans les nausées et vomissements rebelles induits par les chimiothérapies anticancéreuses, la posologie peut être portée à 2 à 4 mg/kg par voie orale ou IM ou en perfusion IV de 15 minutes, à renouveler 5 fois/jour à intervalle de 2 à 4 heures si besoin soit une posologie de 20 mg/kg/jour)

Effets indésirables, précautions d'emploi et interactions médicamenteuses

- Somnolence, vertiges, céphalées, insomnie, troubles extrapyramidaux (dyskinésies), troubles endocriniens (hyperprolactinémie, gynécomasties, galactorrhée, aménorrhée), troubles cardiaques (allongement de QT), hypotension orthostatique à forte dose ou lors de l'injection veineuse → injecter lentement et chez un sujet couché
- Réduire la posologie en cas d'insuffisance rénale sévère
- ***Associations déconseillées*** : neuroleptiques (addition des effets centraux), lévodopa et agonistes dopaminergiques (préférer la dompéridone)

Dropéridol injectable[G] intraveineux (1) *Liste I-Usage hospitalier*

DROLEPTAN	10 amp. 2,5 ml = 1,25 mg 10 amp. 1 ml = 2,5 mg	A. 0,625 mg à 1,25 mg **IV** en préventif et jusqu'à 2,5 mg en curatif (2) (D. max. journalière : 5 mg) E. > 2 ans : 0,02 à 0,05 mg/kg **IV** (2)

1. *Cf.* le chapitre "Psychiatrie" pour les propriétés générales et effets indésirables des neuroleptiques.
2. Indications : prévention et traitement des nausées et vomissements post-opératoires et/ou induits par les morphiniques (en deuxième intention chez les enfants). L'administration est recommandée 30 minutes avant la fin de la chirurgie.

Antiémétiques (V) :
Sétrons ou Antagonistes des récepteurs 5 HT3 de la sérotonine

Granisétron[G] *Liste I-65 %-Coll*

KYTRIL 3 mg/3 ml	1 ou 5 amp. 3 mg/3 ml après dilution	A. 3 mg en IV lente (5 minutes)
KYTRIL	2 ou 10 cp. 1 mg 1 ou 5 cp. 2 mg	A. 2 mg 1 heure avant la chimiothérapie ou 1 mg 1 heure avant et dans les 12 heures suivantes

Ondansétron[G] (1) *Liste I-65 %-Coll*

ZOPHREN 2 mg/ml	1 amp. 8 mg/4 ml ou 4 mg/2 ml	A. 8 mg en IV lente (D. max. d'un bolus : 16 mg) E. > 4 ans : 5 mg/m² par voie IV en 15 minutes
ZOPHREN Comprimés	2 ou 4 cp. 4 mg 2 ou 4 cp. 8 mg	A. 8 mg × 2 fois/24 h pendant 2 à 5 jours
ZOPHREN Lyocs SETOFILM	2 ou 4 lyocs 4 mg ou 8 mg (solubles) 2 ou 4 sachets 4 mg ou 8 mg (orodispersible)	A. 8 mg × 2 fois/24 h E. > 25 kg : même posologie E. > 10 kg : 4 mg × 2 fois/24 h pendant 2 à 5 jours
ZOPHREN Sirop	Sirop à 4 mg/5 ml avec mesure de 5 ml (fl. 50 ml)	A. 8 mg × 2 fois/24 h E. > 25 kg : même posologie E. > 10 kg : 4 mg × 2 fois/24 h pendant 2 à 5 jours
ZOPHREN Suppos	2 ou 5 sup. 16 mg	A. 1 sup./jour pendant 2 à 5 jours

1. Ne doit pas être utilisé chez la femme enceinte durant le 1er trimestre (risque de malformations du visage).

Palonosétron[G] *Liste I-Réservé à l'hôpital*

ALOXI	Fl. 5 ml = 250 µg	Avant la chimiothérapie : A. Bolus IV (30 sec) : 1 dose de 250 µg N. > 1 mois et E. : 1 perfusion IV de 15 min de 20 µg/kg (D. max. : 1 500 µg)

Contre-indications
Hypersensibilité connue au produit (parfois croisée entre les sétrons)

Propriétés

- Antagonistes sélectifs des récepteurs 5 HT3 de la sérotonine, n'entraînant pas de troubles extrapyramidaux, ayant un effet antiémétique puissant
- Absorption correcte, liaison à 65-75 % aux protéines plasmatiques, métabolisation hépatique et élimination dans les urines et les fèces, demi-vie de 3 heures (ondansétron) ou de 9 heures (granisétron) avec d'importantes variations individuelles

Indications

- Prévention et traitement des nausées et vomissements induits par les chimiothérapies cytotoxiques ou la radiothérapie cytotoxique émétisantes. *Granisétron* : injection *juste avant la chimiothérapie* [en 5 minutes après dilution dans 20-50 ml de soluté salé ou glucosé isotonique ou de solution de Hartmann ou de mannitol], répétée si besoin 1 à 2 fois à intervalles de 10 minutes au minimum sans dépasser 9 mg/24 h et 5 jours consécutifs. La voie orale est indiquée dans les chimiothérapies modérément à hautement émétisantes. *Ondansétron* : injection *faite 30 minutes avant la chimiothérapie*, avec relais par voie orale pendant 2 à 5 jours. Chimiothérapie très émétisante : associer une corticothérapie [méthylprednisolone = 120 mg en IV lente, puis 16 mg × 2 fois/jour], ou augmenter la posologie initiale [16 mg ou 8 mg en IV lente sur plus de 15 minutes suivie d'une perfusion IV continue de 1 mg/h sur 24 heures ou 8 mg en IV lente × 2 à 4 heures d'intervalle]. *Palonosétron* : injection effectuée *30 minutes avant la chimiothérapie*
- Traitement des nausées et vomissements post-opératoires : 4 mg au delà de 40 kg et 0,1 mg/kg en dessous de 40 kg, en injection **IV** lente unique

Effets indésirables

- Céphalées (10 à 20 %), constipation, sensation de chaleur au niveau de la tête et de l'épigastre, bouffées de chaleur, sensations vertigineuses, augmentation transitoire des transaminases, réactions allergiques rares
- Allongement de l'intervalle QTc (dose-dépendant → ne pas dépasser 16 mg IV en une injection lente) et risque accru d'arythmies chez le sujet âgé

Précautions d'emploi

- Ne pas dépasser les doses préconisées
- Non recommandé si QT long congénital ; précautions si risques d'arythmies (troubles hydroélectrolytiques, insuffisance cardiaque congestive, bradycardie, hypokaliémie, hypomagnésiémie) ; éviter l'association à d'autres médicaments à risque d'allongement de QT
- Ondansétron : ne pas dépasser 8 mg/jour en cas d'insuffisance hépatique
- Ondansétron : chez les sujets > 75 ans, ne pas dépasser une dose maximale de 8 mg en 15 minutes et respecter un intervalle d'au moins 4 heures entre les doses
- Grossesse : utilisation possible chez la femme enceinte (sauf **Ondansétron** au 1er trimestre)

Interactions médicamenteuses et incompatibilités physico-chimiques

- *Associations médicamenteuses utiles* : corticoïdes (effet antiémétique accru), paracétamol (effet antalgique sur les céphalées induites par les "sétrons")
- Compatibilité avec les solutions salées et glucosées isotoniques, les solutions de mannitol à 10 %, la solution de Ringer (mais ne pas mélanger avec d'autres produits)

Antiémétiques (VI) : Antagoniste des récepteurs NK1 de la substance P

Aprépitant[G] *Liste I-65 %-Coll-Médicament d'exception*

EMEND (1)	2 ou 5 gél. 80 mg Pack de [1 gél. 125 mg + 2 gél. 80 mg] 5 gél. 125 mg (*hôpital*) Sachets 125 mg poudre pour susp. buv. (25 mg/ml) (2)	A. et E. > 12 ans : 125 mg à J1 (1 heure avant la chimiothérapie), puis 80 mg le matin à J2 et J3 E. > 6 mois et > 6 kg : J1 : 3 mg/kg PO (D. max. : 125 mg) J2 et J3 : 2 mg/kg PO (D. max. : 80 mg)

1. Utilisation dans le cadre d'un protocole thérapeutique comprenant de la dexaméthasone et un antagoniste des récepteurs 5 HT3 de la sérotonine, à savoir chez l'adulte :
   – Ondansétron : 32 mg par voie IV à J1 (30 minutes avant la chimiothérapie).
   – Dexaméthasone : 12 mg *per os* à J1 (30 minutes avant la chimiothérapie), puis 8 mg le matin de J2 à J4.
2. Après reconstitution, la suspension peut être conservée 72 heures entre + 2 °C et + 8° C (seulement 3 heures à la température ambiante).

Nétupitant + Palonosétron *Liste I-65 %-Coll-Médicament d'exception*

AKYNZEO (3)	1 gél. 300 mg/0,5 mg	A. 1 gél. administrée 1 heure avant la chimiothérapie (4) et (5)

3. Prévention des nausées et vomissements aigus et retardés uniquement lorsqu'ils sont associés aux chimiothérapies anticancéreuses hautement émétisantes à base de cisplatine (seule indication remboursée).
4. La dose de dexaméthasone orale doit être diminuée de 50 % lors d'une administration concomitante.
5. Aucune adaptation n'est nécessaire chez les personnes âgées, de même que chez les patients présentant une insuffisance rénale ou hépatique légère à modérée.

Contre-indications

Hypersensibilité à la substance active ou à l'un des excipients
Certaines associations (*cf.* Interactions médicamenteuses)
Grossesse et allaitement

Propriétés

- Antagoniste des récepteurs NK1 de la substance P (neuromédiateur impliqué dans les vomissements), utilisé en association car moins efficace en monothérapie qu'un antagoniste des récepteurs 5 HT3 de la sérotonine, assez bien toléré, mais ayant de nombreuses interactions médicamenteuses (car substrat, inducteur et inhibiteur du CYP 3A4, et inducteur du CYP 2C9)
- Biodisponibilité de 60 à 100 %, pic plasmatique 4 heures, liaison à 97 % aux protéines plasmatiques, métabolisation hépatique très importante par les CYP 3A4, 1A2 et 2C19, élimination sous forme de métabolites dans les urines (55 %) et les fèces (45 %), demi-vie de 9 à 13 heures (aprépitant) et de 7 jours (rolapitant), passage dans le lait maternel

Indications

- Prévention des nausées et vomissements associés à une chimiothérapie anticancéreuse moyennement émétisante à hautement émétisante (efficacité sur les vomissements aigus dans 83 à 89 % des cas et les vomissements retardés dans 68 à 75 % des cas)

Effets indésirables

- Fréquents (1 à 10 %) : céphalées, hoquet, fatigue, élévation des ALAT, constipation, anorexie, diarrhée, sensations vertigineuses, dyspepsie
- Rares (< 1 %) : anémie, prise de poids, désorientation, euphorie, conjonctivite, bradycardie, nausées, mycoses digestives, gêne épigastrique, dysgueusie, ulcère duodénal, rashs cutanés, acné, photosensibilité, douleurs abdominales, œdème, bouffées vasomotrices, élévation des phosphatases alcalines, hyperglycémie, hyponatrémie, INR augmenté, leucopénie, polyurie, hématurie

Précautions d'emploi

- Aucune adaptation posologique n'est nécessaire en cas d'insuffisance rénale, même sévère, chez le sujet âgé, et en cas d'insuffisance hépatique légère (pas de données en cas d'insuffisance hépatique modérée à sévère)

Interactions médicamenteuses (très nombreuses)

- ***Associations contre-indiquées*** : médicaments entraînant des torsades de pointe (voir ce terme) dont pimozide, inducteurs puissants du CYP 3A4 (rifampicine, carbamazépine, phénobarbital, phénytoïne, etc.)
- *Associations à utiliser avec précaution* : tous les autres substrats, inducteurs et inhibiteurs des CYP 3A4 et CYP 2C9 (*cf. Inducteurs enzymatiques* et *Inhibiteurs enzymatiques*)
- *Associations à prendre en compte* : corticostéroïdes et sétrons car augmentation de la biodisponibilité de ces produits (respecter les doses indiquées). Avec le rolapitant qui est un inhibiteur du CYP 2D6, concentration accrue des substrats : dextrométhorphane, propafènone, tamoxifène, métoprolol, thioridazine, pimozide ; concentration accrue des substrats de la BCRP : méthotrexate, irinotécam, mitoxantrone, rosuvastatine, sulfasalazine ; concentration accrue des substrats de la P-gp : digoxine, dabigatran, colchinine
- Pas d'interaction avec la digoxine

Antiémétiques (VII) : Anticholinergiques

Scopolamine percutanée (1)

SCOPODERM TTS *Liste I-Non remboursé-Coll* Délai d'action = 6 à 8 heures Durée d'action = 72 heures	5 systèmes adhésifs contenant 1,31 mg de scopolamine = délivrance de 1 mg sur 72 heures	A. et E. > 15 ans : Application derrière l'oreille 6 à 12 heures avant le départ

1. Dans la prévention du mal des transports, ce système doit être appliqué *6 à 12 heures avant le départ* et être retiré à l'arrivée. *Appliquer un nouveau système adhésif après 72 heures d'utilisation*.

Antihistaminiques H1 antinaupathiques (2) (3) et (4) *Non remboursé*

MERCALM Diménhydrinate Délai d'action = 1 à 2 heures Durée d'action = 6 à 8 heures	15 cp. 50 mg quadrisécables + Caféine 10 mg	A. et E. > 15 ans : 50 à 100 mg/prise (D. max. : 300 mg/jour) E. > 6 ans : 25 à 50 mg/prise (D. max. : 150 mg/jour)
NAUSICALM *Idem* Délai d'action = 1 à 2 heures Durée d'action = 6 à 8 heures	14 gél. 50 mg 15 sac. 5 ml (16 mg) Fl. 150 ml à 16 mg par 5 ml Sans caféine Présence d'éthanol	A. et E. > 15 ans : 50 à 100 mg × 1 à 4 fois/jour (D. max. : 400 mg/jour) E. de 6 à 15 ans : 16 à 32 mg × 1 à 5 fois/jour (D. max. : 150 mg/jour)
NAUTAMINE Diphénhydramine Délai d'action = 1 à 2 heures Durée d'action = 6 à 8 heures	20 cp. séc. 90 mg	A. et E. > 12 ans : 90 à 130 mg E. > 6 ans : 90 mg E. > 2 ans : 45 mg à renouveler si besoin toutes les 6 à 8 heures

2. À prendre *1 à 2 heures avant le départ*; la prise *peut être répétée toutes les 6 à 8 heures*.
3. Attention à l'usage détourné à des fins récréatives.
4. La durée du traitement sans avis médical ne doit pas dépasser 2 jours.

Antihistaminiques H1 durant la grossesse *Liste I-Non remboursé*

CARIBAN (5)	24 gél. Doxylamine 10 mg + Pyrodoxine 10 mg	A. 2 gél. au coucher (D. max. : 4 gél./jour)

5. *Associations contre-indiquées* : IMAO, inhibiteurs du CYP 450, porphyrie.

La **méclozine** (voir ce terme) est également indiquée dans la prévention et le traitement du mal des transports.

Contre-indications
Risque de glaucome par fermeture de l'angle
Risque de rétention urinaire par obstacle urétro-prostatique
Enfant < 15 ans (Scopoderm)

Propriétés

- Les antihistaminiques (sédatifs et faiblement anticholinergiques) ont une action antiémétique centrale. Action préventive dans le mal des transports. Actions symptomatiques dans les nausées de la grossesse
- Le système adhésif Scopoderm permet une absorption transdermique continue de la scopolamine, avec un délai d'action de 6 à 8 heures et une durée d'action de 72 heures

Indications

- *Scopolamine* : traitement en soins palliatifs des râles agoniques par encombrement des voies aériennes supérieures (1 patch initial, puis évaluation de l'efficacité et de la tolérance à 24 heures et 2 voire 3 patchs simultanément ensuite si besoin)
- Prévention et traitement du mal des transports (cinétoses)
- Traitement symptomatique de courte durée des nausées et vomissements sans fièvre
- *Cariban* : traitement symptomatique des nausées et vomissements résistants durant la grossesse

Effets indésirables

- Effets atropiniques communs : bouche sèche, constipation, troubles de l'accommodation, risque de rétention urinaire en cas d'obstacle urétro-prostatique, risque de poussée de glaucome par fermeture de l'angle, troubles psychiques possibles surtout aux âges extrêmes de la vie (excitation ou confusion mentale)
- Hypotension orthostatique, vertiges, tremblements, agitation
- Antihistaminiques : possibilité de somnolence majorée par l'alcool (déconseillé) et par les autres dépresseurs du SNC, effet tératogène non exclu
- Possibilité de réaction cutanée allergique locale avec le Scopoderm (rare)

Précautions d'emploi et interactions médicamenteuses

- Mercalm contient de la caféine (10 mg/cp.) pouvant entraîner excitation, insomnie ou palpitations
- Ne pas utiliser en cas d'asthme et en cas d'insuffisance rénale et/ou hépatique sévère
- Prudence en cas d'épilepsie (hyperexcitabilité paradoxale)
- Utiliser avec prudence chez l'enfant et le sujet âgé (sensibilité accrue)
- Utiliser les antihistaminiques H1 avec prudence chez les conducteurs et les utilisateurs de machines
- Il est nécessaire de retirer le patch usagé avant d'en appliquer un nouveau
- Grossesse et allaitement : utilisation déconseillée
- ***Associations déconseillées*** (avec antihistaminiques) : alcool, betahistine
- *Associations à surveiller* (avec antihistaminiques) : médicaments dépresseurs du SNC (antidépresseurs, clonidine, autres antihistaminiques H1, hypnotiques, morphiniques, neuroleptiques, tranquillisants), aminosides (le dimenhydrinate peut masquer les signes d'ototoxicité dus aux aminosides)
- *Majoration des effets atropiniques avec les autres anticholinergiques* : atropine, antiparkinsoniens, antispasmodiques, antisécrétoires, antidépresseurs imipraminiques, maprotiline, certains antihistaminiques H1, disopyramide, néfopam, neuroleptiques phénothiaziniques, oxybutynine

Antiulcéreux (I) :
Antisécrétoires gastriques (I) :
Inhibiteurs de la pompe à protons ou IPP

Benzimidazoles, formes orales (1) *Liste II-65 %-Coll (sauf autre mention)*

LANZOR Lansoprazole[G] OGAST OGASTORO	15 ou 30 gél. 15 mg 28 gél. 30 mg 14 ou 28 cp. oro-dispersibles 15 mg ou 30 mg	A. 30 mg/jour en 1 prise
MOPRAL Oméprazole[G] ZOLTUM	7 ou 14 ou 28 gél. 10 mg 7 ou 14 ou 28 gél. 20 mg	A. 20 mg/jour en 1 prise E. > 1 an : 1 mg/kg/jour, mais ≤ 20 mg/jour
INEXIUM Esoméprazole[G] NEXIUM CONTROL *NR*	14 ou 28 ou 50 cp. 20 mg 14 ou 28 ou 50 cp. 40 mg Granulés : sac. 10 mg pour susp. buv.	A. et E. > 12 ans : 20 mg/jour en 1 prise E. > 30 kg : 20 mg/jour en 1 prise E. de 10 à 30 kg : 10 mg/jour en 1 prise
EUPANTOL Pantoprazole[G] INIPOMP IPRAALOX *NR*	14 ou 28 cp. 20 mg 7 ou 14 ou 28 cp. 40 mg	*Idem*
PARIET Rabéprazole[G]	14 ou 28 cp. 10 mg 14 ou 28 cp. 20 mg	A. 20 mg/jour en 1 prise

1. Les doses recommandées sont celles du traitement curatif de l'ulcère gastroduodénal. Le traitement préventif nécessite une demi-dose. Le traitement de l'œsophagite par reflux nécessite une double dose.

Benzimidazoles, formes injectables

EUPANTOL Injectable[G] INIPOMP Injectable *Liste II-65 %-Coll*	1 fl. 40 mg (à reconstituer avec NaCl à 0,9 %)	Injection IV lente (2-3 min) ou Perf. IV lente (15 min) : A. 40 mg × 1 fois/jour
INEXIUM Injectable *Liste II-Non remboursé-Coll*	10 fl. 5 ml = 40 mg (à reconstituer avec NaCl à 0,9 %)	Injection IV lente (3-4 min) ou Perf. IV (10-30 min) : A. et E. > 12 ans : 20-40 mg × 1 fois/jour E. de 1 à 11 ans : < 20 kg : 10 mg/jour > 20 kg : 10 ou 20 mg/jour

Contre-indications
Association à l'atazanavir

Propriétés

- Antiulcéreux majeurs de structure benzimidazole réduisant la sécrétion acide gastrique (anti-enzymes bloquant l'ATPase de la cellule pariétale gastrique, véritable pompe à protons H+ qu'elle excrète hors de la cellule en les échangeant contre des ions K+) : leur durée d'action (> 24 heures) autorise 1 seule prise quotidienne
- Absorption intestinale en 3 à 6 heures, fixation à 95 % aux protéines plasmatiques, biotransformation hépatique en dérivés inactifs éliminés par voie urinaire et biliaire

Indications (efficacité supérieure aux autres antiulcéreux)

- Ulcère duodénal (durée de traitement = 4 semaines) ou gastrique (durée de traitement = 6 semaines)
- Œsophagite par reflux gastro-œsophagien (durée de traitement = 8 semaines) ou induite par les AINS
- Syndromes de Zollinger-Ellison : traitement initial à dose double puis traitement d'entretien à mi-dose
- Éradication d'*Helicobacter pylori* (*cf.* protocole en début de chapitre)

Effets indésirables

- Troubles généralement transitoires, en début de traitement : nausées ou vomissements, flatulences, plus rarement céphalées et vertiges, épigastralgies, diarrhée, douleurs abdominales
- Réactions cutanées allergiques très rares nécessitant l'arrêt immédiat (urticaire, rashs cutanés, éruption bulleuse, éruption lichénoïde, érythème polymorphe)
- Rares : risque accru d'infections digestives bactériennes, impuissance, gynécomastie, syndrome confusionnel, leucopénie, thrombopénie, anémie hémolytique, agranulocytose, hyponatrémie, hypomagnésémie, insuffisance rénale (néphrite interstitielle aiguë ou chronique), myalgies, arthralgies, sudation excessive, risque accru d'infection à *Clostridium difficile*, à *Listeria monocytogenes* et d'infection du liquide d'ascite, baisse de la densité osseuse et accroissement du risque de fracture de hanche à long terme, malabsorption de la vitamine B12 et du fer

Précautions d'emploi et interactions médicamenteuses (inhibiteurs du CYP 2C19)

- Ulcères gastriques : vérifier par biopsie le caractère bénin de ces ulcères
- Ne pas arrêter brutalement le traitement en cas d'utilisation à forte dose, notamment dans les syndromes de Zollinger-Ellison
- Insuffisance hépatique : ne pas dépasser les doses indiquées
- Un traitement prolongé doit faire l'objet d'une évaluation régulière du rapport bénéfice/risque
- Enfant > 1 an : AMM pour l'oméprazole dans les œsophagites par reflux, avec un contrôle endoscopique recommandé après 8 semaines
- Pendant la grossesse, les IPP ne peuvent être envisagés qu'en cas d'indication stricte
- En raison d'un passage dans le lait, l'allaitement doit être évité
- ***Associations contre-indiquées*** : atazanavir (réduction de 75 % de son absorption)
- ***Associations déconseillées*** : clopidogrel, méthotrexate (concentration accrue)
- *Associations à utiliser avec précaution* : topiques gastro-intestinaux (espacer les prises orales de 2 heures ou plus), substrats du CYP 2C19 (*cf. Inhibiteurs enzymatiques*)

Antiulcéreux (II) :
Antisécrétoires gastriques (II) : Antihistaminiques H2 (I)

Famotidine[G] *Liste II-15 %-Coll*

FAMOTIDINE (1)	30 cp. 20 mg 15 cp. 40 mg	*Ulcère gastro-duodénal* : A. 40 mg au coucher pendant 4 à 8 semaines *Œsophagite par reflux* : A. 20 mg × 2 fois/jour

1. Une spécialité injectable réservée à l'hôpital est disponible (20 mg/2 ml et 200 mg/20 ml).

Contre-indications

Allaitement

Propriétés

- Antiulcéreux réduisant la sécrétion gastrique par blocage des récepteurs histaminiques de type H2 de la cellule pariétale, sans effets anti-androgéniques et sans interférences avec le métabolisme hépatique des autres médicaments
- Absorption digestive rapide, biodisponibilité de 55 %, métabolisation hépatique partielle (40 à 70 %), élimination par voie urinaire (50 % sous forme inchangée), demi-vie d'élimination de 2 à 3 heures, passage transplacentaire et dans le lait maternel

Indications

- Ulcère duodénal ou gastrique évolutif (cicatrisation endoscopique dans 60 à 80 % des cas après 4 semaines et dans 90 à 95 % des cas après 6 à 8 semaines)
- Prévention des récidives d'ulcère gastro-duodénal (chez les patients non infectés par *Helicobacter pylori* ou chez lesquels l'éradication de ce germe n'a pas été possible)
- Ulcère gastro-duodénal lié au stress ou d'origine médicamenteuse
- Œsophagite par reflux gastro-œsophagien
- À forte dose : syndromes de Zollinger-Ellison, certains ulcères anastomotiques

Effets indésirables

- Céphalées, constipation ou diarrhée, nausées, myalgies
- Rares (< 1 %) : éruptions cutanées, vertiges, asthénie ou excitation, hypersudation, bradycardie sinusale, élévation transitoire des transaminases, hépatite, pancréatite, syndrome confusionnel (sujets âgés ou insuffisance rénale ou hépatique)
- Exceptionnels : leucopénie, thrombopénie, agranulocytose, pancytopénie

Précautions d'emploi et interactions médicamenteuses

- Ulcères gastriques : vérifier par biopsie le caractère bénin de ces ulcères
- Ne pas arrêter brutalement le traitement en cas d'utilisation à forte dose, notamment dans les syndromes de Zollinger-Ellison
- Diminuer la posologie d'un tiers en cas d'insuffisance hépato-cellulaire sévère, et la réduire en cas d'insuffisance rénale sévère
- Grossesse : utilisation déconseillée (innocuité non établie)
- *Topiques gastro-intestinaux* : respecter un intervalle de 2 heures entre les prises orales
- *Associations à prendre en compte* : atazanavir, itraconazole, kétoconazole, posaconazole, cyanocobulamine, erlotinib

Antiulcéreux (III) :
Antisécrétoires gastriques (III) : Antihistaminiques H2 (II)

Cimétidine[G] *Liste II-15 %-Coll*

CIMÉTIDINE	60 cp. 200 mg effervescents	A. 800 mg/jour le soir E. 20 à 30 mg/kg/jour

Contre-indications
Association avec le carvédilol

Propriétés
- Antiulcéreux réduisant la sécrétion gastrique par blocage des récepteurs histaminiques de type H2 de la cellule pariétale, se distinguant des autres anti-H2 par ses effets anti-androgéniques (interactions) et l'inhibition des cytochromes hépatiques
- Absorption rapide, élimination sous forme inchangée par voie urinaire (70 % en 24 heures), demi-vie de 2 heures, passage transplacentaire et dans le lait

Indications (préférer les IPP, car moins d'interactions et d'effets hormonaux)
- Ulcère duodénal ou gastrique évolutif
- Prévention des récidives d'ulcère gastro-duodénal (chez les patients non infectés par *Helicobacter pylori* ou chez lesquels l'éradication de ce germe n'a pas été possible)
- Œsophagite par reflux gastro-œsophagien

Effets indésirables
- Diarrhée, asthénie, bouche sèche, vertiges, rash cutanés, fièvre
- Rares : élévation de la créatininémie et des transaminases, hépatite, pancréatite, néphrite interstitielle, gynécomastie, galactorrhée, impuissance, myalgies, bradycardie sinusale, syndromes confusionnels (sujets âgés), thrombopénie, leucopénie, agranulocytose (3 cas/1 million) chute de cheveux

Précautions d'emploi
- Ulcères gastriques : vérifier par biopsie le caractère bénin de ces ulcères
- Réduire la posologie en cas d'insuffisance hépatique sévère (600 mg/jour au maximum) et en cas d'insuffisance rénale sévère
- Grossesse et allaitement : utilisation déconseillée (innocuité non établie)

Interactions médicamenteuses (très nombreuses car inhibiteur enzymatique)
- ***Associations contre-indiquées*** : carvédilol
- ***Associations déconseillées*** : phénytoïne (risque de surdosage), carmustine, lamustine
- *Associations à utiliser avec précaution* : alfentanil, antivitamines K, benzodiazépines, bêta-bloquants, carbamazépine, carmustine, ciclosporine, clozapine, dihydropyridines, diltiazem, lidocaïne, moclobémide, théophylline et dérivés
- *Topiques gastro-intestinaux* : respecter un intervalle de 2 heures les prises orales

Antiulcéreux (IV) : Topiques antiulcéreux

Sucralfate[G] (Saccharose sulfate basique d'aluminium anhydre)

Non remboursé

KÉAL ULCAR	30 cp. séc. 1 g 30 sac. 1 g pour susp. buv. 15 sac. 2 g pour susp. buv.	Ulcère gastro-duodénal : A. 1 g × 4 fois/jour pendant 4 à 6 semaines Prévention des récidives : A. 1 g × 2 fois/jour ou 2 g/jour après le repas du soir en 1 prise

Contre-indications
Pas de contre-indications absolues (*cf.* Précautions d'emploi)

Propriétés

- Sel complexe d'aluminium dépourvu d'activité antisécrétoire ou antiacide, actif dans les ulcérations du haut tube digestif en formant une substance visqueuse et adhésive qui favorise la cicatrisation spontanée
- Solubilisation et polymérisation dans le tractus gastro-duodénal, fixation sur l'ulcère, élimination par les fèces (la fraction absorbée est de l'ordre de 1,5 à 2 %)

Indications (préférer les IPP, dont l'efficacité est supérieure)

- Ulcère gastro-duodénal évolutif
- Prévention des récidives d'ulcère gastro-duodénal (chez les patients non infectés par *Helicobacter pylori* ou chez lesquels l'éradication de ce germe n'a pas été possible)

Effets indésirables

- Constipation liée à la présence d'aluminium
- Rares (< 1 %) : bouche sèche, nausées, vomissements, vertiges, rashs cutanés
- Possibilité de déplétion phosphorée en cas de traitement prolongé

Précautions d'emploi

- Prendre à distance des repas (30 minutes avant ou 2 heures après)
- *Éviter toute administration prolongée* chez les sujets ayant une insuffisance rénale chronique (risque d'accumulation de l'aluminium) et/ou une hypophosphatémie (risque de déplétion phosphorée)

Interactions médicamenteuses

- *Nécessité d'un intervalle de 2 heures ou plus entre les prises orales avec les médicaments suivants* : antivitamines K, digoxine, fluoroquinolones, phénytoïne... et tout autre médicament par prudence, pour éviter une diminution de leur absorption digestive

Antiulcéreux (V) : Bismuth + biantibiothérapie

Citrate de bismuth + Tétracycline + Métronidazole *Liste I-65 %-Coll*

PYLERA	120 gél. Citrate de bismuth : 140 mg + Métronidazole : 125 mg + Tétracycline : 125 mg	A. > 18 ans : 3 gél. × 4 fois/jour associées à oméprazole (1) (2)

1. Oméprazole : 20 mg × 2 fois/jour pendant 10 jours. Il est recommandé de prendre le traitement après les repas.
2. Ne pas dépasser 10 jours de traitement : risque neurologique.

Contre-indications

Insuffisance hépatique, insuffisance rénale
Grossesse et allaitement, enfant < 12 ans

Propriétés

- Association de sous-citrate de bismuth à deux antibiotiques afin d'améliorer le taux d'éradication (80 à 90 %) de *Helicobacter pylori* en association avec un traitement d'oméprazole. Le bismuth associe une toxicité membranaire, une inhibition de synthèse protéique, de l'activité de l'enzyme uréase et une prévention de la cyto-adhérence
- Le sous-citrate de bismuth a une demi-vie longue (20 à 90 heures) avec une accumulation lors d'administrations répétées, avec un état d'équilibre à J4, mais une liaison aux cellules sanguines peut allonger la demi-vie jusqu'à 25 jours

Indications

- En association avec l'oméprazole, éradication de *Helicobacter pylori* et prévention des récidives d'ulcères gastro-duodénaux chez des patients ayant un ulcère actif ou un antécédent d'ulcère associé à *H. pylori*

Effets indésirables

- Très fréquents (> 10 %) : selles anormales, diarrhée, nausées, dysgueusie
- Fréquents (1 à 10 %) : anorexie, céphalées, vertiges, somnolence, vomissements, douleurs abdominales, asthénie, éruption cutanée, infection vaginale, hypertransaminasémie
- Rares (< 1 %) : dépression, insomnie, paresthésies, tremblements, vision trouble, ulcération buccale, urticaire, gêne thoracique, candidose, réactions cutanées graves
- *NDR* : des troubles neurologiques (mouvements anormaux, syndrome cérébrelleux) ont été signalés depuis la commercialisation, nécessitant une surveillance neurologique

Précautions d'emploi et interactions médicamenteuses

- Déconseillé avant l'âge de 18 ans
- En cas d'oubli, ne pas prendre de double dose mais terminer le traitement prévu
- En cas de troubles neurologiques, arrêt immédiat du traitement
- Risque de photosensibilité lié aux tétracyclines
- La consommation d'alcool doit être évitée pendant le traitement
- *Associations à utiliser avec précaution* : phénytoïne, phénobarbital, 5-FU, ciclosporine, busulfan. Le métronidazole peut potentialiser l'effet des AVK → suivi rapproché de l'INR

Antiacides ou Topiques antiacides

Hydroxyde d'aluminium + Hydroxyde de magnésium (1)

Remboursement 15 %-Coll ou Non remboursé (NR)

GELOX	30 sac. pour susp. buv. *Contient de l'alcool*	A. 1 sac. par prise (45 mmol)
ROCGEL	24 sac. 10 ml	A. 1 sac. par prise (70 mmol)
XOLAAM	40 cp. Fl. 250 ml	A. 2 cp./prise (18 mmol) A. 1 càs/prise (40 mmol)
MAALOX *NR*	12 ou 40 ou 60 cp. *Existe sans sucre* Fl. 250 ml 20 sac. 4,3 ml	A. et E. > 15 ans : 1 à 2 cp. × 3 à 6 fois/jour (D. max. : 12 cp./jour) A. et E. > 15 ans : 1 càs ou 2 sac./prise (D. max. : 12 sac./jour)

Phosphate d'aluminium (1) *Remboursement 15 %-Coll (sachets)*

PHOSPHALUGEL	Fl. 250 g 26 sac. 11 g	A. 1 càs par prise ou 1 sac. par prise (39 mmol)

Oxyde d'aluminium + Phosphate d'aluminium + Hydroxyde de magnésium ± Carbonate de calcium (1)

MOXYDAR *Remboursement 15 %-Coll*	30 cp. ou 30 sac. 20 ml pour susp. buv. 1 prise = 47 mmol	Une prise au moment des crises douloureuses (D. max. : × 4 fois/jour)
NEUTRICID *Non remboursé*	18 sac. 20 ml pour susp. buv.	*Idem*
RENNIE *Non remboursé*	24 cp. de carbonate de calcium et de magnésium	A. et E. > 15 ans : 1 à 2 cp. × 1 à 4 fois/jour (Durée max. : 10 jours)
RENNIELIQUO Hydrocalcite *Non remboursé*	20 sac. 10 ml pour susp. buv. *Sans sucre*	A. et E. > 15 ans : 1 sac. × 1 à 4 fois/jour (Durée max. : 10 jours)

1. Les antiacides seront administrés 90 minutes après le début de chaque repas et si besoin au coucher (soit 3 à 4 prises/jour).
Le nombre de mmol suivant la dose par prise indique la capacité de neutralisation de l'acidité gastrique de chaque prise exprimée en mmol d'ions H+. À titre indicatif, cette capacité de neutralisation est de 78 mmol avec 1 verre de 150 ml d'eau de Vichy-Saint-Yorre, très riche en bicarbonates (mais aussi très riche en sodium, donc contre-indiquée en cas de régime hyposodé).

Contre-indications
Insuffisance rénale sévère

Propriétés

- Antiacides de contact diminuant le degré d'acidité de la sécrétion gastrique par leur pouvoir tampon et par neutralisation de l'acide chlorhydrique, dépourvus d'effets alcalinisants systémiques, transparents aux rayons X, moins efficaces que les antisécrétoires gastriques sur la cicatrisation des ulcères digestifs
- *À noter* : l'effet antiacide de ces produits est bref (d'environ 30 à 60 minutes), ils n'ont pas d'effet antisécrétoire et ils peuvent aussi entraîner à l'arrêt du traitement une augmentation de la sécrétion acide liée à une augmentation de la production de gastrine (effet rebond)

Indications

- Traitement symptomatique d'appoint des douleurs des affections œso-gastro-duodénales (traitement adjuvant du traitement antisécrétoire dans l'ulcère gastro-duodénal et les œsophagites par reflux, quand les douleurs sont incomplètement calmées)

Effets indésirables

- *Aluminium* : possibilité d'encéphalopathie aluminique aux posologies élevées ou prolongées chez les insuffisants rénaux en hémodialyse → surveiller dans ce cas l'aluminémie (normalement < 40 µg/ml) et la concentration de l'eau de dialyse en aluminium (normalement < 15 µg/ml)
- *Hydroxyde d'aluminium* : possibilité de déplétion phosphorée par captage des phosphates alimentaires et précipitation de phosphate d'aluminium insoluble en cas d'utilisation prolongée (risque nul avec le phosphate d'aluminium)
- *Phosphate d'aluminium* : effet constipant, surtout chez les sujets âgés ou alités
- *Sels de magnésium* : effet laxatif par rétention d'eau parfois responsable de diarrhée (effet généralement annulé par l'association aux sels d'aluminium, sauf en cas d'utilisation à forte dose)
- Troubles du transit : diarrhée, constipation
- *Moxydar* : réactions allergiques (liées au parahydroxybenzoate de l'excipient)

Précautions d'emploi

- Ulcères gastriques : vérifier par biopsie le caractère bénin de ces ulcères
- En raison du potentiel alcalinisant des aliments, il est inutile d'administrer ces antiacides de contact lors des repas → prendre de façon optimale 90 minutes *après le début de chaque repas et au coucher*, avec si besoin des prises supplémentaires en fonction des douleurs
- Chez les insuffisants rénaux et les dialysés chroniques, tenir compte de la teneur en aluminium (risque d'encéphalopathie)

Interactions médicamenteuses (très nombreuses)

- ***Associations déconseillées*** : quinidiques (risque de surdosage avec les sels de magnésium), acidifiants coliques hypoammoniémiants, zinc
- *Nécessité d'un intervalle de 2 heures ou plus entre les prises orales avec les produits suivants* : antihistaminiques H2, AINS, bêta-bloquants, chloroquine, cisapride, corticoïdes, digitaliques, diphosphonates, diurétiques de l'anse, éthambutol, fer, fluoroquinolones, inhibiteurs de la pompe à protons, isoniazide, kétoconazole, lincosanides, nitrofuranes, pénicillamine, phénothiazines, phosphore, salicylés, tétracyclines, etc.

Antidiarrhéiques (I) : Réhydratation orale

Solutions de réhydratation orale (SRO) *Remboursement 65 %-Coll*

Spécialités (1)	Calories (kcal/l)	Osmolarité (mOsm/l)	Glucides (g/l)	Sodium (mmol/l)	Potassium (mmol/l)	Citrates (mmol/l)
Recommandations de *l'ESPGHAN* (2)	–	200-250	14-20	60	20	10
ADIARIL	105	250	26	60	20	10
ALHYDRATE	330	270	82,5	60	20	18
FANOLYTE	64	240	16	60	20	10
HYDRIGOZ	330	270	82,5	60	20	18
PHYSIOSALT	169	223	42	55	22	10
PICOLITE	356	268	89	60	24,5	13,4
SACOLENE *NR*	172	140	34	60	20	10
VIATOL	80	250	20	50	25	12,5
YDROVIT	100	–	25	45	20	17
SRO OMS/UNICEF	80	245	20	75	20	10

1. Toutes les SRO doivent être reconstituées à raison de 1 sachet dilué dans 200 ml d'eau faiblement minéralisée, cette solution devant être conservée au réfrigérateur et utilisée dans les 24 heures.
2. Société européenne de gastro-entérologie, hépatologie et nutrition pédiatrique.

Réhydratation orale en situation isolée (3)

Produit	Énergie (kcal/l)	Osmolarité (mOsm/l)	Glucides (g/l)	Sodium (mmol/l)	Potassium (mmol/l)	Citrates (mmol/l)
Coca-Cola (4)	420	470	105	3	1	–

3. **Recette de SRO de l'OMS (2004)** : 1 litre d'eau purifiée + 2,6 mg de sel + 13,5 g de sucre (glucose) et si possible 1,5 g de chlorure de potassium + 2,9 g de citrate de sodium dihydraté (ce qui assure une osmolarité d'environ 245 mOsm/l) + supplémentation en zinc (10 à 20 mg/jour) durant 10 à 14 jours. La solution doit être consommée ou jetée dans les 12 heures suivant sa préparation à température ambiante, ou dans une période de 24 heures si elle est réfrigérée.
4. L'utilisation de solutions de réhydratation orale qui contiennent moins de 40 mmol/l de sodium est à proscrire car elle peut entraîner une hyponatrémie, surtout si les pertes fécales sont élevées.
Cependant, en situation isolée et en l'absence de solutions de réhydratation orale, le Coca-Cola, bien que trop sucré (105 g/l), hyperosmolaire (470 mOsm/l) et pauvre en sodium et en potassium, a l'intérêt d'être disponible presque partout dans le monde et peut être modifié comme suit pour obtenir une solution de réhydratation orale acceptable : mélanger 500 ml de Coca-Cola non light (mais décaféiné chez l'enfant) + 500 ml d'eau plate embouteillée ou d'eau bouillie + 1 cuillère à café de sel (= 60 mmol de sodium par litre) + 1 cuillère à café de jus de citron (enrichissement en potassium) ± 1 sucre par verre (pour dégazéifier la préparation).

Contre-indications
Déshydratation sévère (perte de poids ≥ 10 % du poids corporel) et/ou vomissements incoercibles gênant l'administration orale et/ou signes de gravité (hypovolémie ou choc hypovolémique, troubles de la conscience, troubles métaboliques sévères)

Propriétés et indications (produits essentiels)

- La réhydratation orale est le traitement essentiel de toute diarrhée aiguë quel que soit son mécanisme, quand la perte de poids estimée et l'état clinique n'imposent pas une réhydratation par perfusion veineuse
- L'OMS estime que l'utilisation des SRO permet de sauver environ 1 million de vies par an dans le monde, où il y aurait entre 1 et 1,7 milliard d'épisodes de gastro-entérite par an chez les enfants < 5 ans, dont plus de 2 millions de décès dans les pays défavorisés

Remarques

- Le lait (*excepté l'allaitement au sein qui doit être maintenu*) sera initialement supprimé chez le nourrisson diarrhéique (car baisse transitoire de l'activité lactasique au cours des gastro-entérites en particulier virales) : l'alimentation habituelle sera reprise ensuite le plus rapidement possible (après 24 à 48 heures au maximum pour éviter une malnutrition secondaire), en réintroduisant le lait non maternel de façon progressive et les autres aliments sur 2 à 3 jours
- Les vomissements chez l'enfant diarrhéique ne sont pas une contre-indication à la réhydratation orale, car ils témoignent souvent d'un état de cétose dû au jeûne et sont rapidement supprimés par l'administration orale en prises fractionnées d'un soluté de réhydratation contenant des glucides
- La grande majorité des diarrhées aiguës de l'enfant est due à des *rotavirus*, ce qui rend inutile les antibiotiques (seulement 10 % des diarrhées sont d'origine bactérienne en France = *Salmonella*, *Campylobacter*, plus rarement *Shigella*, *Escherichia coli*)

Besoins hydro-électrolytiques de base du nourrisson et du jeune enfant

Eau	Poids = 3 à 10 kg : 100 ml/kg/jour Poids = 10 à 20 kg : 1 000 ml/jour + 50 ml/kg/jour au dessus de 10 kg Poids = 20 à 30 kg : 1 500 ml/jour + 20 ml/kg/jour au dessus de 20 kg	
Électrolytes	Sodium 3 à 4 mmol/kg/jour Potassium 2 mmol/kg/jour Phosphore 1 mmol/kg/jour	Calcium 1 mmol/kg/jour Magnésium 0,5 mmol/kg/jour

Quantités approximatives chez le nourrisson et le jeune enfant

- **Perte de poids < 10 %** (= déshydratation légère à modérée) → *réhydratation par solution de réhydratation orale (SRO)* = 150 ml/kg/24 h si le poids de l'enfant est < 5 kg et 120 à 150 ml/kg/24 h au-delà (dont 40 à 50 ml/kg dans les 6 premières heures en prises fractionnées toutes les 15 à 30 minutes voire toutes les 2 minutes à la cuillère ou à la seringue orale, puis toutes les 3 heures jusqu'à disparition de la diarrhée)
- **Perte de poids ≥ 10 %** (= déshydratation sévère) et/ou vomissements incoercibles et/ou signes de gravité (hémodynamique instable, troubles de la conscience) → *réhydratation d'urgence par voie IV* (glucosé isotonique à 5 % + 3 g/l de NaCl + 1 g/l de gluconate de calcium + 0,5 g/l de gluconate de magnésium + 1,5 g/l de potassium) : 100 à 150 ml/kg/24 h, dont 40 à 50 ml/kg en 4 heures, puis 40 à 50 ml/kg dans les 8 heures suivantes, puis 40 à 50 ml/kg dans les 12 heures suivantes (avec remplissage vasculaire en cas de collapsus)

Antidiarrhéiques (II) :
Ralentisseurs du transit intestinal

Lopéramide[G]

IMODIUM *Liste II-30 %-Coll* DIARETYL *NR* IMODIUMLIQUICAPS *NR* INDIARAL *NR*	20 gél. 2 mg 12 gél. 2 mg 12 gél. 2 mg	A. 2 mg, répétés si besoin à chaque selle diarrhéique (D. max. : 16 mg/24 h) E. > 8 ans : *idem* mais avec (D. max. ≤ 12 mg/24 h)
LOPERAMIDE LYOC *Remboursement 30 %* DIASTROLIB *NR* IMODIUMLINGUAL *NR*	10 lyophilisats 2 mg 10 lyophilisats 2 mg 12 lyophilisats 2 mg	A. > 15 ans : *idem*
IMODIUM 0,2 mg/ml *Liste II-30 %-Coll*	Sol. buvable : 100 ml à 0,2 mg/ml (pipette graduée en fonction du poids)	E. 2-8 ans : 0,1 mg/kg/jour *soit* 1 dose à chaque selle liquide *et sans dépasser* 5 prises/jour *maximum*
IMODIUMDUO *NR*	8 cp. 2 mg + Siméticone 125 mg	A. 2 cp. puis 1 cp. après chaque selle diarrhéique E. > 12 ans : 1 cp. à renouveler si nécessaire (D. max. : 4 cp./jour et 2 jours de traitement)

Contre-indications

Poussée aiguë des rectocolites hémorragiques
Enfants < 2 ans (solution) ou < 8 ans (formes solides)

Propriétés

- Antidiarrhéique opiacé, dénué d'effets sur le SNC aux doses thérapeutiques, éliminé par les fèces (90 %) et les urines (10 %), avec passage très faible dans le lait maternel

Indications

- Traitement symptomatique des diarrhées aiguës et chroniques
- *NDR : la correction de la déshydratation est prioritaire, en particulier chez l'enfant*

Effets indésirables

- Constipation nécessitant une réduction des doses voire l'arrêt, rashs cutanés
- Rares cas de rétention urinaire notamment chez l'enfant et le sujet âgé

Précautions d'emploi et interactions médicamenteuses

- Ne pas utiliser en cas de diarrhée survenant au cours d'un traitement antibiotique en raison du risque de colite pseudomembraneuse avec toxi-infection
- Ne pas utiliser en première intention dans les dysenteries aiguës avec état fébrile
- Utiliser avec prudence en cas d'insuffisance hépatique, d'adénome prostatique
- Grossesse au 1er trimestre : à n'utiliser qu'en cas de nécessité
- ***Associations contre-indiquées*** : laxatifs de lest (risque d'obstruction intestinale)
- *Associations à prendre en compte* : aminosides *per os* (absorption digestive accrue)

Antidiarrhéiques (III) :
Antisécrétoires intestinaux

Racécadotril[G] (inhibiteur de l'enképhalinase)

TIORFAN Adultes *Liste II-30 %-Coll* DIARFIX ***NR*** TIORFAST ***NR***	20 gél. 100 mg 10 gél. 100 mg	A. et E. ≥ 15 ans : 100 mg × 3 fois/jour avant les repas, pendant 7 jours au maximum
TIORFANOR	12 cp. 175 mg	A. 1 cp. immédiat puis 1 cp. × 2 fois/jour 7 jours au maximum
TIORFAN Enfants *Liste I-30 %-Coll*	30 sachets-dose à 30 mg (pour enfant > 30 mois)	E. 1,5 mg/kg et par prise × 3 fois/jour, pendant 7 jours au maximum
TIORFAN Nourrissons *Liste I-30 %-Coll*	16 sachets-dose à 10 mg (pour nourrisson > 1 mois) Fl. 50 ml ou 180 ml susp. buv. 4 mg/ml avec seringue graduée	N. > 7 kg : *idem*

Contre-indications

Intolérance au produit, grossesse et allaitement

Propriétés

- Inhibiteur de l'enképhalinase, enzyme qui est responsable de la dégradation des enképhalines endogènes (qui ont un rôle encore mal défini dans la régulation de la motricité intestinale et les échanges hydroélectrolytiques transmembranaires), agissant comme antisécrétoire intestinal pur (diminution de l'hypersécrétion intestinale induite par la toxine cholérique, l'inflammation, sans diminution de la sécrétion basale ni du transit intestinal), ne passant apparemment pas la barrière hémato-encéphalique (action sélective au niveau du tube digestif avec peu d'effets sur le SNC, notamment sédatifs)
- Absorption digestive rapide, pic d'activité en 1 heure (retardé si administration aux repas), demi-vie de 3 à 4 heures (durée d'action d'environ 8 heures), hydrolyse rapide en métabolite actif métabolisé en dérivés inactifs éliminés par voie urinaire, fécale et pulmonaire

Indications (avec la réhydratation, qui représente l'essentiel du traitement)

- Traitement symptomatique et de courte durée des diarrhées aiguës

Effets indésirables

- Très rares cas de somnolence

Précautions d'emploi

- Produit ne dispensant pas d'une réhydratation hydrosodée (impérative)
- Insuffisance rénale ou hépatique : absence de données
- Grossesse et allaitement : ne pas utiliser (absence d'études cliniques)

Interactions médicamenteuses

- En association avec un IEC, risque accru d'angiœdèmes

Antidiarrhéiques (IV) : Produits d'origine microbienne

Flores levuriques et Flores bactériennes *Non remboursé-Coll*

ULTRA-LEVURE *Saccharomyces boulardii*	20 ou 50 gél. 50 mg	A. 2 gél. × 2 fois/jour E. > 6 ans : *idem*
	20 sac. 100 mg	A. 1 sac. × 2 fois/jour E. > 2 ans : *idem*
	10 ou 30 gél. 200 mg	A. 1 gél./jour E. > 6 ans : *idem*
BACILOR *Lactobacillus casei*	50 gél. 250 mg 20 sachets-dose	A. 2 à 8 gél./jour E. > 2 ans : 1 à 4 sac./jour
LACTÉOL *Lactobacillus acidophilus*	20 gél. 170 mg 10 ou 30 gél. 340 mg 10 sac. 340 mg	A. 1 à 3 sac. ou gél./jour E. > 6 ans : 1 à 2 sac./jour

Contre-indications

Ultra-levure : patients en état critique et/ou immunodéprimés
Patients porteurs d'un cathéter veineux central
Lactéol : intolérance au lactose

Propriétés

- *Flores levuriques (Ultra-levure)* : levures résistantes aux antibiotiques, apportant des enzymes, acides aminés et vitamines du groupe B, et qui inhiberaient la croissance des *Candida albicans* et autres germes pathogènes, en particulier des *Clostridiumdifficile* et germes impliqués dans les diarrhées dues aux antibiotiques
- *Flores bactériennes* : micro-organismes non pathogènes, résistants aux antibiotiques, n'agissant vraisemblablement pas comme une flore bactérienne de remplacement mais par apport en acides aminés, acide lactique et enzymes stimulant la synthèse des vitamines B et K et la régénération de la flore colique saprophyte

Indications (avec la réhydratation, qui représente l'essentiel du traitement)

- Traitement symptomatique d'appoint de la diarrhée, en complément de la réhydratation

Effets indésirables

- Rares (< 1 %) : prurit, urticaire, œdème de Quincke (exceptionnel)
- Risque accru d'infections invasives chez les malades fragilisés ou immunodéprimés

Précautions d'emploi

- La réhydratation par soluté de réhydratation oral ou par voie intraveineuse est indispensable. Elle doit être adaptée à l'intensité de la diarrhée, à l'âge et aux particularités du patient

Antibiotiques intestinaux

Rifaximine *Liste I-Prescription hospitalière-Rétrocession*

TIXTAR	56 cp. 500 mg	A. > 18 ans : 1 cp. × 2 fois/jour

Contre-indications
Hypersensibilité à la rifaximine Occlusion intestinale

Propriétés
- Antibiotique de la classe des rifamycines inhibant la synthèse d'ARN microbien
- Spectre d'action large contre les bactéries aéro- et anaérobies Gram positif ou négatif
- Absorption digestive très faible (< 1 %)

Indications
- Prévention des rechutes d'épisodes d'encéphalopathie hépatique clinique chez l'adulte

Effets indésirables
- Infection à clostridium, anémie, œdèmes périphériques, fièvre, arthralgies, vertiges
- De nombreux autres effets indésirables ont été décrits, observés également en dehors du traitement chez des malades atteints de cirrhose grave d'où imputabilité incertaine

Précautions d'emploi
- Absence de données cliniques en cas d'altération de la fonction rénale
- Administration non recommandée en association avec d'autres rifamycines
- Coloration rougeâtre des urines possible
- Réduction possible de l'efficacité des contraceptifs œstroprogestatifs oraux
- Utilisation prudente en cas d'insuffisance hépatocellulaire sévère (Child Pugh C)

Vancomycine *per os* et métronidazole (voir ces termes)

Antibiotiques utilisés en cas de colite pseudomembraneuse à *Clostridium difficile.*

Anti-inflammatoires coliques (I) : Acide 5-aminosalicylique

Mésalazine ou Acide 5-aminosalicylique *Remboursement 65 %-Coll*

PENTASA Mésalazine ou 5-ASA (65 % atteint le côlon)	100 cp. 500 mg 60 cp. 1 000 mg à délitement intestinal lent 120 sac. 1 000 mg (granulés en sachets) 60 sac. 2 000 mg (granulés en sachets)	A. 2 à 4 g/jour × 4 à 8 semaines, puis 0,75 à 1,5 g/jour en 3-4 prises *aux repas* E. > 6 ans : 15 à 30 mg/kg/jour sans dépasser 75 mg/kg/jour
PENTASA Rectal (1)	5 fl. 100 ml (1 g) de suspension pour lavement	A. 1 lavement au coucher pendant 2 à 4 semaines
PENTASA Suppos (2)	15 sup. à 1 g	A. 1 sup. au coucher pendant 2 à 4 semaines
ROWASA *Idem* (35 % atteint le côlon)	90 cp. 250 mg ou 500 mg à enrobage gastro-résistant	*Idem Pentasa*
ROWASA Suppos (2)	15 ou 30 sup. à 500 mg	A. 1 sup. × 2 à 3 fois/jour pendant 4 semaines
FIVASA *Idem* (35 % atteint le côlon)	100 cp. 400 mg ou 90 cp. 800 mg ou 60 cp. 1 600 mg à enrobage gastro-résistant	*Idem Pentasa*
FIVASA Suppos	30 sup. à 500 mg	A. 1 sup. au coucher pendant 2 à 4 semaines
MEZAVANT *Idem* *Liste II-Non remboursé*	60 cp. 1 200 mg à libération prolongée	A. 2 à 4 cp./jour *au cours d'un repas* en 1 prise
DIPENTUM (3) Olsalazine = dimères de 5-ASA reliés par un pont azoïque (95 % atteint le côlon)	100 gél. 250 mg 60 cp. 500 mg	A. 1,5 à 2 g/jour en 3-4 prises *aux repas* × 4 à 8 semaines, puis 500 mg × 2 fois/jour
QUADRASA (1) Para-aminosalicylate de sodium ou 4-ASA	7 fl. 2 g + 7 canules pour lavement	A. 1 lavement au coucher pendant 2 à 4 semaines

1. Présentations indiquées dans le traitement d'attaque de la rectocolite hémorragique en poussée légère à modérée (formes coliques gauches ne dépassant pas l'angle colique gauche).
2. Présentations indiquées dans le traitement d'attaque de la rectocolite hémorragique en poussée légère à modérée (formes rectales ou recto-sigmoïdiennes jusqu'à 20 cm de la marge anale).
3. L'olsalazine entraîne souvent une diarrhée cédant à la réduction de la posologie mais pouvant nécessiter l'arrêt → utiliser à dose progressive (500 mg en 2 prises le 1er jour, puis augmenter de 250 à 500 mg/jour (sans dépasser 1 g par prise et 3 g par jour).

Contre-indications
Hypersensibilité connue à l'aspirine et aux salicylés
Mezavant : insuffisance rénale et insuffisance hépatique sévères

Propriétés

- L'acide 5-aminosalicylique ou 5-ASA est la partie active de la sulfasalazine (*cf.* page suivante) et agit au niveau colique par des mécanismes multiples et mal élucidés (action immunosuppressive, anti-inflammatoire et sur la synthèse des prostaglandines) : il a une efficacité équivalente à celle de la sulfasalazine et doit lui être préféré car sa tolérance est meilleure (notamment sans les effets indésirables des sulfamides)
- Par voie orale, on peut opposer la mésalazine (libération progressive dès le grêle proximal avec libération à 65 % dans le côlon pour le Pentasa et à 35 % dans le côlon pour le Rowasa) et l'olsalazine (95 % libérés dans le côlon) : le 5-ASA, absorbé en partie dans l'intestin (fraction acétylée surtout dans le foie) est éliminé dans les fèces et les urines
- Par voie rectale, le 5-ASA est très peu absorbé dans le côlon (fraction acétylée surtout dans le foie) et éliminé rapidement (99 % en 24 heures) dans les fèces et les urines

Indications (à préférer à la sulfasalazine car aussi efficace et mieux toléré)

- Rectocolite hémorragique en poussée évolutive : schématiquement, on utilisera les suppositoires dans les formes rectales ou recto-sigmoïdiennes basses (jusqu'à 20 cm de la marge anale), les lavements dans les formes coliques gauches ne dépassant pas l'angle colique gauche, et la voie orale dans les pancolites
- Rectocolite hémorragique en traitement d'entretien
- Maladie de Crohn en poussée évolutive
- Maladie de Crohn en prévention des poussées aiguës pour les formes fréquemment récidivantes

Effets indésirables (deux fois moins fréquents qu'avec la sulfasalazine)

- Souvent transitoires (en début de traitement) : céphalées, nausées, vomissements, vertiges, asthénie
- Diarrhée fréquente avec l'olsalazine (4 à 20 % selon la dose, cédant à la réduction des doses mais pouvant nécessiter l'arrêt)
- Exceptionnels : néphropathies (néphrites interstitielles ou syndromes néphrotiques) favorisées par l'hypovolémie, atteintes hématologiques (leucopénie, thrombopénie, aplasie, agranulocytose), péricardite, myocardite, pancréatite, hépatite, pneumopathies interstitielles, réactions allergiques, lichen plan, alopécie réversible, lupus induit
- Par voie rectale : réactions d'intolérance locale (difficultés à garder le lavement, prurit local, ténesme), nausées, douleurs abdominales, météorisme, alopécie réversible (très rares cas d'imputabilité douteuse)

Précautions d'emploi et interactions médicamenteuses

- Utiliser avec prudence en cas d'insuffisance hépatique ou rénale
- Surveiller semestriellement la fonction rénale (clairance de la créatinine et protéinurie), la NFS, les enzymes hépatiques
- Assurer des apports hydriques importants
- Une intolérance connue à la sulfasalazine ne contre-indique pas l'emploi du 5-ASA ou du 4-ASA en l'absence d'hypersensibilité connue aux salicylés
- Grossesse et allaitement : si nécessaire le traitement peut être administré à la posologie la plus faible possible
- *Associations à prendre en compte* : azathioprine et mercaptopurine

Anti-inflammatoires coliques (II)

Sulfasalazine *Liste I-65 %-Coll*

SALAZOPYRINE Sulfasalazine ou Salazosulfapyridine (5-ASA + Sulfapyridine)	100 cp. enrobés 500 mg à délitement intestinal lent	Posologies ci-dessous (1) *Comprimés à prendre après les repas avec un verre d'eau*

1. *Affections coliques* : A. 4 à 6 g/jour en 3 à 6 prises en traitement d'attaque, puis 1 g × 2 fois/jour en traitement d'entretien. E. > 6 ans : 100 à 150 mg/kg/jour en 3 à 6 prises en traitement d'attaque, puis 50 à 75 mg/kg/jour en 2 prises en traitement d'entretien (selon acétyleurs lents ou rapides).
Polyarthrite rhumatoïde : 2 g/jour par paliers hebdomadaires de 500 mg.
Pelvispondylite rhumatismale : à atteindre à doses progressives (efficacité retardée après 3 à 6 mois).
Dermatite herpétiforme : produit indiqué hors AMM (à une dose variant de 500 mg × 2 fois/semaine à 4 g/jour) uniquement en cas d'intolérance à la dapsone et en association au régime sans gluten.

Contre-indications
Hypersensibilité aux salicylés et/ou aux sulfamides, déficit en G6PD
Grossesse et allaitement, prématurés et nouveau-nés

Propriétés

- Molécule associant l'acide 5-aminosalicylique ou 5-ASA (partie active) et un sulfamide transporteur jusqu'au niveau colique et responsable de la majorité des effets indésirables (sulfapyridine), agissant par des mécanismes multiples : action immunosuppressive, anti-inflammatoire et inhibitrice des prostaglandines
- Après ingestion, scission au niveau colique en 5-ASA (absorbé en partie puis éliminé par les urines et les selles) et en sulfapyridine (sulfamide absorbé totalement et métabolisé au niveau hépatique puis éliminé par les urines)

Indications (en gastro-entérologie, préférer le 5-ASA décrit page précédente)

- *En gastro-entérologie* : rectocolite hémorragique en poussée et en prévention des rechutes, maladie de Crohn colique en poussée
- *En rhumatologie* : polyarthrite rhumatoïde, pelvispondylite rhumatismale
- *Hors AMM en dermatologie* : dermatite herpétiforme (*cf.* note ci-dessus)

Effets indésirables (deux fois plus fréquents qu'avec le 5-ASA)

- *Dose-dépendants* : anorexie, nausées, vomissements, gastralgies, céphalées, malaise, carence en acide folique, méthémoglobinémie, coloration brune des urines
- *Réactions allergiques* : cutanées, fièvre, éosinophilie, anémie hémolytique, choc anaphylactique, hépatite, syndrome de Lyell, pneumopathie interstitielle
- *Atteintes hématologiques* : neutropénie, thrombopénie, agranulocytose
- *Divers* : oligospermie lentement réversible (70 à 90 %), alopécie réversible
- *Rares* : syndrome lupique, tachycardie, pancréatite, ataxie, confusion, néphropathies, hématurie, cristallurie, oligoanurie

Précautions d'emploi et interactions médicamenteuses

- Bilan biologique préalable puis contrôle mensuel de la NFS, des urines, de la créatininémie et des enzymes hépatiques
- Utiliser à dose progressive chez les acétyleurs lents et dans la polyarthrite rhumatoïde
- Réduire la posologie en cas d'insuffisance rénale ou hépatique sévère
- *Associations à utiliser avec précaution* : AVK, sulfamides hypoglycémiants, digoxine
- *Associations à prendre en compte* : azathioprine et mercaptopurine

Anti-inflammatoires coliques (III) :
Corticoïdes par voie rectale

Lavements ou mousses rectales (1) *Liste I-65 %-Coll*

BETNESOL Solution rectale Bétaméthasone	Sachet plastique de 100 ml = 5 mg	Traitement de la poussée : 1 lavement par jour pendant 15 à 20 jours Traitement d'entretien : 4 à 6 lavements par mois
COLOFOAM Hydrocortisone acétate	Fl. pressurisé de 14 doses de 100 mg mousse rectale	Traitement d'attaque : 1 dose par jour pendant 15 à 20 jours Traitement d'entretien : 1 dose tous les 2 à 3 jours si nécessaire

1. L'administration se fera de préférence le soir au coucher afin de garder le lavement.

Contre-indications

Générales : ulcère gastro-duodénal évolutif, états infectieux ou mycosiques non contrôlés, viroses évolutives (herpès, zona, hépatites virales)
Locales : abcès, perforation, fistules extensives, obstruction intestinale, péritonite, anastomose intestinale récente

Propriétés

- Corticostéroïdes ayant une action anti-inflammatoire sur la muqueuse intestinale et une remarquable efficacité, notamment dans les poussées aiguës de rectocolite hémorragique (75 à 100 % d'amélioration) et dans la prévention des rechutes, tout en ayant des effets indésirables réduits en raison de leur absorption colique limitée

Indications

- Lavements : rectocolite hémorragique, maladie de Crohn colique
- Mousses rectales : rectocolite hémorragique (si formes recto-sigmoïdiennes), maladie de Crohn colique, rectite post-radique, rectite après colectomie

Effets indésirables

- *Possibilité d'absorption digestive* du produit avec signes d'hypercorticisme
- *Risque de surinfection locale* (assez fréquente dans les poussées aiguës) nécessitant souvent l'association avec un traitement anti-infectieux efficace

Précautions d'emploi

- *Rectocolites hémorragiques sévères* : utiliser avec prudence en raison du risque de perforation intestinale et associer à un traitement anti-infectieux en règle générale
- Utiliser les lavements avec prudence en cas de troubles hydroélectrolytiques, de fuite calcique, de catabolisme protéique intense et chez la femme enceinte
- Le diabète n'est pas une contre-indication mais nécessite une surveillance accrue

Interactions médicamenteuses

- ***Associations déconseillées*** : lidoflazine, vincamine (risque de torsades de pointe)
- *Associations à utiliser avec précaution* : antiarythmiques favorisant les torsades de pointe, digitaliques, médicaments hypokaliémiants, aspirine, AVK, antidiabétiques, inducteurs enzymatiques, antihypertenseurs, interféron alpha, vaccins vivants

Immunosuppresseur colique : Anticorps monoclonal

Védolizumab *Liste I-Prescription hospitalière spécialisée (carte patient)*

ENTYVIO *Conserver de + 2 °C à + 8 °C*	Sac. 300 mg + fl. 20 ml Poudre pour solution à diluer pour perfusion IV (1)	A. *cf.* schémas thérapeutiques ci-dessous (2)

1. Une solution reconstituée est stable durant 8 heures conservée entre + 2 °C et + 8 °C puis durant 12 heures à + 20 °C dans une poche de NaCl (0,9 %) pour perfusion.
2. Une perfusion IV de 300 mg sur 30 minutes à 0, 2 et 6 semaines puis toutes les 8 semaines.
   - Dans la rectocolique hémorragique, en absence de réponse à 8 semaines, le traitement doit être reconsidéré.
   - Dans la maladie de Crohn, une injection supplémentaire peut être faite à 10 semaines avec arrêt du traitement en l'absence de réponse à 14 semaines.
   - En cas d'échappement, la posologie peut être portée à 300 mg toutes les 4 semaines.
   - Après interruption prolongée, le traitement peut être repris (1 injection/4 semaines) sans augmentation des événements indésirables ou des réactions liées à la perfusion.

Contre-indications
Infections actives, sévères et infections opportunistes

Propriétés

- Immunosuppresseur biologique sélectif de l'intestin : anticorps monoclonal humanisé de type IgG1 qui se lie à l'intégrine alpha4β7 humaine exprimée essentiellement sur les lymphocytes T auxiliaires soumis à l'écotaxie intestinale
- Ne traverse pas la barrière méningée. Liaison aux protéines plasmatiques non étudiée et probablement faible, voies d'élimination non connues, demi-vie sérique de 25 jours

Indications

- Rectocolite hémorragique et maladie de Crohn active, modérée à sévère, dont la réponse au traitement conventionnel ou par anti-TNF est insuffisante

Effets indésirables

- Très fréquents (> 10 %) : rhinopharyngite, céphalées, arthralgies, infections cutanées, ORL, pulmonaires, intestinales, anales et génitales
- Fréquents (1 à 10 %) : HTA, paresthésies, fièvre, sueurs nocturnes, spasmes et faiblesse musculaires, fatigue, éruptions cutanées, nausées, constipation, météorisme abdominal, hémorroïdes, fissures anales
- Réactions lors des perfusions : frissons, sensations de froid, irritation veineuse, réactions d'hypersensibilité y compris anaphylaxie
- Un accroissement du risque de tumeurs malignes est possible sous immunosuppresseur

Précautions d'emploi

- La perfusion doit être réalisée dans un environnement médical équipé pour le traitement des réactions d'hypersensibilité. Une surveillance de 2 heures doit être assurée après la fin de la perfusion
- Population pédiatrique : aucune donnée n'est disponible avant l'âge de 17 ans
- Patients âgés : pas d'adaptation posologique
- Insuffisance rénale ou hépatique : aucune donnée disponible
- Grossesse et allaitement : absence de données cliniques
- Mise à jour des vaccins avant d'instaurer le traitement

Interactions médicamenteuses

- ***Associations déconseillées*** : vaccins vivants
- Absence d'interaction connue avec les médicaments utilisés dans les maladies inflammatoires intestinales : corticoïdes, immunosuppresseurs (aziathioprine, 6-mercaptopurine, méthotrexate) et aminosalicylés

L'**ustékinumab** est également utilisé dans la maladie de Crohn.

Immunomodulateur colique : Cellules souches adipeuses

Darvadstrocel *Liste I-Réservé aux hôpitaux-Spécialistes en gastro-entérologie et chirurgiens digestifs*

ALOFISEL *Conserver 72 heures entre + 15 °C et + 25 °C*	4 fl. de sol. 6 ml = 30 × 10^6 cellules (5 × 10^6/ml)	Dose unique de 4 flacons dans les trajets fistuleux sous anesthésie (1)

1. Uniquement par des chirurgiens spécialistes de la maladie de Crohn, 2 à 3 semaines après une chirurgie exploratrice précise et un curetage rigoureux.

Contre-indications

Hypersensibilité au produit, au sérum bovin, à la pénicilline, à la streptomycine

Propriétés

- Cellules souches adipeuses amplifiées (eASC) qui possèdent des effets immunomodulateurs et anti-inflammatoires en altérant l'activation lymphocytaire locale en réduisant la libération des cytokines inflammatoires, ce qui favorise la cicatrisation
- Des anticorps antidonneur observés chez 36 % des patients à la semaine 12 disparaissent progressivement (11 % à la semaine 52)

Indications

- Fistules périanales complexes chez l'adulte atteint de maladie de Crohn luminale non ou légèrement active après échec d'un traitement conventionnel ou une biothérapie

Effets indésirables

- Très fréquents (> 10 %) : abcès anal, proctalgies, fistule anale, douleur procédurale

Précautions d'emploi

- Le produit n'étant pas stérilisé, une surveillance de signes potentiels d'infection doit être réalisée
- Une anesthésie locale n'est pas recommandée (effet inconnu sur les cellules injectées)
- Enfant : aucune donnée disponible
- Grossesse et allaitement : administration non recommandée
- La viabilité et la fonctionnalité des cellules injectées ne sont pas affectées par les thérapies générales conventionnelles (infliximab, méthotrexate, azathioprine)

Trophiques intestinaux

Téduglutide *Liste I-65 %-Coll-Prescription réservée aux centres agréés de nutrition parentérale et aux gastro-entérologues*

REVESTIVE	28 fl. de 1,25 mg ou 5 mg de poudre + 28 seringues préremplies de 0,5 ml de solvant + 6 pistons	Par voie **SC** : A. 0,05 mg/kg de poids corporel/jour

Contre-indications

Antécédents ou présence de cancer digestif ou pancréato-biliaire

Propriétés

- Analogue de synthèse du glucagon-like peptide-2 (GPL-2) (obtenu par ADN recombinant) qui accroît l'absorption intestinale
- Pic de concentration maximale : 3 à 5 heures, demi-vie de 1,3 heure (en cas de grêle court) à 2 heures (sujet normal), voies métaboliques non étudiées (voies de dégradation probablement similaires à celles des peptides), élimination rénale

Indications

- Syndrome de l'intestin court chez l'adulte en état stable après la période d'adaptation intestinale suivant l'intervention chirurgicale

Effets indésirables

- Très fréquents (> 10 %) : céphalées, douleurs et distension abdominale, nausées, vomissements, infections respiratoires, œdèmes périphériques
- Rares : hypertrophie des muqueuses bilio-pancréatiques et digestives responsable de pancréatite, de cholestase, de cholécystite et susceptible de favoriser la croissance d'adénomes coliques

Précautions d'emploi

- Avant l'initiation du traitement, une coloscopie est indispensable et, si nécessaire, une exérèse des polypes intestinaux doit être réalisée. Un contrôle ultérieur doit être réalisé à 1 et 2 ans puis tous les 5 ans
- Hypersensibilité connue à la tétracycline : administrer avec prudence sous surveillance
- Risque cardio-vasculaire de type insuffisance cardiaque ou hypertension → surveillance du poids, des œdèmes, d'une dyspnée, en particulier en début de traitement
- Sujet âgé : pas d'adaptation posologique
- Insuffisance rénale légère à modérée : pas de modification de la posologie. Clairance de la créatinine < 50 ml/min ou stade terminal : réduction de la dose quotidienne de 50 %
- Insuffisance hépatique : aucune adaptation de la posologie en cas d'insuffisance hépatique légère à modérée (stade B de Child-Pugh), tolérance non étudiée chez les malades Child C

Interactions médicamenteuses

- Augmentation de l'absorption des traitements administrés par voie orale justifiant une surveillance des médicaments à marge thérapeutique étroite : benzodiazépines, digoxine, opiacés, antihypertenseurs...

Laxatifs (I) :
Laxatifs osmotiques hypoammoniémiants

Laxatifs hypoammoniémiants ou Acidifiants coliques

Remboursement 30 %-Coll

DUPHALAC Lactulose[G] = fructose-galactose	20 sac. 10 g/15 ml Solution buvable (200 ml, avec doseur gradué par 5 ml) : – 5 ml = 3,3 g – 15 ml = 10 g	*Hyperammoniémies* : A. 6 à 10 sac. dilués dans de l'eau par sonde gastrique puis voie orale *Constipation* : A. 1 à 3 sac./jour E. 0,25 g/kg/jour N. 2,5 à 3 g/jour en 1 prise le soir
IMPORTAL Lactitol = sorbitol-galactose	10 sac. 2,5 g 10 sac. 5 g 20 sac. 10 g (poudre orale à diluer)	*Constipation* : A. 1 à 3 sac./jour E. 0,25 g/kg/jour N. 2,5 g/jour en 1 prise le soir

Contre-indications

Régime exempt de galactose

Colopathies inflammatoires, subocclusion ou occlusion (pour le lactitol)

Propriétés

- Disaccharides de synthèse réduisant l'absorption intestinale de l'ammoniac par une acidification colique et stimulant le péristaltisme intestinal (laxatifs par effet osmotique, agissant en 24 à 48 heures, bien tolérés, y compris chez la femme enceinte et le nourrisson), non absorbés par le tube digestif, transformés dans le côlon en acides organiques (lactique, acétique...) et éliminés dans les selles

Indications

- Traitement symptomatique de la constipation, même chez la femme enceinte et le nourrisson
- *Encéphalopathie hépatique* : en cas de pré-coma, faire en milieu hospitalier un traitement d'attaque par sonde gastrique (90 à 150 ml de lactulose purs ou additionnés d'eau) ou en cas d'hémorragie digestive en lavement avec sonde à ballonnet (300 ml de lactulose dans 700 ml d'eau tiède, à garder durant 20 à 60 minutes et à répéter si besoin après 12 heures), relayé ensuite par voie orale aux doses usuelles, permettant d'obtenir 2 selles molles par jour

Effets indésirables et interactions médicamenteuses

- Météorisme transitoire, plus rarement prurit et douleurs de l'anus
- **Surdosage** : diarrhée cédant à la diminution de la posologie
- *Encéphalopathie hépatique* : ne pas utiliser simultanément des antiacides (car réduction de l'acidification des selles et donc de l'effet hypoammoniémiant)

Laxatifs (II) :
Laxatifs osmotiques divers

Laxatifs osmotiques divers *Remboursement 30 %-Coll ou Non remboursé (NR)*

MACROGOL 4 000[G] FORLAX *NR* FORLAX Enfants *NR* Polyéthylène glycol 4 000	20 sac. 10 g 20 sac. 10 g 20 sac. 4 g	A. 1 à 2 sac./jour E. > 8 ans : 1 à 2 sac./jour E. > 4 ans : 2 à 4 sac./jour E. > 1 an : 1 à 2 sac./jour E. > 6 mois : 1 sac./jour
MOVICOL Adulte[G] MOVICOL Enfant Polyéthylène glycol 3 350	20 sac. 13 g 20 sac. 6,6 g	A. 1 à 2 sac./jour E. 8-15 ans : 8 à 10 sac./jour 4-8 ans : 6 à 8 sac./jour 2-3 ans : 4 à 5 sac./jour
TRANSIPEG[G]	30 sac. 2,95 g 20 sac. 5,9 g	A. 1 à 4 sac./jour A. 1 à 2 sac./jour de préférence le matin
SORBITOL *NR* Sorbitol	20 sac. 5 g	A. 5 g/jour E. > 8 ans : 2,5 à 5 g/jour

Contre-indications

Colopathies inflammatoires (rectocolite ulcéreuse, maladie de Crohn...)
Syndrome occlusif ou subocclusif, syndromes douloureux abdominaux
Obstruction des voies biliaires et association au Kayexalate (pour le sorbitol)

Propriétés

- Laxatifs par effet osmotique, agissant en 24 à 48 heures : le pentaérythritol et les macrogols agissent par hydratation du bol fécal, le sorbitol a aussi une action cholagogue

Indications

- Traitement symptomatique de la constipation
- Movicol : traitement de l'impaction fécale, définie comme une accumulation de matières fécales dans le rectum avec absence d'évacuation depuis au moins 5 jours

Effets indésirables

- Possibilité de diarrhée et douleurs abdominales à fortes doses
- Réactions allergiques rares (rash, urticaire, angiœdème, choc anaphylactique)

Précautions d'emploi et interactions médicamenteuses

- Grossesse : l'absorption systémique étant négligeable, le Forlax, le Movicol et le Transipeg peuvent être utilisés
- *Associations contre-indiquées* : kayexalate avec le sorbitol

Laxatifs (III) :
Laxatifs de lest (I)

Laxatifs mucilagineux ou Mucilages

NORMAFIBE Sterculia (gomme de karaya) *Remboursement 15 %*	Granulés à 62 g/100 g 30 sac. 10 g Boîte de 1 kg (cuillère-mesure 5 ml)	A. et E. ≥ 12 ans : 2 à 4 sac./jour ou 1 à 3 cuillères × 2 à 3 fois/jour (1) E. 6-12 ans : 1 à 2 sac./jour
PSYLIA Ispaghul (graines de Psyllium) SPAGULAX TRANSILANE *Remboursement 30 %*	20 sac. pour susp. buv. Boîte de 140 g	A. 1 à 3 sac./jour A. 2 à 4 càc/jour ou 1 à 2 sac./jour

1. À prendre en position assise ou debout avec un grand verre de liquide.

Contre-indications

Affections sténosantes du tube digestif, syndrome occlusif
Diverticules œsophagiens, mégaœsophage, mégacôlon
Association aux ralentisseurs du transit intestinal
Enfant < 6 ans

Propriétés

- Polysaccharides non digestibles à pouvoir hygroscopique élevé, agissant après un délai de quelques jours par effet mécanique en hydratant le bol fécal (dont le volume augmenté stimule ainsi le péristaltisme intestinal)

Indications

- Traitement symptomatique de la constipation

Effets indésirables et précautions d'emploi

- Possibilité de ballonnement intestinal en début de traitement
- Accidents obstructifs possibles en cas d'obstacle organique sur le tube digestif (favorisés par la prise sans eau) → *boire toujours à chaque prise de mucilage*
- Réactions allergiques possibles (en particulier avec l'ispaghul et la gomme sterculia)
- Prendre les topiques intestinaux à distance des autres médicaments

Interactions médicamenteuses

- *Associations contre-indiquées* : ralentisseurs du transit intestinal du type lopéramide (risque d'obstruction intestinale)

Laxatifs (IV) :
Laxatifs de lest (II)

Fibres alimentaires : Son de blé et Son d'orge *Non remboursé*

ACTISSON	Galettes à 60 Cal.	2 à 4 galettes/jour
ALL-BRAN	Granulé : 25 Cal./càs	2 à 4 càs/jour
CELLUSON	Galettes à 48 Cal.	2 à 4 galettes/jour
DOSES-O-SON	20 sac. à 6 Cal.	2 à 3 sac./jour
NATUVIT	125 cp. à 375 mg de son d'orge par comprimé	4 à 12 cp./jour
PECTIBRAN	Granulé : 20 Cal./càs	1 à 2 càs/jour

Contre-indications

Syndrome occlusif ou subocclusif, fécalomes
Syndromes douloureux abdominaux d'étiologie non précisée
Enfant < 8 ans

Propriétés

- Fibres alimentaires (cellulose, hémicellulose, pectine, lignine) contenues dans le son des céréales et dans les végétaux, agissant après un délai de quelques jours en augmentant le bol fécal en raison de leurs propriétés hydrophiles et par fixation des sels biliaires dans le grêle suivie de leur libération dans le côlon

Indications

- Traitement symptomatique de la constipation

Effets indésirables et précautions d'emploi

- Possibilité de ballonnement intestinal (en début de traitement) et de douleurs abdominales chez les colitiques → utiliser à doses progressives en assurant des apports hydriques suffisants, avec si besoin un antispasmodique au début
- À éviter dans les malabsorptions et les affections intestinales sévères (colites aiguës, iléites, rectocolite hémorragique, maladie de Crohn)

Interactions médicamenteuses

- Le son de blé ou d'orge contient de l'acide phytique pouvant précipiter dans l'intestin le calcium et le zinc notamment, sous forme de phytates insolubles → ne pas associer avec des médicaments à base de calcium ou de zinc

Teneur moyenne en fibres de quelques aliments (en g/100 g)

Céréales	Légumes	Fruits
Son de blé : 40-45 Son d'avoine : 17-25 Pain complet : 8,5 Flocons d'avoine : 7,2 Riz blanc : 3,0 Pain blanc : 2,7	Haricot blanc : 25,5 Pois chiche : 15,0 Lentilles : 11,7 Petit pois : 6,3 Artichaut : 5,2 Carotte : 3,7	Amande : 14,3 Datte : 8,7 Noix : 5,2 Banane : 3,4 Poire : 2,4 Fraise : 2,1

Laxatifs (V) : Laxatifs lubrifiants

Huile de paraffine, de vaseline ou d'arachide

*Remboursement 30 % ou Non remboursé **NR***

HUILE DE PARAFFINE LAXAMAT MELAXIB MELAXOSE (1) TRANSULOSE	Fl. 250 ml et 480 ml (***NR***) Fl. 300 g poudre (***NR***) 6 sac. 10 g (***NR***) Fl. 150 ml *(30 %)* et 200 ml Pot de 150 g *(30 %)*	A. 1 à 2 càs/jour E. 1/2 à 2 càc/jour N. 1/2 càc/jour
LANSOYL FRAMBOISE LANSOYL SANS SUCRE (1)	Pot de 225 g (***NR***) ou 9 unidoses 15 g (***NR***) Pot de 215 g (***NR***)	A. 1 à 3 càs/jour E. 1 à 3 càc/jour N. 1/2 à 1 càc/jour
RESTRICAL Huile d'arachide	Fl. 500 ml (***NR***)	A. 1 à 3 càs/jour E. > 6 ans : 2 à 3 càc/jour *à distance des repas*

1. Réservé à l'adulte et à l'enfant > 15 ans avec durée d'utilisation limitée à 10 jours.

Contre-indications

Maladies inflammatoires du côlon
Occlusion intestinale
Douleurs abdominales inexpliquées

Propriétés

- Huile minérale (de paraffine, de vaseline) ou végétale (d'arachide), acalorique car non absorbée par l'intestin, ayant un effet laxatif mécanique en lubrifiant le contenu colique et en ramollissant les selles (avec un délai d'action de 8 à 72 heures)

Indications

- Traitement symptomatique de la constipation

Effets indésirables et précautions d'emploi

- Suintement anal assez fréquent, réduit par l'association avec des mucilages ou des pétrolatums (huiles minérales de haute viscosité)
- Rares : risque d'inhalation bronchique et de pneumopathie lipoïde en cas de fausses routes ou de régurgitations inconscientes → l'administration d'huile de paraffine doit être toujours effectuée *au moins 2 heures avant le coucher* et sera utilisée avec la plus grande prudence chez les sujets alités, âgés, débilités ou ayant des difficultés de déglutition, et chez les jeunes enfants

Interactions médicamenteuses

- Diminution possible de l'absorption des vitamines liposolubles (A, D, E, K) en cas d'usage prolongé → risque théorique de potentialisation des antivitamines K et de carences en ces vitamines (surtout en cas d'usage prolongé de l'huile de paraffine chez des sujets préalablement carencés)

Laxatifs (VI) : Laxatifs par voie rectale

Laxatifs par voie rectale

ÉDUCTYL ADULTE Bicarbonate de sodium + Tartrate acide de potassium *Remboursement 30 %-Coll*	12 sup. Adulte	A. 1 sup. A./jour
ÉDUCTYL ENFANT *Idem* *Remboursement 30 %-Coll*	12 sup. Enfant	E. 1 sup. E./jour
MICROLAX Sorbitol + Citrate de sodium *Non remboursé-Coll*	4 ou 12 récipients unidoses de 5 ml	A. 1 tube/jour
MICROLAX BÉBÉ *Idem* *Non remboursé-Coll*	4 récipients unidoses de 3 ml	E. et N. 1 tube/jour
NORGALAX Gel rectal *Non remboursé*	6 récipients unidoses de 120 mg	A. 1 tube/jour

Contre-indications

Lésions locales : poussées hémorroïdaires, fissures anales, anites, rectites, rectocolite hémorragique à localisation recto-sigmoïdienne

Propriétés

- Médicaments utilisés par voie rectale, agissant en provoquant le réflexe de la défécation, l'exonération recto-sigmoïdienne survenant après 5 à 20 minutes environ

Indications

- Constipation basse par dyschésie rectale ou recto-sigmoïdienne
- Préparation aux examens endoscopiques du rectum

Précautions d'emploi

- Risque de sensations de brûlures anales, voire exceptionnellement de rectites congestives en cas d'usage prolongé → éviter l'usage prolongé
- Déconseillés dans la maladie de Crohn colique et la rectocolite hémorragique à localisation recto-sigmoïdienne

Laxatifs (VII) :
Laxatifs péristaltogènes (I)

Prucalopride *Liste I-Non remboursé*

RESOLOR	28 cp. 1 mg 14 ou 28 cp. 2 mg	A. 2 mg × 1 fois/jour

Contre-indications
Perforation ou obstruction intestinale organique ou fonctionnelle Insuffisance rénale sévère

Propriétés

- Agoniste sélectif des récepteurs de la sérotonine (5-HT4) possédant des effets entérocinétiques sur la motilité gastro-duodénale et du côlon proximal
- Absorption rapide, biodisponibilité > 90 %, fixation protéique 30 %, métabolisme hépatique limité, élimination principalement urinaire

Indications

- Traitement symptomatique de la constipation chronique chez l'adulte, résistant aux autres laxatifs

Effets indésirables

- Très fréquents (> 10 %) : céphalées (20 %), troubles digestifs (douleurs abdominales, nausées ou diarrhée) (20 %), surtout en début de traitement
- Fréquents (1 à 10 %) : palpitations, dyspepsie, anorexie, vomissements, vertiges, fatigue, pollakiurie, bruits intestinaux
- Rares (< 1 %) : tremblements, fièvre, malaise, rectorragie

Précautions d'emploi

- L'efficacité du produit n'est pas accrue par une dose supérieure à 2 mg/jour. En cas d'inefficacité au bout de 4 semaines, interruption du traitement
- Sujets > 65 ans : débuter le traitement par 1 mg × 1 fois/jour
- Insuffisance rénale (DFG < 30 ml/min) : 1 mg × 1 fois/jour
- Insuffisance hépatique sévère (Child-Pugh classe C) : 1 mg × 1 fois/jour
- Grossesse et allaitement : prescription non recommandée → assurer une contraception efficace chez les femmes en âge de procréer

Laxatifs (VIII) :
Laxatifs péristaltogènes (II)

Méthylnaltrexone (bromure de) *Liste I-65 %-Coll*

RELISTOR	7 fl. injectables 12 mg/0,6 ml	A. 1 injection SC × 4 à 7 jours/sem. (1) (2)

1. De 38 à 61 kg : 8 mg (0,4 ml); de 62 à 114 kg : 12 mg (0,6 ml); en dehors de ces poids : 0,15 mg/kg. L'horaire d'administration est indifférent.
2. Les patients peuvent recevoir 2 doses consécutives à 24 heures d'intervalle seulement si aucun effet (reprise du transit) n'a été observé avec la dose de la veille.

Naloxégol (oxalate de) *Liste I-15 %-Coll*

MOVENTIG	30 ou 90 cp. 12,5 mg ou 25 mg	A. 25 mg × 1 fois/jour le matin, à jeun

Contre-indications

Occlusion intestinale mécanique, abdomen chirurgical aigu

Propriétés

- Antagonistes des récepteurs périphériques aux opioïdes (récepteurs μ) sans altération des effets analgésiques centraux
- Méthylnaltrexone : élimination sous forme active et inchangée, demi-vie de 8 heures
- Naloxégol : dérivé PEGylé de la naloxone ; pic en 2 heures, Vd : 1 000 à 2 000 l, métabolisation hépatique, demi-vie entre 6 et 11 heures

Indications

- Constipation liée aux opioïdes lorsque la réponse aux laxatifs a été insuffisante (le traitement est susceptible d'entraîner une reprise du transit dans les 30 à 60 minutes)

Effets indésirables

- Douleurs abdominales, nausées, diarrhées, flatulences, sensations vertigineuses
- Rares perforations gastro-intestinales, en particulier si lésions gastro-intestinales

Précautions d'emploi et interactions médicamenteuses

- Réduction des posologies en cas d'insuffisance rénale sévère (Clcr < 30 ml/min)
- Pas d'ajustement posologique en cas d'insuffisance hépatique ou chez les personnes âgées
- Aucune donnée chez l'enfant
- En cas de diarrhée sévère ou persistante, interruption du traitement
- Pas d'interaction médicamenteuse identifiée
- Grossesse et allaitement : utilisation déconseillée
- ***Associations contre-indiquées*** : *Naloxégol* : inducteurs ou inhibiteurs puissants de CYP 3A4

Laxatifs (IX) :
Laxatifs stimulants

Bisacodyl[G] *Non remboursé*

CONTALAX	30 cp. 5 mg	A. 1 à 2 cp./jour le soir
DULCOLAX	20 cp. 5 mg 6 sup. Adulte 10 mg	A. 1 à 2 cp./jour le soir ou 1 sup./jour le soir

Docusate sodique *Non remboursé*

JAMYLENE	40 cp. 50 mg	A. 2 à 6 cp./jour en 1 ou 2 prises

Picosulfate de sodium *Non remboursé*

FRUCTINES	30 cp. 5 mg à sucer	A. 1 à 2 cp./jour le soir

Laxatifs anthraquinoniques ou Anthracéniques *Non remboursé*

MODANE Sennosides	20 cp. 26 mg	A. 1 à 2 cp./jour le soir

Laxatifs anthraquinoniques + anticholinergiques : Grains de Vals.
Autres spécialités contenant des laxatifs anthraquinoniques : Agiolax, Boldoflorine, Dépuratif des Alpes, Dragées Fuca, Pursennide, Rhubarbe Lafran, Tamarine, Tisane Clairo, Tisane Grande Chartreuse, Tisane Obéflorine, Tisane Touraine.

Contre-indications
Colopathies inflammatoires (rectocolite ulcéreuse, maladie de Crohn...)
Syndromes abdominaux douloureux d'étiologie non précisée
Insuffisances rénales sévères (pour la magnésie hydratée)
Poussées hémorroïdaires, fissures anales, ano-rectites (pour les suppositoires)
Certaines associations (*cf.* Interactions médicamenteuses)
Grossesse, allaitement, enfant < 15 ans

Propriétés

- Le bisacodyl, le docusate sodique, le picosulfate de sodium et les anthraquinoniques (glucosides de l'anthraquinone extraits de plantes : aloès, bourdaine, cascara, casse, rhubarbe, séné) sont des laxatifs stimulants augmentant la motricité colique et la sécrétion intestinale d'eau, d'électrolytes et de protéines (ces laxatifs peu absorbés)

Indications (ne pas utiliser en première intention)

- Traitement symptomatique de courte durée de la constipation

Effets indésirables

- *Communs à tous les laxatifs stimulants* :
  - *Assez fréquents* : douleurs abdominales et diarrhée (à forte dose et/ou chez les colopathes surtout), sensations de brûlure anale, voire rectites
  - *En usage prolongé* : état de dépendance rendant le sevrage difficile, entraînant une colopathie chronique par irritation colique avec possibilité d'alcalose *hypokaliémique* en cas de selles trop abondantes (réalisant la maladie des laxatifs)
- *Particuliers à certains produits* :
  - *Anthraquinoniques* : coloration jaune/brun à rose/rouge des urines selon le pH urinaire, risque de mélanose colique et d'hyperpigmentation de la marge anale

Précautions d'emploi

- Prescription réservée à l'adulte
- Ne jamais utiliser ces laxatifs irritants ni en première intention ni de façon prolongée (8 à 10 jours maximum)
- Interrompre le traitement en cas de diarrhée, douleurs abdominales, fatigue ou autres signes évoquant une hypokaliémie, et en cas de réactions allergiques
- Grossesse : prescription déconseillée

Interactions médicamenteuses

- ***Associations contre-indiquées*** : médicaments entraînant des torsades de pointe (voir ce terme)
- *Associations à utiliser avec précaution* : digitaliques (toxicité accrue par l'hypokaliémie), médicaments hypokaliémiants (amphotéricine B en IV, corticoïdes, diurétiques, autres laxatifs stimulants, perfusions insulino-glucosées)

Préparation colique (I)

Polyéthylène glycol (PEG) *Liste I-65 %-Coll*

COLOPEG 1 ou 4 sac. KLEAN-PREP 2 ou 4 sac.	PEG 3 350 .... 59 g Chlorure de sodium .... 1,46 g Sulfate de sodium .... 5,68 g Bicarbonate de sodium .... 1,68 g Chlorure de potassium .... 0,75 g	Par voie orale en 2 prises (la veille au soir et 3 à 6 heures avant l'examen ou l'intervention) : A. Posologie ci-contre E. > 3 ans (Klean-prep) : < 5 ans : 90 ml/kg 5 à 10 ans : 80 ml/kg > 10 ans : 70 ml/kg
FORTRANS 4 sac.	PEG 4 000 .... 64 g Chlorure de sodium .... 1,46 g Sulfate de sodium .... 5,70 g Bicarbonate de sodium .... 1,68 g Chlorure de potassium .... 0,75 g	*Idem*
MOVIPREP 2 × 2 sac. (1 sac. A + 1 sac. B)	Sac. A Macrogol 3 350 .... 100 g Sulfate de sodium .... 7,5 g Chlorure de sodium .... 2,7 g Chlorure de potassium .... 1,0 g Sac. B Acide ascorbique .... 4,7 g Ascorbate de sodium .... 5,9 g	*Idem*
XIMEPEG	Sac. A Macrogol 4 000 .... 52,5 g Sulfate de sodium .... 3,75 g Siméticone .... 0,08 g Sac. B Citrate de sodium .... 1,86 g Acide citrique .... 0,81 g Chlorure de sodium .... 0,73 g Chlorure de potassium .... 0,37 g	*Idem*

Contre-indications
Cancer évolué ou toute affection colique entraînant une fragilité muqueuse excessive
Iléus ou occlusion intestinale
Déshydratations sévères
Insuffisance cardiaque grave
Enfant < 15 ans

Propriétés

- Solutions buvables constituées de polyéthylène glycol de masse molaire 3 350 ou 4 000 (non résorbé et non métabolisé) associé à des électrolytes en teneur suffisante pour que la solution reconstituée évite des échanges électrolytiques entre l'intestin et le plasma : ces produits entraînent une diarrhée assurant la vacuité colique en 3 à 6 heures

Indications et posologie

- Préparation de l'intestin avant coloscopie, lavement baryté et chirurgie colique (traitement de référence) : diluer 1 sachet par litre d'eau puis ingérer à la dose de 1 l de solution reconstituée pour 15 à 20 kg de poids corporel

Effets indésirables

- Nécessité d'ingérer une quantité très importante de solution (3-4 l pour un adulte) de goût salé, avec possibilité de nausées, ballonnement intestinal, voire vomissements (5 % à 15 % des patients ne sont pas capables de finir de boire la quantité requise)
- Réactions allergiques : éruptions cutanées, urticaire, angiœdèmes, choc anaphylactique
- Déshydratation, insuffisance rénale, troubles électrolytiques, décompensation cardiaque, troubles du rythme, convulsions

Précautions d'emploi

- Utiliser sous surveillance clinique et biologique (ionogramme) chez les sujets à risque : âge, pathologie cardiaque, insuffisance rénale, traitement diurétique
- Bien respecter les conseils d'hydratation et les délais préconisés
- Associer un régime sans résidus pendant les 2 à 3 jours précédant l'examen
- Enfant :
  - Colopeg et Fortrans réservés à l'adulte
  - Klean-prep peut être utilisé chez l'enfant > 3 ans

Remarque

- La préparation Moviprep ne nécessite qu'une ingestion de 2 l seulement : 1 l la veille au soir (A + B) et 1 l 3 à 4 heures avant l'examen (A + B)

Préparation colique (II)

Purgatifs salins *Liste I-65 %-Coll*

CITRAFLEET PICOPREP (1)	2 sac. 15,08 g Picosulfate de Na .... 10 mg Oxyde de Mg .... 3,5 mg Acide citrique .... 10,97 g	A. 1 sac. reconstitué avant 8 h 00 du matin la veille de l'examen puis 6 à 8 heures plus tard
IZINOVA	2 sac. Sulfate de Na .... 17,51 g Sulfate de Mg .... 3,28 g Sulfate de K .... 3,13 g	A. 1 sac. reconstitué à répéter Hydratation abondante
COLOKIT	32 cp. Phosphate monosodique .... 1,1 g Phosphate disodique .... 0,4 g	A. 4 prises de 4 cp. avec 250 ml d'eau espacées de 15 min
RECHOLAN	2 fl. 45 ml Hydrogénophosphate de Na .... 10,8 g Dihydrogénophosphate de Na ..... 24,4 g	La veille de l'examen : A. 1 fl. à 7 h 00 le matin et 1 fl. à 19 h 00 Hydratation abondante

1. Seule spécialité utilisable chez l'enfant, à partir de 1 an.

Contre-indications

Nausées, vomissements, douleurs abdominales
Insuffisance rénale, ascite, insuffisance cardiaque congestive
Maladie inflammatoire évolutive de l'intestin, occlusion, perforation, mégacôlon (congénital ou acquis)
Citrafleet : rhabdomyolyse, déshydratation sévère, hypermagnésémie, rétention gastrique, ulcération gastro-intestinale
Colokit : âge < 18 ans ou > 75 ans, hyperparathyroïdie primitive associée à une hypercalcémie, autres laxatifs contenant du phosphate de sodium

Propriétés et indications

- Lavage colique pour la préparation des patients préalablement à la chirurgie, à l'endoscopie ou à la radiologie du côlon

Effets indésirables

- Troubles ioniques parfois sévères, déshydratation, insuffisance rénale, gastrite érosive, lésions aphtoïdes coliques, néphrocalcinose, réactions d'hypersensibilité : urticaire, angiœdème, choc anaphylactique

Précautions d'emploi

- À éviter en cas d'insuffisance cardiaque, insuffisance rénale, hypertention artérielle
- Surveillance du ionogramme chez les sujets âgés
- Les préparations à base de phosphates de sodium sont contre-indiquées avant 18 ans et après 75 ans et en cas de néphropathie (risque d'insuffisance rénale irréversible par précipitation de phosphate de calcium)

Préparation colique (III)

Purgatifs anthraquinoniques et salins *Liste I-Non remboursé-Coll*

X-PREP	1 sac. (5 g) de poudre à diluer (= 2,4 g de sennoside B)	La veille de l'examen : A. 1 sac. pour 60 kg (dans 1/2 verre d'eau)

Propriétés et indications

- Ils ne sont plus recommandés pour la préparation colique avant endoscopie

Lavement hypertonique *Remboursement 65 %-Coll*

NORMACOL Lavement (Phosphates mono- et disodiques, gomme sterculia, acide sorbique)	Fl. 130 ml (adultes) Fl. 60 ml (enfants)	Lavement la veille au soir et le jour de l'examen

Contre-indications

Troubles hydroélectrolytiques avec rétention sodée, enfant < 2 ans

Propriétés et indications

- Lavement hypertonique provoquant l'évacuation du recto-sigmoïde en 5 à 10 minutes après l'administration, utilisé pour la préparation du recto-sigmoïde aux explorations endoscopiques
- Il n'est pas recommandé par les experts de la Société française d'endoscopie digestive

Précautions d'emploi

- Prudence chez les patients âgés ou fragilisés (risque de déshydratation et de troubles hydro-électrolytiques)
- À éviter en cas de rectocolite hémorragique, poussée hémorroïdaire, fissure anale
- Une utilisation prolongée est déconseillée

Antihémorroïdaires locaux

Suppositoires et crèmes antihémorroïdaires *Non remboursé*

DELIPROCT *Liste I*	Prednisolone + Cinchocaïne	6 sup. Pommade : 30 g
PHLÉBOCRÈME	Enoxolone + Dodéclonime bromure + Benzocaïne	Crème : 30 g
RECTOGESIC *Liste II*	Trinitrate de glycéryle (4 mg/g)	Pommade : 30 g
RECTOQUOTANE	Cétrimide + Quinisocaïne	Crème : 20 g
TITANOREÏNE	Oxyde de zinc + Dioxyde de titane + Carraghénates	Crème : 40 g 12 sup.
TITANOREÏNE Lidocaïne	*Idem* + Lidocaïne 2 %	Crème : 20 g
TRONOTHANE	Pramocaïne 1 %	Gel : 30 g
ULTRAPROCT *Liste I*	Fluocortolone + Cinchocaïne	10 sup. Pommade : 30 g

Contre-indications

Allergie à l'un des constituants
Eczéma anal

Propriétés

- Topiques contenant des produits à action anti-inflammatoire (corticoïdes : désonide, prednisolone, fluorocortolone), antalgique (lidocaïne, cinchocaïne) et veinotonique

Indications

- Traitement symptomatique des douleurs, prurits et sensations congestives anales au cours des poussées hémorroïdaires ou des syndromes fissuraires

Posologie

- Suppositoires : 2-3 suppositoires/jour en cas de crise aiguë puis 1-2 suppositoires/jour
- Pommades ou crème antihémorroïdaires : application 2 à 4 fois/jour en cas de crise aiguë puis 1 à 2 fois/jour, avec une canule ou avec l'index ganté d'un doigtier jetable

Effets indésirables et précautions d'emploi

- Rares : réactions allergiques locales
- Autres mesures : traitement d'une constipation, arrêt de l'alcool et des épices, incision en cas de thrombose hémorroïdaire, sclérose ou traitement chirurgical
- Associer un traitement antibactérien et/ou antifongique en cas de lésions surinfectées.
- Ne pas appliquer les topiques cortisoniques en cas de lésions infectieuses locales

Antiviraux actifs sur les virus des hépatites B (I) : Inhibiteurs nucléosidiques de la transcriptase (I)

Adéfovir dipivoxil *Liste I-65 %-Coll-Rétrocession-Prescription restreinte*

HEPSERA	30 cp. 10 mg	A. 10 mg/jour *à jeun ou au repas*

Contre-indications
Hypersensibilité au produit ou à l'un des excipients

Propriétés

- Analogue nucléotidique actif sur des souches de VHB résistantes à la lamivudine (une résistance apparaît dans 20 % des cas à 1 an et 70-80 % des cas à 5 ans), entraînant moins de résistances (2 % à 2 ans, 7 % à 3 ans, 15 % à 4 ans et 29 % à 5 ans), pouvant présenter une toxicité rénale en cas de dysfonction rénale préexistante
- Biodisponibilité de 59 %, pic plasmatique atteint en 1 à 4 heures, liaison faible aux protéines plasmatiques (≤ 4 %), phosphorylation intracellulaire en adéfovir diphosphate (métabolite actif), pas de métabolisation hépatique, élimination urinaire par filtration et sécrétion tubulaire active, demi-vie d'élimination de 5 à 11 heures

Indications

- Traitement des patients adultes atteints d'hépatite B chronique compensée (avec réplication virale active, élévation persistante des ALAT, inflammation hépatique active et/ou fibrose histologiquement prouvée) ou décompensée (en association)

Effets indésirables

- Très fréquents (≥ 10 %) : élévation de la créatininémie (26 % des patients en cas de dysfonction rénale préexistante, 4 % en cas de fonction rénale normale), aggravation sévère de l'hépatite avec élévation des transaminases jusqu'à plus de 10 N après l'arrêt du traitement (jusqu'à 25 % des patients, nécessitant un suivi de plusieurs mois)
- Fréquents (1 à 10 %) : asthénie, nausées, flatulences, diarrhée, dyspepsie, douleurs abdominales, céphalées
- Cas d'acidose lactique (sans hypoxémie) parfois fatals, généralement avec hépatomégalie progressive et stéatose hépatique (notamment chez des femmes obèses)

Précautions d'emploi et interactions médicamenteuses

- Prescription réservée aux médecins spécialisés dans la prise en charge de l'hépatite B
- Surveiller les fonctions rénale et hépatique chaque mois pendant 3 mois, puis tous les 3 mois (ou plus souvent si association à des médicaments néphrotoxiques) → arrêt si élévation importante de la créatininémie, élévation rapide des transaminases, stéatose hépatique avec hépatomégalie progressive ou acidose lactique
- Surveiller les fonctions hépatiques pendant plusieurs mois après l'arrêt du traitement
- Insuffisance hépatique même sévère → aucune adaptation posologique
- Clairance de la créatinine < 50 ml/min : 10 mg toutes les 48 heures
- Clairance de la créatinine < 20 ml/min : 10 mg toutes les 72 heures
- Patients sous dialyse : 10 mg tous les 7 jours, après la dialyse
- Grossesse et allaitement : traitement déconseillé (nécessité d'une contraception)
- Interactions peu probables compte tenu de l'absence de métabolisme hépatique, pas d'interactions avec les trois médicaments suivants éliminés par sécrétion tubulaire (cotrimoxazole, ibuprofène, paracétamol), mais interactions par compétition non exclues avec d'autres médicaments éliminés par sécrétion tubulaire

Antiviraux actifs sur les virus des hépatites B (II) : Inhibiteurs nucléosidiques de la transcriptase (II)

Entecavir[G] *Liste I-65 %-Coll-Rétrocession-Prescription restreinte*

BARACLUDE	30 cp. 0,5 ou 1 mg Fl. 210 ml sol. buv. (0,05 mg/ml)	A. 0,5 mg/jour *à jeun* Si souche résistante à la lamivudine : 1 mg/jour E. ≥ 2 ans : posologie ajustée au poids corporel jusqu'à 32,5 kg ; 0,5 mg au-delà (1)

1. Poids de 10 à 14,1 kg : 4 ml ; de 14,2 à 15,8 kg : 4,5 ml ; de 15,9 à 17,4 kg : 5 ml ; de 17,5 à 19,1 kg : 5,5 ml ; de 19,2 à 20,8 kg : 6 ml ; de 20,9 à 22,5 kg : 6,5 ml ; de 22,6 à 24,1 kg : 7 ml ; de 24,2 à 25,8 kg : 7,5 ml ; de 25,9 à 27,5 kg : 8 ml ; de 27,6 à 29,1 kg : 8,5 ml ; de 29,2 à 30,8 kg : 9 ml ; de 30,9 à 32,5 kg : 9,5 ml ; ≥ 32,6 kg : 10 ml ou 1 cp. 0,9 mg.

Contre-indications

Hypersensibilité au produit ou à l'un des excipients

Propriétés

- Analogue nucléosidique actif sur des souches de VHB résistantes à la lamivudine, risque de résistance de moins de 1 % à 4 ans chez les patients naïfs, de 15 % après résistance à la lamivudine
- Biodisponibilité de 70 %, pic plasmatique atteint en 1,5 heure, liaison faible aux protéines plasmatiques (13 %), métabolisation très faible, élimination urinaire par filtration et sécrétion tubulaire sous forme active surtout, demi-vie d'élimination de 5 à 6 jours

Indications

- Hépatite B chronique compensée ou décompensée (avec réplication virale active, élévation persistante des ALAT, inflammation hépatique active et/ou fibrose prouvée)

Effets indésirables

- Très fréquents (≥ 10 %) : céphalées
- Fréquents (> 1 % et < 10 %) : insomnie, sensations vertigineuses, somnolence, nausées, vomissements, diarrhée, dyspepsie, élévation des ALAT
- Cas d'acidose lactique (sans hypoxémie) parfois fatals, généralement avec hépatomégalie progressive et stéatose hépatique décrits avec d'autres analogues nucléosidiques

Précautions d'emploi et interactions médicamenteuses

- Surveiller les fonctions rénale et hépatique chaque mois pendant 3 mois, puis tous les 3 mois (ou plus souvent si association à des médicaments néphrotoxiques) → arrêt si élévation importante de la créatininémie, élévation rapide des transaminases, stéatose hépatique avec hépatomégalie progressive ou acidose lactique
- Surveiller les fonctions hépatiques pendant au moins 6 mois après l'arrêt
- Insuffisance hépatique même sévère → aucune adaptation posologique
- Insuffisance rénale : 0,25 à 0,5 mg/jour si Clcr < 50 ml/min ; 0,15 à 0,3 mg/jour si Clcr < 30 ml/min ; 0,05 à 0,1 mg/jour en cas d'hémodialyse
- Grossesse et allaitement : traitement déconseillé (absence de données)
- Interactions peu probables compte tenu de la faible métabolisation, mais interactions par compétition non exclues avec les médicaments éliminés par sécrétion tubulaire

Antiviraux actifs sur le virus des hépatites B (III) : Inhibiteurs nucléosidiques de la transcriptase (III)

Ténofovir alafénamide ou TAF (1) *Liste I-100 %-Coll-Rétrocédable-Prescription initiale hospitalière*

VEMLIDY	30 ou 90 cp. 25 mg	A. et E. > 12 ans et > 35 kg : 1 cp./jour

1. Antiviral également utilisé dans l'infection par le VIH (*cf.* le chapitre "Antiviraux").

Contre-indications

Insuffisance rénale sévère

Propriétés

- Le TAF est une prodrogue du ténofovir, développé pour diminuer les concentrations plasmatiques du ténéfovir afin de réduire la toxicité rénale et osseuse de TDF (*cf.* page précédente), tout en maintenant une concentration intra-cellulaire efficace

Indications

- Hépatite B chronique chez l'adulte et l'enfant > 12 ans, particulièrement lorsque l'antécavir ou le TDF ne peuvent être utilisés (résistance, atteinte rénale, risque osseux)

Effets indésirables, précautions d'emploi et interactions médicamenteuses

- *Cf.* TDF page précédente
- Aucun ajustement nécessaire chez les patients âgés
- Aucun ajustement si la Clcr reste > 15 ml/min
- Le traitement doit être poursuivi au moins 6 à 12 mois après confirmation de la séroconversion HBe
- Grossesse et allaitement : traitement déconseillé

Lamivudine[G] ou 3TC *Liste I-65 %-Coll-Prescription initiale réservée aux internistes, infectiologues et gastro-entérologues*

ZEFFIX (2) (3)	28 cp. 100 mg Sol. buv. : fl. 240 ml à 5 mg/ml (stable 2 mois après ouverture)	En 1 prise quotidienne, *à jeun ou au cours des repas* : A. 100 mg/jour

2. Traitement de l'hépatite B chronique de l'adulte avec mise en évidence d'une réplication virale, avec atteinte hépatique compensée ou décompensée ou inflammation hépatique active histologiquement documentée et/ou fibrose (durée optimale de traitement encore mal connue).
   En cas d'insuffisance rénale, réduire la posologie si la clairance de la créatinine est < 50 ml/min (en utilisant la solution buvable) :
   - Clairance < 50 ml/min : dose initiale de 100 mg puis 50 mg/jour.
   - Clairance < 30 ml/min : dose initiale de 100 mg puis 25 mg/jour.
   - Clairance < 15 ml/min : dose initiale de 35 mg puis 15 mg/jour.
   - Clairance < 5 ml/min : dose initiale de 35 mg puis 10 mg/jour.

   Surveillance clinique et biologique (ALAT tous les mois, ADN-VHB et Ag-Hbe tous les 6 mois), poursuivie pendant 4 mois après l'arrêt du traitement puis régulièrement car risque de réactivation.
3. Les propriétés, effets indésirables et précautions d'emploi sont détaillés au chapitre "Antiviraux".

Antiviraux actifs sur les virus des hépatites B (IV) : Inhibiteurs nucléosidiques de la transcriptase (IV)

Ténofovir disoproxyl ou TDF[G] (1) *Liste I-100 %-Coll-Rétrocession-Prescription initiale hospitalière*

VIRÉAD	30 cp. 123 mg, 163 mg, 204 mg ou 245 mg Fl. 60 g à 33 mg/g de granulés (cuillère = 1 g)	*Cf.* posologies (2)

1. Antiviral également utilisé dans l'infection par le VIH (*cf.* le chapitre "Antiviraux").
2. Traitement à prendre avec de la nourriture.
   - Adulte et enfant > 12 ans et ≥ 35 kg : 245 mg/jour ou 7,5 cuillères-mesure de granulés/jour en une prise.
   - Enfant de 6 à 12 ans et de 28 à 34 kg : 204 mg/jour ou 5,5 cuillères-mesure de granulés/jour en une prise.
   - Enfant de 6 à 12 ans et de 22 à 27 kg : 163 mg/jour ou 4,5 cuillères-mesure de granulés/jour en une prise.
   - Enfant de 6 à 12 ans et de 17 à 21 kg : 123 mg/jour ou 3,5 cuillères-mesure de granulés/jour en une prise.
   - Enfant de 2 à 6 ans et de 10 à 16 kg : 2 ou 3 cuillères-mesure de granulés/jour en une prise.

Contre-indications
Hypersensibilité au produit ou à l'un des excipients
Insuffisance rénale sévère

Propriétés

- Inhibiteur "nucléotidique" de la transcriptase inverse du VIH ayant une activité antivirale très puissante sur le VHB (même sur des souches résistantes à la lamivudine)
- Absorption rapide (40 % avec des aliments), liaison faible aux protéines plasmatiques, bonne diffusion, transformation intracellulaire en ténofovir diphosphate actif, pas de métabolisation, élimination principalement urinaire par filtration glomérulaire et surtout sécrétion tubulaire active (par le *human organic anion transporter 1* ou hOAT1), demi-vie d'élimination de 12 à 18 heures, passage transplacentaire et dans le lait maternel

Indications

- Hépatite B chronique compensée ou décompensée avec réplication virale, élévation persistante des taux sériques d'ALAT, et une inflammation hépatique active et/ou une fibrose hépatique prouvée histologiquement
- Virus de l'hépatite B résistant à la lamivudine

Effets indésirables

- Très fréquents (> 10 %) : hypophosphorémie, nausées et vomissements, diarrhée
- Fréquents (1 à 10 %) : élévation de la créatininémie, flatulences, fatigue
- Rares : insuffisance rénale, tubulopathie proximale (y compris syndrome de Fanconi), nécrose tubulaire aiguë, néphrite, diabète insipide néphrogénique, ostéonécrose

Précautions d'emploi

- Surveiller la fonction rénale et la phosphorémie, avant traitement puis chaque mois (ou 1 fois/semaine si association à des médicaments néphrotoxiques) pendant la première année, puis tous les 3 mois → arrêt du traitement si clairance de la créatinine < 50 ml/min ou phosphorémie < 10 mg/l (0,32 mmol/l) → risque de syndrome de Fanconi
- La décision du traitement chez l'enfant doit être soigneusement discutée en prenant en compte le bénéfice/risque (émergence de virus résistants, toxicité osseuse et rénale)
- Grossesse et allaitement : traitement déconseillé (absence de données)

Interactions médicamenteuses

- ***Associations déconseillées*** : médicaments sécrétés par le même transporteur rénal (*human organic anion transporter 1* ou hOAT1) dont cidofovir, didanosine (toxicité de la DDI majorée car biodisponibilité accrue de 40 à 60 % et échecs virologiques), médicaments néphrotoxiques (amphotéricine B injectable, aminosides, foscarnet, ganciclovir, pentamidine, vancomycine, etc.)
- Absence d'interactions avec efavirenz, indinavir, lamivudine, lopinavir, ritonavir

Antiviraux actifs sur les virus des hépatites C (I) : Inhibiteurs NS5B

Sofosbuvir *Liste I-100 %-Coll*

SOVALDI	28 cp. 400 mg	A. et E. ≥ 35 kg : 400 mg/jour (1) E. > 3 ans et de 17 à 35 kg : 200 mg/jour avec de la nourriture

1. La durée du traitement est variable de 12 à 24 semaines, en fonction du génotype viral et du traitement associé.

Contre-indications
Association aux inducteurs puissants de P-gp

Propriétés

- Inhibiteur pangénotypique de l'ARN polymérase ARN-dépendante NS5B du VHC
- Prodrogue nucléotidique rapidement absorbée (Cmax : 2 à 4 heures), fortement liée aux protéines plasmatiques (85 %) puis métabolisée dans le foie pour former l'analogue actif de nucléosidetriphosphate, éliminé par les urines (80 %) avec une demi-vie de 27 heures

Indications

- Hépatite C chronique en association avec d'autres médicaments chez l'adulte et l'enfant ≥ 3 ans

Effets indésirables

- Très fréquents (> 10 %) : maux de tête, fatigue, insomnie, nausées, anémie
- Fréquents (1 à 10 %) : troubles digestifs, anorexie, perte de poids, palpitations, éruptions cutanées, dépression, insomnie, anxiété, dysfonction érectile, métrorragies, arthralgies, dyspnée, toux, fièvre, hypertension artérielle pulmonaire, arythmie
- Ceux des médicaments associés, interféron pégylé et/ou ribavirine
- Risque accru de réactivation d'une infection à virus B
- Risque possible de récidive précoce de carcinome hépatocellulaire

Précautions d'emploi et interactions médicamenteuses

- Réaliser systématiquement avant le traitement un dépistage du virus de l'hépatite B. Les patients co-infectés nécessitent une surveillance étroite
- Une réduction de la posologie de la ribavirine associée doit être envisagée
- Insuffisance rénale : pas d'adaptation posologique pour des insuffisances rénales légères à modérées (DFG ≥ 30 ml/min). Absence de donnée si insuffisance rénale sévère
- Insuffisance hépatique : absence d'adaptation posologique. Le sofosbuvir peut être utilisé en cas de cirrhose décompensée
- Grossesse et allaitement : *cf.* ribavirine pour la patiente et son conjoint
- ***Associations contre-indiquées*** : les inducteurs de la PG-P vont réduire les concentrations de sofosbuvir : anticonvulsivants (carbamazépine, phénytoïne, phénobarbital, oxcarbazépine), rifampicine, inhibiteurs de protéase HIV (tipranavir/ritonavir), millepertuis
- ***Associations déconseillées*** : amiodarone, en raison du risque de bradycardie sévère parfois mortelle et des troubles de la conduction, modafinil
- *Associations à prendre en compte* : AVK → surveillance étroite de l'INR

Antiviraux actifs sur les virus des hépatites C (II) : Inhibiteurs NS5A (I)

Pibrentasvir + Glécaprévir *Liste I-100 %-Coll*

MAVIRET	84 cp. Pibrentasvir 40 mg + Glécaprévir 100 mg	A. et E. ≥ 12 ans : 3 cp./jour en une prise pendant un repas sans écraser les comprimés (1) (2)

1. En première ligne : génotypes 1, 2, 3, 4, 5 et 6 avec ou sans cirrhose : 8 semaines.
2. Patients en échec après peg-IFN + ribavirine + sofosbuvir ou après sofosbuvir + ribavirine : génotype 1, 2, 4-6 sans cirrhose : 8 semaines; avec cirrhose : 12 semaines; génotype 3, avec ou sans cirrhose : 16 semaines.

Contre-indications
Insuffisance hépatique sévère (Child-Pugh C)
Certaines associations

Propriétés
- Association d'un inhibiteur NS5A (pibrentasvir) et d'un inhibiteur NS3/4A (glécaprévir) du virus de l'hépatite C
- Pics plasmatiques 5 heures, forte fixation aux protéines plasmatiques, métabolisation hépatique pour le glécaprévir, excrétion biliaire, demi-vies respectives de 8 et 25 heures

Indications
- Infection chronique par le virus de l'hépatite C à partir de 12 ans
- *NDR* : non recommandé pour le retraitement des patients préalablement traités par un inhibiteur de la NS5A et/ou de la protéase NS3/4A

Effets indésirables
- Très fréquents (> 10 %) : céphalées, fatigue, prurit (en cas d'insuffisance rénale sévère)
- Fréquents (1 à 10 %) : diarrhées, nausées, élévation de la bilirubine

Précautions d'emploi et interactions médicamenteuses (très nombreuses)
- Un dépistage du virus de l'hépatite B doit être réalisé avant le traitement (risque de réactivation)
- Insuffisance hépatique modérée (Child-Pugh B) : traitement non recommandé
- Post-transplantation hépatique : évaluation soigneuse du rapport bénéfices/risques
- Chez le diabétique, risque d'hypoglycémie → surveillance pendant 3 mois et ajustement du traitement anti-diabétique
- ***Associations contre-indiquées*** : les inducteurs puissants de la P-gp et du CYP 3A (rifampicine, carbamazépine, millepertuis) peuvent réduire les concentrations et l'efficacité du médicament. L'association à l'éthinylestradiol, à l'atazanavir et au ritanovir accroît le risque d'hypertransaminasémie
- Ces deux produits sont des inhibiteurs de la P-gp, de la protéine BCRP, du polypeptide transport des anions organiques (OATP) IBI/3 qui peuvent augmenter de nombreuses concentrations : dabigatran, digoxine, statines, antivitamines K qui sont contre-indiqués ou déconseillés

Antiviraux actifs sur les virus des hépatites C (III) : Inhibiteurs NS5A (II)

Elbasvir + Grazoprévir *Liste I-100 %-Prescription hospitalière spécialisée*

ZEPATIER	18 ou 28 cp. Elbasvir 50 mg + Grazoprévir 100 mg	A. 1 cp./jour pendant 12 semaines (1)

1. Chez les patients avec un taux d'ARN-VHC initial > 800 000 UI/ml, le traitement devrait durer 16 semaines, en association avec la ribavirine.

Contre-indications

Cirrhose décompensée Child B ou C

Grossesse et allaitement

Propriétés

- Association d'un inhibiteur NS5A (elbasvir) et d'un inhibiteur NS3 (grazoprévir) du virus de l'hépatite C
- Les pics plasmatiques sont respectivement de 3 heures (elbasvir) et de 2 heures (grazoprévir), les demi-vies respectivement de 24 et de 31 heures. Les deux médicaments ont une fixation très forte aux protéines plasmatiques, un métabolisme oxydatif partiel par le CYP 3A et une excrétion essentiellement biliaire

Indications

- Hépatite C chronique de génotype 1 ou 4, avec ou sans cirrhose compensée (Child-Pugh A uniquement) chez l'adulte

Effets indésirables

- Très fréquents (> 10 %) : céphalées, fatigue
- Fréquents (1 à 10 %) : anorexie, insomnie, anxiété, dépression, étourdissements, nausées, diarrhée, constipation, douleurs abdominales, prurit, alopécie, arthromyalgies, irritabilité, élévation des transaminases et de la bilirubine

Précautions d'emploi et interactions médicamenteuses

- Insuffisance rénale même sévère ou hémodialyse : pas d'adaptation posologique
- Insuffisance hépatique modérée à sévère (Child B ou C) : traitement contre-indiqué
- *Associations contre-indiquées* :
  - Inducteurs du cytochrome P450 3A (CYP 3A) ou de la P-glycoprotéine (P-gp) : carbamazépine, phénytoïne, phénobarbital, bosentran, étravirine, modafinil
  - Inhibiteurs de l'OAT1B : rifampicine, atazanavir, darunavir, lopinavir, saquinavir, tipranavir, cobicistat, ciclosporine
  - Inhibiteurs puissants du CYP 3A : darunavir/ritonavir, ritonavir, antifungiques (kétoconazole, itraconazole, posaconazole, voriconazole), érythromycine, clarythromycine, télithromycine, Chardon-Marie
- *Associations nécessitant une surveillance* : risque de surdosage des substrats de la P-gp (digoxine, dabigatran, statines)

Antiviraux actifs sur les virus des hépatites C (IV) : Inhibiteurs NS5A (III)

Lédipasvir + Sofosbuvir *Liste I-100 %-Coll-Prescription hospitalière spécialisée*

HARVONI	28 cp. Lédipasvir 90 mg + Sofosbuvir 400 mg ou Lédipasvir 45 mg + Sofosbuvir 200 mg ou Lédipasvir 33,75 mg + Sofosbuvir 150 mg (formes granulés)	A. et E. ≥ 35 kg : 90/400 mg/jour (1) E. > 3 ans et de 17 à 35 kg : 45/200 mg/jour

1. La durée du traitement est variable de 12 à 24 semaines, en fonction du génotype viral et du traitement associé.

Velpatasvir + Sofosbuvir *Liste I-100 %-Coll*

EPCLUSA	28 cp. Velpatasvir 100 mg + Sofosbuvir 400 mg ou Velpatasvir 50 mg + Sofosbuvir 200 mg	A. et E. ≥ 30 kg : 100/400 mg/jour (1) E. > 6 ans et de 17 à 30 kg : 50/200 mg/jour

1. La durée du traitement est variable de 12 à 24 semaines, en fonction du génotype viral et du traitement associé.

Velpatasvir + Sofosbuvir + Voxilaprévir *Liste I-100 %-Coll*

VOSEVI	28 cp. Velpatasvir 100 mg + Sofosbuvir 400 mg + Voxilaprévir 100 mg	A. 1 cp./jour avec de la nourriture (1)

1. La durée du traitement est variable de 12 à 24 semaines, en fonction du génotype viral et du traitement associé.

Contre-indications

Association avec la rosuvastatine, le dabigatran, les contraceptifs oraux et avec les inducteurs puissants de la P-gp et du cytochrome P450

Propriétés

- Association d'un inhibiteur de la protéine NS5A (lédipasvir ou velpatasvir) et d'un inhibiteur de l'ARN polymérase ARN-dépendante NS5B du virus (*cf.* sofosbuvir) et d'un inhibiteur pangénotypique de la protéase NS3/4A (voxilaprévir)
- *Lédipasvir* : pic 4 heures après l'ingestion, fortement lié aux protéines plasmatiques (99,8 %), métabolisme oxydatif lent, élimination biliaire (98 %) sans modification en cas d'insuffisance hépatique ou rénale
- *Velpatasvir* : pic 3 heures, fortement lié aux protéines plasmatiques (> 99 %), métabolisme partiel et lent par les CYP 2B6, 2C8 et 3A4, élimination biliaire (77 %), demi-vie de 15 heures
- *Voxilaprévir* : pic 4 heures, liaison à 65 % aux protéines plasmatiques, substrat du CYP 3A4 avec métabolisme lent et élimination dans les fèces avec une demi-vie de 33 heures

Indications

- Hépatite C chronique en association avec d'autres médicaments chez l'adulte et l'enfant

Effets indésirables

- Très fréquents (> 10 %) : céphalées, fatigue, douleurs digestives, diarrhée, nausées
- Fréquents (1 à 10 %) : rash, myalgies, élévation de la bilirubine, hypoglycémie chez le diabétique traité → surveillance étroite
- Rares (< 1 %) : arythmie cardiaque, hypertension artérielle pulmonaire, accident cutané grave
- Risque accru de réactivation d'une infection à virus B du fait de l'absence d'impact du médicament sur le virus B contrairement à l'interféron
- Risque possible de récidive précoce de carcinome hépatocellulaire

Précautions d'emploi et interactions médicamenteuses

- Réaliser systématiquement avant le traitement un dépistage du virus de l'hépatite B. Les patients co-infectés nécessitent une surveillance étroite
- Insuffisance rénale : pas d'adaptation posologique pour des insuffisance rénales légères à modérées (DFG ≥ 30 ml/min/1,73 m²) ou en cas de dialyse
- Une réduction de la posologie de la ribavirine associée doit être envisagée
- Insuffisance hépatique : pas d'adaptation posologique
- Grossesse et allaitement : absence d'effet délétère dans les études chez l'animal. Traitement déconseillé pendant la grossesse en raison de données limitées
- ***Associations contre-indiquées*** : inducteurs puissants de la P-gp et du cytochrome P450
- ***Associations déconseillées*** : inducteurs modérés de la P-gp ou des CYP, amiodarone (risque de bradycardie sévère et/ou de troubles du rythme → indications limitées en tenant compte de la longue demi-vie de l'amiodarone, surveillance stricte hospitalière puis ambulatoire)
- *Associations à prendre en compte* : substrats de la P-gp : dioxine, rosuvastatine, provastatine, dabigatran, inhibiteurs calciques. Les antisécrétoires gastriques doivent être évités (sinon prise à distance)
- Surveillance étroite de l'INR chez les patients sous AVK du fait des modifications de la fonction hépatique

Interféron alpha humain recombinant

Interféron alpha pégylé (1) et (2) *Liste I-65 %-Coll-Prescription initiale hospitalière spécialisée*

PÉGASYS Peginterféron alpha-2a *Conserver de + 2 °C à + 8 °C*	1 ou 4 seringues de 0,5 ml à 90 µg, 135 µg ou 180 µg	Par voie SC le soir : A. 180 µg × 1 fois/semaine (3) E. > 3 ans : surface corp (m^2) – 0,54-0,70 (HVB) : 65 µg – 0,71-0,74 : 65 µg – 0,75-1,08 : 90 µg – 1,09-1,51 : 135 µg

1. La pégylation allonge la demi-vie d'élimination et *limite les injections à 1 injection par semaine.* Renouvellement possible en ville par tout médecin. AMM pour les seules indications suivantes :
   - *Hépatite C chronique de l'adulte en association à la ribavirine* : la durée du traitement dépend du génotype viral. La posologie de la ribavirine sera adaptée au poids : 800 mg/jour en 2 prises si < 65 kg, 1 000 mg/jour en 2 prises entre 65 et 75 kg, 1 200 mg/jour en 2 prises si > 75 kg.
   - *Hépatite C chronique de l'adulte en monothérapie, en cas de contre-indication à la ribavirine.*
   - *Hépatite B chronique AgHBe positif ou négatif.*
2. Contre-indication spécifique : association à la telbivudine.
3. Dosage à 135 µg en cas d'effets indésirables ou chez les patients insuffisants rénaux.

Contre-indications
Affection cardiaque sévère ou non compensée
Insuffisance rénale, hépatique ou médullaire sévère
Antécédents d'épilepsie et/ou atteinte du SNC
Troubles thyroïdiens préexistants non contrôlés par un traitement
Enfant < 3 ans (alcool benzylique)
Grossesse et allaitement (innocuité non établie)

Propriétés

- Cytokines obtenues par génie génétique, produites normalement par les macrophages et les lymphocytes non T non B, ayant une triple action : action antivirale (inhibition de la réplication virale dans les cellules), action immunomodulatrice portant sur l'immunité cellulaire (augmentation de l'activité des cellules NK et des macrophages), et action antiproliférative (allongement de toutes les phases du cycle cellulaire)
- Demi-vie de 3 à 8 heures après injection SC et d'environ 2 heures après administration IV

Indications

- Hépatite B chronique de l'adulte (compensée) et de l'enfant > 3 ans (sans cirrhose) et avec réplication virale et élévation du taux des ALAT
- Hépatite C chronique de l'adulte (compensée) et de l'enfant > 5 ans (sans cirrhose), avec transaminases élevées et ARN VHC sérique positif (en association avec d'autres médicaments)

Effets indésirables (fréquents, dose-dépendants, sévères dans 10 % des cas)

- Syndrome pseudo-grippal pendant 72 heures, constant mais s'atténuant après 1 mois environ (fatigue, fièvre, frissons, myalgies, arthralgies, céphalées)
- Troubles visuels dont rétinopathies (20-80 %) généralement réversibles en quelques mois même après poursuite du traitement, anorexie (75 %), diarrhée (60 %), nausées (50 %), irritabilité et dépression (40-50 %), neutropénie et thrombopénie (32 %), vomissements, élévation des transaminases, élévation de la glycémie
- Plus rares : alopécie réversible, troubles de la vigilance, vertiges, somnolence, confusion, neuropathie périphérique, décollement de rétine, hypo- ou hypertension, troubles du rythme, hypo- ou hyperthyroïdie, hépatite, sécheresse cutanéo-muqueuse, hyperpigmentation, réactions allergiques, protéinurie, œdèmes, hypocalcémie

Précautions d'emploi et interactions médicamenteuses

- Utiliser avec prudence chez les conducteurs et utilisateurs de machines, et en cas de psoriasis et d'affections auto-immunes
- Bilan préalable puis régulier : examen clinique avec examen neurologique et mesure de la TA à chaque consultation, hémogramme avec plaquettes tous les 15 jours, bilan biologique mensuel (hémostase, bilan hépatique et rénal, glycémie, calcémie), bilan thyroïdien tous les 3 mois, bilan ophtalmologique préalable puis régulier
- Assurer une hydratation suffisante pendant toute la durée du traitement, prévenir et traiter le syndrome pseudo-grippal par le paracétamol (et l'injection le soir)
- Arrêter le traitement en cas de survenue de dysthyroïdie, troubles du rythme, hépatite, réactions allergiques ou autres effets indésirables sévères
- *Associations à prendre en compte* : salicylés et corticoïdes (risque d'inhibition de l'action de l'interféron), fluoro-uracile (toxicité gastro-intestinale accrue), théophylline (élimination réduite)

Produits utilisés en soins intensifs (I) : Analogues de la somatostatine

Somatostatine *Liste I-Réservé aux hôpitaux-Coll*

SOMATOSTATINE Délai d'action = 1 minute Durée d'action = 2 à 3 minutes	Fl. 0,25 mg Fl. 3 mg Fl. 6 mg	Perfusion IV continue à la dose moyenne de 0,004 mg/kg/heure

Contre-indications

Ne pas mélanger à des solutions alcalines

Propriétés

- Analogue synthétique de la somatostatine-14 naturelle, hormone hypothalamique inhibant la motilité gastrique et intestinale et les sécrétions exocrines et endocrines du tractus digestif (sécrétion gastrique chlorhydropeptidique, sécrétions du pancréas, et à un degré moindre sécrétion biliaire), et réduisant le débit circulatoire dans le territoire splanchnique
- Demi-vie de 2 à 3 minutes après injection IV nécessitant une perfusion à débit constant

Indications et posologie

- Traitement d'urgence des hémorragies digestives par rupture de varice œsophagienne en attente de la mise en œuvre d'un traitement spécifique : injection IV de 0,250 mg en 1 minute au moins, puis perfusion IV de 0,004 mg/kg/h pendant 48 heures (mais interrompre le traitement après 8 heures en cas d'inefficacité)
- Traitement d'urgence des fistules digestives post-opératoires : perfusion IV continue à la dose de 0,004 mg/kg/h jusqu'au tarissement de la fistule ou pendant 10 jours au maximum si le débit fistulaire chute de 70 % en 48 heures (mais interrompre le traitement après 8 heures s'il ne chute pas)

Effets indésirables et précautions d'emploi

- Transitoires, en cas d'injection IV trop rapide : crampes abdominales, flush, nausées et bradycardie en cas d'injection trop rapide → l'injection en bolus intraveineux doit être faite en 1 minute au moins
- Pratiquer simultanément une nutrition parentérale (inhibition de l'absorption intestinale de certains nutriments)
- Surveiller la glycémie (inhibition de la sécrétion de l'insuline et du glucagon)
- Réduire progressivement la vitesse de perfusion sur 24 heures lors de l'arrêt (risque d'effet rebond sécrétoire en cas d'arrêt brutal)

Incompatibilités physico-chimiques

- Incompatibilité majeure avec les solutés alcalins (pH > 7,5)

L'octréotide (Siroctid, *cf.* le chapitre "Endocrinologie") est également indiqué dans le traitement des hémorragies dues à des varices gastro-œsophagiennes.

Produits utilisés en soins intensifs (II) : Analogues de la vasopressine

Terlipressine[G] *Liste I-Réservé aux hôpitaux et aux urgences-Coll*

GLYPRESSINE HAEMOPRESSIN Délai d'action = 40 à 60 minutes Durée d'action = 4 heures VARIQUEL	5 fl. 5 ml poudre + solvant = 1 mg/5 ml *Conserver à température < + 25 °C* *à l'abri de la lumière* 5 fl. 5 ml poudre + solvant = 1 mg/5 ml *Conserver de + 2 °C à + 8 °C* *à l'abri de la lumière*	Injection en bolus **IV** strict : posologie ci-dessous

Contre-indications

Absolues : Grossesse (effet embryotoxique et fœtotoxique), état de choc septique
Relatives : Insuffisance coronarienne, antécédents d'infarctus myocardique
Hypertension artérielle non contrôlée, troubles du rythme
Insuffisance vasculaire cérébrale ou périphérique
Asthme, insuffisance respiratoire ou rénale, âge > 70 ans

Propriétés

- Analogue synthétique de la vasopressine bien mieux toléré que celle-ci, réduisant la pression portale par vasoconstriction dans le territoire porte
- Après injection IV, métabolisation par les endopeptidases du plasma et des tissus en lysine-vasopressine active apparaissant dans le plasma en 40 à 60 minutes

Indications, posologie et mode d'administration

- Traitement d'urgence des hémorragies digestives par rupture de varice œsophagienne en attente de la mise en œuvre d'un traitement spécifique : bolus IV de 2 mg (1 mg si poids < 50 kg) toutes les 4 à 6 heures jusqu'au contrôle du saignement initial, soit pendant 2 à 3 jours maximum, puis si besoin à demi-dose pendant 3 jours maximum
- Traitement du syndrome hépato-rénal de type 1 : bolus IV de 1 mg × 3 à 4 fois/24 h jusqu'à obtention d'une créatininémie < 130 µmol/l ou baisse de la créatininémie d'au moins 30 %, soit pendant 10 jours en moyenne (mais arrêt en l'absence de diminution de la créatininémie après 3 jours de traitement). Une perfusion continue au pousse-seringue de 2 mg sur 24 heures semble préférable aux bolus (efficacité supérieure et effets indésirables réduits)

Effets indésirables

- Fréquents (1 à 10 %) : crampes abdominales, diarrhée, acrocyanose, céphalées, bradycardie, arythmies, hyper ou hypotension
- Rares (< 1 %) : insuffisance coronarienne chez les sujets à risque, convulsions, dyspnée, contractions utérines, hyponatrémie
- Risque de nécrose locale en cas de passage extravasculaire

Précautions d'emploi et incompatibilités physico-chimiques

- Administrer par voie veineuse stricte, sous surveillance de la tension artérielle, de la fréquence cardiaque, de la diurèse et du ionogramme
- Utiliser avec prudence chez les sujets hypertendus et/ou coronariens
- Incompatibilité majeure en perfusion avec les solutés alcalins ou glucosés

Extraits pancréatiques

Pancréatine (1) *Liste I-65 %-Coll*

CRÉON 5 000 UI	Fl. 20 g de granulés avec une cuillère-doseuse (100 mg = 5 000 U de lipase)	En 3 prises : N. 1 cuillère/repas
CRÉON 10 000 U	60 ou 120 gél. gastro-résistantes	En 3 prises *aux repas* : A. 6 à 9 gél./jour E. 2 à 8 gél./jour N. 1 à 3 gél./jour
CRÉON 25 000 U	60 gél. gastro-résistantes	En 3 prises *aux repas* : A. 3 à 4 gél./jour E. de 5 à 10 ans : 2 à 3 gél./jour
CRÉON 35 000 U	60 gél. gastro-résistantes	A. 3 à 4 gél./jour *aux repas*
ENZEPI 5 000 UI, 10 000 UI, 25 000 UI ou 40 000 UI	20 ou 50 ou 100 ou 200 gél. gastro-résistantes	Posologie initiale : E. > 4 ans et A. : 500 U/kg/repas à augmenter si besoin sans excéder 10 000 U/kg/jour E. de 1 à 4 ans : 1 000 U/kg/repas N. < 1 an : 5 000 U/repas
EUROBIOL	Fl. 20 g de granulés gastro-résistants à 12 500 UI avec cuillère-doseuse de 30 g (12 500 UI)	*Flacon à 12 500 UI* : A. 8 à 12 cuillères/repas N. et E. : 1 cuillère/repas
	Fl. 100 gél. gastro-résistantes à 12 500 UI, 25 000 UI ou 40 000 UI	*Flacon à 12 500 UI* : A. et E. > 4 ans : 500 U/kg/repas à adapter au résultat *Flacon à 25 000 UI* : A. 6 gél./jour E. 4 gél./jour N. < 18 mois : 2 gél./jour *Flacon à 40 000 UI* : A. 500 U/kg/repas

1. La posologie maximale préconisée par la FDA est de :
   - 250 000 U de lipase/jour chez l'adulte.
   - 10 000 U de lipase/kg/jour chez l'enfant.
   - 2 000 à 4 000 U de lipase pour 120 ml de préparation alimentaire chez le nourrisson.

   Remarque importante : les gélules gastro-résistantes peuvent être ouvertes et mélangées à un liquide ou à un aliment, mais les microgranules qu'elles contiennent ne doivent être ni croqués ni mâchés.

Contre-indications
Pas de contre-indication formelle

Propriétés

- Extraits de pancréas d'origine porcine, apportant les enzymes pancréatiques nécessaires à la digestion (lipases, protéases, amylases)
- Les spécialités en gélules contenant des microgranules ou microcomprimés avec enrobage gastro-résistant protègent les enzymes pancréatiques d'une dégradation par l'acidité gastrique

Indications

- Insuffisance pancréatique exocrine de l'adulte et de l'enfant au cours :
  - Des pancréatites chroniques avec stéatorrhée > 6 g/24 h
  - De la mucoviscidose
  - Des résections pancréatiques, céphaliques ou totales
  - Du cancer du pancréas

Effets indésirables

- Possibilité de troubles digestifs chez les sujets présentant une hypersensibilité aux extraits pancréatiques
- **Surdosage** (risque établi si dose > 6 000 U de lipase/kg et par repas, et risque non exclu si dose > 2 500 U de lipase/kg et par repas) : risque de constipation sévère (voire sténose colique, en particulier chez l'enfant < 12 ans) → utiliser à dose progressive, ne pas dépasser les posologies préconisées et réduire la posologie en cas de constipation

Précautions d'emploi

- Dans l'insuffisance pancréatique exocrine avec malabsorption et stéatorrhée, un apport quotidien minimum d'environ 30 000 U de lipase chez l'adulte paraît nécessaire
- L'efficacité du traitement enzymatique substitutif de l'insuffisance pancréatique exocrine sur la malabsorption n'est optimale qu'après seulement 2 à 3 mois d'utilisation quotidienne → une stéatorrhée résistante après ce délai témoigne d'une acidité gastrique normale ou élevée favorisant la dégradation des extraits pancréatiques et peut nécessiter alors un traitement complémentaire par des antiacides ou des antisécrétoires gastriques

Remarque

- Présence, dans certains extraits, de *parvovirus porcins*, non pathogènes pour l'homme, mais ne pouvant pas faire exclure totalement la transmission d'autres agents infectieux par des extraits d'origine porcine → restriction des indications aux seules indications réelles mentionnées ci-dessus

Antilithiasiques biliaires ou Cholélitholytiques

Acide ursodésoxycholique[G] *Liste I-65 %-Coll*

CHOLURSO	50 ou 60 cp. 250 mg ou 500 mg	*Lithiase vésiculaire* (1) : A. 5 à 10 mg/kg/jour *soit* 2 cp./jour en 2 prises
DÉLURSAN	20 cp. 250 mg 60 cp. séc. 500 mg	*Hépatopathies cholestatiques* :
TILLHEPO	100 gél. 250 mg ou 500 mg	A. 13 à 20 mg/kg/jour en 2 prises (D. max. : 20 mg/kg/jour)
URSOLVAN	30 gél. 200 mg	

1. La durée habituelle du traitement est de l'ordre de 6 mois, mais elle peut dépasser 1 an si les calculs ont un diamètre supérieur à 1 cm.

Contre-indications

Cholécystite aiguë, angiocholite, obstruction des voies biliaires
Vésicule scléro-atrophique

Propriétés

- Acide biliaire rétablissant l'équilibre entre les constituants de la bile (augmentation du rapport [acides biliaires + lécithines/cholestérol], ce qui permet une dissolution progressive des calculs de cholestérol pur dans 70 % des cas environ
- Absorption jéjuno-iléale passive, conjugaison hépatique à la glycine et à la taurine puis excrétion biliaire avec cycle entéro-hépatique et élimination fécale

Indications

- Dissolution des calculs biliaires de moins de 15 mm en cas de lithiase symptomatique radio-transparente (cholestérolique) avec vésicule biliaire fonctionnelle
- Hépatopathies cholestatiques chroniques : cholangite biliaire primitive de stade I à III, atteinte hépatique de la mucoviscidose chez l'enfant (jusqu'à 30 mg/kg/jour), cholestase gravidique symptomatique, cholestase intrafamiliale progressive de type III et syndrome LPAC

Effets indésirables

- Exacerbation du prurit en début de traitement
- Rare : diarrhée dose-dépendante, aggravation possible des tests hépatiques → surveillance régulière

Précautions d'emploi

- Surveillance des transaminases et des phosphatases alcalines en début de traitement puis régulièrement tous les 3 mois, échographie de contrôle à partir du 6e mois
- Grossesse : utilisation possible si l'absence de traitement met en jeu le pronostic hépatique (posologie maximale : 1 000 mg/jour)
- Allaitement : peu de données mais rassurantes → utilisation envisageable

Interactions médicamenteuses

- ***Associations déconseillées*** : cholestyramine (fixation des acides biliaires)
- *Associations à prendre en compte* : ciclosporine

Produits divers (I) :
Régulateurs des acides biliaires (I)

Acide obéticholique *Liste I-Coll-Prescription réservée aux gastro-entérologues*

OCALIVA	30 cp. 5 mg ou 10 mg	A. 5 mg/jour pendant 6 mois puis 10 mg/jour (D. max. : 10 mg/jour)

Contre-indications
Obstruction des voies biliaires, cholécystite

Propriétés

- Agoniste sélectif du récepteur nucléaire farnésoïde X (FXR), régulateur des acides biliaires qui induit une diminution de leur concentration intrahépatocytaire
- Concentration plasmatique maximale en 2 heures, fortement lié aux protéines plasmatiques (99 %), élimination biliaire après conjugaison, cycle entéro-hépatique des dérivés conjugués actifs

Indications

- Cholangite biliaire primitive (anciennement dénommée cirrhose biliaire primitive) en association avec l'acide ursodésoxycholique

Effets indésirables

- Très fréquents (> 10 %) : prurit (60 %) parfois sévère (23 %), fatigue (20 %), douleurs abdominales
- Fréquents (1 à 10 %) : étourdissements, palpitations, constipation, eczéma, éruption cutanée, arthralgies, œdèmes, fièvre, troubles de la fonction thyroïdienne
- Élévation des transaminases avec risque d'insuffisance hépatique grave à forte posologie dans les premières semaines de traitement

Précautions d'emploi

- Avant l'instauration du traitement, nécessité de connaître la fonction hépatique pour adapter la posologie en cas d'insuffisance hépatique
- Surveillance hebdomadaire des paramètres biologiques hépatiques
- Insuffisance hépatique modérée à sévère (Child B ou C) : posologie initiale de 5 mg/semaine. Après 3 mois de traitement, en cas d'amélioration de la cholestase (bilirubinémie) et de bonne tolérance du traitement, la posologie peut être augmentée à 2 cp./semaine (avec un intervalle d'au moins 3 jours entre les prises) puis à 2 cp. × 2 fois/semaine selon la réponse au traitement (dose maximale)
- Insuffisance rénale : pas d'ajustement posologique
- Grossesse et allaitement : utilisation déconseillée

Interactions médicamenteuses

- Warfarine : diminution de l'INR, qui doit être surveillé
- Risque de surdosage des médicaments métabolisés par le CYP 1A2 : théophylline, tizanidine...
- L'acide obéticholique doit être pris 4 à 6 heures avant ou après la prise de résines chélatrices des acides biliaires

Produits divers (II) :
Régulateurs des acides biliaires (II)

Acide cholique *Liste I-Prescription hospitalière spécialisée*

ORPHACOL	30 ou 60 gél. 50 mg 90 gél. 250 mg	Posologie individuelle

1. La dose doit être ajustée pour chaque patient dans un service spécialisé en fonction des profils chromatographiques des acides biliaires sanguins et/ou urinaires.

Contre-indications
Utilisation concomitante de phénobarbital

Propriétés

- L'administration d'acide cholique exogène entraîne un rétrocontrôle négatif de la cholestérol 7α-hydroxylase qui régule la synthèse des acides biliaires, ce qui inhibe la production des métabolites hépatotoxiques et améliore l'absorption des lipides et des vitamines liposolubles
- L'acide cholique, principal acide biliaire primaire, est partiellement absorbé dans l'iléum ou transformé en acide désoxycholique puis recyclé vers le foie et excrété dans les fèces. Aucune donnée pharmacocinétique précise

Indications et schémas thérapeutiques

- Erreurs congénitales de la synthèse d'acides biliaires primaires
- *Orphacol* : déficit en 3β-hydroxy-Δ^5-C_{27}-stéroïde oxydoréductase et déficit en Δ^4-3-oxostéroïde-5β-réductase : dose quotidienne entre 5 et 15 mg/kg chez les nourrissons, enfants, adolescents et adultes. La dose minimale est de 50 mg, ajustée par paliers de 50 mg. Chez l'adulte, dose maximale quotidienne de 1 500 mg
- *Kolbam* : déficit en stérol 27-hydroxylase (xanthomatose cérébrotendineux), en 2-(ou α-) méthylacyl-CoA racémase ou en cholestérol 7α-hydroxylase chez les nourrissons > 1 mois, enfants et adultes. Posologie : 10 à 15 mg/kg/jour en une ou plusieurs prises

Effets indésirables (mal déterminés sur des effectifs minimes)

- Diarrhées, prurit, calculs biliaires (traitement prolongé), neuropathie périphérique, hypertransaminasémie

Précautions d'emploi et interactions médicamenteuses

- Le traitement doit être interrompu si la fonction hépatocellulaire anormale (par ex. temps de prothrombine) ne s'améliore pas en 3 mois ou s'il apparaît des indicateurs d'insuffisance hépatique sévère
- En cas d'hypertriglycéridémie familiale, des posologies supérieures à 500 mg peuvent s'avérer nécessaires
- Grossesse et allaitement : utilisation à poursuivre
- ***Associations contre-indiquées*** : phénobarbital (antagoniste)
- ***Associations déconseillées*** : ciclosporine
- *Associations à prendre en compte* : cholestyramine, colestipol, hydroxyde d'alumine

Produits divers (III) : Hépatotropes, cholérétiques et cholagogues

Hépatotropes : Silymarine *Non remboursé-Coll*

LÉGALON Principes actifs du fruit de Chardon-Marie	40 cp. 70 mg	A. 2 cp. × 2 à 3 fois/jour
LÉGALON SIL *Idem* *Produit sous ATU*	4 fl. 350 mg à diluer dans du G5	Perfusion **IV** de 5 mg/kg en 2 heures, répétée toutes les 6 heures pendant 6 jours

Propriétés
- Extraits de plante favorisant expérimentalement l'intégrité des hépatocytes en prévention des lésions hépatiques toxiques chez l'animal
- Pic plasmatique 2 heures après l'ingestion, élimination biliaire après conjugaison

Indications
- Voie orale : troubles fonctionnels digestifs au cours d'hépatopathies
- Voie IV : intoxication par les champignons (amanite phalloïde et autres champignons)

Effets indésirables
- Rares : gastralgies, diarrhée, manifestations allergiques

Interactions médicamenteuses
- Risque de surdosage des substrats de la P-gp et des CYP 2C9 et 2C19

Cholérétiques et cholagogues *Non remboursé*

CANTABILINE Cholérétique : Hymécromone	30 cp. 400 mg	A. 1 cp. × 2 fois/jour
SORBITOL Cholagogue : Sorbitol[G]	20 sac. 5 g pour sol. buv.	A. 5 à 15 g/jour E. 2,5 à 5 g/jour

Contre-indications

Insuffisance hépato-cellulaire grave (hymécromone), lithiase biliaire (sorbitol)
Obstruction biliaire (hymécromone et sorbitol)

Propriétés
- Médicaments augmentant le flux biliaire (cholérétique) ou la vidange de la vésicule biliaire (cholagogue)

Indications
- Traitement symptomatique des troubles dyspeptiques
- Traitement d'appoint de la constipation

Effets indésirables
- Diarrhée, douleurs abdominales (sorbitol)

Interactions médicamenteuses
- Association du sorbitol avec le kayexalate déconseillée (risque de nécrose colique)

Chapitre 12

Gynécologie-Obstétrique et Contraception

GYNÉCOLOGIE-OBSTÉTRIQUE : Schémas thérapeutiques

Affections gynécologiques

Dysménorrhée essentielle (affecterait 30 à 90 % des femmes, dont 1 adolescente sur 2)	AINS (efficaces dans 80 à 90 % des cas) et/ou Paracétamol	Contraceptifs œstro-progestatifs (efficaces dans 90 % des cas)
Endométriose (affecterait 5 à 10 % des femmes)	Progestatif en traitement continu pendant 6 à 12 mois ou Contraceptifs œstroprogestatifs en continu	– Danazol – Agoniste de la LH-RH – Traitement chirurgical
Fibromes utérins (1) (prévalence = 25 % des femmes de 40 à 50 ans, jusqu'à 50 % au-delà)	Progestatif 21 jours sur 28 (2) pendant 3 à 6 mois en cas de ménorragies	– Agoniste de la LH-RH en pré-opératoire – Modulateur synthétique sélectif des recapteurs de la progestérone en traitement pré-opératoire (3) – Traitement chirurgical si complications
Hémorragies utérines	Traitement étiologique ± Progestérone ou progestatif de synthèse	Antifibrinolytique
Insuffisance lutéale Syndrome prémenstruel Métrorragies fonctionnelles par insuffisance lutéale	Progestérone ou progestatif de synthèse du 16e au 25e jour du cycle	
Mastopathies bénignes	Progestérone par voie percutanée en continu et/ou progestatif de synthèse 21 jours sur 28 (2) (4)	
Préménopause	Progestérone ou Progestatif de synthèse du 16e au 25e jour du cycle	

1. Aucune indication thérapeutique si fibrome asymptomatique.
2. Un effet antigonadotrope intéressant est obtenu par l'administration discontinue 21 jours sur 28, de chlormadinone, nomégestrol. Utilisation courte, risque de méningiome pour les longues durées d'utilisation.
3. Risque potentiel d'hépatotoxicité.
4. Un effet contraceptif intéressant est obtenu par l'administration discontinue, 21 jours sur 28, de chlormadinone, lynestrénol, nomégestrol, promégestone ou acétate de cyprotérone.

GYNÉCOLOGIE-OBSTÉTRIQUE : Schémas thérapeutiques

Affections gynécologiques (suite)

Ménopause (âge moyen de survenue ≈ 51 ans) Insuffisance ovarienne Carences œstrogéniques	Estradiol par voie percutanée 25 jours par mois + Progestérone ou Progestatif non androgénique 25 jours par mois (mais traitement à instituer au cas par cas selon l'importance des symptômes climatériques et les demandes de la patiente)	
Stérilité féminine par anovulation fonctionnelle	Bromocriptine ou Cabergoline (en cas d'hyperprolactinémie) ou Clomifène	– Gonadotrophines – Gonadoréline – Pompe à LH-RH

Affections obstétricales et du post-partum

Fausse couche (menace)	Repos (arrêt de travail)	Dydrogestérone ou Progestérone (1)

1. Réservées aux insuffisances lutéales prouvées, car plus de 50 % des fausses couches spontanées précoces sont dues à des anomalies chromosomiques, ou en cas de saignement.

Accouchement prématuré (menace) (2)	Cerclage si béance de l'isthme + Repos en décubitus latéral gauche	– Nicardipine – Bêta-2 adrénergique – Atosiban – Hospitalisation si col utérin modifié

2. Avant 37 semaines d'aménorrhée (environ 7 % des naissances chaque année en France).

Toxémie gravidique Pré-éclampsie Éclampsie Crise d'éclampsie	Arrêt de travail + Repos au lit en décubitus latéral gauche plusieurs heures par jour + Surveillance + Antihypertenseur si diastolique ≥ 110 mmHg ou systolique ≥ 160 mmHg (3) et (4)
	Prévention des pré-éclampsies sévères précoces (avant 30 semaines) par l'aspirine (100 mg/jour) dès le début de grossesse
	Prévention et traitement de la crise d'éclampsie par le sulfate de magnésium IV
	Accouchement provoqué vers la 38e semaine de grossesse si HTA modérée sans souffrance fœtale (mais la césarienne ou l'accouchement provoqué plus précoces s'imposent si souffrance fœtale ou toxémie non contrôlée par le traitement médical)

3. Méthyldopa ou dihydralazine ou certains bêta-bloquants ayant fait l'objet d'études randomisées (aténolol, labétalol, oxyprénolol), mais en évitant toute baisse trop rapide et/ou trop importante de la tension artérielle qui aggraverait la situation en réduisant le flux placentaire.
4. Voir consensus d'experts, Société française d'hypertension artérielle : www.sfhta.org (décembre 2015).

GYNÉCOLOGIE-OBSTÉTRIQUE : Schémas thérapeutiques

Affections obstétricales et du post-partum (suite)

Prurit gravidique Ictère gravidique	Cholestyramine en cas de prurit intense	Vitamine K en cas d'hypoprothrombinémie
Hémorragies de la délivrance	Délivrance artificielle (si décollement partiel du placenta) ou révision utérine (si délivrance faite) + Méthylergométrine ou Oxytocine	
Atonie utérine du post-partum	Méthylergométrine ou Oxytocine	
Crevasses du sein	Mesures d'hygiène + Téterelles ± Oligoderm	
Immunisation Rhésus (1)	– Prévention par Immunoglobulines anti-Rhésus – *Prophylaxie avant l'accouchement* : la dose recommandée est une dose unique de 300 µg (1 500 UI), administrée par voie IV ou IM à 28-30 semaines de grossesse La posologie est à adapter en fonction des situations à risque hémorragique au cours de la grossesse et du terme de la grossesse : une dose unique de 300 µg doit être administrée dès que possible dans les 72 heures et, si nécessaire, répétée à des intervalles de 6-12 semaines tout au long de la grossesse – *Prophylaxie post-partum* : en cas d'administration IV, une dose de 200 µg (1 000 UI) est suffisante. Lors d'une administration IM, une dose de 200 µg (1 000 UI) à 300 µg (1 500 UI) est recommandée Pour une utilisation *post-partum*, le produit doit être administré à la mère dès que possible dans les 72 heures qui suivent l'accouchement d'un enfant Rh positif (D, D^{faible}, $D^{partiel}$). Si le délai de 72 heures est écoulé, le produit ne doit pas être écarté mais administré sans attendre La dose *post-partum* doit être également administrée même si une prophylaxie *ante-partum* a été administrée et qu'une activité résiduelle de la prophylaxie *ante-partum* peut être démontrée par l'analyse du sérum maternel	

1. La prévention de l'allo-immunisation Rhésus D chez les patientes de groupe Rhésus D négatif a fait l'objet d'une mise à jour en décembre 2017 des RPC du CNGOF. Cette prévention dépend maintenant du génotype RhD fœtal sur sang maternel réalisé à partir de 11 SA.

GYNÉCOLOGIE-OBSTÉTRIQUE : Schémas thérapeutiques

Infections sexuellement transmissibles ou IST

Leur prévention repose sur l'utilisation de préservatifs.
Ces derniers assurent une prévention efficace des MST : sida, hépatite B, herpès, infections dues à *Papillomavirus* ou *Chlamydiae* ou *Mycoplasma* ou *Ureaplasma*, gonococcie, syphilis, chancre mou, candidoses, trichomonase uro-génitale.

Contraception (efficacité) (1)

Méthodes contraceptives	Taux de grossesse durant la 1re année d'utilisation	
	en emploi typique (%)	si utilisation parfaite (%)
Aucune méthode	85	85
Spermicides	29	18
Retrait	27	4
Abstinence périodique		3 à 5
Éponge – Femmes uni-/multipares – Femmes nullipares	 32 16	 20 9
Diaphragme	16	6
Préservatif – Féminin – Masculin	 21 15	 5 2
Pilule combinée, patch, anneau, pilule progestative seule	8	0,3
Acétate de médroxyprogestérone intramusculaire	3	0,3
Dispositif intra-utérin cuivre	0,8	0,6
Dispositif intra-utérin lévonorgestrel	0,2	0,2
Implant à l'étonogestrel	0,05	0,05

1. Source OMS, 2009.

Contraception définitive

Type d'intervention	Moyen	Efficacité
Chirurgicale	Femme : section des trompes Homme : vasectomie	Théoriquement absolue (réversibilité non garantie)

Contraception hormonale et risque vasculaire : mise au point

- Les contraceptions orales combinées œstro-progestatives (COC) de 3e génération (désogestrel, gestodène) et autres générations (drospirénone, acétate de cyprotérone en association avec l'éthinyl-estradiol même si cette dernière n'a pas l'AMM dans l'indication contraception mais dans le traitement de l'acné) ont fait l'objet d'une polémique en raison de leur sur-risque (environ 2 fois plus) d'évènements vasculaires veineux par rapport aux COC contenant un progestatif de 2e génération (lévonorgestrel). Les contraceptions combinées contenant du norgestimate sembleraient être de niveau de risque équivalent aux COC de 2e génération (mais peu d'études l'évaluent). Ce doublement de risque est aussi observé avec les contraceptions hormonales combinées administrées par patch ou par anneau vaginal. Cette augmentation de risque de thrombose veineuse est liée aux modifications plus importantes de la coagulation de ces combinaisons en raison de leur climat hormonal plus estrogénique par rapport aux COC de 2e génération. Même si ces évènements vasculaires sont rares (2 à 12 pour 10 000 femmes/an), le prescripteur doit donc pouvoir répondre aux questions de sa patiente, et connaître les stratégies de prescription optimales des COC
- Une contraception de 2e génération ou contenant du norgestimate doit être proposée en première intention si la femme désire une COC, en raison de la balance bénéfice/risque la plus favorable dans l'indication contraception. S'il n'est pas nécessaire d'examiner d'un point de vue gynécologique les jeunes patientes avant prescription d'une COC, un interrogatoire à la recherche des antécédents médicaux, des traitements utilisés et **surtout des facteurs de risque vasculaire** est absolument indispensable ainsi que la **prise de la pression artérielle** et la mesure de **l'indice de masse corporelle**
- **Les facteurs de risque vasculaire à rechercher sont les suivants** :
  - Risque artériel : âge > 35 ans, tabagisme, hypertension artérielle, diabète, dyslipidémie, obésité et surpoids, migraine simple ou avec aura, antécédents familiaux d'accident artériel (IDM ou AVC) chez un apparenté jeune (< 60 ans)
  - Risque veineux : âge > 35 ans, antécédents familiaux chez un apparenté jeune (< 60 ans), existence d'une thrombophilie biologique connue, obésité et surpoids. La présence d'un de ces facteurs de risque remet en cause la prescription d'une contraception combinée œstro-progestative

Médicaments utilisés en gynécologie et augmentant le risque thrombo-embolique veineux
– Contraception hormonale œstro-progestative quelle que soit la voie d'administration – Contraception progestative par voie intramusculaire – Traitement hormonal de ménopause délivrant des œstrogènes par voie orale – Traitement anti-ostéoporotique : raloxifène – Traitement du cancer du sein : tamoxifène

GYNÉCOLOGIE-OBSTÉTRIQUE : Schémas thérapeutiques

Contraception

Stratégie de choix d'une contraception combinée œstro-progestative	1. Pilule remboursée 2. Pilule dont le risque thrombo-embolique veineux est le plus faible (progestatif de 2e génération [lévonorgestrel] faiblement dosé en éthinyl-estradiol) (1) ou pilule contenant du norgestimate (2) 3. Adaptation de la pilule après 3 à 6 mois d'utilisation en fonction des signes d'hypo-œstrogénie, d'hyperœstrogénie ou d'hyperandrogénie
Bilan biologique à réaliser en cas d'antécédents familiaux thrombo-embolique veineux avant l'utilisation d'une contraception combinée œstro-progestative	TP, TCA, fibrinogène, antithrombine, protéine C, protéine S, recherche d'une résistance à la protéine C activée et/ou recherche de la mutation du facteur V Leiden, recherche de la mutation 20210A de la prothrombine
Bilan lipidique à réaliser en cas d'antécédents familiaux artériels ou de facteur de risque artériel avant prescription d'une contraception combinée œstro-progestative (3) et (4)	Cholestérol total, triglycérides, glycémie

1. Il existe encore peu de données sur les nouvelles contraceptions contenant de l'estradiol.
2. Recommandation CNGOF (décembre 2018).
3. Une contraception microprogestative peut être prescrite sans bilan biologique en cas d'utilisation urgente.
4. En cas d'augmentation du cholestérol total, les fractions LDL et HDL seront évaluées.

Contraception d'urgence

Protocoles contraceptifs d'urgence (utilisation devant rester exceptionnelle)	**Efficacité après un rapport sexuel non protégé en période péri-ovulatoire**
Norstéroïde à forte dose (Lévonorgestrel) (5) et (6)	95 % si prise dans les 24 heures 85 % si prise dans les 24 à 48 heures 58 % si prise dans les 48 à 72 heures
Dispositif intra-utérin (7)	Efficacité presque absolue si insertion dans les 5 jours

5. Gratuite pour les femmes mineures et délivrée sans ordonnance. Existe en générique.
6. Efficacité réduite en cas d'obésité (risque × 4,4 si IMC > 30).
7. L'efficacité d'un dispositif intra-utérin mis en place *dans les 5 jours* suivant un rapport sexuel non protégé en période péri-ovulatoire semble presque absolue (environ 1 échec sur 1 300 insertions).

GYNÉCOLOGIE-OBSTÉTRIQUE : Schémas thérapeutiques

Contraception d'urgence (suite)

Protocoles contraceptifs d'urgence (utilisation devant rester exceptionnelle)	Efficacité après un rapport sexuel non protégé en période péri-ovulatoire
Mifépristone (1)	Efficacité paraissant absolue si prise dans les 72 heures
Ulipristal acétate (2)	Efficacité jusqu'à 120 heures 95 % si prise dans les 24 heures 85 % si prise entre 0 et 72 heures 61 % si prise entre 48 et 120 heures

1. L'efficacité en contraception post-coïtale (600 mg en 1 prise *dans les 72 heures* suivant un rapport sexuel non protégé en période péri-ovulatoire) semble pratiquement absolue (indication hors AMM).
2. Remboursé. 30 mg en 1 prise dans les 120 heures suivant un rapport sexuel non protégé.

Comitialité et contraception hormonale

Le tableau ci-dessous synthétise les principaux traitements antiépileptiques inducteurs ou non-inducteurs avec la prise concomitante d'une contraception hormonale qu'elle soit œstro-progestative (orale, vaginale ou par patch) ou progestative seule.

Antiépileptiques inducteurs	Antiépileptiques non-inducteurs
Première génération Barbituriques (Phénobarbital – Primidone) : Gardenal-Alepsal Phénytoïnes : Dihydan, Prodilantin Carbamazépine : Tegretol	**Première génération** Éthosuximide : Zarontin Acide valproïque : Depakine
Deuxième génération Felbamate : Taloxa Topiramate : Epitomax > 200 mg/jour Rufinamide : Inovelon Oxcarbezépine : Trileptal	**Deuxième génération** Gabapentine : Neurontin Lamotrigine : Lamictal (3) Prégaline : Lyrica Tiagabine : Gabitril Vigabatrine : Sabril Lévétiracétam : Keppra
Troisième génération Eslicarbazépine : Zebinix (AMM européenne)	**Troisième génération** Lacosamide : Vimpat Zonisomide : Zonegran

3. **Attention** : l'efficacité antiépileptique de la lamotrigine est diminuée en association avec les contraceptifs hormonaux. Il faut donc informer le neurologue prescripteur afin d'adapter les doses nécessaires à la stabilité de la comitialité.

GYNÉCOLOGIE-OBSTÉTRIQUE : Schémas thérapeutiques

Interruption de la grossesse (1)

Avortement provoqué (une visite de contrôle est prévue entre le 14e et le 21e jour post-IVG)	IVG médicamenteuse = Mifépristone + Misoprostol	IVG chirurgicale (2)

1. Sur environ 200 000 IVG pratiquées chaque année en milieu hospitalier en France, 10 % le sont sur des mineures et 25 % seulement le sont par la technique médicale :
   - Jusqu'à 7 semaines d'aménorrhée, *la technique de choix est médicale* car efficace dans 95 à 98,7 % des cas (l'IVG chirurgicale peut aussi être utilisée, dans les rares échecs notamment).
   - Entre la 8e et la 9e semaine d'aménorrhée, *la technique de choix est chirurgicale* (la technique médicale peut aussi être utilisée, mais uniquement sous surveillance en milieu hospitalier).
   - Entre la 10e et la 12e semaine d'aménorrhée, la technique médicale n'est plus recommandée, et entre la 13e et la 14e semaine d'aménorrhée, seule l'IVG chirurgicale est recommandée.

   Une méthode contraceptive efficace doit bien évidemment être instituée après toute IVG.
2. Le curetage aspiratif sera effectué après administration de prostaglandines visant à ramollir le col utérin et permettre une dilatation cervicale plus aisée (400 µg de misoprostol en 1 prise orale unique effectuée 3 heures au moins avant l'intervention).

Vomissements pendant la grossesse

Stratégie de choix d'un traitement antiémétique en début de grossesse quel que soit le terme de la grossesse	En première intention : doxylamine (Donormyl), seule ou en association avec la vitamine B6 (Cariban), antihistaminique H1 très bien évalué en cours de grossesse. En France, la doxylamine n'a pas l'AMM dans cette indication, mais au Canada c'est l'antiémétique de référence chez la femme enceinte En deuxième intention, si la doxylamine se montre peu efficace ou mal tolérée, le métoclopramide (Primpéran) pourra être utilisé En cas d'inefficacité de ces options, on pourra avoir recours à la dompéridone (Motilium) En cas de vomissements incoercibles, on pourra avoir recours à la chlorpromazine (Largactil) ou au sulpiride (Dogmatil) Si ces molécules s'avèrent également inefficaces, on pourra si nécessaire avoir recours à l'ondansétron (Zophren) (3)

3. Schéma thérapeutique recommandé par le CRAT (Centre de référence sur les agents tératogènes). Consulter : www.lecrat.org.

Ménopause

Traitement des bouffées de chaleur en cas de contre-indication aux œstrogènes	Progestérone à la dose de 300 mg Inhibiteurs de la recapture de la sérotonine Gabapentine, clonidine Acupuncture, auriculothérapie, hypnose, yoga

GYNÉCOLOGIE-OBSTÉTRIQUE : Schémas thérapeutiques

Cancer du col de l'utérus

Prophylaxie du cancer du col de l'utérus	Le Haut Conseil pour la Santé Publique (HCSP) recommande : **Vaccination anti-papillomavirus entre 11 et 14 ans dans les deux sexes :** – Pour les adolescents âgés de 11 à 13 ans révolus à la 1re dose, vaccination selon un schéma à 2 doses espacées de 6 mois – Pour les adolescents âgés de 14 à 19 ans révolus, schéma à 3 doses maintenu – Pour les adolescents âgés de 11 à 13 ans révolus à la 1re dose, si la 2e dose de vaccin est administrée moins de 6 mois après la 1re dose, une 3e dose devra toujours être administrée **Opportunité du rendez-vous vaccinal de 11-14 ans :** – Co-administration avec vaccin tétravalent ou hépatite B – Compléter si début incomplet de vaccination (administration 3e dose) **Âge de rattrapage limité à 20 ans :** – Disparition de la notion d'âge de début de l'activité sexuelle Le HCSP rappelle que l'obtention d'une couverture vaccinale élevée représente un objectif prioritaire tant pour la protection des jeunes filles que pour l'induction d'une immunité de groupe
Dépistage du cancer du col de l'utérus	– Un programme national est mis en place en 2018 avec invitation et relance individuelles par courrier – Il concerne toutes les femmes asymptomatiques âgées de 25 à 65 ans inclus – Une cytologie cervico-utérine ("frottis") est recommandée entre 25 et 30 ans : réalisation de 2 frottis normaux réalisés à 1 an d'intervalle puis 3 ans après si le résultat des 2 premiers est normal (1) – Pour les femmes de 30 à 65 ans : le test HPV remplace l'examen cytologique en dépistage primaire. Test HPV réalisé 3 ans après le dernier examen cytologique puis tous les 5 ans – Les examens sont pris en charge à 100 %

1. Si HPV positif et frottis type ASCUS, indication à la réalisation d'une colposcopie. Si frottis type ASC-H, indication à une colposcopie.

Contraception locale (I) : Diaphragmes vaginaux et Préservatifs masculins

Diaphragmes vaginaux *Non remboursé*

CAYA Diaphragme	Dôme en silicone avec système ressort en nylon, taille unique 67 × 75 mm	À placer avant le rapport sexuel (avec un produit spermicide) puis le laisser en place au moins 6 h après le rapport
SINGA Diaphragme (1)	Dôme en silicone, taille 60 ou 65 ou 70 ou 75 ou 80 ou 85 ou 90 mm	

1. Taille à estimer lors d'un examen gynécologique.

Contre-indications

Post-partum immédiat (< 6 semaines), prolapsus

Propriétés et indications

- Dôme de silicone minimisant les risques d'allergie (notamment au latex), serti avec un système de ressort en nylon. Il comporte un ergot de retrait facilitant le retrait du diaphragme avec un seul doigt
- Il doit être placé entre le cul-de-sac vaginal postérieur et la fossette rétrosymphysaire. Le diaphragme recouvre ainsi le col de l'utérus

Effets indésirables

- Pas d'effets indésirables connus
- Possibilité d'allergie à certains spermicides associés (rare)

Mode d'emploi

- Examen clinique préalable pour déterminer les éventuelles contre-indications
- Appliquer un gel spermicide dans la coupelle en silicone. On peut également l'appliquer sur les rebords afin de faciliter l'introduction dans le vagin
- Placer le diaphragme en le pliant au niveau des picots d'accroche avant le rapport (jusqu'à 1 à 2 heures avant) et le laisser en place 6 heures après le rapport et pas plus de 24 heures
- Contrôler lors d'un examen gynécologique le bon positionnement du diaphragme par la patiente, la bonne tolérance et la bonne compréhension de la méthode
- Nettoyage à l'eau et au savon avant réutilisation. Utilisable pendant 2 ans
- Si le diaphragme est placé plus de 1 à 2 heures avant le rapport, remettre une application de spermicide

Préservatifs masculins *Remboursement 60 % sur prescription*

EDEN SORTEZ COUVERTS	6 ou 12 préservatifs taille classique ou XL	À placer avant le rapport sexuel (2) (3)

2. Prévention des infections sexuellement transmissibles ; VIH, HSV-2, HPV, VHB, syphilis, chlamydia, gonorrhée, trichomonas.
3. Ne jamais réutiliser un préservatif.

Contraception locale (II) : Spermicides

Crèmes spermicides (1) *Non remboursé*

ALPAGELLE Crème Benzalkonium chlorure	Tube de 80 g 6 unidoses de 24 mg	Délai d'action = immédiat Durée d'action = 10 heures
PHARMATEX Crème Benzalkonium chlorure	Tube de 72 g avec ou sans applicateur	Délai d'action = immédiat Durée d'action = 10 heures

1. Les délais et durées d'action indiqués sont ceux qui sont mentionnés par les fabriquants, mais les durées d'action qu'ils indiquent semblent assez optimistes.

Ovules spermicides (2) *Non remboursé*

PHARMATEX Ovules[G] Benzalkonium chlorure FEMADEXIL	10 ou 20 ovules 18,9 mg	Délai d'action mal connu (environ 10 à 30 minutes) Durée d'action = 4 heures
PHARMATEX Capsules Benzalkonium chlorure	6 cap. molles 18,9 mg	Délai d'action mal connu (environ 10 à 30 minutes) Durée d'action = 4 heures
PHARMATEX Mini-ovules Benzalkonium chlorure	10 ou 20 ovules 18,9 mg	Délai d'action mal connu (environ 10 à 30 minutes) Durée d'action = 4 heures
PHARMATEX Comprimé vaginal Chlorure de miristalkonium	12 cp. vaginaux 20 mg	Délai d'action mal connu (environ 10 à 30 minutes) Durée d'action = 3 heures

2. Les délais et durées d'action indiqués sont ceux qui sont mentionnés par les fabriquants, mais les durées d'action qu'ils indiquent semblent assez optimistes.

Contre-indications
Hypersensibilité aux différents produits

Propriétés

- Substances de la classe des surfactifs ioniques (benzalkonium, benzéthonium) ou non ioniques (nonoxynol-9) ayant une action contraceptive secondaire à un effet chimique (altération des membranes cellulaires des spermatozoïdes avec destruction de leur flagelle puis éclatement de leur tête), un effet antimicrobien *in vitro* sur les gonocoques, staphylocoques, *Chlamydiae*, *Trichomonas vaginalis*, et qui seraient actifs sur *Herpes virus* type 2 et sur le VIH (mais l'efficacité virulicide, si elle existe *in vitro*, n'a jamais été démontrée *in vivo*)
- En revanche, leur activité est nulle sur les mycoplasmes, et faible sur *Candida albicans*, *Treponema pallidum*, *Gardnerella vaginalis* et *Haemophilus ducreyi*
- Efficacité contraceptive mal connue et dépendant d'une utilisation correcte (taux d'échec sur un an = 18 à 29 %)

Indications

- Contraception vaginale, notamment chez les couples souhaitant seulement un espacement des naissances, ou quand les rapports sexuels sont épisodiques, et chez les femmes présentant une contre-indication aux autres méthodes de contraception
- Association pour une meilleure efficacité aux diaphragmes ou aux préservatifs (les spermicides cités ici n'altéreraient pas le latex des préservatifs)

Effets indésirables

- Possibilité d'irritation chez l'un ou l'autre des partenaires (1 à 2 %), rarement réaction allergique locale, possibilité d'induction ou d'aggravation de lésions génitales érosives (balanites, vaginites)
- Acceptabilité mauvaise (insertion vaginale d'un produit préalable au rapport sexuel)

Précautions d'emploi

- Mettre en place au fond du vagin en respectant les instructions particulières données par le fabriquant pour chaque produit notamment en ce qui concerne :
  - Le délai d'action : les crèmes spermicides ont une action immédiate, mais les ovules et capsules solubles nécessitent 10 à 30 minutes pour se dissoudre
  - La répétition des applications à chaque rapport, selon la durée d'action
  - L'interdiction de tout traitement local et de toute irrigation vaginale pendant les 12 heures précédant le rapport sexuel et les 6 à 8 heures qui suivent
  - L'utilisation systématique des spermicides avant les rapports sexuels, et ceci quelle que soit la période du cycle menstruel

Interactions médicamenteuses

- ***Associations déconseillées*** : tout produit administré par voie vaginale, dont les antiseptiques, antimicrobiens, savons (inhibition de l'effet contraceptif)

Contraception locale (III) :
Dispositifs intra-utérins ou DIU ou Stérilets

DIU au cuivre (1) *Remboursement 65 % (ou 100 % si CMU) ou **NR***

GYNELLE 375	Taille unique (375 mm² de cuivre) avec hystéromètre
TT 380 TT 380 Short	Taille unique (380 mm² de cuivre) Taille short (380 mm² de cuivre)
UT 380 Standard (2) UT 380 Short (2)	Taille standard (380 mm² de cuivre) avec hystéromètre Taille short (380 mm² de cuivre) avec hystéromètre
NT 380 Standard NT 380 Short	Taille standard (380 mm² de cuivre) avec hystéromètre Taille short (380 mm² de cuivre) avec hystéromètre
GYNEAS T380 Mini, Normal T380 PLUS Mini, Normal	Taille normale (380 mm² de cuivre) Taille mini (380 mm² de cuivre)
SETHYGYN 380 Ag ou 380 Cu Normal SETHYGYN 380 Ag ou 380 Cu Mini	Taille normale (380 mm² de cuivre) Taille mini (380 mm² de cuivre)
MONA LISA Cu 375 (3) MONA LISA Cu 375 SL	Taille standard (375 mm² de cuivre) Taille short (375 mm² de cuivre)
MONA LISA NT Cu 380 MONA LISA NT Cu 380 Mini	Taille standard (380 mm² de cuivre) Taille short (380 mm² de cuivre)
MONA LISA Cu T380A QL	Taille unique (380 mm² de cuivre)
7 MED 380 NSTA ou NSHA, TSTA ou TSHA, USTA ou USHA 7 MED ML 375	Taille standard ou short (380 mm²) Taille standard (375 mm²)
ETHERENA T CU 380 (4)	Taille standard (380 mm²)
BALLERINE MIDI ***NR***	Fil en nitinol sur lequel sont enfilées des perles de cuivre (forme sphérique après insertion)

1. Constitués d'un support en polyéthylène radio-opaque (adjonction de sulfate de baryum) et d'un fil de cuivre d'une surface de 200 mm² au minimum : leur effet contraceptif persiste pendant 5 ans au moins (voire pendant 10 ans pour les stérilets d'une surface de 380 mm²).
2. Modèle standard : hauteur utérine > 7 cm, modèle short : hauteur utérine < 7 cm.
3. Modèle standard : hauteur utérine 6 à 9 cm, modèle short : hauteur utérine 5 à 7 cm.
4. Inserteur identique aux DIU au lévonorgestrel.

Contraception locale (III) :
Dispositifs intra-utérins ou DIU ou Stérilets

Stérilet libérant du lévonorgestrel *Liste I-65 %-Coll*

MIRENA (1) et (2)	Taille unique (Lévonorgestrel = 52 mg)
JAYDESS (3)	Taille unique (Lévonorgestrel = 13,5 mg)
KYLEENA (4)	Taille unique (Lévonorgestrel = 19,5 mg)

1. Stérilet dont le corps en plastique possède un réservoir contenant 52 mg de lévonorgestrel dont la libération lente et constante (20 µg/jour) permet, outre l'effet contraceptif pendant 5 ans, de diminuer la durée et le volume des règles chez les femmes polyménorrhéïques.
   Outre son indication pour la contraception, ce stérilet est indiqué pour le traitement des ménorragies fonctionnelles ou d'adénomyoses après recherche de causes organiques décelables.
   Son efficacité a été démontrée par plusieurs essais randomisés en cas d'adénomyose.
2. Effets indésirables : spotting, aménorrhée, céphalées, tension mammaire, acné, kystes fonctionnels ovariens, anxiété, asthénie, arthralgies.
3. Système intra-utérin indiqué chez les patientes nullipares du fait de la plus petite taille du dispositif. Le réservoir contient 13,5 mg de lévonorgestrel délivrant en moyenne 6 µg/24 heures. Son effet contraceptif persiste pendant 3 ans. Mêmes indications que pour le système intra-utérin à 52 mg.
4. Système intra-utérin délivrant en moyenne 9 mg/24 h de lévonorgestrel. Son effet contraceptif persiste pendant 5 ans. Mêmes indications que pour le système intra-utérin à 52 mg.

Dispositifs intra-utérins ou DIU ou Stérilets

Contre-indications

Absolues : Valvulopathies
Traitement anticoagulant
Cancers de l'utérus
Infections génitales évolutives ou à répétition
Malformation utérine, béance de l'isthme, fibromes endocavitaires
Troubles de la crase sanguine, hémorragie génitale non étiquetée
Stérilets au cuivre : allergie au cuivre (rare)
Radio- ou électrothérapies locales à courants de haute fréquence
Maladie de Wilson
Grossesse, antécédents de grossesse extra-utérine, femme nullipare
Post-partum immédiat (dans les 6 semaines suivant l'accouchement)
Relatives : Femme ayant des partenaires sexuels multiples
Sténose cervicale, malposition utérine marquée et fixée
Fibromes sous-muqueux, utérus cicatriciels

Propriétés et indications (taux d'échec sur un an = 0,6 à 0,8 %)

- Dispositifs intra-utérins (DIU) indiqués pour la contraception endo-utérine, ayant des propriétés contraceptives liées à un effet anti-nidatoire puissant surtout à leur proximité (leur localisation fondique est indispensable à leur bonne efficacité) : leurs effets portent sur l'endomètre (réaction inflammatoire non spécifique, perturbations fonctionnelles augmentées par le cuivre, atrophie en cas de libération de progestatif, altérations de la glaire cervicale (où les spermatozoïdes sont moins mobiles)
- Durée d'action : l'efficacité contraceptive des stérilets au cuivre et au lévonorgestrel pendant 5 ans au moins est démontrée, 10 ans pour Etherena
- Efficacité contraceptive : taux d'échec sur un an = 0,6 à 0,8 % avec les stérilets au cuivre et 0,3 % avec le stérilet au lévonorgestrel (par ailleurs, *l'efficacité d'un stérilet posé dans les 5 jours suivant un rapport sexuel non protégé est pratiquement absolue* !)

Dispositifs intra-utérins ou DIU ou Stérilets

Effets indésirables (les stérilets au cuivre n'entraînent pas d'élévation de la cuprémie)

- Assez fréquents : douleurs dans les heures ou les jours suivant l'insertion et cédant de façon spontanée, malaise vagal lors de la pose, ménorragies et métrorragies (4-15 %), plus rarement douleurs persistantes et/ou hémorragies utérines importantes motivant le retrait (6 à 11 %). Toute métrorragie doit faire rechercher une origine organique
- Infectieux (rares) : infections génito-pelviennes (1,6 pour 1 000 années/femmes) avec possibilité de stérilité secondaire par infection tubaire, ces risques étant accrus en cas de partenaires sexuels multiples
- Mécaniques (rares) : expulsion (0,6 à 7 % des cas, méconnue 1 fois sur 5), perforation utérine extrêmement rare (1,2 ‰) par maladresse lors de l'insertion ou plus tard par migration à travers le myomètre
- Grossesse sur stérilet : la grossesse sur stérilet est ectopique dans 1 cas/30 (1 cas/125 dans la population générale), 50 % des grossesses intra-utérines sur stérilet vont aboutir à un avortement spontané, l'accouchement prématuré et la rupture prématurée des membranes sont plus fréquents s'il est laissé en place → retirer le stérilet

Précautions d'emploi

- Insertion immédiatement après les règles (pas en seconde partie du cycle), après un examen gynécologique, en respectant des conditions d'asepsie strictes
- Puis surveillance clinique 3 mois après la pose, puis 1 fois par an, avec échographie en cas de signes anormaux ou de non-visualisation du fil (rechercher une expulsion spontanée)
- La femme devra apprendre à repérer elle-même régulièrement les fils (leur disparition pouvant traduire une expulsion ou une migration du stérilet) et consulter rapidement en cas de douleurs, saignements fréquents, pertes malodorantes ou retard de règles

Interactions médicamenteuses

- ***Associations déconseillées*** : aspirine à dose ≥ 3 g/jour et tout autre AINS à très forte dose

Contraception hormonale (I) : Œstro-progestatifs (I)*

Pilules contenant un progestatif de 2e génération (1)

Liste I-65 %-Coll

MINIDRIL LUDEAL OPTIDRIL (2) MILEVONI 30/150	Monophasique	Éthinylestradiol 30 µg + Lévonorgestrel 150 µg
LEELOO LOVAVULO MILEVONI 20/100 LOLISTREL CONTINU OPTILOVA (2)	Monophasique	Éthinylestradiol 20 µg + Lévonorgestrel 100 µg
ADEPAL PACILIA	Biphasique	Éthinylestradiol 30-40 µg + Lévonorgestrel 150-200 µg
DAILY EVANECIA TRINORDIOL	Triphasique	Éthinylestradiol 30-40 µg + Lévonorgestrel 50-75-125 µg
SEASONIQUE (3)	Monophasique continu	84 cp. Éthinylestradiol 30 µg + Lévonorgestrel 150 µg et 7 cp. Éthinylestradiol 10 µg

1. Recommandées en première intention lors de l'initiation d'un traitement contraceptif.
2. Contient 7 comprimés placebo inactifs.
3. Contraceptif oral à cycle prolongé.

Pilules contenant du norgestimate (4) *Liste I-Non remboursé*

FEMI OPTIKINZY NARAVELA	Monophasique	Éthinylestradiol 35 µg + Norgestimate 250 µg
TRIAFEMI	Triphasique	Éthinylestradiol 35 µg + Norgestimate 180-215-250 µg

4. Recommandées en première intention au même titre que les pilules de 2e génération (recommandations CNGOF, 2018).

* Voir Contre-indications, propriétés et indications, effets indésirables, précautions d'emploi et mode d'emploi, interactions médicamenteuses, pages suivantes.
Toutes les contraceptions contenant des progestatifs de 1re génération (acétate de noréthistérone) ne sont plus commercialisées en France.

Contraception hormonale (II) :
Œstro-progestatifs (II)*

Pilules contenant un progestatif de 3e génération *Liste I-Non remboursé*

VARNOLINE DESOBEL 30	Monophasique	Éthinylestradiol 30 µg + Désogestrel 150 µg
VARNOLINE CONTINU	Monophasique	Éthinylestradiol 30 µg + Désogestrel 150 µg
CARLIN 30G MINULET	Monophasique	Éthinylestradiol 30 µg + Gestodène 75 µg
CARLIN 20G HARMONET MELIANE	Monophasique	Éthinylestradiol 20 µg + Gestodène 75 µg
MERCILON DESOBEL 20	Monophasique	Éthinylestradiol 20 µg + Désogestrel 150 µg
MELODIA MINESSE	Monophasique	Éthinylestradiol 15 µg + Gestodène 60 µg
PERLEANE	Triphasique	Éthinylestradiol 30-40 µg + Gestodène 50-70-100 µg

Pilules contenant un progestatif d'autres générations

Liste I-Non remboursé

BELARA BELARACONTINU (1)	Monophasique	Éthinylestradiol 30 µg + Chlormadinone 2 mg

1. Association avec 7 cp. de placebo pour une prise continue.

* Voir contre-indications, propriétés et indications, effets indésirables, précautions d'emploi et mode d'emploi, interactions médicamenteuses, pages suivantes.

Contraception hormonale :
Œstro-progestatifs

Contre-indications
Absolues : Cancers du sein ou de l'utérus, tumeur hypophysaire
Hémorragies génitales non diagnostiquées
Antécédents de thrombose veineuse ou artérielle, hypertension artérielle
Cardiopathie thrombogène ou décompensée, insuffisance coronarienne
Affection hépatique sévère ou récente
Insuffisance rénale chronique
Porphyries, lupus érythémateux disséminé
Hyperlipidémies, diabète compliqué
Affections vasculaires cérébrales ou oculaires
Migraines avec aura et/ou avec antécédents familiaux d'AVC
Tabagisme important
Grossesse
Relatives : Tabagisme modéré
Épilepsies
Obésité, varices
Prédispositions héréditaires ou acquises aux thromboses
Fibromes utérins, tumeurs bénignes du sein, mastopathies bénignes
Formes graves d'otospongiose, migraine sans aura
Femme > 40 ans, allaitement

Propriétés et indications (taux d'échec sur un an = 0,3 à 8 % en fonction de l'utilisation parfaite ou dans la vie courante)

- Pilules contraceptives hormonales œstro-progestatives entraînant un *blocage de l'ovulation*, un épaississement de la glaire cervicale qui devient imperméable aux spermatozoïdes et une atrophie de l'endomètre, utilisés pour la contraception mais également pour les dysménorrhées essentielles invalidantes
- Absorption digestive, métabolisation hépatique (hydroxylation, glycuro-conjugaison et sulfo-conjugaison), élimination urinaire et biliaire avec cycle entéro-hépatique

Contraception hormonale : Œstro-progestatifs

Effets indésirables

- Tout contraceptif œstro-progestatif oral augmente le risque d'accident thrombo-embolique veineux et artériel. Le risque est accru par l'âge, le tabagisme, l'obésité, l'intervention chirurgicale, l'immobilisation et les thrombophilies acquises ou héréditaires
- Une analyse individuelle soigneuse doit être régulièrement réalisée. De plus, les contraceptifs de troisième génération, ou comportant de la drospirénone, induisent un doublement du risque de thromboses veineuses (40/100 000/an) par rapport aux contraceptifs de deuxième génération
- *Rares mais nécessitant l'arrêt du traitement* : hypertension artérielle, accidents cardiovasculaires ou thrombo-emboliques, ictères cholestatiques, céphalées importantes, migraines, vertiges, troubles visuels ou neurologiques, augmentation des crises comitiales, mastodynie sévère, mastopathie, tumeur du sein ou de l'utérus, hyperlipidémie, diabète, galactorrhée (rechercher un adénome hypophysaire), adénome hépatique
- *Assez fréquents* : nausées, céphalées banales, prise de poids, tension des seins, acné, séborrhée, hypertrichose, chute de cheveux, chloasma, irritabilité, tendance dépressive, saignement intermenstruel, oligoménorrhée, aménorrhée (éliminer une grossesse), jambes lourdes, modification de la libido, candidose vaginale, irritation oculaire par les lentilles de contact, lithiase biliaire (fréquence doublée)
- *Aménorrhée post-thérapeutique avec anovulation* : plus fréquente en cas d'irrégularité menstruelle antérieure, cédant spontanément en règle générale, mais nécessitant la recherche d'une pathologie hypophysaire ou ovarienne si elle se prolonge

Précautions d'emploi et mode d'emploi

- Bilan préalable puis annuel (examen clinique, frottis cervico-vaginaux tous les 3 ans à partir de l'âge de 25 ans, bilan lipido-glucidique) + examen clinique des seins annuel → arrêter "la pilule" en cas d'effets indésirables graves (*cf.* ci-dessus), d'immobilisation prolongée et 2 mois avant une intervention chirurgicale programmée : remplacer par une pilule progestative seule
- Mode d'emploi : débuter le premier jour des règles et prendre 1 cp./jour à heure fixe pendant 21 jours (sauf autre mention), puis arrêter pendant 7 jours, puis recommencer
- En cas d'oubli d'un ou de plusieurs comprimés, la sécurité contraceptive peut être diminuée :
  - Si l'oubli est constaté dans les 12 heures, prendre immédiatement le comprimé oublié et poursuivre le traitement normalement
  - Si l'oubli est constaté plus de 12 heures après l'heure normale de la prise, la sécurité contraceptive n'est plus assurée et une autre méthode contraceptive doit être associée (préservatifs, spermicides...)

Interactions médicamenteuses

- ***Associations déconseillées formellement*** : rifampicine (risque de grossesse)
- ***Associations déconseillées*** : autres agents inducteurs enzymatiques (rifabutine, barbituriques, carbamazépine, phénytoïne, griséofulvine, modafinil, millepertuis, antirétroviraux) → déconseillés ou choisir une pilule à 50 µg d'éthinylestradiol avec contraceptif local jusqu'à obtention de 2 cycles sans spotting ni métrorragies
- *Associations à utiliser avec précaution* : ciclosporine (réduction de son catabolisme), colestyramine (respecter un intervalle de 3 heures entre les prises orales), flunarizine (risque de galactorrhée), lansoprazole (inducteur enzymatique faible)
- Les pilules œstro-progestatives diminuent l'efficacité du lamotrigine : risque d'augmentation des crises d'épilepsie en cas d'association

Contraception hormonale (III) : Œstro-progestatifs (III)*

Pilules contraceptives contenant de la drospirénone (1) et (2)

Liste I-Non remboursé

JASMINE[G] CONVULINE DROSPIBEL 30	Éthinylestradiol 30 µg + Drospirénone 3 mg : 21 cp.
JASMINELLE[G] BELANETTE DROSPIBEL 20 IZEANE	Éthinylestradiol 20 µg + Drospirénone 3 mg : 21 cp.
JASMINELLE CONTINU[G]	Éthinylestradiol 20 µg + Drospirénone 3 mg : 21 cp. Prise continue : 21 cp. actifs + 7 cp. placebo
YAZ[G] ESPIZENE CONTINU	Éthinylestradiol 20 µg + Drospirénone 3 mg : 21 cp. Prise continue : 24 cp. actifs + 4 cp. placebo

1. Risque accru d'hyperkaliémies et d'allongement de l'intervalle QT.
2. Pilules contenant un progestatif dérivé de la spironolactone (drospirénone), d'affinité faible pour les récepteurs aux androgènes et avec un effet anti-minéralocorticoïde, indiquées chez la femme ayant une acné, une séborrhée et/ou des symptômes prémenstruels par rétention hydrosodée (risque d'hyperkaliémie).

Pilules contraceptives contenant du diénogest (3)

Liste I-Non remboursé

MISOLFA OEDIEN	Éthinylestradiol 30 µg + Diénogest 2 mg

3. Pilule ayant l'AMM pour le traitement de l'acné modérée après échec de traitements topiques ou d'un traitement antibiotique oral chez les femmes optant pour un contraceptif oral.

Pilules contraceptives contenant de l'estradiol *Liste I-Non remboursé*

QLAIRA (4) et (5)	2 cp. : 3 mg de valérate d'estradiol ; 5 cp. : 2 mg de valérate d'estradiol + 2 mg de diénogest ; 17 cp. : 2 mg de valérate d'estradiol et 3 mg de diénogest ; 2 cp. : 1 mg de valérate d'estradiol ; 2 cp. blancs de placebo
ZOELY (6)	Estradiol 1,5 mg + Acétate de nomégestrol 2,5 mg

4. Première pilule contenant de l'estradiol associée à un dérivé 19 nor-testostérone dit de 4e génération, le diénogest, progestatif hybride dérivé du groupe estrane avec un 17α-cyanomethyl group lui conférant peu d'effet androgénique.
5. Pilule dont l'ordre des comprimés doit bien être respecté pendant la prise des 28 jours.
6. Deuxième pilule contenant de l'estradiol associé à un dérivé nor-pregnane.

* Voir propriétés générales, contre-indications, précautions d'emploi et interactions, pages précédentes.

Contraception hormonale (IV) : Œstro-progestatifs (IV)*

Patch contraceptif œstro-progestatif *Liste I-Non remboursé*

EVRA (1)	3 patchs (Éthinylestradiol 750 µg + Norelgestromine 6 mg)

1. *Cf.* les conditions d'emploi page précédente.
Ces patchs de 20 cm^2 délivrant chaque jour 20 µg d'éthinylestradiol et 150 µg de norelgestromine (métabolite actif du norgestimate) doivent être mis en place sur le bas de l'abdomen ou sur une fesse, laissés 1 semaine et renouvelés 3 semaines sur 4 (efficacité égale à celle des autres contraceptifs, sauf, peut-être, en cas de poids > 90 kg, mais tension mammaire plus fréquente, durée des règles un peu plus longue, réactions cutanées au site d'application dans 2 % des cas). Le risque thrombo-embolique est multiplié par 2 par rapport aux COC de 1re et 2e générations → pas d'utilisation en première intention.

Anneau vaginal contraceptif œstro-progestatif *Liste I-Non remboursé*

NUVARING[G] (2) ETORING ÉTONOGESTREL/ ÉTHINYLESTRADIOL[G] 120 µg/15 µg	1 anneau : Éthinylestradiol 2,7 mg (= 15 mg/24 h) + Étonogestrel 11,7 mg (= 120 mg/24 h) avec applicateur d'insertion

2. *Cf.* les conditions d'emploi page précédente.
Anneau vaginal inséré dans le vagin (comme un tampon vaginal) et laissé en place 3 semaines par mois, délivrant chaque jour 15 µg d'éthinylestradiol et 120 µg d'étonogestrel (métabolite actif du désogestrel), d'efficacité équivalente à celle des pilules minidosées, mais pouvant entraîner dans 5 à 6 % des cas des vaginites (pouvant être traitées par voie locale sans altérer l'efficacité). En cas d'expulsion accidentelle, l'anneau peut être rinçé à l'eau froide puis être réinséré immédiatement (l'efficacité est conservée s'il n'est pas laissé plus de 3 heures en dehors du vagin).
Effets indésirables généraux des œstro-progestatifs et risque thrombo-embolique au moins identique à la voie orale.

* Voir propriétés générales, contre-indications, précautions d'emploi et interactions, pages précédentes.

Contraception hormonale d'urgence (V) : Progestatifs pour contraception d'urgence

Contraception d'urgence par norstéroïde à forte dose

Remboursement 65 %-Coll-Délivrance possible sans ordonnance-Délivrance anonyme et gratuite pour les mineures

NORLEVO Lévonorgestrel[G] LEVOSOLO	1 cp. 1,5 mg	1 cp. *en une prise unique* (à répéter si vomissements dans les 3 heures suivantes)

Contre-indications
Aucune contre-indication absolue

Propriétés

- Progestatif de synthèse (norstéroïde) ayant, aux doses utilisées et dans les délais d'utilisation indiqués, un effet contraceptif par blocage de l'ovulation, voire aussi en empêchant l'implantation de l'œuf dans l'utérus
- Efficacité = 95 % des cas si prise dans les 24 heures après un rapport sexuel, 85 % si prise dans les 24 à 48 heures, 58 % si prise dans les 48 à 72 heures
- *Statut spécial : médicament délivrable gratuitement aux mineures* par les pharmacies, les infirmeries scolaires et les centres de planning familial, remboursé sur prescription médicale, mais aussi *en vente libre en pharmacie sans ordonnance*

Indications

- Contraception d'urgence à utiliser dans les 72 heures (efficacité maximale dans les 24 heures) suivant un rapport sexuel non protégé en période péri-ovulatoire

Effets indésirables

- Nausées (23 %), vomissements, plus rarement vertiges, asthénie, céphalées

Précautions d'emploi, mode d'emploi et interactions médicamenteuses

- Efficacité réduite si IMC élevé (risque de grossesse × 4,4 si IMC > 30)
- Utilisation déconseillée chez les femmes présentant un risque de grossesse ectopique (antécédents de salpingite et/ou de grossesse extra-utérine)
- Son activité androgénique n'a pas de conséquences cliniques lors de son emploi pour la contraception d'urgence de façon brève et occasionnelle, qui doit cependant rester exceptionnelle et en aucun cas se substituer à une contraception régulière
- Le traitement comporte la prise de 1 comprimé le plus tôt possible après le rapport sexuel non protégé (*au plus tard dans les 72 heures*) → en cas de vomissements dans les 3 heures suivantes, renouveler la prise *après un antiémétique si besoin*
- **En cas de nouveau rapport sexuel, une contraception locale est nécessaire jusqu'au retour des règles suivantes, qui surviennent en général à la date prévue**
- En cas de retard de règles de plus de 5 jours ou de saignements anormaux à la date des règles, faire un test de grossesse → en cas d'échec, les résultats d'études épidémiologiques permettent d'écarter, à ce jour, un risque malformatif (urogénital ou autre)
- ***Associations déconseillées*** : inducteurs enzymatiques (antiépileptiques, rifampicine, ritonavir, éfavirenz, griséofulvine, millepertuis…) qui réduisent la concentration de lévonorgestrel. Dans ces cas, utiliser un DIU au cuivre ou doubler la dose de lévonorgestrel

Contraception hormonale d'urgence (VI) : Autres hormones pour contraception d'urgence

Modulateur sélectif des récepteurs de la progestérone

Remboursement 65 %-Coll-Délivrance possible sans ordonnance-Délivrance anonyme et gratuite pour les mineures

ELLAONE Ulipristal acétate[G]	1 cp. pelliculé 30 mg	1 cp. *en une prise unique* (à répéter si vomissements dans les 3 heures suivantes)

Contre-indications
Grossesse existante ou suspectée Hypersensibilité à la substance active ou à l'un des excipients

Propriétés

- Modulateur sélectif des récepteurs de la progestérone entraînant une inhibition ou un retard de l'ovulation associés à des modifications de l'endomètre
- Efficacité : le taux de grossesse pour une contraception prise entre 0 et 72 heures est de 1,5 %. Pour une contraception utilisée entre 48 et 120 heures après un rapport sexuel non ou mal protégé, le taux de grossesses observé est de 2,1 %

Indications

- Contraception d'urgence à utiliser dans les 5 jours (efficacité maximale dans les 24 heures) suivant un rapport sexuel non protégé ou en cas d'échec d'une méthode contraceptive

Mode d'emploi

- Le traitement comporte la prise de 1 comprimé au milieu d'un repas le plus tôt possible après un rapport sexuel non protégé ou en cas d'échec d'une contraception. En cas de vomissements dans les 3 heures suivant la prise, renouveler la prise
- **En cas de nouveau rapport sexuel, une contraception locale est nécessaire jusqu'au retour des règles suivantes**

Effets indésirables

- Céphalées (17,5 %), nausées (12,2 %), douleur abdominale (11,7 %), plus rarement asthénie, vertiges, dysménorrhée, vomissements
- Aménorrhée : 80 % des femmes ont eu leurs règles à la date supposée avec ± 7 jours de décalage. Un retard de plus de 20 jours a été observé chez 5,1 % des femmes
- Kystes ovariens : asymptomatiques et réversibles dans la majorité des cas

Précautions d'emploi (à respecter en raison du manque de données cliniques)

- Adolescentes âgées de moins de 18 ans
- Femmes enceintes ou allaitantes
- Femmes atteintes d'asthme sévère, d'insuffisance rénale ou hépatique
- Utilisation répétée au cours du même cycle menstruel
- Utilisation simultanée d'inducteurs enzymatiques ou d'inhibiteur du CYP 3A4, de médicaments augmentant l'acidité gastrique ou de contraceptifs progestatifs
- Risques malformatifs mais expérience faible, risque d'avortement incomplet et de saignements importants, risque de grossesse extra-utérine
- Femme > 80 kg : diminution de l'efficacité

Contraception hormonale (VII) : Progestatifs microdosés en traitement continu

Micropilules progestatives (norstéroïdes)

ANTIGONE Désogestrel[G] (1) CLAREAL DESOPOP ELFASETTE OPTIMIZETTE *Liste I-65 %-Coll* CERAZETTE *Liste I-Non remboursé*	28 cp. 75 µg 84 cp. 75 µg	1 cp./jour en traitement continu sans interruption
MICROVAL Lévonorgestrel (2) *Liste I-65 %-Coll*	28 cp. 30 µg 84 cp. 30 µg	*Idem*
SLINDA Drospirénone (3) *Liste I-Non remboursé*	24 cp. 4 mg (blancs) + 4 cp. placebo (verts)	*Idem*

1. Le comprimé doit être pris *tous les jours sans interruption y compris pendant les règles*, en évitant un espacement des prises (*prendre chaque jour à la même heure*). Décalage jusqu'à 12 heures autorisé. En cas d'oubli, *utiliser simultanément une contraception locale* pendant les 2 semaines qui suivent (le risque d'inefficacité en cas d'oubli serait moindre avec le désogestrel, qui aurait une action anti-ovulatoire, et semblerait par ailleurs entraîner moins de saignements à long terme).
2. Pas plus de 3 heures de décalage dans la prise quotidienne.
3. Délai de retard de prise non disponible.

Contre-indications
Insuffisance hépato-cellulaire, hépatite, antécédents récents d'hépatite
Ictères chroniques héréditaires (maladie de Rotor et de Dubin-Johnson)
Cancer du sein ou cancer de l'utérus, suspicion de grossesse

Propriétés (taux d'échec sur un an = 0,3 à 8 %)

- Progestatifs de synthèse de type norstéroïde, ayant à faible dose en administration continue sans interruption une action contraceptive par un effet périphérique surtout : modifications de la glaire cervicale qui devient imperméable aux spermatozoïdes (effet maximal 4 heures après la prise, diminuant après 24 heures), ralentissement du transit tubaire de l'ovule (risque plus élevé de grossesse ectopique en cas d'échec) et inhibition de la nidation de l'œuf au niveau de l'endomètre, le blocage complet de l'activité ovarienne étant très inconstant (seulement 16 % des cas)
- Absorption digestive, métabolisation hépatique (hydroxylation, glycuro-conjugaison et sulfo-conjugaison), élimination urinaire et biliaire avec cycle entéro-hépatique

Indications

- Contraception orale sans œstrogènes, intéressante chez la femme *présentant unecontre-indication aux œstro-progestatifs* (allaitement, tabagisme chez la femme de plus de 35 ans, diabète, hyperlipidémie, obésité, hypertension artérielle, cardiopathie thrombogène ou décompensée, insuffisance rénale, lupus érythémateux disséminé) ou *présentant une contre-indication aux stérilets* (cardiopathie valvulaire, maladies hémorragiques, nulliparité)

Effets indésirables

- Modifications de la fonction ovulatoire (anovulation et/ou kystes fonctionnels ovariens) responsables de spotting et d'irrégularités menstruelles (10 à 30 % des cas après 2 à 3 mois), diminution des règles (constante), aménorrhée (une grossesse doit être alors recherchée, car elle a un risque plus élevé d'être ectopique à cause du ralentissement du transit tubaire de l'ovule induit par ces contraceptifs)
- Manifestations d'hyperœstrogénie relative : mastodynies, œdèmes cycliques, douleurs pelviennes (rechercher dans ce dernier cas une éventuelle grossesse extra-utérine)

Précautions d'emploi

- Bilan clinique initial puis surveillance gynécologique périodique : examen des seins et de l'utérus, frottis cervico-vaginaux
- Faire un test de grossesse ou une échographie en cas d'aménorrhée prolongée
- *Utilisation à éviter* chez la femme ayant des manifestations d'hyperœstrogénie relative (dystrophie ovarienne, mastodynies, mastopathie bénigne, hyperplasie endométriale, fibromes utérins) ou des antécédents de grossesse extra-utérine ou de salpingite ou de prurit ou d'ictère gravidique
- *Suspendre le traitement* en cas de récidive d'ictère ou de prurit chez la femme ayant des antécédents d'ictère ou de prurit gravidique
- Adjoindre un contraceptif local pendant 14 jours *en cas d'oubli de plus de 12 heures* (désogestrel) et de 3 heures pour les autres molécules

Interactions médicamenteuses

- ***Associations contre-indiquées*** : rétinoïdes (utiliser une pilule œstro-progestative car les rétinoïdes peuvent réduire l'effet contraceptif des progestatifs mini-dosés)
- ***Associations déconseillées*** : inducteurs enzymatiques (barbituriques, phénytoïne, carbamazépine, griséofulvine, modafinil, rifampicine, rifabutine, millepertuis, antirétroviraux)
- *Associations à utiliser avec précaution* : colestyramine (intervalle de 2 heures entre les prises orales), lansoprazole (inducteur enzymatique faible)

Contraception hormonale (VIII) : Progestatifs en implant SC à très longue durée d'action

Contraceptifs progestatifs en implant sous-cutané *Liste I-65 %-Coll*

NEXPLANON (1) Étonogestrel	1 bâtonnet à 68 mg (L = 40 mm, Ø = 2 mm) à retirer après 3 ans	Implant **SC** à retirer dès que la femme le désire (et dans tous les cas après 3 ans)

1. Doit être mis en place par un praticien expérimenté (formation spécifique) en raison du risque de migration vasculaire thoracique (plus de 30 cas identifiés en 2019). La présence de sulfate de baryum dans l'implant facilite sa localisation par une simple radiographie.

Contre-indications

Grossesse (masculinisation non exclue d'un fœtus femelle) et allaitement
Accident thrombo-embolique veineux évolutif, hypertension artérielle non contrôlée
Tumeurs progestatives-dépendantes, hémorragies génitales non étiquetées
Affection hépatique sévère

Propriétés et indications (taux d'échec ≈ 0,05 % à 3 ans)

- Progestatif en implant à longue durée d'action, ayant un effet contraceptif par blocage de l'ovulation, modifications de la glaire cervicale et atrophie de l'endomètre, indiqué pour la contraception chez la femme quand la contraception par stérilet ou contraceptif oral ou local est impossible, ou si la femme souhaite ne plus penser à sa contraception tout en ayant un contraceptif fiable (efficacité considérée comme *pratiquement absolue* sur 3 ans si le poids est normal et sur 2 ans chez les patientes obèses)

Effets indésirables

- Saignements moins fréquents (50 %) ou plus fréquents (9 %) au cours du 1er trimestre, saignements prolongés (28 % au 1er trimestre, 10 % au 24e mois), aménorrhée (24 %), prise de poids (15 à 37 %), acné (15 %), seins douloureux (9 %), céphalées (8,5 %)
- Fréquence < 5 % : douleurs abdominales, baisse de la libido, sensations vertigineuses, instabilité émotionnelle, humeur dépressive, alopécie
- Rares : augmentation de la pression artérielle, migration vasculaire thoracique
- Locaux, lors de l'insertion et/ou du retrait : ecchymoses, irritation locale, douleurs et/ou prurit, voire occasionnellement cicatrice

Précautions d'emploi et interactions médicamenteuses

- Bilan clinique initial puis surveillance régulière (tension artérielle, poids, bilan lipidique et glucidique, examen gynécologique et des seins avec frottis cervico-vaginaux)
- L'implantation (sous anesthésie locale) sera faite par un praticien familiarisé avec cette technique, en haut de la face interne du bras du côté non dominant, dans le sillon entre le biceps et le triceps : implanter entre J1 et J5 d'un cycle menstruel, ou le lendemain de la dernière prise d'un contraceptif oral, ou juste après une IVG, ou dans la 4e semaine après un accouchement. Vérifier que l'on peut palper l'implant sous la peau
- Vérifier l'absence de grossesse en cas d'aménorrhée et/ou douleurs abdominales
- Utiliser avec prudence en cas d'antécédents d'IDM ou infarctus cérébral ou accident thrombo-embolique, angor, diabète, chloasma
- ***Associations défavorables*** : inducteurs enzymatiques, comme pour toute contraception hormonale (*cf.* contraception œstro-progestative)

Contraception hormonale (IX) : Progestatifs injectables en IM à longue durée d'action

Contraceptifs progestatifs injectables par voie IM *Liste I-65 %-Coll*

DÉPO-PROVERA Médroxyprogestérone (noyau prégnane)	1 amp. 3 ml = 150 mg	Injection **IM** profonde : 1 ampoule tous les 3 mois

Contre-indications
Grossesse (masculinisation non exclue d'un fœtus femelle) et allaitement
Insuffisance hépato-cellulaire, hépatite, antécédents récents d'hépatite
Ictères chroniques héréditaires (maladie de Rotor et de Dubin-Johnson)
Antécédents d'ictère ou de prurit gravidiques, hypertension artérielle non contrôlée
Antécédents ou manifestations thrombo-emboliques artérielles ou veineuses
Cancers du sein ou de l'endomètre, hémorragies génitales non étiquetées
Dystrophies ovariennes polykystiques, mastopathies bénignes

Propriétés et indications (taux d'échec sur un an = 0,3 à 3 %)

- Progestatif injectable à longue durée d'action, ayant un effet contraceptif par blocage de l'ovulation, modifications de la glaire cervicale et atrophie de l'endomètre, indiqué pour la contraception chez la femme quand la contraception par stérilet ou contraceptif oral ou local est impossible (utilisé à grande échelle dans les pays en voie de développement), l'efficacité étant un peu inférieure à celle des œstro-progestatifs *per os*

Effets indésirables

- Spotting et métrorragies (> 70 %) surtout au début, puis aménorrhée secondaire (50 à 70 %) réversible en 6 à 12 mois (vérifier l'absence de grossesse avant l'injection)
- Prise de poids (0,5 à 4 kg), acné, séborrhée, hypertrichose, chloasma, mastodynie, diminution de la libido, nausées, céphalées, sensations vertigineuses, aggravation des états dépressifs, ictère cholestatique
- Diminution possible du HDL cholestérol et de la tolérance aux hydrates de carbone

Précautions d'emploi

- Bilan clinique initial puis surveillance régulière (tension artérielle, poids, bilan lipidique et glucidique, examen gynécologique et des seins avec frottis cervico-vaginaux)
- Les progestatifs à noyau prégnane sont mieux tolérés que les norstéroïdes
- La première injection sera faite entre le 1er et le 5e jour d'un cycle menstruel
- Vérifier l'absence de grossesse en cas d'aménorrhée et/ou douleurs abdominales
- Utiliser avec prudence si ATCD d'IDM ou d'infarctus cérébral, angor, diabète
- Ce type de contraception est contre-indiqué chez la femme à risque vasculaire en raison de l'augmentation du risque de thrombose veineuse (× 3 par rapport aux femmes non utilisatrices)

Interactions médicamenteuses

- ***Associations défavorables*** : inducteurs enzymatiques (rifampicine, rifabutine, phénobarbital, carbamazépine, phénytoïne, griséofulvine, modafinil, millepertuis, antirétroviraux)

Antiprogestérone et prostaglandines : IVG médicamenteuse

Mifépristone[G] ou RU-486

Liste I-65 %-Coll-Réservé à l'usage professionnel des médecins et centres habilités

MIFÉGYNE	1 cp. 600 mg 3 ou 30 cp. 200 mg	Interruption volontaire de la grossesse avant le 63e jour d'aménorrhée : (1) 600 mg en 1 seule prise (+ 400 µg de misoprostol *per os* 36 à 48 heures après) *Autres indications* (2)

1. *Interruption volontaire de la grossesse* : la prescription et l'administration de mifépristone peuvent être faites par tout médecin, hospitalier ou en ville, aux conditions suivantes : *première consultation* avant le 42e jour d'aménorrhée en raison du délai légal de réflexion de 7 jours et *consultation de contrôle obligatoire* dans les 8 à 12 jours suivant la prise, avec un dosage de bêta-HCG plasmatique et éventuellement une échographie pelvienne pour vérifier l'expulsion complète et l'arrêt des métrorragies (car leur persistance doit faire rechercher une rétention ovulaire ou une GEU passée inaperçue). La prise orale de mifépristone, effectuée en présence du médecin et associée si besoin à la prévention anti-D, *sera suivie obligatoirement après 36 à 48 heures de l'administration d'un analogue des prostaglandines* (*400 µg de misoprostol par voie orale*, plutôt que 1 mg de géméprost par voie vaginale, les ovules de géméprost à 1 mg paraissant trop dosés car provoquant plus fréquemment des douleurs abdominales) : cette association permet d'obtenir un taux de succès (grossesse interrompue et expulsée) de 95 à 98,7 % pour les grossesses de moins de 50 jours d'aménorrhée (contre 80 % si on utilisait la mifépristone sans prostaglandines).
2. *Autres indications* :
   - Préparation à l'action des prostaglandines lors des interruptions de grossesse pour raison thérapeutique (pour réduire les doses de prostaglandines nécessaires à l'expulsion).
   - Induction du travail lors des grossesses interrompues (mort fœtale *in utero*).
   - Préparation du col utérin avant IVG par aspiration (200 mg en 1 prise 36 à 48 heures avant l'IVG).

Contre-indications

Toutes indications : insuffisance surrénale, allergie aux produits, asthme sévère non contrôlé, porphyrie héréditaire
Interruption de grossesse : grossesse non confirmée, grossesse de 84 jours d'aménorrhée et plus, suspicion de grossesse extra-utérine
Contre-indication à l'analogue de prostaglandine utilisé

Propriétés

- Dérivé de la noréthindrone (19 norstéroïde) substitué en 11-ß, ayant une action anti-progestérone à dose ≥ 1 mg/kg, par antagonisme compétitif au niveau des récepteurs tissulaires de la progestérone (affinité 5 fois plus forte que celle de la progestérone), qui déclenche un avortement en altérant le chorion et en le séparant du tissu décidual avec chute d'HCG et lutéolyse secondaire (expulsion favorisée par le ramollissement du col et l'augmentation des contractions du myomètre par les prostaglandines). La mifépristone a par ailleurs une action anti-glucocorticoïde à forte dose (≥ 4,5 mg/kg)
- Absorption digestive incomplète (biodisponibilité de 70 %), liaison forte aux protéines plasmatiques (98 %), pic plasmatique atteint en 90 minutes, métabolisation hépatique en dérivés d'activité plus faible, élimination par les urines (10 %) et les fèces (90 %), demi-vie d'élimination de 18 heures

Indications (*cf.* ci-contre les autres indications potentielles)

- Interruption volontaire de grossesse : alternative à l'IVG par aspiration utérine pour l'interruption médicale des grossesses intra-utérines avant le 50e jour d'aménorrhée, en association au misoprostol administré 36 à 48 heures plus tard

Effets indésirables

- *Liés à la mifépristone* : douleurs pelviennes modérées pendant 1 heure environ (80 %), métrorragies d'abondance comparable à celle des règles durant 9 à 10 jours, rarement métrorragies prolongées pendant plus de 12 jours en l'absence de rétention ovulaire (5 %), nausées (43 %), vomissements (17 %), diarrhée (14 %), céphalées, éruptions cutanées allergiques
- *Échec de la méthode* (≤ 5 %) : expulsion incomplète, métrorragies excessives ou échec complet → IVG instrumentale (car tératogène chez le lapin)

Précautions d'emploi

- Prudence si facteurs de risque cardio-vasculaire → accidents accrus
- Nécessité d'une ablation préalable du DIU en cas de grossesse sur stérilet et d'une *prévention d'une éventuelle immunisation Rhésus lors de la première consultation*
- Déconseillé en cas d'insuffisance rénale ou hépatique, de diabète insulino-dépendant

Interactions médicamenteuses

- ***Associations déconseillées*** : AINS (antagonisme des prostaglandines), inducteurs enzymatiques (carbamazépine, griséofulvine, phénobarbital, primidone, phénytoïne, rifampicine, rifabutine, modafinil, millepertuis)

Œstrogènes (I) :
Œstrogénothérapie substitutive (I)

Patchs œstrogéniques et gels : Estradiol 17 bêta (1) *Liste II-65 %-Coll*

ESTRÉVA GEL OESTRODOSE	Estréva = délivre 0,5 mg par pression Œstrodose = délivre 0,75 mg par pression	Gel à appliquer sur une large surface (avant-bras, cuisses, mais pas sur les seins) : 0,5 à 1,5 mg d'estradiol/jour (jusqu'à 3 mg/jour si besoin) 21 à 25 jours par mois
DÉLIDOSE	28 sac. de gel à 0,5 mg/0,5 g ou 1 mg/1 g	*Idem*
DERMESTRIL Septem FEMSEPT THAÏS SEPT	4 patchs délivrant : 25 µg/24 h, 50 µg/24 h, 75 µg/24 h ou 100 µg/24 h	Coller 1 patch, à renouveler **1 fois par semaine** 21 à 25 jours par mois (2)
ESTRAPATCH	4 patchs délivrant : 40 µg/24 h, 60 µg/24 h ou 80 µg/24 h	*Idem*
DERMESTRIL ŒSCLIM THAÏS VIVELLEDOT	8 patchs délivrant : 25 µg/24 h, 37,5 µg/24 h, 50 µg/24 h, 75 µg/24 h ou 100 µg/24 h	Coller 1 patch, à renouveler **2 fois par semaine** 21 à 25 jours par mois (2)

1. L'œstrogénothérapie percutanée, préférable à l'œstrogénothérapie orale, est intéressante mais à discuter au cas par cas après la ménopause, et uniquement si on lui associe de la progestérone ou un progestatif non androgénique au moins 12 jours par mois (pour prévenir un cancer endométrial), chez les femmes non hystérectomisées. Elle entraîne une suppression des bouffées de chaleur (dans 90 % des cas), une amélioration des troubles liés à l'atrophie vaginale, des troubles mictionnels, des troubles cutanés.
2. Patchs à coller sur une zone du tronc sans pli (bas du dos, région lombaire, abdomen… mais pas sur les seins) : on recommande de commencer avec un patch à 50 µg d'estradiol/24 h, puis d'adapter la dose au cas par cas, en fonction des signes d'hyper ou d'hypo-œstrogénie.

Contre-indications
Absolues : Accident thrombo-embolique veineux en évolution Accident thrombo-embolique artériel (coronarien, cérébral...) Cancers du sein, de l'utérus ou de l'ovaire, hémorragies génitales Atteinte hépatique sévère, hypersensibilité à l'un des composants, lupus **Relatives** : Cardiopathie emboligène, antécédent thrombo-embolique veineux récent

Propriétés

- Œstrogénothérapie générale par voie percutanée, utilisant l'estradiol 17 bêta naturel, reproduisant les effets des œstrogènes endogènes au niveau de leurs organes cibles : ce type d'œstrogénothérapie permet d'éviter le système porte et l'inondation hépatique en œstrogènes inhérente à l'œstrogénothérapie orale (et donc de réduire leurs effets indésirables sur les facteurs de la coagulation liés au risque thrombogène)
- Absorption partielle par voie percutanée, diffusion systémique lente, taux plasmatique moyen d'estradiol de 80 pg/ml avec les gels et de 25 à 75 pg/ml selon leurs dosages avec les systèmes adhésifs, métabolisation hépatique, élimination urinaire

Indications (associer un progestatif non androgénique)

- Œstrogénothérapie substitutive après ménopause, ovariectomie ou dans l'insuffisance ovarienne primitive ou hypothalamo-hypophysaire

Effets indésirables

- Signes d'hyperœstrogénie : tension des seins, nausées, irritabilité, jambes lourdes
- Signes d'hypo-œstrogénie : bouffées de chaleur et sécheresse vaginale persistantes, céphalées, frilosité, douleurs articulaires
- Divers : métrorragies (à explorer), chloasma, mélasma, exacerbation d'une comitialité
- *Rares, essentiellement avec l'œstrogénothérapie orale, mais imposant l'arrêt* : accident cardio-vasculaire ou thrombo-embolique, ictère cholestatique, mastopathie bénigne, tumeur utérine, adénome hépatique, galactorrhée (recherche d'adénome à prolactine)
- Avec les patchs : possibilité de décollement (5 à 15 %), d'érythème local (5 à 30 %)
- *Risque carcinologique* lié à l'administration d'un traitement œstro-progestatif (effet de classe) : tumeurs œstrogénodépendantes bénignes ou malignes, essentiellement mammaires. Risque de pathologies endométriales si la durée du traitement progestatif n'est pas suffisante (12 jours au moins par mois)

Précautions d'emploi

- Bilan préalable puis annuel (examen clinique, frottis cervico-vaginaux tous les 2 à 3 ans, bilan lipido-glucidique) + mammographie tous les 2 ans, puis tous les ans examen clinique pelvien et mammaire
- L'œstrogénothérapie sera administrée 25 jours par mois, *en association systématiquea-vec un progestatif non androgénique* (au moins 12 jours par mois si la femme est non hystérectomisée)
- Interrompre le traitement en cas d'effets indésirables graves (*cf.* ci-dessus), d'alitement prolongé et 1 mois avant une intervention chirurgicale programmée
- Utiliser avec prudence si obésité, diabète, hypertriglycéridémie, HTA, endométriose, fibrome utérin, tumeur bénigne du sein, tumeur hypophysaire à prolactine, insuffisance rénale, porphyries, épilepsie, cholestase ou prurit gravidiques, troubles hépatiques, otospongiose, tabagisme, ATCD familiaux de cancer du sein

Interactions médicamenteuses (mal connues par voie percutanée)

- ***Associations défavorables*** : inducteurs enzymatiques (barbituriques, phénytoïne, carbamazépine, griséofulvine, modafinil, rifampicine, rifabutine, antirétroviraux)
- *Associations à utiliser avec précaution* : ciclosporine (réduction de son catabolisme), flunarizine (risque de galactorrhée), lansoprazole (inducteur enzymatique faible)

Œstrogènes (II) :
Œstrogénothérapie substitutive (II)

Œstroprogestatifs *per os* à visée substitutive *Liste I-65 %-Coll*

ACTIVELLE Estradiol = 1 mg + Noréthistérone = 0,5 mg (1)	28 cp. (association)	1 cp./jour en continu
ANGELIQ[G] Estradiol = 1 mg + Drospirénone = 2 mg (2)	28 cp. (association)	1 cp./jour en continu (THS sans règles)
CLIMASTON Estradiol (E) + Dydrogestérone (D) (2)	28 cp. E 0,5 mg + D 2,5 mg *Non remboursé* 28 cp. E 1 mg + D 5 mg --- 14 cp. E 1 mg + 14 cp. E 1 mg + D 10 mg --- 14 cp. E 2 mg + 14 cp. E 2 mg + D 10 mg	1 cp./jour en continu (TSH sans règles)
CLIMENE Estradiol = 2 mg + Cyprotérone = 1 mg (2) (3)	11 cp. (œstrogène) +10 cp. (association)	1 cp./jour × 21 jours par mois
DIVINA Estradiol = 2 mg + Médroxyprogestérone = 10 mg (2)	11 cp. (œstrogène) + 10 cp. (association)	1 cp./jour × 21 jours par mois
DUOVA 1 mg/2,5 ou 1 mg/5 ou 2 mg/5 Estradiol = 1 ou 2 mg + Médroxy-progestérone = 2,5 ou 5 mg (2)	28 cp. (association)	1 cp./jour (THS sans règles)
KLIOGEST Estradiol = 2 mg + Noréthistérone = 1 mg (1)	28 cp. (association)	1 cp./jour en continu
NOVOFEMME Estradiol = 1 mg + Noréthistérone = 1 mg (1)	12 cp. (œstrogène) + 16 cp. (association)	1 cp./jour en continu
TRISEQUENS Estradiol = 2 mg + Noréthistérone = 1 mg (1)	12 cp. (œstrogène) + 10 cp. (association) + 6 cp. (œstrogène)	1 cp./jour en continu

1. Progestatif de type norstéroïde ayant des effets androgéniques et métaboliques indésirables.
2. Progestatifs intéressants car dépourvus d'effets androgéniques indésirables.
3. Contre-indiqué si antécédent de méningiome.

Contre-indications
Absolues : Atteinte hépatique sévère, hypersensibilité à l'un des composants
Accident thrombo-embolique veineux ou antécédent thrombo-embolique
Accident thrombo-embolique artériel (coronarien, cérébral...)
Cancers du sein, de l'utérus ou de l'ovaire
Hémorragies génitales non diagnostiquées
Atteinte hépatique sévère, hypersensibilité à l'un des composants, lupus
Climène : antécédent de méningiome
Relatives : Cardiopathie emboligène

Propriétés

- Œstrogénothérapie générale par voie orale, reproduisant les effets des œstrogènes endogènes au niveau de leurs organes cibles, *cependant l'œstrogénothérapie substitutive percutanée est préférable* car l'administration orale d'œstrogènes (résorption digestive avec inondation hépatique en œstrogènes) induit des perturbations hépatiques augmentant le risque thrombo-embolique

Indications (associer un progestatif non androgénique)

- Œstrogénothérapie substitutive après ménopause, ovariectomie ou dans l'insuffisance ovarienne primitive ou hypothalamo-hypophysaire

Effets indésirables

- Signes d'hyperœstrogénie : tension des seins, nausées, irritabilité, jambes lourdes
- Signes d'hypo-œstrogénie : bouffées de chaleur et sécheresse vaginale persistantes, céphalées, frilosité, douleurs articulaires
- Divers : métrorragies (à explorer), chloasma, mélasma, exacerbation d'une comitialité
- *Rares, mais imposant l'arrêt* : accident cardio-vasculaire ou thrombo-embolique, ictère cholestatique, mastopathie bénigne, tumeur utérine, adénome hépatique, galactorrhée (recherche d'adénome à prolactine)
- *Risque carcinologique* lié à l'administration d'un traitement œstro-progestatif (effet de classe) : tumeurs œstrogénodépendantes bénignes ou malignes, essentiellement mammaires. Risque de pathologies endométriales si la durée du traitement progestatif n'est pas suffisante (12 jours au moins par mois)

Précautions d'emploi

- Bilan préalable puis annuel (examen clinique, frottis cervico-vaginaux tous les 2 à 3 ans, bilan lipido-glucidique) + mammographie tous les 2 ans, puis tous les ans examen clinique
- Administration en règle générale 3 semaines sur 4, *en association systématique avecun progestatif non androgénique au moins 12 jours par mois chez la femme non hystérectomisée si forme non combinée*
- Interrompre le traitement en cas d'effets indésirables graves (*cf.* ci-dessus), d'alitement prolongé et 1 mois avant une intervention chirurgicale programmée
- Utiliser avec prudence si obésité, diabète, hypertriglycéridémie, HTA, endométriose, fibrome utérin, tumeur bénigne du sein, tumeur hypophysaire à prolactine, insuffisance rénale, porphyries, épilepsie, cholestase ou prurit gravidiques, troubles hépatiques, otospongiose, tabagisme, ATCD familiaux de cancer du sein

Interactions médicamenteuses

- ***Associations défavorables*** : inducteurs enzymatiques (barbituriques, phénytoïne, carbamazépine, griséofulvine, modafinil, rifampicine, rifabutine, millepertuis, antirétroviraux)
- *Associations à utiliser avec précaution* : ciclosporine (réduction de son catabolisme), colestyramine (respecter un intervalle de 3 heures entre les prises orales), flunarizine (risque de galactorrhée), lansoprazole (inducteur enzymatique faible)

Œstrogènes (III) : Œstrogénothérapie substitutive (III)

Patchs œstro-progestatifs (1) *Liste I-65 %-Coll*

FEMSEPTCOMBI	2 patchs délivrant 50 µg d'estradiol/24 h + 2 patchs délivrant 50 µg d'estradiol/24 h avec 10 µg/24 h de lévonorgestrel	Coller 1 patch, à renouveler **1 fois par semaine en traitement continu** (œstrogène seul × 15 jours puis association × 15 jours)
FEMSEPTEVO	4 patchs délivrant 50 µg d'estradiol/24 h + 10 µg/24 h de lévonorgestrel	Coller 1 patch, à renouveler **1 fois par semaine en traitement continu** (= THS sans règles)

1. *Cf.* page précédente les conditions d'emploi de l'œstrogénothérapie percutanée. Ces associations permettent d'éviter la prise nécessaire et indispensable de progestatif par voie orale au moins 12 jours par mois.

Œstrogènes par voie orale (2) *Liste II-65 %-Coll ou Non remboursé (NR)*

ESTROFEM *NR* OROMONE PROGYNOVA *NR* PROVAMES	Estradiol	28 cp. 1 mg ou 2 mg 28 cp. 1 mg ou 2 mg 28 cp. 1 mg ou 2 mg 30 cp. 1 mg ou 28 cp. 2 mg	1 à 2 mg/jour × 21 jours par mois
PHYSIOGINE Estriol (3)		30 cp. séc. 1 mg	0,5 à 1 mg/jour × 21 jours par mois

2. Œstrogènes devant être associés à un progestatif non androgénique au moins 12 jours par mois (*cf.* les conditions d'emploi page suivante) : cependant, l'œstrogénothérapie substitutive par voie percutanée est préférable (*cf.* pages précédentes).
3. Œstrogène naturel peu puissant, ayant surtout un effet trophique sur le vagin et la vulve, sans action sur l'endomètre, utilisable dans les troubles trophiques locaux par carence œstrogénique (sécheresse vaginale, prurit, dyspareunie, vaginite atrophique, retard de cicatrisation vulvo-vaginal) et dans les stérilités liées à une insuffisance de la glaire cervicale.

Œstrogènes (IV) :
Œstrogénothérapie substitutive (IV)

Œstrogènes par voie vaginale *Liste II-30 %-Coll*

COLPOTROPHINE Ovules, Crème Promestriène	20 cap. gyn. 10 mg Crème gynécologique à 1 % : tube de 30 g	1 cap. gyn. × 2 à 3 fois/semaine ou 1 à 2 applications/jour (crème) en cures de 20 jours
TROPHIGIL FLORGYNAL Estriol	14 cap. gyn. 200 µg (+ Progestérone 2 mg)	1 à 2 cap. gyn. × 2 à 3 fois/semaine
GYDRELLE TROPHICRÈME *Idem*	Crème gynécologique à 0,1 % : 30 g + applicateur délivrant 1 mg par dose	1 dose/jour pendant 2 à 3 semaines, puis 2 fois/semaine
PHYSIOGINE Ovules PHYSIOGINE Crème BLISSEL Crème *Idem*	15 ovules 0,5 mg Crème gynécologique à 0,1 % : 15 g + applicateur délivrant 0,5 mg par dose	1 ovule ou 1 dose/jour pendant 2 à 3 semaines, puis 2 fois/semaine

Contre-indications

Cancers œstrogénodépendants évolutifs ou guéris
Métrorragies d'étiologie non diagnostiquée
Grossesse et allaitement

Propriétés

- Œstrogènes naturels peu puissants, ayant un effet trophique avant tout local (vagin et vulve)

Indications

- Affections vulvo-vaginales secondaires à la carence œstrogénique de la ménopause (sécheresse vaginale, dyspareunie, prurit, vaginite atrophique, troubles atrophiques de la vulve, du vestibule ou de l'anneau vaginal, retards de cicatrisation vulvo-vaginaux)

Effets indésirables

- Très rarement : irritation ou prurit locaux, mastodynie (troubles transitoires en début de traitement)

Précautions d'emploi

- Bilan préalable (examen clinique, frottis cervico-vaginaux tous les 2 à 3 ans, bilan lipido-glucidique) + mammographie tous les 2 ans, puis tous les ans examen clinique pelvien et mammaire

Œstrogènes (V) :
Œstrogénothérapie substitutive (V)

Œstrogènes par voie vaginale (anneau) *Liste I-Non remboursé-Coll*

ESTRING Estradiol	Système de diffusion à 2 mg Anneau vaginal	Anneau vaginal pendant 90 jours

Contre-indications

Accident thrombo-embolique veineux en cours ou antécédent d'accident thrombotique
Affection artérielle et cardio-vasculaire récente ou en cours
Anomalies de l'hémostase à risque thrombotique
Présence ou antécédents d'affection hépatique sévère, en l'absence de normalisation des tests fonctionnels hépatiques
Présence ou antécédents de tumeurs hépatiques (bénignes ou malignes)
Tumeurs malignes hormono-dépendantes connues ou suspectées
Saignement vaginal d'origine inconnue
Hyperplasie de l'endomètre non traitée
Porphyrie
Hypersensibilité à la substance active ou à l'un des excipients

Propriétés

- Œstrogène naturel ayant un effet trophique essentiellement local (vagin et vulve) délivrant environ 7,5 µg par 24 heures de 17 béta-estradiol pendant 3 mois

Indication

- Traitement de la vaginite atrophique (due à un déficit en œstrogène)

Effets indésirables

- Les effets indésirables suivants ont été rapportés dans les essais cliniques :
- Infections des voies urinaires, infection vaginale, gêne au niveau de la vessie
- Douleurs abdominales basses, gêne abdominale
- Prurit généralisé, hyperhidrose

Précaution d'emploi

- À n'utiliser que sous surveillance médicale
- Ne doit être initié que si les symptômes ont un impact favorable sur la qualité de vie
- Interrompre le traitement en cas de survenue d'apparition de symptômes ou en cas de suspicion d'un accident thrombotique artériel ou veineux ainsi qu'en cas d'apparition de tumeurs hormono-dépendantes ou hépatiques
- Évaluation du rapport bénéfice/risque annuel
- Examen médical avant de débuter le traitement (examen clinique, frottis cervico-vaginal tous les 3 ans, mammographie tous les 2 ans)
- Traitement non adapté aux femmes ayant un prolapsus important

Interactions médicamenteuses

- En raison de l'administration locale (vaginale) et des très faibles taux d'estradiol administré, la survenue d'interactions médicamenteuses est très peu probable

Autres hormones sexuelles et modulateurs de la fonction génitale

Prastérone par voie vaginale *Liste I-Non remboursé*

INTRAROSA	28 ovules à 6,5 mg et 6 applicateurs	1 ovule/jour (1)

1. Réévaluation du rapport bénéfice/risque à 6 mois, puis à renouveler.

Contre-indications

Saignement génital non diagnostiqué
Cancer du sein connu ou suspecté ou antécédent de cancer du sein
Tumeurs malignes œtrogéno-dépendantes connues ou suspectées
Hyperplasie endométriale non traitée
Affection hépatique aiguë ou antécédents d'affection hépatique tant que les résultats des tests hépatiques ne sont pas normalisés
Antécédents ou présence d'accident thrombo-embolique veineux (thrombose veineuse profonde, embolie pulmonaire)
Thrombophilies biologiques connues
Accident thrombo-embolique artériel récent ou en évolution
Porphyrie
Hypersensibilité à la substance active ou à l'un des excipients

Propriétés

- Déhydraépiandrostérone (DHEA), identique à la DHEA humaine endogène qui est converti en œstrogènes et androgènes

Indications

- Traitement de l'atrophie vulvo-vaginale chez la femme ménopausée ayant des symptômes modérés à sévères

Effets indésirables

- Perte vaginale
- Modification du frottis cervico-vaginal (ASCUS ou LGSIL)
- Polypes cervicaux ou utérins
- Nodule mammaire
- Fluctuation du poids
- En raison des conversions en œstrogènes, les mêmes risques que ceux du traitement hormonal de ménopause pourraient potentiellement s'appliquer

Précautions d'emploi

- L'utilisation d'Intrarosa doit être évitée avec un préservatif, un diaphragme ou une cape cervicale en latex, car le matériau peut être endommagé par la préparation

Interactions médicamenteuses

- L'utilisation concomitante avec un traitement hormonal de ménopause (œstrogènes seuls ou combinés, ou traitement avec androgènes) ou avec des œstrogènes par voie vaginale n'a pas été étudiée et n'est donc pas recommandée

Progestatif avec action œstrogénique : Œstrogénothérapie substitutive

Tibolone[G] *Liste I-Non remboursé*

LIVIAL TIBOLONE	28 cp. 2,5 mg	A. 2,5 mg/jour

Contre-indications
Hypersensibilité au produit ou à l'un des composants Tumeurs malignes hormono-dépendantes dont cancer du sein, de l'endomètre ou de l'ovaire Hémorragies génitales non diagnostiquées Troubles hépatiques sévères Thrombose veineuse en évolution, maladie thrombo-embolique Accident trombo-artériel (notamment coronarien ou cérébral) Antécédent thrombo-embolique veineux, cardiopathies emboligènes Lupus, porphyrie Grossesse (masculinisation non exclue d'un fœtus femelle) et allaitement

Propriétés

- Stéroïde de synthèse à effet progestatif et dont 2 métabolites hydroxylés ont un effet œstrogénique sur les bouffées de chaleur, la sécheresse vaginale, le tractus génito-urinaire et la perte osseuse post-ménopausique, mais n'ayant pas d'avantage prouvé sur les associations œstro-progestatives, ni en terme d'efficacité, ni en terme d'effets indésirables cancérologiques au niveau du sein, de l'utérus ou de l'ovaire
- Absorption digestive rapide, métabolisme hépatique rapide, élimination principalement biliaire et fécale sous forme de métabolites, demi-vie d'élimination de 5 à 10 heures

Indications

- Traitement hormonal des symptômes de déficit en œstrogènes chez les femmes ménopausées depuis plus d'un an

Effets indésirables

- Occasionnels (surtout dans les premiers mois) : saignements irréguliers, spottings, écoulements vaginaux, mastodynies, douleurs abdominales
- Ballonnements, constipation, nausées, céphalées, migraines, troubles visuels, œdèmes, vertiges, prise de poids, hirsutisme, acné, chute de cheveux, modifications de la libido, prurit, rash cutané
- Imposant l'arrêt immédiat : accident cardio-vasculaire ou thrombo-embolique ou AVC, ictère, saignements ou spottings persistants (à explorer), réactions allergiques, cancer du sein, de l'utérus ou de l'ovaire

Précautions d'emploi

- Bilan clinique initial puis surveillance régulière (tension artérielle, poids, bilan lipidique et glucidique, examen gynécologique et des seins avec frottis cervico-vaginaux)
- Utiliser avec prudence si antécédents familiaux d'accident thrombo-embolique, obésité, diabète, HTA, épilepsie, migraines, tumeur bénigne du sein, endométriose, hyperplasie de l'endomètre, porphyrie, tumeur à prolactine, affections hépatiques, insuffisance rénale, otospongiose, antécédents familiaux de cancer du sein ou de l'endomètre
- Interrompre le traitement en cas d'effets indésirables graves (*cf.* ci-dessus), d'alitement prolongé et 2 mois avant une intervention chirurgicale programmée

Interactions médicamenteuses

- *Associations à utiliser avec précaution* : antivitamines K (risque de potentialisation)

Progestérone et dérivés proches

Formes orales *Liste I-65 %-Coll*

DUPHASTON Dydrogestérone	10 cp. séc. 10 mg	20 mg/jour en 2 prises, du 16e au 25e jour du cycle
UTROGESTAN Progestérone micronisée[G] ESTIMA PROGESTAN	30 cap. molles orales ou vaginales à 100 mg 15 cap. molles orales ou vaginales à 200 mg	200 mg/jour *de préférence le soir*, du 16e au 25e jour du cycle (1) 100 mg/jour du 1er au 25e jour du mois (2)

1. L'utilisation de ces produits au cours de la grossesse est *réservée au 1er trimestre et à la voie vaginale.*
2. En association avec une œstrogénothérapie percutanée dans le traitement de la ménopause.

Formes injectables

PROGIRON Progestérone *Liste I-Non remboursé*	7 fl. à 25 mg	Par voie **IM** ou **SC** (3)
PROGESTÉRONE Retard Hydroxyprogestérone *Liste I-30 %-Coll*	3 amp. 2 ml = 500 mg	Par voie **IM** stricte avec une seringue en verre (4)

3. Une injection de 25 mg/jour à partir du jour de prélèvement d'ovocytes, jusqu'à 12 semaines d'une grossesse confirmée.
4. Produit indiqué en cas d'insuffisance lutéale à la dose de 250 mg au 16e jour du cycle (10 jours après l'imprégnation œstrogénique en cas de cycle artificiel).

Formes locales

CRINONE (Vagin) Progestérone à 1 % *Non remboursé*	Gel à 80 mg/g 15 applicateurs	1 application/jour à poursuivre 30 jours après le début de grossesse
PROGESTOGEL (Sein) Progestérone à 1 % *Remboursement 30 %-Coll*	Tube de 80 g avec une réglette pour mesurer la dose (2,5 g/mesure)	5 g/jour en continu sur les seins *soit* 1 mesure/jour sur chaque sein

Contre-indications
Altérations graves de la fonction hépatique, méningiome

Propriétés

- La progestérone micronisée et la dydrogestérone (dérivé proche) ont une activité progestomimétique et gestagène comparable à celle de la progestérone endogène (sans les effets indésirables androgéniques et métaboliques des autres progestatifs dont les norstéroïdes), mais n'ont pas d'action antigonadotrope donc pas d'effet contraceptif

Indications

- *Dydrogestérone* : troubles liés à une insuffisance lutéale, dont irrégularités menstruelles post-pubertaires ou préménopausiques, syndrome prémenstruel, aménorrhée secondaire en dehors de la grossesse après bilan, ménométrorragies, dysménorrhée, stérilité par insuffisance lutéale, ménopause confirmée (cycle artificiel en association à un œstrogène administré du 1er au 21e jour). Seul progestatif non thermogène, il n'altère pas la réalisation d'une courbe de température en cas d'infertilité
- *Progestérone micronisée par voie orale* : troubles liés à une insuffisance lutéale, dont syndrome prémenstruel, irrégularités menstruelles par dysovulation ou anovulation, préménopause, ménopause confirmée (cycle artificiel en association à un œstrogène administré du 1er au 25e jour)
- *Progestérone par voie vaginale* : supplémentation en progestérone pendant la phase lutéale chez la femme dans le cadre d'une procédure d'assistance médicale à la procréation (AMP)
- *Progestérone injectable* : supplémentation de la phase lutéale dans le cadre d'une procédure d'AMP chez la femme ne pouvant pas utiliser les préparations vaginales
- *Progestérone injectable retard* :
  - Gynécologie : troubles liés à une insuffisance en progestérone, stérilité par insuffisance lutéale, cycle artificiel en association avec un œstrogène
  - Obstétrique : menace d'avortement par insuffisance lutéale ou menace d'accouchement prématuré par hypermotilité utérine
- *Progestogel* : pathologie mammaire bénigne (mastodynies, mastopathies, prévention des récidives des kystes et des adénofibromes du sein)

Effets indésirables et précautions d'emploi

- Saignements intermenstruels en cas de prise trop précoce dans le cycle
- Utrogestan : risque d'hépatites cytolytiques ou cholestatiques chez la femme enceinte (→ *cf.* Précautions d'emploi), somnolence et sensations vertigineuses fréquentes 1 à 3 heures après la prise (→ prendre le soir de préférence ou utiliser la voie vaginale)
- Hydroxyprogestérone : quelques cas d'hypospadias
- Utiliser avec prudence en cas d'altérations des fonctions hépatiques
- Grossesse : un pourcentage important d'avortements précoces est dû à des anomalies génétiques → un traitement progestatif n'est justifié que dans les rares cas où une insuffisance en progestérone paraît en cause
- Grossesse : la progestérone est réservée au 1er trimestre et à la voie vaginale en raison du risque ultérieur de cholestase gravidique ou d'hépatite

Progestatifs de synthèse (I)

Dérivés de la 17 α-hydroxyprogestérone (noyau prégnane)

Liste I-65 %-Coll

LUTÉRAN Chlormadinone[G]	10 cp. 5 mg 12 cp. 10 mg	5 à 10 mg/jour (1) et (2)
ANDROCUR Cyprotérone[G] (3) (4)	20 cp. 50 mg	50 mg/jour

1. Contraception en préménopause : ces progestatifs ont aussi un *effet antigonadotrope* en administration discontinue de 21 jours sur 28 jours (5 mg/jour pour le nomégestrol, 0,5 mg/jour pour la promégestone, 10 mg/jour pour la chlormadinone) pouvant être mis à profit notamment pour la contraception en préménopause; une *aménorrhée* est assez fréquente à la fin des 21 jours de traitement (prévenir la patiente de reprendre le traitement après 7 jours d'arrêt en l'absence de règles) et une *prise de poids* n'est pas rare (recourir à un autre mode de contraception en cas de prise pondérale excessive).
2. Débuter le 1er cycle le 1er jour des règles et préférer la prescription 21 jours sur 28 en raison de la présence d'une aménorrhée fréquente lors de l'utilisation de certains de ces progestatifs.
3. Ce progestatif est réservé aux femmes présentant un hirsutisme sévère.
   - En dose d'instauration du traitement : du 1er au 20e jour du cycle : 1 cp. à 50 mg/jour associé à de l'estradiol ou du valérate d'estradiol (par voir orale ou percutanée) et à une contraception locale supplémentaire pendant les deux premiers cycles; du 21e au 28e jour : aucun traitement.
   - En dose d'entretien : 1 cp. à 50 mg/jour pendant 20 jours. Cette dose peut être réduite à 1/2 cp/jour en fonction des signes cliniques, toujours en association à l'estradiol ou au valérate d'estradiol pendant 20 jours.
   - En l'absence de saignement de privation pendant les 8 jours sans traitement, l'absence de grossesse devra être confirmée par un test immunologique.
4. En raison du risque augmenté de méningiome, la prescription d'Androcur doit être précédée d'une IRM cérébrale et d'un accord de soins. La durée d'utilisation doit être la plus courte possible à la dose minimale efficace. Si le traitement est poursuivi, **une IRM cérébrale doit être prescrite après 1 an puis à nouveau 5 ans après le début de l'utilisation puis tous les 2 ans** (ANSM, 2019).

Dérivés de la 17-méthylprogestérone (noyau prégnane)

Liste I-65 %-Coll

COLPRONE Médrogestone	20 cp. 5 mg	5 à 10 mg/jour

Dérivés de la 19-norprogestérone ou Norprégnanes

Liste I-65 %-Coll

LUTENYL Nomegestrol[G]	14 cp. 3,75 mg 10 cp. séc. 5 mg	5 mg/jour (5) 3,75 mg/jour (6)

5. Schéma contraceptif : 5 mg 21 jours sur 28.
6. Du 1er au 25e jour du mois lors du traitement de ménopause en association avec une œstrogénothérapie chez les femmes non hystérectomisées.

Contre-indications

Antécédents de maladie thrombo-embolique
Hémorragies génitales non étiquetées, insuffisance hépatique sévère
Antécédent de méningiome
Grossesse (*cf.* Précautions d'emploi) et allaitement

Propriétés

- Progestatifs de synthèse ayant une action progestomimétique, anti-œstrogénique, antigonadotrope et sur la glaire cervicale (avec effet contraceptif à doses suffisantes), mais aussi pour certains d'entre eux des propriétés androgéniques à l'origine d'effets cliniques et surtout métaboliques indésirables (rôle favorisant sur l'athérogénèse et la thrombogénèse), la puissance d'action étant variable selon les produits
- *Les norstéroïdes* ont l'action la plus puissante, mais aussi les effets androgéniques et métaboliques indésirables les plus importants
- *Les progestatifs à noyau prégnane* ont une action moins puissante, intermédiaire entre celles des norstéroïdes et de la progestérone naturelle, avec des effets androgéniques faibles ou nuls (la chlormadinone, notamment, en serait dépourvue)

Indications

- Endométriose (traitement continu pendant 6 à 12 mois à dose suffisante pour induire une aménorrhée)
- Hémorragies fonctionnelles et ménorragies des fibromes (traitement de 10 jours, qui peut être répété pendant quelques cycles du 16e au 25e jour durant 3 à 6 mois, mais ces produits ne réduisent pas la taille des fibromes)
- Insuffisances lutéales particulièrement en préménopause : syndromes prémenstruels, mastodynies, dysménorrhée, irrégularités menstruelles (traitement de 10 jours, du 16e au 25e jour de chaque cycle menstruel)
- Ménopause (traitement d'au moins 12 jours en utilisant soit la progestérone micronisée, la dydrogestérone ou un progestatif à noyau prégnane ou non prégnane, avec l'œstrogénothérapie substitutive administrée du 1er au 21e ou 25e jour du mois)
- Contraception en préménopause (*cf.* la note ci-contre)
- Hirsutisme féminin majeur d'origine non tumorale (idiopathique, ovaires polykystiques) lorsqu'il retentit gravement sur la vie psychologique et sociale

Effets indésirables

- Irrégularités menstruelles, atrophie de l'endomètre avec saignements intermenstruels ou aménorrhée
- *Androgéniques* : prise de poids, rétention hydrosodée (avec les norstéroïdes surtout), diminution du HDL cholestérol avec augmentation du risque cardio-vasculaire, acné, chloasma, séborrhée, augmentation de la pilosité, modifications de la libido
- *Hépatiques* : possibilité d'ictère cholestatique et de prurit (avec les norstéroïdes surtout)
- *Divers* : nausées, vomissements, état dépressif, insuffisance veineuse

Précautions d'emploi

- *Utiliser avec prudence* en cas d'antécédents coronariens ou d'accidents vasculaires cérébraux, d'hypertension artérielle, de diabète, d'hyperlipidémie
- *Interrompre le traitement* en cas de survenue de céphalées importantes, de troubles visuels (diplopie, scotomes et/ou lésions vasculaires rétiniennes), de manifestations thrombo-emboliques ou d'altération des fonctions hépatiques
- *Grossesse* : effets androgéniques sur le fœtus (hypospadias chez le garçon, virilisation chez la fille)

Progestatifs de synthèse (II)

Dérivé de la nortestostérone *Liste I-65 %-Coll (sauf autre mention)*

VISANNE Diénogest[G] *NR* DIMETRUM SAWIS ENDOVELA	28 cp. 2 mg	1 cp./jour

Contre-indications

Thrombo-embolie veineuse en cours
Affection artérielle et cardiovasculaire
Diabète sucré avec atteinte rénale
Présence ou antécédents d'affection hépatique sévère
Présence ou antécédents de tumeurs hépatiques (bénignes ou malignes)
Tumeurs malignes hormono-dépendantes connues ou suspectées
Saignement vaginal d'origine inconnue

Propriétés

- Progestatif dérivé de la nortestostérone dépourvu d'activité androgénique, exerçant une activité antiandrogénique correspondant à un tiers de l'activité de l'acétate de cyprotérone. Son pouvoir progestatif *in vivo* est puissant, par inhibition de la production endogène d'estrogène et par atrophie des lésions liées à l'endométriose
- Absorption rapide et totale, liaison à l'albumine sérique, métabolisation hépatique (CYP 3A4), excrétion urinaire prédominante, demi-vie de 10 heures

Indications

- Traitement de l'endométriose

Effets indésirables

- Troubles du cycle : plus fréquents en début de traitement, ils s'atténuent lors de la poursuite du traitement. Des perturbations du cycle telles que des spottings, des saignements irréguliers ou des aménorrhées peuvent être observés
- Fréquents (1 à 10 %) : céphalées, douleurs mammaires, troubles de l'humeur dépressive, acné, prise de poids, troubles de la libido
- Rares (< 1 %) : anémie, perte de poids, anxiété, troubles de l'attention, sécheresse oculaire, acouphènes, palpitations, troubles digestifs, troubles cutanés, troubles musculo-squelettiques, œdèmes, vertiges, thrombose veineuse

Précautions d'emploi et interactions médicamenteuses

- Interrompre une contraception hormonale avant l'instauration du traitement et utiliser une contraception non hormonale associée
- Interrompre le traitement en cas de suspicion d'un accident thrombotique artériel ou veineux ainsi qu'en cas d'apparition de tumeurs hormono-dépendantes
- ***Associations déconseillées*** :
  - Toutes substances ayant des propriétés d'induction enzymatique entraînant une augmentation de la clairance des hormones sexuelles et donc de l'efficacité attendue
  - Toutes substances ayant des propriétés d'inhibition enzymatique notamment les inhibiteurs du CYP 3A4 pouvant augmenter les taux plasmatiques des progestatifs et entraîner des effets indésirables

Antigonadotrophines

Danazol (androgène antigonadotrope) *Liste I-65 %-Coll*

DANATROL (1)	40 ou 100 gél. 200 mg	– *Endométriose* : 400 mg à 800 mg/jour en 2 à 3 prises (2) – *Œdème angioneurotique* héréditaire (traitement préventif des poussées) : 600 mg/jour en 3 prises puis à la dose minimale efficace (200 mg/jour voire 1 jour sur 2 ou 3) (2)

1. *Attention* : le danazol peut entraîner une masculinisation fœtale et n'a un effet contraceptif qu'à la dose minimale de 600 mg/jour en traitement continu.
2. Posologie efficace variable d'un sujet à l'autre. Toujours rechercher la posologie minimale efficace.

Contre-indications
Tumeurs androgéno-dépendantes
Insuffisance hépatique, rénale ou cardiaque sévère, hépatite chronique ou récente
Antécédents de maladie veineuse thrombo-embolique, porphyries
Grossesse (effet androgénique sur le fœtus) et allaitement
Association à la simvastatine

Propriétés

- Androgène de synthèse (dérivé de l'éthistérone ou 17 µ-éthinyl-testostérone) ayant un *effet antigonadotrope* (inhibition de la sécrétion des gonadotrophines hypophysaires FSH et LH → *hypo-œstrogénie profonde* avec atrophie de l'endomètre, suppression du cycle menstruel et blocage de l'ovulation à la dose minimale de 600 mg/jour) et des *effets androgéniques marqués* mais généralement réversibles à l'arrêt du traitement (sauf l'hirsutisme et les modifications de la voix)
- Absorption digestive rapide, métabolisation hépatique, élimination urinaire (50 % en 3 jours) et digestive (36 % en 3 jours), demi-vie de 4 à 5 heures

Indications

- Endométriose : traitement symptomatique et/ou réduction des foyers endométriotiques chez les patients non répondeurs aux autres traitements
- Œdème angioneurotique héréditaire par déficit en inhibiteur de la C1 estérase (où les androgènes augmentent la synthèse hépatique de cet inhibiteur, avec un délai d'action de 4 à 5 jours → inhibiteur de la C1 estérase d'action plus rapide dans les poussées)

Effets indésirables (très fréquents)

- *Effets androgéniques* : prise de poids (85 %), diminution du volume des seins (48 %), peau grasse (37 %), rétention hydrosodée et œdèmes des membres inférieurs (28 %), acné (27 %), hirsutisme (21 %), modifications de la voix, hypertrophie clitoridienne, chute de cheveux, diminution des apolipoprotéines A1 et A2 et du HDL cholestérol
- *Effets hypo-œstrogéniques* : sécheresse vaginale (43 %), bouffées de chaleur (42 %), hypersudation (32 %), aménorrhée, spotting
- Divers : crampes musculaires (52 %), troubles de l'humeur (38 %), asthénie (25 %), diminution de la libido (20 %), nausées (17 %), céphalées (17 %), modifications de la courbe d'hyperglycémie provoquée, effet diabétogène, augmentation de l'appétit
- Rares : élévation des transaminases, voire hépatites cytolytiques ou cholestatiques ou adénomes du foie, hypertension intracrânienne réversible à l'arrêt, majoration d'une épilepsie, risque de thrombose veineuse, nodules mammaires

Précautions d'emploi et interactions médicamenteuses

- Risques de masculinisation fœtale → éliminer une grossesse en cas d'aménorrhée pré-existante ou survenant durant le traitement (car le danazol n'a un effet contraceptif que s'il est utilisé en continu à la dose de 600 mg par jour) et commencer le traitement le premier ou le deuxième jour d'un cycle. Surveillance mammaire régulière
- Surveiller les transaminases, la glycémie et le bilan lipidique, la NFS et les plaquettes et faire une échographie hépatique annuelle systématique à la recherche d'un adénome du foie, hyperplasie nodulaire multifocale, péliose, carcinome
- Utiliser avec prudence en cas d'insuffisance cardiaque ou d'insuffisance rénale sévère (rétention hydrosodée), d'une polyglobulie, épilepsie, migraine
- Renforcer le traitement chez le diabétique, agent dopant
- *Associations à utiliser avec précaution* (effet potentialisé) : AVK et carbamazépine, tacrolimus, ciclosporine (inhibition du métabolisme hépatique du tacrolimus)
- Simvastatine : risque accru de rhabdomyolyse

Agonistes de la LH-RH en gynécologie

Liste non exhaustive (les plus utilisés en gynécologie)

Triptoréline (1) *Liste I-65 %-Coll*

DECAPEPTYL	7 fl. 1 ml = 0,1 mg	Par voie **SC** : posologie ci-dessous (2)
DECAPEPTYL LP	Fl. 2 ml = 3 mg Fl. 2 ml = 11,25 mg	Par voie **IM** : 1 injection toutes les 4 semaines (3 mg) ou toutes les 12 semaines (11,25 mg)
GONAPEPTYL LP	Seringue préremplie 3,75 mg	Par voie IM ou SC : 1 injection toutes les 4 semaines

1. Médicaments également utilisés en cancérologie dans les cancers de la prostate et du sein (*cf.* chapitre "Cancérologie – Hémopathies malignes").
2. Infertilité féminine. Traitement complémentaire, en association avec les gonadotrophines (hMG, FSH, hCG) au cours des protocoles de PMA.

Leuproréline (1) *Liste I-65 %-Coll*

ENANTONE LP	Fl. 2 ml = 3,75 mg Fl. 2 ml = 11,25 mg	Par voie **IM** ou **SC** : 1 injection toutes les 4 semaines (3,75 mg) ou toutes les 12 semaines (11,25 mg)

Nafaréline *Liste I-65 %-Coll*

SYNAREL	Fl. 8 ml de 60 doses = 0,2 mg/dose	Solution pour pulvérisation nasale (3) et (4)

3. Infertilité féminine, protocole de FIV : désensibilisation de l'hypophyse au cours de l'induction de l'ovulation.
4. Endométriose.

Contre-indications
Hypersensibilité aux produits ou aux excipients Ostéoporose grave Grossesse et allaitement

Propriétés

- Analogues de la Gn-RH ou agonistes de la LH-RH, entraînant une stimulation initiale de la sécrétion des hormones gonadotropes (FSH, LH), effet flair-up, puis une inhibition de cette sécrétion aboutissant à un hypogonadisme persistant pendant toute la durée du traitement. Cet effet est réversible à l'arrêt du traitement
- Biodisponibilité de 95 à 100 % par voie injectable

Indications (dose-dépendantes)

- Dose 0,1 mg : utilisé dans les protocoles de PMA
- Dose 3 mg et 11,25 mg :
  - Puberté précoce : avant 8 ans chez la fille, avant 10 ans chez le garçon. Le traitement est arrêté quand l'enfant atteint l'âge pubertaire ou un âge osseux d'environ 12 ans
  - Adénomyose et/ou endométriose de localisation pelvienne, digestive ou thoracique : la durée du traitement est limitée à 6-12 mois (*cf.* Effets indésirables)
  - Traitement pré-opératoire des fibromes utérins : en cas d'anémie sévère ou de fibrome volumineux permettant une réduction de leur taille afin de faciliter la chirurgie. La durée du traitement est limitée à 3 mois

Effets indésirables

- Les plus fréquents sont liés à l'effet d'hypogonadisme du traitement : bouffées de chaleur (70 %), céphalées (34 %), diminution de la libido (30 %), prise de poids (22 %), sécheresse vaginale (20 %), syndrome dépressif et/ou troubles de l'humeur, asthénie, arthralgies, diminution de la densité osseuse
- Troubles du cycle : aménorrhée. Cet effet est recherché
- Dans les pubertés précoces chez la fillette : petites hémorragies vaginales (30 %). Pour éviter cet effet dû à l'action initiale stimulatrice, administrer 10 jours de progestérone ou progestatif en début de traitement
- Rares : pneumopathies interstitielles (vigilance en cas de manifestations respiratoires ou thoraciques)

Précautions d'emploi et interactions médicamenteuses

- À n'utiliser que sous surveillance médicale
- Vérifier l'absence de grossesse avant toute prescription
- Commencer le traitement en deuxième partie de cycle si possible afin d'éviter l'effet initial de flair-up (non conforme au RCP → avis d'expert)
- Éviter les traitements de plus de 6 mois pour minimiser le risque de diminution de la densité osseuse

Inducteurs de l'ovulation (I) : Citrate de clomifène

Clomifène[G] *Liste I-65 %-Coll*

CLOMID	5 cp. séc. 50 mg	1 cp./jour × 5 jours (du 5e au 10e jour d'un cycle)

Contre-indications
Intolérance connue au produit (troubles visuels, réactions allergiques)
Atteinte hépatique, adénome hypophysaire, hyperprolactinémie
Kystes ovariens sauf les ovarites polykystiques
Hémorragies génitales non étiquetées, cancers des organes génitaux

Propriétés

- Inducteur de l'ovulation agissant par inhibition compétitive du rétrocontrôle des œstrogènes au niveau hypothalamique, ce qui aboutit à une élévation de la FSH entraînant la maturation folliculaire (= stimulation ovarienne)
- Absorption digestive correcte, élimination fécale avec cycle entéro-hépatique

Indications

- Stérilité par anovulation ou dysovulation fonctionnelle normoprolactinémique d'origine haute
- Induction de l'ovulation dans le cadre de l'assistance médicale à la procréation
- Test diagnostique et thérapeutique dans certaines aménorrhées

Effets indésirables

- *Hypertrophie ovarienne* : pesanteur, distension ou douleurs abdominales, ovaires augmentés de volume et douloureux au toucher vaginal (risque modéré comparativement aux gonadotrophines)
- *Troubles visuels* (vision floue, scotomes scintillants, baisse de l'acuité visuelle) → arrêt définitif du traitement et examen ophtalmologique complet
- *Possibilité de grossesse multiple* (risque relativement modéré)
- *Plus rares* : nausées, vomissements, asthénie, tendance dépressive, vertiges, sensations ébrieuses, tension mammaire, insomnie, saignements intermenstruels, hyperménorrhée, céphalées, pollakiurie, réactions cutanées allergiques, chute de cheveux, bouffées de chaleur (effet antiœstrogénique)

Précautions d'emploi et interactions médicamenteuses

- À n'utiliser que sous surveillance médicale, en ne commençant le traitement qu'au 5e jour d'un cycle naturel ou induit
- En cas d'absence d'ovulation, faire un nouveau traitement à dose double (2 cp./jour) après un intervalle de 1 mois, en respectant un intervalle de 1 mois entre 2 traitements et sans faire plus de 5 traitements consécutifs
- Obésité importante : différer le traitement et envisager des mesures diététiques
- Grossesse : pas d'indication
- *Association utilisée exceptionnellement* : gonadotrophines (risques très accrus d'hyperstimulation ovarienne avec douleurs, kystes fonctionnels ovariens pouvant se rompre avec ascite, hydrothorax, hémoconcentration, hypercogulabilité, et risque de survenue de grossesses multiples dans plus de 30 % des cas)

Inducteurs de l'ovulation (II) :
Gonadotrophines (I) *Liste I-100 %-Coll-Réservé aux spécialistes gynécologues, obstétriciens et endocrinologues*

Hormone folliculo-stimulante ou FSH recombinante[BS]

ELONVA Corifollitropine alpha	Fl. prêt à l'emploi 100 µg ou 150 µg	Par voie **SC** : posologie ci-dessous (1)
GONAL-F Follitropine alpha	Fl. 1 ou 2 ml (+ solvant) à 75 ou 1050 UI Stylo 300, 450 ou 900 UI	Par voie **SC** : posologie ci-dessous (2)
BEMFOLA Follitropine alpha	Stylo prérempli 75, 150, 225, 300 ou 450 UI	Par voie **SC** : posologie ci-dessous
OVALEAP Follitropine alpha	1 cartouche + 10 aiguilles à 300, 450 ou 900 UI	Par voie **SC** (2) et (3)
PUREGON Follitropine bêta *Conserver de + 2 °C à + 8 °C*	Cartouches à 300, 600 ou 900 UI pour stylo	Par voie **SC** : posologie ci-dessous (3)
REKOVELLE Follitropine delta	Stylo prérempli 12 µg/0,36 ml ou 36 µg/1,08 ml ou 72 µg/2,16 ml	Par voie **SC** : posologie ci-dessous (4)

1. Posologie : ≤ 60 kg : 100 µg et > 60 kg : 150 µg (selon les protocoles). Durée d'action : 7 jours.
2. Utilisation avec le stylo Ovaleap Pen.
3. *Anovulation* (chez la femme réglée, débuter dans les 7 premiers jours du cycle) : 75 à 150 UI/jour, puis si besoin par paliers de 37,5 à 75 UI tous les 7 à 14 jours sans dépasser 225 UI/jour maximum (l'ovulation peut être déclenchée par injection d'HCG 24 à 48 heures après la dernière injection de FSH). Arrêter le traitement en cas d'absence de réponse après 4 semaines de traitement.
   Stimulation de la croissance folliculaire multiple : 150 à 225 UI/jour à partir du 2e ou 3e jour du cycle, en augmentant si nécessaire la posologie jusqu'à obtention d'une croissance folliculaire adéquate sans dépasser 450 UI/jour maximum. Puis administrer 10 000 UI d'HCG 24 à 48 heures après la dernière injection de FSH pour induire la maturation folliculaire finale.
   Hypogonadisme hypogonadotrope chez l'homme avec azoospermie ou oligospermie extrême : 150 UI × 3 fois/semaine avec 1 500 UI d'HCG × 2 à 3 fois/semaine, pendant 3 à 4 mois minimum (un traitement de 18 mois peut être nécessaire pour obtenir une spermatogénèse).
4. Posologie individualisée pour chaque femme, adaptée au taux sérique d'AMH.

Hormone folliculo-stimulante ou FSH urinaire purifiée

FOSTIMONKIT Urofollitropine	1 ou 5 amp. (+ solvant) à 75, 150, 225 ou 300 UI	Par voie **SC** : posologie (3)

Gonadotrophines urinaires ou HMG (activité FSH prédominante)

MÉNOPUR Ménotropine	5 fl. avec solvant = 75 UI de FSH et de LH 1 fl. avec solvant = 600 UI de FSH et de LH	Par voie **SC** ou **IM** : posologie (3)
FERTISTARTKIT	1 fl. 75 ou 150 UI de FSH + LH	*Idem*

Inducteurs de l'ovulation (III) : Gonadotrophines (II)

Réservé aux spécialistes gynécologues, obstétriciens et endocrinologues

Hormone lutéinisante ou LH recombinante *Liste I-100 %-Coll*

LUVERIS Lutropine alpha	1 fl. 75 UI avec solvant	Par voie **SC** : posologie ci-dessous (1)

1. *Chez la femme* : développement folliculaire par injection de 75 UI/jour en association avec la FSH (l'ovulation sera déclenchée par injection d'HCG 24 à 48 heures après la dernière injection).

Gonadotrophines chorioniques ou HCG (activité LH)

Liste I-65 %-Coll

OVITRELLE	1 stylo 250 µg équivalent à 6 500 UI	Par voie **SC** : posologie ci-dessous (2)

2. *Chez la femme* : développement de l'ovulation par injection de 250 µg 24 à 48 heures après obtention d'une croissance folliculaire adéquate ou 24 à 48 heures après la dernière injection de FSH.

Combinaison de FSH et LH *Liste I-100 %*

PERGOVERIS (3)	Follitropine alpha : 150 UI/fl. Lutropine alpha : 75 UI/fl. Stylos préremplis : – F : 300 UI + L : 150 UI (2 doses) – F : 450 UI + L : 225 UI (3 doses) – F : 900 UI + L : 450 UI (6 doses)	Par voie **SC** : posologie ci-dessous (4) (5)
FERTISTARTKIT Ménotropine	Activité FSH 75 ou 150 Activité LH 75 ou 150	Par voie **SC** ou **IM** : posologie ci-dessous (4)

3. Traitement de la stérilité.
4. *Chez la femme* : l'objectif est le développement d'un seul follicule mature. Injection quotidienne à adapter en fonction de la réponse de la patiente.
5. Produit auto-administrable après une formation nécessaire.

Contre-indications
Ovaires hypertrophiés ou kystes non imputables à un syndrome des ovaires polykystiques, stérilités d'origine mécanique
Tumeurs hypothalamo-hypophysaires, hyperprolactinémie, cancers gynécologiques
Aménorrhées chez les femmes ne souhaitant pas de grossesse
Hypersensibilité connue à l'un des constituants
Taux élevé de FSH ou LH, grossesse en cours, antécédents thrombo-emboliques

Propriétés

- FSH recombinante et LH recombinante : hormones produites par des cellules d'ovaires de hamster (cellules CHO) génétiquement modifiées
- Ménotropine : gonadotrophines urinaires humaines post-ménopausiques ayant une activité FSH prédominante et une activité LH accessoire, avec des effets comparables à ceux de la FSH recombinante (mais environ 4 fois moins onéreuse)
- HCG (*Human chorionic gonadotrophin*) : gonadotrophines d'origine placentaire à activité LH, entraînant le déclenchement de l'ovulation (après stimulation suffisante par les gonadotrophines à action FSH) et la différenciation des cellules de Leydig

Indications (traitement onéreux et nécessitant une surveillance très rigoureuse)

- Chez la femme souhaitant une grossesse : traitement de l'anovulation, y compris dans le cas du syndrome des ovaires polykystiques, chez les femmes qui n'ont pas répondu au citrate de clomifène (en association aux HCG)
- Stimulation de la croissance folliculaire multiple dans le cadre de la procréation médicalement assistée
- Infertilité masculine (*cf.* ci-contre)
- Cryptorchidie chez l'enfant (100 UI/kg d'HCG tous les 4 jours pendant 3 à 4 semaines, entre l'âge de 3 et 6 ans, et traitement chirurgical après l'âge de 6 ans en cas d'échec)

Effets indésirables

- *Accidents d'hyperstimulation ovarienne* (1 à 2 %) : augmentation de taille des ovaires et prise de poids (et parfois douleurs abdominales, nausées, vomissements, diarrhée), élévation trop importante du taux d'estradiol plasmatique, kystes ovariens bilatéraux, voire rupture de kyste ovarien, avec ascite, hydrothorax, hémoconcentration → arrêter le traitement immédiatement et ne pas injecter d'HCG si le taux d'estradiol plasmatique dépasse 1 200 pg/ml
- Risque de grossesse multiple assez élevé (20 à 35 % des cas)
- Troubles digestifs bénins (nausées, vomissements)
- Possibilité de choc allergique
- Accidents thrombo-emboliques exceptionnels (liés à un surdosage et qui paraissent pouvoir être évités par une surveillance rigoureuse)

Précautions d'emploi et interactions médicamenteuses

- *À n'utiliser qu'en milieu hospitalier spécialisé* sous surveillance clinique et biologique quotidienne (volume des ovaires, échographie, estradiol plasmatique, glaire cervicale)
- *Si le taux d'estradiol est trop élevé*, arrêter le traitement sans administrer d'HCG et donner de la progestérone durant 10 jours (3 cp./jour de progestérone micronisée ou de didrogestérone) pour reproduire le cycle normal au niveau de l'endomètre
- *Association utilisée exceptionnellement* : clomifène (*cf.* page précédente)

Inducteurs de l'ovulation (IV) : Gonadoréline (analogue de la LH-RH)

Gonadoréline acétate *Liste I-100 %-Coll*

LUTRELEF 3,2 mg	Fl. 3,2 mg	Perfusion IV ou SC pulsatile (chronique et intermittente) à l'aide d'une minipompe portable après cathétérisme (1)

1. Perfusion pulsatile (chronique-intermittente) par voie intraveineuse ou par voie sous-cutanée (nécessitant un cathétérisme) à l'aide d'une minipompe portable programmable (Zyklomat), à une posologie de 5 µg par pulsation de 1 minute toutes les 90 minutes (stades 2, 3a, et 3b) et jusqu'à 30 µg par pulsation de 1 minute toutes les 90 minutes (stade 3c), soit 16 pulsations par 24 heures pendant une durée moyenne de 10 à 20 jours par cycle → efficacité remarquable, de l'ordre de 90 % des cas correctement définis, après un traitement de 2 à 3 cycles en moyenne.

Contre-indications

Stérilités féminines ne relevant pas de ce type de traitement

Propriétés

- Décapeptide de synthèse analogue de la LH-RH naturelle hypothalamique (qui est sécrétée normalement de façon pulsatile par l'hypothalamus), stimulant la sécrétion gonadotrope et la libération de LH et de FSH, après administration à la minipompe portable de façon pulsatile (chronique et intermittente)
- Pic plasmatique en 3 minutes (injection IV) à 15 minutes (injection SC), retour au taux basal après 30 minutes (injection IV) à 60 minutes (injection SC), demi-vie de 5,2 à 6 minutes, inactivation par hydrolyse et dégradation rénale

Indications (traitement très onéreux)

- Stérilités féminines par anovulations d'origine hypothalamique ou suprahypophysaire (stades 2 et 3)

Effets indésirables (rares)

- *Hyperstimulation ovarienne* : risque minime (si susceptibilité individuelle ou association aux HCG ou surdosage) et évolution bénigne à l'arrêt du traitement (qui pourra être recommencé ensuite à posologie inférieure)
- *Risque de grossesse multiple* paraissant faible (12 %) et inférieur à celui des traitements par les gonadotrophines (20 %)
- *Locaux* : possibilité de veinite ou de lymphangite au point d'injection

Précautions d'emploi

- *Traitement lourd*, à n'entreprendre qu'en milieu hospitalier spécialisé disposant d'une équipe entraînée et disponible (installation de la pompe, surveillance du cathéter à demeure, de la glaire cervicale, de la courbe thermique)
- *Éliminer préalablement* une cause de stérilité ne relevant pas de ce traitement, qu'elle soit d'origine endocrinienne (hyperprolactinémie, hyperandrogénie, insuffisance ovarienne primitive, test au clomifène positif) ou non, par examen gynécologique, spermogramme du conjoint, test de Hünher, hystérographie)
- *Classer ensuite cette aménorrhée* par les tests au clomifène, aux progestatifs, et à la LH-RH

Antagonistes du Gn-RH en PMA

Ganirélix[G] *Liste I-100 %-Prescription réservée aux spécialistes en gynécologie, en gynécologie-obstétrique ou en endocrinologie et métabolisme*

ORGALUTRAN FYREMADEL	Seringue préremplie 0,25 mg/0,5 ml	Par voie **SC** : posologie à adapter en fonction de la réponse à la stimulation (1 inj./jour)

Cétrorélix *Liste I-100 %-Prescription réservée aux spécialistes en gynécologie, en gynécologie-obstétrique ou en endocrinologie et métabolisme*

CETROTIDE *Conserver entre + 2 °C et + 8 °C*	Seringue préremplie 0,25 mg/0,5 ml	Par voie **SC** : posologie à adapter en fonction de la réponse à la stimulation (1 inj./jour)

Contre-indications

Hypersensibilité à la substance active ou à l'un des excipients
Hypersensibilité à la GnRH ou à tout autre analogue de la GnRH
Pathologie modérée ou sévère des fonctions rénale ou hépatique
Grossesse ou allaitement

Propriétés

- Décapeptide synthétique doté d'une haute activité antagoniste de l'hormone naturelle de libération des gonadotrophines (GnRH)

Indications

- Infertilité féminine. Traitement complémentaire, en PMA, utilisé dans la prévention des pics prématurés d'hormone lutéinisante (LH) chez les femmes en cours d'hyperstimulation ovarienne contrôlée dans le cadre des techniques d'assistance médicale à la procréation (AMP). Utilisé en association avec une hormone folliculo-stimulante humaine recombinante (FSH) ou la corifollitropine alpha, stimulant folliculaire à action prolongée. La posologie dépend de la réponse aux gonadotrophines et est adaptée aux différents protocoles de PMA

Effets indésirables

- Les plus fréquents : liés au site d'injection (érythème, prurit, réaction œdemateuse)
- Céphalées et nausées ont été rapportées (peu fréquents)
- Très rares : des cas de réactions d'hypersensibilité (incluant rash, gonflement du visage et dyspnée) ont été rapportés, dès la première dose, chez des patientes traitées. Une aggravation d'un eczéma préexistant a été rapportée

Précautions d'emploi

- À n'utiliser que sous surveillance médicale

Ocytociques (I)

Méthylergométrine *Liste I-65 %-Coll (30 % pour les formes orales)*

MÉTHERGIN Injectable Délai d'action = 2 à 5 minutes Durée d'action = 4 à 6 heures *Conserver de + 2 °C à + 8 °C*	3 amp. 1 ml = 200 µg	Par voie IM (1) : 200 µg (répétés si besoin toutes les 2 à 6 heures)

1. Exceptionnellement possibilité d'injection intraveineuse lente (100 µg en 1 à 2 minutes).

Contre-indications

Hémorragie génitale au cours de la grossesse, allergie au produit
Au cours du travail, et jusqu'au dégagement de l'épaule postérieure en cas de présentation céphalique, ou jusqu'au dégagement complet de l'enfant dans les présentations du siège et les autres présentations anormales, ou jusqu'à la naissance du dernier enfant en cas de grossesse multiple
Hypertension artérielle sévère, toxémie gravidique (pré-éclampsie, éclampsie)
Affections vasculaires oblitérantes, états infectieux sévères, injection veineuse

Propriétés

- Dérivé de l'ergot de seigle utérotonique (augmentant le tonus des fibres musculaires de l'utérus ainsi que la fréquence et l'amplitude de leur contraction, par stimulation des récepteurs utérins alpha-adrénergiques), d'action équivalente à celle de l'oxytocine (et de l'ergométrine disponible dans d'autres pays), passant dans le lait maternel

Indications

- Hémorragies de la délivrance et du post-partum après césarienne, curetage utérin ou IVG, atonie de l'utérus après l'extraction de l'enfant

Effets indésirables

- Vasoconstricteurs (surtout en cas d'injection veineuse trop rapide) : risque de poussée hypertensive, bradycardie ou tachycardie, douleurs angineuses, vasospasme artériel, état de choc, voire hémorragie cérébro-méningée
- Céphalées, vertiges, réduction de la sécrétion lactée, éruptions cutanées allergiques
- À forte dose : nausées, vomissements, douleurs abdominales

Précautions d'emploi et interactions médicamenteuses

- Utiliser avec prudence en cas d'hypertension artérielle, affection vasculaire oblitérante, insuffisance hépatique ou rénale, état infectieux
- Hémorragies de la délivrance et du post-partum : vérifier toujours l'expulsion préalable et complète du placenta
- Allaitement : à n'utiliser qu'en cas d'indication formelle et pas pendant plus de 3 jours
- ***Associations déconseillées*** : bromocriptine et vasoconstricteurs dérivés de l'ergot de seigle (ergotamine, dihydroergotamine) car augmentation possible des effets vasoconstricteurs
- *Associations à prendre en compte* : sympathomimétiques (vasoconstriction)

Ocytociques (II)

Oxytocine[G] *Liste II-65 %-Coll*

SYNTOCINON Délai d'action = 30 secondes par voie IV, 3 à 5 minutes par voie IM Durée d'action = 20 à 40 minutes par voie IV, 2 à 3 heures par voie IM *Conserver de + 2 °C à + 15 °C*	3 amp. 1 ml = 5 UI	En perfusion **IV** lente à dose progressive sous tocographe : 2 à 8 gouttes/min puis si besoin jusqu'à 40 gouttes/min (1)

1. Posologie indiquée pour stimuler les contractions au cours du travail (après dissolution de 5 UI dans 500 ml de soluté glucosé isotonique à 5 %). Il est aussi possible de recourir à la voie intramurale (10 à 15 UI dans les césariennes) ou à la voie intramusculaire (5 à 10 UI dans les hémorragies de la délivrance et l'atonie du post-partum).

Contre-indications

Dystocies, utérus fragile (cicatriciel) ou trop distendu, hypertonie utérine
Risque d'embolie amniotique : hématome rétroplacentaire, mort fœtale *in utero*
Placenta prævia, toxémie gravidique sévère, troubles cardio-vasculaires

Propriétés

- Ocytocique de synthèse, analogue de l'ocytocine naturelle posthypophysaire, qui augmente la fréquence et l'intensité des contractions utérines

Indications

- Induction des contractions utérines en début ou en cours de travail
- Césariennes : obtention d'une bonne rétraction utérine immédiatement après la naissance de l'enfant (10 à 15 UI par voie intramurale après la naissance)
- Hémorragies de la délivrance et atonie du post-partum (mais utiliser plutôt la méthylergométrine, d'action plus longue)

Effets indésirables

- Perfusion trop prolongée : intoxication par l'eau avec céphalées et nausées
- Possibilité d'allongement de l'espace QT et de troubles du rythme
- **Surdosage** : souffrance fœtale (ralentissement du rythme cardiaque, hypoxie, présence de méconium dans le liquide amniotique), hypertonie utérine, risque de rupture utérine

Précautions d'emploi

- Induction de l'accouchement : le col utérin doit être dilaté (3 à 4 cm) et en voie d'effacement, la rupture préalable de la poche des eaux est indispensable, et le produit ne doit être utilisé que sous surveillance constante de l'enfant
- Hémorragies de la délivrance et du post-partum : vérifier toujours l'expulsion préalable et complète du placenta (mais utiliser plutôt la méthylergométrine)
- Utiliser avec prudence en cas d'allongement de QT, bradycardie, hypokaliémie

Interactions médicamenteuses

- ***Associations déconseillées*** : analogues des prostaglandines
- *Associations à utiliser avec précaution* : anesthésiques volatils halogénés

Ocytociques (III)

Carbétocine injectable^G (1) *Liste II-Réservé à l'usage hospitalier*

PABAL Injectable	Amp. 1 ml (100 µg/ml)	En perfusion IV : posologie ci-dessous (2)

1. La carbétocine se lie de façon sélective aux récepteurs de l'ocytocine du muscle lisse de l'utérus. Elle stimule les contractions régulières de l'utérus, augmente la fréquence des contractions déjà présentes ainsi que le tonus du muscle utérin.
Sur l'utérus en phase post-partum, la carbétocine augmente la fréquence et la puissance des contractions utérines spontanées. L'activité constrictive de la carbétocine sur l'utérus débute rapidement, avec des contractions nettes obtenues en 2 minutes.
Une dose intraveineuse unique de 100 µg de carbétocine, administrée après l'accouchement, suffit à maintenir les contractions utérines nécessaires pour prévenir une atonie utérine et des saignements excessifs.
2. Administration lente en une minute, uniquement après accouchement de l'enfant né par césarienne. Administrer la dose lentement par voie IV uniquement, sous surveillance médicale adaptée, en milieu hospitalier.
La carbétocine sera administrée le plus tôt possible après l'accouchement, de préférence avant l'expulsion du placenta. L'administration de Pabal n'est préconisée qu'en injection unique. Aucune dose supplémentaire de carbétocine ne doit être administrée.

Contre-indications
Ne pas utiliser pendant la grossesse et le travail précédant l'extraction de l'enfant
Ne pas utiliser pour le déclenchement du travail
Hypersensibilité à la carbétocine, à l'ocytocine ou à l'un des autres constituants de Pabal
Insuffisance hépatique ou rénale
En cas de pré-éclampsie et éclampsie
Affections cardio-vasculaires graves
Épilepsie

Propriétés

– Agoniste de l'ocytocine à action prolongée

Indications

– Prévention de l'atonie utérine suivant un accouchement par césarienne sous anesthésie péridurale ou rachianesthésie

Effets indésirables

– Très fréquents (> 10 %) : céphalées, tremblements, hypotension, bouffées vasomotrices, nausées, douleurs abdominales, prurit, sensation de chaleur
– Fréquents (1 à 10 %) : anémie, vertiges, douleurs thoraciques, dyspnée, vomissements, douleurs dorsales, frissons

Précautions d'emploi

– À n'utiliser que sous surveillance médicale dans les maternités spécialisées et disposant d'un personnel qualifié
– Si les saignements utérins persistent après l'administration de la carbétocine, une recherche étiologique doit être effectuée. Des résidus placentaires, une expulsion incomplète, des lésions utérines ou des troubles de la coagulation sanguine seront plus particulièrement recherchés
– En cas de persistance de l'hypotonie ou de l'atonie utérine et de saignements excessifs associés, l'association d'ocytocine et/ou d'ergométrine doit être envisagée. Il n'existe pas de données sur l'administration de doses supplémentaires de carbétocine ni sur l'utilisation de la carbétocine en cas d'atonie utérine persistante après injection d'ocytocine
– Les études chez l'animal ont mis en évidence une activité antidiurétique de la carbétocine (activité vasopressine < 0,025 UI/amp.). De ce fait, la survenue d'une hyponatrémie ne peut pas être éliminée. Les signes précurseurs tels que somnolence, apathie et céphalées doivent être identifiés afin de prévenir des convulsions, voire un coma
– La carbétocine doit être utilisée avec prudence chez les patientes souffrant de migraine, d'asthme, de maladies cardio-vasculaires, ou toute situation où une surcharge rapide en liquide extracellulaire peut être dangereuse pour un organisme déjà surchargé en liquides. Dans ces cas, le bénéfice/risque sera soigneusement évalué par le médecin avant tout traitement par carbétocine
– L'efficacité de la carbétocine n'a pas été évaluée après un accouchement par voie naturelle (voie vaginale)

Interactions médicamenteuses

– Aucune interaction n'a été mise en évidence dans les essais cliniques où la carbétocine a été administrée en association avec des analgésiques, spasmolytiques et produits utilisés pour l'anesthésie péridurale ou rachianesthésie
– Aucune étude d'interaction spécifique n'a été effectuée
– Cependant la carbétocine a une structure analogue à celle de l'ocytocine ; de ce fait, les interactions connues avec l'ocytocine ne peuvent pas être exclues

Ocytociques (IV) :
Prostaglandines ocytociques (I)

Dinoprostone par voie locale *Liste I-Réservé aux hôpitaux*

PREPIDIL *Conserver de + 2 °C à + 8 °C*	Gel stérile intracervical : seringue de 2,5 ml soit 0,5 mg (avec cathéter)	Par voie intracervicale : posologie ci-dessous (1)
PROSTINE E2 Gel *Conserver de + 2 °C à + 8 °C*	Gel stérile vaginal : seringues préremplies de 1 mg ou de 2 mg	Par voie vaginale dans le cul-de-sac postérieur : posologie ci-dessous (2)
PROPESS *Conserver au congélateur entre – 10 °C et – 20 °C*	Dispositif vaginal stérile : 5 dispositifs à 10 mg	Par voie vaginale dans le cul-de-sac postérieur : posologie ci-dessous (3)

1. Administrer le contenu de la seringue de façon lente dans le canal cervical, à 1 centimètre au-dessus de l'orifice externe du col (sans dépasser l'orifice interne pour éviter un passage dans l'espace intra-amniotique) : la patiente restera ensuite pendant 1 heure au minimum en décubitus dorsal pour éviter l'expulsion du gel.
2. Administrer 1 mg en dose initiale dans le cul-de-sac vaginal postérieur, une 2e dose de 1 ou 2 mg pouvant être administrée après 6 heures (1 mg pour accroître la réponse à la dose initiale, 2 mg en l'absence de réponse à la dose initiale).
3. Insérer un dispositif assez haut dans le cul-de-sac vaginal postérieur (et attendre 30 minutes au moins avant l'utilisation d'ocytociques). Le retirer immédiatement en cas de contractions utérines excessives, rupture des membranes, signes de souffrance fœtale, événements systémiques indésirables (nausées, vomissements, hypotension ou tachycardie) et lorsque la maturation du col est considérée commme complète dès le début du travail (contractions régulières et douloureuses toutes les 3 minutes).

Contre-indications
Antécédents d'hypersensibilité aux prostaglandines
Antécédents de césarienne ou de chirurgie utérine avec risque de rupture
Grossesse gémellaire, disproportions fœto-pelviennes
Placenta prævia ou autre anomalie du placenta
Présentations non céphaliques

Propriétés

- Dérivé synthétique de la prostaglandine E2 provoquant une maturation du col utérin et pouvant induire des contractions utérines
- Effet de premier passage hépatique important, demi-vie de moins de 1 minute

Indications

- Maturation cervicale et dilatation du col utérin à terme ou à proximité du terme

Effets indésirables (dose-dépendants)

- Nausées, vomissements, diarrhée
- Anomalies des contractions utérines sans retentissement fœtal, modifications du rythme cardiaque fœtal pendant le travail, détresse fœtale avant la délivrance et dépression respiratoire néonatale
- **Surdosage** : hypertonie utérine avec souffrance fœtale éventuelle → évacuer le gel vaginal si possible et mettre la patiente en position latérale semi-assise

Précautions d'emploi

- Employer uniquement sous surveillance médicale spécialisée en milieu obstétrical disposant du matériel de monitoring et de réanimation nécessaire à traiter un accident, bien que des accidents cardio-vasculaires, rapportés avec d'autres analogues des PG (sulprostone), n'aient jamais été décrits avec la dinoprostone par voie intracervicale ou vaginale
- Nécessité d'une surveillance stricte et continue des contractions utérines, du rythme cardiaque fœtal, de la dilatation cervicale, avec recherche soigneuse de signes de souffrance fœtale et d'anomalies des contractions utérines
- Nécessité d'une surveillance cardio-respiratoire de la femme, renforcée chez la femme fumeuse (arrêter toujours le tabac 3 jours avant) ou ayant d'autres facteurs de risque
- Utiliser avec prudence en cas de glaucome, d'hypertonie oculaire, d'asthme ou d'antécédents d'asthme, d'utérus cicatriciel, d'antécédents de travail difficile ou d'accouchement traumatique, chez les grandes multipares
- Laver abondamment à l'eau et au savon en cas de contact accidentel avec la peau

Interactions médicamenteuses

- ***Associations déconseillées*** : oxytocine (potentialisation réciproque)
- *Associations à prendre en compte* : AINS (antagonisme des prostaglandines)

Ocytociques (V) :
Prostaglandines ocytociques (II)

Géméprost *Liste I-Réservé aux hôpitaux*

CERVAGEME *Conserver au congélateur à moins de – 15 °C (décongeler en gardant quelques minutes à température ambiante)*	1 ovule à 1 mg	Par voie vaginale dans le cul-de-sac postérieur : posologie ci-dessous (1)

1. *Indications gynécologiques et indications du 1er trimestre de la grossesse* : placer 1 ovule dans le cul-de-sac vaginal postérieur 3 heures avant l'intervention.
Association à la mifépristone pour l'interruption volontaire de grossesse : 1 mg de géméprost (voire 0,5 mg) par voie vaginale, mis en place 48 heures après la prise de mifépristone (mais en pratique les ovules de géméprost à 1 mg paraissent trop dosés, difficilement sécables et entraînent, en association à la mifépristone, des douleurs abdominales plus fréquentes que le misoprostol par voie orale qui est actuellement préféré par la majorité des centres d'IVG français).
Indications du 2e trimestre de la grossesse : placer 1 ovule dans le cul-de-sac vaginal postérieur, à renouveler toutes les 6 heures jusqu'à obtention de l'expulsion, mais sans dépasser 5 ovules (recourir à un autre traitement en cas d'échec 30 heures après le début du traitement).

Contre-indications
Antécédents d'hypersensibilité aux prostaglandines Insuffisance cardiaque décompensée, HTA permanente sévère, antécédents vasculaires notamment coronariens Déclenchement de l'accouchement à terme d'un enfant viable, utérus cicatriciels, placenta prævia, grandes multipares, grossesse gémellaire

Propriétés

- Analogue synthétique de la prostaglandine E1, efficace par voie vaginale, entraînant 2 à 4 heures après son administration d'amples contractions utérines avec ramollissement et dilatation du col utérin
- Taux plasmatique de 6 ng/ml en 1 heure et pendant 2 heures après mise en place de 1 mg, métabolisation importante, élimination par voie urinaire

Indications

- Préparation du col utérin aux explorations et aux manœuvres instrumentales endo-utérines
- Premier trimestre de la grossesse : préparation du col utérin à l'interruption volontaire de la grossesse, rétentions après interruption de la grossesse et dans les avortements spontanés
- Deuxième trimestre de la grossesse : expulsion du contenu utérin au cours des ruptures de membranes, morts fœtales *in utero*, avortements thérapeutiques

Effets indésirables (dose-dépendants)

- Douleurs liées aux contractions utérines (cédant aux antispasmodiques et/ou aux antalgiques), saignements utérins
- Diarrhée, nausées, vomissements, plus rarement symptômes vagaux (bouffées de chaleur, frissons, céphalées, vertiges), hyperthermie

Précautions d'emploi

- Des accidents cardio-vasculaires parfois mortels (IDM, FV), liés à des spasmes des coronaires favorisés par l'âge > 35 ans et le tabagisme, ont été décrits avec d'autres analogues des PG (sulprostone) mais pas avec le géméprost par voie vaginale → prendre en compte toutefois le rapport bénéfice/risque chez ces femmes et leur interdire impérativement le tabac durant les 3 jours précédents
- Traiter préalablement toute infection cervico-vaginale
- Utiliser avec prudence en cas de glaucome, d'hypertonie oculaire, d'asthme ou d'antécédents d'asthme
- *En obstétrique* : vérifier impérativement l'interruption effective de la grossesse et la vacuité utérine qui doivent être obtenues dans tous les cas

Interactions médicamenteuses

- ***Associations déconseillées*** : oxytocine (potentialisation réciproque)
- *Associations à prendre en compte* : AINS (antagonisme des prostaglandines)

Ocytociques (VI) : Prostaglandines ocytociques (III)

Sulprostone *Liste I-Réservé aux hôpitaux*

NALADOR *Conserver de + 2 °C à + 8 °C*	1 amp. 500 µg	Perfusion IV lente : posologie ci-dessous (1)

1. *Dilatation du col utérin avant IVG* (1er trimestre) : perfuser 500 µg en IV en 3 à 6 heures, une aspiration utérine étant faite 6 à 12 heures après le début de la perfusion.
Avortement thérapeutique (2e trimestre) : perfuser à une dose moyenne de 1 000 µg par voie IV en 10 heures.

Contre-indications

Femme > 35 ans, fumeuse ou ayant arrêté le tabac depuis moins de 2 ans
Affections ou antécédents cardio-vasculaires
Antécédents vasculaires ou comitiaux, affections générales sévères
Atteinte hépatique ou rénale sévère, diabète décompensé, thyrotoxicose
Asthme, bronchites spasmodiques, glaucome, hypertonie oculaire
Utérus cicatriciels, infections gynécologiques aiguës
Colite ulcéreuse, ulcère gastrique, thalassémies, drépanocytoses
Déclenchement de l'accouchement à terme d'un enfant viable

Propriétés

- Dérivé synthétique de la prostaglandine E2, provoquant des contractions de l'utérus et une dilatation du col utérin entraînant l'expulsion du contenu utérin
- Après injection, pic plasmatique en 5 à 15 minutes, puis élimination sous forme de métabolites par voie urinaire (90 % en 105 minutes, le reste en 21 heures)

Indications

- Avortement thérapeutique (2e trimestre de la grossesse)
- Expulsion du contenu utérin après avortement incomplet, mort fœtale *in utero*, môle hydatiforme
- Dilatation du col utérin avant IVG au 1er trimestre de la grossesse chez la femme < 35 ans et non fumeuse ou ayant cessé de fumer depuis plus de 2 ans

Effets indésirables (dose-dépendants)

- Nausées, vomissements, crampes abdominales, diarrhée occasionnelle, plus rarement céphalées, obnubilation, très rarement bronchoconstriction (chez des sujets prédisposés), bradycardie, hypotension → bêta-mimétiques en cas de bronchoconstriction ou de bradycardie, remplissage vasculaire si hypovolémie
- Rares cas d'infarctus myocardique ou troubles du rythme ventriculaire, dus à des spasmes coronariens, chez des femmes > 30 ans et fumant plus de 10 cigarettes/jour

Précautions d'emploi et interactions médicamenteuses

- Respecter les contre-indications de façon absolue
- Employer uniquement en milieu obstétrical spécialisé disposant du matériel de monitoring cardio-respiratoire et de réanimation nécessaire à traiter un accident
- Éviter toute injection intra-artérielle accidentelle
- Vérifier impérativement l'interruption effective de la grossesse et la vacuité utérine qui doivent être obtenues dans tous les cas
- ***Associations déconseillées*** : oxytocine (potentialisation réciproque)
- *Associations à prendre en compte* : AINS (antagonisme des prostaglandines)

Ocytociques (VII) :
Prostaglandines ocytociques (IV)

Misoprostol

ANGUSTA *Liste I-Réservé à l'usage hospitalier*	Cp. 25 µg	1 cp. toutes les 2 heures ou 2 cp. toutes les 4 heures (1)
GYMISO *Liste I-65 %-Coll*	2 cp. séc. 200 µg	Adjuvant de la mifépristone : 400 µg en 1 seule prise (36 à 48 heures après la prise de mifépristone) (2) (3)
MISOONE *Liste I-65 %-Coll*	1 cp. 400 µg	

1. Doses maximales : 200 µg pendant une durée de 24 heures.
2. Interruption volontaire de grossesse avant le 63ᵉ jour d'aménorrhée.
3. Le misoprostol est aussi utilisé hors AMM pour faciliter la dilatation du col utérin avant IVG par aspiration, la posologie étant ici de 400 µg en 1 prise orale unique 3 heures au moins avant l'IVG (efficacité comparable à celle du géméprost par voie vaginale ou de la mifépristone seule).

Contre-indications

Si le travail a démarré

Souffrance fœtale suspectée ou confirmée avant le déclenchement

Administration en cours d'autres ocytociques et/ou d'autres médicaments inducteurs du travail

Utérus cicatriciel suspecté ou confirmé résultant d'une précédente chirurgie de l'utérus ou du col de l'utérus (antécédent de césarienne par exemple)

Malformation de l'utérus empêchant un accouchement par voie basse

Placenta praevia ou saignement vaginal inexpliqué après 24 semaines de grossesse

Anomalie de présentation du fœtus contre-indiquant un accouchement par voie basse

Insuffisance rénale (DFG < 15 ml/min/1,73 m^2)

Propriétés

- Analogue synthétique de la prostaglandine E1 entraînant, après administration orale, le début du travail (contraction utérine et dilatation du col utérin)

Indications

- *Angusta* : déclenchement du travail
- *Gymiso, Misoone* : interruption volontaire de grossesse avant le 63ᵉ jour d'aménorrhée, en association avec la mifépristone (RTU : interruption médicale de grossesse et mort fœtale *in utero* aux 2ᵉ et 3ᵉ trimestres)

Effets indésirables, précautions d'emploi et interactions médicamenteuses

- Risque de stimulation utérine excessive (posologie à adapter)
- Nausées, vomissements
- Présence de méconium dans le liquide amniotique
- Hémorragie de la délivrance (plus fréquente avec l'administration de 25 µg toutes les 2 heures qu'avec 50 µg toutes les 4 heures)
- Doit être administré uniquement par du personnel obstétrical qualifié
- Pas de données chez les femmes < 18 ans, chez les femmes ayant une grossesse multiple, une prééclampsie sévère ou avant 37 semaines d'aménorrhée
- Aucune étude d'interaction n'a été réalisée avec ce médicament
- L'utilisation concomitante d'ocytociques ou d'autres médicaments inducteurs du travail est contre-indiquée en raison de l'augmentation possible des effets utérotoniques

Utérorelaxants (I) :
Bêta-stimulants (utérorelaxants)

Formes injectables *Liste I-30 %-Coll*

SALBUMOL FORT Salbutamol[G] Délai d'action = 5 minutes Durée d'action = 3 à 4 heures	10 amp. 5 ml = 5 mg *Réservé aux hôpitaux*	Perfusion IV (2) : 15 à 20 µg/min *soit* 30 à 40 gouttes/min
BRICANYL Injectable Terbutaline (utérorelaxant) Délai d'action = 5 minutes Durée d'action = 2 à 4 heures	8 amp. 1 ml = 0,5 mg	Perfusion IV (3) : 15 à 20 µg/min *soit* 50 à 66 gouttes/min

1. Diluer 2,5 mg (5 ampoules) dans 250 ml de soluté glucosé isotonique → 10 gouttes = 5 µg.
2. Diluer 5 mg (1 ampoule) dans 500 ml de soluté glucosé isotonique → 10 gouttes = 5 µg.
3. Diluer 3 mg (6 ampoules) dans 500 ml de soluté glucosé isotonique → 10 gouttes = 3 µg.

Contre-indications
Absolues : Infarctus myocardique au stade aigu, angor instable Insuffisance coronarienne sévère, infection intra-amniotique Hypersensibilité aux composants Poursuite de la grossesse faisant courir un risque à la mère ou à l'enfant **Relatives** : Hyperthyroïdie, affections cardiaques congénitales ou acquises Cardiomyopathies obstructives, troubles du rythme cardiaque Hémorragies utérines ou risque d'hémorragies utérines

Propriétés (*cf.* aussi Bronchodilatateurs au chapitre "Pneumologie")

- Agonistes spécifiques des récepteurs bêta-2 adrénergiques des muscles lisses de l'utérus (effet utérorelaxant) et des bronches (bronchodilatation), ayant très peu d'effets sur les récepteurs bêta-1 cardiaques
- Action en 5 minutes par voie IV, en 5 à 15 minutes par voie SC ou IM, en 1 à 2 heures par voie orale ou rectale, conjugaison hépatique, élimination urinaire sous forme active et métabolisée, durée d'action de 4 à 6 heures

Indications obstétricales

- Menace d'accouchement prématuré
- Dystocie dynamique de démarrage, hypercinésie au cours du travail, tocolyse avant césarienne, souffrance fœtale liée aux contractions utérines
- Prophylaxie des contractions utérines chez la femme enceinte après la 12e semaine de grossesse lors des interventions chirurgicales et cerclages du col par exemple (traitement *per os* pendant les 24 heures précédentes, interrompu 3 heures avant l'intervention et repris éventuellement après celle-ci pendant 1 semaine)

Effets indésirables

- Tachycardie sinusale modérée secondaire à la vasodilatation périphérique, nervosité, tremblements des extrémités, céphalées, vertiges, palpitations → réduire la posologie ou arrêter momentanément si la fréquence cardiaque dépasse 130 à 140 par minute
- **Surdosage** : tachycardie excessive, tremblements, palpitations, hypotension, vertiges, sueurs, agitation, nausées, vomissements, flush facial → arrêt du traitement (et si besoin bêta-bloquants en milieu hospitalier, administrés avec une grande prudence en cas d'asthme à cause du risque de bronchoconstriction)

Précautions d'emploi

- Utiliser avec prudence en cas d'angor, hypertension artérielle, troubles du rythme surtout ventriculaires, cardiomyopathie obstructive, diabète sévère ou mal équilibré (effet hyperglycémiant avec risque de cétose)
- *Voie parentérale* : utiliser en milieu hospitalier, chez la femme enceinte placée en décubitus latéral gauche en surveillant son pouls et sa tension artérielle (toutes les 15 minutes puis toutes les 1 à 6 heures) et le rythme cardiaque du fœtus

Interactions et incompatibilités médicamenteuses

- ***Associations déconseillées*** : anesthésiques volatils halogénés (risques accrus d'arythmies), solutés alcalins (incompatibilité)
- *Associations à utiliser avec précaution* : antidiabétiques (élévation de la glycémie par les bêta-stimulants injectables), corticoïdes injectables (risque d'OAP si association avec la ritodrine injectable)
- Antagonisme pharmacologique avec les bêta-bloquants

Utérorelaxants (II) :
Antagoniste de l'ocytocyne

Atosiban[G] *Liste I-Réservé aux hôpitaux et à l'usage en situation d'urgence*

TRACTOCILE *Conserver de + 2 °C à + 8 °C*	Fl. 0,9 ml = 6,75 mg (pour injection IV en bolus) Fl. 5 ml = 37,5 mg (soluté à diluer dans un soluté isotonique glucosé ou salé pour obtenir une concentration finale de 0,75 mg/ml)	Par voie IV lente : bolus IV de 6,75 mg en 1 minute au moins, *puis* 300 µg/min pendant 3 heures, *puis* 100 µg/min durant 45 heures maximum

Contre-indications

Hypersensibilité à l'un des composants
Âge gestationnel < 24 semaines ou > 33 semaines
Rupture prématurée des membranes au-delà de 30 semaines de gestation
Retard de croissance intra-utérin et rythme cardiaque fœtal anormal
Hémorragie utérine ante-partum nécessitant l'accouchement immédiat
Éclampsie ou pré-éclampsie nécessitant l'accouchement, hématome rétroplacentaire
Placenta prævia, suspicion d'infection utérine, mort fœtale *in utero*
Tout autre facteur rendant la poursuite de la grossesse dangereuse

Propriétés
- Peptide de synthèse, antagoniste compétitif de l'ocytocine au niveau des récepteurs, réduisant significativement dans les 10 minutes les contractions utérines et maintenant un repos du muscle utérin stable aux doses recommandées
- Pic plasmatique atteint en 1 heure, liaison à 47 % aux protéines plasmatiques, demi-vie d'élimination terminale d'environ 2 heures, passage faible dans le lait maternel

Indications
- Menace d'accouchement prématuré de la 24ᵉ semaine et jusqu'à la 33ᵉ semaine de gestation incluse, en cas de :
  - Contractions régulières (durée ≥ 30 secondes, au moins 4 fois en 30 minutes)
  - Dilatation et effacement du col
  - Rythme cardiaque fœtal normal

Effets indésirables
- Nausées très fréquentes (> 10 %), moins fréquemment (1 à 10 %) céphalées, vertiges, bouffées de chaleur, vomissements, tachycardie, hypotension, réactions au point d'injection, hyperglycémie
- Peu fréquents (0,1 à 1 %) : fièvre, insomnie, prurit, rash cutané
- Rares (< 0,1 %) : cas isolés d'hémorragie et atonie utérine, réaction anaphylactique

Précautions d'emploi et interactions médicamenteuses
- Utilisation uniquement par un médecin expérimenté dans le traitement des femmes en travail prématuré, en surveillant leur fréquence cardiaque et leur TA, les contractions utérines et le rythme cardiaque du fœtus
- Insuffisance rénale ou hépatique : absence de données
- Interactions médicamenteuses : absence d'études

Médicaments non hormonaux des bouffées de chaleur

Inhibiteurs non œstrogéniques des bouffées de chaleur

Non remboursé

ABUFENE Bêta-alanine	30 cp. 400 mg	1 à 2 cp./jour (jusqu'à 3) en 1 à 3 prises aux repas en cures de 5 à 10 jours

Contre-indications
Hypersensibilité ou intolérance aux différents produits

Propriétés

- Médicaments sans activité œstrogénique : la bêta-alanine est un acide aminé qui agirait sur les bouffées de chaleur en s'opposant à la décharge d'histamine

Indications (activité non démontrée)

- Utilisé dans le traitement symptomatique des bouffées de chaleur chez la femme ménopausée

Effets indésirables

- Bêta-alanine : gastralgies assez rares, très rares cas de paresthésies imposant l'arrêt

Complément nutritionnel non hormonal des bouffées de chaleur

Non remboursé

SERELYS (1) Vitamine E et extraits de pollen	60 cp.	1 à 2 cp./jour

1. Médicament sans activité œstrogénique.

Indications

- Utilisé dans le traitement symptomatique des bouffées de chaleur chez la femme en périménopause

Phytothérapie des bouffées de chaleur *Non remboursé*

FEMELIS Pin, maïs, seigle, dactyle, pistil de maïs	60 cp.	2 cp./jour

Indications

- Utilisé dans le traitement symptomatique des bouffées de chaleur de la femme ménopausée

Anti-infectieux locaux en gynécologie (I) : Antifongiques gynécologiques

Antifongiques azolés en ovules ou capsules ou crèmes

Remboursement 30 %-Coll (sauf autre mention)

FAZOL Isoconazole	3 ovules 300 mg	1 ovule le soir pendant 3 jours
GYNO-PEVARYL Econazole[G]	3 ovules 150 mg	1 ovule le soir pendant 3 à 6 jours
GYNO-PEVARYL LP GYNOPURA LP MYLEUGYNE LP ***NR***	1 ovule 150 mg LP	1 ovule le soir en administration unique
GYNOPURA ***NR***	Tube 30 g crème à 1 %	1 application × 2 fois/jour
GYNOTROSYD Tioconazole	1 ovule 300 mg	1 ovule le soir au coucher en administration unique
LOMEXIN Vaginal Fenticonazole[G]	1 ou 2 (***NR***) cap. vaginale 600 mg	1 capsule le soir en administration unique
MONAZOL Ovules CANDAZOL Sertaconazole	1 ovule 300 mg	1 ovule le soir en administration unique
MYCOHYDRALIN ***NR*** Clotrimazole	3 cp. vaginaux 200 mg 1 cp. vaginal 500 mg Tube 20 g crème	1 cp./jour pendant 3 jours 1 cp. le soir en administration unique 1 appl. × 2 fois/jour pendant 7 jours
TERLOMEXIN Fenticonazole	3 cap. vaginales 200 mg	1 capsule le soir pendant 3 jours

Contre-indications
Association aux AVK ou aux sulfamides hypoglycémiants (pour le miconazole)

Propriétés

- Antifongiques d'usage local peu résorbés par la muqueuse vaginale, actifs sur *Candida albicans* et sur les bactéries Gram positif
- **Attention** : les antifongiques azolés, y compris par voie muqueuse, sont de puissants inhibiteurs enzymatiques du cytochrome P450 3A4, susceptibles d'induire un accroissement de la concentration sérique de médicaments prescrits de façon concomitante

Indications

- Candidoses vulvo-vaginales : associer une crème ou un gel antifongique en cas de vulvite ou d'anite

Effets indésirables

- Possibilité d'irritation locale (picotements transitoires) et d'allergie de contact aux différents produits ou à l'excipient

Précautions d'emploi

- Prescrire ces produits au mieux juste après les règles (nombre de levures au plus bas), sinon ne pas les arrêter pendant les règles
- Placer ces produits bien au fond du vagin puis rester allongée pendant un quart d'heure après la mise en place pour faciliter leur diffusion
- Éviter pendant ces traitements : les rapports sexuels, les tampons vaginaux, les injections vaginales, les savons acides favorisant les candidoses (utiliser pour la toilette un produit à pH alcalin, type Gyn-Hydralin, ou neutre)

Incompatibilités physico-chimiques

- Éviter les injections vaginales et l'utilisation d'autres antiseptiques pendant le traitement

Interactions médicamenteuses (avec le miconazole et l'éconazole)

- *Associations contre-indiquées* : antivitamines K (risque de saignements : épistaxis, gingivorragies, ecchymoses), sulfamides hypoglycémiants (risque d'hypoglycémie)
- *Associations à utiliser avec précaution* : phénytoïne, tacrolimus, sirolimus (augmentation des taux plasmatiques de ces molécules)

Remarque

- Indication hors AMM : dans les candidoses vulvo-vaginales récidivantes, après échec d'un traitement local bien conduit, certains antifongiques ont prouvé leur efficacité en *traitement intermittent par voie orale pendant 6 mois* : fluconazole (150 mg × 1 fois/mois), itraconazole (200 mg/jour × 2 jours, puis 200 mg à J5 et J6 de chaque cycle menstruel)

Anti-infectieux locaux en gynécologie (II) : Antiseptiques gynécologiques polyvalents

Antibactériens et antifongiques

BÉTADINE OVULES Povidone iodée *Remboursement 30 %-Coll*	8 ovules 250 mg	1 ovule chaque soir × 2 à 3 semaines
BÉTADINE VAGINALE (1) Povidone iodée *Remboursement 30 %-Coll*	Solution gynécologique à 10 g/100 ml	1 injection vaginale chaque soir pendant 2 à 3 semaines
FLAGYL Métronidazole *Liste I-30 %-Coll*	10 ovules 500 mg	1 ovule/jour pendant 10 jours
POLYGYNAX POLYGYNAX Virgo (2) Nystatine + Néomycine + Polymyxine B *Liste I-15 %*	6 ovules	A. 1 ovule/jour pendant 6 à 12 jours
TERGYNAN Nystatine + Néomycine + Métronidazole *Liste I-15 %-Coll*	10 cp. vaginaux	A. 1 à 2 cp./jour pendant 10 jours
VABLYS Chlorure de déqualinium *Liste I-Non remboursé*	6 cp. vaginaux	1 cp. vaginal/jour pendant 6 jours

1. À utiliser après dilution de 2 cuillerées à soupe dans 1 l d'eau tiède préalablement bouillie.
2. Forme adaptée aux petites filles et aux adolescentes.

Autres anti-infectieux locaux par voie vaginale

Antifongiques non associés (*cf.* page précédente).
Trichomonacides non associés (*cf. Trichomonacides* au chapitre "Parasitologie").

Contre-indications
Hypersensibilité aux différents produits (notamment à la povidone iodée)
Grossesse et allaitement (pour la povidone iodée)

Propriétés

- Anti-infectieux d'usage local non résorbés par la muqueuse vaginale (sauf l'iode de la povidone iodée), appartenant à différentes classes :
  - Antifongiques polyèniques : nystatine (anticandidosique)
  - Antibiotiques : néomycine, polymyxine B
  - Antiseptiques iodés : povidone iodée (antifongique et antibactérien)

Indications

- Candidoses vulvo-vaginales : associer une crème ou un gel antifongique en cas de vulvite ou d'anite
- Traitement d'appoint des infections cervico-vaginales d'origine bactérienne
- Vulvo-vaginites des petites filles (*Polygynax Virgo*) : associer éventuellement une œstrogénothérapie par voie orale (1 mg d'estradiol tous les 2 jours pendant 10 jours, traitement qui entraîne une leucorrhée fonctionnelle normale pendant 2 à 3 semaines) et une antibiothérapie adaptée au germe isolé

Effets indésirables

- Possibilité d'irritation locale (picotements transitoires), d'allergie de contact aux différents produits ou à l'excipient, risque non exclu de surcharge iodée en cas d'utilisation prolongée ou répétée de povidone iodée

Précautions d'emploi

- Placer ces produits bien au fond du vagin, le soir au coucher ou rester allongée pendant un quart d'heure pour faciliter leur diffusion, et ne pas les arrêter pendant les règles
- Éviter pendant ces traitements : les rapports sexuels, les tampons vaginaux, les injections vaginales, les savons acides favorisant les candidoses (utiliser pour la toilette un produit à pH alcalin, type Gyn-Hydralin, ou neutre)
- Grossesse et allaitement : utilisation contre-indiquée de la povidone iodée (car passage transplacentaire et passage dans le lait maternel persistant 3 jours après l'application vaginale)
- L'administration locale d'antibiotiques peut sélectionner des germes résistants et compromettre leur utilisation ultérieure par voie générale (sensibilisation)

Incompatibilités physico-chimiques

- Éviter les injections vaginales et l'utilisation d'autres antiseptiques pendant le traitement (notamment ne jamais associer la povidone iodée avec des antiseptiques mercuriels en raison de la formation de composés caustiques)

Remarque

- Indication hors AMM (mais avec efficacité prouvée) : dans les candidoses vulvo-vaginales récidivantes, après échec d'un traitement local bien conduit, certains antifongiques ont prouvé leur efficacité en *traitement intermittent par voie oralependant 6 mois* : fluconazole (150 mg × 1 fois/mois), itraconazole (200 mg/jour × 2 jours, puis 200 mg à J5 et J6 de chaque cycle menstruel)

Anti-inflammatoire et antalgique à administration vaginale

Benzydamine *Liste II-Non remboursé*

OPALGYNE	Solution vaginale à 0,1 % : 2 ou 6 unidoses de 140 ml avec canules	1 application vaginale × 2 fois/jour pendant 3 jours

Contre-indications

Hypersensibilité à la substance active ou à l'un des excipients
À partir du 6e mois de grossesse, soit 24 semaines d'aménorrhée
Dispositif non adapté chez l'enfant

Propriétés

- La benzydamine antagonise peu la biosynthèse des prostaglandines. Elle est inhibitrice de l'action vaso-active des médiateurs de l'inflammation (histamine et sérotonine) ; elle réduit la libération par les cellules inflammatoires des radicaux libres et des enzymes lytiques. De plus, ses propriétés anti-agrégantes plaquettaires et érythrocytaires contribuent à l'amélioration des conditions hémodynamiques locales du foyer inflammatoire. Les phénomènes locaux de l'inflammation se manifestent par une réduction de la perméabilité vasculaire, une diminution de l'œdème et des réactions exsudatives, une sédation de la douleur inflammatoire

Indications

- Traitement de la symptomatologie douloureuse de l'inflammation vaginale dans les vaginites aiguës
- Le traitement par ce produit ne doit pas exclure le traitement étiologique, chaque fois que nécessaire

Effets indésirables

- Des cas exceptionnels d'irritations locales ont été rapportés
- Possibilité de réaction allergique ou de photosensibilisation (fréquence inconnue)

Produits divers

Hydratant-lubrifiant vaginal *Non remboursé*

REPLENS	Gel vaginal aqueux : 12 unidoses de 2,5 g	Application vaginale 3 fois/semaine
SERELYS	Gel vaginal aqueux : 7 unidoses de 5 ml	*Idem*
AINARA	Gel vaginal aqueux : tube de 30 g	Application vaginale 2 fois/semaine

Contre-indications
Hypersensibilité connue à l'un des excipients (très rare) Grossesse et allaitement (par prudence)

Propriétés et indications

- Gel polycarbophile saturé en eau destiné à hydrater l'épithélium vaginal, ne présentant pas d'incompatibilité avec les diaphragmes ni avec les préservatifs selon son fabriquant, utilisé comme traitement symptomatique de la sécheresse vaginale chez la femme après la ménopause ayant une contre-indication aux traitements œstrogéniques locaux

Tests de grossesse

Tests colorimétriques à effectuer par la femme sur son urine

Non remboursé

Nom	Délai à respecter avant la lecture	Positivation par rapport à la date présumée des règles	Sensibilité en UI d'HCG/l
BABYCHECK 1 Direct	5 à 10 minutes	Le jour même	25
BLUETEST Grossesse	1 minute	*Idem*	50
CLEARBLUE	1 minute	*Idem*	50
ELLE-TEST	3 minutes	*Idem*	25
G-TEST SCREEN	5 minutes	*Idem*	25
INDICATEST	3 à 4 minutes	*Idem*	20
PREDICTOR	4 minutes	*Idem*	50
PRIMACARD	2 minutes	*Idem*	20
PRIMASTICK	2 minutes	*Idem*	20
REVELATEST	3 à 5 minutes	*Idem*	25
SURETEST	5 minutes	*Idem*	20

- Tests immunologiques permettant de détecter la présence d'hormone gonadotrophine chorionique (HCG) dans les urines de la femme enceinte, basés sur une réaction antigène-anticorps : inhibition, en présence d'HCG, d'une réaction entre un réactif antigénique (fraction bêta de l'HCG fixée sur des hématies) et des anticorps anti-bêta-HCG
- **Résultats faussement positifs** : recueil des urines dans un récipient préalablement lavé avec un détergent, mauvaise manipulation, protéinurie ou hématurie, prise de certains médicaments (dont benzodiazépines, neuroleptiques, phénothiazines)
- **Résultats faussement négatifs** : test réalisé trop précocement, densité urinaire trop faible (boissons trop abondantes), bactériurie, pyurie, taux anormalement bas d'HCG (en cas de grossesse extra-utérine ou hypotrophique notamment)
- **En cas d'incertitude**, un dosage de la bêta-HCG plasmatique permet un diagnostic fiable de la grossesse dès le 8e jour après la fécondation (l'examen clinique permet au mieux un diagnostic à partir du 30e jour de gestation soit "15 jours de retard de règles")

Évolution du taux urinaire d'HCG chez la femme enceinte

Âge de la grossesse depuis la fécondation	Retard de règles pour un cycle de 28 jours	Taux urinaires moyens d'HCG (en UI/l)
15 jours	1 jour	≈ 150
16 jours	2 jours	≈ 250
25 jours	11 jours	≈ 1 500
1 mois	15 jours	10 000-50 000
2 mois	45 jours	50 000-200 000
3 mois	76 jours	10 000-50 000
3,5 à 7 mois	–	2 000-5 000
plus de 7 mois	–	1 000-5 000

Table d'obstétrique : Accouchement (date)

Janvier	1	2	3	4	5	6	7	8	9	10	11	12	13	14	15	16	17	18	19	20	21	22	23	24	25	26	27	28	29	30	31
Octobre/Novembre	8	9	10	11	12	13	14	15	16	17	18	19	20	21	22	23	24	25	26	27	28	29	30	31	1	2	3	4	5	6	7
Février	1	2	3	4	5	6	7	8	9	10	11	12	13	14	15	16	17	18	19	20	21	22	23	24	25	26	27	28			
Novembre/Décembre	8	9	10	11	12	13	14	15	16	17	18	19	20	21	22	23	24	25	26	27	28	29	30	1	2	3	4	5			
Mars	1	2	3	4	5	6	7	8	9	10	11	12	13	14	15	16	17	18	19	20	21	22	23	24	25	26	27	28	29	30	31
Décembre/Janvier	6	7	8	9	10	11	12	13	14	15	16	17	18	19	20	21	22	23	24	25	26	27	28	29	30	31	1	2	3	4	5
Avril	1	2	3	4	5	6	7	8	9	10	11	12	13	14	15	16	17	18	19	20	21	22	23	24	25	26	27	28	29	30	
Janvier/Février	6	7	8	9	10	11	12	13	14	15	16	17	18	19	20	21	22	23	24	25	26	27	28	29	30	31	1	2	3	4	
Mai	1	2	3	4	5	6	7	8	9	10	11	12	13	14	15	16	17	18	19	20	21	22	23	24	25	26	27	28	29	30	31
Février/Mars	5	6	7	8	9	10	11	12	13	14	15	16	17	18	19	20	21	22	23	24	25	26	27	28	1	2	3	4	5	6	7
Juin	1	2	3	4	5	6	7	8	9	10	11	12	13	14	15	16	17	18	19	20	21	22	23	24	25	26	27	28	29	30	
Mars/Avril	8	9	10	11	12	13	14	15	16	17	18	19	20	21	22	23	24	25	26	27	28	29	30	31	1	2	3	4	5	6	
Juillet	1	2	3	4	5	6	7	8	9	10	11	12	13	14	15	16	17	18	19	20	21	22	23	24	25	26	27	28	29	30	31
Avril/Mai	7	8	9	10	11	12	13	14	15	16	17	18	19	20	21	22	23	24	25	26	27	28	29	30	1	2	3	4	5	6	7
Août	1	2	3	4	5	6	7	8	9	10	11	12	13	14	15	16	17	18	19	20	21	22	23	24	25	26	27	28	29	30	31
Mai/Juin	8	9	10	11	12	13	14	15	16	17	18	19	20	21	22	23	24	25	26	27	28	29	30	31	1	2	3	4	5	6	7
Septembre	1	2	3	4	5	6	7	8	9	10	11	12	13	14	15	16	17	18	19	20	21	22	23	24	25	26	27	28	29	30	
Juin/Juillet	8	9	10	11	12	13	14	15	16	17	18	19	20	21	22	23	24	25	26	27	28	29	30	1	2	3	4	5	6	7	
Octobre	1	2	3	4	5	6	7	8	9	10	11	12	13	14	15	16	17	18	19	20	21	22	23	24	25	26	27	28	29	30	31
Juillet/Août	8	9	10	11	12	13	14	15	16	17	18	19	20	21	22	23	24	25	26	27	28	29	30	31	1	2	3	4	5	6	7
Novembre	1	2	3	4	5	6	7	8	9	10	11	12	13	14	15	16	17	18	19	20	21	22	23	24	25	26	27	28	29	30	
Août/Septembre	8	9	10	11	12	13	14	15	16	17	18	19	20	21	22	23	24	25	26	27	28	29	30	31	1	2	3	4	5	6	
Décembre	1	2	3	4	5	6	7	8	9	10	11	12	13	14	15	16	17	18	19	20	21	22	23	24	25	26	27	28	29	30	31
Septembre/Octobre	7	8	9	10	11	12	13	14	15	16	17	18	19	20	21	22	23	24	25	26	27	28	29	30	1	2	3	4	5	6	7

Cette table permet de calculer la date prévue de l'accouchement (sur la 2e ligne), en fonction de la date du **premier jour des dernières règles** (sur la 1re ligne).

Chapitre 13

Hématologie

Prise en charge des surdosages en antivitamines K et des accidents hémorragiques sous antivitamines K

- Les traitements par AVK sont courants et les accidents hémorragiques des AVK sont au 1er rang des accidents iatrogènes par leur fréquence et par leur gravité

Surdosage asymptomatique

- Privilégier la prise en charge ambulatoire si le contexte le permet
- Préférer l'hospitalisation s'il existe un ou plusieurs facteurs de risque hémorragique individuel (âge, antécédent hémorragique, comorbidité)

Mesures correctrices recommandées en fonction de l'INR mesuré et de l'IRN cible

INR mesuré	*INR cible 2,5 (fenêtre entre 2 et 3)*	*INR cible ≥ 3 (fenêtre 2,5 – 3,5 ou 3 – 4,5)*
INR < 4	Pas de saut de prise Pas d'apport de vitamine K Adaptation de la posologie	–
4 ≤ INR < 6	Saut d'une prise Pas d'apport de vitamine K Adaptation de la posologie	Pas de saut de prise Pas d'apport de vitamine K Adaptation de la posologie
6 ≤ INR < 10	Arrêt du traitement 1 à 2 mg de vitamine K par voie orale (1/2 à 1 ampoule buvable forme pédiatrique) (grade A)	Saut d'une prise sur avis spécialisé Traitement éventuel par 1 à 2 mg de vitamine K par voie orale
INR ≥ 10	Arrêt du traitement 5 mg de vitamine K par voie orale (1/2 ampoule buvable forme adulte) (grade A)	Un avis spécialisé sans délai ou une hospitalisation est recommandé

- Contrôler l'INR le lendemain. Si l'INR reste suprathérapeutique, les mesures correctrices proposées restent valables et doivent être reconduites
- Dans tous les cas, une recherche de la cause du surdosage doit être réalisée (erreur de prise, interaction médicamenteuse, modifications alimentaires...), puis une adaptation de la posologie

Hémorragie grave ou potentiellement grave : prise en charge hospitalière

- **Critères de gravité**
  - Abondance du saignement, apprécié notamment sur le retentissement hémodynamique
  - Localisation pouvant engager un pronostic vital ou fonctionnel
  - Absence de contrôle par des moyens usuels
  - Nécessité d'une transfusion ou d'un geste hémostatique en milieu hospitalier
- **Prise en charge hospitalière d'une hémorragie grave** (objectif : INR < 1,5)
  - Arrêt des AVK et mesure de l'INR en urgence
  - Si INR disponible : administration de CCP* à dose adaptée à l'INR, selon le RCP
  - Si INR non disponible : administration de CCP* 25 U/kg (soit 1 ml/kg)
  - + Vitamine K 10 mg (1 ampoule adulte ; privilégier la voie orale)
  - Contrôle de l'INR à 30 minutes
  - Si INR > 1,5 : nouvelle dose de CCP selon le RCP
  - Contrôle INR à 6-8 heures

* CCP = concentré de complexe prothrombique, aussi appelé PPSB.

Chirurgie et actes invasifs sous AVK
Actes responsables de saignements de faible intensité et aisément contrôlés, pouvant être réalisés sans interrompre les AVK

Conditions

- INR compris entre 2 et 3, à contrôler avant le geste
- Absence de risque médical associé (prise d'un autre médicament ou comorbidité interférant avec l'hémostase ou avec l'équilibre du traitement anticoagulant)

Actes

- Chirurgie cutanée
- Chirurgie de la cataracte
- Actes de rhumatologie à faible risque hémorragique (*cf.* www.rhumatologie.asso.fr)
- Certains actes de chirurgie bucco-dentaire (*cf.* www.societechirbuc.com)
- Certains actes d'endoscopie digestive (*cf.* www.sfed.org)

Actes programmés nécessitant l'interruption des AVK (objectif : INR au moment de l'intervention < 1,5 ou < 1,2 si neurochirurgie)	
– ACFA sans antécédent embolique – MTEV à risque modéré → Arrêt des AVK sans relais pré-opératoire par héparine → Reprise des AVK dans les 24-48 heures ou, si elle n'est pas possible, héparine à dose curative si le risque hémorragique est contrôlé (2)	– Valves mécaniques (tout type) – ACFA avec antécédent embolique – MTEV à haut risque (1) → Arrêt des AVK et relais pré-opératoire par héparine à dose curative → Reprise des AVK dans les 24-48 heures ou, si elle n'est pas possible, héparine à dose curative si le risque hémorragique est contrôlé (2)

1. TVP proximale et/ou EP < 3 mois, MTEV récidivante idiopathique (n ≥ 2, au moins 1 accident sans facteur déclen-chant). La mise en place d'un filtre cave en pré-opératoire est discutée au cas par cas.
2. L'héparinothérapie à dose curative ne doit pas être prise avant la 6e heure post-opératoire. Si le traitement par héparine à dose curative n'est pas repris à la 6e heure, dans les situations où elle est indiquée, la prévention post-opératoire précoce de la MTEV doit être réalisée selon les modalités habituelles.

(MTEV : maladie thrombo-embolique veineuse; TVP : thrombose veineuse profonde; EP : embolie pulmonaire; ACFA : arythmie complète par fibrillation auriculaire).

Les héparines en relais des AVK doivent être utilisées à dose curative

- Trois options sont possible :
  - Héparine non fractionnée (HNF) à la seringue électrique
  - HNF sous-cutanée (2 ou 3 injections/jour)
  - Héparine de bas poids moléculaire (HBPM) sous-cutanée (1 ou 2 injections/jour)

Conduite à tenir devant une anémie

- Le risque de l'anémie est l'insuffisance coronarienne potentiellement mortelle ou la décompensation d'une insuffisance cardiaque. Il doit être apprécié suivant le terrain (antécédents, présence ou non de signes angineux). C'est la seule justification de la prescription d'une transfusion de culots globulaires en urgence
- Un essoufflement d'effort n'est pas un facteur de risque
- Il n'est pas justifié (et même dangereux), en urgence, de chercher à normaliser le taux d'hémoglobine (Hb) en transfusant plus de 2 culots globulaires. En cas d'insuffisance cardiaque, un traitement diurétique injectable doit être associé
- En revanche, les programmes de transfusion doivent être établis en cas d'anémie chronique incurable pour maintenir le taux d'Hb entre 100 et 120 g/l
- Dans certains cas, l'érythropoïétine (*cf.* les indications) peut être utilisée pour réduire ou éviter les transfusions

Le raisonnement diagnostique devant une anémie passe d'abord par l'étude du VGM

- **En cas de VGM < 82 fl**, il faut rechercher une carence en fer : elle sera affirmée par un taux abaissé de ferritinémie (< 20 µg/l). C'est la seule indication d'un traitement martial
  - La recharge en fer doit utiliser la voie orale (sauf cas rares ou chez le dialysé sous érythropoïétine) avec une dose quotidienne ne dépassant pas 200 mg, mais de façon prolongée (> 4 mois)
  - Il est inutile (et même nuisible) de prescrire du fer dans les autres situations
  - Parallèlement, il est essentiel de chercher une cause de carence en fer pouvant justifier un traitement (saignement digestif d'origine tumorale, origine gynécologique, malabsorption intestinale, cause diététique)
  - Il est néanmoins important de garder à l'esprit que les 2 causes de loin les plus fréquentes ne sont pas toujours accessibles à un traitement étiologique et peuvent justifier un traitement d'entretien : ménorragies banales, hernie hiatale
  - Si la ferritine est élevée, la responsabilité d'un syndrome inflammatoire, d'une myélodysplasie (anémie sidéroblastique) ou d'une hémoglobinopathie génétique devra être discutée en fonction du contexte et de l'âge
- **En cas de VGM > 100 fl**, il faut rechercher une anémie régénérative et numérer les réticulocytes (une forte réticulocytose élève le VGM). Leur élévation doit conduire à un "bilan d'hémolyse" : dosage de l'haptoglobine, de la bilirubine libre, puis test de Coombs
  - En cas de faible réticulocytose, il faut rechercher une mégaloblastose par dosage de la vitamine B12 et de l'acide folique. Un alcoolisme chronique peut être en cause
  - Si le taux des vitamines est normal, on doit penser à une myélodysplasie en particulier chez les sujets âgés
  - Différents traitements au long cours sont susceptibles d'induire une augmentation du VGM (anticomitiaux, méthotrexate...) généralement sans anémie
- **En cas de VGM normal**, il faut mesurer la clairance de la créatininémie (insuffisance rénale), la TSH (insuffisance thyroïdienne) et rechercher des signes d'inflammation (élévation de la CRP, du fibrinogène et de la ferritinémie)
  - Les autres anémies normocytaires peuvent être périphériques avec réticulocytes élevés (anémies hémolytiques) ou le plus souvent centrales avec réticulocytes bas par défaut de production médullaire (hémopathies, métastases médullaires, infiltrations diverses...). Leur diagnostic relève d'une expertise spécialisée (myélogramme...)

HÉMATOLOGIE : Schémas thérapeutiques

Anémies (1)

Anémie aiguë mal tolérée	Culots globulaires (si risque coronarien) Remplissage vasculaire et culots globulaires si choc hémorragique
Carence martiale (curatif) Grossesse (préventif)	Sel ferreux par voie orale jusqu'à guérison *et* reconstitution des réserves en fer (3 à 4 mois) + Traitement étiologique (recherche d'un saignement digestif ou gynécologique ou d'une malabsorption) À partir du 4e mois si facteurs de risque ou multipare
Carence en folates (curatif) Grossesse (préventif)	Acide folique ou folinique jusqu'à guérison + Traitement étiologique Acide folique avant la conception et durant le 1er trimestre
Carence en vitamine B12 : Maladie de Biermer Gastrectomie totale Non-dissociation de la vitamine B12	Vitamine B12 IM ou *per os* à vie
Anémie chronique : des insuffisants rénaux des myélodysplasies des chimiothérapies	Érythropoïétine ± Sel ferreux Culots globulaires (si tolérance médiocre de l'anémie) (2)
Anémie chronique des hémoglobinopathies d'origine génétique (thalassémies, drépanocytoses...)	Culots globulaires (si tolérance médiocre de l'anémie) (2)
Hémoglobinurie paroxystique nocturne (HPN)	Culots globulaires Éculizumab
Microsphérocytose héréditaire de Minkowski-Chauffard	Splénectomie (si anémie sévère) Cholécystectomie (si lithiase pigmentaire)

1. Le traitement étiologique des anémies, lorsqu'il est possible, est évidemment essentiel.
2. L'administration de chélateurs du fer est nécessaire en cas de transfusions répétées lorsque la ferritinémie est > 1 000 µg/l.

HÉMATOLOGIE : Schémas thérapeutiques

Troubles de l'hémostase

Déficit en facteur II Déficit en facteur X	Concentré de complexe prothrombinique (CCP) = PPSB	
Déficit en facteur V	Plasma frais congelé	
Déficit en facteur VII	Facteur VII ou CCP	
Déficit en facteur VIII ou Hémophilie A	Facteur VIII ou Desmopressine	– Acide tranexamique – Facteur VII activé
Déficit en facteur IX ou Hémophilie B	Facteur IX	– Acide tranexamique – Facteur VII activé
Déficit en facteur XI	Facteur XI humain	Plasma frais congelé
Déficit en facteur XIII	Facteur XIII humain	
Déficit global sévère en facteurs de la coagulation	Plasma frais congelé à risque viral atténué	
Hypoprothrombinémie Hypovitaminose K	Vitamine K	PPSB humain
Maladie hémolytique néo-natale	Exsanguinotransfusion ± Albumine humaine	
Maladie hémorragique néo-natale	Prévention par l'administration systématique de vitamine K à la naissance	
Maladie de Willebrand	Desmopressine (sauf type II B ou sévère)	Facteur Willebrand seul ± Facteur VIII (si formes sévères)
Microangiopathie thrombotique (MAT) = Déficit en ADAMTS13 – Purpura thrombotique thrombocytopénique (PTT) – Syndrome hémolytique et urémique (SHU)	– Échanges plasmatiques – Corticothérapie – Supplémentation en folates – Culots globulaires + Antibiothérapie si infection – Éculizumab	
Thrombopénie induite par l'héparine et thromboses	– Danaparoïde – Argatroban	
Thrombopénie sévère d'origine centrale	Concentrés de plaquettes en cas de thrombopénie centrale si hémorragie ou < 10 000/mm^3	
Thrombopénie dysimmunitaire Purpura thrombopénique idiopathique	Corticothérapie en bolus ou Immunoglobulines polyvalentes IV	– Rituximab – Splénectomie – Romiplostim – Eltrombopag

HÉMATOLOGIE : Schémas thérapeutiques

Syndromes de défibrination

Coagulation intravasculaire disséminée ou CIVD (1)	Traitement étiologique	Héparine (faible dose) ± Plaquettes

1. Observée dans les septicémies, états de choc, pathologies obstétricales, grands traumatismes, brûlures, cancers disséminés, leucémies à promyélocytes, hémolyses aiguës intravasculaires.

Fibrinolyses primitives pures sans CIVD	Antifibrinolytique ± Fibrinogène	

Troubles hématologiques divers

Afibrinogénémies Dysfibrinogénémies	Fibrinogène humain	
Agranulocytose	Arrêt définitif du produit responsable + Isolement et Antibiothérapie IV ± GCSF	
Déficit héréditaire thrombogène (Protéine C, Protéine S, Antithrombine III)	Antivitamine K de façon prolongée (INR = 2 à 3) après le 2e épisode de thrombose veineuse profonde et/ou d'embolie pulmonaire Durée du traitement à réévaluer tous les 5 ans --- Prophylaxie efficace de toutes situations à risque thrombotique chez le sujet asymptomatique ou en cas d'antécédent de thrombose provoquée par une autre cause thrombogène	
Surcharges en fer secondaires à des transfusions répétées et dans les hémoglobinopathies	Déféroxamine, Déférasirox, Défériprone	
Méthémoglobinémies (*cf.* Méthémoglobinisants)	Traitement étiologique notamment l'éviction d'un toxique causal	– Bleu de méthylène – Acide ascorbique – Exsanguinotransfusion
Syndrome d'activation macrophagique (SAM) = Syndrome hémophagocytaire	Traitement étiologique (infections, néoplasies, maladies inflammatoires ou auto-immunes, arrêt d'un médicament suspect) – Infection à EBV : étoposide – Lymphomes : chimiothérapie – Lupus (hors infection) : corticothérapie Traitement symptomatique (support transfusionnel, antibiothérapie, équilibre hydro-électrolytique)	
Porphyries hépatiques Traitement des crises aiguës	Hémine arginine en perfusion veineuse le plus rapidement possible (traitement de référence)	
Traitement au long cours	Givosiran	

Antianémiques (I) :
Fer (sels ferreux) par voie orale

Sels de fer ferreux (1) *Remboursement 65 %-Coll (sauf autre mention)*

ASCOFER Ascorbate ferreux	30 gél. 33 mg + Acide ascorbique 30 mg	Traitement curatif : A. et E. > 20 kg : 100 à 200 mg/jour Traitement préventif : A. 60 mg/jour
FER AP-HP Sulfate ferreux *Prescription hospitalière-Coll*	100 gél. 2,5 mg (= 0,5 mg de fer ferreux)	Traitement préventif : N. 1 mg/kg/jour N.-N. 2 mg/kg/jour
FERO-GRAD-Vitamine C Sulfate ferreux	30 cp. 105 mg + Acide ascorbique 500 mg	*Idem* Ascorbate ferreux
FERROSTRANE Férédétate de sodium *Liste II-Coll*	Fl. 125 ml Sirop : 34 mg par càc	*Idem* Ascorbate ferreux
FUMAFER Fumarate ferreux	50 ou 100 cp. 66 mg	*Idem* Ascorbate ferreux
INOFER Succinate ferreux	100 cp. 100 mg	*Idem* Ascorbate ferreux
TARDYFERON Sulfate ferreux	30 cp. 50 mg (2) ou 80 mg	*Idem* Ascorbate ferreux
TARDYFERON B9 ***NR***	30 cp. 50 mg + Acide folique 350 µg	Prévention des carences en fer et en folates durant la grossesse : 1 cp./jour à partir de la 24ᵉ semaine
TIMOFEROL Sulfate ferreux	30 ou 60 gél. ou cp. 50 mg + Acide ascorbique 30 mg	A. et E. ≥ 12 ans : 2 à 4 gél./jour Grossesse : 1 gél./jour à partir du 4ᵉ mois
TOT'HEMA ***NR*** Gluconate ferreux	20 amp. buv. 50 mg (1 amp. = 50 mg fer métal) + Manganèse 1,33 mg + Cuivre 0,7 mg	A. et E. ≥ 12 ans : 2 à 4 amp./jour N. > 1 mois et E. : 5 à 10 mg fer/kg/jour Grossesse : 1 amp./jour à partir du 4ᵉ mois

1. Les concentrations des différentes spécialités sont indiquées ici en mg de fer ferreux (Fe^{++}) : chez l'enfant et les sujets ayant des difficultés à avaler, utiliser uniquement les formes liquides.
2. Remboursement à 65 % seulement chez les femmes enceintes à risque d'anémie ferriprive.

Contre-indications
Hémochromatose, surcharge martiale
Anémie normo- ou hypersidérémique
Elévit : association à la lévodopa, insuffisance rénale sévère, hypercalcémie

Propriétés

- Oligo-élément indispensable à la constitution des pigments respiratoires, notamment de l'hémoglobine (représentant 66 % du stock de fer de l'organisme)
- Besoins quotidiens : 16 à 18 mg chez la femme réglée, 15 à 18 mg chez l'adolescent, 7 à 15 mg chez l'enfant, 10 mg chez l'homme
- Absorption faible (10 à 20 %) sous forme de fer ferreux, augmentée par l'acide ascorbique et les états de carence puis incorporation à l'hémoglobine et à la myoglobine, élimination de 1 mg par jour (doublée chez la femme pendant les règles)

Indications

- Traitement curatif des anémies ferriprives (par voie orale, durée de 3 à 6 mois, en association au traitement étiologique)
- Traitement préventif des carences martiales chez les sujets à risques : femme enceinte (à partir de la 24e semaine) ou porteuse d'un stérilet, nourrissons ayant un régime lacto-farineux exclusif, régimes alimentaires déséquilibrés (sujets âgés, végétariens, végétaliens, anorexie mentale), saignements chroniques non curables, hernie hiatale, gastrectomisés, malabsorption, règles abondantes

Effets indésirables

- Constipation, nausées, douleurs abdominales, diarrhée
- Noircissement des dents (formes orales liquides → utilisation d'une paille), coloration foncée des selles

Précautions d'emploi

- L'hyposidérémie associée aux syndromes inflammatoires n'est pas sensible au traitement martial
- Rechercher toujours la cause d'une anémie liée à une carence en fer
- Le traitement curatif doit être poursuivi jusqu'à correction de l'anémie et reconstitution des réserves en fer (3 à 4 mois minimum)
- Ne pas dépasser la dose de 200 mg de fer métal par jour (sinon : intolérance digestive). Privilégier la durée du traitement plutôt qu'une posologie maximale
- Attention au surdosage chez l'enfant, en particulier avec les formes sirops
- Ne pas laisser à portée des enfants (risque d'intoxication aiguë mortelle)

Interactions médicamenteuses

- ***Associations déconseillées*** : fer et zinc par voie orale (absorption réduite)
- *Associations à prendre en compte* : calcium (diminution de l'absorption du fer → fer à distance des repas), cyclines, entacapone, fluoroquinolones, hormones thyroïdiennes, méthyl-dopa, zinc (diminution de l'absorption de ces produits)
- *Nécessité d'un intervalle de 2 à 3 heures entre les prises orales* avec diphosphonates, entacapone, fluoroquinolones, hormones thyroïdiennes, méthyldopa, pénicillamine, tétracyclines, topiques gastro-intestinaux
- *Si acide folique*, précautions d'emploi avec les anticonvulsivants (réduction de leur concentration)
- *À noter* : une consommation importante de thé peut réduire l'absorption digestive du fer

Antianémiques (II) : Fer (hydroxyde ferrique) par voie intraveineuse

Hydroxyde ferrique *Liste I-Réservé à l'usage hospitalier*

FER injectable[G] VENOFER Hydroxyde ferrique + Saccharose	5 fl. 5 ml = 100 mg (diluer dans du NaCl à 0,9 % = 100 mg dans 100 ml à passer en 1 heure)	Perfusion IV stricte lente (1) : A. 100 à 300 mg/injection E. 3 mg/kg/injection
FERINJECT Carboxymaltose ferrique (Hydroxyde ferrique)	1 fl. 2 ml, 10 ml ou 20 ml à 50 mg/ml (diluer dans du NaCl à 0,9 %)	A. et E. > 14 ans (1) : voie IV stricte lente : perfusion : 100 à 1 000 mg bolus : 1 000 mg max.
MONOVER Hydroxyde ferrique polymaltose	Fl. 1 ml, 5 ml ou 10 ml = 100 mg/ml de fer isomaltoside	A. Perfusion IV lente (1) : 20 mg/kg Bolus IV : 500 mg max.

1. Calcul du déficit en fer chez l'adulte – formule de Ganzoni qui fournit la dose cumulée nécessaire pour restaurer l'hémoglobine – déficit en mg = poids (kg) × [Hgb cible – Hgb réelle] (g/dl) × 2,4 + 500 mg.

Contre-indications

Hémochromatose, surcharge martiale

Indications

- Anémie chez l'insuffisant rénal chronique dialysé ou en prédialyse si l'apport oral est insuffisant ou mal toléré, en pré-opératoire chez les patients inclus dans un programme de don du sang autologue en association avec l'EPO, et dans les anémies aiguës en post-opératoire immédiat chez les patients ne pouvant recevoir d'alimentation orale (injections 1 à 3 fois par semaine), ainsi que dans les maladies inflammatoires sévères du tube digestif et/ou malabsorptions réfractaires
- Carences martiales sévères : réservé aux situations où la voie orale n'est pas tolérée ou n'est pas efficace ou ne peut être utilisée

Effets indésirables

- *Pendant la perfusion* : réaction anaphylactique → surveillance et prévenir les patients des signes prémonitoires : urticaire, céphalées, angiœdèmes, troubles digestifs
- *Secondairement* : asthénie, frissons, fièvre, malaise, céphalées, confusion, paresthésies, tremblements, troubles digestifs, perturbations du goût, urticaire, angiœdème, arthralgies, palpitations, tachycardie, coloration rouge des urines, thrombose veineuse locale, spasme coronarien
- Une extravasation entraîne une coloration foncée de la peau, souvent prolongée

Précautions d'emploi et interactions médicamenteuses

- L'administration de fer IV requiert la présence de personnels formés à la prise en charge des réactions anaphylactiques avec les moyens nécessaires → surveillance étroite
- Le risque de réaction d'hypersensibilité est accru si antécédents d'allergies ou d'atopie, ou de maladies immunitaires ou inflammatoires (lupus, polyarthrite...)
- Surveillance particulière si dysfonction hépatique
- Grossesse : limiter aux cas d'absolue nécessité aux deuxième et troisième trimestres
- ***Associations déconseillées*** : fer et zinc par voie orale (absorption réduite)

Antianémiques (III) : Folates (I)

Acide folique[G] ou Vitamine B9 *Remboursement 65 %-Coll*

SPÉCIAFOLDINE 5 mg	20 cp. 5 mg	A. 5 à 15 mg/jour E. 5 à 10 mg/jour N. 2,5 à 5 mg/jour
SPÉCIAFOLDINE 0,4 mg FERTIFOL	28 cp. 0,4 mg 30 ou 90 cp. 0,4 mg	A. 0,4 mg/jour (1)

1. Spécialité indiquée pour la prévention des anomalies embryonnaires de fermeture du tube neural chez les femmes sans antécédent de ce type et qui désirent concevoir (de 4 semaines avant la conception jusqu'à 12 semaines d'aménorrhée).

Propriétés

- Vitamine B9 intervenant comme coenzyme au cours de la synthèse des acides nucléiques et des purines, indispensable à la maturation des érythrocytes
- *Besoins quotidiens* pas toujours couverts chez les sujets âgés et la femme enceinte : 800 µg chez la femme enceinte, 400 µg chez l'adulte, 100 à 300 µg chez l'enfant, 30 à 100 µg chez le nourrisson (apports par la levure, le foie, les légumes verts et les crudités, les champignons, le pain)
- Absorption digestive rapide (80 %), métabolisation en acide méthyl-5 tétrahydrofolique actif, élimination urinaire avec une demi-vie de 4 à 5 heures

Indications

- Anémies mégaloblastiques par carence en acide folique. Folates sériques normaux = 5 à 15 µg/l *soit* 15 à 34 nmol/l (carence confirmée si < 5 µg/l)
- Troubles chroniques de l'absorption intestinale (malabsorptions, maladie cœliaque, grandes résections digestives)
- Carences d'apport en folates : malnutrition, alcoolisme chronique
- Prévention et correction des anémies mégaloblastiques iatrogènes au cours des traitements par pyriméthamine, triméthoprime, triamtérène, phénytoïne, barbituriques, sulfasalazine, méthotrexate (5 à 10 mg/semaine d'acide folique administrés 48 heures après le méthotrexate hebdomadaire)
- Déficit congénital en dihydrofolate-réductase
- Grossesse : femmes ayant eu un enfant porteur d'une anomalie de fermeture du tube neural et chez les femmes sous traitement antiépileptique → 5 mg/jour débutés 1 mois avant la conception et poursuivis durant le 1er trimestre
- Grossesse : apport recommandé de 0,4 mg/jour chez toute femme désirant un enfant
- Anémies hémolytiques chroniques (auto-immunes, congénitales) ou thrombopénies immunes chroniques (augmentation des besoins).

Effets indésirables, précautions d'emploi et interactions médicamenteuses

- Très rares : réactions cutanées allergiques, troubles gastro-intestinaux
- L'utilisation isolée est contre-indiquée dans les anémies mégaloblastiques avec carence en vitamine B12 → commencer alors par la vitamine B12
- *Associations à utiliser avec précaution* : barbituriques et phénytoïne (réduction des taux plasmatiques et de l'activité de ces antiépileptiques)

Antianémiques (IV) : Folates (II)

Acide folinique[G] ou Leucovorine (mélanges racémiques)

FOLINORAL LEDERFOLINE Folinate de calcium *Remboursement 65 %-Coll si hématotoxicité induite*	28 gél. ou 30 cp. 5 mg 14 gél. ou 30 cp. 25 mg	Prévention et traitement des carences en folates : 50 mg tous les 10 jours ou 5 à 15 mg/jour *per os* (doses identiques par voies orale, IM ou IV) Traitement au long cours par la pyriméthamine : par voie orale, 5 mg tous les 2 à 4 jours (enfant) ou 50 mg/semaine (adulte) Adjuvant du 5-fluoro-uracile et du méthotrexate : *cf.* posologie ci-contre
FOLINATE DE CALCIUM *Réservé aux hôpitaux-Coll*	Sol. inj. 2,5 mg/ml 25 amp. 2 ml Sol. inj. 10 mg/ml Fl. 10 ml, 20 ml ou 30 ml Fl. lyoph. 50 mg, 100 mg ou 350 mg	*Idem*

Acide L-folinique[G] (forme lévogyre deux fois plus active)

ELVORINE Lévofolinate de calcium *Réservé aux hôpitaux-Coll*	Sol. inj. 10 mg/ml Fl. 25 mg (1) Fl. 50 mg (1) Fl. 100 mg (1) Fl. 175 mg (1)	Par voie IM ou IV lente, mais posologie réduite de 50 % par rapport à celle de la leucovorine : *cf.* posologie ci-contre Traitement préventif et curatif des toxicités induites par les médicaments bloquant le métabolisme des folates

1. Poudres pour solution injectable, à diluer préalablement dans de l'eau ppi (2,5 ml par flacon de 25 mg, 5 ml par flacon de 50 mg ou 100 mg, et 17,5 ml par flacon de 175 mg), la solution obtenue étant compatible avec les solutés glucosés ou salés isotoniques.

Contre-indications
Utilisation isolée dans les carences en vitamine B12
Administration par voie intrathécale

Propriétés

- Métabolite actif de l'acide folique (*cf.* page précédente), utilisé comme antagoniste biochimique des antifoliques en particulier du *méthotrexate* dont il est un inhibiteur spécifique (en *administration* décalée après le *méthotrexate*, il s'oppose à l'apparition de ses manifestations toxiques hématologiques, cutanéo-muqueuses et digestives sans réduire son activité antitumorale), utilisé aussi à fortes doses pour potentialiser l'activité cytostatique du 5-fluoro-uracile (synergie d'action démontrée notamment dans les cancers colorectaux métastasés)
- L'acide L-folinique est l'isomère lévogyre de l'acide folinique, dont il constitue la forme biologiquement active : il est deux fois plus actif que l'acide folinique sous forme de mélange racémique (et donc utilisé à une posologie réduite de moitié)
- Absorption digestive rapide et importante (90 %), diffusion tissulaire et intracellulaire rapide, métabolisation en acide méthyl-5 tétrahydrofolique actif, élimination urinaire sous forme de 5 et 10 formyl-tétrahydrofolates avec une demi-vie de 4 à 5 heures

Indications

- Prévention des accidents toxiques provoqués par le méthotrexate dans les leucémies et cancers (traitement à commencer 8 à 24 heures après le méthotrexate, en administration toutes les 6 heures durant 3 à 4 jours : 10 à 25 mg/m^2 d'acide folinique ou 5 à 12,5 mg/m^2 d'acide L-folinique par voie IM ou IV lente ou orale)
- Association au fluoro-uracile dans le traitement des cancers colorectaux (administration avant le fluoro-uracile, par voie IV lente en 10 minutes : 200 mg/m^2/jour d'acide folinique, ou 100 mg/m^2/jour d'acide L-folinique pendant chaque cure de 5-FU)
- Prévention et correction des anémies mégaloblastiques iatrogènes au cours des traitements par pyriméthamine, triméthoprime, triamtérène, phénytoïne, barbituriques, sulfasalazine

Effets indésirables

- Très rares : réactions cutanées allergiques

Précautions d'emploi

- L'utilisation isolée est contre-indiquée dans les anémies mégaloblastiques tant qu'une carence en vitamine B12 n'a pas été éliminée (épuisement des faibles réserves de vitamine B12 et risque d'aggravation des signes neurologiques → commencer alors par la vitamine B12)
- Association au *méthotrexate* à forte dose dans le traitement des tumeurs solides et des hémopathies : commencer *l'administration* de folates *8 à 24 heures après leméthotrexate*
- Association au fluoro-uracile : administrer les folates par voie IV *avant le fluoro-uracile*

Interactions médicamenteuses

- *Associations à utiliser avec précaution* : barbituriques et phénytoïne (réduction des taux plasmatiques et de l'activité de ces antiépileptiques)

Antianémiques (V) :
Vitamine B12

Formes orales (1)

VITAMINE B12 Comprimés Cyanocobalamine *Non remboursé*	10 cp. 1 mg 24 cp. 250 µg	A. et E. > 6 ans : 1 mg/jour × 15 à 30 jours (avec un apport de fer), *puis* 1 mg tous les 10 jours

Formes injectables (ou buvables) (1) *Remboursement 30 % ou 65 % ou NR*

VITAMINE B12 1 000 µg[G] Cyanocobalamine	10 amp. 1 ml injectables IM = 1 000 µg 6 amp. 2 ml injectables IM ou buvables = 1 000 µg 6 amp. 4 ml injectables IM ou buvables = 1 000 µg	*Maladie de Biermer :* Dose initiale de 10 mg par voie IM au rythme de 1 mg/jour (avec un apport de fer), *puis* 1 mg par mois en IM stricte ou 1 mg tous les jours par voie orale
DODÉCAVIT Hydroxocobalamine	6 amp. 1 mg = 500 µg injectables par voie IM	*Idem*

1. Des études ont montré qu'il existe une absorption digestive indépendante du facteur intrinsèque et de l'iléum terminal, ce qui permet d'obtenir une réponse équivalente à celle de l'administration IM mensuelle avec des doses de l'ordre de 1 à 2 mg/jour par voie orale (voire sublinguale).

Formes injectables utilisées en toxicologie à très forte dose

Utilisation de l'hydroxocobalamine à titre d'antidote dans les intoxications cyanhydriques aiguës (*cf. Cyanokit* au chapitre "Toxicologie").

Contre-indications
Tumeurs malignes (*cf.* Précautions d'emploi)

Propriétés

- Vitamine hydrosoluble apportée essentiellement par les aliments d'origine *animale* (abats, poissons, viandes, œufs, fromages, laitages), ayant un rôle de coenzyme indispensable de nombreux enzymes, dans la synthèse de l'ADN au niveau des tissus à multiplication rapide (intestin grêle, tissu hématopoïétique, utérus) et dans le métabolisme des neurones : la carence en vitamine B12 entraîne la survenue d'une anémie mégaloblastique avec démyélinisation et troubles neurologiques (paresthésies, ataxie, spasticité, troubles psychiques)
- *Besoins quotidiens* (assurés par une alimentation non végétarienne) : 3 µg chez l'adulte et l'adolescent, 4 µg chez la femme enceinte ou qui allaite, 1 à 2 µg chez l'enfant, 0,5 à 1 µg chez le nourrisson
- Absorption dans l'iléon terminal en présence du facteur intrinsèque sécrété par le fundus gastrique (mais *cf.* note ci-contre), stockage hépatique (réserves évaluées à 3 ou 4 mg), liaison aux transcobalamines plasmatiques, élimination biliaire avec cycle entéro-hépatique (et urinaire si emploi de fortes doses)

Indications

- Carences d'absorption en vitamine B12 : maladie de Biermer (absence de facteur intrinsèque gastrique), gastrectomies, malabsorptions iléales (résection iléale, maladie cœliaque, maladie de Crohn, maladie de Whipple, fistules intestinales, stéatorrhée, botriocéphalose, syndrome de l'anse intestinale, déficits congénitaux rares en transcobalamines)
- Défaut de dissociation du complexe vitamine B12-facteur intrinsèque : cause de fréquence croissante chez le sujet âgé
- Carences d'apport en vitamine B12 (survenant chez les végétariens stricts et surtout les végétaliens suivant ces régimes depuis plus de 3 à 4 ans)
- Intoxications cyanhydriques aiguës (*cf. Cyanokit* au chapitre "Toxicologie")

Effets indésirables

- Réactions allergiques : prurit, érythèmes, urticaires, voire choc anaphylactique
- Douleurs au point d'injection intramusculaire
- Possibilité d'hypokaliémie lors de la réparation d'anémie carentielle majeure
- Possibilité d'acné lors des traitements prolongés
- Coloration brun/rouge habituelle des urines

Précautions d'emploi

- Tumeurs malignes : la vitamine B12 est contre-indiquée en raison de ses effets stimulants sur la croissance des tissus

Taux sanguins normaux

- Cyanocobalamine = 300 à 700 pmol/l (< 150 pmol/l dans les carences)
- Holotranscobalamine (HoloTC) : N > 50 pmol/l (< 35 pmol/l dans les carences)

Antianémiques (VI) : Érythropoïétine

Érythropoïétine humaine recombinante[BS] (r-HuEPO) (1) (2) et (3)

Liste I-65 %-Coll-Médicament d'exception à prescription initiale hospitalière
Conserver de + 2° à + 8 °C et à l'abri de la lumière

BINOCRIT EPREX Époétine alfa	Seringues préremplies à 1 000, 2 000, 3 000, 4 000, 5 000, 6 000, 8 000, 10 000, 20 000, 30 000 ou 40 000 UI
NEORECORMON Époétine bêta	Seringues préremplies à 500, 2 000, 3 000, 4 000, 5 000, 6 000, 10 000, 20 000, 30 000 UI
EPORATIO Époétine théta	Seringues à 20 000 ou 30 000 UI
RETACRIT Époétine zêta	Seringues préremplies à 1 000, 2 000, 3 000, 4 000, 5 000, 6 000, 8 000, 10 000, 20 000, 30 000 ou 40 000 UI

1. *Anémie des insuffisants rénaux chroniques (privilégier la voie SC avant l'hémodialyse)* :
   - Phase de correction : injection de 50 UI/kg × 3 fois/semaine, puis adaptation par paliers mensuels de 25 UI/kg jusqu'à un taux d'hémoglobine de 10 à 12 g/100 ml.
   - Phase d'entretien : injection à la dose requise (entre 75 et 300 UI/kg/1 ou 2 semaines)
2. *Anémie des patients traités par chimiothérapie* : injection SC de 150 UI/kg × 3 fois/semaine ou 450 UI/kg × 1 fois/semaine pendant 1 mois, puis augmenter si besoin à 300 UI/kg × 3 fois/semaine après 1 mois en cas de réponse insuffisante (augmentation de l'Hb < 1 g/dl) jusqu'à un taux d'Hb de 10 à 12 g/dl → arrêt si réponse toujours insuffisante après 4 semaines.
3. *Transfusion autologue programmée* chez les patients ayant une anémie modérée (Ht entre 33 et 39 %) sans déficit en fer, quand une intervention lourde est programmée avec un volume de perte sanguine prévu important ou quand la période requise de prélèvement de sang autologue est trop courte : injection par voie IV obligatoire de 600 UI/kg × 2 fois/semaine pendant 3 semaines avant l'intervention avec supplémentation en fer commencée le plus tôt possible.

Érythropoïétine humaine recombinante à demi-vie longue

Liste I-65 %-Coll-Médicament d'exception à prescription initiale hospitalière

ARANESP (4) Darbépoétine alfa *Conserver de + 2° à + 8 °C et à l'abri de la lumière*	1 ou 4 seringues préremplies à 10, 20, 30, 40, 50, 60, 80, 100, 130, 150, 300 ou 500 µg Stylos ARANESP SureClick : 20, 40, 60, 80, 100, 150, 300 ou 500 µg
MIRCERA (4) Époétine bêta	Seringues à 30, 50, 75, 100, 120, 150, 200, 250 ou 360 µg

4. Érythropoïétine glycosylée ayant une demi-vie 3 fois plus longue, ce qui permet *une administration toutes les 2 ou 4 semaines*.
   Anémie des insuffisants rénaux chroniques (privilégier la voie SC avant l'hémodialyse) :
   - Phase de correction : injection de 0,45 µg/kg × 1 fois/semaine, puis adaptation par paliers mensuels de 25 % jusqu'à un taux d'hémoglobine de 10 à 12 g/dl.
   - Phase d'entretien : injection SC tous les mois à la dose requise.

   Anémie des patients traités par chimiothérapie : injection SC de 2,25 µg/kg × 1 fois/semaine ou 6,75 µg/kg toutes les 3 semaines, dose à doubler après 1 mois en cas de réponse insuffisante jusqu'à un taux d'Hb de 10 à 12 g/dl → arrêt si réponse toujours insuffisante après 4 semaines.

Contre-indications
Hypersensibilité aux divers produits
HTA non contrôlée

Propriétés

- Érythropoïétine humaine recombinante, ayant la même action que l'érythropoïétine humaine (hormone sécrétée par le rein, qui stimule les précurseurs érythroblastiques) : sa production est réduite en cas d'insuffisance rénale chronique, ce qui explique l'anémie pratiquement constante chez ces patients
- Demi-vie de 4 à 12 heures pour la r-HuEPO, et 21 heures pour la darbépoétine alpha

Indications

- Anémie des insuffisants rénaux chroniques dialysés ou non, adultes ou enfants ≥ 1 an
- Anémie des patients traités par chimiothérapie pour tumeur solide, lymphome malin, LLC ou myélome multiple, transfusion autologue programmée (*cf.* notes ci-contre)
- Anémie des myélodysplasies (hémoglobine ≤ 100 g/l), à fortes doses, soit de 30 000 à 60 000 U/semaine pour EPO à demi-vie courte, soit de 150 à 300 µg/semaine pour EPO à demi-vie longue
- Programme de transfusions autologues différées avant intervention chirurgicale

Effets indésirables

- Hypertension artérielle dose-dépendante (28 %) cédant en général aux traitements classiques, plus rarement encéphalopathie hypertensive grave (4 %) annoncée par des céphalées violentes, un état confusionnel, voire des convulsions
- Syndrome pseudo-grippal transitoire (7 %) avec céphalées, vertiges, arthralgies, après les premières injections surtout, disparaissant habituellement de façon spontanée
- Risque accru de manifestations thrombo-emboliques veineuses et artérielles, et de thrombose de la fistule artério-veineuse d'hémodialyse utilisée pour l'injection de l'érythropoïétine (13 %) → faire suivre l'injection d'un rinçage avec 10 ml de soluté isotonique et augmenter éventuellement l'héparinisation en cours de dialyse
- Augmentation de la kaliémie et de la phosphorémie, douleurs lors de l'injection SC
- Réactions allergiques imposant l'arrêt (2 %) : rash cutané, œdème palpébral, accidents cutanés graves → information des patients et arrêt immédiat du traitement
- Érythroblastopénies exceptionnelles (probablement liées aux excipients)
- Une méta-analyse (*Lancet* 2009) des essais thérapeutiques a montré des taux de survie diminués chez les patients atteints de cancer et traités par érythropoïétine

Précautions d'emploi et incompatibilités physico-chimiques

- Réserves en fer à évaluer systématiquement avant et pendant le traitement pour mise en place d'une supplémentation éventuelle
- Surveiller (1 fois/semaine au début puis 1 fois/mois) la tension artérielle, la kaliémie, la NFS, les réticulocytes, la ferritinémie, la créatininémie, la phosphorémie
- L'objectif est d'augmenter *très progressivement* le taux d'hémoglobine (de 1 g/dl/mois, et sans dépasser 2 g/dl/mois) jusqu'à un taux de 10 à 12 g/dl, cette progression et ce taux ne devant pas être dépassés (car risque accru d'HTA et de convulsions au-delà)
- Utiliser avec prudence si HTA (surveillance stricte de la TA, si besoin renforcement du traitement antihypertenseur), maladie vasculaire ischémique, antécédents convulsifs
- Réponse au traitement réduite en cas d'intoxication aluminique, d'infection aiguë ou chronique, d'hyperparathyroïdie importante
- ***À noter*** : produits faisant l'objet de trafic et usage illicites en milieu sportif
- Ne pas administrer en perfusion veineuse ou en mélange à d'autres produits

Antianémiques (VII) : Transfusion sanguine : Culots globulaires

Concentrés érythrocytaires ou Culots globulaires (1)

CULOTS GLOBULAIRES SAGM *Conservation : 42 jours entre + 2 °C et + 6 °C*	Poche plastique + 80 ml de solution SAGM	Apport d'hémoglobine ≥ 160 g/l
CULOTS GLOBULAIRES CPD-ADENINE *Conservation : 42 jours entre + 2 °C et + 6 °C*	Poche plastique	Apport d'hémoglobine ≥ 220 g/l
CULOTS GLOBULAIRES CPD *Conservation : 21 jours à + 4 °C*	Poche plastique	Apport d'hémoglobine ≥ 220 g/l

1. Les culots globulaires CPD (avec solution anticoagulante Citrate-Phosphate-Dextrose) ont une durée de conservation maximale autorisée de 21 jours.
Les culots globulaires contenant de l'adénine ont une durée de conservation maximale autorisée portée à 42 jours : culots globulaires CPD-Adénine, SAGM (avec une solution saline contenant adénine, glucose et mannitol) ou PAGGS (avec une solution saline contenant phosphate, adénine, glucose et guanosine).
Dans certains cas on peut obtenir des culots globulaires ayant des qualifications particulières :
- CG phénotypés → prévention des accidents d'incompatibilité transfusionnelle chez les sujets déjà immunisés à un ou plusieurs antigènes de groupe et prévention de l'allo-immunisation transfusionnelle chez les receveurs à risque : femmes non ménopausées (prévention d'une maladie hémolytique néonatale), sujets polytransfusés ou sujets potentiellement polytransfusés (hémoglobinopathies, thalassémies, dysérythropoïèses, hémopathies aiguës ou chroniques), sujets en attente de transplantation.
- CG anti-CMV négatif → prévention des infections à cytomégalovirus chez les sujets indemnes, notamment chez les femmes enceintes, les nouveau-nés et les prématurés, dans les déficits immunitaires, traitements immunosuppresseurs, greffes médullaires, transplantations d'organe, chimiothérapies lourdes des hémopathies, sida.
- CG déleucocytés → prévention des réactions transfusionnelles non hémolytiques chez les sujets ayant développé des anticorps anti-HLA et prévention de l'immunisation anti-HLA chez les sujets polytransfusés (hémoglobinopathies, thalassémies, dysérythropoïèses, hémopathies aiguës ou chroniques) et les sujets en attente de transplantation.
- CG déplasmatisés → prévention des réactions transfusionnelles liées à la présence d'anticorps anti-IgA ou d'autres anticorps antiprotéines humaines.
- CG congelés → groupes sanguins rares, ou sujets ayant des allo-anticorps multiples, ou en remplacement des CG déleucocytés, déplasmatisés ou anti-CMV négatif en cas d'indisponibilité.
- CG irradiés (inhibition de la capacité de prolifération des lymphocytes viables) → recommandés dans les cas suivants : greffes médullaires, maladie de Hodgkin, certains déficits immunitaires congénitaux, traitement par sérum antilymphocytes, transfusion et exsanguinotransfusion *in utero*, et éventuellement (études en cours) transfusion et exsanguinotransfusion des nouveau-nés et prématurés, chimiothérapies lourdes des hémopathies, traitement immunosuppresseur au cours des transplantations d'organes.

RÈGLES IMPÉRATIVES
Prévention de l'allo-immunisation : utiliser des CG phénotypés
Allo-anticorps anti-érythrocytes : utiliser des CG phénotypés
Allo-immunisation leuco-plaquettaire : utiliser des CG déleucocytés
Intolérance au plasma : utiliser des CG déplasmatisés ou congelés
Immunodéficience sévère : utiliser des CG irradiés
Transfusion du prématuré et du nouveau-né : utiliser des CG anti-CMV négatif

Propriétés

- Concentrés érythrocytaires obtenus à partir du sang total par élimination du plasma, la durée moyenne de survie des hématies étant de 50 jours à dater du prélèvement

Indications

- Choc hémorragique (avec remplissage vasculaire)
- Anémies chroniques importantes (Hb < 90 g/l) lorsqu'elles sont accompagnées de signes d'intolérance clinique (coronaropathies) ou en l'absence de traitement curatif

Effets indésirables

- En 2019 : 8 711 effets indésirables déclarés dont 1 décès (1/10^6 patients transfusés) sur 2,9 millions de transfusions (GR, plaquettes, plasma) chez 531 000 patients
- **Accidents immédiats ou < 24 h** (→ nécessitant l'arrêt immédiat de la transfusion) :
  - *Œdème pulmonaire de surcharge* ++ (prudence si > 70 ans, RA ou RM serré, FEVG < 40 %, HTA > 170 mmHg, FA > 100/min, insuffisance rénale, syndrome infectieux)
  - *Accidents hémolytiques* (1 cas/1 000 à 6 000) par incompatibilité dans le système ABO (> 60 % des cas) ou par insuffisance de la recherche d'agglutinines irrégulières = malaise, douleurs lombaires, état de choc, 10 à 20 % de décès
  - *Choc septique* rare par contamination des prélèvements ou bactériémie du donneur
  - *Œdème pulmonaire lésionnel* rare mais grave (TRALI pour *Transfusion Related Acute Lung Injury*)
  - *Syndrome frissons-hyperthermie* (+ 1° à + 3° C) nécessitant ultérieurement la transfusion de sang déleucocyté, *urticaire*, *choc anaphylactique*
- **Accidents tardifs** :
  - *Première semaine* : hémolyse différée (ictère, oligo-anurie, inefficacité transfusionnelle), purpura post-transfusionnel, réaction du greffon contre l'hôte
  - *Au-delà de la première semaine* :
    - Maladies transmises (très rares) : hépatites à virus E (4 cas en 2019), à virus C (0 cas en 2018) et à virus B (0 cas en 2018), sida (0 cas en 2018), infections à CMV (utiliser seulement des produits CMV négatif chez les sujets transplantés et les nouveau-nés de mère CMV négatif), EBV, syphilis, paludisme, toxoplasmose, parvovirus B19
    - Allo-immunisation tardive
    - Hémochromatose chez les polytransfusés (hémoglobinopathies, dysmyélopoïèses)

Précautions d'emploi et posologie

- Détermination préalable de la compatibilité ABO et Rhésus, et détection systématique d'agglutinines irrégulières chez le receveur
- Surveillance médicale continue pendant la transfusion et les heures suivantes
- Perfuser par voie veineuse avec une tubulure à filtre, sans mélanger à d'autres solutés injectables ou à d'autres médicaments (utiliser un réchauffeur de perfusion en cas de transfusions supérieures à une masse sanguine en moins de 12 heures)

Anticoagulants (I) :
Héparines non fractionnées

Héparine standard par voie intraveineuse *Liste I-65 %-Coll*

HÉPARINE SODIQUE Héparinate de sodium Délai d'action = qqs minutes Durée d'action = 3 heures	Amp. 1 ml = 2 500 UI Amp. 1 ml = 5 000 UI Amp. 2 ml = 10 000 UI Fl. 5 ml = 25 000 UI	*Traitement curatif* : bolus **IV** puis perfusion **IV** A. Posologies ci-dessous (1), (2) et (3)

1. Maladie veineuse thrombo-embolique, fibrillation auriculaire, prothèse valvulaire mécanique, ischémie aiguë artérielle :
   - Soit bolus 80 UI/kg IV puis 18 UI/kg/h IV ou 70 UI/kg IV puis 15 UI/kg/h en cas d'antécédent d'AVC ischémique et de cardiopathie.
   - Soit bolus 5 000 UI IV puis 1 300 UI/h.

   Surveillance TCA : 50 à 70 sec; héparinémie : 0,3 à 0,7 UI/ml.
2. Syndrome coronarien aigu : bolus 60 UI/kg IV (max. : 4 000 UI) puis 12 UI/kg/h (max. : 1 000 UI/h). Surveillance TCA : 50 à 70 sec.
3. *Le traitement curatif* doit être effectué en perfusion **IV** continue à la seringue électrique qui assure une héparinémie constante, *sous surveillance biologique stricte* effectuée 4 heures après le début de la perfusion. La gravité des thrombopénies dues à l'héparine justifie la réduction de la durée des traitements hépariniques au minimum.

Héparine standard par voie sous-cutanée (4) *Liste I-65 %-Coll*

CALCIPARINE SC Héparinate de calcium Délai d'action = 1 à 2 heures Durée d'action = 8 à 12 heures	2 seringues préremplies 0,2 ml = 5 000 UI 2 seringues préremplies 0,3 ml = 7 500 UI 2 amp. 0,5 ml = 12 500 UI 2 amp. 0,8 ml = 20 000 UI 50 amp. 1 ml = 25 000 UI (modèle hospitalier)	Par voie **SC** : *Traitement curatif* (après éventuel bolus d'héparine IV) : 500 UI/kg/jour en 2 à 3 injections **SC** (5) *Traitement préventif* : 5 000 UI à renouveler toutes les 8 à 12 heures (6)

4. Voie sous-cutanée stricte au niveau de l'abdomen ou des cuisses. Ne pas injecter par voie intramusculaire.
5. *Le traitement curatif*, succédant en général au traitement par voie veineuse, peut être effectué en 2 injections **SC** quotidiennes espacées de 12 heures (mais 3 injections quotidiennes espacées de 8 heures sont préférables en particulier si la posologie quotidienne est > 1,2 ml), *sous surveillance biologique stricte* effectuée à la 4e heure (en cas d'injections toutes les 8 heures) ou à la 6e heure (en cas d'injections toutes les 12 heures) : la gravité des thrombopénies dues à l'héparine justifie la réduction de la durée des traitements hépariniques au minimum avec un relais précoce par les antivitamines K (dès le 1er ou le 2e jour de traitement).
6. *Le traitement préventif à faible dose* de la maladie veineuse thrombo-embolique peut être effectué en 2 ou mieux 3 injections quotidiennes (1re injection de 5 000 UI 2 heures avant l'intervention puis toutes les 8 à 12 heures pendant la période de risque thrombo-embolique, au moins 10 jours au minimum), et *ne nécessite aucune surveillance biologique* (à l'exception de la numération des plaquettes).

La PROTAMINE (voir ce terme) est l'antidote de l'héparine, d'action immédiate par voie IV.

Contre-indications
Antécédents de thrombopénie et/ou d'allergie à l'héparine
Manifestations ou tendances hémorragiques (sauf CIVD non liées à l'héparine)
Période post-opératoire après chirurgie du cerveau ou de la moelle spinale
Endocardite bactérienne, ulcère gastro-duodénal évolutif
Accident vasculaire cérébral hémorragique, certaines associations (*cf.* Interactions)

Propriétés

- Polysaccharides extraits de poumon de bœuf ou d'intestin de porc, agissant en accélérant de façon considérable l'action de l'antithrombine III (inhibiteur de la coagulation) en inhibant la thrombine (facteur IIa), le facteur Xa et le facteur XIIa
- Inactivation dans le tube digestif imposant la voie parentérale, absence de passage transplacentaire ou dans le lait maternel, élimination urinaire
- La demi-vie d'élimination plasmatique est dose-dépendante et de l'ordre de 60 à 120 minutes

Indications

- *Traitement curatif* : maladie veineuse thrombo-embolique, syndrome coronarien aigu, embolies artérielles extracérébrales, certains cas de coagulopathie
- *Traitement préventif* des accidents thrombo-emboliques artériels et veineux et des circuits de circulation extracorporelle et d'épuration extrarénale

Effets indésirables

- *Risque hémorragique* (en cas de non respect des contre-indications, de surdosage, de mauvaise surveillance, de thrombopénie importante), possibilité d'éruptions cutanées, élévation des transaminases, hyperkaliémie, et ostéoporose si traitement très prolongé
- *Thrombopénies précoces* (avant le 5e jour) et modérées (plaquettes ≥ 100 000/µl), spontanément résolutives et n'imposant pas l'arrêt de l'héparine
- *Thrombopénies tardives* (du 6e au 25e jour) avec thromboses artérielles et/ou veineuses fréquentes → arrêt impératif de l'héparine devant toute thrombopénie survenant après le 5e jour et bilan biologique avec tests d'agrégation plaquettaire
- Risque d'hématome local lors des injections SC en cas de thrombopénie préalable inférieure à 50 000/µl (→ éviter la voie SC dans ce cas), alopécie, hyperkaliémie
- **Surdosage** : en cas d'hémorragie sévère, 100 unités anti-héparine (UAH) de protamine par voie IV lente neutralisent 100 UI d'héparine standard ou 50 à 60 % d'anti-Xa d'HBPM

Précautions d'emploi

- *Bilan préalable* : temps de céphaline activé (TCA), temps de Quick, NFS, plaquettes
- *Surveillance biologique* lors du traitement curatif par le TCA (1,5 à 3 fois le temps du témoin) : contrôle effectué 4 heures après le début d'une perfusion IV ou 4 à 6 heures après injection SC, jusqu'à obtention de valeurs satisfaisantes, puis 1 fois par jour. En cas d'anomalies préexistantes du TCA, l'activité anti-Xa (héparinémie) sera utilisée ; elle doit se situer entre 0,2 et 0,6 UI/ml
- *Numération des plaquettes* avant tout traitement héparinique, puis 2 fois par semaine pendant 3 semaines après intervention chirurgicale
- *Utiliser avec prudence* en cas d'antécédents ulcéreux, d'HTA sévère, d'insuffisance hépatique ou rénale, et chez les sujets âgés

Interactions médicamenteuses

- ***Associations contre-indiquées*** : injections intramusculaires, ponctions et injections intra-articulaires ou intra-artérielles, infiltrations sympathiques
- ***Associations déconseillées*** : AINS, aspirine et salicylés, clopidogrel, ticlopidine
- *Associations à utiliser avec précaution* : AVK, corticoïdes, dextran, thrombolytiques

Anticoagulants (II) : Héparines de bas poids moléculaire (HBPM) (I)

Daltéparine sodique *Liste I-65 %-Coll*

FRAGMINE	2 ou 5 ou 10 seringues de : 0,2 ml = 2 500 UI anti-Xa --- 0,2 ml = 5 000 UI anti-Xa 0,3 ml = 7 500 UI anti-Xa 0,4 ml = 10 000 UI anti-Xa --- 0,75 ml = 7 500 UI anti-Xa 1,0 ml = 10 000 UI anti-Xa --- 0,5 ml = 12 500 UI anti-Xa 0,6 ml = 15 000 UI anti-Xa 0,72 ml = 18 000 UI anti-Xa	*Traitement préventif* (1) : – 2 500 UI/jour (risque moyen) – 5 000 UI/jour (risque élevé) *Traitement curatif* (2) et (3) : 100 UI/kg SC × 2 fois/24 h *Syndrome coronarien aigu non ST sus* (4) : 120 UI/kg SC × 2 fois/24 h *Prévention de la thrombose chez l'hémodialysé* (> 4 h) (5) : 30 à 35 UI/kg en IV directe

1. *Traitement préventif* en 1 injection SC/jour en chirurgie et en médecine : débuter *2 à 4 heures avant l'intervention* si risque thrombogène moyen ou *12 heures avant* si risque thrombogène élevé (chirurgie orthopédique ou des cancers ou chez le patient ayant des ATCD thrombo-emboliques), et poursuivre pendant la période de risque thrombo-embolique (au moins jusqu'à la déambulation, soit 6 à 10 jours).
2. *Traitement curatif* des thromboses veineuses profondes avec ou sans embolie pulmonaire (sans signe de gravité).
3. Traitement curatif de la maladie thrombo-embolique symptomatique chez les cancéreux : 200 UI/kg le 1er mois ; 150 UI/kg du 2e au 6e mois.
4. *Traitement curatif* de 2 à 8 jours, jusqu'à stabilisation clinique du patient.
5. *Hémodialyse rénale* (séances > 4 heures) en l'absence de risque hémorragique particulier : la dose sera ajustée si des thromboses surviennent dans le circuit extracorporel ou si l'activité anti-Xa < 0,4 unité anti-Xa/ml ou > 1,2 unité anti-Xa/ml.

Contre-indications
Antécédents d'allergie aux produits et/ou thrombopénie avec test d'agrégation *in vitro* positif en présence du produit (très rares)
Manifestations ou tendances hémorragiques (sauf CIVD non liées à l'héparine)
Endocardite bactérienne, ulcère gastro-duodénal évolutif
Accident vasculaire cérébral hémorragique, administration par voie IM

Propriétés

- Fragments d'héparine, de bas poids moléculaire (HBPM), inhibant davantage le facteur Xa que la thrombine (facteur IIa), ayant l'avantage, par rapport aux héparines non fractionnées, d'un risque moindre (mais non exclu) d'hémorragies et de thrombopénies, d'une action prolongée et d'une surveillance biologique limitée
- Biodisponibilité presque totale (98 %), demi-vie d'élimination de 3,5 heures, activité anticoagulante pendant 12 heures et antithrombotique pendant au moins 18 heures

Indications

- *Traitement préventif* de la maladie veineuse thrombo-embolique en médecine chez les patients à risque et en chirurgie
- *Traitement curatif* des thromboses veineuses profondes et/ou des embolies pulmonaires
- Traitement curatif prolongé de la maladie thrombo-embolique veineuse symptomatique et prévention de ses récidives chez le patient cancéreux
- Syndrome coronarien aigu non ST sus
- Hémodialyse rénale en prévention de la coagulation dans le circuit extracorporel

Effets indésirables

- Risque de thrombopénie non exclu mais moindre qu'avec l'héparine non fractionnée
- Risque hémorragique (grand âge, insuffisance rénale, poids < 40 kg, traitement > 10 jours, associations médicamenteuses)
- Rares : hématome au point d'injection, réactions allergiques ou nécrose locale précédée de purpura ou d'érythème douloureux ou thrombocytose imposant l'arrêt
- **Surdosage** : risques de saignements (l'injection IV lente de protamine neutralise la faible activité anticoagulante des HBPM : 1 mg de protamine neutralise 100 UI anti-Xa)

Précautions d'emploi et interactions médicamenteuses

- *Évaluer la fonction rénale avant traitement* (en particulier chez le sujet ≥ 75 ans) → ajustement posologique si la clairance de la créatinine est entre 70 et 30 ml/min et utilisation non recommandée si clairance < 30 ml/min
- En chirurgie, en traumatologie, en cas d'ATCD de thrombopénie et chez les malades graves, numération des plaquettes avant traitement puis 2 fois/semaine pendant 3 semaines. Chez les autres patients, une numération plaquettaire initiale est suffisante mais doit être renouvelée en cas de suspicion de thrombopénie induite : thromboses, lésion cutanée douloureuse au site d'injection, manifestation allergique
- Utiliser avec prudence en cas d'insuffisance hépatique, HTA, antécédents ulcéreux, maladie vasculaire chorio-rétinienne, et en période post-opératoire après chirurgie du cerveau ou de la moelle spinale
- L'utilisation pendant la grossesse ne doit être envisagée qu'en cas de nécessité stricte
- L'allaitement est autorisé
- ***Associations contre-indiquées*** : injections intramusculaires, ponctions et injections intra-articulaires ou intra-artérielles, infiltrations sympathiques
- ***Associations déconseillées*** : AINS, aspirine et salicylés, clopidogrel, ticlopidine
- *Associations à utiliser avec précaution* : AVK, corticoïdes, dextran, thrombolytiques

Anticoagulants (III) :
Héparines de bas poids moléculaire (HBPM) (II)*

Enoxaparine sodique[BS] *Liste I-65 %-Coll*

LOVENOX INHIXA	2 ou 6 ou 10 seringues de : 0,2 ml = 2 000 UI = 20 mg 0,4 ml = 4 000 UI = 40 mg 0,6 ml = 6 000 UI = 60 mg 0,8 ml = 8 000 UI = 80 mg 1 ml = 10 000 UI = 100 mg 1 fl. multidose de : 3 ml = 30 000 UI = 300 mg *Réservé aux hôpitaux*	*Traitement préventif* **SC** (1) : – 2 000 UI/jour (risque moyen) – 4 000 UI/jour (risque élevé) *Traitement curatif* **SC** : – 150 UI/kg × 1 fois/jour (risque faible) – 100 UI/kg × 2 fois/jour (risque élevé) *Syndrome coronarien aigu sans ST sus (NSTEMI)* **SC** (2) : 100 UI/kg × 2 fois/jour *IDM aigu avec sus-décalage ST (STEMI aigu)* : 30 mg bolus **IV** puis 100 UI/kg **SC** × 2 fois/jour (3) *Hémodialyse rénale* (4) : 50 à 100 UI/kg dans la ligne artérielle du circuit de dialyse

1. *Traitement préventif en 1 injection SC/jour* : débuter *2 à 4 heures avant l'intervention* si risque thrombogène moyen ou *12 heures avant* si risque thrombogène élevé (chirurgie orthopédique ou des cancers ou chez le patient ayant des ATCD thrombo-emboliques), et poursuivre pendant la période de risque thrombo-embolique (au moins jusqu'à la déambulation, soit 6 à 10 jours). PTH : 4 à 5 semaines.
2. *Traitement curatif* de 2 à 8 jours, jusqu'à la stabilisation clinique du patient.
3. Si ≥ 75 ans : pas de bolus IVD et 75 UI/kg SC × 2.
4. *Hémodialyse rénale* : injecter en début de séance dans la ligne artérielle du circuit de dialyse, la dose étant réduite de 30 à 50 % chez les dialysés à haut risque hémorragique.

Tinzaparine sodique *Liste I-65 %-Coll*

INNOHEP 2 500 UI INNOHEP 3 500 UI INNOHEP 4 500 UI	2 ou 6 seringues de : 0,25 ml = 2 500 UI anti-Xa 0,35 ml = 3 500 UI anti-Xa 0,45 ml = 4 500 UI anti-Xa	*Traitement préventif* (5) : – 2 500 UI/jour (risque moyen) – 4 500 UI/jour (risque élevé)
INNOHEP 10 000 UI INNOHEP 14 000 UI INNOHEP 18 000 UI	2 ou 10 seringues de : 0,5 ml = 10 000 UI anti-Xa (6) 0,7 ml = 14 000 UI anti-Xa (6) 0,9 ml = 18 000 UI anti-Xa (6)	*Traitement curatif* : 175 UI/kg/24 heures en **1 injection SC**

5. *Traitement curatif* de la maladie thrombo-embolique veineuse symptomatique et *traitement préventif* de ses récidives chez les patients atteints d'un cancer en évolution et/ou en cours de chimiothérapie (175 UI/kg/24 h en 1 injection sous-cutanée).
6. *Traitement préventif en 1 injection SC/jour* : débuter *2 à 4 heures avant l'intervention* si risque thrombogène moyen ou *12 heures avant* si risque thrombogène élevé (chirurgie orthopédique ou des cancers ou chez le patient ayant des ATCD thrombo-emboliques), et poursuivre pendant la période de risque thrombo-embolique (au moins jusqu'à la déambulation, soit 6 à 10 jours). PTH : 4 à 5 semaines.

* Voir les propriétés générales et les conditions d'emploi pages précédentes.

Anticoagulants (IV) :
Héparines de bas poids moléculaire (HBPM) (III)*

Nadroparine calcique *Liste I-65 %-Coll*

FRAXIPARINE	2 ou 6 ou 10 seringues de : 0,2 ml = 1 900 UI anti-Xa 0,3 ml = 2 850 UI anti-Xa 0,4 ml = 3 800 UI anti-Xa 0,6 ml = 5 700 UI anti-Xa 0,8 ml = 7 600 UI anti-Xa 1 ml = 9 500 UI anti-Xa	*Traitement préventif* (1) : – 2 850 UI/jour (risque moyen) – 38 UI/kg/jour × 3 jours, puis 57 UI/kg/jour (risque élevé) *Traitement curatif* (2) : 85 UI/kg **SC** × 2 fois/24 h *Syndrome coronarien aigu non ST sus* (3) : 86 UI/kg **SC** × 2 fois/24 h *Hémodialyse rénale (prévention)* : 65 UI/kg dans la ligne artérielle du circuit de dialyse
FRAXODI	2 ou 10 seringues de : 0,6 ml = 11 400 UI anti-Xa 0,8 ml = 15 200 UI anti-Xa 1 ml = 19 000 UI anti-Xa	*Traitement curatif* : 171 UI/kg/24 heures en **1 injection SC**

1. *Traitement préventif* en **1 injection SC**/jour
   - En médecine chez les patients à risque thrombo-embolique veineux accru lors d'une affection médicale aiguë (insuffisance cardiaque aiguë, insuffisance respiratoire, infections sévères, maladies rhumatismales à mobilité réduite…).
   - En chirurgie : débuter *2 à 4 heures avant l'intervention* si risque thrombogène moyen ou *12 heures avant* si risque thrombogène élevé (chirurgie orthopédique ou des cancers ou chez le patient ayant des ATCD thrombo-emboliques), et poursuivre pendant la période de risque thrombo-embolique (au moins jusqu'à la déambulation, soit 6 à 10 jours).
2. Dans tous les cas, une surveillance particulière est indispensable chez les patients âgés et/ou insuffisants rénaux, ainsi qu'en cas de traitement prolongé au-delà de 10 jours.
3. *Traitement curatif* de 2 à 8 jours, jusqu'à la stabilisation clinique du patient.

* Voir les propriétés générales et les conditions d'emploi pages précédentes.

Anticoagulants (V) :
Héparines de bas poids moléculaire (HBPM) (IV)*

Danaparoïde *Liste I-65 %-Coll*

ORGARAN (1)	10 amp. de : 0,6 ml = **750 UI anti-Xa**	*Traitement préventif* en **SC** sans antécédents de TIH : 750 UI × 2 fois/jour pendant 7 à 10 jours *Traitement préventif* en **SC** si antécédents de TIH (2) : ≤ 90 kg : 750 UI × 2 fois/jour > 90 kg : 1250 UI × 2 fois/jour pendant 7 à 10 jours *Traitement préventif* en **SC** si TIH aiguë sans thrombose (2) : ≤ 90 kg : 750 UI × 3 fois/jour > 90 kg : 1250 UI × 3 fois/jour pendant 7 à 10 jours *Traitement curatif* (3) : ≤ 55 kg : 1 250 UI en bolus **IV** 55 à 90 kg : 2 500 en bolus **IV** > 90 kg : 3 750 UI en bolus **IV** suivi d'une administration : – soit IV : perfusion de 400 UI/h pendant 4 heures, puis 300 UI/h pendant 4 heures, puis 150 à 200 UI/h pendant 5 à 7 jours – soit SC (si voie IV indisponible) : ≤ 55 kg : 1 500 UI × 2 fois/jour 55 à 90 kg : 2 000 × 2 fois/jour > 90 kg : 1 750 UI × 3 fois/jour

1. L'utilisation pendant la grossesse est possible en cas de nécessité absolue.
2. *Traitement préventif* des manifestations thrombo-emboliques chez les patients ayant des ATCD ou atteints de thrombopénie induite par l'héparine (TIH) de type II : en pré-opératoire, la dernière injection doit être effectuée 1 à 4 heures avant l'intervention, puis ce traitement préventif sera poursuivi pendant 7 à 10 jours ou jusqu'à ce que le risque thrombo-embolique ait diminué.
3. *Traitement curatif* des manifestations thrombo-emboliques chez les patients ayant des ATCD ou atteints de thrombopénie induite par l'héparine (TIH) de type II : la posologie sera adaptée selon le dosage de l'activité anti-Xa (fait 5 à 10 minutes après un bolus **IV** ou 6 heures après une injection **SC**, et qui doit être entre 0,4 et 0,8 unité anti-Xa/ml de plasma) en cas d'insuffisance rénale (risque d'accumulation), ou surpoids ou cachexie, ce traitement curatif étant poursuivi pendant 5 à 7 jours.

* Voir les propriétés générales et les conditions d'emploi pages précédentes.

Interactions médicamenteuses et alimentaires des AVK

Associations contre-indiquées

Risque d'hématome local important ou d'hémarthrose Toutes les injections et ponctions par voie intramusculaire, intra-artérielle ou intra-articulaire
Risque d'hémorragies sévères et imprévisibles Aspirine et salicylés à forte dose, Miconazole
Antagonisme des AVK par induction enzymatique Millepertuis (*Hypericum perforatum* ou Herbe de la Saint-Jean)

Associations déconseillées

Risque hémorragique accru Anti-inflammatoires non stéroïdiens, Antifongiques azolés, Aspirine et salicylés à faible dose, Clopidogrel, Prasugrel, Ticlopidine, 5-fluoro-uracile

Associations à utiliser avec précaution = prudence avec l'ensemble des médicaments !

Potentialisation des AVK *(INR plus fréquents et diminution éventuelle de la posologie des AVK)* Allopurinol, Amiodarone, Anabolisants stéroïdiens, Androgènes, Antiandrogènes (Bicalutamide, Flutamide, Nilutamide), Antidépresseurs ISRS (Citalopram, Fluoxétine, Fluvoxamine, Paroxétine, Sertraline), Antifongiques azolés (Fluconazole, Itraconazole, Kétoconazole, Voriconazole), certaines Céphalosporines (Céfamandole, Céfopérazone, Ceftriaxone), Cimétidine, Corticoïdes, Danazol, Disulfirame, Fibrates, Fluoroquinolones et Quinolones, Hormones thyroïdiennes, Lopinavir, Macrolides (sauf Spiramycine), Nitro-imidazolés, Orlistat, Propafénone, Raloxifène, Ritonavir, Statines, Sulfamides, Sulfasalazine, Tamoxifène, Tétracyclines, Tibolone, Tocophérol (si ≥ 500 mg/j), Tramadol, Triméthoprime…
Antagonisme des AVK par induction enzymatique *(INR plus fréquents et augmentation éventuelle de la posologie des AVK)* Bosentan, Carbamazépine, Efavirenz, Griséofulvine, Névirapine, Phénobarbital, Phénytoïne, Primidone, Rifabutine, Rifampicine…
Diminution de l'absorption digestive des AVK Colestyramine, Sucralfate (espacer les prises), Huile de paraffine

Interactions alimentaires - Teneur des aliments en vitamine K

Alcool	*Potentialisation des AVK* en cas d'intoxication aiguë ou antagonisme en cas d'éthylisme chronique
Cranberry ou canneberge à gros fruits (complément alimentaire)	*Potentialisation des AVK* (diminution éventuelle de leur posologie)
Vitamine K : 1 000-100 µg/100 g	Brocoli, chou vert, chou de Bruxelles, choucroute, laitue, cresson, épinards, fenouil, persil, huile de colza ou de soja, orvale, pissenlit
Vitamine K : 100-10 µg/100 g	Asperge, haricot vert, fève, chou rouge, chou-fleur, pois, concombre, reine-claude, poireau, margarine, huile d'olive

Anticoagulants (VI) : Antivitamines K ou AVK

Dérivés coumariniques ou Coumariniques (1) et (2) *Liste I-65 %-Coll*

COUMADINE 2 mg ou 5 mg Warfarine Délai d'action = 36 à 72 heures Durée d'action = 3 à 5 jours	20 cp. séc. 2 mg (couleur rose) 30 cp. séc. 5 mg (couleur blanche)	Dose initiale = 4-5 mg/jour puis paliers de 1 mg jusqu'à 1 à 20 mg/jour en 1 prise quotidienne (moins de 10 mg/jour dans 95 % des cas)
SINTROM 4 mg Acénocoumarol Délai d'action = 24 à 48 heures Durée d'action = 2 à 3 jours	30 cp. 4 mg quadrisécables	Dose initiale = 4 mg/jour puis paliers de 1 mg jusqu'à 1 à 8 mg/jour en 2 prises (matin et soir)
MINISINTROM 1 mg Acénocoumarol Délai d'action = 24 à 48 heures Durée d'action = 2 à 3 jours	20 cp. séc. 1 mg	*Idem*

Dérivés de l'indane-dione (1) (2) et (3) *Liste I-30 %-Coll*

PRÉVISCAN 20 mg Fluindione Délai d'action = 36 à 72 heures Durée d'action = 3 à 4 jours	30 cp. 20 mg quadrisécables (couleur rose)	Dose initiale = 20 mg/jour puis paliers de 5 mg jusqu'à 5 à 20 mg/jour en 1 prise quotidienne

1. *La dose initiale mentionnée est empirique* en raison d'une sensibilité individuelle variable (elle sera réduite de 25 à 50 % chez les sujets > 70 ans, les sujets < 50 kg, et en cas d'insuffisance hépatique ou rénale ou de foie cardiaque) → puis l'INR sera déterminé après 24 à 48 heures (selon le délai d'action du produit choisi), l'ajustement posologique s'effectuant par paliers en plus ou en moins (*cf.* chaque produit) avec INR tous les 2 jours jusqu'à stabilisation dans la zone thérapeutique choisie.
   Les AVK à demi-vie courte (Acénocoumarol) doivent être prescrits en *deux prises quotidiennes* car des variations significatives de l'INR au cours des 24 heures ont été observées en cas de prise quotidienne unique.
2. L'INR cible est variable selon les indications mais l'INR doit rester compris entre 2 et 4,5.
3. En raison des effets indésirables potentiels d'ordre immuno-allergique, la fluindione ne doit pas être prescrite en première intention.

COAGUCHEK INRange est un lecteur pour l'automesure de l'INR par les malades prenant un AVK. Cette détermination s'effectue dans le sang capillaire prélevé au bout du doigt. Une formation appropriée et validée est indispensable. Le remboursement (LPPR) est réservé aux adultes porteurs de valve mécanique cardiaque et aux enfants < 18 ans, traités par AVK au long cours. Cette technique d'automesure ne supprime pas la nécessité d'une surveillance médicale régulière et la réalisation complémentaire de contrôles de l'INR en laboratoires biologiques.

Contre-indications
Syndromes hémorragiques et lésions susceptibles de saigner : ulcère gastro-duodénal évolutif, HTA maligne, intervention neuro-chirurgicale ou intervention oculaire récentes, accident vasculaire cérébral récent (sauf embolie)
Insuffisance hépatique ou rénale sévère, certaines associations (*cf.* page précédente)
Grossesse (tératogène) et allaitement

Propriétés

- Anticoagulants d'action différée (non adaptés à une situation d'urgence), actifs en inhibant la gammacarboxylation hépatique des facteurs de la coagulation vitamine K-dépendants (facteurs II, VII, IX et X) et de deux inhibiteurs physiologiques de la coagulation (protéines C et S)
- Absorption digestive complète, fixation importante à l'albumine plasmatique (97 %), métabolisme hépatique (interactions médicamenteuses très nombreuses), élimination urinaire, passage transplacentaire et dans le lait maternel

Indications

- Traitement et prévention de la maladie thrombo-embolique veineuse
- Cardiopathies emboligènes : prothèses valvulaires, valvulopathies, fibrillation auriculaire
- Infarctus du myocarde compliqué d'insuffisance cardiaque ou troubles du rythme ou anévrisme ventriculaire, embolies systémiques récidivantes
- Prévention des thromboses sur cathéter

Effets indésirables

- **Risque hémorragique** en cas de surdosage (risque important si INR ≥ 5) ou en cas de lésion préexistante pouvant saigner (*cf.* Conduite à tenir en cas d'hémorragie sous AVK) ou en cas de chutes : possibilité de saignements spontanés
- *Propres aux dérivés coumariniques* : gastralgies, nausées, vomissements, diarrhée, urticaire, alopécie, possibilité d'ulcérations buccales avec l'acénocoumarol
- *Propres aux dérivés de l'indane-dione* : diarrhée, réactions d'hypersensibilité rares mais sévères (éruptions cutanées, DRESS syndrome, fièvre, leucopénie ou aplasie médullaire, néphrite tubulo-interstitielle avec anurie, myocardite, hépatite)
- Exceptionnellement : résistance d'origine génétique (la warfarine est plus active que les autres AVK), nécroses cutanées par thromboses capillaires (si déficit en protéine C)

Précautions d'emploi (*cf.* Interactions médicamenteuses pages précédentes)

- Bilan préalable = NFS, créatininémie, bilan hépatique, TCA, TP, groupage sanguin
- Utiliser avec prudence en cas d'insuffisance hépatique ou rénale, de foie cardiaque, d'HTA, d'antécédents ulcéreux, et prendre un avis spécialisé lors d'interventions
- Surveillance biologique par l'**INR** ou *International Normalized Ratio*, à effectuer après 24 à 48 heures selon l'AVK choisi, puis tous les 2 jours jusqu'à sa stabilisation à 2 contrôles successifs dans la zone thérapeutique choisie, puis 1 fois par semaine pendant 15 jours, puis 1 fois par mois, pour obtenir :
  - → **INR entre 2 et 3** *dans la plupart des indications* (maladie thrombo-embolique, IDM à la phase aiguë, fibrillation auriculaire, valvulopathies, bioprothèses cardiaques)
  - → **INR entre 3 et 4,5** *plus rarement* (embolies systémiques récidivantes, prothèses valvulaires mécaniques, en position mitrale et avec facteurs cardiaques aggravants)
  - Relais de l'héparine → continuer celle-ci durant 5 jours au minimum et jusqu'à ce que l'INR soit dans la zone choisie à 2 reprises à 24 ou 48 heures d'intervalle
- Assurer une contraception efficace chez les femmes en âge de procréer

Anticoagulants (VII) :
Hirudines recombinantes

Bivalirudine[G] *Liste I-Réservé aux hôpitaux-Coll*

BIVALIRUDINE	2 ou 10 fl. à 250 mg	A. Posologie ci-dessous

Contre-indications

Saignement actif ou risque accru de saignement en raison de troubles de l'hémostase et/ou de troubles irréversibles de la coagulation

Hypertension artérielle sévère non contrôlée, endocardite bactérienne

Insuffisance rénale sévère (Clcr < 30 ml/min) et patients dialysés

Propriétés

- Antithrombotique (hirudine recombinante dérivée de cellules de levure = polypeptide proche de l'hirudine produite par la sangsue *Hirudo medicinalis*), agissant comme un inhibiteur spécifique de la thrombine en masquant l'accès à son site actif
- Élimination par voie urinaire, demi-vie d'élimination de 15 à 40 minutes, allongée en cas d'insuffisance rénale (1 à 3,5 heures si clairance de la créatinine < 30 ml/min)

Indications et posologie (en association à l'acide acétylsalicylique et au clopidogrel)

- Anticoagulant chez les patients subissant une intervention coronaire percutanée (bolus IV de 0,75 mg/kg suivi immédiatement d'une perfusion IV de 1,75 mg/kg/h pendant au moins la durée de l'intervention et jusqu'à 4 heures après si besoin)
- Traitement d'un angor instable/infarctus du myocarde sans sus-décalage ST (AI/IDMST-) devant bénéficier d'une intervention urgente ou précoce

Effets indésirables

- Rares (< 1 %) : saignement au site de ponction (0,8 %), saignements à d'autres sites, céphalées, nausées, vomissements, dyspnée, hypotension, angor, bradycardie, tachycardie ventriculaire, dorsalgies, éruption cutanée, anémie, thrombopénie
- Très rares (< 0,1 ‰) : réactions anaphylactiques, thromboses
- **Surdosage** : pas d'antidote → arrêt immédiat et surveillance clinique (l'effet disparaît rapidement car la demi-vie d'élimination est de 15 à 40 minutes)

Précautions d'emploi

- Les patients *préalablement traités par hirudines* doivent être considérés comme des sujets à risque de choc anaphylactique (plusieurs cas d'évolution fatale)
- Surveillance par le TCA effectué 5 minutes après le bolus IV → injecter un second bolus IV de 0,3 mg/kg si TCA < 225 secondes (avec nouveau TCA 5 minutes après)
- L'introducteur artériel pourra être retiré 2 heures après l'arrêt de la perfusion sans nouveau contrôle de TCA
- Insuffisance rénale modérée (clairance de la créatinine = 30-59 ml/min) : réduire la vitesse de perfusion à 1,4 mg/kg/h
- Insuffisance hépatique : aucune adaptation posologique n'est nécessaire

Interactions médicamenteuses

- Utilisation possible 30 minutes après l'arrêt de l'héparine non fractionnée par voie IV ou 8 heures après l'arrêt d'une héparine de bas poids moléculaire par voie SC
- *Incompatibilité physico-chimique* en perfusion entre bivalirudine et alteplase

Anticoagulants (VIII) :
Inhibiteurs directs de la thrombine (I) injectable

Argatroban[G] *Liste I-Prescription hospitalière*

ARGANOVA (1)	Sol. 100 mg/ml *à diluer* 1 ou 6 fl. 2,5 ml Sol. 1 mg/ml *prête à l'emploi* 1 fl. 50 ml	A. en perfusion continue : 2 µg/kg/min (2) (3)

1. Attention aux risques d'erreurs liés aux deux concentrations différentes.
2. Le suivi du traitement se fait par la surveillance du TCA (contrôlé à la 2e heure puis au moins 1 fois/jour) qui doit être compris entre 1,5 et 3 fois la valeur initiale, sans dépasser 100 secondes. Dose maximale recommandée : 10 µg/kg/minute et durée maximale de traitement de 14 jours.
3. Patient dans un état critique et insuffisants hépatiques : débit de perfusion initial : 0,5 µg/kg/min et augmentation de 0,1 µg/kg/min si le contrôle de TCA < 1,5 × la valeur initiale.

Contre-indications

Hémorragie non contrôlée, insuffisance hépatique sévère

Propriétés
- Dérivé de la L-arginine, inhibiteur direct de la thrombine par liaison réversible et inhibiteur de la formation de la fibrine, de l'activation des facteurs V, VIII et XIII, de l'activation de la protéine C et de l'agrégation plaquettaire
- Distribution dans le liquide extracellulaire (391 ml/kg), liaison à 54 % aux protéines plasmatiques et métabolisation hépatique par le cytochrome P450, l'effet anticoagulant atteint un état d'équilibre dans les 1 à 3 heures ; demi-vie d'élimination de 52 minutes

Indications
- Anticoagulation chez les adultes ayant une thrombopénie induite par l'héparine de type II
- ***NDR*** : le diagnostic doit être confirmé par un test d'activation plaquettaire induite par l'héparine. Cette confirmation ne doit pas retarder le début du traitement

Effets indésirables
- *Risque hémorragique* : événements mineurs (39 %) et majeurs (5,5 %)
- Fréquents (1 à 10 %) : nausées, anémie, purpura, thrombose veineuse profonde
- Rares (< 1 %) : infections, anorexie, céphalées, vertiges, confusion, troubles visuels, surdité, troubles du rythme cardiaque, troubles digestifs, éruptions, leucopénie, thrombopénie, hypoglycémie, hyponatrémie, hypertransaminasémie, hyperbilirubinémie, insuffisance rénale

Précautions d'emploi et interactions médicamenteuses
- Tout traitement anticoagulant par voie parentérale doit être préalablement interrompu avec détermination initiale du TCA
- Prudence dans les états pathologiques comportant un risque hémorragique accru : HTA sévère, rétinopathie diabétique, ponction lombaire, rachianesthésie, intervention chirurgicale majeure, troubles de l'hémostase, lésions gastro-intestinales, hépatopathies
- Surveillance particulière, clinique et biologique du risque hémorragique. Il n'y a pas d'antidote spécifique. Après arrêt de la perfusion, normalisation du TCA en 2 à 4 heures
- Grossesse : ne doit être prescrit qu'en cas de nécessité absolue. Allaitement déconseillé
- L'utilisation concomitante d'antiagrégants plaquettaires, d'agents thrombolytiques ou d'autres anticoagulants peut augmenter le risque hémorragique

Anticoagulants (IX) :
Inhibiteurs directs de la thrombine (II) par voie orale

Dabigatran[G] (1) *Liste I-65 %-Coll*

PRADAXA (2) (3)	10 ou 30 gél. 75 mg 10 ou 30 gél. 110 mg 60 gél. 150 mg	*Traitement préventif des thromboses veineuses* (4) : 220 mg/jour en 1 prise *Traitement curatif des TVP et EP* avant 18 ans (5) en relais d'un traitement AC parentéral > 5 jours

1. Les anticoagulants oraux directs ne sont pas recommandés chez les patients présentant un syndrome des antiphospholipides (SAPL), particulièrement chez les patients à haut risque (positifs aux trois tests APL).
2. Ne pas ouvrir les gélules (augmentation de l'effet anticoagulant).
3. Ingérer la gélule avec un grand verre d'eau en raison du risque d'ulcérations œsophagiennes.
4. *Prévention des thromboses veineuses en chirurgie orthopédique* : le 1er jour 110 mg à débuter 1 à 4 heures après l'intervention si hémostase correcte. Si début du traitement 24 heures après l'intervention, commencer à 220 mg/jour. Durée du traitement adaptée en fonction du risque individuel et de l'intervention : 10 jours pour la prothèse du genou, 28 à 35 jours pour la prothèse de la hanche.
   - Pour les patients présentant une insuffisance rénale modérée (clcr = 30 à 50 ml/min), les patients traités de façon concomitante par vérapamil, amiodarone ou quinine, et les patients ≥ 75 ans, la dose recommandée est de 150 mg/jour en une prise.
5. En 2 prises par jour :
   - Poids de 11 à 13 kg : 75 mg × 2 fois/jour ;
   - Poids de 13 à 21 kg : 110 mg × 2 fois/jour ;
   - Poids de 21 à 31 kg : 150 mg × 2 fois/jour ;
   - Poids de 31 à 41 kg : 185 mg × 2 fois/jour ;
   - Poids de 41 à 51 kg : 220 mg × 2 fois/jour ;
   - Poids de 51 à 61 kg : 260 mg × 2 fois/jour ;
   - Poids > 61 kg : 300 mg × 2 fois/jour.

Idarucizumab = Antidote du dabigatran

Liste I-Réservé à l'usage hospitalier et aux situations d'urgence

PRAXBIND	2 fl. 50 ml sol. inj. à 2,5 g/50 ml	2 perf. IV de 2,5 g/50 ml (6) espacées de 5 à 10 min (7)

6. Des bolus sont également possibles.
7. Une deuxième dose de 5 g peut être envisagée en cas de nouveau saignement menaçant ou d'une nécessité chirurgicale.

Propriétés, indications et précautions d'emploi

- Antidote spécifique du dabigatran indiqué pour une urgence chirurgicale ou en cas de saignements menaçant le pronostic vital
- Aucun effet indésirable n'a été identifié mais le risque sous-jacent d'événement thrombolytique doit faire considérer la reprise du médicament dès la 24e heure en fonction de l'évolution

Contre-indications
Saignement évolutif ou risque de saignement grave (ulcération digestive, néoplasie à risque hémorragique, lésion neurologique, varices œsophagiennes, malformations vasculaires)
Trouble de l'hémostase, atteinte hépatique grave
Insuffisance rénale sévère (Clcr < 30 ml/min)
Prothèse valvulaire cardiaque nécessitant un traitement anticoagulant
Traitement avec les inhibiteurs de la glycoprotéine P, dronédarone
Grossesse et allaitement

Propriétés

- Prodrogue inactive transformée par hydrolyse en dabigatran, inhibiteur direct, puissant et réversible de la thrombine et de l'agrégation plaquettaire induite par la thrombine
- Biodisponibilité très faible (3 à 7 %) d'où une forte variabilité d'exposition intersujet, pic plasmatique entre 1 et 2 heures après la prise, mais retardé à 6 heures environ après une prise post-opératoire, liaison faible aux protéines plasmatiques (35 %), conjugaison aux dérivés actifs, élimination urinaire avec une demi-vie de 12 à 14 heures

Indications

- Prévention primaire des événements thrombo-emboliques veineux chez l'adulte après une intervention chirurgicale programmée pour prothèse totale de hanche ou du genou
- Traitement des thromboses veineuses profondes et des embolies pulmonaires et prévention des récidives chez les patients < 18 ans

Effets indésirables

- Risque hémorragique d'environ 15 % en post-opératoire et chez les patients traités pour FA (hémorragies majeures 1 à 3 %). Recherche de l'origine du saignement (*cf.* note 2)
- Fréquents (1 à 10 %) : anémie, douleurs abdominales, diarrhée, nausées, anomalies des tests hépatiques
- Rares (< 1 %) : rash, prurit, hypersensibilité, thrombopénie, hypertransaminasémie, ulcérations œsophagiennes
- Sur-risque coronarien (RR : 33 %), possiblement lié à des phénomènes inflammatoires

Précautions d'emploi

- Il n'est pas nécessaire de surveiller les paramètres de coagulation pendant le traitement
- Il n'est pas nécessaire d'ajuster la posologie en fonction du poids, du sexe ou en cas d'insuffisance hépatique modérée. Cependant l'expérience clinique chez les patients < 50 kg ou > 110 kg reste très limitée. Si âge ≥ 80 ans : 110 mg × 2 fois/jour
- Utiliser avec prudence chez l'insuffisant rénal modéré (clairance entre 30 et 50 ml/min)
- Utilisation non recommandée : transaminases > 2 N, utilisation postopératoire prolongée de cathéters périduraux et chez l'enfant ou l'adolescent
- Si passage à un anticoagulant parentéral, attendre 24 heures pour la 1re administration
- Si passage d'un anticoagulant par voie parentérale à dabigatran, ce dernier doit être administré 0 à 2 heures avant l'heure prévue d'administration de l'autre traitement
- En cas de dose oubliée, poursuivre le traitement habituel, sans rattrapage
- ***Associations déconseillées*** : AINS, aspirine (sur-risque hémorragique)
- *Associations à prendre en compte* : inhibiteurs de la glycoprotéine P (amiodarone, vérapamil, clarithromycine, quinidine...) → réduction posologique à 150 mg/jour en une prise

Anticoagulants (X) :
Inhibiteurs directs du facteur Xa (I) par voie injectable

Fondaparinux[G] *Liste I-65 %*

ARIXTRA	2 ou 7 seringues préremplies de 2,5 mg/0,5 ml *Non agréé aux collectivités* 10 seringues préremplies de 2,5 mg/0,5 ml *Réservé à l'hôpital* 2 seringues préremplies – de 5 mg/0,4 ml – de 7,5 mg/0,6 ml – de 10 mg/0,8 ml *Agréé aux collectivités*	*Traitement préventif* (1) et (2) en **SC** : 2,5 mg × 1 fois/24 h *Traitement curatif de la thrombose veineuse superficielle* (3) en **SC** : 2,5 mg × 1 fois/24 h *Traitement curatif* (4) en **SC** : < 50 kg : 5 mg × 1 fois/24 h > 50 kg : 7,5 mg × 1 fois/24 h > 100 kg : 10 mg × 1 fois/24 h *Syndrome coronarien aigu non ST sus à risque intermédiaire ou faible* : 2,5 mg **SC** × 1 fois/24 h

1. *Traitement préventif de la maladie thrombo-embolique* : administrer la dose initiale *6 heures après la fin de l'intervention chirurgicale*, après vérification de l'absence de saignement actif, le traitement étant poursuivi 5 à 9 jours (et jusqu'à 24 jours dans les fractures de hanche).
2. *Traitement préventif de la maladie thrombo-embolique* : chez les patients dont la clairance de la créatinine est comprise entre 20 et 50 ml/min, la posologie devra être réduite à 1,5 mg (0,3 ml) une fois par jour (avis de la Commission de la transparence : démonstration insuffisante).
3. *Traitement curatif de la thrombose veineuse superficielle* : le diagnostic doit être confirmé par une échographie qui montre une thrombose d'au moins 5 cm située à 3 cm au moins de la jonction saphéno-fémorale et l'absence de thrombose veineuse profonde associée. Le traitement sera poursuivi de 30 à 45 jours.
4. *Traitement curatif de la maladie thrombo-embolique* : le traitement sera poursuivi pendant au moins 5 jours et jusqu'à ce que la posologie adéquate du traitement anticoagulant oral institué en relais soit atteinte (INR compris entre 2 et 3 durant 24 à 48 heures). Ce traitement anticoagulant oral doit être initié dès que possible et généralement dans les 72 heures, la durée du traitement par fondaparinux étant de 7 jours dans les études cliniques, l'expérience clinique au-delà de 10 jours étant limitée.

Contre-indications
Saignement évolutif cliniquement significatif, endocardite bactérienne aiguë
Insuffisance rénale sévère (clairance de la créatinine < 20 ml/min)

Propriétés

- Pentasaccharide de synthèse représentant la plus petite séquence polysaccharidique de l'héparine capable d'inhiber sélectivement le facteur Xa en se liant uniquement à l'antithrombine III, n'inhibant pas la thrombine (facteur IIa) contrairement à l'héparine, ayant un rapport bénéfice/risque comparable à celui des HBPM, mais ne se liant pas au facteur 4 plaquettaire, et sans aucune interaction avec le cytochrome P 450
- Pic plasmatique en 2 heures après injection SC, état d'équilibre obtenu en 3 à 4 jours, demi-vie d'élimination de 17 heures à 21 heures, élimination urinaire sous forme inchangée sans métabolisation, passage transplacentaire et dans le lait maternel

Indications

- *Traitement préventif* des évènements thrombo-emboliques veineux en chirurgie orthopédique majeure du membre inférieur (telle que fracture de hanche, prothèse de hanche ou chirurgie majeure du genou), en chirurgie abdominale chez des patients à haut risque (cancers) et chez les patients jugés à haut risque alités pour une affection médicale aiguë (telle que insuffisance cardiaque et/ou trouble respiratoire aigu et/ou maladies infectieuses ou inflammatoires aiguës)
- *Traitement curatif* des thromboses veineuses profondes aiguës et/ou des embolies pulmonaires aiguës (à l'exclusion des patients hémodynamiquement instables ou des patients nécessitant une thrombolyse ou une embolectomie pulmonaire)
- Syndrome coronarien aigu non ST sus à risque intermédiaire ou faible
- Traitement curatif de la thrombose veineuse superficielle spontanée aiguë symptomatique des membres inférieurs de l'adulte sans thrombose veineuse profonde associée

Effets indésirables

- Fréquents (1 à 10 %) : saignement (post-opératoire, digestif, urinaire, pulmonaire, hématome), anémie, thrombocytopénie, purpura, anomalies du bilan hépatique
- Rares (< 1 %) : vertiges, étourdissements, céphalées, hypotension, nausées, vomissements, douleurs abdominales, dyspepsie, gastrite, constipation, diarrhée, rashs cutanés, prurit, thrombocytémie, réactions au point d'injection, fièvre, œdème périphérique, suintement de la cicatrice, hémorragies (parfois graves et responsables de décès)
- **Surdosage** : risque de saignement accru nécessitant l'arrêt et un traitement approprié (hémostase chirurgicale, transfusion de sang ou plasma, plasmaphérèse)

Précautions d'emploi

- Insuffisance hépatique : aucune adaptation posologique n'est nécessaire
- Utiliser avec prudence chez les sujets âgés ou de moins de 50 kg ou présentant une insuffisance rénale modérée (clairance de la créatinine < 50 ml/min), et en cas de troubles congénitaux ou acquis de la coagulation (par exemple plaquettes < 55 000/µl), maladie ulcéreuse gastro-intestinale en poussée, hémorragie intracrânienne récente ou suites récentes d'intervention chirurgicale cérébrale, rachidienne ou ophtalmique
- Grossesse et allaitement : utilisation non recommandée sauf nécessité absolue

Interactions médicamenteuses

- ***Associations contre-indiquées*** : injections intramusculaires, ponctions et injections intra-articulaires ou intra-artérielles, infiltrations sympathiques, autres anticoagulants
- ***Associations déconseillées*** : AINS, aspirine et salicylés, clopidogrel, ticlopidine
- *Associations à utiliser avec précaution* : AVK, corticoïdes, dextran, thrombolytiques

Anticoagulants (XI) : Inhibiteurs directs du facteur Xa (II) par voie orale

Rivaroxaban[G] (1) *Liste I-65 %-Coll*

XARELTO 10	5 ou 10 ou 30 cp. 10 mg	*Prévention en chirurgie* : A. 10 mg/jour (2) et (3)
XARELTO 15 XARELTO 20	*Kit d'initiation* pour 4 semaines : 42 cp. 15 mg 7 cp. 20 mg ---------- 14 ou 28 cp. 15 mg 14 ou 28 cp. 20 mg	*Fibrillation auriculaire* (4) *Traitement curatif de la maladie thrombo-embolique veineuse* (5) A. Posologies ci-dessous à prendre au cours des repas

1. Les anticoagulants oraux directs ne sont pas recommandés chez les patients présentant un syndrome des antiphospholipides (SAPL), particulièrement chez les patients à haut risque (positifs aux trois tests APL).
2. À débuter 6 à 10 heures après l'intervention chirurgicale à condition qu'une hémostase ait pu être obtenue.
3. Durée du traitement adaptée en fonction du risque individuel, mais aussi de l'intervention :
   – 2 semaines pour la prothèse totale du genou.
   – 5 semaines pour la prothèse totale de la hanche.
4. Prévention des AVC et des embolies systémiques : 20 mg/jour en 1 prise; réduction à 15 mg/jour si clairance de la créatinine < 50 ml/min.
5. Traitement curatif de la maladie thrombo-embolique veineuse et prévention des récidives : traitement initial de 15 mg matin et soir de J1 à J21, puis de 20 mg/jour en 1 seule prise à partir de J22.
   – *Relais des AVK par rivaroxaban* : le traitement par AVK doit être interrompu puis le rivaroxaban doit être pris dès que l'INR est ≤ 2,5. La surveillance des INR doit alors être interrompue (le rivaroxaban peut élever les valeurs de l'INR mais cet indice ne convient pas pour mesurer l'activité anticoagulante du produit).
   – *Relais de rivaroxaban par un AVK* : l'AVK n'étant pas immédiatement efficace, une administration conjointe devra être maintenue jusqu'à ce que l'INR (mesuré 24 heures après la prise de rivaroxaban) soit ≥ 2.
   – *Relais de rivaroxaban par un anticoagulant parentéral* : la première dose d'anticoagulant parentéral doit être administrée à l'heure à laquelle la dose suivante de rivaroxaban aurait due être prise.
   – *Relais d'un anticoagulant parentéral par rivaroxaban* : si anticoagulant IV, la première prise est effectuée à l'arrêt du traitement IV; si anticoagulant SC, la première prise est effectuée 0 à 2 heures avant l'heure prévue de l'injection.

Andexanet alfa = Antidote des xabans

Liste I-Réservé à l'usage hospitalier et aux situations d'urgence

ONDEXXYA *Conserver entre + 2 °C et + 8 °C*	4 fl. 200 mg de poudre pour solution	A. En perfusion continue IV : posologie adaptée (6)

6. Dernière prise de 10 mg ou inconnue depuis moins de 8 heures : une dose de 800 mg à un débit de 30 mg/min suivie d'une perfusion continue de 8 mg/min pendant 2 heures (9 flacons de 200 mg).
   Autres situations : une dose de 400 mg à un débit de 30 mg/min suivie d'une perfusion continue de 4 mg/min pendant 2 heures (5 flacons de 200 mg).

Propriétés, indications, effets indésirables et précautions d'emploi

- Antidote spécifique des xabans indiqué pour une hémorragie incontrôlée
- Réactions à la perfusion (17 %), évènements thrombo-emboliques (10 %)
- Surveillance de la fonction rénale

Contre-indications
Saignement évolutif cliniquement significatif
Atteinte hépatique associée à une coagulopathie
Cirrhose Child Pugh classe B ou C
Insuffisance rénale sévère (Clcr < 15 ml/min)
Grossesse et allaitement

Propriétés

- Inhibiteur direct, compétitif, réversible et spécifique du facteur X activé (action sur le FXa libre, le FXa engagé dans le complexe prothrombinase et sur le FXa au sein du caillot) sans effet inhibiteur direct sur la thrombine ; il provoque un allongement (dose-dépendant) du TQ et du TCA (qu'il n'est pas utile de contrôler)
- Biodisponibilité de 80 à 100 % (pic plasmatique 2 à 4 heures), fixation protéique de 92 %, demi-vie de 5 à 13 heures, élimination majoritairement rénale (66 %)

Indications

- *Comprimés à 10 mg* : prévention des événements thrombo-emboliques veineux chez les patients adultes bénéficiant d'une intervention chirurgicale programmée pour prothèse totale de la hanche ou du genou
- *Comprimés à 15 et 20 mg* :
  - Prévention des accidents vasculaires cérébraux (AVC) et des embolies systémiques chez les patients adultes atteints de fibrillation atriale non valvulaire et présentant un ou plusieurs facteurs de risque, tels qu'insuffisance cardiaque congestive, hypertension artérielle, âge ≥ 75 ans, diabète, antécédent d'AVC ou d'AIT
  - Traitement curatif des thromboses veineuses profondes (TVP), des embolies pulmonaires (EP) (non indiqué chez les patients présentant une EP instable ou susceptible de subir une thrombolyse) et prévention des récidives

Effets indésirables

- Fréquents (1 à 10 %) : dyspepsie, nausées, diarrhée, constipation, céphalées, vertiges, hypotension, tachycardie, prurit, épistaxis, hémorragie conjonctivale, hématomes, hémorragie digestive, hémorragie uro-génitale, anémie, hypertransaminasémie
- Rares (< 1 %) : réactions allergiques, insuffisance rénale, élévation des phosphatases alcalines et/ou de la bilirubine, thombocytémie, agranulocytose, rupture splénique

Précautions d'emploi et interactions médicamenteuses

- *Il n'est pas nécessaire de surveiller les paramètres de coagulation pendant le traitement*
- Il n'est pas nécessaire d'ajuster la posologie en fonction du poids, du sexe ou de l'âge
- Une adaptation posologique n'est pas nécessaire si la clairance > 50 ml/min
- Clairance entre 15 et 50 ml/min : risque hémorragique accru → utilisation prudente
- En cas d'oubli reprendre un comprimé dès que possible (pas deux en compensation)
- Utiliser avec prudence chez le cirrhotique avec insuffisance hépatique modérée
- En cas d'hémorragie grave, un traitement symptomatique est nécessaire et les procédures optimales pour corriger l'anticoagulation (andexanet alfa, PPSB, plasma frais) sont en cours d'évaluation
- *Porteurs de valves artificielles* : l'utilisation du rivaroxaban n'est pas autorisée
- Syndrome des antiphospholipides (SAPL) : non recommandé (*cf.* note 1)
- ***Associations déconseillées*** (activité accrue) : inhibiteurs du CYP 3A4 et de la P-gp (amiodarone, dronédarone, clarithromycine, vérapamil, quinidine...), antifongiques azolés et inhibiteurs de la protéase du VIH, AINS et antiagrégants plaquettaires, fibrinolytiques

Anticoagulants (XII) : Inhibiteurs directs du facteur Xa (III) par voie orale

Apixaban[G] (1) *Liste I-65 %-Coll*

ELIQUIS	10 ou 20 ou 60 cp. 2,5 mg 60 cp. 5 mg	*Prévention en chirurgie* : A. 2,5 mg × 2 fois/jour (2) *Fibrillation auriculaire* (3) *Traitement curatif de la maladie thrombo-embolique veineuse* (4) : A. Posologies ci-dessous (pas d'effet des repas)

1. Les anticoagulants oraux directs ne sont pas recommandés chez les patients présentant un syndrome des antiphospholipides (SAPL), particulièrement chez les patients à haut risque (positifs aux trois tests APL).
2. *Prévention des thromboses veineuses* : la première dose doit être prise 12 à 24 heures après l'intervention chirurgicale.
   - Chez les patients bénéficiant d'une chirurgie pour prothèse totale de hanche, la durée de traitement recommandée est de 32 à 38 jours.
   - Chez les patients bénéficiant d'une chirurgie pour prothèse totale de genou, la durée de traitement recommandée est de 10 à 14 jours.
   - Il n'y a pas d'ajustement posologique selon le poids, l'âge ou le sexe.
3. *Prévention des AVC et des embolies systémiques* : 5 mg × 2 fois/jour; réduction à 2,5 mg × 2 fois/jour si clairance de la créatinine < 30 ml/min et chez les patients présentant au moins deux facteurs de risque hémorragique (âge ≥ 80 ans, poids ≤ 60 kg, créatininémie ≥ 133 µmol/l), la dose doit être réduite à 2,5 mg × 2 fois/jour.
4. *Traitement curatif de la maladie thrombo-embolique veineuse* et prévention des récidives : traitement initial de 10 mg × 2 fois/jour durant 7 jours puis 5 mg × 2 fois/jour durant 3 à 6 mois selon les facteurs de risque. Si une prévention ultérieure de récidive est indiquée, la dose de 2,5 mg × 2 fois/jour sera instaurée.
   - *Relais des AVK par apixaban* : le traitement par AVK doit être interrompu et le traitement par apixaban débuté dès que l'INR est < 2.
   - *Relais d'apixaban par un AVK* : l'AVK n'étant pas immédiatement efficace, une administration conjointe devra être maintenue jusqu'à ce que l'INR (mesuré 12 heures après la prise d'apixaban) soit ≥ 2.
   - *Relais d'apixaban par un anticoagulant parentéral* : la première dose d'anticoagulant parentéral doit être administrée 12 heures après la dernière dose d'apixaban.
   - *Relais d'un anticoagulant parentéral par apixaban* : la prise d'apixaban peut se faire à l'heure prévue de la dose suivante.

Andexanet alfa = Antidote des xabans

Liste I-Réservé à l'usage hospitalier et aux situations d'urgence

ONDEXXYA *Conserver entre + 2 °C et + 8 °C*	4 fl. 200 mg de poudre pour solution	A. En perfusion continue IV : posologie adaptée (5)

5. Dernière prise de 5 mg ou inconnue depuis moins de 8 heures : une dose de 800 mg à un débit de 30 mg/min suivie d'une perfusion continue de 8 mg/min pendant 2 heures.
   Autres situations : une dose de 400 mg à un débit de 30 mg/min suivie d'une perfusion continue de 4 mg/min pendant 2 heures.

Propriétés, indications, effets indésirables et précautions d'emploi

- Antidote spécifique des xabans indiqué pour une hémorragie incontrôlée
- Réactions à la perfusion (17 %), évènements thrombo-emboliques (10 %)
- Surveillance de la fonction rénale

Contre-indications
Saignement évolutif cliniquement significatif
Lésions comportant un risque d'hémorragie majeure
Hépatopathie avec coagulopathie
Insuffisance rénale sévère (Clcr < 15 ml/min)
Grossesse et allaitement

Propriétés

- Inhibiteur direct, sélectif et réversible du facteur X activé qui prévient la formation de thrombine et le développement du caillot. Il provoque un allongement du temps de prothrombine (TQ) et du temps de céphaline activé (TCA) mais ces mesures ne sont pas recommandées pour évaluer l'effet thérapeutique
- Biodisponibilité de 50 % environ (pic plasmatique : 3 à 4 heures), liaison aux protéines de 87 %, métabolisation limitée, demi-vie d'environ 12 heures, élimination fécale

Indications

- *Comprimés à 2,5 mg* : prévention des événements thrombo-emboliques veineux chez les patients adultes ayant bénéficié d'une chirurgie programmée pour prothèse totale de hanche ou de genou
- *Comprimés à 2,5 et 5 mg* : prévention de l'accident vasculaire cérébral et de l'embolie systémique chez les patients adultes en fibrillation atriale (FA) non valvulaire et présentant un ou plusieurs facteurs de risque : antécédents d'AVC ou d'AIT ; âge ≥ 75 ans ; hypertension artérielle ; diabète ; insuffisance cardiaque symptomatique NYHA ≥ 2
- *Comprimés à 5 mg* : traitement curatif de la thrombose veineuse profonde (TVP) et de l'embolie pulmonaire (EP) et prévention des récidives (non indiqué chez les patients présentant une EP instable ou susceptible de subir une thrombolyse)

Effets indésirables

- Fréquents (1 à 10 %) : anémie, saignement aux points de ponction et au site d'intervention, hématomes, nausées, confusion
- Rares (< 1 %) : hypotension, hémorragies diverses, réactions d'hypersensibilité, thrombopénie, perturbations des tests hépatiques
- ***NB*** : il n'existe pas actuellement d'antidote spécifique. En cas d'hémorragie grave, l'administration du facteur VIIa recombinant ou de plasma frais congelé pourra être envisagée

Précautions d'emploi et interactions médicamenteuses

- En cas d'oubli d'une dose, le patient doit prendre immédiatement le comprimé oublié et poursuivre son traitement avec 2 prises par jour, comme auparavant
- Insuffisance hépatique sévère : traitement non recommandé. À utiliser avec précaution en cas de cytolyse hépatique
- En cas d'hémorragie grave, un traitement symptomatique est nécessaire et les procédures optimales pour corriger l'anticoagulation (andexanet alfa, PPSB, plasma frais) sont en cours d'évaluation
- **Porteurs de valves artificielles** : la sécurité et l'efficacité n'ayant pas été étudiées, l'utilisation de l'apixaban n'est pas recommandée
- **Médicament contre-indiqué** en cas de ponction lombaire ou d'anesthésie péridurale. En cas de pose d'un cathéter péridural, apixaban ne doit pas être administré au moins 5 heures après son retrait
- ***Associations déconseillées*** (activité accrue) : inhibiteurs du CYP 3A4 et de la P-gp (augmentation d'activité) : antifongiques azolés (kétoconazole, itraconazole, voriconazole), amiodarone, inhibiteurs de la protéase du VIH ; diltiazem, naproxène ; inducteurs du CYP 3A4 et de la P-sp (réduction d'activité) : rifampicine, antiépileptiques, millepertuis ; AINS et antiagrégants (augmentation du risque de saignement)

Anticoagulants (XIII) : Antithrombotiques et fibrinolytiques divers

Défibrotide[G] *Liste I-Prescription hospitalière réservée aux hématologues*

DEFITELIO	Sol. pour perf. à 80 mg/ml 10 fl. 2,5 ml Sans sodium (1 mmol/dose)	Perfusion par voie IV : A. et E. > 1 mois : 25 mg/kg/jour en 4 perf./jour de 2 h toutes les 6 h pendant au moins 21 jours

Contre-indications

Utilisation concomitante d'un traitement thrombolytique

Propriétés

- Fixé sur l'endothélium vasculaire, le défibrotide réduit l'activité procoagulante (augmentation de l'activateur tissulaire du plasminogène (t-PA) et réduction de l'activité de son inhibiteur) et accroît l'activité fibrinolytique des cellules endothéliales
- Après un pic de concentration en fin de perfusion (2 h), décroissance rapide en 1 h. Absence de liaison aux protéines plasmatiques et volume de distribution de 10 litres. Élimination urinaire sous forme inchangée sans effet sur les cytochromes hépatiques

Indications

- Maladie veino-occlusive hépatique sévère dans le cadre de la transplantation de cellules souches hématopoïétiques

Effets indésirables

- Fréquents (1 à 10 %) : coagulopathie, hémorragie (cérébrale, pulmonaire, gastro-intestinale, urinaire, site d'injection), hypotension, vomissements
- Rares (< 1 %) : réaction anaphylactique, pyrexie, éruptions

Précautions d'emploi

- Un traitement anticoagulant et/ou antiagrégant et/ou anti-inflammatoire concomitant accroît le risque hémorragique et nécessite une surveillance étroite
- Un arrêt temporaire de traitement est recommandé en cas d'intervention chirurgicale ou de procédure invasive
- Insuffisance rénale ou hépatique : aucun ajustement de dose
- Grossesse : risque accru de fausse-couche hémorragique. Allaitement possible
- ***Associations contre-indiquées*** : fibrinolytiques
- *Associations déconseillées* : antithrombotiques (risque hémorragique accru)

Hémostatiques généraux (I)

Acide tranexamique[G] *Liste I-65 %-Coll*

EXACYL SPOTOF	20 cp. 500 mg 5 amp. buv. 10 ml = 1 g	En 2 à 3 prises orales (1) : A. 2 à 4 g/jour E. 20 mg/kg/jour
EXACYL Injectable	5 amp. 5 ml = 500 mg	A. et E. > 1 an : traitement d'urgence par voie **IV** lente stricte (1) : 0,5 à 1,5 g × 2 à 3 fois/jour

1. Réduire la posologie en cas d'insuffisance rénale : 20 mg/kg/24 h en 2 fois si la créatininémie est entre 120 et 250 µmol/l, 10 mg/kg/24 h en 1 fois si elle est entre 250 et 500 µmol/l, et 10 mg/kg toutes les 48 heures si elle est supérieure à 500 µmol/l.

Contre-indications

Antécédents de thrombose artérielle ou veineuse ou de convulsions
Manifestations ou risques thrombo-emboliques, CIVD
Insuffisance rénale sévère, hématuries macroscopiques

Propriétés
- Acide aminé inhibiteur de la fibrinolyse, inhibant l'activation du plasminogène et à un moindre degré la plasmine
- Absorption rapide (30-50 %), élimination sous forme inchangée par voie urinaire (90 % en 12 heures), passage transplacentaire et dans le lait maternel

Indications
- Syndromes hémorragiques fibrinolytiques primitifs
- Correction des accidents hémorragiques au cours de traitements fibrinolytiques
- Prévention des hémorragies après extraction dentaire ou après interventions oto-rhino-laryngologiques, notamment chez l'hémophile
- Accidents hémorragiques entretenus par une fibrinolyse locale, notamment dans les méno-métrorragies, hémorragies digestives, hématuries d'origine basse, hémorragies au décours des interventions chirurgicales, urologiques, stomatologiques, oto-rhino-laryngologiques, gynécologiques, thoraciques, abdominales
- *Hors AMM* : œdème angioneurotique héréditaire (traitement de fond)

Effets indésirables
- Lipothymie (en cas d'injection IV trop rapide)
- Nausées, vomissements, vertiges, diarrhée
- Risque thrombo-embolique veineux et artériel accru (× 3), convulsions, réactions allergiques (urticaire, angiœdème, choc anaphylactique)

Précautions d'emploi
- Ne pas utiliser dans les hématuries macroscopiques (risques de caillotage massif)
- Hémorragie du post-partum : ne pas dépasser une dose totale de 2 g en raison du risque d'atteinte rénale aiguë grave (166 cas notifiés en 2017)
- Ne pas utiliser en traitement prolongé ou à doses suprathérapeutiques
- Diminuer la posologie en cas d'insuffisance rénale (accumulation)
- Grossesse et allaitement : utilisation déconseillée (innocuité non établie)

Hémostatiques généraux (II)

Vitamine K ou Phytoménadione *Remboursement 65 %-Coll*

VITAMINE K1 (1) Délai d'action = 1 à 2 heures par voie **IV**, 4 à 8 heures par voie **IM**, 12 heures *per os* Durée d'action = qqs jours	– 1 ou 5 amp. sol. buv./inj. à 2 mg/0,2 ml avec pipettes graduées à 1 mg et 2 mg (solution pour nourrisson) – 5 amp. sol. buv./inj. à 10 mg/1 ml	*Prévention de la maladie hémorragique néo-natale* (2) *Hypovitaminoses K* (3) : A. 1 à 20 mg en 1 prise **PO** E. 1 à 10 mg en 1 prise **PO** ou 5 à 20 mg par voie **IM** (ou **IV** lente si hémorragie ou sujets sous AVK)

1. Solution injectable ne contenant pas de crémophor EL, pouvant être dissoute dans les solutés aqueux salés ou glucosés isotoniques pour perfusion intraveineuse.
2. – Chez les nouveaux-nés à terme, sans risque particulier, recevant un allaitement maternel exclusif, schéma en 3 doses : par voie orale, 2 mg à la naissance, 2 mg entre le 4ᵉ et le 7ᵉ jour et 2 mg à 1 mois. Il n'est plus nécessaire de poursuivre jusqu'à la fin de l'allaitement. Une administration unique de 1 mg à la naissance par voie IM est également possible.
   – Chez les nouveaux-nés à terme mais à risque : 1 mg IM ou IV à la naissance puis adaptation selon la coagulation.
   – Chez les prématurés (< 36 semaines) : 0,4 mg/kg IM ou IV à la naissance puis adaptation selon la coagulation.
3. Une administration unique est généralement suffisante dans le traitement des hypovitaminoses K.

Contre-indications

Hypersensibilité connue au produit (exceptionnelle)

Propriétés

- Facteur vitaminique intervenant comme co-enzyme dans l'activation hépatique des précurseurs inactifs des facteurs du complexe prothrombique (facteurs II, VII, IX et X)
- Absorption complète (en présence de sels biliaires), concentration hépatique, biotransformations mal connues, élimination sous forme inactive par voie biliaire et urinaire

Indications

- Traitement et prévention des hémorragies dues à une carence en vitamine K
- Prophylaxie de la maladie hémorragique du nouveau-né (prématuré, enfant nourri au sein ou né de mère traitée par AVK ou antiépileptiques ou antituberculeux ou antibiotiques)
- Malabsorption digestive (obstruction ou fistule biliaire, hépatite cholestatique) (une voie injectable est nécessaire)
- Atrésie des voies bilaires du nourrisson
- Carences d'origine iatrogène (AVK*, antibiotiques à large spectre, phénytoïne, salicylés à forte dose), alimentation parentérale totale
- Intoxications par les raticides contenant des antivitamines K (50 mg à répéter en raison de la longue demi-vie des AVK)

Effets indésirables et précautions d'emploi

- Par voie IM : risque d'hématome si hypoprothrombinémie (utiliser alors la voie IV)
- Réaction anaphylactique
- Sujets sous AVK : éviter les doses trop fortes de vitamine K, entraînant ensuite une résistance prolongée aux AVK

* *Cf.* Hémorragies en cours de traitement par AVK.

Hémostatiques généraux (III)

Protamine *Remboursement 65 %-Coll*

PROTAMINE Sulfate de protamine Délai d'action = 1 minute Durée d'action = 2 heures	10 fl. multidoses de 10 ml à 1 000 UAH/ml	Injection **IV** très lente (sans dépasser un débit maximal de 5 ml en 10 minutes) : posologie ci-dessous

Contre-indications
Hypersensibilité à la protamine

Propriétés

- Antidote de l'héparine d'action pratiquement immédiate par voie IV (libération des complexes héparine-antithrombine III et formation de complexes héparine-protamine)

Indications et posologie

- Hémorragies par surdosage en héparine : 100 UAH (unités anti-héparine) par voie IV lente neutralisent 100 UI d'héparine standard ou 50 à 60 % d'anti-Xa d'HBPM, la dose utile étant adaptée à l'héparinémie (et non pas à la dose d'héparine injectée)
- Héparines de bas poids moléculaire : la protamine neutralise unité par unité l'activité anti-IIa mais partiellement (50 %) l'activité anti-Xa

Effets indésirables

- Injection trop rapide : hypotension transitoire avec bradycardie, flush, dyspnée
- Risque d'une hypertension pulmonaire aiguë
- Risque d'une réaction immuno-allergique (risque accru si exposition antérieure, allergie au poisson, sujets vasectomisés ou stériles)
- **Surdosage** : persistance de l'hémorragie (effet anticoagulant propre de la protamine)

Précautions d'emploi

- Pour s'assurer que la neutralisation est suffisante, il est nécessaire de pratiquer un temps de thrombine qui doit être normalisé

Hémostatiques généraux (IV)

Etamsylate *Non remboursé*

DICYNONE	20 cp. 500 mg (contenant des sulfites)	En 3 prises orales : A. 1 500 mg/jour E. 750 mg/jour
DICYNONE Injectable	6 amp. 2 ml = 250 mg (contenant des sulfites)	Chez l'adulte : par voie **IV** ou en **IM** : 500 à 2 000 mg/jour Chez l'enfant : voie locale ou buvable

Contre-indications
Hypersensibilité au produit ou à l'excipient (sulfites)

Propriétés

– Hémostatique augmentant l'adhésivité plaquettaire et la résistance capillaire

Indications

– Proposé comme hémostatique dans les hémorragies gynécologiques, gingivo-dentaires et nasales, les hémorragies capillaires iatrogènes et per-opératoires
– Proposé dans les purpuras, ecchymoses, hématomes spontanés, insuffisances veineuses, troubles de la circulation rétinienne ou choroïdienne

Effets indésirables et précautions d'emploi

– Nausées, céphalées, éruptions cutanées, fièvre, possibilité de choc anaphylactique lié aux sulfites de l'excipient
– Grossesse et allaitement : utilisation déconseillée (absence de données)

Aprotinine *Réservé aux centres de chirurgie cardiaque*

TRASYLOL	Fl. 500 000 UIK/50 ml	A. Par voie **IV** ou en perfusion : 1 à 2 M UIK (1) (2)

1. Une dose test de 1 ml doit être administrée au moins 10 minutes avant le traitement. Un anti-H1 et un anti-H2 peuvent être administrés 15 minutes avant la dose test.
2. Une dose supplémentaire de 1 à 2 M UIK doit être ajoutée dans la solution d'amorçage de la pompe de la machine cœur-poumon, suivie d'une perfusion continue de 250 000-500 000 UIK/h jusqu'à la fin de l'opération (sur voie veineuse centrale).

Contre-indications
Présence d'anticorps IgG anti-aprotinine

Propriétés et indications

– Antifibrinolytique réservé au pontage aorto-coronarien isolé sous circulation extracorporelle

Effets indésirables et précautions d'emploi

– Thromboses vasculaires, insuffisance rénale aiguë, coagulopathie
– Recherche préalable d'anticorps IgG anti-aprotinine
– Une anticoagulation adéquate d'héparine doit être associée

Hémostatiques généraux (V) : Facteur VII activé recombinant

Eptacog alfa activé *Liste I-Prescription hospitalière*

NOVOSEVEN (1) *Conserver de + 2 °C à + 8 °C*	Fl. 50 kUI (1 mg) Fl. 100 kUI (2 mg) Fl. 250 kUI (5 mg) Fl. 400 kUI (8 mg)	En bolus **IV** (en 2 à 5 minutes) après reconstitution : posologie ci-contre

1. Poudre et solvant pour solution injectable.

Propriétés

- Facteur VII activé recombinant (rFVIIa), obtenu par clonage dans des cellules rénales de hamster, entraînant la formation de thrombine et initiant la coagulation dans les hémophilies A ou B avec anticorps inhibiteurs
- Demi-vie ≈ 2 heures 30

Indications

- Saignements importants et prévention des hémorragies lors d'intervention chirurgicale ou de procédures invasives :
  - Chez les hémophiles A ou B ayant développé des anticorps inhibiteurs des facteurs VIII ou IX de titre > 5 unités Bethesda (UB), ou chez lesquels une forte réponse anamnestique à l'administration de facteurs VIII ou IX est prévisible
  - Chez les patients ayant une hémophilie acquise
  - Chez les patients ayant un déficit congénital en facteur VII
  - Chez les patients ayant une thrombasthénie de Glanzmann avec anticorps anti-GP IIb-IIIa et/ou anti-HLA, et avec absence de réponse aux transfusions plaquettaires

Posologie (à titre indicatif)

- Saignements importants : 90 µg/kg ou bolus IV, à renouveler toutes les 2 à 3 heures jusqu'à amélioration clinique, puis si besoin à intervalles de 4, 6, 8 puis 12 heures (un saignement important pourra être traité durant 2 à 3 semaines). Les dosages chez l'enfant sont identiques mais la clairance d'élimination est plus rapide, pouvant nécessiter des doses plus importantes
- Intervention chirurgicale : 90 µg/kg juste avant l'intervention, à renouveler après 2 heures, puis à intervalles de 2 à 3 heures pendant 24 à 48 heures (en cas d'intervention majeure, le traitement peut être poursuivi à intervalles de 2 à 4 heures durant 6 à 7 jours, puis de 6 à 8 heures durant 2 à 3 semaines)
- Déficit en F VII : 15 à 30 µg/kg toutes les 4 à 6 heures (traitement préventif ou curatif)

Effets indésirables et précautions d'emploi

- Systémiques mineurs (19 cas/8 000 injections) : nausées, céphalées, malaise, fièvre, variations de la TA
- Systémiques majeurs (7 cas/8 000 injections) : insuffisance rénale, ataxie, troubles cérébro-vasculaires, angor, arythmie atriale, choc circulatoire
- Réactions allergiques (7 cas/8 000 injections) : prurit, éruption cutanée → arrêt immédiat
- Risque non exclu de CIVD chez les patients souffrant d'affections sous-jacentes prédisposant à la CIVD (athérosclérose, polytraumatismes, septicémie, etc.) → recherche de CIVD et de thrombose, surtout si plus de 3 injections/24 h sont effectuées
- Ne pas mélanger aux solutions de perfusion ni administrer par goutte-à-goutte, mais administrer en bolus IV en 2 à 5 minutes après reconstitution par le solvant

Hémostatiques généraux (VI) :
Facteur VIII ou Facteur antihémophilique A

Facteur VIII (1) et (2) *Liste I-Prescription hospitalière*

FACTANE F VIII humain OCTANATE (3) OCTANATE LV (3)	Fl. 100 UI/ml à 2,5 ml, 5 ml ou 10 ml Fl. 50 UI/ml à 5 ou 10 ml Fl. 100 UI/ml à 10 ml Fl. 200 UI/ml à 5 ml	Injection IV lente en 1 fois sans dépasser 2 ml/min
ELOCTA F VIII recomb. Efmoroctocog alfa	Fl. 250 UI, 500 UI, 750 UI, 1 000 UI, 1 500 UI, 2 000 UI, 3 000 UI ou 4 000 UI	Injection IV lente en 1 fois sans dépasser 10 ml/min
AFSTYLA F VIII recomb. Ionoctocog alfa	Fl. 250 UI, 500 UI, 1 000 UI, 1 500 UI, 2 000 UI, 2 500 UI ou 3 000 UI	*Idem*
ADVATE F VIII recomb. Octocog alfa HELIXATE KOGENATE KOVALTRY REFACTOAF	Fl. 250 UI, 500 UI, 1 000 UI, 1 500 UI, 2 000 UI ou 3 000 UI Seringue 500 UI, 1 000 UI, 2 000 UI ou 3 000 UI	*Idem*
NUWIQ F VIII recomb. Simoctocog alfa	Fl. 250 UI, 500 UI, 1 000 UI, 2 000 UI, 2 500 UI, 3 000 UI ou 4 000 UI	*Idem*
NOVOEIGHT F VIII recomb. Turotocog alfa	Fl. 250 UI, 500 UI, 1 000 UI, 2 000 UI	Injection IV lente en 1 fois sans dépasser 2 ml/min
OBIZUR F VIII recomb. Susoctocog alfa	Fl. 500 UI	Injection IV lente sans dépasser 2 ml/min

1. Conserver de + 2 °C à + 8 °C. Ne pas congeler.
2. Voir le calcul des posologies ci-contre en fonction des indications ci-dessous.
3. Attention au risque de confusion entre les concentrations.

Valeurs minimales du taux de facteur VIII à obtenir dans les situations hémorragiques	
Accident hémorragique ou acte chirurgical	**Taux plasmatique nécessaire de facteur VIII (en % de la normale) et durée**
Hémorragie mineure (hémorragie articulaire, épistaxis, hématomes)	15 à 30 % pendant au moins 1 jour (selon la gravité de l'hémorragie)
Hémorragie modérée à majeure (hémorragies musculaires ou de la cavité buccale) Interventions chirurgicales non majeures, extractions dentaires, traumatisme crânien léger	30 à 50 % pendant 2 à 4 jours ou jusqu'à cicatrisation satisfaisante
Hémorragies majeures ou graves (intra-crâniennes, intra-abdominales, intrathoraciques, gastro-intestinales) Interventions chirurgicales majeures (cardio-vasculaire ou orthopédique), fractures	50 à 100 % pendant 7 jours, puis 30 à 50 % pendant 4 à 7 jours supplémentaires

Contre-indications
Hypersensibilité connue aux produits ou aux protéines de souris ou de hamster

Propriétés (demi-vie ≈ 9 à 34 heures, en moyenne 16 heures)
- Les facteurs VIII recombinants (produits par des cellules de hamster infectées par un virus vecteur qui intègre dans son code génétique les gènes du facteur VIII humain) sont aussi efficaces et ne semblent pas induire plus souvent des anticorps neutralisants anti-facteur VIII que le facteur VIII humain THP, avec un risque moindre de transmission de virus humains
- Le facteur VIII humain THP est une fraction plasmatique humaine ayant subi un traitement par solvant-détergent permettant d'inactiver les virus enveloppés (VIH, VHC, VHB) mais d'efficacité limitée sur certains virus non enveloppés
- L'injection de 1 UI/kg de facteur VIII augmente son taux circulant d'environ 2 %

Indications et posologies (les facteurs VIII recombinants sont d'utilisation plus sûre)
- **NDR** : peut être utilisé chez l'enfant de tout âge, y compris chez le nouveau-né
- Traitement et prévention des hémorragies et en situation chirurgicale chez les sujets atteints d'hémophilie A (ou déficit congénital en facteur VIII) ne présentant pas d'inhibiteur dirigé contre le facteur VIII (le traitement peut être poursuivi chez les patients qui développent un inhibiteur du facteur VIII à un taux < 5 unités Bethesda si la réponse clinique persiste avec une augmentation du taux du facteur VIII)
- Traitement de l'inhibiteur par induction de tolérance immune
- *Obizur* : traitement des hémorragies chez les patients atteints d'hémophilie acquise due aux anticorps contre le facteur VIII
- **Posologie** : en règle générale, l'administration de 1 UI de facteur VIII par kg de poids corporel augmente son taux plasmatique d'environ 2 %, les formules suivantes permettant de calculer la dose nécessaire à l'obtention d'une réponse donnée ou la réponse à attendre d'une dose donnée :

Nombre d'UI = poids corporel (en kg) × augmentation souhaitée du taux de facteur VIII (en %) × 0,5
Augmentation du taux de facteur VIII (en %) = [nombre d'UI × 2] divisé par le poids corporel (en kg)

Effets indésirables
- Possibilité de développement d'anticorps neutralisants anti-facteur VIII pouvant compromettre l'efficacité des injections ultérieures → surveillance clinique et biologique + plan de gestion des risques
- Réactions allergiques essentiellement avec le facteur VIII humain THP
- Facteur VIII humain THP : possibilité non exclue de transmission d'infections virales à virus dits "nus" ou non enveloppés (hépatite A, parvovirus, etc.)

Précautions d'emploi
- *NB* : ne contient pas de facteur von Willebrand → non indiqué chez les sujets atteints de maladie de von Willebrand
- Vacciner préalablement les hémophiles, notamment contre les hépatites A et B
- Réaliser des tests biologiques pour détecter la présence d'un inhibiteur si les taux plasmatiques de facteur VIII ne peuvent atteindre les taux désirés ou si le saignement n'est pas maîtrisé après l'administration d'une dose adéquate
- Réaction allergique ou anaphylactique → arrêt immédiat et traitement adéquat
- Grossesse et allaitement : pas de données (rareté de la maladie chez la femme)

Hémostatiques généraux (VII) : Facteur VIII + facteur von Willebrand (FVW) humains

Facteur VIII de coagulation humain + facteur von Willebrand (FVW) humain *Liste I-Prescription hospitalière*

VONCENTO *Conserver à moins de + 25 °C* *Après reconstitution conservation maximale de 24 h entre + 2 °C et + 8 °C*	Fl. 500 UI de F VIII + 1 200 UI de FVW Fl. 1 000 UI de F VIII + 2 400 UI de FVW	Injection IV lente en 1 fois sans dépasser 6 ml/min : posologie ci-dessous
EQWILATE *Conserver 36 mois entre + 2 °C et + 8 °C* *Conservation 2 mois à température < 25 °C* *Utilisation immédiate après reconstitution*	Fl. 500 UI de F VIII + 500 UI de FVW Fl. 1 000 UI de F VIII + 1 000 UI de FVW	Injection IV lente sans dépasser 2 à 3 ml/min (1) (2)

1. En prophylaxie à long terme des saignements, les doses habituelles sont de 20 à 40 UI de F VIII/kg avec une administration tous les 2 à 3 jours.
2. En prophylaxie pré-opératoire, une analyse pharmacocinétique doit être réalisée préalablement afin d'obtenir une estimation de la clairance d'élimination.

Contre-indications
Hypersensibilité à l'un des constituants

Propriétés (demi-vie F VIII = 16 h, FVW Ag = 18 h)

- Le facteur Willebrand dérivé du plasma humain permet de corriger les troubles de l'hémostase (rétablissement de l'adhésion plaquettaire, correction du déficit associé au facteur VIII) observés chez les patients présentant un déficit en FVW. Le facteur VIII se fixe sur le facteur Willebrand, accélère l'activation du F X puis la formation du caillot
- Produit ayant subi un traitement permettant d'inactiver les virus enveloppés (VIH, VHC, VHB) mais d'efficacité limitée sur certains virus non-enveloppés (VHA, parvovirus...)

Indications et posologie

- Maladie de Willebrand (MVW) : traitement des épisodes hémorragiques ou prévention et traitement des saignements d'origine chirurgicale, lorsque le traitement par le facteur VIII utilisé seul est inefficace ou contre-indiqué (posologie recommandée, à adapter, en traitement curatif : 40 à 80 UI/kg de FVW : RCo correspondant à 20-40 UI de F VIII/kg ; posologie recommandée, à adapter, en traitement préventif : 25-40 UI/kg de FVW : RCo 1 à 3 fois/semaine)
- Hémophilie A (déficit congénital en facteur VIII) : prophylaxie et traitement chez les patients atteints (posologie calculée en fonction du nombre d'UI de F VIII spécifié ; 1 UI de F VIII/kg augmente l'activité plasmatique du F VIII d'environ 1,5 à 2 %)
- *NDR* : dans l'hémophilie A, l'utilisation du facteur Willebrand en association au facteur VIII ne semble pas supérieure à celle du facteur VIII seul

Hémorragie / Chirurgie	Taux de F VIII nécessaire (%)	Fréquence et durée du traitement
Début d'hémarthrose Saignement musculaire ou buccal	20-40	Perfusion IV toutes les 12 à 24 h pendant au moins 1 jour
Hémarthrose étendue Hémorragie musculaire	30-60	Perfusion IV toutes les 12 à 24 h pendant au moins 3 à 4 jours
Mise en jeu du pronostic vital	60-100	Perfusion IV toutes les 8 à 24 h jusqu'à disparition du risque
Chirurgie mineure	30-60	Perfusion IV toutes les 24 h pendant au moins 1 jour
Chirurgie majeure	80-100 (pré- et postopératoire)	Perfusion IV toutes les 8 à 24 h jusqu'à cicatrisation + 7 jours

Effets indésirables et précautions d'emploi

- Réaction allergique ou anaphylactique → arrêt immédiat et traitement adéquat
- Rares : fièvre, céphalée, thromboses, dysgueusie, hypertransaminasémie, infection par le parvovirus B19
- Vaccination préalable contre les hépatites A et B
- Dans la MVW, surveillance d'événements thrombo-emboliques
- Dans l'hémophilie A : détection régulière d'anticorps neutralisants (inhibiteurs)

La desmopressine (*cf.* le chapitre "Endocrinologie") est également utilisée dans le traitement préventif et curatif des hémorragies liées aux formes mineures de l'hémophilie A et de la maladie de Willebrand.

Hémostatiques généraux (VIII) : Facteur VIII + facteur von Willebrand (FVW) humains

Facteur VIII de coagulation humain + facteur von Willebrand (FVW) humain *Liste I-Prescription hospitalière*

WILSTART 100 UI/ml *Conserver à moins de + 25 °C et à l'abri de la lumière*	Fl. 1 000 UI VWF:RCo + fl. 500 UI de facteur VIII + leur solvant (eau ppi)	Injection IV lente en 1 fois sans dépasser 4 ml/min : posologie ci-dessous

Contre-indications

Réaction allergique connue à l'un des constituants de la préparation

Propriétés (demi-vie ≈ 18 heures)

- Fraction plasmatique humaine concentrée en facteur von Willebrand (cofacteur de la ristocétine) *et contenant du facteur VIII*, ayant subi un traitement par solvant-détergent permettant d'inactiver les virus enveloppés (VIH, VHC, VHB) mais d'efficacité limitée sur certains virus non enveloppés
- L'injection de 1 UI/kg VWF:RCo augmente son taux circulant de 2 %

Indications et posologie (ne pas utiliser dans l'hémophilie A)

- Traitement préventif et curatif des hémorragies dans les formes sévères de la maladie de Willebrand avec un taux de facteur VIII ≤ 20 %, quand le traitement par la desmopressine est inopérant ou contre-indiqué (il faut maintenir un taux d'activité de cofacteur de la ristocétine à 60 % et de facteur VIII à 40 %)
- Posologie : 40-80 UI/kg VWF:RCo (jusqu'à 80 UI/kg VWF:RCo dans les cas graves) toutes les 12 heures pendant un à plusieurs jours puis toutes les 24 heures pendant une durée variable (après 24 à 48 heures, on peut remplacer ce produit par le facteur von Willebrand, ce qui évite des taux trop élevés de facteur VIII)

Effets indésirables

- Possibilité non exclue de transmission d'infections virales à virus dits “nus” ou non enveloppés (virus de l'hépatite A, parvovirus, etc.)
- Très rares : possibilité de réactions allergiques, d'apparition d'un inhibiteur du facteur von Willebrand, risque d'accidents thrombo-emboliques (en particulier chez les patients ayant une insuffisance hépatique, un déficit en inhibiteur de la coagulation ou en enzymes fibrinolytiques)

Précautions d'emploi

- Vacciner préalablement les patients notamment contre les hépatites A et B
- Rechercher la présence d'un inhibiteur du facteur von Willebrand si les taux plasmatiques ne peuvent atteindre les taux désirés ou en l'absence de réponse clinique après plusieurs injections de doses correctes
- Réaction allergique ou anaphylactique → arrêt immédiat et traitement adéquat

Hémostatiques généraux (IX) : Facteur von Willebrand (FVW)

Facteur von Willebrand (FVW) humain *Liste I-Prescription hospitalière*

WILFACTIN 100 UI/ml *Conserver à moins de + 25 °C et à l'abri de la lumière*	Fl. 500 UI, 1 000 UI ou 2 000 UI + solvant (5 ou 10 ou 20 ml) pour sol. inj. IV à 100 UI/ml de VWF:RCo	Injection **IV** lente en 1 fois sans dépasser 4 ml/min : posologie ci-dessous

Facteur von Willebrand (FVW) recombinant *Liste I-Prescription hospitalière*

VEYVONDI (1) Vonicog alfa	Fl. 650 UI + 5 ml solvant Fl. 1 300 UI + 10 ml solvant	A. Injection **IV** lente de 40 à 80 UI/kg toutes les 8 à 24 heures

1. Contrôler le dosage réel imprimé sur l'étui extérieur du flacon.

Contre-indications

Utilisation isolée (sans facteur VIII) pendant les 24 premières heures dans les hémorragies chez les patients ayant un déficit important en facteur VIII (≤ 20 %)
Réaction allergique connue à l'un des constituants de la préparation

Propriétés (demi-vie ≈ 18 heures)

- Fraction plasmatique d'origine humaine ou recombinante concentrée en facteur von Willebrand (cofacteur de la ristocétine) *mais sans facteur VIII*. La fraction plasmatique d'origine humaine a subi un traitement par solvant-détergent permettant d'inactiver les virus enveloppés (VIH, VHC, VHB) mais d'efficacité limitée sur certains virus non enveloppés. La fraction plasmatique recombinante n'expose à aucun risque viral
- L'injection de 1 UI/kg VWF:RCo augmente son taux circulant de 2 % (0,02 UI/ml)

Indications et posologie

- Traitement préventif des hémorragies de la maladie de Willebrand en cas d'intervention chirurgicale ou de traumatisme sévère, quand le traitement par la desmopressine est inopérant ou contre-indiqué : 50 UI/kg VWF:RCo, 30 minutes avant l'intervention
- Traitement curatif des hémorragies de la maladie de Willebrand, quand le traitement par la desmopressine est inopérant ou contre-indiqué, dans les formes avec un taux de facteur VIII > 20 %, surtout dans les hémorragies des muqueuses : 40-80 UI/kg VWF:RCo puis 30-50 UI/kg toutes les 12 à 24 heures pendant 1 à plusieurs jours selon la sévérité de l'hémorragie

Effets indésirables

- Identiques à ceux de Wilstart (*cf.* page précédente)

Précautions d'emploi

- Ne doit pas être utilisé dans le traitement de l'hémophilie A
- Maladie de Willebrand avec taux de facteur VIII ≤ 20 % : faire toujours en plus une injection initiale de 30-40 UI/kg de facteur VIII, ou utiliser pour la première injection le Wilstart (préparation qui contient en plus du facteur VIII)
- Vacciner préalablement les patients notamment contre les hépatites A et B
- Rechercher un inhibiteur du facteur von Willebrand si les taux plasmatiques ne peuvent atteindre les taux désirés ou en l'absence de réponse clinique après plusieurs injections
- Réaction allergique ou anaphylactique → arrêt immédiat et traitement adéquat

Hémostatiques généraux (X) :
Facteur IX ou Facteur antihémophilique B

Facteur IX humain (1) *Liste I-Prescription hospitalière*

BETAFACT MONONINE OCTAFIX	Fl. 50 UI/ml à 5 ml, 10 ml ou 20 ml Fl. 100 UI/ml à 5 ml ou 10 ml	Injection IV lente en 1 fois sans dépasser 2 ml/min : posologie ci-dessous (2)

1. Conserver de + 2 °C à + 8 °C.

Facteur IX recombinant (1) *Liste I-Prescription hospitalière*

ALPROLIX Eftrenonacog alfa	Fl. 250 UI, 500 UI, 1 000 UI, 2 000 UI ou 3 000 UI	Injection IV lente en une fois pendant plusieurs minutes sans dépasser 10 ml/min
BENEFIX Nonacog alfa	Fl. 250 UI, 500 UI, 1 000 UI, 2 000 UI ou 3 000 UI	Injection IV lente en 1 fois sans dépasser 2 ml/min : posologie ci-dessous (2)
RIXUBIS Nonacog gamma	Fl. 250 UI, 500 UI, 1 000 UI, 2 000 UI ou 3 000 UI	Injection IV lente en 1 fois sans dépasser 10 ml/min (2)

2. L'administration de 1 UI de facteur IX/kg augmente son taux plasmatique d'environ 0,8 % ; la formule suivante permet de calculer la dose nécessaire à l'obtention d'une réponse donnée :

Nombre d'UI = poids corporel (en kg) × augmentation souhaitée du taux de facteur IX (en %) × 1,1

Valeurs minimales du taux de facteur IX à obtenir dans les situations hémorragiques

Accident hémorragique ou acte chirurgical	Taux plasmatique de facteur IX recommandé (en % de la normale)	Fréquence des injections
Hémorragies		
Hémarthrose précoce Hémorragie musculaire ou de la cavité buccale	20 à 40 %	Répéter les injections toutes les 24 heures
Hémarthrose étendue	30 à 60 %	Répéter les injections toutes les 24 heures
Hémorragie avec enjeu vital	60 à 100 %	Répéter les injections toutes les 8 à 24 heures
Chirurgie		
Mineure	30 à 60 %	Répéter les injections toutes les 24 heures
Majeure	80 à 100 %	Répéter les injections toutes les 8 à 24 heures

Contre-indications
Hypersensibilité connue aux protéines de souris ou de hamster (pour les facteurs IX recombinants) ou à l'un des constituants des préparations

Propriétés (demi-vie ≈ 11 à 32 heures, en moyenne 24 heures)

- Les facteurs IX recombinants (produits par des cellules de hamster infectées par un virus vecteur qui intègre dans son code génétique les gènes du facteur IX humain) sont aussi efficaces et ne semblent pas induire plus souvent des anticorps neutralisants anti-facteur IX que le facteur IX humain
- Le facteur IX humain filtré est une fraction plasmatique humaine, concentrée en facteur IX, dont les techniques de préparation permettent d'éliminer tous les virus connus, enveloppés (VIH, VHC, VHB) ou non enveloppés (hépatite A, parvovirus, etc.)
- L'injection de 1 UI/kg de facteur IX augmente son taux circulant de 0,8 %

Indications

- Traitement et prévention des hémorragies et en situation chirurgicale chez les sujets atteints d'hémophilie B ou déficit congénital en facteur IX ne présentant pas d'inhibiteur dirigé contre le facteur IX (le traitement peut être poursuivi chez les patients qui développent un inhibiteur du facteur IX à un taux < 5 unités Bethesda si la réponse clinique persiste)

Effets indésirables

- Possibilité de développement d'anticorps neutralisants anti-facteur IX pouvant compromettre l'efficacité des injections ultérieures (anticorps apparaissant chez 1 à 5 % des patients atteints d'hémophilie B sévère)
- Risque potentiel d'accidents thrombo-emboliques notamment chez les patients ayant des antécédents de maladie coronaire, d'infarctus du myocarde, de maladies hépatiques, chez les patients récemment opérés ou ayant un risque thrombo-embolique ou de CIVD, et chez les nouveau-nés
- Possibilité de réactions allergiques très rares

Précautions d'emploi

- Vacciner préalablement les hémophiles, notamment contre les hépatites A et B
- Surveillance particulière à la recherche de complications thrombo-emboliques
- Réaliser des tests biologiques pour détecter la présence d'un inhibiteur si les taux plasmatiques de facteur IX ne peuvent atteindre les taux désirés ou si le saignement n'est pas maîtrisé après l'administration d'une dose adéquate
- Réaction allergique ou anaphylactique → arrêt immédiat et traitement adéquat
- Grossesse et allaitement : innocuité non établie, notamment en raison du risque thrombo-embolique accru chez la femme enceinte

Hémostatiques généraux (XI) :
Traitement de l'hémophilie A

Emicizumab *Liste I-Prescription hospitalière spécialisée*

HEMLIBRA *Conserver 30 mois entre + 2 °C et + 8 °C*	Sol. 30 mg/ml Fl. 1 ml = 30 mg --- Sol. 150 mg/ml Fl. 0,4 ml = 60 mg Fl. 0,7 ml = 105 mg Fl. 1,0 ml = 150 mg	A. et E. > 1 an : voie SC Schéma ci-dessous (1) (2)

1. Dose de charge : 3 mg/kg × 1 fois/semaine durant 4 semaines.
Dose d'entretien : soit 1,5 mg/kg × 1 fois/semaine ; soit 3 mg/kg × 1 fois/quinzaine.
Ne pas administrer un volume > 2 ml par injection.
2. Insuffisance rénale ou hépatique légère ; sujets âgés : aucun ajustement posologique recommandé.

Contre-indications
Hypersensibilité à la substance active

Propriétés
- Anticorps monoclonal humanisé (IgG4) qui se lie au facteur IX activé et au facteur X pour restaurer la fonction du facteur VIII activé manquant
- La concentration plasmatique résiduelle atteint un plateau à la semaine 5. Les anticorps sont catabolisés par protéolyse avec une demi-vie moyenne de 27 jours

Indications
- Prophylaxie des épisodes hémorragiques :
  - Chez les patients atteints d'hémophilie A avec inhibiteurs anti-facteur VIII
  - Chez les patients atteints d'hémophilie A sévère (FVIII < 1 %) sans inhibiteur anti-facteur VIII

Effets indésirables
- Très fréquents (> 10 %) : céphalées, arthralgies, réaction au site d'injection
- Fréquents (1 à 10 %) : diarrhée, myalgies, fièvre
- Rares (< 1 %) : nécrose cutanée, microangiopathie thrombotique, thrombose du sinus caverneux

Précautions d'emploi
- Le développement d'événements thrombotiques ou d'une microangiopathie thrombotique doit être surveillé lors de l'administration concomitante d'un concentré de complexe prothrombinique
- Le traitement par des agents by-passants doit être interrompu la veille du traitement
- Risque d'hypercoagulabilité en cas d'administration de F VIIa ou de F VIII
- Une contraception efficace est recommandée plus de 6 mois après l'arrêt

Hémostatiques généraux (XII) :
Traitement des hémophilies congénitales ou acquises

Facteurs de coagulation associés *Liste I-Prescription hospitalière*

FEIBA *Conserver de + 2 °C à + 8 °C*	Concentration 50 UI/ml Fl. 500 ou 1 000 ou 2 500 UI/ml	Injection **IV** lente sans dépasser 2 UI/kg/min

Contre-indications

Signes biologiques et/ou cliniques de CIVD et/ou d'insuffisance hépatique
Risque potentiel de complications thrombotiques, notamment cardio-vasculaires

Propriétés
- Fraction plasmatique humaine, ayant une activité coagulante court-circuitant l'action des facteurs antihémophiliques, fondée sur la présence des facteurs IX, X et VII activé, dont le mode de préparation permet d'inactiver les virus enveloppés (VIH, VHC, VHB)

Indications
- Traitement et prévention des hémorragies, et en situation chirurgicale, dans le déficit congénital en facteur VIII (hémophilie A) et chez les patients "forts répondeurs" ayant développé un inhibiteur dirigé contre le facteur VIII
- Traitement et prévention des hémorragies, et en situation chirurgicale, dans le déficit congénital en facteur IX (hémophilie B) et chez les patients "forts répondeurs" ayant développé un inhibiteur dirigé contre le facteur IX, en cas d'échec du facteur VII activé
- En prophylaxie pour prévenir les hémorragies chez les hémophiles A "forts répondeurs" ayant développé un inhibiteur dirigé contre le facteur VIII ou les hémophiles B "forts répondeurs" ayant développé un inhibiteur dirigé contre le facteur IX, après échec par le facteur VIIa
- Traitement des hémorragies ou chirurgie chez les patients avec hémophilie acquise par auto-anticorps anti-facteur VIII. Posologie indépendante du titre de l'anticorps

Posologie
- Épisode hémorragique : 50 à 100 UI/kg à un intervalle de 12 heures (dose max. : 200 UI/kg/jour), traitement maintenu jusqu'à l'arrêt du saignement
- Prévention des hémorragies : 50 à 100 UI/kg, 3 fois par semaine, en fonction du phénotype et de la réponse du patient
- En situation chirurgicale, 80 UI/kg juste avant l'intervention puis toutes les 8 à 12 heures

Effets indésirables
- Accidents thrombo-emboliques, notamment à dose élevée ou chez les patients à risque thrombotique, et CIVD à dose élevée et répétée
- Réactions allergiques, relance anamnestique des anticorps anti-facteurs VIII ou IX, IDM (à doses élevées et/ou prolongées), accident vasculaire cérébral
- Transmission de virus non enveloppés, en particulier le parvovirus B19

Précautions d'emploi
- Vacciner préalablement les patients contre les hépatites A et B
- Rechercher préalablement et sous traitement des signes de CIVD, et surveiller la NFS, les plaquettes, le titre de l'inhibiteur anti-facteur VIII ou IX
- Réaction allergique ou anaphylactique → arrêt immédiat et traitement adéquat
- Grossesse et allaitement : innocuité non établie

Hémostatiques généraux (XIII) : Facteur XI d'origine plasmatique

Facteur XI humain *Liste I-Prescription hospitalière*

HEMOLEVEN *Conserver de + 2 °C à + 8 °C*	Fl. 1 000 UI + 10 ml d'eau ppi	Injection IV lente en 1 fois sans dépasser 4 ml/min : posologie ci-dessous (D. max. : 30 UI/kg)

Contre-indications
Réaction allergique connue à l'un des constituants de la préparation

Propriétés (demi-vie ≈ 30 à 60 heures, en moyenne 48 heures)
- Fraction plasmatique humaine concentrée en facteur XI, dont le mode de préparation permet d'inactiver les virus enveloppés (VIH, VHC, VHB) et non enveloppés (virus de l'hépatite A, parvovirus B19)
- L'injection de 1 UI/kg de facteur XI augmente son taux circulant de 1,5 à 2,5 %

Indications
- Prévention et traitement des hémorragies liées à un déficit congénital sévère en facteur XI

Posologie
- La posologie est calculée de façon à obtenir un taux de facteur XI de 30 à 40 %, le traitement étant renouvelable toutes les 48 heures en raison de la longue demi-vie, sans dépasser une dose de 30 UI/kg (risque de CIVD et/ou d'accident thrombo-embolique à doses élevées)
- Les formules suivantes permettent de calculer la dose nécessaire à l'obtention d'une réponse donnée ou la réponse à attendre d'une dose donnée :

Nombre d'UI = poids corporel (en kg) × augmentation souhaitée du taux de facteur XI (en %) × 0,5
Augmentation du taux de facteur XI (en %) = [nombre d'UI × 2] divisé par le poids corporel (en kg)

Effets indésirables
- Risque thrombogène : rares cas de thromboses artérielles et veineuses, parfois fatales. Facteurs de risque : chirurgie, âge > 65 ans, IMC > 30, grossesse, antécédent thrombo-embolique, cancer, thrombophilie, posologie élevée, association à l'acide tranexamique
- Possibilité de réactions allergiques, exceptionnellement possibilité d'apparition d'un inhibiteur du facteur XI

Précautions d'emploi
- Le traitement doit être pris en charge par un spécialiste de l'hémostase en prenant en compte le risque thrombo-embolique
- La dose usuelle initiale maximale recommandée est de 15 UI/kg et une dose ultérieure > 20 UI/kg est rarement justifiée
- Vacciner préalablement les patients contre les hépatites A et B par précaution
- Rechercher préalablement et sous traitement des signes de CIVD
- Réaction allergique ou anaphylactique → arrêt immédiat et traitement adéquat
- Grossesse et allaitement : innocuité non établie

Hémostatiques généraux (XIV) : Facteur XIII d'origine plasmatique

Facteur XIII humain *Liste I-Prescription hospitalière*

FIBROGAMMIN *Conserver de + 2 °C à + 8 °C*	Fl. 4 ml ou 20 ml à 62,5 UI/ml Poudre et solvant pour solution injectable ou perfusion	En bolus **IV** (en 2 à 5 minutes) après reconstitution : posologie ci-dessous

Propriétés

- Demi-vie d'environ 9,2 jours
- Pas de différence pharmacocinétique avec le facteur XIII d'origine placentaire

Indications

- Traitement et prophylaxie des hémorragies et des troubles de la cicatrisation chez les patients atteints de déficit congénital en facteur XIII (34 cas recensés en 2008 en France)

Posologie

- Prophylaxie des hémorragies : 10 U par kg de poids corporel environ 1 fois par mois. L'intervalle peut être raccourci si des hémorragies spontanées se développent
- Avant intervention chirurgicale : jusqu'à 35 U par kg de poids corporel. Renouveler l'injection si nécessaire pour atteindre un taux de facteur XIII approprié. L'efficacité est maintenue par des injections répétées jusqu'à cicatrisation complète
- Traitement des hémorragies : 10-20 U par kg de poids corporel 1 fois par jour ; pour les hémorragies sévères et les hématomes extensifs jusqu'à l'arrêt du saignement

Effets indésirables

- Rares rashs cutanés, n'empêchant pas une réadministration
- Un cas d'anticorps inhibiteur du facteur XIII induit signalé

Précautions d'emploi

- Surveillance de l'augmentation de l'activité facteur XIII par un dosage du facteur XIII. Dans le cas d'une chirurgie majeure ou d'hémorragies sévères, l'objectif est de maintenir un taux normal
- En cas d'antécédents allergiques au produit, des antihistaminiques et des corticoïdes peuvent être administrés en prophylaxie
- Pas de données connues de tératogénèse et de cancérogénèse

Hémostatiques généraux (XV) : Complexe prothrombique d'origine plasmatique

Concentré de complexe prothrombique (CCP) ou PPSB humain *Liste I-Réservé aux hôpitaux-Coll*

CONFIDEX KANOKAD KASKADIL OCTAPLEX *Conserver à moins de + 25 °C*	Fl. 10 ou 20 ml (1) contenant par ml : 15-45 UI de facteur II 7-20 UI de facteur VII 25 UI de facteur IX 15-50 UI de facteur X < 5 UI d'Héparine	Injection IV lente en 1 fois sans dépasser 4 ml/min : posologie ci-dessous

1. Poudre et solvant pour solution injectable.

Contre-indications

Allergie connue à l'un des constituants de la préparation
Risques de thrombose ou de CIVD, syndrome hémorragique du nouveau-né

Propriétés

- Fraction plasmatique humaine comportant les quatre facteurs du complexe prothrombique (facteurs II, VII, IX et X), ayant subi un traitement par solvant-détergent permettant d'inactiver les virus enveloppés (VIH, VHC, VHB) mais d'efficacité limitée sur certains virus non enveloppés
- La demi-vie et le taux de récupération de ces facteurs sont les suivants :
  - Facteur II = demi-vie de 2 à 3 jours (1 UI/kg élève son taux plasmatique de 1,5 %)
  - Facteur VII = demi-vie de 4 à 6 heures (1 UI/kg élève son taux plasmatique de 2 %)
  - Facteur IX = demi-vie de 24 heures (1 UI/kg élève son taux plasmatique de 0,8 %)
  - Facteur X = demi-vie de 36 heures (1 UI/kg élève son taux plasmatique de 1,5 %)

Indications et posologie

- Traitement et prévention des accidents hémorragiques en cas de déficit global et sévère en facteurs vitamine K-dépendants, en cas de surdosage en anti-vitamines K : 10 à 20 UI/kg exprimées en unités de facteur IX, puis adaptation posologique selon l'effet clinique et la surveillance biologique
- Traitement et prévention des accidents hémorragiques en cas de déficit constitutionnel en facteur II ou en facteur X (déficits rares) : 20 à 40 UI/kg/24 h exprimées en unités du facteur manquant

Effets indésirables et précautions d'emploi

- Possibilité non exclue de transmission d'infections notamment à virus dits "nus" ou non enveloppés (hépatite A, parvovirus, etc.) → vaccination préalable si possible notamment contre les hépatites A et B
- Rares : risque potentiel de CIVD ou accidents thrombo-emboliques réduit par la présence d'héparine (→ surveillance spécialisée), réactions anaphylactiques ou de type frissons-hyperthermie, apparition d'anticorps chez l'hémophile B
- Préparation trop pauvre en facteur VII et en facteur IX pour traiter les déficits isolés en ces facteurs → utiliser des facteurs spécifiques dans ces déficits

Hémostatiques généraux (XVI) : Fibrinogène d'origine plasmatique

Fibrinogène humain (1) *Liste I-Réservé aux hôpitaux-Coll*

CLOTTAFACT *Conserver de + 2 °C à + 8 °C*	Fl. 1,5 g + 100 ml d'eau ppi	Injection **IV** lente en 1 fois sans dépasser 4 ml/min : posologie ci-dessous
RIASTAP *Conserver à < + 25 °C* Contient 164 mg de Na^+/flacon	Fl. 1 g + 50 ml d'eau ppi La solution reconstituée contient 20 mg/ml de fibrinogène	Injection **IV** lente en 1 fois sans dépasser 5 ml/min

1. L'administration de fibrinogène doit être prescrite et surveillée par un médecin expérimenté dans le traitement des troubles de la coagulation.

Contre-indications

Thromboses récentes, infarctus myocardique récent (sauf si le pronostic vital est mis en jeu par une hémorragie et dans les déficits congénitaux)
Antécédents thrombo-emboliques (sauf dans les déficits congénitaux)

Propriétés

- Préparation de fibrinogène humain, ayant subi un traitement par solvant-détergent permettant d'inactiver les virus enveloppés (VIH, VHC, VHB) mais d'efficacité limitée sur certains virus non enveloppés
- L'injection de fibrinogène permet la coagulation chez les patients ayant un déficit en fibrinogène : un taux de fibrinogène circulant de 0,8 g/l au minimum est nécessaire à l'hémostase dans les situations chirurgicales ou obstétricales
- Demi-vie Clottafact : 4 à 6 jours ; Riastap : 3 à 4 jours

Indications

- Traitement curatif des hémorragies graves dans les hypofibrinogénémies, dysfibrinémies ou afibrinogénémies constitutionnelles, et dans certains cas d'hypofibrinogénémie sévère acquise (situations chirurgicales, obstétricales ou après traitements thrombolytiques)
- Traitement préventif des saignements en situation chirurgicale ou obstétricale dans les afibrinogénémies constitutionnelles

Posologie

- Dans les déficits congénitaux la première injection vise à obtenir un taux de fibrinogène circulant de 1 g/l, la dose à injecter étant calculée comme suit : Clottafact : dose en grammes = (taux circulant à obtenir en g/l taux circulant avant traitement en g/l) × 0,04 × poids du patient en kg ; Riastap : dose en grammes = [taux circulant à obtenir en g/l taux circulant avant traitement/0,017 (g/l)]
- Dans les déficits acquis une coagulation satisfaisante est obtenue avec un taux de fibrinogène circulant de 0,8 à 1,5 g/l (risque majeur de thrombose au-delà)

Effets indésirables et précautions d'emploi

- Possibilité non exclue de transmission d'infections notamment à virus dits "nus" ou non enveloppés (hépatite A, parvovirus B19, etc.) → vaccination préalable si possible notamment contre les hépatites A et B
- Rares : risque potentiel de thrombose ou de CIVD (→ surveillance spécialisée), réactions anaphylactiques ou de type frissons-hyperthermie

Hémostatiques généraux (XVII) : Plaquettes

Concentrés de plaquettes *Remboursement 100 %-Coll*

CONCENTRÉ DE PLAQUETTES STANDARD ou MCP *Conservation : 5 jours à + 22 °C*	Poche plastique	Plaquettes .... 2 à 5.10^{11} Plasma .... 80-720 ml Leucocytes .... < 1.10^{6}
CONCENTRÉ DE PLAQUETTES D'APHÉRESE ou CPA *Conservation : 1 à 5 jours à + 22 °C*	Poche plastique	Plaquettes .... 2 à 8.10^{11} Plasma .... 200-650 ml Leucocytes .... < 1.10^{6}

Contre-indications

Thrombopénies d'origine immunologique

Propriétés

- Suspensions de plaquettes obtenue par cytaphérèse à partir d'un seul donneur (CPA de prix très élevé et pas toujours disponibles) ou du sang total de plusieurs donneurs (MCP) : le nombre des plaquettes est accru d'environ 10 000/mm³ par un MCP et d'environ 50 000/mm³ par un CPA, la durée de survie de ces plaquettes étant de 4 à 8 jours (il est possible d'obtenir des concentrés de plaquettes déplasmatisés, déleucocytés, irradiés, phénotypés, CMV négatifs, pédiatriques)

Indications

- Hémorragie liée à une thrombopénie ou à une thrombopathie (transfusion curative)
- Prévention des hémorragies en cas de thrombopénie centrale (< 20-30 000/mm³) ou de CIVD

Effets indésirables

- Frissons et hyperthermie (10 % des cas)
- Réactions anaphylactiques mineures type urticaire ou rashs cutanés (1 à 2 % des cas)
- Exceptionnels : réactions anaphylactiques majeures (urticaire géant, bronchospasme, œdème de Quincke, choc anaphylactique) justifiant l'utilisation ultérieure de CP déplasmatisés, œdème pulmonaire lésionnel
- À moyen et à long terme : allo-immunisation anti-HLA (20 à 40 % des polytransfusés, à prévenir chez eux par des CP déleucocytés) ou anti-plaquettes (à rechercher en cas de transfusions inefficaces répétées), réaction du greffon contre l'hôte (à prévenir par des CP irradiés chez les sujets à risque), risque non exclu de transmission d'infections

Précautions, mode d'emploi et posologie

- Respecter les règles de compatibilité ABO et Rhésus chez les receveurs Rh(D)-négatif notamment de sexe féminin → en cas d'indisponibilité de CP Rh(D)-négatif, injecter 100 µg d'immunoglobulines antirhésus pour chaque CPA ou tous les 7 à 10 MCP
- N'introduire aucun médicament et aucune solution dans les poches
- Perfusion IV stricte avec une tubulure munie d'un filtre de 170 µ de diamètre, à un débit de 10-15 ml/min : 0,5 à 0,7 × 10^{11} plaquettes/7 kg de poids corporel (à renouveler en cas de poursuite de l'hémorragie dans les transfusions curatives)
- Surveiller l'effet hémostatique et la numération plaquettaire après 12 à 18 heures
- Transfusions répétées → recherche d'anticorps anti-leucoplaquettaires

Hémostatiques généraux (XVIII) : Plasma frais congelé

Plasma frais congelé ou PFC *Remboursement 100 %-Délivrance particulière*

PFCSe (1) PFC-TA (2) PFC-SD (3)	Poche plastique de 200 ml environ	Plasma .... ≥ 200 ml Plaquettes .... ≤ 25.10⁹/l Protéines .... ≥ 50 g/l Facteurs de la coagulation dont V et VIII .... ≥ 0,7 UI/ml Fibrinogène .... ≥ 2 g/l

1. Plasma frais congelé placé en quarantaine d'une durée minimale de 120 jours.
2. Plasma unitaire déleucocyté et traité par psoralène. Existe sous forme lyophilisée (PLYO).
3. Plasma frais congelé ayant subi une inactivation virale par solvant-détergent.

Contre-indications

Intolérance connue au plasma (notamment sujets présentant un déficit en IgA)
Surcharge volémique, insuffisance cardiaque décompensée

Propriétés

- Plasma humain à risque viral atténué (mais non supprimé), congelé dans les 6 heures suivant le prélèvement, utilisable comme source de facteurs de la coagulation. Demi-vie : fibrinogène = 4-6 jours, facteur II = 2-3 jours, facteur V = 12 h, facteur VII = 4-6 h, facteur VIII = 9-34 h, facteur IX = 11-32 h, facteur X = 36 h, facteur XI = 30-60 h, facteur XII = 60 h, facteur XIII = 6-10 jours

Indications et mode d'emploi

- Coagulopathies graves de consommation avec effondrement de tous les facteurs
- Hémorragies aiguës avec déficit global des facteurs de coagulation
- Déficits complexes rares en facteurs de coagulation lorsque des facteurs spécifiques ne sont pas disponibles
- Purpura thrombotique thrombocytopénique
- Syndrome hémolytique et urémique de l'adulte
- Administrer en perfusion IV stricte avec tubulure munie d'un filtre de 170 µ de diamètre : dans les déficits isolés en facteurs de la coagulation, la posologie est de 10 à 20 ml/kg, à répéter en fonction de la demi-vie des facteurs concernés

Effets indésirables et précautions d'emploi

- Surveillance des paramètres hémodynamiques
- Frissons et hyperthermie (10 % des cas), réactions anaphylactiques mineures
- Rares : réactions anaphylactiques majeures (sujets ayant un déficit en IgA), œdème pulmonaire lésionnel, troubles métaboliques, hémolyse (en cas d'incompatibilité ABO)
- Risque non exclu de transmission d'infections malgré les précautions utilisées
- Les règles de compatibilité ABO *sont inverses de celles de la transfusion de globules rouges*
- La compatibilité Rhésus (D) devra être respectée → en cas d'impossibilité, injecter 100 µg d'immunoglobulines antirhésus toutes les 3 à 5 unités de PFC
- Utiliser un réchauffeur de perfusion en cas de perfusion massive (l'injection IV par une autre voie de 10 ml de chlorure de calcium toutes les 4 à 5 unités de PFC est possible pour prévenir une hypocalcémie due au citrate)

Produits sanguins divers (I) : Concentrés de granulocytes d'aphérèse (CGrA)

Concentrés de granulocytes *Remboursement 100 %-Coll*

CONCENTRÉ DE GRANULOCYTES ou CGrA *Conservation : 12 heures à + 2 °C* *(utilisation immédiate si possible)*	Poche plastique	Granulocytes .... > 2.10^{10} Plaquettes .... ≤ 3.10^{11} Plasma .... 200-650 ml Gélatine fluide .... 60 ml Héparine .... 1 500 UI

Contre-indications

Intolérance connue au plasma ou à la gélatine fluide modifiée
Allo-immunisation anti-granulocytaire ou anti-HLA polyspécifique
Survie improbable à l'aplasie, insuffisance respiratoire sévère

Propriétés

- Concentrés de granulocytes obtenus d'un donneur unique à l'aide d'un séparateur de cellules (prix très élevé) et utilisables dès leur obtention : environ 50 % des leucocytes recirculants ont quitté le secteur vasculaire après 12 heures (il est possible d'obtenir des CGrA déplasmatisés, irradiés, phénotypés, CMV négatifs)

Indications (exceptionnelles)

- Granulopénies centrales (< 500/mm³) avec espoir de réversibilité de l'aplasie et avec infection résistante à une antibiothérapie adaptée depuis plus de 48 heures
- Granulomatose septique en phase aiguë

Effets indésirables

- Frissons et hyperthermie (10 % des cas)
- Réactions anaphylactiques mineures type urticaire ou rashs cutanés (1 à 2 % des cas)
- Exceptionnels : réactions anaphylactiques majeures (urticaire géant, bronchospasme, œdème de Quincke, choc anaphylactique) justifiant l'utilisation ultérieure de CGrA déplasmatisés, œdème pulmonaire lésionnel (complication redoutée des CGrA)
- À moyen et à long terme : allo-immunisation anti-HLA (20-40 % des polytransfusés) ou anti-granulocytes (20-30 % des polytransfusés) ou anti-érythrocytes, risque non exclu de transmission d'infections

Précautions, mode d'emploi et posologie

- Respecter les règles de compatibilité ABO, et Rhésus chez les receveurs Rh(D)-négatif notamment de sexe féminin → en cas d'indisponibilité de CGrA Rh(D)-négatif, injecter 100 µg d'immunoglobulines antirhésus pour chaque CGrA
- N'introduire aucun médicament et aucune solution dans les poches de CGrA
- Perfusion IV stricte avec une tubulure munie d'un filtre de 170 µ de diamètre et à un débit < 5 ml/min : 2 × 10^{10} granulocytes par m² de surface corporelle et par jour jusqu'à remontée des leucocytes à plus de 1 000/mm³ ou retour à une température normale
- Transfusions répétées → recherche d'anticorps anti-HLA et anti-granulocytes

Produits sanguins divers (II) : Cofacteur de l'héparine ou Antithrombine III

Antithrombine III humaine *Liste I-Réservé aux hôpitaux-Coll*

ACLOTINE *Conserver de + 2 °C à + 8 °C*	Fl. 500 UI + 5 ml d'eau ppi Fl. 1 000 UI + 10 ml d'eau ppi	Injection IV lente en 1 fois sans dépasser 4 ml/min : posologie ci-dessous

Contre-indications

Utiliser avec prudence chez les patients susceptibles de présenter une réaction allergique à l'un des composants de la préparation

Propriétés

- Préparation concentrée d'antithrombine III humaine d'origine plasmatique, ayant subi un chauffage pendant 10 heures à + 60 °C pour inactiver les virus dont ceux des hépatites et le VIH
- L'antithrombine III ou cofacteur de l'héparine, principal inhibiteur physiologique de la coagulation, a une demi-vie de 2 à 3 jours (très diminuée dans certains états pathologiques et lors de traitement simultané par héparine) et son activité normale est de 80 à 120 % chez l'adulte et d'environ la moitié chez le nouveau-né, ce taux plasmatique étant fortement abaissé dans les déficits congénitaux (comportant des états thrombotiques sévères) et certains états pathologiques

Indications

- Déficits congénitaux en antithrombine III : traitement préventif des thromboses veineuses dans les situations à risque élevé (notamment suites de chirurgie, septicémies, CIVD), et traitement curatif des thromboses veineuses profondes en association à l'héparine
- Déficits acquis sévères en antithrombine III dans les CIVD graves évolutives associées à un contexte septique

Posologie

- L'injection de 1 UI/kg augmente l'activité de 1,5 % en l'absence de consommation élevée d'AT III, la dose initiale à injecter pouvant être calculée comme suit : dose en UI = [poids en kg × (100 taux basal d'AT III en %)] divisé par 1,5 %
- À titre indicatif, la dose initiale chez l'adulte est de 30 à 50 UI/kg tous les 2 jours pour la prévention des thromboses, et de 60 à 100 UI/kg en traitement curatif (une activité d'au moins 100 % doit être obtenue initialement et maintenue au dessus de 80 % pendant la durée du traitement)

Précautions d'emploi

- Surveillance spécialisée notamment pour mesure des effets sur la coagulation, du taux d'AT III, et prévention du risque de saignement si héparine associée

Produits sanguins divers (III) :
Protéine C humaine

Protéine C d'origine humaine *Liste I-Réservé aux hôpitaux-Coll*

PROTEXEL *Conserver de + 2 °C à + 8 °C et à l'abri de la lumière*	Fl. 500 UI/10 ml (poudre + eau ppi)	Injection **IV** lente en 1 fois sans dépasser 4 ml/min : posologie ci-dessous

Contre-indications
Hypersensibilité connue à l'un des constituants de la préparation

Propriétés
- Glycoprotéine anticoagulante vitamine K-dépendante, synthétisée par le foie : activée par la thrombine et associée à son cofacteur, la protéine S, elle stimule l'inactivation protéolytique des facteurs Va et VIIIa
- Demi-vie d'environ 8 heures après l'injection

Indications
- Déficits constitutionnels sévères en protéine C, homozygotes ou hétérozygotes composites du nouveau-né, responsables de thrombose veineuse sévère et massive et de l'adulte lors du relais héparine/AVK pour éviter la nécrose cutanée
- Prévention de la thrombose chez l'hétérozygote lors d'interventions chirurgicales et de césariennes, en cas d'inefficacité ou de contre-indication au traitement héparine/AVK

Posologie
- Déficit constitutionnel sévère en protéine C :
  - À la phase aiguë (purpura fulminans néo-natal) : 240 UI/kg/jour en 4 fois puis réduire progressivement jusqu'à 100 UI/kg/jour
  - Lors d'épisodes thrombotiques : 100 UI/kg/jour en 1 ou 2 perfusions/jour
  - Déficit constitutionnel modéré chez l'hétérozygote : 50 à 100 UI/kg/jour en 1 à 2 perfusions/jour
- En traitement préventif : 1 à 3 fois par semaine à 100 UI/kg/jour

Effets indésirables
- Possibilité non exclue de transmission d'infections virales à virus non enveloppés (virus de l'hépatite A, parvovirus, etc.)
- Si réaction allergique ou anaphylactique → arrêt immédiat et traitement adéquat

Précautions d'emploi
- Prise en charge et surveillance par un spécialiste de l'hémostase
- Vacciner préalablement les patients notamment contre les hépatites A et B
- Grossesse et allaitement : innocuité non établie (à n'utiliser qu'en cas de nécessité absolue)

Incompatibilités physico-chimiques
- Ne mélanger à aucun autre produit et/ou médicament

Produits sanguins divers (IV) :
Dérivé globulaire antiporphyrie

Hémine arginine d'origine humaine *Liste I-Réservé aux hôpitaux-Coll*

NORMOSANG *Conserver de + 2 °C à + 8 °C et à l'abri de la lumière*	4 amp. 10 ml = 250 mg (à diluer dans du NaCl) (1) (éthanol 1 g/100 ml)	Perfusion IV très lente (en 30 à 45 minutes) : 3 mg/kg/jour × 4 jours (D. max. : 250 mg/jour)

1. Diluer préalablement le produit dans 100 ml de NaCl à 0,9 % en flacon de verre, perfuser avec une tubulure munie d'un filtre dans une grosse veine de l'avant-bras en 30 à 45 minutes (car solution hypertonique), rincer la veine ensuite avec une perfusion de NaCl à 0,9 % pendant 10 à 15 minutes.

Contre-indications

Hypersensibilité connue à l'un des constituants du produit

Propriétés

- Anti-enzyme obtenue à partir de globules rouges de donneurs de sang, bloquant la synthèse des porphyrines (réduction du déficit en hème avec répression par rétro-action de la delta-amino-lévulinique synthétase), susceptible de normaliser l'excrétion urinaire d'acide delta-amino-lévulinique et de porphobilinogène, précurseurs toxiques qui paraissent responsables du déclenchement des crises aiguës de porphyries → une *administration précoce* améliore remarquablement les douleurs abdominales et symptômes gastro-intestinaux (en 2 à 4 jours) et semble empêcher la survenue des complications neurologiques (paralysies et troubles psychiques) qui font la gravité de la maladie
- Demi-vie de 18 heures après la 4e perfusion veineuse

Indications

- Traitement des crises aiguës de porphyrie hépatique (porphyrie aiguë intermittente, porphyrie variegata, coproporphyrie héréditaire)

Effets indésirables

- Douleurs locales et thrombose si perfusion dans une veine trop fine, céphalées, fièvre, thrombose profonde, hyperferritinémie
- Risques infectieux possibles, notamment viraux, malgré des procédés de fabrication qui semblent éviter les risques de contamination par le VIH et les virus des hépatites B et C, mais non par contre les virus non enveloppés (hépatite A, parvovirus, etc.) et les prions

Précautions d'emploi

- Établir préalablement avec certitude le diagnostic de crise de porphyrie hépatique (signes cliniques évocateurs, élévation au-delà de 20 à 100 fois la normale de l'acide delta-amino-lévulinique et du porphobilinogène dans les urines)
- Compte tenu des risques de complications cardio-vasculaires et neurologiques de la maladie, une surveillance étroite est nécessaire
- Grossesse et allaitement : n'utiliser qu'en cas de nécessité absolue

Interactions médicamenteuses et incompatibilités physico-chimiques

- ***Associations contre-indiquées*** : inducteurs enzymatiques qui augmentent l'activité de la delta-amino-lévulinique synthétase (alcool, barbituriques, phénytoïne, primidone, carbamazépine, œstrogènes, stéroïdes, etc.) → *cf.* Porphyries et médicaments
- Ne mélanger à aucun autre produit dans le flacon de perfusion (sauf le NaCl à 0,9 %)

Autres médicaments en hématologie (I) : pARN interférent antiporphyrie

Givosiran *Liste I*

GIVLAARI	Fl. 1 ml Sol. inj. = 189 mg/ml	A. et E. ≥ 12 ans : 2,5 mg/kg par voie SC × 1 fois/mois (1) (2)

1. Le traitement doit être instauré par un professionnel expérimenté dans la prise en charge de la porphyrie.
2. Aucune adaptation posologique chez les sujets âgés, les adolescents de 12 à 18 ans, les insuffisants rénaux (pas d'étude dans l'insuffisance terminale) et les insuffisants hépatiques légers (pas d'étude dans l'insuffisance modérée à sévère).

Contre-indications
Hypersensibilité au produit ou à l'un des excipients

Propriétés

- Acide ribonucléique interférent (pARNi) provoquant la dégradation de l'ARNm de l'acide aminolévulinique synthétase et la réduction des taux circulants d'acide aminolévulinique (ALA) et de porphobilinogène (PBG)
- Après injection SC, pic plasmatique de 0,5 à 2 heures, liaison > 90 % aux protéines plasmatiques, distribution principalement hépatique (Vd/F = 10,4 l), métabolisation en oligonucléotides courts, demi-vie d'élimination plasmatique 5 heures, longue demi-vie hépatique permettant une administration mensuelle, absence d'accumulation plasmatique

Indications

- Porphyrie hépatique aiguë (PHA) chez l'adulte et l'adolescent ≥ 12 ans

Effets indésirables

- Très fréquents (> 10 %) : réactions au site d'injection, rash, prurit, urticaire, eczéma, nausées, fatigue, élévation des transaminases et de la créatininémie
- Fréquents (1 à 10 %) : réactions d'hypersensibilité (anaphylaxie rare)

Précautions d'emploi

- Surveillance particulière si antécédents d'asthme ou d'atopie
- Tests hépatiques initiaux puis mensuels durant 6 mois
- Surveillance de la fonction rénale, en particulier si néphropathie pré-existante
- Grossesse : données limitées ; analyse soigneuse du rapport bénéfice/risque
- Allaitement déconseillé

Interactions médicamenteuses

- Le givosiran entraîne une réduction modérée de l'activité du CYP 1A2 et du CYP 2D6 → une réduction des substrats correspondants doit être envisagée

Autres médicaments en hématologie (II) : Stimulant de la thrombopoïèse (I)

Romiplostim *Liste I-65 %-Coll-Prescription hospitalière (hématologues, internistes)*

NPLATE	Fl. 5 ml (poudre pour solution injectable) à 250 μg/5 ml ou 500 μg/5 ml	A. et E. ≥ 1 an : posologie (μg) = poids (kg) × dose (μg/kg) en injection SC hebdomadaire (1) et (2)

1. La dose initiale recommandée est de 1 μg/kg puis la dose hebdomadaire est réévaluée chaque semaine, en augmentant par paliers de 1μg/kg tant que les plaquettes < 50.10^9/l.
La dose de 10 μg/kg ne doit pas être dépassée. Si après 4 semaines à cette dose, le taux de plaquettes n'atteint pas un niveau acceptable, le traitement doit être arrêté.
2. Une auto-administration est possible après éducation thérapeutique.

Contre-indications

Hypersensibilité connue au romiplostim ou à l'un des excipients ou aux protéines dérivées d'*E. coli*

Propriétés

- Protéine fusionnée avec un Fc-peptide qui entraîne une stimulation du récepteur de la thrombopoïétine (TPO) pour augmenter la production plaquettaire

Indications

- Purpura thrombopénique auto-immum (PTI) chronique de l'adulte en échec après splénectomie, et réfractaire aux autres traitements (corticoïdes, immunoglobulines, rituximab) ou lorsque la chirurgie est contre-indiquée
- **NDR** : traitement non conseillé dans les autres causes de thrombopénie (en particulier les myélodysplasies, du fait du risque accru de favoriser une évolution leucémique)

Effets indésirables

- Très fréquents (> 10 %) : hypersensibilité (rash, urticaire, angiœdème), céphalées
- Fréquents (1 à 10 %) : troubles digestifs, syndrome pseudo-grippal, arthro-myalgies, insomnies, vertiges, paresthésies, bouffées vasomotrices, maladie thrombo-embolique veineuse (6 %), thrombose de la veine porte
- Fibrose de la moelle osseuse (2 à 3 %) : tout signe évocateur (anomalies morphologiques des hématies, érythromyélémie) doit faire rechercher une myélofibrose par biopsie

Précautions d'emploi

- Ne pas administrer si insuffisance hépatique modérée à sévère (score de Child-Pugh ≥ 7)
- Il n'y a pas d'ajustement de dose nécessaire en fonction de l'âge
- Une élévation excessive de plaquettes justifie le suivi régulier de la numération sanguine pour réduire la posologie si plaquettes > 150 000 pendant 2 semaines
- L'utilisation concomitante d'un autre traitement du PTI est possible, mais les doses doivent souvent être progressivement réduites
- Insuffisance rénale : prudence. Insuffisance hépatique : déconseillé
- La réapparition de la thrombopénie et de saignements est possible après l'interruption du traitement → surveillance étroite à l'interruption du traitement
- Grossesse : en l'absence de données chez la femme enceinte, il n'est pas recommandé
- Allaitement : un risque toxique chez l'enfant n'étant pas exclu, la poursuite du traitement ou de l'allaitement doit être soigneusement pesée

Autres médicaments en hématologie (III) : Stimulant de la thrombopoïèse (II)

Eltrombopag *Liste I-65 %-Prescription hospitalière spécialisée*

REVOLADE	14 ou 28 cp. 25 mg ou 50 mg 28 cp. 75 mg 30 sac. poudre 25 mg pour susp. buv.	Initialement 50 mg/jour puis adaptation par palier de 25 mg (1) et (2) (D. max. : 75 mg/jour)

1. L'objectif thérapeutique est le maintien d'une numération plaquettaire > 50 000/µl.
2. Pour les patients originaires de l'Asie de l'Est, posologie initiale réduite à 25 mg/jour.

Contre-indications
Hypersensibilité au produit ou à l'un des excipients

Propriétés

- Agoniste du récepteur à la thrombopoïétine (principale cytokine impliquée dans la régulation de la production plaquettaire) qui induit la prolifération et la différenciation des mégacaryocytes à partir des précurseurs médullaires
- Absorption digestive de 50 %, pic de concentration entre 2 et 6 heures, forte liaison aux protéines (> 99 %), métabolisme hépatique par le CYP 1A2 et le CYP 2C8, élimination par les fèces (59 %), demi-vie d'élimination de 21 à 32 heures

Indications

- Purpura thrombopénique auto-immum chronique de l'adulte et de l'enfant ≥ 1 an, réfractaire aux autres traitements (corticoïdes, immunoglobulines)
- Thrombopénie au cours de l'infection chronique par le VHC chez l'adulte, lorsque celle-ci limite un traitement optimal par interféron
- Aplasie médullaire acquise sévère chez l'adulte, de caractère réfractaire aux immunosuppresseurs, et non-éligible à une transplantation de cellules souches hématopoïétiques

Effets indésirables

- Fréquents (1 à 10 %) : céphalées, fatigue, insomnie, paresthésies, sécheresse oculaire, cataracte, troubles digestifs, éruption cutanée, prurit, alopécie, arthralgies, myalgies, œdèmes périphériques, hypertransaminasémie, thromboses
- Rares (< 1 %) : infections des voies respiratoires hautes, anémie, éosinophilie, leucopénie, anorexie, anxiété, dépression, neuropathie, douleurs oculaires, troubles de la vision, vertiges, hypertension, hépatite, protéinurie, insuffisance rénale

Précautions d'emploi et interactions médicamenteuses

- Surveillance initiale hebdomadaire puis mensuelle de la NFS et du frottis sanguin
- Les transaminases et la bilirubine doivent être surveillées initialement puis tous les 15 jours puis tous les mois lorsque la posologie est stable → arrêt si ALAT > 3N
- Prudence si insuffisance hépatique et chez les sujets à risque de thrombo-embolie
- Surveillance ophtalmologique régulière (cataracte)
- Risque théorique de stimulation d'hémopathies malignes existantes
- Grossesse et allaitement : utilisation déconseillée
- Réduction des posologies des statines, prudence avec le méthotrexate, chélation par anti-acides, produits laitiers et compléments minéraux (4 heures d'intervalle)

Autres médicaments en hématologie (IV) : Immunomodulateur pour l'hémoglobinurie paroxystique nocturne

Éculizumab *Liste I-Coll-Réservé à l'usage hospitalier (hématologistes, internistes)-Guide de surveillance thérapeutique*

SOLIRIS (1) *Conserver de + 2 °C à + 8 °C*	Fl. 300 mg/30 ml	*Cf.* schémas ci-dessous

1. Doit être administré en perfusion IV de 25 à 45 minutes sous la surveillance d'un médecin expérimenté dans la prise en charge des troubles hématologiques. Une vaccination contre le méningocoque doit être réalisée au moins 2 semaines avant le début du traitement.

Contre-indications

Infection à *Neisseria meningiditis* ou patient non vacciné
Déficits héréditaires connus ou suspectés du complément, allaitement

Propriétés

- Anticorps monoclonal humanisé ($IgG_{2/4K}$) recombinant qui se lie à la protéine C5 du complément et inhibe l'activation de sa fraction terminale. Cette action restaure la régulation du complément chez les patients atteints d'hémoglobinurie paroxystique nocturne et inhibe l'hémolyse vasculaire
- La demi-vie d'élimination moyenne est de 11 jours et un état d'équilibre est obtenu après 49 à 56 jours. Catabolisme par les cellules du système réticulo-endothélial

Indications

- Hémoglobinurie paroxystique nocturne chez les patients (adultes et enfants) ayant un antécédent de transfusions (600 mg IV/semaine durant 4 semaines puis 900 mg/14 jours)
- Syndrome hémolytique et urémique atypique (1 200 mg IV/semaine durant 4 semaines puis 1 200 mg/14 jours)
- Myasthénie acquise généralisée réfractaire chez l'adulte (avec présence d'anticorps anti-récepteurs de l'acétylcholine) (1 200 mg IV/semaine durant 4 semaines puis 1 200 mg/14 jours)
- Maladie du spectre de la neuromyélite optique

Effets indésirableset précaution d'emploi

- Fréquents (1 à 10 %) : céphalées, rhinopharyngite, nausées, fièvre, myalgies, fatigue, herpes simplex
- Rares (< 1 %) : septicémie à méningocoques, y compris chez des sujets vaccinés, aspergillose (souvent mortelle)
- Ne doit pas être administré en injection intraveineuse directe ou en bolus
- Par son mécanisme d'action, ce médicament augmente la sensibilité du patient à une infection à méningocoque. Malgré la vaccination indispensable du patient et de son entourage et une antibiothérapie prophylactique (Pénicilline V), le patient doit être informé des signes et des symptômes de cette maladie et de la conduite à tenir
- Risque de réactions allergiques ou d'hypersensibilité
- Détection régulière d'une hémolyse intravasculaire (taux de LDH) et possible ajustement de la dose. Lors d'un arrêt thérapeutique, surveillance d'au moins 8 semaines
- Grossesse : traitement déconseillé sauf nécessité manifeste

Autres médicaments en hématologie (V) :
Traitement du purpura thrombotique thrombocytopénique

Caplacizumab *Liste I-Réservé aux hôpitaux*

CABLIVI *Conserver entre + 2 °C et + 8 °C*	1 fl. poudre 10 mg + 1 seringue préremplie de 1 ml d'eau ppi	Première dose : injection IV de 10 mg avant échange plasmatique (1) (2)

1. Puis injection SC quotidienne de 10 mg à la fin de chaque échange plasmatique puis poursuite d'une injection SC quotidienne de 10 mg pendant 30 jours après l'arrêt des échanges plasmatiques et éventuellement si la maladie n'est pas résolue jusqu'à normalisation maintenue du taux d'activité d'ADAMTS13.
2. Insuffisance rénale ou hépatique ; personnes âgées : pas d'adaptation posologique.

Contre-indications
Hypersensibilité à l'un des composants

Propriétés

- Fragment d'anticorps à domaine unique ciblant le domaine A1 du facteur Willebrand et inhibant son interaction avec les plaquettes
- Après administration SC, absorption > 90 %, Cmax 6 à 7 heures, état d'équilibre après la première administration, liaison à la cible et élimination hépatique et rénale (fraction libre)

Indications

- Purpura thrombotique thrombocytopénique acquis (PTTa) chez l'adulte et l'adolescent > 12 ans et > 40 kg, conjointement à un traitement par échanges plasmatiques et par immunosuppresseurs

Effets indésirables

- Très fréquents (> 10 %) : céphalées, saignement nasal et/ou gingival, urticaire, fièvre, fatigue
- Fréquents (1 à 10 %) : dyspnée, hémorragies diverses, infarctus cérébral, myalgies

Précautions d'emploi

- En cas de saignement actif et significatif, le traitement doit être interrompu. L'utilisation du facteur Willebrand peut alors être envisagée
- En raison du risque accru de saignement, l'utilisation concomitante d'anticoagulants et/ou d'antiagrégants plaquettaires doit être soigneusement évaluée
- Grossesse : pas de données

Autres médicaments en hématologie (VI) : Androgènes anabolisants

Dérivés de la 19-nortestostérone alkylés en C17

Liste II-65 %-Coll-Prescription initiale hospitalière

NILEVAR Noréthandrolone	30 cp. séc. 10 mg	A. 1-2 mg/kg/jour en traitement d'attaque puis si besoin 0,25-0,50 mg/kg/jour en traitement d'entretien (1)

1. La réponse peut n'être obtenue qu'en 3 à 6 mois.

Contre-indications

Insuffisances hépatiques, rénales ou cardiaques sévères
Adénome ou cancer de la prostate
Femme non ménopausée, sujets impubères, grossesse et allaitement

Propriétés

- Stéroïde à composante androgénique, ayant des propriétés anabolisantes au niveau de tous les tissus, en particulier de la moelle osseuse, dont l'index thérapeutique (pouvoir anabolisant/pouvoir virilisant) est plus élevé que celui de la testostérone

Indications

- Aplasie médullaire

Effets indésirables

- Possibilité de troubles neuro-psychiques de survenue brutale chez des sportifs en cas d'utilisation abusive, avec parfois une véritable dépendance (dont syndrome de sevrage proche de celui observé avec les opiacés en cas d'arrêt brutal)
- Chez l'homme : acné, gynécomastie, rétention hydrosodée, stimulation d'un adénome ou d'un cancer prostatique, diminution de la spermatogénèse chez l'homme exempt de déficit androgénique, augmentation du poids et de la masse musculaire
- Chez la femme : effets androgéniques généralement réversibles à l'arrêt (séborrhée, acné, virilisation, chute de cheveux, hypertrophie du clitoris, augmentation de la libido) *mais parfois irréversibles* (hirsutisme, modification de la voix), effets antiœstrogéniques réversibles à l'arrêt (irrégularités menstruelles, aménorrhée)
- Chez le fœtus féminin : masculinisation rapide et irréversible
- Effets métaboliques : augmentation des triglycérides, diminution du HDL-cholestérol et de la tolérance aux hydrates de carbone, rétention hydrosodée, HTA
- Toxicité hépatique : hépatite cholestatique, hépatome
- Décompensation d'une insuffisance cardiaque

Précautions d'emploi et interactions médicamenteuses

- Utiliser avec prudence en cas d'insuffisance cardiaque, d'insuffisance rénale, d'hypertension artérielle et d'épilepsie (en raison de la rétention hydrosodée)
- Utiliser avec prudence en cas d'antécédents cardio-vasculaires, d'hyperlipidémies ou autres troubles métaboliques, d'obésité, d'hépatopathie, d'hypercalcémie
- *Associations à utiliser avec précaution* : potentialisation des AVK et des sulfamides hypoglycémiants par défixation protéique

Chélateurs du fer (I)

Déféroxamine *Liste I-100 %-Coll*

DESFÉRAL	Fl. 500 mg + 5 ml d'eau ppi	*Hémochromatoses* : 20 à 60 mg/kg/jour en perfusion SC de 8 à 12 heures répétée 5 à 7 fois/semaine *Intoxication martiale aiguë* : 15 mg/kg/jour en perfusion IV de 6 heures puis selon l'état clinique et biologique

Contre-indications

Insuffisance rénale sévère non dialysée
Infection bactérienne évolutive
Grossesse (effet tératogène chez le lapin)

Propriétés

- Chélateur du fer ferrique, formant un chélate stable et hydrosoluble (ferrioxamine) éliminé par les urines avec une demi-vie d'élimination de 6 heures

Indications

- Hémochromatose primitive non traitable par saignées
- Hémosidérose secondaire (surcharge en fer liée aux transfusions répétées dans les bêta-thalassémies et les myélodysplasies)
- Intoxications martiales aiguës
- Intoxication aluminique chez l'hémodialysé

Effets indésirables

- Réactions allergiques par histamino-libération : prurit, urticaire, érythèmes, voire choc
- Coloration des urines en brun/rouge et coloration noire des selles
- Tachycardie, hypotension ou convulsions en cas de perfusion IV trop rapide, collapsus en cas d'injection IV directe, douleurs et érythème au point d'injection IM ou SC
- Irritation digestive (nausées, vomissements, troubles du transit, crampes abdominales), élévation des transaminases, hématurie, oligurie, très rarement vertiges, convulsions
- Possibilité de cataractes et de neuropathies optiques ou auditives (surtout lorsque les taux de ferritine sont inférieurs à 1 000 µg/l), infections bactériennes ou mycosiques, hépatites, toxicité pulmonaire, anomalies osseuses et ralentissement de la croissance à doses élevées

Précautions d'emploi et interactions médicamenteuses

- Utiliser avec prudence en cas d'insuffisance rénale : risque d'aggravation
- Faire un examen ophtalmologique et audiométrique régulier en cas de traitement prolongé ; le risque de toxicité est accru lorsque la ferritinémie est < 1 000 ng/ml
- Vitamine C : augmentation de l'élimination de la ferrioxamine avec de faibles doses de vitamine C (150 à 200 mg/jour) concomitantes (contre-indiqué en cas d'insuffisance cardiaque)

Chélateurs du fer (II)

Déférasirox^G *Liste I-65 %-Coll-Prescription initiale hospitalière-Livret patient*

EXJADE	30 cp. 90 mg, 180 mg ou 360 mg (1)	A. et E. > 2 ans : posologie initiale : 14 mg/kg (2) à jeun ou avec un repas léger *Les comprimés peuvent être écrasés*

1. Une modification galénique a été réalisée en 2018 qui améliore la biodisponibilité et nécessite une réduction posologique (– 30 %) par rapport aux recommandations antérieures.
2. La ferritinémie doit être contrôlée tous les mois et la dose du médicament adaptée tous les 3 à 6 mois, par paliers de 5 à 10 mg/kg. Si ferritinémie < 500 µg/l, interruption du traitement.

Contre-indications

Association à d'autres traitements chélateurs du fer
Insuffisance rénale avec clairance de la créatinine < 60 ml/min

Propriétés

- Chélateur du fer utilisable *per os* favorisant son excrétion, essentiellement par la bile
- Biodisponibilité d'environ 70 % ; pic plasmatique de 1,5 à 4 heures ; excrétion biliaire après glucuronidation et élimination par les fèces (84 %)

Indications

- Surcharge en fer chronique secondaire à des transfusions sanguines fréquentes (≥ 7 ml/kg/mois de concentrés érythrocytaires) chez les patients > 6 ans qui présentent une bêta-thalassémie majeure
- Lorsque le traitement par la déféroxamine est inadapté, indications également chez des patients de 2 à 5 ans ou présentant d'autres types d'anémies ou une bêta-thalassémie majeure requérant des transfusions moins fréquentes ou présentant une surcharge en fer non dépendante des transfusions

Effets indésirables

- Très fréquents (> 10 %) : augmentation dose-dépendante de la créatinine
- Fréquents (1 à 10 %) : troubles gastro-intestinaux (nausées, vomissements, diarrhée, douleurs), rash cutané, céphalées, prurit, hypertransaminasémie, protéinurie
- Peu fréquents (< 1 %) : réactions d'hypersensibilité parfois graves, calculs biliaires, cataracte précoce, maculopathie, perte d'audition, douleurs pharyngées, glycosurie, fièvre, œdèmes, leucopénies, thrombopénies ou pancytopénies parfois mortelles, insuffisance rénale aiguë, insuffisance hépatique aiguë

Précautions d'emploi et interactions médicamenteuses

- Un test de l'audition et un examen ophtalmologique sont recommandés avant le traitement puis tous les 12 mois
- La créatininémie doit être déterminée à 2 reprises avant le traitement, chaque semaine pendant un mois puis chaque mois. Une augmentation > 33 % doit faire réduire la dose de 10 mg/kg et la persistance de l'anomalie interrompre le traitement
- Recherche mensuelle d'une protéinurie et d'une glucosurie
- Insuffisance hépatique sévère : non recommandé
- Grossesse et allaitement : traitement non recommandé
- *Associations à prendre en compte* : cholestyramine, midazolam, théophylline

Chélateurs du fer (III)

Déféripronex[G] *Liste I-65 %-Coll-Prescription initiale hospitalière-Réservé aux spécialistes en oncologie ou en hématologie*

FERRIPROX	100 cp. pell. 500 mg 50 cp. pell. 1 000 mg Fl. 500 ml (sol. buv. à 100 mg/ml)	Par voie orale : 25 mg/kg × 3 fois/jour (D. max : 100 mg/kg/jour)

Contre-indications

Antécédents d'agranulocytose ou d'épisodes récurrents de neutropénie
Neutropénie préalable (Polynucléaires neutrophiles < 1 500/µl)
Association à des médicaments pouvant provoquer neutropénie ou agranulocytose
Grossesse (tératogène et embryotoxique chez l'animal) et allaitement

Propriétés
- Chélateur du fer utilisable *per os*, mais qui pourrait aggraver le risque de fibrose hépatique et peut provoquer des agranulocytoses (nécessitant une surveillance hebdomadaire des polynucléaires neutrophiles)
- Absorption rapide, pic sérique en 1 à 2 heures, métabolisme hépatique en dérivé glycuro-conjugué inactif, élimination principalement urinaire (75 à 90 % en 24 heures), demi-vie d'élimination de 2 à 3 heures, passage transplacentaire et dans le lait maternel

Indications
- Surcharge en fer chez les patients qui présentent une thalassémie majeure lorsque le traitement chélateur en cours est contre-indiqué ou inadapté ou insuffisant en monothérapie avec surcharge menaçant le pronostic vital (atteinte cardiaque)

Effets indésirables
- Hématologiques : neutropénie, agranulocytoses (2 %) parfois mortelles
- Très fréquents (> 10 %) : coloration rougeâtre/marron des urines (54 %), nausées, douleurs abdominales, vomissements
- Fréquents (1 à 10 %) : augmentation de l'appétit, céphalées, diarrhée, arthralgies, asthénie, élévation des transaminases, diminution du taux de zinc plasmatique
- En cas de surdosage : troubles neurologiques (diplopie, ralentissement psycho-moteur)

Précautions d'emploi
- Surveiller la NFS (polynucléaires neutrophiles) toutes les semaines → arrêt immédiat et traitement adapté jusqu'à résolution en cas de neutropénie ou de signes d'infection (mais reprise contre-indiquée en cas d'agranulocytose)
- Surveiller chaque mois la ferritine sérique (→ arrêt si < 500 µg/l), la concentration plasmatique en zinc (→ supplémentation en cas de carence), les transaminases
- Patients séropositifs pour le VIH ou immunodéprimés : pas de données disponibles
- Insuffisance rénale ou hépatique et fibrose hépatique : pas de données disponibles
- Enfant < 6 ans : pas de données disponibles

Interactions médicamenteuses
- *Associations à prendre en compte* : cations métalliques dont les anti-acides à base d'aluminium (fixation de la défériprone), vitamine C

Hémostatiques locaux

Alginate de calcium *Dispositifs médicaux*

ALGOSTERIL	16 compresses 10 × 20 cm ou 10 × 10 cm 10 compresses 5 × 5 cm 16 mèches plates 40 × 5 cm 16 mèches rondes 30 × 5 cm	Application locale
COALGAN	5 compresses stériles 5 × 3 cm 5 sac. mèches stériles de 4 cm 12 pansements adhésifs de ouate hémostatique 7,2 × 2,5 cm ou 7,2 × 3,5 cm 1 fl. 8 g de poudre hémostatique	*Idem*

Contre-indications

Ne pas appliquer sur des plaies infectées ou dans des cavités infectées

Propriétés

- Hémostatiques et cicatrisants utilisés en application locale par tamponnement, l'application devant être accompagnée d'une compression (premier geste à effectuer dans les hémorragies superficielles, nasales ou autres) pour favoriser l'hémostase

Indications

- Épistaxis (mèches) en complément de la compression locale et autres saignements cutanés et muqueux (coupures, ponctions, extractions dentaires...)
- Plaies chirurgicales, plaies traumatiques, saignements superficiels cutanés ou buccaux

Précautions d'emploi

- Les plaies ou cavités traitées doivent être préalablement désinfectées
- L'alginate de calcium est soluble dans l'eau bicarbonatée, ce qui permet de retirer facilement les compresses hémostatiques sans déclencher un nouveau saignement
- Utilisation possible chez la femme enceinte et l'enfant

Colle tissulaire : Fibrinogène + Thrombine humaine

Liste I-Usage hospitalier spécialisé

ARTISS TISSEEL *Conservation à – 20 °C*	Sol. pour colle congelée Ser. bicomp. 1 ml + 1 ml, 2 ml + 2 ml ou 5 ml + 5 ml	Usage local (1)

1. Fixation des greffes chez les brûlés. Hémostase en chirurgie vasculaire.

Chapitre 14

Immunologie-Allergologie

IMMUNOLOGIE-ALLERGOLOGIE : Schémas thérapeutiques

Réactions allergiques (1)

Réaction anaphylactique	Antihistaminiques anti-H1 + Corticoïdes
Choc anaphylactique	Adrénaline IV ou IM + Corticoïdes + Expansion volémique
Œdème de Quincke	Adrénaline IV ou IM + Corticoïdes
Maladie sérique	– Antihistaminiques anti-H1 ± Antalgiques si arthralgies – Corticoïdes

1. *Cf.* 3e de couverture : grades et posologies d'urgence de l'adrénaline.

Œdème angioneurotique (OAN) (2)

Distinction OAN/œdème de Quincke	OAN = œdème sous-cutané et/ou sous-muqueux, non prurigineux, non-inflammatoire, ± récidivant, réfractaire aux antihistaminiques
Étiologies/mécanismes	OAN héréditaire (type I ou II) = déficit congénital, pondéral ou fonctionnel, en C1-inhibiteur (C1-INH) OAN héréditaire (type III) = œstrogéno-dépendant OAN acquis = déficit acquis en C1-inhibiteur (lupus, lymphome…) Angio-œdèmes d'origine médicamenteuse (IEC…)
Traitement de fond	Lanadelumab, Danazol, Acide tranexamique
Traitement préventif des crises	Danazol en cas de geste programmé (chirurgie, soins dentaires) Concentré de C1-INH en cas de geste en urgence (chirurgie, intubation, accouchement)
Traitement d'urgence + Appel 15 ou Réanimation	Concentré de C1-INH ou Icatibant en urgence Acide tranexamique, à défaut ou en attendant

2. Synonyme : angio-œdème bradykinique/non histaminique.

Déficits immunitaires (hors VIH)

Agammaglobulinémie liée au sexe ou Maladie de Bruton Hypogammaglobulinémies congénitales (DICV) ou acquises	Immunoglobulines polyvalentes substitutives tous les 21 à 28 jours + Traitement curatif des infections intercurrentes
Asplénie congénitale Asplénie fonctionnelle Splénectomisés	Vaccins contre pneumocoques, méningocoques et *Haemophilus* (à effectuer si possible avant une splénectomie programmée) + Vaccin antigrippal + Vaccination anti-Covid-19 (privilégier vaccin ARNm) + Prophylaxie des infections (3)

3. Une antibioprophylaxie des infections à pneumocoques (Pénicilline V ou Extencilline) est indiquée chez les aspléniques et drépanocytaires, même après vaccin antipneumococcique (au moins 2 ans chez l'adulte et jusqu'à l'âge de 5 ans chez l'enfant).

IMMUNOLOGIE-ALLERGOLOGIE : Schémas thérapeutiques

Vascularites et connectivites (1)

(Ces patients doivent être inclus le plus souvent dans des protocoles thérapeutiques)

Fasciite à éosinophiles	Corticothérapie (1 mg/kg/jour de prednisone) diminuée très progressivement jusqu'à la dose minimale efficace, prolongée durant 2 à 5 ans Immunosuppresseurs dans les formes sévères
Granulomatose avec polyangéite (ex-Wegener) Vascularites à ANCA+	Formes peu sévères et/ou localisées : Corticothérapie prolongée ± Cotrimoxazole --- Forme sévères : Corticothérapie prolongée + Cyclophosphamide ou Rituximab durant 4 mois puis immunosuppresseur (Méthotrexate, Azathioprine…)
Lupus érythémateux systémique (2)	Formes modérées : Antipaludéens de synthèse + AINS ou Salicylé en cas d'arthralgies --- Formes sévères : Antipaludéens de synthèse + Corticothérapie (en bolus + au long cours) diminuée très progressivement jusqu'à la dose minimale efficace + Immunosuppresseurs (Cyclophosphamide, Mycophénolate, Azathioprine, Méthotrexate…) Ac. antilymphocytaire B : Bélimumab
Périartérite noueuse	Corticothérapie (1-1,5 mg/kg/jour de prednisone) diminuée très progressivement jusqu'à la dose minimale efficace ± Cyclophosphamide ou Rituximab dans les formes graves ou résistantes à la corticothérapie
Polychondrite atrophiante	Corticothérapie (1 mg/kg/jour de prednisone) diminuée très progressivement jusqu'à la dose minimale efficace + Immunosuppresseur (Azathioprine, Cyclophosphamide, Rituximab) ou Disulone
Polymyosite Dermatopolymyosite (cancer associé dans 20 % des cas, surtout après 40 ans)	Recherche et traitement d'un cancer associé --- Corticothérapie (1 mg/kg/jour de prednisone) diminuée très progressivement jusqu'à la dose minimale efficace ± Immunosuppresseur/ immunomodulateur (Méthotrexate, Immunoglobulines polyvalentes…)
Sclérodermie	*Cf.* le chapitre "Dermatologie"

1. Il est recommandé aux patients atteints de maladies auto-immunes/auto-inflammatoires, qui n'ont pas d'allergie connue aux vaccins, de se faire vacciner contre le SARS-CoV-2.
2. Dans tous les cas, éviter l'exposition au soleil et la prise d'œstrogènes, et éviter toute grossesse en période évolutive.

Corticoïdes de synthèse (I)

Propriétés

- Corticoïdes de synthèse différant des glucocorticoïdes physiologiques (cortisone et hydrocortisone) par des effets métaboliques et de rétention hydrosodée réduits, utilisés pour leur effet anti-inflammatoire, antiallergique, et immunosuppresseur
- Absorption digestive rapide mais variable, diffusion intracellulaire avec fixation sur une protéine cytosolique, inactivation par biotransformations en 17-cétostéroïdes éliminés par les urines sous forme conjuguée, passage transplacentaire et dans le lait maternel

Effets indésirables (dose-dépendants)

- *Troubles métaboliques* : rétention hydrosodée, hypertension, hypokaliémie, effet orexigène et diabétogène, augmentation du catabolisme protéique (amyotrophie et faiblesse musculaire, ostéoporose, ostéonécrose aseptique de la tête fémorale, tassements vertébraux), ralentissement de croissance chez l'enfant, retard de cicatrisation, cataracte postérieure sous-capsulaire, ruptures tendineuses
- *Troubles endocriniens* : syndrome cushingoïde, irrégularités menstruelles, atrophie cortico-surrénale secondaire (maximale avec la bétaméthasone et la dexaméthasone)
- *Troubles digestifs* : risque d'ulcère gastro-duodénal, perforation et hémorragie digestive parfois inaugurales, pancréatite aiguë surtout chez l'enfant
- *Troubles psychiques* : euphorie, excitation, insomnie, état maniaque ou confusionnel
- *Risque infectieux accru parfois d'évolution torpide* : sigmoïdite, tuberculose, viroses, mycoses, anguillulose, toxoplasmose, et risque d'infections bactériennes
- *Divers* : acné (surtout dorsale), hypertrichose, atrophie cutanée, purpura, ecchymoses, vergetures, glaucome, hypertransaminasémie (méthylprednisolone IV à doses élevées)

Précautions d'emploi (impératives en traitement prolongé à fortes doses)

- *Une corticothérapie courte* pendant moins de 10 jours peut être arrêtée brutalement et ne nécessite pas de surveillance particulière
- *Utiliser avec prudence* en cas d'antécédents ulcéreux ou psychiatriques, HTA, diabète, ostéoporose, colite ulcéreuse (risque de perforation), sigmoïdite diverticulaire (risque d'abcès et de perforation à bas bruit), épilepsie, infections (bactériennes, tuberculeuses, virales, mycosiques ou parasitaires → à traiter en cas d'antécédents car une rechute peut être favorisée par les corticoïdes), glaucome (surveiller la pression intra-oculaire surtout si > 65 ans)
- *Régime et traitements associés* : régime riche en protides, calcium, potassium, pauvre en glucides et en lipides (+ régime désodé au-delà de 0,5 mg/kg/jour de prednisone ou équivalent et/ou en cas d'HTA), avec adjonction de potassium, calcium, vitamine D. Diphosphonate et inhibiteur de la pompe à protons si forte posologie et traitement prolongé
- *Surveillance* : tolérance clinique, TA, poids, kaliémie, créatininémie, glycémie
- *En cas de stress* (intervention chirurgicale, traumatismes, infections) → augmenter la posologie habituelle en cas de corticothérapie au long cours (voie IV si nécessaire)
- *Grossesse* : risque accru de diabète, HTA et prise de poids excessive chez la mère, et possibilité (exceptionnelle) d'insuffisance surrénalienne néonatale chez l'enfant
- *Allaitement* : à éviter (passage dans le lait maternel)
- *Réduction de l'inertie hypophyso-surrénalienne* : administrer les corticoïdes en 1 prise le matin, voire 1 jour sur 2 chez l'enfant (donner en 1 fois la dose pour 48 heures), et surtout réduire la posologie par paliers lors du sevrage (diminuer de 10 % tous les 7 à 15 jours), voire, si traitement prolongé à fortes doses, remplacer le corticoïde de synthèse à partir de 5 mg/jour de prednisone ou équivalent par de l'hydrocortisone (20 mg/jour) avant de poursuivre la décroissance des doses

Corticoïdes de synthèse (III)*

Bétaméthasone[G] (0,75 mg correspondent à 5 mg de prednisone)

Liste I-65 %-Coll

BETNESOL CÉLESTÈNE	30 cp. efferv. 0,5 mg 20 cp. dispersibles séc. 2 mg	*Traitement d'attaque* (1) : A. 0,05 à 0,2 mg/kg/jour E. > 6 ans : 0,075 à 0,3 mg/kg/jour *Traitement d'entretien* (1) : A. 0,5 à 1,5 mg/jour E. 0,03 mg/kg/jour
CÉLESTÈNE Gouttes	Fl. 30 ml avec un compte-gouttes : 1 ml = 40 gouttes = 0,5 mg	*Traitement d'attaque* (1) : N. et E. 0,075 à 0,3 mg/kg/jour *Traitement d'entretien* (1) : N. et E. 0,03 mg/kg/jour

1. Les posologies et la durée des traitements d'attaque varient selon les indications.

Déxaméthasone (0,75 mg correspondent à 5 mg de prednisone)

DECTANCYL (2) *Liste I-65 %-Coll*	30 ou 40 cp. séc. 0,5 mg	*Traitement d'attaque* : A. 0,05 à 0,2 mg/kg/jour E. > 6 ans : 0,075 à 0,3 mg/kg/jour *Traitement d'entretien* : A. 0,5 à 1,5 mg/jour E. 0,03 mg/kg/jour
NEOFORDEX *Liste I-Usage hospitalier*	10 cp. 40 mg	A. 20 à 40 mg/jour en 1 prise (3)

2. Test au Dectancyl : test de freinage surrénalien faible : J1 8 h 00 : cortisolémie ; J1 24 h 00 : Dectancyl 1 mg ; J2 8 h 00 : cortisolémie. Cette dernière doit être < 50 mmol/l si le freinage est efficace.
3. Indiqué, en association, dans le traitement du myélome multiple symptomatique.

Budésonide *Liste I-65 %-Coll*

ENTOCORT (4)	45 ou 90 gél. 3 mg gastro-résistantes	A. 9 mg/jour puis décroissance à 6 mg/jour en une prise le matin
MIKICORT (5)	50 ou 90 gél. 3 mg 30 sac. 9 mg gastro-résistants	A. et E. >12 ans : 9 mg/jour le matin puis décroissance à 6 mg/jour
CORTIMENT (6)	30 cp. LP 9 mg	A. 9 mg/jour le matin

4. Maladie de Crohn : traitement d'attaque et d'entretien (durée max. : 9 mois). Colite microscopique.
5. Maladie de Crohn : traitement d'attaque. Colite microscopique. Hépatite auto-immune.
6. Rectocolite hémorragique de forme légère à modérée chez l'adulte (durée maximale : 8 semaines).

* Voir les propriétés générales et les conditions d'emploi à *Corticoïdes* pages précédentes.

Corticoïdes de synthèse (IV)*

Corticoïdes injectables d'action rapide *Liste I-65 %-Coll*

SOLUMÉDROL Méthylprednisolone[G] (1)	Fl. 20 mg, 40 mg, 120 mg, 125 mg, 500 mg ou 1 000 mg	Par voie **IV** ou **IM** : A. 20 à 60 mg/jour E. 1 à 3 mg/kg/jour (jusqu'à 30 mg/kg/jour)
CÉLESTÈNE Injectable Bétaméthasone	3 amp. 1 ml = 4 mg	Par voie **IV** ou **IM** : A. 2 à 20 mg/jour E. 0,1 à 0,3 mg/kg/jour (jusqu'à 6 mg/kg/jour)
BETNESOL Injectable Bétaméthasone (2) et (3)	3 amp. 1 ml = 4 mg (contient des sulfites)	*Idem*
DEXAMÉTHASONE Dexaméthasone[G] (2) (3) et (4) *Réservé aux hôpitaux*	20 amp. 1 ml = 4 mg 10 amp. 5 ml = 20 mg (contient des sulfites)	Par voie **IV** ou **IM** : A. 2 à 20 mg/jour E. 0,1 à 0,3 mg/kg/jour (jusqu'à 6 mg/kg/jour)

1. La méthylprednisolone est également utilisée en bolus intraveineux (250 à 1 000 mg en 1 à 3 heures pendant 3 à 5 jours chez l'adulte) dans certaines affections, notamment :
   - Les rejets de greffes.
   - Les hypercalcémies, en particulier au cours du myélome.
   - Les polyarthrites rhumatoïdes en poussée aiguë.
   - Les poussées de scléroses en plaques.
   - Dans certaines maladies dysimmunitaires et/ou vascularites en poussées sévères : dermatomyosite, polymyosite, périartérite noueuse, lupus érythémateux disséminé, purpura thrombopénique idiopathique, maladie de Wegener et vascularites à ANCA+...
   - Pour son effet antiémétisant au cours des chimiothérapies émétisantes (120 mg en IV lente, avec relais par voie orale à la dose de 16 mg × 2 fois/jour pendant 3 à 5 jours chez l'adulte).
   - Lors de ces injections rapides de fortes doses par voie IV, de rares cas de réactions anaphylactiques, d'arythmies cardiaques et/ou de collapsus cardio-vasculaires ont été observés → surveillance clinique, ionique (kaliémie) et ECG.
2. Ces produits peuvent être utilisés en usage systémique ou local.
3. Les conservateurs (sulfites) de ces spécialités peuvent être allergisants → utiliser de préférence les produits sans sulfites, notamment chez les sujets allergiques et asthmatiques.
4. La dexaméthasone est indiquée dans l'infection au SARS-CoV-2 (Covid-19) chez l'adulte et chez l'adolescent ≥ 12 ans et ≥ 40 kg qui nécessitent une oxygénothérapie (6 mg par voie IV/jour pendant 10 jours).

* Voir les propriétés générales et les conditions d'emploi à *Corticoïdes* pages précédentes.

Corticoïdes de synthèse (V)*

Corticoïdes injectables à effet retard (1) *Liste I-65 %-Coll*

CÉLESTÈNE CHRONODOSE Bétaméthasone (2)	1 amp. 1 ml = 5,7 mg	Par voie **IM** stricte : 1 à 2 amp./semaine
DIPROSTÈNE *Idem*	1 amp. 1 ml = 7 mg	Par voie **IM** stricte : A. 1 amp. toutes les 3 à 4 semaines
DEPO-MÉDROL Méthylprednisolone *Prescription hospitalière*	Fl. 1 ml = 40 mg Fl. 2 ml = 80 mg	Par voie **IM** stricte : A. 40 à 120 mg E. 1 à 2 mg/kg tous les 10 jours
KÉNACORT-RETARD Triamcinolone	1 amp. 1 ml = 40 mg 1 amp. 2 ml = 80 mg	Par voie **IM** stricte : A. 40 à 120 mg E. 1 à 2 mg/kg toutes les 3 à 6 semaines

1. Ces produits peuvent être utilisés :
   - *En usage systémique* : rhinite allergique saisonnière après échec des autres thérapeutiques; lorsque la voie orale n'est pas adaptée ou en cas de mauvaise observance.
   - *En usage local en injection* en dermatologie, en ORL, en rhumatologie (*cf.* anti-inflammatoires locaux et corticoïdes en infiltration) avec une *prévention très soigneuse du risque infectieux.*
2. Le Célestène chronodose est utilisé pour la prévention anté-natale de la maladie des membranes hyalines.

* Voir les propriétés générales et les conditions d'emploi à *Corticoïdes* pages précédentes.

Antihistaminiques anti-H1 (I)

Antihistaminiques H1 peu sédatifs *Liste II-30 %-Coll ou Non remboursé (**NR**)*

AERIUS Desloratadine[G]	15 ou 30 cp. 5 mg	A. et E. > 12 ans : 5 mg/jour
	Sirop à 0,5 mg/ml : 150 ml + mesure à 2,5 ml et 5 ml	A. et E. > 12 ans : 10 ml/jour E. de 6 à 11 ans : 5 ml/jour E. de 1 à 5 ans : 2,5 ml/jour
BILASKA Bilastine INORIAL	10 ou 30 cp. 20 mg	A. et E. > 12 ans : 20 mg/jour
CLARITYNE Loratadine[G] HUMEX ALLERGIE ***NR***	15 cp. 10 mg 7 cp. 10 mg	A. et E. > 12 ans : 10 mg/jour
KESTIN Ébastine[G] KESTINLYO	15 ou 30 cp. 10 mg 30 lyocs 10 mg	A. et E. > 12 ans : 10 à 20 mg/jour en 1 prise
MIZOLLEN LM MIZOCLER LM ***NR*** Mizolastine[G]	15 ou 30 cp. 10 mg à libération modifiée	A. et E. > 12 ans : 10 mg/jour
PRIMALAN Méquitazine *Liste I-30 %-Coll*	14 cp. séc. 5 ou 10 mg Sirop : 60 ml ou 125 ml à 1,25 mg par mesure (1 mesure = 2,5 ml)	A. 10 mg/jour en 1 à 2 prises E. > 2 ans : 2,5 mg/10 kg/jour (sans dépasser 10 mg/jour)
TELFAST Fexofénadine[G]	15 cp. 120 mg 15 cp. 180 mg	A. et E. > 12 ans : 120 à 180 mg/jour en 1 prise
VIRLIX Cétirizine[G] ACTIFED ALLERGIE ***NR*** ALAIRGIX ***NR*** DRILL ALLERGIE ***NR*** HUMEX ALLERGIE ***NR*** ZYRTECSET ***NR***	15 cp. séc. 10 mg 7 cp. séc. 10 mg	A. et E. > 6 ans : 10 mg/jour en 1 ou 2 prises
ZYRTEC Buvable	Gouttes : fl. 15 ml à 10 mg/ml (10 gouttes = 5 mg)	A. et E. > 6 ans : 10 mg/jour E. de 2 à 6 ans : 5 mg/jour en 1 ou 2 prises
WYSTAMM Rupatadine[G]	15 ou 30 cp. 10 mg	A. et E. > 12 ans : 10 mg/jour
XYZALL Lévocétirizine[G]	14 ou 28 cp. 5 mg	A. et E. > 12 ans : 5 mg/jour E. de 6 à 12 ans : 5 mg/jour

Contre-indications
Allongement congénital ou acquis de l'espace QT
Insuffisance rénale (pour cétirizine et lévocétirizine)
Insuffisance hépatique sévère, certaines associations (*cf.* Interactions)
Risque de glaucome par fermeture de l'angle ou de rétention urinaire (méquitazine)
Contre-indication chez l'enfant < 2 ans
Grossesse, nourrisson

Propriétés

- Antihistaminiques agissant au niveau des récepteurs histaminergiques de type H1 (bronches, vaisseaux, intestin) par antagonisme spécifique et compétitif, expliquant leur effet avant tout préventif et leur inefficacité dans les réactions allergiques sévères
- Ces antihistaminiques H1 de 2e génération n'ont pas d'effets anticholinergiques (sauf la méquitazine) et moins d'effets sédatifs mais une somnolence peut survenir à doses élevées
- Absorption digestive correcte, diffusion ubiquitaire, passage très faible de la barrière hémato-méningée, métabolisation hépatique (sauf la féxofénadine), élimination urinaire, passage transplacentaire et dans le lait maternel

Indications

- Traitement symptomatique des rhinites allergiques intermittentes ou persistantes (avec action sur des symptômes oculaires associés)
- Traitement symptomatique des dermatoses "allergiques" (urticaire, réactions locales bénignes dues à des piqûres d'insecte)
- Traitement symptomatique adjuvant des dermatoses prurigineuses (prurigo...)
- Prévention des réactions secondaires (recrudescence des manifestations allergiques) lors des traitements de désensibilisation spécifique

Effets indésirables

- Céphalées, somnolence, vertiges, agitation, troubles digestifs, asthénie, prise de poids en traitement prolongé, réactions cutanées allergiques, palpitations
- Méquitazine : effets anticholinergiques surtout à forte dose (bouche sèche, constipation, tachycardie, troubles de l'accomodation, risques de poussée aiguë de glaucome par fermeture de l'angle, dysurie, risque de rétention aiguë d'urines en cas d'obstacle). Chez l'enfant, troubles neuropsychiques : confusion, désorientation, hallucinations, délire
- **Surdosage** : possibilité d'allongement de l'espace QT et torsades de pointe

Précautions d'emploi

- Ne pas dépasser les doses indiquées (risque de troubles du rythme cardiaque)
- Desloratadine : allongement possible de QT → attention aux situations à risque : cardiopathies, bradycardie, hypokaliémie...
- Grossesse : utilisation déconseillée (effet tératogène non exclu, dont hypospadias)
- Allaitement : utilisation déconseillée (passage dans le lait maternel)
- Utiliser avec prudence chez les conducteurs et les utilisateurs de machines

Interactions médicamenteuses (aucune avec la cétirizine)

- ***Associations contre-indiquées*** *(avec mizolastine, féxofénadine, ebastine)* : médicaments entraînant des torsades de pointe (voir ce terme), antiprotéases (et mizolastine)
- ***Associations déconseillées*** : alcool (effet sédatif), bétahistine (antagonisme)
- *Associations à prendre en compte* : médicaments hypokaliémiants et bradycardisants (avec la desloratadine et la mizolastine), anticholinergiques et médicaments dépresseurs du SNC (avec la méquitazine), topiques gastro-intestinaux (espacer les prises orales de 2 heures)

Antihistaminiques anti-H1 (II)

Antihistaminiques H1 et antipyrétiques *Non remboursé*

FERVEX HUMEXLIB ÉTAT GRIPPAL Phéniramine 25 mg + Paracétamol 500 mg + Acide ascorbique 200 mg	8 sac. granulés pour sol. buv. (il existe une forme sans sucre)	A. et E. > 15 ans 1 sac. × 2 à 3 fois/jour (Durée max. : 5 jours)

Antihistaminiques H1 sédatifs

POLARAMINE Dexchlorphéniramine *Non remboursé-Coll*	30 cp. séc. 2 mg	A. et E. > 12 ans : 6 à 8 mg/jour E. > 6 ans : 2 à 4 mg/jour
POLARAMINE Injectable *Remboursement 30 %-Coll*	5 amp. 1 ml = 5 mg	Par voie **IM**, **SC** ou **IV** : A. 5 à 10 mg/jour E. > 30 mois : 5 à 10 mg/jour
DIMÉGAN Bromphéniramine *Remboursement 15 %-Coll*	10 gél. 12 mg	A. et E. > 12 ans : 24 mg/jour en 2 prises (D. max : 24 mg/jour)

Phénothiazines (1) (antihistaminiques)

PÉRIACTINE Cyproheptadine *Non remboursé-Coll*	30 cp. 4 mg	A. 4 mg × 1 à 3 fois/jour E. > 6 ans : demi-dose
PHÉNERGAN Prométhazine *Liste I-Non remboursé-Coll*	20 cp. 25 mg	A. 25 à 100 mg/jour (D. max. : 150 mg/jour) Durée la plus brève possible
PHÉNERGAN Injectable *Liste I-Non remboursé-Coll*	5 amp. 2 ml = 50 mg contenant des sulfites	Par voie **IM** ou perfusion **IV** : A. 50 à 100 mg/jour

1. Contre-indiquées si antécédent d'agranulocytose.

L'ATARAX (hydroxyzine, voir ce terme) est utilisé dans les mêmes indications, en particulier lorsqu'il existe des phénomènes d'anxiété et/ou d'insomnie.

Le THÉRALÈNE n'a plus d'indication dans le traitement symptomatique des manifestations allergiques.

Contre-indications
Risque de glaucome par fermeture de l'angle ou de rétention urinaire par obstacle urétro-prostatique

Propriétés

- Antihistaminiques agissant au niveau des récepteurs histaminergiques de type H1 (bronches, vaisseaux, intestin) par antagonisme spécifique et compétitif, expliquant leur effet avant tout préventif et leur inefficacité dans les réactions allergiques sévères
- Ces antihistaminiques H1 de 1re génération ont tous des effets sédatifs (somnolence diurne) et des effets anticholinergiques faibles
- Absorption digestive correcte, diffusion ubiquitaire, métabolisation hépatique, élimination urinaire, passage hémato-encéphalique, transplacentaire et dans le lait maternel

Indications (privilégier les prises vespérales en raison de l'effet sédatif)

- Traitement symptomatique des rhinites allergiques intermittentes ou persistantes (avec action sur des symptômes oculaires associés)
- Traitement symptomatique des dermatoses allergiques (urticaires, réactions locales bénignes dues à des piqûres d'insecte)
- Traitement symptomatique adjuvant des dermatoses prurigineuses (eczéma, prurigo)
- Prévention des réactions secondaires (recrudescence des manifestations allergiques) lors des traitements de désensibilisation spécifique

Effets indésirables

- Effets centraux fréquents : somnolence diurne (fréquente, avec sensibilité individuelle, majorée par l'alcool et les dépresseurs centraux), plus rarement réactions paradoxales d'excitation surtout chez le nourrisson et l'enfant jeune (insomnie, agitation, nervosité)
- Effets anticholinergiques : sécheresse buccale, constipation, tachycardie, troubles de l'accommodation avec risque de poussée aiguë de glaucome par fermeture de l'angle, dysurie avec risque de rétention aiguë d'urines en cas d'obstacle urétro-prostatique
- Possibilité de prise de poids en traitement prolongé
- Très rares : réactions cutanées allergiques, troubles digestifs
- *Phénothiazines* : possibilité de choc anaphylactique dû aux sulfites (avec les formes injectables), très rarement photosensibilisation, leucopénie, agranulocytose
- **Surdosage** : effets atropiniques avec troubles de la vigilance, dépression respiratoire, convulsions, coma → traitement symptomatique

Précautions d'emploi

- *Phénothiazines* : ne pas utiliser chez les nourrissons à risque d'apnée âgés de moins de 1 an (rôle hypothétique des phénothiazines dans la mort subite du nourrisson)
- Utiliser avec prudence chez les conducteurs et utilisateurs de machines, les jeunes enfants, les sujets âgés, hyperthyroïdiens, hypertendus, cardiaques
- En cas d'insuffisance rénale → espacement des prises
- Grossesse et allaitement : utilisation déconseillée (effet tératogène non exclu)
- *Chez les diabétiques* : tenir compte de la teneur en saccharose des sirops
- Attention à l'usage détourné à des fins récréatives des phénothiazines

Interactions médicamenteuses

- ***Associations déconseillées*** : alcool (effet sédatif), bétahistine (antagonisme)
- *Associations à prendre en compte* : autres anticholinergiques (atropine, imipraminiques, antiparkinsoniens, antispasmodiques, disopyramide, neuroleptiques), médicaments dépresseurs du SNC, médicaments contenant du paracétamol (Fervex)

Antihistaminiques anti-H1 (III)

Kétotifène *Liste II-15 %-Coll*

ZADITEN	60 gél. 1 mg uniquement Sol. buvable : 30 mg/150 ml avec mesurette à 5 ml = 1 mg	A. 1 mg/jour le soir, puis 1 mg × 2 fois/jour E. > 4 ans (> 12 kg) : 1 mg/jour le soir, puis 1 mg × 2 fois/jour
ZADITEN LP 2 mg	30 cp. 2 mg à libération prolongée	A. 2 mg/jour le soir au cours du repas E. > 6 ans : même dose

Contre-indications
Épilepsie Traitement par antidiabétiques oraux Allaitement

Propriétés

– Antihistaminique H1 sédatif, non bronchodilatateur, inhibant la bronchoconstriction et l'accumulation d'éosinophiles dans les voies aériennes induites par le PAF (facteur d'activation plaquettaire) et la libération d'histamine
– Absorption digestive rapide, forte métabolisation en dérivés conjugués et déméthylés, élimination biphasique lente essentiellement urinaire, demi-vie de 20 heures environ, taux plasmatiques doublés chez le nourrisson et l'enfant < 3 ans par rapport aux taux plasmatiques observés chez l'enfant > 3 ans et chez l'adulte

Indications

– Traitement symptomatique des rhinites et/ou des conjonctivites allergiques

Effets indésirables

– Somnolence, sécheresse buccale, nausées, anorexie, vomissements, constipation, gastralgies, vertiges (troubles généralement transitoires), troubles de l'attention, prise de poids, gynécomastie, convulsions
– **Surdosage** : somnolence, confusion mentale, bradycardie ou tachycardie, tachypnée ou bradypnée, excitation, convulsions → traitement symptomatique

Précautions d'emploi

– La survenue d'une infection bronchique ou ORL nécessite une thérapeutique anti-infectieuse spécifique
– Utilisation déconseillée chez l'enfant < 4 ans
– Utiliser avec prudence au début chez les conducteurs et les utilisateurs de machines (effet sédatif)
– Ne pas interrompre le traitement trop tôt en cas d'inefficacité car l'action prophylactique apparaît en 4 semaines environ, l'effet maximal étant obtenu après plusieurs mois
– Grossesse : utilisation déconseillée

Interactions médicamenteuses

– ***Associations déconseillées*** : antidiabétiques oraux (thrombopénie), alcool
– *Associations à prendre en compte* : anticholinergiques et dépresseurs du SNC, neuroleptiques de 1re génération, antinauséeux

Immunosuppresseurs (I) :
Inhibiteurs des lymphocytes T (I)

Ciclosporine* *Liste I-100 %-Coll-Prescription initiale hospitalière de 6 mois*

NÉORAL[G] (microémulsion à absorption améliorée)	60 cap. 10 mg, 25 mg, 50 mg ou 100 mg Sol. buv. à 100 mg/ml (fl. 50 ml avec pipette graduée de 0,5 à 4 ml)	En 2 prises (1) : 6 à 15 mg/kg/jour *puis* réduction jusqu'à 2 à 6 mg/kg/jour
SANDIMMUN Injectable	10 amp. 1 ml = 50 mg 10 amp. 5 ml = 250 mg (contenant du Crémophor EL)	En perfusion **IV** (2) : 2 à 5 mg/kg/jour, avec relais rapide *per os*

1. Posologie indiquée dans les greffes d'organes, de tissus et de moelle osseuse. Elle est différente dans les autres indications (où la ciclosporine est *contre-indiquée* chez les patients ayant eu un traitement antérieur par l'arsenic ou liqueur de Fowler, ou des kératoses pré-épithéliomateuses ou des carcinomes cutanés sous PUVAthérapie, des antécédents d'affection maligne, une affection maligne évolutive, une HTA mal contrôlée, une insuffisance hépatique ou rénale, une infection mal contrôlée).
2. Perfusion veineuse lente en 2 à 6 heures ou en continu sur 24 heures, après dilution dans un soluté salé ou glucosé isotonique dans la proportion de 1/20 à 1/100.

Indications	Posologie	Traitements associés
Traitement préventif du rejet	Initiale : 6 à 15 mg/kg/jour Entretien : 2 à 6 mg/kg/jour	Corticothérapie Azathioprine (faible dose)
Syndrome néphrotique cortico-dépendant ou -résistant	Initiale : 5 mg/kg/jour (2,5 mg/kg/jour si insuffisance rénale)	Corticothérapie
Psoriasis étendu et sévère, réfractaire	Initiale : 2,5 à 5 mg/kg/jour D. max. : 5 mg/kg/jour	Traitements locaux
Dermatite atopique sévère réfractaire	Initiale : 2,5 à 5 mg/kg/jour Entretien : 2,5 à 5 mg/kg/jour D. max. : 5 mg/kg/jour	Traitements locaux : dermocorticoïdes, tacrolimus
Polyarthrite rhumatoïde active et sévère réfractaire	Initiale : 2,5 mg/kg/jour D. max. : 5 mg/kg/jour	Corticothérapie (faible dose) et/ou AINS=
Uvéites postérieures ou intermédiaires non infectieuses sévères	Initiale : 5 mg/kg/jour	Corticothérapie (faible dose)
Aplasies médullaires acquises sévères	Initiale : 6 mg/kg/jour Entretien : pour taux résiduel à 150 ng/ml (sang total)	Corticothérapie Sérum antilymphocytaire

Autres (non validées) : myasthénie, cirrhose biliaire primitive réfractaires

* Voir les propriétés et les conditions d'emploi pages suivantes.

Contre-indications
Occlusion intestinale (présence d'un dérivé d'huile de ricin)
Vaccins vivants atténués
Certaines associations médicamenteuses

Propriétés

- Polypeptide cyclique à 11 acides aminés inhibiteur puissant des réactions immunitaires allogéniques : rejet de la greffe, réaction du greffon contre l'hôte, également utilisé dans certaines pathologies auto-immunes. Son activité nécessite une fixation à une protéine cytoplasmique, la cyclophiline (pour la ciclosporine) et la FKB12 (pour le tacrolimus). Ces complexes inhibent la calcineurine et de façon sélective et réversible le signal de transduction des lymphocytes T amplificateurs (CD4) des interleukines ou lymphokines (facteurs de croissance et/ou de différenciation ayant pour cible la plupart des cellules du système immunitaire), sans diminuer l'hématopoïèse ni modifier les fonctions des phagocytes
- Absorption digestive variable (meilleure avec le Néoral), forte fixation aux lipoprotéines plasmatiques (95 %), métabolisation hépatique très importante, élimination biphasique essentiellement par voie biliaire sous forme de métabolites, demi-vie de 6 à 16 heures

Indications

- Traitement préventif et curatif du rejet dans la transplantation d'organe ou de moelle osseuse
- Traitement préventif et curatif de la réaction du greffon contre l'hôte
- Syndrome néphrotique corticorésistant
- Psoriasis sévère réfractaire
- Dermatite atopique sévère réfractaire
- Polyarthrite rhumatoïde sévère réfractaire
- Uvéites non infectieuses sévères
- Aplasies médullaires (hors AMM)

Effets indésirables (dose-dépendants)

- Néphrotoxicité : insuffisance rénale aiguë précoce et réversible, ou insuffisance rénale chronique progressive (essentiellement après transplantation rénale)
- Hépatotoxicité : hépatites cholestatiques rares et réversibles à l'arrêt du traitement
- Hyperuricémie (45 à 80 %) avec possibilité de crises de goutte, hirsutisme (30 %), hypertrophie gingivale, HTA (surtout chez les transplantés cardiaques), anorexie, nausées, vomissements, œdème du visage, hyperkaliémie, paresthésies, sensations transitoires de brûlures des mains et pieds, tremblements, plus rarement convulsions, algodystrophie, risque d'infections et de pseudolymphomes
- Risque accru de cancers cutanés et de syndromes lymphoprolifératifs
- *Formes injectables* : possibilité de réaction anaphylactique au crémophor EL

Précautions d'emploi

- Surveillance spécialisée et dosages réguliers de la créatinine, de la bilirubine, des transaminases et des taux plasmatiques ou sanguins pour adapter la posologie
- Taux résiduels efficaces = 40 à 120 ng/ml (plasma) ou 100 à 300 ng/ml (sang)
- Pendant la grossesse, l'utilisation de la ciclosporine ne doit être envisagée que si elle est indispensable. L'allaitement est déconseillé en cas de traitement maternel
- Après conversion du Sandimmun à Néoral selon le rapport 1/1, les concentrations résiduelles sanguines sont comparables. Cependant nécessité d'une surveillance étroite

Interactions médicamenteuses (très nombreuses)

- **Tous les inducteurs et inhibiteurs enzymatiques** modifient le taux de ciclosporine
- ***Associations contre-indiquées*** : tacrolimus, millepertuis, stiripentol, bosentan, dabigatran
- ***Associations déconseillées*** : melphalan, nifédipine, orlistat, jus de pamplemousse
- *Associations à utiliser avec précaution* : médicaments néphrotoxiques et médicaments hyperkaliémiants, amiodarone, azathioprine, cimétidine, colchicine, fluconazole, itraconazole, kétoconazole, inhibiteurs calciques, statines, lanréotide et octréotide, macrolides (sauf spiramycine), synergistines, clindamycine, antiprotéases, efavirenz, névirapine, méthotrexate, norfloxacine
- *Associations à prendre en compte* : aminosides, amphotéricine B IV, œstroprogestatifs, corticoïdes, 5-ASA, diurétiques, triméthoprime, AINS
- *Risque d'immunodépression excessive et de pseudolymphomes* avec les globulines antilymphocytaires et les cytostatiques

Immunosuppresseurs (II) :
Inhibiteurs des lymphocytes T (II)

Tacrolimus[G] *Liste I-100 %-Coll-Prescription initiale hospitalière*

ADOPORT	50 gél. 0,5 mg, 1 mg, 2 mg ou 5 mg	0,10 à 0,30 mg/kg/jour en 2 prises quotidiennes *1 heure avant ou 2 heures après les repas* puis adaptation selon les taux plasmatiques (1)
PROGRAF	50 gél. 0,5 mg, 1 mg ou 5 mg	*Idem*
PROGRAF Injectable *Conserver à l'abri de la lumière et à température ambiante*	10 amp. 1 ml = 5 mg (contenant du Crémophor EL)	Perfusion IV continue *cf.* ci-dessous (1)
ADVAGRAF *Conserver dans l'emballage d'origine, dans un endroit sec, à l'abri de l'humidité*	30 gél. 0,5 mg, 1 mg, 3 mg ou 5 mg à libération prolongée	0,10 à 0,30 mg/kg/jour (2) en une seule prise/jour *1 heure avant ou 2 heures après les repas* puis adaptation
MODIGRAF	50 sac. 0,2 ou 1 mg pour sol. buv.	A. 0,10 à 0,30 mg/kg/jour E. 0,30 mg/kg/jour en 2 prises séparées (1)
ENVARSUS LP	30 cp. 0,75 mg, 1 mg ou 4 mg	A. 0,11 à 0,17 mg/kg/jour en une seule prise le matin (1) et (3)

1. Recommandations posologiques données à titre indicatif. En pratique, la posologie repose sur l'évaluation clinique (signes de rejet et tolérance) et biologique (objectif de concentration résiduelle sur sang total : 5-15 ng/ml). Le contenu de la gélule peut être mélangé à de l'eau et administré par sonde nasogastrique.
2. Chez les patient stables convertis de Prograf (2 prises/jour) à Advagraf (1 prise/jour) sur la base d'une posologie quotidienne totale de 1 : 1, l'exposition systémique au tacrolimus (ASC_{0-24}) est d'environ 10 % inférieure, la concentration résiduelle étant similaire.
3. Chez les patients stables, la substitution de Prograf ou Advagraf par Envarsus doit se faire sur la base d'une posologie quotidienne totale de 1 : 0,7 (mg/mg) → dose d'entretien d'Envarsus inférieure de 30 %

Transplantation	Hépatique	Rénale	Cardiaque
Prévention du rejet (adulte)	PO : 0,10 à 0,20 mg/kg/jour IV : 0,01 à 0,05 mg/kg/jour	PO : 0,20 à 0,30 mg/kg/jour IV : 0,05 à 0,10 mg/kg/jour	PO : 0,75 mg/kg/jour IV : 0,01 à 0,02 mg/kg/jour
Prévention du rejet (enfant)	PO : 0,30 mg/kg/jour IV : 0,05 mg/kg/jour	PO : 0,30 mg/kg/jour IV : 0,075 à 0,100 mg/kg/jour	PO : 0,03 à 0,05 mg/kg/jour IV : 0,10 à 0,30 mg/kg/jour (cible : 15 à 25 ng/ml)
Adaptation en post-transplantation	Possible réduction initiale de la posologie et réadaptation ultérieure Possible arrêt des autres traitements immunosuppresseurs		
Traitement du rejet	Augmentation de la posologie, adjonction de corticoïdes, cures d'anticorps mono- ou polyclonaux		

Contre-indications
Hypersensibilité connue aux macrolides
Hypersensibilité connue à l'huile de ricin polyoxyéthylénée (formes injectables)
Vaccins vivants atténués

Propriétés

- Macrolide immunosuppresseur très puissant, inhibant les lymphocytes cytotoxiques qui sont responsables du rejet du greffon, efficace chez des patients ayant un rejet aigu ou chronique de greffe rénale ou hépatique
- Biodisponibilité ≤ 20 % réduite par les aliments riches en graisses, forte fixation aux protéines plasmatiques (99 %), métabolisation hépatique importante par le cytochrome P450 3A4, élimination biliaire, demi-vie de 17,6 heures

Indications

- Traitement préventif du rejet du greffon au décours de la transplantation rénale, hépatique et cardiaque
- Traitement curatif du rejet de l'allogreffe, résistant à un traitement par d'autres traitements immunosuppresseurs (transplantation rénale, hépatique, cardiaque, pulmonaire, pancréatique, intestinale)

Effets indésirables (assez voisins de ceux de la ciclosporine)

- Néphrotoxicité : insuffisance rénale aiguë précoce et réversible, ou insuffisance rénale chronique progressive (surtout après transplantation rénale)
- Neurotoxicité (sévère dans 5-8 % des cas) : tremblements, céphalées, paresthésies, agitation, anxiété, insomnie, cauchemars, somnolence, vertiges, confusion mentale, dépression, convulsions, myoclonies, neuropathies, troubles visuels et auditifs
- Hyperglycémie (40 %) voire diabète, HTA (40 %), tachycardie, œdèmes, insuffisance cardiaque, troubles du rythme, diarrhée, nausées, arthralgies, myalgies, asthénie, fièvre, éruptions, alopécie, hirsutisme, hyperkaliémie, hyperuricémie, anémie, leucopénie, thrombopénie, élévation des transaminases, risque d'infections et de pseudolymphomes
- Risque accru de syndromes lymphoprolifératifs
- Formes injectables : possibilité de réaction anaphylactique à l'excipient

Précautions d'emploi

- Surveillance spécialisée avec dosages réguliers de créatininémie, kaliémie, natrémie, glycémie, bilirubine, transaminases, phosphatases alcalines, gamma GT, TP, TCA, NFS, surveillance clinique et neurologique, de la TA, de l'ECG, de l'acuité visuelle, et surveillance régulière des taux sanguins résiduels efficaces = 5 à 15 ng/ml sur sang total
- Insuffisance hépatique ou cholestase → réduire la posologie
- Risque de rejet ou d'augmentation des effets indésirables en cas de changement de formulation (libération immédiate ou prolongée) nécessitant une surveillance biologique accrue
- Grossesse : utilisation possible s'il n'existe pas d'alternative. Allaitement déconseillé

Interactions médicamenteuses (nombreuses)

- **Tous les inducteurs et inhibiteurs enzymatiques** modifient le taux de tacrolimus
- ***Associations contre-indiquées*** : ciclosporine (administrer 12 à 24 heures, voire plus, après la dernière prise de ciclosporine), kétoconazole, millepertuis
- ***Associations déconseillées*** : diurétiques hyperkaliémiants et apport de potassium, itraconazole, macrolides, melphalan, jus de pamplemousse
- *Associations à utiliser avec précaution* : azathioprine, fluconazole, danazol, *inducteurs ou inhibiteurs enzymatiques hépatiques*, nicardipine, antiprotéases, efavirenz, névirapine, jus de pamplemousse
- *Associations à prendre en compte* : aminosides, amphotéricine B en IV, AINS
- *Risque d'immunodépression excessive et de pseudo-lymphomes* avec les globulines antilymphocytaires et les cytostatiques

Immunosuppresseurs (III) : Inhibiteurs des lymphocytes T (III)

Basiliximab *Liste I-Réservé aux hôpitaux-Coll*

SIMULECT *Conserver de + 2 °C à + 8 °C*	1 fl. 10 mg + solvant (pouvant être injecté en bolus ou en perfusion IV) 1 fl. 20 mg + solvant (diluer dans 50 ml de soluté salé ou glucosé isotonique)	Perfusion IV (20-30 minutes) : A. et E. > 35 kg : 20 mg dans les 2 heures avant transplantation, puis 4 jours plus tard E. 1 à 17 ans : demi-doses

Contre-indications
Grossesse et allaitement Vaccins vivants atténués

Propriétés

- Anticorps monoclonal chimérique murin-humain dirigé contre la chaîne alpha du récepteur de l'interleukine-2 (antigène CD25) exprimé à la surface des lymphocytes T en réponse à une stimulation antigénique : en bloquant ce récepteur, le basiliximab empêche la liaison de l'interleukine-2 à ce récepteur, et donc son activité biologique
- Ce produit réduit de 15 %, en valeur absolue, le nombre de patients ayant un épisode de rejet aigu nécessitant un traitement curatif en milieu hospitalier dans les 6 mois qui suivent la transplantation rénale
- Il a l'intérêt, par rapport aux autres produits d'indication identique, d'une administration plus simple (2 perfusions courtes, au lieu de 5 avec le daclizumab ou de 1 perfusion quotidienne pendant 1 à 3 semaines avec les immunoglobulines antilymphocytes)

Indications

- Prévention du rejet aigu après transplantation rénale allogénique *de novo* chez l'adulte et l'enfant :
  - En association à la ciclosporine (microémulsion) et aux corticoïdes, chez les patients ayant moins de 80 % d'alloréactivité vis-à-vis des antigènes HLA du panel
  - Ou en association à une trithérapie d'entretien comprenant de la ciclosporine (microémulsion), des corticoïdes et de l'azathioprine ou du mycophénolate mofetil
  - ***NDR*** : traitement non validé en transplantation cardiaque

Effets indésirables

- Réactions anaphylactiques rares (< 1 ‰) mais parfois graves, survenant dans les 24 heures → arrêt définitif du traitement
- Constipation, infection urinaire, douleurs, nausées, œdèmes périphériques, hypertension, céphalées, anémie, hyperkaliémie (risque accru si insuffisance rénale chronique)
- Risque accru de syndromes lymphoprolifératifs et d'infections opportunistes, non quantifié à ce jour

Précautions d'emploi

- Administrer sous surveillance médicale spécialisée, avec disposition immédiate des médicaments nécessaires au traitement de réactions anaphylactiques
- Femme : utiliser une contraception efficace poursuivie 2 mois après l'arrêt du traitement

Immunosuppresseurs (IV) : Inhibiteurs des lymphocytes T (IV)

Bélatacept *Liste I-Réservé à l'usage hospitalier*

NULOJIX	Fl. 250 mg Poudre pour sol. à diluer	A. à J1, J5, J14, J28, S8 et S12 : perfusion **IV** 10 mg/kg puis 5 mg/kg toutes les 4 semaines

Contre-indications

Patients transplantés séronégatifs ou de statut inconnu pour EBV
Vaccins vivants atténués

Propriétés

- Protéine de fusion constituée d'un fragment de l'antigène 4 cytotoxique humain associé au lymphocyte T (CTLA4) lié à une immunoglobuline G1 humaine (IgG1), qui se lie aux récepteurs CD80 et CD86 en bloquant la stimulation et l'activation des lymphocytes T
- Après plusieurs perfusions IV de 5 à 10 mg/kg, la valeur de distribution est de 0,12 l/kg et la demi-vie de 9 jours. L'état d'équilibre est obtenu à la semaine 8 en phase initiale, et au mois 6 en phase de maintenance

Indications

- Prévention du rejet du greffon chez les adultes recevant une transplantation rénale, en association aux corticoïdes et à l'acide mycophénolique. Pour l'induction thérapeutique, l'adjonction d'un antagoniste des récepteurs de l'interleukine 2 (IL-2) est recommandée

Effets indésirables

- Très fréquents (> 10 %) : infections urinaires et bronchiques, infection à CMV, insomnie, céphalées, anxiété, hyper- ou hypotension, troubles digestifs, fièvre, arthralgies, œdèmes, dysfonction du greffon, anémie, leucopénie, troubles ioniques
- Fréquents (de 1 à 10 %) : infections virales, bactériennes et fongiques variées, syndrome cushingoïde, variations pondérales, diabète, dépression, tremblements, paresthésies, troubles de la vision, vertiges, acouphènes, manifestations cardio-vasculaires et respiratoires, lésions cutanées, troubles urinaires, fatigue, carcinomes cutanés, anomalies de l'hémogramme, hypogammaglobulinémie, hépatite, manifestations auto-immunes
- Rares (< 1 %) : insuffisance surrénale, manifestations neurologiques, rétinite, infarctus, détresse repiratoire aiguë, troubles gastro-intestinaux, complications rénales, pancréatite, hyperkaliémie
- Risque accru de syndromes lymphoprolifératifs post-transplantation et de tumeurs malignes, y compris cancers de la peau

Précautions d'emploi

- Une prémédication des patients n'est pas nécessaire mais des réactions allergiques liées à la perfusion sont possibles → arrêt immédiat
- Une décroissance très progressive des corticoïdes est recommandée (risque de rejet)
- Insuffisance rénale ou dialyse : aucun ajustement posologique n'est recommandé
- Grossesse et allaitement : utilisation déconseillée
- Aucune étude d'interaction n'a été réalisée

Immunosuppresseurs (V) : Inhibiteurs des lymphocytes B et T

Mycophénolate mofétil, Formes orales[G]

Liste I-100 %-Coll-Prescription initiale hospitalière (+ guide + formulaire d'accord de soins)

CELLCEPT Mycophénolate mofétil *Conserver à l'abri de la lumière et à moins de + 30 °C*	100 gél. 250 mg 50 cp. 500 mg	A. 1 g à 1,5 g × 2 fois/jour *en dehors des repas* (1)
CELLCEPT 1 g/5 ml (2) Mycophénolate mofétil *Conserver à l'abri de la lumière et à moins de + 30 °C*	Fl. de 110 g de poudre à reconstituer avec de l'eau purifiée (= 1 g/5 ml de suspension buvable)	E. de 2 à 18 ans : 600 mg/m² × 2 fois/jour (sans dépasser 2 g/jour) *en dehors des repas*
MYFORTIC Mycophénolate sodique *Conserver à l'abri de la lumière et à moins de + 30 °C*	120 cp. 180 mg 120 cp. 360 mg	A. 720 mg × 2 fois/jour *en dehors des repas* (3)

1. *Transplantation rénale* : posologie recommandée de 750 mg (surface corporelle : 1,25-1,5 m²) à 1 g (surface corporelle > 1,5 m²) × 2 fois/jour, à débuter dans les 72 heures après la greffe.
Transplantation cardiaque : posologie recommandée de 1,5 g × 2 fois/jour, à débuter dans les 5 jours après la greffe.
Transplantation hépatique : posologie recommandée de 1,5 g × 2 fois/jour, à débuter dans les 4 jours après la greffe.
2. Présentation spécialement adaptée en pédiatrie en cas de transplantation rénale.
3. Sel ayant une AMM dans les allogreffes rénales (bioéquivalence : 720 mg de mycophénolate sodique = 1 000 mg de mycophénolate mofétil).

Mycophénolate mofétil, Formes injectables[G]

Liste I-Réservé aux hôpitaux-Coll

CELLCEPT Injectable Mycophénolate mofétil *Conserver à moins de + 30 °C*	4 fl. 500 mg de poudre à diluer dans du G5	Perfusion IV en 2 heures : A. 1 g × 2 fois/jour (4)

4. Alternative aux formes orales dans les allogreffes rénales ou hépatiques, à utiliser après dilution (reconstituer chaque flacon avec 14 ml de G5, puis diluer 2 flacons ainsi reconstitués dans 140 ml de G5 pour obtenir une concentration finale de 6 mg/ml).
La dose recommandée chez les transplantés rénaux est de 1 g × 2 fois/jour, soit une dose quotidienne de 2 g, en débutant le traitement dans les 24 heures suivant la greffe.
La dose recommandée chez les transplantés hépatiques est de 1 g × 2 fois/jour, soit une dose quotidienne de 2 g, administrée pendant les 4 premiers jours suivant la greffe avec relais par voie orale dès qu'elle est possible.

L'acide mycophénolique est un AGENT TÉRATOGÈNE MAJEUR chez l'être humain (50 % d'avortements spontanés et 25 % de malformations congénitales chez les nouveaux-nés vivants). Chez la femme, une contraception efficace obligatoire doit être maintenue jusqu'à 6 mois après l'arrêt du traitement. Chez l'homme, par prudence, une contraception identique est recommandée.

Contre-indications
Allergie au polysorbate 80 (pour les formes injectables) Grossesse, allaitement, vaccins vivants atténués

Propriétés

- Immunosuppresseur inhibant la prolifération des lymphocytes B et T, par inhibition, sans être incorporé à l'ADN, de la synthèse *de novo* des nucléotides guanosine (inhibiteur sélectif, non compétitif et réversible de l'inosine monophosphate déshydrogénase)
- Absorption rapide (Cmax réduite de 40 % par les aliments), biotransformation en métabolite actif lié à 97 % à l'albumine, cycle entéro-hépatique, métabolisé en glycuronide phénolique inactif éliminé dans les urines, passage transplacentaire et dans le lait

Indications

- Prévention des rejets aigus d'organe chez les patients ayant bénéficié d'une allogreffe rénale, cardiaque ou hépatique, en association à la ciclosporine et aux corticoïdes

Effets indésirables

- Troubles hématologiques (> 10 %) : neutropénie (sévère soit < 500/µl dans 0,5 % des cas), anémie, thrombopénie, érythroblastopénie (→ diminution ou arrêt du traitement)
- Troubles digestifs (> 10 %) : diarrhée, nausées et vomissements, constipation, dyspepsie, candidose, ulcère, plus rarement hémorragie ou perforation gastro-intestinales
- Infections (> 10 %) : infections généralisées, pneumonie, infection urinaire, infections à CMV, herpès, zona, candidoses
- Fréquents (1 à 10 %) : syndrome pseudo-grippal, céphalées, douleurs, vertiges, insomnie, somnolence, convulsions, hypertonie, syndrome myasthénique, paresthésies, tremblements, hypertension artérielle, tachycardie, pleurésie, œdèmes, élévation de la créatininémie, hématurie, protéinurie, nécrose tubulaire, dyskaliémies, élévation des transaminases, hyperglycémie, hypophosphorémie, hyperlipidémie, acné, prurit, rashs cutanés, hypogammaglobulinémie, infections récurrentes et bronchectasies, pneumopathie interstitielle
- Risque accru de lymphomes et autres tumeurs malignes, notamment cutanées (éviter l'exposition aux UV) et de leucoencéphalopathie multifocale progressive (LEMP)

Précautions d'emploi et interactions médicamenteuses

- Surveillance spécialisée, clinique et biologique, avec notamment NFS hebdomadaire le premier mois, puis tous les 15 jours pendant 2 mois, puis chaque mois → faire un diagnostic étiologique et si besoin arrêter le traitement si neutrophiles < $1{,}3 \times 10^3$/µl
- Utiliser avec prudence en cas d'affection active grave du tube digestif
- Insuffisance rénale sévère (clcr < 25 ml/min) → ne pas dépasser les doses indiquées
- Insuffisance hépatique : aucune adaptation nécessaire
- En cas d'hypogammaglobulinémie, nécessité d'une prise en charge appropriée
- La posologie efficace est appréciée individuellement sur l'évolution clinico-biologique. Cependant la concentration résiduelle sur sang total, 12 heures après la dernière prise, peut être utile : comprise entre 5 et 20 ng/ml, elle ne doit pas dépasser 20 ng/ml
- Grossesse : risque important (*cf.* note ci-contre) → test de grossesse préalable, contraception efficace et consultation immédiate si grossesse mais pas d'arrêt spontané du traitement
- ***Associations déconseillées*** : azathioprine
- *Associations à utiliser avec précaution* : aciclovir et probénécide, ganciclovir et cotrimoxazole, cholestyramine (réduction du cycle entéro-hépatique du produit), antiacides
- *Associations à prendre en compte* (surveillance de la concentration sérique et adaptation de la posologie) : rifampicine, sirolimus

Immunosuppresseurs (VI) : Inhibiteurs des lymphocytes B

Belimumab *Liste I-65 %-Coll-Prescription hospitalière réservée aux spécialistes en dermatologie, en médecine interne, en néphrologie et en rhumatologie*

BENLYSTA	Fl. 5 ml/120 mg Fl. 20 ml/400 mg Poudre pour perfusion	A. et E. ≥ 5 ans : 10 mg/kg à J0, J14 et J28 puis toutes les 4 semaines en perfusion d'une heure après prémédication anti-H1
	1 ou 4 stylos préremplis de 1 ml = 200 mg	A. 200 mg × 1 fois/semaine par voie SC (1)

1. Les sites recommandés sont l'abdomen et la cuisse, en changeant régulièrement le point d'injection.

Propriétés

- Anticorps monoclonal humain de type IgG1λ contre la protéine Blys bloquant la liaison aux récepteurs des lymphocytes B, ce qui inhibe leur différenciation en plasmocytes → normalisation du taux d'IgG (50 %), négativation des anticorps anti-ADN natif (16 %) et correction des taux bas de C3 et C4 (40 %) chez les malades lupiques
- Après perfusion IV, le volume de distribution est de 5,3/l puis dégradation peptidique par des enzymes protéolytiques ubiquitaires avec demi-vie terminale de 19 jours

Indications (en association au traitement habituel)

- Lupus érythémateux systémique actif chez l'adulte et l'enfant ≥ 5 ans avec présence d'auto-anticorps et activité de la maladie élevée malgré un traitement standard

Effets indésirables

- Très fréquents (> 10 %) : *réactions liées à la perfusion* : bradycardie, myalgies, céphalées, urticaire, fièvre, vertiges, arthralgies ou *réactions d'hypersensibilité* : hypotension, angiœdème, dyspnée, nécessitant une prémédication avec un anti-histaminique, une surveillance étroite et l'interruption de la perfusion en cas de réaction sévère (1 %); *infections* : bronchite, gastro-entérite, cystite, rhinopharyngite, et *troubles digestifs* : nausées, vomissements et diarrhée
- Fréquents (1 à 10 %) : dépression, insomnie, migraine, douleurs des extrémités, fièvre, leucopénie
- Rares (< 1 %) : rash, urticaire, réaction anaphylactique

Précautions d'emploi

- Utilisation non étudiée et non recommandée en cas d'atteinte neurologique centrale sévère et active, de néphropathie sévère, d'infection par le VIH, le VHB ou le VHC, d'hypogammaglobulinémie (IgG < 4 g/l) ou de déficit en IgA (< 100 mg/l)
- L'association avec d'autres traitements ciblant les lymphocytes B ou le cyclophosphamide n'a pas été étudiée
- Prudence en cas d'infections récurrentes ou en cas d'antécédent de cancer
- Pas de vaccins vivants dans les 30 jours précédant l'administration
- Insuffisance rénale ou hépatique : pas d'ajustement posologique
- La tolérance et l'efficacité n'ont pas été étudiées avant l'âge de 18 ans
- Grossesse et allaitement : utilisation non recommandée
- Aucune étude d'interaction n'a été réalisée

Immunosuppresseurs (VII) : Immunoglobulines antilymphocytaires

Sérum antilymphocytaire de lapin[G] (1) *Liste I-Réservé aux hôpitaux*

THYMOGLOBULINE *Conserver de + 2 °C à + 8 °C*	1 fl. poudre pour sol. à 5 mg/ml d'IgG (25 mg/flacon)	*Prophylaxie du rejet* (2) *Rejet du greffon* : 1,5 mg/kg/jour × 3 à 14 jours *Prévention GVH* : 2,5 à 5 mg/kg/jour × 3 à 4 jours *Aplasie* : 2,5 à 3,5 mg/kg/jour × 5 jours

1. Perfusion continue sur 8 à 12 heures, sur cathéter central (dilution dans du soluté salé isotonique), après injection d'un antihistaminique et en association avec un corticoïde.
2. Posologie : 1 à 1,5 mg/kg/jour × 2 à 5 jours (transplantation cardiaque) ou 2 à 9 jours (transplantation rénale, pancréatique, hépatique).

Contre-indications

Infections virales évolutives ou infections sévères dues à des germes à parasitisme intracellulaire facultatif

Vaccins vivants atténués

Propriétés

- Solutions purifiées d'immunoglobulines à activité antilymphocytaire, obtenues par immunisation de lapins avec des lymphocytes humains entraînant une lymphopénie profonde et une suppression des réactions d'hypersensibilité retardée

Indications

- Traitement préventif et curatif du rejet du greffon en transplantation d'organe
- Traitement préventif et curatif de la réaction aiguë et chronique du greffon contre l'hôte
- Traitement curatif de certaines aplasies médullaires graves et rebelles

Effets indésirables

- Réactions allergiques immédiates : fièvre, urticaire, éruptions, arthralgies, voire choc anaphylactique (imposant l'arrêt immédiat et définitif du traitement)
- Possibilité de maladie sérique entre le 8e et le 14e jour (10 à 30 % des cas) avec fièvre, urticaire, arthralgies, leucocytose, thrombopénie
- *Réactions locales* : douleurs, érythème et œdème au point d'injection
- Leuconeutropénie, thrombopénie

Précautions d'emploi et interactions médicamenteuses

- À utiliser uniquement en milieu hospitalier avec un antihistaminique 1 heure avant la perfusion et des corticoïdes pendant celle-ci
- Surveillance médicale pendant la perfusion → arrêt immédiat et définitif du traitement en cas de réaction allergique
- Surveillance hématologique quotidienne poursuivie pendant les 2 semaines suivantes
- Grossesse et allaitement : innocuité non établie
- *Associations à prendre en compte* : ciclosporine et tacrolimus (risque d'immunodépression excessive et pseudo-lymphomes)
- Ne pas transfuser simultanément du sang ou des dérivés du sang
- Ne pas mélanger avec un autre soluté injectable, notamment lipidique

Immunosuppresseurs (VIII) : Inhibiteurs de la mTOR (I)

Sirolimus ou Rapamycine *Liste I-100 %-Coll-Prescription initiale hospitalière*

RAPAMUNE *Conserver de + 2 °C à + 8 °C et à l'abri de la lumière pour la solution buvable uniquement*	30 cp. 0,5 mg, 1 mg ou 2 mg Sol. buv. : 60 ml à 1 mg/ml + 30 seringues doseuses graduées	En 1 prise par jour, avec au moins 60 ml d'eau ou de jus d'orange, 4 heures après la ciclosporine : A. Posologie ci-dessous (1)

1. Traitement à prescription initiale hospitalière de 6 mois, réservé aux médecins ayant l'expérience des traitements immunodépresseurs dans le cadre des transplantations d'organes et ayant accès au suivi thérapeutique des concentrations sanguines du produit.
   Traitement d'initiation (pendant les 2 à 3 mois après la transplantation) :
   Dose de charge de 6 mg dès que possible après la transplantation, puis 2 mg/jour (posologie adaptée ensuite pour obtenir une concentration sanguine résiduelle de 4 à 12 ng/ml).
   Traitement d'entretien :
   La ciclosporine doit être progressivement supprimée sur une période de 4 à 8 semaines et la posologie du sirolimus doit alors être ajustée pour obtenir une concentration sanguine résiduelle comprise entre 12 et 20 ng/ml.
   Chez les sujets pour lesquels l'arrêt de la ciclosporine est un échec ou ne peut être envisagée, l'association de sirolimus et de ciclosporine ne doit pas être poursuivie au-delà de 3 mois après la transplantation.
   Insuffisance rénale et sujets ≥ 65 ans : aucune adaptation posologique n'est nécessaire.
   Insuffisance hépatique légère à modérée (classes A et B de Child-Pugh) : surveiller étroitement les concentrations sanguines résiduelles du sirolimus.
   Insuffisance hépatique sévère (classe C de Child-Pugh) : utilisation non évaluée.

Contre-indications
Vaccins vivants atténués

Propriétés

- Immunosuppresseur agissant par un mécanisme différent de celui de la ciclosporine et du tacrolimus (inhibition de la mTOR avec blocage de la prolifération des lymphocytes T induite par l'interleukine-2)
- Absorption digestive faible (biodisponibilité = 14 %), métabolisation importante par le CYP 3A4, élimination fécale essentiellement (≥ 91 %), demi-vie d'élimination terminale de 62 ± 16 heures, passage transplacentaire et dans le lait maternel

Indications

- Prévention du rejet d'organe chez les patients présentant un risque immunologique faible à modéré recevant une transplantation rénale (en association avec corticoïdes et ciclosporine pendant 2 à 3 mois, puis avec corticoïdes seuls si la ciclosporine peut être arrêtée progressivement)
- Lymphangioléiomyomatose sporadique avec atteinte pulmonaire modérée ou détérioration de la fonction pulmonaire

Effets indésirables (nombreux et très fréquents)

- Très fréquents (≥ 10 %) : hypercholestérolémie et hypertriglycéridémie (50 %), thrombopénie, hypokaliémie, anémie, élévation de la LDH, diarrhée, douleurs abdominales, arthralgies, infections urinaires, acné, lymphocèle
- Fréquents (1 à 10 %) : anomalies des enzymes hépatiques, leucopénie, infections fongiques, virales et bactériennes (en particulier risque accru de tuberculose), stomatite, aphtose, épistaxis, tachycardie, ostéonécrose aseptique, éruptions cutanées, purpura thrombotique thrombocytopénique, syndrome hémolytique et urémique, œdèmes, cicatrisation anormale
- Rares (< 1 %) : angiœdème, pancréatite, pneumonie interstitielle, diabète, œdèmes périphériques, ascite, épanchements pleuraux et/ou péricardiques, œdème papillaire, neuropathie optique
- Lymphomes et autres tumeurs malignes, en particulier cutanées

Précautions d'emploi

- Surveillance des taux plasmatiques au début du traitement et 5 à 7 jours après chaque changement de posologie, renforcée en cas d'insuffisance hépatique, réduction ou arrêt de la ciclosporine, introduction ou arrêt d'inducteurs ou inhibiteurs enzymatiques
- Surveillance de la NFS, des lipides sanguins (traitement hypolipidémiant éventuel), des tests fonctionnels hépatiques, de la kaliémie (et de la TA et de la fonction rénale tant que la ciclosporine est associée)
- Éviter l'exposition solaire ou aux UV
- Prophylaxie des pneumonies à *Pneumocystis carinii* (pendant les 12 premiers mois) et des infections à CMV (pendant les 3 premiers mois)
- Grossesse et allaitement : utilisation déconseillée (innocuité non établie)

Interactions médicamenteuses (métabolisation par le CYP 3A4 et substrat de la PgP)

- ***Associations déconseillées*** : inducteurs et inhibiteurs puissants du CYP 3A4 (voir ce terme), jus de pamplemousse, millepertuis
- Exemples de risque de surdosage : ciclosporine (en administration concomitante), kétoconazole, voriconazole, diltiazem, vérapamil
- Exemples de risque de sous-dosage : rifampicine, carbamazépine
- *Associations à utiliser avec précaution* : inducteurs et inhibiteurs modérés du CYP 3A4
- *Associations à prendre en compte* : ciclosporine (administrer le sirolimus 4 heures après)

Immunosuppresseurs (IX) : Inhibiteurs de la mTOR (II)

Évérolimus[G] *Liste I-100 %-Coll-Prescription initiale hospitalière de 6 mois*

CERTICAN *Conserver à l'abri de la lumière et de l'humidité*	60 cp. oro-dispersibles à 0,1 mg ou 0,25 mg 60 cp. à 0,25 mg, 0,50 mg, 0,75 mg ou 1 mg	A. 0,75 mg × 2 fois/jour puis adaptation selon les taux plasmatiques (1) et (2)

1. Traitement à prescription initiale hospitalière de 6 mois, réservé aux médecins ayant l'expérience des traitements immunodépresseurs dans le cadre des transplantations d'organes et ayant accès au suivi thérapeutique des concentrations sanguines du produit.
   La Cmax et l'AUC sont réduites respectivement de 60 % et 16 % par un repas riche en graisses, ce médicament devra donc être ingéré *soit toujours à un repas, soit toujours en dehors des repas.*
   La posologie initiale (0,75 mg × 2 fois/jour à débuter le plus tôt possible après la transplantation) sera ajustée à intervalles de 4 à 5 jours en fonction des concentrations sanguines, de la tolérance, de la réponse individuelle, des modifications des médicaments associés et de la situation clinique.
   Les concentrations sanguines résiduelles optimales doivent être ≥ 3 ng/ml, la limite supérieure de la fourchette thérapeutique étant de 8 ng/ml.
   Insuffisance rénale et sujets ≥ 65 ans : aucune adaptation posologique n'est nécessaire.
   Insuffisance hépatique légère à modérée (classes A et B de Child-Pugh) : réduire la posologie de moitié si existent deux des critères suivants (bilirubine > 34 µmol/l, albumine < 35 g/l, TP < 45 %).
   Insuffisance hépatique sévère (classe C de Child-Pugh) : utilisation non évaluée.
   La posologie de la ciclosporine doit être progressivement réduite après le premier mois suivant la transplantation et celle de l'évérolimus doit être ajustée pour obtenir une concentration sanguine résiduelle ≥ 3 ng/ml (3 à 8 ng/ml).
2. Dans la transplantation hépatique, la posologie est de 1 mg × 2 fois/jour, la dose initiale devant être administrée environ 4 semaines après la transplantation.

Contre-indications
Vaccins vivants atténués

Propriétés

- Immunosuppresseur agissant par inhibition de la mTOR avec blocage de la prolifération des lymphocytes T induite par l'interleukine-2
- Absorption digestive réduite par les aliments riches en graisses, fixation à 74 % aux protéines plasmatiques, métabolisation hépatique par le CYP 3A4 et la glycoprotéine P, élimination fécale essentiellement (80 %) sous forme de métabolites, demi-vie terminale de 28 ± 7 heures, passage transplacentaire et dans le lait maternel

Indications

- Prévention du rejet d'organe chez les patients présentant un risque immunologique faible à modéré recevant une allogreffe rénale ou cardiaque (en association avec de la ciclosporine sous forme de microémulsion et des corticoïdes)
- Prévention du rejet dans la transplantation hépatique, en association avec du tacrolimus et des corticoïdes

Effets indésirables

- Très fréquents (≥ 10 %) : hypercholestérolémie et hypertriglycéridémie, leucopénie
- Fréquents (1 à 10 %) : infections fongiques, virales et bactériennes, anémie, thrombopénie, purpura thrombotique thrombocytopénique, troubles de la coagulation, syndrome hémolytique et urémique, accident thrombo-embolique veineux, hypertension, œdème, acné, retard de cicatrisation post-opératoire, douleurs abdominales, diarrhée, vomissements, douleurs, infections urinaires, lymphocèle
- Rares (< 1 %) : pneumopathie, infections des plaies, hémolyse, hémorragie digestive, myalgies, élévation des enzymes hépatiques, hépatite, éruptions cutanées, nécrose tubulaire rénale, hypogonadisme masculin, œdème papillaire, neuropathie optique
- Lymphomes, autres tumeurs malignes notamment cutanées

Précautions d'emploi

- Surveillance des taux plasmatiques au début du traitement et 5 à 7 jours après chaque changement de posologie, renforcée en cas d'insuffisance hépatique, réduction ou arrêt de la ciclosporine, introduction ou arrêt d'inducteurs ou inhibiteurs enzymatiques
- Surveillance de la NFS, des lipides sanguins, des enzymes hépatiques, de la kaliémie (et de la TA et de la fonction rénale si ciclosporine associée)
- Éviter l'exposition solaire ou aux UV
- Prophylaxie des pneumonies à *Pneumocystis carinii* (pendant les 12 premiers mois) et des infections à CMV (pendant les 3 premiers mois)
- Grossesse et allaitement : utilisation déconseillée (innocuité non établie)

Interactions médicamenteuses (l'évérolimus est principalement métabolisé par le CYP 3A4 ; il est également un substrat de la PgP)

- ***Associations déconseillées*** : inducteurs et inhibiteurs puissants du CYP 3A4 (voir ce terme), jus de pamplemousse, millepertuis
- Exemples de risque de surdosage : ciclosporine, fluconazole, érythromycine, diltiazem
- Exemples de risque de sous-dosage : rifampicine, carbamazépine, phénobarbital, phénytoïne
- *Associations à utiliser avec précaution* : inducteurs et inhibiteurs modérés du CYP 3A4, substrats des CYP 3A4 et 2D6 (voir ces termes)
- *Association à prendre en compte* : ciclosporine (espacer les prises orales des produits)

Immunosuppresseurs (X) : Analogue purinique

Azathioprine[G] *Liste I-100 %-Coll*

IMUREL	50 cp. 25 mg ou 50 mg (comprimés pelliculés non sécables, à ne pas briser) Fl. 50 mg pour injections IV (1)	*Transplantation d'organes* : 1 à 3 mg/kg/jour sans dépasser 150 mg/jour (2) *pendant les repas* (3) *Maladies auto-immunes* : jusqu'à 3 mg/kg/jour en traitement d'attaque puis 1 à 3 mg/kg/jour en 1 à 3 prises *pendant les repas* (3) *Hépatite chronique active* : en 1 à 3 prises *pendant les repas* (3) 1 à 1,5 mg/kg/jour

1. Les formes injectables (réservées aux hôpitaux) ne doivent être utilisées que lorsque la voie orale est impossible (la posologie est identique par voie orale ou intraveineuse).
   Mode d'emploi : diluer le contenu de chaque flacon dans 5 à 15 ml d'eau ppi, puis ajouter dans 20 à 200 ml de soluté salé isotonique et injecter de préférence par cathéter central (solution irritante).
2. Posologie adaptée à la réponse clinique et à la tolérance hématologique.
3. Prendre les comprimés au cours des repas (meilleure tolérance digestive), à avaler avec un verre d'eau sans croquer, ni mâcher, ni écraser.

Contre-indications

Hypersensibilité connue au produit ou à un médicament de la classe des imidazolés
Certaines associations médicamenteuses (*cf.* Interactions)
Vaccins vivants atténués

Propriétés

- Immunosuppresseur à action cytotoxique (thiopurine) de la famille des analogues des bases puriques (dérivé nitro-imidazolé de la mercaptopurine), agissant principalement sur les lymphocytes T mais aussi sur l'ensemble des cellules hématopoïétiques, ayant un effet antiprolifératif inférieur à celui du cyclophosphamide et donc une toxicité moindre
- Absorption digestive rapide et complète, transformation en mercaptopurine et dérivé imidazole, dégradation par la xanthine-oxydase, élimination urinaire en majeure partie sous forme d'acide thio-urique inactif mais qui garde une toxicité hématopoïétique

Indications

- Prévention du rejet du greffon dans la transplantation d'organes, en association avec une corticothérapie ou d'autres agents immunosuppresseurs
- Maladies auto-immunes dans les formes sévères et en cas de corticodépendance ou corticorésistance : lupus érythémateux disséminé, polyarthrite rhumatoïde sévère, hépatite auto-immune, purpura thrombopénique idiopathique, anémie hémolytique auto-immune, dermatomyosite, polymyosite, vascularites systémiques (sauf étiologie virale), granulomatose avec polyangéite, dermatoses bulleuses auto-immunes, maladie de Crohn et rectolite hémorragique

Effets indésirables (tolérance relativement bonne à une posologie ≤ 2,5 mg/kg/jour)

- Nausées en début de traitement (prendre les comprimés en fin de repas)
- Toxicité hématologique (rare), parfois sévère et favorisée par des mutations génétiques affectant la biotransformation (TPMT) : essentiellement leucopénie (réversible lors de la réduction de la posologie), plus rarement thrombopénie et/ou anémie, agranulocytose
- Rares : fièvre et/ou éruptions cutanées allergiques imposant l'arrêt, vomissements, diarrhée, myalgies, chute de cheveux généralement modérée, hépatite cholestatique, pancréatite
- Risque d'infections opportunistes chez les patients transplantés traités par azothioprine en association avec d'autres immunosuppresseurs
- Risque × 2 à 3 de tumeurs malignes lymphoréticulaires et épithéliales → analyse soigneuse du rapport bénéfice/risque et contraception jusqu'à 3 mois après l'arrêt

Précautions d'emploi et interactions médicamenteuses

- Surveiller l'hémogramme régulièrement → diminution de la posologie ou arrêt en cas de leucopénie < 2 500/mm^3 ou de thrombopénie < 130 000/mm^3
- Examen régulier de la peau, en évitant toute exposition solaire pendant le traitement (fréquence accrue des cancers cutanés chez les transplantés)
- Diminuer la posologie en cas d'insuffisance hépatique ou rénale, et d'association avec les hypo-uricémiants type allopurinol ou tisopurine
- Grossesse : pas de risque malformatif accru mais possible retard de croissance, accouchement prématuré et/ou faible poids de naissance, infection materno-fœtale en particulier chez les malades porteurs de maladies inflammatoires intestinales et traitées par anti-TNFα
- Nouveaux-nés exposés au cours de la grossesse : différer les vaccins vivants atténués après 6 mois
- ***Associations contre-indiquées*** : vaccins vivants, thérapeutiques myélotoxiques, allopurinol
- ***Associations déconseillées*** : phénytoïne et fosfophénytoïne, mycophénolate mofétil
- *Associations à prendre en compte* : ciclosporine et tacrolimus (risque d'immunodépression excessive et de lymphoprolifération) ; AVK (diminution d'efficacité) ; aminosalycilates et dérivés, cytostatiques (effets additifs sur l'hématopoïèse), ribavirine (risque de pancytopénie)

Inhibiteurs du TNF-alpha ou Anti-TNF-alpha (I)

Adalimumab[BS] *Liste I-65 %-Coll-Prescription initiale hospitalière spécialisée*

AMGEVITA *Conserver de + 2 °C à + 8 °C* HULIO HUMIRA HYRIMOZ IDACIO IMRALDI	2 seringues préremplies 2 stylos préremplis dosés à 40 mg/0,4 ml ou 80 mg/0,8 ml 3 stylos préremplis dosés à 80 mg/0,8 ml 2 seringues 20 mg/0,2 ml	A. et E. ≥ 13 ans : 40 mg SC tous les 15 jours (1) (auto-injection possible) E. ≥ 2 ans : – 10 à 30 kg : 20 mg/14 jours – ≥ 30 kg : 40 mg/14 jours

1. Dans l'uvéite ; 80 mg SC puis 40 mg/15 jours SC à débuter après une semaine.

Contre-indications

Tuberculose, infections opportunistes, infections aiguës ou chroniques, abcès
Insuffisance cardiaque congestive (NYHA classes III et IV), grossesse et allaitement

Propriétés

- Anticorps monoclonal humain recombinant dirigé contre le TNF-alpha
- Biodisponibilité de 64 %, demi-vie d'environ 15 jours, élimination lente (5 mois)

Indications

- Polyarthrite rhumatoïde et arthrite juvénile idiopathique polyarticulaire (âge > 2 ans), en association au méthotrexate ou d'emblée dans les formes sévères ou résistantes
- Spondyloarthrite axiale active sévère de l'adulte avec ou sans signes radiographiques mais avec signes objectifs d'inflammation et réponse inadéquate aux AINS
- Rhumatisme psoriasique actif et évolutif résistant à un traitement de fond
- Psoriasis en plaques sévère et résistant de l'adulte et de l'enfant > 4 ans
- Rectocolite hémorragique et maladie de Crohn actives modérées à sévères, de l'adulte et de l'enfant > 6 ans, n'ayant pas répondu aux traitements conventionnels bien conduits
- Hidrosadénite suppurée (maladie de Verneuil), résistante au traitement conventionnel
- Uvéite non infectieuse résistante, intermédiaire, postérieure ou panuvéite

Effets indésirables

- Très fréquents (20 %) : réactions au point d'injection (douleur, érythème, prurit)
- Fréquents (1-10 %) : asthénie, céphalées, vertiges, vomissements, diarrhée, infections, herpès, candidoses, syndrome pseudo-grippal, prurit, éruptions cutanées, anémie
- Rares (< 1 %) : tuberculose, réactions anaphylactiques, insomnie, somnolence, dépression, agitation, paresthésies, tremblements, troubles visuels, constipation, douleurs abdominales, arthralgies, myalgies, maladie de Dupuytren, leucopénie, thrombopénie, élévation des transaminases, de l'uricémie, de la LDH, des CPK, des PAL, hypokaliémie, hématurie, protéinurie, œdèmes, prise de poids, HTA, douleur thoracique, éruption pustuleuse psoriasique, lupus induit, neuropathie optique, cancers cutanés, lymphomes (MICI)

Précautions d'emploi et interactions médicamenteuses

- Administrer sous surveillance pour traitement de réactions anaphylactiques
- Surveillance des infections, en particulier de la tuberculose
- Une recherche préthérapeutique d'une infection par les VHB et VHC est recommandée
- Insuffisant hépatique ou rénal : absence d'études
- Femme : utiliser une contraception efficace poursuivie 5 mois au moins après l'arrêt
- *Associations déconseillées* : biothérapie, rifampicine, pyrazinamide, vaccin vivant atténué

Inhibiteurs du TNF-alpha ou Anti-TNF-alpha (II)

Étanercept[BS] *Liste I-65 %-Coll-Prescription initiale hospitalière spécialisée*

ENBREL *Conserver de + 2 °C à + 8 °C* BENEPALI ERELZI	4 seringues préremplies à 25 mg ou 50 mg 4 stylos préremplis (Myclic) à 25 mg ou 50 mg 4 fl. 10 mg ou 25 mg	Par voie **SC** : A. 25 mg × 2 fois/semaine ou 50 mg × 1 fois/semaine E. 0,4 mg/kg × 2 fois/semaine

Contre-indications

Tuberculose, infections opportunistes, autre infection aiguë ou chronique, abcès
Grossesse et allaitement

Propriétés

- Protéine de fusion du récepteur p75 du TNF-alpha couplé à un fragment d'IgG humaine, se liant au TNF-alpha et donc l'empêchant d'atteindre ses récepteurs membranaires, ayant une demi-vie d'élimination d'environ 115 heures

Indications

- Polyarthrite rhumatoïde et arthrite juvénile idiopathique polyarticulaire, en association au méthotrexate, soit en deuxième intention lorsque la réponse aux traitements de fond est inadéquate, soit d'emblée dans les formes sévères, actives et évolutives
- Spondyloarthrite axiale active sévère de l'adulte avec ou sans signes radiographiques mais avec signes objectifs d'inflammation et réponse inadéquate aux AINS
- Rhumatisme psoriasique actif et évolutif résistant à un traitement de fond
- Psoriasis en plaques modéré à sévère de l'adulte et de l'enfant > 6 ans, résistant au traitement conventionnel

Effets indésirables

- Très fréquents (> 10 %) : réactions au point d'injection (20 à 50 %) surtout en début de traitement, infections respiratoires, céphalées, rhinite
- Fréquents (1 à 10 %) : infections diverses, vertiges, pharyngite, toux, asthénie, douleurs abdominales, prurit, rashs cutanés, urticaire, nausées, vomissements
- Rares (< 1 %) : tuberculose, infections graves, thrombopénie, anémie, leucopénie, réactions allergiques graves (angiœdème, bronchospasme, choc anaphylactique), convulsions, éruption pustuleuse psoriasique, lupus induit, pancytopénie, aplasie médullaire, neuropathie optique, hypoglycémies chez les diabétiques, risque accru de lymphomes

Précautions d'emploi et interactions médicamenteuses

- Une recherche préthérapeutique d'une infection par les VHB et VHC est recommandée
- Administration sous surveillance pour traitement de réactions anaphylactiques
- Surveillance régulière (NFS, plaquettes, transaminases) → arrêt si réaction grave
- Surveillance des infections, en particulier de la tuberculose
- Posologie inchangée chez le sujet âgé, l'insuffisant hépatique ou rénal
- Interrompre le traitement 1 à 2 semaines avant intervention chirurgicale programmée
- Femme : utiliser une contraception efficace poursuivie 6 mois au moins après l'arrêt
- ***Associations déconseillées*** : autre biothérapie, vaccin vivant atténué

Inhibiteurs du TNF-alpha ou Anti-TNF-alpha (III)

Infliximab[BS] *Liste I-Réservé aux hôpitaux-Coll*

REMICADE FLIXABI INFLECTRA REMSIMA *Conserver de + 2 °C à + 8 °C*	Fl. 100 mg (reconstituer avec 10 ml d'eau ppi, puis diluer dans 250 ml de soluté salé isotonique) 1 ou 2 seringues ou stylos préremplis à 120 mg pour injection SC (Remsima)	Perfusion **IV** (en 2 heures) : A. et E. ≥ 6 ans : 3 à 5 mg/kg à S0, S2, S6 puis toutes les 8 semaines (D. max. : 7,5 mg/kg/perfusion) Voie **SC** en relais

Contre-indications

Tuberculose, infections opportunistes, autre infection aiguë ou chronique, abcès
Insuffisance cardiaque congestive, grossesse et allaitement

Propriétés

- Anticorps monoclonal murin-humain dirigé contre le TNF-alpha
- Élimination extrêmement lente (3 mois en moyenne, mais parfois jusqu'à 6 mois)

Indications et posologie

- Polyarthrite rhumatoïde et arthrite juvénile idiopathique polyarticulaire, en association au méthotrexate, soit en deuxième intention lorsque la réponse aux traitements de fond est inadéquate, soit d'emblée dans les formes sévères
- Rhumatisme psoriasique actif et évolutif et spondylarthrite ankylosante sévère et active chez l'adulte lorsque la réponse aux autres traitements de fond a été inappropriée
- Psoriasis en plaques modéré à sévère de l'adulte, résistant à au moins deux traitements conventionnels
- Maladie de Crohn et rectocolite hémorragique actives, modérées à sévères chez l'adulte et l'enfant ≥ 6 ans, résistantes à un traitement conventionnel
- *RTU* : maladie de Takayasu réfractaire aux traitements conventionnels

Effets indésirables

- Réactions d'hypersensibilité (25 %) → arrêt définitif si réactions graves (≤ 1 %)
- Fréquents (1 à 10 %) : infections diverses, fièvre, céphalées, vertiges, hypertension, bouffées de chaleur, dyspnée, aggravation des insuffisances cardiaques, nausées, diarrhée, douleurs abdominales, sudation, sécheresse cutanée, eczéma, séborrhée, fatigue, douleur thoracique, anomalies des fonctions hépatiques
- Rares (< 1 %) : tuberculose, auto-anticorps, leucopénie, lymphadénopathie, lymphocytose, lymphopénie, anémie, thrombopénie, maladie de Dupuytren, ecchymoses, dépression, confusion, agitation, kérato-conjonctivite, arthromyalgies, photosensibilisation, pustulose exanthématique aiguë, lupus induit, lymphomes accrus dans les MICI, risque accru de cancer du col utérin → surveillance par frottis y compris > 60 ans

Précautions d'emploi et interactions médicamenteuses

- Administrer sous surveillance médicale spécialisée (réactions anaphylactiques) après administration préalable d'un antihistaminique et/ou de paracétamol
- Surveillance des infections, en particulier de la tuberculose
- Une recherche préthérapeutique d'une infection par les VHB et VHC est recommandée
- Absence d'études chez l'enfant < 6 ans, le sujet âgé, l'insuffisant hépatique ou rénal
- Femme : utiliser une contraception efficace poursuivie 6 mois au moins après l'arrêt
- ***Associations déconseillées*** : autre biothérapie, vaccin vivant atténué

Inhibiteurs du TNF-alpha ou Anti-TNF-alpha (IV)

Certolizumab *Liste I-65 %-Coll-Prescription initiale hospitalière spécialisée*

CIMZIA *Conserver de + 2 °C à + 8 °C*	Sol. inj. SC à 200 mg : 2 seringues préremplies de 1 ml 2 stylos préremplis de 1 ml (auto-injecteur)	Par voie **SC** : A. 400 mg (2 injections de 200 mg le même jour) à S0, S2 et S4, puis 200 mg/2 semaines ou 400 mg/4 semaines

Contre-indications
Tuberculose évolutive ou infections sévères (sepsis, infections opportunistes) Insuffisance cardiaque modérée à sévère (NYHA III/IV)

Propriétés

- Fragment Fab' d'anticorps humanisé recombinant dirigé contre le TNF-alpha ne fixant pas le complément mais neutralisant sélectivement l'effet du TNF-alpha
- Fixation à des polymères de PEG (pegol) : demi-vie plasmatique accrue du fragment Fab' à 14 jours ; pas de passage placentaire

Indications

- Polyarthrite rhumatoïde active, modérée à sévère, de l'adulte, en association au méthotrexate, lorsque la réponse aux traitements de fond est inadéquate ou en première intention si forme sévère, active ou évolutive
- Rhumatisme psoriasique actif de l'adulte résistant à un traitement de fond
- Spondyloarthrite axiale active sévère de l'adulte avec ou sans signes radiographiques mais avec signes inflammatoires biologiques ou à l'IRM, en cas de réponse inadéquate ou d'intolérance aux AINS
- Psoriasis en plaques chronique modéré ou sévère de l'adulte résistant au traitement conventionnel

Effets indésirables

- Très fréquents (> 10 %) : infections bactériennes ou virales, troubles des éosinophiles, leucopénie, céphalées, hypertension, hépatite, éruption, douleur, asthénie, prurit et réaction au site d'injection
- Fréquents (1 à 10 %) : dyslipidémie, troubles de l'appétit et du poids, anxiété, troubles de l'humeur, vertiges, troubles visuels, alopécie, psoriasis, maladie de Dupuytren
- Rares (< 1 %) : sepsis, tuberculose, pancytopénie, cardiomyopathie, réactions allergiques

Précautions d'emploi et interactions médicamenteuses

- Administration sous surveillance pour traitement de réactions anaphylactiques
- Surveillance régulière (NFS, plaquettes, transaminases) → arrêt si réaction grave
- Surveillance des infections, en particulier de la tuberculose
- Une recherche préthérapeutique d'une infection par les VHB et VHC est recommandée
- Posologie inchangée chez le sujet âgé, l'insuffisant hépatique ou rénal
- Interrompre le traitement 1 à 2 semaines avant intervention chirurgicale programmée
- Femme : utiliser une contraception poursuivie 6 mois après l'arrêt du traitement mais le produit peut être utilisé pendant la grossesse si nécessaire
- *Associations déconseillées* : autre biothérapie, vaccin vivant atténué

Inhibiteurs du TNF-alpha ou Anti-TNF-alpha (V)

Golimumab *Liste I-65 %-Coll-Prescription initiale hospitalière spécialisée*

SIMPONI *Conserver de + 2 °C à + 8 °C*	1 seringue ou 1 stylo prérempli(e) 0,5 ml ou 1 ml = 50 mg ou 100 mg	A. Par voie SC (1) et (2)

1. Dans la PR et dans la SA : A. 50 mg × 1 fois/mois avec possibilité d'augmenter à 100 mg × 1 fois/mois pour les patients > 100 kg et non répondeurs à 3 ou 4 doses.
2. Dans le RCH : < 80 kg : 200 mg à S0 puis 100 mg à S2 puis 50 mg toutes les 4 semaines ; > 80 kg : 200 mg à S0 puis 100 mg à S2 puis 100 mg toutes les 4 semaines. (Délai de réponse : 12 à 14 semaines.)

Contre-indications

Tuberculose active ou infections sévères (sepsis, infections opportunistes)
Insuffisance cardiaque modérée à sévère (NYHA III et IV)

Propriétés

- Anticorps monoclonal humain inhibant le TNF-alpha en formant des complexes stables avec les deux formes bioactives, transmembranaires et solubles, du TNF récepteur
- Concentrations maximales entre 2 et 6 jours après injection, demi-vie à 12 ± 3 jours

Indications

- Polyarthrite rhumatoïde active, modérée à sévère, en association au méthotrexate, soit en deuxième intention lorsque la réponse aux traitements de fond, y compris le méthotrexate, est inadéquate, soit d'emblée dans les formes sévères et évolutives
- Arthrite juvénile idiopathique, en association au méthotrexate (poids > 40 kg)
- Spondylarthrite ankylosante active, sévère et résistante
- Spondyloarthrite axiale active sévère de l'adulte avec ou sans signes radiographiques mais avec signes d'inflammation et réponse inadéquate aux AINS
- Rhumatisme psoriasique, seul ou en association au méthotrexate, lorsque la réponse à un précédent traitement de fond est inadéquate
- Rectocolite hémorragique active, modérée à sévère, résistante aux traitements conventionnels

Effets indésirables

- Fréquents (1 à 10 %) : infections bactériennes ou virales, anémie, réactions allergiques, dépression, insomnie, vertiges, paresthésies, céphalées, hypertension, nausées, dyspepsie, constipation, alopécie, dermatite, prurit, rash, fièvre, asthénie, cytolyse hépatique
- Rares (< 1 %) : choc septique, sepsis, tuberculose, infections opportunistes, leucopénie, thrombopénie, troubles endocriniens, troubles démyélinisants, thrombose veineuse, psoriasis, urticaire, vascularite, troubles gynécologiques, insuffisance cardiaque

Précautions d'emploi et interactions médicamenteuses

- Une recherche préthérapeutique d'une infection par les VHB et VHC est recommandée
- Possibilité de traitement immédiat des réactions anaphylactiques
- Surveillance régulière (NFS, plaquettes, transaminases) → arrêt si réaction grave
- Surveillance des infections, en particulier de la tuberculose
- Posologie inchangée chez le sujet âgé, l'insuffisant hépatique ou rénal
- Interrompre le traitement 1 à 2 semaines avant intervention chirurgicale programmée
- Grossesse et allaitement déconseillés
- ***Associations déconseillées*** : autre biothérapie, vaccin vivant atténué

Inhibiteur de l'interleukine-1 (IL-1)

Anakinra *Liste I-65 %-Coll-Réservé aux rhumatologues et aux internistes*

KINERET *Conserver de + 2 °C à + 8 °C*	1 ou 7 ou 28 seringues/ml préremplies à 100 mg graduées /20 mg (1)	*PR et MAI* : A. 100 mg/jour par voie **SC** *CAPS* : (2)

1. Vérifier l'absence de dépôt sur la seringue et l'aiguille avant utilisation.
2. Adultes, adolescents et enfants > 8 mois et de poids ≥ 10 kg : dose initiale de 1 à 2 mg/kg/jour par voie SC. Dans les formes légères, cette posologie est généralement suffisante. Dans les formes sévères, augmentation à 3 ou 4 mg/kg/jour (8 mg/kg/jour au maximum).

Contre-indications
Neutropénie < 1 500/mm^3

Propriétés

- Immunodépresseur, antagoniste du récepteur de l'interleukine-1 (cytokine pro-inflammatoire paraissant impliquée dans la pathogénie de la PR), ayant un effet significatif après 2 semaines et maximal dans les 3 mois suivant le début du traitement
- Biodisponibilité de 95 % après injection **SC**, demi-vie d'élimination de 4 à 6 heures

Indications

- Polyarthrite rhumatoïde (PR) active de l'adulte en association au méthotrexate, en cas de réponse insuffisante à celui-ci
- Traitement des syndromes périodiques associés à la cryopyrine (CAPS) notamment le syndrome chronique infantile neurologique, cutané et articulaire (CINCA), la maladie systémique inflammatoire à début néo-natal (NOMID), le syndrome de Muckle-Wells (MWS) et le syndrome familial auto-inflammatoire au froid (FCAS)
- Maladies auto-inflammatoires, maladie périodique (fièvre méditerranéenne familiale) sévère et résistante, maladie de Still sévère et résistante, syndrome de Schnitzler, dermatoses neutrophiliques résistantes, péricardite aiguë à rechute résistante

Effets indésirables

- Réactions très fréquentes au point d'injection (71 %) mais pouvant disparaître après le premier mois : douleur, érythème, hématome, inflammation
- Très fréquents (> 10 %) : céphalées
- Fréquents (1-10 %) : neutropénie < 1 500/µl, infection grave
- Rares (< 1 %) : réactions allergiques (éruptions maculopapuleuses ou urticariennes)

Précautions d'emploi et interactions médicamenteuses

- Recherche préalable d'une tuberculose ou d'une infection par les VHB et VHC
- Bilan préalable, puis surveillance tous les mois pendant 6 mois, puis tous les 3 mois (NFS, transaminases, créatininémie) → arrêt en cas de neutropénie < 1 500/µl
- Pour réduire les réactions locales au site d'injection : changer régulièrement de site, utiliser le produit à température ambiante, appliquer un glaçon pendant 2 ou 3 minutes avant l'injection puis proposer une crème dermocorticoïde ou antihistaminique
- Utiliser avec précaution en cas d'insuffisance rénale modérée (clcr 30 à 50 ml/min)
- Posologie inchangée chez le sujet âgé, l'insuffisant hépatique
- Grossesse et allaitement : utilisation non recommandée (absence d'études)
- ***Associations déconseillées*** : autre biothérapie, vaccin vivant atténué

Inhibiteur de l'interleukine-1β (IL-1β)

Canakinumab *Liste I-Médicament d'exception-Prescription hospitalière réservée aux dermatologues, internistes, pédiatres et rhumatologues*

ILARIS	Fl. 1 ml à 150 mg/ml	Voie injectable SC (1) (2) Poids > 40 kg : 150 mg Poids > 15 kg : 2 mg/kg Poids > 7,5 kg : 4 mg/kg

1. Après une semaine, une deuxième dose peut être envisagée en l'absence de réponse satisfaisante.
2. TRAPS, HIDS/MKD, FMF : périodicité 4 semaines. CAPS : périodicité 8 semaines.

Contre-indications

Infections sévères et/ou évolutives

Propriétés

- Anticorps monoclonal humain qui se lie avec une forte affinité à l'interleukine -1β(IL-1β) en neutralisant la synthèse des médiateurs de l'inflammation
- Le pic de concentration sérique est atteint environ 7 jours après une injection SC de 150 mg avec une biodisponibilité estimée à 70 % et une demi-vie terminale de 26 jours. Le taux d'accumulation est multiplié par 1,3 après 6 mois de traitement

Indications

- Chez les adultes et les enfants > 2 ans et pesant plus de 7,5 kg, traitement du syndrome périodique associé au récepteur du TNF (TRAPS), du syndrome d'hyperimmunoglobulinémie D (HIDS)/déficit en mévalonate kinase (MKD), de la fièvre méditerranéenne familiale (FMF) sévère, des syndromes périodiques associés à la cryopyrine (CAPS) incluant : le syndrome de Muckle-Wells (MWS), le syndrome chronique infantile neurologique, cutané et articulaire (CINCA), la maladie systémique inflammatoire à début néo-natal (NOMID), les formes sévères du syndrome familial auto-inflammatoire au froid (FCAS) ou urticaire familiale au froid (FCU)
- Maladie de Still et arthrite juvénile idiopathique résistante (enfants > 2 ans)
- Arthrite goutteuse active (> 3 crises/12 mois) si les AINS, la colchicine et les corticoïdes sont contre-indiqués, mal tolérés ou insuffisants

Effets indésirables

- Très fréquents (> 10 %) : infections bactériennes parfois graves (respiratoires, urinaires) ou virales, réactions au point d'injection, vertiges, douleur abdominale, arthralgies
- Fréquents (1 % à 10 %) : neutropénie, réactions d'hypersensibilité, élévation transitoire des transaminases ou de la bilirubine, de la créatininémie, protéinurie, leucopénie

Précautions d'emploi et interactions médicamenteuses

- Le traitement doit être instauré et surveillé par un médecin ayant l'expérience des CAPS
- NFS préalable : si neutropénie < 1,5 × 10^9/l, administration déconseillée
- Insuffisance rénale : aucune adaptation posologique n'est nécessaire
- En raison de vertiges possibles, prudence pour la conduite de véhicules ou de machines
- Grossesse et allaitement : données limitées, contraception recommandée
- L'association à des inhibiteurs du TNF est déconseillée (risque d'infections graves)
- En raison de l'inhibition des cytokines, l'expression des enzymes CYP 450 pourrait être accrue, ce qui peut modifier les médicaments concernés à index thérapeutique étroit
- Les vaccins vivants sont déconseillés (délai minimum de 3 mois)

Inhibiteur des interleukines-4 et -13 (IL-4/13)

Dupilumab *Liste I-65 %-Coll-Prescription initiale hospitalière réservée aux dermatologues, internistes, pneumologues et pédiatres*

DUPIXENT *Conserver de + 2 °C à + 8 °C*	Sol. inj. SC 200 mg ou 300 mg 2 seringues ou 2 stylos préremplis	Voie injectable **SC** : A. et E. ≥ 60 kg : 600 mg puis 300 mg/2 semaines E. ≥ 12 ans et < 60 kg : 400 mg puis 200 mg/2 semaines E. de 6 à 11 ans : 300 mg à S0 et S2 puis 300 mg/4 semaines

Contre-indications
Hypersensibilité au produit

Propriétés

- Anticorps monoclonal recombinant humain de type IgG4 inhibant la signalisation de l'IL-4 et de l'IL-13, cytokines majeures dans la voie Th2 impliquées dans la dermatite atopique
- Biodisponibilité de 64 %, état d'équilibre à la semaine 16, Vd 4,6 l, dégradation protéique, élimination complète en 10 semaines

Indications

- Dermatite atopique modérée à sévère de l'adulte et de l'enfant ≥ 6 ans nécessitant un traitement systémique, en cas d'échec, d'intolérance ou de contre-indication à la ciclosporine (ou au méthotrexate)
- Traitement de fond additionnel de l'asthme sévère et résistant associé à une inflammation de type 2 chez l'adulte et l'enfant ≥ 12 ans
- Polypose naso-sinusienne sévère résistante aux corticoïdes et/ou à la chirurgie (300 mg toutes les 2 semaines)

Effets indésirables

- Très fréquents (> 10 %) : réactions au site d'injection
- Fréquents (1 à 10 %) : céphalées, conjonctivite, herpès, prurit oculaire, blépharite, arthralgies, éosinophilie
- Rares (< 1 %) : maladie sérique, angiœdème, anaphylaxie

Précautions d'emploi

- En cas de réaction d'hypersensibilité → arrêt immédiat
- Les infections par les helminthes doivent être traitées avant de commencer le traitement, le dupilumab pouvant altérer la réponse immunitaire anti-helminthique
- Patient asthmatique : absence d'évaluation de la sécurité et de l'efficacité
- Bilan ophtalmologique en cas de conjonctivite persistante
- Grossesse et allaitement : peu d'informations cliniques

Interactions médicamenteuses

- Les vaccins inactivés ou non vivants peuvent être réalisés normalement
- Vaccins vivants déconseillés → vérifier les vaccinations avant de débuter le traitement
- Absence d'interférence avec l'activité des cytochromes CYP

Inhibiteur de l'interleukine-6 (IL-6) (I)

Tocilizumab *Liste I-Prescription hospitalière spécialisée*

ROACTEMRA *Conserver de + 2 °C à + 8 °C*	Fl. 4 ml, 10 ml ou 20 ml contenant 80 mg, 200 mg ou 400 mg (20 mg/ml) *Réservé aux hôpitaux*	A. 8 mg/kg (1) < 60 kg : 480 mg 60-100 kg : 480 à 1 200 mg > 100 kg : 1 200 mg E. < 30 kg : 10 mg/kg (1) > 30 kg : 8 mg/kg (1)
	4 ser. ou stylos 0,9 ml (162 mg) *Remboursement 65 %*	A. voie SC : 162 mg × 1 fois/semaine

1. Perfusion IV de 60 minutes, à renouveler toutes les 4 semaines (adulte) ou 2 semaines (enfant).

Contre-indications

Infections sévères ou actives

Non recommandé si ALAT ou ASAT > 5N

Propriétés

- Anticorps monoclonal IgG1 humanisé dirigé contre le récepteur de l'interleukine-6 (IL-6) humaine, inhibant ainsi les propriétés pro-inflammatoires de l'IL-6

Indications

- Polyarthrite rhumatoïde active, modérée à sévère, en association au méthotrexate, chez les patients adultes qui ont présenté soit une réponse inadéquate, soit une intolérance à un précédent traitement de fond, y compris anti-TNF
- Arthrite juvénile idiopathique systémique active chez les patients > 2 ans, résistante à un précédent traitement par AINS et corticoïdes, en monothérapie ou en association
- Artérite à cellules géantes
- Syndrome de relargage des cytokines sévère ou menaçant le pronostic vital

Effets indésirables

- Très fréquents (> 10 %) : poussées hypertensives, céphalées, infections des voies respiratoires supérieures, hypercholestérolémie
- Fréquents (1 à 10 %) : cellulite, pneumonie, herpès labial, zona, ulcérations buccales, gastrite, rash, prurit, céphalées, vertiges, augmentation des transaminases, hypertension, leucopénie, neutropénie, thrombopénie, conjonctivite
- Rares (< 1 %) : diverticulite, perforation ou hémorragie digestive, stomatite, urticaire, hyperbilirubinémie, hypertriglycéridémie, réaction d'hypersensibilité, hépatite grave

Précautions d'emploi et interactions médicamenteuses

- Des manifestations d'hypersensibilité nécessitent une administration sous surveillance
- Risques d'infections graves : recherche systématique d'une infection, en particulier tuberculose et hépatites virales, avant de débuter le traitement, puis surveillance régulière
- Surveillance des ALAT/ASAT toutes les 4 à 8 semaines
- Non recommandé chez la femme enceinte ou allaitante → contraception
- ***Associations déconseillées*** : autre biothérapie, vaccins vivants ou atténués

Inhibiteur de l'interleukine-6 (IL-6) (II)

Siltuximab *Liste I-65 %-Coll-Prescription hospitalière réservée aux hématologues*

SYLVANT *Conserver de + 2 °C à + 8 °C*	Fl. poudre à diluer 100 mg ou 400 mg (20 mg/ml)	Perfusion **IV** de 11 mg/kg en 1 heure toutes les 3 semaines (1)

1. Critères de sécurité avant traitement :

Paramètre biologique	Avant la 1re cure	Avant les cures suivantes
Neutrophiles	≥ 1,0 × 10⁹ l	≥ 1,0 × 10⁹ l
Plaquettes	≥ 75 × 10⁹ l	≥ 50 × 10⁹ l
Hémoglobine	< 170 g/l (10,6 mmol/l)	< 170 g/l (10,6 mmol/l)

Contre-indications

Hypersensibilité sévère au produit

Propriétés

- Anticorps monoclonal qui forme des complexes stables avec l'interleukine-6 (IL-6), cytokine impliquée au cours des maladies inflammatoires et des affections malignes
- Équilibre des concentrations sériques à la 6e perfusion ; demi-vie moyenne de 16 jours

Indications

- Maladie de Castleman multicentrique chez l'adulte non infecté par le VIH et l'herpès-virus HHV-8

Effets indésirables

- Très fréquents (> 10 %) : infections des voies respiratoires supérieures, hypertension artérielle, douleurs abdominales, prurit, éruption maculo-papuleuse, altération de la fonction rénale, œdèmes localisés, neutropénie, thrombocytopénie, hypertriglycéridémie
- Fréquents (1 à 10 %) : réactions liées à la perfusion ou hypersensibilité, parfois sévères (0,8 %), infections graves (pneumonie, septicémie), hypoglobulinémie
- Rares (< 1 %) : toxicité hépatique, perforation gastro-intestinale, accroissement possible du risque de tumeur maligne

Précautions d'emploi et interactions médicamenteuses

- Les infections, y compris localisées, doivent être traitées avant l'administration du produit
- Des réactivations possibles de l'hépatite B nécessitent un bilan préthérapeutique
- Ce traitement peut masquer les signes cliniques et biologiques d'une inflammation aiguë → surveillance clinique d'une éventuelle infection
- En cas de réaction légère à modérée à la perfusion, l'administration d'antihistaminiques, de paracétamol et de corticoïdes peut être envisagée
- L'élévation des triglycérides et/ou du cholestérol nécessite une prise en charge adaptée
- Grossesse et allaitement : traitement déconseillé → contraception jusqu'à 3 mois après l'arrêt
- Des vaccins vivants ne doivent pas être administrés durant le traitement ni dans les 4 semaines précédentes
- *Associations à prendre en compte* : les médicaments dépendant du CYP 450 et à marge thérapeutique étroite (AVK, ciclosporine, théophylline...) doivent être surveillés

Inhibiteur de l'interleukine-6 (IL-6) (III)

Sarilumab *Liste I-65 %-Coll-Prescription initiale hospitalière par rhumatologues ou internistes*

KEVZARA *Conserver de + 2 °C à + 8 °C puis 14 jours à < + 25 °C*	2 seringues préremplies ou 2 stylos préremplis de 1,14 ml à 150 mg ou 200 mg	Par voie injectable **SC** : A. > 18 ans : 200 mg toutes les 2 semaines

Contre-indications
Infections sévères et/ou évolutives

Propriétés

- Anticorps monoclonal humain (IgG1) qui se lie spécifiquement aux récepteurs solubles et membranaires de l'IL-6, inhibant les propriétés pro-inflammatoires de l'IL-6
- Biodisponibilité de 80 % après injection SC, Tmax : 2 à 4 jours, état d'équilibre en 12 à 16 semaines, VD de 8,3 l, métabolisation protéolytique, demi-vie de 21 jours

Indications

- Polyarthrite rhumatoïde active, modérée à sévère, si possible en association au méthotrexate, lorsque la réponse aux traitements de fond (DMARDs) est indéquate

Effets indésirables

- Très fréquents (> 10 %) : neutropénie, érythème au site d'injection
- Fréquents (1 à 10 %) : infections des voies aériennes supérieures, urinaires, thrombopénie, hypercholestérolémie, hypertriglycéridémie, hyperytransaminasémie
- Rares (< 1 %) : réactions d'hypersensibilité, perforation gastro-intestinale, apparition d'anticorps neutralisants, infections graves (parfois fatales)

Précautions d'emploi

- Toute infection systémique ou locale doit être préalablement traitée
- Recherche préalable de tuberculose, d'infection par VHB ou VHC, d'infection HIV, de voyages dans des zones endémiques de tuberculose ou d'infection fongique
- Neutropénie < 2 000/mm^3 : administration déconseillée
- Pathologie hépatique active : administration non recommandée
- Surveillance NFS, enzymes hépatiques et paramètres lipidiques à 4 et 8 semaines
- Ne pas administrer de vaccins vivants atténués
- Grossesse et allaitement : administration déconseillée

Interactions médicamenteuses

- *Associations à prendre en compte* : molécules métabolisées par le cytochrome P450 et à marge thérapeutique étroite : AVK, théophylline, contraceptifs

Inhibiteur des interleukines -12 et -23 (IL-12/23)

Ustékinumab *Liste I-65 %-Prescription initiale hospitalière réservée aux dermatologues, rhumatologues et internistes*

STELARA *Conserver de + 2 °C à + 8 °C*	Fl. 0,5 ml à 45 mg Seringue préremplie : 0,5 ml à 45 mg *ou* 1 ml à 90 mg	Par voie **SC** : *Psoriasis* (1)
	Fl. 26 ml à 130 mg Sol. à diluer pour perfusion IV	Par voie **IV** (dose unique) puis relais par voie **SC** : *Maladie de Crohn et RCUH* (2)

1. A. et E. > 12 ans : dose initiale : 45 mg **SC** puis semaine 4 puis toutes les 12 semaines. Chez les patients > 100 kg, il est recommandé de doubler les doses.
2. Induction par voie **IV** : A. > 85 kg : 520 mg ; > 55 kg : 390 mg ; ≤ 55 kg : 260 mg, puis 8 semaines plus tard (si amélioration) 90 mg par voie **SC** toutes les 8 à 12 semaines.

Contre-indications
Infection évolutive sévère

Propriétés

- Anticorps monoclonal humain recombinant (IgG1κ), dirigé contre la sous-unité protéique p40 de l'interleukine (IL)-12/23 impliquée dans les maladies à médiation immunitaire
- Biodisponibilité de 57,2 %, demi-vie de 3 semaines, pas d'accumulation apparente

Indications

- Psoriasis en plaques modéré à sévère de l'adulte et de l'enfant ≥ 6 ans n'ayant pas répondu à deux traitements systémiques conventionnels (ciclosporine, méthotrexate, photothérapie)
- Rhumatisme psoriasique de l'adulte, en monothérapie ou en association avec le méthotrexate, lorsqu'un traitement DMARD est inadéquat
- Maladie de Crohn ou rectocolite hémorragique active, modérée à sévère, chez les adultes en échec ou intolérants à un traitement conventionnel ou à un anti-TNFα

Effets indésirables

- Très fréquents (> 10 %) : rhinopharyngite et infection des voies respiratoires supérieures
- Fréquents (1 à 10 %) : dermo-hypodermite bactérienne, dépression, vertiges, céphalées, douleur pharyngo-laryngée, congestion nasale, diarrhée, prurit, myalgies, asthénie, érythème au point d'injection, rash, urticaire, réactions d'hypersensibilité
- Rares (< 1 %) : réactions au site d'injection y compris douleur, gonflement, prurit, érythrodermie, induration, hémorragie, ecchymose et irritation, desquamation cutanée
- Développement d'anticorps dirigés contre l'ustekinumab (5 %)

Précautions d'emploi et interactions médicamenteuses

- Recherche systématique préalable d'une infection tuberculeuse
- Absence d'études chez l'insuffisant hépatique ou rénal
- Femme en âge de procréer : contraception efficace poursuivie 5 mois après l'arrêt du traitement et éviter l'allaitement
- *Associations déconseillées* : autre biothérapie, association de rifampicine ou pyrazinamide (toxicité hépatique potentielle), vaccin vivant atténué

Inhibiteur de l'interleukine-17A (IL-17A) (I)

Sécukinumab *Liste I-65 %-Coll-Prescription initiale hospitalière annuelle spécialisée*

COSENTYX *Conserver de + 2 °C à + 8 °C*	1 ou 2 seringues ou stylos préremplis de 1 ml à 150 mg/ml	Par voie SC : – psoriasis (1) – SA (2)

1. Psoriasis en plaques et rhumatisme psoriasique : A. 300 mg SC aux semaines 0, 1, 2, 3 et 4 en traitement initial puis tous les mois. Chaque dose de 300 mg est administrée en 2 injections SC de 150 mg, si possible dans une zone non lésée. E. ≥ 6 ans : > 50 kg : 150 mg ; < 50 kg : 75 mg.
2. Spondylarthrite ankylosante : A. 150 mg SC aux semaines 0, 1, 2, 3 et 4 puis tous les mois. Si la réponse clinique est insuffisante, la posologie peut être augmentée à 300 mg.

Contre-indications

Infections sévères et/ou évolutives

Propriétés

- Anticorps monoclonal humain de type IgG1/k qui se lie à l'interleukine-17A (IL-17A) et neutralise son activité pro-inflammatoire, en particulier au niveau cutané
- Biodisponibilité moyenne de 73 %, concentrations maximales 5 à 6 jours après l'administration, état d'équilibre atteint après 20 semaines, élimination par catabolisme intracellulaire, demi-vie de 18 à 46 jours

Indications

- Psoriasis en plaques modéré à sévère de l'adulte et de l'enfant ≥ 6 ans nécessitant un traitement systémique et n'ayant pas répondu à deux traitements conventionnels
- Rhumatisme psoriasique actif lorsque la réponse aux traitements de fond (DMARDs) a été inadéquate (utilisation seule ou en association au méthotrexate)
- Spondyloarthrite ankylosante en cas de réponse inadéquate au traitement conventionnel

Effets indésirables

- Très fréquents (> 10 %) : infections des voies respiratoires hautes
- Fréquents (1 à 10 %) : herpès buccal, diarrhée, rhinorrhée
- Rares (< 1 %) : candidose buccale, otite externe, urticaire, conjonctivite, réactions anaphylactiques, neutropénie

Précautions d'emploi et interactions médicamenteuses

- En cas d'infection grave, le traitement doit être interrompu jusqu'à la guérison complète
- Un traitement antituberculeux doit être envisagé en cas de tuberculose latente → test gamma-interféron préalable
- Maladie de Crohn : surveillance d'exacerbations possibles, parfois graves
- Insuffisance rénale et/ou hépatique : absence d'études
- Population pédiatrique : aucune donnée disponible
- Grossesse et allaitement : traitement déconseillé → contraception recommandée jusqu'à 20 semaines après l'arrêt
- Les vaccins vivants ne doivent pas être administrés durant le traitement
- Les vaccins antiméningococciques et antigrippaux inactivés peuvent être utilisés et induisent une réponse immunitaire adéquate

Inhibiteur de l'interleukine-17A (IL-17A) (II)

Ixékizumab *Liste I-65 %-Coll-Prescription initiale hospitalière annuelle spécialisée-Médicament d'exception*

TALTZ *Conserver de + 2 °C à + 8 °C*	1 seringue ou stylo prérempli de 1 ml à 80 mg/ml	A. et E. > 50 kg : 160 mg **SC** à S0 puis 80 mg **SC** à S2, 4, 6, 8, 10 et 12 puis 80 mg **SC**/4 semaines (1) et (2)

1. Alterner les sites d'injection et éviter les zones de peau lésée.
2. En l'absence de réponse au bout de 16 à 20 semaines, arrêt du traitement.

Contre-indications

Infections sévères et/ou évolutives

Propriétés

- Anticorps monoclonal recombinant produit chez le hamster, de type IgG4, qui se lie à l'interleukine-17A (IL-17A) et module son activité, en particulier sur la prolifération et l'activation des kératinocytes impliqués dans la pathogénèse du psoriasis
- Biodisponibilité de 54 à 90 %, concentrations maximales après 4 à 7 jours, état d'équilibre après 2 semaines, dégradation peptidique avec une demi-vie moyenne de 13 jours

Indications

- Psoriasis en plaques modéré à sévère de l'adulte et de l'enfant ≥ 6 ans et ≥ 25 kg (dose réduite à 80 mg puis 40 mg SC) nécessitant un traitement systémique et n'ayant pas répondu à deux traitements conventionnels
- Rhumatisme psoriasique actif résistant à plusieurs traitements de fond (DMARDs), en monothérapie ou en association au méthotrexate
- Spondyloarthrite axiale, radiographique ou non, et réfractaire

Effets indésirables

- Très fréquents (> 10 %) : infections des voies respiratoires supérieures, douleur et érythème au site d'injection
- Fréquents (1 à 10 %) : douleurs oropharyngées, nausées, infection fongique à dermatophytes, développement d'anticorps neutralisants réduisant la réponse clinique
- Rares (< 1 %) : syndrome grippal, rhinite, candidose buccale, conjonctivite, cellulite, urticaire, neutropénie, thrombopénie, réactions graves d'hypersensibilité (10-14 jours), entéropathies inflammatoires

Précautions d'emploi et interactions médicamenteuses

- En cas d'infection grave, le traitement doit être interrompu jusqu'à la guérison complète
- Recherche préalable et traitement d'une tuberculose latente
- Surveiller la survenue possible de réactions d'hypersensibilité
- Maladie de Crohn et rectocolite : surveillance d'exacerbations possibles
- Population pédiatrique : aucune donnée disponible
- Grossesse et allaitement : traitement déconseillé → contraception recommandée jusqu'à 10 semaines après l'arrêt
- Les vaccins vivants ne doivent pas être administrés durant le traitement
- L'association à d'autres immunomodulateurs ou à la photothérapie n'a pas été évaluée
- *Associations à utiliser avec précaution* : substrats du cytochrome P450 à marge thérapeutique étroite, en particulier AVK

Inhibiteur de l'interleukine-17A (IL-17A) (III)

Brodalumab *Liste I-65 %-Coll-Prescription initiale hospitalière par dermatologues ou internistes*

KYNTHEUM *Conserver de + 2 °C à + 8 °C puis 14 jours à < + 25 °C*	2 seringues préremplies de 1,5 ml à 210 mg	Par injection SC : A. 210 mg à S0, S1 et S2 puis toutes les 2 semaines (1)

1. En l'absence de réponse de 12 à 16 semaines, envisager l'arrêt du traitement.

Contre-indications
Hypersensibilité au produit Infections évolutives Maladie de Crohn active

Propriétés

- Anticorps monoclonal (IgG2) recombinant humain qui se lie à l'IL-17RA, inhibant les propriétés pro-inflammatoires des IL-17A, IL-17F, IL-17A/F et IL-25
- Biodisponibilité de 55 % après injection SC, Tmax = 5 jours, état d'équilibre en 10 à 12 semaines, VD de 7,2 l, métabolisation protéolytique, demi-vie de 11 jours

Indications

- Psoriasis en plaques, modéré à sévère, chez l'adulte, nécessitant un traitement systémique et n'ayant pas répondu à deux traitements conventionnels

Effets indésirables

- Fréquents (1 à 10 %) : réaction au site d'injection, fatigue, arthromyalgies, nausées, diarrhées, céphalées, douleurs pharyngées, grippe, dermatophytoses, neutropénie
- Rares (< 1 %) : conjonctivite, candidoses, dépression et idées suicidaires, infections (parfois graves, 0,5 %)

Précautions d'emploi

- Prudence si antécédents dépressifs ou antécédents d'infections récidivantes
- S'assurer que les patients sont à jour de leurs vaccinations
- Population pédiatrique : sécurité et efficacité non établies
- Insuffisance rénale et/ou hépatique : absence d'études
- Maladie de Crohn : prudence et arrêt si poussée évolutive
- Grossesse et allaitement : prescription déconseillée

Interactions médicamenteuses

- Prudence si association à des immunosuppresseurs ou à la photothérapie
- Ne pas administrer de vaccins vivants atténués

Inhibiteur de l'interleukine-23 (IL-23) (I)

Guselkumab *Liste I-65 %-Coll-Prescription initiale hospitalière réservée aux dermatologues et internistes*

TREMFYA *Conserver de + 2 °C à + 8 °C*	Sol. inj. SC 100 mg 1 seringue ou stylo prérempli 1 ml	Voie injectable **SC** : A. 100 mg à S0 et S4 puis toutes les 8 semaines

Contre-indications

Hypersensibilité au produit
Infection évolutive

Propriétés

- Anticorps monoclonal recombinant humain qui se lie de façon sélective et puissante à l'IL-23 agissant sur la différenciation, l'expansion et la survie de sous-populations de lymphocytes T (comme les Th17)
- Biodisponibilité de 49 %, état d'équilibre à la semaine 20, dégradation protéique, demi-vie de 17 jours

Indications

- Psoriasis en plaques modéré à sévère de l'adulte nécessitant un traitement systémique et n'ayant pas répondu à au moins deux traitements conventionnels
- Rhumatisme psoriasique actif résistant à un traitement de fond (DMARDs) chez l'adulte

Effets indésirables

- Très fréquents (> 10 %) : infections des voies respiratoires supérieures
- Fréquents (1 à 10 %) : herpès, dermatophytoses, gastro-entérite, céphalées, urticaire, arthralgies, érythème au site d'injection

Précautions d'emploi

- Risque d'infection accru → surveillance et arrêt si infection sévère
- Dépistage de la tuberculose avant traitement
- Population pédiatrique : sécurité et efficacité non établies
- Insuffisance rénale et/ou hépatique : absence d'études
- S'assurer que les patients sont à jour de leurs vaccinations
- Grossesse et allaitement : non recommandés. Une contraception efficace est nécessaire, poursuivie jusqu'à 12 semaines après l'arrêt du traitement

Interactions médicamenteuses

- Les vaccins inactivés ou non vivants peuvent être réalisés normalement
- Mettre à jour au préalable les vaccinations mais ne pas utiliser de vaccins vivants (ou suspendre le traitement au moins 12 semaines)
- Une association à des immunosuppresseurs, à des biothérapies ou à une photothérapie n'a pas été évaluée en termes de sécurité
- Aucun ajustement posologique n'est nécessaire en cas d'administration concomitante de guselkumab et de substrats du CYP 450

Inhibiteur de l'interleukine-23 (IL-23) (II)

Risankizumab *Liste I-65 %-Coll-Prescription initiale hospitalière spécialisée-Médicament d'exception*

SKYRIZI *Conserver de + 2 °C à + 8 °C*	Sol. inj. SC 75 mg Seringue préremplie (0,83 ml)	Injection par voie SC : A. 150 mg (2 inj.) de 75 mg à S0 et S4 puis toutes les 12 semaines (1)

1. L'arrêt du traitement doit être envisagé en l'absence de réponse à 28 semaines.

Tildrakizumab *Liste I-65 %-Coll-Prescription initiale hospitalière spécialisée-Médicament d'exception*

ILUMETRI *Conserver de + 2 ° C à + 8 °C*	Sol. inj. SC 100 mg Seringue préremplie (1 ml)	Injection par voie SC : A. 100 mg à S0 et S4 puis toutes les 12 semaines (1) (2)

2. Chez des patients présentant certaines caractéristiques (charge de morbidité élevée, poids ≥ 90 kg), une posologie de 200 mg peut apporter une plus grande efficacité.

Contre-indications

Hypersensibilité à la substance active ou à l'un des excipients
Infection évolutive

Propriétés

- Anticorps monoclonaux humanisés de type IgG1, qui se lient sélectivement et avec une forte affinité à la sous-unité p19 de la cytokine humaine Il-23 (IL-23) sans se lier à l'Il-12 inhibant la libération de cytokines pro-inflammatoires
- Biodisponibilité absolue de 70 à 90 %, concentration plasmatique maximale atteinte en 3 à 14 jours, dégradation protéique, demi-vie d'élimination de 20 à 30 jours

Indications

- Psoriasis en plaques modéré à sévère de l'adulte nécessitant un traitement systémique et n'ayant pas répondu à au moins deux traitements conventionnels

Effets indésirables

- Très fréquents (> 10 %) : infections des voies respiratoires supérieures
- Fréquents (1 à 10 %) : dermatophytoses, céphalées, prurit, fatigue, gastro-entérite, dorsalgies, réactions au site d'injection

Précautions d'emploi

- Risque d'infection accru, surveillance et arrêt si infection sévère
- Dépistage de la tuberculose avant traitement puis surveillance régulière

Interactions médicamenteuses

- Les vaccins inactivés ou non vivants peuvent être réalisés normalement
- Mettre à jour au préalable les vaccinations mais ne pas utiliser de vaccins vivants (ou suspendre le traitement au moins 17 semaines)
- Une association à des immunosuppresseurs, à des biothérapies ou à une photothérapie n'a pas été évaluée en termes de sécurité

Inhibiteur de la phosphodiestérase 4 (PDE-4)

Apremilast *Liste I-30 %-Coll-Prescription réservée aux dermatologues, internistes et rhumatologues*

OTEZLA	Étui initial : 4 cp. 10 mg + 4 cp. 20 mg + 19 cp. 30 mg *puis* 56 cp. 30 mg	A. 30 mg × 2 fois/jour au cours ou en dehors des repas après une période initiale (1) et (2)

1. Période initiale : J1 : 10 mg (matin) ; J2 : 10 mg × 2 (m et s) ; J3 : 10 mg (m) + 20 mg (s) ; J4 : 20 mg × 2 (m et s) ; J5 : 20 mg (m) + 30 mg (s) puis 30 mg (m et s).
2. En l'absence de bénéfice thérapeutique après 24 semaines, la poursuite du traitement doit être reconsidérée.

Contre-indications
Grossesse

Propriétés

- Inhibiteur de la phosphodiestérase de type 4 (PDE-4) prédominante dans les cellules inflammatoires, entraînant une élévation de l'AMPc intracellulaire qui réduit l'expression des cytokines pro-inflammatoires (TNF-α, IL-17, IL-23...) impliquées dans le psoriasis
- Biodisponibilité de 73 %, Cmax d'environ 2,5 heures, liaison aux protéines plasmatiques de 68 %, volume de distribution de 87 litres, métabolisme hépatique par le CYP, demi-vie d'environ 9 heures, élimination urinaire (58 %) et dans les fèces (39 %)

Indications

- Rhumatisme psoriasique actif chez l'adulte, résistant à un traitement de fond lorsqu'une biothérapie n'est pas envisagée
- Psoriasis en plaques chronique, modéré à sévère, chez l'adulte, n'ayant pas répondu aux traitements systémiques conventionnels
- Ulcères buccaux associés à la maladie de Behçet nécessitant un traitement systémique chez l'adulte

Effets indésirables

- Très fréquents (> 10 %) : diarrhée (16 %), nausées (14 %), rarement sévères
- Fréquents (1 à 10 %) : bronchite, infection des voies respiratoires supérieures, anorexie, insomnie, dépression, idées suicidaires, troubles hypomaniaques, agressivité, céphalées, toux, dyspepsie, douleurs abdominales, dorsalgies, asthénie
- Rares (< 1 %) : perte de poids, idées suicidaires, rashs, hémorragie digestive, hypersensibilité

Précautions d'emploi

- Insuffisance rénale sévère : réduction à 30 mg/jour
- Surveillance du poids qui peut conduire à l'interruption du traitement
- Allaitement : utilisation déconseillée (manque de données)

Interactions médicamenteuses

- Les inducteurs puissants du CYP 3A4 diminuent l'exposition au médicament et ne sont donc pas recommandés
- Absence d'interaction avec le kétoconazole, le méthotrexate ou les contraceptifs oraux

Inhibiteurs des Janus kinases (anti-JAK)

Baricitinib *Liste I-65 %-Prescription initiale hospitalière réservée aux rhumatologues et aux dermatologues-Médicament d'exception*

OLUMIANT	28 cp. 2 mg ou 4 mg	*Polyarthrite rhumatoïde* et *Dermatite atopique* : A. < 75 ans : 4 mg/jour en une prise (1) (2) (3) (4) A. ≥ 75 ans : 2 mg/jour

1. La dose de 2 mg/jour peut être utile pour les patients ayant des infections récurrentes ou chroniques ou pour ceux qui sont durablement contrôlés par 4 mg/jour et éligibles à une diminution de dose.
2. Le traitement ne doit pas être instauré chez des patients ayant un nombre de lymphocytes < 0,5 × 10^9/l, de polynucléaires neutrophiles < 1 × 10^9/l ou un taux d'hémoglobine < 80 g/l.
3. Insuffisance rénale :
   - Clcr entre 30 et 60 ml/min : 2 mg/jour.
   - Clcr < 30 ml/min : administration non recommandée.
4. L'arrêt du traitement doit être envisagé chez les patients qui ne présentent pas de bénéfice thérapeutique après 8 semaines.

Tofacitinib *Liste I-65 %-Prescription initiale hospitalière spécialisée réservée aux rhumatologues, dermatologues et hépato-gastro-entérologues-Médicament d'exception*

XELJANZ	56 cp. 5 mg ou 10 mg 28 cp. 11 mg à libération prolongée	*Polyarthrite rhumatoïde* : *Rhumatisme psoriasique* A. 5 mg × 2 fois/jour (4) (5) (6) (7) *Rectocolite hémorragique* : A. 10 mg × 2 fois/jour durant 8 semaines puis 5 mg × 2 fois/jour voire 10 mg × 2 fois/jour (4) (8)

5. Ne pas dépasser 10 mg/jour chez les patients à risque de thromboses veineuses et d'embolie pulmonaire (insuffisance cardiaque, troubles héréditaires de la coagulation, contraceptif oral ou traitement hormonal de substitution, cancer, chirurgie lourde programmée... Prendre également en compte l'âge, l'obésité, le tabac et la sédentarité).
6. Réduction de la dose à 5 mg/jour en cas d'association à un inhibiteur du CYP 3A4.
7. Les patients traités avec 5 mg × 2 fois/jour peuvent passer à la forme LP 11 mg × 1 fois/jour le jour suivant la dernière dose à 5 mg.
8. Le traitement d'entretien de la rectocolite hémorragique à 10 mg/jour n'est pas recommandé chez les patients à risque de thrombose veineuse et/ou d'embolie pulmonaire

Upadacitinib *Liste I-65 %-Prescription initiale hospitalière réservée aux rhumatologues*

RINVOQ	28 cp. 15 mg à libération prolongée	A. 15 mg/jour

Contre-indications
Infection active sévère, insuffisance hépatique sévère Grossesse

Propriétés

- Inhibiteurs sélectifs et réversibles des Janus kinases, enzymes impliquées dans la physiopathologie de la polyarthrite rhumatoïde à travers la transduction de signaux de nombreuses cytokines
- Absorption rapide (Cmax < 1 heure), biodisponibilité 70 à 80 % indépendante des repas, liaison aux protéines sériques 40 %, métabolisation hépatique par le CYP 3A4, élimination urinaire, demi-vie de 12 heures (baricitinib) ou 3 heures (tofacitinib)

Indications

- Polyarthrite rhumatoïde de l'adulte, active modérée à sévère, après échec ou intolérance à un ou plusieurs traitements de fond (DMARDs), en association au méthotrexate ou en monothérapie
- *Baricitinib* : dermatite atopique modérée à sévère de l'adulte nécessitant un traitement systémique, uniquement en cas d'échec, d'intolérance ou de contre-indication à la ciclosporine (et/ou au méthotrexate)
- *Tofacitinib* : Rhumatisme psoriasique actif chez l'adulte résistant à un traitement DMARD, en association au méthotrexate
- *Tofacitinib* : Rectocolite hémorragique active, modérée à sévère chez l'adulte résistant à un traitement conventionnel ou biologique

Effets indésirables

- Très fréquents (> 10 %) : infection des voies respiratoires, hypercholestérolémie
- Fréquents (1 à 10 %) : zona, herpes simplex, gastro-entérite, infections urinaires, thrombocytose > 600 × 10^9/l, nausées, cytolyse hépatique
- Rares (< 1 %) : neutropénie (< 1 × 10^9/l), hypertriglycéridémie, acné, prise de poids, pneumopathie interstitielle, diverticulite, perforation intestinale, élévation des CPK (> 3N), thrombose veineuse profonde
- *Tofacitinib* : risque accru dose-dépendant de thrombose veineuse et d'embolie pulmonaire → utilisation prudente chez les patients à risque. Après 65 ans, indication réservée à l'absence d'alternative → prévenir les patients des manifestations cliniques

Précautions d'emploi et interactions médicamenteuses

- Risques d'infections graves : recherche initiale de tuberculose, d'hépatites B et C, puis surveillance étroite (notamment pour le zona). Risque accru si > 65 ans → prudence
- Prudence si antécédents de diverticulite et/ou prise de médicaments favorisants
- Surveiller le bilan lipidique, le bilan hépatique et la NFS
- Surveillance de la survenue d'une néoplasie, notamment cutanée, et de lymphome
- Dyspnée, douleurs thoraciques, hémoptysie → consultation immédiate
- Interactions avec les inhibiteurs puissants du cytochrome P450 3A4 (fluconazole-rifampicine) : augmentation d'exposition avec les inhibiteurs, réduction avec les inducteurs
- Ne pas administrer de vaccins vivants
- Une vaccination contre le zona (VZV) ne peut avoir lieu qu'au moins 2 semaines et de préférence 4 semaines avant l'initiation du traitement

Angiœdème héréditaire (I) : Inhibiteur de la C1-estérase (I)

C1-INH d'origine humaine *Liste I-65 %-Coll*

BERINERT 50 U/ml *Conserver 30 mois à < + 25 °C et à l'abri de la lumière*	Fl. 500 U (poudre) + 10 ml d'eau ppi *Contient 49 mg de* Na^+	Par voie IV lente ou en perfusion lente (5 ml/min) (1) : posologies ci-dessous

1. Une AMM a été accordée pour l'utilisation du médicament à domicile ou en auto-administration après une formation appropriée du patient, en assurant une révision des conditions d'administration à intervalles réguliers.

Propriétés

- Inhibiteur de la C1-estérase (alpha-2 globuline dont la principale fonction est de contrôler la réponse du système complément et qui est déficitaire dans l'œdème angioneurotique), obtenu à partir de plasma humain, ayant une action très rapide mais une demi-vie courte (30 à 60 heures)
- Dans le traitement des poussées aiguës = traitement de référence, ayant une efficacité spectaculaire (en moins de 30 minutes dans 70 % des cas)
- En prévention à court terme = alternative au danazol (dont le délai d'action est de 4 à 5 jours) quand la prévention doit être réalisée en quelques heures, ou en cas d'échec du danazol (l'inhibiteur de la C1-estérase restant actif après échec du danazol)

Indications et posologies

- Traitement des poussées aiguës d'œdème angioneurotique héréditaire par déficit congénital en C1-INH : 20 U/kg, à renouveler si nécessaire selon la symptomatologie
- Prévention à court terme des manifestations d'œdème angioneurotique héréditaire par déficit congénital en C1-INH, lors d'interventions chirurgicales, obstétricales ou dentaires : 20 U/kg, à débuter 2 heures avant l'intervention
- À noter : l'efficacité de ce médicament n'a pas été établie dans les œdèmes angioneurotiques acquis

Effets indésirables

- Rares réactions d'hypersensibilité et/ou élévation de la température. L'administration doit être immédiatement interrompue
- Des thromboses ont été rapportées lors de l'administration de fortes doses
- Risque non totalement exclu de transmission d'agents infectieux, notamment viraux, malgré une sélection stricte des donneurs et des procédés de fabrication qui semblent éviter les risques de contamination par le VIH et les virus des hépatites A, B et C, mais inactivation non assurée contre les virus non enveloppés (parvovirus, etc.) et les prions

Précautions d'emploi

- Administrer sous surveillance médicale, avec disposition immédiate des médicaments nécessaires au traitement de réactions anaphylactiques → arrêt immédiat et traitement symptomatique en cas de réaction anaphylactique
- Vacciner préalablement les patients contre les hépatites A et B en cas d'utilisation programmée
- Grossesse et allaitement : à n'utiliser qu'en cas de nécessité absolue

Angiœdème héréditaire (II) : Inhibiteur de la C1-estérase (II)

C1-INH d'origine humaine *Liste I-65 %-Coll-Prescription hospitalière*

CINRYSE *Conserver 24 mois à < + 25 °C et à l'abri de la lumière*	2 fl. 500 U (poudre) + 2 fl. solvant 5 ml (11,5 mg de Na par flacon)	Par voie **IV** très lente (1 ml/min) : A. et E. > 2 ans : posologies ci-dessous (1)

1. Une utilisation du médicament à domicile ou en auto-administration peut être envisagée par le médecin après une formation appropriée du patient.

Propriétés

- Inhibiteur de la C1-estérase (C1-INH) obtenu à partir de plasma humain qui, en se liant aux sous-unités C1r et C1s du système complément, régule l'activité de la cascade enzymatique dont une activation excessive par déficit en C1-INH peut entraîner un œdème
- Son action est rapide (délai médian 2 heures) et la demi-vie d'élimination comprise entre 56 et 65 heures

Indications et posologies

- Traitement des poussées aiguës d'œdème angioneurotique héréditaire chez les adultes et les enfants ≥ 2 ans : A. et E. > 25 kg : 1 000 unités, posologie à renouveler après 60 minutes si la réponse du patient est insuffisante (ou plus rapidement en cas de crises laryngées) ; E. de 10 à 25 kg : demi-dose
- Prévention des crises d'angiœdème chez les adultes et les enfants ≥ 6 ans en cas de crises sévères et récidivantes, insuffisamment protégés ou intolérants à un traitement préventif par voie orale : 1 000 unités tous les 3 ou 4 jours
- Prévention des crises d'angiœdème avant une intervention dentaire ou chirurgicale : A. et E. > 25 kg : 1 000 unités dans les 24 heures précédentes ; E. de 10 à 25 kg : demi-dose

Effets indésirables

- Très fréquents (> 10 %) : éruption cutanée non grave ne justifiant pas l'arrêt du traitement
- Fréquents (1 à 10 %) : céphalées, thrombose veineuse, toux, nausées, douleurs abdominales, arthralgies, myalgies, bouffées vasomotrices, fièvre, douleur au site d'injection, réactions d'hypersensibilité
- Rares (< 1 %) : thrombose veineuse, hyperglycémie
- Risque non totalement exclu de transmission d'agent infectieux mais les procédures sont efficaces contre le VIH, les VHA, B et C et le parvovirus B19

Précautions d'emploi

- Vacciner préalablement les patients contre les hépatites A et B
- Administrer sous surveillance médicale mais une auto-administration à domicile est possible après une formation appropriée
- Les sujets présentant des risques thrombotiques connus (y compris cathéter à demeure) doivent être surveillés pendant le traitement
- Insuffisance rénale ou hépatique : les doses ne sont pas modifiées
- Grossesse et allaitement : à n'utiliser qu'en cas de nécessité absolue

Angiœdème héréditaire (III) : Inhibiteur de la C1-estérase (III)

C1-INH d'origine lapine : conestat alfa

Liste I-65 %-Coll-Prescription hospitalière-Guide de surveillance thérapeutique

RUCONEST *Conserver à < + 25° C dans l'emballage d'origine à l'abri de la lumière*	Fl. 2 100 U/14 ml après reconstitution, soit 150 U/ml	Par voie IV lente (5 min) (1) : A. ≥ 84 kg : 1 injection IV de 4 200 U (2) A. et E. > 12 ans et < 84 kg : 1 injection IV de 50 U/kg (2)

1. Une utilisation du médicament à domicile ou en auto-administration peut être envisagée par le médecin après une formation appropriée du patient.
2. En cas de réponse clinique insuffisante, une dose supplémentaire de 50 U/kg jusqu'à 4 200 U peut-être administrée. Ne pas administrer plus de 2 doses en 24 heures.

Contre-indications
Présence d'anticorps IgE contre des allergènes de lapin
(recherche préalable obligatoire)

Propriétés

- Analogue recombinant d'origine lapine du C1-INH humain qui exerce un effet inhibiteur sur plusieurs protéases des systèmes de contact et de complément (C1s activé, kallicréine, facteur XIIa et facteur XIa) et qui restaure de façon dose-dépendante l'homéostasie du complément chez les patients atteints d'angiœdème héréditaire. Une unité du produit est équivalente à l'activité du C1-INH présente dans 1 ml de plasma normal
- Après une injection IV, une concentration maximale de 1,36 U/ml est observée avec un volume de distribution d'environ 3 litres et une demi-vie d'élimination d'environ 2 heures (endocytose, hydrolyse et dégradation hépatiques)

Indications

- Traitement des crises aiguës d'angiœdème chez l'adulte et l'adolescent > 12 ans présentant un œdème angioneurotique héréditaire en raison d'un déficit en inhibiteur de la C1-estérase (C1-INH)

Effets indésirables (sévérité faible à modérée)

- Fréquents (1 à 10 %) : céphalées
- Rares (< 1 %) : vertiges, irritation de la gorge, nausées, diarrhée, urticaire, paresthésies péribuccales, œdèmes
- Des réactions d'hypersensibilité ne peuvent être exclues → surveillance étroite

Précautions d'emploi et interactions médicamenteuses

- Recherche obligatoire d'anticorps IgE contre des allergènes de lapin (Système ImmunoCap de Phadia), test renouvelé une fois/an ou après 10 traitements
- Insuffisance rénale : aucun ajustement de la dose
- Insuffisance hépatique : aucune donnée clinique
- Grossesse et allaitement : aucune donnée clinique
- En raison d'interactions possibles avec l'activateur tissulaire du plasminogène (tPA), ne pas administrer en même temps

Angiœdème héréditaire (IV) :
Antagoniste de la bradykinine

Icatibant *Liste I-65 %-Coll-Prescription hospitalière*

FIRAZYR *Conservation 18 mois* *à < + 25 °C* *Ne pas congeler*	1 seringue de 3 ml contenant 10 mg/ml *Usage unique* *exclusivement*	A. 1 injection **SC** de 30 mg dès la crise d'angiœdème (1) et (2) E. de 2 à 17 ans (3)

1. L'injection n'est pas auto-administrable. Elle doit être effectuée lentement par un professionnel des soins de santé, de préférence dans la région abdominale.
2. L'injection est éventuellement renouvelable 6 heures plus tard en cas d'efficacité insuffisante. Ne pas dépasser 3 injections sur une période de 24 heures.
3. En fonction du poids : > 65 kg : 30 mg; 51 à 65 kg : 25 mg; 41 à 50 kg : 20 mg; 26 à 40 kg : 15 mg; 12 à 25 kg : 10 mg.

Contre-indications
Hypersensibilité au produit

Propriétés

- Antagoniste des récepteurs B2 de la bradykinine entraînant une amélioration symptomatique en 2 à 3 heures chez les patients présentant une crise d'angiœdème cutané ou abdominal due à différentes altérations du gène de l'inhibiteur de la C1-estérase (C1-INH) responsables d'angiœdèmes héréditaires (AOH de types I et II) par libération excessive de bradykinine

Indications

- Traitement symptomatique des crises aiguës d'œdème angioneurotique héréditaire chez l'adulte et l'enfant ≥ 2 ans ayant une carence en inhibiteur de la C1-estérase

Effets indésirables

- Très fréquents (> 10 %) : réactions au site d'injection (ecchymose, érythème, hypoesthésie, douleur, œdème, urticaire)
- Fréquents (1 à 10 %) : fièvre, céphalées, nausées, sensations vertigineuses, rash, érythème, prurit, hypertransaminasémie

Précautions d'emploi

- Les patients souffrant d'œdèmes laryngés doivent être pris en charge au sein d'un établissement médical approprié après l'injection, jusqu'à ce qu'un médecin juge que leur sortie peut avoir lieu en toute sécurité
- Le traitement des crises sévères (localisation pharyngée) repose sur l'administration intraveineuse de concentré de C1-INH
- Le traitement de fond en prophylaxie pour prévenir les crises repose sur la suppression des facteurs déclenchants identifiables (aliments, certains médicaments tels que les IEC...) et, si nécessaire, sur un androgène (danazol)
- Sujets âgés : exposition systémique accrue
- Cardiopathie ischémique et angine de poitrine : risque théorique de décompensation
- Troubles rénaux ou hépatiques : aucun ajustement de la dose
- Grossesse et allaitement : pas d'information disponible

Angiœdème héréditaire (V) :
Inhibiteur de la kallikréine

Lanadelumab *Liste I-Prescription hospitalière*

TAKHZYRO *Conserver de + 2°C à + 8 °C et 4 jours seulement à température ambiante < +25 °C*	Sol. inj. SC Fl. 2 ml = 300 mg	Injection par voie SC : A. et E. ≥ 12 ans : 300 mg/2 semaines (1) (2) (3)

1. Une auto-administration est possible après une formation.
2. Chez les patients totalement asymptomatiques à cette dose, une réduction à 300 mg/4 semaines peut être envisagée.
3. En cas d'oubli d'une dose, administrer la dose dès que possible (intervalle minimum : 10 jours).

Contre-indications

Hypersensibilité au produit

Propriétés

- Anticorps monoclonal humanisé de type IgG1/k qui inhibe l'activité protéolytique de la kallikréine plasmatique et limite la génération de bradykinine
- Après administration sous-cutanée, concentration maximale en 5 jours, volume de distribution 15 litres, demi-vie de 4 jours, atteinte d'une concentration stationnaire 70 jours

Indications

- Prévention des crises récurrentes d'angiœdème héréditaire chez les sujets ≥ 12 ans (pas d'information clinique avant cet âge)
- *NDR* : **le traitement n'est pas destiné au traitement des crises aiguës**

Effets indésirables

- Très fréquents (> 10 %) : réactions au site d'injection : douleur, érythème, ecchymose, prurit, induration, chaleur, éruption, paresthésies
- Fréquents (1 à 10 %) : hypersensibilité, étourdissements, myalgies, éruption maculo-papulaire, hypertransaminasémie

Précautions d'emploi

- Le produit peut allonger le temps de céphaline activé (TCA) sans conséquence clinique rapportée
- En cas de crise aiguë d'angiœdème, un traitement personnalisé doit être instauré avec un médicament adéquat
- Grossesse et allaitement : pas d'information clinique

Interféron gamma recombinant

Interféron gamma-1b recombinant *Liste I-100 %-Réservé aux hôpitaux-Coll*

IMUKIN *Conserver de + 2 °C à + 8 °C*	1 fl. 0,5 ml = 100 µg = 2 × 10^6 UI	Par voie **SC** à raison de 3 injections/semaine (1)

1. 50 µg/m² de surface corporelle (ou 1,5 µg/kg si surface corporelle ≤ 0,5 m²).
Réduire la posologie de 50 % en cas d'effets indésirables sévères ou interrompre le traitement jusqu'à leur disparition.

Contre-indications

Intolérance à l'interféron gamma ou à un autre interféron

Propriétés

- Les interférons, produits par génie génétique, constituent une famille de protéines ayant des propriétés antivirales, antiprolifératives et immunomodulatrices : l'interféron gamma est présumé augmenter la cytotoxicité des macrophages en stimulant la respiration cellulaire et la production de métabolites toxiques de l'oxygène intervenant dans la destruction des micro-organismes intracellulaires
- Pic plasmatique atteint en 7 heures et demi-vie de 5,9 heures après injection SC

Indications

- Réduction de la fréquence des infections graves chez les patients atteints de granulomatose septique chronique ou d'ostéopétrose maligne sévère (le plus souvent en association avec une antibiothérapie prophylactique)

Effets indésirables (dose-dépendants)

- Habituels mais atténués par l'injection au coucher et la prise de paracétamol : syndrome pseudo-grippal (fièvre, frissons, myalgies, céphalées, asthénie)
- Fréquents (1 à 10 %) : nausées, vomissements, arthralgies, rash cutané transitoire, dermatites, rashs maculo-papuleux, éruptions pustulo-vésiculeuses, douleurs et érythème au site d'injection, chute de cheveux, dépression
- Élévation des transaminases hépatiques, neutropénie, thrombopénie
- Conduite et utilisation de machines : médicament susceptible d'altérer la vigilance

Précautions d'emploi

- Utiliser avec précaution chez les patients présentant une affection cardiaque (angor, infarctus myocardique, insuffisance cardiaque, troubles du rythme), une comitialité ou une atteinte du SNC, une atteinte hépatique ou rénale sévère
- Bilan préalable puis régulier avec hémogramme, plaquettes, bilan hépatique et rénal
- Vérifier préalablement le flacon à la recherche de particules ou d'un changement de couleur de la solution, ne pas mélanger à d'autres substances dans la même seringue, injecter par voie SC dans la région deltoïdienne ou à la face antérieure de la cuisse
- Grossesse et allaitement, enfants < 6 mois : innocuité non établie

Interactions médicamenteuses

- *Associations à prendre en compte* : AINS, salicylés et corticoïdes, médicaments ayant une toxicité neurologique, cardiaque ou hématologique
- Ne pas associer avec une solution de protéines sériques hétérologues ou un vaccin (risque de majoration inattendue de la réponse immunitaire)

Extraits allergéniques (I)

Pollen de graminée de phéole des prés *Liste I-15 %*

GRAZAX	30 cp. lyophilisat oral	A. et E. > 5 ans : 1 cp./jour (1), (2) et (3)

1. Le comprimé de lyophylisat oral doit être déposé sous la langue. Ne pas déglutir pendant au moins 1 minute. Ne pas absorber d'aliment ni de boisson dans les 5 minutes qui suivent.
2. La première prise sera effectuée sous surveillance médicale pendant 20 à 30 minutes, en raison de rares cas de réactions allergiques systémiques sévères → interruption du traitement.
3. La durée préconisée est de 3 ans. Cependant, en l'absence d'amélioration significative pendant la première saison des pollens, la poursuite du traitement n'est pas justifiée.

Contre-indications

Hypersensibilité aux extraits ou à l'un des excipients
Affections malignes, maladies dysimmunitaires, déficits immunitaires
États inflammatoires de la cavité buccale
Asthme non contrôlé ou sévère (adulte : VEMS < 70 %, enfant : VEMS < 80 %)

Propriétés

- Extraits allergéniques (75 000 SQ-T) dont l'administration répétée est susceptible d'activer les mécanismes immunomodulateurs dans le but d'obtenir une réduction durable des symptômes
- Les polypeptides et les protéines allergéniques sont dégradées dans les voies digestives et au niveau tissulaire. Aucun profil pharmacocinétique n'a été réalisé

Indications

- Traitement de désensibilisation afin de modifier l'évolution des rhinites et/ou conjonctivites allergiques déclenchées par les pollens de graminées chez les adultes et les enfants (à partir de 5 ans) ayant une symptomatologie clinique imputable à une allergie aux pollens de graminées avec confirmation diagnostique par un test cutané positif aux pollens de graminées et/ou la présence d'IgE spécifiques aux pollens de graminées

Effets indésirables

- Des réactions allergiques au niveau buccal, en général légères à modérées, de quelques minutes à plusieurs heures, sont très fréquentes en début de traitement puis ont tendance à disparaître : œdème et prurit, irritation de la gorge et éternuements
- Fréquents (1 à 10 %) : asthénie, céphalées, paresthésies buccales, conjonctivite, toux, asthme, rhinite, dyspepsie, nausées, gonflement de la langue, prurit, urticaire
- Rares (< 1 %) : infection des voies respiratoires, lymphadénopathies, étourdissements, ulcérations buccales, douleurs abdominales, vomissements, diarrhée, malaise, fièvre

Précautions d'emploi

- Le traitement doit être initié par un médecin expérimenté dans le traitement des pathologies allergiques. La survenue de réactions allergiques sévères (angiœdème, troubles de la déglutition, bronchospasme, œdème pharyngé, hypotension) doit faire interrompre le traitement. L'utilisation d'adrénaline peut être nécessaire
- Il est recommandé de débuter le traitement au moins 4 mois avant la date prévue du début de la saison des pollens de graminées
- En cas de chirurgie bucco-dentaire, y compris la perte de dents de lait, le traitement doit être suspendu pendant au moins 7 jours
- En cas d'infection des voies respiratoires chez un enfant asthmatique, le traitement doit être suspendu jusqu'à guérison
- Grossesse et allaitement : aucune donnée clinique n'est disponible
- Ne pas utiliser chez des patients traités par bêta-bloquants (risque accru en cas de choc anaphylactique)

Extraits allergéniques (II)

Pollens de graminées diverses *Liste I-15 %-Coll*

ORALAIR *Conserver 36 mois à l'abri de l'humidité dans l'emballage d'origine*	Boîte initiale : 3 cp. 100 IR sublingaux + 28 cp. 300 IR sublingaux (1) Boîte d'entretien : 30 cp. 300 IR sublingaux	A. et E. > 5 ans (2) : 1er jour : 100 IR 2e jour : 200 IR puis 300 IR/jour jusqu'à la fin de la saison pollinique

1. IR : indice de réactivité qui mesure l'allergénicité d'un extrait allergénique.
2. Le traitement doit être conduit par un médecin expérimenté dans le traitement des maladies allergiques.
   La première prise sera effectuée sous surveillance médicale pendant 30 minutes.

Contre-indications

Hypersensibilité aux extraits ou à l'un des excipients
Asthme sévère et/ou instable (VEMS < 70 %)
Affections malignes, maladies dysimmunitaires, déficit immunitaire
États inflammatoires de la cavité buccale

Propriétés

- Extraits allergéniques de graminées susceptibles d'induire une réponse immunitaire systémique et une amélioration des symptômes
- Absence de passage systémique des extraits allergéniques

Indications

- Traitement de la rhinite allergique, avec ou sans conjonctivite, aux pollens de graminées chez les adultes et les enfants (à partir de 5 ans) ayant une symptomatologie clinique significative avec confirmation diagnostique par un test cutané positif aux pollens de graminées et/ou la présence d'IgE spécifiques aux pollens de graminées

Effets indésirables

- Réactions allergiques : urticaire, prurit, œdème de Quincke, conjonctivite, congestion nasale, exacerbation d'asthme
- Fréquents (1 à 10 %) : céphalées, paresthésies, irritation de la gorge, œdème oropharyngé, dyspnée, dyspepsie, glossite, gêne buccale, fatigue, toux, rhinopharyngite, sécheresse oculaire
- Rares (< 1 %) : vertiges, dysgueusie, œsophagite, colite, diarrhée, myalgies, oppression thoracique, œdèmes, somnolence, dépression

Précautions d'emploi

- La survenue de réactions allergiques sévères doit faire interrompre le traitement. L'utilisation d'adrénaline peut être nécessaire
- En cas de chirurgie bucco-dentaire, le traitement doit être suspendu pendant au moins 7 jours
- Grossesse et allaitement : aucune donnée clinique n'est disponible
- Ne pas utiliser chez des patients traités par bêta-bloquants (risque accru en cas de choc anaphylactique)

Extraits allergéniques (III)

Acariens de la poussière de maison *Liste I-15 %-Coll*

ACARIZAX	30 lyo. à 12 SQ-HDM	A. et E. > 12 ans : 1 lyo. oral/jour

Contre-indications

Hypersensibilité aux produits
Exacerbation sévère d'asthme < 3 mois, VEMS < 70 % VN
Infection aiguë des voies respiratoires
Maladies auto-immunes, déficits immunitaires, maladies néoplasiques
Inflammation ou plaies de la muqueuse buccale

Propriétés

- Extraits allergéniques de *Dermatophagoides farinae et pteronyssinus* dont l'administration répétée est susceptible d'activer les mécanismes immunomodulateurs et de réduire les symptômes
- Les protéines allergéniques seraient captées par les cellules dendritiques et la muqueuse buccale ou hydrolysées dans les voies digestives

Indications

- Asthme allergique aux acariens (positivité d'un test de sensibilisation), insuffisamment contrôlé par les corticoïdes inhalés, chez l'adulte de 18 à 65 ans
- Rhinite allergique aux acariens (positivité d'un test de sensibilisation), persistante, modérée à sévère, insuffisamment contrôlée par les traitements symptomatiques, chez l'adolescent et l'adulte (12 à 65 ans)

Effets indésirables

- Très fréquents (> 10 %) : rhinopharyngite, prurit auriculaire, irritation de la gorge, œdème labial ± buccal, prurit oral
- Fréquents (1 à 10 %) : bronchite, sinusite, dysgueusie, conjonctivite, asthme, dysphonie, douleurs abdominales, diarrhées, nausées
- Rares (< 1 %) : réaction anaphylactique, paresthésies, sensations vertigineuses, palpitations, hypertrophie des amygdales, œdème laryngé, angiœdème, malaise

Précautions d'emploi

- La première prise doit être réalisée sous surveillance, durant au moins 30 minutes, d'un médecin expérimenté des pathologies allergiques
- Ce traitement n'est pas indiqué pour une exacerbation aiguë d'asthme
- Une aggravation aiguë d'asthme impose une consultation immédiate
- Prudence chez les patients affectés de cardiopathies
- Grossesse et allaitement : absence de données cliniques

Venins d'hyménoptères

Venin de guêpe *Liste I-65 %-Coll*

ALYOSTAL VENIN GUÊPES VESPULA	Fl. 110 µg ou 550 µg poudre + solvant pour sol. inj.	Voie SC (1), (2) et (3)
ALYOSTAL VENIN GUÊPES POLISTES	Fl. 110 µg ou 550 µg poudre + solvant pour sol. inj.	Voie SC (1), (2) et (3)

1. La concentration de départ sera 10 fois inférieure à la concentration "seuil de réactivité" ayant donné une IDR positive. Puis la progression, le volume et la fréquence des injections doivent être établis par l'allergologue. Le schéma par rush-désensibilisation doit être appliqué en milieu hospitalier.
2. Garder le patient en observation au moins 30 minutes après chaque injection.
3. Ne jamais injecter par voie IV.

Venin d'abeille *Liste I-65 %-Coll*

ALYOSTAL VENIN ABEILLES APIS MELLIFERA	Fl. 110 µg ou 550 µg poudre + solvant pour sol. inj.	Voie SC (1), (2) et (3)

Contre-indications

Cachexie, affections malignes, néphropathies, vascularites systémiques, déficience immunitaire grave, phase aiguë d'un état morbide

Traitement par corticoïdes, immunosuppresseurs, bêta-bloquants

Transitoires : état fébrile, asthme mal stabilisé

Propriétés

- Les venins d'hyménoptères injectés par voie SC favorisent la synthèse d'anticorps IgG bloquants et empêchent progressivement la fabrication excessive d'anticorps IgE, probablement par stimulation des lymphocytes T suppresseurs défaillants au cours de l'allergie

Indications

- Hyposensibilisation par immunothérapie spécifique des manifestations d'allergie au venin d'hyménoptère identifié
- Diagnostic cutané des allergies aux piqûres d'hyménoptère identifié

Effets indésirables et précautions d'emploi

- Les réactions locales (érythème, prurit, œdème) disparaissent en 48 heures
- Les réactions systémiques (fièvre, asthénie) sont peu fréquentes et généralement sans gravité → reprendre le traitement à la dose antérieure bien tolérée
- Choc anaphylactique exceptionnel → injection immédiate SC ou IM de 0,25 à 1 ml d'adrénaline à 1/1 000 + injection IV ou IM d'un corticoïde soluble + antihistaminique
- Les tests ou la mise en route du traitement ne doivent être réalisés que par des spécialistes disposant des conditions de sécurité nécessaires
- Éviter un effort physique ou un repas copieux le jour de l'injection
- Éviter une cure d'hyposensibilisation au cours d'une grossesse

Chapitre 15

Maladies et troubles métaboliques

TROUBLES MÉTABOLIQUES : Schémas thérapeutiques

Hyperlipoprotéinémies primitives

Hypercholestérolémie pure Type II a hétérozygote Xanthomatoses Type II a homozygote = rare (1/10^6)	Régime hypocholestérolémiant et normalisation du poids corporel	Statine si échec du régime ou d'emblée dans les formes importantes + Inhibiteurs des PCSK9
Hyperlipidémie combinée Type II b = fréquent (avec de fortes variations des paramètres lipidiques, cholestérol et triglycérides) Dysbêtalipoprotéinémie Type III = rare (1 à 2 sujets/10 000)	Normalisation du poids corporel, *puis si besoin* suppression des sucres à index glycémique élevé et/ou de l'alcool (1)	– Si échec des mesures précédentes : Régime hypo-cholestérolémiant – Statine ± Ézétimibe
Hypertriglycéridémie pure Type IV = assez fréquent (les formes alcoolo-dépendantes étant plus rares que les formes glucido-dépendantes)	Normalisation du poids corporel, *puis si besoin* suppression des sucres à index glycémique élevé et/ou de l'alcool (1)	Fibrate en cas d'échec

1. La normalisation du poids corporel et la suppression de l'alcool et/ou des sucres à index glycémique élevé sont extrêmement efficaces sur la "composante triglycérides" des hyperlipidémies mixtes (types II b et III) et pleinement efficaces dans la grande majorité des hypertriglycéridémies pures.

Hyperchylomicronémie Type I = exceptionnel	Régime pauvre en graisses avec "triglycérides à chaîne moyenne" comme source de lipides

Facteurs de risque cardio-vasculaire et objectifs thérapeutiques du LDL

- La cible thérapeutique choisie pour la prise en charge d'une dyslipidémie est le taux de LDL-cholestérol
- Le niveau de LDL-c cible dépend du nombre de facteurs de risque cardio-vasculaire
- Les facteurs de risque cardio-vasculaire (autres que l'hyper LDL-cholestérolémie) sont :
  - L'âge (≥ 40 ans chez l'homme, ≥ 50 ans chez la femme) ou la ménopause
  - Les antécédents familiaux de maladie coronaire précoce (infarctus du myocarde ou mort subite avant 55 ans chez le père ou chez un parent de premier degré de sexe masculin, infarctus du myocarde ou mort subite avant 65 ans chez la mère ou chez un parent de premier degré de sexe féminin)
  - Tabagisme actuel ou arrêté < 3 ans
  - Hypertension artérielle
  - Diabète de type II
  - HDL-c < 0,40 g/l (la présence d'un HDL > 0,60 g/l est un facteur protecteur, que l'on peut soustraire au score de risque)
  - IMC ≥ 30 kg/m^2

TROUBLES MÉTABOLIQUES : Schémas thérapeutiques

- Un "haut risque" cardio-vasculaire est défini par l'un des éléments suivants :
  - Antécédents personnels de maladie cardio-vasculaire : maladie coronaire avérée ou maladie vasculaire avérée (AVC ischémique, artériopathie, etc.)
  - Diabète de type II avec une atteinte rénale ou associé à deux autres facteurs de risque
- Détermination de la cible thérapeutique en fonction des facteurs de risque :

Facteurs de risque cardio-vasculaire	LDL-c cible
Absence de facteur de risque	< 2,20 g/l
Un facteur de risque	< 1,90 g/l
Deux facteurs de risque	< 1,60 g/l
Plus de deux facteurs de risque	< 1,30 g/l
Haut risque	< 1 g/l et < 0,7 g/l (1)

1. Recommandations européennes 2014.

- Une autre classification consiste à classer les dyslipidémies en primaire et secondaire en étudiant l'augmentation du cholestérol et des triglycérides
  Si hypertriglycéridémie modérée (entre 1,5 et 4 g/l), l'abaissement du LDL cholestérol doit primer. La cible est déterminée en fonction du nombre de facteurs de risque cardio-vasculaire. Si triglycérides > 4 g/l : régime pauvre en sucre rapide et sans alcool ± fibrates

Troubles métaboliques divers

Cystathioninémie	Pyridoxine à fortes doses
Cystinose néphropathique	Cystéamine (= Mercaptamine)
Déficit en carnitine	Apport de L-carnitine
Déficit de la synthèse de l'urée	Régime hypoprotidique + Phénylbutyrate de Na
Homocystinémie par déficit en cystathionine-ß-synthétase	Pyridoxine à fortes doses si dépendance Sinon : Régime restrictif en méthionine + Bétaïne + Supplémentation en cystine et acide folique
Hypocalcémie	Calcium *per os* (ou par voie IV dans les formes sévères) + Vitamine D (systématique)
Hyperkaliémie	En fonction de l'étiologie et de la rapidité d'installation : Supprimer les aliments riches en potassium ± Résine hypokaliémiante + Soluté alcalinisant en IV en cas d'hyperkaliémie menaçante (traitement impératif si troubles de l'ECG) voire épuration extrarénale
Hypokaliémie (2)	Traitement étiologique + Potassium (*per os* ou KCL en perfusion IV si kaliémie < 2,5 mmol/l) + Sulfate de magnésium IV si hypomagnésémie

2. En cas d'hypokaliémie franche, il faut arrêter les médicaments qui allongent l'espace QT, mettre le patient sous ECG continu et recourir à l'EES en cas de torsades de pointe. Le traitement de la cause est impératif.

TROUBLES MÉTABOLIQUES : Schémas thérapeutiques

Troubles métaboliques divers (suite)

Hypomagnésémie Carence en magnésium avérée	Apport de magnésium	
Hyperphosphorémie	Traitement étiologique + Carbonate de calcium ou Sévélamer (et Dialyse dans les cas sévères)	
Hypophosphorémie Diabète phosphaté	Traitement étiologique + Apport de phosphore *per os* (ou par voie IV dans les formes sévères)	
Hyperuricémie avec manifestations cliniques	En fonction de l'étiologie :	
	Abstention en cas d'uricémie < 450 mmol/l et si asymptomatique	En cas de goutte avérée : – Allopurinol – Febuxostat – Uricosurique – Urate-oxydase
Hyperuraturie	Diurèse alcalinisante ± Allopurinol	
Kwashiorkor et Marasme = Malnutrition protéinocalorique	Correction des troubles hydro-électrolytiques + Apport de protéines (jusqu'à 2 g/kg/jour) par lait sucré au début puis avec céréales, sucre et huile (afin de fournir 40-45 calories/kg/jour) + Vitamines + Antiparasitaire intestinal polyvalent	

Carences vitaminiques ou Avitaminoses

Carence en vitamine A : Héméralopie et Xérophtalmie	Vitamine A pendant quelques semaines (jusqu'à reconstitution du stock hépatique) + Correction d'autres carences assez souvent associées
Carence en vitamine D : Rachitisme et Ostéomalacie	Traitement prophylactique : Vitamine D surtout chez le nourrisson Traitement curatif = Vitamine D + Calcium
Carence en vitamine C : Scorbut Maladie de Möller-Barlow	Vitamine C + Correction d'autres carences assez souvent associées Pas de toxicité, le surplus est éliminé
Carence en vitamine B1 : Béri-béri Polynévrites éthyliques Encéphalopathie alcoolique Syndrome de Korsakoff Syndrome de Gayet-Wernicke	Vitamine B1 (+ chez l'éthylique arrêt définitif de l'alcool avec association de vitamines B6 et PP + Folates ± Autres vitamines) + Magnésium en cas d'hypomagnésémie (facteur de résistance à la thiamine)
Carence en vitamine B6 : Polynévrites éthyliques Carences d'origine iatrogène (D-pénicillamine, isoniazide, hydralazine, œstroprogestatifs)	Vitamine B6 (+ chez l'éthylique arrêt définitif de l'alcool avec association de vitamines B1 et PP + Folates ± Autres vitamines)

TROUBLES MÉTABOLIQUES : Schémas thérapeutiques

Carences vitaminiques ou Avitaminoses (suite)

Carence en vitamine B12 : Maladie de Biermer Syndrome cordonal postérieur	Vitamine B12 (à vie si on ne peut traiter la cause : gastrectomie totale, etc.) + Traitement étiologique quand il est possible, par voie IM ou par voie orale
Carence en vitamine B9 folates : Anémie mégaloblastique Carences d'origine iatrogène	Acide folique (+ chez l'éthylique arrêt définitif de l'alcool avec association de vitamines B1, B6 et PP ± autres vitamines) ; en association avec médicaments antifoliques (méthotrexate, Bactrim, AZT)
Carence en vitamine PP : Pellagre Dermatoses pellagroïdes	Nicotinamide (+ chez l'éthylique arrêt définitif de l'alcool avec association de vitamines B1 et B6 + Folates ± autres vitamines)
Ariboflavinose (très rare)	Apport de vitamine B2 ou Riboflavine

Dépendances vitaminiques (rares)

Anémies et convulsions dites "pyridoxino-sensibles"	Besoins accrus jusqu'à 10 mg/jour de pyridoxine chez le nourrisson et 600 mg/jour chez l'adulte
Ataxie avec déficit isolé en vitamine E ou AVED	Vitamine E (empêche l'aggravation des troubles neurodégénératifs et les prévient probablement)
Dépendances en vitamine B12	Besoins accrus jusqu'à 1 000 µg/jour
Dépendances en biotine	Besoins accrus jusqu'à 10 mg/jour chez l'enfant
Hyperhomocystéinémie	Folates

Surcharge pondérale

Surcharge pondérale = IMC > 25 kg/m² Obésité = IMC ≥ 30 kg/m²	Correction des erreurs alimentaires évidentes : supprimer l'alcool et les sucres à index glycémique élevé, manger le matin (faire 3 repas par jour), supprimer tout grignotage entre les repas et assurer un apport en protéines suffisant quand il ne l'est pas (= 0,8 à 1 g/kg de poids idéal/jour) + Activité physique régulière Régime hypocalorique en cas d'échec

TROUBLES MÉTABOLIQUES : schémas thérapeutiques

Supplémentation en vitamine D
Nouvelles recommandations 2019 (GRIO)

Chez les patients ostéoporotiques ou à risque d'ostéoporose
Dans l'attente de la possibilité d'administration journalière, on continue une administration espacée en privilégiant les doses les moins fortes et un espacement plus court (l'avantage est probablement une meilleure observance/adhésion par rapport à une administration journalière)

Dans un premier temps, prescrire une dose de "recharge" :
- 50 000 UI de vitamine D3 par semaine pendant 8 semaines chez les patients qui ont une 25OHD < 20 ng/ml
- 50 000 UI de vitamine D3 par semaine pendant 4 semaines chez les patients qui ont une 25OHD entre 20 et 30 ng/ml

Après cette phase de recharge, prescrire un "traitement d'entretien" :
- 50 000 UI par mois de vitamine D3

Après 3 à 6 mois sous ce "traitement d'entretien", redoser la 25OHD
Si la 25O HD est toujours < 30 ng/ml, on peut :
- Réduire l'intervalle entre les prises (par ex. : 50 000 UI toutes les 2 semaines)
- Augmenter la posologie (par ex. : 80 000 ou 100 000 UI par mois)

Si la 25OHD est > 60 ng/ml (situation exceptionnelle) :
- La seule solution est contradictoire avec les recommandations précédentes
- Il faut espacer davantage les prises (par ex. : 50 000 UI tous les 2 mois) en attendant une éventuelle disponibilité de formes moins dosées

Hypolipémiants (I) :
Inhibiteurs de l'HMG-CoA réductase ou Statines

Statines non associées (1) *Liste I-65 %-Coll*

VASTEN Pravastatine[G]	28 cp. séc. 10 mg 28 ou 84 ou 250 cp. séc. 20 mg 28 ou 84 ou 250 cp. 40 mg (2)	A. 10 mg/jour au début (D. max. : 40 mg/jour)
ZOCOR Simvastatine[G]	28 cp. 10 mg 28 ou 84 cp. séc. 20 mg 28 ou 84 cp. 40 mg	A. 10 mg/jour au début (D. max. : 80 mg/jour en 1 prise)
FLUVASTATINE LESCOL LP 80 mg Fluvastatine[G]	30 ou 90 gél. 20 mg ou 40 mg 30 ou 90 cp. 80 mg à libération prolongée	A. 20 mg/jour au début (D. max. : 80 mg/jour en 2 prises) A. 80 mg/jour en 1 prise (substitution à la forme à libération immédiate)
TAHOR Atorvastatine[G]	28 ou 90 cp. 10 mg, 20 mg, 40 mg ou 80 mg 30 cp. à croquer 10 mg ou 20 mg	A. et E. > 10 ans : 10 mg/jour au début (D. max. : 80 mg/jour)
CRESTOR Rosuvastatine[G]	30 ou 90 cp. 5 mg, 10 mg ou 20 mg	A. et E. > 6 ans : 5-10 mg/jour au début (D. max. : 40 mg/jour)

1. Adaptation posologique : les doses initiales indiquées seront maintenues durant 4 à 6 semaines (délai d'efficacité), puis, si nécessaire, augmentées par paliers mensuels (dose équivalente à la dose initiale) sans dépasser les doses maximales recommandées en fonction de l'objectif de LDL fixé.
2. Boîte de 250 cp. réservée à l'hôpital.

Statines en associations à doses fixes (3) *Liste I-65 %-Coll*

INEGY 10/20[G] INEGY 10/40[G]	30 ou 50 ou 90 cp. 10 mg d'ézétimibe + 20 mg ou 40 mg de simvastatine	A. 10/20 mg/jour à 10/40 mg/jour en 1 prise le soir (4)
LIPTRUZET 10/10, 10/20, 10/40, 10/80	30 cp. 10 mg d'ézétimibe + 10 mg, 20 mg, 40 mg ou 80 mg d'atorvastatine	A. 1 cp./jour (5)
LIPOROSA 10/10 LIPOROSA 20/10 TWICOR 10/10 TWICOR 20/10 SUVREZA 10/10 SUVREZA 20/10	30 ou 90 cp. 10 mg ou 20 mg de rosuvastatine + 10 mg d'ézétimibe	A. 1 cp./jour, contrôle à 4 semaines

3. En substitution des deux pris séparément.
4. Associations destinées au traitement des HCE et hyperlipidémies mixtes lorsque l'utilisation d'une bithérapie est appropriée : la dose maximale recommandée est de 10 mg/80 mg/jour en 1 prise.
5. En augmentant la dose d'atorvastatine toutes les 4 semaines en fonction de l'objectif de LDLc.

Contre-indications
Grossesse (effet tératogène non exclu), allaitement, hypersensibilité à l'un des produits Affection hépatique évolutive, élévation des transaminases > 3 N, myopathies, polynévrites, certaines associations (*cf.* Interactions médicamenteuses) Insuffisance rénale sévère (pour pravastatine, fluvastatine, rosuvastatine), enfant < 6 ans

Propriétés

- Hypocholestérolémiants inhibant de façon compétitive l'HMG-CoA réductase (hydroxyméthyl-glutaryl coenzyme A réductase, qui catalyse l'étape précoce de la biosynthèse du cholestérol), ayant un effet hypocholestérolémiant puissant
- Absorption rapide, effet de premier passage hépatique important, liaison variable aux protéines plasmatiques (50-99,5 %), métabolisation hépatique par le CYP 3A4 (sauf pravastatine et rosuvastatine) et sur les transporteurs de la PgP, élimination biliaire

Efficacité sur les paramètres lipidiques (maximale après 4 à 6 semaines)

- Réduction du cholestérol total de 30 %, du LDL cholestérol de 20 à 40 %, de l'Apo B de 30 %, des triglycérides de 10 %, élévation faible du HDL cholestérol (≤ 10 %) : ces produits ont une *efficacité supérieure à celle des fibrates de 2ᵉ génération dans les hypercholestérolémies pures* (ils sont toutefois peu actifs dans l'hypercholestérolémie familiale homozygote avec absence quasiment complète de récepteurs des LDL, et ont un effet moindre sur l'abaissement des triglycérides et l'élévation du HDL-cholestérol)

Indications (toujours en association à un régime adapté et à la correction des autres facteurs de risque cardio-vasculaire)

- Hypercholestérolémie essentielle pure (type IIa), hyperlipidémies mixtes (type IIb et III), hypercholestérolémie familiale homozygote et hétérozygote
- Prévention de l'IDM et réduction de la mortalité chez le sujet ayant une HCE modérée à sévère malgré un régime adapté et assidu, et à haut risque vasculaire
- Prévention secondaire des décès de cause coronaire et des récidives d'IDM chez les patients en post-infarctus ayant un cholestérol normal ou chez les diabétiques de type II
- Hyperlipidémies après transplantation d'organe chez les patients recevant un traitement immunosuppresseur (pravastatine à la dose de 40 mg/jour)

Effets indésirables (dose-dépendants)

- Troubles digestifs (10 %) : constipation, nausées, crampes gastro-intestinales, troubles dyspeptiques, flatulences, diarrhée
- Myopathies avec myalgies sans gravité (1-6 %), élévation des CPK (3-5 %) atteignant parfois 10 fois la normale (0,1-0,5 %) et imposant l'arrêt, rares cas de rhabdomyolyse
- Rares : céphalées, asthénie, dépression, réactions cutanées allergiques, élévation modérée et transitoire des transaminases, tendinites, neuropathies sensitivo-motrices, protéinurie, élévation de la glycémie à jeun et de l'hémoglobine glycosylée, confusion, perte de mémoire, insomnie, alopécie, hypoglycémie, hyperglycémie, pancréatite, photosensibilisation, impuissance, thrombopénie, pneumopathie interstitielle, risque accru de diabète

Précautions d'emploi et interactions médicamenteuses (nombreuses)

- Surveillance : transaminases après 4 à 6 semaines, puis tous les 3 mois pendant 1 an, puis régulièrement (→ arrêt en cas d'élévation > 3 N), dosage préalable des CPK et en cas de myalgies ou de faiblesse musculaire (→ contre-indication ou arrêt si > 5 N ou myopathies ou polynévrites), bilan lipidique après 1 à 2 mois puis régulier
- Examen ophtalmologique préalable puis tous les ans
- *Associations contre-indiquées* (risque de rhabdomyolyse) : antiprotéases, délavirdine, antifongiques azolés, acide nicotinique à forte dose, stiripentol, acide fusidique
- *Associations déconseillées* : fibrates (risque de rhabdomyolyse augmenté), AVK, ciclosporine, diltiazem, vérapamil, macrolides, inducteurs et inhibiteurs enzymatiques dont le jus de pamplemousse (la pravastatine et la rosuvastatine ont moins d'interactions que les autres)

Hypolipémiants (II) : Fibrates

Fénofibrate^G *Liste II-65 %-Coll*

LIPANTHYL 67 mg	60 ou 90 gél. 67 mg micronisées	A. 2 à 4 gél./jour en 1 à 3 prises aux repas E. > 10 ans : 1 gél./20 kg/jour au maximum (traitement réservé aux spécialistes)
FÉGÉNOR 140 mg	30 ou 90 gél. 140 mg	A. 140 mg/jour en 1 prise à un repas
LIPANTHYL 145 mg	30 ou 90 cp. 145 mg	A. 145 mg/jour en 1 prise à un repas
LIPANTHYL 160 mg	30 ou 90 cp. 160 mg	A. 160 mg/jour en 1 prise à un repas (2)
LIPANTHYL 200 mg FÉGÉNOR 200 mg	30 ou 90 gél. 200 mg micronisées	A. 200 mg/jour en 1 prise à un repas
FÉNOFIBRATE (1)	30 gél. 100 mg ou 300 mg	A. 100 à 300 mg/jour en 1 prise

1. Dosages disponibles uniquement pour le produit générique.
2. Posologie habituellement recommandée à adapter aux objectifs HDL et LDL fixés.

Bézafibrate *Liste II-65 %-Coll*

BEFIZAL 200 mg	84 cp. 200 mg	A. 600 mg/jour en 3 prises aux repas

Ciprofibrate^G *Liste II-65 %-Coll*

LIPANOR 100 mg	30 gél. 100 mg	A. 100 mg/jour en 1 prise à un repas (D. max. : 100 mg/jour)

Gemfibrozil *Liste II-65 %-Coll*

LIPUR	60 cp. 450 mg	A. 900 mg/jour en 1 prise à un repas

Efficacité sur les paramètres lipidiques

- Réduction des TG (45 %), du cholestérol total et LDL (10-25 %), de l'apo B (10 %), avec élévation du HDL cholestérol (15-25 %) et de l'Apo A1 (25 %)
- Leur efficacité en terme de morbimortalité n'a pas été démontrée

Contre-indications
Allergie à l'arachide
Insuffisances rénales ou hépatiques sévères, lithiase biliaire pouvant migrer
Hypersensibilité ou intolérance aux différents produits et au kétoprofène
Grossesse et allaitement, certaines associations (*cf.* Interactions médicamenteuses)

Propriétés

- Les fibrates de 2ᵉ génération ont un effet hypotriglycéridémiant avec un effet hypocholestérolémiant modéré (réduction de la synthèse hépatique des VLDL et du cholestérol par inhibition de 50 % de l'activité de l'HMG-CoA réductase), le fénofibrate a aussi un effet uricosurique (réduction de l'uricémie de 25 % environ). Aucun essai contrôlé à long terme n'a démontré l'efficacité des fibrates en prévention 1ʳᵉ ou 2ᵉ de la maladie athéromateuse
- Absorption digestive correcte, liaison aux protéines plasmatiques > 95 %, élimination urinaire sous forme inchangée et glycuroconjuguée (réduite si insuffisance rénale)

Indications (toujours en association à un régime adapté et à d'autres mesures non pharmacologiques : exercice, perte de poids)

- Hypertriglycéridémie sévère associée ou non à un faible taux de cholestérol HDL
- Hyperlipidémie mixte ou primaire quand une statine est contre-indiquée ou non tolérée
- Hyperlipidémie mixte chez les patients à risque cardio-vasculaire élevé en association à une statine lorsque les taux de triglycérides et de cholestérol HDL ne sont pas contrôlés de façon adéquate

Effets indésirables (assez rares)

- Impuissance non exceptionnelle (pathogénie inconnue), nausées et diarrhée (< 5 %), céphalées, vertiges, asthénie, élévation des transaminases (≤ 20 %) le plus souvent transitoire, lithiase biliaire (fréquence doublée), crampes musculaires, alopécie, prise de poids et tension des seins
- Réactions cutanées allergiques (1 %), possibilité de photosensibilisation ou photo-allergie (réaction croisée avec le kétoprofène)
- Atteinte musculaire *dose-dépendante* (myalgies, rhabdomyolyses) notamment en cas d'insuffisance rénale même modérée ou d'hypoalbuminémie (syndrome néphrotique), hypothyroïdie ou association aux inhibiteurs de l'HMG-CoA réductase (à proscrire)
- Hépatites très exceptionnelles (augmentation des transaminases), pancréatite dont le mécanisme n'est pas univoque

Précautions d'emploi

- *Surveillance* : créatininémie et transaminases tous les 2 ou 3 mois pendant 1 an puis régulièrement (→ arrêt du traitement en cas d'augmentation des transaminases à plus de 100 UI/l), bilan lipidique après 3 à 6 mois puis régulièrement (→ revoir le traitement en cas de résultat insuffisant après 3 à 6 mois), recherche périodique de lithiase biliaire surtout en association à l'ézétimibe
- *Réduire la posologie* de 30 à 60 % en cas d'insuffisance rénale ou hépatique et en cas d'hypoalbuminémie (dans les syndromes néphrotiques notamment)
- *Chez l'enfant* : innocuité non établie (utilisation réservée aux hyperlipidémies sévères)
- Efficacité du traitement et objectifs atteints

Interactions médicamenteuses

- ***Associations contre-indiquées*** : fibrates associés entre eux, fénovérine (risque de rhabdomyolyse accru), répaglinide (hypoglycémie), bexarotène (avec le gemfibrozil)
- ***Associations déconseillées*** : statines (uniquement par prescripteur spécialisé : risque de rhabdomyolyse), produits hépatotoxiques (méthyldopa, kétoconazole, IMAO, dantrolène...), ciclosporine (insuffisance rénale)
- *Associations à utiliser avec précaution* : AVK (réduire leur posologie d'environ 30 %)
- Association possible avec la colestyramine en cas d'efficacité insuffisante
- Faibles inhibiteurs des CYP 2C19 et CYP 2A6

Hypolipémiants (III) :
Résines chélatrices des sels biliaires

Cholestyramine *Liste I-65 %-Coll*

QUESTRAN	50 sac. de poudre à diluer dans de l'eau (4 g par sac.)	À doses très progressives : A. 1 sac./jour puis jusqu'à 1 sac. × 3 à 4 fois/jour avant les repas (1), (2) et (3)

1. *Préparation du produit* : ne pas prendre la résine sèche, mais après dilution de la poudre dans de l'eau, la dose quotidienne utile *étant préparée au mieux la veille de l'utilisation* (la diluer dans un récipient de taille suffisante en raison du pouvoir gonflant de la poudre).
La cholestyramine est utilisée par les spécialistes dans certaines hypercholestérolémies majeures à des doses bien plus élevées (jusqu'à 6 voire même 9 sachets/jour).
Elle peut également être utilisée dans certaines diarrhées avec colite par accélération du transit et effet agressif des sels biliaires sur le côlon.
2. Utilisation chez l'enfant : pas de développement spécifique, n'utiliser qu'en cas d'absolue nécessité en commençant par 1 sac./jour.
3. Ce produit doit être pris à distance d'au moins 2 heures de tout autre médicament.

Efficacité sur les paramètres lipidiques

– Réduction du cholestérol total et du LDL cholestérol de 15 à 20 % (jusqu'à 25 à 30 % à la dose de 24 g par jour), mais avec augmentation modérée des triglycérides → hypocholestérolémiant efficace mais réservé aux hypercholestérolémies pures

Contre-indications
Obstruction complète des voies biliaires, constipation chronique sévère, phénylcétonurie (contient de l'aspartame)

Propriétés

- Résine basique échangeuse d'ions, de haut poids moléculaire, non résorbée par la muqueuse digestive, fixant les acides biliaires sous forme d'un complexe insoluble (par échange avec ses ions chlore) ce qui inhibe leur cycle entéro-hépatique et augmente leur élimination fécale (multipliée par 3 à 10) → effet hypocholestérolémiant plus marqué qu'avec les fibrates (par activation secondaire de la 7 alpha-hydroxylase, qui transforme le cholestérol en acides cholique et chénodésoxycholique) mais utilisation limitée par son effet constipant et sa mauvaise tolérance digestive

Indications (toujours en association à un régime hypocholestérolémiant assidu)

- Hypercholestérolémie essentielle pure (type IIa) y compris xanthomatose lorsque le régime adapté s'est avéré insuffisant et que la cholestérolémie reste élevée et qu'il existe des facteurs de risque associés
- Prurit des cholestases hépatiques incomplètes (chélation intestinale des sels biliaires)

Effets indésirables

- *Constipation très fréquente*, minimisée par une posologie progressive (mais pouvant parfois aller jusqu'à un syndrome pseudo-occlusif nécessitant l'arrêt du traitement), plus rarement nausées, gastralgies, météorisme, douleurs abdominales, éructations
- Augmentation modérée des triglycérides → réservée aux hypercholestérolémies pures
- Possibilité théorique de malabsorption des vitamines liposolubles (A, D, E et K) et d'hypoprothrombinémie lors des traitements prolongés
- Stéatorrhée rare (seulement aux doses supérieures à 24 g par jour)
- Possibilité théorique d'acidose hyperchlorémique (à doses très fortes chez l'enfant) dans les traitements prolongés

Précautions d'emploi

- *Utiliser à doses très progressives* en débutant par 1 sachet par jour, puis augmenter la posologie par paliers de 1 sachet chaque semaine jusqu'à la posologie efficace
- *Chez l'enfant* : l'innocuité à long terme et les effets sur le développement ne sont pas connus → l'utilisation doit être réservée aux hypercholestérolémies majeures
- *Grossesse* : le traitement est généralement interrompu, malgré l'absence de résorption digestive, en raison du risque potentiel de malabsorption des vitamines liposolubles
- *Traitements associés* : laxatif lubrifiant en cas de constipation, vitamines A et D *par voie parentérale* lors des traitements prolongés, inhibiteurs de l'HMG-CoA réductase en cas d'efficacité insuffisante, notamment lorsque la cholestérolémie dépasse 3,5 g/l (→ réduction du cholestérol total et du LDL cholestérol de 30 à 50 %) ou fibrates

Interactions médicamenteuses

- ***Associations déconseillées*** : acides biliaires antilithiasiques (chélation)
- *Nécessité d'un intervalle de 2 heures avant ou 4 heures après au moins entre les prises orales* notamment avec antivitamines K, contraceptifs oraux, digitaliques, hormones thyroïdiennes... et par prudence avec tout autre médicament (dont la résorption digestive peut être inhibée)
- *Association possible à la colestyramine* (prise 2 heures après ou 4 heures avant)

Hypolipémiants (IV)

Ézétimibe *Liste I-65 %-Coll*

EZETROL[G]	28 ou 50 ou 90 cp. 10 mg	A. 10 mg/jour en 1 prise *pendant ou hors d'un repas*
INEGY[G] + Simvastatine	30 ou 50 ou 90 cp. 10 mg d'ézétimibe + 20 mg ou 40 mg de simvastatine	A. 10 mg/20 à 80 mg/jour
LIPTRUZET + Atorvastatine	30 cp. 10 mg d'ézétimibe + 10 mg, 20 mg, 40 mg ou 80 mg d'atorvastatine	A. 1 cp./jour
LIPOROSA SUVREZA TWICOR + Rosuvastatine	30 ou 90 cp. 10 mg d'ézétimibe + 10 mg ou 20 mg de rosuvastatine	A. 1 cp./jour

Contre-indications

Affection hépatique évolutive, élévation des transaminases, grossesse et allaitement

Propriétés

- Hypocholestérolémiant inhibant sélectivement l'absorption intestinale du cholestérol alimentaire et biliaire et des phytostérols apparentés (sitostérol, campestérol), par action au niveau de la bordure en brosse de l'intestin grêle, action synergique avec une statine
- Absorption rapide, liaison à 99 % aux protéines, glycuroconjugaison en dérivé actif, élimination fécale (80 %)

Indications (toujours en association à un régime adapté et assidu)

- Hypercholestérolémie essentielle pure (type IIa) ou hypercholestérolémie familiale homozygote en association à une statine ou en monothérapie en cas d'intolérance aux statines
- Traitement adjuvant des sitostérolémies familiales homozygotes (maladie très rare)

Effets indésirables (généralement légers et transitoires)

- Fréquence < 10 % : céphalées, gastralgies, diarrhée, douleurs abdominales, constipation, flatulences, nausées, fatigue, myalgies
- Élévation des transaminases ≥ 3 N, des CPK
- Rares : rhabdomyolyse, lithiases biliaires, cholécystites, pancréatites aiguës, éruptions cutanées, angiœdèmes, thrombopénies → arrêt du traitement

Précautions d'emploi

- Surveillance des transaminases au début, notamment en cas d'association avec une statine, recherche périodique de lithiase biliaire, surveillance également des créatines phosphokinases
- Insuffisance hépatique modérée à sévère (score de Child-Pugh > 9) : non recommandé
- Enfant < 10 ans : innocuité non établie (utilisation non recommandée)

Interactions médicamenteuses (pas d'action sur les cytochromes)

- ***Associations déconseillées*** : fibrates (risque de lithiase biliaire accru)
- *Associations à utiliser avec précaution* : cholestyramine (ingérer l'ézétimibe 2 heures avant ou 4 heures après), ciclosporine (augmentation de l'AUC de l'ézétimibe)
- Surveiller l'INR chez les patients sous AVK (risque d'augmentation)

Hypolipémiants (V)

Lomitapide *Liste I-65 %-Coll-Prescription hospitalière réservée aux spécialistes en cardiologie, endocrinologie, diabète, maladies métaboliques et médecine interne*

LOJUXTA	28 gél. 5 mg, 10 mg ou 20 mg	A. 5 mg/jour à jeun, 2 heures après le repas du soir (repas pauvre en graisse) (D. max. : 60 mg en respectant 2 semaines entre les augmentations de dose)

Contre-indications

Jus de pamplemousse, simvastatine > 40 mg, inhibiteurs puissants du CYP 3A4
Insuffisance hépatique modérée à sévère, maladies inflammatoires du tube digestif, malabsorption
Grossesse : tératogène chez l'animal

Propriétés

- Inhibiteur sélectif de la protéine microsomale de transfert des triglycérides présente dans le lumen du réticulum endoplasmique et qui assure la liaison et le transport de molécules individuelles de lipides entre les membranes. L'inhibition de la PMT diminue la sécrétion de lipoprotéines et les concentrations circulantes de lipides transportés par des lipoprotéines, notamment du cholestérol et des triglycérides

Indications

- En complément d'un régime alimentaire pauvre en graisses et d'autres médicaments hypolipidémiants, avec ou sans aphérèse des lipoprotéines de basse densité (LDL), chez des patients adultes présentant une hypercholestérolémie familiale homozygote (HFHo). L'HFHo doit être confirmée par un test génétique dans toute la mesure du possible. D'autres formes d'hyperlipoprotéinémies primaires et les causes secondaires d'hypercholestérolémie (syndrome néphrotique, hypothyroïdisme, par exemple) doivent être exclues

Effets indésirables

- Diarrhée (84 %), nausées (74 %), dyspepsie (53 %), vomissements (53 %), distension abdominale (32 %), inconfort intestinal, douleurs abdominales et flatulences, augmentation des taux d'ALAT de 3 à 5N, stéatose hépatique, éruption cutanée, fatigue, perte de poids, ecchymoses
- Risques potentiels importants : fibrose hépatique, tumeur hépatique primitive, tumeur intestinale, pancréatique

Précautions d'emploi

- Surveillance régulière des transaminases, 1 fois/mois et à chaque augmentation de dose. Les patients doivent prendre quotidiennement des compléments alimentaires apportant 400 UI de vitamine E et approximativement 200 mg d'acide linoléique, 110 mg d'acide eicosapentaénoïque, 210 mg d'acide alpha linolénique (AL) et 80 mg d'acide docosahexaénoïque (ADH), pendant toute la durée du traitement
- Surveillance accrue de l'INR en cas de prise d'AVK concomittante
- S'assurer d'une contraception efficace

Interactions médicamenteuses

- Métabolisé par le CYP 3A4, risque avec les inhibiteurs : espacer la prise de 12 heures, risque avec les inducteurs et les substrats de la Pgp (inhibiteur)
- Avec toutes les statines : réduire la posologie de moitié, risque de rhabdomyolyse, AVK, risque hémorragique

Hypolipémiants (VI)

Inhibiteurs des PCSK9

Liste I-65 %-Coll-Prescription initiale réservée aux cardiologues, endocrinologues, diabétologues et internistes-Renouvellement non restreint-Médicament d'exception (1)

PRALUENT Alirocumab	2 stylos préremplis de 1 ml à 75 mg/ml ou 150 mg/ml de sol. injec.	A. 1 injection de 75 mg **SC** toutes les 2 semaines (2)
REPATHA Evolocumab	Stylo prérempli de 1 ml (avec aiguille) à 140 mg/ml	A. et E. > 12 ans : 140 mg **SC** toutes les 2 semaines (3)

1. Indications remboursées : en association à un traitement hypolipémiant optimisé chez les adultes :
   - Ayant une hypercholestérolémie familiale hétérozygote, insuffisamment contrôlée et nécessitant un traitement par LDL-aphérèse.
   - Ayant une maladie cardio-vasculaire athéroscléreuse établie par un antécédent de SCA, IDM, AVC récent et qui ne sont pas contrôlés : LDLc ≥ 0,7 g/l malgré un traitement hypolipémiant optimisé comprenant au moins une statine à la dose maximale tolérée.

   La prise en charge par l'Assurance maladie est subordonnée à l'accord préalable du service de contrôle médical.
2. Pour administrer la dose de 300 mg, effectuer consécutivement deux injections de 150 mg sur deux sites d'injection différents.
   Il est recommandé d'alterner les sites à chaque injection.
   Après une formation sur la bonne technique d'injection sous-cutanée par un professionnel de santé, le patient peut s'injecter lui-même le médicament.
   Les patients qui nécessitent une diminution plus importante du taux de LDL-C (> 60 %) peuvent démarrer le traitement à la dose de 150 mg une fois toutes les 2 semaines ou 300 mg une fois toutes les 4 semaines (mensuellement) administrée par voie sous-cutanée.
   Si une réduction supplémentaire du cholestérol LDL est nécessaire chez les patients traités avec 75 mg toutes les 2 semaines ou 300 mg toutes les 4 semaines (mensuellement), la posologie peut être ajustée à la dose maximale de 150 mg toutes les 2 semaines.
3. La dose recommandée est soit de 140 mg toutes les 2 semaines, soit de 420 mg une fois par mois, les deux doses étant cliniquement équivalentes.
   La dose initiale recommandée est de 420 mg une fois par mois. Après 12 semaines de traitement, en l'absence de réponse cliniquement significative, la fréquence d'administration peut être portée à 420 mg toutes les 2 semaines.

Contre-indications
Hypercholestérolémie secondaire (syndrome néphrotique, hypothyroïdie...)

Propriétés

- Anticorps monoclonal IgG1 entièrement humain qui se lie avec une haute affinité et une haute spécificité à la proprotéine convertase subtilisine/kexine de type 9 (PCSK9). PCSK9 se lie aux récepteurs au LDL-C présents à la surface des hépatocytes et favorise leur dégradation dans le foie. Les récepteurs au LDL-C captent les LDL-C circulants. Par conséquent, la diminution du nombre des récepteurs au LDL-C par PCSK9 entraîne une augmentation du LDL-C dans le sang En empêchant PCSK9 de se lier aux récepteurs au LDL-C, l'alirocumab augmente le nombre de récepteurs disponibles pour capter le LDL-C circulant et permet donc de diminuer le taux de LDL-C dans le sang

Indications

- Hypercholestérolémie primaire (hétérozygote familiale et non familiale) ou dyslipidémie mixte, en complément d'un régime alimentaire :
  - En association avec une statine seule ou une statine avec d'autres thérapies hypolipémiantes chez les patients ne pouvant atteindre leur objectif de LDL-C, sous statine à dose maximale tolérée
  - Seul ou en association avec d'autres thérapies hypolipémiantes chez les patients intolérants aux statines ou chez qui les statines sont contre-indiquées
  - Repatha est également indiqué chez l'adulte et l'adolescent à partir de 12 ans présentant une hypercholestérolémie familiale homozygote en association avec d'autres thérapies hypolipémiantes
- Maladie cardio-vasculaire athéroscléreuse établie (*cf.* page précédente)

Précautions d'emploi

- Éviter les injections sur peau lésée
- Ne pas administrer en même temps qu'une autre injection sous-cutanée
- Les paramètres lipidiques peuvent être évalués 4 à 8 semaines après l'instauration ou l'ajustement posologique du traitement
- Grossesse et allaitement : pas de données chez la femme. Passage transplacentaire attendu à partir du 4e au 6e mois de grossesse. Les données animales sont globalement rassurantes

Effets indésirables

- Des réactions allergiques générales, et parfois graves, telles qu'hypersensibilité, eczéma nummulaire, urticaire, prurit, vascularite d'hypersensibilité, angiœdèmes (imposant l'arrêt du traitement) ont été rapportées ainsi que des manifestations à type de rhinite et d'éternuements, syndrome grippal

Interactions médicamenteuses

- Les statines et autres traitements hypolipémiants sont connus pour augmenter la production de PCSK9, la protéine ciblée par l'alirocumab. Cela entraîne une augmentation de la clairance d'alirocumab médiée par PCSK9 et diminue l'exposition systémique à l'alirocumab. Néanmoins, l'efficacité persiste entre 2 injections

Hypolipémiants (VII)

Acides oméga 3 polyinsaturés *Non remboursé-Coll*

OMACOR[G]	28 cap. 1 g	A. 1 cap./jour dans le post-infarctus A. 2 à 4 cap./jour dans l'hypertriglycéridémie (maximum 4 cap./jour) *au cours des repas*

Contre-indications

Allergie à l'un des constituants (soja : excipient à effet notoire)
Allergie à l'arachide ou au soja

Propriétés

- Produits à base d'huile de chair de poissons à forte teneur en acides gras oméga 3 à longue chaîne : acide eicosa-penta-énoïque (EPA), acide docosa-hexa-énoïque (DHA)
- Ces deux acides gras essentiels, présents dans les poissons, surtout les poissons gras (1,2 à 2,5 % dans les harengs, maquereaux, sardines, saumons, thons et truites de mer), ont un effet *anti-athérogène* (diminution du cholestérol total, du cholestérol LDL et surtout des triglycérides, sans modification du cholestérol HDL) et *antiagrégant plaquettaire* (réduction du thromboxane A2 et augmentation de la prostacycline)
- Les données récentes, méta-analyses et essais cliniques ne confirment pas l'intérêt en prévention secondaire. N'ont pas leur place dans la stratégie thérapeutique

Indications (toujours en association à un régime adapté et assidu)

- Hypertriglycéridémies endogènes isolées ou prédominantes impossibles à normaliser malgré la suppression de l'alcool et des sucres à absorption rapide et la normalisation du poids : hypertriglycéridémie pure (type IV), hyperlipidémie combinée (type IIb), dys-bêta-lipoprotéinémie (type III) en association aux statines

Effets indésirables

- Nausées, éructations avec odeur de poisson, diarrhée, constipation, vomissements, hypersensibilité, vertiges, dysgueusie, céphalées, acné, malaises, hyperglycémie, goutte, épistaxis, rash, urticaire
- Allongement du temps de saignement
- Augmentation possible des transaminases

Précautions d'emploi

- Prescrire dans tous les cas un régime adapté à l'hyperlipidémie. N'est pas indiqué dans les hyperchylomicronémies
- Surveillance : bilan lipidique après 2 à 3 mois puis régulièrement, transaminases surtout si maladie hépatique connue et posologie élevée (élévation modérée)
- Patients sous anticoagulants : surveillance particulière pour adapter la posologie des anticoagulants (car l'EPA a un effet *antiagrégant plaquettaire in vitro* et *in vivo* avec allongement modéré du temps de saignement)
- Grossesse et allaitement : utilisation déconseillée (absence de données)
- Allergie aux poissons

Hyperchylomicronémie

Volanésorsen *Liste I-Prescription hospitalière réservée aux spécialistes en cardiologie, endocrinologie, gastro-entérologie et hépatologie*

WAYLIVRA	Seringue préremplie 285 mg/1,5 ml de sol. inj.	A. 1 inj. **SC**/semaine pendant 3 mois puis 1 inj. toutes les 2 semaines (1)

1. Injection à température ambiante. Sortir la seringue du réfrigérateur. Alterner les sites d'injection. Si réduction obtenue insuffisante à 3 mois : < 25 % de réduction, arrêt du traitement. Surveillance des plaquettes tous les 15 jours.

Contre-indications

Plaquettes < 140 000/mm^3

Propriétés

- Oligonucléotide antisens inhibant la formation de l'apoC-III, une protéine qui régule le métabolisme des triglycérides et la clairance hépatique des chylomicrons et d'autres lipoprotéines riches en triglycérides. La liaison sélective du volanésorsen à l'ARNm de l'apoC-III entraîne la dégradation de l'ARNm et empêche la traduction de la protéine apoC-III, ce qui supprime un inhibiteur de la clairance des triglycérides et permet le métabolisme par une voie indépendante de la LPL

Indications

- Syndrome d'hyperchylomicronémie familiale génétiquement confirmé et à risque élevé de pancréatite, lorsque la réponse aux mesures diététiques et à un traitement de réduction des triglycérides a été insuffisante, en complément d'un régime diététique chez les patients adultes

Effets indésirables

- Réaction locale au point d'injection, thrombopénie (12 %), céphalées, nausées, vomissements, diarrhées, douleurs abdominales, éruption cutanée, prurit, éosinophilie, myalgies, asthénie, réduction des autres lignées sanguines, anticorps antimédicament (30 %)

Précautions d'emploi

- Surveillance du taux de plaquettes, si < 75 000/mm^3 arrêt des AINS, antiagrégants et anticoagulants (risque hémorragique accru)
- Surveillance des LDL qui augmentent
- Surveillance tous les 3 mois de protéinurie, clairance de la créatinine, transaminases, bilirubine. En cas d'aggravation, envisager l'arrêt
- Le traitement doit être interrompu si protéinémie > 0,5 g/24 h, si augmentation de la créatinine ou baisse de la clairance de la créatinine
- Grossesse et allaitement : pas de données, mais études animales rassurantes

Interactions médicamenteuses

- Pas de métabolisme hépatique, risque hémorragique avec anticoagulants et anti-agrégants

Potassium

1 g de K^+ = 25 mmol de K^+ / 1 g de KCl = 13 mmol de K^+	
Aliments riches en potassium (teneurs en mmol pour 100 g)	
Levure de bière sèche 47	Crustacés, mollusques 6 à 10
Abricots secs 40	Poissons divers 8
Légumes secs 20 à 35	Viandes, abats 4 à 8
Autres fruits secs et oléagineux 15 à 20	Légumes frais 5 à 7
Jambon fumé 15	Fruits frais 6
Champignons, épinards 12	Jus de fruits (pour 100 ml) 3,5
Pommes de terre, bettes 12	Laitages, œufs, yaourts 2,5
Poissons gras, caviar 10 à 12	Pâtes, céréales, pain, riz 2,5
Chocolat, bananes, cassis 10	Haricots verts, petits-pois 2,5

Chlorure de potassium *Liste I-65 %-Coll*

DIFFU-K 600 mg	40 gél. 8 mmol à libération prolongée	Avaler avec un verre d'eau sans croquer en 2 ou 3 prises à la fin des repas en fonction de la carence
KALÉORID LP 600 mg (1) KALÉORID LP 1 000 mg	30 cp. 8 mmol 30 cp. 13,4 mmol	
POTASSIUM INJECTABLE Délai d'action = immédiat	20 amp. à 10 % de 10 ml ou 20 ml 20 amp. à 15 % de 5 ml, 10 ml ou 20 ml 100 amp. à 20 % de 10 ml 50 amp. à 20 % de 20 ml	Perfusion **IV lente** *sous surveillance ECG et sans dépasser* 40 mmol/l et 20 mmol/h (2)
POTASSIUM Liberty Pharma POTASSIUM Richard Chlorure de K^+ + Glycérophosphate de K^+	Sirop 3 % : fl. 250 ml 20 sac.-dose 15 ml soit 440 mg/15 ml soit 11,25 mmol/sachet dose	A. 10 à 50 mmol/jour E. 3 à 25 mmol/jour en 2 à 3 prises *à la fin des repas* (3)

1. La matrice du comprimé est retrouvée intacte dans les selles.
2. Solution à 50 % 300 mg par sachet ou càs.
3. En prévention des hypokaliémies iatrogènes (diurétiques hypokaliémiants, corticoïdes, laxatifs) une dose de 10 à 50 mmol/jour par voie orale est suffisante dans la majorité des cas.
   En cas d'hypokaliémie importante (< 3,6 mmol/l), commencer par une dose de 50 mmol/jour en 3 prises orales après les repas, soit 4 g de chlorure de K^+, sous surveillance de la kaliémie.
   La perfusion **IV lente** n'est indiquée qu'en cas d'hypokaliémie majeure (< 2,5 mmol/l).

Tartrate de potassium *Liste I-65 %-Coll*

NATI-K 500 mg (6 g = 52 mmol de K^+)	40 cp. 4,26 mmol gastro-résistants à 166 mg/cp. à libération rapide	3 à 6 cp./jour en 2 à 3 prises *à la fin des repas*

Gluconate de potassium *Liste I-Non remboursé-Coll*

POTASSIUM H_2 PHARMA	Sirop 200 ml à 25 mg/ml = 10 mmol par càs ou 375 mg	A. 2 à 4 càs/jour (20 à 40 mmol) E. 1 à 8 càc/jour

Contre-indications
Hyperkaliémie, acidose métabolique non traitée, injection IV directe Insuffisance rénale, syndromes addisoniens, diabète non contrôlé, ulcère gastro-duodénal (comprimés) Certaines associations (*cf.* Interactions médicamenteuses)

Propriétés

- Cation intracellulaire prépondérant jouant un rôle essentiel dans la polarisation membranaire, l'activité neuro-musculaire, l'automatisme cardiaque et dans de nombreuses réactions enzymatiques : besoins quotidiens de 13 à 36 mmol, généralement couverts par l'alimentation (apportant environ 65 mmol par jour), sauf en cas de vomissements ou diarrhée (perte de 50 à 100 mmol par litre)
- Les variations de l'équilibre acido-basique influencent les mouvements du potassium (pénétration intracellulaire en cas d'alcalose, et à l'opposé transfert extracellulaire en cas d'acidose), l'excrétion normale étant essentiellement urinaire

Indications

- Traitement préventif et curatif des hypokaliémies, en particulier au cours des diarrhées et/ou vomissements, et au cours des traitements par médicaments hypokaliémiants (diurétiques hypokaliémiants, glucocorticoïdes, laxatifs)

Effets indésirables

- *Par voie orale* : nausées, gastralgies, vomissements, diarrhée (les comprimés de KCl à délitement rapide, pouvant entraîner des ulcérations et perforations digestives par délitement local brutal, ont été retirés du marché)
- *Par voie veineuse* : possibilité d'irritation veineuse en cas de concentration trop élevée (> 100 mmol/l) et risque d'**arrêt cardiaque** en cas d'injection trop rapide
- **Surdosage** : *hyperkaliémie* potentiellement mortelle (augmentation fugace de l'onde T, troubles de la conduction intracardiaque, choc cardiogénique, risque de mort subite par arrêt cardiaque) → suppression de tout apport de potassium, et, en fonction de la gravité, résine hypokaliémiante (*cf.* page suivante) ou bicarbonate de sodium molaire

Précautions d'emploi

- Contrôler la kaliémie pendant le traitement
- Utiliser le chlorure de potassium et non les sels neutres de potassium dans la majorité des hypokaliémies (car une alcalose hypochlorémique est souvent associée)
- *Par voie orale* : pour des raisons de tolérance digestive, utiliser en première intention l'apport alimentaire de potassium, puis si besoin les préparations buvables, voire les comprimés ou gélules (toujours ingérés debout ou assis avec de l'eau, et après les repas)
- La perfusion de potassium, indiquée uniquement en cas de déficit potassique majeur (kaliémie < 2,5 mmol/l), doit être réalisée *sous ECG continu et dosages répétés de la kaliémie*, après dilution dans du mannitol à 5 % plutôt que dans du glucosé à 5 % (qui contribue à une stimulation insulinique et à une baisse de la kaliémie), *sans dépasser une concentration de 40 mmol/l et un débit de perfusion de 20 mmol/h* → attention aux erreurs de perfusion

Interactions médicamenteuses

- ***Associations à surveiller*** (sauf hypokaliémie) : diurétiques hyperkaliémiants (anti-aldostérones, amiloride et triamtérène), inhibiteurs de l'enzyme de conversion, antagonistes de l'angiotensine II, tacrolimus, sels de régime désodés au potassium

Phosphore

1 g de phosphore = 32 mmol de phosphore

Formes orales *Liste II-65 %-Coll*

PHOSPHONEUROS	Soluté buvable : 120 ml apportant 78,8 mg pour 10 gouttes soit 2,5 mmol de phosphore + 1,5 mmol de sodium (1)	A. 150 à 200 gouttes/jour E. de 10-15 ans : 4-6 gouttes/kg/jour (2) E. de 1-10 ans : 6-8 gouttes/kg/jour (2) N. < 1 ans : 7-9 gouttes/kg/jour (2) NN. < 4 semaines : 4 gouttes/kg/jour (2) *à la fin des repas*

1. Soit 357 mg de NaCl pour 100 gouttes.
2. Fractionner les apports en 3 à 4 prises à la fin des repas.

Formes injectables (3) *Liste I-Réservé aux hôpitaux-Coll (sauf autre mention)*

PHOCYTAN 0,33 mmol/ml Glucose-phosphate disodique	Fl. 100 ml Phosphore : 330 mmol/l Phosphates : 330 mmol/l Glucose : 330 mmol/l Osmolarité : 1 000 mOsm/l Solution à diluer pour perfusion	Perfusion IV lente : posologies ci-dessous (4)
PHOCYTAN 0,66 mmol/l	10 amp. 10 ml *65 %-En ville* 50 amp. 10 ml Phosphore : 660 mmol/l Phosphates : 660 mmol/l Glucose : 660 mmol/l Osmolarité : 1 800 mOsm/l	*Idem*
PHOSPHATE DIPOTASSIQUE	10 amp. 10 ml *soit* 174,20 mg/ml Phosphore : 1 000 mmol/l Phosphates : 1 000 mmol/l Potassium : 2 000 mmol/l Osmolarité : 3 000 mOsm/l	Perfusion IV après dilution en fonction du poids, de la fonction rénale, de l'indication (carence ou alimentation parentérale)
PHOSPHATE MONOPOTASSIQUE	10 amp. 10 ml *soit* 136,10 mg/ml Phosphore : 1 000 mmol/l Phosphates : 1 000 mmol/l Potassium : 1 000 mmol/l Osmolarité : 2 000 mOsm/l	*Idem*

3. Apports recommandés en alimentation parentérale exclusive : pour 1 000 Kcal non protidiques : 7,5 à 15 mmol de phosphore.
4. *Alimentation parentérale :* prématuré : 0,75 à 3 mmol/kg/jour ; NN : 1 à 2,3 mmol/kg/jour ; nourrisson jusqu'à 12 mois : 0,5 mmol/kg/jour ; E. 0,2 mmol/kg/jour ; A. 10 à 30 mmol/jour.
Hypophosphorémie : administrer sur 6 heures pendant 3 jours. A. 10 mmol/heure en cas de carence profonde → retour à une phosphorémie à 0,7 mmol/l.

Contre-indications

Hyperphosphorémie, insuffisance rénale, hypocalcémie
Hypercalcémie (risque de précipitation de sels de calcium dans les tissus mous)
Hypersensibilité à l'un des constituants

Propriétés

- L'administration orale de phosphore à doses suffisantes permet de *diminuer la calciurie* en réduisant l'absorption intestinale du calcium par formation accrue de phosphate de calcium non résorbable, et *d'augmenter la magnésurie* (rôle antilithogène, mais cette action antilithiasique intéressante est limitée par sa médiocre tolérance digestive)
- Le phosphore a également une *activité stimulante sur le renouvellement des os* par l'hyperparathyroïdie réactionnelle qu'il induit, et un *effet hypocalcémiant non utilisé enpratique* en raison de la mauvaise tolérance digestive des doses efficaces (2 à 3 g/jour *per os*) et du risque de précipitations tissulaires de sels phospho-calciques
- Absorption intestinale à 70 % environ (diminuée par un excès de calcium), élimination par voie urinaire (filtration-réabsorption) et fécale

Indications

- Rachitisme hypophosphorémique
- Diabète phosphaté héréditaire ou acquis
- Hypercalciurie avec fuite urinaire de phosphates ou hypophosphatémie avec ou sans lithiase urinaire calcique associée
- Formes injectables : apport de phosphore lors de la nutrition parentérale, correction des hypophosphorémies majeures (brûlures, états septiques)

Effets indésirables

- Intolérance digestive fréquente (améliorée par le fractionnement des prises et la prise au cours des repas) : nausées, vomissements, gastralgies, diarrhée
- Possibilité de calcifications extrasquelettiques en traitement prolongé à très fortes doses (au-delà de 2,5 g/jour de phosphore)
- Possibilité d'hypocalcémie en cas de perfusion trop rapide ou trop abondante

Précautions d'emploi

- Surveiller la calcémie, la *calciurie*, la phosphaturie
- Régime désodé : prendre en compte la teneur en sodium, qui est élevée
- Insuffisance rénale : prendre en compte la teneur en potassium
- Déconseillé pendant l'allaitement ; peu de données au cours de la grossesse

Interactions médicamenteuses

- *Topiques gastro-intestinaux antiacides* : respecter un intervalle d'au moins 2 heures entre les prises orales pour éviter une réduction de la résorption digestive du phosphore
- Voie injectable : ne pas mélanger avec des sels de calcium

Magnésium

Aliments riches en magnésium (teneurs en mg pour 100 g)	
Cacao en poudre 420 Bigorneaux, pilpil de blé 400 Chocolat à croquer 290 Fruits oléagineux 130 à 260 Buccins et autres mollusques 160 à 240	Sarrasin (ou blé noir) 220 Légumes secs, avoine, orge 130 à 160 Flocons d'avoine 130 Chocolat noir, maïs, bettes 110 Lentilles, riz brun 90 à 100

Formes médicamenteuses (1) *Non remboursé (sauf carences avérées)-Coll*

MAGNÉSIUM SULFATE IV Sulfate de magnésium 10 % ou 15 %	10 amp. 1,5 g/10 ml (1 500 mg = 6 mmol de Mg) 10 amp. 3 g/20 ml (3 000 mg = 12 mmol de Mg)	Par voie **IV très lente** : A. Posologies ci-contre E. 7 à 10 mg/kg/24 h (en mg de magnésium)
MAGNÉSIUM CHLORURE Chlorure de magnésium à 10 %	10 ou 100 amp. 10 mg	Dans les carences avérées : 5 à 6 g/24 h en association avec du potassium
MAGINJECTABLE 0,8 % Pidolate de magnésium *Remboursement 65 %*	10 amp. 10 ml (81 mg = 3,4 mmol de Mg)	Par voie **IM** ou **IV** : A. 2 à 3 amp./jour E. > 8 kg : 0,3 à 0,4 mmol/kg/jour
MAG 2 BUVABLE Pidolate de magnésium	30 amp. buv. 10 ml (122 mg/ml) Mg élément sans sucre 30 sac. (184 mg/sac.) de poudre pour sol. buv.	A. 3 amp. ou 2 sac./jour E. 1 à 3 amp./jour N. > 12 kg : 1 amp./jour
MAG 2 COMPRIMÉS Carbonate de magnésium	60 ou 120 cp. 100 mg	A. 3 à 4 cp./jour E. > 6 ans : 1 à 2 cp./jour
SPASMAG Sulfate de magnésium	5 ou 30 amp. buv. (118 mg Mg/5 ml) 60 gél. (59 mg Mg/cp.)	A. 2 à 3 amp. ou cp./jour ou 4 à 6 gél./jour E. > 12 ans : 1 à 2 amp. buv./jour
SPASMAG injectable *Remboursement 65 %*	5 amp. 10 ml 0,12 g/ml	Par voie **IV** très lente : A. Posologies ci-contre E. 25 à 75 mg/kg/24 h
MAGNÉSPASMYL Lactate de magnésium	50 cp. 47,4 mg Granulés : 100 g à 1,9 % (47,4 mg Mg/cuillère-mesure)	A. 3 à 6 cp. ou càc/jour E. 2 à 4 cuillère-mesure/jour
MÉGAMAG Aspartate de magnésium	60 ou 120 gél. 45 mg	A. 6 à 10 gél./jour E. > 6 ans : 3 à 6 gél./jour

1. Existe en association avec divers composés : glycine, saccharomyces cerevisiae, vitamine B6 à 5 ou 10 mg.
Un gramme de sulfate de magnésium = 4 mmol.

Contre-indications
Insuffisance rénale sévère (clairance de la créatinine < 30 ml/min)
Myasthénie, hypersensibilité aux différents produits

Propriétés

- Cation intracellulaire le plus important après le potassium, ayant un rôle indispensable à plusieurs niveaux (perméabilité cellulaire, activités enzymatiques, métabolisme énergétique, excitabilité neuro-musculaire)
- Les besoins sont estimés à 5 mg/kg/jour (250-350 mg/jour chez l'adulte), un peu plus chez la femme enceinte ou qui allaite (400 mg/jour) et les sujets très actifs ou sportifs (400-600 mg/jour) → les apports alimentaires (environ 120 mg pour 1 000 calories) peuvent être un peu insuffisants dans certains cas
- Absorption digestive saturable (prendre en plusieurs prises quotidiennes) et influencée par plusieurs facteurs (*cf.* Interactions), variant entre 25 et 60 % des doses ingérées, élimination essentiellement urinaire

Indications

- Par voie veineuse :
  - *Sulfate de magnésium IV* : traitement curatif des torsades de pointe (bolus IV de 2 g puis perfusion IV de 3-20 mg/min), prévention et traitement de la crise d'éclampsie (4 g en 20 à 30 minutes, à répéter si besoin sans dépasser 8 g dans la 1re heure, puis 2 à 3 g/h pendant 24 heures après la dernière crise), hypokaliémie aiguë avec hypomagnésémie (6 à 8 g/24 h, avec du potassium en complément), apport en magnésium lors de la nutrition parentérale et de la rééquilibration hydro-électrolytique (1,5 à 2 g de sulfate de magnésium heptahydraté soit 6 à 8 mmol/24 h)
- Par voie orale :
  - Carences d'apport en magnésium, notamment au cours des régimes hypocaloriques, dans les états de dénutrition sévères, les malabsorptions, l'alcoolisme chronique
  - Lithiases urinaires oxalo-calciques chez les très rares sujets ayant une hypomagnésurie (rôle inhibeur du magnésium sur la formation et la croissance des cristaux)
  - Carence magnésienne avérée avec magnésémie < 12 mg/l ou 0,5 mmol/l (exceptionnelle)
- Utilisé en l'absence d'activité démontrée dans la "spasmophilie" (= manifestations de "tétanie normo-calcémique", asthénie, nervosité, irritabilité, troubles du sommeil), crampes

Effets indésirables

- Diarrhée, douleurs abdominales, réactions allergiques
- Exceptionnellement : syndrome du restaurant chinois avec le pidolate de magnésium (céphalées, diarrhée et douleurs abdominales), le pidolate étant un pyro-glutamate et les glutamates alimentaires étant impliqués dans ce syndrome
- Par voie parentérale : vasodilatation généralisée, douleur au point d'injection IM
- **Surdosage** en cas d'apport trop important par voie parentérale chez l'insuffisant rénal : troubles de l'ECG, de la transmission neuro-musculaire, risque de dépression respiratoire

Précautions d'emploi et interactions médicamenteuses

- L'injection IV doit être très lente (< 150 mg d'ion magnésium/min) : en perfusion IV, diluer dans une solution saline ou glucosée isotonique
- Infection urinaire : traiter préalablement toute infection urinaire (risques de précipitation de phosphates ammoniaco-magnésiens)
- ***Associations déconseillées*** : quinidiques (risque de surdosage en quinidiques)
- *Intervalle de 3 heures au moins entre les prises orales* avec calcium et tétracyclines
- Produit souvent associé à la vitamine B6

Calcium (I)

Aliments riches en calcium (teneurs en mg pour 100 g) 1 g de calcium = 25 mmol de calcium 1 g de chlorure de calcium = 4,56 mmol de calcium	
Fromages à pâte ferme 750 à 1 100	Fèves, pois chiche, figue sèche 150
Fromages à pâte molle 150 à 300	Lait (100 ml), crèmes glacées 130
Amandes, noisettes, cresson 200 à 250	Clovisses, coques, haricots blancs 130
Bigorneaux, escargots, persil 165	Crevettes, moules, chocolat 100
Fromage blanc, yaourt (un) 160	Crème fraîche, petits-suisses 100

Formes orales[G] et injectables *Remboursement 65 %-Coll*

CACIT CALCIDOSE CALCIPRAT (1) CALPEROS (1) CALPRIMUM (1) CALTRATE FIXICAL (1) OROCAL (1) Carbonate de calcium	30 ou 60 cp. efferv. 500 mg ou 1 000 mg (Ca élément) 60 sac. 500 mg 60 cp. à sucer 500 mg ou 750 mg 30 cp. 1 000 mg 60 cp. séc. à sucer 500 mg 60 cp. à croquer 500 mg 60 cp. séc. 600 mg 60 cp. à sucer 500 mg 60 cp. à sucer 500 mg	A. 1 à 1,5 g/jour en fonction des apports alimentaires E. 500 mg à 1 g en période de croissance
CALCIUM SANDOZ Gluconate + Carbonate CALCIFORTE 500 mg Gluconate de calcium + Chlorure = 500 mg de Ca élément	30 sac. 500 mg de Ca élément 20 cp. efferv. sans sodium 500 mg 30 amp. buv. 10 ml	*Idem*
GLUCONATE DE CALCIUM	10 ou 20 ou 100 amp. 10 ml Sol. 10 % (2,25 mmol de calcium ou 94 mg de Ca élément)	A. 100 à 200 mg de Ca élément, soit 1 à 2 amp. en IV lente (15 min), puis 1 à 2 mg/kg/heure en perfusion E. 50 mg/kg/24 heures
CHLORURE DE CALCIUM 10 % *Réservé aux hôpitaux*	100 amp. 10 ml = 1 g (4,46 mmol de calcium ou 183 mg de Ca élément)	Injection IV très lente (en 5 à 15 minutes) : A. 100 à 200 mg puis 1 à 2 mg/kg/h (2) E. 50 mg/kg/24 h

1. Ces produits, contenant de l'aspartam, sont contre-indiqués en cas de phénylcétonurie.
2. Les hypocalcémies sévères seront traitées par injection IV de 5 mg/kg en 15 minutes suivie d'une perfusion de 1 à 2 mg/kg/h pendant 24 à 36 heures maximum, associé ou non à la vitamine D, sous surveillance de la calcémie et de la calciurie.

Contre-indications

Traitement digitalique (*contre-indication formelle* du calcium injectable)
Hypercalcémie (> 105 mg/l soit 2,6 mmol/l)
Hypercalciurie (chez l'adulte > 300 mg/24 h soit 7,5 mmol/24 h, et chez l'enfant > 5 mg/kg/24 h soit 0,125 mmol/kg/24 h)
Lithiase urinaire calcique, néphrocalcinose, calcifications tissulaires
Immobilisations prolongées avec hypercalciurie et/ou hypercalcémie

Propriétés

- Cation stocké essentiellement au niveau des os (qui contiennent 98 % du calcium de l'organisme), ayant un rôle très important dans la constitution du squelette et un rôle essentiel dans la perméabilité membranaire
- Absorption intestinale à environ 30 à 40 % **nécessitant la vitamine D**, taux plasmatique remarquablement stable (régulé par la calcitonine et par la parathormone), élimination urinaire (filtration-réabsorption), fécale et sudorale

Indications

- Par voie parentérale : hypocalcémie aiguë et tétanie hypocalcémique
- Par voie orale : carence calcique en période de croissance ou lors de la grossesse et de l'allaitement, rachitisme (en complément de la vitamine D), traitement d'appoint de la déminéralisation osseuse après immobilisation prolongée (à la remobilisation), traitement d'appoint de l'ostéoporose (en cas d'apport calcique insuffisant) en association aux traitements de fond
- En toxicologie : antidote des hypocalcémies aiguës induites par fluorures et oxalates (antirouilles, détachants, encres bleues), utilisé par voie orale, en perfusion IV (pas en injection IV directe), et par voie locale en pansement en cas de contamination cutanée
- N'est pas un traitement de l'ostéoporose seul

Effets indésirables

- Troubles gastro-intestinaux discrets exceptionnels (tendance à la constipation), allergie
- **Surdosage** : syndrome de Burnett, hypercalcémie, déshydratation, anorexie, soif intense, polyurie, nausées, vomissements, constipation, hypertension artérielle, troubles vasomoteurs, arrêt de croissance chez l'enfant → arrêt de tout apport calcique et en vitamine D, boissons abondantes, réhydratation, et si besoin hypocalcémiants (furosémide, corticoïdes, calcitonine, dialyse péritonéale)

Précautions d'emploi

- *Surveillance régulière* de la calcémie et de la calciurie (hebdomadaire si association à la vitamine D à forte dose) → arrêt de tout apport calcique et de vitamine D en cas d'hypercalcémie et/ou d'hypercalciurie. Surveillance des excipients de chaque forme
- *Injection veineuse* : à faire très lentement, sans dépasser 10 ml en 5 minutes, chez un sujet allongé, par voie IV stricte, *mais jamais chez un sujet digitalisé*

Interactions médicamenteuses

- ***Associations contre-indiquées*** : digitaliques avec calcium IV (troubles du rythme)
- ***Associations déconseillées*** : strontium, zinc par voie orale
- *Associations à utiliser avec précaution* : digitaliques (avec calcium *per os*), diurétiques thiazidiques (risque d'hypercalcémie)
- *Nécessité d'un intervalle de 3 heures entre les prises orales* avec bisphosphonates, fluorure de sodium, magnésium, tétracyclines, estramustine, hormones thyroïdiennes
- Retarde l'absorption digestive des sels de fer

Calcium (II) :
Associations à la vitamine D

Associations de calcium et vitamine D3 : cholécalciférol[G] (1)

Remboursement 65 %-Coll

CACIT VITAMINE D3	30 ou 90 sac. = 1 000 mg de Ca + 880 UI de cholécalciférol 60 cp. à sucer ou croquer = 500 mg de Ca + 440 UI de cholécalciférol 30 cp. séc. à croquer = 500 mg de Ca + 1 000 UI de cholécalciférol (2)	A. 1 sac. ou 2 cp./jour *en dehors des repas*
EPTAVIT STRUCTOCAL VITAMINE D3	30 ou 90 cp. effervescents ou à croquer = 1 000 mg de Ca + 880 UI de cholécalciférol	A. 1 cp./jour *en dehors des repas*
FIXICAL VITAMINE D3 CALCIPRAT D3	30 ou 90 cp. à sucer ou croquer = 1 000 mg de Ca + 800 UI de cholécalciférol 60 cp. à sucer ou croquer = 500 mg de Ca + 400 UI de cholécalciférol	A. 1 cp./jour *en dehors des repas*
CALCIDOSE VITAMINE D3 DENSICAL VITAMINE D3	60 sac. = 500 mg de Ca + 400 UI de cholécalciférol	A. 1 sac. × 2 fois/jour *en dehors des repas*
CALCIFORTE D3 400 UI (3) DENSICAL VITAMINE D3 CALPEROS D3 IDÉOS OSSEANS D3	60 ou 180 cp. à sucer ou croquer = 500 mg de Ca + 400 UI de cholécalciférol	A. 1 cp. × 2 fois/jour ou 2 cp./jour en 1 prise unique *en dehors des repas*
CALTRATE D3 NATECAL D3 Orodispersible	60 cp. = 600 mg de Ca + 400 UI de cholécalciférol	
OROCAL D3	30 cp. = 500 mg de Ca + 1 000 UI de cholécalciférol 60 ou 180 cp. = 500 mg de Ca + 400 UI de cholécalciférol 60 ou 180 cp. = 500 mg de Ca + 200 UI de cholécalciférol	A. 2 cp./jour *à croquer ou sucer, en dehors des repas*

1. Les besoins quotidiens minimaux recommandés en vitamine D sont de 400 UI pour les femmes ménopausées âgées de 50 à 70 ans, 600 UI pour celles de plus de 70 ans et 800 à 1 000 UI en cas d'exposition au soleil peu fréquente : mais de nombreux experts recommandent 800 UI/jour au moins pour toutes les femmes ménopausées.
2. Dosage non adapté aux femmes enceintes chez lesquelles la posologie de Vit D est < 600 UI/jour.
3. Contient de la levure.

Contre-indications
Hypercalcémie (> 105 mg/l soit 2,6 mmol/l)
Hypercalciurie (chez l'adulte > 300 mg/24 h soit 7,5 mmol/24 h)
Lithiase urinaire calcique, néphrocalcinose, calcinose tissulaire
Immobilisations prolongées avec hypercalciurie et/ou hypercalcémie
Hypersensibilité connue à la vitamine D (exceptionnelle)

Propriétés

- Associations à doses fixes de calcium et de vitamine D, destinées à la femme ménopausée et aux sujets ayant un apport alimentaire insuffisant en calcium et vitamine D, dont les sujets *vivant confinés sans exposition au soleil* (sujets cloîtrés, etc.)

Indications

- Correction des carences vitamino-calciques chez le sujet âgé
- Apport vitamino-calcique associé aux traitements spécifiques de l'ostéoporose chez les patients carencés ou à haut risque de carence vitaminoD-calcique

Effets indésirables

- Troubles gastro-intestinaux discrets exceptionnels (tendance à la constipation)
- **Surdosage** : hypercalciurie (= premier signe), hypercalcémie, déshydratation, soif intense, polyurie, anorexie, nausées, vomissements, augmentation des phosphatases alcalines → arrêt de tout apport calcique et en vitamine D, boissons abondantes, réhydratation, et si besoin hypocalcémiants (furosémide, corticoïdes, calcitonine, dialyse péritonéale)

Précautions d'emploi

- Évaluer l'apport alimentaire en calcium avant de prescrire
- *Surveillance régulière* de la calcémie et de la calciurie → arrêt de tout apport calcique et de vitamine D en cas d'hypercalcémie et/ou d'hypercalciurie
- *Surveillance régulière* de la fonction rénale chez le sujet âgé → adapter la posologie selon la clairance de la créatinine en cas d'insuffisance rénale
- Surveillance accrue de la calcémie en cas de sarcoïdose
- Ne pas donner aux enfants : teneur trop élevée en vitamine D

Interactions médicamenteuses

- ***Associations déconseillées*** : strontium, zinc par voie orale
- *Associations à utiliser avec précaution* : digitaliques (avec calcium *per os*), diurétiques thiazidiques (risque d'hypercalcémie)
- *Nécessité d'un intervalle de 3 heures entre les prises orales* avec diphosphonates, fluorure de sodium, magnésium, tétracyclines, fluoroquinolones
- Diminution de l'effet de la vitamine D : barbituriques, corticoïdes

Remarque

- On peut utiliser également un *apport annuel* de vitamine D à forte dose (*cf.* pages suivantes) associé à un *apport quotidien* adéquat de calcium (apport alimentaire ou sous forme médicamenteuse)

Vitamine D (I) :
Cholécalciférol ou Vitamine D3 naturelle

Cholécalciférol[G] ou Vitamine D3 naturelle (1) (2) (3) *Liste II-65 %-Coll*

ZYMAD 10 000 UI/ml	Fl. 10 ml : 333 gouttes à 300 UI par goutte (10 000 UI/ml) *Hors liste : vente libre*	*Prophylaxie* : N. 600 à 2 000 UI/jour (1) *Traitement curatif* : E. 4 000 à 8 000 UI/jour pendant 1 à 2 mois A. 4 000 à 20 000 UI/jour
ZYMAD 50 000 UI	1 amp. 50 000 UI 2 ml = solution huileuse buvable	*Prophylaxie* : A. 1 amp. tous les 1 à 2 mois *Traitement curatif* : toutes les 1 à 2 semaines *Prophylaxie femme enceinte* : 2 amp. en une fois au 6e-7e mois *E. et nourrisson* : gouttes quotidiennes puis 1 amp. tous les 1 à 2 mois
ZYMAD 80 000 UI ZYMAD 200 000 UI	1 amp. 80 000 UI 2 ml = solution huileuse buvable 1 amp. 200 000 UI 2 ml = solution huileuse buvable	*Prophylaxie* : N. 80 000 UI × 2 à 4 fois/an E. 200 000 UI × 1 à 2 fois/an A. 200 000 UI × 1 à 2 fois/an
VITAMINE D3 BON	1 amp. 200 000 UI/ml = solution huileuse buvable ou injectable par voie IM stricte 1 amp. = 1 ml	*Prophylaxie* : A. et E. 200 000 UI × 2 fois/an *Traitement curatif* : E. 200 000 UI (puis prophylaxie 6 semaines après) A. 200 000 UI par semaine
UVEDOSE[G]	1 amp. 50 000 ou 100 000 UI 2 ml = solution huileuse buvable	*Prophylaxie* : A. et E. 50 000 UI × 6 à 12 fois/an 100 000 UI × 4 fois/an
KIPOS 100 000 UI	1 ou 2 capsules molles	1 capsule tous les 2 à 3 mois en fonction du contexte
ADRIGYL	Fl. 10 ml : 300 gouttes à 333 UI par goutte (10 000 UI/ml)	*Prophylaxie* : A. et E. : 3 gouttes/jour *Traitement curatif* : E. 6 à 12 gouttes/jour A. 6 à 60 gouttes/jour

1. La posologie recommandée pour la prophylaxie du rachitisme chez le nourrisson est la suivante :
   - Nourrisson à peau blanche si allaitement par lait enrichi en vitamine D : 600 à 800 UI/jour.
   - Nourrisson à peau blanche si allaitement maternel ou par lait de vache : 1 200 UI/jour.
   - Nourrisson à peau pigmentée si allaitement par lait enrichi en vitamine D : 1 200 à 1 600 UI/jour.
   - Nourrisson à peau pigmentée si allaitement maternel ou par lait de vache : 1 600 à 2 000 UI/jour.
2. Vitamine D3 associée au fluor : *cf.* le chapitre “Oto-Rhino-Laryngologie Stomatologie”.
3. Ne pas dépasser 600 000 UI/an.

Contre-indications
Hypercalcémie (> 105 mg/l soit 2,6 mmol/l), lithiase urinaire calcique
Hypercalciurie (chez l'adulte > 300 mg/24 h soit 7,5 mmol/24 h,
et chez l'enfant > 5 mg/kg/24 h soit 0,125 mmol/kg/24 h)
Immobilisation prolongée (pour les fortes doses)

Propriétés

- La vitamine D favorise l'absorption intestinale du calcium et sa fixation sur le tissu ostéoïde et elle est *indispensable à la prévention du rachitisme chez le jeune enfant* (l'association à la vitamine A ou à d'autres vitamines n'a pas ici d'utilité évidente) : les dérivés hydroxylés de la vitamine D *ne doivent pas être utilisés à la place de celle-ci dans ses indications habituelles* mais réservés à des cas précis et sous surveillance stricte (calcémie, calciurie, phosphorémie, créatininémie, phosphatases alcalines)
- *Le cholécalciférol ou vitamine D naturelle* est synthétisé par la peau sous l'influence des rayons UV à partir du déhydro-7-cholestérol, puis hydroxylé au niveau hépatique en *hydroxy-25-cholécalciférol ou calcifédiol*, puis hydroxylé au niveau rénal en *dihydroxy-1, 25-cholécalciférol ou calcitriol* (qui est le métabolite actif de la vitamine D)
- *L'ergocalciférol*, forme synthétique obtenue par irradiation UV de l'ergostérol d'origine végétale, a une activité et des indications identiques à celles du cholécalciférol
- *L'alfacalcidol* est un précurseur de synthèse directement hydroxylé en calcitriol actif

Indications (*cf.* page suivante celles des dérivés hydroxylés)

- Traitements prophylactiques (cholécalciférol ou ergocalciférol) :
  - Prophylaxie du rachitisme (indispensable jusqu'à 18 mois chez le nourrisson nourri au sein ou qui ne boit pas de lait supplémenté en vitamine D ou qui en absorbe moins de 500 ml/jour, puis en automne et en hiver chez l'enfant jusqu'à l'âge de 5 ans environ)
  - Prophylaxie des carences en vitamine D chez les sujets exposés : sujets âgés ou confinés, grossesse et allaitement, malabsorption, obstruction biliaire, insuffisance hépato-cellulaire, traitements anticonvulsivants, corticothérapie prolongée, etc.
- Traitements curatifs (cholécalciférol ou ergocalciférol) :
  - Rachitisme (traitement à faire suivre par un traitement prophylactique)
  - Ostéomalacie (traitement jusqu'à la disparition des douleurs et la normalisation de la calcémie et de la phosphorémie, à faire suivre par un traitement prophylactique)
  - Tétanie hypocalcémique

Effets indésirables

- Spécifiques : prurit, éruption cutanée, érythème, œdème
- **Surdosage** : hypercalciurie (= premier signe), hypercalcémie, déshydratation, soif intense, polyurie, anorexie, nausées, vomissements, augmentation des phosphatases alcalines → arrêt de tout apport calcique et en vitamine D, boissons abondantes, réhydratation, et si besoin hypocalcémiants (furosémide, corticoïdes, calcitonine, dialyse péritonéale)

Précautions d'emploi

- Rachitisme et ostéomalacie : associer, notamment chez l'enfant, une *calcithérapie quisera commencée quelques jours avant pour prévenir une éventuelle tétanie précoce* (assez fréquente si la vitamine D est administrée seule dans le rachitisme) et *surveillerla calcémie et la calciurie* (chaque semaine si association vitamino-calcique) → arrêt de tout apport calcique et de vitamine D en cas d'hypercalcémie et/ou d'hypercalciurie
- Ne pas utiliser les solutions alcooliques buvables avant l'âge de 3 ans
- Ne pas utiliser à forte dose chez les sujets immobilisés de façon prolongée
- Grossesse : possibilité d'anomalies fœtales en cas de prescription à doses excessives → ne pas prescrire plus de 400 à 600 UI/jour de cholécalciférol ou d'ergocalciférol
- Inducteurs enzymatiques : anticonvulsivants, rifampicine
- Chélateurs sels biliaires ou sévélamer ; orlistat (diminue l'absorption intestinale)

Vitamine D (II) :
Ergocalciférol

Ergocalciférol ou Vitamine D2 (1)

STÉROGYL Gouttes (2) *Remboursement 65 %-Coll*	Fl. 20 ml compte-gouttes soit 1 000 gouttes à 400 UI par goutte 2 MUI/100 ml	*Prophylaxie* : Prématuré : 1 600 UI/jour N. 400 à 2 000 UI/jour E. 400 à 2 000 UI/jour Femmes enceintes ou qui allaitent : 400 à 1 000 UI/jour A. 400 à 2 000 UI/jour *Traitement curatif* : E. 2 000 à 4 000 UI/jour pendant 1 à 2 mois A. 2 000 à 4 000 UI/jour jusqu'à guérison
STÉROGYL 15 H (3) et (4) *Liste II-65 %-Coll*	1 amp. 600 000 UI 1,5 ml = solution huileuse buvable ou injectable par voie IM stricte	*Prophylaxie* : A. 600 000 UI × 1 fois/an *Traitement curatif* : A. 1 à 2 amp./an
STÉROGYL 15 A (5) *Liste II-65 %-Coll*	1 amp. 600 000 UI 1,5 ml = solution alcoolique buvable	
UVESTÉROL A.D.E.C. *Réservé à l'usage hospitalier*	Fl. 10 ml/Sol. buv. Vitamine A : 3 000 UI/dose Vitamine D2 : 1 000 UI/dose Vitamine E : 5 mg/dose Vitamine C : 50 mg/dose	Nouveau-né et nourrisson : 1 dose (0,3 ml)/jour (6)

1. La posologie recommandée pour la prophylaxie du rachitisme chez le nourrisson est la suivante :
   - Nourrisson à peau blanche si allaitement par lait enrichi en vitamine D : 400 à 800 UI/jour.
   - Nourrisson à peau blanche si allaitement maternel ou par lait de vache : 1 200 UI/jour.
   - Nourrisson à peau pigmentée si allaitement par lait enrichi en vitamine D : 1 200 à 1 600 UI/jour.
   - Nourrisson à peau pigmentée si allaitement maternel ou par lait de vache : 1 600 à 2 000 UI/jour.

   Chez les enfants échappant à une surveillance médicale régulière ou dont les parents paraissent inaptes à assurer un apport quotidien de vitamine D, on peut préférer un apport périodique à forte dose, *mais cet apport doit être inscrit sur le carnet de santé de façon à éviter tout surdosage*.
2. À diluer dans de l'eau, du lait ou du jus de fruit.
3. Spécialités contre-indiquées chez l'enfant, pendant la grossesse et pendant l'allaitement.
4. Contient de l'arachide.
5. Contient jusqu'à 1 000 mg/ampoule d'éthanol.
6. Pour limiter le risque de fausse route, il faut impérativement administrer le produit avant la tétée ou le biberon en utilisant exclusivement la pipette doseuse fournie dans la boîte. Suivre strictement les consignes d'administration.

Vitamine D (III) :
Dérivés hydroxylés de la vitamine D3

Calcifédiol ou Hydroxy-25-cholécalciférol ou 25 (OH) D3[G]

DÉDROGYL *Liste II-30 %-Coll*	Fl. 10 ml 15 mg/100 ml soit 300 gouttes à 5 µg par goutte	À dose progressive : A. 2 à 5 gouttes/jour en moyenne E. 2 à 4 gouttes/jour

Indications (*cf.* conditions d'emploi à Cholécalciférol pages précédentes)
- Ostéodystrophie rénale et hémodialyse prolongée, rachitismes et ostéomalacies avec hypocalcémie, rachitismes vitamino-résistants
- Hypoparathyroïdie idiopathique ou post-chirurgicale
- Hypocalcémies du nouveau-né, des affections hépatiques, de l'hypoparathyroïdie idiopathique, des traitements par corticothérapie ou anticonvulsivants

Calcitriol ou Dihydroxy-1,25-cholécalciférol ou 1,25 $(OH)_2$ D3

ROCALTROL *Liste I-65 %-Coll*	30 cap. 0,25 µg	À dose progressive : A. 0,5 µg/jour puis jusqu'à 2 µg/jour

Indications (*cf.* conditions d'emploi à Cholécalciférol pages précédentes)
- Ostéodystrophie rénale, rachitismes et ostéomalacies vitamino-résistants
- Hypoparathyroïdies et pseudo-hypoparathyroïdies

Alfacalcidol ou 1α (OH) D3

UN-ALFA ALFACALCIDOL[G] *Conserver les gouttes de + 2 °C à + 8 °C* *Liste I-65 %-Coll*	Fl. 200 gouttes 10 ml à 0,1 µg par goutte 30 cap. 0,25 µg 30 cap. molles 0,50 µg 30 cap. 1 µg	À dose progressive : A. 0,5 µg/jour puis jusqu'à 4 µg/jour E. < 20 kg : 0,05 µg/kg/jour puis jusqu'à 2 µg/jour
UN-ALFA IV *Conserver de + 2 °C à + 8 °C* *Réservé aux hôpitaux*	10 amp. 0,5 ml = 1 µg 10 amp. 1 ml = 2 µg	Injection **IV** en 30 secondes en fin de séance de dialyse : A. 0,5 à 1 µg E. < 20 kg : 0,05 µg/kg/jour

Indications (*cf.* conditions d'emploi à Cholécalciférol pages précédentes)
- Ostéodystrophie rénale, rachitismes pseudo-carentiels, rachitismes et ostéomalacies par hypophosphatémie vitamino-résistante (association avec un supplément de PO_4)
- Hypoparathyroïdies et pseudo-hypoparathyroïdies, prévention de l'hypocalcémie post-parathyroïdectomie en cas d'hyperparathyroïdisme primaire ou tertiaire
- Alfacalcidol injectable : traitement de l'hyperparathyroïdisme secondaire non freinable chez l'insuffisant rénal chronique en hémodialyse
- Hypocalcémie néonatale tardive

Vitamine A ou Rétinol

Aliments riches en vitamine A (teneurs en UI pour 100 g)	
Huile de foie de flétan 2 à 40 millions	Congre, espadon 1 600
Huile de foie d'esturgeon 4 millions	Cresson, ciboulette 1 600
Huile de foie de thon 0,5 à 6 millions	Brocolis, patate douce 1 600
Huile de foie de morue 0,06 à 0,3 millions	Bettes, poireaux, salades 1 000
Foie de poissons 0,03 à 0,5 millions	Rognons 1 000
Foie de veau 10 000 à 100 000	Pruneaux, brugnons 1 000
Foie d'autres animaux 10 000 à 30 000	Fromages 1 000
Carottes, oseille 6 000	Crème fraîche 800
Jaune d'œuf 3 000	Sardines à l'huile 700
Cerfeuil, persil 3 000	Œuf entier (pour 1 œuf) 500
Beurre 2 500	Fruits frais 100 à 600
Anguille, abricots secs 2 500	Légumes frais 100 à 400
Épinards, pissenlits 2 000	Laitages non écrémés 70 à 170

Formes médicamenteuses *Liste I-65 %-Coll*

A 313 Capsules molles (1)	30 cap. molles à 50 000 UI	Par voie orale (2) : A. 50 000 UI tous les 10 à 15 jours en traitement curatif E. > 8 ans : même dose
VITAMINE A Injectable PROVEPHARM	6 amp. 2 ml = 100 000 UI	Par voie **IM** profonde : A. 100 000 UI par mois E. 50 000 UI par mois ou 100 000 UI tous les 2 mois si cholestase

1. Contient du sorbitol.
2. Le traitement curatif d'une avitaminose A avérée sera poursuivi pendant quelques semaines pour reconstituer un stock hépatique normal, *mais sans prolonger inutilement le traitement* pour éviter une intoxication chronique, par prises espacées tous les 10 à 15 jours (sans dépasser 100 000 UI par prise, et en respectant un intervalle de 10 à 15 jours au minimum entre 2 prises pour éviter une intoxication aiguë).
   Le traitement préventif fait appel à des doses de 50 000 UI par mois ou 100 000 UI tous les 2 mois chez l'adulte, posologie réduite de moitié chez l'enfant < 8 ans.

Contre-indications
Hypersensibilité à l'un des constituants
Malabsorption chronique et troubles de l'absorption des lipides (utiliser la voie IM)
Grossesse et allaitement (*cf.* Précautions d'emploi)

Propriétés

- Vitamine liposoluble jouant un rôle important dans la formation du pourpre rétinien (nécessaire à l'adaptation de la vision quand la lumière diminue), la multiplication cellulaire et la trophicité épithéliale et tissulaire
- Absorption digestive dans l'intestin grêle (liée à celle des lipides) avec un stockage hépatique très important (couvrant les besoins pendant plusieurs mois)
- Besoins quotidiens (assurés par l'alimentation, sauf dans les pays où sévit la malnutrition ou en cas de malabsorption digestive) = 3 000 UI chez l'adulte, 1 400 à 3 000 UI chez l'enfant et l'adolescent, 1 400 UI chez le nourrisson

Indications

- Prophylaxie et traitement des carences en vitamine A : carence d'apport (très fréquente chez les enfants dans les pays où sévit la malnutrition) et carences d'absorption (mucoviscidose, cholestase hépatique, insuffisance pancréatique, malabsorptions digestives, nutrition entérale élémentaire)

Effets indésirables (si surdosage aigu ou chronique)

- Hypervitaminose A aiguë (si prise > 150 000 UI chez l'enfant ou 1 MUI chez l'adulte) : troubles digestifs (anorexie, nausées, vomissements, diarrhée), neuro-psychiques (céphalées, somnolence, irritabilité, asthénie, hypertension intracrânienne, confusion mentale, délires, voire convulsions), œdème papillaire, possibilité de troubles cutanés retardés (sécheresse, prurit, desquamation, chute de cheveux) → arrêt du traitement par la vitamine A et si besoin corticoïdes
- Hypervitaminose A chronique (si dose > 10 000 UI/jour pendant 1 à 3 mois chez le nourrisson, 10 000-30 000 UI/jour pendant 2 à 6 mois chez l'enfant, 50 000-100 000 UI/jour pendant 6 à 12 mois chez l'adulte) : troubles comparables à ceux d'un surdosage aigu avec amaigrissement, myalgies, arthralgies, arrêt de croissance et hyperostose des os longs chez l'enfant, et possibilité de *fibrose portale et périportale* après doses cumulées de 240 MUI (gros foie dur avec hypertension portale, les signes extrahépatiques n'étant présents que dans 30 % des cas seulement) voire *cirrhose hépatique* après des doses cumulées de 480 MUI (intoxications observées chez des sujets prenant ces doses énormes pour la prévention hypothétique des cancers épidermoïdes, mais sans aucune démonstration d'efficacité) → arrêt immédiat et impératif

Précautions d'emploi

- Ne pas dépasser les doses et les durées de traitement indiquées
- Arrêter le traitement en cas de signes évoquant une intoxication vitaminique A
- Grossesse : effet tératogène évoqué à des doses dépassant 20 000 UI/jour en prises prolongées, voire en prises plus courtes à plus fortes doses → l'apport en vitamine A ne doit pas dépasser 6 000 UI/jour (apport alimentaire inclus)
- Allaitement : risque d'intoxication chez le nourrisson à doses élevées

Interactions médicamenteuses

- ***Associations déconseillées*** (risque d'hypertension intracrânienne lié à une hypervitaminose A) : rétinoïdes (acitrétine, isotrétinoïne), bêta-carotène, cyclines

Vitamines du groupe B (I)

Vitamine B1 ou Thiamine[G]

BÉNERVA BÉVITINE *Non remboursé-Coll*	40 cp. 250 mg 20 cp. 250 mg	Par voie orale : 250 à 500 mg/jour
BÉNERVA Injectable *Réservé à l'hôpital* BÉVITINE Injectable *Réservé à l'hôpital*	10 amp. 500 mg/5 ml pour injection IM 5 amp. 100 mg/2 ml 10 amp. 500 mg/10 ml	Par voie IM : 500 mg/jour Par voie IV lente (Bévitine) : 100 à 200 mg/jour 500 mg/jour × 3 fois/jour durant 2-3 jours puis 250 mg/jour

Contre-indications

Hypersensibilité à l'un des constituants (exceptionnelle)

Propriétés

- Vitamine hydrosoluble jouant un rôle métabolique essentiel (décarboxylation des acides pyruvique et alpha-cétoglutarique, dégradation des glucides), nécessaire au fonctionnement cellulaire et à la transmission de l'influx nerveux, apportée par les levures, céréales, les légumineuses, les œufs, les viandes, les poissons et les laitages
- *Besoins quotidiens* : 1,3 à 1,5 mg chez l'adulte et l'adolescent, 1,5 à 1,8 mg chez la femme enceinte ou qui allaite, 0,3 à 1 mg chez l'enfant
- La carence, fréquente en Extrême-Orient (béri-béri) et chez les alcooliques, se traduit par une polynévrite avec apathie (forme neurologique), parfois compliquée de troubles neuropsychiques gravissimes (syndrome de Korsakoff, syndrome de Gayet-Wernicke) et/ou d'insuffisance cardiaque à débit élevé (forme humide du béri-béri)

Indications

- Traitement curatif des carences en thiamine : béri-béri, insuffisance cardiaque carentielle, syndrome de Korsakoff et encéphalopathie de Gayet-Wernicke (administration initiale dans ces indications par voie IM), avec relais par voie orale après une dizaine de jours
- Prévention des carences en thiamine : éthylisme chronique, syndromes de malabsorption, régimes de restriction pondérale, nutrition parentérale exclusive

Effets indésirables et précautions d'emploi

- Hypotention fugace après l'injection, troubles gastro-intestinaux pour la voie orale
- Réactions allergiques exceptionnelles (rash cutané, dyspnée, bronchospasme, choc anaphylactique). Attention à l'initiation par voie veineuse
- Comprimés : présence de saccharose, donc contre-indication en cas d'intolérance au fructose, syndrome de malabsorption du glucose et du galactose ou déficit en sucrase-isomaltase
- Pas de surdosage connu par voie orale

Vitamines du groupe B (II)

Vitamine B6 ou Pyridoxine[G] *Non remboursé (sauf formes injectables)-Coll*

BÉCILAN	40 cp. séc. 250 mg	A. 250 à 1 000 mg/jour
VITAMINE B6[G] Arrow	20 cp. séc. 250 mg	*Idem*
BÉCILAN Injectable *Remboursement 65 %-Coll*	5 amp. 5 ml = 250 mg	Par voie **IM** ou **IV** : A. 250 à 500 mg/jour

Contre-indications

Allergie aux sulfites (pour les formes injectables)
Apparition de neuropathies sensitives sous traitement

Propriétés

- Vitamine hydrosoluble très répandue dans les aliments, intervenant comme coenzyme dans de nombreuses réactions notamment celles qui impliquent les acides aminés : la carence en pyridoxine est rarement isolée, l'avitaminose expérimentale entraîne une anémie microcytaire, des troubles neurologiques (convulsions, polynévrites) et des troubles cutanéo-muqueux (hyperkératose, séborrhée)
- *Besoins quotidiens* : environ 2 mg chez l'adulte et l'adolescent, 2,5 mg chez la femme enceinte ou qui allaite, 0,6 à 1,6 mg chez l'enfant

Indications

- Traitement des carences avérées en vitamine B6 (seule AMM)
- Adjuvant des traitements par D-pénicillamine (20-100 mg/jour), isoniazide, cyclosérine ou dihydralazine (10-40 mg/jour), contraceptifs œstro-progestatifs (20-40 mg/jour chez la femme ayant des signes dépressifs avec ces pilules)
- Homocystinurie par déficit en cystathionine-ß-synthétase : dans la forme dépendant de la pyridoxine (100-1 000 mg/jour, après réplétion en acide folique) ou régime très restrictif en méthionine (< 200 mg/24 h) avec bétaïne dans les formes résistantes à la pyridoxine
- Cystathioninurie
- Convulsions et anémies pyridoxino-sensibles (exceptionnelles) : besoins augmentés à 10 mg/jour chez le nourrisson et jusqu'à 600 mg/jour chez l'adulte

Effets indésirables et précautions d'emploi

- Possibilité de *neuropathies sensitives* réversibles en 6 mois environ à l'arrêt en cas d'utilisation à forte dose (> 2 g/jour) voire à des doses de 100-200 mg/jour en traitement prolongé pendant plusieurs mois ou années = paresthésies nocturnes des extrémités, sensations de brûlure, de piqûre, prurit et engourdissement des membres → *arrêt immédiat de la pyridoxine*. Pas d'utilisation prolongée
- Possibilité de réactions anaphylactiques aux sulfites (avec les formes injectables)
- Grossesse et allaitement : utilisation à éviter (données insuffisantes), mais aucune donnée inquiétante

Interactions médicamenteuses

- ***Associations contre-indiquées*** : lévodopa utilisée sans inhibiteur de la décarboxylase périphérique (inhibition des effets de la lévodopa)

Vitamines du groupe B (III)

Vitamine PP ou Vitamine B3 ou Nicotinamide (1) *Non remboursé-Coll*

NICOBION 500	30 cp. 500 mg	A. 500 à 1 000 mg/jour
VITAMINE PP Injectable *Réservé aux hôpitaux*	10 amp. 100 mg/2 ml 1 amp. 500 mg/5 ml	Par voie **IV** ou **IM** (carence) : A. 250 à 500 mg/jour

1. À forte dose, risque d'hépatite, flush, nausées, vomissements, diarrhée, céphalées.

Contre-indications

Hypersensibilité à l'un des constituants

Propriétés

- Vitamine hydrosoluble synthétisée à partir du tryptophane, entrant dans la composition de deux co-enzymes intervenant dans les réactions d'oxydo-réduction (le NAD et le NADP), apportée par les levures, viandes, poissons, fruits secs et oléagineux, céréales (sauf le maïs, le sorgho et le millet), abats (foie), champignons, légumes secs
- Sa carence entraîne la pellagre (érythème des parties découvertes, glossite, stomatite ulcéreuse, entérite avec diarrhée, insomnie, polynévrites, confusion mentale, états dépressifs, délires, hallucinations) = forme primaire observée dans les pays où le maïs était l'aliment de base, forme secondaire observée dans les pays développés (en cas d'alcoolisme, cirrhose, diarrhée chronique, syndrome carcinoïde, maladie de Hartnup)
- *Besoins quotidiens* : 15 à 18 mg chez l'adulte et l'adolescent, 6 à 14 mg chez l'enfant, 20 mg chez la femme enceinte ou qui allaite

Indications

- Traitement de la pellagre (guérison en 3 à 4 semaines)
- Alcoolisme chronique (carence fréquente, associée généralement aux autres carences en vitamines du groupe B), malabsorptions, supplémentation en cas d'alimentation parentérale
- Métabolisme hépatique exclusif

Vitamines du groupe B (IV)

Vitamine B5 ou Dexpanthénol ou Acide pantothénique

Non remboursé

BÉPANTHENE	60 cp. 100 mg	A. 300 mg/jour pendant 6 semaines
BÉPANTHENE Injectable	6 amp. 2 ml = 500 mg	Par voie **IM** stricte : 500 à 1 000 mg × 3 fois/semaine pendant 6 semaines

Propriétés et indications

- Vitamine hydrosoluble intervenant comme constituant essentiel du coenzyme A, très largement répandue dans la plupart des aliments : l'alimentation couvre les besoins quotidiens (7 à 10 mg chez l'adulte et 2 à 10 mg chez l'enfant)
- Utilisée dans les alopécies diffuses en association avec la vitamine B8

Effets indésirables

- Réactions allergiques très rares (urticaire, érythème, bronchospasme, angioœdème)

Vitamine H ou Vitamine B8 ou Biotine *Non remboursé-Coll*

BIOTINE	20 ou 60 cp. 5 mg	A. 5 mg × 3 fois/jour pendant 6 semaines
BIOTINE Injectable	6 amp. 1 ml = 5 mg	Par voie **IM** : A. 5 à 10 mg × 3 fois/semaine pendant 6 semaines

Contre-indications
Hypersensibilité à l'un des constituants (notamment aux parabens pour la forme IM)

Propriétés et indications

- Vitamine hydrosoluble intervenant comme co-enzyme des carboxylases (impliquées dans le métabolisme des glucides, des lipides et des acides aminés), très répandue dans les aliments qui couvrent les besoins quotidiens (estimés à 150 µg chez l'adulte et 50 à 90 µg chez l'enfant)
- Indiquée dans les dépendances en biotine (exceptionnelles) : besoins = 10 mg/jour
- Utilisée (sans action démontrée) dans les alopécies diffuses ou les pertes de cheveux en association à la vitamine B5
- Interférence avec les analyses de laboratoire basées sur l'interaction biotine/steptavidine (Basedow, troponine) : *cf.* Sclérose en plaques

Effets indésirables

- Réactions allergiques très rares (urticaire, érythème, bronchospasme, angioœdème)

Vitamine B9 : acide folique Vitamine B12 : hydroxocobalamine, cyanocobalamine *Cf.* le chapitre "Hématologie"

Vitamines du groupe B (V)

Vitamines B associées *Non remboursé-Coll*

PRINCI B	30 ou 50 cp. contenant : – B1 (250 mg) – B6 (50 mg)	A. 1 à 3 cp./jour sans dépasser 4 semaines
VITAMINE B1-B6	20 ou 40 ou 100 cp. contenant : B1 (250 mg) + B6 (35 mg)	*Idem*
BÉCOZYME Injectable	12 amp. 2 ml contenant : B1 (10 mg) + B2 (5,5 mg) + B5 (6 mg) + B6 (4 mg) + PP (40 mg)	Par voie **IM** ou **IV** : A. 1 à 2 amp./jour

Contre-indications

Hypersensibilité à l'un des constituants
Association à la lévodopa en l'absence d'inhibiteur de la dopadécarboxylase périphérique (car présence de pyridoxine)

Propriétés et indications

- Associations de vitamines du groupe B (mais sans acide folique, dont la carence est cependant la plus fréquente des carences en vitamines hydrosolubles), utilisées *per os* en traitement d'appoint de l'asthénie fonctionnelle, et par voie parentérale en prévention des avitaminoses B lors de la nutrition parentérale exclusive

Effets indésirables

- Vitamine B1 : le classique et rarissime choc thiaminique après injection IV était très probablement dû à des impuretés absentes des préparations actuelles
- Vitamine B2 : coloration jaune habituelle des urines (sans conséquences)
- Vitamine B5 : réactions allergiques très rares (urticaire, érythème, bronchospasme, angiœdème)
- Vitamine B6 : possibilité de neuropathies sensitives réversibles en 6 mois environ à l'arrêt en cas d'utilisation à forte dose (> 2 g/jour) voire à des doses de 100 à 200 mg/jour en traitement prolongé pendant plusieurs mois ou années = paresthésies nocturnes des extrémités, sensations de brûlure, de piqûre, prurit et engourdissement des membres → *arrêt de la pyridoxine*

Précautions d'emploi

- Grossesse et allaitement : utilisation à éviter (données insuffisantes)

Interactions médicamenteuses (pour la pyridoxine ou vitamine B6)

- ***Associations contre-indiquées*** : lévodopa en l'absence d'un inhibiteur de la décarboxylase périphérique (inhibition des effets de la lévodopa)

Vitamines du groupe B (VI)

Sulbutiamine *Non remboursé*

ARCALION	30 ou 60 cp. 200 mg	A. 1 à 3 cp./jour en 1 à 2 prises le matin

Propriétés et indications

- Molécule dérivée du noyau thiaminique (ou vitamine B1), revendiquant un effet antiasthénique et "désinhibiteur" (éfficacité non démontrée) proposée dans certains états d'asthénie fonctionnelle

Effets indésirables

- Possibilité d'agitation discrète chez le sujet âgé
- Réactions cutanées allergiques

Précautions d'emploi

- Grossesse et allaitement : innocuité non établie

Vitamine C ou Acide ascorbique

Aliments riches en vitamine C (1) (teneurs en mg pour 100 g)	
Goyave, kiwi 300	Cervelle 13
Persil, paprika 170	Bananes, abricots secs 12
Cassis, groseilles 150	Abricots, cerises, pêches 10
Estragon, oseille, poivrons 120	Pommes et autres fruits 5-10
Brocolis, choux, chou-fleur 50-100	Abats, jambon, melon 10
Cresson, raifort 75	Asperges, endives, salsifis 9
Citrons, fraises, oranges 50	Pommes de terre, navets 8,5
Pamplemousses, mangues 45	Concombres, courgettes 7
Foies d'animaux 25-30	Carottes, céleri, oignons 5
Épinards, pissenlits, tomates 25	Autres légumes 1-4
Radis, brugnons, châtaignes 25	
Ananas, avocats, mâche 20	*Aliments pauvres en vitamine C* :
Framboises, kakis 15	Lait, laitages, yaourts 0 à 2
Petits pois, poireaux 15	Viandes et poissons 0 à 2
Laitue, germes de soja 13	Crustacés et coquillages 0 à 2

1. La vitamine C est soluble dans l'eau et très sensible à la chaleur et à la lumière : le lavage des aliments, leur cuisson, leur dessication et leur exposition prolongée à la lumière (sur un étal de vente par exemple) entraînent une perte importante en vitamine C, contrairement à la congélation, à la surgélation (ou congélation ultra-rapide) et à l'appertisation (conserves, notamment en boîtes métalliques) qui préservent mieux les vitamines hydrosolubles, dont la vitamine C.

Formes médicamenteuses (2) *Non remboursé-Coll*

VITAMINE C[G] 500 mg LAROSCORBINE 500 mg (3) VITASCORBOL 500 mg (3)	15 ou 30 cp. 500 mg à croquer ou à sucer 12 ou 24 cp. 500 mg	A. 500 à 1 000 mg/jour E. 250 à 500 mg/jour
VITAMINE C[G] 1 000 mg LAROSCORBINE 1 000 mg (4) (5) VITASCORBOL 1 000 mg	10 ou 20 ou 40 sac. 1 g 15 ou 20 ou 30 cp. 1 g effervescents avec ou sans sucre	A. 500 à 1 000 mg/jour
LAROSCORBINE[G] 1 g/5 ml	6 amp. 5 ml = 1 g	Par voie **IV** uniquement : A. 500 à 1 000 mg/jour

2. La vitamine C existe en association à du calcium sous forme d'ascorbate de calcium. En granulés : donne 400 mg d'acide ascorbique et 41 mg de Ca/cuillère mesure et 5,1 g de sucre. Dosage à 100 mg pour l'enfant.
3. Formes sans sucre.
4. Contient du saccharose et de l'aspartam, excipients à effet notoire. L'aspartam est contre-indiqué en cas de phénylcétonurie.
5. Ne pas dépasser 1 mois de traitement.

Contre-indications
Lithiases urinaires oxalocalciques (pour les doses > 1 g/jour), déficit en G6PD
Hypersensibilité aux parahydroxybenzoates (pour les formes injectables)

Propriétés

- Vitamine hydrosoluble largement répandue dans le monde vivant
- Absorption digestive correcte avec absence d'accumulation, l'organisme ayant une capacité d'absorption limitée (à environ 3 g/jour chez l'adulte)
- *Apports conseillés* : 60 à 100 mg/jour chez l'adolescent et l'adulte (jusqu'à 120 mg/jour chez le sujet fumeur), 80 à 100 mg/jour chez la femme enceinte ou qui allaite, 40 à 60 mg/jour chez l'enfant, 35 à 40 mg/jour chez le nourrisson (besoins couverts par une alimentation variée comportant des fruits et des légumes)
- La carence entraîne l'apparition de scorbut (asthénie, gingivite, hémorragies gingivales et cutanées, œdèmes douloureux des membres inférieurs, anémie, douleurs osseuses par hémorragies sous-périostées notamment chez l'enfant)

Indications

- Traitement du scorbut et de la maladie de Möller-Barlow ou scorbut infantile : 500 à 1 000 mg/jour chez l'adulte, 250 à 500 mg/jour chez l'enfant, 100 à 250 mg/jour chez le nourrisson, administrés en 3 prises orales quotidiennes jusqu'à disparition des signes cliniques (le plus souvent rapide, en 1 à 2 semaines, les carences profondes pouvant toutefois nécessiter 10 semaines de supplémentation)
- Prévention du scorbut si l'alimentation est insuffisante ou déséquilibrée (les apports conseillés ci-dessus dépassent les besoins → un apport quotidien de 10 à 50 mg selon l'âge est suffisant pour prévenir le scorbut)
- Prévention de l'avitaminose C en nutrition parentérale exclusive (forme injectable)
- Proposée à doses pharmacologiques (indiquées ci-contre) mais avec une efficacité non démontrée dans diverses affections : asthénies fonctionnelles, infections virales (états grippaux, coryzas), convalescence des maladies infectieuses, alcaptonurie, méthémoglobinémie idiopathique du nourrisson, troubles capillaires et veineux
- Utilisée comme réducteur dans les méthémoglobinémies (0,5 à 3 g/jour)
- Acidification des urines

Effets indésirables

- À forte dose (> 1 g/jour) : possibilité de gastralgies, diarrhée, insomnie, nervosité, hyperoxalurie et lithiase urinaire, scorbut du nouveau-né en cas d'administration à forte dose chez la femme enceinte, et hémolyse chez les sujets déficients en G6PD
- À dose > 2 g/jour : interférence avec les dosages sanguins et urinaires de la créatinine et du glucose

Précautions d'emploi

- Ne pas administrer en fin de journée (effet excitant). Interférence possible avec des analyses biologiques à base d'oxydoréduction (glucose, créatinine, uricémie, phosphore)
- Lithiase urinaire et grossesse : ne pas administrer plus de 1 g/jour
- Apport sodé : 0,257 g/cp.

Interactions médicamenteuses

- *Associations à utiliser avec précaution* : déféroxamine (surveiller la fonction cardiaque car possibilité d'insuffisance cardiaque réversible à l'arrêt avec des doses de vitamine C > 500 mg/jour et risque d'augmentation de l'élimination du complexe ferrioxamine-fer avec des doses de vitamine C ≤ 200 mg/jour)
- Risque de diminution des concentrations de ciclosporine, surtout en association avec la vitamine E
- Fausse la mesure de concentration de la carbamazépine

Vitamine E ou Tocophérol

Alpha-Tocophérol *Liste I-65 %-Coll* (1)

TOCO 500 mg TOCOLION	30 cap. 500 mg	A. 500 mg/jour dans les hypercholestérolémies, en adjuvant du régime
VEDROP *Prescription initiale hospitalière réservée aux spécialistes de pédiatrie et de gastro-entérologie-Rétrocédable*	Fl. 20 ou 60 ml sol. buv. à 50 mg/ml	E. 0,34 ml/kg/jour par voie orale dans un peu d'eau, soit 17 mg/kg d'alpha-tocophérol sous forme de tocofersolan (2) et (3)
VITAMINE E 100 mg/2 ml *Réservé aux hôpitaux*	6 ou 12 amp. 100 mg/2 ml Seringues orales de 1 ou 2 ml	Par voie **IM** profonde : A. 100 mg/mois E. 5 à 10 mg/kg tous les 15 jours
BETASELEN (4)	50 ou 200 gél. contenant : – Vit E = 200 mg – Vit C = 200 mg	A. 1 gél. × 2 fois/jour Ne pas dépasser 1 mois

1. Uniquement remboursé dans les carences avérées en vitamine E.
2. Pas d'administration chez le prématuré.
3. Conversion (prescription en ml) :

$$\text{Vedrop ml} = \frac{\text{dose d'alpha-tocophénol}}{50}\ \text{mg.}$$

4. Utilisé dans l'asthénie fonctionnelle.

Contre-indications
Hypersensibilité connue aux produits Prématuré (Vedrop)

Propriétés

- Vitamine liposoluble agissant comme agent anti-oxydant et au niveau de la synthèse de l'hème, très répandue dans tous les aliments, une alimentation suffisante et variée couvrant les besoins, sauf dans certaines pathologies décrites ci-dessous
- La vitamine E est le principal antioxydant liposoluble dans l'organisme. Son action correspond à celle d'une molécule qui brise les chaînes de radicaux libres, arrête la peroxydation des acides gras polyinsaturés et elle contribue au maintien de la stabilité et de l'intégrité des membranes cellulaires. Une autorisation de mise sur le marché "sous circonstances exceptionnelles" a été octroyée à ce médicament
- Besoins quotidiens : 12 à 15 mg chez l'adulte et l'enfant, 3 à 7 mg chez le nourrisson

Indications

- Traitement et prévention des carences en vitamine E pouvant survenir au cours des malabsorptions digestives
- Traitement et prévention de l'ataxie avec déficit isolé en vitamine E ou AVED (affection génétique affectant surtout les populations maghrébines = incidence de 1/50 000)
- Forme injectable : carence en vitamine E quand la voie orale est impossible, supplémentation au cours de la nutrition entérale élémentaire, malabsorption digestive de la vitamine E (mucoviscidose, cholestase hépatique, insuffisance pancréatique, autres malabsorptions digestives)
- Proposée à la dose de 500 mg/jour comme adjuvant du régime dans les hypercholestérolémies modérées (mais une grande étude contrôlée contre placebo prolongée sur 10 ans n'a pas montré de différences en termes d'incidence d'évènements cardio-vasculaires ou de cancers, avec, par contre, un risque accru d'insuffisance cardiaque)
- *Pour Védrop* : carence en vitamine E due à une malabsorption digestive dans la population pédiatrique atteinte de cholestase chronique congénitale ou de cholestase chronique héréditaire, depuis la naissance (nouveau-nés à terme) jusqu'à 16 ou 18 ans

Effets indésirables

- Formes injectables : possibilité de réactions anaphylactiques à l'excipient
- À forte dose : possibilité d'allongement du temps de saignement, hémorragies en cas de déficit en vitamine K, troubles digestifs (diarrhée, douleurs abdominales), quelques cas de thrombophlébite
- *Pour Védrop* :
  - Fréquents : diarrhée
  - Peu fréquents : alopécie, prurits, éruption cutanée, asthénie, maux de tête, concentration sérique en sodium, en potassium anormale, augmentation des transaminases

Précautions d'emploi et interactions médicamenteuses

- *Pour Védrop* :
  - Compte tenu de la toxicité rénale potentielle des polyéthylène-glycols, Vedrop doit être administré avec prudence et sous une surveillance étroite de la fonction rénale chez les patients souffrant d'insuffisance rénale. La fonction rénale et l'osmolarité sérique doivent être évaluées. Pas de données en cas d'insuffisance hépatique
  - Contient du parahydroxybenzoate de méthyle sodique (E219) et du parahydroxybenzoate de propyle sodique (E217) qui peuvent causer des réactions allergiques (éventuellement retardées). Ce médicament contient moins de 1 mmol de sodium (23 mg) et moins de 1 mmol (39 mg) de potassium
  - Peut également augmenter l'absorption intestinale d'autres vitamines liposolubles concomitantes (A, D, E, K) ou celle de médicaments fortement lipophiles (tels que stéroïdes, antibiotiques, antihistaminiques, cyclosporine, tacrolimus)

Polyvitamines à doses physiologiques

Polyvitamines orales *Non remboursé-Coll*

HYDROSOL Polyvitaminé Vitamines A, D2, E, B1, B2, B5, B6, PP, C	Gouttes : fl. 20 ml (2 ml = 50 gouttes)	A. 25 gouttes/jour E. 20 gouttes/jour N. 15 gouttes/jour

Polyvitamines orales avec oligo-éléments *Liste I-Non remboursé*

UVESTEROL VITAMINE ADEC	Fl. 10 ml sol. buv. avec pipette doseuse (1)	Nouveau-nés prématurés et nourrissons : 1 dose (0,3 ml)/jour

1. Contre-indiqué si hypercalcémie. Bien se conformer aux indications : risque de fausses routes.

Polyvitamines injectables

CERNÉVIT (2) *Liste I-65 %-Coll*	Fl. de lyophylisat = vitamines A, D, C, E, B1, B2, B5, B6 + Nicotinamide + Acide folique + Biotine + Cyanocobalamine	Par voie **IM** ou **IV** lente ou mélangé aux solutés de perfusion ou de nutrition : A. 1 fl./jour E. > 10 kg : même dose E. < 10 kg : 1 ml/kg/jour
VITALIPIDE Adulte VITALIPIDE Enfant (3) *Liste I-65 %-Coll*	10 amp. 10 ml = vitamines A, D, E et K (vitamines liposolubles)	En perfusion IV lente (à mélanger à l'Intralipide) : A. 1 amp. Adulte/jour E. > 11 ans : même dose E. 2 à 3 amp. Enfant/jour N. 1 à 2 amp. Enfant/jour
SOLUVIT (4) *A. Remboursement 65 %* *E. Non remboursé*	10 fl. de lyophylisat = vitamines B1, B2, B5, B6 + Nicotinamide + Acide folique + Biotine + Cyanocobalamine + Vitamine C	En perfusion IV lente dans un soluté de perfusion : A. 1 fl./jour E. > 10 kg : 1 fl./jour E. < 10 kg : 1 ml/kg/jour

2. Diluer préalablement le contenu du flacon dans de l'eau pour préparation injectable (2,5 ml pour l'injection par voie IM ou 5 ml pour l'injection par voie IV).
3. Uniquement à usage hospitalier.
4. Le lyophylisat doit être reconstitué avant perfusion dans une solution ou une émulsion lipidique injectable qui sera rajoutée à une solution IV compatible.

Contre-indications
Hypersensibilité à l'un des composants

Propriétés

- Associations polyvitaminées équilibrées à doses physiologiques (couvrant les besoins quotidiens de l'organisme), associées dans certaines spécialités à des oligo-éléments à doses physiologiques : ces associations polyvitaminées ne *sont pas destinées au traitement curatif d'une avitaminose spécifique* mais à un apport vitaminique préventif

Indications

- Formes orales : prévention des carences vitaminiques (et en oligo-éléments pour les produits qui en contiennent), notamment lors des régimes de restriction pondérale ou des régimes carencés ou déséquilibrés
- Solutés injectables : prévention des carences vitaminiques lorsque l'apport oral est contre-indiqué, impossible ou insuffisant, notamment au cours de la nutrition parentérale prolongée, des états de dénutrition, des malabsorptions digestives

Effets indésirables

- Par voie IM : possibilité de douleurs au point d'injection
- Par voie IV : l'injection IV en bolus du Cernévit peut entraîner une élévation modérée, isolée et réversible des transaminases (notamment chez les patients présentant une entérocolite inflammatoire évolutive)
- Le classique et rarissime choc thiaminique après injection veineuse était dû très probablement à des impuretés absentes des préparations actuelles
- **Surdosage** : possibilité d'hypervitaminose A et d'hypervitaminose D en cas d'administration à doses excessives

Incompatibilités physico-chimiques

- Solutés injectables : ne pas mélanger en perfusion avec du sang ou du plasma

Interactions médicamenteuses (pour la vitamine B6)

- *Associations contre-indiquées* : lévodopa en l'absence d'un inhibiteur de la décarboxylase périphérique (inhibition des effets de la lévodopa)

Oligo-éléments (I)

Oligo-éléments associés injectables *Liste I-65 %-Réservé aux hôpitaux et à la nutrition parentérale à domicile*

TRACUTIL	5 amp. 10 ml = chrome, cuivre, fer, fluor, iode, manganèse, zinc + molybdène, sélénium, potassium, sodium	Par voie IV (à diluer dans 250 ml de G5 ou G10 ou du NaCl à 0,9 %) : A. 10 à 20 ml/jour
SOLUTION injectable D'OLIGO-ÉLÉMENTS enfants et nourrissons	Fl. 40 ml = chrome, cuivre, fer, fluor, iode, manganèse, zinc + molybdène et sélénium	Par voie IV (diluer dans les solutés de nutrition ou dans les solutés glucosés) : E. 1 ml/kg/jour N. 1 ml/kg/jour
NUTRYELT	10 amp. à diluer dans 10 ml d'eau = zinc, cuivre, manganèse, fluor, iode, sélénium, molybdate, chrome, fer, potassium, sodium, chlore	Pour voie IV au cours d'un protocole nutritionnel par voie parentérale (à diluer)
SUPPLIVEN	20 amp. 10 ml = chrome, cuivre, fer, manganèse, iode, fluor, molybdate, sélénium, zinc, potassium, sodium, chlore	*Idem*
JUNIMIN	Amp. 10 ml = zinc, cuivre, manganèse, iodure de potassium, sélénite de sodium (1)	Par voie IV : NN. et nourrisson : 1 ml/kg/jour (D. max. : 20 ml)

1. Ne contient pas de fer, ni de molybdène : à apporter en plus si alimentation parentérale prolongée.

Contre-indications

Maladie de Wilson, hémochromatose, hémosidérose
Hypersensibilité à l'un des constituants

Propriétés

– Solutions permettant un apport d'oligo-éléments par voie veineuse

Indications

– Apport équilibré en oligo-éléments lors de la nutrition parentérale

Effets indésirables

– Cas isolés de réactions anaphylactiques (notamment au fer, à l'iode)

Précautions d'emploi

– Surveiller les taux plasmatiques de fer, de cuivre, de zinc et de manganèse notamment en cas d'insuffisance rénale
– Veiller à l'absence de déséquilibre en cas d'alimentation prolongée

Oligo-éléments (II)

Sélénium

SÉLÉNIUM Injectable Sélénite de sodium *Liste I-Coll*	10 fl. 10 ml = 100 µg soit 10 µg/ml	Par voie **IV** (dilué dans les solutés de nutrition ou des solutés isotoniques) : A. 30 à 150 µg/jour E. 2 à 5 µg/kg/jour N. 2 à 10 µg/kg/jour Prématuré : 2-4 µg/kg/jour
BIO-SÉLÉNIUM SELENION 40 µg *Non remboursé*	60 cap. 35 µg 60 cap. 40 µg	A. 35 à 150 µg/jour avant les repas
SÉLÉNIUM Oligosol *Non remboursé*	14 amp. 2 ml buv. 100 µg	*Idem*

Propriétés

- Oligo-élément qui est un constituant essentiel de la glutathion-peroxydase, enzyme ayant un rôle important d'anti-oxydant
- *Besoins quotidiens* de 30 à 100 µg chez l'adulte et l'enfant de plus de 5 ans, et 2 µg/kg chez le jeune enfant (apport alimentaire dépendant de la richesse des sols et des eaux, et par les céréales complètes, les viandes et les poissons)

Carence en sélénium

- La carence en sélénium est à l'origine du syndrome de Keshan (insuffisance cardiaque prévenue par l'apport de sélénium) observé dans des régions de Chine où les sols et les eaux sont pauvres en sélénium
  Une carence en sélénium est aussi fortement suspectée devant la fréquence très élevée des infarctus du myocarde survenant en Nord-Carélie (région de la Finlande où les sols et les eaux sont pauvres en sélénium)
  Une carence en sélénium a été également observée chez des patients soumis à une nutrition parentérale prolongée (douleurs, fatigabilité musculaire et cardiomyopathie régressant lors de l'apport de sélénium)

Indications

- Prévention et correction des carences en sélénium (nutrition parentérale ou entérale prolongée, dénutrition avancée, états hypercataboliques, cirrhoses, fistules digestives, entéropathies, mucoviscidose...)

Effets indésirables

- **Surdosage** (au delà de 500 µg/jour en traitement prolongé) : possibilité d'asthénie, nausées, vomissements, chute des cheveux, altérations des ongles

Oligo-éléments (III)

Zinc (Gluconate de zinc)

ZINC Injectable *Agréé Coll*	10 fl. 10 ml = 10 mg (à diluer dans les solutés isotoniques de perfusion IV ou de nutrition parentérale)	Carences en zinc (voie IV) : A. 3 à 15 mg/jour E. 5 mg/jour N. 0,1 à 0,2 mg/kg/jour Prématuré : 0,3 mg/kg/jour
EFFIZINC RUBOZINC *Remboursement 30 %-Coll*	30 ou 60 gél. 15 mg	Acné inflammatoire : 30 mg/jour le matin à jeun × 3 mois, puis 15 mg/jour Acrodermatite entéropathique : 15 mg/jour le matin à jeun jusqu'à la puberté, puis 15 à 30 mg/jour
GRANIONS DE ZINC *Remboursement 65 %*	30 amp. 15 mg/2 ml de sol. buv. dans un grand verre d'eau	1 à 2 amp./jour en 1 prise 2 heures après le repas

Propriétés

- Oligo-élément qui est un constituant essentiel de très nombreux enzymes et a un rôle dans la synthèse des protéines et des acides nucléiques, *guérissant l'acrodermatite entéropathique* (affection autosomique récessive rare liée à un trouble de l'absorption et/ou du métabolisme du zinc), et *agissant sur la composante inflammatoire de l'acné* par un mécanisme mal connu et avec un délai d'action de 6 à 8 semaines (activité démontrée et comparable à celle des tétracyclines dans les acnés inflammatoires)
- *Besoins quotidiens* de 12 mg chez l'adulte, 20 à 25 mg chez la femme enceinte ou qui allaite, 3 à 15 mg selon l'âge chez l'enfant (apport alimentaire surtout par les aliments d'origine animale : coquillages, abats, viandes, poissons, crustacés, jaune d'œuf)

Indications

- Prévention et correction des carences en zinc (dénutrition avancée, hypercatabolisme, fistule digestive, diarrhée chronique, entéropathies, insuffisance hépatique, nutrition parentérale ou entérale prolongée...)
- Acné inflammatoire microkystique et/ou nodulaire
- Acrodermatite entéropathique (guérison spectaculaire mais traitement à vie)

Effets indésirables

- Gastralgies spontanément résolutives (moins fréquentes qu'avec le sulfate de zinc)
- **Surdosage** : carence en cuivre (anémie sidéroblastique et/ou leucopénie par aplasie médullaire, diminution du HDL-cholestérol)

Interactions médicamenteuses et alimentaires

- ***Associations déconseillées*** (chélation du zinc administré par voie orale) : calcium, fer, tétracyclines, topiques gastro-intestinaux, aliments riches en acide phytique (pain, céréales, germes de soja, noix et autres oléagineux), œufs durs, lait et laitages, café
- *Respecter un intervalle de 2 heures entre les prises orales* avec les fluoroquinolones

Les sels de fer sont traités au chapitre "Hématologie".

Maladies métaboliques rares (I) : Maladie de Wilson (I)

Acétate de zinc *Liste I-Réservé aux hôpitaux-Prescription initiale hospitalière annuelle-Coll-Renouvellement non restreint*

WILZIN	250 gél. 25 mg ou 50 mg	*Ingérer 1 heure avant ou 2 à 3 heures après les repas* : posologie ci-dessous

Contre-indications

Hypersensibilité au zinc ou à l'un des excipients, allaitement

Propriétés

- Oligo-élément qui est un constituant essentiel de très nombreux enzymes et a un rôle dans la synthèse des protéines et des acides nucléiques, utilisé ici pour bloquer l'absorption intestinale du cuivre provenant de l'alimentation et la réabsorption du cuivre endogène sécrété, *afin de maintenir le taux de cuivre à un niveau sous-toxique dans la maladie de Wilson* (cuivre libre plasmatique < 250 µg/l, cuivre urinaire < 125 µg/24 h)
- Ce traitement permet de résorber progressivement la surcharge en cuivre dans 90 % des cas, généralement au cours de la première année de traitement

Indications et posologie (traitement à vie, alternative à la pénicillamine)

- *Maladie de Wilson* : 50 mg × 3 fois/jour chez l'adulte et l'adolescent de plus de 16 ans ou de plus de 57 kg, 25 mg × 3 fois/jour chez la femme enceinte et l'enfant de 6-16 ans, 25 mg × 2 fois/jour chez l'enfant < 6 ans et le nourrisson (D. max. : × 5 fois/jour)

Effets indésirables

- Rares : gastralgies, plus rarement anémie sidéroblastique, neutropénie, hyperamylasémie, hyperlipasémie, possibilité d'aggravation clinique en début de traitement, élévation des phosphatases alcalines et de la lipase
- **Surdosage** : carence en cuivre (anémie sidéroblastique et/ou leucopénie par aplasie médullaire, diminution du cholestérol HDL)

Précautions d'emploi

- Chez l'enfant et les sujets ne pouvant avaler, *les gélules peuvent être ouvertes pour mélanger leur contenu à de l'eau sucrée ou aromatisée*
- Le médicament doit être pris à jeûn : en cas de gastralgies, il peut être pris *avec un peu de protéines* (viande par exemple), mais pas d'autres aliments (*cf.* Interactions)
- Les patients symptomatiques doivent être prétraités par pénicillamine ou trientine, ce traitement chélateur étant poursuivi pendant 2 à 3 semaines lors du relais par le zinc
- Suivi par dosages du cuivre libre plasmatique et du cuivre urinaire, hémogramme et dosage des lipides, surveillance hépatique
- La bonne observance peut être évaluée par des dosages du zinc urinaire (devant être > 2 mg/24 h) ou du zinc plasmatique (devant être < 250 µg/l)
- Poursuivre le traitement chez la femme enceinte; allaitement déconseillé

Interactions médicamenteuses et alimentaires

- ***Associations déconseillées*** (chélation du zinc administré par voie orale) : calcium, fer, tétracyclines, topiques gastro-intestinaux, aliments riches en acide phytique (pain, céréales, germes de soja, noix et autres oléagineux), œufs durs, lait et laitages, café
- *Respecter un intervalle de 2 heures entre les prises orales* avec les fluoroquinolones et les chélateurs du cuivre

Maladies métaboliques rares (II) : Maladie de Wilson (II)

D-Pénicillamine ou Pénicillamine *Liste I-65 %-Coll*

TROLOVOL	30 cp. séc. 300 mg	À doses très progressives, en prises fractionnées *à distance des repas* (1)

1. *Maladie de Wilson* (chélateur du cuivre, dont il favorise l'élimination urinaire) : A. 1 200 à 1 800 mg/jour, en débutant par une dose de 150 mg/jour. E. > 12 ans : 750 à 1 000 mg/jour. E. > 6 ans : 20 mg/kg/jour fractionnés. Traitement d'entretien : 600 à 900 mg/jour
Cystinurie : A. 3 à 6 cp./jour. E. 20 à 30 mg/kg/jour fractionnés.
Intoxication au plomb : A. 3 à 5 cp./jour. E. 20 à 30 mg/kg/jour fractionnés.

Contre-indications

Intolérance connue aux dérivés thiols (pénicillamine, pyritinol, thiopronine)
Allergie aux pénicillines et aux céphalosporines (allergie croisée possible)
Néphropathies hématuriques ou protéiniques, altérations hématologiques importantes
Lupus érythémateux, myasthénie, dermatoses sévères
Grossesse (malformations vasculaires) et allaitement

Propriétés

- Thioréducteur qui rompt les ponts disulfures des macroglobulines, induit la dépolymérisation des facteurs rhumatoïdes IgM et interfère avec la synthèse du collagène
- Absorption rapide (réduite par les aliments), diffusion ubiquitaire avec fixation au collagène, élimination urinaire et fécale rapide (80 % en 48 heures)

Indications

- Maladie de Wilson (chélateur du cuivre, et aussi du plomb et du mercure)
- Lithiases cystiniques
- Intoxication au plomb chez l'enfant, uniquement si plombémie > 45 µg/dl
- Traitement de fond des polyarthrites rhumatoïdes (n'est plus prescrit dans cette indication)

Effets indésirables, précautions d'emploi et interactions médicamenteuses

- Imposant l'arrêt du traitement (30 à 45 % des traitements) : stomatites, toxidermies, pemphigus, agranulocytose, thrombopénie persistante, protéinurie > 1 g/24 h, lupus érythémateux, myasthénie, dermatomyosite, anémie hémolytique, thyroïdite, pneumopathies interstitielles
- Prurit et érythèmes précoces, éosinophilie, neutropénie, thrombopénie (25 %), dysgueusie (25 à 50 %), anorexie, protéinurie < 1 g/24 h, vomissements, facteurs antinucléaires, fièvre, alopécie, syndrome des ongles jaunes, cholestase, hirsutisme, hémoptysies, syndrome de Goodpasture, bronchiolite sévère (en cas de dyspnée → arrêt du traitement + RP), élastome perforant serpigineux, pseudoxanthome élastique
- Nécessité d'une surveillance clinique et biologique constante, hebdomadaire les premiers mois puis mensuelle (hémogramme, créatininémie, protéinurie, hématurie)
- *Associations à utiliser avec précaution* : fer, topiques gastro-intestinaux (nécessité d'un intervalle de 2 heures ou plus entre les prises orales)

Maladies métaboliques rares (III) :
Maladie de Wilson (III)

Trientine *Liste I-65 %-Coll-Prescription initiale hospitalière annuelle-Renouvellement non restreint*

CUPRIOR	72 cp. séc. 150 mg	A. 450 à 975 mg/jour en 2 à 4 prises fractionnés E. > 5 ans : 225 à 600 mg/jour en 2 à 4 prises fractionnés (1)
CUFENCE	100 gél. 200 mg	A. 800 à 1 600 mg soit 4 à 8 gél. en 2 à 4 prises E. > 5 ans : 400 à 1 000 mg soit 2 à 5 gél.

1. Pour l'adulte : 3 à 6,5 cp. Pour l'enfant : 1,5 à 4 cp. Débuter par la plus faible dose recommandée et ajuster à la réponse.
À prendre à jeun, au moins 1 heure avant ou 2 heures après les repas et à au moins 1 heure d'écart avec d'autres médicaments, des aliments ou du lait.

Contre-indications
Hypersensibilité au produit

Propriétés
- Agent chélateur du cuivre dont le principal mécanisme d'action est d'éliminer le cuivre absorbé en formant un complexe stable éliminé par les urines. Chélate aussi le cuivre du tube digestif et inhibe ainsi son absorption

Indications
- Traitement de la maladie de Wilson chez les adultes, les adolescents et les enfants âgés de 5 ans et plus qui ne tolèrent pas le traitement par la D-pénicillamine

Effets indésirables
- Nausées, colites, éruption cutanée, urticaire, prurit, anémie par carence martiale

Précautions d'emploi
- Agent chélateur : peut également chélater le fer
- Surveillance de l'efficacité du traitement par la cuprémie, le meilleur reflet étant le cuivre libre sérique (différence entre les taux de cuivre total et de cuivre lié à la céruloplasmine). La valeur normale de cuivre libre sérique est généralement de 100 à 150 µg/l
- Déconseillé pendant la grossesse, : anomalie de la reproduction chez l'animal. Par ailleurs, un taux de cuivre trop bas peut avoir des conséquences sur le développement intellectuel de l'enfant
- Réactions lupoïdes chez des patients antérieurement traités par pénicillamine
- Aggravation possible des signes neurologiques en début de traitement

Interactions médicamenteuses
- Compte tenu de son mode d'action, il n'est pas exclu que ce médicament puisse empêcher l'absorption de certains métaux dont le fer, d'où la nécessité de le prendre à distance des repas et des autres médicaments, dont les protecteurs gastriques

Maladies métaboliques rares (IV) : Maladie de Gaucher (I)

Imiglucérase ou Bêta-glucocérébrosidase

Liste I-100 %-Rétrocession-Réservé aux hôpitaux et aux centres de référence

CÉRÉZYME *Conserver de + 2 °C à + 8 °C et à l'abri de la lumière*	Fl. 20 ml 400 UI de poudre pour sol. (diluer dans du NaCl à 0,9 %)	Perfusion IV en 1-2 heures : A. et E. : posologie ci-dessous

Contre-indications
Hypersensibilité connue au produit

Propriétés

- Traitement enzymatique substitutif (bêta-glucocérébrosidase recombinante), enzyme qui catalyse l'hydrolyse en glucose et céramide d'un glycolipide (glucocérébroside) dont l'accumulation est responsable des manifestations de la maladie de Gaucher de type 1 ou de type 3 avec atteinte viscérale et osseuse : anémie et thrombopénie parfois sévères, hépato-splénomégalie, complications osseuses (ostéonécrose, ostéopénie et fractures pathologiques, absence de remodelage osseux, ostéosclérose, crises de douleurs osseuses)

Indications (médicament hors GHS)

- Traitement enzymatique substitutif de longue durée des manifestations de la maladie de Gaucher de type I non neuronopathique et de la maladie de Gaucher de type 3 à forme neuronopathique chronique ayant des manifestations non neurologiques significatives de la maladie (*cf.* ci-dessus)

Posologie

- Perfusion IV toutes les 2 semaines de 60 UI/kg, dose pouvant être réduite progressivement en cas d'amélioration après 6 à 12 mois (25 UI/kg/perfusion, allongement de l'intervalle entre 2 perfusions à 1 mois) → en l'absence totale d'effets (30 % des cas), arrêt du traitement après avis du Comité d'Evaluation du Traitement de la maladie de Gaucher (CETG) avec recherche d'anticorps neutralisants
- La dose doit être doublée (120 UI/kg) dans la maladie de Gaucher de type III

Effets indésirables (rares) et précautions d'emploi

- Locaux : gêne locale, prurit, sensation de brûlure cutanée, œdème local, abcès aseptique sur le site de perfusion
- Réactions d'hypersensibilité (3 % des patients) au moment de la perfusion : prurit, rougeur du visage, urticaire, angioœdème, gêne thoracique, dyspnée, tachycardie, toux
- Apparition d'anticorps anti-imiglucérase de type IgG (environ 15 % des cas) au cours de la 1re année (risque accru de réaction d'hypersensibilité)
- Rares : céphalées, nausées, vomissements, crampes abdominales, diarrhée, asthénie, fièvre, frissons, sensations vertigineuses, hypotension, paresthésies, arthralgies
- Médicament à prescription réservée aux médecins spécialisés dans la prise en charge de la maladie de Gaucher (centres de référence)
- Grossesse et allaitement : 150 cas de grossesse, action bénéfique, pas de fœtotoxicité. Pas d'études animales. Le traitement doit être poursuivi

Maladies métaboliques rares (V) : Maladie de Gaucher (II) et de Niemann-Pick de type C

Miglustat[G] *Liste I-100 %-Réservé aux hôpitaux-Rétrocession-Prescription spécialisée*

ZAVESCA YARGESA	84 gél. 100 mg	A. et E. > 12 ans : 100 mg × 3 fois/jour (D. max) (1)

1. À adapter en fonction de l'intensité des diarrhées.

Contre-indications

Hypersensibilité connue au produit ou à l'un des excipients
Insuffisance rénale sévère, grossesse

Propriétés

- Inhibiteur de la glucosyl-céramide synthétase, enzyme responsable de la première étape de la synthèse de la plupart des glucolipides, diminuant l'accumulation lysosomale du glucosyl-céramide (à l'origine de la maladie de Gaucher)
- Absorption digestive rapide, pic plasmatique en 2 heures, élimination principalement rénale, demi-vie de 6 à 7 heures

Indications (médicament hors GHS ou T2A)

- Traitement de la maladie de Gaucher de type I légère à modérée de l'adulte (ne devant être utilisé que pour des patients chez lesquels la thérapie de remplacement enzymatique ne convient pas ; celle-ci étant le traitement de référence)
- Manifestations neurologiques progressives des adultes et des enfants atteints de maladie de Niemann-Pick de type C (posologie : 200 mg × 3 fois/jour ou 100 mg × 3 fois/jour si < 12 ans)

Effets indésirables

- Très fréquents (≥ 10 %) : diarrhée (86 %), perte de poids, perte d'appétit, anorexie (64 %), tremblements (30 %), étourdissements (30 %), neuropathies périphériques (19 %), céphalées, troubles cognitifs, troubles visuels, flatulences, douleurs abdominales, nausées, diarrhée, vomissements, thrombocytopénie, paresthésies, ataxie
- Fréquents : dyspepsie, asthénie, spasme musculaire, dépression, insomnie
- Effet délétère sur la spermatogénèse et diminution de la fertilité chez le rat. Arrêt pendant 3 mois si désir de paternité

Précautions d'emploi

- En cas de diarrhées, réduire la consommation d'hydrates de carbone ; donner le traitement entre les repas. Sensible au lopéramide
- Bilan neurologique et des fonctions cognitives préalables puis régulièrement, surveiller les concentrations de vitamine B12 (carence fréquente dans la maladie de Gaucher)
- Diminuer la dose en cas de tremblements, assurer une contraception fiable chez l'homme comme chez la femme pendant le traitement et les 3 mois suivant son arrêt, éviter la conduite automobile si étourdissements (très fréquents)
- Insuffisance rénale : réduire la posologie initiale à 200 mg/jour si clairance de la créatinine < 70 ml/min, et à 100 mg/jour si clairance de la créatinine < 50 ml/min, déconseillé si clairance de la créatinine < 30 ml/min
- Insuffisance hépatique, sujets < 18 ans ou > 70 ans, grossesse et allaitement : utilisation déconseillée (absence de données)
- Chez les patients atteints de maladie de Niemann-Pick, le bénéfice sur les atteintes neurologiques doit être réévalué tous les 6 mois ; de même, surveillance de la croissance chez l'enfant

Maladies métaboliques rares (VI) :
Maladie de Gaucher (III)

Vélaglucérase alpha *Liste I-100 %-Coll-Rétrocession-Prescription hospitalière*

VPRIV	Fl. 400 U = 10 mg = 20 ml Contient 12,15 mg de sodium par flacon soit 1 ml = 100 U après reconstitution	A. et E. 60 U/kg administré toutes les 2 semaines en *perfusion* ***continue IV de 60 minutes*** (1) La vitesse maximale de perfusion ne doit pas dépasser 1 U/kg/min

1. Possibilité de perfusion à domicile, si 3 perfusions en hôpital de jour se sont bien passées (pas de réaction anaphylactique).
Association possible avec l'imiglucérase.

Contre-indications
Hypersensibilité à la substance active (taliglucérase alfa) ou à l'un des excipients

Propriétés

- La substance active se substitue à la béta-glucocérébrosidase, enzyme qui catalyse l'hydrolyse de la glucocérébroside. La vélaglucérase alpha est une glycoprotéine présentant la même séquence d'acides aminés que la glucocérébrosidase humaine naturelle. Elle catalyse l'hydrolyse des résidus de glucose liés en G de la glucocérébroside permettant ainsi l'hydrolyse des glycosphingolipides intracellulaires (glucocérébroside glycolipidique en glucose et céramide) dans les lysosomes

Indications

- Traitement enzymatique substitutif au long cours chez des patients atteints de la maladie de Gaucher non neuropathique (type I)

Effets indésirables

- Les plus sévères : réactions d'hypersensibilité, céphalées, vertiges, douleurs abdominales, réactions à la perfusion (3 premières perfusions à effectuer en milieu hospitalier)
- Les plus fréquents : nausées, rash, dyspnée, dorsalgies, oppression thoracique, urticaire, arthralgies, céphalées, fièvre
- Moins fréquents (> 3 % chez les patients naïfs et > 2 % chez les patients prétraités) : douleurs osseuses et articulaires, tachycardie, flush, urticaire, rash, hypertension et hypotension, asthénie et fièvre, vision trouble, dyspnée
- Effets indésirables plus souvent observés chez les enfants que chez les adultes (> 10 %) : infection des voies aériennes supérieures, rash, augmentation du temps de thromboplastine partiel activé et fièvre
- Allongement du TCA

Précautions d'emploi

- Chez les patients naïfs de traitement, la majorité des réactions liées à la perfusion (RLP) ont été observées au cours des 6 premiers mois de traitement. La prise en charge des RLP est fonction de la sévérité de la réaction, depuis une réduction du débit de perfusion, un traitement médicamenteux tel que des antihistaminiques, des antipyrétiques et/ou des corticostéroïdes, et/ou l'interruption puis la reprise de la perfusion avec une durée de perfusion plus longue. Un traitement préalable par antihistaminiques et/ou corticostéroïdes diminue l'apparition de réactions ultérieures dans ces situations où un traitement symptomatique était requis
- Il est possible que les anticorps jouent un rôle dans les réactions observées chez les patients traités par vélaglucérase alpha. Au cours des études cliniques, 1 des 94 patients (1 %) a développé des anticorps anti-vélaglucérase alpha. Un dosage *in vitro* des anticorps chez ce patient a montré qu'il s'agissait d'anticorps neutralisants
- Grossesse et allaitement : pas de données (surveillance accrue) mais non tératogène chez l'animal. Risque d'exacerbation de la maladie au cours de la grossesse

Maladies métaboliques rares (VII) : Maladie de Gaucher (IV)

Eliglustat *Liste I-100 %-Coll-Prescription hospitalière-Inscription sur la liste de rétrocession à l'étude*

CERDELGA	56 gél. 84 mg	A. 1 gél. × 2 fois/jour métaboliseur rapide ou intermédiaire 1 gél./jour métaboliseur lent du CYP 2D6 (1)

1. Gélules à prendre en entier avec de l'eau sans écraser ni ouvrir, au cours d'un repas ou pas. Avant l'initiation du traitement, les patients doivent faire l'objet d'un génotypage du CYP 2D6 afin de déterminer leur statut métaboliseur du CYP 2D6.

Contre-indications

Hypersensibilité à l'un des constituants, insuffisance hépato-cellulaire
Jus de pamplemousse, se méfier des médicaments inhibiteurs ou inducteurs du CYP 2D6 ou CYP 3A, métaboliseurs rapides du CYP 2D6

Propriétés

- Inhibiteur puissant et spécifique de la glucosylcéramide synthase, agit comme thérapie de réduction de substrat (TRS) pour la MG1. La TRS vise à diminuer la synthèse du glucosylcéramide afin de compenser la diminution de son catabolisme chez les patients atteints de la MG1, empêchant ainsi l'accumulation de glucosylcéramide

Indications

- Traitement à long terme des patients adultes atteints de la maladie de Gaucher de type 1

Effets indésirables

- Céphalées, nausées, diarrhée, douleurs abdominales, flatulences, arthralgie, fatigue, palpitations, sècheresse cutanée

Précautions d'emploi et interactions médicamenteuses

- Avant de débuter le traitement, génotype du profil de métabolisation du CYP 2D6 (intermédiaire, rapide ou lent) et évaluation des fonctions rénale et hépatique
- *Associations contre-indiquées* : chez les patients qui sont métaboliseurs intermédiaires (Mis) ou rapides (MRs) du CYP 2D6 prenant à la fois un inhibiteur puissant (par ex. paroxétine, fluoxétine, quinidine) ou modéré (par ex. duloxétine, terbinafine) du CYP 2D6 et un inhibiteur puissant (par e. clarithromycine, itraconazole) ou modéré (par ex. érythromycine, fluconazole) du CYP 3A. Il en est de même chez les patients métaboliseurs lents (Mls) du CYP 2D6 prenant un inhibiteur puissant du CYP 3A. Dans ces conditions, les deux voies métaboliques principales du métabolisme d'éliglustat sont altérées, avec pour conséquence attendue une augmentation importante des concentrations plasmatiques d'éliglustat
- Vérifier le métabolisme par cytochrome CYP 2D6 ou CYP 3A et le rôle de Pgp de tout médicament pris en association. Ne pas donner **en cas d'insuffisance hépatocellulaire sévère**
- Renforcer la surveillance cardiaque en cas de troubles de la conduction préexistant (QT long), antiarythmiques de classe IA et de classe III
- En cas de non-réponse après 6 à 9 mois, retour au traitement enzymatique substitutif
- Pas de données chez la femme enceinte

Maladies métaboliques rares (VIII) : Déficit du cycle de l'urée (I), acidémie organique

Acide carglumique[G] *Liste I-100 %-Rétrocession-Réservé aux hôpitaux-Coll*

CARBAGLU UCEDANE *Conserver de + 2 °C à + 8 °C*	5 ou 60 cp. 200 mg (sécables et orodispersibles, à diluer dans 5 à 10 ml d'eau)	E. 2 à 4 prises *avant les repas ou les tétées* : 100 à 250 mg/kg/jour puis 10 à 100 mg/kg/jour selon les dosages d'ammoniémie (1)

1. Peut être débuté dès les premiers jours de vie. À diluer dans un verre d'eau.

Contre-indications

Hypersensibilité connue au produit ou à un excipient, grossesse et allaitement

Propriétés

- Analogue structural du N-acétyl-glutamate (activateur naturel de la première enzyme du cycle de l'urée, la carbamoyl phosphate synthétase)
- Pic plasmatique atteint en 3 heures, 5 % de la dose ingérée étant retrouvée dans les urines et 60 % dans les fèces sous forme inchangée, demi-vie terminale de 5,6 heures

Indications (traitement de référence)

- Traitement substitutif de référence de l'hyperammoniémie secondaire au déficit en N-acétyl-glutamate synthase, forme la plus rare des troubles du cycle de l'urée (seul traitement régulièrement actif, normalisant l'ammoniémie dans les 24 heures dans la plupart des cas, permettant une croissance et un développement psychomoteur normal si le traitement est institué avant l'apparition de lésions cérébrales irréversibles après des crises d'hyperammoniémie)
- Également indiqué dans l'hyperammonièmie secondaire à une acidémie isovalérique, méthylmalonique ou propionique ; dans ces situations, la dose est de 100 mg/kg/jour et adaptée à l'ammoniémie (D. max. : 250 mg/kg)

Effets indésirables

- Aucun effet indésirable grave n'a été noté, mais expérience limitée, vu la rareté de l'affection traitée, n'ayant montré que de rares cas d'hypersudation ou d'élévation des transaminases, rarement : bradycardie, diarrhée, vomissements, fièvre, rash cutané

Précautions d'emploi

- Traitement à instituer et à surveiller par un médecin spécialisé dans le traitement des troubles métaboliques, pouvant être commencé dès le premier jour de la vie (à titre indicatif, chez un enfant comateux, une dose initiale de 100 à 250 mg/kg/jour permet de normaliser l'ammoniémie en quelques heures, la dose étant adaptée ensuite individuellement pour maintenir un taux d'ammoniémie normal), apport protidique stable
- Surveiller les taux plasmatiques de l'ammoniaque, de l'arginine et des acides aminés essentiels et des protides (à maintenir dans les limites de la normale), l'hémogramme, les fonctions hépatique, rénale et cardiaque
- Un régime hypoprotidique et une supplémentation en arginine peuvent être indiqués en cas de tolérance faible aux protéines. Risque d'hyperammoniémie si valproate ou halopéridol, les corticoïdes accroissent le catabolisme azoté
- Grossesse et allaitement : absence de données sur l'utilisation de ce produit, mais toxicité et passage dans le lait chez l'animal, atteinte neurologique

Maladies métaboliques rares (IX) :
Déficit du cycle de l'urée (II)

Phénylbutyrate de sodium *Liste I-100 %-Coll-Rétrocession-Prescription hospitalière*

AMMONAPS	250 cp. 500 mg (62 mg de sodium/cp.) Granulés à 940 mg/g : (124 mg de sodium/g) 266 g avec mesures à 1,2 g, 3,3 g ou 9,7 g	En 3 prises *aux repas* (1) : E. < 20 kg : 450 à 600 mg/kg/jour A. et E. > 20 kg : 9,9 à 13 g/m²/jour
PHEBURANE	Granulés à 483 mg/g avec mesure à 3 g (124 mg de sodium/g)	N. et E. < 20 kg : 450 à 600 mg/kg/jour E. > 20 kg : 9,9 à 13,0 g/m²/jour (2) (3) (4) (5) (6) (7)

1. Boire abondamment avec les comprimés (risque d'ulcérations œsophagiennes).
2. La dose quotidienne doit être répartie de façon égale sur les repas (de 3 à 6) en fonction de l'âge. Elle doit être adaptée individuellement en fonction de la tolérance protidique du patient et des apports protidiques alimentaires nécessaires à sa croissance et à son développement.
3. Le traitement doit être associé à un régime hypoprotidique et, dans certains cas, à une supplémentation en acides aminés essentiels et en carnitine.
4. Également indiqué dans les formes à révélation tardive avec antécédent d'encéphalopathie hyperammoniémique.
5. N'est pas recommandé dans la prise en charge de l'hyperammoniémie aiguë.
6. Les doses > 20 g/jour n'ont pas été évaluées.
7. Si une supplémentation calorique est souhaitée, éviter les apports protidiques.

Contre-indications
Ammonaps : hypersensibilité connue au produit ou à un excipient
Grossesse et allaitement (du fait des données animales)
Phéburane : intolérance au galactose
Grossesse et allaitement

Propriétés

- Prodrogue métabolisée en phénylacétate de sodium, qui permet l'élimination d'une partie de l'azote en excès provenant des protéines de l'alimentation par une voie alternative à la synthèse de l'urée, dans les déficits de la synthèse de l'urée (incidence estimée à 1 cas pour 8 200 à 30 000 naissances, les déficits complets se révélant dans les 28 premiers jours de la vie)
- Absorption digestive rapide, oxydation en phénylacétate, conjugaison en phénylacétylglutamine éliminée par voie urinaire (80 à 100 % en 24 heures)

Indications

- Traitement adjuvant dans la prise en charge au long cours des désordres du cycle de l'urée par déficits en carbamylphosphate synthétase, en ornithine transcarbamylase ou en arginosuccinate synthétase (effet favorable sur la mortalité et prévention partielle des crises d'encéphalopathie et de leurs séquelles en termes de déficit intellectuel)
- Formes néonatales (déficit complet dans les 28 premiers jours) et à révélation tardive (> 1 mois en cas de déficit partiel)

Effets indésirables

- Mauvaise odeur corporelle (4 %), diminution de l'appétit (4 %), goût perçu comme désagréable (3 %), aménorrhée et cycles menstruels irréguliers (23 %), dépression, irritabilité, perte de l'appétit
- Rares (≤ 2 %) : troubles digestifs, éruptions cutanées, céphalées, œdèmes, prise de poids, arythmie, syncope, acidose tubulaire rénale, dépression, anémie aplasique
- Biologiques : acidose, alcalose, hyperchlorémie, hypophosphatémie, hyperuricémie, hyperphosphatémie, hypernatrémie, hypokaliémie, hypoalbuminémie, diminution des protides totaux, anémie, leucopénie, thrombopénie, élévation des phosphatases alcalines, des transaminases, de la bilirubine

Précautions d'emploi et interactions médicamenteuses

- Surveiller les taux plasmatiques de l'ammoniaque, de l'arginine, des acides aminés essentiels et des protides (à maintenir dans les limites de la normale) et celui de la glutamine (à maintenir < 1 000 µmol/l)
- Associer un régime hypoprotidique, une supplémentation en acides aminés essentiels dans certains cas, et en arginine ou en citrulline dans certains déficits
- Utiliser avec précaution en cas d'insuffisance hépatique ou rénale, et d'insuffisance cardiaque congestive ou risque de rétention hydrosodée car forte teneur en Na
- Du fait de la haute teneur en sodium, attention aux insuffisants cardiaque et rénaux
- Risque de fuite urinaire en potassium concomittante : surveillance de la kaliémie
- *Associations à utiliser avec précaution* : probénécide, halopéridol, valproate, corticoïdes
- Haute teneur en saccharose
- Des cas d'hyperammoniémie provoquée par l'halopéridol ou le valproate ont été publiés. Les corticoïdes peuvent accroître le catabolisme des protéines de l'organisme et donc augmenter les taux d'ammoniaque plasmatique. Des contrôles plus fréquents de l'ammoniémie sont conseillés lorsque ces médicaments doivent être utilisés

Maladies métaboliques rares (X) :
Déficit du cycle de l'urée (III)

Phénylbutyrate de glycérol *Liste I-100 %-Prescription hospitalière*

RAVICTI	Fl. 25 ml à 1,1 g/ml	A. 4,5 ml/m²/jour à 11,2 ml/m²/jour (soit 5,3 ml/m²/jour à 12,4 ml/m²/jour) (1)

1. Répartir la dose totale en 3 à 6 fois (doses égales) au cours des repas et collations.
Dose initiale recommandée chez les patients n'ayant jamais pris de phénylbutyrate :
- 8,5 ml/m²/jour (9,4 g/m²/jour) chez les patients dont la surface corporelle est < 1,3 m².
- 7 ml/m²/jour (8 g/m²/jour) chez les patients dont la surface corporelle est ≥ 1,3 m².
Associer à un régime pauvre en protéines et supplémenté en acides aminés essentiels.

Contre-indications
Hypersensibilité, grossesse (tératogène chez l'animal), allaitement
Traitement de l'hyperammoniémie aiguë

Propriétés
- Le phénylbutyrate de glycérol, métabolisé dans l'organisme en PAA, se conjugue à la glutamine (qui contient deux molécules d'azote) par acétylation, pour former la PAGN excrétée par les reins. Sur une base moléculaire, la PAGN, comme l'urée, contient 2 moles d'azote et fournit ainsi une voie alternative pour l'excrétion des déchets azotés

Indications
- Traitement adjuvant pour la prise en charge au long cours de patients atteints de troubles du cycle de l'urée (*urea cycle disorders*, UCD)

Effets indésirables
- Au début du traitement, des douleurs abdominales, nausées, diarrhée et/ou céphalées peuvent se manifester (s'atténuent au bout de quelques jours)
- Diarrhées, flatulences et céphalées, diminution de l'appétit, vomissements, fatigue, odeur anormale de la peau (5,3 %), vertiges, paresthésies, métrorragies, dépression, acné
- Augmentation des ASAT et ALAT, lymphopénie, diminution de la vitamine D, hypokaliémie

Précautions d'emploi
- Les taux d'ammoniaque doivent être étroitement surveillés chez les patients atteints d'insuffisance pancréatique ou souffrant de malabsorption intestinale car le phénylbutyrate perd sa première étape de transformation par les enzymes pancréatiques
- La dose quotidienne doit être ajustée en fonction de l'estimation de la capacité du patient à synthétiser de l'urée, du profil en acides aminés, de la tolérance aux protéines et de l'apport alimentaire quotidien en protéines nécessaire pour favoriser la croissance et le développement. Une supplémentation par des formulations contenant des acides aminés peut être nécessaire

Interactions médicamenteuses
- Corticostéroïdes : augmentation du catabolisme protéique, risque d'augmentation du taux d'ammoniémie. L'halopéridol et l'acide valproïque peuvent également induire une hyperammoniémie
- Le probénécide peut inhiber l'excrétion rénale des métabolites du phénylbutyrate de glycérol, dont la PAGN
- Faiblement inducteur des médicaments du CYP 3A4
- Éviter l'association avec des inhibiteurs de la lipase

Maladies métaboliques rares (XI) : Déficit du cycle de l'urée (IV)

Chlorhydrate d'arginine *Remboursement 65 %-Coll*

ARGININE VEYRON (1)	Solution buvable : 20 amp. 5 ml à 1 g/5 ml Fl. 250 ml à 13 g (= 100 g de sol. buv.)	A. 250 à 500 mg/kg/jour E. 5 à 10 amp./jour ou 5 à 10 càc/jour à prendre dans un verre d'eau NN. 1 à 5 amp. ou càc/jour dans le biberon

1. Remboursement uniquement dans les hyperamnoniémies par déficit du cycle de l'urée.

Contre-indications

Ne pas administrer en cas d'obstruction des voies biliaires et d'insuffisance hépatocellulaire grave

Propriétés

- Dans le cas des déficits héréditaires de l'uréogenèse, l'arginine permet la détoxification et l'élimination de l'ammoniaque sous forme de citrulline ou d'acide argino-succinique

Indications

- Hyperammoniémies congénitales par déficit du cycle de l'urée

Effets indésirables

- Diarrhée à forte dose
- Réactions allergiques (contient du parahydroxybenzoate de méthyle)

Précautions d'emploi

- Ne pas administrer en cas d'obstacle sur les voies biliaires et d'insuffisance hépatocellulaire grave
- En cas de diabète, de régime hypoglucidique, d'intolérance au fructose ou de déficit en sucrase/isomaltase, tenir compte de la teneur en saccharose (0,8 g par ampoule)
- En cas de diarrhée ou de douleurs abdominales, la prise du produit doit être suspendue

Interactions médicamenteuses

- Aucune

Maladies métaboliques rares (XII) : Cystinose

Mercaptamine ou Cystéamine (1) *Liste I-100 %-Rétrocession-Réservé aux hôpitaux-Coll*

CYSTAGON	100 gél. 50 mg ou 150 mg (on peut les ouvrir pour mélanger la poudre à du lait ou à des aliments dont pommes de terre, mais pas à un aliment acide type jus d'orange)	À dose très progressive sur 4 à 6 semaines, en 4 prises par jour (2) (3) (4) : ≤ 12 ans : 50 mg/kg/jour (soit 1,30 g/m²/jour) > 12 ans et > 50 kg : 2 g/jour (5)
PROCYSBI Bitartrate de mercaptamine	60 gél. 25 mg 250 gél. 75 mg (les gélules peuvent être ouvertes et saupoudrées sur les aliments)	Début progressif pour obtenir une dose cible d'entretien de 1,3 g/m²/jour en 2 prises distantes de 12 heures (D. max. : 1,95 g/m²/jour)

1. Le but de ce traitement est de maintenir un taux de cystine intraleucocytaire inférieur à 1 nmol/hémicystine/mg de protéine 30 minutes après la prise du médicament, sachant que ce taux est habituellement :
   < 0,2 nmol/hémicystine/mg de protéine chez les sujets sains.
   < 1 nmol/hémicystine/mg de protéine chez les sujets hétérozygotes.
   > 2 nmol/hémicystine/mg de protéine chez les sujets atteints de cystinose. À défaut de faire le dosage intraleucocytaire, le dosage plasmatique doit être < 0,1 mg/l 30 minutes après.
2. Dose initiale : 1/6e à 1/4 de la dose d'entretien prévue, à n'augmenter que si la tolérance est correcte et la cystine intraleucocytaire > 1 nmol d'hémicystine/mg de protéine.
3. Dose maximale : 1,95 g/m²/jour.
4. Mesure de la cystine intraleucocytaire à effectuer 5 à 6 heures après la dernière prise tous les mois, puis une fois stabilisé tous les 3 à 4 mois.
5. Surveillance accrue des concentrations en cas de dialyse.

Contre-indications
Hypersensibilité à la cystéamine ou à la pénicillamine, allaitement Grossesse (tératogène chez l'animal, pas de connaissance chez l'homme)

Propriétés

- La cystéamine réduit l'accumulation de cystine dans certaines cellules (leucocytes, myocytes, hépatocytes) et retarde l'apparition d'une insuffisance rénale si le traitement est commencé tôt, chez les patients atteints de cystinose néphropathique (environ 2 000 dans le monde, dont 800 en Europe et 150 en France)
- Pharmacocinétique mal connue : pic plasmatique de 4 µg/ml en 90 minutes après ingestion, faible liaison aux protéines plasmatiques (10 à 18 %), demi-vie d'élimination de 5 heures, élimination en majeure partie dans les urines sous forme de sulfate

Indications (traitement à instaurer par un médecin expérimenté dans la cystinose)

- Traitement de la cystinose néphropathique confirmée. Doit être débuté rapidement pour retarder l'apparition d'une insuffisance rénale (augmenter progressivement les doses sur 6 semaines pour améliorer la tolérance)

Effets indésirables (réduire les posologies)

- Produit pouvant entraîner une mauvaise odeur de l'haleine et du corps
- Nausées et/ou vomissements (35 %), anorexie (31 %), fièvre (22 %), diarrhée (16 %), asthénie, éruptions cutanées, somnolence, céphalées, diplopie, douleurs rétro-oculaires
- Quelques cas de déshydratation, hypertension artérielle, douleurs abdominales, ulcération et hémorragie digestive, crises convulsives, dépression, hallucinations, néphrite interstitielle, anémie, leucopénie, élévation des transaminases, syndrome néphrotique
- Ostéopénie, genu valgum, hyperlaxité ligamentaire, scoliose, changement de couleur des cheveux
- Manifestations de type Ehler Danlos et lésions vasculaires des coudes, vergetures et lésions osseuses en cas de surdosage chez les enfants. Surveillance cutanée régulière
- Des cas d'hypertension intracrânienne ont été rapportés (résorbés sous diurétiques)

Précautions d'emploi et interactions médicamenteuses

- Détermination préalable du taux de cystine intraleucocytaire, puis contrôle de ce taux (mesuré 5 à 6 heures après la prise) tous les mois au début puis tous les 3 à 4 mois
- La cystéamine orale ne prévient pas les dépôts oculaires (à traiter par voie oculaire avec une solution ophtalmologique de cystéamine)
- Surveiller régulièrement la NFS, les transaminases, la peau et les os (radio)
- Peut être administrée avec les électrolytes et les minéraux de substitution nécessaires au traitement du syndrome de Fanconi, la vitamine D et les hormones thyroïdiennes
- Il ne peut être exclu que la cystéamine soit un inducteur cliniquement important des cytochromes P450 (CYP), un inhibiteur de la P-gp et du BCRP au niveau de l'intestin et un inhibiteur des transporteurs intervenant dans l'absorption hépatique (OATP1B1, OATP1B3 et OCT1)
- Si nécessaire, le bicarbonate doit être administré au moins une heure avant ou une heure après Procysbi, pour éviter une possible libération anticipée de la cystéamine

Maladies métaboliques rares (XIII) : Tyrosinémie héréditaire

Nitisinone[G] *Liste I-100 %-Réservé aux hôpitaux-Coll-Rétrocédable*

ORFADIN *Conserver de + 2 °C à + 8 °C (et sur une seule période de 3 mois à température ≤ + 25 °C)*	60 gél. 2 mg, 5 mg, 10 mg ou 20 mg (pouvant être ouvertes pour mélanger le contenu à un aliment) Fl. 90 ml susp. buv. 4 mg/ml	A. et E. En 1 ou 2 prises quotidiennes (1) : 1 mg/kg/jour, puis jusqu'à 1,5 mg/kg/jour (D. max. : 2 mg/kg/jour)

1. En 2 prises pour les enfants < 20 kg.

Contre-indications
Hypersensibilité connue au produit ou à un excipient, grossesse, allaitement

Propriétés
- Inhibiteur compétitif de la 4-hydroxyphénylpyruvate déshydrogénase, inhibant le catabolisme normal de la tyrosine chez les patients atteints de tyrosinémie héréditaire de type 1 (HT-1), ce qui empêche l'accumulation de produits intermédiaires toxiques tels que le maleylacétoacétate et le fumarylacétoacétate (amélioration de la probabilité de survie et réduction du risque de survenue d'un hépatocarcinome)
- Pharmacocinétique mal connue : métabolisation par le CYP 3A4 limitée, demi-vie de 52 à 54 heures, passage transplacentaire et dans le lait maternel chez l'animal

Indications
- Traitement de patients avec diagnostic confirmé de tyrosinémie héréditaire de type 1 (HT-1), en association avec un **régime alimentaire à faible teneur en tyrosine et en phénylalanine,** instauré le plus tôt possible
- Traitement des patients adultes atteints d'alcaptonurie à raison de 10 mg/jour

Effets indésirables
- Liés au mécanisme d'action : élévation de la concentration plasmatique en tyrosine, pouvant être associée à des opacités de la cornée et à des lésions hyperkératosiques (et nécessitant un régime alimentaire à faible teneur en tyrosine et en phénylalanine)
- Fréquents (1 à 10 %) : thrombopénie, leucopénie, granulopénie, conjonctivite, douleurs oculaires, photophobie, kératite, opacité de la cornée
- Peu fréquents (1 ‰ à 1 %) : leucocytose, blépharite, prurit, rashs cutanés érythémateux, érythrodermie, dermatite exfoliatrice, lésions hyperkératosiques

Précautions d'emploi et interactions médicamenteuses
- Traitement à instituer et à surveiller par un médecin expérimenté dans le traitement de la tyrosinémie héréditaire de type 1 (HT-1). Patient à voir en consultation tous les 6 mois suivi sur les paramètres biochimiques suivants : succinylacétonémie, 5 aminolevulinate, phorphobilinogène urinaire, tyrosine
- Associer un régime alimentaire à faible teneur en tyrosine et en phénylalanine (avec surveillance de la concentration plasmatique de ces acides aminés)
- Examen ophtalmologique préalable à la lampe à fente, puis surveillance régulière : en cas d'apparition de troubles visuels, déterminer si le patient adhère bien à son régime pauvre en tyrosine et mesurer la concentration plasmatique de tyrosine (instituer un régime encore plus pauvre en tyrosine et en phénylalamine si elle est > 500 µmol/l)
- Surveiller régulièrement NFS et plaquettes, tests fonctionnels et imagerie hépatique, concentration sérique en alpha-fœtoprotéine et concentration urinaire en succinylacétone (qui doit être indétectable dans les urines ou le plasma quand la dose est correctement ajustée)
- Inducteurs ou inhibiteurs du CYP : vérifier la concentration
- Effets inhibiteurs sur les CYP 2C9, augmentation des taux de warfarine et de phénytoïne

Maladies métaboliques rares (XIV) : Déficit en carnitine

Carnitine[G] *Liste I-65 %-Coll-Prescription initiale hospitalière*

LEVOCARNIL L-carnitine ou Lévocarnitine	Sol. buv. : 10 fl. 10 ml = 1 000 mg/fl. (100 mg/ml)	Par voie orale, dilué dans de l'eau sucrée : A. 50 à 75 mg/kg/jour E. 75 à 100 mg/kg/jour en 2 à 4 prises
LEVOCARNIL INJECTABLE L-carnitine ou Lévocarnitine	Sol. injectable : 5 amp. 5 ml = 1 000 mg (200 mg/ml)	Par voie **IV** lente ou **IM** (1) : A. 25 à 75 mg/kg/jour E. 25 à 75 mg/kg/jour

1. Administration lente unique sur 5 minutes dans les cas où la voie orale est impossible.

Propriétés

- La L-carnitine, isomère naturel de la DL-carnitine apportée par l'alimentation (viandes et laitages surtout) et synthétisée par le foie à partir de la lysine, est un constituant de l'organisme jouant un rôle fondamental dans l'utilisation des lipides (transport des acides gras à longue chaîne à travers la membrane mitochondriale), qui intervient aussi dans le métabolisme intermédiaire (stimulation de l'utilisation oxydative du pyruvate, de la décarboxylation des acides aminés à chaine ramifiée) et dans la cétogénèse hépatique
- Concentrations sériques maximales 4 heures environ après prise orale, demi-vie d'élimination d'environ 17 heures, état d'équilibre atteint dès le 3e jour

Indications (de la seule L-carnitine, car la D-carnitine est inactive)

- Déficits primaires en carnitine généralisés ou à forme myopathique (affections rarissimes mais *d'évolution régulièrement mortelle* en l'absence de traitement substitutif par la L-carnitine). Le diagnostic doit être confirmé par un taux plasmatique de carnitine effondré
- Déficits en carnitine secondaires aux aciduries organiques, diagnostic confirmé par un profil spécifique d'acides organiques anormaux à la chromatographie des acides organiques urinaires
- Déficits de la bêta-oxydation des acides gras, diagnostic confirmé par l'étude de l'oxydation des acides gras sur lymphocytes fibroblastes ou myoblastes en culture, soit par les dosages enzymatiques spécifiques de chaque déficit enzymatique

Effets indésirables

- Possibilité de diarrhée à forte dose disparaissant à la réduction de la posologie, gastralgies, nausées, douleurs abdominales, odeur particulière du sujet traité. Troubles généraux et anomalies au site d'administration. Risque de réaction d'allergie retardée. Myalgies
- *À noter* : la DL-carnitine n'est plus employée car elle pouvait être responsable d'un syndrome myasthénique sévère
- Risque d'hypoglycémie chez le diabétique traité (insuline, antidiabétiques oraux). Risque de modification de l'INR (augmentation) si AVK concomitantes

Remarques

- Hormis le produit ci-dessus et dans les seules indications citées, les données scientifiques ne permettent en aucun cas de justifier une supplémentation en carnitine : les allégations des fabricants de "produits à base de carnitine", onéreux et inefficaces, sont infondées, que ce soit concernant l'amélioration des performances physiques, l'augmentation de la masse musculaire chez le sportif, un effet favorable sur le métabolisme lipidique ou un effet amaigrissant
- Son utilisation a été recommandée par l'Afssaps en 2005 pour le traitement de certaines anémies chez l'hémodialysé

Maladies métaboliques rares (XV) : Maladie de Pompe

Alpha alglucosidase *Liste I-Coll-Réservé à l'usage hospitalier*

MYOZYME	1 ou 10 fl. 20 ml à 50 mg Poudre pour solution à diluer pour perfusion	A. et E. 20 mg/kg toutes les 2 semaines en IV

Contre-indications
Hypersensibilité à la substance active ou à l'un des excipients Grossesse et allaitement

Propriétés

- Forme recombinante de l'alpha-glucosidase acide humaine. La maladie de Pompe est une myopathie métabolique rare, évolutive et fatale touchant 1 pour 40 000 naissances. Maladie de surcharge du glycogène de type II (GSD-II), déficit en maltase acide (DMA) et glycogénose de type II. La maladie de Pompe est due à un déficit d'une hydrolase lysosomiale naturelle, l'alpha-glucosidase acide (GAA) qui dégrade le glycogène lysosomial en glucose, ce qui entraîne une accumulation du glycogène dans différents tissus, en particulier dans les muscles cardiaque, respiratoires et squelettiques

Posologie

- Le traitement doit être supervisé par un médecin ayant l'expérience de la prise en charge de patients atteints de la maladie de Pompe ou d'autres maladies métaboliques héréditaires ou neuromusculaires (pas d'adaptation des posologies)
- L'administration des perfusions doit être progressive. Il est recommandé de commencer la perfusion par un débit de 1 mg/kg/h et d'augmenter graduellement de 2 mg/kg/h toutes les 30 minutes en l'absence de réaction associée à la perfusion (RAP) jusqu'à un débit maximal de 7 mg/kg/h

Indications

- Traitement enzymatique substitutif à long terme chez les patients ayant un diagnostic confirmé de maladie de Pompe (déficit en alpha-glucosidase acide)
- **NB** : les bénéfices du produit pour les patients atteints de la forme tardive de la maladie de Pompe sont limités

Effets indésirables et précautions d'emploi

- D'intensité légère à modérée, la plupart surviennent pendant la perfusion ou les 2 heures qui suivent. Des réactions d'hypersensibilité/anaphylaxie sévères chez 3 % des patients à la perfusion ont été observées incluant : urticaire, râles, tachycardie, baisse de la saturation en oxygène, bronchospasme, tachypnée, œdème péri-orbitaire et hypertension, nausées, vomissements, conjonctivite, arthralgie, apnée, arrêt respiratoire, fièvre
- En raison de **réactions anaphylactiques** potentiellement sévères associées à la perfusion, des mesures médicales d'urgence appropriées doivent être immédiatement disponibles lorsque le produit est administré. Si des réactions anaphylactiques ou des réactions sévères se produisent, un arrêt immédiat de la perfusion doit être envisagé et un traitement médical adéquat doit être initié
- Apparition d'AcIgG anti-GAA dont le titre a tendance à diminuer avec le temps, mais pouvant diminuer l'efficacité du traitement. Nécessité d'adjoindre parfois un immunosuppresseur
- Réactions cutanées sévères (ulcéro-nécrotiques), syndrome néphrotique (en cas d'Ig-G anti-GAA élevées)

Maladies métaboliques rares (XVI) : Hyperphénylalaninémie

Saproptérine dichlorhydrate *Liste I-65 %-Coll-Prescription hospitalière*

KUVAN	30 ou 120 cp. 100 mg pour suspension buvable	A. et E. : *cf.* ci-dessous (1)

1. La dose initiale chez l'adulte et l'enfant atteints de PCU est de 10 mg/kg de poids corporel, 1 fois/jour. La dose est ajustée, habituellement entre 5 et 20 mg/kg/jour, pour atteindre et maintenir les taux sanguins requis de phénylalanine et de tyrosine tels que définis par le médecin.
La dose initiale chez l'adulte et l'enfant atteints de déficit en BH4 est de 2 à 5 mg/kg de poids corporel, 1 fois/jour. Les doses peuvent être ajustées jusqu'à 20 mg/kg/jour. Il peut être nécessaire de diviser la dose quotidienne totale en 2 ou 3 prises au cours des repas, réparties sur la journée, afin d'optimiser l'effet thérapeutique au long cours. Les comprimés sont dissouts dans 120 à 240 ml d'eau. E. < 20 kg : dispositifs spécifiques. Réponse satisfaisante : réduction ≥ 30 % de phénylalanine

Propriétés

- L'hyperphénylalaninémie (HPA) est habituellement due à des mutations récessives autosomiques des gènes codants pour la phénylalanine hydroxylase (dans le cas de la phénylcétonurie, PCU) ou pour les enzymes impliquées dans la biosynthèse ou la régénération de la 6R-tétrahydrobioptérine (6R-BH4) (dans le cas du déficit en BH4). Dans les deux cas, la phénylalanine ne peut être efficacement transformée en tyrosine
- La saproptérine est une version synthétique de la 6R-BH4 naturelle, qui est un cofacteur des phénylalanine, tyrosine et tryptophane hydroxylases

Indications

- Traitement de l'hyperphénylalaninémie (HPA) chez l'adulte et chez l'enfant atteints de phénylcétonurie (PCU) identifiés comme répondeurs, à débuter le plus tôt possible
- Traitement de l'hyperphénylalaninémie (HPA) chez l'adulte et chez l'enfant atteints du déficit en tétrahydrobioptérine (BH4) identifiés comme répondeurs (baisse du taux de phénylalanine dans le sang)

Effets indésirables

- Fréquents : rhinorhée, céphalée, douleur pharyngolaryngée, congestion nasale, toux, diarrhée, vomissement, douleur abdominale, hypersensibilité. Un rebond, défini par une élévation des taux sanguins de phénylalanine, peut survenir à l'arrêt du traitement

Précautions d'emploi et interactions médicamenteuses

- Les patients doivent suivre un régime adapté en phénylalanine, qui est le pivot du traitement, et à subir des examens cliniques réguliers pour s'assurer d'un taux sanguin normal de phénylalanine et de tyrosine
- Favorise la survenue de convulsions chez les enfants prédisposés
- Grossesse et allaitement : non tératogène chez l'animal ; à maintenir en cas de grossesse
- Bien que l'administration concomitante d'inhibiteurs de la dihydrofolate réductase (comme le méthotrexate ou le triméthoprime) n'ait pas été étudiée, de tels médicaments peuvent interférer avec le métabolisme de la BH4. La prudence est recommandée
- La BH4 est un cofacteur de l'oxyde nitrique synthétase. La prudence est recommandée en cas d'utilisation concomitante de tous les agents induisant une vasodilatation (comme le trinitrate de glycéryle, le dinitrate d'isosorbide, le nitroprussiate de sodium et la molsidomine), les inhibiteurs de la phosphodiestérase de type 5 (PDE-5) et le minoxidil
- Lévodopa : une augmentation de l'excitabilité et de l'irritabilité est possible en cas de déficit en BH4, voire des convulsions

Maladies métaboliques rares (XVII) : Maladie de Fabry (I)

Agalsidase alpha *Liste I-100 %-Coll-Rétrocession-Prescription hospitalière*

REPLAGAL	Fl. 3,5 ml 1 mg/ml Solution à diluer pour perfusion	A. et E. ≥ 7 ans : 0,2 mg/kg IV en 40 minutes 1 semaine sur 2 (1)

1. Pas de limitation de dose chez l'insuffisant rénal.

Contre-indications

Hypersensibilité à la substance active ou à l'un des excipients
Enfant < 7 ans, allaitement (passage dans le lait)

Propriétés

- Protéine humaine alpha-galactosidase A produite par génie génétique dans une lignée cellulaire humaine

Indications

- Enzymothérapie substitutive à long terme de la maladie de Fabry confirmée (déficit en alpha-galactosidase A)

Effets indésirables

- Réactions liées à la perfusion : frissons, pyrexie, myalgies, douleurs musculo-squelettiques, bouffées congestives, **céphalées**, **nausées** et dyspnée, douleurs neuropathiques, toux, enrouement, augmentation des sécrétions rhinopharyngées et lacrymales
- Déficit du réflexe cornéen, désaturation en O_2, œdèmes périphériques, acné, livedo reticularis, hyperhidrose, troubles du rythme cardiaque, hypotension, asthénie, sensation de malaise, acouphènes, diarrhée, frissons, fièvre, douleurs

Précautions d'emploi et interactions médicamenteuses

- *Réactions idiosyncrasiques liées à la perfusion* : frissons, céphalées, nausées, pyrexie, bouffées congestives et fatigue, urticaire, nausées/vomissements, œdème angioneurotique avec sensation de boule pharyngée, stridor et tuméfaction de la langue
- *Réactions d'hypersensibilité de type allergique* : si manifestations sévères → interrompre immédiatement l'administration et débuter un traitement approprié
- *Des anticorps IgG anti-protéine* sont susceptibles d'apparaître et de réduire l'effet thérapeutique après 3 à 12 mois de traitement
- Mêmes précautions chez l'insuffisant hépatique, l'insuffisant rénal, le sujet âgé et la femme enceinte. Risque de perte d'efficacité chez l'insuffisant rénal
- Ne doit pas être associé à la chloroquine, à l'amiodarone, au monobenzone ou à la gentamicine, car ces substances ont le potentiel d'inhiber l'activité intracellulaire de l'alpha-galactosidase
- Grossesse : non tératogène chez l'animal mais peu d'expérience

Maladies métaboliques rares (XVIII) : Maladie de Fabry (II)

Algasidase bêta *Liste I-100 %-Coll-Rétrocession-Prescription hospitalière*

FABRAZYME	Fl. de poudre 35 mg Poudre pour solution à diluer pour perfusion (1)	A. et E. ≥ 8 ans : 1 mg/kg **IV** × 1 fois toutes les 2 semaines (2)

1. Après reconstitution avec 7,2 ml d'eau ppi, chaque flacon contient 5 mg/ml.
2. Vitesse de perfusion initiale : 15 mg/h. Peut être augmentée si la tolérance est bonne.

Contre-indications

Hypersensibilité à l'un des composants et aux protéines de hamster

Propriétés

- La maladie de Fabry se caractérise par un déficit en alpha-galactosidase qui provoque une accumulation de GL-3 dans les lysosomes de nombreux types de cellules entraînant des complications rénales, cardiaques et cérébrovasculaires. L'objectif du traitement substitutif est de rétablir un niveau d'activité enzymatique suffisant pour prévenir, stabiliser ou inverser le déclin fonctionnel de ces organes

Indications

- Traitement enzymatique substitutif à long terme chez les patients ayant un diagnostic confirmé de la maladie de Fabry (déficit en alpha-galactosidase A)

Effets indésirables

- Rhinopharyngites, **céphalées**, **dysesthésies**, larmoiements, acouphènes, vertiges, tachycardie, palpitations, bouffées vasomotrices, hypertension, œdèmes des muqueuses aériennes supérieures, **nausées**, **vomissements**, douleurs abdominales, prurit, urticaire, éruption cutanée, érythème, prurit généralisé, œdème de Quincke, gonflement du visage, éruption maculopapuleuse, douleur des extrémités, myalgie, dorsalgie, spasmes musculaires, arthralgie, constriction musculaire, raideur musculosquelettique, **frissons**, **pyrexie**

Précautions d'emploi et interactions médicamenteuses

- Comme pour tout produit protéinique administré par voie intraveineuse, des réactions d'hypersensibilité de type allergique sont possibles (réaction associée à la perfusion → diminuer le débit de perfusion, prétraitement par paracétamol, anti-H1 ou corticoïdes)
- Pas de connaissance chez le sujet insuffisant rénal, hépatique ou âgé
- Le développement d'anticorps IgG est possible avec peu, voire pas d'activité enzymatique résiduelle. On peut s'attendre à des réactions associées à la perfusion et à des réactions d'hypersensibilité (anaphylaxie, vascularite leucocytoclassique)
- Compte tenu de son métabolisme, il est improbable que l'agalsidase bêta présente une interaction médicamenteuse à médiation du cytochrome P450
- Ne doit pas être administré en association à la chloroquine, l'amiodarone, le monobenzone ou la gentamicine, en raison d'un risque théorique d'inhibition de l'activité intracellulaire de l'alpha-galactosidase
- Grossesse et allaitement : pas de données suffisamment pertinentes. Les études animales n'indiquent pas d'effets délétères par rapport au développement embryonnaire/fœtal. Ne doit pas être utilisé pendant la grossesse à moins d'une nécessité absolue

Maladies métaboliques rares (XIX) : Maladie de Fabry (III)

Migalastat *Liste I-65 %-Réserve hospitalière*

GALAFOLD	14 gél. 123 mg	A. et E. > 16 ans : 1 gél. × 1 jour sur 2 à heure fixe et à distance des repas (> 2 heures) en entier

Contre-indications

Clcr < 30 ml/min
Association à un traitement enzymatique substitutif
Grossesse et allaitement (toxicité animale)

Propriétés

- Chaperon pharmacologique conçu pour se fixer de manière sélective et réversible avec une forte affinité sur les sites actifs de certaines formes mutantes de l'α-Gal A, dont les génotypes sont définis comme étant des mutations sensibles. La fixation du produit stabilise ces formes mutantes de l'α-Gal A dans le réticulum endoplasmique et facilite leur transfert vers les lysosomes. Une fois dans les lysosomes, la dissociation rétablit l'activité de l'α-Gal A, entraînant le catabolisme du GL-3 et des substrats associés

Indications

- Traitement à long terme des adultes et des adolescents > 16 ans qui présentent un diagnostic confirmé de maladie de Fabry (déficit en α-galactosidase A) et qui sont porteurs d'une mutation sensible (pas d'association à un traitement enzymatique non substitutif)

Précautions d'emploi

- Surveillance régulière de la fonction rénale, échographie cardiaque, CPK
- Ne pas administrer si clairance de la créatinine < 30 ml/min, pas d'influence sur la protéinurie

Effets indésirables

- Céphalées, dépression, paresthésies, sensations vertigineuses, hypo-esthésies, palpitations, diarrhées, nausées, douleurs abdominales, constipation, sécheresse de la bouche, défécation impérieuse, dyspepsie, dyspnée, spasmes musculaires, myalgies, torticolis, extrémités douloureuses, éruption cutanée, prurit, fatigue, prise de poids, augmentation des CPK, protéinurie

Interactions médicamenteuses

- Aucune n'est attendue n'est pas un substrat des CYP ni de la Pgp

Maladies métaboliques rares (XX) : Mucopolysaccharidose MPS I (I)

L-iduronidase alpha ou laronidase *Liste I-Réserve hospitalière*

ALDURAZYME	Fl. 5 ml 100 U/ml Solution à diluer pour perfusion	A. et E. 100 U/kg par voie veineuse pendant 3-4 heures × 1 fois/semaine (1)

1. Vitesse de perfusion initiale de 2 U/kg/h à augmenter toutes les 15 minutes. D. max. : 43 U/kg/h. À administrer dans une solution de sérum salé isotonique à 9 ‰.

Contre-indications

Hypersensibilité sévère à la substance ou à l'un des excipients
Pas de connaissance chez la femme enceinte ou allaitant

Propriétés

- Forme recombinante de l'alpha-L-iduronidase humaine, produite par la technique de l'ADN recombinant sur cellules de mammifères (ovaire de hamster chinois, CHO)
- Les troubles du stockage des mucopolysaccharides sont dus à un déficit en enzymes lysosomales spécifiques, nécessaires au catabolisme des glycosaminoglycanes (GAGs). La MPS I est caractérisée par un déficit en alpha-L-iduronidase qui entraîne une accumulation des GAGs, dermatane sulfate et héparane sulfate, dans de nombreux types de cellules et tissus
- L'objectif du traitement substitutif est de rétablir un niveau d'activité enzymatique suffisant pour hydrolyser le substrat accumulé et prévenir toute nouvelle accumulation

Indications

- Traitement enzymatique substitutif à long terme chez les patients ayant un diagnostic confirmé de mucopolysaccharidose de type I (MPS I ; déficit d'α-L-iduronidase), afin de traiter les manifestations non neurologiques de la maladie

Effets indésirables

- Diminution de la saturation en oxygène, tachycardie, céphalée, paresthésie, vertige, détresse respiratoire, dyspnée, toux, douleur abdominale, vomissement, diarrhée, œdème angioneurotique, urticaire, prurit, alopécie, hyperhidrose, anaphylaxie
- Arthropathie, douleur musculosquelettique, bouffées vasomotrices, érythème, œdème du visage, hypotension ou hypertension, pâleur, froideur des extrémités, réactions au site de perfusion, frissons, sensation de chaleur, sensation de froid, fatigue, fièvre, réaction anaphylactique, œdème angioneurotique
- Apparition d'anticorps IgG contre la laronidase : signification mal connue
- Chez l'enfant : tachycardie, fièvre, frissons, augmentation de PA, diminution de la SaO_2

Précautions d'emploi et interactions médicamenteuses

- Réactions associées à la perfusion parfois sévères → surveillance étroite et déclaration
- La présence d'anticorps doit faire l'objet d'une surveillance et de comptes rendus
- Ne doit pas être administré simultanément à la chloroquine ou à la procaïne, en raison d'un risque potentiel d'interférence avec la captation intracellulaire de la laronidase

Maladies métaboliques rares (XXI) : Mucopolysaccharidose MPS II, syndrome de Hunter (II)

Idursulfate *Liste I-100 %-Coll-Rétrocession-Prescription hospitalière*

ELAPRASE	Fl. 3 ml 2 mg/ml Solution à diluer pour perfusion	A. et E. 0,5 mg/kg par perfusion IV en 3 heures toutes les semaines (1)

1. La durée pourra être raccourcie s'il n'y a pas de réaction à la perfusion.

Contre-indications

Hypersensibilité à la substance active ou à l'un des excipients

Il n'y a aucune expérience clinique chez l'enfant < 5 ans, ni chez la femme enceinte

Propriétés

- L'idursulfase est produite par ADN recombinant sur lignée cellulaire humaine
- Le syndrome de Hunter est une affection liée au chromosome X due à un déficit en iduronate-2-sulfatase (enzyme lysosomale) qui entraîne une accumulation de glycosaminoglycanes dans les cellules, conduisant à une destruction des tissus et un dysfonctionnement des fonctions organiques (maladie de surcharge)

Indications

- Traitement à long terme de patients atteints du syndrome de Hunter (mucopolysaccharidose de type II, MPS II). Le diagnostic repose sur la mise en évidence d'une sécrétion accrue de dermatane sulfate et d'héparane sulfate

Effets indésirables

- Réactions d'hypersensibilité à la perfusion, réactions anaphylactoïdes
- Céphalées, état vertigineux, tremblements, arythmie, cyanose, hypertension, hypotension, bouffées vasomotrices, bronchospasme, embolie pulmonaire, toux, respiration sifflante, tachypnée, dyspnée, fièvre, frissons, dyspepsie, douleurs abdominales, nausées, diarrhée, œdème lingual, urticaire, éruption cutanée, prurit, œdème de la face, érythème, eczéma, anaphylaxie, douleurs thoraciques, arthralgie, fièvre, œdème périphérique

Précautions d'emploi et interactions médicamenteuses

- Surveillance particulière lors de l'administration chez les patients atteints d'affections sévères des voies respiratoires. L'administration d'antihistaminiques et autres substances pharmaceutiques sédatives doit être limitée. La mise en place d'une pression positive des voies aériennes pourra être nécessaire dans certains cas
- Les patients présentant des anticorps IgM ou IgG ont plus de risques de développer des réactions à la perfusion et autres réactions indésirables
- Risque de réactions de type anaphylactique. Les patients ayant dans leur génotype une délétion totale ou un grand réarrangement ont une forte probabilité de développer des anticorps et des réactions à la perfusion plus intenses, et une moindre efficacité du traitement (bien évaluer la balance bénéfice/risque)
- Pas d'étude chez les femmes hétérozygotes

Maladies métaboliques rares (XXII) : Mucopolysaccharidose MPS de type IV A (syndrome de Morquio A, MPS IV A) (III)

Elosulfase alpha *Liste I-Médicament orphelin-Liste en sus-Réservé aux hôpitaux*

VIMIZIM	Fl. 5 ml 1 mg/ml Solution pour perfusion à diluer	A. et E. 2 mg/kg × 1 fois/semaine pendant 4 h (1) en milieu hospitalier

1. Un traitement préalable par des antihistaminiques avec ou sans antipyrétiques doit être administré 30 à 60 minutes avant le début de la perfusion.
Augmenter très progressivement le débit de perfusion par palier en commençant par 6 ml/h (3 ml/h si < 25 kg).

Contre-indications

Hypersensibilité à l'un des composants
Grossesse et allaitement

Propriétés

- La MPS IV A se caractérise par l'absence ou une réduction marquée de l'activité N-acétylgalactosamine-6-sulfatase. La réduction ou l'absence d'activité sulfatase se traduit par l'accumulation de substrats de glycosaminoglycane, de kératane sulfate et de chondroïtine 6 sulfate (C6S), dans le compartiment lysosomal des cellules dans tout le corps. L'accumulation provoque des troubles cellulaires, tissulaires et organiques importants. Le produit est destiné à fournir l'enzyme exogène, la N-acétylgalactosamine-6-sulfatase, qui est captée dans les lysosomes et augmente le catabolisme des GAG, du KS et de la C6S. Le captage de l'enzyme par les cellules dans les lysosomes est médié par les récepteurs du mannose-6-phosphate

Indications

- Traitement de la mucopolysaccharidose de type IV A (syndrome de Morquio A, MPS IV A)

Effets indésirables

- Très fréquents : céphalées, vertiges, diarrhée, vomissements, douleur oropharyngée, douleur abdominale, nausées, dyspnée, frissons, fièvre (réaction à la perfusion), myalgies
- La présence d'anticorps chez 80 % des patients ne semble pas diminuer l'efficacité du produit ni être associée aux réactions d'hypersensibilité, anaphylaxie, réactions allergiques sévères

Précautions d'emploi

- Risque d'anaphylaxie et de réactions allergiques sévères, introduction très progressive, attention en cas de réintroduction (réactions associées à la perfusion)
- Risque d'aggravation des signes de compression médullaire : surveiller l'apparition de douleurs lombaires, la paralysie des membres en dessous du niveau de compression, l'incontinence urinaire et fécale
- Pas d'interaction documentée, pas de données en cours de grossesse ou d'allaitement
- Apport sodé non négligeable (8,05 mg de NaCl dans du NaCl à 9 %)

Maladies métaboliques rares (XXIII) : Mucopolysaccharidose MPS VI, syndrome de Maroteaux-Lamy (IV)

Galsulfase (1) *Liste I-Réserve hospitalière*

NAGLAZYME	Fl. 5 ml 1 mg/ml Solution à diluer pour perfusion	A. et E. 1 mg/kg par perfusion IV en 4 heures × 1 fois/semaine (2)

1. AMM "sous circonstances exceptionnelles" : maladie rare et informations incomplètes.
2. Débuter la perfusion en passant 2,5 % du volume la première heure.

Contre-indications

Hypersensibilité à la substance active ou à l'un des excipients
Grossesse et allaitement

Propriétés

- Forme recombinante de la N-acétylgalactosamine 4-sulfatase humaine, produite par l'ADN recombinant sur cultures cellulaires de hamster chinois
- La MPS VI se caractérise par un déficit en N-acétylgalactosamine 4-sulfatase, hydrolase lysosomiale qui entraîne l'accumulation de dermatane sulfate dans de nombreux types cellulaires et tissus
- Le traitement substitutif est destiné à rétablir un niveau d'activité enzymatique suffisant pour hydrolyser le substrat accumulé et empêcher toute nouvelle accumulation

Indications

- Traitement enzymatique substitutif à long terme chez les patients présentant un diagnostic confirmé de mucopolysaccharidose de type VI (MPS VI ; déficit en N-acétylgalactosamine 4-sulfatase ; syndrome de Maroteaux-Lamy). Il est primordial d'instaurer le traitement le plus tôt possible, avant l'apparition de manifestations cliniques irréversibles

Effets indésirables

- Otalgies, dyspnée, douleurs abdominales, hypertension, conjonctivite, opacités cornéennes
- Réactions à la perfusion : fièvre, frissons, éruption et urticaire, hypotension, nausées, vomissements, dyspnée, bronchospasme, douleur rétrosternale, céphalées, difficultés respiratoires, œdème de Quincke, douleurs articulaires, tremblements, congestion nasale, otalgie, troubles de l'audition
- Apparition d'anticorps anti-galsulfase : signification non connue

Précautions d'emploi et interactions médicamenteuses

- La prudence s'impose lors de la prise en charge et du traitement des patients ayant des troubles respiratoires : l'utilisation d'antihistaminiques ou d'autres sédatifs doit être limitée ou étroitement surveillée
- Risque de majoration d'une compression médullaire cervicale pré-existante → surveillance
- Retarder la perfusion en cas de signes infectieux
- Pas de données concernant d'éventuelles interactions
- Possibilité de réactions liées à la perfusion
- Prémédication par antihistaminiques
- Risque de glomérulonéphrite membraneuse (réaction à complexes de type III)

Maladies métaboliques rares (XXIV) : Homocystinurie

Bétaïne anhydre *Liste I-65 %-Coll-Rétrocession-Prescription hospitalière*

CYSTADANE	Fl. 180 g (+ 3 cuillères mesures de 1 g, 100 mg et 150 mg) Poudre orale 1 g poudre = 1 g bétaïne	A. et E. > 6 ans : 100 mg/kg/jour en 2 prises à mélanger avec de l'eau ou du lait (D. max. : 200 mg/kg/jour)

Contre-indications

Hypersensibilité à la bétaïne

Propriétés

- Il a été montré que la bétaïne abaissait les concentrations plasmatiques de l'homocystéine dans les trois types d'homocystinurie, soit un déficit en CBS, un déficit en MTHFR ou une anomalie relative à la cbl. L'ampleur de cet effet était dépendante du degré absolu de l'hyperhomocystéinémie et était plus importante dans les hyperhomocystéinémies graves
- La bétaïne agit comme donneur de groupe méthyle dans la reméthylation de l'homocystéine en méthionine chez les patients atteints d'homocystinurie. Il en résulte que les concentrations plasmatiques de l'homocystéine devraient diminuer de 20 à 30 % chez ces patients, comparativement aux concentrations pré-traitement
- Les concentrations plasmatiques élevées de l'homocystéine sont associées à des événements cardiovasculaires tels qu'une thrombose, une ostéoporose, des anomalies du squelette et une luxation du cristallin. L'homocystéine doit être maintenue à un niveau inférieur à 15 µmol/l (équilibre obtenu en 1 mois)

Indications

- Traitement adjuvant de l'homocystinurie, avec déficiences ou anomalies au niveau de la cystathionine bêta-synthase (CBS), la 5,10-méthylène tétrahydrofolate réductase (MTHFR), la cobalamine, cofacteur du métabolisme (cbl)
- Doit être utilisé en complément des autres traitements tels que la vitamine B6 (pyridoxine), la vitamine B12 (cobalamine), l'acide folique et un régime spécifique

Effets indésirables

- Élévation de la méthionine sanguine (fréquent)
- Des cas peu fréquents d'œdème cérébral grave et d'hyperméthioninémie ont été décrits dans les 2 semaines à 6 mois suivant l'instauration du traitement en cas de déficit en CBS. L'arrêt du traitement a entraîné une guérison complète
- Peu fréquents : anorexie, agitation, dépression, irritabilité, troubles de la personnalité, troubles du sommeil, céphalées, œdème cérébral, affections dentaires, diarrhée, glossite, nausées, inconfort gastrique, vomissements, alopécie, urticaire, odeur corporelle désagréable, incontinence urinaire

Précautions d'emploi et interactions médicamenteuses

- Contrôle du taux sanguin d'homocystéine et de méthionine à 15 et 30 jours, puis tous les ans
- Pas d'expérience chez femme enceinte ou allaitant, mais pas de données alarmantes
- Pas de données d'interaction, mais possibilité théorique d'interaction avec la vigabatrine ou les analogues du GABA (si nécessaire, espacer les prises d'au moins 30 minutes)

Maladies métaboliques rares (XXV) : Déficit en lipase acide lysosomale

Sébélipase alfa *Liste I-Coll-Réserve hospitalière*

KANUMA	Fl. 10 ml sol. à diluer 2 mg/ml	A. et E. 1 mg/kg en perfusion IV une fois toutes les 2 semaines (1) NN. 1 à 3 mg/kg toutes les semaines

1. Perfusion d'au moins 2 heures au travers d'un filtre de 0,22 µm. Adapter en fonction de la réponse. D. max : 3 mg/kg. Si bonne tolérance, possibilité d'accélérer la perfusion.

Contre-indications

Hypersensibilité à un des composants dont les protéines de l'œuf

Propriétés

- Une altération de l'activité de la LAL entraîne l'accumulation du substrat dans le lysosome (c'est-à-dire esters de cholestérol et triglycérides) et le dérèglement du métabolisme normal des lipides.
- Permet de compenser le déficit en enzyme, de réduire l'accumulation du substrat et de rétablir le métabolisme normal des lipides. Une fois entrée dans le lysosome, la sébélipase alfa hydrolyse le substrat accumulé dans les cellules déficientes en LAL, ce qui réduit les effets pathologiques dans les tissus affectés

Indications

- Traitement enzymatique substitutif à long terme chez les patients atteints d'un déficit en lipase acide lysosomale. Instauration le plus tôt possible

Précautions d'emploi

- Réactions anaphylactiques sévères lors de la première prescription chez les enfants allergiques aux protéines de l'œuf
- Risques de réaction à la perfusion : pyrexie, pâleur, vomissements, tachycardie et urticaire chez le nourisson, gêne thoracique, œdème, nausées, augmentation de la température corporelle, anxiété, dyspnée, œdème laryngé et éruption cutanée chez l'adulte. Prémédication par anti-H1 et corticoïdes. Risque d'immunogénicité : anticorps inhibiteurs
- Contient 33 mg de sodium par flacon et est administré en solution avec du chlorure de sodium à 9 mg/ml (0,9 %) pour perfusion
- Pas de données chez la femme enceinte ou allaitante (pas de toxicité animale)

Effets indésirables

- Très fréquents : œdème palpébral, agitation, hypotonie musculaire, tachycardie, pâleur, hypertension artérielle, toux, diarrhée, reflux gastro-œsophagien, nausées, vomissements, urticaire, rash, eczéma, prurit, frissons, fièvre, œdème au point d'injection, irritabilité, hypoxie
- Anxiété, insomnie, dyspnée, œdème laryngé, dilatation abdominale, éruption cutanée, ménorragie, gêne thoracique, œdème, réactions liées à la perfusion
- Pas d'interactions médicamenteuses signalées actuellement

Maladies métaboliques rares (XXVI) : Déficit en tripeptidyl peptidase-1 (TPP1)

Cerliponase alfa* *Liste I-Coll-Réserve hospitalière*

BRINEURA	1 ou 2 fl. 150 mg dans 5 ml (1 ml = 30 mg)	E. de 3 à 8 ans : perfusion intracérébroventriculaire de 300 mg 1 semaine/2 (1) (2) (3)

1. Avant 2 ans, diminuer les doses. La posologie proposée chez les enfants âgés de moins de 2 ans a été estimée d'après la masse cérébrale.
2. Traitement préalable par des antihistaminiques 30 à 60 minutes avant le début de la perfusion.
3. Le débit de perfusion pour Brineura et la solution de rinçage est de 2,5 ml/heure. La durée totale de perfusion est d'environ 2 à 4,5 heures, en fonction de la dose et du volume administrés.
Après la perfusion la quantité de solution de rinçage calculée doit être utilisée pour rincer les éléments de la perfusion, dont le dispositif d'accès intracérébroventriculaire, de manière à ce que l'intégralité de Brineura soit administrée et afin de maintenir la perméabilité du dispositif d'accès intracérébroventriculaire.

Contre-indications

Patients atteints de CLN2 ayant des dérivations ventriculo-péritonéales

Propriétés

- La cerliponase alfa est une forme recombinante de la tripeptidyl peptidase-1 humaine (rhTPP1). Des taux insuffisants de TPP1 provoquent la CLN2, ce qui entraîne une neurodégénérescence, la perte de la fonction neurologique et le décès durant l'enfance

Indications

- Traitement de la céroïde lipofuscinose neuronale de type 2 (CLN2), également appelée déficit en tripeptidyl peptidase-1 (TPP1)

Effets indésirables

- Très fréquents (> 20 %) : fièvre, protéinorachie. anomalies de l'ECG, vomissements, infections des voies respiratoires supérieures, irritabilité. convulsions (attendues dans la maladie), céphalées, pléiocytose dans le LCR, douleurs abdominales, cloques endobuccales, syndrome de la tête tombante, hypersensibilité, réactions allergiques
- Problèmes liés au dispositif : fuite, occlusion, déplacement ainsi que de l'aiguille
- Réactions d'hypersensibilité : présence d'Ac. antimédicament

Précaution d'emploi

- Avant chaque perfusion, examiner le cuir chevelu pour vérifier l'intégrité de la peau et s'assurer que le dispositif d'accès intracérébroventriculaire n'est pas compromis. Un examen du site de perfusion et une vérification de la perméabilité doivent être réalisés afin de détecter des fuites et/ou un dysfonctionnement du dispositif d'accès intracérébroventriculaire avant le début de la perfusion. Si fuite, ne pas administrer
- Un ECG doit être réalisé pendant la perfusion en cas d'antécédents de bradycardie, de trouble de la conduction ou chez les patients atteints d'une cardiopathie congénitale, association possible en cas de CLN2. Chez les patients ayant une fonction cardiaque normale, un ECG doit être réalisé tous les 6 mois.
- Des échantillons de LCR doivent être régulièrement envoyés pour analyse en vue de détecter des infections subcliniques liées au dispositif
- Prévention de réaction anaphylactique

Maladies métaboliques rares (XXVII) : Hypophosphatasie

Asfotase alfa *Liste I-65 %-Prescription hospitalière initiale-Centres de référence des maladies rares du métabolisme du calcium et du phosphore et des maladies osseuses constitutionnelles*

STRENSIQ	Solution injectable 100 mg/ml : 12 fl. en verre de 0,8 ml Solution injectable 40 mg/ml : 12 fl. en verre de 0,3 ml, 0,45 ml, 0,7 ml ou 1 ml	E. ≤ 18 ans : 2 mg/kg par voie SC × 3 fois/semaine ou 1 mg/kg par voie SC × 6 fois/semaine Ne pas dépasser 1 ml/injection

Contre-indications
Hypersensibilité, adultes

Propriétés

- Traitement enzymatique substitutif à visée curative. Copie modifiée de l'enzyme phosphatase alcaline humaine qui permet de remplacer l'enzyme défectueuse, augmentant ainsi les taux de phosphatase alcaline fonctionnelle. Il s'agit une protéine de fusion recombinante humaine comprenant l'ectodomaine de la phosphatase alcaline non tissu-spécifique et un fragment FC-déca-aspartate possédant une activité enzymatique

Indications

- Traitement enzymatique substitutif au long cours chez les patients atteints d'hypophosphatasie (HPP) dont les premiers signes sont apparus avant l'âge de 18 ans pour traiter les manifestations osseuses de la maladie

Précautions d'emploi

- **Réservé uniquement aux formes périnatales/infantiles et aux formes juvéniles symptomatiques et présentant des critères d'évolutivité**

Effets indésirables

- Très fréquents (> 20 %) : érythème au site d'injection, coloration anormale au site d'injection, douleur au site d'injection, prurit au site d'injection, troubles oculaires, extrémités douloureuses, prise de poids à surveiller, céphalées, rash cutané
- Des réactions au site d'injection ont été rapportées chez environ 73 % des patients. Il s'agissait notamment-de fièvre (5,6 %), érythème au site d'injection (5,6 %), frissons (4,2 %) et vomissements (4,2 %). Dans la majorité des cas il s'agissait de réactions d'intensité modérée et aucun choc anaphylactique n'a été rapporté. Deux patients ont présenté des réactions au site d'injection nécessitant une réduction de la dose d'asfotase alfa
- Des craniosynostoses (associées à une augmentation de la pression intracrânienne) ont été rapportées chez 11 nourrissons/enfants ayant une forme infantile de l'HPP avec un cas considéré comme grave et pouvant être lié à l'asfotase (surdité conductrice). La craniosynostose est une complication connue de l'HPP, céphalées
- Des calcifications ectopiques ont été rapportées et notamment des calcifications oculaires (11,3 %) ainsi que des néphrocalcinoses (8,5 %). Ces effets sont également des manifestations documentées de l'hypophosphatasie
- Immunogénicité : 81,2 % des patients avaient des anticorps anti-médicament après le début du traitement ; 44,6 % présentaient des anticorps neutralisants sans modification de l'efficacité clinique de l'asfotase alfa
- Modification du dosage des phosphatases alcalines, augmentation de la PTH dans les 12 premières semaines, surveillance Ca^{++}, vitamine D

Maladies métaboliques rares (XXVIII) : Hypophosphatémie liée à l'X

Burosumab *Liste I-65 %-Coll-Prescription initiale hospitalière spécialisée*

CRYSVITA	Fl. de sol. inj. 1 ml à 10 mg, 20 mg ou 30 mg	Par voie SC (1) (2) (3) : E. 0,8 mg/kg toutes les 2 semaines (D. max. : 0,8 mg/kg sans jamais dépasser 90 mg) A. 1 mg/kg toutes les 4 semaines (D. max. : 90 mg)

1. Ne pas dépasser 1,5 ml par injection. Sinon, fractionner en 2 injections.
2. La phosphatémie à jeun doit être mesurée toutes les 2 semaines pendant le premier mois de traitement, toutes les 4 semaines pendant les 2 mois suivants puis à la demande.
3. Adapter aux valeurs de référence de la phosphatémie pour l'âge. Laisser un intervalle de 4 semaines entre 2 doses. Augmenter par paliers de 0,4 mg/kg.

Contre-indications

Hypersensibilité, grossesse, allaitement (toxicité animale)
Administration concomitante de phosphate oral, d'analogues de la vitamine D actifs
Insuffisance rénale sévère ou terminale

Propriétés

- Anticorps monoclonal (IgG1) humain recombinant qui se lie au facteur de croissance des fibroblastes 23 (FGF23) et inhibe son activité, augmentant la réabsorption tubulaire du phosphate dans le rein et le taux sérique de 1,25-dihydroxy-vitamine D

Indications

- Traitement de l'hypophosphatémie liée à l'X avec signes radiographiques d'atteinte osseuse chez les enfants âgés de 1 an et plus, les adolescents en phase de croissance osseuse atteints de formes sévères et chez les adultes

Effets indésirables

- Les plus fréquents : toux (56 %), vomissements, diarrhées, céphalées (54 %), extrémités douloureuses (42 %), vitamine D diminuée (28 %), rash (23 %), douleur dentaire (19 %), abcès dentaire (14 %), myalgies (14 %) et sensations vertigineuses (11 %)
- Réactions au site d'injection : urticaire, érythème, rash, gonflement, contusion
- Réactions d'hypersensibilité : rash dont rash au site d'injection, urticaire. Possibilité d'anticorps antimédicament

Précautions d'emploi et intéractions médicamenteuses

- Le phosphate oral et les analogues de la vitamine D doivent être arrêtés 1 semaine avant le début du traitement
- La phosphatémie à jeun doit être inférieure aux valeurs de référence pour l'âge lors de l'instauration du traitement. Surveillance régulière de la phosphatémie post-prandiale
- Surveiller l'apparition de signes et symptômes de néphrocalcinose, par échographie rénale, au début du traitement, à 6 mois puis à 1 an
- Surveiller les taux plasmatiques de phosphatases alcalines, de calcium, de PTH (souvent augmentée en début de traitement) et de créatinine tous les 6 mois minimum (tous les 3 mois chez les enfants âgés de 1 à 2 ans); de même surveiller la calciurie et la phosphaturie tous les 3 mois
- Prudence théorique en cas d'association aux calcimimétiques : risque d'hypocalcémie
- Risque de minéralisation ectopique → cibler une phosphatémie à jeun à la limite inférieure de l'intervalle de référence pour l'âge

Maladies métaboliques rares (XXIX) :
Maladie lysosomale : Alpha-mannosidose

Velmanase alpha *Liste I-Coll-Réservé à l'usage hospitalier*

LAMZEDE	Fl. 10 mg de poudre pour solution de perfusion IV	A. et E. 1 mg/kg × 1 fois/semaine en perfusion IV à débit contrôlé (1)

1. Perfusion équipée d'une pompe et d'un filtre intégré de 0,22 µm à faible liaison aux protéines. La durée de la perfusion doit être calculée au cas par cas, sans dépasser un débit de perfusion maximal de 25 ml/heure afin de contrôler la charge protéique. La durée de la perfusion doit être au minimum de 50 minutes.
Garder le patient en observation 1 heure après la fin pour dépister des réactions liées à la perfusion.

Contre-indications
Allergie

Propriétés

- Forme recombinante d'alpha-mannosidose humaine. Cette enzyme catalyse la dégradation séquentielle des oligosaccharides riches en mannose complexes et hybrides dans le lysosome, ce qui permet de réduire l'accumulation d'oligosaccharides riches en mannose

Indications

- Traitement enzymatique substitutif des manifestations non neurologiques chez les patients atteints d'alpha-mannosidose légère à modérée

Effets indésirables

- Les plus fréquents : prise de poids (18 %), RLP (9 %), diarrhée (12 %), céphalées (9 %), arthralgie (9 %), augmentation de l'appétit (6 %) douleurs des extrémités (6 %), fièvre
- Fréquents : réactions allergiques, hypersensibilité, réaction à la perfusion, comportement psychotique, insomnies, vertiges, confusion, tremblements, perte de connaissance, irritation oculaire, bradycardie, épistaxis, troubles digestifs, hyperhidrose, myalgie

Précautions d'emploi

- Traitement sans effet sur les complications irréversibles (à savoir : difformités squelettiques, dysostose multiple, manifestations neurologiques et altération de la fonction cognitive) ; ne passe pas la barrière hémo-méningée
- Des anticorps antimédicament peuvent apparaître : aucune corrélation claire n'a été observée entre les titres d'anticorps (taux d'anticorps IgG anti-velmanase alfa) et la réduction de l'efficacité ou la survenue d'une anaphylaxie ou d'autres réactions d'hypersensibilité
- Pas d'observation chez la femme enceinte, pas de toxicité animale pour l'embryon
- Réactions d'hypersensibilité à guetter lors de la première injection ainsi que les réactions liées à la perfusion

Notes

Chapitre 16

Néphrologie – Urologie – Troubles sexuels chez l'homme

Insuffisance rénale chronique ou IRC

- L'IRC correspond à une réduction chronique des fonctions rénales exocrines (épuration) et endocrines (déficits de l'érythropoïétine et de la vitamine D). Son évolution peut aboutir à l'insuffisance rénale terminale qui nécessite une suppléance par hémodialyse ou par dialyse péritonéale ou par transplantation rénale
- Elle s'accompagne d'une **réduction de la filtration glomérulaire** avec augmentation de la créatininémie par réduction de la clairance de la créatinine dont l'estimation clinique est fournie par la formule de Cockroft :

  $$\text{Clcr} = \frac{(140 - \text{âge}) \times \text{poids} \times K}{\text{Créatininémie } (\mu\text{mol/l})} \text{ en ml/min}$$

  K = 1,24 chez l'homme et 1,04 chez la femme
- **Cinq stades d'évolution** :
  - Stade 1 : maladie rénale chronique + anomalie biologique (protéinurie...) et/ou échographique
  - Stade 2 : IRC latente : 60 ml/min < Clcr < 90 ml/min
  - Stade 3 : IRC compensée : 30 ml/min < Clcr < 60 ml/min
  - Stade 4 : IRC décompensée : Clcr < 30 ml/min ± anémie, hyperparathyroïdisme...
  - Stade 5 : IRC extrarénale dépendante de l'épuration
- **Néphropathies sous-jacentes en France** :
  - 40 % vasculaires (HTA) et diabétiques
  - 25 % glomérulopathies chroniques
  - 15 % néphropathies interstitielles
  - 10 % néphropathies congénitales
  - 10 % origine indéterminée
- **Prise en charge** qui vise à ralentir la progression de l'IRC puis traiter le stade décompensé si nécessaire

  Diététique :
  - Réduire la ration protidique (0,8 g/kg/jour)
  - Réduire les apports potassiques (chocolat, fruits...)
  - Contrôler les apports hydrosodés, variables selon la néphropathie causale

  Corriger l'hypertension artérielle : toutes classes médicamenteuses sauf thiazidiques et antialdostérones

  Corriger l'hypocalcémie et l'hyperphosphorémie : sels de calcium, sévélamer ± vitamine D

  Corriger l'hyperuricémie : hypo-uricémiants ou uricase en situation aiguë

  Corriger l'anémie : carences martiale et/ou vitaminiques, érythropoïétine (rarement transfusions en raison du risque d'immunisation anti-HLA)

  Préparer une éventuelle épuration extrarénale si créatininémie > 500 µmol/l : vaccination contre VHB, création d'un abord vasculaire pour l'hémodialyse

Traitement des coliques néphrétiques de l'adulte

- Douleur lombo-abdominale aiguë par mise en tension brutale de la voie excrétrice urinaire en amont d'une obstruction. Dans 80 % des cas, un calcul est en cause
- Diagnostics différentiels : pyélonéphrite aiguë, tumeur rénale, infarctus rénal, fissuration d'anévrysme, colique biliaire, endométriose, grossesse extra-utérine...
- La colique néphrétique fébrile constitue une urgence chirurgicale
- Le soulagement du malade nécessite la prescription :
  - En ambulatoire : kétoprofène 100 mg IM lente (contre-indiqué si insuffisance rénale ou grossesse ou traitement anticoagulant)
  - À l'hôpital : kétoprofène 100 mg dans 100 ml de glucose 5 % en perfusion IV lente en 20 minutes à renouveler jusqu'à 3 fois par jour si nécessaire (contre-indiqué si insuffisance rénale, grossesse, ulcère évolutif, hémorragie)
- En cas de vomissements : métoclopramide 10 mg 1 ampoule IM ou IV lente
- En cas de douleurs intenses et non calmées : morphine en titration IV (*cf.* titration de la morphine)
- Chez la femme enceinte, les AINS sont formellement contre-indiqués et la morphine constitue le traitement privilégié. Son utilisation dans la période de l'accouchement nécessite une surveillance particulière du nouveau-né en raison d'un risque de dépression respiratoire
- Boissons libres
- Recueil et tamisage des urines pour analyse du calcul
- Examens complémentaires à réaliser sans urgence en l'absence de signes de gravité :
  - NFS, CRP, créatinine, ECBU
  - ASP + échographie abdomino-pelvienne
- En cas de fièvre, de tableau hyperalgique ou d'une oligo-anurie → hospitalisation et scanner abdomino-pelvien en urgence, si possible avec injection (en fonction de la créatininémie)
- Une lithotritie extracorporelle ou un traitement chirurgical (urétéroscopie, néphrolithotomie percutanée, chirurgie laparoscopique ou à ciel ouvert) sont indiqués si le calcul urinaire a une situation ou un volume (> 6 mm) empêchant son élimination par voie naturelle ou créant un obstacle qui menace le parenchyme rénal, ou de lithiase infectée ou de struvite ou d'état de mal

UROLOGIE : Schémas thérapeutiques

Ces schémas ne sont qu'un simple aide-mémoire sur un sujet évolutif (les traitements de première intention figurent en 2e colonne et les alternatives thérapeutiques en 3e colonne).

Lithiases urinaires ou Calculs urinaires (1)

Lithiase calcique = le plus souvent oxalate de calcium (80 % des lithiases urinaires)	Cure de diurèse avec une eau pauvre en calcium (type Evian : 78 mg/l, Volvic : 10 mg/l, Charrier : 2,6 mg/l) + Suppression des aliments riches en acide urique et acide oxalique (mais l'alimentation doit être normocalcique) --- Diurétique thiazidique si lithiase récidivante avec Hypercalciurie idiopathique
Lithiase urique (10 % des lithiases urinaires)	Cure de diurèse alcalinisante (si pH ≥ 7 contrôlé 3 fois/jour, elle peut dissoudre les calculs d'acide urique non calcifiés) + Suppression des aliments riches en acide urique + Suppression des boissons alcoolisées Amaigrissement si surpoids --- Allopurinol en cas d'hyperuraturie et/ou uricémie supérieure à 75 mg/ Contre-indication des médicaments uricosuriques Fébuxostat
Lithiase cystinique compliquant la cystinurie (10 % des lithiases urinaires chez l'enfant)	Cure de diurèse importante (≥ 3 l/jour) + Alcalinisation urinaire franche (pH urinaire ≥ 7,5) + Suppression des aliments riches en méthionine (poissons, œufs, gruyère…) --- D-Pénicillamine si cystinurie restant > 144 mg/l
Struvite ou Lithiase phospho-ammoniaco-magnésienne (complication des infections urinaires chroniques)	Ablation du calcul + Traitement de toute infection et de toute cause de stase urinaire + Cure de diurèse avec une eau peu minéralisée (Evian, Volvic ou Charrier) + Acidifier les urines (pH urinaire < 5)

1. Toujours évoquer une lithiase d'origine médicamenteuse ; principaux produits responsables (*cf.* calculs urinaires iatrogènes) : atazanavir, sulfadiazine, triamtérène. La vitamine C à fortes doses (oxalates) peut également être en cause.

UROLOGIE : Schémas thérapeutiques

Affections diverses

Adénome prostatique ou Hypertrophie bénigne de la prostate (1)	Extraits de plantes ou Inhibiteurs de la 5-alpha-réductase ou Alpha-1-bloquants ou Tadalafil	Résection par voie endoscopique ou Adénomectomie par voie haute

1. Le traitement chirurgical s'impose en cas de gêne fonctionnelle marquée, de retentissement sur le haut appareil ou si l'adénome est associé à une lithiase et/ou compliqué d'infections urinaires.

Énurésie (5 à 7 % des enfants de 7 à 8 ans avec prédominance de garçons)	Rechercher des signes d'uropathie, de troubles neurologiques, d'infection urinaire En cas d'énurésie secondaire, rechercher un contexte psychologique (divorce, naissance, maltraitance…) --- Desmopressine *per os* voire Imipraminiques si énurésie *nocturne isolée* chez l'enfant > 6 ans --- Oxybutynine si énurésie *diurne et nocturne* par Immaturité vésicale chez l'enfant > 6 ans
Impuissance Troubles de l'érection Insuffisance érectile	Bilan métabolique et endocrinien (2) Inhibiteur de la PDE5 en première intention Injections intracaverneuses

2. Le dépistage de facteurs de risque cardio-vasculaire (diabète, hyperlipidémies, HTA, tabagisme, obésité abdominale) et la recherche d'athérome sont indispensables, de même que la recherche de pathologies endocriniennes (insuffisance hypophysaire…) ou métaboliques (hématochromatose…).

Polykystose rénale autosomique dominante Prévalence : 1/1 000 dans la population générale	Insuffisance rénale progressive : tolvaptan HTA : IEC ou sartans Kystes hépatiques : aspiration, sclérose, transplantation hépatique Insuffisance rénale terminale : dialyse, transplantation	
Priapisme (en particulier au cours de la drépanocytose)	Étiléfrine Ponction si priapisme > 3 h	Intervention chirurgicale
Maladie de La Peyronie	Collagénase de *Clostridium histolyticum*	Chirurgie
Vessie instable ou Hypercontractilité vésicale ou Instabilité du détrusor	Antispasmodique anticholinergique (Oxybutynine, etc.) ou musculotrope Agoniste des récepteurs β_3 - adrénergiques (Mirabégron)	– Neuromodulation sacrée S3 – Toxine botulique
Vessie douloureuse	Polysulfate de pentosan Amitriptyline	

Acides aminés dans l'insuffisance rénale chronique

Acides aminés associés *Liste I-15 %-Coll*

KETOSTERIL	100 cp.		1 cp./5 kg/jour (D. max. : 50 cp./jour)
	Céto-DL-isoleucine calcique	67 mg	
	Cétoleucine calcique	101 mg	
	Cétophénylalanine calcique	68 mg	
	Cétovaline calcique	86 mg	
	OH-DL-méthionine calcique	59 mg	
	L-lysine monoacétate	105 mg	
	L-thréonine	53 mg	
	L-tryptophane	23 mg	
	L-histidine	38 mg	
	L-tyrosine	30 mg	
	= 600 mg d'acides aminés par comprimé		

Contre-indications

Hypercalcémie

Propriétés

- Mélange de 5 acides aminés essentiels et de 5 substituts d'acides aminés essentiels dont l'association au régime hypoprotidique de l'insuffisant rénal chronique permet une diminution du risque de dénutrition protéique sans accroître l'apport azoté

Indications

- Insuffisance rénale chronique en association à un régime hypoprotidique strict (0,4 g/kg/jour) pour diminuer le syndrome urémique et mieux contrôler le métabolisme phosphocalcique

Effets indésirables

- Troubles digestifs à type de pesanteur épigastrique
- Hypercalcémie (réversible à l'arrêt du traitement) → surveillance et réduction de l'apport de vitamine D et des autres médicaments contenant du calcium

Précautions d'emploi et interactions médicamenteuses

- Bien assurer un régime pauvre en protéines et un apport calorique élevé ≥ 35 kcal/kg/jour
- Surveillance de la calcémie
- En cas d'hypophosphorémie, réduire l'administration éventuelle des chélateurs du phosphore
- Grossesse et allaitement : absence de données
- *Associations à utiliser avec précaution* : tétracyclines en raison de la présence de sels de calcium → décaler la prise d'au moins 3 heures

Médicaments de la polykystose rénale : Antagoniste de la vasopressine

Tolvaptan[G] (1) *Liste I-30 %-Coll-Prescription hospitalière initiale réservée aux néphrologues-Médicament d'exception*

JINARC	7 cp. 15 mg ou 30 mg 28 cp. à 15 mg + 28 cp. à 45 mg 28 cp. à 30 mg + 28 cp. à 60 mg 28 cp. à 30 mg + 28 cp. à 90 mg	Schéma d'administration ci-dessous

1. Cette molécule est également utilisée sous le nom de marque SAMSCA dans le traitement des hyponatrémies secondaires à un syndrome de sécrétion inappropriée d'hormone antidiurétique (*cf.* le chapitre "Endocrinologie").

Schéma d'administration et recommandations chez l'adulte

- Une posologie croissante, en 2 prises par jour : le matin au réveil, au moins 30 minutes avant le petit-déjeuner, puis seconde prise 8 heures plus tard, avec ou sans nourriture
- Débuter à la dose initiale de 60 mg/jour = 45 mg le matin + 15 mg le soir
- Respecter au moins une semaine entre les paliers
- Augmenter à 90 mg par jour = 60 mg le matin + 30 mg le soir
- Puis à 120 mg par jour : 90 mg le matin + 30 mg le soir
- Des ajustements de dose sont nécessaires :
  - Si le traitement est mal toléré
  - En association aux inhibiteurs du CYP 3A : réduction des doses selon la puissance de l'inhibiteur
- Une surveillance clinique et biologique étroite doit être réalisée (*cf.* Précautions d'emploi)

Contre-indications
Atteinte hépatique avant l'initiation du traitement
Anurie, déplétion volémique, hypernatrémie
Patients qui ne peuvent pas ressentir ou satisfaire leur soif
Grossesse et allaitement

Propriétés

- Antagoniste de la vasopressine bloquant spécifiquement la liaison de l'arginine vasopressine (AVP) aux récepteurs V2 du néphron, entraînant une augmentation de la clairance de l'eau libre, une inhibition de la croissance kystique *in vitro* et à terme un ralentissement de l'augmentation du volume rénal mais il n'existe pas de données à long terme sur le ralentissement de l'apparition d'une insuffisance rénale terminale
- Absorption rapide, Cmax 2 heures, biodisponibilité 56 %, liaison réversible aux protéines plasmatiques (98 %), forte métabolisation hépatique par le CYP 3A, demi-vie de 8 heures, élimination dans les fèces (59 %) et les urines (40 %)

Indications

- Polykystose rénale autosomique dominante (PKRAD) chez l'adulte atteint d'une maladie rénale chronique (MRC) de stade 1 à 4 à l'initiation du traitement, avec des signes d'évolution rapide : ralentir la progression du développement des kystes et de l'insuffisance rénale

Effets indésirables

- Très fréquents (> 10 %) : polydypsie, polyurie, nycturie, pollakiurie, céphalées, sensations vertigineuses, diarrhée, bouche sèche, fatigue, soif
- Fréquents (1 à 10 %) : insomnie, palpitations, dyspnée, dyspepsie, anorexie, amaigrissement, reflux gastro-œsophagien, constipation, contractures musculaires, rash, prurit, déshydratation, hypernatrémie, hyperuricémie, hyperglycémie, hypertransaminasémie, crise de goutte
- Rares (< 1 %) : réactions allergiques graves (cutanées, choc)

Précautions d'emploi

- En raison d'un risque d'hépatite toxique potentiellement sévère, un dosage des transaminases et de la bilirubine est nécessaire initialement puis mensuellement pendant 18 mois puis tous les 3 mois
- En raison d'un risque de déshydratation sévère, les patients doivent être capables de boire en quantité suffisante, en particulier le soir. Une surveillance volémique est nécessaire, en particulier lors de risque accru (vomissements, diarrhée, fièvre...). Un bilan hydro-électrolytique doit être surveillé, au moins tous les 3 mois
- Insuffisance rénale : pas d'ajustement posologique. Contre-indication chez les sujets anuriques
- Population pédiatrique : traitement non recommandé

Interactions médicamenteuses

- *Associations à prendre en compte* : inhibiteur du CYP 3A (réduction des doses), inducteurs du CYP 3A (administration à éviter), diurétiques (déshydratation), médicaments contenant du sodium (hypernatrémie)

Hypokaliémiants

Polystyrène sulfonate de sodium (1) *Liste II-65 %-Coll*

KAYEXALATE	Boîte de poudre orale ou rectale de 454 g à 15 g par mesure = environ 30 cuillères mesure	A. Par voie orale (2) : 15 g × 1 à 4 fois/jour en suspension dans un peu d'eau Par voie rectale : lavement à garder pendant 4 à 10 heures, et à répéter si besoin 2 à 3 fois/jour (3) : 50 à 60 g dilués dans 100 ml de soluté glucosé à 10 % à température corporelle E. 1 g/kg/jour en plusieurs prises (4) Nouveau-né : 0,5 à 1 g/kg/jour uniquement par voie rectale (5)

1. 1,65 g de Na par cuillère-mesure.
2. À titre indicatif, à adapter à chaque patient en fonction du taux de la chronicité de la fonction rénale : 1 g de résine entraîne une diminution de 1 mmol de K^+.
3. L'échange de K^+ se faisant essentiellement dans le côlon, la voie rectale est plus rapide.
4. En traitement d'attaque, puis 0,5 g/kg/jour.
5. Jamais par voie orale ou en cas de diminution de la motricité intestinale.

Polystyrène sulfonate de calcium (6) *Liste II-100 %-Coll*

RESIKALI	Poudre orale et rectale de 500 g à 20 g/mesure à mélanger à 150 ml de liquide	A. 1 à 3 cuillères-mesures/jour en 3 prises dans de l'eau au cours des repas (7) E. 0,5 à 1 g/kg/jour en 3 prises dans de l'eau (8) Lavement : 40 g dans 150 ml × 1 à 3 fois/jour à retenir 6 heures après un lavement rectal

6. Apport de 36 mmol/cuillère mesure de Ca^{++}.
7. Prendre à distance des antiacides ou des laxatifs.
8. Ne pas administrer au nouveau-né.

Solutés alcalinisants molaires injectables (voir ce terme)

L'alcalinisation par les solutés molaires *représente le traitement d'urgence des hyperkaliémies sévères* car elle abaisse la kaliémie en 15 minutes environ par transfert intracellulaire du potassium : elle est indiquée, sous contrôle continu de l'ECG, dans les hyperkaliémies menaçantes et de façon impérative quand l'hyperkaliémie est accompagnée d'anomalies électrocardiographiques.

Contre-indications

Kaliémie ≤ à 5 mmol/l ou 5 mEq/l
Pathologie intestinale obstructive
Association au sorbitol (*cf.* Interactions médicamenteuses)
Resikali : pathologie avec hypercalcémie

Propriétés

- Résine échangeuse de cations, non résorbée par le tube digestif, fixant des ions potassium en libérant des ions sodium, abaissant la kaliémie d'environ 1 à 2 mmol/l *mais seulement en 3 à 4 heures* → les solutés alcalinisants molaires d'action plus rapide (15 minutes environ) *doivent être utilisés préférentiellement en cas d'hyperkaliémie menaçante et* même impérativement si l'hyperkaliémie est accompagnée d'*anomalies électrocardiographiques*

Indications

- Hyperkaliémies, en particulier chez les insuffisants rénaux oligo-anuriques ou dialysés chroniques. Objectif thérapeutique autour de 5 mmol/l

Effets indésirables

- Constipation fréquente, plus rarement nausées et irritation gastrique, vomissements, blocages intestinaux par fécalome
- Hypokaliémie, hypocalcémie, rétention hydrosodée, hypomagnésémie
- Rares (< 1 %) : sténose gastro-intestinale (bézoard) et occlusion, colite ischémique, ulcérations gastro-intestinales, nécrose voire perforation intestinale (favorisée par l'association au sorbitol)
- *Resikali* : hypercalcémie

Précautions d'emploi

- En cas de constipation ayant une incidence clinique *arrêter le traitement* jusqu'au retour d'une motricité colique normale
- *Limiter les apports de potassium*, qu'ils soient alimentaires (*cf.* les aliments riches en potassium page précédente) ou médicamenteux (pénicillinate de potassium, sang conservé, sels désodés au potassium, etc.)
- *Surveiller régulièrement* kaliémie, calcémie, phosphorémie, magnésémie et natrémie : 1 g de résine libère 1 mEq de Na^+
- N'est pas assez efficace en cas de K^+ > 6,5 mmol/l et/ou d'anomalies d'ECG. Ne doit pas retarder la mise en dialyse

Interactions médicamenteuses

- Tous les médicaments associés doivent être pris avec un intervalle ≥ 2 heures
- ***Associations contre-indiquées*** : sorbitol (risque de nécrose colique parfois fatale)
- ***Associations déconseillées*** : digitaliques (risque de troubles du rythme en cas d'hypokaliémie), topiques anti-acides (diminution de l'action de la résine), lithium
- *Associations à prendre en compte* : warfarine, phénytoïne, métoprolol, amlodipine, furosémide, L-thyroxine (diminution de l'absorption)
- Antiacides : risque d'alcaloses systémiques, diminution de l'efficacité

Hypophosphorémiants (I)

Carbonate de calcium *Remboursement 65 %-Coll*

CALCIDIA	20 sac. de granulés à diluer apportant 1 540 mg de calcium soit 38,5 mmol dans un verre d'eau	A. 1 sac. × 2 à 3 fois/jour au cours des repas à dissoudre dans un verre d'eau

Contre-indications

Hypercalcémie (> 105 mg/l soit 2,6 mmol/l), hypercalciurie (chez l'adulte > 300 mg/24 h soit 7,5 mmol/24 h, et chez l'enfant > 5 mg/kg/24 h soit 0,125 mmol/kg/24 h)
Lithiase urinaire calcique, néphrocalcinose, calcinose tissulaire
Immobilisations prolongées avec hypercalciurie et/ou hypercalcémie
Hyperphosphorémie initiale > 65 mg/l soit 2,2 mmol/l (*cf.* Précautions d'emploi)

Propriétés

– Seules spécialités contenant uniquement du *carbonate de calcium* et ayant en France une AMM dans l'ostéodystrophie rénale : cet apport important de calcium augmente la calcémie et freine la sécrétion de parathormone ce qui entraîne une diminution de la phosphorémie chez l'insuffisant rénal (le carbonate de calcium a aussi un effet anti-acide puissant mais non utilisé car avec effet rebond sur la sécrétion acide gastrique). Le pH gastrique permet l'ionisation du Ca^{++}

Indications

– Ostéodystrophie rénale :
  – Hyperphosphorémie et hypocalcémie des insuffisants rénaux chroniques (l'apport de carbonate de calcium est la règle chez tous les dialysés, et les insuffisants rénaux dont la filtration glomérulaire s'abaisse en dessous de 30 ml/min)
  – Prévention de l'ostéodystrophie rénale due à l'hyperparathyroïdie secondaire avant le stade d'hyperphosphorémie et d'hypocalcémie (apport dès que la filtration glomérulaire devient < 60 ml/min chez l'adulte ou < 80 ml/min/1,73 m^2 chez l'enfant)

Effets indésirables

– Troubles gastro-intestinaux discrets (tendance à la constipation)
– **Surdosage** : hypercalcémie, déshydratation, anorexie, asthénie, soif intense, polyurie, nausées, vomissements, constipation, hypertension artérielle, troubles vaso-moteurs

Précautions d'emploi et interactions médicamenteuses

– *Surveillance régulière* de la calcémie et de la calciurie (hebdomadaire en cas d'association à la vitamine D à forte dose) → arrêt de tout apport calcique et de vitamine D en cas d'hypercalcémie et/ou d'hypercalciurie
– Hyperphosphorémie initiale > 65 mg/l soit 2,2 mmol/l → la prise de carbonate de calcium à forte dose ne débutera qu'après une séance d'épuration extrarénale ou un traitement transitoire de 1 à 2 semaines par l'$Al(OH)_3$
– *Associations nécessitant des précautions d'emploi* : cyclines (prise à distance), digitaline (toxicité accrue), estramustine (absorption réduite), fer (prise à distance), hormones thyroïdiennes (prise à distance), digitaline (toxicité accrue en cas d'hypercalcémie)
– Présence de saccharose

Hypophosphorémiants (II)

Acétate de calcium *Liste II-65 %-Coll*

PHOSPHOSORB	200 cp. pelliculés 660 mg	A. 2 cp. × 3 fois/jour, puis augmentation progressive jusqu'au taux de Ph souhaité sans hypercalcémie : 3 à 4 cp. à avaler entiers à chaque repas

Contre-indications

Hypersensibilité à l'acétate de calcium ou à l'un des excipients
Hypophosphatémie, hypercalcémie
Intolérance au fructose et au galactose

Propriétés

- L'acétate de calcium, pris pendant les repas, forme avec le phosphate contenu dans l'alimentation du phosphate de calcium peu soluble qui est éliminé dans les selles. Cependant 30 à 40 % du calcium est absorbé. La majorité du calcium est éliminée dans les selles

Indications

- Hyperphosphorémie des insuffisants rénaux chroniques dialysés

Effets indésirables

- Risque d'hypercalcémie, surtout en association avec la vitamine D
- Fréquents : nausées, vomissements, sensation de satiété, éructation, constipation, diarrhées

Précautions d'emploi

- Ne pas prendre d'autres médicaments dans les 2 heures qui précèdent ou qui suivent : interaction de type complexation avec de nombreux médicaments
- Risque d'hypercalcémie en cas d'administration simultanée de vitamine D
- Surveillance régulière de la calcémie et de la phosphorémie

Interactions médicamenteuses

- ***Associations contre-indiquées*** : adrénaline (arythmies cardiaques si hypercalcémie)
- *Associations à prendre en compte* :
  - Les sels de calcium peuvent influencer l'absorption de nombreux principes actifs anioniques en formant des sels peu solubles
  - Le calcium augmente l'effet des glucosides digitaliques (digoxine), ce qui peut aboutir à une intoxication digitalique incluant un risque d'arythmie cardiaque. Le calcium peut réduire les effets pharmacologiques du vérapamil et problablement d'autres bloqueurs des canaux calciques
  - Peut chélater les tétracyclines, les biphosphonates, les fluorures
  - Risque d'hypercalcémie en présence de vitamine D et de diurétiques thiazidiques
  - Complexation possible avec certains antiacides

Hypophosphorémiants (III)

Sévélamer[G] *Liste I-65 %-Coll*

RENAGEL Chlorhydrate	180 cp. 400 mg ou 800 mg	A. et E. > 6 ans et surface corporelle > 0,75 m^2 : posologie ci-dessous (2) *(à prendre aux repas, à distance des autres médicaments)* *Avaler les comprimés entiers*
RENVELA Carbonate	180 cp. 800 mg 90 sac. 0,8 g ou 2,4 g (1)	

1. Suspension buvable chez l'enfant. Diluer la poudre dans 60 cc d'eau à boire dans les 30 minutes.
2. – Posologie initiale : 1 à 2 cp. × 3 fois par jour ou 1 ou 2 sachets au cours des repas, sous contrôle du phosphore sérique toutes les 2 à 3 semaines jusqu'à stabilisation.
   – Posologie d'entretien : 1 à 5 cp. × 3 fois par jour ou 1 ou 2 sachets au cours des repas, sous contrôle du phosphore sérique régulièrement (phosphorémie < 1,76 mmol/l) ; dose moyenne : 7 g/jour.

Contre-indications
Hypophosphorémie, syndrome subocclusif ou occlusif

Propriétés

- Chélateur du phosphore au niveau intestinal, non résorbé, n'apportant pas de calcium contrairement au carbonate de calcium, ni d'aluminium

Indications (chélateur du phosphore indiqué en première intention)

- Hyperphosphorémie des insuffisants rénaux chroniques hémodialysés ou en dialyse péritonéale. En association à des suppléments calciques, de la 1,25 OHD_3 en prévention de l'ostéodystrophie rénale si taux de phosphore > 1,78 mmol/l

Effets indésirables

- Constipation ou diarrhée, douleurs abdominales, occlusion intestinale, diverticulite, perforation intestinale, dyspepsie, crampes musculaires, oppression thoracique, dyspnée, toux, éruption cutanée, prurit, fièvre, œdèmes périphériques, vertiges, étourdissements, carences en vitamines liposolubles (A, D, E, K) et acide folique
- Risque d'ostéomalacie iatrogène en cas d'hypophosphorémie prolongée
- Risque d'hyperchlorémie

Précautions d'emploi et interactions médicamenteuses

- Surveillance de la phosphorémie qui ne doit pas être abaissée à moins de 0,8 mmol/l ou 25 mg/l, de la calcémie, de la chlorémie, du TP (risque de carence en vitamine K)
- Utiliser avec prudence en cas de troubles de la déglutition, gastroparésie, troubles du transit gastro-intestinal, maladie inflammatoire intestinale
- Le sévélamer seul ne permet pas de prévenir l'hyperparathyroïdie (associer si besoin des suppléments calciques, du calcitriol ou un autre analogue de la vitamine D)
- Grossesse et allaitement : absence de données
- Absence d'études chez l'hémodialysé, mais possibilité au long cours de réduction de l'absorption digestive des vitamines liposolubles (A, D, E, K) et de l'acide folique
- Le traitement doit être pris à distance des autres médicaments, en particulier anticonvulsivants, antiarythmiques, ciprofloxacine, levothyrox, furosémide, IPP
- Surveillance des concentrations de ciclosporine, mycophénolate mophétyl, tacrolimus

Hypophosphorémiants (IV)

Lanthane *Liste I-65 %-Coll*

FOSRENOL	90 cp. à croquer 250 mg, 500 mg, 750 mg ou 1 000 mg 90 sac. poudre orale 750 mg ou 1 000 mg	Posologie en fonction du taux initial de phosphore, à prendre au cours ou immédiatement après un repas (1) et (2)

1. Dose quotidienne initiale en fonction du taux de phosphates sériques avant le traitement : > 1,8 et ≤ 2,4 mmol/l : 750 mg, > 2,4 et ≤ 2,9 mmol/l : 1 500 mg, > 2,9 mmol/l : 2 250 mg. Un contrôle de la phosphorémie a été obtenu dès la dose de 750 mg, la plupart des patients ayant atteint un taux acceptable avec une dose de 1 500 à 3 000 mg de lanthane par jour.
2. Ne pas avaler entier et mâcher les comprimés avant de les avaler.

Contre-indications

Hypophosphorémie

Propriétés

- L'activité du carbonate de lanthane hydraté en tant que chélateur du phosphate résulte de la forte affinité des ions lanthane pour le phosphate alimentaire. Il se forme dans l'intestin grêle du phosphate de lanthane insoluble qui réduit l'absorption du phosphate
- Pas de métabolisation et élimination dans les selles

Indications

- Contrôle de l'hyperphosphorémie chez les patients souffrant d'insuffisance rénale chronique sous hémodialyse ou sous dialyse péritonéale continue ambulatoire
- Insuffisance rénale chronique chez les patients non dialysés si phosphorémie ≥ 1,78 mmol/l
- *NDR* : traitement de deuxième ligne en raison des risques potentiels liés à l'accumulation dans les os et les tissus

Effets indésirables

- Fréquents (1 à 10 %) : douleurs abdominales, constipation, diarrhée, dyspepsie, nausées et vomissements, effets diminués si le produit est pris au cours d'un repas. Hypocalcémie, céphalées
- Rares (< 1 %) : augmentation du taux d'aluminium sanguin, des gamma-GT, des transaminases, des phosphatases alcalines, perte de poids, réactions allergiques sévères, fibrose systémique néphrogénique, modifications transitoires de l'intervalle QT
- Produit radio-opaque semblable à un produit de contraste

Précautions d'emploi et interactions médicamenteuses

- Les patients souffrant d'insuffisance rénale risquent de développer une hypocalcémie. La calcémie doit donc être contrôlée à intervalles réguliers et corrigée
- Insuffisance hépatique sévère : aucune donnée disponible
- Pas de données au-delà de 2 ans : risque de dépôts osseux au long cours
- Population pédiatrique : sécurité et efficacité non établies
- Grossesse et allaitement : administration déconseillée
- *Associations à utiliser avec précaution* : produits connus pour leur interaction avec les anti-acides (chloroquine, hydroxychloroquine, kétoconazole), tétracycline, doxycycline, ciprofloxacine. Espacer les prises de 4 heures

Hypophosphorémiants (V)

Oxyhydroxyde sucro-ferrique *Liste I-65 %-Coll*

VELPHORO	90 cp. à 500 mg de fer (oxyhydroxyde sucro-ferrique) + 750 mg de saccharose + 700 mg d'amidon	A. 3 cp./jour à croquer au cours des repas (1) (D. max. : 6 cp./jour)

1. Dose à adapter en plus ou en moins toutes les 2 à 4 semaines pour obtenir un taux correct de phosphore sérique.

Contre-indications
Hémochromatose

Propriétés

– Mélange d'oxyhydroxyde de fer polynucléaire (III), de saccharose et d'amidons dont la liaison au phosphate se fait par échange de ligands entre les groupes hydroxyles et/ou l'eau et les ions phosphates dans l'intervalle des valeurs physiologiques de pH du tractus gastro-intestinal. Cette chélation au niveau intestinal permet de diminuer l'absorption digestive du phosphore apporté par l'alimentation, qui est alors éliminé dans les selles. L'oxyhydroxyde de fer polynucléaire est pratiquement insoluble et non absorbé

Indications

– Contrôle du taux de phosphore sérique chez les patients adultes atteints de néphropathie chronique sous hémodialyse ou sous dialyse péritonéale
– *NDR* : doit être utilisé dans le cadre d'une approche thérapeutique multiple, qui peut inclure un supplément en calcium, de la 1,25$(OH)_2$D3 ou des calcimimétiques pour contrôler le développement de l'ostéodystrophie rénale

Effets indésirables

– Gastro-intestinaux : coloration noire des selles, diarrhée, goût anormal des aliments surtout en début de traitement, nausées, constipation, douleurs abdominales
– Rares (< 1 %) : céphalées, dyspnée, prurit, rash, fatigue, hyper- ou hypocalcémie

Précautions d'emploi

– Surveillance régulière des paramètres martiaux pour limiter un surdosage mais absorption très faible
– Population pédiatrique : aucune donnée disponible
– En cas d'affections gastriques ou hépatiques significatives, de péritonite récente ou d'antécédents de chirurgie gastro-intestinale majeure, une évaluation soigneuse du rapport bénéfice/risque doit être réalisée
– La coloration noire des selles peut masquer une hémorragie digestive
– Grossesse : pas de données cliniques → prudence
– Absence d'interaction médicamenteuse notable

Modificateurs du pH urinaire : Alcalinisants

Alcalinisants urinaires (1)

EAU DE VICHY SAINT-YORRE Bicarbonate de sodium	1 l = 4 g de $NaHCO_3$ *soit* 48 mmol de HCO_3^-	2 à 6 g/jour de $NaHCO_3$ *soit* 500 à 1 500 ml/jour
EAU DE VICHY CÉLESTINS Bicarbonate de sodium	1 l = 3 g de $NaHCO_3$ *soit* 36 mmol de HCO_3^-	2 à 6 g/jour de $NaHCO_3$ *soit* 750 à 2 000 ml/jour
FONCITRIL 4 000 Citrate de sodium + Citrate de potassium *Non remboursé*	30 sac. 10 g contenant 200 mg de Na^+ + 293 mg de K^+ Contient du saccharose	1 à 4 sac./jour
ALCAPHOR Trométamol + Citrate de sodium + Citrate de potassium *Liste I-Non remboursé*	Fl. 250 ml à 2,3 g par càs + 46 mg de Na^+ + 157 mg de K^+	2 à 4 càs/jour au cours des repas

1. L'alcalinisation des urines peut également être obtenue par du *bicarbonate de potassium* (6 à 8 g/jour en préparation magistrale) ou par du *citrate de potassium* (6 à 8 g/jour) à répartir sur le nycthémère.

Contre-indications

Lithiases phospho-ammoniaco-magnésiennes ou struvites
États d'alcalose, insuffisance rénale sévère
Diarrhée des gastrectomisés et des colectomisés (pour Alcaphor)

Propriétés

- L'alcalinisation des urines favorise la transformation de l'acide urique (très peu soluble sous forme ionisée) en urates très solubles, et la dissociation de la cystine (acide aminé très peu soluble sous forme non dissociée, prépondérante au pH urinaire normal)

Indications

- Lithiases uriques et hyperuraturies > 700 mg/24 h (obtenir un pH > 7 en permanence avec contrôle 3 fois/jour, ce qui peut permettre la dissolution des calculs d'acide urique non calcifiés)
- Lithiases cystiniques (obtenir un pH > 7,5)
- Association aux uricosuriques, acidose tubulaire rénale

Effets indésirables et précautions d'emploi

- Trométamol : accélération initiale du transit intestinal
- Traitement anti-infectieux simultané en cas d'infection urinaire (indispensable)
- Insuffisance rénale : utiliser avec prudence en raison du risque d'alcalose
- Attention à l'apport sodé avec l'eau de Vichy et le Foncitril (HTA, insuffisance cardiaque, rétention hydrosodée)

Interactions médicamenteuses

- *Associations à utiliser avec précaution* : quinidiques (risque de surdosage)

Anticalciuriques

Diurétiques thiazidiques *Liste II-65 %-Coll*

ESIDREX (1) Hydrochlorothiazide[G]	30 ou 90 cp. séc. 25 mg	A. 25 à 50 mg/jour (2) en 1 prise le matin

1. *Cf.* les propriétés et précautions d'emploi dans le chapitre "Cardiologie".
2. La réduction de l'hypercalciurie nécessite souvent une posologie de 50 mg/jour, ce qui nécessite de surveiller la kaliémie. Par contre, il n'y a pas de risque d'hypercalcémie (en cas d'élévation, recherche d'un adénome parathyroïdien).

Contre-indications

Hypersensibilité connue aux sulfamides
Encéphalopathie hépatique
Insuffisance rénale sévère (Clcr < 30 ml/min)

Propriétés

- Diurétique sulfamidé ayant une action anticalciurique par augmentation de la réabsorption urinaire du calcium et réduction de son absorption intestinale

Indications

- *Hors AMM* : hypercalciurie idiopathique compliquée de lithiases calciques récidivantes en association avec consignes diététiques : cure de diurèse avec des eaux peu minéralisées et suppression des aliments riches en acide urique et en acide oxalique

Le phosphore a pu être utilisé par voie orale dans les lithiases calciques avec hypercalciurie car il permet, à dose suffisante, de *réduire la calciurie* en diminuant l'absorption intestinale du calcium (par formation de phosphate de calcium non absorbé) et *d'augmenter la magnésurie* (rôle antilithogène), mais cette action antilithiasique intéressante est limitée par sa tolérance digestive médiocre.

Médicaments de l'adénome prostatique (I) : Extraits végétaux

Produits extraits de plantes *Remboursement 30 %-Coll ou Non remboursé*

PERMIXON[G] PRODINAN Extrait de *Serenoa repens* ou *Palmier de Floride*	60 ou 180 gél. 160 mg	A. 1 gél. × 2 fois/jour *au cours des repas* durant 6 à 8 semaines
TADENAN Extrait de *Pygeum africanum* ou *Prunus africanus*	30 ou 60 ou 180 cap. 50 mg	A. 1 cap. × 2 fois/jour *avant les repas* durant 6 à 8 semaines
CERNITOL ***NR*** Extrait de *Secale cereale L.* et de *Phleum pratense L.*	150 cp. 47 mg	A. 1 cp. × 3 fois/jour

Contre-indications

Hypersensibilité aux produits

Propriétés

- Extraits de plantes, de mécanisme d'action mal connu (l'extrait de *Serenoa repens* agirait au niveau prostatique en inhibant la transformation de testostérone en dihydrotestostérone, l'extrait de *Pygeum africanum* aurait une action prostatique et vésicale)

Indications

- Manifestations fonctionnelles de l'adénome prostatique en l'absence de retentissement sur le haut appareil

Effets indésirables

- Céphalées, troubles gastro-intestinaux bénins, éruptions cutanées, œdèmes, gynécomastie

Précautions d'emploi

- Cure de 6 à 8 semaines, à renouveler au besoin, mais durée maximale de traitement limitée à 6 mois
- Traitement à utiliser sous surveillance urologique (dosage du PSA puis toucher rectal chaque année) → un traitement chirurgical devra être proposé en cas de dysurie importante et s'imposera en cas de retentissement de l'adénome sur le haut appareil (vessie de lutte, diverticules vésicaux, dilatation des voies urinaires, insuffisance rénale obstructive) ou si l'adénome est associé à une lithiase urinaire ou compliqué d'infection urinaire

Tadalafil

Tadalafil (CIALIS), un inhibiteur de la PDE 5 (voir ce terme), est également indiqué dans le traitement symptomatique de l'hypertrophie bénigne de la prostate chez l'homme adulte, à raison de 5 mg par jour en 1 prise.

Médicaments de l'adénome prostatique (II) : Alpha-1-bloquants en urologie

Alfuzosine^G *Liste I-30 %-Coll*

XATRAL 2,5 mg URION	30 cp. 2,5 mg	À dose progressive : A. 2,5 mg × 2 à 3 fois/jour (D. max. : 10 mg/jour)
XATRAL LP 10 mg	30 cp. 10 mg à libération prolongée	A. 10 mg/jour en 1 prise *après le repas du soir*

Doxazosine^G *Liste I-30 %-Coll*

ZOXAN LP 4 mg ZOXAN LP 8 mg	30 cp. 4 mg ou 8 mg à libération prolongée	À dose progressive : A. 4 mg/jour en 1 prise *après le repas du soir* (D. max. : 8 mg/jour)

Silodosine^G *Liste I-30 %-Coll*

UROREC SILODYX	30 gél. 4 mg ou 8 mg	A. 8 mg/jour en 1 prise

Tamsulosine^G *Liste I-30 %-Coll*

OMIX LP 0,4 mg	30 gél. 0,4 mg à libération prolongée	A. 1 gél./jour *à heure fixe, à la fin d'un repas*
MECIR LP 0,4 mg OMEXEL LP 0,4 mg	30 cp. pellic. 0,4 mg à libération prolongée	A. 1 cp./jour *à horaires indifférents*
COMBODART 0,5/0,4	30 gél. 0,4 mg + dutastéride 0,5 mg	A. 1 gél./jour *après le repas du soir*

Térazosine^G *Liste I-30 %-Coll*

DYSALFA HYTRINE	15 cp. 1 mg 28 cp. 5 mg	À dose progressive : A. 1 mg/jour le soir le 1er jour puis 2 mg/jour le soir pendant 1 semaine, puis jusqu'à 5 mg/jour le soir

Contre-indications
Hypersensibilité connue aux quinazolines, hypotension orthostatique Insuffisance hépatique sévère (classe C de la classification de Child-Pugh) Antécédents de syncope mictionnelle, association de plusieurs alpha-1-bloquants Œdème de Quincke, allergie aux sulfamides (tamsulosine)

Propriétés

- Médicaments agissant par blocage des récepteurs alpha-1 post-synaptiques (comme la prazosine, mais avec effet préférentiel sur les récepteurs situés au niveau du trigone vésical, de l'urètre et de la prostate), améliorant les symptômes liés à un adénome prostatique dans 60 à 85 % des cas dès le premier mois, sans effet sur la taille de la prostate
- Absorption digestive correcte (60 à 70 %), forte liaison aux protéines plasmatiques (90 à 99 %), métabolisation hépatique en dérivés inactifs, élimination urinaire et biliaire

Indications

- Manifestations fonctionnelles de l'adénome prostatique en l'absence de retentissement sur le haut appareil
- Traitement adjuvant au sondage vésical dans la rétention aiguë d'urine

Effets indésirables (nécessitant l'arrêt dans 5 à 10 % des cas)

- Fréquents (1 à 10 %) : étourdissements, éjaculation rétrograde
- Rares (< 1 %) : hypotension orthostatique (liée à la dose, rare avec les formes LP, avec tendance lipothymique et rarement syncope, palpitations, constipation, diarrhée, vomissements, asthénie, céphalées, rhinite, congestion nasale, rash cutané, prurit, urticaire
- Exceptionnels (< 1 ‰) : angiœdème, syncope, réapparition ou aggravation d'un angor chez le coronarien (→ arrêt du produit), hépatite, priapisme
- *Combodart* : *cf.* effets indésirables et précautions d'emploi du dutastéride page précédente et risque accru d'insuffisance cardiaque
- **Surdosage** : hypotension orthostatique → à traiter par mise en décubitus, et si besoin restauration de la volémie et utilisation de sympathomimétiques

Précautions d'emploi et interactions médicamenteuses

- Traitement à utiliser sous surveillance urologique (dosage du PSA puis toucher rectal chaque année) → un traitement chirurgical devra être proposé en cas de dysurie importante et s'imposera en cas de retentissement de l'adénome sur le haut appareil (vessie de lutte, diverticules vésicaux, dilatation des voies urinaires, insuffisance rénale obstructive) ou si l'adénome est associé à une lithiase urinaire ou compliqué d'infection urinaire
- Utiliser avec prudence chez le sujet âgé (hypotension orthostatique) ou coronarien ou sous antihypertenseur ou en cas d'insuffisance rénale sévère et chez les conducteurs et utilisateurs de machines
- Lors d'une intervention sur la cataracte, la prise d'alpha-bloquants peut favoriser la survenue d'un syndrome d'iris flasque peropératoire → prévenir l'ophtalmologiste et interrompre le traitement 1 à 2 semaines avant l'intervention
- *Combodart* : prudence en cas d'antécédents d'allergie médicamenteuse, d'insuffisance cardiaque ou d'insuffisance rénale sévère
- ***Associations contre-indiquées*** : alpha-1-bloquants associés entre eux, inhibiteurs de la PDE5 (sauf pour la tamsulosine LP)
- ***Associations déconseillées*** : antihypertenseurs vasodilatateurs (minoxidil, urapidil), inhibiteurs du CYP 3A4
- *Associations à utiliser avec précaution* : bêta-bloquants, inhibiteurs calciques, IEC, antidépresseurs, neuroleptiques, anesthésiques généraux

Médicaments de l'adénome prostatique (III) : Inhibiteurs de la 5 alpha-réductase

Inhibiteurs de la 5 alpha-réductase *Liste I-30 %-Coll*

AVODART Dutastéride[G]	30 cap. molles 0,5 mg	A. 1 cap./jour
CHIBRO-PROSCAR Finastéride[G]	28 cp. 5 mg	A. 1 cp./jour

Contre-indications
Insuffisance hépatique sévère, femme et enfant

Propriétés

- Inhibiteurs de la 5 alpha-réductase (qui permet la formation, à partir de la testostérone, de la dihydrotestostérone ou DHT entraînant le développement prostatique), induisant, après environ 6 mois, une diminution de 20 à 30 % du volume de la prostate, une amélioration des symptômes liés à un adénome prostatique (55 à 80 % des cas), et une réduction du risque de survenue de rétention aiguë d'urines (50 à 60 % des cas)
- Le dutastéride inhibe la formation de DHT au niveau de la peau et du foie de façon plus importante que le finastéride
- Absorption digestive (60 %), non modifiée par les aliments, fixation protéique ≥ 95 %, forte métabolisation en dérivés inactifs, élimination fécale et accessoirement urinaire, demi-vie d'élimination de 9 heures (finastéride) à 5 semaines (dutastéride)

Indications *(en deuxième intention, après échec de la phytothérapie et/ou des alpha-bloquants)*

- Manifestations fonctionnelles de l'adénome prostatique en l'absence de tout retentissement sur le haut appareil
- Réduction du risque de rétention aiguë d'urines et de chirurgie chez les patients ayant des symptômes modérés à sévères d'hypertrophie bénigne de la prostate

Effets indésirables (réversibles à l'arrêt)

- Troubles de la fonction sexuelle (5 à 10 %) : impuissance, diminution de la libido et du volume de l'éjaculat, gynécomastie, douleurs des testicules
- Réactions allergiques rares imposant l'arrêt : éruptions, prurit, urticaire, angiœdème
- Anxiété, dépression et idées suicidaires
- Une augmentation des cancers de la prostate de haut grade a été observée au cours d'une étude de suivi prolongée (7 ans)

Précautions d'emploi

- Traitement à utiliser sous surveillance urologique (dosage préalable du PSA et toucher rectal, à renouveler chaque année, les concentrations sériques du PSA sont réduites de 50 % par ces produits) → un traitement chirurgical devra être proposé en cas de dysurie importante et s'imposera en cas de retentissement de l'adénome sur le haut appareil (vessie de lutte, diverticules vésicaux, dilatation des voies urinaires, insuffisance rénale obstructive) ou si l'adénome est associé à une lithiase urinaire ou compliqué d'infection urinaire
- En cas de manifestations psychiques → arrêt du traitement
- Insuffisance hépatique : pharmacocinétique et posologie non étudiées

Médicament de la vessie douloureuse

Polysulfate de pentosan sodique *Liste I-Réservé à l'hôpital*

ELMIRON	90 gél. 100 mg	A. 100 mg × 3 fois/jour 1 heure avant ou 2 heures après les repas

Contre-indications

Hypersensibilité à l'un des composants
Patients qui saignent ou à risque hémorragique

Propriétés

- Glycosaminoglycane, apparenté aux HBPM, qui possède une activité anticoagulante (faible), antifibrinolytique et anti-inflammatoire. Sa liaison à la muqueuse vésicale réduit l'adhérence bactérienne et l'incidence des infections mais protège également la muqueuse uréthéliale défectueuse
- Absorption faible (< 10 %) et lente (biodisponibilité < 1 %), désulfatation hépatique et splénique, dépolymérisation rénale, demi-vie plasmatique 24 à 34 heures ; la fraction non absorbée est éliminée dans les selles

Indications

- Syndrome de la vessie douloureuse (cystite interstitielle) caractérisé par des glomérulations ou des ulcères de Hunner chez les adultes souffrant de douleurs modérées à importantes, d'impétuosité urinaire et de la pollakiurie (30 à 50 % de répondeurs)

Effets indésirables

- Fréquents (1 à 10 %) : céphalées, syndrome grippal, infections, nausées, diarrhée, douleurs abdominales, œdèmes, alopécie, arthromyalgies, fatigue
- Rares (< 1 %) : anorexie, variations pondérales, insomnie, transpiration, acouphène, dyspnée, ulcère buccal, photosensibilité, dépression, paresthésies, ecchymoses, hémorragie, troubles de la coagulation, anémie, leucopénie, thrombocytopénie, hypertransaminasémie
- Des cas de maculopathie pigmentaire irréversible ont été rapportés → surveillance ophtalmologique régulière. Prévenir le patient de consulter immédiatement en cas de troubles visuels

Précautions d'emploi et interactions médicamenteuses

- Le syndrome de la vessie douloureuse est un diagnostic d'exclusion nécessitant l'élimination d'autres pathologies (infections, calculs, cancer...)
- En raison d'un léger effet anticoagulant, le risque hémorragique doit être évalué (interventions, coagulopathies connues, traitements anticoagulants ou antiplaquettaires, AINS, thrombopénie à l'héparine...) avec une surveillance étroite
- Insuffisance hépatique et/ou rénale : surveillance particulière
- Grossesse, allaitement : non recommandé (aucune information)
- Aucune interaction avec la warfarine

Médicaments de la vessie instable (I)

Antispasmodiques anticholinergiques

DITROPAN Oxybutynine[G] DRIPTANE *Liste II-30 %-Coll*	60 cp. séc. 5 mg	A. 2,5 mg × 3 fois/jour, puis 5 mg × 2 à 3 fois/jour (1) (D. max. : 20 mg/jour) E. > 5 ans : 2,5 mg/jour × 2 à 3 jours, puis 2,5 à 5 mg × 2 fois/jour
CERIS Trospium[G] TROSPIPHARM *Liste I-30 %-Coll*	30 cp. 20 mg	A. 20 mg × 2 fois/jour (2)
DÉTRUSITOL Toltérodine[G] *Liste II-Non remboursé*	28 cp. 2 mg	A. 1 à 2 mg × 2 fois/jour (3)
TOVIAZ Fésotérodine *Liste II-30 %-Coll*	30 cp. 4 mg ou 8 mg LP à libération prolongée	A. Débuter à 4 mg × 1 fois/jour puis 8 mg × 1 fois/jour si nécessaire (dose maximale) (4)
VESICARE Solifénacine[G]	30 cp. 5 mg ou 10 mg *Liste II-30 %-Coll* Fl. 150 ml susp. buv. à 1 mg/ml *Liste II-Non remboursé*	A. 5 mg/jour, puis si besoin jusqu'à 10 mg/jour en 1 prise quotidienne (5) E. > 2 ans : 2 à 10 mg/jour

1. Chez le sujet âgé, la dose initiale est de 2,5 mg × 2 fois/jour, puis une dose de 5 mg × 2 fois/jour est généralement suffisante, notamment chez les sujets de faible corpulence.
2. Ne pas dépasser 10 mg/jour ou 1 jour sur 2 en cas d'insuffisance rénale sévère (clairance de la créatinine entre 10 et 30 ml/min), contre-indiqué en cas d'insuffisance rénale dialysée (clairance de la créatinine < 10 ml/min).
3. Ne pas dépasser 1 mg/jour en cas d'insuffisance rénale sévère, d'insuffisance hépatique modérée (contre-indication en cas d'insuffisance hépatique sévère), déconseillé en association à un inhibiteur puissant du CYP 3A4 chez les métabolisateurs lents du CYP 2D6.
4. En cas d'insuffisance rénale sévère ou hépatique, ne pas dépasser 4 mg par jour.
5. Ne pas dépasser 5 mg/jour en cas d'insuffisance rénale sévère, d'insuffisance hépatique modérée (contre-indication en cas d'insuffisance hépatique sévère) ou d'association à un inhibiteur puissant du CYP 3A4.

La toxine botulique (BOTOX) possède également une indication dans l'hyperactivité vésicale sévère (blessés médullaires, sclérose en plaques...).

Contre-indications
Risque de glaucome par fermeture de l'angle, syndrome dysurique et notamment risque de rétention urinaire par obstacle urétro-prostatique, myasthénie Atonie intestinale, occlusion intestinale, mégacôlon toxique, colite ulcéreuse sévère Insuffisance rénale dialysée (trospium, solifénacine), insuffisance hépatique sévère Enfant < 5 ans

Propriétés

- Antispasmodiques anticholinergiques (antagonistes des récepteurs muscariniques impliqués dans la contraction des muscles lisses et la sécrétion salivaire), diminuant la contractilité du détrusor (responsable de mictions impérieuses), l'amplitude et la fréquence des contractions vésicales, et la pression intravésicale, ayant une plus grande affinité pour les muscles lisses de la vessie que pour le tissu des glandes salivaires
- Absorption digestive rapide, liaison à 80 % aux protéines plasmatiques, métabolisme hépatique intense (sauf le trospium), élimination urinaire surtout, demi-vie de 2 à 20 heures, passage transplacentaire et dans le lait maternel

Indications

- Traitement symptomatique de l'incontinence urinaire et/ou de l'impétuosité urinaire et/ou de la pollakiurie en cas d'hyperactivité vésicale
- Hors AMM : hyperhidrose (oxybutynine)

Effets indésirables

- Effets atropiniques fréquents pouvant nécessiter l'arrêt : bouche sèche, mydriase, troubles de l'accommodation, élévation de la pression intra-oculaire, constipation, risque de rétention urinaire en cas d'obstacle urétro-prostatique et de glaucome aigu en cas de glaucome à angle fermé, troubles psychiques chez le sujet âgé et l'enfant (agitation, cauchemars, confusion mentale, hallucinations), tachycardie, arythmies cardiaques
- Dyspepsie, douleurs abdominales, vomissements, céphalées, somnolence, confusion, désorientation, nervosité, paresthésies, sécheresse cutanée, réactions anaphylactiques, angiœdème, allongement de l'espace QTc
- **Surdosage** : effets atropiniques ci-dessus, tachycardie et effets sur le SNC (agitation, confusion mentale, hallucinations, puis coma)

Précautions d'emploi

- Utiliser avec prudence chez le sujet âgé, les conducteurs et utilisateurs de machines, en cas de syndrome obstructif vésical, troubles obstructifs gastro-intestinaux, hernie hiatale, neuropathie végétative, pathologie rénale ou hépatique
- Prudence chez l'enfant en raison des effets atropiniques
- Prudence chez la femme enceinte ; non recommandé pendant l'allaitement

Interactions médicamenteuses

- ***Associations contre-indiquées*** : inhibiteurs puissants du CYP 3A4 (jus de pamplemousse, macrolides)
- *Associations à utiliser avec précaution* : agonistes dopaminergiques de type lisuride (risque de confusion mentale), inducteurs et inhibiteurs du CYP 3A4 (voir ce terme) avec la solifénacine et la toltérodine, inhibiteurs de la cholinestérase utilisés dans la maladie d'Alzheimer, prokinétiques type métoclopramide ou dompéridone
- Majoration des effets atropiniques avec les autres anticholinergiques : atropine, antiparkinsoniens, antispasmodiques, antisécrétoires, antidépresseurs imipraminiques, disopyramide, maprotiline, néfopam, certains antihistaminiques H1, phénothiazines

Médicaments de la vessie instable (II)

Antispasmodiques musculotropes : Flavoxate

Remboursement 30 %-Coll

URISPAS	42 cp. 200 mg	A. 1 cp. × 3 fois/jour

Contre-indications
Glaucome par fermeture de l'angle
Hémorragies gastro-intestinales
Obstructions pyloriques et duodénales, lésions obstructives intestinales

Propriétés

- Antispasmodique musculotrope, sans effets anticholinergiques à dose thérapeutique, diminuant le seuil d'excitation vésicale lors de la distension de la vessie et augmentant ainsi la capacité vésicale
- Absorption digestive rapide, pic plasmatique en 90 minutes, métabolisation hépatique en dérivé actif éliminé par voie urinaire (90 % en 24 heures), demi-vie d'élimination de 1,3 ± 0,5 heure

Indications

- Impériosité urinaire chez la femme, avec ou sans fuite, exclusivement en cas de vessie instable, à l'exclusion des incontinences d'effort

Effets indésirables

- Constipation, bouche sèche, nausées, céphalées
- Risque de glaucome par fermeture de l'angle

Précautions d'emploi

- Enfant < 5 ans et sujet âgé : absence d'études
- Grossesse et allaitement : utilisation déconseillée (absence d'études)

Autres médicaments utilisables dans l'incontinence urinaire

Les alpha-sympathomimétiques, utilisés comme décongestionnants de la muqueuse rhino-pharyngée, ont une action certaine dans l'incontinence urinaire (par renforcement de l'action sphinctérienne et relâchement du détrusor).

Médicaments de la vessie instable (III)

Mirabégron *Liste I-Non remboursé*

BETMIGA	30 cp. 25 mg ou 50 mg LP	A. 50 mg en une prise (1)

1. Le comprimé doit être avalé entier pendant ou en dehors des repas et ne doit pas être croqué, fractionné ou écrasé.

Contre-indications

Hypertension artérielle sévère (TAS ≥ 180 mmHg et/ou TAD ≥ 110 mgHg) et non contrôlée

Propriétés

- Agoniste puissant et sélectif des récepteurs bêta-3-adrénergiques, induisant un relâchement du détrusor, réduisant la fréquence des mictions et augmentant le volume mictionnel
- Biodisponibilité de 30 à 35 %, Cmax en 3 à 4 heures, liaison à 71 % aux protéines plasmatiques, métabolisme hépatique sans effet inducteur ou inhibiteur sur les cytochromes, élimination prédominante sous forme de métabolites glycuroconjugués et sous forme inchangée

Indications

- Impétuosité urinaire et de la pollakiurie et/ou de l'incontinence urinaire par impétuosité chez les adultes présentant un syndrome d'hyperactivité vésicale

Effets indésirables

- Fréquents (1 à 10 %) : infection urinaire, nausées, tachycardie
- Rares (< 1 %) : palpitations, fibrillation auriculaire, dyspepsie, gastrite, urticaire, éruption cutanée, infection vaginale, insomnie, œdème palpébral ou labial, purpura, syndrome confusionnel, élévation des transaminases

Précautions d'emploi

- Insuffisance rénale sévère : réduction posologique (25 mg/jour)
- Insuffisance hépatique : non recommandé
- Prudence chez les patients présentant une obstruction sous-vésicale (possible rétention urinaire)
- Surveillance régulière de la tension artérielle
- Grossesse et allaitement : traitement non recommandé

Traitement local du carcinome urothélial

BCG pour instillation vésicale

Liste I-100 %-Coll-Prescription réservée aux urologues et aux oncologues-
Carte d'information et d'alerte patient

BCG-MEDAC *Conserver de + 2 °C à + 8 °C et à l'abri de la lumière*	Fl. poudre + 50 ml de solvant + cathéter de sondage	Instillations endovésicales : A. Mode d'administration et posologie ci-dessous (1)

1. Le produit doit être remis en suspension dans une solution de NaCl à 0,9 % stérile puis administré par l'intermédiaire d'une sonde urétrale. Le patient ne doit pas boire au cours des 4 heures précédant l'instillation et pendant 2 heures après.
Traitement d'induction (à commencer 15 jours au minimum voire 3 semaines après la biopsie ou la résection et en l'absence de toute hématurie macroscopique) : 1 instillation par semaine pendant 6 semaines, puis fenêtre thérapeutique de 4 semaines, puis 1 instillation par semaine pendant 1 à 3 semaines (3 semaines chez les patients présentant toujours des signes de cancer vésical).
Traitement d'entretien : 1 instillation par semaine pendant 1 à 3 semaines, à faire 6 mois après le début du traitement, puis tous les 6 mois jusqu'à 36 mois.

Mitomycine C* pour instillation vésicale

Liste I-100 %

MITOMYCINE[G]	Poudre pour sol. 10 mg, 20 mg ou 40 mg (2) et (3)	Instillations endovésicales A. Posologie ci-dessous (4) et (5)

2. Les ruptures de stock répétées concernant la mitomycine C conduisent à l'importation de présentations distinctes. Une attention particulière doit être portée aux concentrations qui peuvent varier et aux indications qui doivent être restrictives (se reporter aux recommandations de l'ANSM).
3. La manipulation de ce cytotoxique doit obligatoirement être réalisée par un personnel spécialisé, dans un local réservé à cet usage.
4. Traitement curatif : dans les cancers de la vessie pTa pT1, 40 mg/semaine pendant 8 semaines, soit 320 mg au total.
Prophylaxie des récidives après résection transurétrale : 40 mg/2 semaines pendant 6 mois puis 1 fois/mois.
5. Précautions d'emploi :
   - La veille de l'instillation, alcalinisation des urines et restriction hydrique durant 6 heures.
   - Chacune des mictions durant les 6 heures suivant l'instillation doit être effectuée à l'hôpital, en position assise après ajout de 200 ml d'eau de Javel dans la cuvette. Puis hydratation abondante.

* Voir les propriétés générales au chapitre "Cancérologie"

Contre-indications
Patients recevant un traitement immunosuppresseur (corticothérapie, chimiothérapie, radiothérapie) ou présentant un déficit immunitaire ou une tuberculose active
Antécédents de radiothérapie de l'aire urinaire
Antécédents de symptômes graves ou de réaction systémique au BCG
Infection urinaire jusqu'à guérison de celle-ci
Résection transurétrale ou biopsie ou cathétérisme vésical traumatisant (notamment avec hématurie) effectués dans les 15 jours précédents
Grossesse et allaitement

Propriétés

- L'instillation vésicale de souches bacillaires vivantes de Calmette-Guérin entraîne une réaction inflammatoire granulomateuse et immunologique locale aiguë

Indications du BCG intravésical

- Traitement du carcinome urothélial non invasif de la vessie :
  - Traitement curatif du carcinome urothélial *in situ*
  - Traitement prophylactique des rechutes : carcinome urothélial *in situ*, ou limité à la muqueuse, ou envahissant la lamina propria mais non la musculeuse (pT_1), ou pTa G_1-G_2 si tumeur multifocale ou récidivante, ou pTa G_3

Effets indésirables (plus fréquents lors du traitement d'entretien)

- Fièvre < 38,5 °C pendant moins de 48 heures (17 à 31 %) → à traiter par paracétamol
- Signes d'irritation vésicale durant moins de 48 heures : dysurie (26 à 46 %), pollakiurie (14 à 34 %), hématurie macroscopique (11 à 19 %) → à traiter par antispasmodiques
- Réactions locales plus graves (≤ 1 %) : prostatite granulomateuse, orchi-épididymite pouvant évoluer jusqu'à l'abcès caséeux, obstruction urétérale ou abcès rénal
- Réactions allergiques (< 1 %) : éruption cutanée, arthralgies, arthrite migratoire, pneumopathie interstitielle, insuffisance rénale, érythème noueux
- Réaction systémique au BCG (< 1 %) : fièvre ≥ 38,5 °C pendant au moins 48 heures ou fièvre ≥ 39,5 °C pendant au moins 12 heures, arthralgies, éruptions cutanées, hépatite granulomateuse, miliaire pulmonaire à BCG, septicémie à BCG, voire choc septique

Précautions d'emploi et interactions médicamenteuses

- Différer l'administration d'au moins 15 jours voire 3 semaines après résection transurétrale ou biopsie ou cathétérisme vésical traumatisant (par exemple avec hématurie)
- Faire un ECBU dans les 36 heures avant chaque instillation → reporter l'instillation jusqu'à guérison en cas d'infection urinaire
- Signes d'irritation vésicale d'une durée ≥ 48 heures → traitement antispasmodique et report de la suite du traitement jusqu'à résolution complète (si persistance après 1 semaine, administration d'isoniazide à la dose de 300 mg/jour)
- Réactions locales graves → arrêt du produit et traitement de 3 à 6 mois par isoniazide (300 mg/jour) et rifampicine (600 mg/jour)
- Réactions allergiques → administration d'antihistaminiques ou d'AINS (en l'absence de réponse, administration d'isoniazide à la dose de 300 mg/jour pendant 3 mois)
- Infection systémique au BCG (parfois très tardive) → arrêt du produit et traitement antituberculeux associant trois produits pendant 6 mois (isoniazide + rifampicine + éthambutol par exemple, mais noter que le pyrazinamide est inefficace sur les souches de la spécialité Immucyst), et envisager une corticothérapie courte à forte dose
- *Associations à utiliser avec précaution* : antibiotiques (réduction possible de l'efficacité), immunodépresseurs ou radiations (réduction de la réponse ou bécégite généralisée)

Médicaments des troubles sexuels chez l'homme (I) :
Insuffisance érectile (I)

Inhibiteurs de la phosphodiéstérase de type 5 ou PDE5

Liste I-Non remboursé

CIALIS Tadalafil[G] Délai d'action = 15-25 minutes Durée d'action = 24-36 heures	28 cp. 2,5 mg ou 5 mg (1) 4 cp. 10 mg 4 ou 8 cp. 20 mg	A. 10 à 20 mg par voie orale *à jeun ou lors d'un repas*, à prendre 25 à 60 minutes avant l'activité sexuelle (2) et (3) (D. max. : 20 mg/prise et 1 seule prise/24 h)
LEVITRA Vardénafil[G] Délai d'action = 15-25 minutes Durée d'action = 5 heures	4 ou 8 ou 12 ou 20 cp. 20 mg	A. 1 cp. par voie orale *à jeun ou lors d'un repas*, à prendre 25 à 60 minutes avant l'activité sexuelle (2) et (4) (D. max. : 20 mg/prise et 1 seule prise/24 h)
SPEDRA Avanafil	4 ou 8 cp. 50 mg 2 ou 4 ou 8 ou 12 cp. 100 mg 4 ou 8 ou 12 cp. 200 mg	A. 100 mg par voie orale à prendre 30 minutes avant l'activité sexuelle (D. max. : 200 mg/prise et 1 seule prise/24 h)
VIAGRA Sildénafil[G] Délai d'action = 15-25 minutes Durée d'action = 4 heures CETINOR VIZARSIN XYBILUN	4 ou 8 cp. 25 mg, 50 mg ou 100 mg 4 ou 8 ou 12 ou 24 cp. 50 mg ou 100 mg 8 cp. orodispersibles 50 mg ou 100 mg 8 ou 12 films orodispersibles à 50 mg ou 75 mg ou 100 mg	A. 25 à 100 mg par voie orale *à jeun de préférence*, à prendre 25 à 60 minutes avant l'activité sexuelle (2) et (5) (D. max. : 100 mg/prise et 1 seule prise/24 h) Film placé sur la langue puis avalé

1. Tadalafil est également indiqué dans le traitement symptomatique de l'hypertrophie bénigne de la prostate chez l'homme adulte (5 mg par jour en 1 prise).
2. La tolérance de la posologie maximale peut être moins bonne chez les sujets ≥ 65 ans.
3. Insuffisance rénale, insuffisance hépatique légère à modérée et sujet âgé → ne pas dépasser une dose de 10 mg par prise.
4. Insuffisance rénale, insuffisance hépatique légère à modérée et sujet âgé → débuter à faible dose (5 mg par prise, puis si besoin 10 mg, voire 20 mg par jour au maximum).
   Prise d'érythromycine ou autres macrolides (sauf spiramycine) → ne pas dépasser 5 mg par jour.
5. Insuffisance rénale, insuffisance hépatique légère à modérée et sujet âgé → débuter à faible dose (25 mg par prise).

Contre-indications
Activité sexuelle déconseillée (angor instable, infarctus du myocarde ou AVC récent, insuffisance cardiaque sévère...)
Neuropathie optique ischémique antérieure non artéritique, rétinite pigmentaire
Hypotension (TA ≤ 90/50 mmHg), troubles du rythme non contrôlés
Insuffisance hépatique sévère, insuffisance rénale terminale nécessitant une dialyse
Sujets < 18 ans, non indiqué chez la femme

Propriétés

- Inhibiteurs puissants et spécifiques de la phosphodiestérase de type 5 ou PDE5 (isoenzyme des corps caverneux inactivant le GMP cyclique) → augmentation du taux de GMPc et de la réponse physiologique érectile du pénis à une stimulation sexuelle (par relâchement des muscles lisses et engorgement vasculaire des corps caverneux)
- Biodisponibilité variable (vardénafil : 15 %, sildénafil : 25 à 63 %), pic plasmatique atteint en 30 à 120 minutes à jeun (retardé de 1 heure par un repas gras, sauf pour le tadalafil), métabolisation hépatique par le CYP 3A4 surtout, élimination bilio-fécale (80 %) et urinaire sous forme de métabolites inactifs, demi-vie d'élimination de 17,5 heures (tadalafil), de 6 à 17 heures (avanafil) ou de 4 à 5 heures (sildénafil, vardénafil)

Indications

- Traitement de la dysfonction érectile chez l'homme adulte
- Le tadalafil a une AMM dans le traitement symptomatique de l'hypertrophie bénigne de la prostate
- Le sildénafil a une AMM dans le traitement de l'HTAP (*cf. Sildénafil* et *HTAP*)

Effets indésirables (dose-dépendants)

- Constants : diminution discrète de la pression artérielle, mais risque d'hypotension brutale en cas d'association à certains produits dont les dérivés nitrés (*cf.* Interactions)
- Très fréquents (> 10 %) : céphalées, rougeur de la face, dyspepsie
- Fréquents (1 à 10 %) : nausées, congestion nasale, sensations vertigineuses, acouphènes, vision trouble ou colorée ou sensibilité augmentée à la lumière, diarrhée, rashs cutanés, arthralgies, myalgies, dyspepsie, hématurie, hémospermie
- Rares (< 1 %) : photosensibilité, hypertonie, HTA, accidents cardio-vasculaires en particulier chez les sujets à risque (angor, IDM, arythmies, accidents ischémiques cérébraux), surdité, priapisme, dyspnée, épistaxis, élévation des transaminases, gamma-GT, CPK
- **Surdosage** : risque d'hypotension sévère → arrêt et traitement symptomatique

Précautions d'emploi et interactions médicamenteuses

- Un bilan cardiologique et ophtalmologique est indispensable avant toute prescription chez les sujets à risque cardio-vasculaire
- La survenue au cours d'une activité sexuelle d'une crise d'angor chez un sujet ayant pris un inhibiteur de la PDE5 contre-indique formellement la prise d'un dérivé nitré → prévenir les sujets coronariens
- Utiliser avec prudence en cas d'anomalie anatomique du pénis, de pathologies prédisposant au priapisme (drépanocytose, polyglobulie, thrombocytémie, myélome, leucémies), d'ulcère gastro-duodénal évolutif, de troubles hémorragiques, et chez les conducteurs et utilisateurs de machines (troubles visuels, vertiges, etc.)
- Il est recommandé de ne pas dépasser une seule prise par jour
- ***Associations contre-indiquées*** : dérivés nitrés sous toutes leurs formes, nicorandil, sydnonimines, molsidomine, nitrite d'amyle, "poppers", nitroprussiate de sodium (nécéssité absolue d'un intervalle d'au moins 24 heures), alpha-1-bloquants
- ***Associations déconseillées*** : inhibiteurs enzymatiques puissants du CYP 3A4 (*cf.* CYP 3A4), inhibiteurs calciques, alpha-bloquants, pamplemousse

Médicaments des troubles sexuels chez l'homme (II) : Insuffisance érectile (II)

Alprostadil intracaverneux

Liste I-Remboursé à 30 % comme médicament d'exception dans les dysfonctions érectiles d'origine organique-Coll

CAVERJECT *Conserver à moins de + 25 °C*	Fl. poudre pour sol. inj. 10 µg ou 20 µg	A. Auto-injection (1) de 5 à 20 µg par voie intracaverneuse stricte (D. max. : 20 µg, 1 inj./jour et 2 inj./semaine)
EDEX *Conserver à moins de + 25 °C*	Fl. 5 µg, 10 µg ou 20 µg 2 cartouches à 10 µg ou 20 µg avec aiguilles	*Idem*

1. Les auto-injections ne seront effectuées par le patient qu'au terme d'un apprentissage de la technique.

Alprostadil intra-urétral

Liste I-Non remboursé sauf exceptions-Remboursé à 15 % comme médicament d'exception dans les dysfonctions érectiles d'origine organique-Coll

VITAROS Crème	4 récipients unidoses 100 mg crème = 300 µg + piston d'injection	A. Auto-administration de 300 µg dans l'urètre, 10 à 30 minutes avant un rapport sexuel (2)

2. Chaque patient doit être formé par un médecin en vue de maîtriser correctement la technique d'administration.

Contre-indications

Hypersensibilité connue aux prostaglandines
Activité sexuelle déconseillée (angor instable, infarctus du myocarde récent, insuffisance cardiaque sévère...), hypotension (TAs ≤ 90/50 mmHg)
Sujets prédisposés au priapisme (drépanocytose, myélome, leucémies, risque thrombotique accru)
Patients dont la partenaire est enceinte ou susceptible de l'être

Propriétés

- Analogue de la prostaglandine E1, dilatant les artères péniennes, relaxant les muscles lisses des corps caverneux, entraînant en 5 à 10 minutes une érection rigide pendant 60 minutes environ (sans stimulation sexuelle, contrairement aux autres produits), éliminé sous forme de métabolites inactifs dans les urines
- Passage dans le sperme

Indications

- Induction pharmacologique de l'érection, après échec des traitements non invasifs des dysfonctionnements érectiles, essentiellement d'origine organique

Effets indésirables

- Voie intracaverneuse : douleurs à l'injection pouvant entraîner un malaise vagal, hématome au point d'injection, sensations de brûlure ou de tension du pénis, douleurs testiculaires, nodules des corps caverneux, déviation pénienne, injection dans l'urèthre (mauvaise technique d'injection)
- Voie intra-urétrale : sensations de brûlure pénienne, ou vaginale chez la partenaire, saignement urétral, douleurs péniennes, douleurs testiculaires
- Fréquents (1 à 10 %) : céphalées, sensations vertigineuses, hypotension orthostatique
- Rares : arythmies cardiaques, érection prolongée
- **Surdosage** : hypotension, voire priapisme (érection rigide durant plus de 3 heures → traitement d'urgence en milieu spécialisé pour éviter une impuissance définitive)

Précautions d'emploi

- Apprentissage des administrations en centre spécialisé
- Utiliser avec prudence en cas d'anomalie anatomique du pénis
- Déconseillé en cas d'accident cardio-vasculaire dans les 3 mois précédents
- Utilisation avec prudence chez les conducteurs et utilisateurs de machines

Interactions médicamenteuses

- *Associations déconseillées* : alpha-1-bloquants, papavérine et yohimbine (risque accru de priapisme), héparine et antivitamines K (car effet antiagrégant plaquettaire)
- *Associations à utiliser avec précaution* : vasodilatateurs, antihypertenseurs, antidépresseurs

Médicaments des troubles sexuels chez l'homme (III) : Insuffisance érectile (III)

Yohimbine[G] *Liste I-Non remboursé*

YOCORAL	50 ou 100 cp. séc. 5 mg	A. 3 à 4 cp./jour *en 3 prises en dehors des repas* (D. max. : 10 mg/prise et 20 mg/24 h)

Contre-indications

Situations où l'activité sexuelle est déconseillée : angor instable, infarctus du myocarde récent, insuffisance cardiaque sévère...
Insuffisance rénale ou hépatique sévère

Propriétés

- Antagoniste des récepteurs alpha-2 adrénergiques présynaptiques, abolissant la réponse tensionnelle à l'adrénaline et à la noradrénaline entraînant une vasodilatation des corps caverneux, ayant à forte dose une action sympatholytique (par inhibition des récepteurs alpha-adrénergiques postsynaptiques)

Indications

- Traitement d'appoint de l'insuffisance érectile

Effets indésirables

- Rares, surtout à forte dose : nervosité, irritabilité, insomnie, céphalées, vertiges, tremblements, nausées, vomissements, diarrhée, plus rarement tachycardie, priapisme
- **Surdosage** : nausées, gastralgies, vomissements, diarrhée, fourmillements, bouffées vasomotrices, frissons, tachycardie, hypotension, précordialgies, réduction du flux urinaire, priapisme prolongé → rétablissement de l'équilibre volémique et si besoin adrénergiques injectables

Précautions d'emploi

- Utiliser avec prudence chez les sujets ayant des antécédents d'AVC
- Utiliser avec prudence en cas d'anomalie anatomique du pénis ou de pathologie prédisposant au priapisme (drépanocytose, myélome, leucémies)

Interactions médicamenteuses

- *Associations déconseillées* : antihypertenseurs centraux type clonidine et produits apparentés (inhibition de leurs effets antihypertenseurs)

Médicaments des troubles sexuels chez l'homme (IV) : Éjaculation précoce (I)

Dapoxétine *Liste I-Non remboursé*

PRILIGY	3 ou 6 cp. 30 mg ou 60 mg	A. 30 mg 1 à 3 heures avant l'activité sexuelle (1)

1. Le traitement ne doit pas être initié à la dose de 60 mg. Il ne doit pas être pris plus d'une fois par 24 heures. Il n'est pas destiné à une utilisation quotidienne en continu.
Si la réponse à 30 mg est insuffisante et si le patient n'a pas présenté d'effets indésirables modérés ou graves, la dose peut être augmentée à 60 mg, dose maximale recommandée.
L'efficacité et la sécurité n'ont pas été établies chez le sujet ≥ 65 ans.

Contre-indications

Insuffisance cardiaque (NYHA II à IV), troubles de la conduction
Cardiopathie ischémique, valvulopathies significatives, antécédents de syncope
Antécédents de manie ou de dépression sévère
Insuffisance hépatique modérée ou sévère

Propriétés

- Inhibiteur sélectif et puissant de la recapture de la sérotonine (ISRS) qui entraîne une potentialisation de ce neurotransmetteur au niveau des récepteurs pré- et postsynaptiques. L'éjaculation, médiée par le système nerveux sympathique, provient d'un réflexe spinal sous l'influence des noyaux préoptiques médiaux et paraventriculaires
- Biodisponibilité de 42 %, Cmax entre 1 et 2 heures, fixation > 99 % aux protéines plasmatiques, biotransformation hépatique et rénale (CYP 2D6, CYP 3A4 et FM01), élimination urinaire sous forme conjuguée, demi-vie de 19 heures

Indications

- Éjaculation précoce chez les hommes de 18 à 64 ans (temps de latence intravaginal < 2 minutes avec une stimulation sexuelle minimale, une souffrance personnelle importante, un mauvais contrôle de l'éjaculation et des antécédents identiques depuis 6 mois)

Effets indésirables (liés à la dose)

- Très fréquents (> 10 %) : nausées, vertiges, céphalées
- Fréquents (1 à 10 %) : anxiété, insomnie, fatigue, somnolence, paresthésies, vision trouble, acouphènes, flush, diarrhée, vomissements, douleurs abdominales, hyperhidrose, dysfonction érectile, HTA
- Rares (< 1 %) : dépression, confusion, perte de la libido, mydriase, prurit, troubles visuels, bradycardie voire arrêt sinusal, tachycardie, hypotension orthostatique, syncope

Précautions d'emploi et interactions médicamenteuses

- Recherche préalable d'une hypotension orthostatique et hydratation suffisante
- Prévenir le sujet du risque d'hypotension et de syncope → s'allonger en cas de prodromes, éviter les situations à risque, y compris la conduite et l'utilisation de machines
- Non recommandé en cas d'insuffisance rénale sévère
- *Associations contre-indiquées* : IMAO, médicaments sérotoninergiques (L-tryptophane, triptans, tramadol, linézolide, ISRS, IRNS, millepertuis), inhibiteurs puissants du CYP 3A4, du CYP 2D6, inhibiteurs de la PDE5, drogues récréatives, alcool

Médicaments des troubles sexuels chez l'homme (V) : Éjaculation précoce (II)

Lidocaïne + Prilocaïne, Solution cutanée *Liste I-Non remboursé*

FORTACIN *Conservation 12 semaines après ouverture*	Fl. 5 ml spray (12 doses) Lidocaïne 150 mg/ml + Prilocaïne 50 mg/ml	A. 1 dose = 3 pulv. pour couvrir le gland du pénis (1) (D. max. : 3 doses/24 h espacées >4 h)

1. Puis attendre 5 minutes avant le rapport sexuel, en essuyant l'excédent de solution.

Contre-indications

Sensibilité du patient ou du partenaire aux anesthésiques locaux de type amide

Propriétés

- Anesthésique topique du gland du pénis qui entraîne une prolongation du temps de latence de l'éjaculation sans épuisement lors d'utilisations répétées
- L'exposition systémique est faible, inférieure à 4 % des concentrations toxiques. Métabolisation dans le foie par le cytochrome P450 et élimination urinaire, demi-vie de 60 à 150 minutes

Indications

- Éjaculation précoce primaire chez l'homme adulte

Effets indésirables

- Fréquents (1 à 10 %) : hypo-esthésie génitale chez l'homme et chez la femme, dysfonction érectile, sensation de brûlure génitale
- Rares (< 1 %) : céphalées, irritation de la gorge, fièvre, orgasme anormal, candidose vaginale, prurit vaginal

Précautions d'emploi

- Prudence chez le patient souffrant d'un déficit en glucose-6-phosphate déshydrogénase ou d'une méthémoglobinémie congénitale (aggravation)
- Ne pas mettre en contact avec la conjonctive oculaire (irritation), le nez, la bouche, la gorge (anesthésie locale temporaire), le tympan (ototoxicité possible)
- Grossesse : non recommandé. Allaitement : utilisation possible

Interactions médicamenteuses

- *Associations déconseillées* : médicaments connus pour induire une méthémoglobinémie (sulfamides, chloroquine, dapsone, métoclopramide, nitrofurantoïne, phénobarbital, phénytoïne, primaquine, quinine) ; autres anesthésiques locaux ou antiarythmiques apparentés (mexilétine)

Médicaments des troubles sexuels chez l'homme (VI) : Priapisme

Étiléfrine intracaverneux *Liste I-Non remboursé*

ÉTILÉFRINE	6 amp. 1 ml = 10 mg pour sol. inj.	Voie intracaverneuse : 1 amp. de 1 ml (1)

1. Le traitement doit être supervisé par un médecin ayant une expérience de la prise en charge du priapisme, notamment au cours de la drépanocytose.
En l'absence de détumescence dans les 20 minutes suivant la première injection, une deuxième ampoule peut être administrée.
Population pédiatrique : une demi-ampoule (5 mg).

Contre-indications

Insuffisance coronarienne, troubles du rythme, hypertension
Myocardiopathie obstructive, insuffisance cardiaque décompensée
Sténose valvulaire cardiaque, hypotension artérielle
Phéochromocytome, hyperthyroïdie
Glaucome à angle fermé, adénome prostatique avec rétention
Association aux sympathomimétiques

Propriétés

- Sympathomimétique dont l'action directe sur les récepteurs α-1 et β-2 adrénergiques provoque la contraction des cellules musculaires lisses des corps caverneux, entraînant la détumescence (> 95 %)
- Pas d'études pharmacocinétiques après administration intracaverneuse mais l'étiléfrine augmente le débit cardiaque et la pression artérielle

Indications

- Priapisme aigu à bas débit avec une érection persistante > 1 heure, notamment au cours de la drépanocytose

Effets indésirables

- Fréquents (1 à 10 %) : douleur au site d'injection, palpitations, hypertension artérielle transitoire
- Rares (< 1 %) : céphalées, douleur rétrosternale, hématome local

Précautions d'emploi et interactions médicamenteuses

- La prise en charge du priapisme est une démarche globale associant selon les malades antalgiques, hydratation, oxygénothérapie et traitement spécifique. Une administration à domicile est possible sous réserve d'une surveillance de la TA et de la FC
- En cas de priapisme d'une durée > 3 heures, le traitement n'est pas recommandé et une hospitalisation d'urgence est nécessaire
- En raison de propriétés pharmacologiques antagonistes, l'efficacité peut être réduite chez les patients traités par bêta- ou alpha-bloquants
- *Associations contre-indiquées* : sympathomimétiques indirects
- *Associations déconseillées* : alcaloïdes de l'ergot de seigle, IMAO non sélectifs, anesthésiques halogénés

Antiénurétiques

Desmopressine (voir ce terme)

La desmopressine, analogue de l'hormone antidiurétique d'action prolongée (10 à 20 heures), a un effet de mécanisme mal expliqué et *peut être utilisée par voie orale uniquement en première intention dans l'énurésie nocturne de l'enfant > 6 ans* (traitement de 1 à 3 mois ou épisodique au cours des voyages, des colonies de vacances, etc.), avec des résultats comparables à ceux des imipraminiques, soit dans 50 à 70 % des cas en 2 à 4 semaines.

Imipraminiques (voir ce terme)

L'amitriptyline, la clomipramine et l'imipramine, utilisées par ailleurs comme antidépresseurs, ont une action à faible dose (10 à 30 mg par jour) dans l'énurésie nocturne isolée chez l'enfant > *6 ans* (efficacité dans 50 à 70 % des cas), *mais doivent être réservées aux énurésies rebelles.*

Oxybutynine (voir ce terme)

L'oxybutynine est réservée au traitement des troubles urinaires de l'enfant > *6 ans* liés à un syndrome d'immaturité vésicale (*avec des troubles urinaires diurnes*) dans les formes avec pollakiurie, mais non indiquée dans l'énurésie nocturne isolée, dans les formes rétentionnistes et/ou chez l'enfant < 6 ans.

Anesthésiques urétraux de contact

Lidocaïne en gel urétral stérile

XYLOCAÏNE 2 % *Liste II-65 %-Coll*	Seringue préremplie 10 g	Application locale au niveau de l'urètre (1)
INSTILLAGEL *Liste II-Réservé à l'hôpital*	10 seringues de 230 mg/11 ml (+ Chlorhexidine)	Application locale au niveau de l'urètre (1)

1. Inspecter la seringue avant usage pour s'assurer qu'il n'y a aucun fragment de plastique dans le gel.

Contre-indications

Allergie à la lidocaïne (exceptionnelle) ou au parahydroxybenzoate de méthyle (ou à la chlorhexidine pour Instillagel)
Porphyries, épilepsies non contrôlées
Infection ou traumatisme important de la zone d'application

Propriétés

- Anesthésique local du groupe des anesthésiques à liaison amide (sans groupe amino en para, contrairement à la procaïne) présenté en gel lubrifiant
- Passage systémique très faible lors de l'application sur les muqueuses (concentration plasmatique ≤ 1 µg/ml), la très faible fraction absorbée étant métabolisée au niveau hépatique puis éliminée par voie urinaire sous forme de dérivés inactifs

Indications

- Anesthésie locale de contact de l'urètre avant les explorations en urologie

Effets indésirables

- Réactions allergiques très exceptionnelles avec la lidocaïne, mais des réactions allergiques dont des chocs anaphylactiques ont été décrits avec la chlorhexidine
- **Surdosage** (si concentrations plasmatiques > 5 µg/ml donc très peu probable) : agitation, tremblements, nystagmus, logorrhée, céphalées, nausées, acouphènes, tachypnée, hypotension, puis convulsions, dépression respiratoire, troubles du rythme et de la conduction, collapsus, apnée ou arrêt cardiaque → réanimation cardiaque et respiratoire, atropine si bradycardie, benzodiazépines si convulsions

Précautions d'emploi et posologie

- Ne pas injecter par voie IM ou IV
- Désinfecter préalablement le méat urinaire
- Utiliser avec précaution en cas de muqueuse traumatisée ou inflammatoire (augmentation du passage systémique)
- Chez l'homme : déposer une goutte de gel sur le méat urinaire, puis injecter lentement le contenu de l'unidose ou de la seringue dans l'urètre, sans forcer, et en pinçant le méat sur la canule, puis placer ensuite une pince molle au niveau du sillon balano-préputial pendant 3 minutes (l'anesthésie de l'urètre est complète après 5 à 10 minutes)
- Chez la femme : faire pénétrer quelques millilitres de gel dans l'urètre, puis imprégner un petit bâtonnet de gel et l'introduire dans l'urètre pour éviter un reflux
- Chez l'enfant : adapter la quantité utilisée au poids de l'enfant et à la croissance du canal urétral (en pratique 2 à 4 ml, sans dépasser 0,225 ml/kg)
- Ne pas utiliser en ophtalmologie (cas décrits : endophtalmies et/ou uvéites)

Chapitre 17

Neurologie

AFFECTIONS NEUROLOGIQUES : Schémas thérapeutiques

Affections neurologiques diverses

Accidents vasculaires cérébraux ischémiques : prévention secondaire	Aspirine à dose antiagrégante (75 à 300 mg/jour) ou Clopidogrel si échec de l'aspirine ou intolérance ou allergie, ou si cardiopathie emboligène, Antivitamine K ou AOD (anticoagulants oraux directs)
Accident ischémique transitoire	Traitement étiologique (foyer emboligène) Si négatif : antiagrégants plaquettaires et traitement des facteurs de risque cardio-vasculaire
Akathisie des neuroleptiques	Benzodiazépines
Algie vasculaire de la face	Traitement de crise : Oxygène par voie nasale, 10 à 12 l/min pendant 10 à 30 minutes ou sumatriptan 0,6 mg par voie SC maximum × 2 fois/jour (Imiject) Traitement de fond (formes chroniques) : – Vérapamil 240 à 960 mg (hors AMM) – Propranolol 40 à 120 mg/jour + Arrêt du tabac
Crampes essentielles	– Hydratation suffisante (NaCl, K, Mg) – Étirements préventifs – Myorelaxants (thiocolchicosides) Recherche de médicaments favorisants (statines, fibrates)
Contractures musculaires	Analgésique et/ou myorelaxant, Clorazépate ou Diazépam à forte dose sous VA dans le tétanos
Dystonies focales primitives : Blépharospasme Spasme hémifacial Torticolis spasmodique	Toxine botulique dans certains cas bien précis et par des spécialistes très entraînés (injections à intervalle variable dans les muscles impliqués) Piracétam à forte dose (torticolis spasmodique)
Hypertension intracrânienne Œdèmes cérébraux	Antiœdémateux cérébraux (Glycérol ou Mannitol et/ou Tétracoside) + Corticoïdes injectables + Traitement étiologique
Maladie d'Alzheimer (≈ 6 % des sujets > 65 ans, et 18 % après 75 ans)	Prise en charge pluridisciplinaire ± Inhibiteur de la cholinestérase ou Antagoniste des récepteurs NMDA en fonction de la sévérité, de la tolérance et de l'efficacité (médicaments non remboursés)
Maladie de Gélineau ou Narcolepsie-cataplexie (prévalence ≈ 50/100 000)	Consommer café et thé ± Modafinil ± Imipramine ou Clomipramine (contre la cataplexie), voire Méthylphénidate (si échec du modafinil) Autre : Oxybarate de Na (cataplexie)

AFFECTIONS NEUROLOGIQUES : Schémas thérapeutiques

Affections neurologiques diverses (suite)

Maladie de Parkinson (prévalence ≈ 150 à 200/100 000, âge moyen de survenue = 60 ans, mais 10 % des cas avant 50 ans)	Agoniste dopa ± L-dopa + dopadécarboxylase ± IMAO B, inhibiteur de la catécholoxyméthyl transférase. En fonction de l'âge : greffes de cellules souches ou stimulation cérébrale	
Myasthénie (prévalence ≈ 10/100 000)	Anticholinestérasique + Thymectomie si associé à un thymone Corticothérapie et/ou Azathioprine, Ciclosporine, Immunoglobulines ou Échanges plasmatiques + Eculizumab	
Syndrome de Lambert-Eaton	Amifampridine	
Neuropathie amyloïde Stade 1 symptomatique	Prise en charge symptomatique (antalgiques, anticonvulsivants, kinésithérapie) + Tafamidis	
Neuropathie motrice multifocale	Immunoglobulines IV à fortes doses	
Paralysie faciale a frigore ou Paralysie de Bell	Corticothérapie pendant 2-4 semaines + Larmes artificielles + Pansement oculaire occlusif (la nuit)	
Paralysie périodique hypokaliémique	Traitement des accès par Potassium, prévention par spironolactone, suppression d'efforts violents et de prises excessives d'hydrates de carbone	
Polyradiculonévrite aiguë ou Syndrome de Guillain-Barré	Immunoglobulines IV à fortes doses ± Assistance respiratoire (voire échanges plasmatiques)	
Sclérose en plaques ou SEP (prévalence ≈ 100/100 000)	Méthylprednisolone IV lors des poussées ± Traitement de fond : interféron bêta, copaxone en première intention, immunosuppresseurs, anthracyclines	
Sclérose latérale amyotrophique ou SLA	Prise en charge très spécialisée : Kinésithérapie motrice et respiratoire ± Riluzole (retarde la mise sous ventilation)	
Spasticité, Contractures Spasmes en flexion-extension	Baclofène, Diazépam, Dantrolène ± Toxine botulique + Rééducation	
Syndrome de Gilles de la Tourette ou Tics incoercibles	Clonidine, Buspirone ou Clonazépam	Halopéridol, Pimozide ou abstention
Syndrome des jambes sans repos	Correction d'une éventuelle carence en fer ± Clonazépam (hors AMM) + Agonistes dopa Ropinirole, Pramipexole ou Rotigotine si invalidant	
Tremblement essentiel	- Bêta-bloquant non sélectif : Propranolol - Primidone ou Clonazépam ou Flunarizine	

AFFECTIONS NEUROLOGIQUES : Schémas thérapeutiques

Ces schémas ne sont qu'un simple aide-mémoire sur un sujet éminemment évolutif.

Épilepsies ou Comitialité

Première crise d'épilepsie généralisée tonico-clonique	Benzodiazépine (diazépam ou clonazépam) + Surveillance durant 2 ans sans traitement si pas de récidive après première crise sans étiologie décelable
État de mal épileptique Convulsions	Diazépam intrarectal chez l'enfant, ou en IV si abord veineux disponible (1) + Hospitalisation pour traitement IV : Acide valproïque (2), Fosphénytoïne, Phénobarbital Clonazépam, Phénytoïne (état de mal partiel), Phénobarbital (pathologie infectieuse, œdème cérébral)
Épilepsie généralisée idiopathique (environ 30 % des épileptiques)	Acide valproïque en première intention sauf chez la femme en âge de procréer où l'on préfère Lamotrigine (2)
Épilepsies partielles ou focales simples, complexes ou avec généralisation secondaire (60 % au moins des épileptiques)	Acide valproïque ou Carbamazépine (3) ou Oxcarbazépine ou Gabapentine ou Lévétiracétam ou Zonisamide (3) en première intention et en monothérapie à dose progressive Phénytoïne (3), Phénobarbital (3), Gabapentine, Prégabaline, Tiagabine, voire Vigabatrin en deuxième ligne
Absences du petit mal ou Petit mal épileptique (environ 5 % des épileptiques)	Acide valproïque (2), Ethosuximide Clonazépam, Lamotrigine (3)
Absences atypiques, crises myocloniques ou atoniques	Acide valproïque (2), Clonazépam Lamotrigine, Topiramate, voire Felbamate
Convulsions fébriles de l'enfant	Si les convulsions persistent à l'arrivée du médecin, Diazépam intrarectal Dans tous les cas, traitement antipyrétique à renouveler à chaque poussée thermique Si complication : valproate de sodium

1. L'injection IV de benzodiazépine suppose de disposer d'un matériel de réanimation respiratoire.
2. L'acide valproïque est contre-indiqué chez la femme en âge de procréer.
3. Les antiépileptiques aromatiques peuvent être responsables, le plus souvent en 2 à 11 semaines après leur introduction, d'un syndrome sévère d'hypersensibilité aux antiépileptiques avec fièvre élevée, rash cutané, lymphadénopathies, hépatite, défaillances multiviscérales → arrêt immédiat + réanimation.

Grossesse

L'acide valproïque est un médicament tératogène. Cinq autres antiépileptiques susceptibles d'entraîner un risque malformatif accru font l'objet d'une enquête de pharmacovigilance et nécessitent une prescription restreinte = topiramate, phénobarbital, primidone, carbamazépine, fosphénytoïne.

Traitement de la maladie d'Alzheimer : mise au point par la HAS

Une prise en charge adaptée est nécessaire avec des interventions visant le maintien d'une autonomie et le bien-être des personnes ainsi que le soutien de l'entourage dans son rôle d'aidant

Cependant, l'intérêt clinique des médicaments est insuffisant :
- Aricept, Exelon et Reminyl ont l'AMM dans le traitement symptomatique de la maladie d'Alzheimer dans ses formes légères à modérément sévères
- Exelon est aussi indiqué dans les formes légères à modérément sévères d'une démence chez les patients atteints de la maladie de Parkinson idiopathique
- Ebixa a l'AMM dans le traitement des adultes atteints d'une forme modérée à sévère de la maladie d'Alzheimer

Mais ces molécules n'ont plus de place dans la stratégie thérapeutique compte tenu de :
- L'absence de pertinence clinique des effets symptomatiques de ces médicaments
- L'absence de démonstration d'efficacité sur les troubles du comportement, la qualité de vie, le délai d'entrée en institution, la mortalité, l'évolution de la maladie, la charge de la maladie sur les aidants
- De leur profil de tolérance
- Du risque élevé d'interactions médicamenteuses chez les sujets âgés

- La HAS a donné un avis favorable au déremboursement de ces médicaments

Traitement de la sclérose en plaques

- Deux interférons bêta-1a (Avonex et Rebif), un interféron bêta-1b (Betaféron, Extavia) et l'acétate de glatiramère (Copaxone) sont indiqués dans le traitement de fond de la sclérose en plaques (SEP) en première ligne
- Ces spécialités ont une efficacité modeste sur la fréquence des poussées, qui est réduite de 30 % à court terme. Leur efficacité sur l'évolution à long terme du handicap n'est pas démontrée. Ces médicaments représentent un progrès thérapeutique modéré
- Les interférons bêta ou l'acétate de glatiramère (notamment en cas d'intolérance aux interférons) restent le traitement de fond de première intention de la SEP
- Les immunosuppresseurs sont réservés aux formes sévères ou en échec des traitements de première ligne

Anticonvulsivants ou Antiépileptiques (I) :
Benzodiazépines et épilepsie (I)

Diazépam[G] *Liste I-65 %-Coll-Prescription limitée à 12 semaines*

VALIUM Injectable Délai d'action = 2 à 3 minutes par voie IV, moins de 5 minutes par voie intrarectale Durée d'action = 1 à 3 heures	6 amp. 2 ml = 10 mg (solution injectable pouvant également être administrée par voie intrarectale avec une canule montée sur seringue, ou si besoin par voie orale)	Par voie intrarectale (1) : E. 0,5 mg/kg (≤ 10 mg) N. 0,5 mg/kg Par voie IV lente ou IM (2) et (3) : A. 10 à 20 mg E. 0,2 à 0,3 mg/kg (renouvelable 6 fois/24 h)
VALIUM *per os* Demi-vie = 32 heures	Fl. 20 ml gouttes buvables 1 % (3 gouttes = 1 mg) (30 gouttes = 1 ml)	À doses progressives, en 2 à 3 prises/jour : A. 5 à 20 mg/jour N. et NN. : 0,15 à 0,33 mg/kg toutes les 8 heures dès le début de la fièvre

1. Le diazépam *agit plus vite par voie intrarectale* (moins de 5 min) ou par voie orale (30 à 60 min) que par voie IM : les doses peuvent être répétées dans les 5 min si besoin. Durée la plus courte possible.
2. L'injection IV d'une benzodiazépine *suppose de disposer d'un matériel de réanimation respiratoire.*
3. Dans l'état de mal épileptique chez l'adulte, la posologie est de 2 mg/min en perfusion rapide jusqu'à 20 mg, puis 100 mg dans 500 ml de G5 en perfusion IV lente à raison de 40 ml/h.

Clonazépam (4) *Stupéfiant-65 %-Coll-Prescription initiale annuelle réservée aux neurologues et pédiatres, et limitée à 12 semaines-Renouvellement non restreint*

RIVOTRIL Injectable Délai d'action = 5 minutes en IV Durée d'action = 4 à 6 heures	6 amp. 1 ml = 1 mg (avec solvant séparé qui permet la conservation à température ambiante)	Par voie IV lente ou IM (2) : A. 1 à 2 mg jusqu'à 6 mg/24 h E. < 15 ans : 0,2 à 0,5 mg (renouvelable 6 fois/24 h)
RIVOTRIL *per os* Demi-vie = 32 à 38 heures	28 cp. quadri-séc. 2 mg Gouttes buv. 2,5 mg/ml (5) (1 goutte = 0,1 mg) 20 ml	À dose très progressive en 1 à 3 prises : A. et E. 0,05 à 0,1 mg/kg/jour

4. Le clonazépam est également prescrit hors AMM dans les douleurs de désafférentation fulgurantes (0,5 à 4 mg/jour) et dans les tremblements intentionnels isolés.
5. Pour limiter les risques de mésusage, un colorant bleu a été ajouté à la solution buvable. Les gouttes sont à prendre dans une boisson.

Clobazam

URBANYL *per os* *Liste I-65 %-Coll*	30 cp. séc. 10 mg 30 cp. 20 mg	A. 0,5 mg/kg/jour en moyenne E. > 6 ans : 0,3 à 1 mg/kg/jour (6)
LIKOZAM Sirop *Délivrance hospitalière limitée à 12 semaines-Coll-ATU de cohorte-Remboursement à l'étude*	Fl. 150 ml à 1 mg/ml + seringue avec doseur	A. 20 à 30 mg/jour en 2 à 3 prises (D. max. : 60 mg/jour) E. > 2 ans : 0,1 à 0,3 mg/kg/jour en 2 à 3 prises (7)

6. Dose d'entretien, après 5 mg en attaque.
7. Augmentation très progressive des doses par paliers jusqu'à 0,3 à 1 mg/kg/jour. Entre 6 mois et 2 ans : uniquement si épilepsie incontournable. En association à un autre antiépileptique si les traitements sont inefficaces (épilepsie partielle et généralisée).

Contre-indications
Insuffisance respiratoire, apnée du sommeil, myasthénie, comportement addictif

Propriétés

- Benzodiazépines ayant un effet anticonvulsivant, anxiolytique, sédatif et myorelaxant, utilisées en première intention dans la crise d'épilepsie et l'état de mal épileptique pour leur action rapide (mais pas au long cours car l'efficacité diminue après quelques mois)
- Action très rapide (en moins de 4 minutes et durant 2 à 3 heures) par voie intrarectale ou intraveineuse, action en 30 à 60 minutes et durant 6 à 12 heures par voie orale, demi-vie de 32 à 38 heures, métabolisme hépatique en métabolites actifs, élimination urinaire sous forme de métabolites glycuroconjugués, passage transplacentaire et dans le lait maternel

Indications (uniquement celles de l'épilepsie)

- Diazépam et clonazépam IV : état de mal épileptique de l'adulte et de l'enfant (avec relais par un antiépileptique d'action prolongée type phénytoïne ou phénobarbital), crise d'épilepsie (traitement aigu). Par voie intrarectale, prévention des convulsions hyperthermiques
- Clonazépam : épilepsie sous toutes ses formes y compris les absences, douleurs de désafférentation fulgurantes, névralgies du trijumeau, en monothérapie temporaire ou en association à un autre traitement. En général, effet immédiat et pour une durée de 3 heures
- Diazépam, clonazépam, clobazam, en association à un autre traitement épileptique chez l'adulte et l'enfant : épilepsies généralisées, crises cloniques, toniques, tonico-cloniques, absences, crises myocloniques, atoniques, spasmes infantiles et syndrome de Lenox Gastaut, épilepsie partielle avec ou sans généralisation
- Diazépam gouttes : prévention des convulsions fébriles lors d'une fièvre en cas de facteurs de risque

Effets indésirables

- En rapport avec la posologie et la sensibilité individuelle : somnolence, difficultés de concentration, hypotonie, sensations ébrieuses, plus rarement réactions paradoxales (irritabilité, agressivité, excitation, confusion, syndrome d'amnésie-automatisme)
- En utilisation prolongée et/ou à forte dose : développement d'une tolérance et risque de dépendance physique et psychique pouvant entraîner à l'arrêt un syndrome de sevrage (anxiété, insomnie, irritabilité, céphalées, myalgies, plus rarement agitation, épisodes confusionnels, dépersonnalisation, hallucinations, convulsions)
- Possibilité d'hypersécrétion bronchique régressant à l'arrêt du traitement surtout chez les encéphalopathes (clonazépam), réactions cutanées allergiques
- **Surdosage** : état ébrieux, somnolence, coma, dépression respiratoire → flumazénil (antidote)

Précautions d'emploi et interactions médicamenteuses

- Utiliser avec prudence en cas d'insuffisance respiratoire, chez les conducteurs et les utilisateurs de machines, chez les sujets âgés, en cas d'insuffisance hépatique ou rénale (réduire éventuellement la posologie), d'antécédents de pharmacodépendance
- Grossesse : éviter les fortes doses au 3e trimestre (risque de détresse respiratoire du nouveau-né avec hypothermie et hypotonie)
- Allaitement : utilisation à éviter sauf prise unique (passage dans le lait)
- Arrêt toujours progressif surtout si traitement pris depuis longtemps
- ***Associations déconseillées*** : alcool, métabolisé par le CYP 2C19 (inhibiteurs, fluconazole, fluvoxamine, ticlodipine, oméprazole)
- *Associations à utiliser avec précaution* : cimétidine, phénytoïne (avec le diazépam notamment), autres sédatifs, buprénorphine (risque de dépression respiratoire) (cumul d'effets)
- *Associations à prendre en compte* : clozapine, médicaments dépresseurs du SNC, nilutamide, stiripentol + clobazam (inhibition du métabolisme hépatique)
- Inhibiteur faible du CYP 2D6 : ajuster les posologies (dextrométorphane, pimozide, paroxétine, nébivolol). Carbamazépine : induction réciproque

Anticonvulsivants ou Antiépileptiques (II) : Benzodiazépines et épilepsie (II)

Midazolam (1) *Liste I-65 %-Coll-Prescription initiale annuelle réservée aux neurologues et pédiatres-Renouvellement non restreint-Ordonnance sécurisée*

BUCCOLAM Solution buccale	4 seringues pré-remplies : 2,5 mg = 0,5 ml 5 mg = 1 ml 7,5 mg = 1,5 ml 10 mg = 2 ml	E. À placer entre la gencive et la joue, en une seule dose ou en partageant la dose en 2 (2) : – de 3 à 6 mois : 2,5 mg (3) – de 6 mois à 1 an : 2,5 mg – de 1 à 5 ans : 5 mg – de 5 à 10 ans : 7,5 mg – de 10 à 18 ans : 10 mg **La crise doit cesser dans les 10 minutes**

1. Voir la solution injectable réservée aux anesthésistes et situation d'urgence au chapitre "Psychiatrie et addictologie".
2. Ne doit jamais être administré en IV.
3. Chez les nourrissons de 3 à 6 mois, le traitement doit être administré en milieu hospitalier.

Contre-indications

Voie parentérale, usage à domicile pour les enfants < 6 mois
Myasthénie grave, insuffisance respiratoire non contrôlée ou hépatique sévère

Propriétés
- Métabolisé par le CYP 3A4, mais peu de conséquenses en administration unique

Indications
- Traitement des crises convulsives aiguës prolongées chez les nourrissons, jeunes enfants, enfants et adolescents (de 3 mois à < 18 ans)
- Chez les nourrissons âgés de 3 à 6 mois, le traitement doit être administré en milieu hospitalier afin d'assurer une surveillance et de disposer d'un équipement de réanimation

Effets indésirables
- Ceux des benzodiazépines : somnolence, hypotonie, hypotension, dépression respiratoire, amnésie antérograde, réactions paradoxales

Précautions d'emploi et interactions médicamenteuses
- La coadministration de midazolam avec d'autres agents sédatifs/hypnotiques et dépresseurs du SNC, incluant l'alcool, peut augmenter la sédation et la dépression respiratoire
- Avant 6 mois, l'administration se fait exclusivement en milieu hospitalier
- Le plan de gestion des risques associe un carnet individuel de suivi de crises remis aux parents, complété après chaque crise et rapporté à chaque consultation + un document destiné au patient et à son entourage
- Les seringues ne doivent pas avoir une aiguille fixée dessus
- Inhibiteurs du CYP 3A4 : dérivés azolés (multiplication des doses d'un facteur 3 à 5), macrolides, inhibiteurs de la protéase du VIH
- Inducteurs : rifampicine, millepertuis (diminuent les concentrations), inhibiteurs : pamplemousse (effet inverse)
- Les xanthines accélèrent le métabolisme du midazolam
- De nombreuses interactions ne concernent pas les médicaments de l'enfant

Anticonvulsivants ou Antiépileptiques (III) : Acide valproïque[G] et Valproate de sodium

Formes orales[G] (1) *Liste II-65 %-Coll-Prescription initiale réservée aux spécialistes en neurologie, psychiatrie et pédiatrie-Information des patients-Recueil d'un accord de soins-Renouvellement possible-Réévaluation à un an*

DÉPAKINE Sirop (concentration = 57,64 mg/ml)	Fl. 150 ml avec seringue graduée tous les 10 mg (10 à 260 mg)	E. 20 à 30 mg/kg/jour (minimum 400 mg) N. 30 mg/kg/jour en 2 à 3 prises aux repas
DÉPAKINE 200 mg	40 cp. enrobés 200 mg	E. 20 à 30 mg/kg/jour (minimum 400 mg) en 2 à 3 prises aux repas
DÉPAKINE Sol. buv. (concentration = 200 mg/ml)	Fl. 40 ml avec seringue graduée tous les 25 mg (50 à 400 mg)	E. 20 à 30 mg/kg/jour (minimum 400 mg) N. 30 mg/kg/jour en 2 à 3 prises aux repas
DÉPAKINE 500 mg	40 cp. enrobés 500 mg	A. 20 à 30 mg/kg/jour en 2 à 3 prises aux repas (3)
DÉPAKINE CHRONO LP 500 mg	30 ou 100 cp. séc. 500 mg à libération prolongée (2)	A. et E. > 17 kg : 20 à 30 mg/kg/jour en 2 prises aux repas voire en 1 prise le soir
MICROPAKINE LP Granulés (4)	30 sac. 100 mg, 250 mg, 500 mg, 750 mg, ou 1 000 mg	A. 20 à 30 mg/kg/jour E. 20 à 30 mg/kg/jour en 1 à 2 prises/jour

1. La posologie optimale sera atteinte en 1 semaine, en augmentant par paliers tous les 2 à 3 jours.
2. La présentation de 100 cp. est réservée à l'usage hospitalier.
3. Taux thérapeutique = 40 à 100 mg/l (taux toxique au-delà de 130 à 150 mg/l). Diminuer éventuellement la posologie en cas d'insuffisance rénale.
4. Forme pharmaceutique adaptée à l'enfant (quand il est capable d'avaler des aliments mous) et à l'adulte ayant des problèmes de déglutition, à mélanger à un aliment mou ou à un liquide (mais pas à des aliments ni à des liquides chauds).

Formes injectables[G] *Liste II*

DÉPAKINE Injectable (5) Délai d'action = 10 minutes Durée d'action = courte	4 fl. 400 mg + 4 ml d'eau ppi	En perfusion **IV** : *cf.* ci-dessous (5)

5. Présentation réservée aux indications suivantes :
   - Traitement de l'épilepsie pendant une période inférieure à 3 jours en relais de la voie orale quand celle-ci est momentanément inutilisable (perfusion IV dans du NaCl isotonique au débit de 0,5 à 1 mg/kg/h à commencer 4 à 6 heures après la dernière prise orale, puis reprendre ensuite le traitement *per os* à la posologie habituelle en commençant dès l'arrêt de la perfusion).
   - Traitement de l'état de mal épileptique où le produit est efficace dans 83 % des cas dont 70 % des cas en moins de 15 minutes (injection en bolus IV en 3 à 5 minutes de 15 à 25 mg/kg, suivie d'une perfusion IV continue au débit de 1,5 mg/kg/h, permettant d'obtenir en 8 à 12 minutes une concentration plasmatique d'environ 75 µg/ml).

Contre-indications
Antécédents d'hépatite médicamenteuse, hépatite aiguë ou chronique
Porphyrie hépatique
Déficits enzymatiques du cycle de l'urée
Grossesse : médicament tératogène
Association à la méfloquine, au millepertuis
Mutation du gène nucléaire codant l'enzyme mitochondriale polymérase γ (POLG) (syndrome d'Alpers Huttenlocher)

Propriétés

- Antiépileptique actif dans tous les types d'épilepsie
- Absorption intestinale complète, fixation protéique à 90 %, demi-vie de 8 à 20 heures, état d'équilibre atteint en 2 à 4 jours, diffusion dans le LCR, le placenta et le lait maternel, métabolisme hépatique par glucuro-conjugaison en dérivés inactifs, élimination urinaire. Le métabolisme ne passe pas par les cytochromes

Indications

- En monothérapie ou en association à d'autres antiépileptiques sauf chez les jeunes filles, adolescentes, femmes en âge de procréer et les femmes enceintes (voir page suivante)
- Épilepsies généralisées primaires tonico-cloniques (75 à 85 % de contrôle) et absences du petit-mal (70-90 % de contrôle), état de mal épileptique (forme injectable)
- Épilepsies partielles avec ou sans généralisation secondaire y compris crises Bravais-Jacksoniennes, crises myocloniques
- Épilepsies complexes, syndromes de West et de Lennox-Gastaut, crises myocloniques atoniques
- Prévention des récidives de convulsions fébriles chez l'enfant en deuxième intention, en l'absence d'efficacité d'une prophylaxie intermittente par benzodiazépines (ne concerne pas la spécialité Chrono 500)
- Régulateur de l'humeur (Dépamide, Dépakote) (*cf.* le chapitre "Psychiatrie")

Effets indésirables (moins fréquents avec la forme LP)

- Hépatotoxicité : élévation transitoire et isolée des transaminases (30 %), très rarement hépatite cytolytique (quelques cas mortels) imposant l'arrêt immédiat. Rares pancréatites mortelles surtout chez l'enfant avec épilepsie sévère et polythérapie
- Prise de poids (62 % des cas) avec œdèmes (parfois importants et imposant l'arrêt du traitement), tremblement d'attitude, alopécie, sédation, somnolence, troubles digestifs transitoires, aménorrhée ou irrégularités menstruelles
- États confusionnels ou convulsifs surtout en polythérapie (régressifs après réduction de la dose ou arrêt du traitement), hyperammoniémie, thrombopénie, exceptionnellement anémie, leucopénie, pancréatite, rashs cutanés, syndrome de Stevens-Johnson, érythème polymorphe, hyponatrémie par sécrétion inappropriée d'ADH, risque de suicide
- Toxicité accrue en cas de syndromes héréditaires liés à des mutations du gène POLG

Précautions d'emploi et interactions médicamenteuses

- Faire NFS, plaquettes, TP et bilan hépatique préalablement puis régulièrement → arrêt du traitement en cas d'altération persistante du bilan hépatique. Adaptation des posologies chez l'insuffisant rénal, éliminé dans les urines sous forme de corps cétoniques
- Allaitement : déconseillé, innocuité non établie (passage faible dans le lait maternel)
- Naissance : risque de syndrome hémorragique non vitamino-K dépendant et d'hypoglycémie durant la 1re semaine de vie
- Conduite automobile : risque de somnolence
- ***Associations contre-indiquées*** : méfloquine (risque de convulsions), millepertuis
- ***Associations déconseillées*** : lamotrigine, alcool (rash cutané), salicylés (chez l'enfant), carbapénèmes (risque convulsif) (diminution des concentrations de dépakine)
- *Associations à utiliser avec précaution* : antidépresseurs imipraminiques, phénytoïne, phénobarbital, primidone, carbamazépine, zidovudine, rifampicine, nimodipine, éthosuximide, felbamate, topiramate, aztréonam, acétazolamide, zonisamide (risque d'encéphalopathie par hyperammoniémie)

Enfants et adolescents de sexe féminin, femmes en âge de procréer et femmes enceintes :

- Dépakine et Dépakine Chrono ne doivent pas être utilisés chez les filles, les adolescentes, les femmes en âge de procréer et les femmes enceintes sauf en cas d'inefficacité ou d'intolérance aux alternatives médicamenteuses en raison de son potentiel tératogène élevé et du risque de troubles neuro-développementaux chez les enfants exposés *in utero* au valproate
- Le rapport bénéfice/risque doit être réévalué attentivement, à intervalles réguliers au cours du traitement, à la puberté, et de manière urgente lorsqu'une femme en âge de procréer, traitée par Dépakine ou Dépakine Chrono, envisage une grossesse ou en cas de grossesse
- Les femmes en âge de procréer doivent utiliser une contraception efficace pendant le traitement
- Le médecin doit s'assurer que la patiente a reçu une information complète sur les risques et a dûment complété et signé le formulaire d'accord de soins
- Chez les femmes envisageant une grossesse, toutes les mesures doivent être mises en œuvre pour recourir à un autre traitement approprié avant la conception, si possible
- Le traitement par une spécialité à base de valproate ne peut être maintenu qu'après une réévaluation du rapport bénéfice/risque du traitement par un médecin spécialiste de l'épilepsie

Estimation de la toxicité du valproate chez l'enfant exposé in utero :

- Malformation : 1 nouveau-né sur 10 (10,7 %)
- Troubles du développement : 3 à 4 enfants sur 10

Anticonvulsivants ou Antiépileptiques (IV) : Barbituriques

Phénobarbital voie orale *Liste II-65 %-Coll*

GARDÉNAL[G]	80 cp. 10 mg 30 cp. 50 mg 20 cp. 100 mg[G]	À dose progressive en 1 prise *au coucher* : A. 2 à 3 mg/kg/jour E. 3 à 5 mg/kg/jour (5 mg si < 20 kg)
ALEPSAL + Caféine (doses variables)	30 cp. 15 mg, 50 mg, 100 mg ou 150 mg	*Idem*

Primidone voie orale *Liste II-15 %-Coll*

MYSOLINE (1)	50 cp. séc. 250 mg	À dose progressive en 2 prises quotidiennes : A. 10 à 20 mg/kg/jour E. 10 à 40 mg/kg/jour

1. Molécule métabolisée en partie en phénobarbital, semblant moins active que le phénobarbital, la carbamazépine ou la phénytoïne dans l'épilepsie, mais ayant une action démontrée dans le tremblement essentiel chez l'adulte à la dose de 375 à 750 mg/jour atteinte progressivement (quand les bêta-bloquants sont contre-indiqués, voire en association à ceux-ci).
Ce médicament, qui n'est plus utilisé dans le traitement de l'épilepsie, peut être utile en cas d'épilepsie incontrôlée.

Phénobarbital voie injectable *Liste II-65 %-Coll*

GARDÉNAL Injectable (2) Délai d'action = 5 minutes en IV Durée d'action = très longue	Fl. 40 mg/2 ml Fl. 200 mg/4 ml *(Réservé aux hôpitaux)* poudre + solvant	Par voie **SC** ou **IM**, ou surtout **IV** lente (diluer dans du NaCl à 0,9 % et utiliser des seringues en verre) : A. 10 mg/kg/jour E. 20 à 40 mg/jour N. 10 à 20 mg/jour en 1 ou 2 injections

2. Antiépileptique utilisé dans l'état de mal épileptique en complément des benzodiazépines et/ou de la phénytoïne (pour son action plus prolongée), surtout par voie IV (action en 5 minutes), utilisable seulement en milieu hospitalier car *son utilisation implique de disposer d'un matériel de réanimation respiratoire* (les voies SC et IM ont un intérêt limité en raison de leur délai d'action de une à plusieurs heures).
Relais de la voie orale quand celle-ci est momentanément impossible.

Attention : de très nombreuses associations médicamenteuses sont contre-indiquées, réduisant les effets des produits. Vérifier avant toute introduction d'un nouveau médicament le risque ou pas d'interaction médicamenteuse.

Contre-indications
Insuffisance respiratoire sévère, porphyries, grossesse, allaitement, intolérance au gluten, traitement par saquinavir et ifosfamide, millepertuis

Propriétés

- Antiépileptiques utilisés surtout dans les crises tonico-cloniques et les crises partielles (mais inefficaces sur les absences et les crises myocloniques), ayant un **effet inducteur enzymatique marqué**
- Absorption digestive lente (80 %), diffusion ubiquitaire, métabolisation hépatique, élimination urinaire lente (augmentée par alcalinisation des urines) sous forme active (30 %) et métabolisée (70 %), demi-vie variant selon l'âge (40 à 55 heures chez l'enfant et 84 à 160 heures chez l'adulte), *état d'équilibre atteint après 15 à 21 jours seulement*, passage transplacentaire et dans le lait maternel (taux identiques aux taux sériques)

Indications

- Épilepsies généralisées : crises cloniques, toniques, tonico-cloniques
- Épilepsies partielles avec ou sans généralisation secondaire
- Certains cas d'ictère néonatal (5 mg/kg *par voie orale* en 1 fois à la naissance)
- Hors AMM, la primidone est efficace sur le tremblement essentiel
- *NDR* : ces traitements, actifs au bout de 15 jours, sont devenus des traitements de deuxième intention en monothérapie ou en association

Effets indésirables (taux thérapeutiques = 10 à 30 mg/l, toxicité si > 30 mg/l)

- Fréquents : sédation chez l'adulte (souvent transitoire), hyperactivité chez l'enfant, risque suicidaire, somnolence, vertiges, ataxie
- Plus rares : confusion mentale (sujet âgé), troubles mnésiques et cognitifs, irritabilité, dépression, acné (adolescents surtout), anémie mégaloblastique par carence en folates, carence en vitamine D, augmentation des gamma-GT
- Rares mais imposant l'arrêt immédiat : ostéomalacie, rachitisme carentiel, ostéoporose, rhumatisme gardénalique (type épaule gelée), maladie de Dupuytren, crises de porphyries aiguës, ataxie, nystagmus, éruptions cutanées allergiques y compris syndrome de Lyell et DRESS syndrome, agranulocytose, neutropénie, leucopénie, dermatite exfoliative

Précautions d'emploi et interactions médicamenteuses (très nombreuses car inducteur enzymatique puissant entraînant une réduction d'activité de ces médicaments)

- Éviter l'arrêt brutal chez les épileptiques, diminuer éventuellement la posologie en cas d'insuffisance hépatique ou rénale et chez les sujets âgés ou éthyliques
- Adjonction systématique de vitamine D chez l'enfant (1 200 à 2 000 UI/jour) pour la prophylaxie du rachitisme et adjonction systématique d'acide folique
- *Grossesse* : risque tératogène (à éviter chez la femme enceinte ou en âge de procréer sauf si seule possibilité thérapeutique). Possibilité de syndrome hémorragique parfois mortel chez le nouveau-né → prévention par l'apport systématique de vitamine K à la mère (10 à 20 mg/jour *per os* durant le mois précédant l'accouchement) et au nouveau-né (1 à 4 mg/jour *per os* pendant 1 semaine)
- ***Associations déconseillées*** : contraceptifs oraux (inactivation possible → utiliser une autre méthode contraceptive, en particulier de type mécanique), rétinoïdes, alcool, lopinavir, ritonavir, bocépévir, apixaban, bosentan, dabigatran...
- *Associations à utiliser avec précaution* : acide folique, acide valproïque, antidépresseurs imipraminiques, antivitamines K, ciclosporine, corticostéroïdes, digitoxine, disopyramide, doxycycline, felbamate, félodipine, isradipine, hormones thyroïdiennes, itraconazole, procarbazine, progabide, quinidiques, tacrolimus, théophylline et dérivés, méthadone
- *Associations à prendre en compte* : bêta-bloquants à forte métabolisation hépatique, carbamazépine, autres médicaments dépresseurs du SNC, méthotrexate, phénytoïne

Anticonvulsivants ou Antiépileptiques (V) : Hydantoïnes (I)

Phénytoïne *Liste II-65 %-Coll*

DI-HYDRAN DIPHANTE (1)	60 cp. séc. 100 mg = 100 mg phénytoïne base 100 cp. quadriséc. 100 mg = 92 mg phénytoïne base	Posologies : *cf.* ci-dessous (2) (3), de préférence 1 heure avant le repas

1. Indication spécifique : prévention et traitement des crises précoces survenant pendant ou après une intervention neurochirurgicale ou une lésion crânienne grave. Ne jamais donner pour traiter les absences.
2. A. et E. > 12 ans : 2 à 6 mg/kg/jour soit 3 cp./jour en moyenne en 1 ou 2 prises orales (D. max. : 600 mg/jour). E. de 1 mois à 12 ans : 2,5 à 5 mg/kg/jour en 2 prises avec un verre d'eau 1 heure avant les repas.
3. Chez le patient obèse, augmenter les doses de charge.

Phénytoïne sodique *Liste II-Réservé aux hôpitaux-Coll*

DILANTIN (4)	10 amp. 5 ml à 250 mg/5 ml (5)	Posologies : *cf.* ci-dessous (6) (7) (8)

4. Contient du propylèneglycol, excipient à effet notoire, et de l'éthanol.
5. Voie IV exclusive; à diluer dans du sérum physiologique.
6. Dose de charge IV en 20 à 60 minutes. A. 18 mg/kg; sujet âgé : 10 à 15 mg/kg/jour; E. 10 à 15 mg/kg; nouveau-né : 8 à 12 mg/kg/jour. État de mal épileptique.
7. Dose d'entretien, après 6 à 12 heures tant que la voie orale n'est pas possible. A. 7 à 10 mg/kg/jour; E. 5 mg/kg/jour; nouveau-né : 3 à 5 mg/kg/jour.
8. Vitesse d'administration. Sujet âgé : 25 mg/min. A. et E. : 1 mg/kg/min sans dépasser 50 mg/min.
   Prévention des crises d'épilepsie en post-neurochirurgie :
   – *Idem* à la dose de charge si pas de phénytoïne.
   – 9 mg/kg si phénytoïne antérieure (ajuster les posologies sur les taux sanguins).
   Chaque injection doit être suivie d'une perfusion de NaCl 9 ‰ pour rincer la veine.
   Surveiller FC et TA toutes les 2 minutes : risque de bradycardie et d'hypoTA.

Contre-indications

Hypersensibilité ou intolérance connue aux hydantoïnes, absences, crises myocloniques, porphyrie aiguë intermittente

Certaines associations médicamenteuses

Grossesse, allaitement, blocs sino-auriculaire et auriculo-ventriculaire, allergie au blé

Propriétés et indications

- Antiépileptique utilisable dans les crises tonico-cloniques généralisées et partielles (mais pas dans les absences et les crises myocloniques de l'adulte et de l'enfant) en monothérapie de 2e intention ou en association, ayant également un effet antalgique et un effet antiarythmique (classe Ib)
- Absorption digestive rapide, fixation à 90 % aux protéines plasmatiques, demi-vie de 10 à 48 heures (état d'équilibre atteint en 8 à 10 jours), métabolisme hépatique saturable (métabolisation par le cytochrome P450 en époxyde réactif détoxifié par l'époxyde hydroxylase), élimination urinaire avec cycle entéro-hépatique → métabolisme dépendant d'un polymorphisme génétique des CYP 2C9 et 2C19
- Son maniement compliqué en fait un traitement de l'état de mal épileptique de l'adulte et de l'enfant en monothérapie ou en association. Inefficace dans les absences
- La phénytoïne a une indication dans la névralgie du trijumeau (sauf le Diphante)

Effets indésirables (taux thérapeutique = 5 à 15 mg/l, toxicité si > 20 mg/l)

- Digestifs : hypertrophie gingivale (50 %), anorexie, nausées, vomissements, gastralgies
- Neurologiques : somnolence, possibilité à doses élevées de vertiges, ataxie, dysarthrie, troubles visuels, confusion mentale, syndrome cérébelleux et vestibulaire, neuropathie périphérique, état de mal épileptique en cas de sevrage brutal, idées et comportements suicidaires. Aggrave les absences et les crises myocloniques
- Hématologiques : anémie mégaloblastique par déficit en acide folique, thrombopénies, granulopénies, agranulocytose, pancytopénies parfois mortelles → arrêt immédiat
- Allergiques : éruptions cutanées, fièvre, arthralgies, adénopathies, DRESS syndrome, voire syndrome de Lyell parfois mortel, arrêt immédiat en cas d'éruption. Favorisé chez les patients d'origine chinoise ou thaïlandaise ayant un HLA B 1502, après radiothérapie cérébrale. Syndrome d'hypersensibilité
- Hépatites cholestatiques (surtout si déficit génétique en époxyde hydroxylase) souvent associées à des réactions d'hypersensibilité → arrêt immédiat, notamment chez les noirs
- Divers : lupus induit, hirsutisme, acné, pigmentation brune du visage, carence en vitamine D et B9, effet diabétogène, risque d'hémorragies par déficit en vitamine K chez les nouveau-nés de mère traitée. Pour la voie injectable, si extravasation, irritation majeure des tissus mous pouvant aller jusqu'à la nécrose (syndrome du gant pourpre)
- **Surdosage** (troubles pouvant apparaître après un délai de plusieurs mois) : ataxie, nystagmus, syndrome cérébelleux, troubles psychiques, délire, psychose, encéphalopathie, hypotension, coma avec défaillance respiratoire, apnée → arrêt et traitement symptomatique

Précautions d'emploi (pas d'arrêt brutal)

- Surveillance pouls et TA toutes les 2 minutes en début d'injection, surveillance ECG
- *Surveillance régulière* de la NFS et des plaquettes, des gencives, de la peau
- *Adjonction systématique* de vitamine D et acide folique en cas d'utilisation prolongée
- *Grossesse* : à éviter, possibilité de syndrome hémorragique chez le nouveau-né → prévention par l'apport systématique de vitamine K à la mère (10 à 20 mg/jour *per os* durant le mois précédant l'accouchement) et au nouveau-né (1 à 4 mg/jour *per os* pendant 1 semaine), tératogène chez l'animal (anomalies crânio-faciales, microcéphalies)
- Risque suicidaire accru comme pour les autres

Interactions médicamenteuses (très nombreuses car inducteur enzymatique : à vérifier avant toute nouvelle association)

- ***Associations contre-indiquées*** : millepertuis (diminue les concentrations, risque de convulsions), cobicistat, daclastavir, dasabuvir, délamanib, isavuconazole, lédipasvir, lurasidone, ombitasvir, paritaprévir, rilpivirine, télaprévir
- ***Associations déconseillées*** : contraceptifs oraux (inactivation → utiliser une autre méthode contraceptive, en particulier locale), chloramphénicol, cimétidine, disulfirame, phénylbutazone, rétinoïdes, saquinavir, sulfamides, mitoxantrone, bosentan, bocéprévir, azathioprine, aprépitant, dabigatran, dronédarone, fentanyl, inhibiteurs des tyrosines kinases, abiratérone, apixaban, dolutégravir
- *Associations à utiliser avec précaution* : acide folique, acide valproïque, amiodarone, amphétaminiques, antidépresseurs imipraminiques, antivitamines K, ciclosporine, clozapine, corticoïdes et hormones surrénaliennes, diazépam, digitoxine, dihydropyridines, disopyramide, doxycycline, fénoprofène, fluconazole, fluoxétine, furosémide, hormones thyroïdiennes, inhibiteurs de la pompe à protons, isoniazide, itraconazole, méxilétine, miconazole, paroxétine, progabide, quinidiques, tacrolimus, théophylline et dérivés, viloxazine
- *Associations à prendre en compte* : antithyroïdiens de synthèse (diminution des concentrations de LT4), barbituriques, carbamazépine, méthotrexate, nilutamide, procarbazine, vigabatrin, midazolam, rivaroxaban, monteluskat

Anticonvulsivants ou Antiépileptiques (VI) : Hydantoïnes (II)

Fosphénytoïne sodique (1) *Liste II-Réservé aux hôpitaux-Coll*

PRODILANTIN Délai d'action = 20 à 30 minutes Durée d'action = 8 à 10 heures *Conserver de + 15 °C à + 30 °C*	10 fl. 2 ml (100 mg) ou 10 ml (500 mg) à 75 mg/ml (750 mg = 500 mg = équivalent phénytoïne ou EP)	A. et E. > 5 ans : en perfusion **IV** ou en **IM** : posologie ci-dessous

1. Précurseur de la phénytoïne (mieux toléré localement), indiqué dans l'état de mal épileptique en complément des benzodiazépines (pour son action plus prolongée), la prévention et le traitement des crises convulsives après une intervention neuro-chirurgicale ou un *traumatisme crânien*, la substitution à la phénytoïne orale quand l'administration orale est impossible.
Équivalents de phénytoïne sodique (EP) : 1,5 mg de fosphénytoïne sodique équivaut à 1 mg d'EP, et il faut prescrire la fosphénytoïne en unités EP afin de ne pas avoir à ajuster les doses en fonction du poids moléculaire en début de traitement ou lors du remplacement de la phénytoïne.
Administration en perfusion IV (après dilution dans du NaCl isotonique ou du G5 pour obtenir une concentration de 1,5 à 25 mg d'EP/ml) effectuée à un débit de 50 à 150 mg d'EP/min chez l'adulte ou 1 à 3 mg d'EP/kg/min chez l'enfant, ou en injection IM (chez l'adulte) pour limiter les hypotensions.
Dans l'état de mal épileptique en complément des benzodiazépines administrées en premier :
- Dose de charge=15 mg d'EP/kg en perfusion IV.
- Dose d'entretien=4 à 5 mg d'EP/kg/24 h en1 à 2 administrations IV ou IM chez l'adulte, ou en 1 à 4 administrations IV chez l'enfant. Ne jamais dépasser 150 mg d'EP/min.

Dans la prévention et le traitement des crises convulsives après intervention neuro-chirurgicale ou traumatisme crânien, la posologie est la suivante :
- Dose de charge=10 à 15 mg d'EP/kg en perfusion IV (ou en IM chez l'adulte).
- Dose d'entretien=4 à 5 mg d'EP/kg/24 h en1 à 2 administrations IV ou IM chez l'adulte, ou en 1 à 4 administrations IV chez l'enfant.

En substitution temporaire à la phénytoïne orale, on utilisera les mêmes doses.
Contre-indications particulières à la voie parentérale : bradycardie sinusale, bloc sino-auriculaire, BAV des 2e et 3e degrés, syndrome de Stokes-Adams, porphyrie aiguë intermittente.
Chez les sujets âgés, insuffisants hépatiques ou rénaux, il peut être nécessaire de réduire la dose et/ou le débit de perfusion de 10 à 25 %.
Une surveillance continue de l'ECG, de la TA et de la fonction respiratoire doit être effectuée pendant la durée de la perfusion.
Ne peut être dilué que dans une solution hypertonique de chlorure de sodium.
Incompatible avec toute autre association.
Doit être administré immédiatement après reconstitution.

Contre-indications

Hypersensibilité ou intolérance connue aux hydantoïnes, absences, bloc sino-auriculaire, bradycardie sinusale, porphyrie aiguë intermittente, BAV 2e et 3e degrés, syndrome d'Adam Stockes, enfant < 5 ans, grossesse, allaitement

Propriétés

- Prodrogue de la phénytoïne, fixation > 90 % aux protéines plasmatiques, Cmax atteint en 30 minutes (état d'équilibre atteint en 8 à 20 jours), métabolisme hépatique saturable (métabolisation par le cytochrome P450 en époxyde réactif détoxifié par l'époxyde hydroxylase), élimination urinaire avec cycle entéro-hépatique

Indications

- État de mal épileptique de type tonicoclonique

- Prévention et traitement des crises post-intervention neurochirurgicale ou post-trauma crânien
- Substitution de la phénytoïne orale quand elle ne peut être prise par cette voie

Effets indésirables (taux thérapeutique = 5 à 15 mg/l, toxicité si > 20 mg/l)

- Digestifs : hypertrophie gingivale (50 %), anorexie, nausées, vomissements, gastralgies
- Neurologiques : somnolence, possibilité à doses élevées de vertiges, ataxie, dysarthrie, troubles visuels, confusion mentale, syndrome cérébelleux et vestibulaire, neuropathie périphérique, possibilité d'état de mal épileptique en cas de sevrage brutal
- Hématologiques : anémie mégaloblastique par déficit en acide folique, thrombopénies, granulopénies, agranulocytose, pancytopénies parfois mortelles → arrêt immédiat
- Allergiques : éruptions cutanées, fièvre, arthralgies, adénopathies, voire syndrome de Lyell parfois mortel, arrêt immédiat en cas d'éruption, DRESS syndrome, angiœdème, périarthrite noueuse
- Hépatites cholestatiques (surtout si déficit génétique en époxyde hydroxylase) souvent associées à des réactions d'hypersensibilité → arrêt immédiat, notamment chez les noirs
- Divers : lupus induit, hirsutisme, acné, pigmentation brune du visage, carence en vitamine D et B9, effet diabétogène, risque d'hémorragies par déficit en vitamine K chez les nouveau-nés de mère traitée, risque suicidaire, prurit, brûlures, chaleur de l'aine après la perfusion, syndrome du gant pourpre
- **Surdosage** (troubles pouvant apparaître après un délai de plusieurs mois) : ataxie, nystagmus, syndrome cérébelleux, troubles psychiques, hypotension, coma avec défaillance respiratoire, apnée → arrêt et traitement symptomatique

Précautions d'emploi (pas d'arrêt brutal)

- *Surveillance régulière* de la NFS et des plaquettes, des gencives, de la peau, de l'ECG
- *Adjonction systématique* de vitamine D et acide folique en cas d'utilisation prolongée
- *Grossesse* : augmentation du risque de malformations congénitales, possibilité de syndrome hémorragique chez le nouveau-né → prévention par l'apport systématique de vitamine K à la mère (10 à 20 mg/jour *per os* durant le mois précédant l'accouchement) et au nouveau-né (1 à 4 mg/jour *per os* pendant 1 semaine)
- Risque suicidaire accru

Interactions médicamenteuses (très nombreuses car inducteur enzymatique et forte liaison protéique, à contrôler avec le RCP lors de toute nouvelle association)

- ***Associations contre-indiquées*** : delavirdine
- ***Associations déconseillées*** : contraceptifs oraux (inactivation → utiliser une autre méthode contraceptive, en particulier locale), chloramphénicol, cimétidine, disulfirame, phénylbutazone, rétinoïdes, saquinavir, sulfamides, mitoxantrone
- *Associations à utiliser avec précaution* : acide folique, acide valproïque, amiodarone, azathioprine, amphétaminiques, antidépresseurs imipraminiques, antivitamines K, ciclosporine, clozapine, corticoïdes et hormones surrénaliennes, diazépam, digitoxine, dihydropyridines, disopyramide, doxycycline, fénoprofène, fluconazole, fluoxétine, furosémide, hormones thyroïdiennes, inhibiteurs de la pompe à protons, isoniazide, itraconazole, méxilétine, miconazole, paroxétine, progabide, quinidiques, tacrolimus, théophylline et dérivés, viloxazine
- *Associations à prendre en compte* : antithyroïdiens de synthèse (diminution des concentrations de LT4), barbituriques, carbamazépine, méthotrexate, nilutamide, procarbazine, vigabatrin
- Limiter au maximum les associations avec les médicaments métabolisés par les CYP 450, CYP 2C9, CYP 2C19, CYP 3A4

Anticonvulsivants ou Antiépileptiques (VII) : Dérivés de carboxamide (I)

Carbamazépine[G] (1) *Liste II-65 %-Coll*

TÉGRÉTOL LP	30 cp. séc. 200 mg ou 30 cp. séc. 400 mg (à libération prolongée)	Posologie très progressive, augmentée par paliers tous les 2 à 5 jours : A. 10 à 15 mg/kg/jour E. 10 à 20 mg/kg/jour (2) *en 2 ou 3 prises par jour*
TÉGRÉTOL	50 cp. séc. 200 mg	Posologie très progressive, augmentée par paliers tous les 3 à 7 jours : A. 10 à 15 mg/kg/jour E. 10 à 20 mg/kg/jour *en 2 ou 3 prises par jour*
TÉGRÉTOL 20 mg/ml (Suspension buvable)	Fl. 150 ml avec une seringue-doseuse de 10 ml graduée tous les 0,25 ml (1 ml = 20 mg)	*Idem*, surtout E. < 6 ans

1. *Dans l'épilepsie*, la dose initiale recommandée est de 400 mg/jour chez l'adulte et l'adolescent, de 200 mg/jour chez l'enfant > 6 ans ou 100 mg/jour chez l'enfant < 6 ans, administrés au début en 2 prises : ces doses seront augmentées par paliers tous les 3 à 7 jours (de 200 mg/jour chez l'adulte ou 100 mg/jour chez l'enfant) jusqu'à obtention de la réponse désirée en 15 jours environ. À prendre pendant ou après les repas, sans croquer.
   Dans les autres indications de la carbamazépine, les posologies utilisées sont les suivantes :
   - Névralgie du trijumeau (l'efficacité de la carbamazépine en fait un véritable test diagnostique dans la névralgie du trijumeau qu'elle améliore à court terme dans 80 % des cas environ, avec une résistance ultérieure dans 10 % des cas) : 200 mg/jour au début, puis par paliers de 100 mg tous les 3 à 7 jours jusqu'à une dose de 800 à 1 200 mg/jour, sans dépasser 2 000 mg/jour.
   - Douleurs de désafférentation (réponse souvent spectaculaire dans les douleurs fulgurantes), douleurs en éclair d'origine tabétique, neuropathies diabétiques, névralgies post-herpétiques, certains paroxysmes douloureux au cours de la sclérose en plaques : 400 mg/jour au début, puis par paliers jusqu'à suppression des douleurs (800 à 1 200 mg/jour, sans dépasser 2 000 mg/jour).
   - Prévention des rechutes des psychoses maniaco-dépressives (efficacité dans 50 à 75 % des cas en première intention et dans 25 % des cas résistants au lithium, la prévention des états maniaques étant meilleure que celle des états dépressifs) : 400 à 800 mg/jour, à dose progressive.
   - Traitement de certains états d'excitation maniaque (action en une dizaine de jours, en particulier chez les "cycliques rapides" ayant 4 accès maniaques ou plus dans l'année et chez les sujets résistants au lithium) : 600 à 1 200 mg/jour, à dose progressive.
   - Hors AMM : la carbamazépine est active dans les "schizophrénies affectives" notamment chez les sujets jeunes (dépressifs et maniaques) à début précoce et à cycles rapides, et avec des troubles du comportement.
2. Chez l'enfant < 4 ans : 20 à 60 mg/jour en augmentant de 20 à 60 mg tous les 2 jours.
   Chez l'enfant > 4 ans : 100 mg/jour en augmentant de 100 mg toutes les semaines.
   Dose maximale recommandée : 35 mg/kg/jour chez l'enfant < 6 ans ; 1 000 mg/jour chez l'enfant de 6 à 15 ans ; 1 200 mg/jour à partir de 16 ans.

Contre-indications
Hypersensibilité connue à la carbamazépine, bloc auriculo-ventriculaire, absences
Antécédents d'hypoplasie médullaire, porphyrie hépatique
Certaines associations (télapravir, voriconazole), grossesse, allaitement

Propriétés

- Antiépileptique utilisable dans les épilepsies partielles et les crises tonico-cloniques généralisées (mais pas dans les absences et les crises myocloniques), effet antalgique dans certaines douleurs neuropathiques et un effet thymorégulateur et antimaniaque
- Absorption digestive lente, métabolisme hépatique par le CYP 3A4 en dérivé époxydé actif (97-98 %), élimination urinaire, demi-vie de 8 à 24 h, état d'équilibre atteint en 2 à 5 jours, passage transplacentaire et dans le lait maternel (50 % des taux sériques)

Indications (en monothérapie ou en association)

- Épilepsies de type grand mal, épilepsies partielles (notamment épilepsies psycho-motrices du lobe temporal), troubles caractériels intercritiques des épileptiques, seul ou en association
- Prévention des rechutes des troubles de l'humeur bipolaire, traitement de certains états maniaques ou hypomaniaques
- Névralgie du trijumeau et du glossopharyngien et autres douleurs neuropathiques

Effets indésirables (taux thérapeutiques = 4 à 12 µg/l, toxicité si > 12 à 15 µg/l)

- Neurologiques (le plus souvent réduits en fragmentant les prises) : somnolence, ataxie, vertiges, diplopie, céphalées, confusion mentale, agitation, risque suicidaire, risque de chute
- Bouche sèche, nausées, vomissements, diarrhée ou constipation (huile de ricin, dans les comprimés LP), prise de poids, réduction de la vitamine D, glaucome, rétention d'urine, hypothyroïdie
- Rares et *imposant l'arrêt immédiat* : neutropénie, thrombopénie, agranulocytose, aplasie médullaire, hépatite, hyponatrémie, thrombo-embolie, protéinurie, troubles de la conduction, **accidents cutanés graves**, lupus, réactions dermatologiques sévères (nécrolyse épidermique toxique, pustulose exanthémathique aiguë généralisée, syndrome de Stevens-Johnson)
- Risque de Lyell accru chez les populations HLA B 1502 d'origine asiatique (thaïlandaise ou chinoise han), également chez les Européens ou les Japonais HLA A 3101, risque de DRESS syndrome

Précautions d'emploi et interactions médicamenteuses (inducteur puissant)

- Bilan hépatique et hémogramme préalables puis réguliers, utilisation prudente chez le sujet âgé, les conducteurs et utilisateurs de machines, en cas de glaucome par fermeture de l'angle, adénome prostatique, insuffisance cardiaque, hépatique, rénale, éruption cutanée
- Grossesse : possibilité de syndrome hémorragique chez le nouveau-né → prévention par l'apport de vitamine K à la mère et au nouveau-né. Carence en acide folique au cours de la grossesse. Si grossesse souhaitée, envisager le changement de traitement
- ***Associations contre-indiquées*** : IMAO non sélectifs, télaprévir, voriconazole, aprépitant, cobicistat, daclatasvir, dasabuvir, délamanid, azolés, lédipasvir, lurasidone, rilpivirine, sofosbuvir, télaprévir, velpatasvir, voriconazole, isavuconazole
- ***Associations déconseillées*** : contraceptifs oraux (inactivation), clozapine, isoniazide, lithium, macrolides, valpromide, alcool, millepertuis, jus de pamplemousse, inhibiteurs des tyrosines kinases, praziquantel, tramadol, bocéprévir, bosentan, dabigatran, dronédarone
- *Associations à utiliser avec précaution* : acétazolamide, acide valproïque, imipraminiques, sérotoninergiques, AVK, barbituriques, ciclosporine, cimétidine, clonazépam, corticostéroïdes, danazol, desmopressine, diltiazem, doxycycline, éthosuximide, felbamate, félodipine et isradipine, halopéridol, hormones thyroïdiennes, itraconazole, dépresseurs du SNC, phénytoïne, procarbazine, quinidiques, rifampicine, tacrolimus, théophylline et dérivés, vérapamil, viloxazine
- Associations majorant le risque d'hyponatrémie, inhibiteurs de la recapture de la sérotonine, diurétiques, desmopressine

Anticonvulsivants ou Antiépileptiques (VIII) : Dérivés de carboxamide (II)

Oxcarbazépine[G] (1) et (2) *Liste II-65 %-Coll*

TRILEPTAL	50 cp. 150 mg, 300 mg ou 600 mg	Posologie très progressive, augmentée par paliers tous les 7 jours, *en 2 prises/jour* : A. 600 mg/jour, jusqu'à 2 400 mg/jour max. E. > 6 ans : 8-10 mg/kg/jour, puis jusqu'à 46 mg/kg/jour
TRILEPTAL 60 mg/ml (Suspension buvable) (3)	Fl. 250 ml avec une seringue-doseuse de 10 ml graduée tous les 0,5 ml (1 ml = 60 mg)	*Idem* (4) et (5)

1. Chez l'adulte, la dose initiale recommandée est de 600 mg/jour et sera si besoin augmentée par paliers de 600 mg/jour tous les 7 jours jusqu'à la réponse désirée (600 à 2 400 mg/jour). Pour une activité identique, il faut une dose double d'oxcarbazépine comparativement à la carbamazépine.
   Chez l'enfant, la dose initiale recommandée est de 8 à 10 mg/kg/jour et sera si besoin augmentée par paliers de 10 mg/kg/jour tous les 7 jours jusqu'à la réponse désirée (30 à 46 mg/kg/jour).
   En cas d'insuffisance rénale avec clairance de la créatinine < 30 ml/min, les doses seront réduites de moitié.
2. Ce médicament a été développé dans le but d'éviter un métabolite époxide probablement impliqué dans de nombreux effets indésirables de la carbamazépine.
3. Contient des parahydroxybenzoates (réactions allergiques retardées possibles).
4. La prescription en suspension buvable doit être effectuée en millilitres afin d'éviter les erreurs et les risques de surdosage.
5. Avant le début du traitement, recherche des allèles HLA-A 3101 et HLA-B 1502 prédictifs d'un risque de Lyell accru.

Contre-indications
Allergie croisée avec la carbamazépine dans 25 à 30 % des cas
Antécédent de réaction cutanée avec ce traitement
Grossesse (tératogène) et allaitement

Propriétés

- Antiépileptique chimiquement proche de la carbamazépine, ayant moins d'interactions médicamenteuses (métabolisme différent), entraînant moins de réactions allergiques mais plus d'hyponatrémie
- Absorption digestive complète, métabolisation hépatique intense en dérivé actif (DMH), élimination essentiellement urinaire sous forme de métabolites, demi-vie d'élimination de 9,3 ± 1,8 heures, état d'équilibre atteint en 2 à 3 jours, passage transplacentaire et dans le lait maternel (50 % des taux plasmatiques)

Indications

- Traitement des crises d'épilepsie partielle avec ou sans généralisation secondaire chez l'adulte et l'enfant à partir de 6 ans, en monothérapie ou en association

Effets indésirables

- Très fréquents (≥ 10 %) : céphalées (37 %), somnolence (21 %), vertiges (20 %), fatigue, asthénie, nausées, vomissements, diplopie, ataxie, risque suicidaire accru
- Fréquents (1 à 10 %) : hyponatrémie (plus que la carbamazépine), agitation, amnésie, apathie, ataxie, troubles de la concentration, nervosité, confusion, dépression, nystagmus, flou visuel, tremblements, constipation ou diarrhée, douleurs abdominales, acné, alopécie, rash cutané, pancréatite, hypothyroïdie (à surveiller en particulier chez l'enfant), troubles musculo-squelettiques accrus, prise de poids
- Rares (< 1 %) : urticaire, leucopénie, élévation des transaminases et/ou des phosphatases alcalines, hématotoxicité : agranulocytose, pancytopénie, réactions d'hypersensibilité de classe 1 imposant l'arrêt définitif, œdème de Quincke, réactions allergiques systémiques, syndrome de Lyell et de Stevens-Johnson, pustulose exanthématique aiguë généralisée, arythmies (BAV en particulier), thrombopénie, hépatites, hyponatrémie compliquée, lupus induit, risque de DRESS syndrome

Précautions d'emploi

- Bilan préalable (natrémie, bilan hépatique et rénal, hémogramme) puis régulièrement (dont natrémie après 15 jours, puis mensuelle pendant 3 mois) → restriction hydrique ou diminution des doses ou arrêt en cas d'hyponatrémie, arrêt du traitement en cas d'hépatite, réaction allergique ou autres effets indésirables graves
- Utilisation prudente en cas d'insuffisance cardiaque (surveiller poids et natrémie), de troubles de la conduction, et chez les conducteurs et utilisateurs de machines
- Insuffisance rénale : *cf.* note page précédente
- Insuffisance hépatique sévère : absence d'études
- Risque suicidaire accru, réduction de LT4
- Même problématique HLA que pour la carbamazépine (*cf.* pages précédentes)

Interactions médicamenteuses (inducteur faible du CYP 3A4 et du CYP 3A5 et inhibiteur du CYP 2C19)

- ***Associations contre-indiquées*** : IMAO non sélectifs
- ***Associations déconseillées*** : contraceptifs oraux (inactivation possible → utiliser une autre méthode contraceptive, en particulier de type mécanique), alcool
- *Associations à utiliser avec précaution* : phénytoïne (réduire si besoin sa posologie), phénobarbital, lithium, diurétiques, AINS, desmopressine
- Pas d'interaction significative avec acide valproïque, clobazam, felbamate

Anticonvulsivants ou Antiépileptiques (IX) : Dérivés de carboxamide (III)

Rufinamide *Liste I-65 %-Coll-Réservé aux médecins spécialises en pédiatrie ou en neurologie et expérimentés dans la prise en charge de l'épilepsie*

INOVELON *Conservation du flacon ouvert : 90 jours*	10 cp. séc. 100 mg 60 cp. séc. 200 mg ou 400 mg Susp. buv. 40 mg/ml Fl. 460 ml + 2 seringues graduées par 0,5 ml	A. et E. > 4 ans et > 30 kg : 200 à 1 600 mg × 2 fois/jour (1) E. > 4 ans et < 30 kg : 100 à 500 mg × 2 fois/jour Paliers de 200 mg tous les 2 jours E. ≥ 1 an et < 4 ans (2) À prendre au cours des repas avec de l'eau (3)

1. *Patients < 30 kg ne recevant pas de valproate* : le traitement doit être instauré à une dose journalière de 200 mg. En fonction de la réponse clinique et de la tolérance, la posologie peut être augmentée par paliers de 200 mg/jour, tous les 2 jours, jusqu'à la dose maximale recommandée de 1 000 mg/jour. Des doses pouvant atteindre 3 600 mg/jour ont été étudiées chez un nombre limité de patients.
Patients < 30 kg traités aussi par le valproate : le valproate diminuant significativement la clairance d'Inovelon, le traitement doit être instauré à 200 mg/jour jusqu'à la dose maximale recommandée de 600 mg/jour.
Utilisation chez les adultes et les enfants ≥ 4 ans et > 30 kg : le traitement doit être instauré à la posologie journalière de 400 mg. En fonction de la réponse clinique et de la tolérance, la dose peut être augmentée par paliers de 400 mg/jour, tous les 2 jours, jusqu'à la dose maximale recommandée indiquée dans le tableau ci-dessous.
2. *Enfants entre 1 et 4 ans* :
   - Sans valproate : 10 mg/kg/jour ou 0,25 ml/kg/jour (suspension buvable).
   - Avec valproate : même posologie initiale; peut être augmentée tous les 3 jours de 10 mg/kg/jour; au maximum : 30 mg/kg/jour ou 0,75 ml/kg/jour.

Poids corporel	30,0-50,0 kg	50,1-70,0 kg	≥ 70,1 kg
Dose maximale recommandée	1 800 mg/jour	2 400 mg/jour	3 200 mg/jour

Des doses pouvant atteindre 4 000 mg/jour (pour un poids corporel allant de 30 à 50 kg) ou 4 800 mg/jour (pour un poids > 50 kg) ont été étudiées chez un petit nombre de patients. Pas d'adaptation à la fonction rénale, prudence en cas d'insuffisance hépatique, arrêt toujours progressif.

3. Suspension buvable : 200 mg ou 5 ml en 2 fois (2,5 ml matin et soir). Augmentation par paliers de 200 mg/jour tous les 2 jours → dose maximale de 1 000 mg/jour ou 25 ml de suspension buvable. En cas d'association au valproate, ne pas dépasser 600 mg dose totale/jour (15 ml en suspension).

Le valproate diminue la clairance du rufinamide. Les posologies de rufinamide doivent alors être diminuées.

Contre-indications
Hypersensibilité à la substance active, aux dérivés triazolés ou à l'un des excipients
Insuffisance hépato-cellulaire, intolérance au lactose
Grossesse et allaitement (absence de données)

Propriétés

- Modulateur de l'activité des canaux sodiques, prolongeant leur état inactif
- Biodisponibilité diminuant avec la dose, (34 %) liée aux protéines sériques humaines, presque exclusivement éliminé par hydrolyse du groupe carboxylamide en dérivé acide, le CGP 47292, pharmacologiquement inactif. Métabolisme *via* le cytochrome P450 très minime. Demi-vie d'élimination plasmatique d'environ 6 à 10 heures. L'excrétion rénale est la voie prédominante d'élimination des produits liés au médicament, représentant 84,7 % de la dose

Indications

- Indiqué comme traitement adjuvant des crises d'épilepsie associées au syndrome de Lennox-Gastaut chez les patients ≥ 1 an

Effets indésirables

- *Très fréquents* : somnolence, asthénie, céphalées, vertiges, nausées, vomissements
- *Fréquents* : infection des voies aériennes supérieures et inférieures, syndrome grippal, anorexie, perte de poids, anxiété, insomnie, état de mal épileptique, convulsions, troubles de la coordination, nystagmus, hyperactivité psychomotrice, tremblement, diplopie, douleurs abdominales, éruption cutanée, acné, troubles de la marche, mal de dos, chute, oligoménorrhée, somnolence
- Risque suicidaire accru (comme pour tous les AES)

Précautions d'emploi

- Risque d'état de mal épileptique sous rufinamide, en début de traitement (arrêt de 20 % des traitements au cours des essais)
- Arrêt progressif afin de réduire le risque possible de crises d'épilepsie à l'arrêt
- Augmentation du risque de chutes accidentelles, réactions d'hypersensibilité : risque de Stevens-Johnson et de DRESS syndrome, lymphadénopathie, fièvre, éruption cutanée, hématurie, anomalie des fonctions hépatiques
- Raccourcissement de l'espace QTc, proportionnel à sa concentration (recherche d'un syndrome congénital du QT court), ECG en début de traitement
- Prise de contraceptif indispensable (fœtotoxicité animale)
- Attention à la conduite automobile

Interactions médicamenteuses

- Valproate de Na : une augmentation importante des concentrations plasmatiques de rufinamide peut être observée, surtout si poids < 30 kg
- Carbamazépine, phénobarbital, phénytoïne, vigabatrine et primidone : risque de baisse du taux de rufinamide
- Risque de diminution de l'efficacité des contraceptifs oraux
- Pas de métabolisation par les cytochromes P450 mais inducteur du CYP 3A4 (risque de diminution d'activité)

Anticonvulsivants ou Antiépileptiques (X)

Eslicarbazépine[G] *Liste I-65 %-Coll*

ZEBINIX	30 cp. séc. 800 mg	A. et E. > 6 ans : 400 mg × 1 fois/jour puis 800 mg/jour en 1 prise après 1 à 2 semaines (1), (2) et (3)

1. En fonction de la réponse individuelle, la dose pourra être augmentée jusqu'à une dose maximale de 1 200 mg × 1 fois/jour prise au cours ou en dehors des repas (voire 1 600 mg en monothérapie).
2. **Ajuster la posologie à la fonction rénale : demi-dose entre 30 et 60 ml/min de créatinine; < 30 ml/min, utilisation non recommandée.**
3. Enfant : dose initiale 10 mg/kg/jour, puis augmenter toutes les 2 semaines de 10 mg/kg/jour jusqu'à un maximum de 30 mg/kg/jour

Contre-indications

Hypersensibilité à la substance active ou à d'autres dérivés des carboxamides (carbamazépine, oxcarbazépine), bloc auriculo-ventriculaire 2 ou 3

Propriétés

- Stabilise l'inactivation des canaux sodiques voltage-dépendants, empêchant ainsi leur retour à un état activé. L'activité s'exerce principalement par le biais de son métabolite actif, l'eslicarbazépine. L'eslicarbazépine et son glucuronide représentent plus de 90 % des métabolites totaux excrétés par voie urinaire, avec environ deux tiers sous forme inchangée et un tiers sous forme du conjugué glucuronide

Indications

- En monothérapie dans le traitement de l'épilepsie partielle avec ou sans généralisation secondaire chez des adultes avec une épilepsie récemment diagnostiquée
- En association chez l'adulte et l'enfant > 6 ans dans le traitement de l'épilepsie partielle avec ou sans généralisation secondaire

Effets indésirables

- Très fréquents : sensation vertigineuse, somnolence, risque de chute traumatique
- Fréquents : céphalées, troubles de la coordination, de l'attention, de la marche, tremblement, diplopie, nausées, vomissements, diarrhée, rash, fatigue
- Rares : anémie, hypersensibilité, hypothyroïdie, hyponatrémie, troubles de l'appétit, nombreux troubles neurologiques, acouphènes, bradycardie sinusale, allongement de l'espace PR possible, troubles digestifs variés, alopécie, myalgie, éruption cutanée, rash

Précautions d'emploi et interactions médicamenteuses

- Risque accru de somnolence et de chute, attention chez l'insuffisant rénal : risque de surdosage, surveillance de la natrémie, de l'ECG (allongement de l'espace PR)
- Diminue l'efficacité des CO; pas d'arrêt brutal sous peine de reprise évolutive
- Risque accru de syndrome de Stevens-Johnson chez les patients d'origine chinoise et thai porteurs de l'allèle HLA B 1502. Chez les Européens et chez les Japonais HLA A 3101 : augmentation du risque d'accident cutané de 5 à 26 % par analogie avec la carbamazépine
- Comme pour les autres antiépileptiques, un risque accru d'idées suicidaires n'est pas exclu bien que n'ayant pas été spécifiquement démontré
- Peu ou pas de notion chez la femme enceinte; chez l'animal baisse de la fertilité
- L'acétate d'eslicarbazépine est probablement inducteur du CYP 3A4 : attention en particulier avec les œstroprogestatifs, notamment ceux contenant du lévonorgestrel
- Avec oxcarbazépine : risque accru d'exposition aux métabolites actifs; simvastatine : diminution de 50 % (CYP 3A4) et inhibiteur du CYP 2C19 (phénytoïne)

Anticonvulsivants ou Antiépileptiques (XI)

Éthosuximide *Liste II-65 %-Coll*

ZARONTIN (1)	Sirop : fl. 200 ml à 250 mg/5 ml (2) (gobelet doseur gradué tous les 2,5 ml)	En 1 ou 2 prises *aux repas* : A. 20 mg/kg/jour soit 30 ml de sirop (D. max. : 2 g/jour) E. > 3 ans : 20 à 30 mg/kg/jour soit 10 ml de sirop (3) et (4)
PETINIMID *ATU* (5)	100 cap. molles 250 mg	Posologie ci-dessous (6)

1. Excipient jaune orangé (E 110) à effet notoire : risque de réactions allergiques.
2. Contient 6 mg de chlorure de sodium par cuillère à café de 5 ml.
3. La dose efficace sera atteinte par paliers en commençant par 250 mg/jour chez l'enfant entre 3 et 6 ans soit 5 ml, ou 500 mg/jour chez l'enfant > 6 ans et l'adulte, puis en augmentant la posologie de 250 mg tous les 4 à 7 jours sans dépasser 30 mg/kg/jour chez l'enfant (1 g/jour) et 20 mg/kg/jour chez l'adulte (2 g/jour). Pas d'efficacité établie chez l'enfant < 3 ans. Taux thérapeutiques = 40 à 80 mg/l (taux toxiques au delà de 100 mg/l).
4. Quand le contrôle des crises est obtenu, une seule prise par jour suffit (longue demi-vie).
5. Prescription hospitalière réservée aux neurologues et aux pédiatres.
6. A. et E. : 500 mg puis augmenter de 250 mg toutes les semaines jusqu'à 1 000 à 1 500 mg en 2 prises avec de l'eau au cours des repas, en cas de difficulté avec la solution buvable.

Contre-indications

Enfant < 3 ans, grossesse et allaitement (pas tératogène chez l'animal)
Association au millepertuis, intolérance au fructose

Propriétés

- Antiépileptique de la famille des suxinimides, agissant uniquement dans le petit mal épileptique, utilisable en deuxième intention en monothérapie après échec de l'acide valproïque, puis si nécessaire avec l'acide valproïque ou le clonazépam
- Absorption correcte, métabolisme hépatique par le CYP 3A4, demi-vie de 30 heures chez l'enfant et 60 heures chez l'adulte, élimination urinaire (en 4 à 5 jours), état d'équilibre atteint en 7 jours, médicament dialysable

Indications

- Traitement, en monothérapie ou en association à un autre antiépileptique, des épilepsies généralisées : absences, crises myocloniques et atoniques

Effets indésirables

- Digestifs (cédant à la réduction de la posologie) : anorexie, nausées, vomissements, hoquet, douleurs abdominales, diarrhée, gastralgies, amaigrissement, hypertrophie gingivale
- Neuro-psychiques : somnolence, céphalées, vertiges, asthénie, ataxie, irritabilité, excitation (plus fréquente si antécédents psychiatriques), difficultés scolaires, exacerbation des crises de grand mal ou d'épilepsie partielle associées, syndrome extrapyramidal, risque suicidaire
- Leucopénie, éosinophilie, anémie aplastique, voire agranulocytose ou pancytopénie
- Cutanés : urticaires, rashs cutanés, syndrome de Stevens-Johnson, lupus induit, DRESS

Précautions d'emploi et interactions médicamenteuses

- *Associer un autre antiépileptique actif* en cas d'absences associées à des crises de grand mal épileptique ou d'épilepsie partielle, pas d'arrêt brutal. Prudence en cas de porphyrie
- *Surveiller régulièrement* l'hémogramme, les fonctions rénale et hépatique, les tests de coagulation (tous les mois la première année)
- ***Associations contre-indiquées*** : millepertuis (réduit la concentration)
- *Associations à utiliser avec précaution* : carbamazépine et autres médicaments métabolisés par les CYP 3A4. Doser les antiépileptiques associés

Anticonvulsivants ou Antiépileptiques (XII)

Topiramate[G] *Liste I-65 %-Coll*

ÉPITOMAX (1) (2) et (3)	28 gél. 15 mg, 25 mg ou 50 mg (ces gélules peuvent être ouvertes pour mélanger leur contenu aux aliments, mais à alors avaler sans mâcher)	A. 25 mg/jour le soir × 7 jours, puis paliers de 25 à 50 mg/semaine jusqu'à 500 mg/jour en 2 prises E. ≥ 2 ans : 0,5 à 1 mg/kg/jour le soir × 7 jours, puis paliers de 0,5 à 1 mg/kg/semaine ou 2 semaines jusqu'à 2 à 3 mg/kg/jour
	28 cp. 50 mg, 100 mg ou 200 mg	

1. *En monothérapie* :
   - Adulte : début très progressif. Augmenter la dose de 25 à 50 mg toutes les semaines en débutant à 25 mg. Si nécessaire, prolonger les paliers. Objectif : 100 à 200 mg/jour en 2 prises; maximum : 500 mg/jour en 2 prises.
   - Enfant > 6 ans : 0,5 à 1 mg/kg/jour le soir pendant la première semaine. Posologie initiale : 100 mg/jour le soir.

   En association : *cf.* ci-dessous et Indications page suivante.
   - En association, dose minimale efficace : 200 mg.

     Remarque : en association dans le syndrome de Lennox-Gastaut chez l'enfant > 2 ans, débuter à 25 mg le soir la première semaine jusqu'à 5 à 9 mg/kg/jour max. en 2 prises; augmenter par paliers de 1 à 3 mg/kg/jour toutes les 1 à 2 semaines.

   Posologie journalière moyenne : entre 200 et 400 mg en 2 prises. Chez l'enfant, posologie journalière efficace à atteindre progressivement (maximum testé : 30 mg/kg/jour).
   - Pas d'interaction avec l'alimentation.
   - Chez l'enfant, effets indésirables spécifiques : éosinophilie, hyperactivité psychomotrice, vertiges, vomissements, hypothermie, difficultés scolaires.
   - Le topiramate inhibe le CYP 2C19 et peut interférer avec d'autres substrats : diazépam, imipramine, moclobémide, proguanil, oméprazole.

   Dans le traitement de la migraine chez l'adulte : 100 mg/jour en 2 prises. Débuter à 25 mg le soir et augmenter par paliers de 1 à 2 semaines. Dose maximale : 200 mg/jour.
2. Surveiller les posologies en cas d'insuffisance rénale.
3. *Remarque* : une augmentation de la fréquence des crises ou apparition de nouveaux types de crise peuvent survenir en début de traitement (diminution des concentrations des traitements associés, progression de la maladie, effet paradoxal).

Contre-indications
Hypersensibilité connue au produit ou aux sulfamides, intolérance au lactose Grossesse et allaitement (tératogène chez l'animal ; fentes palatines, faible poids de naissance)

Propriétés

- Antiépileptique (monosaccharide sulfamate-substitué) augmentant l'activité de l'acide gamma-amino-butyrique ou GABA (principal neurotransmetteur inhibiteur)
- Absorption digestive rapide (81 %), liaison faible aux protéines plasmatiques (≤ 17 %), métabolisation partielle en dérivés inactifs (20 % en monothérapie mais 50 % avec des inducteurs enzymatiques), élimination urinaire diminuée en cas d'insuffisance rénale, demi-vie d'environ 21 heures, passage transplacentaire dans le lait maternel, dans le LCR

Indications (en monothérapie, ou en association aux autres antiépileptiques)

- Traitement des épilepsies partielles et des crises généralisées tonico-cloniques (n'est pas efficace dans les absences) en monothérapie au-delà de l'âge de 6 ans
- En association aux autres antiépileptiques chez l'enfant à partir de 2 ans, l'adolescent et l'adulte dans l'épilepsie partielle secondairement généralisée ou non, dans les crises tonico-cloniques généralisées, dans le traitement des crises associées au syndrome de Lennox-Gastaut
- Traitement prophylactique des migraines de l'adulte rebelles aux autres traitements (début par 25 mg/jour le soir, paliers de 25 mg/semaine sans dépasser 100 mg/jour en 2 prises)

Effets indésirables

- Troubles cognitifs (41 %), paresthésies (13-35 %), céphalées (18-25 %), asthénie (17-23 %), somnolence (12-17 %), sensations vertigineuses (12-19 %), anorexie, nausées, diarrhée, **troubles affectifs**, troubles du langage, comportements agressifs, **dépression**, troubles psychotiques, idées suicidaires, troubles cognitifs, rhinopharyngite, réactions cutanées sévères
- Rares : nystagmus, ataxie, diplopie, amputation du champ visuel (réversible), **myopie aiguë avec glaucome secondaire à angle fermé** dans le premier mois de traitement, **perte de poids parfois importante**, nausées, vomissements, dysgueusie, acidose métabolique hyperchlorémique (inhibition de l'anhydrase carbonique rénale) grave, accidents thrombo-emboliques, leuconeutropénie, thrombocytopénie, lymphopénie, pancréatite aiguë
- Lithiase urinaire, oligo-hydrose et hyperthermie en cas de température extérieure élevée ou exercice important → assurer une hydratation adéquate (troubles majeurs de la sudation), glaucome par fermeture de l'angle, précaution en cas d'antécédent de lithiase rénale (inhibition de l'anhydrase carbonique) ; hyperammoniémie avec ou sans encéphalopathie (dose-dépendant)

Précautions d'emploi et interactions médicamenteuses

- Bien s'hydrater en cas de fièvre ou chaleur et au quotidien (diminue le risque de lithiase rénale)
- Antécédent de dépression, idées suicidaires possibles
- Prédisposition à un glaucome à angle fermé (enfant, adulte)
- Utiliser avec prudence chez les conducteurs et utilisateurs de machines, ne jamais arrêter brutalement
- Insuffisance rénale → posologie réduite de 50 % (chez l'hémodialysé, administrer une dose supplémentaire d'environ 50 % de la dose quotidienne en début et fin de dialyse)
- ***Associations déconseillées*** : contraceptifs oraux (risque d'inactivation), produits pouvant induire la formation de calculs urinaires (*cf.* Lithiases urinaires iatrogènes)
- *Associations à utiliser avec précaution* : phénytoïne et carbamazépine (variations des taux plasmatiques des produits), valproate et divalproate de sodium (risque accru d'hyperammoniémie et d'encéphalopathie), digoxine (diminution de la digoxinémie), millepertuis (perte d'efficacité), contraceptifs oraux, lithium (baisse du taux), hydrochlorothiazide (hypokaliémie), millepertuis, rispéridone (majoration des effets indésirables)

Anticonvulsivants ou Antiépileptiques (XIII)

Tiagabine *Liste I-30 %-Coll*

GABITRIL (1)	50 cp. 5 mg, 10 mg ou 15 mg (fl. sécurisé)	À dose progressive en 1 à 2 prises orales *au cours des repas* : A. et E. > 12 ans : posologie ci-dessous (2)

1. Contient du lactose, excipient à effet notoire.
2. Dose initiale de 5 à 10 mg/jour en 3 prises aux repas, puis augmenter par paliers hebdomadaires de 5 à 10 mg/jour jusqu'à la dose d'entretien recommandée ci-dessous, en 2 prises quotidiennes :
   - Patients sans inducteur enzymatique : 15 à 30 mg/jour.
   - Patients traités par inducteurs enzymatiques : 30 à 50 mg/jour (voire jusqu'à 70 mg/jour).

   Insuffisance hépatique légère à modérée → réduire les doses unitaires ou espacer les prises (car le pic plasmatique est augmenté de 50 %, l'ASC de 70 % et la demi-vie est allongée).

   Insuffisance rénale : pas d'adaptation des doses.

   Pas d'arrêt brutal du traitement.

   Pas de titration rapide.

Contre-indications

Antécédents d'hypersensibilité à la tiagabine ou à l'un des constituants
Insuffisance hépatique sévère, galactosémie congénitale
Épilepsies généralisées, en particulier formes idiopathiques comportant des absences et syndrome de Lennox-Gastaut, millepertuis

Propriétés

- Antiépileptique, inhibiteur puissant et sélectif du captage du GABA (principal neurotransmetteur inhibiteur) à la fois neuronal et glial, élevant sa concentration cérébrale
- Absorption à 90 %, fixation à 96 % aux protéines plasmatiques, métabolisation hépatique importante par le CYP 3A4/5 (augmentée par les inducteurs enzymatiques), élimination essentiellement fécale, passage transplacentaire (passage dans le lait non étudié), demi-vie de 7 à 9 heures (2 à 3 heures avec des inducteurs enzymatiques)

Indications

- Traitement chez l'adulte et l'enfant > 12 ans des épilepsies partielles avec ou sans crises secondairement généralisées, en addition aux autres antiépileptiques si ceux-ci sont insuffisamment efficaces. Échec de 1 ou 2 monothérapies

Effets indésirables (surtout lors de la phase d'ajustement de la posologie)

- Concernent essentiellement le SNC : risque suicidaire, anxiété, dépression, nervosité
- Sensations vertigineuses (30 à 34 %), asthénie et somnolence (20 à 25 %), céphalées et tremblements (20 à 25 %)
- Plus rares (10 à 15 %) : nervosité, difficultés de concentration, diarrhée, humeur dépressive, labilité émotionnelle, ecchymoses, rares cas de déficits du champ visuel, tendance suicidaire, réaction paranoïde, hallucinations, idées délirantes, idées suicidaires
- Depuis la commercialisation sont soulignés : vision trouble, vomissements, ataxie, démarche anormale, troubles du langage, hostilité, insomnie, dermatite bulleuse, spasmes musculaires, diarrhée, douleurs abdominales, ecchymoses spontanées
- Des convulsions et états de mal épileptique chez des patients non épileptiques traités hors AMM pour des troubles psychiatriques sont régulièrement rapportés. Chez certains patients, risque d'augmentation de la fréquence des crises ou apparition de crises de type différent

Précautions d'emploi

- Bilan hépatique préalable avec NFS et plaquettes, puis régulièrement (vérifier la NFS et les plaquettes en cas d'ecchymoses)
- Insuffisance hépatique légère à modérée → réduire les doses unitaires ou espacer les prises, pas d'influence de l'insuffisance rénale
- Utiliser avec prudence chez les conducteurs et utilisateurs de machines. En cas d'antécédents de troubles du comportement sévères dont anxiété et dépression → surveillance accrue du fait de rechute et d'un risque suicidaire
- Ne pas arrêter brutalement le traitement mais si possible sur 2 à 3 semaines (risque de recrudescence des crises)
- Enfant < 12 ans, grossesse, allaitement : utilisation déconseillée (données insuffisantes) mais pas d'effet tératogène chez l'animal

Interactions médicamenteuses

- *Associations à prendre en compte* : inducteurs enzymatiques (carbamazépine, phénobarbital, phénytoïne, primidone, rifampicine) car augmentation du métabolisme de la tiagabine (→ augmenter les doses : *cf.* note ci-contre), millepertuis
- Pas d'interactions avec la contraception orale

Anticonvulsivants ou Antiépileptiques (XIV)

Gabapentine[G] *Liste I-65 %-Coll*

NEURONTIN	90 gél. 100 mg, 300 mg ou 400 mg *(pouvant être ouvertes en mélangeant leur contenu à un aliment car goût très amer)* 90 cp. séc. 600 mg ou 800 mg *(comprimés très gros et donc difficiles à avaler, réservés à l'adulte)*	*En monothérapie* ou en *association avec* d'autres *antiépileptiques* appropriés (1) : A. et E. > 16 ans (au cours des repas) (2) : 300 mg × 1 fois/jour (1er jour) *puis* 300 mg × 2 fois/jour (2e jour) *puis* 300 mg × 3 fois/jour (3e jour) *puis* selon le résultat (3) (D. max. : 3 600 mg/jour en 3 prises) E. de 3 à 12 ans (en 3 prises) (2) et (4) : 10 mg/kg/jour (1er jour) *puis* 20 mg/kg/jour (2e jour) *puis* 30 à 35 mg/kg/jour (jusqu'à 50 mg/kg/jour)

1. Arrêt progressif sur au moins une semaine quelle que soit l'indication.
2. Si prise en dehors des repas, avaler entier avec un verre d'eau.
3. Adaptation de la posologie à partir du 3e jour :
   - Si le contrôle des crises est satisfaisant, continuer à la dose de 900 mg/jour en 3 prises (300 mg matin, midi et soir) en monothérapie, ou 1 200 mg/jour en 3 prises (400 mg matin, midi et soir) en association.
   - Si le contrôle des crises est insuffisant, augmenter les doses progressivement par paliers pour atteindre 1 800 mg/jour, voire 2 400 mg/jour dans certains cas (dose maximale = 3 600 mg/jour).

   Réduire la posologie en cas d'insuffisance rénale en fonction de la clairance de la créatinine :
   - Clairance de la créatinine > 60 ml/min → 400 mg × 3 fois/jour.
   - Clairance de la créatinine ≤ 60 ml/min → 300 mg × 2 fois/jour.
   - Clairance de la créatinine ≤ 30 ml/min → 300 mg × 1 fois/jour.
   - Clairance de la créatinine < 15 ml/min → 300 mg tous les 2 jours.
   - Hémodialysés → dose de charge de 300 à 400 mg, puis dose d'entretien de 200 à 300 mg après chaque 4 heures d'hémodialyse. Pas de gabapentine les jours sans dialyse.
   - Réduction toujours progressive.
4. Enfant > 6 ans : toujours en association.
   Enfant > 12 ans : possible en monothérapie.

Contre-indications

Hypersensibilité connue à la gabapentine, idées suicidaires, intolérance au lactose (gélule)

Propriétés

- Antiépileptique de structure proche de celle du GABA ou acide gamma-aminobutyrique (principal neurotransmetteur inhibiteur), dont le mécanisme d'action est encore mal connu (pas de liaison aux récepteurs GABA A et GABA B), ayant également un effet bénéfique dans les douleurs neuropathiques permanentes, chroniques
- Absorption de 51 à 59 % (non influencée par les aliments), absence de liaison aux protéines plasmatiques, élimination sous forme inchangée par les urines (réduite en cas d'insuffisance rénale), demi-vie d'élimination de 5 à 7 heures

Indications

- Traitement des épilepsies partielles de l'adulte et de l'enfant > 6 ans, en monothérapie de première intention ou de substitution, ou en association aux autres antiépileptiques quand ils sont insuffisamment efficaces (effet optimal dans les épilepsies partielles avec des crises partielles complexes et les épilepsies partielles avec généralisation tonico-clonique secondaire)
- Douleurs neuropathiques périphériques : névralgies post-zostériennes (jusqu'à 3 600 mg/jour), neuropathies diabétiques douloureuses
- *Utilisation hors AMM* : névralgies du trijumeau, douleurs associées à la sclérose en plaques, neuropathies sensitives liées à l'infection à VIH, douleurs des membres fantômes, syndromes douloureux régionaux complexes, douleurs associées à une lésion de la moelle spinale, prophylaxie des migraines (*cf. Antalgiques*)

Effets indésirables

- Fréquents (81 %, motivant l'arrêt dans 7 % des cas) :
  - Neuro-psychiques (surtout en début de traitement) : somnolence, sensations vertigineuses, troubles de l'équilibre, asthénie, céphalées, tremblements, troubles psychiques (labilité émotionnelle, hostilité, troubles de la pensée avec idées suicidaires ayant pu conduire à des décès par suicide), prise de poids, abus, dépendance
  - Nausées et/ou vomissements (9 %), sensation de nez bouché, œdèmes périphériques, troubles visuels : amblyopie, diplopie, infections virales, fièvre, dépression respiratoire, épisodes infectieux
- Chez l'enfant : comportement agressif et hyperkinésie, infections virales, hypertension artérielle
- Rares : manifestations d'hypersensibilité, neutropénie, thrombopénie, hépatites parfois graves, pancréatite, DRESS syndrome pouvant débuter uniquement par de la fièvre et des lymphadénopathies, élévation des CPK, agranulocytose, anaphylaxie, dépression respiratoire (sujets à risque respiratoire, insuffisance rénale, opioïdes)

Précautions d'emploi et interactions médicamenteuses

- Utiliser avec prudence chez les conducteurs et utilisateurs de machines (risque de somnolence et vertiges), les sujets ayant des troubles comitiaux mixtes comportant des absences (pas d'efficacité sur les absences qu'elle peut même aggraver) et en cas de troubles psychiques avec idées suicidaires (à rechercher). Éviter les cumuls de sédatifs
- Insuffisance rénale : réduire la posologie (*cf.* page ci-contre)
- Réduire les doses sur 1 semaine environ si une interruption est nécessaire, pour éviter un syndrome de sevrage (anxiété, insomnie, nausées, douleurs, sueurs)
- Grossesse : à n'utiliser qu'en cas d'absolue nécessité (innocuité non établie)
- Allaitement : déconseillé (passage dans le lait maternel)
- Interactions : faux positif de protéinurie par méthode semi-quantitative : avec les antiacides contenant de l'aluminium ; réduction de la concentration avec la codéine ou la morphine : réduire les posologies de chaque produit

Anticonvulsivants ou Antiépileptiques (XV)

Prégabaline[G] (1) *Liste I-65 %-Coll-Ordonnance sécurisée limitée à 6 mois*

LYRICA (2)	56 ou 84 ou 100 gél. 25 mg 84 ou 100 gél. 50 mg 56 ou 100 gél. 75 mg 84 ou 100 gél. 100 mg 56 ou 100 gél. 150 mg 84 ou 100 gél. 200 mg 56 ou 100 gél. 300 mg (3) Sol. buv. 20 mg/ml Fl. 473 ml + seringue graduée 5 ml	En 2 à 3 prises, *au cours ou en dehors des repas* : A. 150 à 600 mg/jour (4) (5) (6) (7) et (8) (D. max. : 600 mg/jour) Augmenter les doses progressivement sur 2 semaines, en débutant par 150 mg/jour

1. Cette substance peut être utilisée dans un but récréatif et addictif → attention aux demandes mal justifiées, aux ordonnances falsifiées.
2. Contient du lactose monohydraté, excipient à effet notoire.
3. Les conditionnements à 100 gélules sont réservés à l'usage hospitalier.
4. Commencer le traitement par 150 mg/jour, puis augmenter en fonction de la réponse et de la tolérance jusqu'à 300 mg/jour après 3 à 7 jours, puis si nécessaire jusqu'à une dose maximale de 600 mg/jour atteinte après un délai supplémentaire de 7 jours.
   Insuffisance rénale (adapter la posologie selon la clairance de la créatinine) :
   - Clairance de la créatinine ≥ 60 ml/min : 150 à 600 mg/jour en 2 à 3 prises.
   - Clairance de la créatinine < 60 ml/min : 75 à 300 mg/jour en 2 à 3 prises.
   - Clairance de la créatinine < 30 ml/min : 25 à 150 mg/jour en 1 à 2 prises.
   - Clairance de la créatinine < 15 ml/min : 25 à 75 mg/jour en 1 prise.
   - Sujets dialysés : dose supplémentaire de 25 à 100 mg après chaque séance d'hémodialyse.

   Insuffisance hépatique : aucun ajustement posologique n'est nécessaire.
   Sujet âgé : vérifier la fonction rénale.
   Interruption du traitement : si le traitement doit être interrompu, il est recommandé de le faire progressivement sur une période minimale d'une semaine.
5. Pas de données chez l'enfant et l'adolescent.
6. De 150 à 600 mg dans le trouble anxieux généralisé en 2 ou 3 prises.
7. Traitement de troisième intention dans l'épilepsie (Commission de transparence).
8. L'arrêt doit toujours être progressif, sur au moins une semaine.

Contre-indications
Syndrome de malabsorption du glucose et du galactose, déficit en lactase

Propriétés

- Antiépileptique proche de la gabapentine, analogue du GABA ou acide gamma-aminobutyrique (principal neurotransmetteur inhibiteur), se liant à une sous-unité auxiliaire des canaux calciques voltage-dépendants dans le SNC
- Absorption rapide (> 90 %), pas de fixation aux protéines, faible métabolisation (2 %), élimination urinaire sous forme inchangée, demi-vie de 6,3 heures, état d'équilibre atteint en 24 à 48 heures donc peu ou pas d'interactions médicamenteuses

Indications

- Traitement des crises épileptiques partielles de l'adulte avec ou sans généralisation secondaire, en association. Pas d'indication chez l'enfant
- Douleurs neuropathiques périphériques et centrales de l'adulte
- Trouble anxieux généralisé chez l'adulte (indication non remboursée)

Effets indésirables

- Proches de ceux de la gabapentine, les troubles visuels régressant à l'arrêt
- Très fréquents (≥ 10 %) : étourdissements, somnolence
- Fréquents (1 à 10 %) : augmentation de l'appétit, prise de poids, décompensation de diabète, euphorie, confusion mentale, diminution de la libido, irritabilité, ataxie, troubles de l'attention, troubles de la coordination, troubles de la mémoire, tremblements, dysarthrie, paresthésies, vision trouble, diplopie, vertiges, dyspnée, sécheresse nasale, bouche sèche, constipation voire occlusion, vomissements, flatulences, fatigue, œdèmes périphériques, sensation d'ébriété, troubles de la marche, troubles de l'érection, réactions allergiques, syndrome de Stevens-Johnson, œdème de Quincke
- Peu fréquents (< 1 %) : anorexie, apathie, dépersonnalisation, nervosité, dépression, agitation, insomnie, crises de panique, hallucinations, troubles cognitifs, nystagmus, myoclonies, hyporéflexie, dyskinésies, agueusie, tremblements, sécheresse oculaire, douleurs oculaires, altération du champ visuel, baisse de l'acuité visuelle, bouffées vasomotrices, distension abdominale, sialorrhée, reflux gastro-œsophagien, sueurs, éruption papuleuse, crampes, myalgies, arthralgies, dysurie, incontinence urinaire, asthénie, soif, oppression thoracique, hépatite, élévation de la CPK, thrombopénie, agranulocytose, réaction d'hypersensibilité, œdème de Quincke, élévation des ASAT et ALAT
- Rares (< 1 ‰) : désinhibition, excitation, hypokinésie, parosmie, dysgraphie, photopsie, irritation des yeux, mydriase, strabisme, altérations de la vision, hyperacousie, BAV, tachycardie, arythmie sinusale, hypotension ou hypertension, rhinopharyngite, toux, épistaxis, dysphagie, ascite, pancréatite, urticaire, douleurs cervicales, rhabdomyolyse, oligurie, insuffisance rénale, dysménorrhée, douleurs mammaires, hypoglycémie ou hyperglycémie, neutropénie, hypokaliémie, troubles du rythme et/ou de la conduction, insuffisance cardiaque (allongement du QT), idées suicidaires, dépression respiratoire

Précautions d'emploi et interactions médicamenteuses

- Utiliser sous contraception efficace chez la femme en âge de procréer
- Utiliser avec prudence chez les conducteurs et utilisateurs de machines
- Alcool et benzodiazépines : risque accru de somnolence
- Risque d'abus médicamenteux en particulier si antécédents de toxicomanies
- Attention au risque suicidaire (plus de 1 600 notifications en Europe)
- Grossesse et allaitement : utilisation non recommandée (innocuité non établie)
- Enfants et adolescents : utilisation non recommandée (innocuité non établie)
- Risque de décompensation de la fonction cardiaque chez les patients à risque

Anticonvulsivants ou Antiépileptiques (XVI)

Lamotrigine[G] *Liste I-65 %-Coll*

LAMICTAL	30 cp. à croquer ou à diluer dans un verre d'eau à 2 mg, 5 mg, 25 mg, 50 mg, 100 mg ou 200 mg (1)	A. et E. > 2 ans : posologies ci-dessous

1. Les formes dosées à 25 mg et 50 mg sont réservés :
   - Au premier mois de traitement par lamotrigine chez l'adulte et l'enfant à partir de 13 ans dans l'épilepsie et chez l'adulte à partir de 18 ans dans les troubles bipolaires.
   - Pour la forme dosée à 25 mg : en cas d'utilisation en association avec du valproate de sodium et/ ou d'autres médicaments dont les interactions pharmacocinétiques avec la lamotrigine ne sont pas connues.
   - Pour la forme dosée à 50 mg : en cas d'utilisation en association sans le valproate de sodium et avec des inducteurs de la glucuronisation de la lamotrigine.

   Ces conditions doivent être présentes pour utiliser ce conditionnement.

Patient ne recevant pas de valproate de sodium :

A. et E. > 12 ans :

25 mg/jour en 1 prise pendant 2 semaines, puis 50 mg/jour en 1 prise pendant 2 semaines, puis 100 à 200 mg/jour en 2 prises

(2) et (3)

E. de 2 à 12 ans :

en 1 ou 2 prises/jour, 0,3 mg/kg/jour pendant 2 semaines, puis 0,6 mg/kg/jour pendant 2 semaines, puis 1 à 15 mg/kg/jour par paliers maximum de 0,6 mg/kg/jour toutes les 1 à 2 semaines, sans dépasser 200 mg/jour

(4) et (5)

Patient recevant du valproate de sodium :

A. et E. > 12 ans :

25 mg × 1 jour sur 2 pendant 2 semaines, puis 25 mg/jour en 1 prise pendant 2 semaines, puis 100 à 200 mg/jour en 1 ou 2 prises

(2) et (3)

E. de 2 à 12 ans :

0,15 mg/kg/jour pendant 2 semaines, puis 0,30 mg/kg/jour pendant 2 semaines (1 prise/jour), puis 1 à 5 mg/kg/jour (1 ou 2 prises) par paliers maximum de 0,3 mg/kg/jour paliers toutes les 1 à 2 semaines, sans dépasser 200 mg/jour

(4) et (5)

2. Chez l'adulte et l'enfant > 12 ans, la posologie d'entretien sera atteinte progressivement, par paliers de 50 à 100 mg au maximum toutes les 1 à 2 semaines chez le patient ne recevant pas de *valproate de sodium*, ou par paliers de 25 à 50 mg au maximum toutes les 1 à 2 semaines chez le patient recevant du *valproate de sodium*. Dose d'entretien atteinte en 8 semaines. Des posologies jusqu'à 500 mg ont pu être atteintes.
3. Dans les troubles bipolaires, le traitement est réservé à l'adulte, avec des posologies initiales similaires à celles de l'épilepsie avec ou sans valproate et des posologies maximales de 400 mg et 200 mg respectivement.
4. **Surdosage** : sédation, ataxie, diplopie, nausées, vomissements → hospitaliser pour lavage gastrique éventuel et traitement symptomatique.
5. En cas de réintroduction après arrêt, risque majeur d'éruption cutanée. Reprendre le schéma d'ascension des posologies très progressivement.

Contre-indications
Altérations graves des fonctions hépatiques

Propriétés

- Antiépileptique agissant en stabilisant les membranes neuronales et inhibant la libération des neuromédiateurs excitateurs, principalement le glutamate, et à large spectre. Blocage des canaux sodium voltage dépendants
- Absorption digestive rapide et complète, pic plasmatique en 2,5 heures, liaison à 55 % aux protéines plasmatiques, métabolisation hépatique par la glucuronyl transférase (UGT), élimination urinaire (94 %), demi-vie d'élimination de 25 à 30 heures, allongée à 70 heures avec le valproate de sodium ou réduite à 14 heures avec les inducteurs enzymatiques

Indications

- Épilepsie chez l'adulte et l'adolescent âgé de 13 ans et plus :
  - Traitement en monothérapie ou en association des épilepsies partielles et généralisées, incluant les crises tonico-cloniques
  - Crises associées au syndrome de Lennox-Gastaut. Le produit est administré en association à un autre traitement mais peut également être de première intention
- Épilepsie chez l'enfant et l'adolescent de 2 à 12 ans :
  - Traitement en association des épilepsies partielles et généralisées, incluant les crises tonico-cloniques et les crises associées à un syndrome de Lennox-Gastaut
  - Traitement en monothérapie des absences typiques
- Troubles bipolaires chez l'adulte à partir de 18 ans : prévention des épisodes dépressifs chez les patients ayant un trouble bipolaire de type I et qui ont une prédominance d'épisodes dépressifs. Pas d'indication dans les états maniaques aigus

Effets indésirables

- *Éruptions cutanées imposant l'arrêt immédiat* (en général dans les deux premiers mois, favorisées par des posologies trop élevées, une augmentation trop rapide des doses y compris en cas de reprise de traitement, et l'association au valproate ou divalproate de sodium ou au valpromide qui doublent la demi-vie de la lamotrigine) : éruptions maculo-papuleuses (5-10 %), plus rarement (1 ‰) réactions sévères mettant en jeu le pronostic vital (syndromes de Lyell ou de Stevens-Johnson, œdème de Quincke). Au-delà de 3 mois, le risque s'estompe. Plus fréquent chez l'enfant. **Syndrome d'activation macrophagique** (dans les 4 premières semaines)
- Fréquents (5 à 15 %) : prise de poids, diplopie, flou visuel, vertiges, ataxie, insomnie dose-dépendante, syndrome parkinsonien, somnolence, **céphalées**, arthralgies, asthénie, troubles de l'équilibre, nausées, vomissements, irritabilité et agressivité, exacerbation des crises comitiales, disparition de l'aura épileptique chez certains patients (avec risque de blessures), aggravation et risque suicidaire, augmentation des transaminases, infections, rhinopharyngite

Précautions d'emploi et interactions médicamenteuses

- *Respecter strictement* les contre-indications et les paliers pour l'adaptation des doses, et éviter sauf nécessité l'association au valproate de sodium
- Surveiller attentivement les patients pendant les 4 à 8 premières semaines → *arrêter le traitement immédiatement en cas d'éruption cutanée*
- Utiliser avec prudence chez les conducteurs et utilisateurs de machines, l'insuffisant rénal, le sujet âgé. Attention à un risque de syndrome de Brugada (surveillance ECG)
- En cas d'arrêt du traitement, réduire si possible progressivement la posologie sur une période de 2 semaines pour éviter une recrudescence des crises (rebond)
- Grossesse : de plus en plus utilisé ; taux de malformation dans les registres de 3 % ; comme en population générale
- ***Associations déconseillées*** : valproate, divalproate (augmentation des concentrations)
- *Associations à utiliser avec précaution (augmenter, voire doubler la dose de lamotrigine)* : contraceptifs œstroprogestatifs et inducteurs enzymatiques accélérant son métabolisme, rifampicine, lopinavir/ritonavir, atazanavir/ritonavir, phénytoïne, carbamazépine, phénobarbital

Anticonvulsivants ou Antiépileptiques (XVII)

Lévétiracétam[G] *Liste I-65 %-Coll*

KEPPRA	60 cp. 250 mg, 500 mg ou 1 000 mg (1) Sol. buv. à 100 mg/ml avec seringue doseuse de 1 ml ou 3 ml ou 10 ml (150 ml, 300 ml) (2) Sol. à diluer pour perfusion 100 mg/ml (10 fl.) de 5 ml (3)	À dose progressive : *cf.* posologie ci-dessous 2 fois/jour (4) (5) (6) (7) et (8)
LEVIDCEN	60 sac. 250 mg, 500 mg, 750 mg ou 1 000 mg de granulés enrobés (1)	À partir de 6 ans : 10 mg/kg × 2 fois/jour (D. max. : 30 mg/kg/jour) En suspension dans au moins 10 ml d'eau Rinçage après passage dans une sonde gastrique (8)

1. Il existe des conditionnements à 100 cp. pour les hôpitaux pour les dosages à 250 mg et 500 mg.
2. Attention au risque de surdosage avec les seringues doseuses. Remboursement des flacons : uniquement en association dans les crises partielles chez le nourrisson jusqu'à l'enfant < 4 ans.
3. Une fois reconstitué, possibilité de conservation 24 heures au réfrigérateur. Reconstitution possible avec sérum physiologique, lactate de Ringer, dextrose 5 %. Forme réservée aux hôpitaux.
4. Ne jamais arrêter brutalement. À prendre avec une grande quantité de liquide. Pas d'influence des repas.
5. *En monothérapie chez l'adulte et l'enfant > 16 ans* : 250 mg × 2 fois/jour puis 500 mg × 2 fois/jour au bout de 2 semaines ; dose maximale : 1 500 mg × 2 fois/jour.
   En association chez l'adulte et l'enfant > 12 ans et > 50 kg : 300 mg × 2 fois/jour puis 1 000 mg × 2 fois/jour au bout de 2 à 4 semaines ; dose maximale : 1 500 mg × 2 fois/jour.
   Posologie maximale d'emblée, en 2 prises quotidiennes, efficace en 24 à 48 heures.
   Adulte et enfant > 12 ans : 500 mg × 2 fois/jour, puis jusqu'à 1 500 mg × 2 fois/jour (dose maximale) (augmenter de 250 mg/prise toutes les 2 semaines).
   Nourrisson de 1 à 6 mois : 7 mg/kg × 2 fois/jour avec dose maximale de 21 mg/kg × 2 fois/jour ; nourrisson > 6 mois et jusqu'à 12 ans : 7 à 10 mg/kg × 2 fois/jour avec dose maximale de 30 mg/kg × 2 fois/jour.
6. Adaptation des doses à la fonction rénale de 500 à 1 500 mg × 2 fois/jour à 500 à 1 000 mg/jour (insuffisance rénale sous dialyse). Une dose de charge de l'ordre de 15 mg/kg est recommandée le premier jour.
7. Arrêt toujours progressif.
8. Réduire la posologie en cas d'insuffisance rénale et chez le sujet âgé.
   Insuffisance rénale terminale et dialyse : 500 à 1 000 mg × 1 fois/jour (avec une dose supplémentaire de 250 à 500 mg après une séance de dialyse).

Contre-indications
Hypersensibilité au principe actif, aux autres dérivés de la pyrrolidone ou à l'un des excipients

Propriétés

- Substance proche du piracétam (dérivés de la pyrrolidone), représentant un recours dans les épilepsies partielles en traitement additionnel (profil pharmacocinétique favorable, avec un *faible risque d'interactions médicamenteuses*), et qui pourrait représenter un recours dans l'épilepsie généralisée en raison de sa bonne tolérance et de sa maniabilité. Mécanisme d'action différent des autres
- Absorption digestive rapide et complète, très faible liaison aux protéines plasmatiques (< 10 %), métabolisation assez faible (24 %), élimination urinaire surtout (95 %), demi-vie d'élimination de 6 à 8 heures, état d'équilibre obtenu après 2 jours

Indications et posologie

- Traitement des crises partielles avec ou sans généralisation secondaire, en monothérapie (nouvellement diagnostiquée) ou en association au traitement antérieur, chez l'adulte, l'enfant et le nourrisson à partir de 1 mois (réduction de 50 % au moins de la fréquence des crises chez 15 à 30 % des patients). Monothérapie à partir de 16 ans seulement (250 mg × 2 fois/jour)
- Traitement des crises myocloniques de l'épilepsie myoclonique juvénile, en association à d'autres traitements antiépileptiques, chez l'adulte et l'enfant > 12 ans (500 mg × 2 fois/jour)
- Traitement des crises généralisées tonico-cloniques primaires de l'adulte et de l'adolescent à partir de 12 ans présentant une épilepsie généralisée idiopathique en association

Effets indésirables

- Très bonne tolérance, pas d'effet indésirable sérieux
- Somnolence (15 %), **asthénie** (14 %), léthargie, sensations vertigineuses, **irritabilité**, anorexie, rhinopharyngite, céphalées, allongement de l'espace QT
- Plus rares : amnésie, ataxie, chloréathéthose, dyskinésie, tremblements, insomnie, dépression, anxiété, nervosité, labilité émotionnelle, agressivité, confusion mentale, au maximum psychose (1 % des cas), risque suicidaire, hallucinations, diplopie, nausées, dyspepsie, diarrhée, douleurs abdominales, éruptions cutanées (nécrolyse épidermique toxique, syndrome de Stevens-Johnson, érythème polymorphe), alopécie, leucopénie, neutropénie, thrombopénie, pancytopénie, pancréatite, DRESS et autres manifestations d'hypersensibilité, insuffisance rénale aiguë

Précautions d'emploi et interactions médicamenteuses

- Faire une NFS, un ECG et une kaliémie en début de traitement
- Utiliser à dose progressive (avec paliers de 500 mg ou 10 mg/kg tous les 7 à 15 jours)
- Ne pas arrêter le traitement brutalement
- Utiliser avec prudence chez les conducteurs et utilisateurs de machines
- Grossesse et allaitement : données rassurantes sur 1 000 femmes en monothérapie en premier trimestre de grossesse ; peut être maintenu si nécessaire
- Pas d'interactions médicamenteuses notables (méthotrexate à forte dose) ; espacer de 2 heures la prise de macrogol
- Attention aux médicaments allongeant l'espace QT

Anticonvulsivants ou Antiépileptiques (XVIII)

Zonisamide[G] *Liste I-65 %-Coll*

ZONEGRAN	14 gél. 25 mg ou 50 mg 56 gél. 100 mg	À dose progressive au cours ou en dehors des repas : A. Posologie ci-dessous (1) (2) et (3)

1. *En monothérapie* :
   - 100 mg/jour en 1 prise semaines 1 et 2.
   - 200 mg/jour en 1 prise semaines 3 et 4.
   - 300 mg/jour en 1 prise semaines 5 et 6.

   Dose maximale : 500 mg/jour.

   En association avec des inducteurs du CYP 3A4 : demi-dose en 2 prises par rapport à la monothérapie. Dose maximale : 500 mg/jour, toujours en 2 prises.
2. Chez l'enfant à partir de 6 ans en association :
   - En cas d'inducteurs associés : 1 mg/kg/jour la 1re semaine, augmentation de 1 mg/kg toutes les semaines. Entretien : de 20 à 55 kg, 6 à 8 mg/kg/jour en 1 prise ; > 55 kg, 300 à 500 mg × 1 fois/jour.
   - En l'absence d'inducteurs : 1 mg/kg/jour les 2 premières semaines, puis augmentation de 1 mg/kg/jour toutes les 2 semaines. Entretien : mêmes doses que ci-dessus. En cas d'arrêt : réduire de 2 mg/kg tous les 7 jours.
3. Ne jamais arrêter le traitement brutalement, mais le diminuer par paliers sur plusieurs semaines.

Contre-indications
Allergie aux sulfamides, arachides et soja

Propriétés

- Antiépileptique dérivé du benzisoxazole *à radical sulfamide*, non apparenté aux autres antiépileptiques, ayant une faible activité inhibitrice de l'anhydrase carbonique rénale (**risque d'acidose métabolique hyperchlorémique**)
- Absorption digestive complète en 2 à 5 heures, faible liaison aux protéines plasmatiques (40 à 50 %), mais liaison aux globules rouges, métabolisation par le CYP 3A4 et N-acétylation en dérivés inactifs éliminés dans les urines, demi-vie d'élimination de 60 heures, état d'équilibre atteint en 13 jours

Indications

- En monothérapie dans le traitement de l'épilepsie partielle avec ou sans généralisation secondaire chez l'adulte ayant une épilepsie de novo
- En association dans le traitement de l'épilepsie partielle avec ou sans généralisation secondaire chez l'adulte, l'adolescent et l'enfant à partir de 6 ans

Effets indésirables (effets proches de ceux du topiramate)

- Très fréquents (> 10 %) : anorexie, agitation, irritabilité, somnolence, vertiges, confusion mentale, dépression, troubles mnésiques, ataxie, diplopie, anorexie, diminution des bicarbonates par acidose métabolique hyperchlorémique, myopie aiguë, glaucome
- Fréquents (1 à 10 %) : insomnie, troubles de l'attention, troubles d'élocution, troubles psychotiques, nausées, diarrhée, **perte de poids**, éruptions cutanées, hypohidrose et fièvre, ecchymose. Seraient plus fréquents chez le sujet âgé et l'enfant
- Peu fréquents (< 1 %) : vomissements, lithiase bilaire, cholécystite, pancréatite, lithiase urinaire, infections urinaires, pneumonie, convulsions, risque suicidaire accru, hypokaliémie, acidose métabolique hyperchlorémique, inhibition de l'anhydrase carbonique
- Rares (< 1 ‰) : idées suicidaires, hallucinations, crises tonico-cloniques, syndrome myasthénique, syndrome malin des neuroleptiques, troubles hématologiques (anémie aplasique, thrombopénie, leucopénie, agranulocytose, pancytopénie, lymphadénopathie), dyspnée, pneumonie de déglutition, pancréatite, hépatite, acidose métabolique, rhabdomyolyse, insuffisance rénale, prurit, érythème multiforme, syndrome de Stevens-Johnson, **coup de chaleur** (risque majoré chez l'enfant), coma, perte de poids, ostéopénie
- **Toute éruption cutanée doit faire arrêter le traitement (radical sulfamide de la molécule)**

Précautions d'emploi et interactions médicamenteuses

- Surveiller la NFS, les enzymes hépatiques, la créatininémie, les CPK et la lipase
- Déconseillé pendant la grossesse et l'allaitement; utiliser sous contraception efficace poursuivie 1 mois après l'arrêt. En cas de grossesse, solliciter un avis spécialisé sans interrompre brutalement le traitement
- Utiliser avec prudence chez le sujet âgé et les conducteurs et utilisateurs de machines, en cas de facteurs de risque de lithiase urinaire, en période chaude (hydrater le sujet)
- Insuffisance rénale : utiliser à dose progressive, arrêter le traitement en cas d'élévation persistante de la créatininémie ou d'apparition d'une insuffisance rénale aiguë, adapter les posologies, prudence chez le sujet âgé (risque accru d'œdèmes et de prurit)
- Insuffisance hépatique : non recommandée en cas d'insuffisance hépatique sévère
- Interrompre le traitement de façon progressive (réduire de 100 mg tous les 7 jours) pour éviter une crise convulsive
- ***Associations déconseillées*** : autres produits responsables de lithiases urinaires iatrogènes (topiramate), surtout en cas de chaleur, mais peu d'interactions; autres médicaments substrats de la PgP, autres inhibiteurs de l'anhydrase carbonique

Anticonvulsivants ou Antiépileptiques (XIX)

Vigabatrine *Liste I-65 %-Coll-Médicament à prescription restreinte (neurologues : adulte et pédiatre, neuropsychiatres)-Disponible en ville*

SABRIL (1)	60 cp. 500 mg 60 sac. 500 mg pour sol. buv. (granulés)	*En association à d'autres antiépileptiques appropriés,* à dose progressive et en 2 prises orales avec de l'eau avant les repas : A. 1 g/jour, puis augmenter par palier de 0,5 mg/semaine jusqu'à 3 g/jour E. et N. 40 mg/kg/jour (dose initiale)
KIGABEQ	100 cp. séc. solubles 100 mg 50 cp. séc. solubles 500 mg	

1. Médicament à prescription initiale réservée aux neurologues, pédiatres ou neuro-psychiatres (hospitaliers ou de ville), le renouvellement pouvant être effectué par tout médecin.
La posologie moyenne lors de la mise en route du traitement est de 2 g/jour chez l'adulte et 40 mg/kg/jour chez l'enfant (le vigabatrin étant ajouté aux autres traitements), cette posologie initiale pouvant si nécessaire être augmentée de façon progressive :
- Chez l'adulte : jusqu'à 3 g/jour (par paliers de 0,5 à 1 g) à 1 semaine d'intervalle.
- Chez l'enfant : jusqu'à 80 à 100 mg/kg/jour, la dose recommandée étant de 0,5 à 1 g/jour pour un poids corporel de 10 à 15 kg, 1 à 1,5 g/jour de 15 à 30 kg, 1,5 à 3 g/jour de 30 à 50 kg, et 2 à 4 g/jour au-delà de 50 kg.
- Chez l'enfant traité en monothérapie pour un syndrome de West, la dose quotidienne optimale est de 50 à 100 mg/kg/jour (des doses allant jusqu'à 150 mg/kg/jour ont été bien tolérées).
- S'il n'y a pas d'amélioration après un traitement bien conduit, celui-ci ne doit pas être poursuivi.
- Jamais d'arrêt brutal, sauf effet indésirable majeur.
- Nourrisson : 50 mg/kg/jour (syndrome de West), qui peuvent être atteints en plusieurs jours. Dosage maximum : 150 mg/kg/jour.
- En cas d'inefficacité, ne pas poursuivre le traitement, qui sera arrêté progressivement.
- Réduire les posologies chez le sujet âgé et l'insuffisant rénal (Clcr < 60 ml/min).
- Ne pas poursuivre le traitement s'il est inefficace.
- Pas de relation effet dose.

Contre-indications
Hypersensibilité ou toxicité oculaire connue due au produit
Monothérapie en dehors des spasmes infantiles

Propriétés

- Antiépileptique inhibant sélectivement et définitivement la GABA-transaminase (responsable du catabolisme de l'acide gamma-aminobutyrique ou GABA), ce qui augmente la concentration intracérébrale en GABA (principal neurotransmetteur inhibiteur), *utilisable en dernière intention car ce produit a une toxicité oculaire généralement irréversible*
- Absorption rapide et totale (non influencée par les aliments), pas de fixation aux protéines plasmatiques, pas de métabolisation, élimination par voie urinaire (70 % en 24 heures), demi-vie de 5 à 8 heures, durée d'action dépendant de la vitesse de resynthèse de la GABA-transaminase (2 à 3 jours) et non des concentrations plasmatiques

Indications (en dernière intention, car toxicité oculaire généralement irréversible)

- Traitement en monothérapie des spasmes infantiles (syndrome de West) résistants à la corticothérapie, en particulier liés à une sclérose de Bourneville
- Épilepsies rebelles aux autres traitements, notamment les épilepsies partielles, en complément des traitements antérieurs (réduction de 50 % au moins de la fréquence des crises chez plus de 50 % des patients, avec un effet optimal dans les épilepsies partielles avec des crises partielles complexes ou avec généralisation tonico-clonique secondaire) lorsque toutes les autres associations se sont avérées inefficaces ou mal tolérées

Effets indésirables

- ***Toxicité oculaire généralement irréversible*** : rétrécissement concentrique du champ visuel (30 à 40 % des cas), parfois associé à une *baisse définitive de l'acuité visuelle*
- Neuro-psychiques fréquents (1 à 10 %) : somnolence, asthénie, troubles de la concentration, arthralgies, ataxie et vertiges, céphalées, irritabilité, troubles mnésiques, dépression, réactions psychotiques, agressivité, risque suicidaire accru, excitation, agitation chez l'enfant, mouvements anormaux, encéphalite avec anomalies à l'IRM
- Divers : prise de poids, douleurs abdominales, diminution des transaminases hépatiques (inhibition de ces transaminases par le produit), œdème de Quincke, urticaire
- Baisse possible des ASAT et ALAT et de l'hémoglobine, augmentation des acides aminés urinaires : fausse protéinurie

Précautions d'emploi et interactions médicamenteuses

- *Surveillance ophtalmologique (dont le champ visuel et les potentiels évoqués visuels) tous les 3 à 6 mois, avec examen ophtalmologique au moindre signe* → arrêt immédiat en cas de toxicité oculaire (rétrécissement du champ visuel), toxicité cumulative
- Utiliser avec prudence en cas d'antécédents psychiatriques (uniquement en cas de nécessité absolue), et chez les conducteurs et utilisateurs de machines
- Insuffisance rénale et sujet âgé : utiliser à dose très progressive surtout si la clairance de la créatinine est < 60 ml/min (élimination rénale du produit) (surveiller l'apparition de sédation ou de confusion)
- Grossesse : utiliser en cas d'absolue nécessité uniquement (faible augmentation de l'incidence des divisions palatines chez le lapin à fortes doses)
- Allaitement : déconseillé (passage dans le lait maternel)
- Une aggravation de l'épilepsie reste possible notamment pour les crises myocloniques
- *Associations à prendre en compte* : phénytoïne (réduction des taux plasmatiques de la phénytoïne de 30 % environ sans conséquences cliniques)
- Absence d'interactions avec acide valproïque, bartiburiques, carbamazépine

Anticonvulsivants ou Antiépileptiques (XX)

Felbamate (1) *Liste I-65 %-Coll-Prescription initiale hospitalière de 6 mois-Prescription réservée aux neurologues et pédiatres hospitaliers sous surveillance stricte-Renouvellement réservé aux spécialistes-Rétrocession*

TALOXA (2)	60 cp. 600 mg Susp. buv. à 600 mg/5 ml = fl. 230 ml Seringues doseuses de 5 ml graduées tous les 0,1 ml	*En association avec d'autres antiépileptiques* (3) (4) (5) (6) (7) : A. et E. ≥ 14 ans : 600 à 1 200 mg/jour en 2 à 3 prises, puis par paliers de 600 à 1 200 mg chaque semaine jusqu'à 3 600 mg/jour maximum en 3 à 4 prises E. de 4 à 14 ans : 7,5 à 15 mg/kg/jour en 2 à 3 prises, puis par paliers de 7,5 à 15 mg/kg chaque semaine jusqu'à 45 mg/kg/jour maximum (3 600 mg/jour maximum) en 3 à 4 prises

1. Compte tenu de son efficacité dans le syndrome de Lennox-Gastant et de sa grande toxicité, toute prescription devrait s'accompagner d'un consentement éclairé. Une réévaluation à 2-3 mois doit impérativement être faite et le médicament arrêté s'il ne marche pas.
2. Contient du lactose monohydraté, excipient à effet notoire.
3. Chez les patients déjà traités par acide valproïque, carbamazépine ou phénytoïne, la posologie de ces antiépileptiques sera réduite de 20 à 30 % dès l'introduction du felbamate puis adaptée en fonction des taux plasmatiques et de la surveillance clinique.
   Insuffisance rénale → la posologie initiale devra être plus faible et augmentée avec précaution et sous surveillance attentive (car pas d'études chez ces sujets). Si clairance de la créatinine < 50 ml/min, diminuer la posologie de moitié.
4. Les repas n'affectent pas la biodisponibilité mais il faut boire suffisamment car risque de cristallurie.
5. Le traitement doit impérativement être réévalué à 3 mois. Si pas d'amélioration : arrêt.
6. Les patients doivent être prévenus de la grande toxicité (hématologique et hépatique) de ce produit.
7. Les patients doivent être prévenus d'une augmentation de la fréquence des crises en début de traitement.

Contre-indications
Antécédents de troubles hématologiques ou hépatiques
Intolérance au galactose, au lactose, au sorbitol

Propriétés

- Antiépileptique (dicarbamate) ayant une structure différente de celle des autres carbamates, dont le mécanisme d'action précis n'est pas élucidé, *utilisable en dernière intention car pouvant être responsable de réactions idiosynchrasiques mortelles*
- Absorption digestive à 95 %, liaison faible aux protéines plasmatiques (25 %), métabolisation partielle (50 %), élimination urinaire, demi-vie d'élimination de 15 à 23 heures

Indications (en dernière intention, car réactions idiosynchrasiques mortelles)

- Traitement chez l'adulte et l'enfant à partir de 4 ans du syndrome de Lennox-Gastaut non contrôlé par les autres antiépileptiques appropriés disponibles, en complément du traitement antérieur (épilepsie généralisée, réfractaire) et en connaissance des risques hématologiques et hépatiques. Réévaluation à 3 mois

Effets indésirables (parfois mortels, **prévenir patients et familles**)

- **Hématologiques et hépatiques** : risque d'aplasie médullaire (1 cas/4 000, survenant 2 à 12 mois après le début mais parfois plus tôt ou plus tard, même après l'arrêt du traitement, mortelle dans 30 % des cas) et risque d'insuffisance hépatique aiguë (mortelle dans 1 cas/30 000) → prévenir les patients du risque
- Nausées, vomissements, anorexie et étourdissements (5-11 %), plus rarement (2-5 %) perte de poids, insomnie, diplopie, somnolence, céphalées, risque suicidaire accru
- Rares (< 2 %) : ataxie, vision trouble, douleurs abdominales, fatigue, démarche anormale, troubles de l'élocution, anxiété, dépression, réactions allergiques de tous types (y compris syndromes de Lyell et de Stevens-Johnson, choc anaphylactique), hypophosphatémie, cristallurie (boisson abondante)
- **Surdosage** : ataxie, nystagmus, diplopie, étourdissements, constipation, nausées, vomissements, céphalées, agitation, somnolence, coma → évacuation digestive et traitement symptomatique

Précautions d'emploi

- Informer les patients avant l'instauration du traitement des risques potentiellement mortels d'aplasie médullaire et d'insuffisance hépatique aiguë
- Surveillance clinique avec NFS + bilan hépatique, préalablement puis tous les 15 jours → *arrêt immédiat* en cas de neutropénie < 1 500/µl ou de thrombopénie < 150 000/µl, ou troubles hépatiques ou tous autres effets indésirables graves
- Utiliser avec prudence chez les conducteurs et utilisateurs de machines (risque de somnolence et étourdissements) et l'insuffisant rénal (absence d'études)
- Grossesse et allaitement : ne pas utiliser (innocuité non établie). Pas de tératogénicité chez l'animal
- Dans la mesure du possible, ne pas arrêter brutalement, sauf si événement indésirable grave

Interactions médicamenteuses (inducteur modéré du CYP 3A4 et inhibiteur du CYP 2E1 ; peu ou pas de conséquence pharmacocinétique attendue)

- *Associations à utiliser avec précaution* : acide valproïque, carbamazépine, phénobarbital, phénytoïne (réduire leur posologie de 20 à 30 %), clonazépam, vigabatrin, et tous les médicaments métabolisés par le cytochrome P450. Si besoin, recours à des dosages plasmatiques
- Les interactions sont complexes et à évaluer au coup par coup car le produit peut être inducteur et inhibiteur
- Diminue l'efficacité d'un contraceptif oral

Anticonvulsivants ou Antiépileptiques (XXI)

Lacosamide par voie orale[G] *Liste I-65 %-Coll*

VIMPAT (1)	14 cp. 50 mg 56 cp. 50 mg, 100 mg, 150 mg ou 200 mg Sirop à 10 mg/ml = fl. 200 ml (2) avec seringue orale et gobelet doseur	A. et E. > 14 ans et > 50 kg : 50 mg × 2 fois/jour puis 100 mg × 2 fois/jour au bout d'une semaine (dose recommandée) (D. max. : 200 mg × 2 fois/jour) (3) E. > 4 ans : 2 mg/kg/jour à augmenter chaque semaine jusqu'à 8 à 12 mg/kg/jour (4)

1. Ne pas arrêter brutalement. À prendre avec ou sans aliments.
2. Contient du parahydroxybenzoate de méthyle sodique parfois responsable de réactions allergiques.
3. Ne pas dépasser 250 mg/jour si Clcr < 30 ml/min.
   D. max. : 600 mg/jour en monothérapie.
4. Non agréé pour les enfants > 4 ans.

Lacosamide par voie injectable[G] *Liste I-Réservé à l'hôpital*

VIMPAT Solution	Sol. pour perfusion à 10 mg/ml = fl. 20 ml (200 mg)	A. et E. > 16 ans : 50 mg × 2 fois/jour en perfusion de 15 à 60 minutes Équivalence posologique pour la voie orale

Contre-indications

Hypersensibilité à la substance active, à l'arachide, au soja ou à l'un des excipients
Blocs auriculo-ventriculaires du 2e ou du 3e degré

Propriétés

- Favorise de manière sélective l'inactivation lente des canaux sodiques voltage-dépendants, et liaison à la protéine-2 médiatrice de la réponse à la collapsine (*collapsin response mediator protein-2*, CRMP-2), impliquée dans la différenciation neuronale et le contrôle de la croissance axonale
- Biodisponibilité orale approximativement de 100 %, liaison aux protéines plasmatiques inférieure à 15 % et 95 % de la dose sont excrétés dans l'urine sous forme inchangée et sous forme de métabolites. Principal métabolite O-desméthyl (moins de 30 %). Pas d'activité propre

Indications

- Traitement des crises partielles avec ou sans généralisation secondaire en monothérapie ou en association chez des patients épileptiques âgés de 4 ans et plus

Effets indésirables

- *Les plus fréquents* : sensations vertigineuses, céphalées, nausées, troubles du transit intestinal, diplopie. Généralement d'intensité légère à modérée, asthénie, ataxie pouvant entraîner des chutes, dépression, confusion, troubles cognitifs, tremblements, nystagmus, diplopie, vomissements, éruption cutanée, syndrome de Stevens-Johnson, agranulocytose, spasmes musculaires
- L'utilisation du lacosamide est associée à une augmentation de l'intervalle PR dose-dépendant avec possibilité de blocs auriculo-ventriculaires de second degré ou supérieurs, bradycardie, anomalies des tests hépatiques (transaminases ALAT × 3), possibilité de manifestations graves d'hypersensibilité cutanée de DRESS syndrome, rares cas d'agranulocytose

Précautions d'emploi

- Chez les patients âgés, risque accru de troubles cardiaques ou utilisé en association avec des médicaments connus pour être associés à un allongement de l'espace PR → prévenir les patients des symptômes possiblement évocateurs de BAV (malaises, palpitations, dyspnée...)
- Risque suicidaire accru
- Insuffisance rénale (Cl < 30 ml/min), posologie maximum : 250 mg
- Pas de précaution pour l'insuffisance hépatique et le sujet âgé
- Pas de données en dessous de 16 ans
- Grossesse et allaitement : pas de données suffisantes. Embryotoxicité chez le rat à doses toxiques. Pas de troubles de fertilité chez le rat à double concentration par rapport à l'homme

Interactions médicamenteuses

- Précaution chez des patients traités par des médicaments connus pour être associés à un allongement de l'espace PR (carbamazépine, lamotrigine, prégabaline) et par ceux traités par des médicaments antiarythmiques de classe I
- Sinon peu d'interactions médicamenteuses notamment pas par le biais des CYP

Anticonvulsivants ou Antiépileptiques (XXII)

Stiripentol *Liste I-65 %-Coll-Prescription initiale hospitalière réservée aux pédiatres et neuropédiatres-Surveillance particulière-Renouvellement non restreint*

DIACOMIT	60 sac. ou 60 gél. 250 mg ou 500 mg (1)	E. 50 mg/kg/jour uniquement en 2 ou 3 prises (2) (3)

1. Les sachets contiennent de l'aspartam.
2. Sachet : dissoudre dans un verre d'eau et prendre au cours des repas (sans laitage). Gélule : doit être déglutie intacte avec un verre d'eau au cours du repas. Les doses peuvent être augmentées progressivement sur 3 jours pour atteindre 50 mg/kg/jour. Données chez l'adolescent. Débuter à 20 mg/kg/jour.
3. Dose à atteindre progressivement sur 3 semaines.

Contre-indications

Antécédents de psychose sous forme d'épisodes délirants
Association avec carbamazépine, phénytoïne et phénobarbital (syndrome de Dravet)
Insuffisance hépatique ou rénale sévère

Propriétés et indications

- Bien absorbé, fortement lié aux protéines plasmatiques, demi-vie de 4,5 à 13 heures, métabolisme intensif par les iso-enzymes CYP 1A2, CYP 2C19 et CYP 3A4 dont il est inhibiteur, élimination par voie rénale
- En association au valproate de sodium et au clobazam dans le traitement des convulsions tonicocloniques généralisées chez les patients atteints d'une épilepsie myoclonique sévère du nourrisson (EMSN), d'un syndrome de Dravet insuffisamment contrôlés

Effets indésirables (souvent en rapport avec un surdosage)

- *Fréquents* : troubles digestifs, augmentation de la gamma-GT, anorexie, insomnie, somnolence, ataxie
- *Peu fréquents* : photosensibilité, éruption, allergie cutanée, urticaire, fatigue, anorexie, diminution de l'appétit, perte de poids, insomnie, agressivité, irritabilité, troubles du comportement, hyperexcitabilité, troubles du sommeil, somnolence, ataxie, hypotonie, dystonie, hyperkinésie, diplopie (en cas d'administration concomitante avec la carbamazépine), nausées, vomissements, neutropénie, thrombocytopénie, disparaissant habituellement après l'arrêt

Précautions d'emploi et interactions médicamenteuses

- En raison de la fréquence des effets indésirables digestifs lors d'un traitement par stiripendol et valproate de sodium, le taux de croissance des enfants recevant cette association doit être surveillée étroitement
- La NFS et la fonction hépatique doivent être vérifiées tous les 6 mois, augmentation des gamma-GT, thrombocytopénies, neutropénies
- Grossesse : pas de données, pas de tératogénicité chez l'animal
- Les données sur l'inhibition potentielle des iso-enzymes CYP 1A2 sont limitées, et des interactions avec la théophylline et la caféine ne peuvent donc être exclues
- ***Associations déconseillées (à éviter, sauf si strictement nécessaires)*** : alcaloïdes de l'ergot de seigle (ergotamine, dihydroergotamine) ; cisapride, halofantrine, pimozide, quinidine, bépridil (allongement du QT) ; immunosuppresseurs (tacrolimus, ciclosporine, sirolimus) ; statines (atorvastatine, simvastatine, etc.)
- *Associations à prendre en compte* : inhibiteur des iso-enzymes 2C19, 3A4, 2D6 (citalopram, inhibiteurs de protéases, antagonistes calciques, statines, codéine, contraceptifs) **à étudier au cas par cas**

Anticonvulsivants ou antiépileptiques (XXIII)

Pérampanel *Liste I-65 %-Coll*

FYCOMPA	7 cp. 2 mg 28 cp. 4 mg ou 6 mg ou 8 mg ou 10 mg ou 12 mg	A. et E. > 4 ans : 1 fois/jour au coucher (1) Commencer à 2 mg puis augmenter de 2 mg par paliers de 2 semaines Posologie efficace de 4 à 12 mg/jour (2) Arrêt toujours progressif

1. Comprimé à prendre entier à l'aide d'un verre d'eau, ne pas croquer, ne pas couper.
2. Posologie de 8 mg pour les crises généralisées primaires (enfants > 7 ans).

Contre-indications
Allergie à l'un des constituants

Propriétés
- Antagoniste sélectif, non compétitif des récepteurs ionotropiques au glutamate de type AMPA (acide α-amino-3-hydroxy-5-méthyl-4-isoxazole propionique) présents sur les neurones post-synaptiques, métabolisé par CYP 3A4 (risque d'interactions)

Indications
- En association dans le traitement des crises d'épilepsie partielles avec ou sans généralisation secondaire des patients ≥ 4 ans et des crises généralisées tonicocloniques primaires chez des patients épileptiques ≥ 7 ans, après échec d'autres antiépileptiques

Effets indésirables
- Très fréquents (> 10 %) : sensations vertigineuses, somnolence, céphalées, étourdissements, troubles de l'appétit
- Fréquents (1 à 10 %) : fatigue, irritabilité, chutes (effets dose dépendants), nausées, prise de poids, mal de dos, diplopie, vision double, chutes
- Rares (< 1 %) : DRESS syndrome, hépatite
- Effets psychiatriques constatés : irritabilité, agressivité, colère, anxiété, paranoïa, euphorie, agitation et variations de l'état mental, désorientation, augmentation du risque suicidaire, risque de dépendance et de mésusage

Précautions d'emploi
- Peu de données chez le sujet âgé, risque accru de chutes
- Peut être utilisé en cas d'insuffisance rénale ou hépatique légère à modérée. Surveiller la fonction hépatique car risque d'augmentation des enzymes hépatiques
- Conduite automobile : somnolence accrue, effets addictifs avec l'alcool
- Grossesse : utilisation non recommandée
- Arrêt progressif : risques de crises convulsives et de pharmacodépendance

Interactions médicamenteuses (faible inducteur ou inhibiteur)
- Diminue l'efficacité des progestatifs à forte dose, dont les contraceptifs oraux
- ***Associations à prendre en compte*** : certains antiépileptiques connus pour être des inducteurs enzymatiques (carbamazépine, phénytoïne, oxcarbazépine) augmentent la clairance du pérampanel et diminuent les concentrations plasmatiques du pérampanel de même que les inducteurs puissants du CYP 3A4, tels que la rifampicine, le millepertuis et le felbamate

Anticonvulsivants ou antiépileptiques (XXIV) : Sulfamide inhibiteur de l'anhydrase carbonique

Sultiame *Liste I-ATU-Prescription hospitalière spécialisée*

OSPOLOT	50 cp. 50 mg	A. et E. > 6 ans : 5 mg/kg/jour réparti en 3 prises avec de l'eau, sans croquer (1)

1. Dose d'entretien à atteindre progressivement par paliers sur 2 semaines. Si inefficacité au bout d'un mois : arrêt progressif sur 2 semaines.

Contre-indications

Hypersensibilité connue au sultiame, à d'autres sulfamides ou à l'un des excipients
Troubles de la fonction rénale, antécédents de troubles psychiatriques, porphyrie, hyperthyroïdie, hypertension artérielle non traitée
Grossesse et allaitement (embryotoxicité chez l'animal)

Propriétés

- Sulfamide inhibiteur de l'anhydrase carbonique centrale. Modulation de l'homéostasie des neurotransmetteurs excitateurs et inhibiteurs. Réduction de l'entrée du sodium au niveau du neurone et diminution du seuil d'excitabilité

Indications

- Syndrome de Pointes-Ondes Continues du sommeil (POCS) après échec des thérapeutiques disponibles et appropriées

Précautions d'emploi

- Risque d'agranulocytose, de thrombopénie et de rash cutanés à surveiller. NFS tous les 15 jours le premier mois puis tous les mois les 6 premiers mois et espacer par la suite
- En cas d'atteinte hématologique, arrêt immédiat
- Surveillance de la créatinine, risque d'augmentation imposant l'arrêt du traitement
- Risque d'acidose métabolique comme les autres inhibiteurs de l'anhydrase carbonique (hyperventilation, asthénie, perte d'appétit) qui, non traitée, peut entraîner une néphrolithiase ou de l'ostéoporose ainsi qu'une diminution de la croissance chez les enfants
- Risque de pensées suicidaires

Effets indésirables et interactions médicamenteuses

- Ils sont doses dépendants et surviennent surtout en début de traitement
- Tachypnée, hoquet, douleurs gastriques surtout en début de traitement
- Fréquents : nausées, vomissements, perte d'appétit et de poids, tachycardie, fluctuations tensionnelles, paresthésies des extrémités et de la face, vertiges, céphalées, difficultés de raisonnement, diplopie
- Rares : arthralgies, symptômes myasthéniques, exanthème, toxidermie, neuropathies périphériques, confusion voire état d'agitation, hallucinations, état d'anxiété, insuffisance rénale et rétention d'urines, neutropénie, thrombopénie, hépatotoxicité, acidose métabolique, exanthème allergique, syndrome de Stevens-Johnson
- Le sultiame est un inhibiteur de l'iso-enzyme CYP2C : réduire en cas d'association la posologie de phénytoïne, lamotrigine, barbituriques, diazépam, imipramine, diclofénac, ibuprofène, naproxène, warfarine, oméprazole, proguanil, propranolol, rétinol et tolbutamide
- En cas d'association de plusieurs antiépileptiques, la résultante des actions n'est pas toujours prédictible, recours au dosage sanguin
- Effet antabuse avec l'alcool

Anticonvulsivants ou antiépileptiques (XXV) : Inhibiteur de la protéine 2A

Brivaracetam *Liste I-65 %-Coll*

BRIVIACT	14 cp. 10 mg 56 cp. 25 mg ou 50 mg ou 75 mg ou 100 mg Fl. 300 ml solution buvable à 10 mg/ml	A. et E. > 50 kg : 50 à 200 mg/jour en 2 prises égales E. < 50 kg : 1 à 2 mg/kg/jour en 2 prises (D. max. : 4 mg/kg/jour)

Contre-indications
Hypersensibilité à la substance

Propriétés

- Affinité élevée et sélective pour la protéine 2A des vésicules synaptiques (SV2A), glycoprotéine transmembranaire présente dans les neurones au niveau présynaptique qui module l'exocytose des neurotransmetteurs. La liaison à la protéine SV2A diminue la neurotransmission

Indications

- En association dans le traitement des crises partielles avec ou sans généralisation secondaire chez les adultes, les adolescents et les enfants à partir de 4 ans présentant une épilepsie

Effets indésirables

- Les plus fréquents : somnolence (14,3 %), vertiges (11,0 %), asthénie
- Fréquents (1 à 10 %) : nausées, vomissements, constipation, convulsion, dépression, anxiété, insomnie, irritabilité, idées suicidaires, trouble psychotique, agressivité, agitation, infections des voies respiratoires supérieures, diminution de l'appétit
- Rares (< 1 %) : neutropénie, réactions d'hypersensibilité

Précautions d'emploi

- Surveillance de la fonction hépatique
- Risque suicidaire accru comme pour tous les antiépileptiques
- Pas de données chez la femme enceinte mais pas de tératogénicité animale

Interactions médicamenteuses

- Risque de diminution de concentration en présence d'inducteurs enzymatiques puissants (diminution de 30 à 50 %)

Antimigraineux (I), traitement de crise : Triptans

Formes pernasales (1) *Liste I-65 %-Coll*

IMIGRANE 10 mg/0,1 ml IMIGRANE 20 mg/0,1 ml Sumatriptan	2 amp. 10 mg/0,1 ml 6 amp. 20 mg/0,1 ml	A. et E. > 12 ans : 10 à 20 mg dans 1 narine (D. max. : 40 mg/24 h)

Formes orales *Liste I-65 %-Coll*

ZOMIG 2,5 mg ZOMIGORO 2,5 mg Zolmitriptan[G]	6 ou 12 cp. 2,5 mg *(oro-dispersibles pour la spécialité Zomigoro)*	A. 2,5 mg (D. max. : 5 mg/24 h)
NARAMIG 2,5 mg Naratriptan[G]	6 ou 12 cp. 2,5 mg	A. 2,5 mg (D. max. : 5 mg/24 h)
IMIGRANE 50 mg Sumatriptan[G]	6 cp. 50 mg	A. 50 mg voire 100 mg (D. max. : 200 mg/24 h)
ALMOGRAN 12,5 mg Almotriptan[G]	6 ou 12 cp. 12,5 mg	A. 12,5 mg (D. max. : 25 mg/24 h)
RELPAX 20 ou 40 mg Élétriptan[G]	5 ou 6 cp. 20 mg 5 ou 6 ou 10 cp. 40 mg	A. 20 mg voire 40 mg (D. max. : 80 mg/24 h)
TIGREAT 2,5 mg ISIMIG 2,5 mg Frovatriptan[G]	2 ou 6 ou 12 cp. 2,5 mg	A. 2,5 mg voire 5 mg (D. max. : 5 mg/24 h)
MAXALT 10 mg MAXALTLYO 10 mg Rizatriptan[G]	12 cp. 10 mg 6 ou 12 cp. lyo. 10 mg	A. 5 à 10 mg (D. max. : 20 mg/24 h)

Formes injectables (1)

IMIGRANE 6 mg/0,5 ml Sumatriptan[G] *Liste I-Non remboursé-Coll*	2 seringues de 0,5 ml = 6 mg (avec ou sans auto-injecteur)	A. 1 injection **SC** de 6 mg (D. max. : 12 mg/24 h)
IMIJECT 6 mg/0,5 ml (2) Sumatriptan *Liste I-65 %-Coll* *Médicament d'exception*	2 seringues de 0,5 ml = 6 mg (avec ou sans auto-injecteur)	Algie vasculaire de la face : A. 1 injection **SC** de 6 mg (D. max. : 12 mg/24 h)

1. Crise migraineuse : les triptans sont à prendre *dès le début de la crise* (si migraine commune) ou *après la phase de l'aura* (si migraine avec aura); en cas d'échec (25 % des cas) une 2e administration sera inefficace → une 2e administration ne sera effectuée qu'en *cas de réapparition d'une céphalée migraineuse préalablement calmée* (30 à 40 % des patients préalablement soulagés) en respectant un intervalle d'au moins 2 heures entre 2 administrations (4 heures avec le naratriptan), *sans dépasser les doses maximales indiquées* (et sans dépasser 2,5 mg/24 h pour le naratriptan et 40 mg/24 h pour l'élétriptan en cas d'insuffisance rénale).
2. Remboursable uniquement s'il est prescrit avec une "ordonnance de médicaments d'exception" et dans l'indication du *traitement de la crise aiguë d'algie vasculaire de la face*, en accord avec la fiche d'information thérapeutique.

Contre-indications
Antécédents d'infarctus du myocarde, angor d'effort ou de repos
HTA non contrôlée, antécédents d'infarctus cérébral, syndromes de Raynaud et pathologie artérielle périphérique, syndrome de Wolff-Parkinson-White et autres troubles du rythme liés à une voie de conduction accessoire
Insuffisance hépatique sévère, antécédents de colite ischémique due aux triptans
Insuffisance rénale sévère (clairance de la créatinine < 15 ml/min)
Allergie aux différents produits (parfois croisée entre eux et/ou avec les sulfamides)

Propriétés

- Vasoconstricteurs artériels : agonistes sérotoninergiques sélectifs des récepteurs 5HT1B/1D présents surtout au niveau des vaisseaux sanguins intracrâniens extracérébraux et sur les voies nerveuses sensitives trigéminées
- Absorption rapide, faible liaison aux protéines plasmatiques, métabolisme hépatique en dérivés inactifs, élimination urinaire, demi-vie de 2 à 6 heures selon les produits

Indications

- Traitement de la crise migraineuse avec ou sans aura (réapparition après quelques heures chez 20 à 40 % des patients préalablement soulagés ; récurrence)
- Traitement de la crise d'algie vasculaire de la face (**uniquement pour le sumatriptan injectable Imiject**)

Effets indésirables

- Syndrome dit "des triptans" (≤ 5 %) : impression de tête vide, faiblesse, somnolence, sensations vertigineuses, sensations de fourmillements, lourdeur, pression, chaleur ou brûlures diffuses notamment au niveau de la poitrine et la gorge, bouffées de chaleur, bouche sèche, augmentation transitoire de la pression artérielle, palpitations
- Plus rares : nausées, vomissements, perturbation mineure des fonctions hépatiques, réactions allergiques, douleurs thoraciques (2,2 %) reliées exceptionnellement à un spasme coronarien (parfois compliqué de tachycardie ou fibrillation ventriculaire, infarctus du myocarde), dysgueusies, rares cas de colites ischémiques, insomnie
- Possibilité de "céphalées par abus médicamenteux" si usage quotidien → sevrage des triptans. Limiter à 10 cp./mois maximum
- Fréquents par voie SC (40 %) : irritation ou douleur transitoire au site d'injection

Précautions d'emploi et interactions médicamenteuses

- Respecter les intervalles indiqués entre les prises, sans dépasser la dose maximale, et *sans utiliser plus de 3 fois par semaine,* possibilité de "céphalées par abus médicamenteux"
- La "non-réponse" à un triptan testé sur au moins 3 crises ne doit pas faire récuser les autres (pas "d'inefficacité croisée", un autre triptan pouvant être efficace)
- Utiliser avec prudence en cas d'insuffisance hépatique, de facteurs de risque cardiovasculaire (dont tabagisme, HTA contrôlée, hommes > 40 ans, obésité), et chez les conducteurs et utilisateurs de machines
- Grossesse et allaitement : à éviter mais innocuité probable surtout en prise ponctuelle
- ***Associations contre-indiquées*** : ergotamine, dihydroergotamine par voie nasale ou injectable (intervalle de 24 heures entre les prises), IMAO, inhibiteurs enzymatiques avec l'élétriptan (substrat du CYP 3A4), linézolide : risque d'HTA, de vasoconstriction coronaire
- *Associations à prendre en compte* : antidépresseurs sérotoninergiques purs, cimétidine → risque de syndrome sérotoninergique à fortes doses, millepertuis

Antimigraineux (II), traitement de crise : Dérivés de l'ergot de seigle et AINS

Ergotamine tartrate (1) *Liste I-30 %-Coll*

GYNERGENE-CAFÉINÉ	20 cp. : Tartrate d'ergotamine 1 mg + Caféine 100 mg	A. 1 à 2 mg, à répéter 1 fois après 30 minutes si la douleur n'a pas disparu E. > 10 ans : utilisation éventuelle à demi-dose

1. En dernière intention après échec des AINS et des triptans.

Dihydroergotamine pernasale *Liste II-30 %-Coll*

DIERGO-SPRAY 4 mg/ml	Solution nasale : 1 fl. pulvérisateur de 1 ml = 4 mg (4 pulvérisations/fl.)	Crise migraineuse : A. 1 pulvérisation dans chaque narine (pouvant être répétée si besoin après 15 à 30 minutes) D. max. : 4 mg/jour et 24 mg/semaine

Anti-inflammatoires non stéroïdiens *Liste II-65 % ou NR*

IBUPROFÈNE[G]	20 ou 30 cp. 200 mg ou 400 mg	Crise migraineuse : 200 à 800 mg au début de la crise ± associé aux triptans
PROFEMIGR Kétoprofène	10 cp. séc. 150 mg	Crise migraineuse : 1 cp. 150 mg

Aspirine en association avec un antinauséeux *Liste I-30 %*

MIGPRIV (2) Acétylsalicylate de lysine 1 620 mg (3) Métoclopramide 10 mg	6 sac. de poudre pour solution buvable	A. et E. > 15 ans : 1 sac. dès les premiers signes

2. Attention au risque de QT long (métoclopramide).
3. Avec 900 mg d'acide acétyl salicylique.

Dérivés de l'ergot de seigle*

Contre-indications
Grossesse (effet ocytocique faible et vasoconstricteur), allaitement, enfant < 10 ans
Affections artérielles oblitérantes, syndromes de Raynaud
Insuffisance coronarienne, hypertension artérielle, thyrotoxicose
États infectieux sévères, insuffisances rénales ou hépatiques sévères
Migraine hémiplégique ou basilaire

Indications

- Traitement de la crise migraineuse en dernière intention, après les triptans et les AINS
- Traitement d'attaque si triptans inefficaces, ou en association pour les AINS
- Traitement de secours également si les triptans ne doivent pas être repris

Effets indésirables

- *Troubles digestifs bénins* : nausées, plus rarement vomissements
- *Possibilité de dépendance* (céphalée par abus médicamenteux) en cas d'utilisation pendant plus de 2 jours par semaine et/ou au-delà des doses maximales autorisées
- *Ergotisme* : accidents ischémiques des extrémités (favorisés par l'association à certains macrolides ou par un surdosage) → la survenue de paresthésies, douleurs, fourmillements ou vasoconstriction au niveau des extrémités impose *l'arrêt immédiat* du traitement et *l'hospitalisation en cas d'ergotisme confirmé* (à traiter par héparine, vasodilatateurs de type acide nicotinique ou papavérine et éventuellement corticoïdes)
- Une utilisation prolongée des dérivés de l'ergot de seigle peut entraîner une fibrose (pleurale, rétropéritonéale ou des valves cardiaques)

Précautions d'emploi

- *Ne jamais dépasser les doses maximales autorisées* = 6 mg/jour et 10 mg/semaine, ne pas administrer comme un traitement de fond
- Utiliser avec prudence en cas d'insuffisance hépatique sévère
- Efficacité meilleure si le produit est pris dès les prodromes de la crise migraineuse
- En cas de troubles digestifs, associer un antiémétisant

Interactions médicamenteuses

- ***Associations contre-indiquées*** : macrolides (sauf la spiramycine), triptans, antiprotéases, voriconazole, stiripentol, diltiazem, phénylpropanolamine, antifongiques azolés. antiprotéases boostées par ritonavir, éfavirenz, quinupristine, dalgopristine, télaprévir, cobicistat, ambistavir, parataprévir, létermovir, inhibiteurs puissants du CYP 3A4
- ***Associations déconseillées*** : bromocriptine, méthylergométrine
- *Associations à utiliser avec précaution* : bêta-bloquants, vasoconstricteurs (risque d'ergotisme, phénomène de Raynaud)

* Pour les AINS, se reporter au chapitre correspondant.

Antimigraineux (III), traitement de fond : Antisérotoninergiques (I)

Oxétorone *Liste II-30 %-Coll* (1)

NOCERTONE	30 cp. séc. 60 mg	A. 1 à 2 cp./jour (jusqu'à 3) à prendre le soir en 1 ou 2 prises (au repas du soir et au coucher)

1. Rupture de stock très fréquente au cours des dernières années.

Contre-indications

Hyperprolactinémies, galactosémie congénitale

Propriétés

- Antimigraineux apparenté aux neuroleptiques ayant un effet antisérotoninergique, alpha-adrénolytique et antihistaminique H1

Indications

- Traitement de fond de la migraine (durée du traitement : au moins 6 mois)

Effets indésirables

- Somnolence assez fréquente en début de traitement ou à forte dose, cédant par la suite, d'où l'administration le soir, syndrome dépressif
- Diarrhée parfois sévère, au maximum colite microscopique ou colite collagène, cédant à l'arrêt
- Syndrome dépressif, syndrome de sevrage à l'arrêt
- Prise de poids, augmentation de l'appétit
- Grossesse et allaitement : à éviter de principe, mais recul suffisant pour ne pas s'inquiéter
- Rares cas d'hyperprolactinémie, de galactorrhée, d'hypertrophie mammaire
- Risque d'hypertonie, de dyskinésie

Précautions d'emploi

- En cas de diarrhée, envisager l'arrêt du traitement
- Utiliser avec prudence chez les sujets comitiaux ou polysensibilisés, chez les conducteurs et les utilisateurs de machines : médicament ayant des effets sédatifs
- Surdosage : symptômes équivalents à une intoxication aux neuroleptiques

Interactions médicamenteuses

- ***Associations déconseillées*** : alcool (effets sédatifs accrus)
- *Associations à prendre en compte* : médicaments dépresseurs du SNC car risque de sédation cumulée notamment avec les antihistaminiques H1, les neuroleptiques, les dérivés morphiniques

Antimigraineux (IV), traitement de fond : Antisérotoninergiques (II)

Pizotifène *Liste II-30 %-Coll*

SANMIGRAN	50 ou 100 cp. 0,5 mg	À dose progressive : A. 1 cp./jour le soir pendant 1 semaine puis jusqu'à 2 cp. × 2 fois/jour E. > 12 ans : 1 à 2 cp./jour le soir

Contre-indications
Glaucome par fermeture de l'angle Adénome prostatique évolué (propriétés anticholinergiques)

Propriétés

- Dérivé tricyclique développé initialement comme antidépresseur, ayant des propriétés antisérotoninergiques au niveau des vaisseaux cérébraux et plaquettes sanguines, des propriétés antihistaminiques H1, des propriétés anticholinergiques faibles et un effet antidépresseur modéré (inférieur à celui des antidépresseurs imipraminiques)
- Absorption digestive complète mais lente (pic plasmatique en 5 à 8 heures), fixation protéique moyenne (91 %) avec affinité faible, métabolisation hépatique intense, élimination lente (demi-vie de 23 heures) par voie urinaire (60 %) et par les fèces (30 %)

Indications

- Traitement de fond de la migraine

Effets indésirables

- **Somnolence, prise de poids**, augmentation de l'appétit, plus rarement nausées, constipation, vertiges, myalgies, asthénie, sécheresse buccale, sédation
- Très rares : réaction d'hypersensibilité, œdème facial, dépression, agitation, agressivité, hépatite médicamenteuse → arrêt immédiat

Précautions d'emploi

- Utiliser avec prudence chez les conducteurs et les utilisateurs de machines
- Déclenchement de crises chez les patients épileptiques
- Diminution progressive des doses à l'arrêt, risque de syndrome de sevrage
- Pas de données chez la femme enceinte, mais pas d'alerte particulière, pas de tératogénicité chez l'animal

Interactions médicamenteuses

- *Associations déconseillées* : alcool (effets sédatifs accrus)
- *Associations à prendre en compte* : autres anticholinergiques (addition des effets anticholinergiques), médicaments dépresseurs du SNC (majoration des effets sédatifs)

Antimigraineux (V), traitement de fond

Flunarizine *Liste I-15 %-Coll*

SIBELIUM	30 cp. séc. 10 mg	A. et E > 12 ans : posologie ci-dessous

Contre-indications

Antécédents de syndromes dépressifs, galactosémie congénitale
Maladie de Parkinson, antécédents de syndromes extrapyramidaux
Grossesse (absence de données), allaitement (passage dans le lait)
Enfant < 12 ans

Propriétés

- Inhibiteur calcique non sélectif du canal calcique lent (classe des pipérazines, comme la cinnarizine, donc proche des neuroleptiques), ayant un effet antihistaminique H1 et antisérotoninergique (activité antimigraineuse), une action dépressive au niveau vestibulaire, et aussi une certaine activité dans le tremblement essentiel
- Absorption digestive à 85 %, pic plasmatique après 2 à 4 heures, forte liaison aux protéines plasmatiques (90 %) mais lipophilie importante (taux tissulaires supérieurs aux taux plasmatiques), métabolisation hépatique en dérivés glycuroconjugués inactifs éliminés essentiellement par voie biliaire et fécale (70 % en 8 jours) et accessoirement urinaire, demi-vie de 18 jours (évaluer l'efficacité après 2 mois environ)

Indications et posologie

- Traitement de fond des migraines lorsque les autres traitements sont inefficaces ou mal tolérés. Il s'agit d'un traitement de dernière intention compte tenu des problèmes de tolérance
- Posologie : 5 à 10 mg/jour chez l'adulte, 5 mg/jour chez le sujet > 65 ans (et chez l'enfant > 12 ans, où l'utilisation doit être exceptionnelle), en commençant à faible dose le soir au coucher pendant 1 à 2 semaines, en interrompant le traitement en cas d'inefficacité après 2 mois, et sans dépasser 6 mois de traitement

Effets indésirables (assez fréquents, motivant l'arrêt dans 1 % des cas)

- Fréquents : prise de poids (25 %), somnolence et asthénie croissante (7 %)
- Troubles digestifs (1 %) : gastralgies, vomissements, sécheresse buccale
- Plus rares : céphalées et insomnies (0,5 %), myalgies, dysménorrhée
- Très rares mais réels (généralement après 6 à 7 mois et surtout aux doses de plus de 10 mg/jour) : **syndromes dépressifs, troubles extrapyramidaux** (activité antidopaminergique des pipérazines), hyperprolactinémie, galactorrhée → troubles régressant en quelques semaines à quelques mois voire un an pour le syndrome extrapyramidal, après l'arrêt du traitement, œdème généralisé
- **Surdosage** : sédation, agitation, tachycardie → évacuation digestive, charbon, traitement symptomatique

Précautions d'emploi et interactions médicamenteuses

- Risques de somnolence diurne → administrer au coucher et utiliser avec prudence chez les conducteurs et utilisateurs de machines
- *Associations déconseillées* : alcool, agonistes dopaminergiquees, neuroleptiques, autres sédatifs
- *Associations à prendre en compte* : anticholinergiques, autres médicaments dépresseurs du SNC, disopyramide

Antimigraineux (VI), traitement de fond : Anticorps monoclonaux (I)

Érénumab *Liste I-Prescription réservée aux neurologues*

AIMOVIG (1)	Stylo prérempli 1 ml de sol. inj. 70 mg ou 140 mg	A. 1 injection **SC** 70 mg toutes les 4 semaines, voire 140 mg en cas d'inefficacité (2)

1. Collectivités uniquement. Chez les patients atteints de migraine sévère avec au moins 8 jours de migraine par mois, en échec à au moins deux traitements prophylactiques et sans atteinte cardio-vasculaire (infarctus du myocarde, AVC, AIT, angor instable ou pontage coronarien).
2. En l'absence de résultats au bout de 3 mois : arrêt.

Propriétés

- Anticorps monoclonal humain se fixant au récepteur du *calcitonin gene-related peptide* (CGRP), qui se trouve en autres dans le ganglion trigéminal. L'érénumab se lie de façon compétitive et spécifique au CGRP, inhibant sa fonction, sans activité significative sur les autres récepteurs de la famille des calcitonines

Indications

- Prophylaxie de la migraine chez l'adulte ayant au moins 4 jours de migraine par mois

Précautions d'emploi

- Tous les patients ayant des antécédents de maladie ischémique coronarienne ou AVC ont été exclus des études, de même que les personnes obèses (IMC > 40)
- Grossesse et allaitement : pas de tératogénicité chez l'animal, pas de données chez la femme. Le passage des Ig chez l'enfant ne commence qu'à partir du 5e mois de grossesse

Interactions médicamenteuses

- Pas d'interactions connues à ce jour, notamment avec les contraceptifs oraux et les triptans

Effets indésirables

- Réactions au site d'injection (5 %), constipation (2,5 %), spasmes musculaires (1 %), prurit (1,2 %)
- Possibilité de développement d'anticorps antimédicament ne modifiant pas l'activité du médicament

Antimigraineux (VII), traitement de fond : Anticorps monoclonaux (II)

Galcanézumab *Liste I-Prescription réservée aux neurologues*

EMGALITY	Seringue ou stylo prérempIis 1 ml à 120 mg	A. 1 injection SC/mois Dose de charge initiale : 240 mg (1)

1. Injection : cuisse, bras, fesse, abdomen ; auto-injection possible.
   Si inefficace à 3 mois : arrêt.

Contre-indications
Hypersensibilité

Propriétés

– Anticorps monoclonal IgG4 humanisé qui se lie au peptide relié au gène de la calcitonine (CGRP) et empêche ainsi son activité biologique (neurotransmetteur de la douleur)

Indications

– Prophylaxie de la migraine chez l'adulte ayant au moins 4 jours de migraine par mois

Effets indésirables

– Réaction au site d'injection, vertiges, constipation, rash cutané, urticaire
– Risque d'anticorps antimédicament

Précautions d'emploi

– Le CGRP étant un vasodilatateur, la tolérance au long cours et notamment au niveau coronaire doit être précisée
– Réactions d'hypersensibilité, comprenant des cas d'anaphylaxie, d'angiœdème et d'urticaire
– Pas de données chez la femme enceinte mais passage placentaire pas avant le 5ᵉ mois des Ig

Antimigraineux (VIII), autres traitements de fond

Amitriptyline

L'amitriptyline (voir ce terme), antidépresseur tricyclique, a également une action antalgique retardée (de 5 à 10 jours) en traitement de fond des migraines, céphalées de tension, *à une posologie inférieure àla posologie antidépressive* : soit en moyenne 10 à 50 mg/jour en 1 ou 2 prises, posologie atteinte progressivement (par paliers de 5 à 10 mg).

Bêta-bloquants : métoprolol, propranolol

Certains bêta-bloquants sont actifs dans le traitement de fond des migraines : seuls le **propranolol** et le **métoprolol** ont une AMM dans cette indication mais d'autres bêta-bloquants sont efficaces (aténolol, nadolol, timolol), les doses utiles étant variables selon les sujets. Les autres bêta-bloquants ne sont pas recommandés. Efficacité prouvée chez 70 % des patients lors des essais.

Antiépileptiques : seul le topiramate a une AMM

Certains antiépileptiques sont actifs dans le traitement de fond de la migraine : seul le **topiramate** a une AMM dans cette indication en France mais d'autres antiépileptiques sont efficaces : le valproate de sodium est aux États-Unis un traitement de fond de première intention. Il ne peut plus être prescrit en France. La gabapentine est proposée également.

Vérapamil (120 à 960 mg/jour)

Indication hors AMM mais avec RTU.
Traitement de fond le plus efficace dans les formes chroniques d'**algies vasculaires** de la face (après un ECG pour étude du QT).

Candésartan (8-16 mg)

Indication hors AMM.
Deux études ont montré son efficacité dans les cas rebelles, bonne tolérance.

Antiparkinsoniens (I) :
Lévodopa + Inhibiteurs de la décarboxylase ou IDC (précurseur direct de la dopamine)

L-dopa + Bensérazide[G] *Liste I-65 %-Coll*

MODOPAR 62,5 MODOPAR 125 MODOPAR 250	60 gél. 50 mg + Bensérazide 12,5 mg 60 gél. 100 mg + Bensérazide 25 mg 60 gél. 200 mg + Bensérazide 50 mg	À dose très progressive en prises fractionnées (1) et (2)
MODOPAR 125 DISPERSIBLE	60 cp. 100 mg + Bensérazide 25 mg (= comprimés sécables dispersibles, à prendre dans un demi-verre d'eau en cas de difficulté pour avaler)	*Idem*
MODOPAR LP 125	60 gél. 100 mg + Bensérazide 25 mg (= gélules à libération prolongée) *Contient de l'huile de ricin*	Forme destinée aux parkinsoniens ayant des fluctuations d'activité (3)

1. Commencer par 1 Modopar 62,5 mg la première semaine, puis augmenter par paliers de 1 Modopar 62,5 mg chaque semaine jusqu'à la posologie optimale (qui est d'environ 4 Modopar 125 ou 3 Modopar 250, administrés en 3 à 4 prises ou plus).
2. Posologie *très progressive*, augmentée par paliers jusqu'à la dose minimale efficace administrée *en prises fractionnées* et *en dehors des repas* (sauf intolérance digestive) à heures fixes et de plus en plus rapprochées. Ne pas augmenter les doses si des mouvements anormaux apparaissent.
3. Forme retard améliorant les fluctuations d'activité dans plus de 50 % des cas : le passage du Modopar au Modopar LP s'effectue d'un jour à l'autre *en respectant la même posologie et la même fréquence d'administration*, la posologie étant ensuite ajustée par paliers de 2 à 3 jours, une posologie apportant jusqu'à 50 % de lévodopa en plus pouvant être nécessaire.
   Nécessité d'espacer les prises à heures fixes. Prendre la gélule entière 1/2 heure à 1 heure avant les repas.

L-dopa + Carbidopa[G] *Liste I-65 %-Coll*

DUODOPA *Rétrocession*	Gel intestinal 7 sac. 100 ml dans une cassette 1 sac. = 2 000 mg de lévodopa + 500 mg de carbidopa	Administrer par sonde duodénale (4) (gastrostomie) à l'aide d'une pompe portablev (5)
SINEMET 100 SINEMET 250	100 cp. 100 mg + Carbidopa 10 mg 50 cp. séc. 250 mg + Carbidopa 25 mg	À dose très progressive en prises fractionnées (6)
SINEMET LP 100 SINEMET LP 200	30 cp. 100 mg + Carbidopa 25 mg 30 cp. 200 mg + Carbidopa 50 mg (= comprimés à libération prolongée)	Formes destinées aux parkinsoniens ayant des fluctuations d'activité (7)

4. Administration intestinale continue + bolus (sonde à demeure, perfusion continue).
5. Pompe CADD-legacy 1 400 (CE 0473).
6. Commencer par 1/2 comprimé de Sinemet 250 × 1 ou 2 fois/jour, puis augmenter par paliers de 1/2 comprimé tous les jours ou tous les 2 jours jusqu'à la posologie optimale (qui est d'environ 3 à 6 Sinemet 250/jour en 3 à 4 prises ou plus, sans dépasser 8 Sinemet 250/jour).
7. Forme retard améliorant les fluctuations d'activité dans plus de 50 % des cas : le passage du Sinemet au Sinemet LP s'effectue d'un jour à l'autre *en respectant la même posologie mais enaugmentant l'intervalle des prises de 30 à 50 %*, la posologie étant ensuite ajustée par paliers de 2 à 3 jours, une posologie apportant jusqu'à 30 % de lévodopa en plus pouvant être nécessaire.

Contre-indications
Infarctus myocardique récent, affections cardio-vasculaires, endocriniennes décompensées
Psychoses graves, démences, confusion mentale, glaucome à angle fermé
Ulcère gastro-duodénal en poussée, mélanomes malins (risque × 2 à 6)
Grossesse au 1er trimestre (par prudence)

Propriétés

- La lévodopa, transformée en dopamine, compense au niveau du striatum le déficit caractérisant la maladie de Parkinson : elle agit sur l'akinésie et la rigidité, de façon moindre sur le tremblement. Le benzérazide inhibe la décarboxylase périphérique
- Absorption *réduite par les protéines alimentaires*, biodisponibilité faible (15 %), pic plasmatique en 1 à 10 heures, passage hémato-encéphalique par transport actif, métabolisation complexe, élimination urinaire rapide. Modification des résultats biologiques : catécholamines, créatinine, acide urique, glucose

Indications

- Maladie de Parkinson
- Syndromes parkinsoniens d'origine neurodégénérative

Effets indésirables

- Lors de l'ajustement de la posologie : anorexie, nausées, vomissements, hypotension orthostatique, effet dopaminergique, plus exceptionnellement idéations paranoïdes, épisodes psychotiques, troubles du rythme → commencer à doses faibles
- Fluctuations d'activité et/ou réduction de l'activité du traitement à plus ou moins long terme (80 % des sujets après 10 ans) → fractionner les doses (multiplier le nombre de prises) et/ou utiliser une forme à libération prolongée et/ou adjoindre de la sélégiline ou un agoniste dopaminergique (apomorphine, lisuride, bromocriptine, etc.) ou un ICOMT
- Mouvements anormaux involontaires tardifs fréquents (50 % des cas après 5 ans) : dystonies de fin de dose (crampes douloureuses) et/ou dyskinésies de milieu de dose (mouvements choréiques des extrémités, voire cervico-facials) → réduire la posologie
- Accès de somnolence (conduite automobile déconseillée), cauchemars, dépression, sueurs, rhinorrhée, hypersialorrhée, troubles olfactifs, coloration foncée des urines, plus rarement ESV, fibrillation auriculaire, tachycardie paroxystique, mydriase, chute de cheveux, leucopénie, thrombopénie, hyperuricémie, crises oculogyres, risque accru de mélanome
- Troubles psychiques compulsifs, hypersexualité, boulimie, addiction au jeu
- **Surdosage** : disparition de tout signe extrapyramidal, hypotension avec tachycardie sinusale, insomnie, anorexie, confusion mentale → régression en 1 semaine à l'arrêt
- Syndrome de dérégulation dopaminergique (par utilisation excessive)

Précautions d'emploi et interactions médicamenteuses

- Utiliser avec prudence en cas d'insuffisance coronarienne, de troubles du rythme, de variations tensionnelles, d'antécédents psychotiques ou de mauvais état général, de glaucome à angle ouvert
- Anesthésie générale : arrêter la lévodopa 6 à 12 heures avant pour la reprendre dès que possible (en évitant les anesthésiques volatils type halothane). Pas d'arrêt brutal
- ***Associations contre-indiquées*** : IMAO non sélectifs (avec la lévodopa sans IDC car risque de poussée hypertensive), neuroleptiques (sauf la clozapine), réserpiniques (antagonisme), vitamine B6 (avec la lévodopa sans IDC car antagonisme), tétrabénazine
- ***Associations déconseillées*** : anesthésiques généraux de type halothane, papavérine, neuroleptiques antiémétiques, sympathomimétiques, sels de fer (2 heures d'écart)
- *Associations à utiliser avec précaution* : baclofène (troubles psychiques), méthyldopa (potentialisation réciproque), IMAO non sélectifs (avec la lévodopa avec IDC), spiramycine
- Modification de tests biologiques : catécholamines, créatinine, glucose, tests de Coombs positifs

Antiparkinsoniens (II) : Inhibiteurs de la COMT ou Catéchol-O-méthyltransférase (I)

Entacapone[G] *Liste I-65 %-Coll*

COMTAN	60 ou 100 cp. 200 mg	A. 200 mg avec chaque dose de lévodopa (sans dépasser 200 mg × 10 fois/jour) (1) (2) (3)

1. Peut permettre une réduction de 100 mg de lévodopa par 24 heures.
2. À prendre avec ou sans aliments.
3. Éviter l'arrêt brutal.

Entacapone, en association avec Levodopa *Liste I-65 %-Coll*

STALEVO[G] CORBILTA	200 mg d'Entacapone par comprimé (4) avec 100 cp. Lévodopa 50 mg + Carbidopa 12,5 mg 100 cp. Lévodopa 75 mg + Carbidopa 18,75 mg 100 cp. Lévodopa 100 mg + Carbidopa 25 mg 100 cp. Lévodopa 125 mg + Carbidopa 31,25 mg 100 cp. Lévodopa 150 mg + Carbidopa 37,5 mg 100 cp. Lévodopa 175 mg + Carbidopa 43,75 mg 100 cp. Lévodopa 200 mg + Carbidopa 50 mg	Association fixe remplaçant chaque composé pris séparement (5)

4. Quel que soit le dosage des autres composés.
5. Triple association destinée au traitement des fluctuations de fin de dose non stabilisées par l'association [lévodopa + carbidopa] : la posologie est celle de doses équivalentes des formes à libération immédiate des composants (*cf.* Entacapone, les conditions d'emploi de ce produit).

Contre-indications
Hypersensibilité à l'un des composants, insuffisance hépatique, phéochromocytome Antécédents de syndrome malin des neuroleptiques et/ou de rhabdomyolyse non traumatique Grossesse et allaitement (pas de données), mais pas de malformations chez l'animal

Propriétés

- Inhibiteur spécifique et réversible de la catéchol-O-méthyltransférase (COMT = enzyme impliquée dans le catabolisme de la lévodopa et de la dopamine), augmentant les quantités de lévodopa disponibles au niveau du cerveau en inhibant sa O-méthylation au niveau périphérique (prolongation d'environ 30 à 60 minutes de la demi-vie d'élimination de la lévodopa avec augmentation significative des périodes "on") (environ 1 à 2 h/jour)
- Biodisponibilité orale d'environ 35 %, pic plasmatique en 1 heure, effet de premier passage hépatique important, forte liaison à l'albumine plasmatique (98 %), métabolisation en isomères (*E*) à 95 % et (*Z*), élimination fécale (80-90 %) et urinaire (10-20 %) non diminuée en cas d'insuffisance rénale, demi-vie de 30 minutes

Indications

- Traitement adjuvant aux traitements par lévodopa bensérazide ou carbidopa chez les parkinsoniens adultes ayant des fluctuations motrices de fin de dose, non stabilisés

Effets indésirables

- Dus à l'augmentation des effets dopaminergiques (réduire les doses de lévodopa en début du traitement)
- Neurologiques : dyskinésies (27 %), aggravation du syndrome parkinsonien, sensations vertigineuses, plus rarement dystonie, hyperkinésie, crampes, tremblements, troubles de la marche, insomnie, hallucinations, confusion mentale, rêves anormaux, hypersomnolence, hypersexualité, troubles du contrôle des impulsions
- Digestifs : nausées (11 %), **diarrhée** prolongée, douleurs abdominales, sécheresse buccale, constipation : peuvent être réduits en diminuant la posologie de L-dopa, anorexie, perte de poids
- Généraux : hypotension orthostatique, fatigue, hypersudation, céphalées, coloration des urines, hépatite cytolytique, cholestase, insuffisance hépatique, chutes
- Rares cas de rhabdomyolyse secondaires à des dyskinésies sévères ou à des syndromes malins des neuroleptiques, notamment en cas d'arrêt brutal
- Cardiologie : signes d'insuffisance coronaire

Précautions d'emploi et interactions (*cf.* pages précédentes celles de la lévodopa car toujours pris en association)

- Utiliser avec prudence chez les conducteurs et utilisateurs de machines (risques de vertiges et hypotension orthostatique)
- L'adjonction au traitement par lévodopa nécessite souvent une réduction de 10 à 30 % des doses de lévodopa (réduction par paliers de 10 % tous les 3 à 4 jours environ), surtout si apparaissent dyskinésies, nausées, vomissements, hallucinations
- ***Associations contre-indiquées*** : IMAO A et B sélectifs ou non (la sélégiline peut être associée mais sa posologie ne doit pas dépasser 10 mg/jour), neuroleptiques
- Fer *per os* (chélation nécessitant un intervalle de 2 à 3 heures entre les prises orales)
- Warfarine du fait d'une voie métabolique commune (surveillance de l'INR au bout de 5 jours)

Antiparkinsoniens (III) : Inhibiteur de la COMT ou Catéchol-O-méthyltransférase (II)

Tolcapone *Liste I-15 %-Coll-Prescription réservée aux neurologues*

TASMAR (1)	100 cp. pelliculés 100 mg	A. 100 mg × 3 fois/jour en association avec L-dopa + Bensérazide ou L-dopa ou Carbidopa (2)

1. Médicament réservé aux neurologues (surveillance particulière) :
   - AMM retiré en novembre 1998, AMM redonnée en 2004 sous réserve des éléments de surveillance.
   - Nécessite une surveillance hépatique toutes les 2 semaines pendant la 1re année de traitement; si transaminases > 2 N, arrêt du traitement.
   - En l'absence d'une amélioration clinique nette dans les 3 semaines qui suivent son instauration, et aux posologies maximales tolérées (200 mg × 3), le traitement doit être arrêté.
   - Trois cas d'hépatite fulminante survenus dans les 6 premiers mois de traitement, peu de temps après sa commercialisation.
   - Traitement de dernière intention, à arrêter si aucune amélioration au bout de 3 semaines.
   - Pas de nouvelles alertes depuis la commercialisation.
   - Les transaminases doivent être surveillées toutes les 2 semaines la première année, puis recontrôlées après chaque augmentation de dose.
2. Comprimé à prendre en entier.
   La première prise du matin doit se faire en même temps que la levodopa puis toutes les 6 à 8 heures.
   Si pas d'efficacité au bout de 6 semaines : arrêt.

Contre-indications
Hypersensibilité au tolcapone ou à l'un des constituants du produit
Maladie hépatique évolutive, dyskinésies sévères
Antécédents de syndrome malin des neuroleptiques
et/ou de rhabdomyolyse non traumatique ou d'hyperthermie
Phéochromocytome
Grossesse et allaitement

Propriétés

- Inhibiteur, sélectif et réversible, de la catéchol-O-méthyltransférase (COMT), actif par voie orale. Administré en même temps que la lévodopa et qu'un inhibiteur de la décarboxylase d'un acide aminé aromatique (AADC-I), il stabilise les concentrations plasmatiques de lévodopa en réduisant sa transformation métabolique en 3-méthoxy-4-hydroxy-L-phénylalanine (3-OMD)
- Des taux plasmatiques élevés de 3-OMD ont été associés à une réponse médiocre de la lévodopa chez des patiens atteints de maladie de Parkinson. Le tolcapone réduit fortement la formation de 3-OMD
- Des études cliniques contrôlées en double insu ont montré une réduction significative de 20 à 30 % des périodes *off* et une augmentation équivalente des périodes *on*, accompagnée d'une diminution de la sévérité des symptômes chez les patients fluctuants

Indications (en deuxième intention)

- Traitement adjuvant aux traitements par la lévodopa/bensérazide ou à la lévodopa/carbidopa dans le traitement de la maladie de Parkinson idiopathique avec des fluctuations motrices répondant à la lévodopa et qui n'ont pas répondu ou ont été intolérants à d'autres inhibiteurs de la COMT. En raison du **risque d'insuffisance hépatique aiguë, potentiellement mortelle**, Tasmar ne doit pas être considéré comme un traitement d'appoint de la lévodopa/bensérazide ou de la lévodopa/cardidopa de première intention

Effets indésirables et interactions médicamenteuses

- Très fréquents : augmentation des dyskinésies, nausées, vomissements, anorexie, douleurs abdominales, **diarrhée** (16 à 18 % des patients dans 11 essais), syncope, apparition de symptômes en position orthostatique, constipation, troubles du sommeil, somnolence, confusion, hallucinations, coloration jaune intense de l'urine, sans signification clinique, hypersudation, crampes musculaires
- Fréquents (1 à 10 %) : augmentation jusqu'à 3 fois la limite supérieure de la normale du taux d'alanine aminotransférase (ALAT). Cette augmentation a été à peu près 2 fois plus fréquente chez les femmes. Elle est généralement apparue 6 à 12 semaines après le début du traitement et n'était pas associée à des symptômes ou à des signes cliniques. Le traitement doit être immédiatement interrompu en raison du risque d'insuffisance hépatique potentiellement mortelle
- Trouble du contrôle des impulsions à rechercher
- Syndrome de type malin des neuroleptiques lors de l'arrêt brutal des traitements
- Grossesse (pas de données) : situation peu fréquente
- ***Associations contre-indiquées*** : inhibiteurs non sélectifs de la monoamine oxydase (IMAO)
- *Associations à prendre en compte* : warfarine : les paramètres de la coagulation doivent être contrôlés en cas de coadministration (métabolisme hépatique commun, forte liaison à l'albumine). Médicaments métabolisés par le CYP 2C9
- Majoration des effets des sympathomimétiques

Antiparkinsoniens (IV) :
Inhibiteurs du catabolisme de la dopamine, IMAO sélectifs de type B

Sélégiline *Liste I-65 %-Coll*

DÉPRÉNYL[G]	30 ou 100 cp. séc. 5 mg	A. 5 à 10 mg/jour en 1 à 2 prises (le matin et à midi) (1) et (2)

1. Posologie plus faible en association (dose initiale : 5 mg).
2. La réduction possible de lévodopa peut aller jusqu'à 30 %.

Rasagiline[G] *Liste I-65 %-Coll*

AZILECT (3)	30 cp. 1 mg	A. 1 mg/jour le matin en 1 prise (4)

3. Métabolisé par le CYP 1A2 : interaction avec le millepertuis spécifique.
4. Avec ou sans lévodopa. Pas de coprescription avec la fluoxétine.

Safinamide *Liste I-Non remboursé-Coll (en cours de négociation de prix)*

XADAGO (5) (6) (7) et (8)	30 cp. 50 mg ou 100 mg	A. 1 cp. 50 mg/jour Peut être augmenté à 100 mg selon la réponse

5. N'a pas d'indication en monothérapie, mais doit être associé à la lévodopa avec ou sans autre médicament du Parkinson dans les formes fluctuantes à un stade intermédiaire ou avancé.
6. Inhibe également le glutamate en modulant les canaux sodiques voltage dépendants ainsi que les canaux calciques.
7. Des interactions médicamenteuses sont possibles avec un substrat de la BCRP (diclofénac, statine).
8. Précautions spécifiques en cas de rétinopathie pré-existante.

Contre-indications

Celles de la lévodopa (*cf.* page précédente), certaines associations (*cf.* Interactions)
Insuffisance hépatocellulaire grave, ulcère gastro-duodénal en poussée
Maladie rétinienne ou uvéite

Propriétés

- Inhibiteurs spécifiques de la monoamine oxydase de type B renforçant l'action de la lévodopa en augmentant et surtout en prolongeant les taux utiles de dopamine (liaison irréversible, expliquant l'action prolongée qui disparaît seulement quand des quantités suffisantes de MAO-B ont été synthétisées à nouveau) dans les synapses
- Absorption digestive rapide (30 minutes), forte liaison aux protéines du plasma avec concentration intra-érythrocytaire, élimination lente essentiellement par voie urinaire et accessoirement fécale, sous forme inchangée et sous forme de métabolites (N-déméthylsélégiline, l-méthamphétamine, l-amphétamine), demi-vie de 20 à 60 heures

Indications

- Traitement de la maladie de Parkinson en monothérapie au début de l'affection où ils permettent de retarder de quelques mois le recours à la lévodopa (sauf safinamide)
- Traitement de la maladie de Parkinson en association à la lévodopa afin de renforcer son action et diminuer ainsi sa posologie, ou au stade des "fluctuations de fin de dose" afin de prolonger son action

Effets indésirables

- Hypotension orthostatique assez fréquente, plus rarement troubles du rythme supraventriculaires, bradycardie, BAV, HTA, rétention d'urine, vertiges, céphalées, nausées, sécheresse buccale, dyskinésies, constipation, insomnie, dépression, hypersexualité
- Rares cas d'ulcérations buccales et de stomatites avec les lyocs
- Leucopénie, thrompopénie, réactions cutanées
- Possibilité d'augmentation des effets indésirables de la lévodopa (*cf.* page précédente)
- Quelques études suggèrent une surmortalité liée à des effets indésirables cardio-vasculaires avec la sélégiline et un risque accru de mélanome ou autres cancers cutanés avec la rasagiline
- Augmentation des transaminases

Précautions d'emploi et interactions (*cf.* page précédente celles de la lévodopa)

- Utiliser avec précaution chez les sujets ayant des antécédents d'affections cardio-vasculaires, de troubles psychiques ou d'ulcère digestif
- L'adjonction au traitement par lévodopa nécessite souvent une réduction de 10 à 30 % des doses de lévodopa (réduction par paliers de 10 % tous les 3 à 4 jours environ)
- Grossesse et allaitement : innocuité non établie (absence d'études)
- ***Associations contre-indiquées*** : IMAO, bupropion, triptans (syndromes sérotoninergiques), tramadol, neuroleptiques anti-émétiques, tétrabénazine, antidépresseurs tricycliques, ISRS et IRSNa (syndrome sérotoninergique), linézolide, bleu de méthylène, éphédrine, mémantine, millepertuis, péthidine (risque de poussées hypertensives)
- *Associations à prendre en compte* : antidépresseurs sérotoninergiques, sympathomimétiques α (poussées hypertensives), bupropion, triptans, oxybate de sodium, inducteurs et inhibiteurs de CYP 450, alcool

Antiparkinsoniens (V) :
Agonistes dopaminergiques (I)

Bromocriptine *Liste I-65 %-Coll*

PARLODEL (1)	30 cp. séc. 2,5 mg *NR* 30 gél. 5 mg ou 10 mg	*Maladie de Parkinson* (2) : 1,25 mg le 1er jour, puis à dose très progressive jusqu'à la posologie minimale efficace en 3 à 4 prises aux repas *Hyperprolactinémies* : 1,25 mg le 1er jour, 1,25 mg × 2 fois/jour le 2e jour, puis 5 mg/jour en 2 prises aux repas (3)

1. Contient du lactose monohydraté, excipient à effet notoire.
2. *Maladie de Parkinson* : la prescription de dompéridone 3 jours avant le début du traitement et pendant la progression posologique améliore la tolérance ; augmenter la posologie progressivement (paliers de 2,5 mg tous les 3 à 7 jours) jusqu'à la posologie minimale efficace qui est très variable (de 7,5 à 60 mg/jour avec une moyenne de 20 à 40 mg/jour) : le produit doit être administré aux repas en 3 voire en 4 prises/jour.
3. *Hyperprolactinémies* (normalisation de la prolactinémie dans 60 à 100 % des cas selon l'étiologie) : le traitement sera poursuivi jusqu'à cessation de l'écoulement lacté en cas de galactorrhée ou jusqu'à l'apparition de cycles normaux en cas d'aménorrhée, soit généralement plusieurs mois, en augmentant si besoin la posologie selon la prolactinémie mais en respectant un intervalle de 3 à 4 jours entre chaque augmentation de posologie, qui pourra atteindre très progressivement jusqu'à 15 mg/jour en 3 à 4 prises aux repas, une résistance devant être envisagée au-delà (5 % des cas).

Après utilisation prolongée de dérivés de l'ergot de seigle, des atteintes inflammatoires de nature fibrotique ont été signalées, avec des troubles graves de type pleurésie, épanchement pleural, fibrose pleurale, fibrose pulmonaire, péricardite, épanchement péricardique et fibrose rétropéritonéale. Ces événements étant d'installation insidieuse, le patient doit être suivi pendant toute la durée du traitement, en portant une attention particulière à la survenue des signes et symptômes suggérant une atteinte inflammatoire de nature fibrotique ou séreuse. Si une atteinte de type fibrotique est suspectée, le traitement doit être interrompu et le diagnostic confirmé par la recherche d'un syndrome inflammatoire biologique, la mesure de la créatininémie et des examens d'imagerie diagnostique (tomodensitométrie thoracique et abdominale, échocardiographie, par ex.).

Contre-indications
Hypersensibilité à la bromocriptine ou à d'autres alcaloïdes de l'ergot de seigle
Traitement au long cours : valvulopathie cardiaque, hypertension gravidique ou du post-partum, insuffisance coronarienne
Troubles psychiques sévères et/ou antécédents psychiatriques

Propriétés

- Agoniste dopaminergique dérivé de l'ergot de seigle freinant la sécrétion de prolactine et de façon inconstante la sécrétion de STH, ayant une action antiparkinsonienne par stimulation des récepteurs D2 dopaminergiques et antagonisme des récepteurs D1 (elle agit surtout sur l'akinésie et l'hypertonie, mais l'efficacité et la régularité d'action sont inférieures à celles de la lévodopa, cependant l'absence de fluctuations motrices et de mouvements anormaux à long terme peut justifier sa prescription en première intention)
- Absorption intestinale rapide, effet de premier passage hépatique (90 %), demi-vie de 3 heures (9 à 15 jours avec les microcapsules injectables), élimination biliaire (95 %)

Indications

- Maladie de Parkinson en monothérapie en première intention ou en association à la lévodopa (en cas de diminution ou fluctuations des effets de la lévodopa)
- Hyperprolactinémie responsable de troubles de la fonction gonadique chez la femme et chez l'homme (uniquement forme à 2,5 mg), prolactinome

Effets indésirables (dose-dépendants, surtout à forte dose chez les parkinsoniens)

- Risque d'accès soudains de sommeil diurne pouvant causer un accident de la route
- Possibilité de comportement de jeu pathologique et hypersexualité cédant à l'arrêt
- Troubles psychiques dose-dépendants, surtout chez les sujets âgés ou ayant des signes de détérioration mentale (20 %) : euphorie, somnolence, excitation, insomnie, confusion mentale, hallucinations visuelles, congestion nasale
- Troubles digestifs transitoires (42 %) : anorexie, nausées, vomissements, constipation
- Rares : hypotension orthostatique initiale généralement transitoire, dyskinésies, céphalées, vertiges, baisse de la vigilance, bouche sèche, constipation, phénomène de Raynaud, vertiges, dermite ocre, chute de cheveux, fibrose rétropéritonéale, épanchement pleural, pneumopathies interstitielles (doses > 60 mg/jour) → arrêt immédiat, troubles cardio-vasculaires (HTA, accident vasculaire cérébral, infarctus myocardique), impuissance, hypertension artérielle pulmonaire, fibrose valvulaire cardiaque (*cf.* note 1 ci-contre)

Précautions d'emploi et interactions médicamenteuses

- Comme pour tout agoniste dopaminergique, éviter la conduite automobile et les autres activités dangereuses (somnolence et risque d'accès soudains de sommeil diurne)
- Surveiller la TA en début de traitement et prendre au cours des repas, surveillance cardio-vasculaire au-delà de 65 ans
- Utiliser avec prudence en cas de détérioration mentale, d'affections cardio-vasculaires, de phénomènes de Raynaud, d'antécédents de troubles psychiques (surtout sous lévodopa ou agoniste dopaminergique), d'antécédents d'ulcère gastro-duodénal
- Ne pas cumuler les différents dérivés ergotés : peser le bénéfice/risque
- ***Associations contre-indiquées*** : macrolides (sauf la spiramycine), méthylergométrine, vasoconstricteurs dérivés de l'ergot de seigle, sympathomimétiques alpha dont phénylpropandamine, flunarizine, neuroleptiques (sauf clozapine) et antiémétiques apparentés (alizapride, métoclopramide, métopimazine), alcool, phénylpropanolamine

Antiparkinsoniens (VI) : Agonistes dopaminergiques (II)

Ropinirole[G] : antiparkinsonien *Liste I-65 %-Coll*

REQUIP (1) et (2)	21 cp. 0,25 mg, 0,5 mg, 1 mg, 2 mg ou 5 mg	Maladie de Parkinson (en 3 prises aux repas) : 0,25 mg × 3 fois/jour la 1re semaine, puis 0,5 mg × 3 fois/jour la 2e semaine, puis 0,75 mg × 3 fois/jour la 3e semaine, puis 1 mg × 3 fois/jour la 4e semaine, puis par paliers de 0,5 à 1 mg/semaine jusqu'à la dose optimale
REQUIP LP	28 cp. 2 mg, 4 mg ou 8 mg	

1. Maladie de Parkinson : la posologie doit être augmentée progressivement jusqu'à la posologie optimale, variable selon les sujets (3 à 9 mg/jour en moyenne, voire jusqu'à 24 mg/jour).
Si le ropinirole est utilisé en association avec la lévodopa, la dose de lévodopa peut être réduite progressivement de 20 % environ.
2. Contient du lactose monohydraté, excipient à effet notoire.

Ropinirole[G] : syndrome des jambes sans repos *Liste I-Coll-Non remboursé*

ADARTREL (3)	28 cp. 0,25 mg, 0,5 mg ou 2 mg	Syndrome des jambes sans repos invalidant (en 1 prise au coucher) : 0,25 mg le soir × 2 jours, puis par paliers de 0,5 mg/semaine jusqu'à la dose optimale

3. Syndrome des jambes sans repos invalidant (syndrome qui affecterait 8,5 % de la population, dont environ 3 % de formes sévères) : la posologie doit être augmentée progressivement jusqu'à la posologie optimale, variable selon les sujets (2 mg/jour en moyenne, des doses > 4 mg/jour n'ayant pas été étudiées dans cette indication). Dans cette indication, le produit ne doit pas être administré plus de 3 heures avant le coucher.

Contre-indications

Insuffisance rénale sévère (clairance de la créatinine < 30 ml/min)
Insuffisance hépatique
Contient du lactose
Grossesse (pas de données) et allaitement (inhibe la lactation)

Propriétés

- Agoniste dopaminergique de type "non ergoline", ayant une action antiprolactine et antiparkinsonienne (par effet sur les récepteurs striataux dopaminergiques D2 et D3), d'efficacité comparable à celle de la bromocriptine
- Absorption digestive d'environ 50 %, pic plasmatique atteint en 90 minutes, faible fixation aux protéines plasmatiques (< 40 %), métabolisation par l'isoenzyme CYP 1A2 du cytochrome P450, élimination essentiellement urinaire sous forme de dérivés cent fois moins actifs, demi-vie d'élimination d'environ 6 heures. Pas d'adaptation des doses sauf insuffisance rénale terminale

Indications

- Maladie de Parkinson en monothérapie en première intention (pour différer la mise sous dopathérapie) ou en association à la lévodopa (en cas de diminution ou fluctuations des effets de la lévodopa)
- Syndrome des jambes sans repos invalidant (à dose progressive, en 1 prise/jour au coucher, seulement après correction d'une éventuelle carence en fer

Effets indésirables

- Risque d'accès soudains de sommeil diurne pouvant causer un accident de la route
- Possibilité de comportement de jeu pathologique et hypersexualité cédant à l'arrêt
- Syndrome malin des neuroleptiques à l'arrêt brutal du traitement
- Très fréquents : nausées (30 %), hypotension orthostatique (13 %), somnolence (12 %), vomissements (11 %), vertiges (11 %), fatigue (8 %), confusion, troubles psychotiques, délire, paranoïa, **syncopes**
- Fréquents : nervosité, douleurs abdominales, œdèmes des membres inférieurs, risque d'accidents d'hypersensibilité
- Seul ou en association à la lévodopa : dyskinésies, nausées, hallucinations, confusion mentale, hypotension orthostatique, syncopes
- **Surdosage** : nausées, vomissements, dyskinésies, variations tensionnelles, troubles psychiques → réduire la posologie ou arrêter le traitement, et si besoin administrer du métoclopramide ou un neuroleptique (antagonistes)

Précautions d'emploi

- Comme pour tout agoniste dopaminergique, éviter la conduite automobile et les autres activités dangereuses (somnolence et risque d'accès soudains de sommeil diurne)
- Surveiller la tension artérielle en début de traitement, administrer au cours des repas
- Utiliser avec prudence en cas de troubles psychiatriques ou psychotiques majeurs, d'affections cardio-vasculaires sévères (en particulier insuffisance coronarienne)

Interactions médicamenteuses

- ***Associations déconseillées*** : neuroleptiques et produits apparentés (alizapride, métoclopramide, métopimazine, thiéthylpérazine), alcool et médicaments sédatifs
- *Associations à utiliser avec prudence* (métabolisme par l'isoenzyme CYP 1A2 du cytochrome P450) : substrats (théophylline) ou inhibiteurs de cet isoenzyme (cimétidine, énoxacine, fluvoxamine, ciprofloxacine) et œstrogènes (augmentation des taux plasmatiques du ropinirole pouvant nécessiter une adaptation de sa posologie)

Antiparkinsoniens (VII) : Agonistes dopaminergiques (III)

Pramipexole[G] *Liste I-65 % pour la maladie de Parkinson-Coll*

OPRYMEA	30 cp. séc. 0,18 mg ou 0,70 mg	*Maladie de Parkinson (en 3 prises aux repas)* : A. 0,09 mg × 3 fois/jour la 1re semaine, puis 0,18 mg × 3 fois/jour la 2e semaine, puis 0,36 mg × 3 fois/jour la 3e semaine, puis si besoin par paliers de 0,54 mg/ semaine jusqu'à la dose optimale (sans dépasser 4,2 mg/jour) *Syndrome des jambes sans repos invalidant (en 1 prise au coucher)* : 0,09 mg le soir la 1re semaine, puis 0,18 mg le soir la 2e semaine, puis 0,36 mg le soir la 3e semaine, puis jusqu'à 0,54 mg le soir maximum
SIFROL (1) et (2)	30 ou 100 cp. séc. 0,18 mg ou 0,70 mg	
OPRYMEA LP SIFROL LP (3)	30 cp. 0,26 mg ou 0,52 mg ou 1,05 mg 30 cp. 2,10 mg	

1. Maladie de Parkinson : la posologie doit être augmentée progressivement jusqu'à la posologie optimale, très variable selon les sujets (0,36 mg/jour à 4,2 mg/jour au maximum).
   Si le pramipexole est utilisé en association avec la lévodopa, la dose de lévodopa peut être réduite progressivement de 20 % environ.
2. Syndrome des jambes sans repos invalidant (syndrome qui affecterait 8,5 % de la population, dont environ 3 % de formes sévères) : la posologie doit être augmentée progressivement jusqu'à la posologie optimale, variable selon les sujets (0,54 mg/jour maximum). Dans cette indication, le produit ne doit pas être administré plus de 3 heures avant le coucher. Non remboursé dans cette indication.
3. La forme LP se prend 1 fois/jour : débuter par 0,26 mg la 1re semaine puis 0,52 mg la 2e semaine. Jamais d'arrêt brutal.
   En cas d'insuffisance rénale sévère, diviser la dose par 3 et ne jamais dépasser 1,1 mg/jour.

Contre-indications
Troubles psychotiques
Grossesse et allaitement (absence de données)

Propriétés

- Agoniste dopaminergique de type "non ergoline", ayant une action antiprolactine et une action antiparkinsonienne (par effet sur les récepteurs striataux dopaminergiques, ayant une forte sélectivité pour les récepteurs dopaminergiques D3), d'efficacité comparable à celle de la bromocriptine
- Absorption digestive > 90 %, pic plasmatique atteint en 1 à 3 heures, très faible fixation aux protéines plasmatiques (< 20 %), élimination essentiellement urinaire (90 %) sous forme inchangée, demi-vie d'élimination de 8 à 12 heures. Adapter la posologie à la fonction rénale

Indications

- Maladie de Parkinson idiopathique en monothérapie en première intention, pour différer la mise sous dopathérapie, ou en association à la lévodopa, en cas de diminution ou fluctuations des effets de la lévodopa (forme LP) (fluctuations de fin de dose ou effet on/off)
- Syndrome des jambes sans repos modéré à sévère (à dose progressive, en 1 prise/jour au coucher, seulement après correction d'une éventuelle carence en fer) (forme simple, maximum 0,54 mg)

Effets indésirables

- Risque d'accès soudains de sommeil diurne pouvant causer un accident de la route
- Possibilité de troubles du comportement, jeux pathologiques et hypersexualité cédant à l'arrêt
- Fréquents (1 à 10 %) : insomnie, hallucinations, rêves anormaux, céphalées, confusion mentale, étourdissements, dyskinésies, somnolence, manie, délire, nausées, constipation, œdèmes périphériques, inhibition de la sécrétion de prolactine, vertiges, insuffisance cardiaque, hypotension, fatigue, perte de poids
- Peu fréquents (< 1 %) : hypotension, SIADH, dystonie axiale
- En association à la lévodopa : dyskinésies, nausées, hallucinations, confusion mentale, hypotension orthostatique, troubles de la vision (diplopie, vue trouble), dystonie axiale
- Ne jamais arrêter brutalement : risque de syndrome malin des neuroleptiques

Précautions d'emploi

- Comme pour tout agoniste dopaminergique, éviter la conduite automobile et les autres activités dangereuses (somnolence et risque d'accès soudains de sommeil diurne)
- Surveillance de la tension artérielle et **surveillance ophtalmologique** régulière
- Utiliser avec prudence en cas de troubles psychiatriques ou psychotiques majeurs, d'affections cardio-vasculaires sévères (en particulier insuffisance coronarienne)
- Diminuer la posologie si la clairance de la créatinine est < 50 ml/min

Interactions médicamenteuses

- ***Associations déconseillées*** : neuroleptiques et produits apparentés (alizapride, métoclopramide, métopimazine, thiéthylpérazine), alcool et médicaments sédatifs
- *Associations à utiliser avec prudence* : cimétidine, amantadine, mexilétine, zidovudine, cisplatine, quinine, procaïnamide (réduction de 34 % de l'émination rénale du pramipexole, nécessitant une réduction de sa posologie)

Antiparkinsoniens (VIII) : Agonistes dopaminergiques (IV)

Piribédil *Liste II-65 %-Coll*

TRIVASTAL 20 mg	30 cp. 20 mg Contient du saccharose et du lactose	En monothérapie : 150 à 250 mg/jour en 3 à 5 prises + Dopathérapie (2) : 80 à 140 mg/jour en 3 à 5 prises
TRIVASTAL 50 mg LP	30 ou 100 cp. 50 mg à libération prolongée (1)	*Idem*

1. La présentation de 100 cp. est réservée à l'usage hospitalier. À prendre avec de l'eau, sans croquer.
2. Dose : 20 mg pour 100 mg de L-Dopa.

Contre-indications

Infarctus myocardique à la phase aiguë
Collapsus cardio-vasculaire
Neuroleptiques antiémétiques

Propriétés

- Agoniste dopaminergique central actif sur le tremblement parkinsonien mais qui est aussi efficace sur l'akinésie et l'hypertonie
- Absorption rapide, faible liaison aux protéines plasmatiques, métabolisation intense en deux dérivés hydroxylés, élimination urinaire (70 %) et biliaire (30 %) plus lente pour la forme LP (50 % en 24 heures et 100 % en 48 heures)

Indications

- Maladie de Parkinson dans les formes débutantes avec tremblement de repos isolé, en monothérapie à dose très progressive, augmentée par paliers de 20 à 40 mg/semaine jusqu'à la dose efficace (environ 150 à 250 mg/jour en 3 à 4 prises aux repas), mais il peut être utilisé aussi en association avec la lévodopa à la période de déclin de la maladie (80 à 140 mg/jour en 3 à 4 prises aux repas)

Effets indésirables

- Fréquents (1 à 10 %) : nausées, flatulences, **vomissements** (à prendre aux repas), confusion, agitation, hallucinations, sensation vertigineuse
- Possibilité d'accès soudains de sommeil diurne (pouvant causer un accident de la route), hypersomnie, risque de dyskinésie en début de traitement
- Troubles psychiques compulsifs, hypersexualité, boulimie
- Rares (< 1 %) : hypotension orthostatique, syncope, chute, réactions allergiques (rouge cochenille), œdèmes périphériques, syndrome malin des neuroleptiques
- **Surdosage** : nausées, vomissements, variations tensionnelles, somnolence

Précautions d'emploi et interactions médicamenteuses

- Utiliser à dose progressive et administrer au cours des repas. Ne pas arrêter brutalement
- Grossesse et allaitement : utilisation déconseillée (manque de données)
- Éviter la consommation d'alcool et autres sédatifs pendant le traitement (attention à la conduite automobile)
- ***Associations contre-indiquées*** : neuroleptiques, antiémétiques, antipsychotiques
- ***Associations déconseillées*** : clozapine, tétrabénazine, alcool, autres sédatifs

Antiparkinsoniens (IX) : Agonistes dopaminergiques (V)

Rotigotine *Liste I-65 % pour la maladie de Parkinson-Coll*

NEUPRO Transdermique *Conserver à température ambiante (< 25 °C) pendant 2 ans*	7 ou 30 dispositifs 2 mg ou 4 mg/24 h 30 dispositifs 6 mg ou 8 mg/24 h	Un dispositif nouveau toutes les 24 heures (1)

1. Dose maximale : 8 mg/24 heures.
Débuter à 2 mg et augmenter de 2 mg toutes les semaines (D. max. : 16 mg/jour). Appliquer sur peau saine (abdomen, cuisse, hanche, flanc, épaule, bras en alternance tous les jours) et laisser un intervalle de 14 jours entre deux applications au même endroit.
Réduire les doses progressivement, par paliers de 2 mg/semaine. Pas d'arrêt brutal.

Contre-indications
Imagerie par résonance magnétique ou cardioversion (aluminium dans le patch)
Grossesse ou allaitement

Propriétés

- Agoniste dopaminergique D3/D2/D1 de type non ergoline
- La biodisponibilité après application transdermique est d'environ 37 %, variant de 2 % (bras par rapport au flanc) à 46 % (épaule par rapport à cuisse), forte liaison aux protéines plasmatiques, métabolisation par N-désalkylation, ainsi que par conjugaison, excrétion urinaire prédominante avec demi-vie d'élimination de 5 à 7 heures

Indications

- En monothérapie (sans lévodopa) au stade précoce de la maladie de Parkinson idiopathique, ou en association avec la lévodopa, quand, au cours de l'évolution de la maladie, jusqu'aux stades avancés, les effets de la lévodopa s'atténuent ou deviennent irréguliers et que des fluctuations de l'effet thérapeutique apparaissent
- Traitement symptomatique du syndrome des jambes sans repos idiopathique d'intensité modérée à sévère chez l'adulte (2 à 3 mg/24 h, non remboursé dans cette indication)

Effets indésirables

- Très fréquents : somnolence, accès de sommeil soudain, sensations vertigineuses, céphalée, nausées, vomissements, réactions au site d'application
- Fréquents : troubles de la perception (hallucinations, hallucination visuelle, auditive, illusion), insomnie, trouble du sommeil, cauchemar, rêves anormaux, troubles de la conscience, **syncope**, dyskinésies, sensations vertigineuses, léthargie, vertiges, palpitations, **hypotension orthostatique**, hoquet, constipation, sécheresse buccale, dyspepsie, érythème, hyperhidrose, prurit, œdème, perte de poids, chute, attaques de sommeil/endormissement soudain, paranoïa, hypersexualité, troubles psychiques compulsifs, état confusionnel, troubles visuels, augmentation des enzymes hépatiques

Précautions d'emploi et interactions médicamenteuses

- Retirer le dispositif en cas d'IRM ou de cardioversion, arrêt progressif du traitement
- Surveillance pression artérielle (hypotension), accès de sommeil, somnolence au volant, troubles du comportement, syndrome malin des neuroleptiques, surveillance ophtalmologique, insuffisance hépatique, insuffisance rénale, risque de dépendance
- Patch contenant des sulfites : risque de réaction allergique au site d'application
- *Associations déconseillées* : neuroleptiques, métoclopramide et autres antagonistes de la dopa, effets additifs avec les autres psychotropes et l'alcool

Antiparkinsoniens (X) :
Agonistes dopaminergiques (VI)

Apomorphine injectable[G] *Liste I-65 %-Coll (milieu spécialisé)*

APOKINON DOPACEPTIN	Stylo injecteur prérempli multidoses = 30 mg/3 ml (1 ou 5 stylos) *contenant des sulfites* 5 cartouches 3 ml à 10 mg/ml	Par voie SC (1) (2) (3) et (4) : A. dose-test de 1 mg (ou 20 µg/kg) à augmenter par paliers de 1 mg en cas d'inefficacité jusqu'à obtention d'un déblocage
APOKINON DOPACEPTIN	10 amp. 10 ml à 5 mg/ml 5 amp. 20 ml à 5 mg/ml de sol. pour perfusion SC	Perfusion SC continue (5) : A. 1 mg/h à adapter selon les résultats (0,2 ml) Perfusion SC continue par mini-pompe (6) et (7)

1. La résorption est meilleure en cas d'injection sous-cutanée dans la paroi abdominale qu'en cas d'injection sous-cutanée au niveau de la cuisse : la posologie efficace est variable d'un patient à l'autre, mais elle reste en général identique d'une injection à l'autre chez un même patient.
2. Le patient ou son aidant doit reconnaître les signes annonciateurs de la phase off pour faire l'injection au bon moment.
3. La dose est très variable d'un patient à un autre, entre 3 mg et 30 mg en 1 à 10 voire 12 injections/jour, uniquement pendant les heures de veille.
4. L'efficacité correspond au passage à la phase on au bout de 10 minutes. Les doses peuvent être augmentées par paliers de 1 mg avec un intervalle de 40 minutes entre 2 injections. Dose maximale : 100 mg/jour en 10 à 12 injections.
5. La perfusion sous-cutanée continue par pompe portable permet d'augmenter la demi-vie et de prolonger la durée d'action de l'apomorphine chez les patients sévèrement handicapés, mais des nodules sous-cutanés douloureux sont pratiquement constants (ce qui impose de varier toutes les 12 heures le point d'injection) et les effets indésirables psychiques semblent un peu plus fréquents.
6. Traitement par dompéridone pendant les 48 heures qui précèdent.
7. Débit à 1 mg/heure (0,2 ml). Augmenter de 0,5 mg/heure en fonction du résultat ; maximum : 7 mg/heure.
   Ne jamais dépasser 100 mg/jour. Ne jamais injecter par voie veineuse.

Contre-indications
Insuffisance hépatique ou respiratoire
Déficit intellectuel, confusion mentale, manifestations psychotiques
Allergie au produit et aux sulfites de l'excipient

Propriétés

- L'apomorphine, le plus puissant des agonistes dopaminergiques (stimulation des récepteurs dopaminergiques D1 et D2), a une durée d'action brève (45 à 90 minutes seulement) et est inactive par voie orale : elle est utilisable dans les fluctuations d'activité sous lévodopa ou agonistes dopaminergiques, par voie sous-cutanée en auto-administration par le malade en cas de blocage *off* ou par une pompe permettant l'injection continue dans les formes plus gravement fluctuantes (associée avec de la dompéridone afin d'éviter des vomissements car elle possède un effet émétisant puissant par stimulation des récepteurs dopaminergiques de l'area postrema)
- Délai d'action de 2 à 10 minutes par voie parentérale, demi-vie de 34 minutes, durée d'action de 45 à 90 minutes selon les sujets, métabolisation hépatique en dérivés glycuroconjugués éliminés par voie urinaire

Indications

- Traitement d'appoint des fluctuations sévères d'activité de la lévodopa au cours de la maladie de Parkinson (phénomènes *on-off*) malgré un traitement maximal *per os*
- Induction de vomissements en cas d'intoxication : utilisation non recommandée

Effets indésirables (dose-dépendants)

- Réactions locales fréquentes : prurit ou érythème au point d'injection, possibilité de nodules sous-cutanés inflammatoires en cas de perfusion continue → varier les points d'injection ; asthénie, hyperhidrose
- Effets dopaminergiques périphériques : nausées, vomissements, hypotension orthostatique, sueurs, céphalées → adjonction systématique de dompéridone en début de traitement, allongement de l'espace QT, asthénie, anémie hémolytique et thrombopénie
- Troubles psychiques compulsifs, hypersexualité, boulimie nécessitant la réduction de la posologie ou l'arrêt du traitement, **somnolence**, hallucinations, accès de somnolence en début de traitement
- Possibilité de réactions anaphylactiques aux sulfites de l'excipient (bronchospasme)
- **Surdosage** : excitation, vomissements persistants, bradycardie, hypotension, dépression respiratoire sévère → naloxone (0,02 mg/kg par voie IV) en cas de dépression respiratoire sévère, atropine en cas de bradycardie

Précautions d'emploi

- Utiliser avec prudence en cas d'antécédents de troubles psychiques après administration d'antiparkinsoniens et d'affections cardio-vasculaires récentes et/ou sévères
- Associer systématiquement un traitement par dompéridone (20 mg × 3 fois/jour) débuté 4 jours avant l'apomorphine et arrêté progressivement en l'absence de troubles digestifs à partir de la 3e semaine (diminuer de 10 mg tous les 3 jours), surveiller l'ECG
- Réduire la posologie des autres antiparkinsoniens dopaminergiques en cas de perfusion sous-cutanée continue. N'est pas indiqué si réaction à la L-Dopa
- Alcool et autres médicaments sédatifs

Interactions médicamenteuses

- *Associations contre-indiquées* : neuroleptiques antipsychotiques et antiémétisants type métoclopramide (antagonisme), tétrabénazine, sétrons (hypotension sévère), médicaments susceptibles d'allonger l'espace QT, inhibiteurs du CYP 3A4, médicaments sédatifs, dapoxétine (majore le risque de syncope)

Antiparkinsoniens (XI) : Agonistes dopaminergiques (VII)

Amantadine *Liste I-15 %-Coll*

MANTADIX	50 cap. 100 mg	*Maladie de Parkinson en monothérapie* : A. 100 mg × 2 fois/jour (jusqu'à 400 mg/jour en plusieurs prises) (1) (2) et (3)
		Prophylaxie de la grippe à virus A (en 1 ou 2 prises) : A. 200 mg/jour (100 mg/jour chez les sujets > 65 ans) E. > 12 ans : 100-200 mg/jour E. > 1 an : 4 à 5 mg/kg/jour sans dépasser 150 mg/jour

1. En association aux autres antiparkinsoniens : 100 à 200 mg/jour en augmentant la lévodopa. Pour les complications extrapyramidales post-neuroleptiques : 100 mg × 2 fois/jour, avec possibilité à 300 mg/jour.
2. Un fléchissement d'activité au bout de quelques mois est possible.
3. Pas d'arrêt brutal : risque de syndrome de type malin des neuroleptiques.

Contre-indications
Hypersensibilité connue aux dérivés de la famille des adamantanes
Contient de l'huile de soja
Grossesse (absence de données), allaitement, enfant < 1 an

Propriétés

- Dérivé de la famille des adamantanes, utilisé comme *agoniste dopaminergique* (moins efficace que la bromocriptine), agissant sur l'akinésie et l'hypertonie surtout, avec un délai d'action d'environ 2 semaines, mais efficacité inconstante et épuisement rebelle à l'augmentation des doses après plusieurs mois
- *Antiviral inhibant la multiplication des Myxovirus influenzae de type A* (effet uniquement prophylactique, inconstant, dans 70 à 80 % des cas seulement, sans effet sur d'autres virus grippaux, n'empêchant pas la réponse immunitaire après l'exposition à ces virus ou au vaccin antigrippal)
- Absorption digestive rapide, pas de métabolisation, élimination urinaire augmentée par l'acidification des urines, demi-vie de 20 heures doublée en cas d'insuffisance rénale sévère (clairance de la créatinine < 10 ml/min)

Indications

- Maladie de Parkinson (formes débutantes akinéto-hypertoniques ne justifiant pas encore la lévodopa), ou en association avec celle-ci
- Syndrome parkinsonien induit par les neuroleptiques
- Prophylaxie de la grippe à virus influenzae A chez le sujet non vacciné : après contage familial (8 à 10 jours), en période épidémique pour éviter la grippe à une date précise (voyage, etc.) ou dans l'attente de l'immunoprotection (10 à 15 jours) début janvier

Effets indésirables (dose-dépendants)

- *Troubles neuro-psychiques* : insomnies (30 %), difficultés de concentration, plus rarement agitation hypomaniaque, asthénie, état dépressif, confusion mentale, hallucinations, céphalées, vertiges, tremblements, ataxie, dysarthrie, myalgies, crises occulogyres
- *Troubles digestifs* : anorexie, nausées, douleurs abdominales, vomissements, hoquet, diarrhée ou constipation, sécheresse buccale
- *Divers* : œdème des membres inférieurs avec livedo reticularis cédant au repos ou à l'arrêt, dyspnée, toux, hypotension orthostatique, palpitations, bouffées de chaleur, réactions cutanées allergiques, céphalées, rétention d'urine, cytopénie, œdème cornéen
- Surdosage : antidote physostigmine, 1 à 2 mg toutes les heures

Précautions d'emploi

- Utiliser avec prudence en cas d'antécédents de troubles psychiques (surtout sous lévodopa ou agonistes dopaminergiques), d'antécédents convulsifs ou d'épilepsie, d'insuffisance cardiaque congestive et d'œdèmes périphériques et d'eczéma
- Diminuer la posologie si la clairance de la créatinine est < 50 ml/min :
  - Clairance de la créatinine < 50 ml/min : 100 mg/jour
  - Clairance de la créatinine < 30 ml/min : 100 mg tous les 2 jours
  - Clairance de la créatinine < 10 ml/min : absence d'études suffisantes
- Éviter la prise d'amantadine après 17 h 00 (insomnies fréquentes)

Interactions médicamenteuses

- ***Associations contre-indiquées*** : anticholinergiques (réduire la posologie des deux produits car risque de troubles psychiques), effets atropiniques
- Neuroleptiques antiémétiques : effets antagonistes
- Neuroleptiques antipsychotiques sauf la clozapine (antagonisme réciproque)

Antiparkinsoniens (XII) : Anticholinergiques antiparkinsoniens

Formes orales (1) *Liste I-65 %-Coll*

AKINETON LP Bipéridène	30 cp. 4 mg à libération prolongée	A. 4 à 8 mg/jour en 1 prise le matin
ARTANE[G] Trihexyphénidyle	50 cp. 2 mg 20 cp. 5 mg (2) Gouttes : fl. 30 ml à 0,1 mg par goutte (0,4 %) (3)	A. 4 à 15 mg/jour (4) E. 2 à 6 mg/jour en 2 à 3 prises
PARKINANE LP *Idem* TRIHEXY Richard (5)	50 gél. 2 mg 20 gél. 5 mg	A. 2 à 10 mg/jour en 1 prise
LEPTICUR Tropatépine (6)	30 ou 50 cp. séc. 10 mg	A. 5 à 30 mg/jour en 2 à 3 prises

1. Augmenter les posologies progressivement.
2. Les comprimés à 2 mg et 5 mg contiennent du gluten.
3. Contient de l'alcool (93 mg/ml).
4. Sujet âgé : ne pas dépasser 10 mg ; de même pour la maladie de Parkinson.
5. Médicament hospitalier, flacon de 500 cp.
6. N'a pas l'indication dans la maladie de Parkinson, mais uniquement dans le syndrome parkinsonien des neuroleptiques.

Formes injectables (7) *Liste I-65 %-Coll*

LEPTICUR Tropatépine	1 amp. 2 ml = 10 mg	Par voie **IM** ou **IV** : A. 5 à 30 mg/jour (8)

7. Augmenter les posologies progressivement.
8. Correction initiale d'urgence des manifestations aiguës de type extrapyramidal induites par les neuroleptiques. N'est pas indiqué dans la maladie de Parkinson.

Contre-indications

Risque de glaucome par fermeture de l'angle, de rétention urinaire par obstacle urétro-prostatique, iléus paralytique, achalasie, spasmes de l'œsophage
Cardiopathies décompensées
Cp. 2 et 5 mg : contient du gluten (trihexyphénidyle)

Propriétés

- Anticholinergiques de synthèse agissant par antagonisme des effets muscariniques de l'acétylcholine au niveau central (*action antiparkinsonienne* surtout sur le tremblement extrapyramidal, moindre sur l'hypertonie, presque nulle sur l'akinésie extrapyramidale) et périphérique (*action antispasmodique* au niveau des fibres musculaires lisses du tube digestif et des voies urinaires, avec ralentissement de la vidange gastrique et réduction des sécrétions gastrique, salivaire, lacrymale et sudorale)
- Absorption digestive rapide et importante, inactivation hépatique partielle (hydrolyse enzymatique), élimination urinaire, passage transplacentaire et dans le lait maternel

Indications

- Syndrome parkinsonien des neuroleptiques
- Maladie de Parkinson (formes trémulantes pures ou accompagnées d'hypersialorrhée, ou en traitement adjuvant de la lévodopa ou des agonistes dopaminergiques) (sauf tropatépine)

Effets indésirables

- *Effets atropiniques dose-dépendants* : bouche sèche, constipation, mydriase, troubles de l'accommodation, élévation de la pression intra-oculaire, diminution de la sécrétion lacrymale et salivaire, tachycardie, palpitations, risque de rétention urinaire en cas d'obstacle urétro-prostatique et de glaucome aigu en cas de glaucome à angle fermé, éruptions cutanées ; risque d'iléus paralytique et de dilatation colique
- Plus rarement effets centraux (excitation, euphorie et hallucinations expliquant l'usage abusif par les toxicomanes, confusion mentale et effet amnésiant notamment chez le sujet âgé), aggravation d'une détérioration intellectuelle dans les démences des parkinsoniens, parotidite suppurative, éruptions cutanées allergiques
- Rôle probable dans la genèse et/ou l'aggravation des dyskinésies tardives souvent irréversibles dues aux neuroleptiques

Précautions d'emploi

- Utiliser avec prudence en cas de troubles du rythme, angor, hyperthyroïdie, bronchite chronique (viscosité accrue des sécrétions bronchiques), troubles prostatiques, chez les sujets âgés, chez les conducteurs et utilisateurs de machines (troubles de l'accommodation, sédation)
- Administrer à doses progressives et ne pas arrêter le traitement de façon brutale chez les parkinsoniens (exacerbation des symptômes extrapyramidaux)
- Grossesse et allaitement : à éviter en fin de grossesse (risques d'iléus méconial chez l'enfant), pas de données inquiétantes

Interactions médicamenteuses

- ***Associations déconseillées*** : dompéridone et métoclopramide (inhibition de leurs effets sur la motricité digestive), triphosadénine injectable (antagonisme), anticholinestérasiques (antagonisme), autres anticholinergiques, neuroleptiques phénothiaziniques, anti-H1 de 1re génération, antidépresseurs imipraminiques, alcaloïdes de l'ergot de seigle : majoration des troubles psychiques et des effets atropiniques

Antimyasthéniques (I) : Anticholinestérasiques

Formes orales *Liste I-65 %-Coll*

MESTINON[G] Pyridostigmine Délai d'action = 30 minutes Durée d'action = 3 à 4 heures	20 cp. 60 mg 50 cp. 180 mg LP	*Myasthénie* (1) : A. et E. > 15 ans : 4 à 8 cp./jour en 3 à 4 prises 30 minutes *avant les repas avec de l'eau* ou 2 cp. LP/jour *Atonie intestinale* : A. 1 cp. × 2 fois/jour
MYTÉLASE (2) Ambénonium Délai d'action = 30 minutes Durée d'action = 4 à 6 heures	50 cp. séc. 10 mg	*Myasthénie* : 3 à 10 cp./jour en 3 à 4 prises 30 minutes *pendant ou à la fin des repas*

1. En deuxième intention dans le traitement des formes sévères.
2. Seule indication : myasthénie.

Formes injectables (IM, IV, SC) *Liste I-Coll*

PROSTIGMINE Néostigmine Délai d'action = 10 à 15 minutes Durée d'action = 1 à 2 heures *Liste I-65 %-Coll* NÉOSTIGMINE RENAUDIN (3)	6 ou 60 amp. 1 ml = 0,5 mg 10 amp. 5 mg/5 ml	*Myasthénie* : 2 à 5 amp./jour en 4 à 6 injections par voie **SC** ou **IM** *Atonie intestinale* : 1/2 à 1 amp. par voie **SC** ou **IM** (voire en **IV** lente) à répéter si besoin après 4 à 5 heures *Test à la prostigmine* (4) : A. 0,5 à 1 mg **IM** ou **IV** E. 0,05 mg/kg **IM** ou **IV** Avec 0,25 mg d'atropine prêt en cas de crise cholinergique Efficacité en 15 min Décurarisation post-opératoire (5)

3. Format hospitalier.
4. Test à la prostigmine (diagnostic de la myasthénie) = 0,5 à 1 mg de néostigmine par voie IV lente (5 minutes après l'injection IV de 0,25 mg d'atropine pour prévenir les effets muscariniques) → le test est positif si le déficit moteur (ptosis et strabisme, qui sont les troubles les plus faciles à évaluer) est réduit dans les 15 minutes qui suivent.
5. A. 0,04 à 0,05 mg/kg IV et jamais > 0,06 mg/kg de poids (idéal théorique).
E. 0,03 mg/kg IV.

Contre-indications

Asthme, maladie de Parkinson, hypersensibilité connue aux produits
Obstruction mécanique des voies digestives ou urinaires

Propriétés

- Acétylcholinomimétiques indirects, agissant en prolongeant l'action de l'acétylcholine au niveau de la membrane post-synaptique (inhibition réversible de sa dégradation par les cholinestérases), représentant le traitement de base de la myasthénie
- Absorption digestive rapide mais incomplète, métabolisation rapide en dérivés inactifs éliminés par les urines, durée d'action variable selon les produits (*cf.* ci-contre)

Indications

- Traitement symptomatique de base de la myasthénie (comprimés)
- Décurarisation après pachycurares (curarisants non dépolarisants) : 0,5 à 2,5 mg de néostigmine par voie IM ou IV (5 minutes après l'injection IV de 0,25 mg d'atropine)
- Produits utilisés dans la constipation sévère par atonie intestinale (Mestinon)

Effets indésirables (cédant à la réduction de posologie ou après injection d'atropine)

- *Effets nicotiniques* : fasciculations, crampes musculaires, soubresauts musculaires, risque de troubles de déglutition
- *Effets muscariniques* : crampes abdominales, diarrhée, nausées, vomissements, hypersalivation, sueurs, hypersécrétion bronchique et lacrymale, myosis, bradycardie, hypotension, endormissement
- **Surdosage** (à dose excessive, ou plus souvent à dose habituelle lors d'amélioration de la myasthénie spontanée ou due à d'autres traitements, échanges plasmatiques notamment) : *signes nicotiniques* avec fasciculations (*premier signe de surdosage*, crampes, hyperexcitabilité neuro-musculaire, possibilité de troubles de la déglution et troubles respiratoires avec apnée dans les cas sévères, blocage musculaire et *signes muscariniques* (douleurs abdominales, diarrhée, sueurs, hypersécrétion salivaire, bronchique et lacrymale, myosis, bradycardie, nausées, vomissements), risque d'hypotension et de bradyarythmie

Précautions d'emploi et interactions médicamenteuses

- Myasthénie : posologie individuelle ajustée par tâtonnement, en débutant à des doses faibles (1 à 2 comprimés par prise) réparties dans la journée en 3 à 4 prises, voire sur les 24 heures en cas de dysphagie matinale (une difficulté momentanée de déglution gênant l'ingestion des comprimés peut être vaincue par une injection de néostigmine), jusqu'à la posologie efficace permettant une activité normale (posologie pouvant être variable d'un jour à l'autre ou d'une prise à l'autre et nécessitant une adaptation par le patient selon ses besoins, qui sont réduits en cas d'alitement par exemple)
- Réduire éventuellement la posologie en cas d'insuffisance rénale sévère
- Utiliser avec prudence en cas de bronchite spasmodique, asthme, BPCO et d'insuffisance cardiaque ou d'un syndrome coronarien récent, d'épilepsie, d'hyperthyroïdie, de bradycardie ou de troubles de la conduction, ulcère gastro-duodénal
- Grossesse : surveiller les fonctions musculaires et pulmonaires du nouveau-né
- ***Associations déconseillées*** : fingolimod (risque de bradycardie), bêta-bloquants dans l'insuffisance cardiaque, risque de torsades de pointe avec les médicaments allongeant le QT ou hypokaliémiants
- *Associations à utiliser avec précaution* : morphiniques et opiacés (potentialisation des effets dépresseurs respiratoires), anticholinergiques (antagonisme pharmacologique)
- Éviter les aminosides : effet curare-like, éviter la conduite
- Autres anticholinergiques : donépézil, galantamine, rivastigmine, néostigmine, pilocarpine (collyre) (cumul des effets digestifs). Anesthésie par halothane (Prostigmine)

Antimyasthéniques (II) :
Syndrome de Lambert-Eaton

Amifampridine *Liste I-100 %-Coll-Réservé aux internistes, neurologues et oncologues*

FIRDAPSE	100 cp. séc. 10 mg	A. Au cours des repas, dose initiale : 15 mg/jour en 3 à 4 prises puis augmenter de 5 mg tous les 5 jours (D. max. : unitaire 20 mg, quotidienne 60 mg) (1)

1. En cas d'insuffisance rénale ou hépatique sévère, commencer à 5 mg et augmenter de 5 mg par palier d'une semaine.

Deux autres médicaments ont des propriétés antimyasthéniques.
Spironolactone : son objectif est de maintenir le capital potassique en réduisant les besoins excessifs en potassium (*cf*. Diurétiques).
Eculizumab : anticorps monoclonal se liant à la fraction C5 du complément indiqué dans la myasthénie acquise généralisée réfractaire chez les patients ayant des anticorps antirécepteurs de l'acétylcholine. Le traitement permet une inhibition immédiate complète et maintenue de l'activité de la voie terminale du complément. *Cf*. le chapitre "Hématologie".

Contre-indications
Épilepsie, asthme non contrôlé
Syndrome du QT long congénital
Grossesse (pas de fœtoxicité chez le lapin) et allaitement (pas de données)

Propriétés

- Bloque les canaux potassiques voltage-dépendants, prolongeant ainsi la dépolarisation de la membrane des cellules présynaptiques. Le prolongement du potentiel d'action augmente le transport du calcium vers les terminaisons nerveuses. L'augmentation des concentrations intracellulaires en calcium qui en découle facilite l'exocytose des vésicules contenant de l'acétylcholine qui, à son tour, augmente la transmission neuromusculaire
- Mode d'élimination inconnu, peut-être principalement par les reins, demi-vie d'élimination d'environ 2 heures. L'amifampridine n'est plus détectée dans le plasma 24 heures après son administration notamment chez les acétyleurs rapides (métabolisation par les N-acétyl-transférases)

Indications

- Traitement symptomatique du syndrome myasthénique de Lambert-Eaton chez l'adulte

Effets indésirables

- Les plus fréquemment rapportés : paresthésies (paresthésies périphériques et péribuccales), troubles gastro-intestinaux (épigastralgie, diarrhée, nausées et douleurs abdominales). L'intensité et l'incidence de la plupart des effets indésirables sont dose-dépendants
- Signalés dans les essais avec une fréquence inconnue : troubles du sommeil, convulsions, anxiété, somnolence, vertiges, faiblesse, fatigue, céphalées, chorée, myoclonies, vision floue, troubles du rythme cardiaque, palpitations, syndrome de Raynaud, extrémités froides, crise d'asthme chez les patients asthmatiques ou les patients ayant des antécédents d'asthme, taux élevés d'enzymes hépatiques (transaminases)

Précautions d'emploi

- Risque accru de crises d'épilepsie, de crises d'asthme → interrogatoire soigneux concernant les antécédents
- Une surveillance clinique et la réalisation d'un ECG sont indiquées lors de l'instauration du traitement, puis doivent ensuite être effectuées une fois par an. En cas de signes ou de symptômes suggérant des arythmies cardiaques, un ECG doit être pratiqué immédiatement. Mesurer le QT
- Éviter l'arrêt brutal
- Aucune donnée concernant le métabolisme et les interactions pharmacocinétiques potentielles du médicament ne sont connues
- Risque de somnolence : attention à la conduite automobile

Interactions médicamenteuses

- *Associations contre-indiquées* : sultopride (augmentation du risque de torsade de pointe) ainsi que les autres médicaments à risque
- *Associations à prendre en compte* : antidépresseurs tricycliques neuroleptiques, tramadol, méfloquine, bupropion (risque d'abaissement du seuil épileptogène)
- Médicaments à effet atropinique : antidépresseurs tricycliques anti-H1, anticholinergiques, antiparkinsoniens, dysopiramide, phénothiazine, neuroleptiques dont la clozapine (réduction de l'effet)

Médicaments de la maladie d'Alzheimer (I) : Anticholinestérasiques (I)

RivastigmineG (1) *Liste I-Non remboursé-Médicament à prescription initiale annuelle restreinte réservée aux neurologues, psychiatres, gériatres ou médecins généralistes avec une capacité de gériatrie*

EXELONG	56 gél. 1,5 mg, 3 mg, 4,5 mg ou 6 mg Sol. buv. : 50 ml à 2 mg/ml (avec une seringue graduée de 0,5 mg en 0,5 mg) D Transderm 30 : 4,6 mg/24 h ou 9,5 mg/24 h (2) et (3)	En 2 prises (matin et soir) *au cours des repas et toujours à dose progressive* : A. Posologie ci-dessous (4)

1. Les médicaments de l'Alzheimer ont été réévalués par la Commission de la transparence en 2016 et leur service médical rendu a été jugé insuffisant, considérant qu'ils n'ont pas de place dans la stratégie thérapeutique. Le traitement doit être réévalué à 6 mois et arrêté en l'absence de bénéfice.
2. Un seul dispositif par jour, à appliquer sur peau saine (haut ou bas du dos, haut des bras ou poitrine). À changer toutes les 24 heures sur une zone différente (ne pas réutiliser la même zone avant 14 jours). Le dispositif ne doit pas être coupé. Débuter par la dose la plus faible.
3. Le service médical rendu du patch à 133 µg/24 h a été jugé insuffisant par la HAS (18/12/2013).
4. Médicament à prescription initiale annuelle réservée aux spécialistes en neurologie, psychiatrie ou gériatrie et aux médecins spécialistes ou généralistes titulaires de la capacité de gérontologie, le renouvellement étant possible par tout médecin.
   Administrer en 2 prises quotidiennes (matin et soir) *au cours des repas et à dose progressive et sans ouvrir la gélule* :
   - Début du traitement : 1,5 mg × 2 fois/jour pendant au moins 2 semaines.
   - Adaptation posologique : sous réserve d'une tolérance satisfaisante, la posologie sera ensuite augmentée *par paliers de 2 semaines au moins* à 3 mg × 2 fois/jour, puis 4,5 mg × 2 fois/jour, puis 6 mg × 2 fois/jour (la dose efficace moyenne est de 3 à 6 mg × 2 fois/jour).
   - Attention aux patients < 50 kg.

   Éléments propres à la prise en charge de toute maladie d'Alzheimer :
   - Nécessité d'un diagnostic et d'un suivi par un praticien expérimenté.
   - Nécessité d'une évaluation régulière de la persistance du bénéfice du traitement.
   - Présence d'un proche pouvant s'assurer de la prise correcte du médicament.
   - Toute interruption de traitement de plus de 3 jours nécessite de reprendre aux posologies initiales.

- L'efficacité des anticholinestérasiques est au mieux modeste et de pertinence clinique discutable. Elle a été démontrée essentiellement sur la cognition et les activités de la vie quotidienne. Aucun impact n'a été démontré sur le délai d'entrée en institution, la qualité de vie ou la morbi-mortalité.
- Ces médicaments peuvent entraîner des effets indésirables digestifs, cardiovasculaires et neuropsychiatriques pouvant nécessiter leur arrêt. Il existe aussi un risque d'interactions médicamenteuses, notamment avec les psychotropes, souvent co-prescrits.
- La HAS préconise de privilégier une approche globale non médicamenteuse et pluriprofessionnelle de la maladie d'Alzheimer pour contribuer à améliorer la qualité de vie des patients et des aidants.

Contre-indications
Hypersensibilité au produit ou aux dérivés des carbamates ou aux excipients Insuffisance hépatique sévère, grossesse et allaitement

Propriétés

- Inhibiteurs de la cholinestérase utilisés dans la maladie d'Alzheimer (où la détérioration cognitive est associée à une réduction de la transmission cholinergique cérébrale)
- Dans les formes légères à modérément sévères, ils peuvent, chez 10 % des patients environ, améliorer les fonctions cognitives ou retarder leur dégradation, améliorer ou stabiliser les activités de la vie quotidienne, diminuer ou retarder les troubles du comportement (par hallucinations, épisodes délirants, états d'agitation) et réduire l'apathie
- Absorption digestive rapide et complète, pic plasmatique en 1 heure, fixation à 40 % aux protéines plasmatiques, transformation rapide et importante par la cholinestérase en métabolite décarbamylé peu actif (mais peu ou pas de métabolisation par le *cytochrome P450*), élimination urinaire rapide (> 90 % en 24 heures), demi-vie de 1 heure environ et inhibition de l'acétylcholinestérase pendant 9 heures environ

Indications

- Traitement symptomatique de la maladie d'Alzheimer dans ses formes légères à modérément sévères
- Traitement symptomatique des formes légères à modérément sévères d'une démence chez les patients atteints de maladie de Parkinson idiopathique

Effets indésirables (dose-dépendants)

- Fréquence ≥ 5 % : nausées (38 %), vomissements (23 %), asthénie, anorexie, somnolence, vertiges, étourdissements, plus rarement douleurs abdominales, agitation, confusion, dépressions, dyspepsie, diarrhée, céphalées, hypertension, insomnie, infections urinaires ou des voies aériennes supérieures, hypersudation, malaise, **perte de poids**, symptômes extrapyramidaux, hallucinations, agressivité
- Risque de vomissements intenses (avec des cas de rupture de l'œsophage) si reprise d'emblée à la dose d'entretien après une interruption du traitement ou augmentation trop rapide des doses → utiliser toujours à dose progressive
- Rares : angor, hémorragies gastro-intestinales, tremblements, dystonie aiguë, bradycardies, troubles de conduction, syncopes → risque de fractures, dermatite allergique
- Avec les patchs : anxiété, confusion, fièvre, brûlures cutanées si maintien pendant une IRM

Précautions d'emploi

- Nécessité d'un examen cardiologique avec ECG préalable, surveillance du QT
- Utiliser avec prudence en cas de maladie du nœud sinusal, troubles de la conduction cardiaque (bloc sino-auriculaire ou atrio-ventriculaire, BAV), ulcère gastro-duodénal en poussée ou antécédents d'ulcère gastro-duodénal, asthme, bronchopneumopathie obstructive ou rétention urinaire (adénome prostatique)
- Insuffisance rénale ou insuffisance hépatique légère à modérée → suivre attentivement les recommandations concernant l'adaptation de la posologie
- Prévenir l'anesthésiste en cas d'anesthésie générale

Interactions médicamenteuses (pas de métabolisme par le cytochrome P450)

- *Associations à utiliser avec précaution* : médicaments cholinergiques et anticholinergiques, médicaments bradycardisants (dont bêta-bloquants, digitaliques, diltiazem, vérapamil et antiarythmiques) ou induisant des torsades de pointe (voir ce terme)
- *Associations à prendre en compte* : myorelaxants type succinylcholine (potentialisation des effets myorelaxants). Attention au choix des anesthésiques

Médicaments de la maladie d'Alzheimer (II) : Anticholinestérasiques (II)

Donépezil[G] (1)

Liste I-NR-Coll-Médicament à prescription initiale annuelle restreinte réservée aux neurologues, psychiatres, gériatres ou médecins généralistes avec une capacité de gériatrie

ARICEPT ARICEPT Orodispersible	28 cp. 5 mg ou 10 mg (comprimés pelliculés ou orodispersibles)	En 1 prise orale *le soir avant le coucher* : A. Posologie ci-dessous (2)

1. Les médicaments de l'Alzheimer ont été réévalués par la Commission de la transparence et leur service médical rendu a été jugé insuffisant, considérant qu'ils n'ont pas de place dans la stratégie thérapeutique. Le traitement doit être réévalué à 6 mois et arrêté en l'absence de bénéfice.
2. Médicament à prescription initiale annuelle réservée aux spécialistes en neurologie, psychiatrie ou gériatrie et aux médecins spécialistes ou généralistes titulaires de la capacité de gérontologie, le renouvellement étant possible par tout médecin.
   Administrer en 1 prise orale *le soir avantle coucher*, à *dose progressive* :
   - Début du traitement : 5 mg/jour en 1 prise (dose maintenue pendant 1 mois au moins, durée nécessaire à l'évaluation des premières réponses cliniques).
   - Adaptation posologique ultérieure en fonction des résultats cliniques : augmentation possible de la posologie à 10 mg/jour en 1 prise (= posologie quotidienne maximale recommandée).
   - Des cas d'agitation nocturne et/ou de cauchemars ont été décrits et font proposer alors la prise du médicament le matin.

   Éléments propres à la prise en charge de toute maladie d'Alzheimer :
   - Nécessité d'un diagnostic et d'un suivi par un praticien expérimenté.
   - Nécessité d'une évaluation régulière de la persistance du bénéfice du traitement.
   - Présence d'un proche pouvant s'assurer de la prise correcte du médicament.

- L'efficacité des anticholinestérasiques est au mieux modeste et de pertinence clinique discutable. Elle a été démontrée essentiellement sur la cognition et les activités de la vie quotidienne. Aucun impact n'a été démontré sur le délai d'entrée en institution, la qualité de vie ou la morbi-mortalité.
- Ces médicaments peuvent entraîner des effets indésirables digestifs, cardiovasculaires et neuropsychiatriques pouvant nécessiter leur arrêt. Il existe aussi un risque d'interactions médicamenteuses, notamment avec les psychotropes, souvent co-prescrits.
- La HAS préconise de privilégier une approche globale non médicamenteuse et pluriprofessionnelle de la maladie d'Alzheimer pour contribuer à améliorer la qualité de vie des patients et des aidants.

Contre-indications
Hypersensibilité au produit ou aux dérivés de la pipéridine ou aux excipients
Grossesse et allaitement
Autres démences

Propriétés

- Inhibiteurs de la cholinestérase utilisés dans la maladie d'Alzheimer (où la détérioration cognitive est associée à une réduction de la transmission cholinergique cérébrale)
- Dans les formes légères à modérément sévères, ils peuvent, chez 10 % des patients environ, améliorer les fonctions cognitives ou retarder leur dégradation, améliorer ou stabiliser les activités de la vie quotidienne, diminuer ou retarder les troubles du comportement (par hallucinations, épisodes délirants, états d'agitation), et réduire l'apathie
- Absorption digestive *non diminuée par les aliments*, pic plasmatique en 3 à 4 heures, fixation à 95 % aux protéines plasmatiques, *métabolisation hépatique* par la voie du cytochrome P450 (CYP 3A4 et CYP 2D6), élimination par voie urinaire (57 %) et fécale (15 %) surtout sous forme de métabolites, demi-vie d'élimination de 70 heures (état d'équilibre atteint en 3 semaines)

Indications

- Traitement symptomatique de la maladie d'Alzheimer dans ses formes légères à modérément sévères (MMSE entre 10 et 26)

Effets indésirables (surtout au cours des 3 premières semaines ; augmenter les posologies progressivement)

- Diarrhée, nausées, vomissements, anorexie, insomnie, crampes musculaires, fatigue, céphalées, ulcère gastro-duodénal, hépatite
- Plus rares : douleurs abdominales, douleurs, rhume, vertiges, syncope, bloc sino-auriculaire ou bloc auriculo-ventriculaire (effet bradycardisant), agitation, hallucinations, comportements agressifs, hypersexualité, symptômes extrapyramidaux, convulsions généralisées, insomnie, rhabdomyolyse, syndrome malin (fièvre, agitation, délire)
- Dans les démences d'origine vasculaire, une possible surmortalité est observée, risque d'un syndrome proche du syndrome malin des neuroleptiques (crampes musculaires)
- Augmentation des CPK

Précautions d'emploi

- Nécessité d'un examen cardiologique avec ECG préalable
- Utiliser avec prudence en cas de maladie du sinus, de BAV ou bloc sino-auriculaire, d'antécédents d'asthme ou de bronchopneumopathie chronique obstructive, d'ulcères gastro-intestinaux, de rétention urinaire
- Insuffisance rénale ou insuffisance hépatique légère à modérée → aucune adaptation de la posologie (clairance non modifiée)
- Prévenir l'anesthésiste en cas d'anesthésie générale (majoration de la relaxation musculaire)

Interactions médicamenteuses (métabolisme par les CYP 3A4 et 2D6)

- *Associations à utiliser avec précaution* : inhibiteurs et inducteurs enzymatiques (voir ces termes), médicaments cholinergiques et anticholinergiques, médicaments bradycardisants (dont bêta-bloquants, digitaliques, diltiazem, vérapamil et antiarythmiques) ou induisant des torsades de pointe
- *Associations à prendre en compte* : myorelaxants type succinylcholine (potentialisation des effets myorelaxants), AINS

Médicaments de la maladie d'Alzheimer (III) : Anticholinestérasiques (III)

GalantamineG (1) *Liste I-NR-Coll-Médicament à prescription initiale hospitalière restreinte réservée aux neurologues, psychiatres, gériatres ou médecins généralistes avec une capacité de gériatrie-Renouvellement non restreint*

REMINYL	Sol. buv. : 100 ml à 4 mg/ml (avec une seringue de 6 ml graduée en ml)	En 2 prises (matin et soir) *au cours des repas et toujours à dose progressive* : A. Posologie ci-dessous (2)
GALANTAMINE LPG	28 gél. LP 8 mg, 16 mg ou 24 mg	En 1 prise le matin *mais sans mâcher ni écraser la gélule, toujours à dose progressive* : A. Posologie ci-dessous (3) et (4)

1. Les médicaments de l'Alzheimer ont été réévalués par la Commission de la transparence et leur service médical rendu a été jugé insuffisant, considérant qu'ils n'ont pas de place dans la stratégie thérapeutique. Le traitement doit être réévalué à 6 mois et arrêté en l'absence de bénéfice.
2. Administrer en 2 prises quotidiennes (matin et soir) *au cours des repas et à dose progressive* :
   - Début du traitement : 4 mg × 2 fois/jour pendant 4 semaines.
   - La posologie sera ensuite augmentée à 8 mg × 2 fois/jour pendant 4 semaines au minimum.
   - Une posologie ultérieure augmentée à 12 mg × 2 fois/jour sera réservée aux patients “non répondeurs” à la posologie précédente.
3. Administrer en 1 prise le matin avec une boisson, en avalant sans mâcher, *à dose progressive* :
   - Début du traitement : 8 mg/jour pendant 4 semaines.
   - La posologie d'entretien sera ensuite portée à 16 mg/jour pendant 4 semaines au moins.
   - Une posologie ultérieure de 24 mg/jour sera envisagée au cas par cas après bilan approprié incluant une évaluation du bénéfice et de la tolérance.
4. Arrêt brusque possible.

- L'efficacité des anticholinestérasiques est au mieux modeste et de pertinence clinique discutable. Elle a été démontrée essentiellement sur la cognition et les activités de la vie quotidienne. Aucun impact n'a été démontré sur le délai d'entrée en institution, la qualité de vie ou la morbi-mortalité.
- Ces médicaments peuvent entraîner des effets indésirables digestifs, cardio-vasculaires et neuropsychiatriques pouvant nécessiter leur arrêt. Il existe aussi un risque d'interactions médicamenteuses, notamment avec les psychotropes, souvent co-prescrits.
- La HAS préconise de privilégier une approche globale non médicamenteuse et pluriprofessionnelle de la maladie d'Alzheimer pour contribuer à améliorer la qualité de vie des patients et des aidants.

Contre-indications
Hypersensibilité au produit ou aux excipients
Insuffisance hépatique sévère (score de Child-Pugh > 9)
Insuffisance rénale sévère (clairance de la créatinine < 10 ml/min)
Grossesse et allaitement
Autres démences

Propriétés

- Inhibiteurs de la cholinestérase utilisés dans la maladie d'Alzheimer (où la détérioration cognitive est associée à une réduction de la transmission cholinergique cérébrale)
- Dans les formes légères à modérément sévères, ils peuvent, chez 10 % des patients environ, améliorer les fonctions cognitives ou retarder leur dégradation, améliorer ou stabiliser les activités de la vie quotidienne, diminuer ou retarder les troubles du comportement (par hallucinations, épisodes délirants, états d'agitation) et réduire l'apathie
- Absorption digestive *non diminuée par les aliments*, pic plasmatique en 1 heure, fixation à 18 % aux protéines plasmatiques, *métabolisation hépatique* par la voie du cytochrome P450 (CYP 3A4 et CYP 2D6), élimination par voie urinaire (> 90 %) et fécale (< 10 %) surtout sous forme de métabolites, demi-vie d'élimination de 7 à 8 heures

Indications

- Traitement symptomatique de la maladie d'Alzheimer dans ses formes légères à modérément sévères

Effets indésirables (surtout au cours des premières semaines)

- Fréquence ≥ 5 % : nausées, vomissements, diarrhée, douleurs abdominales, fatigue, dyspepsie, anorexie, **perte de poids**, sensations vertigineuses, céphalées, somnolence
- Plus rares : confusion mentale, insomnie, rhinite, infection urinaire, syncope, bradycardie sévère, symptômes extrapyramidaux, **réactions cutanées graves** de type Stevens-Johnson, pustulose exanthématique aiguë généralisée, convulsions, hyperhidrose, hallucinations, troubles de la vision
- Réactivation d'un ulcère gastro-duodénal

Précautions d'emploi

- Interrompre le médicament dès l'apparition de signes cutanés
- Nécessité d'un examen cardiologique avec ECG préalable
- Utiliser avec prudence en cas de maladie du sinus, de BAV ou bloc sino-auriculaire, d'antécédents d'asthme ou de bronchopneumopathie chronique obstructive, d'ulcères gastro-intestinaux, de rétention urinaire, d'obstruction gastro-intestinale, crises convulsives
- Insuffisance hépatique modérée à sévère → posologie progressive (4 mg/jour le matin pendant 1 semaine au minimum, puis 4 mg × 2 fois/jour pendant 1 mois au minimum, puis ne pas dépasser 8 mg × 2 fois/jour)
- Prévenir l'anesthésiste en cas d'anesthésie générale

Interactions médicamenteuses (métabolisme par les CYP 3A4 et 2D6)

- *Associations à utiliser avec précaution* : inhibiteurs et inducteurs enzymatiques, médicaments cholinergiques et anticholinergiques, médicaments bradycardisants dont bêtabloquants, digitaliques, diltiazem, vérapamil et antiarythmiques) ou induisant des torsades de pointe (voir ces termes)
- *Associations à prendre en compte* : myorelaxants type succinylcholine (potentialisation des effets myorelaxants), AINS

Médicaments de la maladie d'Alzheimer (IV) : Antagonistes des récepteurs NMDA

Mémantine[G] (1)

Liste I-NR-Coll-Médicament à prescription initiale annuelle restreinte réservée aux neurologues, psychiatres, gériatres ou médecins généralistes avec une capacité de gériatrie

EBIXA	56 cp. séc. 10 mg 28 cp. 20 mg (2) Sol. buv. 50 ml (3) et (4) 5 mg/pression de 0,5 ml	En 1 prise à la même heure à dose progressive : A. Posologie ci-dessous (5)

1. Les médicaments de l'Alzheimer ont été réévalués par la Commission de la transparence et leur service médical rendu a été jugé insuffisant, considérant qu'ils n'ont pas de place dans la stratégie thérapeutique. Le traitement doit être réévalué à 6 mois et arrêté en l'absence de bénéfice.
2. Les conditionnements de 98 cp. sont à usage hospitalier.
3. Contient du sorbitol, excipient à effet notoire.
4. À prendre 1 fois/jour dans un verre d'eau. Dose maximale : 20 mg/jour, atteinte en 4 semaines par palier de 5 mg chaque semaine.
5. Début du traitement : 5 mg/jour en 1 prise pendant 1 semaine.
   La posologie sera ensuite augmentée par paliers de 5 mg chaque semaine jusqu'à la dose maximale de 20 mg/jour en 1 prise à partir de la 4e semaine.
   Insuffisance hépatique : si insuffisance modérée (Child-Pugh A ou B), aucune adaptation posologique n'est nécessaire. Si insuffisance sévère, l'administration de mémantine n'est pas recommandée.
   Insuffisance rénale :
   - Clairance ≥ 50 ml/min : posologie habituelle.
   - Clairance = 30 à 49 ml/min : la dose quotidienne doit être de 10 mg. Si la tolérance est bonne après au moins 7 jours, la dose pourra être augmentée jusqu'à 20 mg/jour selon les modalités habituelles.
   - Clairance < 30 ml/min : dose maximale 10 mg/jour.

   Éléments propres à la prise en charge de toute maladie d'Alzheimer :
   - Nécessité d'un diagnostic et d'un suivi par un praticien expérimenté.
   - Nécessité d'une évaluation régulière de la persistance du bénéfice du traitement.
   - Présence d'un proche pouvant s'assurer de la prise correcte du médicament.

Contre-indications
Hypersensibilité au produit ou à l'un des excipients

Propriétés

- Acide aminé dérivé de l'amantadine, antagoniste non compétitif et d'affinité modérée des récepteurs NMDA ou N-méthyl-D-aspartate du glutamate (neurotransmetteur dont la libération excessive pourrait avoir un rôle dans la dégénérescence neuronale au cours de la maladie d'Alzheimer, d'où l'intérêt d'inhiber ces récepteurs)
- Efficacité modeste, comparable à celle des inhibiteurs de la cholinestérase, ce produit pouvant constituer une alternative à ceux-ci en raison d'un profil d'effets indésirables différent (meilleure tolérance digestive, mais plus de troubles neurologiques), mais il pourrait peut-être leur être associé
- Biodisponibilité orale de 100 %, pic plasmatique en 3 à 8 heures, faible fixation aux protéines plasmatiques (45 %), métabolisation partielle (20 %) en dérivés inactifs, élimination par voie urinaire (99 %), demi-vie d'élimination de 60 à 100 heures

Indications

- Traitement de la maladie d'Alzheimer dans ses formes modérées à sévères (MMSE entre 19 et 3)

Effets indésirables (nécessitant l'arrêt pour sensations vertigineuses surtout)

- Fréquents (1 à 10 %) : hypersensibilité au médicament : sensations vertigineuses, céphalées, fatigue, somnolence, hypertension, dyspnée, constipation, augmentation des transaminases
- Rares (< 1 %) : perte de poids, anxiété, agitation, hallucinations, confusion, hypertonie, convulsions, vomissements, cystite par augmentation du pH urinaire, augmentation de la libido, réactions allergiques, thrombose veineuse, réactions psychotiques, risque suicidaire, pancréatite, hypertension artérielle, insuffisance cardiaque, bradycardie extrême

Précautions d'emploi

- Nécessité d'un examen cardiologique avec ECG préalable
- Utiliser avec prudence en cas d'épilepsie, HTA non contrôlée, antécédents cardio-vasculaires (IDM, insuffisance cardiaque), chez les conducteurs et utilisateurs de machines (sensations vertigineuses fréquentes) et en cas de chirurgie sur les voies urinaires
- Insuffisance rénale ou hépatique → *cf.* note ci-contre, alcalinisation des urines
- Grossesse et allaitement : innocuité non établie et utilisation déconseillée
- Risque d'augmentation de l'INR en association à la warfarine
- Susceptible d'augmenter l'effet myorelaxant de la succinylcholine au cours de l'anesthésie générale

Interactions médicamenteuses (inhibiteur des CYP 2B6, peu métabolisé)

- ***Associations déconseillées*** : autres antagonistes NMDA (amantadine, kétamine, dextrométorphane) et phénytoïne, car risque d'effets indésirables accrus
- *Associations à utiliser avec précaution* : augmentation possible des effets de la L-dopa et des agonistes dopaminergiques, diminution possible de l'action des barbituriques et neuroleptiques, modifications possibles de l'action des antispastiques type baclofène ou dantrolène, substrats des CYP 2B6 et 2D6
- *Associations à prendre en compte* (potentialisation) : médicaments utilisant le même système de transport cationique rénal (cimétidine, ranitidine, procaïnamide, quinidine, quinine, nicotine) ou réduisant l'excrétion de la mémantine (diurétiques thiazidiques)

Médicaments de la sclérose en plaques (I) :
Interférons bêta

Interféron bêta-1a glycosylé (1) *Liste I-65 %-Coll-Médicaments d'exception et à prescription réservée aux neurologues*

AVONEX AVONEX PEN *Conserver de + 2 °C à + 8 °C*	4 seringues préremplies ou stylos injecteurs 30 µg/0,5 ml = 6 M UI	Par voie **IM** le soir (changer de site à chaque fois) : A. 6 M UI × 1 fois/semaine
REBIF *Conserver de + 2 °C à + 8 °C*	5 présentations (1)	Par voie **SC** le soir (changer de site à chaque fois) : A. – Semaines 1 et 2 : 8,8 µg × 3 fois/semaine – Semaines 3 et 4 : 22 µg × 3 fois/semaine – Semaines ≥ 5 : 44 µg × 3 fois/semaine
PLEGRIDY Peg interféron bêta-1a	2 stylos ou seringues préremplis de 0,5 ml à 63 µg puis à 94 µg 2 stylos ou seringues préremplis de 0,5 ml à 125 µg	Injection **SC** : A. S1 : dose à 63 µg puis S3 : dose à 94 µg puis S5 : dose à 125 µg

1. – Seringues préremplies. Initiation : 6 doses de 8,8 µg/0,2 ml et 6 doses de 22 µg/0,5 ml.
   - Sol. inj. SC 22 µg et 44 µg/0,5 ml, boîte de 12.
   - Sol. inj. multidose en cartouche 22 µg/0,5 ml ou 44 µg/0,5 ml. 4 cartouches de 1,5 ml.
   - Stylo pré-rempli jetable. Initiation : 6 doses de 8,8 µg/0,2 ml et 6 doses de 22 µg/0,5 ml.
   - Stylo de 22 µg ou 44 µg seringues de 0,5 ml jetables, boîte de 12 (Rebidose).

Interféron bêta-1b non glycosylé (2)

BETAFÉRON *Conserver de + 2 °C à + 8 °C (et pendant 3 mois à moins de + 25 °C avant la reconstitution)*	15 seringues remplies à 250 µg/ml *soit* 8 M UI poudre + solvant (1,2 ml)	Par voie **SC** le soir (changer le site à chaque fois) : A. et E. > 12 ans : 8 M UI tous les 2 jours en débutant par 62,5 µg (0,25 ml) et progressivement jusqu'à 250 µg atteint en 20 jours
EXTAVIA *Non reconstitué, se conserve à température ambiante* *Après reconstitution, une utilisation immédiate est nécessaire*	15 fl. de poudre et 15 seringues à 1,2 ml préremplies de solvant 250 µg/ml (8 M UI) soit 300 µg/fl.	*Idem*

2. Médicaments d'exception et à prescription initiale et renouvellement réservés aux spécialistes en neurologie (hospitaliers ou exerçant en ville).
   Ce traitement n'est pas recommandé chez les patients ayant présenté moins de 2 poussées dans les 2 années précédentes et il convient de l'interrompre chez les patients non répondeurs, par exemple dans les situations suivantes :
   - Progression du handicap sur une période de 6 mois.
   - Recours à au moins 3 cures de corticoïdes ou d'ACTH sur une période de 1 an.

Contre-indications
Hypersensibilité aux interférons bêta ou à l'albumine humaine des solvants
Formes secondairement progressives évoluant sans poussées
Troubles dépressifs graves ou idées suicidaires au moment du traitement
Épilepsie non contrôlée par un traitement
Décompensation d'une insuffisance hépatique

Propriétés

- Interférons bêta produits par génie génétique, réduisant la fréquence (d'environ 30 %) et la sévérité des poussées dans certaines formes de sclérose en plaques (SEP), mais sans effet actuellement bien démontré sur la durée des poussées, les symptômes entre les poussées et la progression de la maladie : les avantages et inconvénients respectifs de ces produits sont comparables, mais l'administration de l'interféron bêta-1a en IM est plus aisée (1 injection IM par semaine au lieu de 3 injections SC par semaine)
- Demi-vie estimée à 5 heures après injection SC et 10 heures après injection IM

Indications

- SEP de type récurrente rémittente évoluant par poussées, caractérisée par au moins 2 poussées au cours des 2 années précédentes, suivies de rémission totales ou partielles, chez des patients ambulatoires capables de se déplacer sans aide
- SEP rémittente pure ou premier événement démyélinisant à haut risque évolutif
- Forme secondairement progressive de SEP évoluant par poussées

Effets indésirables (fréquents)

- Réactions inflammatoires locales (10 à 15 % avec l'interféron bêta-1a, mais 60 % avec l'interféron bêta-1b) pouvant aller jusqu'à la nécrose → changer de site à chaque fois
- Syndrome pseudo-grippal chez 60 % des patients en début de traitement et 8 % des patients après 1 an de traitement (fièvre, frissons, sueurs, myalgies, malaise, asthénie, céphalées) → atténuation par l'injection le soir et la prise de paracétamol
- Réactions graves d'hypersensibilité (rares mais sévères : bronchospasme, urticaire, réactions anaphylactiques) → arrêt du traitement. Micro-angiopathie thrombotique
- Syndromes dépressifs (16,9 %), tentatives de suicide, anxiété, instabilité émotionnelle, dépersonnalisation, **convulsions**, confusion mentale, troubles menstruels, leucopénie, lymphopénie, thrombopénie, **élévation transitoire des transaminases**, de la créatininémie, hypothyroïdie définitive, microangiopathie thrombique à tout moment du traitement, lupus induit, hépatite auto-immune, syndrome néphrotique, pancréatite
- Apparition d'anticorps neutralisants (6 à 30 % après 1 à 2 ans) corrélée à une moindre efficacité clinique. Syndrome de fuite capillaire si administration chez un patient ayant une gammapathie monoclonale. Syndrome néphrotique, hypertension artérielle pulmonaire

Précautions d'emploi et interactions médicamenteuses

- Utiliser avec prudence chez les conducteurs et utilisateurs de machines, si antécédents dépressifs, comitiaux ou cardiaques, ou neutropénie, ou antécédents thyroïdiens. Surveillance ophtalmologique
- Bilan régulier comportant NFS avec frottis (recherche de stigmate de MAT, schizocytes, cytopénie globale), LDH, transaminases, créatininémie, protéinurie, TSH
- Insuffisance rénale : surveiller attentivement la fonction rénale
- Assurer une hydratation suffisante pendant toute la durée du traitement, prévenir et traiter le syndrome pseudo-grippal par le paracétamol avant chaque injection
- Sujets < 18 ans : innocuité non établie
- Grossesse : utilisation possible si nécessaire (sauf 1er trimestre)
- Interactions : éviter l'utilisation d'immunomodulateurs autres que les corticoïdes et l'ACTH

Médicaments de la sclérose en plaques (II) : Anthracyclines

Mitoxantrone[G] *Liste I-Réservé à l'usage hospitalier-Prescription restreinte aux neurologues (accord de soins obligatoire)*

ELSEP NOVANTRONE	Fl. 10 ml 2 mg/ml Solution à diluer dans G 5 % ou NaCl 9 % Fl. 10 mg/5 ml ou 20 mg/10 ml	12 mg/m² **IV** 1 fois/mois pendant 6 mois, jamais > 20 mg/injection, dose totale cumulée : 72 mg/m² ou 120 mg (1)

1. Perfusion de 15 minutes. Maximum : 6 perfusions. Réévaluer le bénéfice/risque à la troisième perfusion. Attention à l'extravasation du produit.

Contre-indications

Allergie au produit, insuffisance cardiaque, neutropénie, thrombopénie, myélodysplasie, hémopathie maligne, insuffisance hépatique

Patients préalablement traités par la mitoxantrone ou d'autres anthracyclines

Vaccin contre la fièvre jaune : risque de maladie vaccinale généralisée

Grossesse et allaitement : effet mutagène (contraception indispensable)

Propriétés

- Molécule de la famille des **anthracyclines**, toxicité cardiaque attendue

Indications (autres indications en oncologie)

- **Traitement de deuxième intention** des formes agressives de sclérose en plaques de type récurrente-rémittente ou secondairement progressive. Progression : 2 poussées avec séquelles chacune dans les 12 derniers mois + 1 nouvelle lésion sur IRM de moins de 3 mois ou progression de 2 points à l'EDSS au cours des 12 mois précédents et 1 nouvelle lésion sur IRM de moins de 3 mois en l'absence d'alternative thérapeutique
- Évaluation préalable du bénéfice/risque cardiologique et hématologique

Effets indésirables

- Leuconeutropénie dès la 1re injection, maximale au 10e jour et retour à la normale au 20e jour, thrombocytopénie, risque de leucémie aiguë myéloblastique, survenant au bout de 2 ans, rapidement fatale, risque infectieux +++
- Troubles du rythme auriculaire et ventriculaire, myocardite toxique, risque d'insuffisance cardiaque → dose maximale à ne pas dépasser, échographie préthérapeutique
- Autres : nausées, alopécie réversible, asthénie, **aménorrhée définitive > 35 ans**, risque d'altération de la fertilité masculine, perte de poids
- Réactions allergiques aux sulfites ; coloration bleu vert des urines et de la sclérotique

Précautions d'emploi et interactions médicamenteuses

- Effectuer TP, albumine, transaminases, gamma-GT avant traitement : si augmenté, ne pas commencer le traitement
- Contraception obligatoire chez les femmes, β-HCG avant le début du traitement
- ECG, échographie cardiaque avant le début du traitement, surveillance FEVG toutes les 3 injections, ne pas dépasser une dose totale de 72 mg/m²
- NFS plaquettes tous les mois pendant le traitement, 3 semaines après l'injection puis tous les 3 mois
- *Associations à prendre en compte* : phénytoïne (risque de convulsions)
- ***Associations contre-indiquées*** : vaccins vivants atténués, ciclosporine, immunodépression majeure

Médicaments de la sclérose en plaques (III) : Inhibiteur des canaux potassiques

Fampridine *Liste I-15 %-Coll-Prescription réservée aux neurologues*

FAMPYRA	28 ou 56 cp. 10 mg à libération prolongée	A. 1 cp. matin et soir à 12 heures d'intervalle (1) cp. à avaler entier en dehors des repas

1. Le bénéfice clinique est constaté 2 semaines après le début des traitements par un test de marche chronométré. Arrêt du traitement en l'absence de bénéfice. SMR faible.

Contre-indications

Patients épileptiques ou ayant des antécédents d'épilepsie
Insuffisance rénale légère (clcr < 80 ml/min)
Association avec des médicaments inhibiteurs du transporteur de cations organiques tels que la cimétidine
Grossesse

Propriétés

- Bloque les canaux potassiques, réduit le courant ionique à travers ces canaux et par conséquent prolonge la repolarisation et améliore la formation du potentiel d'action dans les axones démyélinisés. Famille des aminopyridines
- Absorption rapide et complète, faible liaison (3 à 7 %) aux protéines plasmatiques, métabolisation hépatique par oxydation et conjugaison en dérivés inactifs, élimination rénale (90 %), demi-vie de 6 heures

Indications

- Améliorer la capacité de marche des patients adultes atteints de sclérose en plaques et présentant un handicap à la marche (EDSS 4-7)

Effets indésirables

- Très fréquents : infections urinaires
- Fréquents : insomnie, anxiété, céphalées, étourdissements, troubles de l'équilibre, chutes, tremblements, dyspnée, nausées, vomissements, constipation, douleurs dorsales, asthénie, **épilepsie**, tachycardie
- Réactions d'**hypersensibilité**, chocs anaphylactiques mortels (la 1re semaine la plupart du temps), angiœdème

Précautions d'emploi et interactions médicamenteuses

- Crises d'épilepsie chez les patients traités : attention aux facteurs abaissant le seuil
- L'élimination exclusivement rénale nécessite une surveillance accrue de cette dernière
- Prudence chez les patients ayant des troubles du rythme cardio-vasculaire ainsi que des troubles de la conduction cardiaque sino-auriculaire ou auriculo-ventriculaire
- Grossesse : pas de données, toxicité animale sur la reproduction
- **Interactions** : la fampridine est principalement éliminée par sécrétion rénale active à 60 %, l'OCT2 étant le transporteur responsable. L'utilisation concomitante de médicaments inhibant l'OCT2, tels que la cimétidine, est contre-indiquée. La prudence s'impose lors de l'utilisation concomitante de la fampridine et de médicaments substrats de l'OCT2, par exemple le carvédilol, le propranolol et la metformine ou d'autres médicaments contenant de la 4-aminopyridine

Médicaments de la sclérose en plaques (IV) : Immunomodulateur polypeptidique

Glatiramère[G] *Liste I-65 %-Coll-Réservé aux spécialistes en neurologie-Médicament d'exception*

COPAXONE *Conserver de + 2 °C à + 8 °C*	28 seringues de 1 ml préremplies à 20 mg/ml 12 seringues de 1 ml préremplies à 40 mg/ml	A. Par voie SC (changer le site à chaque fois) (1) : – 20 mg × 1 fois/jour – 40 mg × 3 fois/semaine à 48 heures d'intervalle (2) et (3)

1. Auto-injections possibles sous réserve d'une formation appropriée.
2. Changer de site d'injection tous les jours (abdomen, bras, hanches, cuisses). La 1re injection doit être réalisée sous surveillance pendant au moins 30 minutes. Ne pas essayer d'autres voies d'administration
3. Variabilité d'efficacité car variation de composition possible.

Contre-indications

Hypersensibilité au produit ou aux autres composants

Propriétés

- Agent immunomodulateur synthétique de nature polypeptidique (composé de 4 acides aminés = acide L-glutamique, L-alanine, L-lysine, L-tyrosine), paraissant aussi efficace que les interférons bêta, ayant des effets indésirables différents mais très fréquents
- Absence d'études de pharmacocinétique, possibilité d'anticorps neutralisants
- Pas d'effet bénéfique démontré sur la progression du handicap

Indications

- Sclérose en plaques évoluant par poussées (forme rémittente)
- Pas d'indication dans les formes progressives d'emblée ou secondairement progressives

Effets indésirables

- Réactions très fréquentes au site d'injection (82 %) : érythème, induration, prurit, œdème, inflammation, hypersensitivité majorée par la prise concomitante de corticoïdes
- Réactions immédiates fréquentes (41 %) mais transitoires, dans les minutes suivant l'injection : vasodilatation (bouffée vasomotrice), oppression thoracique, dyspnée, palpitations, tachycardie, anxiété, dysthyroïdie, rash, sueurs, infections, grippe, convulsions
- Fréquents (1 à 10 %) : œdèmes périphériques, arthralgies, sueurs, lymphadénopathies, asthénie, nausées, céphalées, hypertonie, syncope, herpès, candidose, hépatites, zona
- Rares (< 1 %) : rash cutané, œdème de la face, urticaire, bronchospasme, réaction anaphylactique, hépatite, modifications de la NFS, prise de poids, cancer cutané, candidose vaginale, neutropénie, thrombopénie, goitre, hallucinations, cataracte, dysthyroïdie
- Des anticorps anti-acétate de glatiramère sont possibles au 3e mois

Précautions d'emploi et interactions médicamenteuses

- Utiliser avec prudence chez les patients ayant des antécédents de troubles cardiaques
- Bilan préalable puis régulier comportant NFS, transaminases, créatininémie
- Insuffisance rénale : surveiller attentivement la fonction rénale
- Grossesse et allaitement : utilisation déconseillée (peu de données mais pas inquiétantes)
- *Association déconseillées* : interférons bêta
- *Associations à prendre en compte* : corticoïdes (réactions au sites d'injection accrues)

Médicaments de la sclérose en plaques (V) : Immunosuppresseur (I)

Natalizumab *Liste I-Prescription hospitalière-Réservé aux neurologues-Hors GHS*

TYSABRI (1)	Fl. 15 ml 300 mg à 20 mg/ml Solution à diluer	A. Perfusion de 300 mg pendant 1 heure toutes les 4 semaines (2)

1. Obligation d'une carte d'information sur les risques en particulier de LEMP.
2. Traitement à réévaluer au bout de 6 mois, si pas d'effet : arrêt. Au-delà de 2 ans : risque accru de LEMP.

Contre-indications

Leuco-encéphalopathie multifocale progressive ou patients à risque
Grossesse, allaitement, infections opportunistes, sujets immunodéprimés
Pathologie cancéreuse évolutive (sauf les baso-cellulaires)

Propriétés

- Agent immunosuppresseur par son action inhibitrice sur les molécules d'adhésion (intégrines leucocytaires) qui réduit la réaction inflammatoire tissulaire et le recrutement de cellules immunitaires. Anticorps humanisé recombinant anti-alpha-4 intégrine
- Après administration IV, la demi-vie est d'environ 16 jours et le délai pour atteindre l'équilibre est d'environ 36 semaines ; reste dans le sang 12 semaines après l'arrêt

Indications

- Traitement de fond en monothérapie des formes très actives de SEP rémittente récurrente malgré un traitement par interféron bêta ou acétate de glatiramère, ou SEP récurrente-rémittente sévère d'évolution rapide d'emblée (deux poussées ou plus la même année)

Effets indésirables

- Réaction allergique post-perfusion (surveillance de 1 heure), urticaire, choc anaphylactique, réaction d'hypersensibilité, arthralgies
- Céphalées, vertiges, nausées, vomissements, arthralgies, fatigue, fièvre, infections
- Troubles hépatiques pouvant conduire à l'arrêt, surveiller la NFS : risque d'érythroblastose, hyperéosinophilie ; les transaminases
- **Leuco-encéphalite multifocale progressive** (20 cas/6 000 patients traités en France en 2011 ; facteurs de risque : traitements immunosuppresseurs antérieurs, anticorps anti-virus JC, durée de traitement > 24 mois → réévaluation régulière du rapport bénéfice/risque), autres infections opportunistes, nécrose rétinienne aiguë, apparition d'anticorps anti-natalizumab avec baisse d'efficacité, risque de syndrome inflammatoire de reconstitution immunitaire à l'arrêt du traitement (quelques jours à quelques semaines, en particulier si échanges plasmatiques)

Précautions d'emploi et interactions médicamenteuses

- Perfusion lente pour limiter l'intensité de la réaction allergique, surveillance 1 heure
- Recherche d'un foyer infectieux. Recherche des anticorps contre le virus JC systématique avant le début du traitement. Prévenir les patients du risque
- Surveillance de la fonction hépatique, des cas d'hépatites sévères ont été décrits
- Surveillance neurologique régulière et IRM annuelle après IRM initiale
- ***Associations contre-indiquées*** : interférons, acétate de glatiramère, autres traitement de fond
- ***Associations déconseillées*** : immunomodulateurs ou immunosuppresseurs

Médicaments de la sclérose en plaques (VI) : Immunosuppresseur (II)

Fingolimod[G] *Liste I-65 %-Médicament d'exception-Prescription initiale hospitalière annuelle réservée aux neurologues et neuropédiatres*

GILENYA (1)	28 gél. 0,25 mg ou 0,5 mg 7 gél. 0,5 mg (modèle hospitalier)	A. 0,5 mg/jour E. > 10 ans et > 40 kg : 0,5 mg/jour E. > 10 ans et < 40 kg : 0,25 mg/jour

1. Ne pas ouvrir la gélule. Ne pas rattraper une dose oubliée. Peut être pris dans la suite d'un traitement par interféron sauf si neutropénie. Dans les 4 à 6 heures suivant la première administration, le taux de lymphocytes dans le sang périphérique diminue d'environ 75 % de la valeur initiale. Avec une administration quotidienne continue, le taux de lymphocytes continue à diminuer sur une période de 2 semaines, pour atteindre un taux minimal d'environ 500 cellules/µl ou environ 30 % de la valeur initiale. Un taux minimal inférieur à 200 cellules/µl a été observé chez 18 % des patients lors d'au moins un contrôle de la numération. Des taux de lymphocytes faibles sont maintenus en cas d'administration quotidienne chronique. La majorité des lymphocytes T et B circulant transitent en permanence par les organes lymphoïdes et sont les principales cellules ciblées par le produit. Risque de rebond de la maladie à l'arrêt.

Contre-indications

Toutes pathologies cardiaques : myocardiques, rythmiques ou conductives
Syndrome d'immunodéficience connu
Patients ayant un risque accru d'infections opportunistes
Infections actives sévères, infections chroniques actives (hépatite, tuberculose)
Cancers diagnostiqués en évolution, à l'exception des carcinomes cutanés basocellulaires
Insuffisance hépatique sévère (classe C de Child-Pugh)
Grossesse, allaitement, absence de contraception efficace

Propriétés

- Modulateur des récepteurs à la sphingosine 1-phosphate. Il provoque la séquestration des lymphocytes sur lesquels il est fixé dans les ganglions lymphatiques, ce qui entraîne une redistribution des lymphocytes, plutôt qu'une déplétion. Cette redistribution diminue l'infiltration des lymphocytes pathogènes dans le système nerveux central, où ils seraient impliqués dans l'inflammation des nerfs et les lésions du tissu nerveux
- Absorbé lentement (tmax de 12 à 16 heures) et de façon importante (85 %), biodisponibilité orale absolue apparente de 93 %. Après administration 1 fois/jour, l'état d'équilibre des concentrations sanguines est atteint en 1 à 2 mois et les concentrations à l'état d'équilibre sont d'environ 10 fois supérieures à celles observées après la dose initiale. Forte liaison protéique 99 % (intra-erythrocytaire), demi-vie terminale apparente moyenne (t112) de 6 à 9 jours. Après administration orale, environ 81 % de la dose sont excrétés lentement dans les urines sous forme de métabolites inactifs

Indications

- Indiqué en monothérapie comme traitement de fond des formes très actives de sclérose en plaques (SEP) rémittente-récurrente pour :
  - Patients présentant une forme très active de la maladie malgré un traitement par l'interféron-bêta (ces patients n'ayant pas répondu à un traitement complet et bien conduit par au moins un traitement de fond de la SEP)

- Patients présentant une sclérose en plaques rémittente-récurrente sévère et d'évolution rapide, définie par 2 poussées invalidantes ou plus au cours d'une année, associées à une ou plusieurs lésion(s) rehaussée(s) après injection de gadolinium sur l'IRM cérébrale ou une augmentation significative de la charge lésionnelle en T2 par rapport à une IRM antérieure récente

Effets indésirables

- Les plus graves : infections, œdème maculaire notamment chez le diabétique, BAV transitoire à l'instauration du traitement, au maximum BAV 3, syndrome hémophagocytaire parfois fatal, augmentation des transaminases > 5 N, thrombopénie
- Les plus fréquents (incidence 10 %) : céphalées, état grippal, sinusite, diarrhée, dorsalgies, alopécie, toux, **hépatite** (3,8 % des arrêts), toux, **lymphopénie**, dépression, troubles de la vision, bradycardie, HTA, eczéma, asthénie, accident vasculaire cérébral et risque d'encéphalopathie, dorsalgies, hypertriglycéridémie → risque de LEMP (*cf.* natalizumab)
- Risque accru de cancers cutanés et de lymphomes

Précautions d'emploi et interactions médicamenteuses

- Tous les patients doivent rester en observation en hôpital de jour pendant une période d'au moins 6 heures après la première prise afin de surveiller les signes et symptômes de bradycardie au maximum bloc auriculo-ventriculaire. La baisse commence dès la 1re heure et est maximale en 5 heures. En général retour à la normale dans le 1er mois
- *Alerte AFSSAPS du 20/01/2012* du fait de morts subites après l'instauration du traitement qui recommande de pratiquer un ECG avant la 1re administration, de poursuivre la période d'observation au-delà de 24 heures en cas de trouble cardiaque significatif, en particulier en cas de : persistance d'une bradycardie < 40 battements/minute ou d'une diminution du rythme cardiaque de 20 battements/minute par rapport au rythme de base ou d'un BAV du second degré de type Mobitz 1 (avoir atropine et isoprénaline à disposition); ou apparition pendant la période d'observation d'une bradycardie symptomatique ou survenue d'un bloc auriculo-ventriculaire du second degré de type Mobitz II ou de degré III
- Éviter les associations qui favorisent le risque d'allongement de QT et l'augmentation de la pression artérielle
- Ne pas démarrer un traitement en cas d'infection notamment à virus herpès. L'immunodépression persiste 2 mois après l'arrêt. Risque de syndrome d'encéphalopathie postérieure réversible
- Compte tenu de sa longue demi-vie, il faut une fenêtre thérapeutique avant la reprise de tout traitement
- Risque d'œdème maculaire majoré en cas d'uvéite ou de diabète : examen OPH indispensable à 5 mois, moins de risques au-delà
- Surveillance des patients souffrant d'HTA, diminution du VEMS et de la diffusion du CO
- L'isoenzyme principale impliquée dans le métabolisme du fingolimod est partiellement identifiée et peut être soit le CYP4F2 ou le CYP3A4
- Cumul d'effet immunosuppresseurs avec les anticancéreux ou autres immunosuppresseurs. Surveillance cutanée (risque de carcinome baso-cellulaire)
- Les vaccinations peuvent être moins efficaces
- Vaccin contre le virus varicelle zona et contre le papillomavirus (HPV) avant le début du traitement si le patient n'est pas immunisé
- Attention aux médicaments pro-arythmogènes ou bradycardisants
- Contraception efficace nécessaire
- Risque d'exacerbation de la maladie à l'arrêt

Médicaments de la sclérose en plaques (VII) : Immunosuppresseur (III)

Tériflunomide *Liste I-65 %-Coll-Prescription réservée aux neurologues-Médicament d'exception*

AUBAGIO	28 cp. 14 mg	1 cp./jour (sans croquer)

Contre-indications

Patients atteints d'insuffisance hépatique sévère (Child-Pugh C)
Immunodéficience sévère, par exemple sida
Insuffisance médullaire ou anémie, leucopénie, neutropénie ou thrombopénie
Infection active sévère évolutive, insuffisance rénale sévère
Syndrome néphrotique et autre cause d'hypoprotidémie
Grossesse (traitement tératogène, β-HCG avant de débuter le traitement)

Propriétés

- Immunomodulateur aux propriétés anti-inflammatoires, inhibant de manière sélective et réversible la dihydroorotate déhydrogénase (DHO-DH), une enzyme mitochondriale impliquée dans la synthèse *de novo* de pyrimidine nécessaire à la prolifération de certaines cellules. Le mécanisme d'action exact dans la sclérose en plaques est encore mal connu. Principal métabolite du leflunomide (*cf.* Polyarthrite rhumatoïde)
- Demi-vie d'élimination très prolongée : 8 mois pour éliminer totalement. Élimination accélérée possible par administration de colestyramine ou de charbon actif. Forte fixation protéique

Indications

- Patients adultes atteints de formes rémittentes de sclérose en plaques (SEP-RR)

Effets indésirables

- Très fréquents (> 10 %) : céphalées, diarrhée, augmentation des ALAT et gamma-GT (surtout les 6 premiers mois), nausées, **alopécie**, hypertension artérielle
- Fréquents (1 à 10 %) : infections (grippe, voies respiratoires supérieures, urinaires, bronchite, sinusite, pharyngite, cystite, gastro-entérite, dentaire, herpès, pied d'athlète), neutropénie, anémie, allergie, réactions cutanées sévères, possibilité de DRESS syndrome, anxiété, sciatique, syndrome du canal carpien, neuropathie périphérique, douleurs abdominales, vomissements, HTA, acné, myalgie, ménorragies, pollakiurie, perte de poids, pneumopathie interstitielle

Précautions d'emploi et interactions médicamenteuses

- Hautement tératogène, une contraception efficace est nécessaire. En cas de grossesse, arrêt immédiat du traitement et élimination accélérée
- Surveillance pré- et perthérapeutique : TA, bilan hépatique, NFS (toutes les 2 semaines)
- Aucune fenêtre thérapeutique n'est nécessaire lors d'un changement de traitement
- Pas de vaccination par des vaccins vivants atténués
- Pas de problème en cas d'insuffisance rénale, modification du dosage du Ca^{+} ionisé
- *Associations à prendre en compte* : les inducteurs puissants du CYP (rifampicine), de la P-gp entraînent une réduction de 40 % du tériflunomide. Le tériflunomide inhibe le CYP 2C8 donc les médicaments métabolisés par le CYP 2C8, tels que le répaglinide, le paclitaxel, la pioglitazone, la rosiglitazone, la rosuvastatine. Diminution de 25 % des INR avec la warfarine
- Augmentation des concentrations des médicaments transporteurs d'anions organiques de type OAT3 (céfaclor, ciprofloxacine, indométacine, kétoprofène, furosémide, cimétidine, méthotrexate, zidovudine) et OATP1B1/B3 (statines, méthotrexate, natéglinide, répaglinide, rifamycine)

Médicaments de la sclérose en plaques (VIII) : Immunosuppresseur (IV)

Diméthyl fumarate *Liste I-65 %-Coll-Prescription réservée aux neurologues*

TECFIDERA	14 gél. 120 mg 56 gél. 240 mg	120 mg matin et soir les 7 premiers jours puis 240 mg × 2 fois/jour au cours des repas sans écraser ni ouvrir la gélule (1) et (2)

1. Les posologies seront adaptées aux bouffées vasomotrices et aux troubles gastro-intestinaux.
2. Une IRM cérébrale de moins de 3 mois est nécessaire pour débuter le traitement (surveillance de LEMP) avec une information du patient sur les risques.

Contre-indications

Hypersensibilité au principe actif ou à l'un des excipients
Grossesse et allaitement (absence de données), LEMP

Propriétés

- Activation de la voie transcriptionnelle du facteur nucléaire NRF2 (erythroid-derived 2-like 2). Il a été montré chez des patients que le diméthyl fumarate augmente l'expression des gènes antioxydants NRF2-dépendants (par exemple NAD(P)H déshydrogénase, quinone 1 [NQO1])
- Propriétés anti-inflammatoires et immunomodulatrices

Indications

- Patients adultes atteints de formes rémittentes récurrentes de sclérose en plaques

Effets indésirables

- Très fréquents (> 10 %) : bouffées congestives (chaleur, rougeur, sensation de cuisson) et effets gastro-intestinaux : diarrhées, nausées, vomissements, douleurs abdominales (réduire temporairement la dose), présence de cétone dans les urines
- Fréquents (1 à 10 %) : lymphopénie, leucopénie, dysesthésies, bouffées de chaleur, prurit, rashs cutanés, zona, protéinurie, augmentation des transaminases, présence de cétones et d'albumine dans les urines, risque de syndrome de Fanconi
- Nouveaux cas de LEMP (leuco-encéphalopathie multifocale progressive)
- Réactions anaphylactiques

Précautions d'emploi

- Surveiller la fonction rénale (créatinine, urée et analyse d'urines) ainsi que la fonction hépatique (ALAT et ASAT) avant d'instaurer le traitement, et après 3 et 6 mois de traitement. Surveiller également NFS (lymphopénie), thrombopénie
- Si lymphocytes < 500/mm^3 pendant au moins 6 mois, surveillance de survenue de LEMP par IRM. Ne pas instaurer le traitement si lymphocytes < 500/mm^3

Interactions médicamenteuses

- Le diméthyl fumarate est essentiellement métabolisé par les estérases avant d'atteindre la circulation systémique, puis son métabolisme fait intervenir le cycle de l'acide tricarboxylique, sans aucune intervention du cytochrome P450 (CYP)
- Médicaments néphrotoxiques (aminosides, diurétiques, AINS, lithium) : risque accru de toxicité
- Les vaccins sont possibles sous traitement (sauf les vaccins vivants atténués)

Médicaments de la sclérose en plaques (IX) : Immunosuppresseur (V)

Ocrelizumab *Liste I-Prescription hospitalière réservée aux neurologues-Liste en sus*

OCREVUS	Fl. 300 mg de sol. à diluer dans 10 ml soit 30 mg/ml (1)	Posologie : voir ci-dessous (2)

1. La concentration finale du produit après dilution est d'environ 1,2 mg/ml (300 mg dans 250 ml)
2. Posologie : 600 mg en deux perfusions intraveineuses séparées de 2 semaines (2 × 300 mg), puis une dose de 600 mg en une fois tous les 6 mois.
   Début de la perfusion à 30 ml/heure puis accélérer progressivement (30 ml/heure toutes les 30 minutes) jusqu'à un maximum de 180 ml/heure. Temps moyen d'une perfusion : 2,5 heures.
   Prémédication obligatoire avant la perfusion : risque de réactions d'hypersensibilité à la perfusion :
   - 100 mg de méthylprednisolone par voie intraveineuse (ou un équivalent) environ 30 minutes avant chaque perfusion.
   - Antihistaminique environ 30 à 60 minutes avant chaque perfusion.

   De plus, une prémédication par un antipyrétique (par exemple paracétamol) peut également être envisagée environ 30 à 60 minutes avant chaque perfusion.
   En cas de RAP en fonction de la sévérité du tableau, arrêt ou réduction du débit de la perfusion.

Contre-indications
Infection active en cours
Patients présentant un déficit immunitaire sévère, affections malignes évolutives

Propriétés

- Anticorps monoclonal humanisé recombinant qui cible sélectivement les lymphocytes B exprimant le CD20. Le CD20 est un antigène de surface cellulaire présent sur les lymphocytes pré-8, les lymphocytes B matures et les lymphocytes B mémoires, mais qui n'est pas exprimé à la surface des cellules souches lymphoïdes et des plasmocytes

Indications

- Forme active de sclérose en plaques récurrente
- Forme primaire progressive de sclérose en plaques à un stade précoce

Effets indésirables

- Réactions à la perfusion parfois sévères : prurit, rash, urticaire, érythème, irritation de la gorge, douleur oro-pharyngée, dyspnée, œdème pharyngé ou laryngé, bouffées vasomotrices, hypotension, fièvre, fatigue, céphalées, étourdissements, nausées ; une tachycardie peut survenir dans les 24 heures qui suivent la perfusion
- Très fréquents (> 10 %) : infections des voies aériennes, herpès, lymphoneutropénie et hypogammaglobufinémie systématiques
- Réactions d'hypersensibilité d'apparition progressive et de plus en plus intense IgE médiée : impose l'arrêt du traitement
- Risque de LEMP non exclu (pas dans les essais), réactivation d'une hépatite B possible (sérologie systématique avant le début du traitement), risque d'infections accru (vaccinations antipneumocoques et grippe), risque d'infections opportunistes
- Pas de surrisque de cancer en dehors des baso-cellulaires, surveillance des seins et évaluation du risque en début de traitement

Précautions d'emploi

- Ne pas cumuler les traitements immunosuppresseurs et respecter les délais entre deux administrations
- Vaccination par virus vivant avant le début du traitement
- En cas de grossesse, mettre en garde contre la vaccination par virus vivant des enfants dans les 6 premiers mois
- Réactivation possible d'une hépatite B : sérologie avant le début du traitement
- Grossesse et allaitement : traitement déconseillé

Médicaments de la sclérose en plaques (X) : Immunosuppresseur (VI)

Cladribine *Liste I-En attente de commercialisation-Réservé aux neurologues*

MAVENCLAD	1 ou 4 ou 6 cp. 10 mg	Posologie : voir ci-dessous (1) et (2)

1. Prendre les comprimés sans mâcher à 3 heures de distance de toute autre prise médicamenteuse.
2. Chaque cycle comporte :
   - Un cycle de traitement de 1,75 mg/kg par an.
   - Deux semaines de traitement, une semaine au début du premier mois et une semaine au début du deuxième mois de la même année.

   Chaque semaine de traitement est composée de 4 ou 5 jours au cours desquels le patient reçoit 10 mg ou 20 mg en une prise quotidienne unique, selon son poids corporel (*cf.* RCP).

   Après la fin des deux cycles de traitement, aucun traitement supplémentaire n'est nécessaire au cours des années 3 et 4. La réinstauration du traitement après l'année 4 n'a pas été étudiée.

   Dose cumulée maximum tolérée : 3,5 mg/kg de poids corporel sur 2 ans.

Contre-indications
Infection par le virus de l'immunodéficience humaine (VIH)
Infection chronique active (tuberculose ou hépatite)
Patients immunodéprimés ou recevant un traitement immunosuppresseur ou myélosuppresseur
Affection maligne évolutive
Insuffisance rénale modérée ou sévère
Grossesse et allaitement (hautement tératogène)
Intolérance au fructose

Propriétés

- L'effet prépondérant de la cladribine analogue nucléosidique de la désoxyadénosine est au niveau des lymphocytes B et T et vient interrompre la cascade immunitaire jouant un rôle central dans la SEP (apoptose des lymphocytes)

Indications

- Traitement des formes très actives de sclérose en plaques (SEP) récurrente

Précautions d'emploi

- Le nombre de lymphocytes doit être normal avant le début du traitement et d'au moins 800 cellules/mm^3 avant le second cycle de traitement de l'année 2. Si nécessaire, le cycle de traitement de l'année 2 pourra être retardé de 6 mois maximum, le temps que le nombre de lymphocytes se normalise. Si pas de retour à la normale à 6 mois, ne pas réadministrer
- Affaiblit les défenses immunitaires de l'organisme et peut augmenter le risque d'infection. Un dépistage des infections latentes, en particulier de la tuberculose et des hépatites B et C, doit être effectué avant d'instaurer le traitement (années 1 et 2)
- Vacciner contre le virus varicelle-zona
- Médicament utilisé en hématologie (*cf.* ce chapitre) : risque de LEMP en injection. Aucun cas par voie orale pour le moment
- Nombre de cancers supérieurs chez les patients traités dans les études. Si antécédent de cancer, peser la balance bénéfice/risque
- Contraception masculine et féminine obligatoire jusqu'à 6 mois après l'arrêt
- En cas de transfusion, irradier les culots pour éviter la réaction du greffon contre l'hôte

Effets indésirables

- Essentiellement lymphopénie à l'origine de zonas plus fréquents, herpès buccal, éruptions cutanées, alopécie
- Tumeurs malignes (uniquement données des essais)

Interactions médicamenteuses

- Chélateur possible des médicaments co-administrés : espacer de 3 heures la prise par rapport à tout autre médicament
- Autres immunosuppresseurs : cumul d'action et risque d'immunodépression sévère
- L'administration de vaccins vivants ou vivants atténués doit être évitée pendant et après le traitement : proposer avant le début du traitement et espacer de 4 semaines
- Il est recommandé d'éviter l'administration concomitante de puissants inhibiteurs des transporteurs ENT1, CNT3 ou BCRP pendant les 4 à 5 jours de traitement (risque de surexposition) notamment elthrombopag et nifédipine qui pourraient augmenter le passage de cladribine et sa toxicité. À l'inverse les inducteurs des transporteurs PgP et BCRP (rifampicine, millepertuis) risque d'empêcher l'absorption

Antispastiques (I)

Baclofène[G] ou Bêta-4-chlorophényl-GABA (1) *Liste I-30 %-Coll*

LIORÉSAL	50 cp. séc. 10 mg	À dose progressive (2) : A. 5 mg × 3 fois/jour, puis jusqu'à 1 mg/kg/jour (en moyenne 30-80 mg/jour) en 3 à 4 prises aux repas E. de 6 à 18 ans (3) : 0,75 à 2 mg/kg/jour en 3 à 4 prises aux repas

1. Une AMM a été obtenue dans la réduction de la dépendance à l'alcool (*cf.* BACLOCUR dans le chapitre "Psychiatrie et Addictologie").
2. Augmenter la dose par paliers de 10 mg tous les 3 jours jusqu'à la dose efficace (30-75 mg/jour en moyenne chez l'adulte, voire jusqu'à 120 mg/jour en milieu hospitalier), mais réduire la posologie en cas d'insuffisance rénale (≈ 5 mg/jour chez l'adulte). Posologie lentement progressive à adapter individuellement en fonction de la tolérance (somnolence). Jamais d'arrêt brutal du traitement.
3. Chez l'enfant de plus de 33 kg, débuter par des doses faibles (0,3 mg/kg/jour) :
   - Contracteurs spastiques d'origine cérébrale : infirmité motrice cérébrale, accident cérébro-vasculaire, maladie cérébrale néoplasique ou dégénérative.
   - Maladies de la moelle épinière d'origine infectieuse, dégénérative, traumatique, néoplasique ou secondaire à une sclérose en plaques, une paralysie spinale spastique, une sclérose latérale amyotrophique, une syringomyélie, une myélite transverse.

Baclofène injectable[G] (voie intrathécale) *Liste I-Réservé aux hôpitaux*

LIORÉSAL Intrarachidien pour injection ou perfusion par voie intrathécale (4)	Amp. 0,05 mg/1 ml (5) Amp. 10 mg/5 ml Amp. 10 mg/20 ml	Par voie intrathécale stricte en milieu médical spécialisé

4. Produit indiqué par voie intrathécale sous surveillance médicale spécialisée dans le traitement symptomatique de la sclérose en plaques et des lésions médullaires avec spasticité chronique sévère, et de la spasticité chronique sévère secondaire à une infirmité motrice d'origine cérébrale (patients chez lesquels la voie orale est inefficace, notamment quand la spasticité est un obstacle à la rééducation fonctionnelle).
   La posologie est strictement individuelle et doit être établie selon un protocole en 3 phases :
   - *Phase de sélection initiale* par la technique du bolus intrathécal (dose-test de 25 µg en 1 minute au minimum, augmentée par paliers de 25 µg à des intervalles de 24 heures au moins, jusqu'à l'obtention d'une réponse environ 4 à 8 heures après l'injection) → interrompre en l'absence de réponse avec une dose-test de 100 µg.
   - *Phase de détermination de la dose* chez les patients répondeurs.
   - *Traitement d'entretien* en perfusion continue à long terme (de 10 à 2 000 µg/24 h, la plupart des patients répondant à une dose de 100 à 800 µg/24 h) à l'aide du système de perfusion SynchroMed.
5. Forme pour injection intrathécale directe de 1,5 et 20 ml.

Contre-indications

Hypersensibilité connue au baclofène, myasthénie
Non indiqué dans les états athétosiques et la maladie de Parkinson
Porphyrie (extrapolation de données animales)
Grossesse (tératogène chez l'animal)

Propriétés

- Antispastique, analogue structural de l'acide gamma-aminobutyrique (l'un des principaux neurotransmetteurs inhibiteurs au niveau médullaire), se liant avec les récepteurs GABA-B, agissant surtout au niveau médullaire présynaptique (réduction de la libération des neurotransmetteurs excitateurs), déprimant les réflexes mono- et polysynaptiques, diminuant la fréquence et l'intensité des spasmes en flexion et en extension des paraplégiques
- Absorption digestive rapide et complète, liaison aux protéines plasmatiques à 30 %, passage de la barrière hémato-encéphalique, demi-vie d'élimination de 3 à 4 heures, élimination principalement sous forme inchangée par les urines (75 % en 72 heures) et par les fèces

Indications

- Contractures spastiques de la sclérose en plaques, des affections médullaires et cérébrales chez l'adulte et l'enfant
- Aide au maintien du sevrage alcoolique (*cf.* le chapitre "Psychiatrie")

Effets indésirables (dose-dépendants)

- **Somnolence**, asthénie et/ou nausées généralement transitoires, vertiges, plus rarement hypotonie musculaire (→ réduire la dose), céphalées, bouche sèche, constipation, diarrhée, vomissements, hypotension, bradycardie, troubles de la miction, énurésie, troubles de l'accommodation, dysgueusie, sueurs, réactions cutanées allergiques, hyperhidrose, dépression respiratoire, élévation des transaminases
- Troubles psychiques : insomnie, euphorie, confusion mentale, hallucinations, dépression (surtout chez les sujets âgés et/ou présentant une lésion cérébrale), léthargie, idées suicidaires, risque de mésusage, d'abus et de dépendance
- Abaissement du seuil épileptogène (risque de crises chez les épileptiques)

Précautions d'emploi

- Utiliser avec prudence en cas d'épilepsie, troubles psychiatriques dont dépression et risque suicidaire, maladie de Parkinson, antécédents ulcéreux, affection vasculaire cérébrale, insuffisance respiratoire ou hépatique, hypertonie sphinctérienne, et chez les **conducteurs et utilisateurs de machines**
- Surveiller les fonctions hépatique et rénale et la glycémie
- Réduire fortement la posologie en cas d'insuffisance rénale (*cf.* ci-contre)
- Arrêter, sauf urgence, le traitement de façon progressive (sur 1 à 2 semaines), état confusionnel, convulsions possibles en cas d'arrêt brutal
- Si le traitement est reçu en fin de grossesse, risque de syndrome de sevrage chez le nouveau-né → surveillance

Interactions médicamenteuses

- *Associations à prendre en compte* : antidépresseurs imipraminiques (hypotonie musculaire majorée), antihypertenseurs (effets antihypertenseurs majorés), lévodopa (aggravation de la maladie, hallucinations, confusion, céphalées), médicaments dépresseurs du SNC (morphine, psychotropes), alcool (somnolence accrue)
- Pas de métabolisme hépatique

Antispastiques (II)

Dantrolène *Liste I-30 %-Coll*

DANTRIUM	50 gél. 25 mg 30 gél. 100 mg	Spasticité pyramidale : A. 25 mg/jour puis à dose progressive jusqu'à 100 à 200 mg/jour en 2 à 3 prises aux repas (D. max. : 400 mg/jour) Prévention de l'hyperthermie maligne per-anesthésique : 1 à 2 mg/kg × 3 à 4 fois/jour pendant 1 à 2 jours avant l'intervention (1)
DANTRIUM Injectable (2) Délai d'action = 3 à 4 minutes Durée d'action = 3 heures *Réservé aux hôpitaux*	Fl. 70 mg Lyophilisat	Prévention de l'hyperthermie maligne per-anesthésique : perfusion IV de 2,5 mg/kg en 1 heure environ avant l'intervention Traitement de l'hyperthermie maligne per-anesthésique (3) : injection IV de 1 à 2 mg/kg à répéter si besoin jusqu'à régression des symptômes de l'hyperthermie sans dépasser 10 mg/kg en tout

1. Arrêt au bout de 6 semaines en l'absence de modifications.
2. À usage unique. Nouveau dispositif de filtration B Braun Mini-Spike filter à usage unique qui augmente la vitesse de reconstitution sans modifier la quantité de dantrolène en solution.
3. Traitement curatif de l'hyperthermie maligne per-anesthésique (ajouter 60 ml d'eau ppi dans chaque flacon et utiliser dans les 6 heures suivantes), le dantrolène IV devant être associé aux autres mesures thérapeutiques : arrêt des anesthésiques et de la chirurgie, hyperventilation en oxygène pur, contrôle de l'acidose métabolique, refroidissement, et si nécessaire maintien de la diurèse et régulation des électrolytes.

Autres produits antispastiques

Diazépam (voir ce terme) : benzodiazépine antispastique d'efficacité globalement comparable à celles du baclofène et du dantrolène, paraissant cependant plus efficace dans les troubles spastiques d'origine médullaire, mais une posologie de 20 à 30 mg/jour voire jusqu'à 60 mg/jour est souvent nécessaire, posologie à laquelle les effets indésirables à type de somnolence, sédation et faiblesse musculaire sont importants.

Contre-indications
Insuffisance hépato-cellulaire grave, myasthénie, allergie au blé Certaines associations (*cf.* Interactions), intolérance au gluten

Propriétés

- Antispastique agissant directement sur les fibres musculaires striées (par inhibition des mouvements du calcium au niveau cellulaire), sans modifier la transmission neuro-musculaire (pas d'effet anesthésique local) ni la conduction nerveuse (pas d'effet curarisant), et pratiquement sans action sur les fibres musculaires lisses ou le myocarde aux doses thérapeutiques
- Absorption digestive à 80 %, diffusion ubiquitaire, demi-vie de 8 à 10 heures, élimination urinaire et intestinale sous forme de métabolites nombreux

Indications

- Formes évoluées de spasticité pyramidale associées aux hémiplégies, aux paraplégies, à la sclérose en plaques (notamment si la motricité résiduelle est bonne)
- Hyperthermie maligne per-anesthésique : prévention (voie orale ou injectable) et traitement curatif (voie injectable)
- Hyperthermies malignes dues aux neuroleptiques (voie injectable)

Effets indésirables

- Hépatites cytolytiques (plusieurs cas mortels) plus fréquentes au-dessus de 300 mg/jour, après l'âge de 35 ans, chez la femme et en cas de prise concomittente d'œstrogènes essentiellement dans le courant de la première année
- Psychiques : somnolence, vertiges, asthénie, confusion mentale (régressifs lors de la réduction des doses) → à prévenir par une posologie progressive
- Digestifs : gastralgies, nausées, vomissements, diarrhée
- Urinaires : incontinence urinaire par relâchement sphinctérien, coloration des urines en orange
- Cutanés : éruptions cutanées d'aspect acnéiforme rares, anaphylaxie
- Troubles hématologiques rares : leucopénie, anémie aplastique, lymphomes
- **Surdosage** : hypotonie musculaire, diplopie, troubles psychiques (régressant lors de la réduction des doses)

Précautions d'emploi

- Utiliser à posologie très progressive jusqu'à la dose minimale efficace, sans dépasser une dose maximale de 400 mg par jour *per os*
- Bilan hépatique préalable puis surveillance des transaminases tous les mois → arrêt en cas d'élévation au-delà de 2 fois les valeurs normales
- Utiliser avec prudence en cas d'insuffisance cardiaque ou respiratoire
- Grossesse et allaitement : innocuité non établie
- Conduite automobile ou autre engin : risque de somnolence

Interactions médicamenteuses

- ***Associations contre-indiquées*** (avec le dantrolène IV) : bépridil, diltiazem et vérapamil (risque de fibrillation ventriculaire mortelle observée chez l'animal)
- ***Associations déconseillées*** : dihydropyridines (avec le dantrolène IV par analogie avec les autres inhibiteurs calciques), médicaments hépatotoxiques (fibrates, IMAO non sélectifs, kétoconazole...)

Antispastiques (III)

Tizanidine *Liste I-Coll-ATU de cohorte depuis septembre 2013-Prescription hospitalière*

SIRDALUD	30 cp. séc. 4 mg	A. 2 mg × 2 à 3 fois/jour en début de traitement (1)

1. La réponse thérapeutique optimale est obtenue avec une dose quotidienne comprise entre 12 mg et 24 mg, fractionnée en 3 ou 4 prises à intervalles réguliers. Dose quotidienne maximum : 36 mg. Forte variabilité interindividuelle de l'effet. Marge thérapeutique étroite. Ne doit pas être pris avec de l'alcool. Ne pas arrêter brutalement : risque d'effet rebond.

Contre-indications

Insuffisance hépatique sévère
Administration concomitante d'inhibiteurs puissants du CYP 1A2
Grossesse et allaitement (absence de données)

Propriétés

- Myorelaxant à action centrale. Son principal site d'action est la moelle épinière ; en stimulant les récepteurs alpha2-adrénergiques présynaptiques, il inhibe la libération des acides aminés excitateurs qui stimulent les récepteurs de la N-méthyl-daspartate (NDMA)

Indications

- Traitement de la spasticité due à des troubles neurologiques d'origine cérébrale ou médullaire en cas d'échec ou d'intolérance aux autres traitements antispastiques

Effets indésirables

- Aux doses faibles : somnolence, fatigue, sensations vertigineuses, sécheresse buccale, diminution de la pression artérielle, nausées, troubles gastro-intestinaux et augmentation des transaminases
- Aux doses plus élevées : hypotension, bradycardie, faiblesse musculaire, insomnie, troubles du sommeil, hallucinations, hépatite, asthénie

Précautions d'emploi et interactions médicamenteuses

- Pas d'arrêt brutal du traitement : risque d'hypertension et tachycardie de rebond, AVC
- Risque d'allongement de QT, surtout à fortes doses → surveillance
- Chez l'hypertendu, risque de majoration de l'effet des médicaments : hypotension et bradycardie, surveillance tensionnelle régulière
- Insuffisance rénale : adapter les doses quand Clcr < 25 ml/min (débuter par 2 mg/jour)
- Attention à la conduite de véhicules
- *Associations contre-indiquées* : la co-administration avec des inhibiteurs puissants du CYP 1A2 est contre-indiquée ; fluvoxamine ou ciprofloxacine
- *Associations déconseillées* : antiarythmiques (amiodarone, mexilétine, propafénone), cimétidine, fluoroquinolones, contraceptifs oraux, ticlopidine, agonistes alpha-2 adrénergiques (tels que la clonidine). La rifampicine réduit les doses de 50 %, de même que le tabac. Risque avec les médicaments allongeant le QT (amitriptyline, érythromycine)
- Les sédatifs, les hypnotiques, le baclofène et les antihistaminiques peuvent également augmenter l'action sédative, de même que l'alcool

Médicaments de la sclérose latérale amyotrophique

Riluzole[G] *Liste I-65 %-Coll-Prescription initiale annuelle par un neurologue*

RILUTEK	56 cp. 50 mg	En 2 prises orales espacées de 12 heures : A. 50 mg × 2 fois/jour
TEGLUTIK (1)	Fl. 300 ml de susp. buv. 5 mg/ml Seringue graduée de 10 ml (50 mg)	*Idem*

1. Cmax de la forme buvable plus élevée de 20 % (surveillance des effets indésirables).

Contre-indications

Maladie hépatique ou taux des transaminases > 3 N avant le traitement
Grossesse et allaitement

Propriétés

- Produit qui agirait par inhibition de processus glutamatergiques, le glutamate, principal neurotransmetteur du SNC, paraissant impliqué dans la mort cellulaire dans la SLA
- Absorption à 90 % *réduite par les aliments riches en graisses*, pic en 60 à 90 minutes, fixation à 97 % aux protéines, forte métabolisation hépatique par la voie du CYP 1A2, élimination urinaire (90 %), demi-vie de 9 à 15 heures, état d'équilibre en moins de 5 jours

Indications

- Sclérose latérale amyotrophique (SLA), maladie de Charcot. Retarde le recours à la ventilation assistée. Pas d'effet bénéfique dans les formes avancées. Allonge la survie en moyenne de 3 mois

Effets indésirables (médicament relativement bien toléré)

- Hépatotoxicité (surtout dans les 3 premiers mois) : élévation des transaminases > 3 N (11 %) plus rarement > 5 N (3,8 %), des gamma-GT et de la bilirubine, avec rarement ictère
- Asthénie, nausées, céphalées, douleurs abdominales, vomissements, étourdissements, tachycardie, somnolence, paresthésies péribuccales, vertiges, diarrhée
- Rarement : neutropénie sévère, anémie, œdème de Quincke et réactions anaphylactiques, pneumopathie interstitielle entraînant l'arrêt immédiat du produit

Précautions d'emploi et interactions médicamenteuses (substrat du CYP 1A2)

- Bilan hépatique préalable puis surveillance stricte des transaminases
- Utiliser avec prudence en cas d'antécédents de dysfonctionnement hépatique, chez les conducteurs et utilisateurs de machines
- Contrôler la NFS en cas de maladie fébrile → arrêt en cas de neutropénie
- Insuffisance rénale : utilisation non recommandée (absence d'études)
- En cas de toux sèche ou de dyspnée, faire pratiquer une radio pulmonaire : risque de pneumopathie interstitielle
- Possibilité de réduction de son élimination par les inhibiteurs du CYP 1A2 dont le jus de pamplemousse, ou au contraire d'augmentation de son élimination par les inducteurs de cet iso-enzyme dont tabac, rifampicine, oméprazole

Myorelaxants à action périphérique : Toxines botuliques*

Toxine botulique de type A

Liste I-Réservé aux hôpitaux-Coll-Réservé aux spécialistes

BOTOX 50 ou 100 ou 200 UA *Conserver de + 2 °C à + 8 °C (réfrigérateur)*	Fl. 50 ou 100 ou 200 unités Allergan à diluer par du NaCl à 0,9 % (1 Unité Allergan = DL 50 chez la souris par voie intrapéritonéale)	Utilisable chez l'adulte et l'enfant > 2 ans (1) par voie intramusculaire ou intradermique stricte
DYSPORT 300 ou 500 U *Conserver de + 2 °C à + 8 °C (réfrigérateur)*	Fl. 300 ou 500 unités Speywood à diluer par du NaCl à 0,9 % (1 Unité Speywood = DL 50 chez la souris par voie intrapéritonéale)	*Cf.* ci-dessous (2)
XEOMIN 50 ou 100 ou 200 U (3)	50 ou 100 ou 200 U DL 50 Poudre pour soluté injectable	Réservé à l'adulte (3)

1. À titre indicatif, dans le blépharospasme bilatéral, la posologie initiale utilisée est de 17,5 unités Allergan par œil, la dose totale ne devant pas dépasser 100 unités Allergan tous les 3 à 4 mois.
2. Adulte : dans le blépharospasme, le spasme hémifacial et le torticolis spasmodique.
Adulte et enfant : spasticité des membres.
À titre indicatif, dans le blépharospasme bilatéral, la posologie utilisée est de 80 à 120 unités Speywood par œil à 12 semaines d'intervalle.
3. Uniquement dans le blépharospasme, le torticolis spasmodique de l'adulte et la spasticité post-AVC des membres supérieurs.

Toxine botulique de type B

Liste I-Réservé aux hôpitaux-Coll-Réservé aux spécialistes

NEUROBLOC 5 000 UI/ml *Conserver de + 2 °C à + 8 °C (réfrigérateur)*	Fl. 5 000 U/0,5 ml ou 1 ml ou 2 ml en IM	Réservé à l'adulte (4) Uniquement pour le torticolis spasmodique

4. Médicament constituant une alternative *en cas de résistance immunologique à la toxine botulique de type A* (concernant moins de 1 % des patients en France, mais 10 % aux États-Unis où les protocoles d'injections sont différents), généralement acquise à la suite d'injections trop rapprochées (sept sérotypes antigéniques existent, numérotés de A à G) : la toxine botulique de type B est efficace chez environ 50 % des patients chez qui la toxine botulique de type A est devenue inefficace.
Indiqué dans le seul traitement de la dystonie cervicale (torticolis spasmodique) : la posologie initiale utilisée est de 5 000 à 10 000 U réparties entre les deux à quatre muscles les plus touchés.

La posologie exacte et le nombre de sites d'injection doivent être adaptés à chaque individu d'après la taille, le nombre et l'emplacement des muscles impliqués, la sévérité de la spasticité, la présence d'une faiblesse musculaire localisée et la réponse du patient au traitement précédent.
Les doses recommandées ne sont pas interchangeables car les unités de toxines (exprimées en unité Allergan) ne sont pas les mêmes.
Réserver le maniement à des professionnels entraînés.

* À côté de ces quatre spécialités, trois autres (AZZALURE, BOCOUTURE, VISTABEL) n'ont qu'une indication esthétique

Contre-indications
Myasthénie, grossesse, allaitement, infection au site d'injection ou urinaire

Propriétés

- Neurotoxine extrêmement puissante, produite par *Clostridium botulinium* et ayant une action curaromimétique (paralysie musculaire en bloquant la libération d'acétylcholine au niveau de la jonction neuro-musculaire)
- Son effet est transitoire, imposant la répétition des injections : il apparaît en 3 à 10 jours, est maximal après 8 à 15 jours, et persiste au moins 1 mois (40 % des patients), 2 mois (30 % des patients), 3 mois (16 % des patients), voire 4 à 6 mois (14 % des patients)

Indications

- Blépharospasme → amélioration chez 80 à 90 % des patients
- Torticolis spasmodique (formes invalidantes), dystonies cervicales rotationelles → amélioration chez 75 % des patients (seule indication du Neurobloc)
- Spasme hémifacial → amélioration chez 75 % des patients
- Spasticité du membre supérieur et inférieur consécutive à un accident vasculaire cérébral ou d'autres causes chez l'adulte et l'enfant > 2 ans
- Pour le botox uniquement :
  - Hyperactivité détrusorienne neurologique et idiopathique sous certaines conditions conduisant à une incontinence urinaire chez les blessés médullaires, et dans la sclérose en plaques et utilisant l'autosondage
  - Traitement de la déformation dynamique du pied en équin chez l'enfant présentant une spasticité due à une infirmité motrice cérébrale et autre état spastique chez l'enfant
  - Strabisme si contre-indication à la chirurgie ou résultats insuffisants (amélioration chez 60 % des patients), paralysies oculomotrices récentes, myopathie thyroïdienne
  - Hyperhidroses axillaires et/ou palmaires sévères avec retentissement social sévère
  - Hors AMM : dystonies de fonction (crampes de l'écrivain, des musiciens), oro-mandibulaires, laryngées spasmodiques, syndrome de Frey, céphalées de tension

Effets indésirables (en fonction du site d'injection; effets locaux le plus souvent)

- En cas d'injection trop profonde ou mal orientée : ptosis (diffusion dans le releveur de la paupière), diplopie (diffusion dans les muscles oculo-moteurs), dysphagie et risque de fausses routes, dysphonie et diminution de la force des muscles du cou (si chute de la commissure labiale)
- Sécheresse oculaire, voire kératite, surtout chez les patients souffrant de paralysie faciale ou de blépharospasme (par diminution du clignement)
- Transitoires : larmoiement, photophobie, ectropion, gonflement des paupières, douleur au site d'injection, infections virales, réactions cutanées multiples
- Rares : réaction allergique, décompensation cardiaque

Précautions d'emploi et interactions médicamenteuses

- Utilisation délicate, réservée aux spécialistes ayant l'expérience de ce traitement
- Respecter un intervalle minimum de 3 mois entre deux périodes d'injections, car des anticorps anti-toxine (apparaissant dans 12,5 % des cas) peuvent réduire l'activité
- Réduire la posologie, notamment pour la première injection, en cas d'antécédents d'atteinte neurogène de la face et chez les sujets > 70 ans
- Enfant < 12 ans : innocuité non démontrée (absence d'études)
- ***Associations déconseillées*** : curarisants (monitorage obligatoire), aminosides, anticholinestérasiques, curares

Pathologies du sommeil (I) :
Narcolepsie (I)

Modafinil[G]

Liste I-65 %-Coll-Médicament d'exception et à prescription initiale annuelle hospitalière réservée aux neurologues et aux centres du sommeil-Renouvellement non restreint

MODIODAL (1) et (2)	30 cp. 100 mg	A. 200 à 400 mg/jour en 2 prises (cp. entier) Débuter par 200 mg/jour (3)

1. Prescription initiale par un neurologue ou un centre du sommeil après confirmation du diagnostic par enregistrement polygraphique du sommeil, possibilité de renouvellement par tout médecin mais *avec ordonnance de médicaments d'exception.*
2. Réévaluer le traitement sur le long terme.
3. Matin et midi ou une seule prise le matin.

Méthylphénidate

Stupéfiants (28 jours)-Prescription hospitalière réservée aux neurologues, aux psychiatres et aux centres du sommeil

RITALINE (4) et (5)	30 cp. séc. 10 mg	A. et E. > 6 ans : jusqu'à 30 mg/jour en moyenne sans dépasser 60 mg/jour

4. Indications : narcolepsie avec ou sans catalepsie en cas d'échec du modafinil.
5. Voir les propriétés et caractéristiques du produit au chapitre "Psychiatrie et addictologie".

Contre-indications
Hypertension modérée à sévère non contrôlée, arythmie cardiaque
Anxiété majeure (en dehors des services spécialisés), allergie au produit
Grossesse et allaitement

Propriétés

- Psychostimulant non amphétaminique (métabolite actif de l'adrafinil, ayant un effet alpha-1-adrénergique au niveau cérébral) efficace dans les accès de sommeil diurne de la narcolepsie dans 56-80 % des cas, sans modifications du sommeil nocturne, mais sans effet sur les accès de cataplexie (à traiter par imipraminiques ou ISRS)
- Absorption digestive lente, pic plasmatique en 2 à 3 heures, liaison à 62 % à l'albumine, métabolisation hépatique importante, élimination sous forme de dérivés inactifs par voie urinaire (< 10 % sous forme inchangée), demi-vie d'élimination de 10 à 12 heures

Indications

- Somnolence diurne excessive chez les patients atteints de narcolepsie, avec ou sans cataplexie, en cas d'échec du modafinil pour le méthylphénidate

Effets indésirables

- Généralement régressifs malgré la poursuite du traitement ou en réduisant les doses : nervosité, sensations de tension interne, vision double, excitation, agressivité, insomnie, anorexie, anxiété, comportement suicidaire, symptômes psychotiques ou maniaques
- Céphalées (50 %), nausées régressives avec la prise aux repas, diarrhée, éruptions cutanées allergiques (avec des cas d'érythème polymorphe, de syndrome de Stevens-Johnson et de DRESS syndrome) survenant durant les premières semaines de traitement, exceptionnellement dyskinésies bucco-faciales, risque de dépendance et d'abus, leucopénie, éosinophilie, diabète, perte d'appétit
- Réaction multiviscérale d'hypersensibilité imposant l'arrêt immédiat

Précautions d'emploi

- Déconseillé chez l'enfant car risque d'effets indésirables cutanés ou allergiques sévères
- Prudence en cas d'antécédent de psychose, de dépression ou de manie, d'alcoolisme ou de toxicomanie, risque accru de mésusage
- Un ECG doit être effectué après l'instauration du traitement puis la TA et la fréquence cardiaque doivent être surveillées régulièrement (tachycardie)
- La survenue de réactions cutanées sévères ou de troubles psychiatriques tels que des idées suicidaires impose l'interruption définitive du traitement
- Réduire la posologie indiquée de 50 % en cas d'insuffisance hépatique sévère
- En cas de *cataplexie* : associer 10 à 75 mg/jour d'imipramine ou de clomipramine le soir
- Contrôle de dopage positif. Risque de dépendance en cas d'utilisation prolongée
- Grossesse et allaitement : utilisation déconseillée → nécessité d'une contraception efficace. L'efficacité d'une contraception orale peut être diminuée par le modafinil (méthodes alternatives recommandées)

Interactions médicamenteuses (inducteur du CYP 3A4 et inhibiteur du CYP 2C19)

- ***Associations déconseillées*** : contraceptifs oraux, ciclosporine

Pathologies du sommeil (II) : Narcolepsie (II)

Oxybate de sodium[G]

Stupéfiants-65 %-Coll-Prescription limitée à 28 jours sur ordonnance sécurisée-Prescription initiale hospitalière réservée aux neurologues et aux médecins en centre du sommeil-Renouvellement non restreint

XYREM (1)	Fl. 240 ml contenant 180 ml de solution buvable à 500 mg/ml avec 1 seringue de 10 ml, 2 godets doseurs de 90 ml (2)	Posologie : *cf.* ci-dessous (3) (4) et (5), à diluer avec de l'eau

1. Contient du Na (apport de 0,8 à 1,6 g/jour) : attention chez les insuffisants cardiaques. Ne se conserve pas plus de 40 jours après ouverture du flacon.
2. Chaque dose doit être diluée dans 60 ml d'eau dans un verre doseur avant l'ingestion.
3. L'absorption est rapide mais incomplète après administration orale (25 %); elle est retardée et diminuée par un repas riche en graisses. Très hydrophile, non lié aux protéines plasmatiques, le produit est éliminé principalement par métabolisme avec une demi-vie de 0,5 à 1 heure. La pharmacocinétique n'est pas linéaire; l'aire sous la courbe (ASC) est multipliée par 3,8 lorsque la dose est doublée de 4,5 g à 9 g. La pharmacocinétique n'est pas modifiée lors de prises répétées. Élimination presque entièrement par biotransformation en gaz carbonique, éliminé ensuite par expiration. En moyenne, moins de 5 % est éliminé sous forme inchangée dans l'urine 6 à 8 heures après administration. Excrétion fécale négligeable. Réduire la dose de 20 % si administration concomitante avec le valproate. Pas d'arrêt brutal : risque de rebond.
4. Adultes : la posologie initiale est de 4,5 g/jour d'oxybate de sodium fractionné en 2 prises de 2,25 g jusqu'à une posologie maximale de 9 g/jour à fractionner en 2 prises identiques de 4,5 g/dose; adaptée par paliers de 1,5 g/jour (soit 0,75 g/dose). Un minimum de 1 à 2 semaines est recommandé entre chaque augmentation de posologie.
   L'alimentation réduit la biodisponibilité de l'oxybate de sodium; par conséquent, les patients doivent prendre leur repas au moins quelques (2-3) heures avant la première prise d'oxybate de sodium. Les patients doivent toujours observer le même délai entre la prise du traitement et le repas. 1re dose au coucher, 2e dose 4 heures plus tard. Pas d'expérience chez l'enfant.
5. Enfants > 7 ans : par voie orale × 2 fois/nuit, dose max. : 0,2 g/kg/nuit; monter progressivement les doses. Non remboursé.

Contre-indications
Traitement par opiacés ou barbituriques
Déficit en succinate semi-aldéhyde déshydrogénase
Patient < 18 ans, épilepsie, porphyrie, grossesse et allaitement, dépression sévère
Hypersensibilité à un des composants, insuffisance hépatique sévère

Propriétés

- Dépresseur du système nerveux central qui réduit la somnolence diurne excessive et la cataplexie chez les patients narcoleptiques et modifie l'architecture du sommeil réduisant le sommeil de nuit fragmenté. Administré avant le sommeil nocturne, il augmente la durée du sommeil de stades 3 et 4 ainsi que la latence du sommeil, tandis qu'il réduit les endormissements en sommeil paradoxal

Indications

- Traitement de la narcolepsie chez les patients adultes présentant une cataplexie

Effets indésirables

- Troubles psychiatriques :
  - *Fréquents* : rêves anormaux, confusion, désorientation, cauchemars, somnambulisme, dépression, troubles du sommeil, cataplexie, anxiété, insomnie, insomnie de milieu de nuit, nervosité
  - *Peu fréquents* : psychose, paranoïa, pensée anormale, hallucination, agitation, tentative de suicide, insomnie d'endormissement
- Troubles neurologiques :
  - *Très fréquents* : étourdissements, maux de tête, anorexie, vision trouble, hypertension, sueurs
  - *Fréquents* : paralysie du sommeil, somnolence, tremblements, troubles de l'équilibre, chute, troubles de l'attention, hypo-esthésie, paresthésie, sédation, fatigue, sensation d'ébriété, œdème périphérique, incontinence urinaire ou fécale, convulsions, confusion
  - *Peu fréquents* : myoclonies, amnésie, syndrome des jambes sans repos
- Nausées, vomissement, douleur abdominale haute, diarrhée, crampes musculaires, arthralgies, énurésie nocturne, incontinence urinaire, dépression respiratoire, perte de poids
- Insomnie, maux de tête, anxiété, étourdissements, troubles du sommeil, somnolence, hallucinations, et troubles psychotiques ont été observés à l'arrêt du traitement

Précautions d'emploi

- Risque d'abus et dépendance : l'oxybate de sodium est le sel de sodium du gamma hydroxybutyrate (GHB), un dépresseur du système nerveux central (SNC) présentant un risque d'abus bien connu. Les médecins devront rechercher chez les patients un antécédent d'abus médicamenteux et les suivre avec attention. Effet rebond et syndrome de sevrage
- Dépression du SNC : l'usage concomitant de l'alcool ou de tout produit dépresseur du SNC et l'oxybate de sodium peut conduire à une potentialisation des effets dépresseurs centraux de l'oxybate de sodium, risque de crises chez l'épileptique; en association au valproate, augmentation de la concentration
- L'oxybate de sodium peut provoquer une dépression respiratoire. Avant d'augmenter la posologie les prescripteurs devront être avertis que des apnées du sommeil surviennent chez 50 % des patients narcoleptiques. Attention chez les patients obèses
- Grossesse et allaitement : utilisation déconseillée

Interactions médicamenteuses

- Benzodiazépines : compte tenu de la possibilité d'augmentation du risque de dépression respiratoire, l'utilisation concomitante de benzodiazépines et d'oxybate de sodium doit être évitée, de même que la prise d'alcool
- L'oxybate de sodium ne devra pas être utilisé en association avec des hypnotiques sédatifs ou avec d'autres dépresseurs du SNC, tramadol, topiramate

Pathologies du sommeil (III) : Narcolepsie (III)

Pitolisant *Liste I-30 %-Prescription initiale hospitalière et médecin de centre du sommeil-Renouvellement non restreint*

WAKIX	30 cp. 4,5 mg ou 18 mg	A. 1 à 2 cp. 18 mg le matin en 1 prise (1)

1. Dose atteinte par paliers de 4,5 mg/semaine en débutant à 9 mg (D. max. : 40 mg). Recherche de la dose minimale efficace au petit-déjeuner.

Contre-indications

Insuffisance hépatique sévère (Child-Pugh C)
Insuffisance rénale sévère (Clcr < 15 ml/min/1,73 m^2)
Grossesse et allaitement (absence de données)

Propriétés

- Antagoniste / agoniste inverse très puissant, sélectif et actif par voie orale du récepteur H3 de l'histamine. En bloquant ces récepteurs, il renforce l'activité des neurones histaminergiques cérébraux, un système d'éveil majeur dont les projections s'étendent sur l'ensemble du cerveau. Stimule indirectement la libération d'acétylcholine, de noradrénaline et de dopamine dans le cerveau

Indications

- Traitement de la narcolepsie avec ou sans cataplexie chez l'adulte

Effets indésirables

- Fréquents (1 à 10 %) : dépression, insomnie, céphalées, évanouissements, anxiété, irritabilité, nausées, diarrhée, vomissements, vertiges, asthénie, arthromyalgies, modification du poids, gastrite
- Rares (< 1 %) : agitation, tension, hallucinations, bouffées de chaleur, prurit, hyperhidrose, dyskinésie, tremblements, troubles digestifs, épilepsie, convulsions

Précautions d'emploi et interactions médicamenteuses

- Malades psychiatriques souffrant d'anxiété généralisée et ou de dépression : risque de majoration ; attention en cas d'épilepsie sévère
- Réduire les doses si insuffisance rénale ou hépatique modérée (≤ 18 mg/jour)
- Maintenir la contraception au moins 21 jours après l'arrêt du traitement
- Surveillance du QT chez les patients ayant des antécédents cardio-vasculaires
- Antidépresseurs tricycliques ou quadricycliques, antihistaminiques H1 de première génération (diminution de l'effet thérapeutique), médicaments allongeant le QT
- Substrat des CYP 3A4 et 2D6, métabolisme modifié par les inducteurs (rifampicine millepertuis) et les inhibiteurs du CYP 2D6 (paroxétine, bupropion, quinidine). Le pitolisant est inhibiteur de l'OTC1 et peut réduire la concentration en metformine
- Augmentation de l'exposition chez les métaboliseurs lents

Pathologie du sommeil (IV) : Narcolepsie (IV)

Solriamfétol *Liste I-65 %-Coll-Prescription initiale hospitalière annuelle réservée aux spécialistes en neurologie, pneumologie ou titulaires de la Formation Spécialisée Transversale Sommeil et aux médecins exerçant dans les centres du sommeil-Renouvellement non restreint*

SUNOSI	28 cp. 75 mg ou 150 mg	*Narcolepsie :* 75 mg en une prise le matin (1) (D. max. : 150 mg) *Syndrome d'apnée du sommeil :* Débuter à 37,5 mg en augmentant de la même façon sans dépasser 150 mg

1. Respecter un délai d'au moins 3 jours avant d'augmenter la posologie.

Contre-indications

Hypersensibilité à la substance active
Infarctus du myocarde au cours de l'année précédente, angor instable, hypertension non contrôlée, arythmies graves et autres affections cardiaques graves
Grossesse et allaitement
Traitement concomitant par inhibiteurs de la monoamine oxydase (IMAO)

Propriétés

- Inhibiteur de la recapture de la dopamine et de la norépinéphrine (noradrénaline)
- Biodisponibilité orale de 95 %, Tmax 2 heures, faible effet inhibiteur du CYP 2D6 (CI_{50} de 360 µM) et n'est pas un substrat ni un inhibiteur de l'une des principales enzymes du CYP, élimination quasi exclusivement rénale, demi-vie d'environ 7 heures

Indications

- Amélioration de l'éveil et réduction de la somnolence diurne excessive chez les patients adultes atteints de narcolepsie (avec ou sans cataplexie)
- Amélioration de l'éveil et réduction de la somnolence diurne excessive chez les patients adultes présentant un syndrome d'apnées-hypopnées obstructives du sommeil (SAHOS) dont la somnolence n'a pas été traitée de façon satisfaisante par un traitement primaire du SAHOS tel que la pression positive continue (PPC)

Effets indésirables

- Les plus fréquents : céphalées (11,1 %), nausées (6,6 %), diminution de l'appétit (6,8 %)
- Troubles anxieux, irritabilité, agitation, insomnie, impatience vertiges, palpitations, hypertension, toux, dyspnée, diarrhée, douleurs abdominales, vomissements, hyperhidrose, douleurs thoraciques

Précautions d'emploi

- Les patients traités doivent être étroitement surveillés afin de détecter des effets indésirables tels que l'anxiété, l'insomnie et l'irritabilité surtout en début de traitement
- Surveillance rapprochée de la PA surtout à fortes doses et chez des patients ayant souvent des facteurs de risque cardio-vasculaire
- Surveillance par ophtalmologiste de la pression oculaire : risque de glaucome
- Pas d'association à des médicaments vasoconstricteurs
- Contre-indication d'association aux IMAO

Autres médicaments du système nerveux (I) : Syndrome des myoclonies post-anoxiques

Oxitriptan (L-5 Hydroxy-tryptophane) *Liste I-30 %-Coll*

LÉVOTONINE	100 gél. 100 mg Contient des sulfites	A. et E. > 15 ans : 700 à 1 000 mg/jour soit 7 à 10 gél./jour en 3 prises aux repas (1) E. < 15 ans : 0,3 à 7 mg/kg/jour (D. max. : 10 mg/jour), diluer les gélules dans de l'eau

1. En début de traitement, la dose doit être augmentée graduellement sur 2 à 4 semaines (limite les effets indésirables). Réponse rapide en 7 jours.

Contre-indications
Insuffisances rénales sévères
Tumeurs carcinoïdes de l'intestin grêle
Association aux IMAO non sélectifs

Propriétés

- Précurseur de la sérotonine L5-hydroxytryptophane franchissant la barrière hémato-encéphalique, décarboxylé dans le cerveau en sérotonine (qui est métabolisée en 5-hydroxy-indole acétique éliminé par voie urinaire), agissant de façon rapide dans les myoclonies (en 7 jours environ)

Indications

- Syndrome des myoclonies post-anoxiques de Lance et Adams

Effets indésirables (30 % des patients traités)

- Possibilité de nausées, vomissements, diarrhée, somnolence, céphalées, allergie, urticaire, voire syndrome hyperéosinophile-myalgie, syndrome sclérodermiforme
- Rhinite, désinhibition, agitation, irritabilité, agressivité, euphorie, confusion, hyperéosinophilie, œdème, prise de poids, fièvre, bradycardie, réaction anaphylactique, bronchospasmes, dystonie

Précautions d'emploi

- Éliminer une affection cardiaque ou rénale avant le traitement
- Grossesse et allaitement : innocuité non démontée
- Présence de 5HIAA dans les urines → interaction avec les dosages pour recherche de tumeurs carcinoïdes
- Épilepsie : risque d'aggravation des crises
- Pas d'arrêt brutal sous peine de syndrome de sevrage (tremblements, coryza, confusion, état de mal épileptique)

Interactions médicamenteuses

- *Associations contre-indiquées* : antidépresseurs imipraminiques et IMAO (syndrome sérotoninergique, diarrhée, tachycardie, sueurs, confusion, au maximum coma)
- *Associations déconseillées* : sympathomimétiques α et β par voie parentérale, linézolide, syndrome sérotoninergique, inhibiteurs de la décarboxylase périphérique (benzérazide et carbidopa) : augmentation du taux sanguin, adrénaline : troubles du rythme ventriculaire par surdosage

Autres médicaments du système nerveux (II) : Nimodipine

Formes orales *Liste I-65 %-Réservé aux hôpitaux-Coll-Prescription hospitalière initiale*

NIMOTOP 30 mg	90 cp. 30 mg	Par voie orale en 6 prises : A. 360 mg/jour en 6 prises (60 mg toutes les 4 heures) pendant 3 semaines (1)

1. Le plus tôt possible après l'évènement.

Formes injectables *Liste I-Réservé aux hôpitaux-Coll*

NIMOTOP 10 mg/50 ml Délai d'action = quelques minutes Durée d'action = 1 à 2 heures	5 fl. 50 ml = 10 mg (sol. alcoolique) (2)	En perfusion IV continue : A. posologie ci-dessous (3)

2. Contient jusqu'à 10 g d'alcool pour 50 ml.
3. Perfusion veineuse continue à la seringue électrique (*en proscrivant tout matériel en PVC*) en débutant par 1 mg soit 5 ml/h (0,25 µg/kg/min) pendant 2 heures : en l'absence d'une baisse significative de la pression artérielle, la posologie devra être augmentée après la 2e heure à 2 mg soit 10 ml/h (0,50 µg/kg/min), et au contraire réduite à 0,5 mg soit 2,5 ml/h (0,125 µg/kg/min) si TA systolique < 100 mmHg et adaptée en fonction de la tolérance.
L'administration intraveineuse de la nimodipine doit être entreprise le plus tôt possible après l'apparition des signes ischémiques et poursuivie pendant au moins 5 jours et au plus 15 jours (en moyenne 12 jours avec relais *per os* pendant 10 jours) : il est recommandé de la maintenir pendant l'anesthésie, la chirurgie, les angiographies.
Si une chirurgie d'exclusion de l'anévrysme est effectuée sous nimodipine intraveineuse, il est recommandée de poursuivre celle-ci au moins pendant les 4 jours post-opératoires : au cours de la chirurgie d'exclusion d'un anévrysme, il est recommandé d'instiller par voie intracisternale un soluté de nimodipine dilué, à raison de 1 ml de nimodipine dans 19 ml de soluté de Ringer (réchauffer ce soluté à 37 °C auparavant et l'utiliser dans les 10 minutes suivant sa préparation).
Le traitement par voie IV ne doit pas excéder 15 jours.

Altéplase Actilyse : traitement fibrinolytique de l'accident vasculaire cérébral ischémique à la phase aiguë

Le traitement doit être instauré dans les 6 heures suivant l'apparition des symptômes d'accident vasculaire cérébral et après avoir exclu le diagnostic d'hémorragie intracrânienne par des techniques appropriées d'imagerie (*cf.* Thrombolytiques dans le chapitre "Cardiologie").

Contre-indications
Association à rifampicine, phénobarbital, phénytoïne ou carbamazépine
Grossesse (innocuité non démontrée)

Propriétés

- Inhibiteur calcique sélectif du canal calcique lent, de la famille des dihydropyridines, ayant une action vasodilatatrice sur les vaisseaux cérébraux *plus sélective* que celle des autres inhibiteurs calciques, et dont *l'efficacité clinique est démontrée* dans la prévention et le traitement des vasospasmes des artères cérébrales secondaires à une hémorragie méningée
- Absorption digestive rapide mais avec effet de premier passage hépatique important (biodisponibilité de 8 à 10 %), fixation à 98 % aux protéines plasmatiques, demi-vie courte (1 à 2 heures), élimination biliaire après métabolisation en dérivés inactifs. Métabolisé par le CYP 450 3A4 (*cf.* interactions correspondantes)

Indications

- Forme orale : prévention des déficits neurologiques ischémiques sévères consécutifs au vasospasme des artères cérébrales secondaire à une hémorragie méningée par rupture d'anévrisme cérébral
- Forme injectable : traitement des déficits neurologiques consécutifs à une hémorragie sous-arachnoïdienne par rupture d'anévrisme cérébral

Effets indésirables (mineurs)

- Possibilité de céphalées, rougeur du visage, douleurs gastro-intestinales, nausées, diminution de la pression artérielle, élévation transitoire des transaminases, des phosphatases alcalines et de la gamma-GT, veinite au point d'injection, thrombopénie, céphalées, vasodilatation, nausées, hypotension
- **Surdosage** : baisse de la pression artérielle, bradycardie initiale, puis tachycardie → arrêt du traitement, injection IV de vasopresseur (dopamine) en cas d'hypotension importante

Précautions d'emploi et interactions médicamenteuses

- **Attention** : ne pas diluer, ni conserver ou administrer dans des récipients en PVC
- Utiliser avec prudence en cas d'œdème cérébral ou d'hypertension intracrânienne
- Utiliser la forme injectable avec prudence en cas d'insuffisance hépatique (réduire si besoin la posologie en raison de son métabolisme hépatique réduit), d'insuffisance cardiaque évoluée, de troubles de la conduction intracardiaque
- Le traitement préventif doit débuter le plus tôt possible après l'hémorragie méningée et être poursuivi pendant 3 semaines
- Le traitement curatif doit débuter le plus tôt possible après l'apparition des signes ischémiques et être poursuivi pendant au moins 5 jours et au plus 15 jours : il est recommandé de le maintenir pendant l'anesthésie, la chirurgie, les angiographies
- Surveillance tensionnelle pour éviter l'hypotension et l'hypoperfusion qui en découle
- ***Associations contre-indiquées*** (avec le soluté injectable contenant de l'alcool) : disulfirame et autres médicaments à effet antabuse (risque de fibrillation ventriculaire chez l'animal), interactions du CYP 3A4 (rifampicine, phénytoïne, carbamazépine, phénobarbital)
- ***Associations déconseillées*** : autres antagonistes du calcium (dihydropyridines, diltiazem, bépridil, vérapamil), dantrolène injectable, méthyldopa, autres antihypertenseurs, baclofène (risque de tachycardie ventriculaire), jus de pamplemousse, fluoxétine, macrolides
- *Associations à utiliser avec précaution* : alpha-1-bloquants, ciclosporine
- *Associations à prendre en compte* : bêta-bloquants, acide valproïque et valpromide
- Associations aux azolés : diminution du métabolisme hépatique

Autres médicaments du système nerveux (III) : Traitement des myotonies

Mexilétine *Liste I-65 %-Rétrocession-Prescription hospitalière*

NAMUSCLA	100 gél. 167 mg	A. Débuter par 1 gél. puis augmenter progressivement jusqu'à 3 prises (1)

1. Sous surveillance ECG en évitant la position allongée au moment de la prise, avec un verre d'eau au cours des repas.

Contre-indications

Hypersensibilité à l'un des composants, aux anesthésiques locaux
Infarctus du myocarde et antécédent, insuffisance cardiaque
Bloc de branche complet, bloc bifasciculaire, BAV II et III
Maladie du sinus auriculaire non appareillé
Insuffisance hépatique sévère

Propriétés et indications

- Bloqueur des canaux sodiques indiqué dans le traitement symptomatique des syndromes myotoniques (dystrophies myotoniques et myotonies non dystrophiques ou canalopathies)

Effets indésirables

- Très fréquents : sensation de vertige, dyspepsie, dysgueusie
- Fréquents : vomissements, somnolence, tremblement, nystagmus, paresthésie, ataxie, vision floue, palpitation, nausée, douleur épigastrique, éruption cutanée
- Peu fréquents : convulsions, troubles de l'élocution, bradycardie, hypotension artérielle, bouffée vasomotrice, leucopénie, thrombopénie, syndrome lupique, anticorps antinucléaire, syndrome d'hypersensibilité, hallucinations, confusion mentale, diplopie, BAV, arythmie, collapsus cardiovasculaire, fibrose pulmonaire, ulcère œsophagien, enzymes hépatiques (augmentation), érythrodermie, syndrome de Stevens-Johnson, DRESS
- Surdosage : surveillance cardiaque et risque de convulsions

Précautions d'emploi et interactions médicamenteuses

- La mexilétine peut aggraver une arythmie préexistante diagnostiquée ou non car elle a des propriétés antiarythmiques de la classe Ib (risque de mort subite)
- **Surveillance de l'ECG** avant et pendant le traitement. Un trouble du rythme cardiaque doit faire réévaluer le bénéfice du traitement ; si bloc de conduction : arrêt → élargissement de QRS possible
- Cirrhose hépatique : métabolisme et élimination de la mexilétine retardés
- Surveillance de la kaliémie et de la magnésémie avant et pendant le traitement
- Éviter la conduite automobile dans les premières semaines de traitement
- Chez les patients épileptiques, la mexilétine peut majorer le nombre de crises
- Femme enceinte : pas de données, pas d'effet tératogène dans 2 espèces animales
- ***Associations contre-indiquées*** : antiarythmiques pouvant donner des torsades de pointe, bêta-bloquants, dronédarone, sotalol, disopyramide
- ***Associations déconseillées*** : antiarthmiques de la classe Ib (flécaïnide, propafénone)
- *Associations à prendre en compte* : fluvoxamine (majoration des effets indésirables), inducteurs enzymatiques (phénytoïne, rifampicine), théophylline, caféine
- Médicaments ayant des propriétés inotropes négatives (bêta-bloquants, vérapamil, diltiazem, antidépresseurs tricycliques, anesthésiques locaux)

Autres médicaments du système nerveux (IV) : Maladies de Duchenne et de Becker

Ataluren *Liste I-Coll-Prescription hospitalière réservée aux neurologues et pédiatres*

TRANSLARNA	30 sac. 125 mg, 250 mg ou 1 000 mg de granulés pour susp. buv.	E. > 2 ans : 10 mg/kg le matin et le midi et 20 mg/kg le soir (1)

1. Les sachets doivent être pris à 6 heures d'intervalle et 12 heures entre la prise du soir et du lendemain matin. Pas de dose double en cas d'oubli. Au-delà de 3 heures de décalage, sauter une prise. Le contenu intégral de chaque sachet doit être mélangé avec au moins 30 ml de liquide (eau, lait, jus de fruits) ou 3 cuillères à soupe d'aliment semi-solide (yaourt ou compote de pommes).

Contre-indications

Administration concomitante d'aminoglycosides par voie intraveineuse
Patients n'ayant pas la mutation non-sens
Grossesse (absence de données)

Propriétés

- Une mutation non-sens dans l'ADN se traduit par un codon d'arrêt prématuré dans l'ARNm. Ce codon d'arrêt prématuré dans l'ARNm provoque la maladie en interrompant la traduction avant la production d'une protéine de longueur complète. Le produit permet la translecture par le ribosome de l'ARNm contenant un tel codon d'arrêt prématuré, ce qui entraîne la production d'une protéine de longueur complète
- Cmax en I heure 30, forte liaison protéique 99 %, métabolisé par l'UGT1A9 dans le foie et l'intestin. Élimination rénale, métabolites inactifs

Indications

- Traitement de la dystrophie musculaire de Duchenne résultant d'une mutation non-sens dans le gène de la dystrophine (déterminée par test génétique) chez les patients ambulatoires

Effets indésirables

- Très fréquents : céphalées, nausées, vomissements, diarrhée
- Fréquents : perte d'appétit, douleurs abdominales, ballonnements, troubles du transit, vertiges, hypertension, toux, épistaxis, douleur des extrémités, fatigue, perte de poids, fièvre, coloration anormale des urines, érythème, hématurie, fièvre
- Augmentation des triglycérides, cholestérol, créatinine

Précautions d'emploi

- Surveiller les taux de créatinine sérique, d'azotémie et de cystatine C et du bilan lipidique
- Surveillance tensionnelle, surtout si association à des corticostéroïdes

Interactions médicamenteuses (l'ataluren est un inhibiteur enzymatique)

- Aminosides (et par extension tous les médicaments néphrotoxiques) : augmentation de la créatinine
- Médicaments qui sont des substrats ou des inducteurs de l'UGT1A9 (mycophénolate mophétil, rifampicine), des inhibiteurs de BCRP (ciclosporine) ou des substrats d'OATI, OAT3 ou OATP1B3 (oseltamivir, acyclovir, ciprofloxacine, captopril, furosémide, bumétanide, valsartan, pravastatine, rosuvastatine, atorvastatine : risque d'augmentation de leur concentration)

Autres médicaments du système nerveux (V) : Maladie de Huntington

Tétrabénazine[G] *Liste II-65 %-Réservé aux neurologues-Coll*

XENAZINE TETMODIS *(modèle hospitalier)*	112 cp. séc. 25 mg	À dose progressive : A. 12,5 mg × 2 à 3 fois/jour (D. max. : 200 mg/jour) (1)

1. Augmentation de la dose très progressive sur plusieurs semaines, dose moyenne de 50 à 75 mg/jour.

Contre-indications
Maladie de Parkinson et syndrome hypokinétique-hypertonique Insuffisance hépatique, dépression sévère mal contrôlée Phéochromocytome, adénome à prolactine, cancer du sein Grossesse et allaitement, certaines associations (*cf.* Interactions), IMAO

Propriétés

- Neuroleptique dérivé de la benzylquinolizine, entraînant une déplétion en dopamine et en autres monoamines au niveau du SNC, expliquant la réduction des mouvements anormaux hyperkinétiques. Liaison aux tissus contenant de la mélanine (surveillance ophtalmologique)
- Absorption digestive rapide, liaison à 80 % aux protéines plasmatiques, important effet de premier passage hépatique, élimination urinaire, demi-vie d'élimination d'environ 5 heures. Nécessité de titration pour trouver la dose la mieux adaptée

Indications

- Troubles moteurs hyperkinétiques de la chorée de Huntington
- Hémiballisme

Effets indésirables (réversibles à l'arrêt)

- Psychiques : insomnie, anxiété, nervosité, **dépression sévère**, somnolence, sédation, fatigue, troubles de la mémoire, confusion, risque suicidaire, comportement agressif
- Neurologiques : troubles de l'équilibre, vertiges, tremblements, akathisie, réaction dystonique, crise oculogyre, syndrome parkinsonien, syndrome malin des neuroleptiques, dyskinésie tardive
- Autres : céphalées, nausées, vomissements, diarrhée, dysphagie, hypotension orthostatique, risque d'allongement de l'espace QT, hyperprolactinémie hypertransaminasémie, état dépressif, majoration du risque suicidaire, hyperprolactinémie

Précautions d'emploi et interactions médicamenteuses

- Utiliser avec prudence chez les parkinsoniens (risque d'aggravation ou de syndrome malin des neuroleptiques), chez les conducteurs et utilisateurs de machines (sédation importante)
- Arrêter le traitement en cas d'hyperthermie inexpliquée (syndrome malin)
- Insuffisance rénale et enfants : utilisation déconseillée en l'absence de données
- Réaliser un ECG avant le début du traitement
- Sujets âgés : commencer à demi-dose et ne pas dépasser 75 mg/jour
- Interrompre le traitement de façon progressive (car risque de syndrome malin)
- Surveillance ophtalmologique régulière par liaison à la mélanine
- *Association contre-indiquées* : IMAO non sélectifs (risque de crises hypertensives), lévodopa et agonistes dopaminergiques (antagonisme réciproque), dépresseurs du SNC
- *Associations à prendre en compte* : antihypertenseurs et bêta-bloquants (hypotension orthostatique), médicaments dépresseurs du SNC, médicaments sédatifs, médicaments allongeant l'espace QT, augmentation des concentrations avec les inhibiteurs du CYP 2D6 (fluoxétine, paroxétine, terbinafine, moclobémide et quinidine), digoxine

Autres médicaments du système nerveux (VI) : Amylose à transthyrétine (TTR) (I)

Tafamidis méglumine *Liste I-100 %-Coll-Prescription hospitalière réservée aux neurologues et aux cardiologues*

VYNDAQEL	30 cap. molles 20 mg ou 61 mg	A. 1 capsule 20 mg/jour pendant ou en dehors des repas (1)

1. Ne pas casser ou couper ou écraser la gelule.

Contre-indications

Grossesse, allaitement, absence de contraception féminine efficace
Intolérance au fructose (contient du sorbitol)

Propriétés

- Stabilisateur spécifique de la transthyrétine (TTR). L'amylose à TTR est une neuropathie dégénérative axonale. La dissociation du tétramère de TTR en monomères est l'étape limitante dans la pathogénie de l'amylose à TTR. Les monomères subissent une dénaturation partielle pour produire alternativement des intermédiaires monomériques amyloïdogéniques. Ces intermédiaires se rassemblent alors en oligomères solubles, profilaments, filaments et fibrilles amyloïdes. Le tafamidis se lie de façon non spécifique aux deux sites de liaison de la TTR lors de la formation des tétramères de TTR empêchant la dissociation en monomères et la progression de la maladie
- Tmax : 1,75 h, liaison protéique 99,9 %, métabolisme hépatique, demi-vie d'élimination de 59 heures
- Les effets sur l'évolution des atteintes cardiaques ne sont pas encore établis

Indications

- Traitement de l'amylose à transthyrétine (TTR) chez les patients adultes présentant une polyneuropathie symptomatique de stade 1 et/ou une myocardiopathie

Effets indésirables

- Les plus fréquents : diarrhées, céphalées, infections urinaires, infections vaginales, douleurs abdominales hautes, pneumonie, cataracte, hépatite

Précautions d'emploi et interactions médicamenteuses

- Femme en âge de procréer : chez la descendance de lapin, modifications du squelette, réduction de poids et augmentation des morts fœtales → nécessité d'une contraception efficace pendant le traitement (et encore 1 mois après l'arrêt) ainsi que chez les femmes partenaires d'un homme traité
- Transplantation hépatique : le traitement doit être interrompu après transplantation
- Insuffisance rénale ou hépatique sévère : pas de données
- Non métabolisé par les cytochromes
- Pas d'interaction connue ou étudiée, diminution possible de TSH et de T4
- Inhibe les transporteurs d'afflux BCRP, OAT1 et OAT3 : interactions potentielles avec les substrats de ces transporteurs (AINS, bumétanide, furosémide, lamivudine, méthotrexate, antirétroviraux, zalcitabine)

Autres médicaments du système nerveux (VII) :
Amylose à transthyrétine (II)

Inotersen *Liste I-65 %-Coll-Prescription hospitalière réservée aux spécialistes en neurologie après avis d'un centre de référence de l'amylose à transthyrétine héréditaire*

TEGSEDI	4 seringues préremplies de sol. inj. à 284 mg/1,5 ml	A. 1 inj. SC/semaine à jour fixe (1) (2)

1. Posologie ajustée en fonction du taux de plaquettes (espacement des injections), arrêt quand plaquettes ≤ 75 000.
2. Sortir la seringue du réfrigérateur 30 minutes avant. Injecter dans l'abdomen ou la cuisse.

Contre-indications

Clairance de la créatinine < 45 ml/min, rapport protéinurie/créatininurie (RPC) ≥ 113 mg/mmol (1 g/g)

Numération plaquettaire < 100 × 10^9/l avant l'initiation du traitement

Insuffisance hépatique sévère

Propriétés
- Oligonucléotide antisens (ASO) 2'-O-2-méthoxyéthyl (2'-MOE) phosphorothioate, inhibiteur de la production de transthyrétine (TTR) humaine

Indications
- Polyneuropathies de stade I ou II dues à une amylose à transthyrétine héréditaire

Précautions d'emploi
- La numération plaquettaire doit être surveillée toutes les 2 semaines pendant le traitement et pendant 8 semaines après l'arrêt
- Surveiller également tous les 3 mois la clairance de la créatinine et rechercher une protéinurie, à poursuivre 8 semaines après l'arrêt (risque de glomérulonéphrite)
- Les patients doivent prendre une supplémentation orale d'environ 3 000 UI de vitamine A par jour afin de réduire le risque potentiel de toxicité oculaire dû à la carence en vitamine A attendue avec le mode d'action du médicament. En cas de grossesse inopinée, arrêt du médicament et poursuivre la supplémentation en vitamine A (peu de données)
- Une augmentation transitoire des plaquettes et de la CRP est possible en début de traitement
- Surveillance des transaminases en début de traitement puis régulièrement tous les 4 mois

Effets indésirables
- Très fréquents (> 10 %) : céphalées, nausées, vomissements, réactions au point d'injection et réactions systémiques, perte d'appétit, hypotension, prurit, rash cutané, insuffisance rénale, glomérulonéphrite aiguë (arrêt du traitement), fièvre, frisson, insuffisance rénale
- Hématologie : anémie, thrombopénie, éosinophilie, augmentation des ASAT, ALAT

Interactions médicamenteuses
- Antiagrégants plaquettaires, anticoagulants et médicaments thrombopéniants : risque accru de saignement
- Théoriquement avec les médicaments potentiellement néphrotoxiques (pas de démonstration clinique)

Autres médicaments du système nerveux (VIII) : Amylose à transthyrétine (III)

Patisiran *Liste I-65 %-Prescription hospitalière réservée aux spécialistes en neurologie-Trois premières administrations en milieu hospitalier*

ONPATTRO	Fl. 5 ml à 2 mg/ml de solution à diluer pour perfusion	Perfusion **IV** : 300 µg/kg 1 fois toutes les 3 semaines, sans dépasser 30 mg (1)

1. Une supplémentation en vitamine A à la dose d'environ 2 500 UI de vitamine A par jour doit y être associée.
Les médicaments suivants doivent être administrés le jour de la perfusion au moins 60 minutes avant le début pour diminuer les réactions d'intolérance :
- Corticoïdes intraveineux (10 mg de dexaméthasone ou son équivalent).
- Paracétamol oral (500 mg).
- Antihistaminique H1 par voie IV ou *per os* (50 mg de diphénhydramine ou son équivalent).
- Antihistaminique H2 par voie IV ou *per os* (50 mg de ranitidine ou son équivalent).

Débit initial à 1 ml /min puis augmentation progressive à 3 ml/min. Rinçage avec du sérum physiologique en fin de perfusion. Perfusion pendant au moins 80 minutes.

Contre-indications

Insuffisance hépatique ou rénale sévère (pas de données)
Grossesse, du fait de l'interaction avec le métabolisme du rétinol (vitamine A)

Propriétés

- Petit acide ribonucléique interférent (pARNi) double brin, ciblant une séquence conservée génétiquement dans la région 3' non traduite de tous les ARNm mutants et de type sauvage de la TTR. Il s'agit d'une formulation de nanoparticules lipidiques pour délivrer le pARNi aux hépatocytes, principale source de protéine TTR dans la circulation. Grâce à un processus naturel appelé interférence ARN (ARNi), le patisiran provoque la dégradation catalytique de l'ARNm de la TTR dans le foie, ce qui entraîne une diminution du taux sérique de protéine TTR de 80 % environ dans les 2 semaines qui suivent la perfusion. La TTR sérique est un transporteur de la protéine de liaison au rétinol, qui facilite le transport de la vitamine A dans le sang. Il est donc attendu une baisse très importante du taux de vitamine A

Indications

- Amylose héréditaire à transthyrétine (amylose h ATTR) chez les patients adultes atteints de polyneuropathie de stade I ou II

Précautions d'emploi

- Prévenir au minimum 1 heure avant la perfusion le risque de réactions par le protocole détaillé ci-dessus
- Supplémentation orale d'environ 2 500 UI de vitamine A par jour afin de réduire le risque potentiel de toxicité oculaire due à une carence en vitamine A pendant la durée du traitement. Interrompre le traitement et l'apport de vitamine A en cas de grossesse inopinée

Effets indésirables

- Réactions liées à la perfusion : bouffées vasomotrices, douleurs dorsales, nausées, douleurs abdominales, dyspnée, céphalées, arthralgies, spasmes musculaires, inflammation des voies aériennes supérieures, œdème périphérique, érythème
- Carence en vitamine A et toxicité ophtalmologique

Autres médicaments du système nerveux (IX) : Neuropathie optique de Leber

Idébénone *Liste I-Coll-Non remboursé-Prescription hospitalière réservée aux neurologues et ophtalmologues*

RAXONE	180 cp. pelliculés 150 mg	A. et E. > 12 ans : 300 mg × 3 fois/jour à avaler entier aux cours du repas

Contre-indications

Hypersensibilité à un des composants (lactose, jaune orangé)
Grossesse et allaitement : pas de données (non tératogène chez l'animal)

Propriétés

- Benzoquinone antioxydant supposé être capable de transférer des électrons directement sur le complexe III de la chaîne de transport des électrons mitochondriale, évitant ainsi le complexe I et restaurant la production d'énergie cellulaire (ATP) dans des conditions expérimentales de déficience du complexe I chez les patients atteints de NOHL, l'idébénone peut transférer des électrons directement sur le complexe III de la chaîne de transport des électrons, court-circuitant ainsi le complexe I qui est affecté par les trois principales mutations de l'ADN mitochondrial causant la NOHL, et restaurant la production d'énergie cellulaire ATP

Indications

- Troubles de la vision chez les patients adolescents et adultes atteints de neuropathie optique héréditaire de Leber (NOHL)

Précautions d'emploi

- Chromaturie : coloration rougeâtre marron des urines sans conséquence
- Pas de données chez l'insuffisant rénal ou hépatique, ni au long cours

Effets indésirables

- Les plus fréquents : diarrhées légères à modérées, rhinopharyngite, toux et douleurs dorsales, dyslipidémie
- Fréquence indéterminée : agranulocytose, anémie, leucopénie, thrombopénie, neutropénie, convulsions, délire, hallucinations, agitation, dyskinésie, hyperkinésie, poriomanie, vertiges, maux de tête, impatience, stupeur, hépatite mixte, allergie, éruption cutanée, anomalie du bilan hépatique

Interactions médicamenteuses

- Peut inhiber la glycoprotéine-P (P-gp) avec une éventuelle augmentation de l'exposition, par exemple, à l'étexilate de dabigatran, à la digoxine ou à l'aliskiren. Pourrait inhiber le CYP 3A4 en augmentant la concentration de substrats notamment : midazolam, statines, bépridil, élétriptan, dihydroergotamine entre autres mais pas de démonstration clinique, purement théorique

Autres médicaments du système nerveux (X) : Amyotrophie spinale 5 Q1

Nusinersen *Liste I-Prescription hospitalière réservée aux pédiatres et aux neurologues-Conditions exceptionnelles de délivrance*

SPINRAZA *Conserver de + 2 °C à + 8 °C*	Sol. inj. à 12 mg/5 ml (1 ml = 2,4 mg)	Nouveau-nés : voie intrathécale (1) (2) (3)

1. Débuter le plus tôt possible après le diagnostic, avec 4 doses de charge à J0, J14, J28 et J63. Une dose d'entretien doit ensuite être administrée tous les 4 mois.
2. Administrer par voie intrathécale par ponction lombaire une dose de 12 mg en bolus en 1 à 3 minutes.
3. Pas d'indication sur la durée du traitement ; cela dépend de l'efficacité.

Contre-indications

Hypersensibilité

Propriétés

- Le nusinersen est un oligonucléotide antisens (AON) qui augmente le pourcentage d'inclusion de l'exon 7 dans les transcrits d'ARNm du gène codant pour la protéine SMN2 (*survival motor neurone 2* – protéine de survie des motoneurones) en se liant à un site d'inactivation de l'épissage intronique (ISS-N1) présent dans l'intron 7 de l'ARN prémessager (pré-ARNm) de SMN2. Par sa liaison, l'AON déplace les facteurs d'épissage, ce qui inhibe normalement l'épissage. Le déplacement de ces facteurs entraîne la rétention de l'exon 7 dans l'ARNm de SMN2 et lorsque l'ARNm de SMN2 est synthétisé, il peut donc être traduit en protéine SMN fonctionnelle de pleine longueur.
- L'amyotrophie spinale est une maladie neuromusculaire progressive due à des mutations du gène SMN1 dans le chromosome 5q. Un second gène, SMN2, situé près de SMN1, est responsable de la synthèse d'une faible quantité de protéine SMN. L'amyotrophie spinale de l'enfant est un tableau clinique dont la gravité de la maladie est liée au faible nombre de copies du gène SMN2 présentes et à la précocité d'apparition des symptômes

Indications

- Traitement de l'amyotrophie spinale 5q de types I, II et III

Effets indésirables

- Céphalées, vomissements, dorsalgies plutôt en rapport avec le geste technique, troubles de la conscience : évoquer une hydrocéphalie et/ou une infection
- Thrombopénies aiguës, anomalie de la coagulation
- Hydrocéphalie communicante pouvant nécessiter une dérivation ventriculo-péritonéale, à évoquer en cas de céphalées persistantes, méningites aseptiques, angiœdème, urticaire, éruption cutanée

Précautions d'emploi

- Retirer le volume de LCR correspondant au volume injecté (5 ml). L'échographie peut être envisagée à l'appréciation du médecin pour guider l'injection intrathécale
- Surveillance NFS et hémostase, ainsi que créatinine et protéinurie (analogie avec d'autres médicaments antisens administrés par voie IV)

Interactions médicamenteuses

- Pas d'études disponibles

Autres médicaments du système nerveux (XI) : Myoclonies d'origine corticale

Piracétam[G] (1) *Liste II-15 %-Coll*

NOOTROPYL	Sol. buv. 125 ml à 200 mg/ml avec pipette graduée par zones de 10 kg de poids	A. 1 càc × 3 fois/jour E. > 30 kg : 50 mg/kg/jour en 3 prises
NOOTROPYL Injectable *Réservé aux hôpitaux*	20 amp. 15 ml = 3 g	A. 1 g × 3 fois/jour par voie IM ou IV ou en perfusion IV (2)

1. Seule l'indication myoclonies d'origine corticale est désormais remboursée, le service médical rendu pour les autres indications étant jugé insuffisant.
2. Début du traitement : 6 à 8 g/jour. Augmentation posologique par paliers de 3 g tous les 3 jours jusqu'à l'obtention d'un bénéfice. Ne pas dépasser 24 g pour les myoclonies d'origine corticale.

Contre-indications

Hypersensibilité au produit ou aux autres dérivés de la pyrrolidone ou à un excipient
Hémorragie cérébrale, insuffisance rénale sévère
Chorée de Huntington
Grossesse (innocuité non établie)

Propriétés

- Dérivé de la pyrrolidone ayant expérimentalement des propriétés anti-anoxiques

Indications

- Myoclonies d'origine corticale (voie veineuse et solution buvable à 20 %)

Effets indésirables

- Nervosité, agitation, insomnie, nausées, vomissements, diarrhée, gastralgies, eczéma, urticaire avec les solutions buvables, prise de poids
- Réactions allergiques possibles, leucopénie, thrombopénie. En cas de voie veineuse, risque de phlébite au point de perfusion

Précautions d'emploi et interactions médicamenteuses

- Espacer les doses ou diminuer la posologie en cas d'insuffisance rénale
- Utilisation non recommandée chez les patients ayant des troubles de l'hémostase, une hémorragie sévère ou qui doivent subir une intervention chirurgicale (propriétés anti-agrégantes)
- Conduite automobile : risque de somnolence
- *Associations à prendre en compte* : anticoagulants oraux (augmentation de l'effet)
- Ne jamais réduire le traitement brutalement, mais par paliers de 1,2 g tous les 2 jours

Autres médicaments du système nerveux (XII) : Syndrome des jambes sans repos

Agonistes dopaminergiques (*cf.* maladie de Parkinson pour le détail) *Non remboursé*

SIFROL OPRYMEA Pramipexole[G]	30 cp. 0,18 mg ou 0,7 mg	Débuter à 0,088 mg × 3 fois/jour pour arriver à 3 semaines à 0,35 mg × 3 fois/jour
ADARTREL Ropirinole[G]	12 cp. 0,25 mg et 28 cp. 0,5 mg ou 2 mg	Débuter à 0,5 mg × 1 fois/semaine et augmenter de 0,5 mg toutes les semaines jusqu'à 4 mg maximum
NEUPRO Rotigotine	7 et 30 patchs de 2 mg/24 heures	Débuter par 1 mg/24 heures et augmenter de 1 mg toutes les semaines jusqu'à 3 mg/24 heures maximum

Indications

- Traitement symptomatique du syndrome idiopathique des jambes sans repos modéré à sévère

Oxycodone chlorhydrate + Naloxone chlorhydrate Stupéfiant (*cf.* antalgiques pour le détail)

Remboursement 30 %-Coll-Délivrance maximale pour 28 jours (ordonnance sécurisée)

OXSYNIA	28 cp. LP 5 mg/2,5 mg ou 10 mg/5 mg ou 20 mg/10 mg ou 40 mg/20 mg	Dose initiale : 5 mg/2,5 mg toutes les 12 heures Augmenter de 5 mg/2,5 mg × 2 toutes les semaines (1)

1. Posologie moyenne : 20 mg/10 mg, à réévaluer à 3 mois.

Indications

- Traitement symptomatique de seconde intention des patients atteints du syndrome idiopathique des jambes sans repos sévère à très sévère après échec d'un traitement dopaminergique

Antiœdémateux cérébraux (I) : Agents osmotiques

Diurétiques osmotiques[G] : Mannitol *Réservé aux hôpitaux*

MANNITOL à 10 % ***NR*** Délai d'action < 15 minutes dans l'HTIC, 15 à 30 minutes dans la diurèse osmotique Durée d'action = 3 à 6 heures	Fl. ou poches 250 ou 500 ml à 10 g pour 100 ml	En perfusion IV (1) : A. 500 à 1 000 ml/24 h (60 à 70 gouttes/min) E. 10 ml/kg/24 h (10 à 15 gouttes/min)
MANNITOL à 20 % *Idem*	Fl. ou poches 250 ou 500 ml à 20 g pour 100 ml	En perfusion IV (1) : A. 250 à 1 000 ml/24 h (30 à 40 gouttes/min) E. 5 ml/kg/jour (5 à 10 gouttes/min)

1. Oligo-anuries : faire une dose-test de 12,5 g de mannitol par voie intraveineuse lente (en 3 à 5 minutes) → en cas de réponse positive (augmentation du volume urinaire qui atteint 40 à 60 ml/h dans les 3 à 4 heures qui suivent), administrer en perfusion veineuse pour obtenir une diurèse d'environ 100 ml/h (arrêter le traitement si inefficace). Vérifier la limpidité du produit.

Contre-indications
Hyperosmolarité plasmatique préexistante
Déshydratation à prédominance intracellulaire
Insuffisance rénale anurique par obstacle
Insuffisance cardiaque congestive (contre-indication relative)

Propriétés

- Substance osmotiquement active, ne diffusant que dans les espaces extracellulaires, non métabolisée et éliminée dans le filtrat glomérulaire sans être réabsorbée : action antiœdémateuse rapide et prolongée, notamment au niveau du cerveau et de la chambre antérieure de l'œil (par création d'une hypertonie du secteur extracellulaire) et action diurétique (diurèse osmotique avec augmentation du volume urinaire)
- Le mannitol n'entraîne pas d'effet rebond à l'arrêt

Indications

- À titre d'anti-œdémateux : œdèmes cérébraux, hypertension intracrânienne, traitement d'urgence des hypertonies oculaires aiguës
- À titre de diurétique osmotique : oligo-anuries d'installation récente et d'étiologies diverses, sauf obstacle sur les voies urinaires, maintien d'une diurèse élevée lors de certaines intoxications

Effets indésirables

- Risque d'œdème aigu du poumon par expansion des liquides extracellulaires, notamment du secteur plasmatique, en cas de perfusion trop rapide ou en cas de surdosage
- Rares cas de réaction anaphylactoïde avec urticaire, insuffisance rénale aiguë, troubles ioniques, nausées, vomissements, céphalées

Précautions d'emploi

- Éviter les administrations prolongées et surveiller l'équilibre hydro-électrolytique
- Si la diurèse n'est pas maintenue au bout de 12 heures, ne pas poursuivre
- Glaucome aigu : associer de l'acétazolamide, puis l'instillation toutes les heures de pilocarpine à 2 % ou 3 % (mais uniquement 30 à 60 minutes après l'administration d'hypotonisants par voie générale), et hospitaliser pour cure chirurgicale éventuelle
- Éviter le passage dans les tissus sous-cutanés
- Ne pas mélanger avec d'autres médicaments dans la perfusion

Antiœdémateux cérébraux (II)

Tétracoside *Liste I-65 %-Coll*

SYNACTHÈNE Retard Délai d'action = 1 à 2 heures Durée d'action = 24 à 48 heures *Conserver au réfrigérateur*	1 amp. 1 ml = 1 mg	Par voie IM stricte : A. 0,5 mg tous les 2 jours et jusqu'à 2 mg/jour E. 0,25 à 0,5 mg/m²/jour
SYNACTHÈNE 0,25 mg Délai d'action < 1 heure Durée d'action = 2 à 4 heures *Conserver au réfrigérateur*	1 amp. 1 ml = 0,25 mg	Par voie IM lente ou en perfusion IV : A. 0,25 mg toutes les 6 à 8 heures E. 0,25 à 0,5 mg/m²/jour ou 0,1 mg/kg/jour les 15 premiers jours jusqu'à 0,8 mg/kg/jour

Contre-indications

Hypersensibilité au tétracoside ou aux ACTH d'origine animale
Insuffisance cardiaque, asthme
Virose en évolution, vaccins vivants
Infections non contrôlées, psychoses aiguës, syndrome de Cushing
Nouveau-né (pour le Synacthène Retard, contenant de l'alcool benzylique)

Propriétés

- Analogue de synthèse de l'ACTH, stimulant la sécrétion des hormones corticosurrénaliennes, ayant une action antiœdémateuse (mécanisme mal expliqué) et des effets antiallergiques et anti-inflammatoires

Indications

- Encéphalopathies myocloniques infantiles (syndrome de West, syndrome de Lennox-Gastaut) : traitement de deuxième intention en cas d'inefficacité des corticoïdes *per os*
- Exploration dynamique de la corticosurrénale (insuffisance) (test au synacthène), (*cf.* le chapitre "Endocrinologie") notamment en cas de déficit surrénalien ou de déficit en 21 bêta-hydroxylase

Effets indésirables, précautions d'emploi et interactions

- Possibilité de réactions anaphylactiques (notamment en cas de terrain atopique ou allergique, où ce produit ne doit être utilisé qu'en cas de nécessité)
- Ceux des corticoïdes de synthèse en traitement prolongé
- Risque d'hypokaliémie

Remarques

- Surtout utilisé comme test d'exploration de la fonction surrénalienne (*cf.* le chapitre "Endocrinologie"). De moins en moins utilisé comme antiœdémateux. Il n'a pas d'AMM dans cette indication

Notes

Chapitre 18

Ophtalmologie

Utilisation des collyres
Pour optimiser l'action des collyres tout en réduisant le risque de passage systémique *via* les voies lacrymales : – Instiller une seule goutte de collyre. – Appuyer avec un doigt sur l'angle interne de l'œil juste après l'instillation. – Respecter un intervalle de 3 à 5 minutes entre deux collyres successifs. Un intervalle de 15 minutes n'apporte aucun avantage supplémentaire et risque de réduire l'adhérence à la prescription. Stocker les flacons de collyre hors de portée des enfants (risque d'intoxication par ingestion).

Collyres entamés (conservation)
La durée légale d'utilisation des flacons de collyres entamés est de 1 mois. Le patient doit noter la date d'ouverture sur chaque flacon de collyre.

Conduite à tenir devant un œil rouge et douloureux

- Vérifier le caractère réellement douloureux (différent d'une simple gêne, comme dans les conjonctivites)
- Si unilatéral et associé à une baisse d'acuité visuelle, les trois diagnostics à évoquer en urgence sont les suivants :

Fermeture aiguë de l'angle irido-cornéen (presque toujours unilatérale)

- En faveur : douleurs intenses avec nausées, vision très abaissée, œil dur (palpation comparative entre l'œil atteint et l'autre), pupille en semi-mydriase, cornée trouble (l'iris paraît terne, en comparaison de l'autre œil)
- Ne pas tenter de dilater la pupille par des collyres mydriatiques
- Débuter en urgence le traitement par acétazolamide par voie orale (collyre myotique dans un second temps)

Kératite épithéliale aiguë (presque toujours unilatérale)

- En faveur : photophobie importante, antécédents de traumatisme oculaire, de port de lentilles, d'épisodes identiques (évoquer un herpès, une anomalie de la cornée préexistante...)
- Évoquer systématiquement une infection par amibes ± champignons ± bacilles Gram négatifs en cas d'infection cornéenne chez un porteur de lentilles
- Ne pas prescrire de corticoïdes topiques sans avoir éliminé formellement une infection
- Possibilité d'atténuer les douleurs par application d'une pommade à la vitamine A, en attendant l'avis spécialisé rapide

Uvéite antérieure aiguë (peut être uni- ou bilatérale)

- En faveur : antécédents d'épisodes identiques, antécédent récent (moins de 1 an) d'une intervention intra-oculaire (cataracte, injection intravitréenne...), caractère souvent modéré des douleurs et de la baisse de la vision (non formel) notamment dans les formes post-opératoires retardées ou semi-retardées, bilatéralité (actuelle ou dans les antécédents)
- Ne pas perdre de temps si suspicion d'infection post-opératoire et adresser en urgence dans un milieu ophtalmologique chirurgical (pour prélèvement intra-oculaire puis injection intra-oculaire d'antibiotiques)
- Ne pas prescrire de corticoïdes topiques sans avoir éliminé formellement une infection
- Si unilatéral avec baisse d'acuité visuelle, évoquer en priorité une uvéite associée à une infection à *virus herpès simplex*, à *varicelle-zona*, à *Toxoplasma gondii* ou à *cytomégalovirus* sur terrain immunodéprimé, et éviter d'entreprendre un traitement par corticoïde sans examen ophtalmologique spécialisé
- Si bilatéral, évoquer en priorité une uvéite liée à une maladie générale (auto-immune ou infectieuse)

Sclérite et épisclérite

- Si œil rouge et douloureux unilatéral mais sans baisse d'acuité visuelle associée, évoquer une épisclérite ou une sclérite. Dans ce dernier cas, la douleur est nettement plus vive. La survenue d'une sclérite impose la recherche d'une maladie générale auto-immune, en particulier polyarthrite rhumatoïde et vascularites à ANCA+. Dans ces affections, la survenue d'une sclérite signe une poussée évolutive de la maladie et le traitement de fond doit être rediscuté

Conduite à tenir devant une baisse d'acuité visuelle (BAV) rapidement progressive

- Mesurer le niveau de perte visuelle, de loin et de près (échelles ophtalmologiques adaptées ou distance maximale de comptage des doigts)
- Dans les atteintes unilatérales (les plus fréquentes), certaines caractéristiques sont évocatrices :

En cas de BAV très rapide et sévère (voire brutale et complète)

- Évoquer une occlusion de l'artère centrale de la rétine ou des artères ciliaires postérieures (NOIAA = neuropathie optique ischémique antérieure aiguë)
- Dans les deux cas, évoquer en premier lieu une maladie de Horton et débuter le traitement corticoïde au moindre doute (la biopsie d'artère temporale peut être réalisée malgré quelques jours de corticothérapie sans perdre la sensibilité du test)
- La cause la plus fréquente est cependant l'artériosclérose, plus rarement les embolies

En cas de BAV relativement rapide

- En faveur d'une occlusion de la veine centrale de la rétine (ou de ses branches principales) : sujet plutôt âgé, terrain "vasculaire", sténose carotidienne, hyperviscosité
- En faveur d'une neuropathie optique rétrobulbaire : sujet plutôt jeune, notion de syndrome pseudo-grippal, antécédents connus de démyélinisation ou de syndrome déficitaire transitoire
- En faveur d'une uvéite postérieure pure : notion de maladie oculaire ou générale évocatrice, épisodes identiques

En cas de phosphènes ou myodésopsies

- Évoquer en premier lieu un décollement de la rétine (urgence chirurgicale) même s'il s'agit le plus souvent d'un simple décollement du vitré (événement physiologique lié au vieillissement)
- Évoquer aussi une migraine accompagnée si scotome scintillant mais le décollement de rétine reste le diagnostic à éliminer

En cas de myodésopsies majeures (pluie de suie)

- Évoquer en premier lieu une hémorragie intravitréenne notamment sur rétinopathie diabétique et/ou décollement de rétine

En cas de métamorphopsies d'apparition rapide

- Évoquer en premier lieu une poussée néovasculaire dans une dégénérescence maculaire liée à l'âge (même si celle-ci n'était pas connue) ou dans une forte myopie

En cas d'amputation sectorielle du champ visuel

- Si amputation "en forme géométrique (triangle, hémicercle...)", d'abord périphérique puis progressant vers le centre : évoquer un décollement de rétine
- Si atteinte altitudinale (supérieure ou inférieure) : évoquer une NOIAA encore incomplète ou une occlusion d'une branche de veine ou d'artère centrale de la rétine
- Dans les atteintes bilatérales complètes ou à l'inverse uniquement centrales :
  - Évoquer un accident vasculaire occipital bilatéral
  - Évoquer une origine psychogène (diagnostic d'élimination)
- Dans les atteintes latérales homonymes : évoquer un AVC avec atteinte des voies visuelles rétrochiasmatiques
- Dans tous les cas, une baisse d'acuité visuelle rapidement progressive doit faire l'objet d'un examen rapide par un spécialiste pour l'orientation diagnostique et thérapeutique, après avoir évoqué (et éventuellement traité) une maladie de Horton

OPHTALMOLOGIE : Schémas thérapeutiques

Ces schémas ne sont qu'un simple aide-mémoire sur un sujet éminemment évolutif.

Affections du globe oculaire

Cataracte	Ablation du cristallin et correction de la réfraction (lentille intra-oculaire plus éventuellement lunettes ou lentilles)
Conjonctivites allergiques Conjonctivites printanières	Éviction de l'allergène + Antihistaminique H1 en phase aiguë, puis Collyre antiallergique non cortisonique Cyclosporine topique dans les formes sévères de l'enfant
Conjonctivites infectieuses (1)	Collyre antiseptique ou antibiotique (2)

1. Chez le nourrisson, les conjonctivites purulentes et oto-conjonctivites sont dues dans 80 % des cas à *Haemophilus influenzae* → intérêt des collyres aminosides, rifamycine et azithromycine. Chez le nouveau-né, l'instillation systématique dans chaque œil de collyre à l'érythromycine ou de rifamycine, voire de povidone iodine diluée est *nécessaire* pour la prévention d'une conjonctivite à gonocoque.
2. Possibilité d'utiliser d'emblée des antibiotiques si signes de gravité (sécrétions purulentes importantes, chémosis ou larmoiements importants, baisse de l'acuité visuelle, photophobie) et/ou facteurs de risques (immunodépression dont le diabète, anomalies préexistantes de la surface oculaire, dont une chirurgie récente, et monophtalmie ou très jeune âge) [*AFSSAPS 2004*].

Décollement de rétine (réduction des risques par surveillance périodique de la rétine, en particulier chez les myopes)	Traitement préventif par la photocoagulation au laser de la rétine autour des déchirures rétiniennes et autres lésions prédisposantes Traitement curatif d'urgence = Chirurgie puis Collyre mydriatique + Anti-inflammatoire + Antibiotique local + Pansement occlusif
Dégénérescence maculaire liée à l'âge ou DMLA (30 % des sujets de 75 ans)	Surveillance clinique et paraclinique régulière, anti-angiogéniques dans les formes néovasculaires, rééducation basse vision si besoin et compléments alimentaires à base d'antioxydants et d'acides gras polyinstaurés en oméga-3 (sur le modèle de l'étude AREDS) dans le cadre de la prévention de la DMLA à un stade modéré
Glaucome aigu ou Hypertension intra-oculaire aiguë	Acétazolamide IV puis *per os* ± Mannitol IV ou Glycérol *per os* + Pilocarpine ou Acéclidine topique (mais après réduction de l'hypertonie), puis Iridectomie (avec iridectomie préventive sur l'œil adelphe)
Glaucome chronique à angle ouvert (2 à 4 % des sujets > 45 ans)	Traitement médical (collyre bêta-bloquant ou prostaglandines en première intention), puis changement de classe thérapeutique et/ou association entre les différentes classes d'antiglaucomateux, puis chirurgie (filtrante classique ou micro-invasive) si échappement ou mauvaise compliance

OPHTALMOLOGIE : Schémas thérapeutiques

Affections du globe oculaire (suite)

Œdème maculaire par occlusion veineuse rétinienne ou compliquant une rétinopathie diabétique	Anti-angiogéniques en cas d'œdème cliniquement significatif (propriétés anti-œdémateuses propres de ces molécules) et injection intravitréenne de corticoïdes à libération prolongée en seconde intention
Ophtalmie des neiges (1)	Prévention par verres filtrant bien les UV (classe 3 en montagne, voire 4 en très haute montagne mais conduite automobile non autorisée [Code de la route] avec les classes 4)

1. La neige réfléchit 85 % des rayons UV, le sable environ 20 % et l'eau environ 10 %.

Plaies cornéennes non transfixiantes (2)	Collyre mydriatique type atropine (*seul traitement actif sur les douleurs souvent intolérables*) + Collyre antiseptique ou antibiotique + Collyre cicatrisant

2. Un examen ophtalmologique *est indispensable* pour éliminer toute "plaie perforante" du globe oculaire (relevant d'un traitement spécialisé) et pour l'ablation d'un éventuel corps étranger (dont *l'ablation en urgence de tout métal*, avant la diffusion de rouille).

Rétinopathie diabétique	Contrôle strict du diabète et des autres anomalies (lipides, HTA, fonction rénale) + Examen du fond d'œil et examen rétinien en cohérence optique (OCT) ± Angiographie et éventuelle photocoagulation au laser en fonction de l'évolution, voire les anti-VEGF et/ou corticoïdes en injection intravitréenne
Épisclérites	Collyre aux AINS (voire corticoïdes topiques en cure très courte si échec des AINS) + Bilan étiologique si récidives
Sécheresse oculaire Syndrome sec oculaire Insuffisance lacrymale ou Hypolacrimie ou Œil sec Kératoconjonctivite sèche	Suppléance lacrymale par les larmes artificielles + Hygiène des paupières en cas de blépharite Immunomodulateurs topiques (chef de file : ciclosporine) dans les formes sévères
Uvéites antérieures = Iritis et Iridocyclites	Traitement rapide : Collyre mydriatique + Corticothérapie locale (sauf si une étiologie infectieuse est suspectée, surtout pour l'herpès) + Traitement étiologique si possible + Avis spécialisé en urgence pour bilan
Uvéites postérieures = Rétinites, Choroïdites, Papillites	Bilan indispensable par un spécialiste + Traitement étiologique (anti-infectieux et/ou anti-inflammatoire par voie générale) avec surveillance rapprochée

OPHTALMOLOGIE : Schémas thérapeutiques

Affections des annexes du globe oculaire

Blépharites	Pommade antibiotique et/ou cortisonique et/ou anti-allergique en fonction de l'étiologie suspectée + Soins d'hygiène des paupières Recherche d'une rosacée oculaire pure ou associée à des signes cutanés, d'une dermatite atopique ou encore d'une dermatite séborrhéique
Rosacée oculaire	Hygiène biquotidienne des paupières + Collyres mouillants (minimum 4 fois/jour) ± Cycline *per os* pendant 2 à 3 mois (ou Macrolides *per os* ou *topique* en cures courtes et répétées pendant 1 à 3 mois ou Métronidazole chez l'enfant) (hors AMM)
Chalazion	Pommade cortisonique ± Antibiotique en phase inflammatoire (cure chirurgicale en cas d'échec)
Orgelet ou Compère-loriot (furoncle centré sur un cil)	Pommade antistaphylococcique pendant 8 jours, voire incision en cas d'abcès collecté
Dacryocystite aiguë	Antibiothérapie probabiliste (Co-amoxiclav ± Métronidazole) puis adaptée au germe isolé jusqu'à guérison (environ 10 jours) puis bilan de perméabilité des voies lacrymales
Dacryocystite récidivante ou Obstruction séquellaire lacrymo-nasale	Traitement chirurgical en règle générale : reperméabilisation de la voie lacrymale

Affections du nerf optique

Maladie de Horton ou Artérite temporale ou Artérite giganto-cellulaire	Corticothérapie d'urgence (1) pour prévenir une atteinte rétinienne controlatérale ou une complication extra-oculaire = Méthylprednisolone (500 mg IV × 3 jours), puis Prednisone (1 mg/kg/jour, à diminuer très progressivement)
Neuropathie optique rétrobulbaire d'origine toxique ± carentielle	Vitamines du groupe B + Arrêt de tout produit responsable : alcool et tabac, disulfirame, IMAO, éthambutol, isoniazide, etc.
Neuropathie optique rétrobulbaire par démyélinisation (supposée ou prouvée)	Corticothérapie = Méthylprednisolone (1 000 mg IV × 3 jours) puis Prednisone rapidement dégressif sur 10 jours Bilan étiologique et évoquer la mise en route précoce d'un traitement par interféron ou autre

1. Associer un traitement anticoagulant systématique au début.

Collyres anesthésiques et colorants

Collyres anesthésiques *Liste I-Réservé à l'usage professionnel-Non remboursé*

CÉBÉSINE Oxybuprocaïne Délai d'action = 10 à 30 secondes Durée d'action = 5 à 10 minutes	Fl. 5 ml Collyre à 0,4 %	1 à 2 gouttes dans l'œil, 1 à 2 minutes avant l'examen ou l'intervention
CHLORHYDRATE D'OXYBUPROCAÏNE *Idem*	Collyre à 0,4 % 20 ou 100 unidoses (1,6 mg/0,4 ml)	*Idem*
TÉTRACAÏNE THÉA Tétracaïne	Collyre à 1 % 100 unidoses (1,6 mg/0,4 ml)	*Idem*

Contre-indications

Antécédents d'allergie aux anesthésiques de la famille de l'acide para-aminobenzoïque (type procaïne)

Propriétés

- Anesthésiques locaux dérivés de l'acide para-aminobenzoïque, ayant une action intense, rapide et brève : pour obtenir une anesthésie plus intense et plus prolongée, on peut répéter les instillations 3 à 5 fois pendant une période de 5 minutes

Indications

- Anesthésie cornéo-conjonctivale avant extraction de corps étrangers superficiels, tonométrie, examen au verre à 3 miroirs, gonioscopie, électrorétinographie, injections et ponctions de la chambre antérieure de l'œil, etc.

Effets indésirables et précautions d'emploi

- Possibilité de réactions locales allergiques
- Risque d'altérations graves de l'épithélium cornéen si usage répété ou prolongé → collyres réservés aux actes professionnels (*ne jamais en remettre aux patients*)

Colorants à usage OPH *Non remboursé-Coll*

FLUORESCÉINE Collyre	Collyre à 0,5 % 5 ou 100 unidoses (0,4 ml)	1 à 2 gouttes dans l'œil

Contre-indications

Antécédents d'allergie aux dérivés fluorescéiniques

Propriétés et indications

- Colorant utilisé pour la recherche d'érosions de la cornée (colore en vert les pertes de substance après excitation à la lumière bleue et après avoir éliminé l'excès de colorant)

Le gel anesthésique OPHTESIC (chlorydrate de lidocaïne à 2 %) est strictement réservé à une utilisation chirurgicale.

Collyres mydriatiques (I) :
Collyres parasympatholytiques ou Collyres atropiniques

Mydriatiques peu cycloplégiques d'action brève

MYDRIATICUM Tropicamide collyre *Liste I-Non remboursé*	Fl. 10 ml à 0,5 % (1) *Contient du benzalkonium*	Examen du fond d'œil et dilatation pré-opératoire : 1 à 2 gouttes instillées 15 à 30 minutes avant l'examen ou l'intervention Examen skiascopique sous cycloplégie : 4 à 6 gouttes espacées de 5 minutes (20-40 minutes avant l'effet désiré)
MYDRIATICUM UNIDOSES Tropicamide collyre sans conservateur *Liste I-65 %-Coll*	1 ou 20 unidoses à 0,5 % 100 unidoses à 0,5 % *Réservé aux ophtalmologistes*	

1. Risque de toxicomanie avec injection par voie IV.

Mydriatiques cycloplégiques d'action brève

SKIACOL Cyclopentolate collyre *Liste I-Non remboursé*	1 unidose à 0,5 %	Examen skiascopique sous cycloplégie : Instillation 1 heure avant l'examen ou l'intervention : A. et E. > 3 ans : 2 gouttes à intervalle de 10 minutes E. > 1 an : 1 goutte unique

Mydriatiques cycloplégiques d'action prolongée

ATROPINE *Liste I-65 %*	Collyre à 0,3 % : 10 ml Collyre à 0,5 % : 10 ml (2) Collyre à 1 % : 10 ml (3) (contiennent un dérivé mercuriel) 100 unidoses de 0,4 ml = 4 mg atropine à 1 %	1 goutte × 2 à 4 fois/jour

2. Le dosage à 0,5 % est réservé à l'adulte et à l'enfant > 10 ans.
3. Le dosage à 1 % est réservé à l'adulte et à l'enfant > 12 ans.

Contre-indications
Risque de glaucome par fermeture de l'angle (contre-indication absolue)
Cyclopentolate chez l'enfant < 1 an
Atropine 0,3 % chez l'enfant < 2 ans
Atropine 0,5 % chez l'enfant < 10 ans
Atropine 1 % chez l'enfant < 12 ans

Propriétés

- Parasympatholytiques entraînant une mydriase passive importante par paralysie du sphincter de l'iris (accrue par la phényléphrine et l'épinéphrine) et une cycloplégie ou paralysie de l'accommodation par paralysie du muscle ciliaire
- L'atropine a l'action la plus puissante et prolongée, le cyclopentolate et le tropicamide ont une action plus brève et moins puissante (le tropicamide est employé essentiellement comme mydriatique)

Principes actifs		Mydriase		Réduction de l'accommodation	
		Maximale (en minutes)	Disparition complète	Maximale (en minutes)	Disparition complète
Atropine	1 %	30 à 40	7 à 10 jours	60 à 180	7 à 12 jours
Cyclopentolate	0,5 %	30 à 60	24 heures	30 à 60	24 heures
Tropicamide	0,5 %	15 à 40	5 à 8 heures	20 à 40	4 à 6 heures

Indications

- Mydriatiques d'action brève (tropicamide et cyclopentolate) : examen du fond d'œil, étude de la réfraction (cyclopentolate), dilatation pré-opératoire pour cataracte ou photocoagulation (tropicamide), examen skiascopique sous cycloplégie (cyclopentolate ou atropine, en fonction de l'âge)
- Mydriatiques d'action prolongée : examen skiascopique de jeunes enfants, uvéites antérieures (iritis et iridocyclites) afin d'éviter les synéchies entre l'iris et le cristallin, strabismes accommodatifs, kératites épithéliales, plaies cornéennes non pénétrantes (= *seul traitement réduisant les douleurs souvent intolérables*)

Effets indésirables et précautions d'emploi

- Instiller une seule goutte et attendre 10 à 20 minutes pour juger de l'efficacité (une seconde goutte peut parfois être nécessaire); 90 % de la quantité du principe actif passe dans la circulation générale, d'où le risque d'effets indésirables généraux (notamment cardio-vasculaires)
- Mydriase et troubles de la vue gênants, risque de glaucome aigu en cas d'angle irido-cornéen étroit, possibilité de réactions allergiques, fièvre, bouche sèche, constipation, occlusion intestinale, syndrome confusionnel (sujet âgé), troubles neuro-psychiques notamment avec le cyclopentolate chez le sujet ayant une atteinte du SNC (→ surveiller le patient dans les 30 minutes qui suivent), convulsions (enfant et sujet âgé)
- Vérifier préalablement l'ouverture de l'angle irido-cornéen, déconseiller la conduite automobile surtout si traitement bilatéral
- Attention au détournement de substances atropiniques à visée récréative

Collyres mydriatiques (II)

Mydriatiques et vasoconstricteurs sympathomimétiques

Remboursement 65 %-Coll

NÉOSYNÉPHRINE Collyre Phényléphrine	À 2,5 % : 20 unidoses (1) À 5 % : fl. 5 ml collyre À 10 % : 100 unidoses et fl. 5 ml collyre Préparation hospitalière à 1 % pour nouveau-nés	Examen du fond d'œil et dilatation chirurgicale : 1 à 3 gouttes instillées à intervalle de quelques minutes Usage thérapeutique : 1 goutte × 3 fois/jour

1. Une seule instillation chez l'enfant de 2 ans et moins. À n'utiliser qu'avec une grande prudence chez le nouveau-né et le nourrisson ancien prématuré (surveillance d'une rétinopathie du prématuré) avec une surveillance cardiorespiratoire et tensionnelle après l'instillation. À cet âge, intérêt de la préparation hospitalière à 1 %.

Contre-indications
Risque de glaucome par fermeture de l'angle
Phényléphrine 5 % et 10 % chez l'enfant < 12 ans
Association aux IMAO non sélectifs ou à d'autres sympathomimétiques
Grossesse durant le 1er trimestre, allaitement

Propriétés

- Sympathomimétique de synthèse entraînant une vasoconstriction rapide et importante des vaisseaux de la conjonctive et une mydriase active de durée limitée sans cycloplégie notable

Indications

- Examen du fond d'œil
- Dilatation pré-opératoire et per-opératoire
- Affections inflammatoires du segment antérieur de l'œil (obtenir, en association à un collyre à 1 % d'atropine, une mydriase maximale : rupture ou prévention de synéchies)

Effets indésirables

- Risque de glaucome aigu chez les sujets à angle irido-cornéen trop étroit
- Mydriase et troubles de la vue gênants
- En cas d'instillations répétées : possibilité d'élévation de la pression artérielle, tremblements, pâleur, céphalées et possibles troubles du rythme surtout si concentration non adaptée à l'âge

Précautions d'emploi

- Vérifier préalablement l'ouverture de l'angle irido-cornéen, déconseiller la conduite automobile surtout en cas de traitement bilatéral
- Éviter les instillations répétées chez les sujets présentant une contre-indication à l'utilisation des amines pressives (troubles du rythme, coronariens) et ne pas utiliser chez le nouveau-né ou en association aux bêta-bloquants, aux IMAO, aux dérivés de l'ergot de seigle, au linézolide et aux anesthésiques halogénés type halothane
- Éviter les instillations répétées chez les personnes âgées : augmentation du risque de complications cardiaques, surtout si instillation combinée avec un collyre parasympatholytique
- Les collyres à 5 % et 10 % ne doivent pas être utilisés chez l'enfant < 12 ans en raison d'effets indésirables cardio-vasculaires graves

Mydriatiques d'utilisation chirurgicale

Insert mydriatique *Liste I-65 %-Coll*

MYDRIASERT Phényléphrine + Tropicamide	Insert ophtalmique Boîte de 1 (***NR***) ou 20 Usage professionnel	Déposer l'insert dans le cul-de-sac conjonctival inférieur au maximum 2 heures avant la chirurgie ou l'examen

Contre-indications
Hypersensibilité à l'un des composants Risque de glaucome par fermeture de l'angle Enfant < 12 ans (présence de néosynéphrine)

Propriétés et indications

- Association fixe d'un mydriatique sympathomimétique (néosynéphrine) et d'un mydriatique parasympatholytique (tropicamide), sous forme d'insert (examen du fond d'œil ou pré-opératoire)

Effets indésirables et précautions d'emploi

- Mydriase et troubles de la vue gênants, glaucome aigu en cas d'angle irido-cornéen étroit, réactions allergiques, bouche sèche, constipation, syndrome confusionnel (sujet âgé), troubles neuro-psychiques (→ surveiller le patient durant 30 minutes)
- Kératite ponctuée superficielle, irritation oculaire
- Vérifier préalablement l'ouverture de l'angle irido-cornéen
- Déconseiller la conduite automobile pendant la durée de la mydriase (3 à 6 heures)
- Mydriasert contient de la néosynéphrine et de la tropicamide. La dose administrée dans un insert correspond à celle présente dans 1 goutte de collyre à 10 % de néosynéphrine et à 1 goutte de collyre de tropicamide à 0,5 %

Mydriatique cycloplégique + anesthésique *Liste I-65 %-Coll*

MYDRANE Phényléphrine + Tropicamide + Lidocaïne	Amp. 0,6 ml Usage professionnel	A. Inj. 0,2 ml dans la chambre antérieure (éventuellement renouvelable)

Contre-indications
Hypersensibilité à l'un des composants, sujet < 18 ans

Propriétés et indications

- Association fixe de mydriatiques et d'un anesthésique pour l'obtention d'une mydriase et d'une antalgie oculaire pour chirurgie de la cataracte
- Le passage systémique est inférieur à une administration en collyres

Effets indésirables et précautions d'emploi

- Céphalées, kératite, œdème maculaire cystoïde, pression intraoculaire augmentée, rupture de la capsule postérieure, hyperhémie oculaire, hypertension artérielle
- Peu de données si diabète non contrôlé, anomalies de l'endothélium cornéen, antécédents d'uvéite ou de traumatisme oculaire, anomalie de la pupille, chambre antérieure peu profonde, alpha-bloquants (risque d'iris flasque), greffe de cornée associée

Collyres antiseptiques

Antiseptiques oculaires pré-opératoires *Réservé aux hôpitaux*

BÉTADINE 5 % OPH Povidone iodine	20 unidoses (0,4 ml) 20 unidoses (20 ml)	Antisepsie pré-opératoire (1)

1. Rincer après 2 minutes au sérum physiologique stérile jusqu'à disparition de la coloration.

Collyres antiseptiques sans vasoconstricteurs *Non remboursé*

SEDACOLLYRE au Céthexonium à 0,025 ‰ BIOCIDAN Unidoses Collyre MONOSEPT *Remboursement 30 %-Coll*	Fl. 10 ml 30 unidoses (0,1 mg/0,4 ml)	1 goutte × 3 à 4 fois/jour
SEDACOLLYRE au Cétylpyridinium à 0,025 % NOVOPTINE Collyre	10 unidoses Fl. 10 ml à 0,01 % et 0,025 %	1 goutte × 3 fois/jour
DÉSOMÉDINE Collyre Hexamidine à 0,1 %	Fl. 10 ml 10 unidoses (0,6 ml)	2 gouttes × 3 à 6 fois/jour
VITABACT Collyre et Unidoses Picloxydine à 0,05 %	Fl. 10 ml ou 10 ou 100 unidoses (0,4 ml)	2 gouttes × 3 à 6 fois/jour

Collyres antiseptiques avec vasoconstricteurs

COLLYRE Bleu Naphazoline 0,5 ‰, Méthylthioninium *Liste II-Non remboursé*	Fl. 10 ml	Instiller 2 gouttes × 3 à 6 fois/jour

Solutions pour lavage oculaire, légèrement antiseptiques

ANTALYRE Unidoses ***NR*** CIELLA 0,1 % ***NR*** Acide salicylique 0,1 %	10 unidoses (0,4 ml) 20 unidoses (5 ml)	1 goutte × 2 à 4 fois/jour
BORAX/ACIDE BORIQUE Acide borique + Borate de sodium[G] DACUDOSES Unidoses ***NR*** STÉRIDOSE Unidoses *Remboursement 30 %-Coll* DACRYOSÉRUM ***NR*** DACRYUM Unidoses ***NR*** PHYLARM ***NR***	20 unidoses 16 ou 24 unidoses (10 ml) 20 unidoses (10 ml) 20 unidoses (5 ml) 15 ou 30 unidoses (5 ml) 16 unidoses (2 ml ou 10 ml)	Lavage oculaire × 1 à 3 fois/jour
DOS'OPTREX ***NR*** Acide borique + Eau d'hamamélis	15 unidoses (10 ml)	1 à 6 instillations/ jour pendant 4 jours maximum

Contre-indications
Allergie ou intolérance à l'un des constituants ou aux ammoniums quaternaires
Collyres avec vasoconstricteurs : risque de glaucome, enfant < 3 ans

Propriétés

- La solution de povidone iodine pour irrigation oculaire pré-opératoire élimine près de 100 % des germes après 2 applications de 2 minutes. Il n'existe pas d'allergie croisée entre la polyvidone iodine et les produits de contrastes ou les aliments iodés
- Les collyres antiseptiques appartiennent à diverses classes pharmacologiques : iodine (*cf.* ci-dessus), ammoniums quaternaires (céthéxonium, cétylpyridinium), biguanides (chlorhexidine, picloxydine), diamidines aromatiques (hexamidine), acide borique, acide salicylique
- Les collyres antiseptiques contenant des vasoconstricteurs sympathomimétiques à faibles concentrations (naphazoline) ont une action décongestionnante par vasoconstriction des vaisseaux de la conjonctive sans effets mydriatiques ou cycloplégiques notables
- Les solutés pour bains et lavages oculaires, isotoniques aux larmes et bien tolérés, ont une action décongestionnante et légèrement antiseptique

Indications (préférer les collyres antiseptiques sans vasoconstricteurs)

- Povidone iodine : antisepsie pré-opératoire en chirurgie ophtalmologique
- Collyres antiseptiques : traitement antiseptique d'appoint des affections de l'œil et de ses annexes (irritation conjonctivale par agents chimiques ou physiques, conjonctivites et kératites sans critère de gravité, blépharites, orgelets)
- *Hexamidine* : kératites à *Acanthameba* (amibes)
- Solutés pour lavage oculaire : irritations des paupières et du globe oculaire, notamment dans les blépharites et conjonctivites sans critère de gravité

Effets indésirables

- Possibilité de réactions allergiques locales aux différents produits et d'altérations épithéliales cornéennes ou conjonctivales si emploi prolongé d'ammoniums quaternaires
- Vasoconstricteurs sympathomimétiques : déclenchement d'une poussée aiguë de glaucome en cas d'angle fermé, et en cas d'instillations répétées mydriase gênante et exceptionnellement effets systémiques (élévation de la tension artérielle, céphalées, tremblements, tachycardie, troubles du rythme cardiaque)

Précautions d'emploi et incompatibilités

- Éviter l'emploi prolongé de collyres antiseptiques (durée optimale du traitement de 6 à 7 jours et devant être inférieure à 10 jours)
- En cas de traitement simultané avec un autre collyre, respecter un intervalle de 3 minutes
- Vasoconstricteurs : prudence chez les hypertendus, coronariens, hyperthyroïdiens
- Collyres colorés ou contenant des ammoniums quaternaires : ne pas les utiliser chez les porteurs des lentilles cornéennes souples hydrophiles (risque d'altération de la cornée)
- Solutés pour lavage ou bain oculaire : nettoyer préalablement les paupières et les cils avec une compresse propre imbibée du produit
- Povidone iodine : ne pas l'associer avec des collyres contenant des dérivés mercuriels
- Ammoniums quaternaires : incompatibilité avec chlorhexidine, fluorescéine, pilocarpine, borates, salicylates, sels d'argent et lentilles de contact
- Chlorhexidine : incompatibilité avec ammoniums quaternaires, fluorescéine, borates, phosphates, sulfates, bicarbonates
- ***Associations déconseillées avec les vasoconstricteurs*** : IMAO non sélectifs, guanéthidine et produits apparentés (risques de poussées hypertensives)

Antibiotiques locaux en ophtalmologie

Collyres et pommades antibiotiques *Liste I-65 %-Coll ou Non remboursé (NR)*

CÉBÉMYXINE Néomycine + Polymyxine B *Remboursement 30 %-Coll* ATÉBÉMYXINE ***NR***	Collyre : fl. 10 ml Collyre : fl. 10 ml	1 à 2 gouttes × 4 fois/jour
AURÉOMYCINE 1 % ***NR*** Chlortétracycline à 1 %	Pommade 5 g	1 à 2 applications/jour
AZYTER Azithromycine	Collyre 6 unidoses	1 goutte × 2 fois/jour pendant 3 jours
CHIBROXINE Norfloxacine à 0,3 %	Collyre : fl. 5 ml (1)	1 à 2 gouttes × 4 fois/jour
CILOXAN Ciprofloxacine à 0,3 %	Collyre : fl. 5 ml (1) Pommade 3,5 g	1 à 2 gouttes × 4 à 8 fois/jour 1 à 2 applications/jour
EXOCINE Ofloxacine à 0,3 % MONOOX QUINOFREE	Collyre : fl. 5 ml (1) Collyre : 20 unidoses (0,5 ml) *Sans conservateur*	2 gouttes × 4 fois/jour
FUCITHALMIC Acide fusidique à 1 %	Gel ophtalmique Tube de 3 g	1 goutte × 2 fois/jour 1 à 4 applications/jour
RIFAMYCINE Rifamycine à 1 %	Collyre : fl. 5 ml (2) Pommade 5 g	1 goutte × 3 à 6 fois/jour 1 à 5 applications/jour
TOBRABACT TOBREX Tobramycine à 0,3 %G	Collyre : fl. 5 ml Collyre : fl. 5 ml et pommade 5 g	1 goutte × 3 à 8 fois/jour 1 à 5 applications/jour

1. Conserver à l'abri de la lumière.
2. Collyre contenant des sulfites (possibilité de réactions anaphylactiques).

Céfuroxime *Liste I-Produit réservé à l'usage des ophtalmologistes*

APROKAM (3) ICECA ***NR***	10 fl. poudre pour sol. inj. 50 mg (+ 5 ml de solvant)	Par voie intracamérulaire : injection de 1 mg = 0,1 ml de sol. reconstituée

3. Indication : antibioprophylaxie des endophtalmies post-opératoires, réalisée par injection intra-oculaire immédiatement en fin de chirurgie de la cataracte. Son utilisation doit être réalisée en tenant compte des recommandations officielles sur l'antibiothérapie en chirurgie oculaire, et en complément des mesures habituelles de l'antisepsie pré- et per-chirurgicale. La posologie optimale n'a pas été définie chez l'enfant. Pas de contre-indications pour la grossesse et l'allaitement.

Contre-indications
Allergie connue à l'un des constituants

Propriétés

- Antibiotiques en collyres ou pommades OPH ayant surtout une action antibactérienne de surface (faible absorption transcornéenne sauf pour les fluoroquinolones et les aminosides)

Activité antibactérienne (données susceptibles d'évoluer)

- Azithromycine : *Haemophilus*, *Propionibacterium*, *Chlamydiae*, cocci Gram positif et gonocoques (résistance > 10 %), peu efficace sur le *Pseudomonas* (résistance très fréquente)
- Quinolones (ciprofloxacine, norfloxacine, ofloxacine) : cocci Gram positif (staphylocoques) et Gram négatif, entérobactéries, *Haemophilus*, *Pseudomonas*, *Chlamydiae*, *Mycoplasma* mais peu d'activité sur streptocoques et pneumocoques
- Aminosides (néomycine, tobramycine) : cocci Gram positif (dont staphylocoques) et Gram négatif, entérobactéries, *Haemophilus*, *Pseudomonas*
- Polymyxine B (polypeptide) : *Pseudomonas*, *Haemophilus* et entérobactéries
- Rifamycine : cocci Gram positif (dont staphylocoques) et Gram négatif, *Pseudomonas*, *Proteus*
- Acide fusidique : cocci Gram positif (dont staphylocoques) et cocci Gram négatif
- Tétracyclines (chlortétracycline) : spectre large en théorie (y compris *Chlamydiae* et gonocoques), mais actuellement résistances croissantes notamment des staphylocoques et des bacilles Gram négatif

Indications

- Infections bactériennes du segment antérieur de l'œil et de ses annexes dues à des germes sensibles : conjonctivites sévères, kératites, ulcères cornéens surinfectés, blépharites, orgelets, infections post-opératoires ou post-traumatiques
- Trachome : collyre à l'azithromycine à la dose de 2 gouttes/jour pendant 3 jours (utilisable dès la naissance), l'alternative étant la prise orale unique de 1 g d'azithromycine
- *NDR : imposer l'arrêt du port des lentilles en cas d'infection cornéenne ou conjonctivale sur lentilles (en particulier les lentilles souples) tant que l'infection n'est pas résolue*

Effets indésirables et précautions d'emploi

- Sensation de brûlure ou hyperhémie conjonctivale transitoires
- Possibilité de réactions locales allergiques notamment avec la néomycine (allergène le plus fréquent dans la genèse d'eczémas de contact, l'allergie étant parfois croisée entre les aminosides)
- Rifamycine : coloration irréversible des lentilles cornéennes souples (contre-indication)
- Utiliser en fonction des résultats de l'examen bactériologique, la durée optimale du traitement étant de 6 à 7 jours en moyenne (≤ 10 jours) → réévaluer le diagnostic en l'absence d'amélioration après 3 ou 4 jours
- Les antibiotiques présentent un risque de sensibilisation après utilisation locale, pouvant aussi compromettre leur utilisation ultérieure (sélection de souches résistantes)
- Grossesse : l'azithromycine, la ciprofloxacine, l'ofloxacine, la rifamycine peuvent être utilisées avec précaution. Les aminosides et la chlortétracycline sont déconseillés
- Allaitement : l'acide fusidique et la rifamycine doivent être utilisés avec précaution. Les quinolones, toutes les cyclines et tous les antibiotiques associés à un corticoïde ou à l'indométacine sont déconseillés
- Enfant < 8 ans : éviter la chlortétracycline
- Enfant et nourrisson : utiliser avec une précaution particulière les antibiotiques associés à un corticoïde
- Enfant < 1 an : éviter la ciprofloxacine en pommade faute de données publiées

Antiviraux locaux en ophtalmologie (I)

Ganciclovir (Gel OPH) *Liste I-65 %-Coll*

VIRGAN	Gel OPH à 0,15 % : 5 g	*Cf.* posologie ci-dessous

Contre-indications
Hypersensibilité au ganciclovir ou aux autres composants

Propriétés

- Antiviral inhibant sélectivement l'ADN polymérase après son activation par la thymidine-kinase virale et incorporation à l'ADN viral, virustatique sur les *herpes viridae*, ayant, dans les kératites herpétiques, une efficacité comparable à celle de l'aciclovir en pommade ophtalmique
- Après application oculaire, diffusion dans le stroma cornéen et dans l'humeur aqueuse, mais diffusion systémique faible ou nulle aux doses thérapeutiques

Indications et posologie

- Kératites herpétiques aiguës superficielles : instiller 1 goutte × 5 fois/jour jusqu'à la réépithélialisation cornéenne complète, puis instiller 1 goutte × 3 fois/jour pendant 7 jours (durée de traitement ne dépassant pas 21 jours en général)

Effets indésirables et précautions d'emploi

- Sensations de brûlure et picotements transitoires, kératite ponctuée superficielle
- Ne pas porter de lentilles de contact pendant le traitement
- Pas de données chez la femme enceinte ou allaitante. Contraception recommandée pendant la durée du traitement (+ 3 mois chez l'homme)

Antiviraux locaux en ophtalmologie (II)

Trifluridine ou Trifluorothymidine *Liste I-65 %-Coll*

VIROPHTA *Conserver de + 2 °C à + 8 °C*	Collyre à 1 % : Fl. 5 ml	*Cf.* posologie ci-dessous

Contre-indications
Hypersensibilité connue à la trifluridine

Propriétés

- Antiviral inhibant l'ADN-polymérase virale sans nécessité d'une activation par les thymidine-kinases cellulaires (toxicité cellulaire supérieure à celle de l'aciclovir et du ganciclovir)
- Après instillation oculaire, diffusion dans le stroma cornéen et dans l'humeur aqueuse proportionnelle aux lésions épithéliales, sans diffusion systémique aux doses thérapeutiques

Indications

- Kératoconjonctivites herpétiques : kératites superficielles non dendritiques, kératites dentritiques, kératites géographiques, kératites disciformes, kérato-uvéites

Posologie et mode d'emploi

- Instillation toutes les 2 heures (9 instillations par jour au maximum) pendant la poussée et jusqu'à réépithélialisation cornéenne complète, puis 5 fois par jour pendant 7 jours : ne pas dépasser 9 instillations par jour et 21 jours de traitement en général

Effets indésirables

- Picotements et sensations de brûlures locales lors des instillations, et risque de kératites ponctuées lors des traitements prolongés (toxicité pour l'épithélium cornéen)

Précautions d'emploi

- Ne pas porter de lentilles de contact pendant le traitement (risque d'adsorption sur les lentilles de certains composants du collyre)
- Grossesse et allaitement : prudence car innocuité non démontrée

Collyres cicatrisants et antiœdémateux

Collyres et Pommades cicatrisants pour l'épithélium cornéen

VITAMINE A FAURE Collyre Rétinol *Remboursement 30 %* VIT A Nuit ***NR***	Fl. 10 ml = 15 000 UI Pommade 5 g	1 goutte × 4 à 6 fois/jour 1 application/jour avant le coucher
VITAMINE A Pommade OPH Rétinol *Remboursement 30 %-Coll*	Tube de 10 g	2 à 3 applications/jour
VITAMINE B12 Collyre Cyanocobalamine à 0,05 % *Non remboursé-Coll*	Fl. 5 ml 20 unidoses de 0,4 ml *Sans conservateur*	1 goutte × 3 à 4 fois/jour

Collyres antiœdémateux *Non remboursé*

ODM5 Solution OPH NaCl 5 % (hypertonique) + Hyaluronate de sodium 0,15 %	Fl. 10 ml	1 à 2 gouttes × 4 fois/jour
OSMODROP Mannitol + EDTA sodique	Fl. 8 ml	1 à 2 gouttes × 2 à 3 fois/jour

La CYSTINE B6 (L-Cystine + Pyridoxine) utilisée en Dermatologie (*cf.* ce chapitre) possède une indication dans les troubles de la cicatrisation cornéenne à la posologie de 2 cp. × 2 fois/jour. Contre-indications : association à la lévodopa.

Contre-indications
Hypersensibilité aux différents constituants
Mimétiques des héparanes sulfates : infection cornéenne en cours

Propriétés

- Les vitamines sont proposées comme accélérateurs de la cicatrisation des ulcères de la cornée, en favorisant la nutrition de la cornée
- Les mimétiques des héparanes sulfates favorisent la reconstruction de la matière extra-cellulaire du stroma cornéen
- Le collyre salé hypertonique ou au mannitol réduit l'œdème cornéen par effet osmotique

Indications

- Pour les produits cicatrisants de l'épithélium cornéen : plaies, traumatismes et brûlures de la cornée (traitement de 7 jours environ), ulcérations cornéennes d'origine infectieuse (traitement de 10 jours), kératites dystrophiques et soins post-opératoires des kératoplasties (traitement de 2 à 3 semaines). Ces produits doivent être considérés comme des adjuvants de la cicatrisation, à associer au traitement étiologique
- Pour les mimétiques des héparanes sulfates : ulcérations chroniques de la cornée liées directement ou indirectement à des anomalies de la réparation du stroma
- Pour les collyres hypertoniques : œdèmes cornéens secondaires à une dystrophie cornéenne endothéliale, un traumatisme, une chirurgie intra-oculaire

Effets indésirables

- Possibilité de réactions locales allergiques (rares)
- Possibilité de retard de cicatrisation épithéliale (la diméticone est apparentée à l'huile de silicone)
- Pour les collyres hypertoniques : sensations de picotements ou de brûlure après l'instillation, vision trouble
- Pour la pommade à la vitamine A : intolérance possible à la lanoline

Précautions d'emploi

- Plaies, traumatismes, brûlures, ulcérations de la cornée : associer un traitement anti-infectieux adapté (antiseptique ou antibiotique et/ou antiviral), et *un collyre atropinique d'action prolongée* dans les plaies et traumatismes oculaires (pour diminuer les douleurs qui sont souvent intolérables)
- Éviter les collyres contenant du benzalkonium comme conservateur car ce produit inhibe la cicatrisation
- Mimétiques des héparanes sulfates :
  - Éliminer une infection active en cours
  - Pas d'information chez l'enfant, chez la femme enceinte ou allaitante

Antiglaucomateux par voie générale : Inhibiteur de l'anhydrase carbonique

Acétazolamide *Liste I-65 %-Coll*

DIAMOX Délai d'action = 1 heure Durée d'action = 6 à 8 heures	24 cp. séc. 250 mg	A. 250 à 500 mg/jour (jusqu'à 1,5 g/jour) (1) E. ≥ 5 ans : 5 à 10 mg/kg/jour En 2 à 3 prises orales *au cours des repas*
DIAMOX Injectable Délai d'action = 15 minutes Durée d'action = 6 à 8 heures	Fl. 5 ml = 500 mg	Injections IV lentes (ou IM mais injection douloureuse) : A. 1 à 2 g/jour E. ≥ 5 ans : 5 à 10 mg/kg/jour

1. La posologie peut être portée à 1,5 g/jour (6 comprimés) sous réserve d'une surveillance (et éventuellement d'une correction) régulière de la kaliémie.

Les diurétiques osmotiques (solutés de mannitol à 20 % ou 25 %) sont indiqués dans le traitement d'urgence des hypertonies oculaires aiguës (*cf.* Agents osmotiques dans le chapitre "Neurologie").

Contre-indications
Hypersensibilité connue aux sulfamides
Insuffisance hépatique ou rénale ou surrénale sévère
Antécédents de coliques néphrétiques
Acidose métabolique et hypokaliémie non compensées
Grossesse (effet tératogène)

Propriétés

- Diurétique, inhibiteur de l'anhydrase carbonique, diminuant la formation de l'humeur aqueuse et du LCR, augmentant l'élimination urinaire des bicarbonates (alcalinisation urinaire), du potassium et du sodium, et diminuant l'élimination des ions chlore (avec tendance à l'acidose hyperchlorémique et hypokaliémique)
- Action en 1 heure *per os* et en 15 minutes par voie IV pendant 6 à 8 heures environ (relais par les comprimés dont le premier peut être pris en même temps que l'injection IV), passage transplacentaire et dans le lait maternel

Indications

- Formes injectables : fermeture aiguë de l'angle irido-cornéen (traitement d'attaque en association avec les agents osmotiques, et avec la pilocarpine après 30 à 60 minutes), œdèmes cérébraux post-traumatiques, hypercapnie au cours des poussées aiguës de cœur pulmonaire chronique
- Formes orales :
  - Glaucome chronique non contrôlé par les collyres antiglaucomateux en attente d'un acte chirurgical curatif
  - Hypercapnie au cours des poussées aiguës de cœur pulmonaire chronique
  - Prévention du mal des montagnes : 250 mg matin et midi, à débuter 2 jours avant l'ascension en haute altitude (≥ 3 000 m) (hors AMM)

Effets indésirables

- Possibilité d'hypokaliémie avec acidose métabolique, lithiases urinaires, asthénie, somnolence, troubles digestifs, hyperglycémie, hyperuricémie, coma hépatique chez les cirrhotiques, douleurs lors de l'injection par voie IM
- Réactions d'intolérance aux sulfamides : myopie transitoire, éruptions cutanées, troubles hématologiques (thrombopénie, agranulocytose, aplasie médullaire)

Précautions d'emploi et interactions médicamenteuses

- Traitements prolongés : surveiller l'ionogramme sanguin (→ adjonction de potassium en cas d'hypokaliémie), la créatininémie, la glycémie, l'uricémie, l'hémogramme
- Fermeture aiguë de l'angle irido-cornéen : associer des agents osmotiques, puis l'instillation toutes les heures de pilocarpine à 2 % ou 3 % ou d'acéclidine (uniquement 30 à 60 minutes après les hypotonisants par voie générale), et hospitaliser pour cure chirurgicale
- Chez la femme, une contraception efficace doit être assurée. En cas d'exposition en cours de grossesse, un suivi prénatal spécialisé doit être assuré et un bilan hydro-électrolytique sera réalisé chez le nouveau-né
- Utiliser avec prudence chez la femme qui allaite et en cas de diabète
- ***Associations déconseillées*** : lithium, médicaments responsables de torsades de pointe (amiodarone, antiarythmiques de la classe Ia, bépridil, sotalol, vincamine, érythromycine par voie IV)
- *Associations à surveiller* : biguanides et antidiabétiques, AINS, diazoxyde, digitaliques, médicaments hypokaliémiants (amphotéricine B en IV, corticoïdes, diurétiques, laxatifs, perfusions insulino-glucosées), produits de contraste iodés, salicylés, tétracyclines

Collyres antiglaucomateux (I)

Collyres et gels bêta-bloquants non associés

Liste I-65 %-Coll (sauf autre mention)

BETAGAN 0,5 % *Non remboursé*	Levobunolol	60 unidoses 0,4 ml	1 goutte × 2 fois/jour, sauf les LP : 1 goutte/jour le matin
BETOPTIC 0,5 %	Bétaxolol	Fl. 3 ml (1)	*Idem*
CARTÉOL 1 %, 2 %	Cartéolol	Fl. 3 ml (1)	*Idem*
1 % LP, 2 % LP		Fl. 3 ml (1) 30 unidoses 0,20 ml	
GELTIM LP 0,1 % Gel (2) OPHTIM 0,25 % et 0,5 % TIMABAK 0,25 % et 0,5 % TIMOCOMOD 0,25 % et 0,5 % TIMOLOL 0,1 %, 0,25 % et 0,5 % TIMOPTOL 0,25 % et 0,5 % TIMOPTOL LP 0,25 % et 0,5 %	Timolol[G]	30 unidoses à 0,1 % 60 unidoses à 0,25 % ou 0,5 % Collyre : fl. 5 ml (3) Collyre : fl. 2,5 ml (3) Collyre : fl. 5 ml (1) Collyre : fl. 3 ml (1) Collyre : fl. 2,5 ml (1)	*Idem*

1. Avec conservateur : benzalkonium.
2. Efficacité comparable à celle d'un collyre à 0,5 % de timolol avec un risque réduit d'iatrogénie systémique.
3. Sans conservateur.

Collyres bêta-bloquants associés à d'autres produits

Cf. pages suivantes : Inhibiteurs de l'anhydrase carbonique, Alpha-2 adrénergiques, Prostaglandines.

Pilocarpine collyre *Liste I*

ISOPTO-PILOCARPINE 2 % Chlorhydrate de pilocarpine *Remboursement 65 %-Coll*	Collyre à 2 % (1) Fl. 10 ml	1 à 2 gouttes × 1 à 4 fois/jour (4)
PILOCARPINE FAURE 1 % *NR* Nitrate de pilocarpine	Collyre à 1 % 100 unidoses (0,4 ml)	*Idem*
PILOCARPINE FAURE 2 % *NR* *Idem*	Collyre à 2 % 100 unidoses (0,4 ml)	*Idem*

4. Fermeture aiguë de l'angle irido-cornéen : après mise en place d'un traitement hypotonisant par voie générale (acétazolamide), instillation possible toutes les 10 minutes pendant 1 heure, puis jusqu'à l'acte chirurgical toutes les 1 à 4 heures (mais il faut débuter les myotiques en collyre au moins 30 à 60 minutes après l'administration d'hypotonisants par voie générale).

Contre-indications
Pilocarpine : uvéites antérieures (iritis, iridocyclites)
Bêta-bloquants : asthme et bronchopneumopathies chroniques obstructives
Phénomène de Raynaud (sauf théoriquement pour le bétaxolol)
BAV de haut degré non appareillé
Bradycardie < 45 à 50/min, insuffisance cardiaque congestive non contrôlée

Propriétés

- Bêta-bloquants agissant dans les glaucomes en réduisant la pression intra-oculaire par diminution de la sécrétion active d'humeur aqueuse et en facilitant son écoulement par le trabeculum sans modifier le diamètre pupillaire ni l'accomodation. Passage systémique pouvant induire des effets indésirables et passage dans le lait
- Bétaxolol (bêta-1-sélectif) = seul bêta-bloquant pouvant théoriquement être utilisé en cas d'asthme, bronchopneumopathie obstructive chronique, phénomènes de Raynaud ou artérites → commencer par la posologie la plus faible et surveillance étroite
- Cartéolol (activité sympathomimétique intrinsèque) = intéressant si bradycardie modérée
- Pilocarpine = alcaloïde du jaborandi : parasympathomimétique à action cholinergique directe, d'origine naturelle, diminuant la pression intra-oculaire en facilitant l'écoulement de l'humeur aqueuse par le trabeculum et entraînant un myosis actif. Son effet atteint son maximum en 40 minutes et peut durer 12 à 24 heures

Indications

- Glaucome chronique à angle ouvert, hypertonie intra-oculaire primitive ou secondaire
- Pilocarpine : utilisation pré-opératoire dans le glaucome

Effets indésirables (rares avec les bêta-bloquants)

- Locaux : sensation de brûlure légère et larmoiement (transitoires), sécheresse oculaire, possibilité d'hypoesthésie cornéenne (effet anesthésique local modéré), réactions allergiques locales rares, vision floue transitoire avec le timolol en collyre visqueux
- Effets systémiques en cas de surdosage : bradycardie, hypotension, syncope, bronchospasme et insuffisance cardiaque → respect strict des posologies
- Avec la pilocarpine, fréquents dans les heures suivant l'instillation : troubles visuels (myosis, spasme de l'accomodation pendant 2 heures, modifications du champ visuel, vasodilatation conjonctivale, hypersécrétion lacrymale, clignement des paupières, rhinorrhée) ; possibilité de réaction allergique, de décollement de rétine chez les myopes (→ vérifier auparavant la périphérie rétinienne) ; l'utilisation au long cours dans les glaucomes chroniques risque d'entraîner une sécclusion pupillaire

Précautions d'emploi et interactions médicamenteuses

- *Commencer le traitement* avec les collyres les moins concentrés et *vérifier régulièrement entre 6 et 12 mois* le maintien de la pression oculaire cible
- *Utiliser les bêta-bloquants avec prudence* en cas d'asthme, insuffisance cardiaque, bradycardie, BAV, myasthénie, et chez les sujets prenant par voie générale un bêta-bloquant ou un traitement hypoglycémiant (gravité des hypoglycémies)
- Pilocarpine : chez les myopes, vérification préalable de la périphérie rétinienne
- Le port de lentilles cornéennes est déconseillé immédiatement après l'instillation (10 à 30 minutes) d'un collyre avec conservateur
- *Grossesse, allaitement et enfants* : utilisation déconseillée
- *Associations à prendre en compte pour la pilocarpine* : potentialisation des curarisants (prévenir l'anesthésiste en cas d'intervention chirurgicale), antagonisme avec l'atropine
- Interactions des bêta-bloquants utilisés par voie générale (*cf.* le chapitre "Cardiologie")

Collyres antiglaucomateux (II)

Collyres inhibiteurs de l'anhydrase carbonique

Liste I-65 %-Coll

AZOPT Brinzolamide 1 %[G]	Fl. 5 ml à 1 % *Avec benzalkonium*	En monothérapie ou avec un bêta-bloquant : 1 goutte × 2 fois/jour
TRUSOPT Dorzolamide 2 %[G]	Fl. 5 ml à 2 % *Avec benzalkonium*	En monothérapie : 1 goutte × 3 fois/jour Avec un bêta-bloquant : 1 goutte × 2 fois/jour

Inhibiteur de l'anhydrase carbonique + Bêta-bloquant (1)

Liste I-65 %-Coll

AZARGA[G] Brinzolamide 1 % + Timolol 0,5 %	Fl. 5 ml *Avec benzalkonium et carbomère*	1 goutte × 2 fois/jour
COSIDIME[G] Dorzolamide 2 % + Timolol 0,5 % COSOPT DUALKOPT	1 ou 3 fl. 5 ml *Sans conservateur* Fl. 5 ml *Avec benzalkonium* Fl. 10 ml *Sans conservateur*	*Idem*

1. *Cf.* pages précédentes les conditions d'emploi des bêta-bloquants.

Inhibiteur de l'anhydrase carbonique + Adrénergiques

Liste I-65 %-Coll

SIMBRINZA Brinzolamide 1 % + Brimonidine tartrate 0,2 %	Fl. 5 ml *Avec benzalkonium*	1 goutte × 2 fois/jour

Contre-indications
Allergie connue aux sulfamides et apparentés
Insuffisance rénale sévère (clairance de la créatinine < 30 ml/min)
Acidose hyperchlorémique, hypersensibilité à l'un des constituants
Celles des bêta-bloquants si associés (*cf.* pages précédentes)
Celles des adrénergiques associés (*cf.* pages suivantes)

Propriétés

- Inhibiteurs de l'anhydrase carbonique, diminuant la sécrétion d'humeur aqueuse et la pression intra-oculaire, ayant en monothérapie un effet antiglaucomateux légèrement inférieur à celui des collyres bêta-bloquants et des analogues de prostaglandines (intérêt en cas de contre-indication ou intolérance à ces derniers) auxquels ils peuvent être associés si besoin (produits aussi efficaces que la pilocarpine, mais mieux tolérés que celle-ci)

Indications

- Traitement de la pression intra-oculaire élevée chez les patients présentant une hypertonie oculaire ou un glaucome chronique à angle ouvert
- L'adjonction d'un bêta-bloquant ou d'un adrénergique est justifiée chez les patients pour lesquels la réduction de pression intra-oculaire est insuffisante sous monothérapie

Effets indésirables

- Picotements, brûlures, démangeaisons, vision trouble passagère, larmoiement, sensation de corps étranger, douleur ou gêne palpébrale
- Plus rares : irritation ou inflammation palpébrale, conjonctivite, asthénie, fatigue, céphalées, goût amer, nausées, anorexie, perte de poids, dyspnée
- Possibilité de réactions allergiques, troubles neuro-psychiques (paresthésies, vertiges, dépression, confusion, asthénie, irritabilité, agitation, hallucinations, troubles cognitifs), très rares cas de lithiase urinaire → arrêt du traitement
- Le chlorure de benzalkonium est un conservateur qui peut être à l'origine de toxicité chronique (œil sec iatrogène) et de réactions allergiques locales (conjonctivite) ou générales (asthme)

Précautions d'emploi (pour les produits en flacons)

- Utiliser avec prudence en cas d'insuffisance hépatique
- Ne pas utiliser de lentilles souples hydrophiles si collyre contenant du benzalkonium
- Peu d'études en population pédiatrique
- Grossesse et allaitement : utilisation déconseillée (absence d'études)

Collyres antiglaucomateux (III)

Collyres aux prostaglandines *Liste I-65 %-Coll*

LUMIGAN Bimatoprost[G]	Collyre : 3 ml à 0,1 mg/ml Collyre : 3 ml à 0,3 mg/ml *Avec benzalkonium*	A. 1 goutte/jour
TRAVATAN Travoprost[G]	Collyre : 2,5 ml à 40 µg/ml *Avec polyquad*	*Idem* (2)
VIZITRAV	Collyre : 2,5 ml à 40 µg/ml *Sans conservateur*	*Idem*
XALATAN Latanoprost[G] (1)	Collyre : 2,5 ml à 50 µg/ml *Avec benzalkonium*	*Idem*
MONOPROST	Collyre : fl. 6 ml à 50 µg/ml *Sans conservateur* (peut être conservé 3 mois ouvert) 5 ou 10 ou 30 unidoses (0,2 ml) à 50 µg/ml *Sans conservateur*	*Idem*
VIZILATAN	Collyre : fl. 2,5 ml *Sans conservateur* Présence d'hydroxystéarate de macrogolglycérol 40	*Idem*

1. Les génériques doivent être conservés de + 2 °C à + 8 °C.
2. Le travoprost peut être utilisé chez l'enfant à partir de 2 mois à la même posologie que chez l'adulte. Cependant les données cliniques de 2 mois à 3 ans restent limitées.

Collyres aux prostaglandines + Bêta-bloquant (3) *Liste I-65 %-Coll*

DUOTRAV[G] Travoprost = 40 µg/ml + Timolol = 5 mg/ml *Conserver de + 2 °C à + 8 °C*	Collyre : fl. 2,5 ml *Avec polyquad*	A. 1 goutte/jour
GANFORT[G] Bimatoprost = 0,3 mg/ml + Timolol = 5 mg/ml	Collyre : fl. 3 ml *Avec benzalkonium* 30 unidoses *Sans conservateur*	*Idem*
XALACOM[G] Latanoprost = 50 µg/ml + Timolol = 5 mg/ml *Conserver de + 2 °C à + 8 °C*	Collyre : fl. 2,5 ml *Avec benzalkonium*	*Idem*

3. *Cf.* pages précédentes les conditions d'emploi des bêta-bloquants.

Un dispositif médical, le NEURODROP, associant citicoline 2 % + acide hyaluronique 0,2 %, est proposé comme adjuvant au traitement de l'hypertonie oculaire du glaucome.

Contre-indications
Port de lentilles de contact
Celles des bêta-bloquants pour le timolol (*cf.* Collyres bêta-bloquants)
Allaitement

Propriétés

- Analogues de la prostaglandine F2 alpha, diminuant la pression intra-oculaire en augmentant l'écoulement de l'humeur aqueuse (effet débutant après environ 3 à 4 heures, maximal en 8 à 12 heures et persistant pendant au moins 24 heures)
- Le bimatoprost fait partie de la famille des prostamides, dont certains récepteurs semblent distincts de ceux des prostaglandines F2 alpha

Indications

- Réduction de la pression intra-oculaire élevée chez les patients atteints de glaucome chronique à angle ouvert ou d'hypertension intra-oculaire, en monothérapie chez les patients qui présentent une intolérance ou une contre-indication ou une réponse insuffisante à un autre traitement, ou en association à un collyre bêta-bloquant en cas de réponse insuffisante

Effets indésirables

- Possibilité d'assombrissement définitif de l'iris (16 %) avec hétérochromie en cas de traitement d'un seul œil (surtout chez les sujets ayant des iris de plusieurs couleurs, notamment vert-marron, jaune-marron, bleu-marron, gris-marron), par augmentation de la teneur en mélanine des mélanocytes du stroma de l'iris mais pas de sur-risque de mélanome oculaire
- Très fréquents (> 10 %) : croissance des cils, hyperhémie conjonctivale, prurit oculaire
- Fréquents (1 à 10 %) : sensation de corps étranger, kératite ponctuée superficielle, sécheresse oculaire, irritation oculaire, photophobie, larmoiements, réaction allergique locale ou cutanée (Vizilatan), énophtalmie, ptose palpébrale
- Rares cas d'œdème maculaire (surtout chez les patients aphaques), blépharospasme, rétraction de la paupière, iritis, uvéite, hémorragie rétinienne
- Le chlorure de benzalkonium est un conservateur qui peut être à l'origine d'une toxicité chronique (œil sec iatrogène) ou de réactions allergiques locales (conjonctivite) ou générales (asthme). Sa concentration est plus élevée dans le Lumigan 0,1 que dans le Lumigan 0,3. Monoprost ne contient pas de conservateur
- Si nécessaire, le latanoprost collyre en solution peut être utilisé chez l'enfant aux mêmes posologies que chez l'adulte ; cependant l'expérience avant l'âge de 1 an reste limitée

Précautions d'emploi

- Informer le patient du risque d'assombrissement définitif de l'iris
- Utiliser avec prudence en cas d'asthme, d'insuffisance respiratoire, chez l'aphaque, et dans les formes de glaucome autres que le glaucome à angle ouvert (pas de données)
- Espacer les instillations d'au moins 5 minutes en cas d'association à un autre collyre
- Peut être utilisé chez l'enfant aux mêmes posologies que chez l'adulte
- Peut être utilisé pendant la grossesse en cas de nécessité absolue. En raison du passage dans le lait maternel, le traitement doit être discuté chez la femme allaitante

Interactions médicamenteuses et incompatibilités

- Effet synergique avec les collyres bêta-bloquants, avec la pilocarpine et avec l'acétazolamide par voie orale

Collyres antiglaucomateux (IV) : Collyres adrénergiques

Collyres alpha-2-adrénergiques *Liste I-65 %-Coll*

ALPHAGAN Brimonidine[G]	Collyre à 0,2 % : 5 ml *Avec benzalkonium*	A. 1 goutte × 2 fois/jour (espacées de 12 heures)
COMBIGAN[G] Brimonidine + Timolol	Fl. 5 ml	A. 1 goutte × 2 fois/jour
IOPIDINE 0,5 % IOPIDINE 1 % Apraclonidine	Fl. 5 ml 2 unidoses 0,25 ml à 1 % *Sans conservateur*	A. 1 goutte 1 heure avant et dès après l'intervention

Contre-indications

La brimonidine est contre-indiquée chez les nouveau-nés et les nourrissons
Antécédents de pathologie cardio-vasculaire sévère ou instable et non contrôlée
Celles des bêta-bloquants pour le timolol (*cf.* Collyres bêta-bloquants)

Propriétés et indications

- Agonistes alpha-2-adrénergiques, réduisant la pression intra-oculaire par diminution de la formation de l'humeur aqueuse, très faiblement absorbés après instillation locale, ayant une demi-vie d'élimination de 2 à 3 heures environ dans l'humeur aqueuse
- Brimonidine : glaucome chronique à angle ouvert (monothérapie ou association quand un collyre bêta-bloquant ne permet pas un contrôle efficace de la pression intra-oculaire)
- Apraclonidine 0,5 % : glaucome chronique à angle ouvert en traitement provisoire en association aux autres antiglaucomateux, en attente d'un acte chirurgical curatif
- Apraclonidine 1 % : contrôle ou prévention des élévations post-chirurgicales de la pression intra-oculaire chez les patients subissant une intervention au laser sur le segment antérieur de l'œil (trabéculoplasties, iridotomies, capsulotomies)

Effets indésirables

- Très fréquents (> 10 %) : maux de tête, somnolence, hyperhémie oculaire, prurit, larmoiement, bouche sèche, fatigue
- Fréquents (1 à 10 %) : vertiges, goût anormal, relèvement de la paupière supérieure, inflammation oculaire, saignement conjonctival, mydriase, réactions allergiques locales, céphalées, bradycardie, malaise vagal, variations tensionnelles
- Le chlorure de benzalkonium est un conservateur qui peut être à l'origine de réactions allergiques locales (conjonctivite) ou générales (asthme), ou de toxicité chronique (œil sec iatrogène)

Précautions d'emploi et interactions médicamenteuses

- Utiliser avec prudence chez les sujets ayant une pathologie cardio-vasculaire, rénale ou hépatique, une dépression, une insuffisance cérébrale ou coronarienne, un phénomène de Raynaud, une hypotension orthostatique
- Prudence chez l'enfant < 7 ans ou poids < 20 kg : somnolence (55 %), parfois sévère
- Grossesse et allaitement : utilisation déconseillée
- ***Associations contre-indiquées*** : IMAO, sympathomimétiques par voie générale, antidépresseurs tricycliques, miansérine
- *Associations à utiliser avec précaution* : antihypertenseurs, bêta-bloquants, clonidine, digitaliques, dépresseurs du SNC, sympathomimétiques locaux

Collyres anti-inflammatoires (I)

Ciclosporine *Liste I-Prescription réservée aux ophtalmologistes*

IKERVIS	30 ou 90 unidoses (0,3 ml) à 1 mg/ml (0,1 %)	A. 1 goutte × 1 fois/jour au coucher (1)
VERKAZIA	120 unidoses (0,3 ml) à 1 mg/ml (0,1 %)	E. de 4 à 18 ans : 1 goutte × 4 fois/jour (2)

1. Réévaluation nécessaire au moins tous les 6 mois. Il s'agit d'un traitement de fond et l'amélioration clinique peut nécessiter plusieurs mois.
2. Pendant la période d'exposition antigénique majorant la kérato-conjonctivite. Après cette période, si des signes importants persistent, poursuite de la même posologie ou réduction de moitié.

Contre-indications

Infection oculaire ou péri-oculaire active

Propriétés

- Polypeptide cyclique aux propriétés immunosuppressives et anti-inflammatoires. Dans la sécheresse oculaire d'origine immuno-inflammatoire, il bloque la libération des cytokines pro-inflammatoires, en particulier l'IL-2, et améliore la sévérité de la kératite et les symptômes correspondants. Dans l'allergie oculaire, il réduit la réaction inflammatoire chronique, source de dégâts tissulaires
- Le passage systémique de la ciclosporine en collyre est négligeable

Indications

- *Ikervis* : kératite sévère chez les patients adultes présentant une sécheresse oculaire non améliorée par l'instillation de substituts lacrymaux
- *Verkazia* : kérato-conjonctivite vernale sévère chez les enfants > 4 ans et les adolescents

Effets indésirables

- Les plus fréquents : douleur oculaire (19 %), irritation oculaire (18 %), larmoiement, hyperhémie oculaire, érythème palpébral, prurit, le plus souvent transitoires et survenant lors de l'instillation
- Rares (< 1 %) : kératite bactérienne, zona ophtalmique, infections diverses
- Présence de cétalkonium qui peut provoquer une irritation oculaire

Précautions d'emploi

- Lentilles de contact : le collyre ne doit être instillé qu'après ablation de la lentille (le soir). Une surveillance étroite de la kératite est recommandée
- *Verkazia* : le rapport bénéfice/risque d'un traitement > 12 mois n'a pas été étudié. Absence de données avant l'âge de 4 ans et chez l'adulte
- Grossesse : pas de données cliniques mais la ciclosporine n'est pas contre-indiquée
- Allaitement : possible car le passage systémique est négligeable

Interactions médicamenteuses

- *Associations à utiliser avec précaution* : collyres corticoïdes (potentialisation de l'effet immunosuppresseur), collyres bêta-bloquants (diminution de la sécrétion lacrymale)

Collyres anti-inflammatoires (II)

Collyres et pommades cortisoniques non associés *Liste I-65 %-Coll*

FLUCON Fluorométholone[G]	Fl. 3 ml à 0,1 %	1 goutte × 3 fois/jour
MAXIDEX DEXA-FREE (sans conservateur) Dexaméthasone[G]	Fl. 3 ml à 0,1 % 30 unidoses	1 goutte × 3 à 6 fois/jour
SOFTACORT ***NR*** Hydrocortisone	10 ou 30 unidoses (0,4 ml) *Sans conservateur*	2 gouttes × 2 à 4 fois/jour

Collyres cortisoniques + Anti-infectieux *Liste I-30 %-Coll*

CHIBRO-CADRON Dexaméthasone + Néomycine	Fl. 5 ml	*Idem*
FRAKIDEX Dexaméthasone + Framycétine	Fl. 5 ml	*Idem*
MAXIDROL Dexaméthasone + Néomycine + Polymyxine B	Fl. 3 ml	*Idem*
TOBRADEX TODEXAL Dexaméthasone + Tobramycine[G]	Fl. 5 ml	1 goutte × 4 à 6 fois/jour

Pommades cortisoniques OPH + Antibiotiques

*Liste I-30 % ou Non remboursé (**NR**)-Coll*

CIDERMEX OPH ***NR*** Triamcinolone + Néomycine	Tube 3 g	1 à 2 applications/jour pendant 7 jours
FRAKIDEX Dexaméthasone + Framycétine	Tube 5 g	1 à 2 applications/jour
MAXIDROL Dexaméthasone + Néomycine + Polymyxine B	Tube 3,5 g	*Idem*
STERDEX Dexaméthasone + Oxytétracycline	12 unidoses	*Idem*

Contre-indications
Ulcères cornéens (risque de perforation), trachome évolutif Infections oculaires d'origine virale (herpès, zona), mycosique, parasitaire ou bactérienne, en l'absence de traitement efficace Celles des antibiotiques pour les associations

Propriétés

- Dexaméthasone : corticostéroïde d'action locale anti-inflammatoire puissante et rapide, ayant une bonne pénétration conjonctivale, sclérale, cornéenne et au niveau de l'humeur aqueuse (mais elle est très faible au niveau du vitré), augmentant la pression intra-oculaire ce qui peut induire un glaucome cortisonique
- Fluorométholone : les propriétés anti-inflammatoires sont importantes pour la surface oculaire, mais sa pénétration transcornéenne est faible, ce qui limite son efficacité anti-inflammatoire intra-oculaire et également le risque d'hypertonie
- Hydrocortisone : activité et risque iatrogène nettement plus faibles que la dexaméthasone

Indications

- Corticoïdes non associés : affections inflammatoires du segment antérieur de l'œil et de ses annexes (uvéites antérieures, épisclérites, sclérites, conjonctivites allergiques, blépharites et allergies palpébrales, kératites non infectieuses)
- Corticoïdes avec antibiotiques : affections inflammatoires surinfectées, infections du segment antérieur de l'œil présentant une forte composante inflammatoire

Effets indésirables

- *Retard de cicatrisation* des plaies cornéennes et cornéo-sclérales
- *Aggravation des infections oculaires* d'origine virale (herpès cornéens et zonas ophtalmiques notamment), bactérienne, mycosique ou parasitaire. Si l'infection n'est pas contrôlée → risque d'ulcération voire de perforation cornéenne
- *Hypertonie oculaire* (modérée dans 60 % des cas, importante dans 5 % des cas, retardée et régressive en quelques semaines après l'arrêt du traitement, rarement sévère en cas d'emploi pendant moins de 2 à 3 semaines) → *risque de glaucome cortisonique* chez les sujets prédisposés (sujet ayant un glaucome chronique et ses parents au premier degré) surtout si le traitement est prolongé plus de 15 jours
- *Risque de cataracte souvent sous-capsulaire postérieure* lors des traitements prolongés

Précautions d'emploi

- *Examen ophtalmologique préalable* → ne pas administrer avant qu'un examen ophtalmologique ait permis un diagnostic et éliminé toute contre-indication
- *Usage prolongé* : surveiller attentivement la pression intra-oculaire et le cristallin
- *Utiliser préférentiellement* la fluorométholone ou l'hydrocortisone chez les sujets prédisposés à l'hypertonie oculaire, en particulier en cas d'antécédents glaucomateux
- L'association d'antibiotiques aux corticoïdes, rarement nécessaire, présente un risque de sensibilisation pouvant compromettre leur utilisation ultérieure → utilisation restreinte aux infections documentées ou fortement suspectées
- Utilisation déconseillée : enfants < 8 ans pour Sterdex, nourrissons pour Chibrocadron, Cidermex, Frakidex, Maxidex, Maxidrol ; enfants < 1 an pour Tobradex
- Allaitement : utilisation déconseillée de Chibrocadron (sauf traitement < 10 jours), Cidernex, Frakidex, Maxidrol, Sterdex (cycline), Tobradex
- Grossesse : utilisation déconseillée de Chibrocadron, Cidermex, Dexafree, Frakidex, Softacort, Sterdex, Tobradex

Collyres anti-inflammatoires (III)

Collyres anti-inflammatoires non stéroïdiens

Liste II-65 %-Coll ou Non remboursé (NR)

ACULAR Kétorolac	Fl. 5 ml *Avec benzalkonium*	1 à 2 gouttes × 3 à 4 fois/jour
INDOCOLLYRE 0,1 % Indométacine	Fl. 5 ml à 0,1 % (+ mercurothiolate sodique) 20 ou 50 unidoses à 0,1 % *Sans conservateur*	1 goutte × 4 fois/jour la veille de l'intervention, puis 45 minutes avant, puis 1 goutte × 4 fois/jour jusqu'à la cicatrisation
OCUFEN Collyre Flurbiprofène	20 ou 50 unidoses à 0,03 % *Sans conservateur*	1 goutte × 4 fois dans les 2 heures avant l'intervention, puis 1 goutte × 6 fois/jour × 2 semaines (chirurgie de la cataracte) ou 1 semaine (trabéculoplastie au laser)
VOLTARENOPHTA ***NR*** VOLTARENOPHTABAK Diclofénac	20 unidoses à 0,1 % Fl. 10 ml à 0,1 % *Sans conservateur* *Contient du crémophor EL*	1 goutte × 5 fois dans les 3 heures avant l'intervention, puis 1 goutte × 3 à 5 fois/jour
YELLOX Bromfénac	Fl. 5 ml *Avec benzalkonium*	1 goutte × 2 fois/jour à débuter le lendemain de l'intervention puis continuer pendant 2 semaines

Collyres anti-inflammatoires non stéroïdiens + Antibiotiques

Liste II-65 %-Coll

INDOBIOTIC Indométacine + Gentamicine	20 unidoses (0,35 ml)	1 goutte × 4 fois/jour

Collyres à l'acide salicylique *Non remboursé*

ANTALYRE ***NR*** CIELLA ***NR*** Acide salicylique 0,1 %	10 unidoses (0,4 ml) 20 unidoses (5 ml)	1 goutte × 2 à 4 fois/jour

Contre-indications
Hypersensibilité à l'un des constituants
Troubles de l'épithélialisation cornéenne (Sjögren ou kératopathie neurotrophique)

Propriétés

- Anti-inflammatoires non stéroïdiens inhibant la production des prostaglandines de l'œil, réduisant la fréquence des manifestations inflammatoires oculaires post-chirurgicales ou post-instrumentales

Indications

	Bromfénac	Diclofénac	Flurbiprofène	Indométacine	Kétorolac
Myosis / Chirurgie de la cataracte		+	+	+	
Inflammation / Chirurgie de la cataracte	+	+	+	+	+
Œdème maculaire / Chirurgie de la cataracte			+		
Inflammation / Trabéculectomie et trabéculoplasties		+	+	+	
Douleur / Chirurgie réfractive		+		+	

- Acide salicylique : irritations conjonctivales chroniques non infectieuses
- *Remarque* : pour les spécialités comportant AINS + antibiotiques, l'indication est restreinte aux suites de la chirurgie de la cataracte, en respectant les contre-indications et les précautions d'emploi de la gentamycine

Effets indésirables

- Brûlures oculaires, sensation de chaleur ou picotement lors de l'instillation, rougeur oculaire, élévation modérée de la pression oculaire, possibilité d'altération de l'épithélium cornéen (abrasion, kératite ponctuée superficielle, kératite striée, ulcère cornéen, voire fonte stromale exceptionnelle)
- Possibilité de réaction allergique locale (prurit, œdème palpébral et cornéen) ou de réactions anaphylactiques

Précautions d'emploi

- Utiliser avec prudence en cas d'antécédents d'allergie à l'aspirine ou aux AINS
- Utiliser avec une très grande prudence en cas de trouble de l'épithélialisation cornéenne ou conjonctivale (dont la sécheresse oculaire sévère) → surveillance clinique indispensable en cas de doute
- Ne pas utiliser de lentilles de contact pendant le traitement
- Grossesse, allaitement et enfants : innocuité non établie

Implants intravitréens de corticoïdes

Liste I-100 %-Prescription réservée aux ophtalmologistes

ILUVIEN Acétonide de fluocinolone 190 µg	Implant intravitréen	A. Insertion en position intravitréenne
OZURDEX Dexaméthasone 0,7 mg	Implant intravitréen	*Idem*

Contre-indications
Infection péri-oculaire ou oculaire, active ou suspectée Glaucome mal ou non équilibré (risque d'aggravation rapide) ou patient connu pour augmenter sa pression intra-oculaire de façon importante après instillation de collyres aux corticoïdes

Propriétés

- L'implant doit être inséré dans le vitré par un chirurgien, dans des conditions d'asepsie chirurgicale, avec surveillance post-opératoire du bon positionnement
- Ozurdex est un implant de polymère biodégradable permettant la libération progressive de 700 µg de dexaméthasone sur une période pouvant durer jusqu'à 6 mois
- Iluvien est un implant non résorbable permettant la libération progressive de 190 µg de fluocinolone sur une période pouvant durer jusqu'à 36 mois (mais la concentration intraoculaire est réduite à 2/3 après 6 mois)

Indications

- *Pour Ozurdex* :
  - Œdème maculaire, soit dans les suites d'une occlusion de la veine centrale de la rétine (ou de ses branches), soit d'origine diabétique chez des patients pseudophaques ou insuffisamment répondeurs à un traitement non corticoïde ou pour lesquels un traitement non-corticoïde ne convient pas
  - Inflammation chronique et non infectieuse du segment postérieur de l'œil (uvéite)
- *Pour Iluvien* :
  - Œdème maculaire diabétique chronique lorsque la réponse aux autres traitements disponibles est jugée insuffisante
  - Prévention de la rechute de l'uvéite non infectieuse récidivante affectant le segment postérieur de l'œil

Effets indésirables

- Possibilité d'infections et de complications post-opératoires : endophtalmie (infectieuse ou non infectieuse); rétinite secondaire à une réactivation virale latente ou une autre infection; décollement ou déchirement de la rétine; issue du vitré ou hypotonie oculaire; défaillance mécanique du dispositif et mauvais positionnement
- Des microparticules de silicone ont pu être observées sur des implants d'Ozurdex → nécessité d'une surveillance clinique : inflammation oculaire persistante, corps flottants, élévation de la pression intra-oculaire, particules dans le vitré ou la chambre antérieure
- Dexaméthasone : hypertonie oculaire : 3 % des patients développent une pression intra-oculaire > 35 mmHg, et 15 % entre 25 mmHg et 35 mmHg dans le cadre d'une seconde insertion d'implant
- Fluocinolone : 38 % des patients nécessitent un traitement d'hypertonie oculaire (parfois chirurgical car glaucome sévère)
- Risque de cataracte nécessitant une chirurgie

Collyres antiallergiques non cortisoniques (I)*

Antidégranulants mastocytaires *Remboursement 30 %-Coll (sauf autre mention)*

ALLERGOCOMOD Cromoglycate de sodium[G] CROMABAK CROMADOSES Unidoses CROMEDIL Unidoses CROMOFREE CROMOPTIC HUMEX Conjonctivite ***NR*** MULTICROM OPHTACALM ***NR*** OPHTACALMFREE ***NR*** OPTICRON	Collyre à 2 % : fl. 10 ml 30 unidoses à 2 % 30 unidoses à 2 % Collyre à 2 % : fl. 10 ml (1) Fl. 10 ml (1) ou 30 unidoses 2 sac./5 unidoses Fl. 10 ml (1) 10 unidoses à 2 % Collyre à 2 % : fl. 10 ml (1) Fl. 5 ml (1) 10 (*NR*) ou 24 unidoses	A. 1 goutte × 2 à 6 fois/jour E. > 4 ans : *idem*
NAABAK Acide N-acétylaspartylglutamique = acide spaglumique	10 et 36 unidoses Collyre à 4,9 % : fl. 10 ml *Sans benzalkonium*	*Idem*
NAAXIA	Fl. 5 ml ou 10 ml *Avec benzalkonium*	*Idem*

1. Avec conservateur : benzalkonium.

Anti-histaminiques H1 : lévocabastine (2) *Liste II-30 %-Coll (sauf autre mention)*

ALLERGIFLASH ***NR*** LEVOFREE LEVOPHTA	10 unidoses à 0,05 % Fl. 5 ml à 0,05 % *Sans conservateur* 30 unidoses à 0,05 % Fl. 5 ml à 0,05 % *Avec benzalkonium*	A. 1 goutte × 2 à 4 fois/jour E. > 6 ans : *idem*

2. Effets indésirables locaux : douleurs oculaires, vision floue, œdème des paupières, conjonctivite, blépharite, hyperhémie conjonctivale, larmoiements
Effets indésirables généraux rares : maux de tête, hypersensibilité (urticaire, dermatite de contact, œdème de Quincke).

* Voir les propriétés et les conditions d'emploi page suivante.

Collyres antiallergiques non cortisoniques (II)

Antiallergiques à action mixte

ALLERGODIL Azélastine[G] *Liste I-30 %-Coll*	Collyre à 0,05 % : 6 ml (1)	A. 1 goutte × 2 à 4 fois/jour E. > 4 ans : *idem*
OPATANOL Olopatadine *Liste I-30 %-Coll*	Collyre à 0,1 % : 5 ml (1)	A. 1 goutte × 2 fois/jour E. > 3 ans : *idem*
PURIVIST Épinastine *Liste I-65 %-Coll*	Collyre à 0,05 % : 5 ml (1)	A. 1 goutte × 2 fois/jour E. ≥ 12 ans : *idem*
ZALERG Kétotifène[G] *Liste II-30 %-Coll*	Collyre à 0,025 % : 5 ml *Sans conservateur* 30 unidoses (0,4 ml)	A. 1 goutte × 2 fois/jour E. > 3 ans : *idem*
MONOKETO *Liste II-30 %-Coll*	60 unidoses à 0,025 %	
ZALERGONIUM *Liste II-Non remboursé*	Collyre à 0,025 % : 5 ml (1)	

1. Avec conservateur : benzalkonium.

Contre-indications
Hypersensibilité à l'un des constituants, notamment au benzalkonium

Propriétés

- Produits inhibant la dégranulation des mastocytes et/ou antagonistes des récepteurs H1 de l'histamine

Indications

- Conjonctivites et blépharo-conjonctivites allergiques
- *NDR* : les antidégranulants mastocytaires sont des traitements de fond, destinés à réduire la fréquence et l'intensité des épisodes allergiques alors que les anti-histaminiques H1 sont des traitements de la crise, plutôt destinés à des cures courtes

Effets indésirables

- Transitoires : picotements ou sensation de brûlure oculaire, larmoiement, prurit, gêne visuelle, photophobie, sécheresse nasale, sécheresse buccale, altérations du goût
- Benzalkonium : possibilité de réaction allergique, de toxicité chronique (œil sec iatrogène), kératite ponctuée et/ou kératopathie ulcérative toxique, contre-indication du port des lentilles

Précautions d'emploi

- Ne pas porter de lentilles souples avec les collyres qui contiennent du benzalkonium (possibilité d'absorption du benzalkonium par les lentilles et de coloration de celles-ci)
- Grossesse et allaitement : innocuité non établie par manque de données, sauf pour les cromoglycates et le kétotifène qui sont autorisés
- Chez le jeune enfant, l'expérience clinique est limitée, ce qui nécessite une prescription prudente

Traitement de la DMLA et autres rétinopathies (I)

Inhibiteurs du VEGF (1) *Liste I-Remboursement 100 %-Médicament d'exception-Réservé aux ophtalmologistes*

EYLEA Aflibercept *Conserver de + 2° C à + 8° C*	Seringue préremplie de 90 µl (40 mg/ml) pour injection intravitréenne Fl. 100 µl	Modalités ci-dessous (2)
LUCENTIS Ranibizumab *Conserver de + 2° C à + 8° C*	Seringue préremplie de 165 µl (10 mg/ml) pour injection intravitréenne	1 injection de 0,5 mg toutes les 4 semaines à au moins 3 reprises, puis selon l'évolution clinique (3)

1. Les injections intravitréennes doivent être réalisées dans des locaux dédiés et conformément aux recommandations.
2. Injection intravitréenne :
   Dans la DMLA, initialement : 50 µl × 1 fois/mois pendant 3 mois, puis l'intervalle entre 2 injections peut ensuite être étendu en fonction des résultats visuels et/ou anatomiques (divers protocoles selon les formes cliniques).
3. En cas d'administration concomitante avec une photocoagulation au laser le même jour, le ranibizumab doit être administré au moins 30 minutes après la photocoagulation.

Le bévacizumab (AVASTIN)* a obtenu en 2015 une RTU en ophtalmologie pour le traitement de la DMLA.
La préparation en seringue pour injection intravitréenne doit être réalisée en conditions stériles dans une pharmacie hospitalière.
Posologie de 1,25 mg en injection unique tous les mois.
* Voir les propriétés générales dans le chapitre "Cancérologie".

Contre-indications
Infection oculaire ou périoculaire active ou suspectée (car injection intravitréenne)

Propriétés

- L'aflibercept est une protéine chimérique composée de la fusion de fragments des domaines extracellulaires des récepteurs du VEGF humain (types 1 et 2) et du fragment Fc de l'IgG1 humaine. Elle agit comme un leurre des récepteurs et peut inhiber leur activation
- Le ranibizumab est un fragment d'anticorps monoclonal humanisé recombinant dirigé contre toutes les isoformes du VEGF de type A (dont l'isoforme 165)

Indications (molécules très onéreuses)

- *Pour les deux molécules :*
  - Traitement de la forme néovasculaire (humide) de la dégénérescence maculaire liée à l'âge (DMLA) (indication commune aux deux molécules)
  - Œdème maculaire dans le cadre d'une rétinopathie diabétique et dans le cadre d'une occlusion de la veine centrale de la rétine ou d'une de ses branches
  - Baisse d'acuité visuelle due à une néovascularisation choroïdienne secondaire à une myopie forte
- *Pour le ranibizumab :*
  - Rétinopathie diabétique proliférante (en attendant l'efficacité d'un traitement pérenne comme la photocoagulation rétinienne)
- *Hors AMM* : certaines lésions rétiniennes liées au pseudoxanthome élastique

Effets indésirables

- Endophtalmie post-opératoire (de 0,03 % à 0,5 % par injection)
- Hémorragies rétiniennes ou vitréennes, décollements de rétine (< 1 %))
- Très fréquents (> 10 %) : hypertension artérielle
- Fréquents (1 % à 10 %) : céphalées, augmentation de la pression intra-oculaire, corps flottants et opacification du corps vitré, protéinurie, hémorragies, palpitations, protéinurie
- Rares (< 1 %) : réactions anaphylactiques/anaphylactoïdes, dont œdème de Quincke, perforations gastro-intestinales, leuco-encéphalite postérieure réversible, risque accru (× 2) de thromboses artérielles et veineuses
- *Ranibizumab* : sur-risque d'accident vasculaire (infarctus du myocarde, AVC) pendant la première année de traitement (2,5 % *versus* 1,1 % pour le groupe placebo), qui disparaît en seconde année (2,6 % *versus* 3,2 %), fistules et/ou perforations digestives

Précautions d'emploi

- Le risque post-opératoire immédiat étant l'élévation transitoire de la pression intra-oculaire, il est conseillé de vérifier la perfusion de la tête du nerf optique après l'injection et l'acuité visuelle. Compte tenu du risque d'endophtalmie, les patients doivent être prévenus de cette éventualité et doivent connaître les signes devant faire consulter en urgence
- Le ranibizumab et l'aflibercept ne sont pas conseillés chez les femmes enceintes ou allaitantes, par manque de données (analyser le rapport bénéfice/risque en fonction de chaque cas particulier). Contraception recommandée

Traitement de la DMLA et autres rétinopathies (II)

Vertéporfine *Liste I-100 %-Coll-Médicament d'exception*

VISUDYNE	Fl. 15 mg (diluer dans de l'eau ppi)	*Cf. le mode d'emploi* (1)

1. Médicament d'exception, réservé aux spécialistes en ophtalmologie, à utiliser comme suit :
   - 1re phase : perfusion IV pendant 10 minutes à la dose de 6 mg/m² de surface corporelle (diluée dans 30 ml d'eau ppi, à l'exclusion d'autres solvants, et utilisée dans les 4 heures).
   - 2e phase : activation par la lumière 15 minutes après le début de la perfusion, avec une lumière rouge non thermique (de longueur d'onde 689 ± 3 nm) délivrée par un laser.

Contre-indications
Porphyries, insuffisance hépatique grave

Propriétés

- Agent photosensibilisant destiné à être injecté un quart d'heure avant l'application d'un rayon laser rouge dans certains cas de dégénérescence maculaire liée à l'âge (DMLA)
- Après perfusion, Cmax de 1,5 µg/ml, liaison à 90 % aux lipoprotéines plasmatiques, métabolisation hépatique faible, élimination biliaire, demi-vie d'élimination de 6 heures

Indications (médicament onéreux)

- Dégénérescence maculaire liée à l'âge chez des patients présentant une néovascularisation choroïdienne rétrofovéolaire (utilisation exceptionnelle actuellement)
- Néovascularisation choroïdienne rétrofovéolaire due à une myopie forte
- *Hors AMM :* choriorétinopathie séreuse centrale rebelle et épithéliopathie rétinienne diffuse

Effets indésirables (chez environ 46 % des patients traités)

- Oculaires : vision trouble ou flashs lumineux, baisse transitoire de l'acuité visuelle, altérations du champ visuel, perte sévère de la vision dans les 7 jours récupérant partiellement ou complètement, plus rarement (≤ 1 %) troubles lacrymaux, hémorragie sous-rétinienne ou intravitréenne, ischémie rétinienne (surdosage)
- Réactions au point d'injection : douleur, œdème, extravasation, inflammation
- Systémiques : nausées, photosensibilisation, douleur lombaire, asthénie, prurit, hypercholestérolémie et élévation de la créatininémie, douleur thoracique constrictive

Précautions d'emploi et intéractions médicamenteuses

- Photosensibilité pendant 48 heures → pendant cette période, pas d'exposition solaire ni aux UV, port de vêtements couvrants, port de lunettes de soleil à haute protection à l'extérieur, pas d'exposition à une lumière artificielle intense (éviter les soins dentaires)
- En cas d'extravasation, arrêt de la perfusion et application de compresses froides
- Utiliser avec prudence en cas d'insuffisance hépatique modérée ou obstruction biliaire
- Insuffisance cardiaque sévère ou HTA non contrôlées : pas d'expérience clinique
- Conducteurs et utilisateurs de machines → activités déconseillées jusqu'à la disparition de tout symptôme suivant le traitement
- Grossesse et allaitement : utilisation non recommandée (tératogène chez l'animal)
- Précipitation avec les solutions salines → diluer uniquement dans de l'eau ppi
- Possibilité non exclue de photosensibilisation accrue avec d'autres médicaments photosensibilisants (amiodarone, diurétiques thiazidiques, griséofulvine, phénothiazines, quinolones, sulfamides antibactériens ou hypoglycémiants, tétracyclines, etc.)

Médicaments divers en ophtalmologie (I) : Traitement des dystrophies héréditaires rétiniennes

Voretigène néparvovec *Liste I-Réservé à l'usage hospitalier pour équipes certifiées*

LUXTURNA *Conserver à < – 65 °C durant 21 mois*	2 fl. 2 ml + solvant	Injection chirurgicale sous la rétine après vitrectomie (1)

1. L'injection doit être préparée par un traitement immunomodulateur (prednisone) débuté 3 jours avant et poursuivi 14 jours après en doses décroissantes.

Contre-indications

Hypersensibilité à l'un des produits
Infection ou inflammation active de la sphère oculaire

Présentation et modalités d'emploi

- Flacon de 2 ml contenant 10^{13} copies de vecteur viral adéno-associé de sérotype 2 (AAV2) servant de véhicule pour délivrer dans la rétine l'ADN complémentaire (ADNc) de hRPE65 (protéine de l'épithélium pigmentaire rétinien humain de 65 kDa)
- Après préparation, une dose de 0,3 ml de suspension à injection sous la rétine (pas trop proche de la fovéa), après vitrectomie par un chirurgien spécialisé, contient 1,5 × 1011 copies de vecteurs de thérapie génique

Indications

- Perte visuelle par dystrophie rétinienne héréditaire liée à des mutations bi-alléliques du gène RPE65 et présence résiduelle de cellules rétiniennes viables

Effets indésirables

- Principaux risques : endophtalmie (infection), inflammation et décollement de rétine post-opératoire
- Apparition possible d'une augmentation de la pression intra-oculaire, d'une cataracte, d'une hyperémie conjonctivale, de douleur oculaire et de maculopathie (plis à la surface de la macula)

Précautions d'emploi

- Grossesse, allaitement, fertilité : prudence requise (pas de données)

Médicaments divers en ophtalmologie (II) : Cystinose oculaire

Mercaptamine *Liste I*

CYSTADROPS	Collyre : fl. 5 ml (3,8 mg/ml) *Avec benzalkonium*	1 goutte × 4 fois/jour
Contre-indications Hypersensibilité à l'un des composants		

Propriétés

– L'apport local de mercaptamine, forme active de la cystéamine, favorise la dissolution des cristaux de cystine en diminuant le taux de cystine lysosomale dans la cornée, ces cristaux n'étant pas accessibles à un traitement par voie générale en raison de l'absence de vascularisation dans la cornée normale

Indications

– Dépôts cornéens de cystine dans la cystinose, chez l'adulte et l'enfant > 2 ans

Effets indésirables

– Irritation/inflammation de la surface oculaire, en partie liée à la présence de benzalkonium

Précautions d'emploi

– Pas de données chez l'enfant < 2 ans
– Pas de données chez la femme enceinte ou allaitante

Médicaments divers en ophtalmologie (III) : Tissu de substitution des cellules souches limbiques

Cellules épithéliales cornéennes humaines *Liste I-Réservé à l'hôpital*

HOLOCLAR	1 récipient de 3,8 cm² d'épithélium cornéen sur un support de fibrine = 79 000 à 316 000 cellules/cm²	Mise en place chirurgicale de l'implant

Contre-indications
Hypersensibilité à l'un des excipients, au sérum bovin ou aux cellules murines 3T3-J2

Présentation et modalités d'emploi

- Feuillet circulaire de fibrine transparente (2,2 cm de diamètre, soit 3,8 cm²) sur lequel adhèrent 79 000 à 316 000 cellules/cm² de cellules épithéliales cornéennes autologues, cultivées *ex vivo*, dont des cellules souches limbiques
- Au moins 1 à 2 mm² de limbe non endommagé (dans au moins un des deux yeux) est nécessaire pour effectuer une biopsie suffisante pour l'expansion du nombre minimal de cellules. La biopsie doit alors être reçue par le fabriquant dans les 24 heures. Les cellules issues de la biopsie sont alors cultivées. En attendant, l'œil prélevé est traité par antibiotiques locaux. Dès que l'implant est prêt, il est mis en place au bloc opératoire en position limbique, en conditions aseptiques. Une antibiothérapie et un traitement corticoïde sont mis en place

Indications

- Déficit en cellules souches limbiques modéré à sévère (néovascularisation cornéenne superficielle dans au moins deux quadrants de la cornée, avec atteinte de la cornée centrale et baisse d'acuité visuelle sévère) secondaire à des brûlures oculaires chimiques ou physiques

Effets indésirables

- Possibilité en période post-opératoire d'infection de la cornée, d'inflammation de la paupière (blépharite), d'hémorragie sous-conjonctivale, de troubles de la ré-épithélialisation cornéenne, de douleur oculaire, d'hypertonie oculaire

Précautions d'emploi

- Grossesse, allaitement, fertilité : absence de données cliniques suffisantes

Médicaments divers en ophtalmologie (IV) : Myotiques pour usage per-opératoire

Carbachol *Réservé à l'usage hospitalier*

MIOSTAT	12 fl. 1,5 ml Carbachol 0,01 % Solution pour injection intra-oculaire	Voie intra-oculaire per-opératoire : obtention rapide d'un myosis complet

Acétylcholine *Réservé à l'usage hospitalier*

MIOCHOLE	Chlorure d'acétylcholine Préparation pour dilution de 20 mg dans 2 ml Solution pour injection intra-oculaire	*Idem*

Propriétés et indications

- Pour les myotiques, induction d'un myosis en cours d'intervention chirurgicale (chirurgie de la cataracte ou du glaucome)

Effets indésirables

- Possibilité de kératopathie bulleuse lorsque l'endothélium cornéen est anormal, rares cas d'opacification ou œdème cornéens (non formellement attribués au produit)
- Risque de passage dans la circulation générale, mais en très faible quantité : bradycardie, hypotension, rougeur, hypersudation et difficultés respiratoires (effets réversibles sous atropine)

Précautions d'emploi

- Solutions sans conservateurs → ne pas conserver les produits entamés
- Grossesse et allaitement : les myotiques sont susceptibles d'être tératogènes et sont déconseillés
- Enfant : pas de données d'utilisation

Correcteurs des sécheresses lacrymales (I)*

Contre-indications
Allergie à l'un des constituants (notamment aux conservateurs) Port de lentilles souples pour les produits avec conservateurs Pour les traitements oraux : asthme pour la pilocarpine, enfant < 6 ans et atrophie des voies biliaires pour l'anétholtrithione

Propriétés

- Produits de suppléance lacrymale (larmes artificielles) employés en cas de maladie de la sécheresse oculaire. Le choix des produits repose sur l'origine, prouvée ou suspectée, du tableau clinique présenté : insuffisance de sécrétion lacrymale prédominante (le plus souvent origine inflammatoire, comme dans le syndrome de Sjögren primitif ou secondaire), insuffisance de stabilité lacrymale prédominante (surtout dans le dysfonctionnement des glandes de Meibomius, le plus souvent associé à une blépharite, comme dans la rosacée oculaire, la dermatite séborrhéique, l'allergie atopique...), ou forme combinée (la plus fréquente, notamment dans les atteintes chroniques, par dysrégulation globale de la surface oculaire)
- Les larmes artificielles sont en général prescrites sur une période longue, mais un usage transitoire est justifié dans quelques situations particulières : suites opératoires, suites d'infection cornéenne ou conjonctivale, poussée d'allergie, intolérance transitoire aux lentilles (contrôle ophtalmologique néanmoins impératif pour éliminer une infection)
- La pilocarpine *per os*, par son effet secrétagogue, permet d'améliorer les signes subjectifs de sécheresse oculaire, mais les résultats objectifs sont modérés et l'efficacité de l'anétholtrithione sur le syndrome sec oculaire est très modérée

Indications

- Traitement symptomatique de la maladie de la sécheresse oculaire

Précautions d'emploi

- Instiller dans le cul-de-sac conjonctival inférieur, en tirant légèrement la paupière inférieure vers le bas et en regardant vers le haut, 1 goutte de gel dans les yeux, 2 à 4 fois/jour, voire jusqu'à 8 à 10 fois/jour en fonction des troubles oculaires
- Utiliser l'unidose immédiatement après ouverture et la jeter après usage
- Ne pas réutiliser une unidose entamée (risque d'infection)
- Éviter le contact de l'embout avec l'œil et les paupières
- Les produits sans conservateur sont mieux tolérés dans les traitements répétés

Effets indésirables

- Trouble visuel transitoire, surtout avec les gels à haute viscosité et avec les inserts oculaires → utiliser avec prudence chez les conducteurs et utilisateurs de machines
- Allergie possible aux conservateurs (conjonctivite chronique) → intérêt des unidoses
- Troubles digestifs mineurs (diarrhée, flatulence, météorisme) avec les traitements *per os*, urines foncées avec l'anétholtrithione, syndrome grippal, asthénie, sueurs, pollakiurie, palpitations avec la pilocarpine
- Éviter les traitements oraux pendant la grossesse et l'allaitement

Remarques

- Collyres : leur temps de rétention court impose des instillations fréquentes qui découragent souvent le patient (ce temps est amélioré avec les gels à haute viscosité, mais ces produits entraînent un brouillard visuel transitoire lié à leur viscosité
- Les traitements *per os* sont surtout utiles pour traiter la sécheresse extra-oculaire dans le cadre d'un syndrome de Sjögren. L'état oculaire peut en être amélioré partiellement

* Voir les produits pages suivantes.

Correcteurs des sécheresses lacrymales (II)

Produits à très haute viscosités : hyaluronate de sodium

Dispositifs médicaux non remboursés-Produits sans conservateurs

HYALINE	28 unidoses (2 ml) à 0,20 %	1 goutte × 2 à 4 fois/jour
HYLO CONFORT HYLO CONFORT PLUS	Fl. 10 ml à 0,10 % Fl. 10 ml à 0,20 %	*Idem*
HYLOVIS	Fl. 10 ou 15 ml ou 20 unidoses	*Idem*
HYLOVIS LIPO + Lipides	Fl. 15 ml à 0,18 % ou 30 unidoses à 0,18 %	
HYLOVIS GEL MULTI	Fl. 15 ml à 0,30 %	1 goutte le soir
NAVITAE PLUS + Vitamines A et E	Fl. 15 ml à 0,15 %	1 goutte × 2 à 4 fois/jour
NEOVIS TOTAL + Lipides	Fl. 15 ml à 0,18 % ou 30 unidoses à 0,18 %	*Idem*
OPTIVE FUSION	Fl. 10 ml ou 30 unidoses + Carboxyméthylcellulose + Glycérine	*Idem*
OPTONE Hydra Nuit	Fl. 10 ml à 0,35 %	1 goutte le soir
THÉALOSE	Fl. 10 ml à 0,15 % 30 unidoses à 0,15 %	1 goutte × 2 à 4 fois/jour
VISIODORON MALVA	20 unidoses à 0,15 %	*Idem*
VISMED	Fl. 10 ml à 0,18 % ou 20 unidoses à 0,18 %	*Idem*
VISMED GEL	20 unidoses à 0,30 %	1 goutte le soir
VITADROP + Vitamine B12	Fl. 10 ml à 0,15 %	1 goutte × 2 à 4 fois/jour

Produits à haute viscosité : carbomère

Remboursement 65 %-Coll ou Non remboursé (NR)

GEL-LARMES UNIDOSES LACRIFLUID UNIDOSES LACRYVISC UNIDOSES AQUAREST + Lipides	Gel 10 g ou 30 unidoses ou 60 unidoses Carbomère	1 goutte × 2 à 4 fois/jour
LACRIGEL[G]	Gel : 10 g Carbomère + Cétrimide	*Idem*
LIPOSIC + Lipides	Tube de 10 g Carbomère + Cétrimide	*Idem*
GEL-LARMES LACRINORM LACRYVISC SICCAFLUID	Gel : 5 ou 10 ou 15 g Carbomère + Benzalkonium	*Idem*

Correcteurs des sécheresses lacrymales (III)

Produits à haute viscosités (suite) *Remboursement 65 %-Coll ou **NR***

OPTIVE ***NR*** Carboxyméthylcellulose de Na + Lipides	Fl. 10 ml *Conservateur purite rapidement dégradé*	1 à 2 gouttes/jour
ARTELAC Hypromellose	Collyre : 60 unidoses	1 goutte × 4 à 6 fois/jour
CELLUVISC Carboxyméthylcellulose	Collyre : 30 ou 90 unidoses Carmellose sodique	1 goutte × 2 à 8 fois/jour
CATIONORM Émulsion lipidique cationique	30 unidoses (0,4 ml) Fl. 10 ml	1 goutte × 3 à 4 fois/jour
SYSTANE ULTRA ***NR*** Polyéthylèneglycol SYSTANE DROPS ***NR*** SYSTANE BALANCE (1) (+ LipiTech)	Fl. 10 ml *Avec conservateur : polyquad* 30 unidoses (0,7 ml) Fl. 10 ml	1 à 2 vaporisations sur chaque paupière fermée × 3 à 4 fois/jour
XAILIN Night ***NR***	Tube 5 g pommade Paraffine + vaseline + lanoline	1 goutte le soir

1. Remboursement à 60 % si prescrit par un ophtalmologiste.

Produits à faible viscosité *Remboursement 65 %-Coll (sauf les unidoses)*

LARMABAK Chlorure de sodium (NaCl) LARMES ARTIFICIELLES UNILARM ***NR***	Fl. 10 ml 20 unidoses (1,5 %) Fl. 5 ml 20 unidoses	1 goutte × 3 à 8 fois/jour
FLUIDABAK Povidone UNIFLUID NUTRIVISC REFRESH + acide polyvinylique DULCILARMES + Hyaluronate de Na	Fl. 10 ml 36 unidoses 36 unidoses Fl. 10 ml *Avec benzalkonium* 30 unidoses (0,4 ml) 60 unidoses (1,5 %) Fl. 10 ml (*sans conservateur*)	*Idem*
KERADROP Hyaluronate de Na + Glycyrrhizine	Fl. 5 ml	*Idem*
ANGIODROP ***NR*** Mauve et camomille	Fl. 15 ml *Sans conservateur*	1 goutte × 2 à 3 fois/jour
SENSIVISION ***NR*** Acide borique + Plantain	10 unidoses	*Idem*

Traitement oral de l'insuffisance lacrymale

La pilocarpine *per os* (SALAGEN) et l'anétholtrothione (SULFARLEM) ont une indication dans les insuffisances lacrymales (voir ces produits).

Hygiène des paupières *Non remboursé*

ADERMA (gamme), ALPHA KM, AQUAREVA, ATODERM, AVENE (gamme), BLEPHACLEAN, BLEPHAGEL, BLEPHASOL	1 à 2 applications/jour
CAMOLID	1 application/jour
CEBELIA, CODEXIAL, COUP D'ÉCLAT, CRÉALINE, DEPIPWHITE, DERMABSOLU, DOS'OPTREX, EUCERIN (gamme), EYES EFFECT, HYALU B5, HYDRAPHASE, IALUGEN (gamme), ILAST, K'DERM, NAVIBLEF, NORELIFT, NOVEANE, OPTONE, PHYSIOLIFT, SENSIDIANE, STERIBLEF, SVR TOPIALYSE, VISUNET	1 à 2 applications/jour

– Compléments thérapeutiques utiles dans la prise en charge de la sécheresse oculaire

Traitement antiparasitaire des paupières *DM-Non remboursé*

BLEPHADEMODEX	30 lingettes à usage unique *Sans conservateur*	1 à 2 applications/jour pendant 30 jours

– Contient du terpinène-4-ol, principe actif de l'huile d'arbre à thé (*Melaleuca alternifolia*), qui possède des propriétés antibactériennes et antiparasitaires, en particulier sur le Demodex, acarien saprophyte de la base des cils, voire des glandes de Meibomius

Conseils pour l'entretien et le port des lentilles de contact

Conseils généraux pour l'entretien des lentilles

- Les produits de lentilles doivent idéalement être prescrits en même temps que les lentilles, au cours d'un entretien insistant sur les mesures d'hygiène et les signes devant faire alerter sur le risque de kératite infectieuse (essentiellement bacilles Gram négatif, champignons et amibes)

Généralités sur les composants des produits pour lentilles

- On peut distinguer plusieurs composants dans les produits d'entretien de lentilles :
  - *Agents nettoyants* (dits aussi surfactants ou tensio-actifs ; ex. : Pluronic, Tetronic, Poloxamer, Tyloxapol) : associés au massage de la lentille, ils agissent comme des détergents (capture des lipides) et permettent une meilleure mouillabilité de la lentille. Ils existent en produits séparés ou sont intégrés, en faible concentration, dans les solutions multifonctions
  - *Agents déprotéinisants* : de nature enzymatique (Substilisine A en comprimé pour les LSH et LRPG) ou chimique (chlorate pour les LRPG), et enfin par catalase dans les peroxydes d'hydrogène mais d'action très modérée, insuffisante pour des lentilles à remplacement supérieur au mois
  - *Agents décontaminants* : produits pour LRPG sans surfactant associé, ou produits servant aussi de conservateurs (*cf.* ci-dessous), ou encore oxydant de type peroxyde d'hydrogène (H_2O_2) qui reste encore un des meilleurs décontaminants
  - *Agents conservateurs*, servant aussi de décontaminant dans les solutions multifonctions pour LSH, de type biguanide (PHMB) ou ammonium quaternaire (essentiellement polyquad)
  - *Agents mouillants* (ex. : HPMC, PG, sorbitol, hydroxyéthylcellulose), soit intégrés dans des larmes artificielles à instiller pendant la journée pour le confort, soit intégrés dans une solution multifonctions. Ils sont différents des sérums physiologiques purs car ils contiennent des agents de viscosité tels que du hyaluronate de sodium, des dérivés carboxyls ou des polyvidones qui permettent aux larmes de conserver leurs propriétés visco-élastiques nécessaires à la bonne lubrification de l'œil
  - *Agents viscosifiants*, soit intégrés dans les produits à instiller dans la journée (confort), soit intégrés dans les solutions multifonctions (intégrés dans les blisters des LRF)
  - *Agents chélateurs : l'EDTA* sert à capter les ions Ca+ et potentialise l'action des décontaminants/conservateurs et le citrate et l'hydranate servent à capter les protéines (sans pour autant avoir la même efficacité que les déprotéinisants enzymatiques)

Généralités sur les mesures d'hygiène pour le port des lentilles

- Éviter impérativement tout contact entre l'eau (courante, piscine, lacs et rivières) et les lentilles ou les flacons servant à l'entretien et au stockage des lentilles (risque d'infection amibienne ou fongique pouvant entraîner une infection sévère mettant en jeu le pronostic visuel)
- Ne manipuler les lentilles qu'avec des mains propres (fraîchement lavées à l'eau et au savon, puis séchées)
- En cas de gêne oculaire, d'irritation, de douleur ou de baisse d'acuité visuelle : retirer la lentille et consulter le plus rapidement possible un ophtalmologiste, et, en attendant son avis, conserver la lentille suspecte et son flacon pour un éventuel examen microbiologique

Compléments alimentaires proposés en ophtalmologie (I)

Compléments alimentaires proposés dans les troubles rétiniens liés à l'âge *Non remboursé*

BLUE BERRY	2 cp./jour
CORVITEC	2 cap./jour
DIFRAVISION	2 gél./jour
MACULA-Z	1 cap./jour
MACULA-Z Oro	1 cp./jour orodispersible
NATUROPHTA Macula	1 cp. + 1 gél./jour
NUTROF Total	1 cp./jour ou 1 sac./jour
OFTAMAC	1 cap./jour
PRESERVISION	2 cp./jour
SUVEAL Duo	1 cp./jour
VITALUS PLUS OMEGA	1 cap./jour
VITRECOR	1 gél./jour

Compléments alimentaires proposés dans les troubles liés à la sécheresse oculaire *Non remboursé*

ALPHALARM	1 cp./jour
DIOPTEC	2 cp./jour
HYDROFTA	1 cp./jour
NUTRILARM	2 cp./jour
TRIOPTEC	2 cp./jour

Compléments alimentaires proposés pour améliorer le confort visuel *Non remboursé*

MEMOPTIC à la citicoline	2 cp./jour
OEMINE Vision	1 cp./jour

Compléments alimentaires proposés pour le glaucome

NEUROTIDINE à la citicoline	5 ml × 4 fois/jour

Compléments alimentaires proposés en ophtalmologie (II)

Propriétés

- Ces compléments contiennent des anti-oxydants, des oligo-éléments, des dérivés pigmentés (type flavonoïdes), des huiles poly-insaturées, en particulier de type Oméga-3
- Ce type d'association serait susceptible de limiter le risque de maladies oculaires liées à l'âge, en particulier la dégénérescence maculaire. Toutefois, plusieurs de ces études utilisaient des doses largement supérieures aux apports quotidiens conseillés en Europe

Précautions d'emploi

- La composition de ces compléments alimentaires varie parfois de façon brutale
- Certaines spécialités fournissent peu d'informations sur les conditions de préparation des produits, en particulier concernant les températures des huiles poly-insaturées en oméga-3, ce qui peut modifier la nature et/ou le degré de saturation
- Vérifier l'absence d'hypersensibilité aux composants et éviter les produits contenant de la vitamine A chez les fumeurs (augmentation du risque de cancer du poumon)

Chapitre 19

Oto-Rhino-Laryngologie
Stomatologie

Traitement de la sinusite aiguë purulente de l'adulte

Les différents types de sinusite aiguë purulente

- La sinusite aiguë purulente correspond à une infection bactérienne (principalement à *Haemophilus influenzae* et à *Streptococcus pneumoniae*) d'une ou plusieurs cavités sinusiennes
- La sinusite maxillaire est la plus fréquente mais les sinusites frontales, ethmoïdales et sphénoïdales possèdent un risque plus élevé de complications

Diagnostic

- Le diagnostic de sinusite aiguë est essentiellement clinique
- Un scanner des sinus n'est pas indiqué sauf en cas de suspicion de sinusite sphénoïdale ou de sinusite compliquée

Traitement

- L'antibiothérapie est indiquée d'emblée en cas de sinusite frontale, ethmoïdale ou sphénoïdale : amoxicilline-acide clavulanique : 3 g/jour pendant 7 jours par voie orale
- Par contre, elle n'est pas indiquée d'emblée dans la sinusite maxillaire aiguë lorsque les symptômes restent diffus, bilatéraux et modérés dans un contexte épidémique. L'antibiothérapie devient nécessaire :
  1. en cas d'augmentation des douleurs malgré un traitement symptomatique (antalgique et/ou antipyrétique) d'au moins 48 heures
  2. en cas de douleurs unilatérales, pulsatiles et accrues par le mouvement de la tête penchée en avant
  3. en cas d'aggravation de la rhinorrhée et/ou de sa purulence
- L'antibiothérapie administrée par voie orale comporte :
  - Amoxicilline : 3 g/jour pendant 7 jours
  - En cas d'allergie à la pénicilline, sans contre-indication aux céphalosporines : céfuroxime-axétil (500 mg/jour) ou cefpodoxime-proxétil (400 mg/jour) ou céfotiam-hexétil (400 mg/jour) pendant 5 jours
  - En cas de contre-indication aux bêta-lactamines : pristinamycine (2 g/jour) pendant 4 jours ou levofloxacine (500 mg/jour) pendant 7 jours
- Les antibiotiques locaux par instillation nasale, endosinusienne ou par aérosol ne sont pas recommandés
- Les corticoïdes *per os* peuvent être utiles en cure courte (maximum : 5 jours), en adjuvant de l'antibiothérapie, dans les formes hyperalgiques

OTO-RHINO-LARYNGOLOGIE : Schémas thérapeutiques

Affections oto-rhino-laryngologiques

Bouchon de cérumen	Céruménolytique puis lavage/extraction
Eczéma du conduit auditif	Gouttes auriculaires antibio-cortisoniques
Épiglottite aiguë ou Laryngite supra-glottique à *Haemophilus influenzae*	*Hospitalisation d'urgence* + Antibiothérapie
Épistaxis (traitement étiologique si possible)	Mouchage, puis compression des ailes du nez durant 10 minutes après mise en place dans la fosse nasale de gaze imbibée de lidocaïne (xylocaïne) 5 % à la naphtazoline
	Tamponnement antérieur (par gaze grasse) ou tamponnement antéro-postérieur par spécialiste
	Électrocoagulation ou microchirurgie endonasale en cas de récidive
Furoncle du conduit auditif	Antibiotique antistaphylococcique *per os*
Laryngite sous-glottique du nourrisson et du jeune enfant (origine virale surtout)	Stridor sans détresse respiratoire : Dose unique de corticoïde *per os* ou IM + Réévaluation après 2 à 4 heures et hospitalisation si persistance
	Signes de détresse respiratoire : Corticoïde *per os* ou IM + Hospitalisation d'urgence
Œdème de la glotte	Adrénaline et si besoin trachéotomie (1)
Otites barotraumatiques	Corticothérapie générale courte à forte dose + Vasoconstricteur par voie nasale
Otites externes à tympan fermé d'origine bactérienne (2) (le plus souvent à staphylocoques ou à germes Gram négatif)	Gouttes auriculaires antibiotiques
	Antibiothérapie générale après prélèvement en cas d'échec du traitement local
Otites moyennes aiguës	Congestives : Lidocaïne + Phénazone auriculaires Purulentes : Amoxicilline ± Paracentèse
Sinusites aiguës	*Cf.* page précédente
Otites mycosiques ou Otomycoses	Antifongique local imidazolé en solution ou en émulsion pendant 3 semaines

1. Dans des conditions précaires, en l'absence d'expérience de la trachéotomie, la ventilation peut être assurée par ponction de la membrane intercrico-thyroïdienne avec 2 ou 3 grosses aiguilles.
2. Dans les formes sévères avec douleurs insomniantes et œdème, un méchage avec une gaze imbibée d'alcool à 60° désinfecte, assèche et soulage très rapidement le patient.

OTO-RHINO-LARYNGOLOGIE : Schémas thérapeutiques

Affections oto-rhino-laryngologiques (suite)

Otites séreuses (90 % des cas chez l'enfant)	Antihistaminique H1 ou Corticothérapie	– Adénoïdectomie – Pose d'un aérateur transtympanique
Presbyacousie (début vers 45 ans, mais gêne auditive souvent après 65 ans)	Appareillage précoce, dès 30 dB de perte sur 2 000 Hz ou moins de 80 % de mots compris à 60 dB (voix du dialogue) + Rééducation	
Rhinites allergiques Rhinosinusites allergiques Sinusites allergiques Rhume des foins ou Pollinose	Éviction des allergènes si possible (acariens, animaux domestiques, etc.) ± Antiallergique par voie nasale ou Antihistaminique H1 *per os* --- Corticoïde par voie nasale (voire Corticothérapie générale courte dans les formes sévères) --- Désensibilisation = 80 % de bons résultats dans la rhinite persistante modérée à sévère avec une hypersensibilité monoallergique	
Rhinites vasomotrices	Humidification de l'air	Ipratropium bromure
Surdité brusque (rechercher un neurinome de l'acoustique)	Traitement d'urgence : Corticothérapie courte à forte dose ± Oxygénothérapie (1) Bilan étiologique	
Crise vertigineuse (2) Névrite vestibulaire (2) Vertiges essentiels (2)	Acétyl-leucine ou Glucosé hypertonique en IV ou Diazépam injectable ± Rééducation vestibulaire	
Vertige paroxystique positionnel bénin (1/3 des vertiges)	Manœuvres libératoires ou Kinésithérapie d'habituation vestibulaire	
Maladie de Ménière (2)	Antivertigineux en phase aiguë Supprimer le tabac et l'alcool ± Anti-ischémique ± Traitement chirurgical dans certains cas	

1. Oxygénothérapie en caisson hyperbare ou par inhalation au masque 8 fois par jour pendant 30 minutes de carbogène (mélange de 5 % de CO_2 et 95 % d'oxygène).
2. Les sujets vertigineux ne doivent pas rester alités pendant plus de 48 heures (car l'alitement prolongé est un facteur de passage à la chronicité des vertiges, quelle que soit leur origine) et les antivertigineux ne doivent pas être prescrits pendant plus de 5 à 6 jours (risque de persistance des vertiges par insuffisance de compensation vestibulaire), sauf dans la maladie de Ménière où ils peuvent être prescrits par périodes de 3 à 6 semaines si les crises sont fréquentes.

STOMATOLOGIE : Schémas thérapeutiques

Affections dentaires

Carie dentaire (prévention)	Brossage des dents 2 fois par jour + Suppression des bonbons, sucreries et boissons sucrées + Apport de fluor de 2 ans à 12 ans dans les régions où la teneur en fluor de l'eau potable est insuffisante (< 0,3 mg/l) (1)
Pulpite aiguë ou Rage de dent Desmodontite aiguë	En urgence = Application de lidocaïne à 5 % sur un coton fin que l'on tasse contre la carie Ce geste soulage le patient pendant quelques heures, dans l'attente de l'intervention indispensable du chirurgien-dentiste
Abcès dentaire aigu (bacilles et cocci anaérobies)	Incision de la collection suppurée ou extraction de la dent + Antibiothérapie de 5 à 7 jours (2) + Antalgiques

1. Dans chaque commune, cette information peut être obtenue auprès de la mairie.
2. Pénicilline V ou G ou Amoxicilline ou Co-amoxiclav, ou [Spiramycine + Métronidazole] en cas d'allergie aux bêta-lactamines.

Affections stomatologiques diverses

Aphtose commune (guérison spontanée en 5 à 15 jours)	Bains antiseptiques (Chlorhexidine) + Lidocaïne visqueuse à titre antalgique sur l'aphte (3)	
	Suppression des aliments réputés aphtogènes + Soins dentaires si besoin + Brossage des dents	
Aphtose récidivante (4)	Colchicine	– Corticothérapie courte – Thalidomide (5)

3. La lidocaïne ne doit pas être utilisée chez le nourrisson car elle peut favoriser des fausses routes.
4. Rechercher une maladie de Behçet (aphtose génitale, uvéite…), une colite inflammatoire, une pathologie hématologique ou la prise prolongée de certains médicaments (AINS, captopril, nicorandil, etc.). Éliminer un sida.
5. La thalidomide est le traitement le plus efficace des aphtoses sévères, notamment au cours de l'infection par le VIH, mais sa toxicité en restreint l'usage.

STOMATOLOGIE : Schémas thérapeutiques

Affections stomatologiques (suite)

Glossodynies Stomatodynies Papillite linguale	Arrêt des bains de bouche et des benzodiazépines (facteurs d'entretien) + Traitement d'une carence vitaminique éventuelle (B1, B6, B12 et Folates) et d'une éventuelle mycose buccale ± Psychothérapie car terrain anxio-dépressif fréquent
Hyposialies et Asialies (1) Sécheresse buccale ou Xérostomie Syndrome de Sjögren	Recherche de médicaments responsables Hydratation correcte ± Chewing-gum sans sucre Anétholtrithione Pilocarpine par voie orale Substitut salivaire Amifostine (prévention des xérostomies aiguës et tardives post-radiothérapiques)
Lithiases salivaires ou Calculs salivaires	Antispasmodique type Phloroglucinol ± Sialogogue Antibiothérapie si syndrome infectieux Ablation chirurgicale du calcul si nécessaire
Mucite buccale associée à des traitements myéloablatifs	Palifermin
Parodontopathies	Brossage des dents 2 fois par jour afin d'éliminer la plaque dentaire *en utilisant une brosse douce et un dentrifice non agressif* + Détartrage complet 2 fois par an + Traitement dentaire d'éventuels foyers infectieux + Traiter une éventuelle carence vitaminique
Anticoagulants et soins dentaires présentant un risque hémorragique (2)	Risque thrombotique faible : – AVK : faire diminuer l'INR jusqu'à 1,5 avant de réaliser l'acte, puis reprise immédiate de l'AVK à la dose adéquate – Anticoagulant direct : interrompre la prise durant 24 heures Risque thrombotique majeur : relayer les anticoagulants par HBPM à dose curative en 2 injections par jour au moins 5 jours avant l'acte (réalisé 10 à 12 heures après la dernière injection)

1. Les sécheresses buccales uniquement nocturnes sont dues à une respiration buccale pendant le sommeil, qui nécessite idéalement la correction d'un éventuel défaut de la respiration nasale.
Des mesures de bon sens consistent à éviter de surchauffer la chambre (ne pas dépasser 20 °C), à y mettre un humidificateur et si besoin à utiliser une solution nasale de sérum physiologique.
2. Pratiquer ces soins le matin, et jamais le week-end, car nécessaire surveillance d'une journée.

Antivertigineux (I)

Acétyl-leucine[G] *Remboursement 30 %-Coll*

TANGANIL INJECTABLE	5 amp. 5 ml = 500 mg	Par voie **IV** lente dans la crise vertigineuse : A. 2 amp./jour (1)
TANGANIL	30 cp. séc. 500 mg	A. 3 à 4 cp./jour en 2 prises aux repas

1. La dose peut être augmentée jusqu'à 4 amp./jour transitoirement si nécessaire.

Contre-indications
Allergie au blé Ne pas injecter par voie intramusculaire

Propriétés

- Médicament de mécanisme d'action inconnu, ayant expérimentalement des propriétés antivertigineuses
- Après administration orale, le pic de concentration plasmatique est atteint après 2 heures

Indications

- Traitement symptomatique de la crise vertigineuse

Effets indésirables

- Éruption cutanée, urticaire

Précautions d'emploi

- Voie **IV** : *injecter lentement (1 à 2 minutes)*
- Grossesse et allaitement : utilisation déconseillée en l'absence de données cliniques

Autres médicaments utilisables dans la crise vertigineuse

Soluté glucosé hypertonique à 30 % : ce soluté peut être utilisé à la dose de 10 à 30 ml en injection **IV** stricte au cours de la crise vertigineuse aiguë.
Diazépam injectable : benzodiazépine ayant souvent une bonne efficacité au cours de la crise vertigineuse aiguë.

Antivertigineux (II)

Bétahistine[G] *Liste I-30 %-Coll*

SERC	30 ou 90 cp. 8 mg	A. 8 à 16 mg × 3 fois/jour *au cours des repas* (D. max. : 48 mg/jour)
BETASERC 24 mg LECTIL 24 mg	60 cp. 24 mg 45 cp. séc. 16 mg	A. 24 mg × 2 fois/jour *au cours des repas* (D. max. : 48 mg/jour)
EXTOVYL	60 gél. 12 mg	A. 12 mg × 2 à 3 fois/jour *au cours des repas*

Contre-indications
Ulcère gastro-duodénal Phéochromocytome

Propriétés

- Médicament ayant une action analogue à celle de l'histamine, qui faciliterait la microcirculation labyrinthique (action au niveau des sphincters précapillaires) et aurait un effet inhibiteur sur les neurones vestibulaires, permettant souvent de réduire l'intensité et la fréquence des crises vertigineuses (mais sans effets sur les troubles de l'audition dans la maladie de Ménière)
- Absorption digestive rapide et complète, élimination urinaire pratiquement complète en 24 heures, demi-vie d'élimination de 3 h 30 environ

Indications

- Traitement symptomatique du vertige itératif avec ou sans signe cochléaire

Effets indésirables

- Fréquents (1 à 10 %) : céphalées, gastralgies (pouvant être minimisées par la prise au cours des repas), nausées, vomissements, sécheresse buccale, diarrhée
- Rares (< 1 %) : asthénie, somnolence, réactions d'hypersensibilité, thrombopénie, hypertransaminasémie
- **Surdosage** : à traiter si besoin par un antihistaminique H1

Précautions d'emploi

- Utiliser avec prudence chez les asthmatiques (risque de bronchoconstriction)
- Traitement non indiqué dans le vertige paroxystique bénin et dans les vertiges liés à une affection du système nerveux central
- Grossesse et allaitement : utilisation déconseillée en l'absence de données cliniques

Interactions médicamenteuses

- ***Associations déconseillées*** : antihistaminiques H1 (antagonisme potentiel)
- *Associations à prendre en compte* : IMAO (inhibiteurs du métabolisme de la bétahistine)

Antivertigineux (III)

Méclozine *Remboursement 30 %-Coll*

AGYRAX	15 cp. 25 mg	A. 1 à 3 cp./jour avant les repas

Contre-indications

Risque de glaucome par fermeture de l'angle
et risque de rétention urinaire par obstacle urétro-prostatique
Grossesse au 1er trimestre (tératogène chez l'animal), allaitement

Propriétés

- Antihistaminique H1 inhibant la réaction à la stimulation labyrinthique électrique et ayant des propriétés anticholinergiques faibles

Indications

- Traitement symptomatique de la crise vertigineuse
- Prévention et traitement du mal des transports (première prise 1 h avant le voyage)

Effets indésirables

- Somnolence (augmentée par l'alcool et les médicaments dépresseurs du SNC)
- Effets atropiniques : bouche sèche, mydriase, troubles de l'accommodation, élévation de la pression intra-oculaire, constipation, risque de rétention urinaire en cas d'obstacle urétro-prostatique, risque de poussée de glaucome aigu en cas de glaucome à angle fermé, confusion mentale chez le sujet âgé

Précautions d'emploi

- Utiliser avec prudence chez les conducteurs et utilisateurs de machines et chez les asthmatiques

Interactions médicamenteuses

- ***Associations déconseillées*** : alcool (effets sédatifs accrus), bétahistine
- *Associations à prendre en compte* : autres anticholinergiques (addition des effets anticholinergiques), autres médicaments dépresseurs du SNC (effets sédatifs accrus)

Le **piracétam** est également proposé dans le traitement symptomatique des manifestations vertigineuses.

Décongestionnants ORL (I) : Par voie orale

Antihistaminique H1 *Non remboursé*

FERVEX[G] Phéniramine 25 mg + Paracétamol 500 mg + Acide ascorbique 200 mg	8 sac. granulés pour sol. buv. (il existe une forme sans sucre)	A. et E. > 15 ans : 1 sac. × 2 à 3 fois/jour (Durée max. : 5 jours)
FLUSTIMEX	8 sac. poudre pour sol. buv. Chlorphénamine 4 mg + Paracétamol 500 mg + Vitamine C 200 mg	A. et E. > 15 ans : 1 sac. × 1 à 4 fois/jour

Sympathomimétiques associés (1) *Non remboursé*

ACTIFED Rhume	15 cp. Pseudoéphédrine 60 mg + Paracétamol 500 mg + Triprolidine 2,5 mg	A. et E. > 15 ans : 1 cp. × 2 à 3 fois/jour
ACTIFED Rhume J et N	16 cp. : 12 J + 4 N Paracétamol 500 mg + Pseudoéphédrine 60 mg (jour) ou Diphénhydramine 25 mg (nuit)	A. et E. > 15 ans : 1 cp. “jour” × 2 à 3 fois/jour 1 cp. “nuit” le soir
DOLIRHUME RHUMAGRIP	16 cp. Pseudoéphédrine 30 mg + Paracétamol 500 mg	A. et E. > 15 ans : 1 à 2 cp. × 1 à 3 fois/jour
DOLIRHUMEPRO	16 cp. Cp. jour : Pseudoéphédrine 30 mg Cp. nuit : Doxylamine 7,5 mg + Paracétamol 500 mg	A. et E. > 15 ans : 1 cp. “jour” × 1 à 3 fois/jour 1 cp. “nuit” le soir
HUMEX RHUME	12 cp. + 4 gél. Cp. jour : Pseudoéphédrine 60 mg Gél. nuit : Chlorphénamine 4 mg + Paracétamol 500 mg	A. et E. > 15 ans : 1 cp. × 1 à 3 fois/jour 1 gél. le soir
ADVILTAB RHUME NUROFEN RHUME RHINADVIL RHUME	20 cp. enrobés Pseudoéphédrine 30 mg + Ibuprofène 200 mg	A. et E. > 15 ans : 1 cp. × 2 à 3 fois/jour au cours des repas (D. max. : 4 cp./jour)

1. Susceptibles d’entraîner, en particulier chez l’enfant, des troubles neurologiques (convulsions, hallucinations, agitation, troubles du comportement, insomnie) en cas de fièvre, surdosage, antécédents convulsifs et sont *contre-indiqués avant l’âge de 15 ans*.

Contre-indications

Antécédents convulsifs, certaines associations (*cf.* Interactions)
HTA sévère ou mal équilibrée, antécédent ou risque d'AVC
Insuffisance coronarienne sévère
Enfant < 15 ans, allaitement
Pour les antihistaminiques : risque de glaucome par fermeture de l'angle et risque de rétention urinaire par obstacle urétro-prostatique
Pour l'ibuprofène : grossesse, ulcère gastro-duodénal en évolution, insuffisance rénale ou hépatique sévère, lupus érythémateux disséminé
Pour le paracétamol : insuffisance hépato-cellulaire

Propriétés

- Alpha-sympathomimétiques (pseudoéphédrine) utilisés pour leur effet vasoconstricteur au niveau des muqueuses rhino-pharyngée et tubaire, réduisant la rhinorrhée et l'obstruction nasale, mais qui exposent à des effets indésirables cardio-vasculaires parfois graves
- Les alpha-sympathomimétiques ont aussi une action dans l'incontinence urinaire par renforcement du tonus sphinctérien et relâchement du détrusor

Indications

- Traitement symptomatique de la congestion et de l'hypersécrétion nasale au cours des affections rhino-pharyngées aiguës de l'adulte

Effets indésirables

- Sécheresse de la bouche, insomnie, anxiété, migraine, sueurs, troubles digestifs, tachycardie, palpitations, excitation, HTA
- La pseudoéphédrine expose à des effets indésirables graves et parfois mortels : troubles du rythme cardiaque, troubles cardio-vasculaires ischémiques, convulsions, accidents vasculaires, colite ischémique, neuropathie optique ischémique
- *Antihistaminiques* : somnolence (fréquente, avec sensibilité individuelle, majorée par l'alcool et les dépresseurs centraux), plus rarement réactions paradoxales d'excitation (insomnie, agitation, nervosité), effets anticholinergiques (sécheresse buccale, constipation, tachycardie, troubles de l'accommodation avec risque de poussée aiguë de glaucome par fermeture de l'angle, dysurie, risque de rétention urinaire en cas d'obstacle)
- **Surdosage** : céphalées, insomnie, agitation, convulsions, palpitations, tachycardie, hypertension artérielle, troubles du rythme cardiaque

Précautions d'emploi et interactions médicamenteuses

- Utiliser avec prudence en cas d'HTA, angor, hyperthyroïdie, troubles psychiques
- Ne pas dépasser les doses indiquées et 5 jours de traitement au maximum
- L'association de deux vasoconstricteurs est contre-indiquée
- *Pour les antihistaminiques* : utiliser avec prudence chez les conducteurs et utilisateurs de machines (*cf.* le chapitre "Analgésiques" pour le paracétamol et l'ibuprofène)
- Grossesse : utilisation déconseillée en raison de la vasoconstriction
- ***Associations contre-indiquées*** : IMAO non sélectifs, produits abaissant le seuil épileptogène (dérivés terpéniques, substances atropiniques, anesthésiques locaux...)
- ***Associations déconseillées*** : anesthésiques volatils halogénés, bromocriptine, réserpiniques et autres antihypertenseurs
- *Associations à utiliser avec précaution* : digitaliques
- *Pour l'ibuprofène* : *associations déconseillées* avec les AINS

Décongestionnants ORL (II) : Sympathomimétiques par voie nasale

Vasoconstricteurs *Liste II-15 % ou Non remboursé (NR)*

ATURGYL *Liste II-15 %-Coll* PERNAZENE *Liste II-15 %-Coll* Oxymétazoline + Benzalkonium	A. et E. > 15 ans : 1 pulvérisation × 2 à 3 fois/jour
RHINO-SULFURYL *Liste II-**NR*** Éphédrine + Thiosulfate de sodium	*Idem*

Vasoconstricteurs + Corticoïdes *Liste II-Non remboursé*

DÉRINOX Naphazoline + Prednisolone	*Idem*

Vasoconstricteurs + Antiseptique *Liste II-Non remboursé*

RHINOFLUIMUCIL Tuaminoheptane + N-acétylcystéine + Benzalkonium	A. et E. > 15 ans : 2 pulvérisations × 3 à 4 fois/jour

Contre-indications
Association aux IMAO non sélectifs Risque de glaucome par fermeture de l'angle Risque de rétention urinaire lié à des troubles urétro-prostatiques HTA mal équilibrée, insuffisance coronarienne sévère Antécédents ou risque d'AVC, antécédents de convulsions Infections virales (pour les corticoïdes) Enfant < 15 ans, allaitement

Propriétés

- Vasoconstricteurs alpha-sympathomimétiques (éphédrine, naphazoline, oxymétazoline, tuaminoheptane) utilisables par voie nasale pour leur effet vasoconstricteur sur les muqueuses rhino-pharyngées, ayant une action très rapide sur l'obstruction nasale due à l'œdème des fosses nasales lors des affections rhino-pharyngées

Indications

- Traitement symptomatique de courte durée par voie locale de la congestion et de l'hypersécrétion nasale au cours des affections rhino-pharyngées aiguës

Effets indésirables

- Sensation de sécheresse nasale
- Usage prolongé : effet rebond survenant après 6 à 8 heures avec obstruction nasale favorisant l'automédication (risque de rhinite iatrogène avec hypertrophie des cornets, obstruction nasale chronique), et possibilité d'insomnies, céphalées, palpitations, voire hypertension artérielle, crise de glaucome, troubles urinaires, anxiété, nausées
- Réactions allergiques possibles, notamment aux antiseptiques associés : exanthème, urticaire, prurit
- **Surdosage** : les vasoconstricteurs peuvent entraîner des troubles graves par passage systémique à travers la muqueuse inflammatoire ou absorption digestive, notamment chez les enfants et les sujets âgés : agitation, insomnies, excitation, céphalées, sudation, hallucinations, convulsions, exceptionnels infarctus myocardique ou AVC (si vasoconstricteurs), hypothermie, hypertension artérielle

Précautions d'emploi

- Ne pas dépasser la posologie maximale journalière
- Ne pas associer deux vasoconstricteurs
- La durée maximale de traitement est de 5 jours consécutifs
- Utiliser avec prudence en cas d'hypertension artérielle, angor et autres affections cardiovasculaires, hyperthyroïdie
- Grossesse : utilisation déconseillée en raison de la vasoconstriction

Interactions médicamenteuses

- ***Associations déconseillées*** : anesthésiques volatils halogénés, bromocriptine, IMAO non sélectifs, réserpiniques

Décongestionnants ORL (III) : Anticholinergiques par voie nasale

Ipratropium bromure *Liste I-15 %-Coll*

ATROVENT Nasal à 0,03 %	Fl. pulvérisateur de 15 ml = 180 doses à 21 µg par bouffée (sans gaz propulseur)	A. 2 bouffées (soit 42 µg) dans chaque narine × 2 à 3 fois/jour après mouchage

Contre-indications

Hypersensibilité au bromure d'ipratropium, à l'atropine ou à ses dérivés
Rhinites infectieuses (risque de sinusite par assèchement de la muqueuse)

Propriétés

- Anticholinergique utilisé par voie nasale, inhibant l'hypersécrétion nasale en respectant la clairance muco-ciliaire (action dans les 5 minutes, maximale entre 1 heure et 4 heures et persistant pendant au moins 8 heures)
- Absorption systémique minime par voie nasale (la faible fraction déglutie puis absorbée par voie intestinale est éliminée par voie urinaire et des effets anticholinergiques généraux sont peu probables)

Indications

- Traitement symptomatique de la rhinorrhée séro-muqueuse lors des rhinites vasomotrices ou allergiques non infectées

Effets indésirables

- Sécheresse nasale et buccale, irritation rhino-pharyngée, risques de sinusite par assèchement de la muqueuse pituitaire en cas de rhinite infectieuse
- Céphalées, nausées, diarrhées
- Liés à l'effet anticholinergique : palpitations, tachycardie, troubles de l'accomodation visuelle, rétention urinaire, vertiges, constipation
- Réactions d'hypersensibilité immédiate : urticaire, prurit, rashs cutanés, œdème de Quincke, œdème de la face voire du larynx

Précautions d'emploi

- Réservé à l'adulte
- Ne pas projeter dans l'œil → mydriase et risque de glaucome chez les sujets prédisposés
- En cas de vision trouble, de douleur oculaire ou d'images colorées, arrêter le traitement et consulter un ophtalmologiste
- Grossesse et allaitement : utilisation déconseillée en raison des propriétés atropiniques

Interactions médicamenteuses

- *Associations déconseillées* : les médicaments atropiniques (antidépresseurs imipraminiques, antihistaminiques H1, antiparkinsoniens anticholinergiques, antispasmodiques atropiniques, disopyramide, neuroleptiques phénothiaziniques, clozapine) peuvent additionner leurs effets indésirables : tachycardie, rétention urinaire, glaucome aigu, constipation, sécheresse buccale…

Décongestionnants ORL (IV) : Solutions de lavage nasal et antiseptiques locaux

Sérum physiologique pour lavage nasal *Non remboursé*

Sérum physiologique stérile à usage nasal	Préparation officinale (NaCl stérile à 0,9 %)	Instillations dans chaque narine × 1 à 3 fois/jour
Chlorure de sodium en solution nasale stérile	16 unidoses de 5 ml (NaCl stérile à 0,9 %)	*Idem*
STERIMAR Eau de mer isotonique	Spray	1 à 3 fois/jour

Propriétés et indications

- Lavage des fosses nasales au cours des rhinites infectieuses, des sinusites, des rhinites congestives et des rhinites atrophiques

Antiseptiques par voie nasale *Non remboursé*

BIOCIDAN Céthexomium 7 mg/fl. + Phényltoloxamine 26,1 mg/fl.	Flacon pressurisé (15 ml) (environ 200 pulvérisations)	A. 1 pulvérisation × 4 à 6 fois/jour E. 1 pulvérisation × 2 à 3 fois/jour N. 1 pulvérisation × 1 à 2 fois/jour
DÉSOMÉDINE Héxamidine	Flacon pulvérisateur 10 ml à 0,1 %	4 à 6 pulvérisations/jour
NÉCYRANE Ritiométan magnésium	Flacon pressurisé (10 ml)	A. 4 à 6 instillations/jour E. > 30 mois : 3 instillations/jour
PRORHINEL RHUME Benzododécinium + Polysorbate 80	20 amp. 5 ml + flacon-pipette	A. 1 à 3 instillations/jour E. 1 à 2 instillations/jour N. 1 instillation/jour (de 5 ml)
RHINOTROPHYL Acide ténoïque	Flacon pulvérisateur 3 g/100 ml (12 ml)	A. 1 pulvérisation × 4 à 6 fois/jour E. > 30 mois : 1 pulvérisation × 3 à 4 fois/jour N. 1 pulvérisation × 2 fois/jour

Propriétés et indications

- Antiseptiques en solutions nasales, ne contenant pas de vasoconstricteurs
- Traitement local d'appoint des infections de la muqueuse rhino-pharyngée

Précautions d'emploi (pour ces produits administrés par voie nasale)

- Ne pas conserver ces produits plus de 24 heures après leur ouverture
- Éviter les mouchages violents dans les 10 minutes qui suivent l'instillation

Remarque importante

- Chez le nourrisson, prudence avec les pulvérisations

Antiallergiques par voie nasale (I)

Corticoïdes par voie nasale *Liste I-30 %-Coll*

BECONASE Béclométhasone BÉCLO-RHINO	Fl. 200 doses à 50 µg par dose Fl. 100 ou 200 doses à 50 µg par dose	A. et E. > 12 ans : 1 dose × 4 fois/jour E. > 3 ans : 1 dose × 2 fois/jour
HUMEX *Idem* Rhume des foins	Fl. 100 doses à 50 µg par dose	A. et E. > 15 ans : 1 dose × 4 fois/jour
RHINOMAXIL *Idem* RINOCLENIL	Fl. 120 doses à 100 µg par dose	A. 1 dose × 2 fois/jour
AVAMYS Fluticasone	Fl. 120 doses à 27,5 µg par dose	A. 2 doses × 1 fois/jour E. > 6 ans : 1 dose/jour
FLIXONASE *Idem* FIXORINOX	Fl. 120 doses à 50 µg par dose	A. et E. > 12 ans : 2 doses × 1 fois/jour
NASONEX Mométasone[G]	Fl. 120 doses à 50 µg par dose	A. et E. > 12 ans : 2 doses/narine le matin E. de 3 à 11 ans : 1 dose/narine le matin
NASACORT Triamcinolone	Fl. 120 doses à 55 µg par dose	A. et E. > 6 ans : 1 à 2 doses/jour le matin
RHINOCORT Budésonide[G]	Fl. 120 doses à 64 µg par dose	A. et E. > 6 ans : 1 dose × 2 fois/jour
PIVALONE Tixocortol[G] *Liste II*	Fl. 100 doses à 1 mg par dose	1 à 2 doses × 2 à 4 fois/jour

Contre-indications

Infection virale ou fongique ou infection bactérienne non traitée, épistaxis

Propriétés et indications

- Corticostéroïdes antiallergiques et anti-inflammatoires dénués d'effets systémiques aux doses recommandées, indiqués dans le traitement symptomatique des rhinites allergiques saisonnières et perannuelles, de la rhinite inflammatoire à éosinophiles et de la polypose naso-sinusienne de l'adulte

Effets indésirables

- Picotement nasal transitoire avec éternuements, sécheresse nasale, céphalées, épistaxis
- Réactions locales allergiques possibles
- Rares (< 1 %) : infections rhinopharyngées, perforation de la cloison nasale (traitement chronique)

Précautions d'emploi

- Associer un traitement anti-infectieux adapté en cas d'infection
- Éviter un traitement prolongé, en particulier chez l'enfant = corticothérapie au long cours

Antiallergiques par voie nasale (II)

Corticoïdes + Antihistaminique par voie nasale *Liste I-30 %-Coll*

DYMISTA Fluticasone + Azélastine *Conservation 6 mois après ouverture*	Fl. 25 ml = 120 doses 50 µg/dose + 137 µg/dose	A. et E. > 12 ans : 1 pulvérisation matin et soir dans chaque narine après mouchage (1)

1. Préalablement, agiter le flacon pendant 5 secondes.

Antiallergiques non cortisoniques par voie nasale

ALLERGODIL Nasal Azélastine *Liste I-30 %-Coll*	Fl. 17 ml à 0,1 % soit 120 doses	A. et E. > 6 ans : 1 pulvérisation × 2 fois/jour dans chaque narine
CROMORHINOL Cromoglycate disodique *Non remboursé*	Fl. 15 ml à 2 %	A. et E. 1 pulvérisation × 4 à 6 fois/jour dans chaque narine
RHINAAXIA 6 % Acide isospaglumique *Non remboursé*	Fl. 13 ml soit 185 doses	A. et E. 2 pulvérisations × 5 fois/jour dans chaque narine

Contre-indications
Enfant < 6 ans pour l'azélastine (absence d'études)

Propriétés

- L'azélastine est un antihistaminique H1, l'acide isospaglumique et le cromoglycate de sodium inhibent la dégranulation des mastocytes à l'origine de l'allergie
- Ces produits sont très faiblement absorbés par la muqueuse pituitaire

Indications

- Traitement symptomatique des rhinites saisonnières et perannuelles d'origine allergique

Effets indésirables

- Généralement transitoires (en début de traitement) : prurit nasal et éternuements dans les minutes suivant la pulvérisation, altération du goût, rarement épistaxis
- Possibilité de réactions d'hypersensibilité à ces produits ou au benzalkonium (conservateur présent dans leur excipient)

Précautions d'emploi

- Grossesse au 1er trimestre : utilisation déconseillée par prudence
- Ne pas associer l'azélastine à l'alcool : majoration théorique de l'effet sédatif

Gouttes auriculaires (I)

Antibiotiques + Corticoïdes *Liste I-15 %-Coll*

ANTIBIO-SYNALAR	Fl. 10 ml Polymyxine B, Néomycine, Fluocinolone	3 à 6 gouttes × 2 fois/jour
CILOXADEX	Fl. 5 ml Ciprofloxacine 3 mg/ml Dexaméthasone 1 mg/ml	A. et E. > 6 mois : 4 gouttes × 2 fois/jour pendant 7 jours
FRAMYXONE Auriculaire	Fl. 10 ml Framycétine, Polymyxine B, Dexaméthasone	3 à 6 gouttes × 2 fois/jour
PANOTILE	Fl. 8 ml (250 gouttes) Néomycine, Polymyxine B, Fludrocortisone, + Lidocaïne	*Idem*
POLYDEXA Auriculaire	Fl. 10,5 ml Néomycine, Polymyxine B, Dexaméthasone	*Idem*

Antibiotiques + Antifongiques + Corticoïdes *Liste I-15 %-Coll*

AURICULARUM (1) *Après préparation de la suspension conserver de + 2 °C à + 8 °C*	Fl. 10 ml poudre et solvant Polymyxine B, Oxytétracycline, Dexaméthasone, Nystatine	En poudre : 1 dose × 1 à 2 fois/jour En suspension : 5 à 10 gouttes × 1 à 2 fois/jour (faire tiédir le flacon dans la main)

1. Peut être prescrit sur un tympan ouvert sauf en cas de perforation tympanique sèche (origine traumatique).

Contre-indications
Perforation tympanique (qu'elle soit d'origine infectieuse ou traumatique) Infection virale du conduit auditif externe (varicelle, herpès...)

Propriétés

- Antibiotiques de la classe des aminosides (framycétine, néomycine) ou d'autres classes (polymyxine B, tétracyclines, quinolones), associés à des corticostéroïdes d'action locale anti-inflammatoire, à des anesthésiques locaux (lidocaïne) ou à des antifongiques (nystatine)

Indications

- Otites externes d'origine bactérienne à tympan fermé, notamment eczéma infecté du conduit auditif
- ***NDR*** : la durée du traitement est habituellement de 7 jours, pouvant aller jusqu'à 15 jours au maximum dans le traitement de l'otomycose
- *Ciloxadex* : otorrhées sur aérateurs transtympaniques
- *Auricularum* : otites externes d'origine bactérienne et/ou mycosique, otites chroniques en pré- ou post-opératoire

Effets indésirables

- Réactions locales : irritation
- Possibilité d'allergie aux antibiotiques (malgré la présence de corticoïdes) et sensibilisation pouvant compromettre leur emploi ultérieur par voie générale
- Possibilité de sélection de germes résistants et de développement de mycoses

Précautions d'emploi

- Oto-toxicité en cas d'ouverture tympanique avec les aminosides (framycétine, néomycine) = risques de surdité et de troubles vestibulaires irréversibles → vérifier toujours l'état du tympan avant la prescription de gouttes auriculaires (car les produits instillés dans la caisse du tympan pénètrent dans l'oreille interne à travers la membrane de la fenêtre ronde)
- *Le flacon doit être tiédi dans la paume de la main préalablement à l'emploi*
- Vérifier l'état tympanique avant toute prescription
- Grossesse et allaitement : utilisation possible si nécessaire mais absence d'études cliniques

Gouttes auriculaires (II)

Antibiotiques non associés *Liste I-30 %-Coll*

CILOXAN Auriculaire Ciprofloxacine[G]	Fl. 5 ml 3 mg/ml *Avec chlorure de benzalkonium*	A. 4 gouttes × 2 fois/jour E. > 1 an : 3 gouttes × 2 fois/jour
OFLOCET Auriculaire Ofloxacine[G]	20 unidoses 0,5 ml = 1,5 mg (sans conservateur et incolore)	A. et E. : 1 unidose matin et soir pendant 7 à 10 jours
OTOFA Rifamycine	Fl. 10 ml à 2,6 % (contenant des sulfites et coloré)	A. 5 gouttes × 3 fois/jour E. 3 gouttes × 3 fois/jour pendant 7 à 10 jours

Contre-indications

Hypersensibilité aux quinolones

Hypersensibilité à la rifamycine ou aux sulfites (pour Otofa)

Propriétés

- Antibiotiques ayant une action sur la majorité des germes impliqués dans les infections de l'oreille moyenne. Cependant la rifamycine est inactive sur le *Pseudomonas aeruginosa*, responsable d'au moins 30 % des infections

Indications

- Suppuration des cavités d'évidement ou sur aérateur tympanique
- Otites chroniques non ostéitiques à tympan ouvert
- *Ciprofloxacine* : otites externes purulentes

Effets indésirables

- Otalgies transitoires, démangeaisons du conduit auditif, céphalées
- Réaction allergique rare (éruption ou œdème du conduit auditif externe)
- Coloration rose du conduit auditif externe et des textiles (avec la rifamycine)

Gouttes auriculaires (III)

Anesthésiques locaux auriculaires associés

Remboursement 15 %-Coll

OTIPAX Lidocaïne + Phénazone	Fl. 15 ml = 16 g de solution	4 gouttes tiédies × 2 à 3 fois/jour
OTYLOL Procaïne + Tétracaïne + Éphédrine + Phénol	Fl. 10 ml	4 gouttes tiédies × 2 à 3 fois/jour

Contre-indications
Hypersensibilité à l'un des constituants (en particulier les anesthésiques locaux)
Perforation tympanique

Propriétés

- Antalgique et anti-inflammatoire local

Indications et précautions d'emploi

- Traitement symptomatique local de certains états douloureux de l'oreille moyenne à tympan fermé (otite congestive, grippale, barotraumatique)
- S'assurer de l'intégrité tympanique avant toute administration
- En cas d'infection bactérienne, instaurer une thérapeutique adaptée
- Limiter la durée du traitement à 10 jours
- Principes actifs pouvant induire une réaction positive aux tests antidopage
- Grossesse et allaitement : utilisation possible

Céruménolytiques (1)

Non remboursé

AUDILYSE Éthoxydiglycol + Dioctyl sulfosuccinate de Na^+	Fl. 20 ml	A. et E. > 3 ans : 2 pulv. × 2 fois/jour durant 3 à 5 jours *ou* 4 pulv. 15 à 30 min avant l'extraction
CÉRULYSE Xylène	Fl. 10 ml à 5 %	Bain d'oreille tiède de 10 minutes (répété pendant 3 jours si nécessaire)

1. Ne pas utiliser sans avis médical en cas d'otite, de perforation tympanique ou d'antécédents de pathologie auriculaire.

Contre-indications
Ouverture tympanique

Propriétés, indications et précautions d'emploi

- Solutions tensio-actives, détergentes et émulsifiantes du cérumen, utilisables pour la préparation à l'extraction des bouchons de cérumen
- Vérifier dans tous les cas l'intégrité tympanique avant leur prescription
- Possibilité de réactions locales (irritation ou sensibilisation)

Correcteurs des hyposialies (I)

Substituts salivaires

ARTISIAL Solution pour pulvérisations endo-buccales *Remboursement 15 %-Coll*	Fl. 100 ml : chlorure de sodium, chlorure de potassium, chlorure de magnésium, chlorure de calcium, phosphates dipotassique et monopotassique	Pulvérisations buccales 4 à 8 fois/jour selon la sécheresse buccale
AEQUASYAL Spray *LPPR-65 %*	Fl. 40 ml Triesters déglycéroloxydés (TGO)	3 à 4 pulv./jour

Propriétés et indications

- Hyposialies et asialies, notamment celles qui sont dues à une irradiation des voies aéro-digestives supérieures mais également dans les syndromes secs

Effets indésirables

- Rares : picotements, sensations de brûlures et nausées

Anétholtrithione *Remboursement 15 %-Coll*

SULFARLEM S25	60 cp. 25 mg	A. 1 cp. × 3 fois/jour *au cours des repas*
SULFARLEM 12,5 mg	60 cp. 12,5 mg	A. 1 à 2 cp. × 3 fois/jour E. > 6 ans : 2 à 3 cp./jour *au cours des repas*

Contre-indications

Obstruction des voies biliaires extrahépatiques

Enfant < 6 ans

Propriétés

- Sialogogue soufré utilisé dans les hyposialies, notamment celles qui sont induites par les traitements médicamenteux ou une irradiation des voies aéro-digestives supérieures

Indications

- Traitement d'appoint des hyposialies médicamenteuses, post-radiothérapiques, de la sénescence ou des syndromes secs
- Traitement d'appoint des insuffisances de sécrétion lacrymale

Effets indésirables

- Troubles digestifs mineurs (diarrhée, flatulences, météorisme) pouvant justifier une diminution de la posologie

Précautions d'emploi

- Grossesse et allaitement : innocuité non démontrée, passage dans le lait non étudié

Correcteurs des hyposialies (II)

Pilocarpine par voie orale *Liste I-Non remboursé*

SALAGEN	84 cp. 5 mg	A. 5 mg × 2 à 3 fois/jour (jusqu'à 30 mg/jour) *au cours des repas*

Contre-indications

Hypersensibilité connue à la pilocarpine
Cardiopathies mal équilibrées
Asthme non contrôlé, iridocyclite, glaucome par fermeture de l'angle
Grossesse (risque de contractions utérines) et allaitement

Propriétés

- Parasympathomimétique à action cholinergique directe, augmentant la production des sécrétions salivaires (sialogogue), lacrymales, sudorales et bronchiques (effet maximal après 4 à 8 semaines)
- Pic plasmatique atteint en 1 heure, métabolisme mal connu, élimination urinaire, demi-vie d'élimination d'environ 1 heure

Indications

- Hyposialies et xérostomies post-radiothérapiques ou lors du syndrome de Sjögren

Effets indésirables (dose-dépendants)

- Hypersudation (66 %), frissons, nausées, rhinites, bouffées de chaleur, sensations vertigineuses, pollakiurie, asthénie, céphalées, diarrhée, larmoiement, amblyopie, HTA
- Plus rares : vomissements, dyspepsie, douleurs abdominales, détresse respiratoire notamment en cas d'asthme ou bronchopneumopathie chronique obstructive, spasme digestif, tachycardie, bradycardie, BAV, hypotension, confusion mentale, tremblements
- **Surdosage** : à traiter par atropine (0,5 à 1 mg par voie SC ou IV)

Précautions d'emploi

- Examen ophtalmologique avec examen du fond d'œil avant d'instaurer le traitement
- Interrompre le traitement en l'absence d'amélioration après 3 mois
- Utiliser avec prudence en cas d'asthme, bronchopneumopathie chronique obstructive, affections cardio-vasculaires, troubles du rythme cardiaque, ulcère digestif, lithiase biliaire ou urinaire, insuffisance rénale ou hépatique, troubles psychiatriques et chez les conducteurs et utilisateurs de machines (risque de gêne visuelle)
- Augmenter l'hydratation en cas de sueurs excessives, forte chaleur, etc.
- *Remarque* : l'utilisation *par voie orale* de pilocarpine en collyre à 2 % est une alternative moins onéreuse (4 à 5 gouttes × 4 fois/jour)

Interactions médicamenteuses

- ***Associations déconseillées*** : fingolimod (bradycardie)
- *Associations à utiliser avec précaution* : anticholinergiques (antagonisme), bêta-bloquants (risque de troubles de la conduction), parasympathomimétiques (synergie d'action), curarisants (possibilité de potentialisation)

Antiseptiques en stomatologie :
Bains de bouche antiseptiques (Collutoires)

ELUDRIL 1 % Chlorhexidine + Éthanol + Chlorobutanol *Remboursement 15 %-Coll* ELUDRILPERIO 2 % ***NR***	Fl. 90 ml avec gobelet-doseur Fl. pressurisé 55 ml Fl. 200 ml Fl. 200 ou 500 ml	A. et E. > 6 ans : 2 à 3 bains de bouche/jour (diluer 10 à 20 ml) ou 2 à 3 pulv./jour
PAROEX Chlorhexidine PREXIDINE Chlorhexidine + Menthol *Remboursement 15 %-Coll*	Fl. 100 ml, 300 ml ou 500 ml avec gobelet-doseur Fl. 200 ml	2 à 3 bains de bouche/jour (utiliser sans dilution)
COLLUNOVAR ***NR*** Chlorhexidine	Fl. pressurisé 40 ml (soit 48 doses)	A. 1 pulv. × 4 à 6 fois/jour E. > 3 ans : 1 pulv. × 2 à 3 fois/jour
THIOVALONE ***NR*** Chlorhexidine + Tixocortol RHINADVIL Maux de gorge	Fl. 12 ml (soit 66 doses)	A. et E. > 6 ans : 1 à 2 pulv. × 3 à 4 fois/jour
HEXTRIL ***NR*** Hexétidine + Menthol	Fl. 200 ml ou 400 ml avec gobelet-doseur	2 à 3 bains de bouche/jour (utiliser pur ou dilué)
BÉTADINE Buccale ***NR*** Povidone iodée + Menthol	Fl. 125 ml ou 10 unidoses (10 ml)	2 à 4 bains de bouche/jour (diluer 2 càc ou 1 unidose)
DENTEX ***NR*** Peroxyde d'hydrogène + Menthol + Salicylate	Fl. 300 ml avec bouchon de 10 ml	2 à 3 bains de bouche/jour (utiliser sans dilution)
ALODONT ***NR*** Cétylpyridinium + Chlorobutanol	Fl. 200 ml ou 500 ml	A. et E. > 12 ans : 3 bains de bouche/jour E. de 7 à 12 ans : produit dilué à 50 %
HEXASPRAY ***NR*** SOLUTRICINE ***NR*** Biclotymol	Fl. 30 mg (collutoire) 24 past. 20 mg	A. 1 prise × 4 à 6 fois/jour E. > 6 ans : 1 prise × 2 à 3 fois/jour
GLYCO-THYMOLINE ***NR*** Lévomenthol + Thymol + Cinéol + Borate	Fl. 250 ml sol. buccale	A. et E. > 6 ans : application non diluée ou bains de bouche dilués × 2 à 3 fois/jour
SYNTHOL Liquide ***NR*** Lévomenthol + Vératrole + Résorcinol + Acide salicylique	Fl. 75 ml, 225 ml ou 450 ml Fl. pulvérisateurs 75 ml	A. et E. > 7 ans : 2 à 3 bains de bouche/jour après dilution à 10 % (1 càs dans un verre d'eau)

Contre-indications
Enfant < 6 ans (sauf Collunovar < 3 ans)

Propriétés

- Produits ayant une action antiseptique (chlorhexidine, hexétidine, polyvidone iodée, peroxyde d'hydrogène), antifongique (hexétidine, polyvidone iodée), antalgique (chlorobutanol, salicylates)

Indications

- Soins pré-opératoires et post-opératoires en stomatologie
- Traitement local d'appoint des affections de la cavité buccale et des affections parodontales liées au développement de la plaque bactérienne : alvéolites, aphtes, glossites, gingivites, parodontites, stomatites. La persistance des symptômes au-delà de 5 jours doit entraîner une réévaluation
- *NDR : devant des signes cliniques généraux d'infection bactérienne, une antibiothérapie par voie générale doit être envisagée*

Effets indésirables

- Allergiques (notamment avec la chlorhexidine, la povidone iodée, les salicylates) : réactions allergiques locales, voire générales (œdème de Quincke, avec des cas de choc anaphylactique rares mais décrits)
- Possibilité d'intolérance locale (notamment au menthol)
- Possibilité de coloration brune des dents et de la langue, réversible à l'arrêt, en cas d'usage prolongé de la chlorhexidine (notamment chez les consommateurs de thé et/ou de café)
- En cas d'utilisation prolongée et/ou à doses élevées : possibilité d'irritation et d'inflammation de la muqueuse buccale, perturbations du goût
- *Povidone iodée* : un traitement répété ou prolongé peut entraîner un dysfonctionnement thyroïdien

Précautions d'emploi

- Ne pas avaler (utiliser en bains de bouche de 1 minute environ, puis recracher)
- La durée du traitement ne devra pas dépasser 7 jours (10 jours au maximum)

> L'aciclovir, agent antiviral actif sur les virus de l'herpès, existe en gel bucco-gingival (SITAVIG) → *cf.* le chapitre "Dermatologie".

Anesthésiques de surface en stomatologie (I)

Lidocaïne

XYLOCAÏNE Visqueuse *Liste II-65 %-Coll*	Tube 100 ml à 2 % soit 20 mg par ml = 200 mg par càc	A. Appliquer sur chaque aphte 200 à 300 mg (D. max. : 900 mg/jour)
XYLOCAÏNE Nébulisateur *Liste II-Coll-**NR***	1 ou 5 fl. 20 g Sol. 5 % pulv. buccale	*Anesthésie muqueuse* : A. et E. > 12 ans : 10 à 25 pulv. E. > 6 ans : 2 à 4 mg/kg
DYNEXAN *Liste II-30 %-Coll*	Tube 10 g Crème à 2 %	A. et E. > 6 ans : 0,5 g × 4 fois/jour en massant (D. max. : 200 mg/jour)
DYNEXANGIVAL ***NR***	Crème à 1 %	
AFTAGEL ***NR***	Tube 15 ml Gel à 0,6 % + zinc	A. Appliquer sur chaque aphte À renouveler si besoin
ANGI-SPRAY Mal de gorge ***NR***	Fl. 40 ml Lidocaïne 2,5 mg/ml + Chlorhexidine 1 mg/ml	A. 1 pulv. × 4 à 5 fois/jour E. > 6 ans : 1 pulv. × 2 à 3 fois/jour
COLLUDOL ***NR***	Fl. pressurisé 30 ml Lidocaïne 0,2 % + Hexamidine 0,1 %	A. 1 pulv. × 4 à 6 fois/jour
HUMEX Mal de gorge ***NR***	Fl. pressurisé 35 ml Lidocaïne 300 mg/100 ml + benzalkonium	A. : 1 pulv. × 4 à 6/jour E. > 6 ans : 2 à 3/jour
STREPSILS Lidocaïne[G] ***NR***	24 ou 36 pastilles à sucer = 2 mg/ pastille + Amylmétacrésol	A. 4 à 8 pastilles/jour E. > 6 ans : 2 à 4 pastilles/jour

Contre-indications
Porphyries

Propriétés et indications

- Anesthésique local utilisé dans les aphtes buccaux et les douleurs buccopharyngées et en préparation aux explorations stomatologiques, ORL et digestives

Effets indésirables et précautions d'emploi

- Possibilité de fausses routes par anesthésie du carrefour oropharyngé → ne pas utiliser avant les repas ou la prise de boissons
- Possibilité de réaction allergique aux différents constituants
- Suppression du goût assez souvent mal ressentie par le patient, ne pas laisser à portée des enfants et ne pas utiliser chez le nourrisson (car risque de fausses routes)
- Grossesse et allaitement : utilisation déconseillée

Anesthésiques de surface en stomatologie (II)

Tétracaïne *Non remboursé*

DRILL Pastilles	24 pastilles à sucer à 0,2 mg de tétracaïne + Chlorexidine	A. 1 past. × 4 fois/jour E. > 6 ans : 1 past. × 2 à 3 fois/jour
SOLUTRICINE Maux de gorge	24 cp. à sucer à 0,2 mg de tétracaïne	A. 6 à 8 cp./jour E. > 6 ans : 2 à 4 cp./jour
Contre-indications		
Hypersensibilité aux anesthésiques locaux		

Propriétés et indications

- Anesthésique local utilisé à titre antalgique dans les douleurs buccopharyngées et les aphtes buccaux
- Antiseptique pour chlorexidine

Effets indésirables et précautions d'emploi

- Possibilité de réaction allergique aux différents constituants
- Ne pas laisser à portée des enfants et ne pas utiliser chez le nourrisson (risque de fausses routes)

Traitements généraux utilisés dans les aphtoses sévères

Colchicine (voir ce terme) : produit utilisé (hors AMM) dans l'aphtose vulgaire récidivante (1 mg/jour).	
Corticoïdes : corticothérapie locale ou générale courte (0,5 mg/kg/jour de prednisone × 3 à 7 jours) en cas de poussée d'aphtose miliaire ou géante.	
Thalidomide (voir ce terme) : prescription et surveillance spécialisées dans les aphtoses bucco-pharyngées invalidantes, surtout l'aphtose géante (y compris chez les sujets HIV) et dans la maladie de Behçet.	
Aliments réputés aphtogènes	
Chocolat, Épices, Fruits oléagineux : amandes, cacahuètes, noisettes, noix, pignons, pistaches **Fruits frais** : fraises, raisin, fruits non pelés	**Fromages à pâtes pressées cuites ou non** : appenzel, beaufort, comté, emmental, fribourg, gruyère, parmesan, cantal, gouda, mimolette, tomme, etc.
Médicaments possiblement aphtogènes	
AINS, bêta-bloquants, biphosphonates, captopril, desloratadine, immunosuppresseurs, inhibiteurs des canaux potassiques, inhibiteurs de l'interleukine-6, nicorandil, phénobarbital	

Anti-inflammatoires locaux en stomatologie

Corticoïdes par voie buccale *Liste I-Non remboursé*

BUCCOBET Bétaméthasone	50 cp. à sucer 0,1 mg	A. et E. > 6 ans : 5 à 10 cp./jour à sucer

Contre-indications

Lésions buccales d'origine virale

Propriétés, indications et effets indésirables

- Corticoïde d'usage local utilisé dans les aphtes buccaux sporadiques et comme traitement d'appoint des états congestifs de l'oro-pharynx
- Risque de candidose bucco-pharyngée

Lysozyme *Non remboursé*

HEXALYSE (+ Biclotymol = 5 mg + Enoxolone = 5 mg)	30 cp. à sucer 5 mg	A. et E. > 6 ans : 6 à 8 cp./jour en prises espacées de 2 heures (D. max. : 5 jours)
LYSO 6 Comprimés (+ Pyridoxine = 10 mg)	30 cp. sublinguaux 20 mg	*Idem*
LYSOPAÏNE (+ Cétylpyridinium = 1,5 mg)	24 cp. sublinguaux 20 mg	*Idem*

Contre-indications

Association à la lévodopa sans IDC (pour la pyridoxine)

Propriétés, indications et effets indésirables

- Enzyme physiologique à visée antiseptique et anti-inflammatoire
- Utilisé dans les aphtes buccaux sporadiques
- Traitement local d'appoint des états congestifs de l'oro-pharynx
- Possibilité de réaction allergique aux différents constituants

Alpha-amylase *Non remboursé*

DRILL ALPHA-AMYLASE Maux de gorge	18 cp. à 3 000 U Fl. 200 ml à 100 U/ml	A. 1 cp. × 3 fois/jour E. > 15 kg : 2 càc × 3 fois/jour E. > 7 kg : 1 càc × 3 fois/jour
MAXILASE Maux de gorge	15 ou 30 cp. à 3 000 U Fl. 125 ou 200 ml à 200 U/ml	A. 1 cp. ou càs × 3 fois/jour E. > 15 kg : 2 càc × 3 fois/jour E. > 7 kg : 1 càc × 3 fois/jour

Propriétés, indications et effets indésirables

- Enzyme à visée anti-inflammatoire utilisé en traitement d'appoint des états congestifs de l'oropharynx → traitement limité à 5 jours
- Réaction allergique parfois sévère : prurit, maculo-papules, angiœdème, anaphylaxie

Produits utilisés dans les parodontopathies

Minocycline gel dentaire *Liste I-Usage professionnel dentaire*

PAROCLINE	3 seringues Gel dentaire à 2 % (Minocycline : 10 mg/seringue)	Administration spécialisée dans les poches parodontales

Contre-indications

Allergie aux antibiotiques de la famille des tétracyclines
Enfant < 8 ans (risque de coloration des dents)
Grossesse et allaitement
Rétinoïdes (risque d'hypertension intracrânienne)

Indications

- Traitement antibactérien en complément des traitements mécaniques habituels de la parodontose

Effets indésirables et précautions d'emploi

- Irritation gingivale, douleur locale, ecchymose, diarrhée, douleurs gastriques
- Syndrome d'hypersensibilité avec éosinophilie
- Une prise alimentaire, le brossage des dents, l'utilisation de bains de bouche ou de fil dentaire doivent être limités pendant les 2 heures qui suivent l'application

Insaponifiables d'avocat et de soja *Non remboursé*

PIASCLÉDINE	15 ou 30 ou 60 gél. 300 mg	A. 1 gél./jour au cours d'un repas

Indications

- Traitement d'appoint des parodontopathies
- Traitement symptomatique à effet différé de l'arthrose de la hanche et du genou

Effets indésirables et précautions d'emploi

- Régurgitations à odeur lipidique (ingérer lors d'un repas), colites lymphocytaires avec diarrhée chronique régressant à l'arrêt, réactions d'hypersensibilité, atteintes hépatiques (élévation de la bilirubine, des transaminases, de la gamma-GT et des phosphatases alcalines) → arrêt immédiat
- Grossesse et allaitement : utilisation déconseillée (absence d'études cliniques)

Prévention des caries dentaires

Fluor en stomatologie (1), (2) et (3) *Remboursement 30 %-Coll*

DURAPHAT (4) Fluorure de sodium	Tube 10 ml susp. dentaire à 50 mg/ml	Par un professionnel : 1 appl./6 mois A. jusqu'à 0,75 ml Dents de lait : 0,25 ml
FLUOREX (4) *Idem*	Sol. buv. : 30 ml avec mesure graduée par 1/4 ml = 0,25 mg	E. de 3 à 9 kg : 0,25 mg/jour E. de 10 à 15 kg : 0,5 mg/jour E. de 16 à 20 kg : 0,75 mg/jour E. > 20 kg : 1 mg/jour
ZYMAFLUOR *Idem*	200 cp. 0,25 mg 100 cp. 0,50 mg 100 cp. 1 mg	*Idem*
ZYMADUO 150 UI (5) Cholécalciférol 150 UI + Fluor 0,0625 mg/goutte	Fl. 12 ml : 370 gouttes à 150 UI de vitamine D par goutte	*Prophylaxie* : N. > 6 mois : 600 à 2 000 UI/jour *Traitement curatif* : E. 4 000 à 8 000 UI/jour pendant 1 à 2 mois A. 4 000 à 20 000 UI/jour
ZYMADUO 300 UI (5) Cholécalciférol 300 UI + Fluor 0,0625 mg/goutte	Fl. 12 ml : 370 gouttes à 300 UI de vitamine D par goutte	
FLUOSTÉROL (5) Cholécalciférol 800 UI + Fluor 0,25 mg/dose	Fl. 90 doses à 800 UI de vitamine D par dose de 0,25 ml	*Prophylaxie* : N. > 6 mois : 1 dose/jour
FLUOGEL 2000 *Liste II-30 %-Coll*	Fl. 250 ml = 100 g (2 g de fluorure) Gel dentaire	*Prophylaxie* (6) : A. 1 application durant 5 min, soit quotidienne (radiothérapie) soit hebdomadaire (hyposialie)

1. Des consensus d'experts ont conclu :
   - Qu'aucun apport en fluor n'est indiqué chez la femme enceinte (pas de bénéfice pour l'enfant).
   - Qu'avant l'âge de 2 ans, une supplémentation en fluor chez l'enfant n'est pas justifiée.
   - Qu'après cet âge, elle ne doit pas être systématique mais réalisée *uniquement dans les régions où l'eau de boisson est pauvre en fluor* (< 0,3 mg de fluor/l), et en respectant l'apport suivant :
     - Entre 2 et 6 ans : 0,50 mg/jour (ou 0,25 mg/jour seulement si l'enfant utilise un dentifrice fluoré, car une ingestion de fluor non négligeable est possible avec ces dentifrices chez l'enfant).
     - De 6 à 12 ans : 0,50 à 1 mg/jour selon la teneur en fluor de l'eau de boisson.
2. La concentration en fluor de l'eau de boisson peut être obtenue dans chaque commune auprès de la mairie.
3. Pour éviter un apport excessif de fluor, toutes les sources de fluor (eaux de boisson, sel fluoré, dentifrice fluoré) doivent être prises en compte dans le calcul de la ration quotidienne.
4. Produit contre-indiqué en cas d'hypersensibilité à la substance active et en cas de gingivite ulcérative, de stomatite et d'asthme bronchique.
5. Spécialités contre-indiquées en association avec d'autres médicaments contenant du fluor.
6. Ce gel, qui n'est pas un dentifrice, doit être appliqué à l'aide d'une brosse ou de gouttières spéciales qui recouvrent les dents. Le produit ne doit pas être avalé ni utilisé de façon prolongée. En cas d'absorption chez l'enfant, prévenir le centre antipoison.

Contre-indications
Pas de contre-indications (sauf fluorose avérée)
Nourrissons < 6 mois
Duraphat : *cf.* note ci-contre

Propriétés

- Le fluor est un constituant normal de l'émail dentaire (fluoroapatite qui donne un émail de bonne qualité) et des os (sous forme de fluorure de calcium) : il a des propriétés démontrées pour la prévention des caries dentaires de l'enfant mais une supplémentation *ne doit pas être systématique* (*cf.* note ci-contre)

Indications

- Prévention des caries dentaires chez l'enfant à partir de 6 mois dans les régions où la teneur en fluor de l'eau des réseaux de distribution est faible (soit moins de 0,5 mg/l)
- Fluocaril bifluoré : réservé à l'adulte pour la prophylaxie des caries, en particuler en post-radiothérapie ou en cas d'hyposialie iatrogène

Effets indésirables

- Fluorose dentaire (après surdosage prolongé durant plusieurs années d'environ 10 mg/jour chez l'adulte, 5 mg/jour chez l'enfant ou 2 mg/jour chez le nourrisson) : lésions de l'émail visibles à l'œil nu (lignes blanchâtres fines, horizontales et parallèles, puis taches opaques blanchâtres, punctiformes puis confluentes, puis, à un stade plus avancé, taches brunâtres par porosité de l'émail, zones d'érosion et pertes de substance)
- **Surdosage massif** à traiter par vomissements provoqués, voire évacuation gastrique, ingestion de calcium (lait), surveillance médicale de plusieurs heures

Remarques

- Dans la plupart des régions de France, la teneur en fluor de l'eau des réseaux de distribution est faible (< 0,5 mg/l), mais il y a d'importantes disparités géographiques et il est essentiel *de se renseigner auprès des mairies ou des DDASS* avant de prescrire une supplémentation en fluor
- L'utilisation d'un sel de table fluoré pour la cuisine familiale apporte aux nourrissons de 5 à 12 mois entre 0,2 à 0,3 mg de fluor par jour, et aux enfants de 1 à 6 ans entre 0,4 à 0,6 mg de fluor par jour : c'est une mesure très simple permettant de couvrir les besoins en fluor
- *À noter* : aux États-Unis, une augmentation des cas de fluorose a été observée parallèlement à une supplémentation en fluor mal contrôlée

Précautions d'emploi

- Éviter la prise de lait concomitante qui réduit l'absorption du fluor

Gels et sprays gingivaux et buccaux

Les gels gingivaux et les sprays buccaux n'ont pas un statut de médicaments et ne sont pas remboursés.

Ils contribuent à l'hygiène buccale, à la réparation de la muqueuse gingivale après traitement, à la protection de la paroi buccale fragilisée par des médicaments ou par le vieillissement, au traitement des aphtes et autres lésions buccales inflammatoires ou traumatiques.

AFTAMED	Gel buccal Spray Solution	Tube 15 ml Fl. 20 ml Fl. 150 ml	Matin et soir après brossage
CYCLOTELIA	Baume gingival	Fl. airless/30 ml	*Idem*
DICTYOLONE	Baume gingival	Fl. airless/30 ml	*Idem*
DNA-PKASE INHIBAT	Baume gingival	Fl. airless/30 ml	*Idem*
ELGYDIUM CLINIC	Gel buccal	Tube 30 ml	2 à 3 appl./jour
ELUGEL	Gel buccal	Tube 40 ml	3 appl./jour
EPISIL	Solution	Fl. 10 ml	2 à 3 pulv./jour
FLOGENCYL	Gel buccal	Tube 20 g	5 appl./jour après les repas
GENIAL HTM	Gel buccal	Tube 15 g	2 à 3 appl./jour
GUM AFTACLEAR	Gel buccal Spray Solution	Tube 10 ml Fl. 15 ml Fl. 120 ml	*Idem* *Idem* 3 bains de bouche/jour
HYALUGEL	Gel buccal Spray Solution	Tube 20 ml Fl. 20 ml Fl. 100 ml	3 à 5 appl./jour 3 à 5 pulv./jour 2 à 3 bains de bouche/jour
MILACTIF	Baume gingival	Fl. airless/30 ml	Matin et soir après brossage
PARODIUM	Gel buccal	Tube 50 ml	3 appl./jour
URGO FILMOGEL	Solution	Fl. 6 ml	1 à 4 appl./jour

Dents : Numérotation des dents

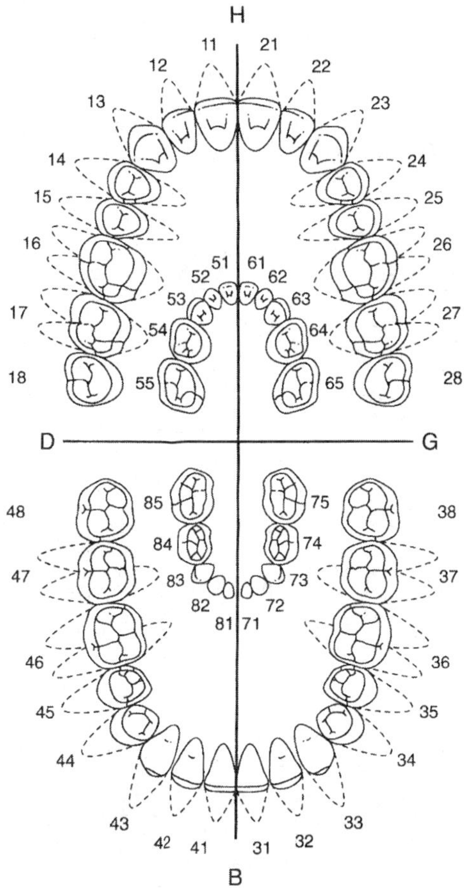

Le sujet étant regardé de face, l'ensemble des deux arcades dentaires est divisé en quatre quadrants, chaque dent portant un numéro d'ordre à partir de l'axe de symétrie du visage. Le schéma central représente les dents temporaires chez l'enfant.

Chapitre 20

Parasitologie
Médecine tropicale

PARASITOLOGIE : Schémas thérapeutiques

Ectoparasitoses ou Parasitoses cutanées

Gale ou Scabiose (1) *Sarcoptes scabiei*	Benzoate de benzyle à 10 % Perméthrine à 5 %	Ivermectine (prise orale de 200 µg/kg à J1 et à J14)
Pédiculose ou Phtiriase : Poux = *Pediculus capitis* et *Pediculus humanus* Morpions = *Phtirus pubis*	Diméticone à 4 % + décontamination	Ivermectine (hors AMM) Perméthrine à 5 %
Trombidiose automnale ou Érythème automnal ou Aoûtats *Thrombicula autumnalis*	Benzoate de benzyle au porte-coton sur les lésions	Destruction des larves d'acariens des jardins par un insecticide

1. Traiter simultanément le patient et son entourage proche, et déparasiter le linge et la literie par lavage à 60 °C (le parasite meurt au-delà de 55 °C).

Protozooses

N.B. : le paludisme est une maladie à déclaration obligatoire.

Amibiase asymptomatique *Entamœba histolytica*	Métronidazole × 7 à 10 jours Tinidazole × 1 à 5 jours	– Paromomycine (ATU) – Diloxanide (ATU)
Dysenterie amibienne Amibiase hépatique ou Abcès amibien hépatique *Entamœba histolytica*	Nitro-imidazolé × 10 jours puis Intétrix × 10 jours	Drainage si abcès amibien hépatique dans les cas rebelles
Amibiase intestinale à *Dientamoeba fragilis*	Intétrix × 10 jours	– Tétracycline × 10 jours – Paromomycine (ATU)
Babésiose ou Piroplasmose *Babesia divergens* ou *microti* (transmise par morsure de tiques)	Clindamycine + Quinine × 7 à 12 jours ou Atovaquone + Azithromycine × 7 à 12 jours Exsanguino-transfusion (formes sévères)	
Balantidiose *Balantidium coli*	Métronidazole ou Tétracycline × 10 jours	Paromomycine (ATU)
Isosporose *Isospora belli*	Cotrimoxazole × 10 à 20 jours	– Ciprofloxacine – Pyriméthamine
Cryptosporidiose *Cryptosporidium species*	Nitazoxanide (ATU)	– Paromomycine (ATU) – Rifaximine
Cyclosporose *Cyclospora cayetanensis*	Cotrimoxazole × 10 jours	Ciprofloxacine
Giardiase ou Lambliase *Giardia intestinalis*	Nitro-imidazolé × 5 jours	– Albendazole × 5 jours – Nitazoxanide (ATU)

PARASITOLOGIE : Schémas thérapeutiques

Protozooses (suite)

Leishmanioses viscérales ou Kala-azar *Leishmania donovani*, etc.	Amphotéricine B liposomale	– Antimoniés – Miltéfosine (ATU)
Leishmanioses cutanées Bouton d'Orient *L. tropica, major, mexicana*, etc.	Antimoniés en intralésionnel + Cryothérapie	– Pentamidine (*L. aethiopica*) – Antifongiques azolés
Leishmaniose cutanée du Nouveau Monde *L. guyanensis, L. panamensis*	Pentamidine	Antimoniés
Leishmaniose cutanéo-muqueuse ou Espundia *L. braziliensis*	Antimoniés	Amphotéricine B liposomale
Microsporidioses *Encephalitozoon intestinalis* *Enterocytozoon bieneusi*	– Albendazole si *Encephalitozoon intestinalis* – Fumogilline si *Enterocytozoon bieneusi* Traitement intensif anti-VIH si autres affections	
Paludisme ou Malaria (1)	*Plasmodium falciparum*, *ovale*, *vivax* ou *malariae*	
• Pays du groupe I	Chimioprophylaxie et traitement : Chloroquine	
• Pays du groupe II	Chimioprophylaxie : [Chloroquine + Proguanil] ou [Atovaquone + Proguanil] Traitement : [Atovaquone + Proguanil] ou [Artéméther + Luméfantrine] ou Méfloquine, [Quinine ± Doxycycline]	
• Pays du groupe III	Chimioprophylaxie : [Atovaquone + Proguanil] ou Méfloquine ou Doxycycline Traitement : [Atovaquone + Proguanil] ou [Artéméther + Luméfantrine] ou Méfloquine, [Quinine ± Doxycycline]	
Paludisme grave	Artésunate IV (Quinine IV à défaut)	

1. L'utilisation de la plante *Artemisia anna* en tisanes ou en gélules n'a pas d'efficacité établie dans le traitement du paludisme. Elle peut entraîner un retard de prise en charge ou un paludisme grave.

Prophylaxie du paludisme :
Il n'y a pas de transmission du paludisme *en ville* en Amérique et en Asie, excepté en Inde et en Amazonie, par ailleurs, les anophèles piquent surtout à partir de 18 heures (risque maximal entre 22 heures et 5 heures du matin), période où les *mesures de protection personnelles* sont essentielles : insectifuge efficace sur la peau (Diéthyltoluamide) et les vêtements (Perméthrine), repos sous une moustiquaire traitée par un insectifuge avec un vêtement couvrant tout le corps, insecticide dans la chambre.

Toxoplasmose (*Toxoplasma gondii*)		
Toxoplasmose en dehors de la grossesse	Spiramycine × 21 jours ou abstention	Cotrimoxazole
Toxoplasmose chez la femme enceinte	Spiramycine jusqu'à l'accouchement ou Pyriméthamine + Sulfadiazine ou Sulfadoxine + Pyriméthamine dans certains cas	
Toxoplasmose congénitale (traitement du nouveau-né)	Pyriméthamine + Sulfadiazine (1 an) ou Pyriméthamine + Sulfadoxine (1 à 2 ans)	
Toxoplasmose grave chez les sujets immunodéprimés	Pyriméthamine + Sulfadiazine	Pyriméthamine + Clindamycine ou Dapsone
Prophylaxie primaire Prophylaxie secondaire chez les immunodéprimés	Cotrimoxazole ou Pyriméthamine (monothérapie) voire Dapsone + Pyriméthamine ou Atovaquone	
Trichomonose uro-génitale *Trichomonas vaginalis*	Nitro-imidazolé × 1 à 10 jours	
Trypanosomiase africaine ou Maladie du sommeil *Trypanosoma gambiense* *Trypanosoma rhodesiense*	Eflornithine (DFMO) Ornidyl Fexinidazole (NC)	– Mélarsoprol (Arsobal), dérivé de l'arsenic (pour *T. gambiense*) – Pentamidine × 10 jours (pour *T. gambiense*) – Suramine (NC) puis Mélarsoprol – Eflornithine (NC)
Trypanosomiase américaine ou Maladie de Chagas *Trypanosoma cruzi*	Benznidazole (ATU)	Chirurgie au stade de méga-splanchnie
Méningoencéphalite amibienne *Acanthamoeba* *Naegleria fowleri*	Amphotéricine B	

Helminthiases (I) : Nématodoses cutanées

Dermatite rampante = Larbish ou Larva migrans cutanée *Ancylostoma caninum* *Ancylostoma brasiliense*	Ivermectine en 1 prise	Albendazole × 3 jours *per os* ou percutané (1)

1. Utilisation possible par voie percutanée sous forme de préparation magistrale appliquée 3 fois/jour pendant 7 à 10 jours (3 g = 6 comprimés écrasés et mélangés à 30 g de vaseline).

Helminthiases (II) : Nématodoses généralisées

Angiostrongylose *Angiostrongylus*	Ivermectine	Mébendazole (NC)
Gnathostomiase *Gnathostoma spinigerum*	Exérèse chirurgicale + Albendazole × 21 jours	Ivermectine

PARASITOLOGIE : Schémas thérapeutiques

Toxocarose ou Larva migrans viscérale *Toxocara canis*	Albendazole ± Corticoïdes
Trichinellose ou Trichinose *Trichinella spiralis*	Albendazole × 15 jours ± Corticoïdes

Helminthiases (III) : Nématodoses intestinales

Anguillulose ou Strongyloïdose *Strongyloides stercoralis*	Ivermectine en prise unique	Albendazole × 3 jours
Anisakiose *Anisakis* (prévention = cuire le poisson à 65 °C ou le congeler à – 20 °C pendant 24 h)	Extraction sous endoscopie ou chirurgicale	Abstention (guérison spontanée) voire Albendazole
Ankylostomose *Ancylostoma duodenale* *Necator americanus*	Flubendazole × 3 jours	– Albendazole × 1 jour – Pyrantel × 1 à 3 jours
Ascaridiase ou Ascaridose *Ascaris lumbricoides*	Flubendazole × 3 jours	– Albendazole × 1 jour – Pyrantel × 1 jour
Oxyurose (1) *Enterobius vermicularis*	Flubendazole × 1 jour ou Pyrantel × 1 jour	– Pyrvinium × 1 jour – Albendazole × 1 jour
Trichocéphalose *Trichuris trichiura*	Flubendazole × 3 jours	– Albendazole × 1 jour – Mébendazole (NC)
Trichostrongylose *Trichostrongylus*	Flubendazole × 3 jours ou Pyrantel × 1 jour	– Albendazole × 1 jour – Mébendazole (NC)

1. Répéter le traitement après 15 à 20 jours et traiter toujours l'entourage.

Helminthiases (IV) : Trématodoses (I) : Bilharzioses

Bilharziose intestinale *Schistosoma mansoni*	Praziquantel × 1 jour	Oxamniquine × 1 jour (non disponible en France)
Bilharziose génito-urinaire (2) *Schistosoma hæmatobium* Bilharziose orientale *Schistosoma japonicum* Bilharziose rectale *Schistosoma intercalatum*	Praziquantel × 1 jour	
Bilharziose des canards ou Dermatite des nageurs *Larves de Trichobilharzia*	Antihistaminique pour calmer le prurit Prévention = éviter les baignades en eau douce fréquentée par des oiseaux aquatiques	

2. La bilharziose uro-génitale est une maladie à déclaration obligatoire.

PARASITOLOGIE : Schémas thérapeutiques

Helminthiases (V) : Trématodoses (II) : Distomatoses

Douves intestinales *Fasciolopsis buski* *Heterophyes heterophyes* *Metagonimus yokogawai*	Niclosamide × 1 jour	Praziquantel × 1 jour en cas d'échec
Fasciolase = Grande douve ou Douve hépatique du mouton (1) *Fasciola hepatica* *Fasciola gigantica*	Triclabendazole en prise unique	
Clonorchiase ou Douve hépatique de Chine *Clonorchis sinensis*	Praziquantel × 1 jour	
Opistorchiase ou Douve hépatique des félidés *Opistorchis felineus*	Praziquantel × 1 jour	
Douve de la civette *Opistorchis viverrini*	Praziquantel × 1 jour	
Douve du poumon ou Paragonimose *Paragonimus westermani*	Praziquantel × 2 jours	Bithionol (sous ATU)

1. La prévention repose sur le contrôle des cultures maraîchères des végétaux aquatiques (dont cresson, mâche, pissenlit), l'hôte intermédiaire étant une limnée (petit gastéropode d'eau douce).

Helminthiases (VI) : Cestodoses intestinales

Ténia du bœuf ou Ver solitaire *Taenia saginata* (2)	Niclosamide × 1 jour	– Praziquantel × 1 jour – Semences de courge
Bothriocéphalose ou Ténia du poisson cru *Diphyllobothrium latum*	Niclosamide × 1 jour	– Praziquantel × 1 jour – Semences de courge
Hymenolépiase *Hymenolepis nana* *Hymenolepis diminuta*	Praziquantel × 7 jours	– Niclosamide × 7 jours – Semences de courge
Ténia du porc (3) *Taenia solium*	Niclosamide × 1 jour (avec un purgatif)	Praziquantel × 1 jour (avec un purgatif)
Ténia du chien *Dipylidium caninum*	Niclosamide × 1 jour	Praziquantel × 1 jour

2. Le téniasis à *Taenia saginata* est la principale (voire la seule) cestodose intestinale autochtone en France métropolitaine, liée à la consommation de viande de bœuf peu cuite.
3. Un purgatif salin après le traitement du *Taenia solium* est indispensable pour éviter tout risque de cysticercose par auto-infestation secondaire à la libération d'œufs viables de *Taenia solium*.

PARASITOLOGIE : Schémas thérapeutiques

Helminthiases (VII) : Cestodoses tissulaires

Cénurose *Larves de Taenia multiceps*	Exérèse chirurgicale complète des lésions
Cysticercose *Larves de Taenia solium*	Albendazole × 1 mois ou Praziquantel × 15 jours + Corticoïdes
Echinococcose alvéolaire *Echinococcus multilocularis* Larves de Ténia du renard (10-15 cas/an en France)	Exérèse chirurgicale des lésions (hépatectomie partielle) + Albendazole en plusieurs cures de 28 jours
Hydatidose = Kyste hydatique *Echinococcus granulosus*	Exérèse chirurgicale ou Technique PAIR (ponction-aspiration-injection-réaspiration de sérum salé hypertonique) + Albendazole en plusieurs cures de 28 jours Transplantation hépatique

Helminthiases (VIII) : Filarioses

Onchocercose ou Cécité des rivières *Onchocerca volvulus*	Ivermectine en prise unique (± Antihistaminique H1) + Ablation chirurgicale des nodules sous-cutanés quand cela est possible	
Dracunculose ou Filaire de Médine *Dracunculus medinensis*	Extraction par la “méthode indigène” (1) + Vaccin antitétanique	
Filaires lymphatiques *Wuchereria bancrofti* *Brugia malayi*	Ivermectine en prise unique	– Diéthylcarbamazine × 10 à 21 jours – Albendazole
Loase ou Filaire sous-cutanée *Loa-loa*	Ivermectine en prise unique	Diéthylcarbamazine × 10 à 21 jours
Mansonellose américaine *Mansonella ozzardi*	Ivermectine en prise unique	

1. Enroulement progressif du ver sur une allumette, sans le rompre (ceci nécessite plusieurs jours).

Animaux venimeux (I) : Envenimations (I)

Arachnidés venimeux

Araignées (1) Morsure d'araignées Latrodectisme	Désinfection + Application de sac de glace sur la morsure (+ Gluconate de calcium en perfusion IV en milieu hospitalier si morsure de veuve noire)

1. En France, seule la veuve noire ou malmignatte est dangereuse (*Latrodectus mactans* = petite araignée noire mesurant 7 à 16 mm, avec des taches rouges, qui n'est présente qu'en Corse et dans les zones sauvages du pourtour méditerranéen et du sud des Alpes). À noter que sa morsure est indolore et peut donc passer inaperçue.

Scolopendres (2) Morsure de scolopendres	Désinfection + Analgésique (douleur locale très importante, mais pas de signes généraux)

2. En France, une espèce venimeuse (*Scolopendra cingulata*, parfois > 10 cm) dans le sud du pays.

Scorpions (3) Piqûre de scorpions	Désinfection + Application de sac de glace sur la piqûre + Hospitalisation si signes cardiaques, respiratoires ou généraux

3. En France, il existe 5 espèces dans le sud du pays, dont *Buthus occitanus* (jaune, d'environ 5 cm) et *Euscorpius flavicaudis* (noir, d'environ 2 cm).

Tiques ou Ixodidés (4) Morsure de tiques	Enlever au plus tôt cet acarien avec un tire-tique (vendu en pharmacie) + Désinfecter la morsure ± Doxycycline (en fonction de l'épidémiologie)

4. La morsure de tique peut entraîner un choc (en particulier la tique des pigeons en France *Argas reflexus*) et transmettre la maladie de Lyme, la babésiose, l'ehrlichiose, des encéphalites à flavivirus, etc.

Insectes venimeux

Hyménoptères – Apidés : abeilles et bourdons – Vespidés : guêpes et frelons Piqûre d'hyménoptères Allergie aux hyménoptères (5) (en France, environ 20 décès par choc anaphylactique chaque année)	Extraction immédiate du dard + Antihistaminique si formes peu sévères, **mais Adrénaline IV ou IM** et transport immédiat par SMUR si réaction anaphylactique grave, piqûre à la tête ou au cou **Désensibilisation** si sujet allergique (qui devra toujours pouvoir *disposer d'adrénaline injectable*, qui peut lui sauver la vie)

5. La désensibilisation assure une protection chez environ 96 % des sujets allergiques au venin de guêpes et environ 80 % des sujets allergiques au venin d'abeilles (plus toxique).

Chenilles processionnaires (lésions prurigineuses au niveau de la peau, mais risque de nécrose en cas de contact buccal ou oculaire)	*Contact buccal* (jeune enfant surtout) : nettoyage de la bouche avec un tissu humide + consultation d'urgence (corticoïde si œdème bucco-lingual) *Contact oculaire* : rinçage à l'eau prolongé + consultation ophtalmologique d'urgence
Papillons à poils urticants Papillonite ou Lépidoptérisme (Amérique du Sud : *Hylesia* ; Afrique : *Anaphae*)	Prurigo guérissant en 8 à 10 jours (à traiter par Désinfection ± Antihistaminique H1)

Animaux venimeux (II) : Envenimations (II)

Animaux marins venimeux

Anémones de mer (contact)	Lavage à l'eau de mer ou au Dakin + Nettoyage avec gaze imbibée d'alcool ou de vinaigre (neutralise le venin) ± Recouvrir de mousse à raser puis gratter (pour retirer les nématocystes persistants)
Cônes venimeux Piqûre de cônes venimeux (environ 20 espèces dangereuses en zone Indo-Pacifique)	Analgésique + Surveillance médicale (car venin thermostable et neurotoxique, pouvant entraîner la mort par paralysie des muscles respiratoires) La seule espèce méditérranéenne est inoffensive
Méduses (contact) Physalies (contact) (la *Pelagia nocticula* rencontrée en Méditérranée mesure 20 à 30 cm. Les physalies des mers chaudes, et surtout les cuboméduses d'Australie, sont beaucoup plus dangereuses)	Retirer avec un gant les filaments restants, rincer à l'eau de mer chaude (toxine thermolabile) sans frotter (et pas à l'eau douce, qui relargue le venin par éclatement du nématocyste) ± Recouvrir de mousse à raser puis gratter (pour retirer les nématocystes persistants) + Désinfection ± Antalgique ± Antihistaminique Traitement d'un choc vagal ou anaphylactique
Oursins : piqûre d'oursins (prévention par port de sandales en caoutchouc en mers chaudes, où il y a des oursins à venin neurotoxique)	Désinfection + Retrait précoce et minutieux des épines (très friables) + Désinfection à l'alcool ± Pénicilline ou Macrolide (surinfection fréquente à *E. rhusiopathiae*, dans les 24 heures environ après la piqûre)

Poissons venimeux (1)
Piqûre de poissons venimeux
– *Acanthuridés* : Poissons-chirurgiens
– *Dasyatidés* : Raies armées
– *Scorpaenidés* :
  – Poissons-pierres
  – Poissons-scorpions
  – Ptéroïs
  – Rascasses
– *Siluroidés* : Poissons-chats
– *Trichinidés* : Vives
	Mesures générales : Nettoyer la plaie à l'eau de mer puis Antiseptique + Exposer la piqûre à une source de chaleur car **venins thermolabiles** + Analgésique de niveau II ± Lidocaïne sans adrénaline *in situ* car douleur souvent atroce
	Raies armées : essayer d'enlever le dard très délicatement, puis sa gaine venimeuse (noirâtre, et plus facile à enlever)
	Poissons-pierres : en Australie, il existe un sérum d'origine équine (dit *anti-stonefish*) neutralisant les venins toxiques de ces synancées

Serpents marins venimeux ou Hydrophydés	Environ 50 espèces, à venin encore plus toxique que celui des cobras (océan Indien surtout)

1. Exposer la zone piquée à la chaleur : eau très chaude, sèche-cheveux, extrémité incandescente d'une cigarette, maintenue de 5 à 10 mm de la peau sans la brûler (éloigner la source de chaleur dès la sensation de brûlure, puis la rapprocher selon un mouvement de va-et-vient en fonction des sensations de la victime, et ceci jusqu'à sédation de la douleur, soit pendant 2 à 10 minutes selon l'espèce de poisson venimeux).

Animaux venimeux (III) : Envenimations (III)

Serpents terrestres venimeux

Morsure de serpents (sur 3 500 espèces recensées, il y aurait 700 espèces venimeuses, dont environ 50 mortelles, la majorité vivant dans les régions tropicales. Mais certains serpents vivent au nord du cercle polaire arctique jusqu'au 68e parallèle nord, et en Amérique du Sud jusqu'au 48e parallèle sud)	En France, il existe un sérum antivenimeux dirigé contre les venins des vipères d'Europe : la vipère aspic (*Vipera aspis*) présente dans la moitié sud du pays, la vipère péliade (*Vipera berus*) dans la moitié nord et la vipère ammodyte
Il existe aux États-Unis et en Afrique divers sérums contre les venins de serpents	Ailleurs, les principaux serpents venimeux sont : – *Atractaspididae* (vipère fouisseuse) en Afrique et au Proche-Orient – *Colubridae* (boomslang), du sud du Sahara jusqu'à l'Afrique du Sud – *Crotalidae* (180 espèces) en Amérique et en Asie (bothrops, crotales, mocassins) – *Elapidae* en Afrique (cobras, mambas, najas), en Asie (cobras, bongares, najas), en Australie (pseudonaja, serpent-tigre, taïpan), en Amérique (serpents corail) – *Viperidae* (84 espèces) en Europe, en Afrique, au Proche-Orient, en Amérique et en Asie
En France 1 à 2 décès/an pour 500 morsures environ	

Vipères (morsures) : Schémas thérapeutiques préconisés en France		
Grade/Envenimation	**Signes et symptômes**	**Attitude**
0 / Pas d'envenimation	Trace des crochets, mais sans œdème	Désinfection + Repos + Surveillance de 48 heures
1 / Grade I	Œdème local autour de la morsure	Désinfection + Repos + Hospitalisation de surveillance
2 / Grade II	Œdème régional (s'étendant au membre mordu) et symptômes généraux modérés (hypotension, diarrhée, vomissements…)	Hospitalisation en service de réanimation
3 / Grade III	Œdème étendu au-delà du membre mordu et/ou symptômes généraux graves (collapsus prolongé, état de choc, saignements…)	Sérothérapie IV la plus précoce possible (SMUR et transport en service de réanimation)

Sérum antivenimeux d'origine équine

Sérum antivenimeux contre les vipères d'Europe

Liste I-Réservé aux hôpitaux-Coll

VIPERFAV *Conserver de + 2 °C à + 8 °C pendant 24 mois*	Fl. 4 ml à diluer dans 100 ml de NaCl à 0,9 % en IV lente (60 minutes)	Perfusion **IV** uniquement en milieu hospitalier A. et E. : même dose Renouvellement possibe après 5 h

Contre-indications

Hypersensibilité connue ou probable aux sérums hétérologues **d'origine équine**, notamment chez les sujets ayant déjà reçu antérieurement un tel sérum

Propriétés et indications

- Fragments F(ab')2 d'immunoglobulines équines antivenimeuses contre les venins des vipères d'Europe (vipère aspic, vipère bérus, vipère ammodyte), d'efficacité démontrée par voie ***IV** en milieu hospitalier dans les grades élevés d'envenimation (grades II et III)*
- Débuter le traitement dès l'apparition des signes cliniques de gravité et au mieux dans les 6 premières heures

Effets indésirables

- *Réactions anaphylactiques immédiates* de tous les types pouvant aller jusqu'au choc anaphylactique (fréquent dans les 10 minutes après l'injection, à traiter par adrénaline injectable, remplissage vasculaire et corticoïdes injectables en traitement d'appoint)
- *Maladie sérique retardée* (8e jour au 12e jour) : fièvre, arthralgies fugaces, érythèmes, urticaire, œdème de Quincke, polyadénopathies, plus rarement glomérulonéphrite aiguë ou polynévrite (troubles évoluant en règle générale vers la guérison spontanée sans séquelles en quelques jours)

Précautions d'emploi

- Éviter (sauf risque vital) l'utilisation de sérums hétérologues chez le sujet ayant déjà reçu auparavant un tel sérum (risque de sensibilisation et de choc anaphylactique)
- *Utiliser en milieu hospitalier* après prélèvements biologiques et mise du patient sous *surveillance médicale intensive* (voie d'abord veineuse, monitoring cardiaque, mesure de la TA, SaO2, disponibilité immédiate d'adrénaline injectable, soluté de remplissage vasculaire, corticoïde IV, oxygène et ventilation assistée)
- Injecter auparavant 4 mg/kg de méthylprednisolone en IV en cas d'antécédents ou suspicion d'allergie
- *Tracer les contours de l'œdème au feutre* : l'œdème sera maximal à partir de J3, la résorption de ce troisième secteur risquant d'entraîner un OAP et nécessitant alors une réduction des perfusions et si besoin l'utilisation de furosémide
- Associer la mise à jour du vaccin antitétanique (indispensable) et une antibiothérapie adaptée (co-amoxiclav, ou pénicilline G + métronidazole)

Méthode de Besredka

- Consiste à faire des injections par voie SC à intervalles de 15 minutes à doses très progressives (0,1 ml, puis 0,25 ml) avant d'injecter le reste de la dose utile → arrêter les injections à la moindre manifestation anaphylactique et mettre alors en place le traitement adéquat (adrénaline injectable, etc.)

Trichomonacides

Nitro-imidazolés utilisés dans la trichomonose uro-génitale (1)

Liste I-65 %-Coll

FLAGYL Métronidazole	4 ou 14 cp. 500 mg 20 cp. 250 mg Susp. buv. : 120 ml à 125 mg par càc	A. 2 g *à l'un des repas en 1 prise unique à répéter après 15 jours* ou 500 mg/jour *en 2 prises aux repas pendant 10 jours*
SECNOL Secnidazole	1 sac. 2 000 mg	A. 2 g *en 1 prise unique à répéter après 15 jours*

1. Le "traitement-minute" (prise unique à l'un des repas, de préférence le soir, mais à répéter après 15 jours) est aussi efficace qu'un traitement plus prolongé à moindre dose.

Trichomonacides locaux *Liste I-30 %-Coll*

FLAGYL OVULES (2) Métronidazole	10 ovules 500 mg	1 ovule/jour pendant 10 jours

2. Seul trichomonacide spécifique non associé utilisable au 1er trimestre de la grossesse (*cf.* aussi les anti-infectieux locaux polyvalents au chapitre "Gynécologie").

Contre-indications
Allaitement

Propriétés

- Dérivés nitro-imidazolés de synthèse ayant un mode d'action particulier (réduction intracellulaire en produits cytotoxiques) qui explique leur spectre d'activité original (germes anaérobies et protozoaires, qui, seuls, possèdent cette capacité de réduction)
- Absorption digestive rapide et importante, excellente diffusion tissulaire y compris dans le SNC et le LCR, métabolisation hépatique partielle, élimination principalement urinaire (40 à 70 %) et biliaire, passage transplacentaire et dans le lait maternel, demi-vie de 8 à 12 heures pour le métronidazole et 12 à 14 heures pour le secnidazole

Activité antibactérienne et antiparasitaire

- Activité bactéricide : bacilles anaérobies Gram négatif (*Bacteroides*, *Fusobacterium*), bacilles anaérobies Gram positif sporulés (*Clostridium*), et *Gardnerella vaginalis*
- Sensibilité inconstante des cocci anaérobies Gram négatif (*Veillonella*) et Gram positif (*Peptococcus*, *Peptostreptococcus*), et résistance habituelle des bacilles Gram positif anaérobies non sporulés (*Actinomyces*, *Propionibacterium*)
- Activité parasiticide : *Entamoeba histolytica* (amœbicide tissulaire et de contact à un moindre degré), *Giardia intestinalis, Trichomonas vaginalis* (il existe de rares souches de *Trichomonas* résistantes au métronidazole), *Balantidium coli*

Indications

- Trichomonose uro-génitale (en "traitement-minute")
- Vaginose bactérienne à *Gardnerella vaginalis* (en "traitement-minute")
- Amibiase, giardiase et balantidiose (*cf.* page suivante)
- Infections à bactéries anaérobies (*cf.* le chapitre "Antibiotiques")
- En trithérapie : éradication de *Helicobacter pylori* (voir ce terme)

Effets indésirables

- Troubles digestifs (5 à 10 %) : nausées, modifications du goût (métallique), anorexie, vomissements, diarrhée, épigastralgies, glossite, stomatite, muguet buccal
- Leucopénie modérée réversible à l'arrêt, plus rarement prurit, urticaire, troubles neurologiques si prises répétées (céphalées, vertiges, ataxie, paresthésies, polynévrites sensitivo-motrices), coloration brun/rouge des urines avec le métronidazole
- Effet antabuse avec l'alcool (25 %) : nausées, vomissements, douleurs abdominales, bouffées vasomotrices, céphalées, hypotension orthostatique

Précautions d'emploi

- Trichomonose uro-génitale : associer le traitement oral aux trichomonacides locaux chez la femme et traiter simultanément le partenaire (les traitements-minute permettent une meilleure observance du traitement mais doivent être répétés après 15 jours)
- Surveillance de la NFS et examen neurologique lors des traitements prolongés plus de 10 jours ou à forte posologie : arrêter le traitement en cas d'apparition de vertiges, ataxie, polynévrites, confusion mentale ou convulsions
- Réduire les doses en cas d'insuffisance rénale sévère
- Grossesse au 1er trimestre : à éviter (sauf les formes à usage local)

Interactions médicamenteuses

- ***Associations déconseillées*** : disulfirame (troubles psychiques), alcool
- *Associations à utiliser avec précaution* : antivitamines K, fluoro-uracile, lithium

Antiamibiens :
Amœbicides diffusibles : Nitro-imidazolés

Nitro-imidazolés utilisés dans l'amibiase et la giardiase

Liste I-65 %-Coll

FLAGYL Métronidazole	20 cp. 250 mg 4 ou 14 cp. 500 mg Susp. buv. 4 % : 120 ml à 125 mg par càc	*Amibiase* : A. 1,5 g/jour E. 40 mg/kg/jour en 3 prises × 7 à 10 jours *Giardiase* : A. 500 mg à 1 g/jour en 3 prises × 5 à 10 jours E. > 5 ans : 500 mg/jour E. < 5 ans : 250 mg/jour en 2 prises × 5 à 7 jours
FLAGYL 0,5 % Injectable Métronidazole IV[G] *Réservé aux hôpitaux*	1 fl. 100 ml = 500 mg	Perfusions IV lentes en 30 à 60 minutes : A. 500 mg × 3/jour E. 20 à 30 mg/kg/jour
SECNOL Secnidazole	1 sac. 2 000 mg	*Amibiase hépatique* : A. 1,5 g/jour en 1 à 2 prises × 5 jours *Amibiase intestinale et giardiase* (1) : A. 2 g en 1 prise
TIBERAL Ornidazole	10 cp. 500 mg	*Amibiase* : A. 1 à 1,5 g/jour E. 30 mg/kg/jour *Trichomonase* : – soit 1 g/jour 5 jours – soit 1,5 g en 1 seule prise *Lambliase* : A. 1 g/jour E. 30 mg/kg/jour
	12 amp. 3 ml = 500 mg 12 amp. 6 ml = 1 000 mg Sol. inj. *Réservé aux hôpitaux*	Perfusions IV lentes en 30 à 60 minutes : A. 500 à 750 mg × 2/jour E. 20 à 30 mg/kg/jour

1. Répéter la prise après 15 jours dans la giardase et pendant 3 jours consécutifs chez les porteurs asymptomatiques de kystes dans l'amibiase intestinale.

Les formes IV sont réservées aux amibiases tissulaires et/ou intestinales sévères chez les sujets incapables d'avaler.

Contre-indications
Allaitement

Propriétés

- Dérivés nitro-imidazolés de synthèse ayant un *mode d'action particulier* (réduction intracellulaire en produits cytotoxiques) qui explique leur *spectre d'activité original* (germes anaérobies et protozoaires, qui, seuls, possèdent cette capacité de réduction)
- Absorption digestive rapide et importante, excellente diffusion tissulaire y compris dans le SNC et le LCR, métabolisation hépatique partielle, élimination principalement urinaire (40 à 70 %) et biliaire, passage transplacentaire et dans le lait maternel, demi-vie de 8 à 12 heures pour le métronidazole et 12 à 14 heures pour les autres produits

Activité antibactérienne et antiparasitaire

- Activité bactéricide : bacilles anaérobies Gram négatif (*Bacteroides*, *Fusobacterium*), bacilles anaérobies Gram positif sporulés (*Clostridium*), et *Gardnerella vaginalis*
- Sensibilité inconstante des cocci anaérobies Gram négatif (*Veillonella*) et Gram positif (*Peptococcus*, *Peptostreptococcus*), et résistance habituelle des bacilles Gram positif anaérobies non sporulés (*Actinomyces*, *Propionibacterium*)
- Activité parasiticide : *Entamoeba histolytica* (amœbicide tissulaire et de contact à un moindre degré), *Giardia intestinalis, Trichomonas vaginalis* (il existe de rares souches de *Trichomonas* résistantes au métronidazole), *Balantidium coli*

Indications

- Amibiase (*cf.* Précautions d'emploi)
- Giardiase ou lambliase
- Balantidiose (métronidazole pendant 10 jours)
- Trichomonose uro-génitale et vaginose bactérienne (*cf.* page précédente)
- Infections à bactéries anaérobies (*cf.* le chapitre "Antibiotiques")
- En trithérapie : éradication de *Helicobacter pylori* (voir ce terme)

Effets indésirables

- Troubles digestifs (5 à 10 %) : nausées, modifications du goût (métallique), anorexie, vomissements, diarrhée, épigastralgies, glossites, stomatites, muguet buccal
- Leucopénie modérée réversible à l'arrêt, plus rarement prurit, urticaire, troubles neurologiques (céphalées, vertiges, ataxie, paresthésies, polynévrites sensitivo-motrices), coloration brun/rouge des urines avec le métronidazole
- Effet antabuse avec l'alcool (25 %) : nausées, vomissements, douleurs abdominales, bouffées vasomotrices, céphalées, hypotension orthostatique

Précautions d'emploi

- *Amibiases* : il peut être nécessaire *d'évacuer le pus des abcès* en plus du traitement médical dans l'amibiase hépatique à la phase suppurative, et il est nécessaire *de faire suivre le traitement par une cure d'amœbicide de contact* (Intétrix pendant 10 à 20 jours)
- Surveillance de la NFS et examen neurologique lors des traitements prolongés plus de 10 jours ou à forte posologie : arrêter le traitement en cas d'apparition de vertiges, ataxie, polynévrites, confusion mentale ou convulsions
- Réduire les doses en cas d'insuffisance rénale sévère
- Grossesse au premier trimestre : à éviter

Interactions médicamenteuses

- ***Associations déconseillées*** : disulfirame (troubles psychiques), alcool
- *Associations à utiliser avec précaution* : antivitamines K, fluoro-uracile, lithium

Antipaludéens (I) :
Dérivés de l'artémisinine (I)

Artésunate *Réservé à l'usage hospitalier-Délivrance en ATU nominative*

MALACEF *Conserver de + 15 °C à + 25 °C*	60 mg poudre + solvant pour sol. inj.	*Cf.* modalités de traitement ci-après (1) (2) (3)

1. Le paludisme grave est une urgence médicale. L'artésunate doit être débuté le plus rapidement possible. Si le produit n'est pas disponible dans les 2 heures, le traitement doit être débuté par la quinine IV avec un relais par artésunate dès que possible.
2. Ce médicament est également le traitement du paludisme grave chez l'enfant, sans limite inférieure d'âge. Le schéma thérapeutique est le même que chez l'adulte.
3. La solution doit être administrée par voie intraveineuse immédiatement après reconstitution (délai maximum de 6 heures) à la vitesse de 3 ml/min. L'administration dans une perfusion n'est pas recommandée.

Épidémiologie

- En France, en 2018, 5 280 cas de paludisme importé (Côte d'Ivoire, Cameroun, Guinée, Mali...) dont 334 cas graves et 9 décès. Dans le monde, 250 millions de cas et 400 000 décès annuels

Propriétés et indications

- Dérivé de l'artémisinine recommandé en traitement de première intention des formes graves de paludisme à *Plasmodium falciparum*. Elles sont définies par une parasitémie avec des formes asexuées de *P. falciparum* et au moins un critère clinique ou biologique de gravité (défaillance neurologique ou respiratoire ou cardio-circulatoire, convulsions répétées, hémorragie, ictère, hémoglobinurie macroscopique, hémoglobinémie < 70 g/l, hypoglycémie < 2,2 mmol/l, acidose, élévation des lactates, parasitémie > 4 %, créatinine > 265 µmol/l et diurèse < 400 ml/24 h malgré la réhydratation)

Mode d'administration

- Posologie recommandée chez l'adulte et l'enfant : 2,4 mg/kg à 0 heure, 12 heures et 24 heures, puis toutes les 24 heures. Maximum de 9 doses, soit 7 jours de traitement
- La solution doit être administrée par voie IV immédiatement après reconstitution (maximum : 6 heures) à la vitesse de 3 ml/min. L'administration dans une perfusion n'est pas recommandée et le produit ne doit pas être mélangé avec d'autres médicaments
- Le traitement par voie IV sera poursuivi tant que la voie orale ne sera pas possible et après 3 doses IV au minimum
- Le relais par voie orale est obligatoire pour tout traitement inférieur à 9 doses. Il nécessite des bithérapies comprenant un dérivé de l'artémisinine

Effets indésirables

- Éruption cutanée, bradycardie transitoire et allongement du QTc, douleurs abdominales, céphalées, vertiges, convulsions, acouphènes, fièvre, perte de cheveux, anémie, hépatite cytolytique, hémolyse retardée (jusqu'à 1 mois)
- ***NDR*** : il n'a pas été observé d'hypoglycémie, contrairement à la quinine

Précautions d'emploi

- Les examens biologiques suivants doivent être réalisés à J3, J7, J14, J21 et J28 : NFS, taux de réticulocytes, taux de LDH, taux d'haptoglobine
- Grossesse : utilisation possible au cours de la grossesse en cas de paludisme grave (prudence au 1er trimestre)
- Allaitement : déconseillé pendant le traitement

Il existe une association pyronaridine-artésunate (PIRAMAX) qui dispose d'une AMM restreinte à certains pays du Sud-Est asiatique de faible prévalence du paludisme mais avec une forte suspicion de résistance à l'artésunate.

Antipaludéens (II) :
Dérivés de l'artémisinine (II)

Artéméther + Luméfantrine *Liste I-65 %-Coll*

RIAMET (1)	24 cp. contenant : Artéméther 20 mg + Luméfantrine 120 mg	Traitement curatif = 6 prises de 4 cp. sur une durée de 60 heures, *au cours d'un repas ou avec une boisson lactée*, *soit* chez l'adulte et l'enfant > 12 ans et > 35 kg : prise unitaire de 4 cp., renouvelée 8, 24, 36, 48 et 60 heures après la prise initiale Chez le nourrisson > 5 kg, 6 prises de 1 à 3 cp. en fonction du poids (le comprimé peut être écrasé) : – De 5 à 15 kg : 1 cp. H0, H8, H24, H36, H48, H60 – De 15 à 25 kg : 2 cp. H0, H8, H24, H36, H48, H60 – De 25 à 35 kg : 3 cp. H0, H8, H24, H36, H48, H60

1. L'artéméther est un dérivé de l'artémisinine d'action rapide, qui est associé dans cette spécialité à la luméfantrine (molécule de structure proche de celle de l'halofantrine) pour éviter un risque important de rechutes en cas d'utilisation isolée de l'artéméther.

Contre-indications
Allongement congénital ou acquis de l'espace QT, hypokaliémie, hypomagnésémie Antécédents familiaux d'allongement congénital de l'espace QT ou mort subite Antécédents de troubles du rythme cardiaque, bradycardie, insuffisance cardiaque Certaines associations (*cf.* Interactions), grossesse et allaitement

Propriétés

- Antipaludéens schizonticides, d'action plus rapide que celles de la quinine ou de la méfloquine, agissant sur *Plasmodium falciparum*, sans résistance croisée avec les autres antipaludéens
- Absorption accrue par les aliments, pic plasmatique atteint en 2 heures pour l'artéméther et 6 à 8 heures pour la luméfantrine, liaison aux protéines > 95 %, métabolisation hépatique en dérivés actifs notamment par le CYP 3A4, élimination fécale et urinaire, demi-vie d'élimination de 4 à 6 jours, passage transplacentaire et dans le lait maternel

Indications (non indiqué dans le paludisme sévère)

- Traitement curatif des accès palustres non compliqués à *Plasmodium falciparum* chez les sujets adultes, enfants et nourrissons > 5 kg

Effets indésirables

- Très fréquents (≥ 10 %) : céphalées, étourdissements, douleurs abdominales, anorexie
- Fréquents (1 à 10 %) : troubles du sommeil, palpitations, diarrhée, nausées, vomissements, prurit, éruptions cutanées, toux, arthralgies, myalgies, asthénie, fatigue, anémie hémolytique parfois retardée (jusqu'à 1 mois)

Précautions d'emploi

- Médicament non évalué en cas de paludisme compliqué, notamment neuropaludisme ou autres manifestations sévères telles qu'œdème pulmonaire ou insuffisance rénale
- Médicament non évalué en cas de paludisme à *Plasmodium vivax*, *malariae* ou *ovale*
- Insuffisances hépatique ou rénale sévères : utiliser avec prudence, sous surveillance de l'ECG et de la kaliémie
- Risque potentiel d'allongement de l'espace QT (*cf.* Interactions)
- Utiliser avec prudence chez les conducteurs et utilisateurs de machines
- Renouveler la prise en cas de vomissements dans l'heure suivant une prise
- Une 2ᵉ cure est possible mais le médicament ne doit plus être utilisé ultérieurement (absence de données de cancérogénèse)

Interactions médicamenteuses (inducteurs du CYP 2C19, inhibiteurs du CYP 2D6)

- ***Associations contre-indiquées*** : médicaments entraînant des torsades de pointe (voir ce terme), inhibiteurs enzymatiques (voir ce terme), médicaments métabolisés par le CYP 2D6 (imipraminiques, métoprolol, flécaïnide), autres antipaludéens (notamment intervalle d'au moins 1 mois après prise d'halofantrine), autres médicaments susceptibles d'allonger l'intervalle QT (antiarythmiques de classes IA et III, neuroleptiques, macrolides, quinolones, antifongiques triazolés, cisapride...)
- ***Associations déconseillées*** : médicaments hypokaliémiants et bradycardisants

Antipaludéens (III) :
Dérivés de l'artémisinine (III)

Pipéraquine + Arténimol *Liste I-65 %-Coll*

EURARTESIM *Conserver à moins de + 30 °C*	12 cp. séc. Pipéraquine 320 mg + Arténimol 40 mg	A. et E. (1)

1. Poids corporel : 5 à 7 kg = 1/2 cp. à 160/20; 7 à 13 kg = 1 cp. à 160/20; 13 à 24 kg = 1 cp. à 320/40; 24 à 36 kg = 2 cp. à 320/40; 36 à 75 kg = 3 cp. à 320/40; > 75 kg = 4 cp. à 320/40.
En une seule prise par jour, à heure fixe, pendant 3 jours, avec de l'eau, sans aliment, au moins 3 heures après un repas et sans consommation alimentaire pendant les 3 heures suivantes. Les comprimés peuvent être écrasés.

Contre-indications

Paludisme sévère
Syndrome du QT long congénital ou acquis
Antécédents d'arythmies, HTA sévère, insuffisance cardiaque
Troubles hydroélectrolytiques (K^+, Ca^{++}, Mg^{++})
Grossesse, allaitement

Propriétés

- Dérivé de l'artémisinine qui provoque l'altération membranaire du protozoaire par formation de radicaux libres
- Tmax : 1 à 5 heures, forte liaison aux protéines plasmatiques, faible volume de distribution mais concentration intraérythrocytaire élevée, métabolisme hépatique et inhibition du CYP 3A4, très longue demi-vie (environ 22 jours)

Indications

- Paludisme non compliqué causé par *Plasmodium falciparum* chez l'adulte, l'enfant et le nourrisson ≥ 6 mois et ≥ 5 kg

Effets indésirables

- Fréquents (1 à 10 %) : céphalées, asthénie, fièvre, tachycardie, allongement de QT, anémie (en particulier hémolytique, jusqu'à 1 mois après le traitement), toux chez l'enfant, douleurs abdominales
- Rares (< 1 %) : infection respiratoire, convulsions, arythmies, toux, vomissements, diarrhée, hépatite, prurit, arthralgies, myalgies

Précautions d'emploi

- Surveillance de l'ECG avant et 4 heures après la dernière dose
- Ne doit pas être utilisé pour *Plasmodium vivax*, *malariae* et *ovale*
- Ne pas administrer plus de 2 cures sur une période de 12 mois. Compte tenu de la longue demi-vie, un intervalle minimum de 2 mois est nécessaire
- Contraception pendant le traitement et jusqu'à 8 mois après l'arrêt

Interactions médicamenteuses

- ***Associations contre-indiquées*** : médicaments allongeant l'intervalle QT
- ***Associations déconseillées*** : statines, antirétroviraux, ciclosporine, oméprazole, théophylline
- *Associations à prendre en compte* : inducteurs enzymatiques puissants

Antipaludéens (IV) : Amino-4-quinoléines

Chloroquine *Liste II-65 %-Coll*

NIVAQUINE 100 mg NIVAQUINE Sirop	20 ou 100 cp. 100 mg (comprimés sécables) Sirop : 150 ml à 5 mg/ml (soit 1 mesure = 25 mg)	*Chimioprophylaxie* (1) : > 50 kg : 100 mg/jour < 50 kg : 1,5 mg/kg/jour *Traitement curatif* (2)

1. Commencer la chimioprophylaxie le jour du départ et la poursuivre pendant toute la durée du risque d'impaludation et durant les 4 semaines suivant le retour.
2. A. : *1 500 mg sur 3 jours soit* 600 mg en 1 prise + 300 mg 6 heures plus tard (le 1er jour), puis 300 mg/jour en 1 prise pendant les 2 *jours* suivants.
   E. et N. : *25 mg/kg sur 3 jours soit* 10 mg/kg en 1 prise + 5 mg/kg 6 heures plus tard (le 1er jour), puis 5 mg/kg/jour en 1 prise pendant les 2 *jours* suivants.

Contre-indications
Rétinopathie (sauf pour le traitement curatif du paludisme)
Allaitement, associations médicamenteuses

Propriétés

- Dérivé de l'amino-4-quinoléine, d'action schizonticide rapide et prolongée, mais dont l'utilisation est limitée par l'extension de la résistance de *Plasmodium falciparum*
- Absorption rapide (80 à 90 %) favorisée par la prise d'aliments, diffusion tissulaire importante, métabolisation hépatique partielle, élimination urinaire lente (25 % en 7 jours), demi-vie de 10 à 30 jours pour le principal métabolite

Indications

- Traitement curatif des accès palustres en dehors des zones de chloroquino-résistance
- Chimioprophylaxie du paludisme dans les pays du groupe I, et en association avec le proguanil dans les pays du groupe II
- *Cf.* le chapitre "Rhumatologie" (hydroxychloroquine) pour les autres indications

Effets indésirables (index thérapeutique faible)

- Rares en chimioprophylaxie : prurit, éruptions cutanées lichénoïdes, pigmentation ardoisée des ongles et des muqueuses, toxicité rétinienne en cas de doses cumulées ≥ 100 g soit un peu plus de 3 ans de chimioprophylaxie continue
- *Aux doses curatives* : céphalées, nausées, vertiges, hypoglycémie (prévenir les patients), troubles extra-pyramidaux, exanthème fébrile (risque de DRESS), allongement de QTc, troubles neuropsychiatriques (anxiété, insomnie, dépression, idées suicidaires, confusion)

Précautions d'emploi et interactions médicamenteuses

- Porphyrie intermittente, psoriasis : déclenchement possible d'une crise
- Surveillance cardiaque, clinique et ECG (risque de cardiomyopathie)
- Prudence en cas d'atteinte rénale (réduire la posologie) ou hépatique ou d'antécédents d'épilepsie ou d'antécédents psychiatriques
- Contrôle ophtalmologique annuel en cas d'utilisation prolongée en chimioprophylaxie ou en cas d'utilisation à fortes doses en rhumatologie
- Grossesse : utilisation non recommandée (sauf absence d'alternative) → contraception pendant le traitement et les 8 mois suivants
- ***Associations contre-indiquées*** : citalopram, escitalopram, dompéridone
- *Topiques gastro-intestinaux* : intervalle de 2 heures entre les prises orales

Antipaludéens (V) :
Quinine

Formes orales (1) *Liste I-65 %-Coll*

QUININE Lafran Chlorhydrate de quinine	20 cp. 225 mg ou 450 mg (mais non sécables)	*Traitement curatif* : A. et E. ≥ 30 kg : 8 mg/kg et par prise toutes les 8 heures pendant 5 à 7 jours A. ≥ 75 kg : 750 mg par prise toutes les 8 heures pendant 5 à 7 jours
QUINIMAX Alcaloïdes du quinquina (= quinine + quinidine, cinchonine, cinchonidine)	18 cp. séc. 125 mg 9 cp. séc. 500 mg	*Traitement curatif* : A. et E. ≥ 9 kg : même posologie

1. Administrer en 3 prises orales/24 h (toutes les 8 heures), la posologie pouvant être réduite à 15 mg/kg/24 h dès l'apyrexie, le traitement étant alors poursuivi 1 semaine. En cas de sensibilité diminuée à la quinine, associer de la doxycycline (200 mg/jour × 10 jours).

Formes injectables (2) *Liste I-Réservé aux hôpitaux-Coll*

QUININE Renaudin Chlorhydrate de quinine	100 amp. 2 ml = 490 mg (sans sulfites)	*Traitement curatif* : A. et E. > 16 kg : 8 mg/kg et par perfusion IV toutes les 8 heures (sans dépasser 1 500 mg par 24 heures chez l'adulte)
QUINIMAX Injectable Alcaloïdes du quinquina (= quinine + quinidine, cinchonine, cinchonidine)	3 amp. 1 ml = 125 mg 3 amp. 2 ml = 250 mg 3 amp. 4 ml = 500 mg (sans sulfites)	*Idem*

2. Diluer dans du glucosé à 5 % (250 ml pour 500 mg) et administrer en 3 perfusions IV de 4 heures (8 mg/kg toutes les 8 heures sans dépasser 500 mg toutes les 8 heures) avec relais oral dès que les signes de gravité ont régressé et l'ingestion possible, le traitement étant poursuivi 1 semaine.

Contre-indications
Troubles de la conduction intraventriculaire, fièvre bilieuse hémoglobinurique Myasthénie, déficit en G6PD Injection par voie intramusculaire

Propriétés

- Alcaloïde du quinquina, schizonticide sur toutes les espèces de *Plasmodium* (rares résistances en Asie du Sud-Est et en Amérique du Sud) et faiblement gamétocydocide
- Absorption digestive rapide (90 %), pic plasmatique en 2 à 3 heures, demi-vie de 10 à 12 heures, catabolisme hépatique, élimination urinaire rapide (100 % en 24 heures), passage transplacentaire et passage très faible dans le lait maternel

Indications (ne pas utiliser dans les crampes musculaires car risque de thrombopénie)

- Traitement curatif de l'accès palustre notamment en présence d'une résistance aux amino-4-quinoléines (avec doxycycline en zone de sensibilité diminuée à la quinine)

Effets indésirables

- Par voie IM (à proscrire) : risque de nécrose musculaire, abcès, paralysie du sciatique
- Hypoglycémie dose-dépendante, hypotension (si perfusion trop rapide), thrombopénie à forte dose, veinite et sclérose veineuse en cas de dilution insuffisante
- Cinchonisme (taux plasmatiques > 10 mg/l) : acouphènes, vertiges, vomissements, diarrhée, gastralgies, troubles visuels, hypoacousie, convulsions, hypoglycémie (ces troubles apparaissent après 1 à 3 jours et sont régressifs en 24 à 48 heures à l'arrêt)
- Allergiques (rares mais parfois mortels) : thrombopénies avec hémorragies parfois mortelles, fièvre, rash cutané, hépatites, réactions anaphylactiques, rôle déclenchant dans la fièvre bilieuse hémoglobinurique
- **Surdosage massif** : amaurose et risque de cécité définitive (par atteinte rétinienne), surdité (par atteinte du VIII), convulsions, hypotension, troubles de conduction cardiaque

Précautions d'emploi

- **La voie intramusculaire doit être proscrite** (*cf.* Effets indésirables)
- Insuffisance rénale → réduire la posologie de 30 à 50 % si utilisation par voie IV
- En cas d'utilisation à forte dose, adapter la posologie selon les dosages plasmatiques (taux thérapeutiques = 5 mg/l, et jusqu'à 10 mg/l dans les *accès pernicieux à souches chloroquino-résistantes*) et surveiller la glycémie, l'ECG et la TA
- Grossesse : utilisation possible car la quinine ne stimule les contractions utérines que pendant le travail et n'a pas d'effet tératogène aux doses préconisées
- Allaitement : utilisation possible mais passage insuffisant pour une chimioprophylaxie chez l'enfant nourri au sein → lui assurer une chimioprophylaxie spécifique

Interactions médicamenteuses

- ***Associations contre-indiquées*** : artémizole (troubles du rythme ventriculaire)
- ***Associations déconseillées*** : méfloquine (effets convulsivants additifs → intervalle de 12 heures entre l'injection IV de quinine et la méfloquine si association nécessaire), halofantrine et autres médicaments responsables de torsades de pointe (voir ce terme)

Antipaludéens (VI) : Méfloquine

Méfloquine *Liste I-Non remboursé-Coll-Carte de surveillance*

LARIAM	8 cp. 250 mg quadri-sécables (pouvant être écrasés et dissous dans de l'eau)	Traitement curatif sur 24 heures en espaçant les prises de 6 à 8 heures (1) : Poids > 60 kg : 3 prises (750 mg puis 500 mg puis 250 mg) – 46-60 kg : 2 prises (750 mg puis 500 mg) – 31-45 kg : 2 prises (500 à 750 mg puis 250 mg) – 21-30 kg : 500 à 750 mg en 2 prises espacées de 12 heures – 5-20 kg : 1 cp./10 kg ou 1/4 cp./2,5 kg en 2 prises espacées de 12 heures Chimioprophylaxie en 1 prise hebdomadaire unique (2) et (3) : A. et E. > 45 kg : 1 cp. – 31-45 kg : 3/4 cp. – 20-30 kg : 1/2 cp. – 15-19 kg : 1/4 cp. *Comprimés à avaler sans croquer, de préférence au cours d'un repas*

1. Le traitement curatif des accès palustres chez les sujets semi-immuns demeurant en zones d'endémie fait appel à des doses plus faibles : 750 mg en 1 prise puis 250 mg après 6 à 8 heures au-dessus de 60 kg, prise unique de 750 mg entre 45 et 60 kg ou de 25 mg/kg entre 15 et 45 kg.
2. La chimioprophylaxie par la méfloquine, réservée aux séjours dans les pays du groupe III, doit *commencer au moins 10 jours avant le départ* (afin d'apprécier la tolérance notamment neuro-psychique après la 2e prise, soit 3 jours avant le départ) et *doit être poursuivie pendant 3 semaines après le retour*.
   Les associations [Atovaquone + Proguanil] ou la Doxycycline (avec un traitement présomptif des accès fébriles par Méfloquine ou Halofantrine ou Quinine) sont *lesalternatives recommandées pour la chimioprophylaxie du paludisme* lors des séjours dans ces pays ou en cas d'intolérance ou de contre-indication ou de résistance à la méfloquine (Thaïlande et Cambodge notamment).
3. En l'absence de données cliniques, il est déconseillé d'utiliser la méfloquine en prophylaxie chez les enfants de moins de 15 ans.

Contre-indications
Association au valproate de sodium, insuffisance rénale, insuffisance hépatique sévère
Pour la chimioprophylaxie : enfant < 15 kg
Antécédents de convulsions ou de dépression ou d'anxiété généralisée ou de troubles psychiatriques

Propriétés

- Antipaludéen schizonticide majeur (amino-alcool de structure quinoléique), agissant comme la quinine au niveau des membranes cellulaires, efficace sur les 4 espèces de *Plasmodium* (y compris sur la majorité des souches résistantes aux autres produits)
- Absorption digestive rapide et importante (90 %), fixation aux protéines plasmatiques à 98 %, bonne diffusion tissulaire avec concentration dans les érythrocytes, élimination essentiellement biliaire et fécale sous forme de métabolites inactifs, demi-vie longue (20 jours) permettant une *prise hebdomadaire unique en prophylaxie*

Indications

- Traitement curatif des accès palustres à *Plasmodium falciparum* dans les zones de chloroquino-résistance
- Chimioprophylaxie du paludisme : *à réserver* à la chimioprophylaxie lors des séjours dans les pays du groupe III (des résistances sont décrites en Asie du Sud-Est où elles atteindraient jusqu'à 20 à 25 % des souches dans certaines zones)

Effets indésirables (fréquents en traitement curatif, plus rares en prophylaxie)

- Troubles psychiatriques parfois graves qui peuvent survenir plusieurs mois après l'arrêt du traitement : dépression, anxiété généralisée, paranoïa, hallucinations, psychose, suicide → arrêt immédiat du traitement en cas de changement de l'état mental
- Très fréquents (> 10 %) : céphalées et vertiges, nausées, vomissements, diarrhée, gastralgies, anorexie, insomnie, cauchemars, obnubilation, acouphènes
- Rares (< 1 %) : réactions cutanées allergiques, élévation des transaminases, bradycardie sinusale et extrasystolie à forte dose, troubles neuro-psychiques surtout à doses curatives, favorisés par la quinine, parfois en prophylaxie (convulsions, excitation, confusion mentale, accès maniaques, dépressifs, psychotiques), pneumopathies interstitielles, troubles vestibulaires persistants, agranulocytose, anémie aplastique, hépatite
- **Surdosage** : lavage gastrique et surveillance des fonctions cardiaque et hépatique

Précautions d'emploi

- Prévenir les patients de la possibilité de survenue de troubles psychiatriques → arrêt immédiat
- Le traitement curatif impose le décubitus durant 24 heures avec surveillance médicale
- Grossesse : utilisation possible y compris en chimioprophylaxie
- Allaitement à éviter (passage dans le lait)

Interactions médicamenteuses

- ***Associations contre-indiquées*** : valproate de sodium
- ***Associations déconseillées*** : quinine IV (effets convulsivants additifs → intervalle de 12 heures entre l'injection IV de quinine et la méfloquine si association nécessaire)
- *Associations à utiliser avec précaution* : médicaments donnant des torsades de pointe (voir ce terme)

Antipaludéens (VII) : Proguanil

Proguanil *Liste II-Non remboursé-Coll*

PALUDRINE	56 cp. séc. 100 mg	Chimioprophylaxie en 1 prise quotidienne post-prandiale, en *association avec la chloroquine* : > 50 kg : 200 mg/jour entre 9 et 50 kg : 3 mg/kg/jour

Proguanil + Chloroquine *Liste II-Non remboursé-Coll*

SAVARINE	28 cp. contenant : 100 mg de chloroquine + 200 mg de proguanil	Chimioprophylaxie en 1 prise quotidienne post-prandiale : > 50 kg : 1 cp./jour < 50 kg : chloroquine 1,5 mg/kg/jour et proguanil 3 mg/kg/jour

Autres antipaludéens antifoliniques

Cf. Pyriméthamine pages suivantes

Contre-indications
Celles de la chloroquine (*cf.* page précédente), qui doit être associée au proguanil

Propriétés

- Antipaludéen antifolinique (comme la pyriméthamine, mais d'action schizonticide plus faible, avec résistance croisée entre les deux produits) de la famille des biguanides, agissant après métabolisation hépatique en cycloguanil actif (inhibant la dihydrofolate réductase et donc la synthèse de l'acide folique par les protozoaires, sans inhiber cette enzyme dans les cellules des mammifères d'où une toxicité pratiquement nulle) : de nombreuses souches *Plasmodium falciparum* sont résistantes au proguanil ainsi que certaines souches de *Plasmodium vivax* → utiliser en association à la chloroquine
- Absorption digestive lente (70 à 90 %), concentration intra-érythrocytaire du proguanil, métabolisation hépatique en cycloguanil actif (pic plasmatique atteint en 5 heures), élimination rapide par voie urinaire (90 %) et fécale (10 %), demi-vie d'élimination de 20 heures, passage transplacentaire et passage faible dans le lait maternel

Indications

- Chimioprophylaxie du paludisme (toujours avec la chloroquine) dans les pays du groupe II

Effets indésirables

- Intolérance gastrique modérée et transitoire cédant malgré la poursuite du traitement
- Très rarement : éruptions cutanées, prurit, dépigmentation cutanée, perte de cheveux
- Exceptionnellement : ulcérations buccales, stomatite, hépatites immuno-allergiques
- **Surdosage** : vomissements, diarrhée, gêne épigastrique, parfois irritation urinaire et hématurie (troubles modérés et transitoires même après ingestion de fortes doses)

Précautions d'emploi et interactions médicamenteuses

- Prendre les comprimés *chaque jour à la même heure*, après un repas, avec de l'eau, en associant toujours le proguanil avec la chloroquine
- Réduire la posologie en cas d'insuffisance rénale selon la clairance de la créatinine :
  - Clairance de la créatinine > 60 ml/min/1,73 m^2 : posologie usuelle
  - Clairance de la créatinine < 60 ml/min/1,73 m^2 : 100 mg/jour
  - Clairance de la créatinine < 20 ml/min/1,73 m^2 : 50 mg tous les 2 jours
  - Clairance de la créatinine < 10 ml/min/1,73 m^2 : 50 mg/semaine
- Grossesse : utilisation possible (aucun effet indésirable n'a été décrit chez la mère ou l'enfant après 40 ans d'utilisation du proguanil)
- Allaitement : utilisation possible mais passage insuffisant pour une chimioprophylaxie chez l'enfant nourri au sein → lui assurer une chimioprophylaxie spécifique
- *Topiques gastro-intestinaux* : intervalle de 2 heures entre les prises orales

Remarque concernant la prophylaxie du paludisme

- Il n'y a pas de transmission du paludisme *en ville* en Amérique et en Asie, excepté en Inde et en Amazonie, par ailleurs, les anophèles piquent surtout à partir de 18 heures (risque maximal entre 22 heures et 5 heures du matin), période où les *mesures de protectionpersonnelles* sont essentielles : insectifuge efficace sur la peau (Diéthyltoluamide) et les vêtements (Perméthrine), repos sous une moustiquaire traitée par un insectifuge avec un vêtement couvrant tout le corps, insecticide dans la chambre

Antitoxoplasmes (I)

Sulfadiazine *Liste I-65 %-Coll*

ADIAZINE	20 cp. 500 mg	Toxoplasmose (1) et (2) Nocardiose (1)

1. Toxoplasmose et nocardiose :
   – A. 8 à 12 cp./jour.
   – E. > 10 kg : 150 mg/kg/jour (les comprimés peuvent être écrasés).
2. Prévention des rechutes de toxoplasmose viscérale de l'immunodéprimé adulte : 2 g/jour en association avec la pyriméthamine, en 4 à 6 prises.

Contre-indications

Hypersensibilité aux sulfamides
Insuffisance hépatique ou rénale sévère
Déficit en G6PD, allergie au blé
Allaitement (si nouveau-né < 1 mois)

Propriétés

- Antibiotique de la famille des sulfamides, actif sur les toxoplasmoses en association avec la pyriméthamine
- Absorption rapide (pic : 3 à 6 heures) et importante (70 %), liaison protéique de 50 %, diffusion dans le LCR, le liquide amniotique et le sang fœtal, métabolisation partielle en dérivés acétylés inactifs (30 %), demi-vie de 13 heures et élimination rénale (molécule dialysable)

Indications

- Traitement de la toxoplasmose, particulièrement chez l'immunodéprimé, en association habituelle avec la pyriméthamine
- Prévention des rechutes de toxoplasmose viscérale de l'immunodéprimé
- Traitement des nocardioses

Effets indésirables

- Nausées, gastralgie, rash, urticaire, syndrome de Lyell (très rare), lithiase des voies urinaires (y penser en cas de douleurs lombaires)
- Hépatite cytolytique, thrombopénie, anémie hémolytique, neutropénie, hémolyse aiguë, aplasie médullaire (très rare)

Précautions d'emploi et interactions médicamenteuses

- Risque de photosensibilisation → prévenir le patient
- En cas d'insuffisance rénale modérée (Clcr > 30 ml/min), réduire la posologie
- Nécessité d'un contrôle hématologique périodique
- Les manifestations cutanées ou hématologiques imposent l'arrêt définitif du traitement
- Assurer une diurèse alcaline abondante (2 l/jour) pour prévenir les calculs urinaires
- Grossesse : utilisation possible, mais allaitement contre-indiqué
- *Associations à utiliser avec précaution* : méthotrexate (toxicité hématologique accrue)

Antitoxoplasmes (II)

Pyriméthamine *Remboursement 65 %-Coll*

MALOCIDE	20 cp. séc. 50 mg	*Toxoplasmose grave* (1) (2) : A. 50 mg/jour

1. La pyriméthamine doit toujours être administrée en association avec un autre antiprotozoaire.
2. Chez l'immunodéprimé : 100 mg le 1er jour puis 50 mg/jour.

Contre-indications

Insuffisance rénale ou hépatique sévère
Affections hématologiques, déficit en G6PD, porphyries
Carence en acide folique (éthyliques, sujets âgés)

Propriétés

- Benzylpyrimidine de la famille des diaminopyrimidines (comme le triméthoprime, mais sans action antibactérienne), active sur les formes végétatives de *Toxoplasma gondii* (mais pas sur les kystes) et sur les *Plasmodium* (schizonticide d'action lente, plus marquée que celle du proguanil, avec résistance croisée entre les deux produits), inhibant la dihydrofolate réductase et donc la synthèse de l'acide folique par ces protozoaires
- Absorption digestive lente et incomplète, accumulation dans tous les tissus (y compris le cerveau), demi-vie de 4 jours, élimination urinaire lente (4 à 5 semaines), passage transplacentaire et dans le lait maternel

Indications (toujours en association avec un autre antiprotozoaire)

- Toxoplasmose grave, notamment les formes cérébrales et toxoplasmose congénitale
- L'association de pyriméthamine (50-100 mg/semaine) et de dapsone (50 mg/jour) est efficace pour la double prophylaxie de la pneumocystose et de la toxoplasmose

Effets indésirables

- Anorexie, crampes abdominales, vomissements, ataxie, tremblements, crises convulsives
- Thrombopénie, granulopénie
- Carence en acide folique après environ un mois de traitement avec anémie macrocytaire, asthénie, irritabilité, possibilité de stomatite ulcéreuse, iléite et troubles neurologiques

Précautions d'emploi et interactions médicamenteuses

- Pyriméthamine : surveillance bihebdomadaire de la NFS avec dosage des plaquettes et *administration d'acide folinique systématiquement* (25 mg × 3 fois/semaine chez l'adulte et 5 mg × 2 à 3 fois/semaine chez l'enfant)
- Grossesse : déconseillé durant le 1er trimestre. Par contre, le traitement ne doit pas être différé aux 2e et 3e trimestres (risque de transmission de la maladie au fœtus)
- *Associations à utiliser avec précaution* : triméthoprime et zidovudine (risque de cytopénie)

Antileishmaniens :
Antimoniés ou Stibiés

Antimoniate de méglumine *Remboursement 65 %-Coll*

GLUCANTIME	5 amp. 5 ml = 1 500 mg soit 300 mg/ml (contenant des sulfites)	Injection IM quotidienne : A. et E. 75 mg/kg/jour soit 20 mg d'antimoine/kg/jour Sans dépasser 850 mg d'antimoine/jour *Au moins 20 jours consécutifs*

Autres produits antileishmaniens

Amphotérine B (voir ce terme) : antifongique polyènique ayant montré son efficacité dans la leishmaniose viscérale résistante aux antimoniés (fréquente en Inde, en Afrique de l'est et chez les immunodéprimés), traitement de première intention sous forme liposomale.
Pentamidine (*cf.* page suivante) : antileishmanien utilisé en première intention dans les leishmanioses cutanées guyanaises et en deuxième intention en cas de stibiorésistance ou de contre-indication aux antimoniés ou de stibio-intolérance.
Fluconazole : indiqué pour la leishmaniose cutanée à *L. tropica*.
Miltéfosine (IMPAVIDO distribué en ATU), indiqué pour la leishmaniose viscérale.
Paramomycine seule ou associée aux antimoniés (non disponible en France), indiquée dans la leishmaniose viscérale.

Contre-indications
Insuffisance hépatique ou rénale Atteinte cardiaque grave

Propriétés

- Dérivé antimonié pentavalent actif sur les leishmanies (hormis les agents des leishmanioses cutanées diffuses), éliminé en 48 heures par les urines

Stibio-résistance des leishmanies responsables du Kala-azar

- Stibio-résistance primaire : possible dans le Bassin méditérranéen, plus fréquente en Afrique de l'est et surtout en Inde
- Stibio-résistance secondaire : essentiellement chez l'enfant, réduite par un traitement initial prolongé

Indications

- Leishmanioses viscérales ou Kala-azar
- Leishmanioses cutanéo-muqueuses ou Espundia (avec un corticoïde au début si atteinte pharyngée ou trachéale car réaction inflammatoire périlésionnelle)
- Leishmanioses cutanées : utilisation par voie IM ou injections périlésionnelles en cas de lésion unique ou de lésions peu nombreuses (5 à 10 ml × 1 à 2 fois/semaine, en plusieurs points autour et sous la lésion, jusqu'à guérison)

Effets indésirables (en cas d'utilisation systémique)

- Stibio-intolérance (survenant dès la 1re injection chez les malades en mauvais état général, habituellement évitée par la posologie croissante et la restauration préalable de l'état général s'il est altéré, mais motivant l'arrêt du traitement) : fièvre avec toux quinteuse, frissons, arthralgies, myalgies, éruptions cutanées, et parfois vomissements, diarrhée, hémorragies graves
- Possibilité de choc anaphylactique aux sulfites (excipient), exceptionnellement injection douloureuse pouvant révéler un abcès nécrotique, pancréatites
- **Surdosage** (stibio-intoxication, survenant en fin de cure) : hyperthermie avec myalgies, neuropathies périphériques, atteinte cardiaque (précédée par une inversion de l'onde T et un allongement de ST), atteinte rénale et hépatique

Précautions d'emploi et posologie (en cas d'utilisation systémique)

- Utiliser sous surveillance stricte en milieu hospitalier (TA et ECG, fonctions hépatique et rénale), après traitement préalable visant à restaurer l'état général quand il est altéré (correction d'une anémie, d'une carence en fer ou vitaminique, d'une dénutrition, des troubles hydro-électrolytiques et des surinfections souvent associées)
- Employer à posologie progressive pour réduire les risques de stibio-intolérance (25 % de la dose calculée le 1er jour, 33 % de la dose calculée le 2e jour, 50 % de la dose calculée le 3e jour, dose complète à partir du 4e jour, chaque cure comportant au moins 20 jours consécutifs et un traitement plus prolongé si persistance parasitaire)
- Risque d'allongement de QT → surveillance particulière si facteurs de risque (syndrome de QT long, myocardiopathie, troubles hydroélectrolytiques, médicament allongeant le QT)
- Grossesse et allaitement : utilisation déconseillée (manque de données)

Trypanocides :
Pentamidine

Pentamidine iséthionate injectable *Liste I-65 %-Coll*

PENTACARINAT	Fl. 300 mg (1)	Maladie du sommeil à la phase lymphatico-sanguine : 4 mg/kg et par injection, en injections 1 jour sur 2 × 7 à 10 injections maximum Leishmaniose cutanée du Nouveau Monde : 4 mg/kg et par injection, en injections 1 jour sur 2 × 3 à 4 injections en général Traitement des pneumopathies à *Pneumocystis jirovecii* : 4 mg/kg/jour en perfusion IV lente pendant 14 à 21 jours

1. Le produit peut être administré soit *par voie intramusculaire* (dissoudre le contenu d'un flacon dans 10 ml d'eau pour préparations injectables) soit *en perfusion IV lente en plus de 1 heure* (dissoudre le contenu d'un flacon dans 10 ml d'eau pour préparations injectables, puis diluer le produit ainsi reconstitué dans 250 ml de soluté glucosé isotonique), mais *ne jamais le mélanger avec des solutés de chlorure de sodium (précipitation)*.

Pentamidine iséthionate en aérosols *Liste I-65 %-Coll*

PENTACARINAT	Fl. 300 mg (2)	Prévention des pneumopathies à *Pneumocystis jirovecii* : séance d'aérosol avec un nébuliseur de type Respirgard II, à la dose de 4 mg/kg par séance hebdomadaire

2. L'intérêt des aérosols est d'apporter de fortes concentrations de principe actif au site infectieux (pénétration alvéolaire = 6,5 à 10 % de la dose administrée) en minimisant les risques d'effets indésirables systémiques, la longue demi-vie intrapulmonaire permettant d'espacer les séances de 1 mois. Le traitement de première intention requiert l'administration orale de cotrimoxazole.

Contre-indications
Tuberculose bacillifère (pour les aérosols)
Grossesse (1er trimestre) et allaitement

Propriétés

- Dérivé d'une diamidine, actif sur *Trypanosoma gambiense* et *rhodesiense* (mais pas sur *Trypanosoma cruzi*), *Pneumocystis jirovecii*, *Blastomyces dermatitidis*, ainsi que sur les leishmanies
- Voie parentérale : accumulation tissulaire importante notamment dans le foie et les reins, élimination urinaire et fécale biphasique (50 % en 5 jours, puis le reste sur une période de plus de 6 mois), passage transplacentaire
- *Aérosols* : forte concentration intrapulmonaire sans effets toxiques systémiques, avec une longue demi-vie intrapulmonaire permettant d'espacer les séances de 1 semaine

Indications

- Maladie du sommeil ou trypanosomiase africaine à la phase lymphatico-sanguine
- Leishmanioses cutanées du Nouveau Monde *Leishmania guyanensis* et *Leishmania paramensis*
- Traitement des pneumopathies à *Pneumocystis jirovecii* (en cas de contre-indication ou intolérance au cotrimoxazole)
- Prévention des pneumopathies à *Pneumocystis jirovecii* au cours du sida (en cas de contre-indication ou intolérance au cotrimoxazole = séance d'aérosol chaque semaine)

Effets indésirables (essentiellement après administration parentérale)

- Injection douloureuse pouvant entraîner lipothymies, impotence du membre inférieur, malaise, sueurs, nausées, douleurs abdominales, crise d'asthme, sialorrhée, hypotension, collapsus cardio-vasculaire → remplissage vasculaire, vasopresseurs
- Hypoglycémie immédiate (10 à 30 %) corrigée par du sérum glucosé hypertonique, exceptionnellement hyperglycémie transitoire, voire diabète insulinodépendant définitif ou pancréatite aiguë
- Toxicité rénale (25 %) dose-dépendante et favorisée par une déshydratation, en principe d'évolution favorable (élévation de la créatinine, de la kaliémie, protéinurie, hématurie)
- Élévation des transaminases, leucopénie, thrombopénie, rashs cutanés
- *Aérosols* : toux et bronchospasme (prévenus ou atténués par un bronchodilatateur en aérosol administré systématiquement 15 minutes avant la séance d'aérosol)

Précautions d'emploi et interactions médicamenteuses (par voie parentérale)

- Surveillance stricte pendant le traitement (tension artérielle, glycémie, créatininémie, protéinurie, diurèse, hémogramme, bilan hépatique)
- Injecter chez un sujet sous antihistaminiques, à jeun, restant allongé pendant 1 heure
- Insuffisance rénale : réduire les doses unitaires de 30 à 50 %
- Ne pas utiliser pour traiter les leishmanioses cutanées au 1er trimestre de la grossesse (fœto-toxicité chez l'animal), chez les enfants < 8 kg et chez les sujets en mauvais état général
- ***Associations contre-indiquées*** : médicaments entraînant des torsades de pointe (voir ce terme) et médicaments bradycardisants ou hypokaliémiants
- *Associations à utiliser avec précaution* : didanosine, foscarnet, stavudine

Naphtoquinones

Atovaquone[G] *Liste I-Réservé aux hôpitaux-Coll*

WELLVONE	Susp. buv. : 240 ml à 750 mg/5 ml (avec une cuillère-mesure de 5 ml)	Traitement des pneumopathies à *Pneumocystis jirovecii* : A. 750 mg × 2 fois/jour (soit 5 ml × 2 fois/jour) pendant 21 jours *à prendre toujours avec des aliments, surtout des aliments riches en graisses*

Atovaquone + Proguanil[G] (1) *Liste I-Non remboursé-Coll*

MALARONE ADULTE MALARONE ENFANT	12 cp. Adulte 250 mg (+ 100 mg de proguanil) 12 cp. Enfant 62,5 mg (+ 25 mg de proguanil)	Traitement de l'accès palustre simple (non compliqué) à *Plasmodiumfalciparum* : A. et E. ≥ 12 ans : 4 cp. A./jour E. ≥ 40 kg : 4 cp. A./jour E. ≥ 31 kg : 3 cp. A./jour E. ≥ 21 kg : 2 cp. A./jour E. ≥ 11 kg : 1 cp. A./jour E. ≥ 9 kg : 3 cp. E./jour E. ≥ 5 kg : 2 cp. E./jour en 1 prise pendant 3 jours *à prendre toujours avec des aliments, surtout des aliments riches en graisses* Prophylaxie : A. et E. > 40 kg ou > 12 ans : 1 cp. A./jour E. ≥ 31 kg : 3 cp. E./jour E. ≥ 21 kg : 2 cp. E./jour E. ≥ 11 kg : 1 cp. E./jour en 1 prise (2) *à prendre toujours avec des aliments, surtout des aliments riches en graisses*

1. Association à doses fixes avec le proguanil (car 30 % de rechutes en monothérapie) ne présentant pas de résistances croisées avec les autres antipaludéens (mais antagoniste avec la chloroquine, la quinine, la méfloquine).
2. Pour la chimioprophylaxie du paludisme à *Plasmodium falciparum* dans les zones de chloroquino-résistance (zones II et III), le traitement doit commencer *la veille du départ* et être poursuivi pendant le séjour et *pendant seulement 7 jours après le retour*.
Chez l'enfant < 6 ans (risque de fausse route), les comprimés peuvent être écrasés et mélangés avec des aliments ou une boisson lactée.

Contre-indications
Insuffisance rénale sévère (pour la Malarone en chimioprophylaxie)

Propriétés

- Hydroxynaphtoquinone lipophile, inhibiteur spécifique du transport d'électrons de la chaîne respiratoire mitochondriale de certains protozoaires parasites dont *Pneumocystis jirovecii*, *Plasmodium falciparum* et *Toxoplasma gondii*, mieux toléré que le cotrimoxazole, paraissant aussi efficace dans le traitement curatif de la pneumocystose que le cotrimoxazole *per os* ou la pentamidine IV
- Biodisponibilité orale faible (accrue d'un facteur 2 à 4 par les aliments riches en graisses), fixation à 99,9 % aux protéines plasmatiques, demi-vie de 2 à 3 jours, absence de métabolisation, élimination sous forme inchangée dans les selles

Indications

- Traitement de la phase aiguë des pneumopathies à *Pneumocystis jirovecii* dans les formes peu à modérément sévères (avec $PaO_2 \geq 60$ mmHg soit 8 kPa et différence alvéolo-capillaire en oxygène ≤ 45 mmHg soit 6 kPa) en particulier chez les patients intolérants au cotrimoxazole
- Hors AMM : traitement préventif de la pneumocystose et de la toxoplasmose (750 mg × 2 fois/jour)
- Hors AMM : traitement de la babésiose en association avec l'azithromycine (traitement de 7 jours)
- Pour l'association Atovaquone + Proguanil : traitement et chimioprophylaxie du paludisme à *Plasmodium falciparum* chez l'adulte et l'enfant en zones de chloroquino-résistance (pays des groupes II et III)

Effets indésirables (nécessitant l'arrêt dans 7 à 9 % des cas)

- Très fréquents (> 10 %) : éruptions cutanées, nausées, douleurs abdominales (20 %), diarrhée, céphalées, vertiges, hallucinations, fièvre, vomissements, insomnie
- Fréquents (1 à 10 %) : asthénie, prurit, éruption, toux, perte de cheveux, ulcérations buccales, candidose buccale, constipation, élévation des transaminases, anémie, hyponatrémie, neutropénie

Précautions d'emploi

- Prendre absolument aux repas (en particulier avec des aliments riches en graisses ou du lait non écrémé) pour favoriser l'absorption
- Diarrhée préexistante : diminution des taux plasmatiques et donc de l'efficacité → autres traitements à envisager
- Enfants, sujets âgés, insuffisants rénaux ou hépatiques : absence de données
- Grossesse et allaitement : innocuité non établie

Interactions médicamenteuses (à surveiller car médicament nouveau)

- *Associations déconseillées* : rifampicine (réduction de 50 % des taux plasmatiques de l'atovaquone)
- *Associations à utiliser avec précaution* : métoclopramide et tétracyclines (réduction significative des taux plasmatiques de l'atovaquone), antivitamines K (car forte fixation de l'atovaquone aux protéines plasmatiques), antirétroviraux, antituberculeux, cyclines

Anthelminthiques (I)

Flubendazole *Remboursement 65 %-Coll*

FLUVERMAL	6 cp. 100 mg Susp. buv. à 2 % : 30 ml soit 6 càc à 100 mg par càc	Oxyurose : A. et E. 100 mg en 1 prise unique renouvelée après 15 à 20 jours (mais voir la remarque ci-dessous) Autres nématodoses : A. et E. 100 mg matin et soir pendant 3 jours
Contre-indications Grossesse et allaitement		

Propriétés

- Dérivé de la famille des benzimidazoles, présentant une très grande activité sur les ascaris, ankylostomes, oxyures et trichocéphales, agissant en inhibant la nutrition des nématodes, ayant une excellente tolérance
- Ce produit est moins actif dans la trichinellose (où il a été utilisé par certains auteurs à la dose de 500 mg/jour pendant 5 jours) et peu ou pas actif dans l'anguillulose
- Absorption digestive très faible, élimination essentiellement par voie fécale durant 3 jours

Indications

- Oxyurose
- Ascaridiase
- Ankylostomose
- Trichocéphalose

Effets indésirables

- Fréquents (1 à 10 %) : diarrhée, nausées, douleurs abdominales, céphalées, sensations vertigineuses
- Rares (< 1 %) : réactions d'hypersensibilité (urticaire, rash, exanthème, œdème de Quincke), migration de l'ascaris à travers la bouche et le nez, leucopénie, agranulocytose

Remarque

- Oxyurose : la posologie préconisée par le fabriquant (100 mg en prise unique renouvelée après 15 à 20 jours) est souvent inefficace (la même posologie que dans les autres nématodoses est préférable pour nombre d'auteurs autorisés) ; par ailleurs il faut prescrire un traitement de l'entourage, associé avec une désinfection de la literie et avec un brossage régulier des ongles

Anthelminthiques (II)

Pyrantel

COMBANTRIN *Remboursement 65 %-Coll*	6 cp. séc. 125 mg Fl. 15 ml à 250 mg/5 ml	A. et E. > 12 kg : *Ascaridiase et oxyurose* : 10 à 12 mg/kg en 1 prise unique A. > 75 kg : 1 000 mg A. < 75 kg : 750 mg E. 12,5 mg/kg *Ankylostomiase* : 20 mg/kg en 1 ou 2 prises A. > 75 kg : 2 000 mg A. < 75 kg : 1 500 mg E. 25 mg/kg/jour pendant 2 à 3 jours
HELMINTOX *Réservé aux DOM-TOM et à l'exportation*	6 cp. séc. 125 mg 3 cp. séc. 250 mg Fl. 15 ml à 125 mg/ 2,5 ml (avec cuillère-mesure 2,5 ml)	

Contre-indications
Association avec la pipérazine

Propriétés

- Anthelmintique très actif sur les oxyures, ascaris et ankylostomes (mais peu actif sur les trichocéphales), agissant par blocage neuro-musculaire
- Absorption digestive très faible, élimination fécale surtout, et urinaire (7 %)

Indications

- Oxyurose (répéter la première cure après 2 à 3 semaines systématiquement pour éviter une réinfestation et prescrire un traitement de l'entourage, associé avec une désinfection de la literie et avec un brossage régulier des ongles)
- Ascaridiase
- Ankylostomiase (la posologie sera portée à 20 mg/kg/jour en 1 ou 2 prises pendant 2 à 3 jours en cas d'infestation massive en zone d'endémie par *Ancylostoma duodenale* ou d'infestation par *Necator americanus*)

Effets indésirables

- Troubles digestifs (10 à 15 %) : anorexie, nausées, vomissements, diarrhée, douleurs abdominales
- Rares : céphalées, somnolence, vertiges, rashs cutanés, élévation modérée et transitoire des transaminases

Précautions d'emploi

- Atteinte hépatique : réduire les doses
- Grossesse : utilisation possible si nécessaire
- Allaitement : utilisation à éviter

Interactions médicamenteuses

- ***Associations contre-indiquées*** : pipérazine (antagonisme)

Anthelminthiques (III)

Triclabendazole *Liste I-Non remboursé*

EGATEN	4 cp. séc. 250 mg	A. et E. ≥ 6 ans : 10 mg/kg en 1 prise unique *après un repas* (1) (2)

1. En cas d'infestation massive, une 2e dose de 10 mg/kg peut être administrée dans les 12 à 24 heures suivantes chez l'adulte et l'enfant > 15 ans.
2. Insuffisance rénale et/ou hépatique : absence d'études.
Enfants < 6 ans : l'efficacité et la sécurité n'ont pas été établies.

Contre-indications

Certaines associations (*cf.* Interactions médicamenteuses)

Propriétés

- Dérivé benzimidazolé, initialement destiné à l'usage vétérinaire, parasiticide sur les formes immatures et adultes des douves *Fasciola hepatica* et *Fasciola gigantica*, et qui paraît efficace à la phase d'invasion et à la phase d'état (éradication dans 80 % des cas, voire 94 % des cas en donnant une deuxième dose dans les 12 à 24 heures)
- Absorption digestive rapide (doublée par la prise aux repas), métabolisation hépatique très importante notamment en dérivé sulfone actif (inhibiteur enzymatique), élimination bilio-fécale (90 %) et urinaire (10 %), demi-vie d'élimination d'environ 11 heures

Indications (toujours en hospitalisation, pour surveillance clinique et de l'ECG)

- Traitement de la fasciolose (grande douve) à *Fasciola hepatica* ou *Fasciola gigantica*

Effets indésirables (difficiles à distinguer de ceux liés à l'élimination des parasites)

- Très fréquents (> 10 %) : sueurs, douleurs abdominales, épigastriques et/ou de l'hypochondre droit (élimination massive par les voies biliaires des parasites)
- Fréquents (1 à 10 %) : fièvre (maximale au 4e jour), asthénie, sensation de malaise, vertiges, céphalées, douleurs thoraciques, anorexie, nausées, vomissements, diarrhée, ictère, colique hépato-biliaire, prurit, urticaire, toux, dyspnée
- Peu fréquents (< 1 %) : somnolence, douleurs dorsales, élévation de la créatininémie

Précautions d'emploi

- En cas d'infestation sévère, une deuxième dose de 10 mg/kg dans les 12 à 24 heures suivantes peut être envisagée chez l'adulte et l'enfant > 15 ans
- Insuffisance rénale ou hépatique : absence d'études permettant d'adapter la posologie
- Administrer un antispasmodique pendant 5 à 7 jours pour réduire la douleur et l'ictère provoqués par l'élimination massive par les voies biliaires de parasites morts
- Utiliser avec prudence en cas d'allongement congénital ou acquis de l'espace QT (allongement décrit chez le chien, mais pas dans les études cliniques chez l'homme)
- Utiliser avec prudence chez les conducteurs et utilisateurs de machines (vertiges), en cas de déficit en G6PD (risque d'hémolyse) et utilisation non recommandée en cas de galactosémie congénitale, syndrome de malabsorption du glucose et du galactose ou déficit en lactase (présence de lactose)
- Grossesse et allaitement : absence d'études (donc déconseillé)

Interactions médicamenteuses

- ***Associations contre-indiquées*** : cisapride, pimozide, quinidine (risque de torsades de pointe), vasoconstricteurs dérivés de l'ergot de seigle
- ***Associations déconseillées*** : tout médicament favorisant des torsades de pointe

Anthelminthiques (IV) : Antibilharziens

Praziquantel *Liste I-65 %-Coll*

BILTRICIDE	6 cp. 600 mg quadri-sécables	A. et E. > 1 an : *cf.* ci-dessous (1)

1. Ce médicament est le traitement de premier choix dans les indications suivantes :
   - Bilharzioses à *S. haematobium*, *S. mansoni*, *S. intercalatum* : 40 mg/kg en 1 ou 2 prises sur 1 seul jour.
   - Bilharzioses à *Schistosoma japonicum* : 60 mg/kg en 2 ou 3 prises sur 1 seul jour.
   - Distomatoses à *Clonorchis sinensis* : 75 mg/kg en 3 prises sur 1 seul jour.
   - Distomatoses à *Opistorchis viverrini* : 75 mg/kg en 3 prises sur 1 seul jour.
   - Distomatoses à *Paragonimus westermani* : 75 mg/kg/jour en 3 prises pendant 2 jours.
   - Taeniasis à *Taenia saginata* et *Taenia solium* : 10 mg/kg en 1 prise unique.
   - Taeniasis à *Hymenolepis nana* : 15 à 25 mg/kg en 1 prise, à renouveler 7 jours plus tard.

Contre-indications

Cysticercose oculaire

Propriétés

- Pyrazino-isoquinoléine bien tolérée, active sur toutes espèces de schistosomes pathogènes pour l'homme (*Schistosoma haematobium*, *mansoni*, *japonicum*, *intercalatum*), sur certaines douves hépato-biliaires (*Clonorchis sinensis*, *Opisthorchis viverrini*), pulmonaires (*Paragonimus westermani*) et intestinales (*Fasciolopsis*, *Métagonimus*, *Heterophyes* mais peu active sur *Fasciola hepatica*), efficace aussi dans les taeniasis
- Absorption digestive rapide, pic sérique atteint en 1 à 3 heures, métabolisation hépatique rapide et complète, élimination urinaire (70 % en 24 heures, 80 % en 4 jours) demi-vie d'élimination de 60 à 90 minutes, passage faible dans le lait maternel

Indications

- Bilharzioses intestinales, urinaires, hépato-spléniques
- Distomatoses (guérison dans 90 % des cas)
- Hors AMM : taeniasis (guérison dans pratiquement 100 % des cas)

Effets indésirables (rares et pouvant résulter de l'infestation elle-même)

- Douleurs abdominales (10 à 15 %), nausées et vomissements
- Céphalées, somnolence, vertiges, fièvre, plus rarement prurit, urticaire
- Troubles du rythme cardiaque à surveiller
- Réaction paradoxale dans la bilharziose en phase d'invasion

Précautions d'emploi et interactions médicamenteuses

- Les comprimés doivent être avalés sans les croquer, avec un peu de liquide, de préférence à la suite d'un repas. Chez l'enfant, les comprimés peuvent être écrasés
- En cas de prises pluriquotidiennes, l'intervalle entre les prises ne doit pas être inférieur à 4 heures ni dépasser 6 heures
- Grossesse : déconseillé au 1er trimestre. Allaitement : il sera suspendu le jour du traitement et les 72 heures suivantes
- ***Associations contre-indiquées*** : rifampicine
- ***Associations déconseillées*** : anticonvulsivants inducteurs enzymatiques
- *Association à prendre en compte* : corticoïdes, inhibiteurs du cytochrome P450

Anthelminthiques (V)

Albendazole (1) *Liste II-65 %-Coll*

ZENTEL	1 cp. séc. 400 mg (à croquer ou avaler) Susp. buv. à 4 % : 10 ml à 40 mg/ml	Ascaridiase, ankylostomose, trichocéphalose : A. et E. > 2 ans : 400 mg E. de 1 à 2 ans : 200 mg en prise unique *à un repas* Oxuyrose : A. et E. > 2 ans : 400 mg E. de 1 à 2 ans : 200 mg en prise unique *à un repas* (à répéter après 7 jours) Anguillulose : A. et E. > 2 ans : 400 mg/jour en 1 prise *à un repas* pendant 3 jours Trichinellose : A. 800 mg/jour E. 15 mg/kg/jour en 2 prises *aux repas* pendant 10 à 15 jours
ESKAZOLE *Réservé aux hôpitaux-Coll*	56 cp. séc. 400 mg (à croquer ou avaler)	*Cf.* indications et posologies ci-dessous

1. Ce produit (à prendre toujours aux repas) est aussi indiqué dans les affections suivantes :
   - Hydatidose, en complément de la chirurgie ou du drainage percutané ou si ceux-ci ne peuvent pas être utilisés : 800 mg/jour en 2 prises (15 mg/kg/j si < 60 kg) en plusieurs cures de 28 jours espacées de 14 jours ou en traitement continu.
   - Échinococcose alvéolaire, en complément de la chirurgie : 800 mg/jour en 2 prises (15 mg/kg/j si < 60 kg) en plusieurs cures de 28 jours espacées de 14 jours ou en traitement continu.

   Autres indications potentielles :
   - Giardiase : A. et E. > 2 ans : 400 mg/jour × 5 jours.
   - *Larva migrans* cutanées (400 mg/jour × 3 jours) ou viscérales (800 mg/jour × 3 à 5 jours).
   - Gnathostomose en complément de la chirurgie (400 à 800 mg/jour × 21 jours).
   - Cysticercose (15 mg/kg/jour en 3 prises × 28 jours, à répéter si besoin), l'action de ce produit paraissant supérieure à celle du praziquantel (une corticothérapie est presque toujours associée pour prévenir les poussées d'hypertension intracrânienne avec œdème cérébral provoquées par le traitement).
   - Microsporidioses au cours du sida bien que son efficacité ne soit pas formellement démontrée (*Enterocytozoon bieneusi*, *Encephalocytozoon cuniculi*, *Encephalocytozoon hominis*, *Septata intestinalis*) : 800 mg/jour en 2 prises × 4 semaines.
   - L'albendazole a aussi été utilisé avec succès dans les gales résistantes aux traitements locaux chez les sujets immunodéprimés.

Contre-indications
Grossesse (tératogène chez l'animal)

Propriétés

- Dérivé de la famille des benzimidazoles, très actif sur les oxyures, ascaris, ankylostomes, trichocéphales, un peu moins sur les anguillules, également actif sur les trichines, la plupart des larves de nématodes et les larves de quelques cestodes, agissant en inhibant la polymérisation des tubulines ce qui bloque l'absorption du glucose par les parasites et entraîne leur mort
- Absorption digestive correcte et améliorée par les aliments riches en lipides, métabolisation hépatique totale en dérivé sulfoxydé, demi-vie de 8,5 heures, élimination essentiellement biliaire

Indications

- Parasitoses à nématodes intestinaux dues à un seul ou à plusieurs parasites (ascaris, ankylostomes, oxyures, trichocéphales)
- Anguillulose (mais éradication dans 60-85 % des cas seulement, l'ivermectine étant plus efficace)
- Trichinellose
- Taeniasis (en cas de parasitoses associées sensibles)
- Autres indications potentielles hors AMM (*cf.* ci-contre)

Effets indésirables

- Élévation des transaminases le plus souvent minime, réversible à l'arrêt (15 %), mais des cas d'hépatites graves ont été rapportés
- Troubles hématologiques : leucopénie, cas rares d'aplasie médullaire mortelle, en particulier lors de traitements prolongés à forte dose et chez les sujets affectés d'une pathologie hépatique
- Troubles digestifs : douleurs abdominales, nausées, rarement vomissements, diarrhée
- Rares : alopécie réversible, céphalées, malaise avec vertiges, fièvre, rashs cutanés, prurit, migration d'ascaris à travers la bouche et le nez

Précautions d'emploi

- Ingérer *au cours des repas* pour améliorer la tolérance digestive et l'absorption
- Utiliser avec prudence en cas d'insuffisance hépatique sévère
- En cas de traitement prolongé : surveillance de la NFS et des transaminases (tous les 15 jours pendant 1 mois, puis chaque mois pendant 2 mois, puis tous les 3 mois)
- Parasitoses intestinales : faire une seconde cure après 3 semaines si le contrôle parasitologique est positif, notamment en cas d'infestation polyparasitaire
- Symptômes neurologiques : le traitement peut révéler une neurocysticercose préexistante, en particulier dans les régions de forte infestation par le taenia. Tout symptôme (céphalées, convulsions, signes neurologiques focaux) doit entraîner une consultation immédiate
- Contraception stricte (agent tératogène)
- Allaitement déconseillé (passage dans le lait non étudié)

Interactions médicamenteuses

- *Associations à prendre en compte* : cimétidine, dexaméthasone, praziquantel (augmentation des taux plasmatiques de l'albendazole), ritonavir, anticonvulsivants inducteurs enzymatiques, rifampicine (diminution des taux plasmatiques d'albendazole) → adaptation des posologies

Anthelminthiques (VI) : Antifilariens (I)

Ivermectine (1)

STROMECTOL[G] *Remboursement 65 %-Coll*	4 ou 20 cp. 3 mg *(pouvant être écrasés pour utilisation chez le jeune enfant)*	*Anguillulose* = prise unique à la dose de 200 µg/kg, *soit* : Poids > 80 kg : 18 mg Poids = 66-79 kg : 15 mg Poids = 51-65 kg : 12 mg Poids = 36-50 kg : 9 mg Poids = 25-35 kg : 6 mg Poids = 15-24 kg : 3 mg Gale = posologie identique (2)
MECTIZAN *Non commercialisé en France – Disponible auprès du laboratoire Merck Sharp et Dohme-Chibret*	4 ou 500 cp. 3 mg *(pouvant être écrasés pour utilisation chez le jeune enfant)*	*Onchocercose* = prise unique à la dose de 150 µg/kg (répétée après 3 à 12 mois), *soit* : Poids = 65-84 kg : 12 mg Poids = 45-64 kg : 9 mg Poids = 26-44 kg : 6 mg Poids = 15-25 kg : 3 mg

1. *Dans l'onchocercose* (endémique dans 35 pays = en Afrique sub-saharienne, en Amérique latine et au Yemen), l'ivermectine est adaptée à l'utilisation pour des campagnes de traitement de masse, en raison de sa bonne tolérance et de sa longue durée d'action (prise unique, répétée après 3 à 12 mois).
Dans l'anguillulose, ce produit assure une guérison dans pratiquement 100 % des cas, les rares échecs étant accessibles à une seconde cure réalisée 2 semaines après (dans les anguilluloses graves, un traitement de 2 à 3 jours à la même posologie est souhaitable).
Dans la gale, où ce produit représente un *progrès remarquable* (200 µg/kg en prise unique), le déparasitage du linge (lavage à 60 °C) et le traitement de l'entourage sont obligatoires (dans la gale profuse et la gale hypersérotosique chez les immunodéprimés, le traitement sera répété 2 à 3 fois à 15 jours d'intervalle).
Bien que ce produit remarquable n'ait pas encore d'AMM dans d'autres indications, l'ivermectine est un anthelminthique "à large spectre" qui est efficace dans les parasitoses suivantes :
   - Larva migrans cutanée ou larbish (200 µg/kg en 1 prise) = produit qui semble le plus efficace.
   - Larva migrans viscérales (200 µg/kg en 1 prise).
   - Filarioses lymphatiques et loase (300 à 400 µg/kg en 1 prise).
   - Mansonellose américaine ou filaire sanguicole à *Mansonella ozzardi* (200 µg/kg en 1 prise).
   - Pédiculose du cuir chevelu résistante (400 µg/kg en 1 prise, à répéter après 7 jours).
2. **L'expérience accumulée plaide pour la répétition de la prise à J14.**

Contre-indications

Grossesse au 1er trimestre (effet tératogène chez l'animal)

Propriétés

- Anthelminthique majeur de la famille des avermectines, ayant une puissante *activité micro-filaricide* sur les micro-filaires d'*Onchocerca volvulus* (quelques jours après une dose unique, elles sont à un taux indétectable dans la peau et leur nombre après 1 an est inférieur à 10 % du nombre trouvé avant traitement), agissant chez les parasites en inhibant la transmission des influx allant des interneurones aux neurones moteurs par stimulation de la libération du GABA (il pénètre peu dans le SNC des mammifères et n'interfère pas chez eux avec la neurotransmission GABA-dépendante)
- L'ivermectine est aussi efficace dans les nématodoses intestinales, notamment dans l'anguillulose (avec activité sur les oxyures et ascaris, ce qui est à noter en cas de parasitoses associées), dans la gale, dans la larva migrans
- Absorption digestive rapide, pic de concentration plasmatique atteint après 4 heures, métabolisation puis élimination essentiellement fécale (< 1 % dans les urines), demi-vie d'environ 12 heures pour l'ivermectine et d'environ 3 jours pour ses métabolites, passage faible dans le lait maternel

Indications

- Mectizan : traitement de l'onchocercose à *Onchocerca volvulus* ou cécité des rivières (filariose transmise par des mouches du genre *Simulium*, répandues en Afrique tropicale et certaines régions localisées du Mexique, du Guatemala, de la Colombie, du Venezuela, du Brésil, du Surinam, du Yemen
- Anguillulose gastro-intestinale (strongyloïdose)
- Gale sarcoptique humaine confirmée
- Filariose lymphatique à *Wuchereria bancrofti*

Effets indésirables (dans les filarioses essentiellement)

- *Réaction de Mazzotti* liée à la lyse des micro-filaires (moins fréquente et moins sévère qu'avec la diéthylcarbamazine) : prurit, éruptions cutanées, conjonctivite, myalgies, arthralgies, fièvre, œdèmes, lymphadénite, adénopathies, asthénie, nausées, vomissements, diarrhées, tachycardie, hypotension orthostatique, céphalées
- *Effets ophtalmiques* (peu fréquents, transitoires et pouvant être liés à l'affection elle-même) : sensations anormales dans les yeux, œdèmes des paupières, conjonctivite, uvéite antérieure, limbite, kératite, choroïdite, choriorétinite
- Divers : somnolence, asthénie, douleurs abdominales, éosinophilie transitoire, élévation des transaminases
- Très rares : accidents cutanés graves, encéphalite sévère

Précautions d'emploi

- La sécurité d'emploi n'est pas établie chez les enfants < 15 kg
- Grossesse : dans la gale, prescription possible chez la femme enceinte en cas de contre-indication ou d'échec des topiques locaux
- Allaitement : utilisation déconseillée si allaitement d'un enfant < 3 mois (faible passage dans le lait, mais innocuité non démontrée)
- Sujets sévèrement atteints d'onchocercose : réaction de Mazzotti plus fréquente et plus grave pouvant nécessiter l'administration d'antihistaminique et d'aspirine

Anthelminthiques (VII) : Antifilariens (II)

Diéthylcarbamazine *Distribuée par la Pharmacie Centrale des Hôpitaux*

NOTÉZINE	20 cp. séc. 100 mg	Loase avec micro-filarémie (1) Autres filarioses (2)

1. 3 mg/kg/jour puis augmenter la posologie très progressivement (sur une période de 5 à 8 jours) jusqu'à 6 mg/kg/jour en 2 prises après les repas. Dose maximale : 400 mg/jour. Cure de 10 jours renouvelée 2 à 3 fois à intervalles de 10 jours ou cure de 21 jours consécutifs.
2. 3 mg/kg/jour pendant 14 à 21 jours. Renouvellement possible si réapparition des symptômes.

Contre-indications
Atteinte oculaire grave dans l'onchocercose

Propriétés

- Dérivé organique de synthèse ayant une puissante activité micro-filaricide sur les larves des filaires
- Absorption digestive rapide, pic plasmatique maximal atteint en 1 à 3 heures, élimination essentiellement urinaire (à 20 % sous forme inchangée)

Indications

- Filaire diurne ou loase (*Loa-loa*)
- Filarioses lymphatiques : filaire nocturne (*Wuchereria bancrofti*) et filaire de Malaisie (*Brugia malayi*)
- Onchocercose (mais l'ivermectine est plus efficace et bien mieux tolérée)

Effets indésirables

- Indépendants de l'affection : anorexie, nausées, vomissements, céphalées et somnolence à forte dose (10 mg/kg/jour)
- Réaction de Mazzotti liée à la lyse des micro-filaires (troubles survenant dans les heures suivant la prise, pouvant persister pendant 3 à 7 jours, disparaissant progressivement, variables selon le type de filariose) :
  - Onchocercose : prurit, éruptions cutanées, conjonctivite, myalgies, arthralgies, hyperthermie, œdèmes, lymphadénite, adénopathies, nausées, vomissements, diarrhées, asthénie, tachycardie, hypotension orthostatique, céphalées
  - Filarioses à *Brugia malayi* et *Loa-loa* : réactions similaires, mais parfois plus sévères dans la loase (collapsus cardio-vasculaire, réactions encéphalitiques)
  - Filarioses à *Wuchereria bancrofti* : toux, malaise général, fièvre, plus rarement lymphangite et éruptions cutanées

Précautions d'emploi

- Loase avec micro-filarémie : administrer le produit à une posologie progressive en débutant par 1/32e de comprimé → nécessité d'une hospitalisation avec administration systématique de corticoïdes (20 mg/jour de prednisone débutés un jour avant le début du traitement et poursuivis pendant 5 à 7 jours) et au besoin d'antihistaminiques et/ou d'antisérotonines (Périactine) en cas de micro-filarémie élevée (> 2 000/ml)
- Onchocercose : les lésions oculaires de l'onchocercose peuvent être aggravées lorsque la posologie n'est pas progressive
- Grossesse et allaitement : utilisation déconseillée

Désinfection de l'eau de boisson

Recommandations

- Privilégier la consommation de boissons en bouteilles fermées
- Éviter les glaçons et les glaces
- La clarification de l'eau par filtration (avec filtre en papier ou à défaut plusieurs épaisseurs de gaze ou de tissu fin et propre) est un préalable indispensable à sa désinfection, que ce soit avant l'ébullition ou avant la désinfection chimique

Désinfection chimique *Non remboursé*

AQUATABS Dichloro-s-triazinetrione de sodium = DCCNa ou Dichloro-isocyanurate de sodium ou Troclosene	AQUATABS 1 l (60 cp. effervescents) → 1 cp. pour 1 l d'eau AQUATABS 10 l (40 cp. effervescents) → 1 cp. pour 10 l d'eau (laisser agir 30 minutes, puis consommer l'eau ainsi désinfectée dans les 24 heures)
MICROPUR Forte Dichloro-s-triazinetrione de sodium = DCCNa	MF 1T = 100 cp. → 1 cp. pour 1 l d'eau (attendre 2 heures avant de consommer l'eau)
MICROPUR Complexe d'ion argent et de chlorure de sodium	MC 1T = 100 cp. → 1 cp. pour 1 l d'eau MC 10T = 40 cp. → 1 cp. pour 10 l d'eau MC 100T = 10 g → 1 g pour 100 l d'eau (attendre 2 heures avant de consommer l'eau)

Propriétés et indications

- Le DCCNa est un dérivé chloré (plus actif que le tosylchloramide) destiné à la désinfection de l'eau de boisson si elle n'est pas réalisable par une ébullition de 5 minutes (temps nécessaire pour assurer une sécurité microbiologique optimale, notamment pour inactiver le virus de l'hépatite A)
- L'ion argent n'est pas considéré comme un désinfectant, mais plutôt comme un conservateur de l'eau désinfectée par un autre procédé, cette conservation pouvant alors être assurée pendant 3 à 6 mois

Remarques concernant l'ébullition de l'eau de boisson

- Au niveau de la mer, une ébullition de l'eau à gros bouillons pendant 1 minute pleine paraît suffisante pour assurer sa désinfection, à une altitude supérieure à 2 000 mètres il faudrait 3 minutes d'ébullition, et, en plus haute altitude, il paraît logique d'augmenter ce temps d'ébullition à 5 minutes
- Pour réduire l'altération du goût de l'eau bouillie, on peut l'aérer en la transvasant plusieurs fois d'un récipient propre dans un autre, et/ou lui ajouter une toute petite pincée de sel

Insectifuges ou Répulsifs cutanés : Prévention des piqûres diurnes

– Concentrations efficaces et conditions d'utilisation des répulsifs cutanés en fonction de l'âge, selon les recommandations des bonnes pratiques de la protection personnelle antivectorielle de la Société de médecine des voyages

Âge	Nombre maximum d'appl./jour	DEET (1)	Picaridine	Citriodiol	IR3535 (2)	PMD (3)
6 mois-âge de la marche	1	20 %	–	20-30 %	20 %	25 %
Âge de la marche-24 mois	2	20 %	–	20-30 %	20 %	25 %
24 mois-12 ans	2	30-50 %	20-30 %	20-30 %	20-35 %	25 %
> 12 ans	3	30-50 %	20-30 %	20-30 %	20-35 %	25 %
Adulte	3	30-50 %	20-30 %	20-30 %	20-35 %	25 %
Femme enceinte	3	30 %	20 %	20 %	20 %	20 %

1. DEET : N,N-diéthyl-m-toluamide (Insect Écran Adulte ou Enfant ou Spécial Tropique). Le DEET a fait l'objet de la première expertise au niveau européen et une restriction d'usage a été émise chez l'enfant < 12 ans. Cependant, en cas de risque élevé de transmission d'une maladie vectorielle, il est utilisable sur une période courte en respectant scrupuleusement le nombre d'applications maximum admis et les conditions pratiques d'usage chez l'enfant.
2. Seule la France a émis une restriction d'usage chez l'enfant < 30 mois. Cette position sera probablement amenée à évoluer dans le cadre de l'expertise européenne.
3. Mélange de cis- et de trans-p-menthane-3,8 diol

Précautions d'emploi

- Respecter strictement les posologies recommandées
- Éviter tout contact avec les yeux et les muqueuses (→ laver à grande eau en cas de contact accidentel) et ne pas laisser à la portée des enfants
- Grossesse : innocuité non établie
- *NDR* : DEET est susceptible d'altérer les plastiques (bracelets, montres, tissus synthétiques...)

Insectifuges ou Répulsifs tissus (I) : Prévention des piqûres nocturnes (I)

Perméthrine (1) *Non remboursé*

INSECT ÉCRAN vêtements	Vaporisateur de 125 ml à 3,2 % de perméthrine	Pulvérisation sur les vêtements (permet aussi de traiter par trempage les vêtements et moustiquaires)

1. Nombreux produits sur le site du ministère de la Santé.

Contre-indications

Application sur la peau, sur les muqueuses et sur les yeux

Propriétés

- Insecticide de contact plus qu'insectifuge, peu toxique, à pulvériser sur la face externe des vêtements (veste, pantalon), sur les tentes ou les moustiquaires (ne tache pas les tissus, résiste à l'eau après 20 lavages et à la chaleur même après un repassage), *ayant un effet insecticide d'environ 6 semaines sur les vêtements pulvérisés et d'environ 6 mois sur les moustiquaires ou les vêtements imprégnés par trempage* (on peut en effet retirer la pompe et diluer le produit dans 2 l d'eau pour traiter les tissus par trempage)
- Toxicité pour les poissons (à signaler aux pêcheurs ayant un vêtement imprégné)

Indications

- Prévention des piqures de moustiques et lutte contre le paludisme

Effets indésirables

- **Surdosage** (si ingestion ou inhalation accidentelle massive) : troubles de l'excitabilité nerveuse allant de troubles de la sensibilité du visage jusqu'à des fasciculations musculaires et des convulsions

Précautions d'emploi

- Ne pas pulvériser sur la peau ni sur un vêtement en contact direct avec la peau et éviter tout contact avec les yeux et les muqueuses (→ laver à grande eau en cas de contact accidentel) et ne pas laisser à portée des enfants

Remarque

- L'application de DEET sur la peau couplée avec une pulvérisation de perméthrine sur les vêtements (veste et pantalon) assurerait une protection à 100 % contre moustiques et tiques (une concentration de DEET de 50 % est nécessaire en zone d'endémie palustre, une concentration de 35 % étant suffisante ailleurs)

Insectifuges ou Répulsifs tissus (II) :
Prévention des piqûres nocturnes (II)

Deltaméthrine *Non remboursé*

K-OTHRINE Deltaméthrine	Fl. 15 ml à 25 mg/ml de concentré émulsionnable + Pipéronyl butoxide 62,4 g/l + Tétraméthrine 31,2 g/l	À utiliser par imprégnation des moustiquaires (*cf.* le mode d'emploi ci-dessous)
MOUSTIQUAIRES CINQ SUR CINQ	Moustiquaires déjà imprégnées par de la deltaméthrine : modèles en polyamide de 12 m² pour adulte et de 5 m² pour enfant + Kit de réimprégnation	

Propriétés et indications

- Insecticide peu toxique pour l'homme aux doses indiquées, utilisé pour imprégner les moustiquaires, *avec un effet insecticide et insectifuge d'au moins 6 mois* si la moustiquaire est pliée et dépliée quotidiennement et *pendant 1 an* si elle n'est ni pliée ni lavée
- L'emploi de moustiquaires traitées par la deltaméthrine a permis d'obtenir une baisse nette de la transmission du paludisme dans les régions impaludées où elles sont utilisées

Précautions d'emploi

- Nourrissons et jeunes enfants : utiliser les moustiquaires ainsi traitées avec une très grande prudence car ces enfants ont tendance à tout porter à la bouche

Mode d'emploi (pour l'imprégnation des moustiquaires par la deltaméthrine)

- Éviter toute projection sur la peau ou les muqueuses lors de l'imprégnation des moustiquaires (paresthésies, sensations de brûlures) → rincer abondamment à l'eau en cas de contact accidentel (la sensation de brûlure disparaît en quelques heures)
- Déterminer la *surface de la moustiquaire* (5 à 12 m² pour une moustiquaire individuelle, 13 à 15 m² pour une moustiquaire collective), puis la laver pour déterminer sa *capacité d'absorption après essorage* (les tissus synthétiques absorbent 10 fois moins d'eau que le coton)
- Mettre des gants, puis dissoudre dans une bassine 1 ml (25 mg) de K-OTHRINE par mètre carré de moustiquaire en l'ajoutant au volume d'eau ainsi défini (en mélangeant bien car le produit est très peu soluble dans l'eau) → faire tremper la moustiquaire *jusqu'à absorption complète*, puis la faire sécher à l'ombre et à plat (au mieux sur un matelas pour détruire d'autres parasites tels que puces, punaises et poux)

Notes

Chapitre 21

Pneumologie

PNEUMOLOGIE : Schémas thérapeutiques

Affections respiratoires

Asthme intermittent (1) Crise d'asthme Stade 1	Bêta-2-agoniste d'action brève en inhalation	Éviction des allergènes + Bêta-2 agonistes inhalés d'action brève en crise

1. L'asthme est intermittent si < 1 crise/semaine et ≤ 2 crises nocturnes/mois, avec une fonction respiratoire normale entre les crises, et ne requiert alors qu'un traitement des crises.
Crise = épisodes récidivant de sibilance, de dyspnée et/ou de toux survenant surtout la nuit et au petit matin.

Asthme persistant (2) et (3) Léger : stade 2 Modéré : stade 3 Sévère : stade 4 Symptômes > 1 fois/5	Bêta-2-agonistes inhalés d'action brève à la demande ± Corticoïde inhalé (dès qu'un bêta-2-agoniste est utilisé plus de 3 à 4 fois/semaine) associé à un bêta-2-agoniste d'action prolongée ± Antileucotriènes, voire Corticoïdes *per os* en cas d'asthme persistant insuffisamment contrôlé

2. Léger : > 1 crise/semaine et < 1 crise/jour ; > 2 crises nocturnes/mois ; activité et sommeil peuvent être perturbés.
Modéré : ≥ 1 crise/jour ; > 1 crise nocturne/semaine ; activité physique et sommeil souvent perturbés.
Sévère : symptômes permanents ; activité physique fortement limitée.
3. Un traitement de fond est indiqué dans l'asthme persistant (Corticoïdes inhalés en première intention).
La kinésithérapie respiratoire et une psychothérapie font aussi partie du traitement.

Asthme d'effort	Bêta-2-agoniste ou Cromone en aérosol (15 à 30 minutes avant l'effort déclenchant) Antileucotriènes (montélukast) ou Bêta-2-agoniste d'action prolongée en traitement de fond
Asthme professionnel (environ 10 % des asthmes)	Éviction de l'allergène identifié, plus de 250 étant actuellement recensés (4)

4. Les principaux métiers impliqués sont la boulangerie-pâtisserie (20 %), la coiffure (8 %), la peinture, les métiers du bois, l'agriculture et l'élevage, les métiers de la santé et du nettoyage, les soudeurs "à l'étain", etc.

Asthme aigu grave État de mal asthmatique Bronchospasme sévère	Bêta-2-agoniste + anticholinergique en nébulisation + Corticoïdes *per os* ou IV si détresse respiratoire + Oxygénothérapie (6 à 8 l/min)	– Adrénaline en IV en milieu de réanimation – Ventilation assistée dans les cas ultimes
Bronchectasie ou Dilatation des bronches	Drainage postural + Kinésithérapie respiratoire + Traitement des surinfections ± Chirurgie (si forme localisée avec hémoptysies répétées, infections invalidantes et/ou pneumonies récidivantes)	

PNEUMOLOGIE : Schémas thérapeutiques

Affections respiratoires (suite)

Bronchites chroniques Bronchopneumopathie obstructive ou BPCO (troisième cause de mortalité par maladie selon l'OMS en 2003)	Arrêt du tabac *impérativement* + Traitement des surinfections et de l'encombrement bronchique (hydratation correcte, kinésithérapie respiratoire, bronchodilatateur : bêta-2-agoniste d'action brève ou prolongée ± anticholinergiques) + Corticoïdes inhalés (1) + Vaccin antigrippal annuel et vaccin antipneumococcique (> 65 ans et BPCO sévère) ± oxygène si nécessaire
Insuffisance respiratoire chronique (2)	OLD pour obtenir une SaO_2 > 90 % sans entraîner d'acidose hypercapnique (3) + Saignées quand l'hématocrite dépasse 55 %

1. Les corticoïdes inhalés ne sont indiqués qu'en association aux bêta-2-agonistes uniquement dans les stades avancés.
2. PaO_2 diurne < 60 mmHg à plusieurs reprises à distance d'exacerbations, malgré un traitement optimal.
3. OLD = Oxygénothérapie de longue durée, par administration par sonde nasale d'oxygène à faible débit (0,5 à 2 l/min) pendant une durée égale ou supérieure à 15 h/jour.

Hypertension artérielle pulmonaire (HTAP)	
HTAP sans limitation fonctionnelle pour les activités physiques habituelles qui n'induisent pas de dyspnée ou de fatigue excessive, ni de douleurs thoraciques ou de sensations lipothymiques (4) = Classe fonctionnelle OMS I	Pas de consensus
HTAP avec limitation fonctionnelle légère pour les activités physiques qui induisent une dyspnée ou une fatigue excessive, des douleurs thoraciques ou des sensations lipothymiques (4) Ces patients ne sont pas gênés au repos = Classe fonctionnelle OMS II	Ambrisentan, bosentan, sildénafil, tadalafil (5)

4. Algorithme de prise en charge thérapeutique de l'HTAP selon la classe de l'OMS et pour un test de vasoréactivité **négatif** basé sur le meilleur niveau de preuve (HAS 2015). La réponse au traitement de l'hypertension pulmonaire est évaluée en fonction de l'augmentation de la distance parcourue lors du test de marche sur 6 minutes (> 380 ou 440 m), du retour à une classe fonctionnelle I à II, de la normalisation des paramètres hémodynamiques et échographiques, du taux de BNP, ainsi que d'une consommation d'oxygène maximale > 15 ml/min/kg1.
5. Une association avec d'autres médicaments de famille différente doit être discutée.

PNEUMOLOGIE : Schémas thérapeutiques

Affections respiratoires (suite)

HTAP avec limitation fonctionnelle importante pour les activités physiques qui, même légères, induisent une dyspnée ou une fatigue excessive, des douleurs thoraciques ou des sensations lipothymiques (1) Ces patients ne sont pas gênés au repos = Classe fonctionnelle OMS III	Ambrisentan, bosentan, sildénafil, tadalafil **En deuxième intention :** époprosténol IV, iloprost inhalé, tréprostinil (2)
HTAP avec incapacité à réaliser toute activité physique et ou signes d'insuffisance cardiaque droite. Une dyspnée et/ou une fatigue peuvent apparaître même au repos. Le handicap est augmenté par n'importe quelle activité physique (1) = Classe fonctionnelle OMS IV	Époprosténol IV en association aux autres traitements précités

1. Algorithme de prise en charge thérapeutique de l'HTAP selon la classe de l'OMS et pour un test de vasoréactivité **négatif** basé sur le meilleur niveau de preuve (HAS 2015). La réponse au traitement de l'hypertension pulmonaire est évaluée en fonction de l'augmentation de la distance parcourue lors du test de marche sur 6 minutes (> 380 ou 440 m), du retour à une classe fonctionnelle I à II, de la normalisation des paramètres hémodynamiques et échographiques, du taux de BNP, ainsi que d'une consommation d'oxygène maximale > 15 ml/min/kg.
2. Une association avec d'autres médicaments de famille différente doit être discutée.

Mucoviscidose ou Fibrose kystique du pancréas (maladie génétique fréquente : environ 1 nouveau-né sur 3 500)	Nutrition : régime riche en calories et en protides, normolipidique (avec graisses polyinsaturées) + Extraits pancréatiques (avec antisécrétoire et/ou anti-acide en cas de stéatorrhée persistante) + Suppléments en vitamines (A, D, K et surtout E) et oligo-éléments (fer, sélénium, cuivre, zinc…) + Supplémentation en sel en cas d'hypersudation Traitement de l'obstruction bronchique (Drainage postural + Kinésithérapie + Désoxyribonucléase ± Bronchodilatateur) et traitement des infections respiratoires intercurrentes (antibiothérapie anti-Pseudomonas en aérosol)

PNEUMOLOGIE : Schémas thérapeutiques

Affections respiratoires (suite)

Pneumonie à éosinophiles ou Maladie de Carrington ou Éosinophilie pulmonaire primitive	Corticothérapie (0,7-1 mg/kg/jour de prednisone au début) réduite progressivement et prolongée 6 à 12 mois pour éviter des rechutes
Pneumonie chronique avec bronchiolite oblitérante BOOP	Corticothérapie (35 à 50 mg/jour de prednisone) réduite progressivement mais prolongée durant une période suffisante pour éviter des rechutes
Râles agoniques liés à une accumulation de sécrétions dans le pharynx et la trachée	Scopolamine par voie percutanée (patch) ou par voie sous-cutanée
Sarcoïdose ou Maladie de Besnier-Boëck-Schauman	Adénopathies médiastinales isolées et syndrome de Löfgren : abstention et surveillance Atteinte parenchymateuse pulmonaire ou autres atteintes extrapulmonaires mettant en jeu le pronostic fonctionnel (système nerveux central, foie, cœur, œil) : Corticothérapie (1 à 2 mg/kg/jour de prednisone au début) réduite après amélioration jusqu'à la dose minimale efficace et poursuivie 1 à 2 ans (1 an minimum) Dans les situations complexes, les choix thérapeutiques sont affaire de spécialiste
Toux	Traitement étiologique (dont arrêt du tabagisme, éviction des allergènes = acariens, animaux…) ± Antitussif (si toux non productive et gênante) Les toux productives doivent être respectées Le traitement symptomatique n'a comme objectif que de soulager les symptômes

Équivalence de dose en corticoïdes inhalés

Posologie (µg/jour)	Faible	Moyenne	Élevée
Béclométasone	200 à 500	500 à 1 000	1 000 à 2 000
Budésonide	200 à 400	400 à 800	800 à 1 600
Ciclésonide	80 à 160	160 à 320	320 à 1 280
Fluticasone	100 à 250	250 à 500	500 à 1 000
Mométasone	200	> 400	≥ 800

Bronchodilatateurs (I) :
Bêta-2-stimulants inhalés d'action brève avec gaz propulseur (I)

Salbutamol[G] *Liste I-65 %-Coll*

VENTOLINE Inhalation par distributeur avec embout buccal (1) Gaz propulseur : tétrafluoroéthane Flacon pressurisé	Fl. 200 bouffées à 100 µg par bouffée (2)	*Crise d'asthme* *et exacerbations* : A. et E. 1 à 2 bouffées répétées si besoin après quelques minutes (3) (4) *Asthme d'effort (prévention)* : A. et E. 1 à 2 bouffées 15 à 30 minutes avant l'effort
AIROMIR Autohaler Suspension pour inhalation avec valve doseuse et embout buccal Gaz propulseur : tétrafluoroéthane Flacon pressurisé	Fl. 200 doses de 100 µg	*Crise d'asthme* *et exarcerbations* : A. et E. 1 à 2 inhalations répétées si besoin après quelques minutes (5) *Asthme d'effort (prévention)* : A. et E. 1 à 2 inhalations 15 à 30 minutes avant l'effort *Test de réversibilité* de l'obstruction bronchique lors des explorations fonctionnelles respiratoires

1. Nécessite une bonne synchronisation main/poumon.
2. Une bouffée = 25 µl = 100 µg de salbutamol.
3. Il ne faut pas dépasser 15 bouffées/24 h, sinon consulter.
4. Chez l'enfant, il est conseillé d'utiliser une chambre d'inhalation.
5. Pas d'utilisation possible de chambre d'inhalation avec Airomir.

Contre-indications

Intolérance au médicament (toux et bronchospasme après inhalation)

Propriétés

- Agonistes spécifiques des récepteurs bêta-2 adrénergiques bétamimétiques des muscles lisses des bronches (bronchodilatation), pratiquement dépourvus par voie inhalée de tout effet sur les récepteurs bêta-1 cardiaques
- Action quasi immédiate et pendant 4 à 8 heures, résorption infime avec des taux plasmatiques négligeables (conjugaison hépatique puis élimination urinaire sous forme active et sous forme de métabolites conjugués inactifs pour la fraction infime ayant eu un passage systémique)

Indications

- Traitement symptomatique de la crise d'asthme et des exacerbations au cours de la maladie asthmatique ou de la BPCO
- Traitement préventif de l'asthme d'effort ou par exposition aux allergènes
- Test de réversibilité de l'obstruction bronchique lors des EFR

Effets indésirables

- Rares aux doses thérapeutiques : nervosité, **tremblements des extrémités**, céphalées, vertiges, palpitations, **tachycardie sinusale modérée** (manifestations du surdosage)
- Possibilité de crampes musculaires douloureuses, hypokaliémie et hyperglycémie surtout en association avec les corticoïdes
- Réactions d'intolérance exceptionnelles (urticaire, exanthème, bronchospasme paradoxal, œdème de Quincke, hypotension sévère) → arrêt du traitement

Précautions d'emploi

- Ne pas dépasser la posologie recommandée → *les patients traités à domiciledoivent être prévenus qu'une diminution de l'effet et/ou de la durée d'action est un signe d'aggravation de l'asthme qui impose une consultation immédiate et si besoin une hospitalisation, de même que l'augmentation du nombre de bouffées par jour*
- L'hypersécrétion et l'infection des bronches peuvent réduire l'action du produit (mauvaise pénétration) → traiter toute surinfection bronchique associée
- Peut être utilisé par ce mode d'administration chez les insuffisants cardiaques

Mode d'emploi (essentiel pour l'efficacité)

- Agiter l'appareil, expirer complètement, puis mettre l'embout buccal entre les lèvres, fond de la cartouche orienté vers le haut, et inspirer par la bouche aussi profondément que possible en déclenchant la pulvérisation, puis retenir sa respiration pendant quelques secondes. Une démonstration par le médecin est nécessaire en cas de première utilisation
- L'usage des aérosols-doseurs se heurte à la mauvaise coordination main-poumon chez l'enfant < 6 ans ou même l'enfant plus âgé au cours des crises, problème qui peut être résolu par leur administration à l'aide d'une chambre d'inhalation (*cf.* en fin de chapitre) ou l'utilisation de poudres pour inhalation à l'aide de dispositifs spéciaux (*cf.* page suivante)

Bronchodilatateurs (II) :
Bêta-2-stimulants d'action brève en poudre et en suspension pour inhalation sans gaz propulseur (II)

Terbutaline[G] (1) *Liste I-65 %-Coll*

BRICANYL Turbuhaler Poudre	Fl. 120 doses de 500 µg, avec un distributeur Turbuhaler et embout buccal	*Crise d'asthme et exacerbations* : A. et E. 1 inhalation répétée si besoin après quelques minutes *Asthme d'effort (prévention)* : A. et E. 1 inhalation 15 à 30 minutes avant l'effort *Test de réversibilité* de l'obstruction bronchique lors des explorations fonctionnelles respiratoires

Salbutamol[G] (1) *Liste I-65 %-Coll*

VENTILASTIN Novolizer Poudre	Fl. 200 doses (cartouches) de 100 µg, avec un distributeur Novolizer	*Crise d'asthme et exacerbations* : A. et E. 1 à 2 inhalations répétées si besoin après quelques minutes *Asthme d'effort (prévention)* : A. et E. 1 à 2 inhalations 15 à 30 minutes avant l'effort *Test de réversibilité* de l'obstruction bronchique lors des explorations fonctionnelles respiratoires

1. Ces spécialités, présentées sous forme de poudre pour inhalation buccale à l'aide de dispositifs spéciaux (embout buccal), sont destinées à améliorer l'utilisation des bêta-stimulants chez les sujets ayant une mauvaise coordination main-poumon (enfant < 6 ans ou enfant plus âgé au cours des crises), car la délivrance du principe actif est déclenchée par l'inspiration, même à faible débit inspiratoire, et non par une pression manuelle (mais la manipulation des appareils doit être bien comprise du patient et donc bien expliquée par le prescripteur) → mêmes indications que les aérosols-doseurs (*cf.* les propriétés générales et les conditions d'emploi page précédente).
Le médicament est délivré par les bronches lorsque le patient inspire. L'inspiration est suivie d'une apnée.

Bronchodilatateurs (III) :
Bêta-2-stimulants d'action brève, solutions pour inhalation par nébuliseur (III)

Salbutamol[G] (1) *Liste I-65 %-Coll-Prescription réservée aux pneumologues, aux pédiatres et aux médecins intervenant en situation d'urgence*

VENTOLINE à inhaler Délai d'action = 1 à 2 minutes Durée d'action = 4 à 8 heures	60 unidoses (2,5 ml) – à 2,5 mg par unidose – à 5 mg par unidose (solution prête à l'emploi en récipient unidose sans dilution préalable)	Dose par nébulisation (2) : A. débuter à 2,5 mg, puis passer à 5 mg sans dépasser 40 mg/jour E. 50 à 150 µg/kg sans dépasser 5 mg par nébulisation et 2,5 mg si < 18 mois N. Posologie identique

1. Indications :
   - Traitement symptomatique des asthmes aigus graves.
   - Traitement des poussées aiguës des BPCO de l'adulte en association à une oxygénothérapie et/ou à une corticothérapie par voie générale dans le cadre d'une hospitalisation.

Terbutaline[G] *Liste I-65 %-Coll-Prescription réservée aux pneumologues, aux pédiatres et aux médecins intervenant en situation d'urgence*

BRICANYL 5 mg/2 ml Délai d'action = 1 à 2 minutes Durée d'action = 4 à 8 heures	20 unidoses (2 ml) à 5 mg par unidose (sachet) (diluer dans du sérum physiologique stérile pour obtenir 4 à 5 ml)	Dose par nébulisation (2) : A. 5 à 10 mg E. 0,1 à 0,2 mg/kg N. Posologie identique

2. Ces produits sont soumis à prescription réservée aux pneumologues et pédiatres *pour la prise en charge des patients à domicile afin de leur éviter une hospitalisation.*
   Ils doivent être administrés uniquement par voie inhalée à l'aide d'un appareil pour nébulisation (nébuliseur) : se conformer au mode d'emploi de l'appareil utilisé (en location en pharmacie).
   Le produit est pulsé par un débit d'air ou d'oxygène (6 à 8 l/min) pendant 10 à 15 minutes environ durant lesquelles le patient respire à son rythme habituel.
   La nébulisation peut être renouvelée toutes les 20 à 30 minutes en fonction du résultat clinique et de la tolérance du traitement, en général 3 à 6 fois/jour.
   Toute dose entamée doit être utilisée dans les 24 heures.
   Jeter ce qui reste dans la cuve en fin d'inhalation (pas de conservateur).

Bronchodilatateurs (IV) :
Bêta-2-stimulants d'action rapide, formes injectables (IV)

Terbutaline *Liste I-65 %-Coll*

BRICANYL Injectable Délai d'action = 5 à 15 minutes Durée d'action = 2 à 4 heures	10 amp. 1 ml = 0,5 mg	Par voies **SC** et **IV** : A. 1 amp. (0,5 mg) à répéter si besoin toutes les 4 à 8 heures E. > 2 ans : 5 à 10 µg/kg *soit* 0,1 à 0,2 ml/10 kg ou 1/2 amp. pour 30 kg Par seringue électrique (1)

1. En réanimation en association à l'oxygène et aux corticoïdes : de 0,25 à 0,5 mg/h soit 1/2 à 1 amp./h, à adapter toutes les 10 minutes en fonction de l'évolution. Ne jamais dépasser 1,5 mg/h.

Salbutamol[G] *Liste I-65 %-Coll*

VENTOLINE Injectable Délai d'action = 5 à 15 minutes Durée d'action = 3 à 4 heures	6 amp. 1 ml = 0,5 mg	Par voie **SC** : A. 1 amp. (0,5 mg) à répéter si besoin toutes les 4 à 6 heures
SALBUMOL FORT (2) Délai d'action = 5 minutes en IV Durée d'action = 3 à 4 heures *Réservé aux hôpitaux*	5 amp. 5 ml = 5 mg (1 amp. = 5 ml)	Perfusion **IV** (3) : A. 0,1 à 0,2 µg/kg/min jusqu'à cessation de la crise, puis 0,25 à 1,5 mg/h à la seringue électrique à adapter toutes les 10 minutes E. et N. : dose de charge de 5 µg/kg en 5 minutes puis dose d'entretien de 0,1 à 0,3 µg/kg/min

2. Ce médicament est également indiqué en obstétrique : en cas de menace d'accouchement prématuré, de dystocie dynamique, de tocolyse précésarienne (voir chapitre "Gynécologie-Obstétrique").
3. Diluer 5 mg (1 ampoule) dans 500 ml de soluté glucosé isotonique → 10 gouttes = 5 µg.

Ces spécialités ne sont pas destinées aux nébuliseurs.

Contre-indications
Absolues : Infarctus myocardique au stade aigu, angor instable Insuffisance coronarienne sévère, infection intra-amniotique **Relatives** : Hyperthyroïdies, affections cardiaques congénitales ou acquises Hémorragies utérines ou risque d'hémorragies utérines

Propriétés

- Agonistes spécifiques des récepteurs bêta-2 adrénergiques des muscles lisses des bronches (bronchodilatation) et de l'utérus (effet utérorelaxant), ayant très peu d'effets sur les récepteurs bêta-1 cardiaques
- Action en 5 minutes par voie IV, en 5 à 15 minutes par voie SC ou IM, élévation du VEMS pendant 4 à 6 heures, conjugaison hépatique et élimination urinaire sous forme active et sous forme de métabolites conjugués inactifs

Indications

- Par voie sous-cutanée : asthme aigu de l'adulte et de l'enfant > 2 ans
- En perfusion veineuse : asthme aigu grave, état de mal asthmatique (en soins intensifs)

Effets indésirables

- Nervosité, tremblements des extrêmités, céphalées, vertiges, palpitations, tachycardie sinusale modérée secondaire à la vasodilatation périphérique → diminuer la posologie ou arrêter le traitement momentanément si la fréquence cardiaque dépasse 130 à 140 par minute
- Crampes musculaires douloureuses (avec la terbutaline notamment)
- Possibilité d'hypokaliémie et d'élévation de la glycémie (surveillance des diabétiques)
- Réactions d'intolérance exceptionnelles (urticaire, exanthème, bronchospasme paradoxal, œdème de Quincke, hypotension sévère) → arrêt du traitement
- **Surdosage** : tachycardie excessive, tremblements, palpitations, hypotension, vertiges, sueurs, agitation, nausées, vomissements, flush facial → arrêt du traitement (et si besoin bêta-bloquants en milieu hospitalier, administrés avec une grande prudence dans l'asthme à cause du risque de bronchoconstriction, uniquement en réanimation)

Précautions d'emploi

- Utiliser avec prudence en cas d'insuffisance coronarienne stable, troubles du rythme surtout ventriculaires, cardiomyopathie obstructive, HTA, diabète grave ou mal équilibré (effet hyperglycémiant avec risque de cétose)
- Formes injectables par voie veineuse : utiliser sous surveillance médicale très stricte, en milieu hospitalier. Préférer dans la mesure du possible la voie inhalée car meilleure tolérance

Interactions et incompatibilités médicamenteuses

- ***Associations déconseillées*** : anesthésiques volatils halogénés (risques accrus d'arythmies), solutés alcalins (incompatibilité)
- Antagonisme pharmacologique avec les bêta-bloquants (contre-indiqué en cas d'asthme)
- Risque d'hypokaliémie et d'hyperglycémie en association avec les corticoïdes

Bronchodilatateurs (V) :
Bêta-2-stimulants inhalés d'action prolongée (I)

Formotérol[G] (1) *Liste I-65 %-Coll*

ASMELOR NOVOLIZER En poudre sans gaz propulseur	Cartouches de 60 doses à inhaler dosées à 12 µg avec ou sans inhalateur	*Traitement de fond* : A. 12 µg × 2 fois/jour (D. max. : 48 µg/jour) E. ≥ 6 ans : 12 µg en 1 parfois 2 inhalations × 2 fois/jour
FORMOAIR Solution pour inhalation flacon pressurisé FORADIL En poudre sans gaz propulseur (2)	Fl. 100 doses à 12 µg par dose 10 ou 30 ou 60 gél. à 12 µg (3)	*Traitement de fond* : A. 12 µg × 2 fois/jour (D. max. : 48 µg/jour) E. ≥ 12 ans : 12 µg en 1 parfois 2 inhalations × 2 fois/jour *Asthme d'effort* (4) : A. et E. > 5 ans : 1 gél. 12 µg 15 min avant l'effort, voire 24 µg chez l'adulte si forme sévère *BPCO* : 12 à 24 µg × 2 fois/jour en 2 prises

1. Produits d'action prolongée (12 heures), donc intéressants notamment pour prévenir des crises d'asthme nocturnes malgré un traitement bien conduit par corticoïde inhalé, mais ayant un délai d'action trop long pour traiter la crise d'asthme (effet bronchodilatateur en 1 à 3 minutes et maximal en 2 heures pour le formotérol, effet bronchodilatateur en 15 minutes pour le salmétérol) → sauf pour le traitement de la crise d'asthme, ces produits ont les mêmes indications que les autres bêta-2-stimulants inhalés, avec un intérêt particulier pour la prévention des crises d'asthme nocturnes (*cf.* les propriétés générales et les conditions d'emploi pages précédentes).
2. Uniquement avec inhalateur Aerolizer.
3. Conditionnement de 10 cp. réservé aux hôpitaux.
4. Seul le Foradil a cette indication.

Salmétérol (5) *Liste I-65 %-Coll*

SEREVENT Diskus 50 µg En poudre sans gaz propulseur SEREVENT 25 µg Suspension pour inhalation buccale Gaz propulseur : tétrafluoroéthane	Boîte de 60 doses de 50 µg, avec un distributeur Diskus Fl. pressurisé 120 doses à 25 µg par dose	*Traitement de fond* : A. 50 µg × 2 fois/jour (D. max. : 200 µg/jour) E. > 4 ans : 50 µg × 2 fois/jour *Asthme d'effort (prévention)* : A. et E. > 4 ans : 50 µg 15 à 30 minutes avant l'effort *BPCO* : A. 50 µg matin et soir

5. Produits d'action prolongée (12 heures), donc intéressants notamment pour prévenir des crises d'asthme nocturnes malgré un traitement bien conduit par corticoïde inhalé, mais ayant un délai d'action trop long pour traiter la crise d'asthme (effet bronchodilatateur en 1 à 3 minutes et maximal en 2 heures pour le formotérol, effet bronchodilatateur en 15 minutes pour le salmétérol) → sauf pour le traitement de la crise d'asthme, ces produits ont les mêmes indications que les autres bêta-2-stimulants inhalés, avec un intérêt particulier pour la prévention des crises d'asthme nocturnes (*cf.* les propriétés générales et les conditions d'emploi pages précédentes).

Contre-indications
Hypersensibilité connue à l'un des composants (exceptionnelle)

Propriétés

- Agonistes spécifiques des récepteurs bêta-2 adrénergiques des muscles lisses des bronches (bronchodilatation), pratiquement dépourvue par voie pulmonaire de tout effet sur les récepteurs bêta-1 cardiaques
- Ces produits ont une action quasi immédiate, maximale après 5 à 15 minutes et durant 4 à 8 heures, avec résorption infime et taux plasmatiques négligeables
- Améliorent l'observance en réduisant le nombre de bouffées

Indications

- *Traitement symptomatique continu de l'asthme persistant modéré à sévère* :
  - Chez des patients nécessitant des prises quotidiennes de bêta-2 agonistes à action rapide et de courte durée
  - Et/ou en cas de symptômes nocturnes
  - En association avec un traitement anti-inflammatoire continu comme les corticoïdes inhalés
- *Traitement préventif* de l'asthme induit par l'effort.
- *NDR* : le salmétérol n'est pas un traitement de la crise d'asthme. En cas de crise d'asthme, utiliser un bêta-2 mimétique d'action rapide et de courte durée par voie inhalée ou en fonction de la gravité par voie injectable
- *Traitement symptomatique* de la bronchopneumopathie chronique obstructive.
- *NDR* : il n'y a pas lieu d'associer systématiquement un corticoïde inhalé à un bronchodilatateur dans le traitement de la bronchopneumopathie chronique obstructive

Effets indésirables (très rares)

- Exceptionnels à doses thérapeutiques : nervosité, tremblements des extrémités, céphalées, vertiges, palpitations, tachycardie sinusale modérée
- Possibilité de crampes musculaires douloureuses
- Réactions d'intolérance exceptionnelles (urticaire, exanthème, bronchospasme paradoxal, œdème de Quincke, hypotension sévère) → arrêt du traitement

Précautions d'emploi

- Ne pas dépasser la posologie recommandée → *les patients traités à domicile doivent être prévenus qu'une diminution de l'effet et/ou de la durée d'action est un signe d'aggravation de l'asthme qui impose une consultation immédiate et sibesoin une hospitalisation*
- L'hypersécrétion et l'infection des bronches peuvent réduire l'action du produit (mauvaise pénétration) → traiter toute surinfection bronchique associée
- Après la nébulisation, jeter la solution non utilisée dans la cuve du nébuliseur
- En cas de pathologie cardiaque associée, notamment coronarienne, surveillance étroite en début de traitement
- Risque d'allongement de QT
- Surveiller la glycémie et la kaliémie

Bronchodilatateurs (VI) : Bêta-2-stimulants inhalés d'action prolongée (II)

Indacatérol *Liste I-65 %-Coll*

ONBREZ BREEZHALER Poudre pour inhalation	10 ou 30 gél. 150 µg ou 300 µg avec ou sans inhalateur (1) (2)	A. 150 µg × 1 fois/jour (D. max. : 300 µg en 1 prise)

1. Les boîtes de 10 gélules sont réservées à l'usage hospitalier.
2. Inhalateur Onbrez Breezhaler.

Olodatérol *Liste I-30 %*

STRIVERDI RESPIMAT Solution pour inhalation	60 doses à 2,5 µg/dose (soit 30 jours de traitement) Cartouches de 4 ml avec un inhalateur (3)	A. 2 bouffées en 1 prise/jour soit 5 µg à heure fixe (4)

3. Uniquement avec inhalateur Respimat réutilisable.
4. Indiqué uniquement en traitement bronchodilatateur continu dans la BPCO.

Contre-indications

Hypersensibilité au produit
Asthme
Patient < 18 ans

Propriétés

- Agoniste bêta-2 adrénergique à longue durée d'action (24 fois plus puissant sur les bêta-2 que sur les bêta-1)

Indications

- Traitement bronchodilatateur continu chez les patients atteints de bronchopneumopathie chronique obstructive

Effets indésirables

- Fréquents (1 à 10 %) : rhinopharyngite, infection respiratoire haute, toux, rhinorrhée, sinusite, hyperglycémie, diabète, céphalées, cardiopathie ischémique, spasmes musculaires, œdèmes périphériques
- Rares (< 1 %) : fibrillation auriculaire, tremblements, anémie, hypokaliémie

Précautions d'emploi

- Asthme : pas de données sur le long terme
- Exacerbation : si pas de réponse à 300 µg, modifier le traitement. N'est pas un traitement de crise
- Prudence en cas de maladie coronarienne, d'hypertension, d'hyperthyroïdie et d'épisodes convulsifs : augmentation de la fréquence cardiaque et hypokaliémie
- Risque d'augmentation de la glycémie chez les patients diabétiques

Bronchodilatateurs (VII) : Bêta-2-stimulants, formes orales à libération prolongée

Bambutérol (1) *Liste I-65 %-Coll*

OXEOL	30 cp. séc. 10 mg	A. 10 mg/jour en 1 prise au coucher (D. max. : 20 mg/jour)

1. Précurseur, métabolisé en terbutaline active → réduire la posologie de 50 % en cas d'insuffisance rénale, et utiliser la terbutaline en cas d'insuffisance hépato-cellulaire.

Contre-indications

Enfant < 5 ans (pour terbutaline LP), enfant < 15 ans (pour bambutérol)
Infarctus du myocarde au stade aigu, angor instable, angor sévère, insuffisance hépatocellulaire

Propriétés

- Agonistes spécifiques des récepteurs bêta-2 adrénergiques des muscles lisses des bronches (bronchodilatation) et de l'utérus (effet utérorelaxant), ayant peu d'effets sur les récepteurs bêta-1 cardiaques à faible dose et une perte de la sélectivité à forte dose
- Durée d'action de 12 heures pour la terbutaline LP et 24 heures pour le bambutérol, conjugaison hépatique et élimination urinaire

Indications

- Traitement symptomatique continu de l'asthme avec crises fréquentes et/ou nocturnes ou à dyspnée continue (en association à un corticoïde inhalé), et des autres broncho-pneumopathies obstructives réversibles (intérêt chez les personnes âgées)
- N'est pas un traitement de la crise

Effets indésirables (rares avec les formes à libération prolongée)

- Nervosité, tremblements des extrémités, céphalées, vertiges, palpitations, tachycardie sinusale, éréthisme cardio-vasculaire
- Crampes musculaires douloureuses (avec la terbutaline et le bambutérol)
- Possibilité d'hypokaliémie et d'élévation de la glycémie
- Réactions d'intolérance exceptionnelles (urticaire, exanthème, bronchospasme paradoxal, œdème de Quincke, hypotension sévère) → arrêt du traitement

Précautions d'emploi et interactions médicamenteuses

- Utiliser avec prudence en cas d'insuffisance coronarienne stable, troubles du rythme, cardiomyopathie obstructive, HTA, diabète mal équilibré (effet hyperglycémiant avec risque de cétose), hyperthyroïdie, affections cardiaques, risque d'hémorragie utérine
- Bambutérol → réduire la posologie de 50 % en cas d'insuffisance rénale
- À éviter chez la femme enceinte
- ***Associations déconseillées*** : anesthésiques volatils halogénés (arythmies), succinylcholine (le bambutérol doit être interrompu 24 heures avant)

Bronchodilatateurs (VIII) : Bêta-2-stimulants inhalés d'action prolongée + corticoïdes (I)

Formotérol + Béclométasone *Liste I-65 %-Coll*

FORMODUAL Solution pour inhalation en flacon pressurisé FORMODUAL Nexthaler Poudre pour inhalation INNOVAIR (1) Solution pour inhalation en flacon pressurisé INNOVAIR Nextahler (2) Poudre pour inhalation	Fl. 120 doses à 6 µg de Formotérol + Béclométasone 100 µg ou 200 µg (3)	A. > 18 ans : 1 à 2 inhalations × 1 à 2 fois/jour

1. Avec 1 ou 3 inhalateurs.
2. Avec compteur de doses.
3. Dosage à 200 µg : traitement continu de l'asthme persistant. Non adapté au traitement de la crise d'asthme aiguë, ni au traitement de la BPCO.

Formotérol + Budésonide *Liste I-65 %-Coll (sauf autre mention)*

SYMBICORT Turbuhaler[G] En poudre inhalateur multidose avec embout buccal	Fl. 120 doses à : – 6 µg de Formotérol + Budésonide 100 ou 200 µg Fl. 60 doses à : 12 µg de Formotérol + Budésonide 400 µg	*Traitement de fond continu et à la demande de l'asthme* (3) : A. et E. > 12 ans : 1 inhalation × 1 à 2 fois/jour E. > 6 ans : dosage (100/6 µg) en inhalation × 1 à 2 fois/jour *BPCO* : 1 à 2 inhalations × 2 fois/jour d'une des 2 doses en fonction de la sévérité
SYMBICORT Rapihaler Suspension pour inhalation en flacon pressurisé *Remboursement 30 %*	Fl. 120 doses à : 6 µg de Formotérol + Budésonide 200 µg	
DUORESP SPIROMAX GIBITER Easyhaler Poudre pour inhalation	Fl. 120 doses à : Formotérol 4,5 µg + Budésonide 160 µg Fl. 60 doses à : Formotérol 9 µg + Budésonide 320 µg	

3. Sauf Symbicort, indication uniquement pour la BPCO. Pas d'indication chez l'enfant pour Duoresp Spiromax. Chez l'enfant > 12 ans pour Gibiter. Utilisation avec chambre d'inhalation Aerochamber plus.

Formotérol + Fluticasone *Liste I-65 %-Coll*

FLUTIFORM (4) Suspension pour inhalation en flacon pressurisé	Cartouches de 120 doses de 5 µg de Formotérol + 50 µg ou 125 µg de Fluticasone	A. et E. > 12 ans : 50 ou 125 × 2 fois/jour E. < 12 ans : non recommandé

4. Pas d'indication pour la BPCO.

Contre-indications
Hypersensibilité connue à l'un des composants (exceptionnelle)

Propriétés

- Agonistes spécifiques des récepteurs bêta-2 adrénergiques des muscles lisses des bronches (bronchodilatation), pratiquement dépourvue par voie pulmonaire de tout effet sur les récepteurs bêta-1 cardiaques
- Ces produits ont une action quasi immédiate, maximale après 5 à 15 minutes et durant 4 à 8 heures, avec résorption infime et taux plasmatiques négligeables

Indications

- *Traitement symptomatique continu de l'asthme* :
  - Chez des patients nécessitant des prises quotidiennes de bêta-2 agonistes à action rapide et de courte durée
  - Et/ou en cas de symptômes nocturnes
  - En association avec un traitement anti-inflammatoire continu comme les corticoïdes inhalés (traitement de deuxième intention)
- *Traitement symptomatique* de la bronchopneumopathie chronique obstructive
- *NDR* : il n'y a pas lieu d'associer systématiquement un corticoïde inhalé à un bronchodilatateur dans le traitement de la bronchopneumopathie chronique obstructive
- *Pour le Seretide* : traitement continu de l'asthme, dans les situations où l'administration par voie inhalée d'un médicament associant un corticoïde et un bronchodilatateur bêta-2 agoniste de longue durée d'action est justifiée :
  - Chez des patients insuffisamment contrôlés par une corticothérapie inhalée et la prise d'un bronchodilatateur bêta-2 agoniste de courte durée "à la demande"
  - Ou chez des patients contrôlés par l'administration d'une corticothérapie inhalée associée à un traitement continu par bêta-2 agoniste de longue durée d'action
- *Pour le Symbicort* : traitement continu de l'asthme persistant, dans les situations où l'administration par voie inhalée d'un médicament associant un corticoïde et un bronchodilatateur bêta-2 agoniste de longue durée d'action est justifiée :
  - Chez les patients insuffisamment contrôlés par une corticothérapie inhalée et la prise d'un bronchodilatateur bêta-2 agoniste de courte durée à la demande
  - Chez les patients contrôlés par l'administration d'une corticothérapie inhalée associée à un traitement continu par bêta-2 agoniste de longue durée d'action par voie inhalée
- *Pour le Symbicort, dans le traitement des bronchopneumopathies chroniques obstructives* : traitement symptomatique de la BPCO sévère (VEMS < 50 %) chez les patients présentant des exacerbations répétées et des symptômes significatifs malgré un traitement continu par bronchodilatateur de longue durée d'action

Effets indésirables et précautions d'emploi

- Possibilité de crampes musculaires douloureuses
- Rares : nervosité, tremblements, céphalées, vertiges, palpitations, tachycardie
- Réactions d'hypersensibilité : urticaire, bronchospasme, œdème de Quincke
- À fortes doses prolongées : hypertension oculaire, glaucome à angle ouvert, troubles de la croissance chez l'enfant
- Ne pas dépasser la posologie recommandée → *les patients traités doivent être prévenus qu'une diminution de l'effet et/ou de la durée d'action est un signe d'aggravation qui impose une consultation immédiate et si besoin une hospitalisation*
- L'hypersécrétion et l'infection des bronches peuvent réduire l'action du produit (mauvaise pénétration) → traiter toute surinfection bronchique associée

Bronchodilatateurs (IX) :
Bêta-2-stimulants d'action prolongée + corticoïdes (II)

Salmétérol + Fluticasone[G] *Liste I-65 %-Coll*

SERETIDE 50 ou 125 ou 250 µg Suspension pour inhalation Flacon pressurisé avec valve doseuse	Fl. 120 doses (8 ml) à 25 µg de Salmétérol + Fluticasone = 50 µg ou 125 µg ou 250 µg	A. et E. > 12 ans : 1 inh. × 2 fois/jour à 250 puis 125 µg E. > 4 ans : dosage le plus faible (D. max. : 100 µg × 2 fois/jour) *Stades 2, 3 et 4* *BPCO* (2) : 1 inh. × 1 à 2 fois/jour
SERETIDE Diskus 100 ou 250 ou 500 µg (1) En poudre pour inhalation en récipient unidose	28 ou 60 récipients unidoses à 50 µg de Salmétérol + Fluticasone : 100 µg ou 250 µg ou 500 µg	

1. Seule la présentation 500 µg a une indication pour la BPCO.
2. Chez les patients dont le VEMS est < 60 % et présentant des antécédents d'exacerbations répétées et des symptômes significatifs malgré un traitement bronchodilatateur continu.

Vilantérol + Fluticasone[G] *Liste I-65 %-Coll*

RELVAR ELLIPTA 92 µg ou 184 µg Poudre pour inhalation en récipient unidose REVINTY ELLIPTA 92 µg ou 184 µg + inhalateur	30 doses à 22 µg de Vilantérol + 92 µg ou 184 µg de Fuorate de fluticasone	*Asthme* : A. et E. > 12 ans : 92 µg/jour ou 184 µg/jour en une prise *BPCO* : 92 µg/jour en une prise

La fluticasone est un substrat du CYP 3A4. L'utilisation avec des inhibiteurs (ritanovir, itraconazole, kétoconazole) peut augmenter la concentration du fluticasone absorbée par voie systémique, réalisant une corticothérapie systémique avec un risque d'insuffisance surrénalienne à l'arrêt.

Contre-indications
Hypersensibilité connue à l'un des composants (exceptionnelle)

Propriétés

- Agonistes spécifiques des récepteurs bêta-2 adrénergiques des muscles lisses des bronches (bronchodilatation), pratiquement dépourvue par voie pulmonaire de tout effet sur les récepteurs bêta-1 cardiaques
- Ces produits ont une action quasi immédiate, maximale après 5 à 15 minutes et durant 4 à 8 heures, avec résorption infime et taux plasmatiques négligeables

Indications

- *Traitement symptomatique continu de l'asthme* :
  - Chez des patients nécessitant des prises quotidiennes de bêta-2 agonistes à action rapide et de courte durée
  - Et/ou en cas de symptômes nocturnes
  - En association avec un traitement anti-inflammatoire continu comme les corticoïdes inhalés (traitement de deuxième intention)
- *Traitement symptomatique* de la bronchopneumopathie chronique obstructive
- *NDR* : il n'y a pas lieu d'associer systématiquement un corticoïde inhalé à un bronchodilatateur dans le traitement de la bronchopneumopathie chronique obstructive
- *Pour le Seretide* : traitement continu de l'asthme, dans les situations où l'administration par voie inhalée d'un médicament associant un corticoïde et un bronchodilatateur bêta-2 agoniste de longue durée d'action est justifiée :
  - Chez des patients insuffisamment contrôlés par une corticothérapie inhalée et la prise d'un bronchodilatateur bêta-2 agoniste de courte durée "à la demande"
  - Ou chez des patients contrôlés par l'administration d'une corticothérapie inhalée associée à un traitement continu par bêta-2 agoniste de longue durée d'action
- *Pour le Symbicort* : traitement continu de l'asthme persistant, dans les situations où l'administration par voie inhalée d'un médicament associant un corticoïde et un bronchodilatateur bêta-2 agoniste de longue durée d'action est justifiée :
  - Chez les patients insuffisamment contrôlés par une corticothérapie inhalée et la prise d'un bronchodilatateur bêta-2 agoniste de courte durée à la demande
  - Chez les patients contrôlés par l'administration d'une corticothérapie inhalée associée à un traitement continu par bêta-2 agoniste de longue durée d'action par voie inhalée
- *Pour le Symbicort, dans le traitement des bronchopneumopathies chroniques obstructives* : traitement symptomatique de la BPCO sévère (VEMS < 50 %) chez les patients présentant des exacerbations répétées et des symptômes significatifs malgré un traitement continu par bronchodilatateur de longue durée d'action

Effets indésirables et précautions d'emploi

- Possibilité de crampes musculaires douloureuses
- Rares : nervosité, tremblements, céphalées, vertiges, palpitations, tachycardie
- Réactions d'hypersensibilité : urticaire, bronchospasme, œdème de Quincke
- À fortes doses prolongées : hypertension oculaire, glaucome à angle ouvert, troubles de la croissance chez l'enfant
- Ne pas dépasser la posologie recommandée → *les patients traités doivent être prévenus qu'une diminution de l'effet et/ou de la durée d'action est un signe d'aggravation qui impose une consultation immédiate et si besoin une hospitalisation*
- L'hypersécrétion et l'infection des bronches peuvent réduire l'action du produit (mauvaise pénétration) → traiter toute surinfection bronchique associée
- *Cf.* interactions page précédente

Bronchodilatateurs (X) :
Anticholinergiques antiasthmatiques en inhalation (I)

Ipratropium bromure[G] *Liste I-65 %-Coll (sauf autre mention)*

ATROVENT *NR* Solution pour inhalation en flacon pressurisé Gaz propulseur : tétrafluoréthane	Fl. 200 doses 10 ml à 20 µg par dose	*Asthme :* A. 1 à 2 bouffées dès les premiers symptômes en association à un bêta-2-mimétique Ne pas dépasser 16 bouffées/jour *BPCO :* A. 1 à 2 bouffées × 2 à 4 fois/jour, seul ou en association à un bêta-2-mimétique
ATROVENT[G] Inhalation en unidose pour nébuliseur Délai d'action = 3 minutes Durée d'action = 4 à 6 heures	Solution Adulte à 0,50 mg/1 ml : 30 unidoses ou à 0,50 mg/2 ml : 10 unidoses Solution Enfant à 0,25 mg/1 ml : 30 unidoses ou à 0,25 mg/2 ml : 10 unidoses	Réservée à l'adulte : posologie ci-dessous (1) Destinée à l'enfant : posologie ci-dessous (1)

1. Solutions destinées au *traitement en milieu spécialisé des asthmes aigus sévères de l'adulte et de l'enfant et des poussées aiguës de bronchopneumopathie chronique obstructive de l'adulte* : diluer 1 dose dans du sérum physiologique stérile pour obtenir un volume de 5 ml chez l'adulte ou 4 ml chez l'enfant, puis *administrer à l'aide d'un nébulisateur ultrasonique ou à gaz comprimé* en 5 à 15 minutes, *en association à un bêta-2-sympathomimétique à dose optimale et à de l'oxygène par sonde nasale* (les nébulisations peuvent être répétées si besoin 3 fois par 24 heures).
Ces produits ne sont pas recommandés systématiquement mais peuvent être adjoints aux bêta-2 + en cas de réponse incomplète dans les premières heures de la prise en charge d'une crise d'asthme sévère.

Ipratropium bromure + Fénotérol *Liste I-65 %-Coll*

BRONCHODUAL Solution pour inhalation en flacon pressurisé	200 doses pour inhalation buccale contenant : 20 µg d'Ipratropium et 50 µg de Fénotérol (avec ou sans inhalateur)	Posologie ci-dessous (2) (3)

2. Posologie : 1 à 2 bouffées × 2 à 4 fois/jour en inhalation buccale dans la bronchopneumopathie chronique obstructive, 1 à 2 bouffées 15 minutes avant l'effort ; 1 à 2 bouffées au début d'une crise d'asthme.
3. Indiqué dans l'asthme et la BPCO (crise et exacerbation), et dans la prévention de l'asthme d'effort. Mêmes indications que les bêta-2-mimétiques de courte durée d'action.

Contre-indications
Hypersensibilité à l'un des composants, insuffisance rénale

Propriétés

- Bronchodilatateurs anticholinergiques inhibant l'augmentation du tonus des bronches et la bronchoconstriction réflexe par effet inhibiteur sur les récepteurs muscariniques des muscles lisses bronchiques, pratiquement dépourvus d'effets systémiques (car résorption minime après inhalation bronchique, la faible fraction déglutie, absorbée par voie digestive, étant éliminée par voie urinaire)
- L'effet bronchodilatateur concerne surtout les grosses bronches proximales et il est plus retardé mais plus prolongé que celui des bêta-2 stimulants (utilement associés)

Indications

- Traitement symptomatique de la crise d'asthme (en complément d'un bêta-2-stimulant d'action rapide et de courte durée par voie inhalée) (uniquement ipratropium)
- Traitement symptomatique des exacerbations au cours de la maladie asthmatique ou de la bronchopneumopathie chronique obstructive (en complément d'un bêta-2-stimulant d'action rapide et de courte durée par voie inhalée) (uniquement ipratropium)
- Traitement symptomatique continu du bronchospasme réversible de la bronchopneumopathie chronique obstructive
- Traitement en milieu spécialisé des asthmes aigus sévères et poussées aiguës de bronchopneumopathie chronique obstructive (solutions pour nébuliseur)

Effets indésirables

- Effets atropiniques : bouche sèche (12 % avec le tiotropium, 6 % avec l'ipratropium), pharyngite, tachycardie, sinusite, constipation, candidoses locales, céphalées, toux
- Peu fréquents : dysurie, rétention urinaire, infections urinaires, enrouement, réactions allergiques (prurit, urticaire, éruption cutanée, bronchospasme, œdème de Quincke)
- Risque accru d'accidents cardio-vasculaires (troubles rythmiques, infarctus, décès)

Précautions d'emploi

- Utiliser avec prudence en cas de risque de glaucome par fermeture de l'angle et/ou de rétention urinaire par obstacle urétro-prostatique, ou de rétrécissement du col vésical
- L'hypersécrétion et l'infection des bronches peuvent réduire l'action du produit (mauvaise pénétration) → traiter toute surinfection bronchique associée. Éviter les projections dans l'œil (mydriase)
- Grossesse et allaitement : déconseillé au 1er trimestre et en cas d'allaitement

Mode d'emploi des aérosols-doseurs (essentiel pour l'efficacité)

- Aérosols-doseurs : agiter l'appareil, expirer complètement, puis mettre l'embout buccal entre les lèvres, fond de la cartouche orienté vers le haut, et inspirer par la bouche aussi profondément que possible en déclenchant la pulvérisation, puis retenir sa respiration pendant quelques secondes, puis se rincer la bouche et avaler un verre d'eau pour réduire le risque de sécheresse buccale et d'irritation pharyngée
- L'usage des aérosols-doseurs se heurte à la mauvaise coordination main-poumon chez l'enfant < 6 ans ou même l'enfant plus âgé au cours des crises, problème qui peut être résolu par l'administration à l'aide d'une chambre d'inhalation

Associations médicamenteuses synergiques

- Association intéressante avec les bêta-2-stimulants inhalés préalablement (rapidité d'action de ceux-ci et action prolongée des anticholinergiques), avec effet synergique en raison de sites d'action différents (les anticholinergiques agissant surtout sur les grosses bronches proximales, les sympathomimétiques sur l'ensemble des bronches)

Bronchodilatateurs (XI) :
Anticholinergiques antiasthmatiques en inhalation (II)* seul ou associés à un Béta-2-mimétique

Glycopyrronium bromure *Liste I-65 %-Coll (sauf autre mention)*

SEEBRI BREEZHALER Poudre pour inhalation en gélules	Boîte de 10 ou 30 gél. à 44 µg pour inhalation avec inhalateur monodose	A. 1 gél./jour à l'aide du dispositif (1)
ULTIBRO BREEZHALER Poudre en gélule pour inhalation avec inhalateur *Remboursement 30 %*	10 (hôpital) ou 30 gél. : 100 µg d'Indacatérol (85 µg) + 50 µg de Glycopyrronium (45 µg)	A. 1 gél. inhalée/jour à la même heure (1)

1. Traitement continu pour soulager les symptômes des patients atteints de BPCO.

Tiotropium bromure (2) *Liste I-65 %-Coll (sauf autre mention)*

SPIRIVA Poudre en gélule pour inhalation (avec inhalateur Handihaler)	10 (hôpital) ou 30 gél. pour inhalation : 18 µg de Tiotropium	A. 1 gél./jour à heure fixe en inhalation buccale (1) (dose délivrée : 10 µg)
SPIRIVA Respimat Inhalateur réutilisable	Solution pour inhalation : 60 doses/cartouche + inhalateur 2,5 µg/dose	*BPCO* (A.) *et asthme* (A. et E. > 6 ans) : 2 bouffées soit 5 µg × 1 fois/jour
SPIOLTO Respimat Solution avec inhalateur *Remboursement 30 %-Coll*	60 cartouches : 2,5 µg d'Oladatérol + 2,5 µg de Tiotropium	*BPCO* : 2 bouffées en une prise/jour à heure fixe (3)

2. Bronchodilatateur anticholinergique ayant l'avantage d'une seule prise quotidienne, au prix d'une légère augmentation des effets indésirables, notamment la sécheresse buccale, indiqué dans le traitement continu du bronchospasme réversible de la BPCO uniquement. Pas d'indication dans l'asthme.
3. Pas d'indication chez l'asthmatique.

Uméclidinium bromure *Liste I-65 %-Coll (sauf autre mention)*

INCRUSE Poudre pour inhalation (avec inhalateur Ellipta)	30 doses à 55 µg avec récipient unidose	*Traitement de fond de la BPCO* : A. 1 dose × 1 fois/jour à heure fixe
ANORO ELLIPTA LAVENTAIR ELLIPTA Poudre pour inhalation (avec inhalateur Ellipta) *Remboursement 30 %-Coll*	30 doses avec par dose : Uméclidinium 55 µg + Vilantérol 22 µg	*Traitement de fond de la BPCO (2e intention)* : A. 1 inhalation × 1 fois/jour à heure fixe (4)

4. Pas d'intérêt à augmenter la dose.

* Voir les propriétés générales et les conditions d'emploi page précédente.

Bronchodilatateurs (XII)
Corticoïdes + B2 longue durée + Anticholinergique

Béclométasone + Formotérol + Glycopyrronium

Liste I-30 %-Coll-Prescription initiale par pneumologues

TRIMBOW (1)	Solution à inhaler en flacon pressurisé (≈ 60 ou 120 bouffées) Béclométasone 87 µg + Formotérol 5 µg + Glycopyronium 9 µg	A. 2 inhalations × 2 fois/jour

1. Traitement continu de la bronchopneumopathie chronique obstructive (BPCO) sévère chez les adultes non traités de façon satisfaisante par l'association d'un corticostéroïde inhalé et d'un bêta-2 agoniste de longue durée d'action. Seule indication remboursée. Pas d'intérêt à augmenter la dose.

Fluticasone + Vilantérol + Uméclidinium

Liste I-30 %-Coll-Prescription initiale par pneumologues

ELEBRATO ELLIPTA TRELEGY ELLIPTA	Poudre pour inhalation en recipient unidose (= 30 doses) Fluticasone 92 µg + Uméclidinium 55 µg + Vilantérol 22 µg	A. 1 inhalation/jour à la même heure

Contre-indications

Hypersensibilité à l'un des composants

Propriétés

- L'association furoate de fluticasone + uméclidinium + vilantérol associe un corticostéroïde de synthèse, un anticholinergique de longue durée d'action et un agoniste bêta-2-adrénergique de longue durée d'action (ICS/LAMA/LABA) administrés par voie inhalée. Après inhalation, l'uméclidinium et le vilantérol exercent une action locale sur les voies aériennes respiratoires et entraînent une bronchodilatation par des mécanismes distincts. Le furoate de fluticasone réduit l'inflammation

Indications

- Traitement continu de la bronchopneumopathie chronique obstructive (BPCO) modérée à sévère chez les adultes traités de façon non satisfaisante par l'association d'un corticostéroïde inhalé et d'un bêta-2-agoniste de longue durée d'action ou par l'association d'un bêta-2-agoniste de longue durée d'action et d'un anticholinergique de longue durée d'action

Précautions d'emploi

- Pas d'indications dans le traitement de l'asthme
- Traitement de fond de la BPCO mais pas des exacerbations
- Risque éventuel de bronchospasme paradoxal
- Se rincer la bouche après utilisation sans avaler
- Bien qu'inhalés, les corticoïdes peuvent donner lieu rarement aux complications systémiques des corticoïdes pris par voie systémique

Effets indésirables

- Céphalées, constipation, toux, infections des voies aériennes supérieures, pneumonie, sécheresse buccale

Interactions médicamenteuses

- Inhibiteurs du CYP 3A4 : risque d'augmentation des concentrations plasmatiques de fluticasone (*cf.* pages précédentes)

Anti-inflammatoires (I) : Corticoïdes en inhalation (I)

Béclométasone diproprionate[G], suspension pour inhalation avec gaz propulseur, distributeur avec embout buccal *Liste I-65 %-Coll*

BÉCLOJET[G] 250 µg/dose BÉCLOSPRAY 50 µg ou 250 µg/dose BÉCOTIDE 250 µg/dose ÉCOBEC 250 µg/dose	Fl. 200 doses à 50 µg ou 250 µg par bouffée	Dose initiale en fonction de la sévérité de la maladie Asthme persistant léger : A. 500 à 1 000 µg/jour E. 250 à 500 µg/jour Asthme sévère, dose initiale : A. 2 000 µg/jour E. 1 000 µg/jour en 2 prises
QVAR Autohaler (1) 100 µg/dose	Fl. 200 doses à 100 µg par bouffée	Asthme persistant léger : A. 200 à 400 µg/jour en 2 prises E. 100 à 200 µg/jour en 2 prises Asthme persistant sévère : A. 800 µg/jour en 2 prises E. 300 à 400 µg/jour en 2 prises
QVARSPRAY 100 µg/dose	Sol. pour inhalation buccale Fl. pressurisé 100 doses	*Idem*

1. Corticoïdes avec des dispositifs spéciaux permettant d'améliorer l'utilisation chez les sujets ayant une mauvaise coordination main-poumon (car la délivrance du produit est déclenchée par l'inspiration, même à faible débit inspiratoire, et non par une pression manuelle) : valve doseuse et embout buccal.

Béclométasone diproprionate[G], suspension pour inhalation par nébuliseur *Liste I-65 %-Coll*

BÉCLOSPIN 400 µg/ml ou 800 µg/2 ml	Fl. 20 doses	A. 800 à 1 600 µg × 2 fois/jour E. < 11 ans : 400 à 800 µg × 2 fois/jour

Béclométasone diproprionate[G], poudre pour inhalation avec dispositif sans gaz propulseur *Liste I-65 %-Coll*

BÉMÉDREX Easyhaler 200 µg/dose	Fl. 200 doses à 200 µg par bouffée	A. 800 µg/jour en moyenne, en 2 prises, jusqu'à 2 000 µg/jour E. > 6 ans : dose max. : 400 µg/jour
MIFLASONE 200 µg ou 400 µg/dose en gélule	Fl. 60 doses à 200 µg ou 400 µg par bouffée	Asthme léger à modéré : A. 400 à 1 000 µg/jour en 2 prises E. 200 à 500 µg/jour en 2 prises Asthme sévère : A. 2 000 µg/jour en 2 prises E. 1 000 µg/jour en 2 prises

Contre-indications
Tuberculose pulmonaire évolutive ou latente non traitée

Propriétés

- Corticoïdes très utilisés en raison de leur action anti-inflammatoire locale puissante sur l'inflammation bronchique (composante majeure de l'asthme de l'adulte) et parce qu'ils ont l'avantage d'avoir peu ou pas d'effets systémiques et de ne pas entraîner de freinage surrénalien, du moins à dose thérapeutique. Ces produits représentent un réel progrès thérapeutique dans l'asthme nécessitant un traitement de fond : leur efficacité est meilleure chez les sujets non traités par corticothérapie générale (50 à 80 % des cas) que chez les sujets cortico-dépendants (50 à 60 % des cas)
- La majeure partie de la dose inhalée (90 %) est déglutie et éliminée par les fèces, une fraction seulement (10 %) parvient au niveau broncho-alvéolaire où elle est résorbée faiblement puis métabolisée au niveau hépatique et éliminée sous forme de dérivés inactifs par voie biliaire et urinaire

Indications

- Traitement de fond de l'asthme persistant (symptômes diurnes pluri-hebdomadaires et/ou symptômes nocturnes plus de 2 fois/mois) (recommandé précocement, c'est-à-dire dès qu'un bêta-2-stimulant est utilisé plus de 3 fois par semaine)
- Sevrage ou diminution des corticoïdes par voie générale dans les asthmes cortico-dépendants (où un sevrage est obtenu dans 50 à 80 % des cas)
- Toux spasmodique, laryngo-trachéites spasmodiques, bronchites asthmatiformes de l'enfant, bronchopneumopathies chroniques obstructives spastiques

Effets indésirables

- Irritation locale transitoire (gêne pharyngée, toux, raucité de la voix), d'où rinçage de la bouche après chaque inhalation
- Candidoses oro-pharyngées (1 % chez l'enfant, 5 à 13 % chez l'adulte) nécessitant l'arrêt du traitement jusqu'à leur guérison par un traitement antifongique adapté
- Risque accru de pneumonies
- Exceptionnels : quelques cas de cataracte après traitement prolongé pendant des mois ou années (dont certains chez l'enfant > 13 ans)
- Risque très faible de freinage cortico-surrénalien (aux doses dépassant les doses maximales indiquées ci-contre) disparaissant à l'arrêt du traitement et retard de croissance chez l'enfant traité par fortes doses

Précautions d'emploi et associations médicamenteuses utiles

- L'hypersécrétion et l'infection des bronches peuvent réduire l'action du produit (par mauvaise pénétration) → traiter toute surinfection bronchique associée
- Asthmes cortico-dépendants : le sevrage des corticoïdes systémiques sera fait de façon très progressive, sous surveillance médicale prolongée
- Associations utiles : bronchodilatateurs, désensibilisation spécifique (pour les asthmes allergiques)

Interactions médicamenteuses

- Le risque est peu probable car les concentrations sont faibles
- En cas de prise d'inhibiteurs puissants du CYP 3A4 (kétoconazole, itraconazole, ritonavir) lors d'un traitement par fluticasone avec un risque en cas d'association prolongée de cusching thérapeutique et de freination de l'axe hypophyso-surrénalien

Anti-inflammatoires (II) :
Corticoïdes en inhalation (II)

Fluticasone[G] (1) (2) *Liste I-65 %-Coll*

FLIXOTIDE Diskus Poudre pour inhalation	Fl. 60 doses : – à 100 µg par bouffée – à 250 µg par bouffée – à 500 µg par bouffée	A. 100-1 000 µg × 2 fois/jour (D. max. : 2 000 µg/jour) E. > 4 ans : 50-200 µg × 2 fois/jour E. > 1 an : 50-100 µg × 2 fois/jour
FLIXOTIDE Suspension pour inhalation avec gaz propulseur	Fl. 120 doses : – à 50 µg par bouffée – à 125 µg par bouffée – à 250 µg par bouffée	

1. Des atteintes musculaires lentement réversibles après remplacement par la béclométasone ou le budésonide ont été décrites avec la fluticasone inhalée à forte dose chez l'enfant.
2. Posologies variables en fonction de la sévérité de l'asthme.

Ciclésonide *Liste I-65 %-Coll*

ALVESCO (3) Solution pour inhalation Flacon pressurisé	60 doses au travers de l'embout buccal à 80 µg ou 160 µg par dose	A. et E. > 12 ans : 160 µg × 1 fois/jour en entretien (D. max. : 640 µg/jour)

3. Traitement continu de l'asthme persistant chez l'adulte et l'enfant > 12 ans. Peut être utilisé avec chambre d'inhalation Aero Chamber Plus.

Il convient de toujours rechercher la dose minimale efficace.

Mode d'emploi commun à tous les aérosols-doseurs (essentiel pour l'efficacité)

- Aérosols-doseurs : agiter l'appareil, expirer complètement, puis mettre l'embout buccal entre les lèvres, fond de la cartouche orienté vers le haut et inspirer par la bouche aussi profondément que possible en déclenchant la pulvérisation, puis retenir sa respiration pendant quelques secondes, se rincer la bouche, recracher et avaler un verre d'eau pour minimiser le risque de candidose oro-pharyngée
- L'usage des aérosols-doseurs se heurte à la mauvaise coordination main-poumon chez l'enfant < 6 ans ou même l'enfant plus âgé au cours des crises, problème qui peut être résolu par l'administration à l'aide d'une chambre d'inhalation (Béclojet) ou avec des dispositifs spéciaux (Autohaler, Clickhaler, Turbuhaler)

Contre-indications
Tuberculose pulmonaire évolutive ou latente non traitée

Propriétés

- Corticoïdes très utilisés en raison de leur action anti-inflammatoire locale puissante sur l'inflammation bronchique (composante majeure de l'asthme de l'adulte) et parce qu'ils ont l'avantage d'avoir peu ou pas d'effets systémiques et de ne pas entraîner de freinage surrénalien, du moins à dose thérapeutique. Ces produits représentent un réel progrès thérapeutique dans l'asthme nécessitant un traitement de fond : leur efficacité est meilleure chez les sujets non traités par corticothérapie générale (50 à 80 % des cas) que chez les sujets cortico-dépendants (50 à 60 % des cas)
- La majeure partie de la dose inhalée (90 %) est déglutie et éliminée par les fèces, une fraction seulement (10 %) parvient au niveau broncho-alvéolaire où elle est résorbée faiblement puis métabolisée au niveau hépatique et éliminée sous forme de dérivés inactifs par voie biliaire et urinaire

Indications

- Traitement de fond de l'asthme persistant (recommandé précocement, c'est-à-dire dès qu'un bêta-2-stimulant est utilisé plus de 3 fois par semaine)
- Sevrage ou diminution des corticoïdes par voie générale dans les asthmes cortico-dépendants (où un sevrage est obtenu dans 50 à 80 % des cas)
- Toux spasmodique, laryngo-trachéites spasmodiques, bronchites asthmatiformes de l'enfant, bronchopneumopathies chroniques obstructives spastiques

Effets indésirables

- Possibilité d'irritation locale transitoire (gêne pharyngée, toux, raucité de la voix), d'où rinçage de la bouche après chaque inhalation
- Candidoses oro-pharyngées (1 % chez l'enfant, 5 à 13 % chez l'adulte) nécessitant l'arrêt du traitement jusqu'à leur guérison par un traitement antifongique adapté
- Risque accru de pneumonies
- Quelques cas de cataracte après traitement prolongé pendant des mois ou années (dont certains chez l'enfant > 13 ans)
- Risque très faible de freinage cortico-surrénalien (aux doses dépassant les doses maximales indiquées ci-contre) disparaissant à l'arrêt du traitement, retard de croissance chez l'enfant traité par fortes doses d'où la nécessité de rechercher la dose minimale active

Précautions d'emploi et associations médicamenteuses utiles

- L'hypersécrétion et l'infection des bronches peuvent réduire l'action du produit (par mauvaise pénétration) → traiter toute surinfection bronchique associée
- Asthmes cortico-dépendants : le sevrage des corticoïdes systémiques sera fait de façon très progressive, sous surveillance médicale prolongée
- Associations utiles : bronchodilatateurs, désensibilisation spécifique (pour les asthmes allergiques)

Interactions médicamenteuses

- Le risque est peu probable car les concentrations sont faibles
- En cas de prise d'inhibiteurs puissants du CYP 3A4 (kétoconazole, itraconazole, ritonavir) lors d'un traitement par fluticasone avec un risque en cas d'association prolongée de cusching thérapeutique et de freination de la sécrétion d'ACTH

Anti-inflammatoires (III) :
Corticoïdes en inhalation (III)*

Budésonide[G], poudre pour inhalation en gélules *Liste I-65 %-Coll*

ACORSPRAY 200 µg *NR*	200 doses Inhalateur en flacon pressurisé	A. 400 à 800 µg/jour en 2 prises E. 200 à 400 µg/jour en 2 prises
MIFLONIL Breezhaler 200 µg ou 400 µg	60 doses en gélules	A. 200 à 400 µg × 2-4 fois/jour (D. max. : 1 600 µg/jour) E. 100 à 200 µg × 2-4 fois/jour (D. max. : 800 µg/jour)
NOVOPULMON Novolizer 200 µg ou 400 µg	200 doses à 200 µg ou 100 ou 200 doses à 400 µg avec inhalateur ou recharges (cartouches)	*Idem* (2)
PULMICORT Turbuhaler (1) 100 µg ou 200 µg ou 400 µg	200 doses à 100 µg ou 200 µg 100 doses à 400 µg	*Idem*

1. Poudre micronisée sans gaz propulseur.
2. Enfants de 6 à 12 ans.

Budésonide[G], suspension pour inhalation par nébuliseur (à air comprimé) prête à l'emploi *Liste I-65 %-Coll*

PULMICORT (3) 0,5 mg/2 ml ou 1 mg/2 ml	20 doses avec récipients unidoses	A. 0,5 à 4 mg/jour E. 0,25 mg à 2 mg/jour en 2 séances/jour (asthme sévère)

3. Tout flacon entamé doit être jeté. Les générateurs ultrasoniques ne sont pas recommandés.

Mométasone, poudre pour inhalation *Liste I-65 %-Coll*

ASMANEX Twisthaler	30 ou 60 doses à 200 µg ou 400 µg	A. et E. > 12 ans : 200 à 400 µg × 1 à 2 fois/jour en fonction de la sévérité (4)

4. Toujours respecter la dose minimale efficace.

* Voir les propriétés générales et les conditions d'emploi page précédente.

Autres antiasthmatiques (I) : Anticorps monoclonal anti-IgE

Omalizumab *Liste I-65 %-Coll-Prescription initiale hospitalière spécialisée par pneumologues et pédiatres*

XOLAIR *Conserver de + 2 °C à + 8 °C* Contient 108 mg de saccharose	1 seringue préremplie pour injection SC 75 mg = 0,5 ml 150 mg = 1 ml	A. et E. > 6 ans : posologie ci-contre avec 1 injection SC exclusivement (1)

1. Traitement au long cours. Après 16 semaines, l'efficacité doit être réévaluée.

Contre-indications

Hypersensibilité à l'omalizumab ou à l'un des excipients

Propriétés

- Anticorps monoclonal recombinant humanisé se liant sélectivement aux IgE sériques, réduisant la quantité d'IgE circulantes pouvant déclencher la chaîne des réactions allergiques, diminuant de 19 % environ la fréquence des exacerbations de l'asthme
- Biodisponibilité de 62 %, concentrations maximales en 7-8 jours, demi-vie de 26 jours

Indications et posologie

- **Le traitement par Xolair ne doit être envisagé que chez les patients présentant un asthme dont la dépendance aux IgE a été établie sur des critères probants**
- Traitement additionnel chez les sujets > 6 ans atteints d'asthme allergique persistant sévère, ayant un test cutané positif ou une réactivité *in vitro* à un pneumallergène perannuel et résistant à un traitement par un corticoïde inhalé à forte dose et un bêta-2 agoniste inhalé à longue durée d'action, et qui présentent un VEMS < 80 %, des symptômes diurnes ou nocturnes, et des exacerbations sévères mal contrôlées. La dose et la fréquence d'administration, déterminées en fonction du taux initial d'IgE sériques et du poids, sont comprises entre 75 et 375 mg en 1 à 3 injections SC toutes les 2 à 4 semaines (dose maximale de 600 mg toutes les 2 semaines)
- **Xolair 150 mg : urticaire chronique** spontanée en cas de réponse insuffisante aux antihistaminiques H1 : 300 mg en injection SC toutes les 4 semaines (à partir de 12 ans)
- Polypose nasosinusienne sévère insuffisamment contrôlée par les corticoïdes

Effets indésirables et précautions d'emploi

- Fréquents (1 à 10 %) : maux de tête, réactions au point d'injection (douleur, érythème, prurit, gonflement), fièvre, douleurs abdominales hautes
- Rares (< 1 %) : somnolence, paresthésies, fatigue, bouffées vasomotrices, hypotension, syncope, pharyngite, toux, nausées, diarrhée, dyspepsie, prise de poids, syndrome pseudo-grippal, prurit, urticaire, éruption cutanée, photosensibilité, risque d'infestation par des helminthes chez les patients exposés, thrombopénie idiopathique, réactions anaphylactiques de type 1 (angiœdème, œdème du larynx, broncho-spasme allergique, état de choc) dans les 2 heures qui suivent l'injection, maladie sérique (réactions retardées de type III ; arthrite, fièvre, rash, adénopathies). Vascularite granulomateuse à éosinophiles ou syndrome hyperéosinophilique nécessitant l'arrêt du traitement et une corticothérapie. Apparition d'anticorps en cours de traitement, lupus induit
- Administrer avec disposition immédiate du traitement des réactions anaphylactiques
- Utiliser avec prudence en cas d'insuffisance hépatique ou rénale, de maladies auto-immunes et chez les patients exposés au risque d'infestation par les helminthes
- Grossesse, allaitement : peu de données (pas de toxicité animale)

Autres antiasthmatiques (II) :
Anticorps monoclonal anti-IL-5 (I)

Mepolizumab *Liste I-65 %-Prescription initiale hospitalière annuelle et renouvellement par pneumologues et pédiatre-Médicament d'exception*

NUCALA	Fl. 100 mg poudre Stylo seringue prérempli	A. et E. > 6 ans : 1 injection SC de 100 mg toutes les 4 semaines (1) (2)

1. Traitement au long cours à réévaluer au bout d'un an. Enfants et adolescents : données limitées.
2. Enfants de 6 à 11 ans : 40 mg en injection SC.

Contre-indications

Hypersensibilité au produit

N'est pas un traitement de crise

Propriétés

- Anticorps monoclonal humanisé (IgG1, kappa), qui cible l'interleukine-5 (IL-5) humaine avec une affinité et une spécificité élevées. L'IL-5 est la principale cytokine intervenant dans la croissance et la différenciation, le recrutement, l'activation et la durée de vie des éosinophiles
- Inhibe l'activité biologique de l'IL-5 à une concentration nanomolaire en bloquant la liaison de l'IL-5 à la chaîne alpha du complexe récepteur de l'IL-5 exprimé sur la surface cellulaire des éosinophiles. Il inhibe ainsi la voie de signalisation de l'IL-5 et réduit la production et la durée de vie des éosinophiles

Indications

- Traitement additionnel dans l'asthme sévère réfractaire à éosinophiles :
  - Avec un taux d'éosinophiles > 300/µl dans les 12 derniers mois
  - Et 2 épisodes d'exacerbation de l'asthme ayant nécessité des corticoïdes par voie systémique malgré un traitement de fond bien conduit ou une corticothérapie prolongée

Précautions d'emploi

- Les patients présentant une infestation à helminthes doivent être traités avant l'initiation du traitement
- Grossesse et allaitement : données non disponibles, néanmoins le passage transplacentaire a lieu autour de la fin du 6e mois, il n'est pas attendu d'effet tératogène
- Maintenir les corticoïdes en association en début de traitement

Effets indésirables

- Les plus fréquents : céphalées, réactions locales au site d'injection surtout en début de traitement, dorsalgies
- Fréquents : infections, réactions d'hypersensibilté, congestion nasale, douleurs abdominales hautes, eczéma
- Des réactions systémiques immédiates et retardées, incluant des réactions d'hypersensibilité (telles que urticaire, angiœdème, éruption cutanée, bronchospasme, hypotension), ont été observées à la suite de l'administration, voire plusieurs jours plus tard

Autres antiasthmatiques (III) : Anticorps monoclonal anti-IL-5 (II)

Reslizumab *Liste I-Prescription initiale hospitalière annuelle par pneumologues*

CINQAERO	Fl. 10 ml à 10 mg/ml de solution à diluer dans 50 ml de NaCl 9 %	A. et E. > 12 ans : perfusion **IV** toutes les 4 semaines (1)

1. Dosage : 3 mg/kg de poids corporel. Le volume (en ml) à prélever dans le flacon doit être calculé comme suit : 0,3 × poids corporel de patient (en kg). Il existe un tableur de calcul de dose en fonction du poids.

Contre-indications

Hypersensibilité à la substance active ou à l'un des excipients

Propriétés

- Anticorps monoclonal humanisé (IgG4, k) dirigé contre l'interleukine 5 (IL-5) humaine se liant spécifiquement à l'IL-5 et interférant avec la liaison de l'IL-5 à son récepteur de surface cellulaire. L'IL-5 est une cytokine impliquée dans la différenciation, la maturation et l'activation des éosinophiles humains. Le reslizumab se lie à l'IL-5 humaine avec une affinité de l'ordre du picomolaire, bloquant ainsi sa fonction biologique, ce qui a pour conséquence de réduire la survie et l'activité des éosinophiles

Indications

- Traitement additionnel de l'asthme éosinophilique sévère insuffisamment contrôlé par les corticostéroïdes inhalés à dose élevée associés à un autre médicament destiné au traitement continu de fond avec des éosinophiles > 400/µl malgré une corticothérapie

Précautions d'emploi

- Réactions d'hypersensibilité et réactions liées à l'administration dès le début de la perfusion
- Infections parasitaires (chute des éosinophiles)
- Pas de données chez la femme enceinte
- Données chez l'enfant à consolider mais pas d'inquiétude
- Pas de données concernant les vaccinations sous traitement

Effets indésirables

- Le plus fréquent : élévation de la créatine phosphokinase sanguine (CPK) chez 2 % des patients traités avec myalgies
- Réaction anaphylactique chez 1 % des patients
- Pas d'interactions attendues

Autres antiasthmatiques (IV) :
Anticorps monoclonal anti-IL 5 (III)

Benralizumab *Liste I-65 %-Coll-Prescription initiale hospitalière annuelle et renouvellement réservés aux spécialistes en pneumologie-Médicament d'exception*

FASENRA	Seringue ou stylo préremplis à 30 mg/ml de sol. inj.	A. et E. > 12 ans : 1 injection SC 30 mg toutes les 4 semaines les 3 premières doses puis toutes les 8 semaines

Contre-indications
Hypersensibilité à la substance active

Propriétés

- Anticorps monoclonal humanisé (IgG1, kappa), afucosylé, anti-éosinophiles. Il se lie à la sous-unité alpha du récepteur humain de l'interleukine 5 (IL-5Rα) avec une affinité et une spécificité élevées. Le récepteur de l'IL-5 est spécifiquement exprimé à la surface des éosinophiles et des basophiles. L'absence de fucose dans le fragment Fc du benralizumab se traduit par une affinité élevée pour les récepteurs FcγRIII présents à la surface des cellules immunitaires effectrices, telles que les cellules tueuses naturelles (NK). Cela provoque l'apoptose des éosinophiles et des basophiles par cytotoxicité cellulaire dépendante des anticorps (ADCC) accrue, qui réduit l'inflammation éosinophilique

Indications

- Traitement de fond additionnel de l'asthme sévère à éosinophiles non contrôlé malgré une corticothérapie inhalée à forte dose associée à des bêta-2-agonistes de longue durée d'action, uniquement chez les patients répondant aux critères suivants : un taux d'éosinophiles sanguins ≥ 300 cellules/µl à l'instauration du traitement ; et :
  - Au moins deux épisodes d'exacerbations asthmatiques ayant nécessité un traitement par corticostéroïde oral (≥ 3 jours chacun) dans les 12 mois précédents malgré un traitement de fond associant des corticostéroïdes inhalés à dose élevée et un bronchodilatateur d'action longue (stade 4/5 GINA)
  - Ou un traitement par corticothérapie orale pendant au moins 6 mois au cours des 12 mois précédents

Précautions d'emploi et effets indésirables

- Réactions d'hypersensibilité pouvant apparaître dans les heures qui suivent l'injection (urticaire ou autre éruption cutanée), anaphylaxie
- Céphalées, fièvre, douleur au point d'injection, pharyngite
- Il convient de traiter les patients présentant des infestations helminthiques préexistantes avant l'instauration du traitement (traitement qui empêche les réactions de l'organisme aux parasites)
- Données limitées chez les enfants (tolérance qui serait identique chez les adolescents)
- Pas de recul chez la femme enceinte, passage placentaire à partir du 6e mois, pas de toxicité animale

Autres antihistaminiques (V) : Anticorps monoclonal anti-IL4 et anti-IL13

Dupilumab *Liste I-65 %-Coll-Prescription initiale hospitalière annuelle et renouvellement réservés aux spécialistes en dermatologie, pneumologie, médecine interne, pédiatrie ou oto-rhino-laryngologie-Médicament d'exception*

DUPIXENT	2 stylos seringues préremplis à 200 mg (175 mg/ml) ou 300 mg (150 mg/ml)	*Dermatite :* A. dose initiale de 600 mg puis 300 mg toutes les 2 semaines *Asthme :* A. et E. 400 mg (dose initiale) puis 200 mg *Dermatite atopique :* E. < 60 kg : même posologie (1)

1. Non remboursé pour la polypose nasale et la dermatite atopique chez l'enfant > 6 ans et < 12 ans.

Contre-indications

Hypersensibilité

Propriétés

- L'IL-4 et l'IL-13 sont des cytokines majeures des pathologies inflammatoires de type 2 telles que la dermatite atopique, l'asthme et la polypose nasosinusienne. Le blocage de la voie de l'IL-4/IL-13 avec le dupilumab diminue plusieurs médiateurs de l'inflammation de type 2

Indications

- Dermatite atopique modérée à sévère de l'adulte qui nécessite un traitement systémique en cas d'échec, d'intolérance ou de contre-indication à la ciclosporine
- Dermatite atopique modérée à sévère de l'adolescent > 12 ans qui nécessite un traitement systémique
- Traitement de fond additionnel de l'asthme sévère associé à une inflammation de type 2, caractérisée par des éosinophiles sanguins élevés et/ou une fraction du monoxyde d'azote expiré (FeNO) élevée chez les adultes et les adolescents > 12 ans insuffisamment contrôlés par des corticostéroïdes inhalés à dose élevée associés à un autre traitement de fond de l'asthme
- Dermatite atopique sévère de l'enfant âgé de 6 à 11 ans qui nécessite un traitement systémique (demandes à l'étude)
- Polypose nasosinusienne

Précautions d'emploi et effets indésirables

- Réactions d'hypersensibilité, réactions au site d'injection, conjonctivite aseptique, blépharite, herpès buccal, céphalées
- Des cas de pneumopathie à éosinophiles et des cas de vascularite en rapport avec une granulomatose éosinophilique avec polyangéite ont été rapportés chez des patients ayant participé au programme de développement dans l'asthme
- Les patients ayant des infections par les helminthes doivent être traités avant de commencer le traitement
- Les vaccins vivants et les vaccins vivants atténués ne doivent pas être administrés pendant le traitement, la sécurité et l'efficacité n'ayant pas été établies

Autres antiasthmatiques (VI) : Antileucotriènes

Montelukast[G] *Liste I-65 %-Coll*

SINGULAIR	28 cp. 4 mg ou 5 mg à croquer (1) 28 cp. ou 50 cp. (hôpital) 10 mg à avaler 28 sac. granulés enfant 4 mg	Posologies ci-dessous (1)

1. A. et E. > 15 ans : 10 mg/jour en 1 prise *le soir au coucher*. E. de 6 ans à 14 ans : 5 mg/jour en 1 prise *le soir au coucher*. E. de 6 mois à 5 ans : 1 sac. 4 mg *le soir au coucher.*
Chez l'enfant, les comprimés à croquer seront pris 1 heure avant ou 2 heures après le repas.
Les granulés sont administrés avec de la nourriture et non dans un verre d'eau.
Ne pas persévérer au-delà de 4 semaines en absence d'effet. L'effet apparaît dès les 2 premiers jours.
Poursuivre le traitement si l'asthme est stabilisé ainsi que dans les périodes d'exacerbation.

Contre-indications

Traitement de la crise d'asthme, intolérance au galactose

Propriétés

- Antagoniste sélectif des récepteurs aux cystéinyl-leucotriènes, médiateurs pro-asthmatiques produits par les mastocytes et les éosinophiles, induisant un effet bronchoconstricteur, une augmentation du mucus, de l'œdème et des éosinophiles
- Absorption rapide (63-73 %), pic plasmatique atteint en 3 à 4 heures, liaison aux protéines plasmatiques > 99 %, métabolisation hépatique importante en dérivés inactifs par les CYP 3A4, élimination essentiellement bilio-fécale (86 % en 5 jours), demi-vie d'environ 4,9 heures, passage transplacentaire et dans le lait maternel

Indications

- Traitement additif (ou alternative aux corticoïdes inhalés à faibles doses) chez les patients présentant un asthme persistant léger à modéré insuffisamment contrôlé par corticoïdes inhalés et bêta-2 stimulants à courte durée d'action administrés à la demande. Peut apporter un soulagement en cas de rhinite allergique
- Traitement préventif de l'asthme d'effort (prise au long cours et non à la demande)

Effets indésirables

- Fréquents : céphalées, syndrome grippal, douleurs abdominales et/ou diarrhée, infections des voies aériennes supérieures, augmentation des transaminases, asthénie
- Rares : asthénie, toux, nausées, dyspepsie, étourdissements, insomnie, congestion nasale, réactions cutanées allergiques, agitation, agressivité, hyperactivité psychomotrice, cauchemars, anxiété, insomnie, hallucinations, somnolence, épistaxis, syndrome de Churg et Stauss (très rare), hyperéosinophilie, réactions allergiques : rash, fièvre, arthralgies, œdème, énurésie chez l'enfant, tics, thrombopénie

Précautions d'emploi et interactions médicamenteuses

- Ce n'est pas un traitement de crise, pas de substitution avec arrêt brutal de corticoïdes
- En cas d'éosinophilie, risque de vascularite allergique
- Insuffisance rénale : absence de données (mais élimination bilio-fécale surtout)
- Phénylcétonurie : noter la présence d'aspartam dans les comprimés à croquer
- Grossesse et allaitement : innocuité non démontrée, pas de tératogénicité chez l'animal
- *Associations à utiliser avec précaution* : inducteurs du CYP 3A4, paclitaxel, repaglinide, rosiglitagone, inhibiteurs du CYP 2C8 (théorique)
- Ne protège pas de l'asthme aux AINS, qu'il faut toujours évincer

Autres antiasthmatiques (VII) : Méthylxanthines ou Bases xanthiques (I)

Théophylline[G] à libération prolongée *Liste II-30 %-Coll*

DILATRANE LP	30 gél. 50 mg, 100 mg, 200 mg ou 300 mg	A. et E. > 5 ans : 10 à 12 mg/kg/jour en 2 prises espacées de 12 heures (1)
TÉDRALAN LP	30 gél. 200 mg	*Idem* (2)
THÉOSTAT LP	30 cp. séc. 100 mg ou 200 mg 30 ou 100 cp. séc. 300 mg	*Idem* (3)

1. Ne pas dépasser 400 mg/jour chez l'enfant et 800 mg/jour chez l'adulte.
   Contraception thérapeutique : 8 à 20 µg/ml.
   Surveiller la théophyllinémie.
2. Enfants > 12 ans.
3. Enfants > 6 ans.

Théophylline à libération immédiate (4) *Remboursement 30 %-Coll*

DILATRANE SIROP Théophylline	Sirop à 10 mg/ml (1 %) : Fl. 200 ml avec mesure de 5 ml	E. > 30 mois : 6 mg/kg en 1 prise puis 3 mg/kg toutes les 8 heures dans la crise d'asthme A. 8 à 12 mg/kg/jour en 3 prises

4. Espacer les prises orales de 8 heures et ne pas dépasser 12 mg/kg/jour et 400 mg/jour maximum chez l'enfant.
   Risque de majoration du RGO chez l'enfant.

Ces traitements ne sont indiqués que si les bêta-2 mimétiques et la corticothérapie bien conduits sont inefficaces. Ce ne sont pas des traitements de première ligne. Ils ont une **marge thérapeutique étroite**. Seuil de toxicité : 20 µg/ml.

Contre-indications
Enfant < 30 mois, porphyrie aiguë intermittente
Certaines associations (*cf.* Interactions médicamenteuses) car index thérapeutique étroit

Propriétés

- Bronchodilatateurs agissant par inhibition de la phosphodiestérase (relaxation des muscles lisses bronchiques et du diaphragme), *ayant des effets anti-inflammatoires dans l'asthme à des doses inférieures aux doses bronchodilatatrices*, avec une action analeptique respiratoire centrale et psychostimulante (et des effets convulsivants à forte dose), et de faibles effets diurétiques, inotropes positifs et chronotropes positifs
- Absorption correcte par voie orale (action en 1 heure), taux plasmatiques efficaces de 5-15 mg/l (28-80 µmol/l), catabolisme hépatique (accru par le tabac et les inducteurs enzymatiques), élimination urinaire (10 % sous forme inchangée), demi-vie variable selon l'âge (18 à 30 heures chez le prématuré, 3 à 4 heures chez l'enfant, 5 à 7 heures chez l'adulte et l'adolescent), passage transplacentaire, non tératogène

Indications

- Crises d'asthme chez l'enfant (sirop) et traitement symptomatique continu de l'asthme persistant et des autres bronchopneumopathies chroniques obstructives en cas de mauvaise tolérance des autres traitements

Effets indésirables (dose-dépendants, marge thérapeutique étroite)

- Excitabilité, nervosité, pesanteur gastrique, et à doses plus fortes tachycardie, nausées, vomissements, gastralgies, diarrhée, céphalées, excitation, insomnie, tremblements
- En fin de grossesse : possibilité d'excitation et de tachycardie chez le nouveau-né
- **Surdosage** (dose thérapeutique proche de la dose toxique) : tachycardie, agitation, vomissements, **convulsions** (parfois inaugurales chez l'enfant), hyperthermie, hypotension, logorrhée, confusion mentale, hyperventilation, dépression respiratoire, risque de fibrillation ventriculaire → lavage gastrique et réanimation

Précautions d'emploi et interactions médicamenteuses

- Respecter l'intervalle indiqué entre les prises (selon les produits), calculer la posologie selon le poids idéal chez l'obèse et adapter la posologie selon les effets indésirables et/ou les dosages plasmatiques (taux toxiques si ≥ 20 mg/l soit 106 µmol/l)
- Diminuer la posologie de 50 % en cas d'insuffisance hépatique ou cardiaque ou de fièvre, et de 25 % chez le sujet âgé ou en cas d'arrêt du tabac
- Utiliser avec prudence en cas d'angor, HTA, hyperthyroïdie, ulcère gastro-duodénal, épilepsie et antécédents convulsifs, en fin de grossesse et chez l'enfant < 5 ans
- Formes injectables : éviter l'injection IM (douloureuse) et l'injection IV directe (risque de choc) → utiliser toujours en perfusion IV lente (*cf.* page suivante)
- ***Associations contre-indiquées*** : énoxacine, viloxazine, millepertuis, érythromycine
- ***Associations déconseillées*** : érythromycine, ciprofloxazine, norfloxacine, péfloxacine (risque de surdosage en théophylline)
- *Associations à utiliser avec précaution* : clarithromycine, dirithromycine, josamycine et roxithromycine, allopurinol, cimétidine, diltiazem, fluconazole, fluvoxamine, inducteurs enzymatiques, méxilétine, nilutamide, pentoxifylline, tiabendazole, ticlopidine, febuxostat

Remarques

- Utilisation limitée car nombreux effets indésirables du fait d'une marge thérapeutique étroite et de nombreuses interactions médicamenteuses
- Réservé aux cas intolérants aux bêta-2-mimétiques

Autres antiasthmatiques (VIII) :
Méthylxanthines ou Bases xanthiques (II)*

Formes injectables *Liste II-Réservé aux hôpitaux-Coll*

AMINOPHYLLINE Injectable Aminophylline	10 amp. 10 ml = 250 mg	Perfusion IV lente (1) : A. 5 mg/kg en 30 minutes puis 0,6 mg/kg/h E. 7 mg/kg en 30 minutes puis 0,7 à 1,2 mg/kg/h

1. Administrer toujours en perfusion IV lente continue.
Réduire la posologie à 0,3 mg/kg/h chez le sujet âgé et 0,1 à 0,2 mg/kg/h en cas d'insuffisance hépatique ou cardiaque.
Ne se fait que dans le cas d'une hospitalisation en soins intensifs. Utilisation désormais exceptionnelle. Perfusion très lente. Interactions médicamenteuses identiques à celles de la forme orale.

Contre-indications

Infarctus du myocarde en phase aiguë
Porphyrie aiguë intermittente
Association à l'énoxacine, à la troléandomycine

Indications

- Formes injectables : état de mal asthmatique si le sujet n'a pas reçu de méthylxanthines dans les 6 heures précédentes (ou 12 heures si forme LP) en cas de contrôle insuffisant par un bêta-2 mimétique nébulisé ou injecté éventuellement associé à un anticholinergique inhalé

Interactions médicamenteuses

- ***Associations déconseillées*** : médicaments à base d'érythromycine et de viloxazine

* Voir les propriétés et les conditions d'emploi page précédente.

Traitement de la mucoviscidose (I) : Activateur sélectif de la protéine CFTR

Ivacaftor *Liste I-65 %-Coll-Rétrocession-Médicament d'exception-Prescription initiale hospitalière semestrielle-Médicament orphelin*

KALYDECO (1)	56 cp. 150 mg 56 sac. granulés 25 mg ou 50 mg ou 75 mg	A. et E. > 6 ans et ≥ 25 kg : 150 mg × 2 fois/jour E. ≥ 2 ans et < 25 kg (2)

1. Administrer le comprimé entier au cours d'un repas riche en graisse, sans consommation de pamplemousse, ni d'orange amère.
2. Poids < 14 kg : 50 mg × 2 fois/jour (sachets).
   Poids 14-25 kg : 75 mg × 2 fois/jour (sachets).

Contre-indications
Déficit en lactase, intolérance au galactose Absence d'un génotype correspondant aux indications

Propriétés

- Potentialisateur de l'activité de la protéine CFTR par amélioration du transport des ions chlorures dans les mutations de défaut de régulation indiquées ci-dessous

Indications

- Traitement de la mucoviscidose chez les patients adultes, adolescents et enfants > 2 ans atteints de mucoviscidose et porteurs de l'une des mutations de défaut de régulation (classe III) du gène CFTR (*Cystic Fibrosis Transmembrane Regulator*) : G551D, G1244E, G1349D, G178R, G551D, G551S, S1251N, S1255P, S549N, S549R
- Traitement des patients > 18 ans porteurs d'une mutation R117H du gène CFTR (non remboursé pour cette indication)

Effets indésirables

- Très fréquents (> 10 %) : rhinopharyngites, douleur abdominale, diarrhée, éruption cutanée, céphalées, congestion nasale, douleurs oropharyngées, vertiges
- Fréquents (1 à 10 %) : vertiges, otalgies, acouphènes, hyperhémie du conduit auditif, congestion sinusienne
- Peu fréquents (< 1 %) : mastite, gynécomastie, tumeur du sein, augmentation des transaminases, cataracte précoce chez l'enfant → surveillance ophtalmologique

Précautions d'emploi et interactions médicamenteuses

- Clairance rénale < 30 ml/min
- Réduire les posologies de moitié (50 ou 75 ou 150 mg/jour) si Child Pugh B, en fonction du poids ainsi qu'en présence de médicaments inhibiteurs du CYP 3A4 (azolés et macrolides) : 150 mg × 2 fois/semaine
- Recul de durée de traitement 96 semaines ; si traitement efficace traitement théoriquement au long cours, peu de données si VEMS < 40 % théorique
- Surveillance de la fonction hépatique à J0, S4, S12 et tous les 3 mois. En cas d'augmentation des transaminases, arrêt du traitement en fonction du bénéfice
- Pas de données chez le patient greffé, chez la femme enceinte (mais pas de tératogénéité chez l'animal) et allaitante
- Substrat du CYP 3A4 et du CYP 3A5, inhibiteur potentiel du CYP 2C9 et PgP → surveillance de l'INR si warfarine administrée

Traitement de la mucoviscidose (II)

Ivacaftor + Lumafactor *Liste I-65 %-Coll-Prescription initiale hospitalière semestrielle-Renouvellement non restreint*

ORKAMBI (1)	112 cp. 100 mg ou 200 mg Lumacaftor + 125 mg Ivacaftor 56 sac. granulés 100 mg Lumafactor + 125 mg Ivacaftor ou 150 mg Lumafactor + 188 mg Ivacaftor	A. et E. > 12 ans : 200/125 mg × 2 E. de 6 à 11 ans : 100/125 mg × 2 toutes les 12 heures E. de 2 à 5 ans et > 14 kg : 1 sac. 150/188 × 2 fois/jour E. de 2 à 5 ans et < 14 kg : 1 sac. 100/125 × 2 fois/jour

1. À prendre avant ou après un repas riche en graisse sans croquer.

Contre-indications
Hypersensibilité à l'un des composants

Propriétés

- Correcteur de CFTR qui agit directement sur la protéine F508delCFTR pour améliorer sa maturation et son trafic intracellulaires. Potentialise l'activité de la protéine CFTR et améliore le transport des ions chlorures en augmentant la probabilité d'ouverture (ou de régulation) du canal CFTR à la surface cellulaire

Indications

- Traitement de la mucoviscidose chez les patients âgés de 2 ans et plus, homozygotes pour la mutation F508del du gène CFTR

Effets indésirables

- Très fréquents : rhinopharyngite, céphalées, sensations vertigineuses, douleurs abdominales, diarrhée, nausées, augmentation de la dyspnée en début de traitement
- Fréquents : otalgie, acouphènes, hyperhémie du tympan, trouble vestibulaire, douleur oropharyngée, congestion des sinus, rhinorrhée, érythème pharyngé, nausées, flatulences, vomissements, règles irrégulières, dysménorrhée, métrorragie, masse au niveau du sein, rash cutané, augmentation des transaminases
- Rares : hypertension artérielle, ménorragie, aménorrhée, polyménorrhée, inflammation du sein, gynécomastie, affection du mamelon, hépatite cholestatique, augmentation des CPK

Précautions d'emploi et interactions médicamenteuses

- Insuffisance hépatique : 3 cp./jour pour Child Pugh B et 2 cp./jour pour Child Pugh C
- Insuffisance rénale : si Clcr > 30 ml/min, surveillance accrue (peu de données)
- Patients hétérozygotes ayant sur le deuxième allèle une mutation susceptible d'entraîner l'absence de synthèse de la protéine CFTR
- Ne pas donner en période d'exacerbation bronchique
- Risque d'augmentation de la PA, et de cataracte chez l'enfant (surveillance ophtalmologique)
- Bilan biologique hépatique (ALAT, ASAT et bilirubine) avant le début du traitement puis tous les 3 mois pendant la première année de traitement puis une fois par an
- Peu d'expérience chez la femme enceinte, pas d'effet délétère chez l'animal
- Le lumacaftor est un inducteur puissant du CYP 3A et risque de diminuer la concentration des médicaments substrats, notamment les contraceptifs oraux
- Ivafactor est très sensible aux autres médicaments inducteurs du CYP 3A4 (*cf.* page précédente)
- Le lumacaftor inhibe les transporteurs d'anions organiques (QAT) 1 et 3. Le lumacaftor et l'ivacaftor sont des inhibiteurs de la BCRP
- De nombreuses interactions sont attendues et doivent être étudiées au cas par cas

Traitement de la mucoviscidose (III) : Désoxyribonucléase recombinante humaine ou rhDNase

Dornase alpha ou rhDNase *Liste I-30 %-Coll (Disponible en ville)- Prescription initiale hospitalière semestrielle- Renouvellement non restreint*

PULMOZYME *Conserver de + 2 °C à + 8 °C et à l'abri de la lumière* Solution claire et incolore à légèrement jaunâtre	6 ou 30 amp. 2,5 ml = 2 500 U (1 mg = 1 000 unités) = 1 ml Solution pour inhalation par nébulisation	A. et E. > 5 ans : aérosol quotidien à la dose de 2,5 mg/24 h (ampoule non diluée, avec un nébuliseur pneumatique) (1)

1. Certains patients de plus de 21 ans peuvent bénéficier de 2 aérosols par jour.

Propriétés

- Enzyme obtenue par génie génétique, protéine recombinante humaine, identique à la désoxyribonucléase humaine endogène qui hydrolyse l'ADN extracellulaire et donc réduit l'encombrement bronchique et améliore la clairance muco-ciliaire des sujets atteints de mucoviscidose : des études ont montré qu'elle entraîne, chez les sujets traités ayant une capacité vitale forcée (CVF) ≥ 40 % de la valeur attendue, une diminution de la sensation de dyspnée, une amélioration de la fonction ventilatoire, une réduction des infections respiratoires et du nombre de jours d'hospitalisation, son effet étant rapide mais disparaissant aussitôt à l'arrêt du traitement

Indications

- Traitement de l'encombrement bronchique afin d'améliorer les fonctions respiratoires des patients atteints de mucoviscidose > 5 ans et dont la capacité vitale forcée (CVF) est ≥ 40 % de la valeur attendue

Effets indésirables

- Pharyngites (36 à 40 %) et modifications de la voix à type d'enrouement (12 à 16 %) spontanément résolutives, plus rarement laryngites (3 %), conjonctivites
- En début de traitement (effets transitoires) : diminution de la fonction respiratoire avec augmentation de la sécrétion du mucus bronchique, douleur thoracique, fièvre, rhinite, dyspepsie
- Rash, urticaire, anticorps anti-dornase alpha chez < 5 % des patients traités ; pas de modification des performances

Précautions d'emploi

- Les nébuliseurs ultrasoniques ne sont pas adaptés (risque de dégradation du produit) → utiliser uniquement avec un nébuliseur compresseur pneumatique, en mettant le produit non dilué dans la cuve du nébuliseur et en respectant le mode d'emploi du nébuliseur utilisé
- Patients dont la CVF est < 40 % de la valeur attendue : utilisation non recommandée (efficacité et tolérance non établies)
- Enfants < 5 ans : utilisation non recommandée (absence de données)
- Grossesse et allaitement : innocuité non établie, peu ou pas de passage dans le lait attendu
- Maintenir la kinésithérapie associée, poursuite du traitement possible si surinfection

Incompatibilités physico-chimiques

- Ne mélanger à aucun autre produit dans la cuve du nébuliseur : risque de dégradation du produit
- Pas de problème d'association avec les médicaments habituellement prescrits au cours de la mucoviscidose

Fluidifiants ou Mucolytiques (I)

Fluidifiants en instillation locale pour soins aux trachéotomisés

ISTENDO Solution Acétylcystéine ou N-acétylcystéine *Liste II-15 %-Coll*	6 amp. 1 000 mg/5 ml	En instillations trachéales par la canule de trachéotomie : 1 à 2 ml de solution diluée par instillation (1) ou en aérosol *Per os* dans les intoxications par le paracétamol : *cf.* posologie ci-contre

1. Diluer obligatoirement dans une quantité égale de sérum physiologique ou d'eau distillée.

Contre-indications

Hypersensibilité ou intolérance connue à l'acétylcystéine
Sujets incapables d'expectorer (sauf si l'aspiration bronchique est possible)
Crise d'asthme et état de mal asthmatique

Propriétés

- Agent fluidifiant (ou mucolytique) qui favorise l'expectoration en diminuant le degré de viscosité de la couche géliforme du mucus bronchique (riche en mucines et en Ig A sécrétoires), par rupture des liaisons chimiques au niveau des mucines

Indications

- Soins aux trachéotomisés : traitement de l'encombrement des voies respiratoires en instillation locale
- *Hors AMM* :
  - Mucoviscidose
  - Prévention de l'encombrement bronchique post-opératoire

Effets indésirables

- Exceptionnellement : réactions allergiques (rashs cutanés, œdème de Quincke, bronchospasme, choc anaphylactique) → arrêt immédiat et traitement symptomatique
- *Formes à usage local* : risque de liquéfaction brutale des sécrétions bronchiques et d'inondation broncho-alvéolaire chez le sujet incapable d'expectorer (nécessitant une aspiration bronchique en urgence), risque de bronchospasme chez l'asthmatique, toux avec sensations de brûlures rétrosternales, rhinorrhée, somnolence, moiteur

Précautions d'emploi

- Utiliser avec prudence chez les sujets asthmatiques et allergiques : risque de bronchospasme
- Un matériel permettant de réaliser une aspiration bronchique d'urgence doit être immédiatement disponible en cas d'utilisation de ces médicaments chez les sujets présentant des difficultés pour expectorer, associé à des bronchodilatateurs en nébulisation

Incompatibilités physico-chimiques (formes à usage local)

- L'acétylcystéine a une *action corrosive* sur certains constituants des appareils à aérosol (caoutchouc et certains métaux), c'est pourquoi il est nécessaire de l'utiliser uniquement avec des appareils constitués des matériaux suivants : verre, matières plastiques, acier inoxydable. Ne pas mélanger avec des corticoïdes ou des antibiotiques
- Acétylcystéine : peut être diluée dans du sérum physiologique

Fluidifiants ou Mucolytiques (II)

Mucorégulateurs par voie orale (1) et (2) *Liste II-Non remboursé-Coll*

Acétylcystéine[G] EXOMUC (3) FLUIMUCIL (3) (4) et (5) MUCODRILL MUCOMYST (3) MUCOTHIOL	Solutions buvables 2 % 100 ml ou 200 ml ou sachets 200 mg ou 600 mg (adultes) ou 60 cp. efferv. 600 µg	A. et E. > 7 ans : 600 mg en 3 prises/jour (6) E. de 2 à 7 ans : 400 mg × 2 fois/jour
Ambroxol[G] MUXOL SURBRONC	Fl. 180 ml (12 càs) 30 cp. séc. 30 mg Sol. buv. 0,8 % 100 ml	A. 60 à 120 mg/jour en 2 prises soit 1 à 2 cp. × 2 fois/jour
Bromhexine BISOLVON	30 cp. 8 mg	A. 1 à 2 cp. × 3 fois/jour (6)
Carbocistéine[G] (4) BRONCATHIOL 2 % (enfant) et 5 % (adulte) BRONCHOKOD 2 % (enfant) et 5 % (adulte) (4) CLARIX 2 % et 5 % (4) FLUDITEC 2 % et 5 % HUMEX 5 % MÉDIBRONC 2 % (enfant) et 5 % (adulte) (4) MUCOPLEXIL 5 %	Sirops et solutions buvables (5) Sachet 750 mg/10 ml Sachet 750 mg/10 ml Sachet 750 mg/10 ml	A. 750 mg × 3 fois/jour (6) E. > 5 ans : 300 mg/jour en 3 prises (1 càc × 2 ou 3) E. de 2 à 5 ans : 200 mg/ jour en 2 prises

1. Les associations ne figurent pas ici.
2. En raison du risque d'atteinte neurologique (convulsions, somnolence, agitation), les suppositoires contenant des dérivés terpéniques sont contre-indiqués chez les enfants < 30 mois et/ou aux antécédents de convulsion fébrile et/ou aux antécédents d'épilepsie.
3. Retrait des formes pour nourrissons.
4. Contre-indiqué chez l'enfant < 2 ans.
5. Les sirops existent avec ou sans sucre pour enfants et adultes.
6. Pas plus de 5 jours sans avis médical.

Contre-indications
États de bronchoplégie sévère
Hypersensibilité ou intolérance connue aux différents produits
Ulcère gastro-duodénal (dérivés de la cystéine)
Insuffisance rénale ou hépatique sévères (erdostéine)

Propriétés

- Agents fluidifiants (ou mucolytiques) qui favorisent l'expectoration en diminuant le degré de viscosité de la couche géliforme du mucus bronchique (riche en mucines et en Ig A sécrétoires), par rupture des liaisons chimiques au niveau des mucines

Indications

- Traitement d'appoint des affections bronchiques comportant une sécrétion accrue de mucus bronchique épais : bronchites aiguës, trachéo-bronchites, bronchites chroniques peu évoluées
- Pour l'acétylcystéine : intoxications par le paracétamol (toute intoxication par le paracétamol doit faire l'objet d'un dosage plasmatique, son résultat étant interprété en fonction de l'horaire de la prise pour l'indication à l'emploi de N-acétylcystéine par voie orale ou intraveineuse) : par voie orale utiliser le Mucomyst solution à la dose de 1 330 mg/kg en 72 heures, soit une dose de charge de 140 mg/kg (10 ampoules pour l'adulte de 70 kg), suivie de prises orales de 70 mg/kg (5 ampoules pour l'adulte de 70 kg) toutes les 4 heures, ces prises orales étant répétées 17 fois (il faut diluer les ampoules dans un jus de fruits, un soda, ou les administrer par sonde gastrique, car le goût désagréable de l'acétylcystéine peut entraîner des nausées et des vomissements)

Effets indésirables

- Possibilité de troubles digestifs (surtout à fortes doses, cédant à la réduction de la posologie) : gastralgies, nausées, diarrhées, vomissements
- Risque exceptionnel de liquéfaction excessive des sécrétions bronchiques et d'inondation broncho-alvéolaire chez les sujets incapables d'expectorer, pouvant nécessiter une aspiration bronchique en urgence (en cas d'intoxication)
- Rares : céphalées, somnolence, vertiges, réactions allergiques de tous types (rashs cutanés, œdème de Quincke, bronchospasme, voire même choc anaphylactique) → arrêt immédiat et traitement symptomatique

Précautions d'emploi et interactions médicamenteuses

- Dans tous les cas, il faudra s'assurer que le patient est capable d'évacuer ses sécrétions bronchiques (soit par la toux, soit par la kinésithérapie respiratoire), et traiter, s'ils sont présents, les infections bronchiques ou ORL et un éventuel bronchospasme
- En cas de manifestations allergiques ou d'une éruption cutanée → arrêt immédiat
- ***Associations déconseillées*** : antitussifs (car ils empêchent l'évacuation des sécrétions), atropiniques (ayant un effet opposé en asséchant les sécrétions)

Remarques

- L'intérêt des fluidifiants est discutable dans les bronchites chroniques évoluées où le mucus bronchique est déjà très fluide (teneur en Ig A faible) et où ils risquent de nuire à l'évacuation des sécrétions bronchiques
- Ces médicaments ont été déremboursés du fait d'une efficacité faible voire inexistante

Analeptiques respiratoires (I)

Citrate de caféine ou Méthylxanthine *Liste I-65 %-Coll*

CAFÉINE	Solution buvable ou injectable 10 amp. 2 ml = 50 mg (soit 25 mg de caféine base/ml)	*Cf.* indications et posologies ci-dessous

Contre-indications
Administration par voie IM

Propriétés

- La méthylxanthine, par l'inhibition de la phosphodiestérase et l'accroissement du taux d'AMPc intra-cellulaire, est un stimulant du système nerveux central et des centres respiratoires. Par ailleurs, elle est utilisée en association à de nombreux antalgiques
- Absorption rapide et complète par voie orale (Cmax : 15 à 45 minutes), faible liaison aux protéines (15 %), passage de la barrière hémato-encéphalique, métabolisation hépatique et demi-vie de 3 à 7 heures, élimination lente chez le nouveau-né (36 à 144 heures). Concentration thérapeutique de 8 à 15 mg/l

Indications et posologies

- Traitement de l'apnée du nouveau-né prématuré : premier jour, 20 mg/kg/jour par voie IV lente puis relais oral ou IV avec suivi des concentrations plasmatiques (zone thérapeutique : 8 à 15 mg/l). Traitement d'entretien : 5 mg/kg/jour

Effets indésirables

- Agitation, anxiété, insomnie, tremblements, diarrhée, vomissements, polyurie, palpitations, tachycardie, hyperglycémie, tachycardie, hyperdiurèse
- En cas de surdosage (taux sanguin ≥ 20 mg/l) : arythmie, fibrillation auriculaire, confusion, ataxie, convulsions, déshydratation, acidose métabolique, modification de l'élimination urinaire des catécholamines

Précautions d'emploi et interactions médicamenteuses

- Utiliser avec précaution si arythmie, épilepsie ou hyperthyroïdie
- La caféine peut aggraver un reflux gastro-œsophagien
- ***Associations déconseillées*** : énoxacine (risque de surdosage en caféine)
- *Associations à prendre en compte* : quinolones, cimétidine, phénytoïne, bêta-2 mimétiques, autres psychostimulants (réduction du métabolisme de la caféine)

Médicaments contenant de la caféine (antalgiques)

Caféine base : CEFALINE, CLARADOL CAFÉINE, GCFORM, GURONSAN, LAMALINE, MERCALM, PERCUTAFÉINE, PRONTADOL
Caférine anhydre : ACTRON, ALEPSAL, GYNERGENE CAFÉINE, PRONTALGINE

- *NDR* : les boissons dites “énergisantes” sont riches en caféine. Une canette de 250 ml correspond en moyenne à 2 cafés expressos

Analeptiques respiratoires (II)

Doxapram *Liste I-Coll (sauf le flacon)-Réservé à l'usage hospitalier*

DOPRAM 2 %	50 amp. 3 ml 1 fl. 20 ml (1) Solution injectable IV	A. 1 mg/kg en **IV** lente directe ou 1 à 3 mg/kg/h en perfusion **IV** soit 400 mg dilués dans 250 cc G 5 % en 4 à 6 heures (2)

1. Stimulant respiratoire lors des prises en charge en unité de soins intensifs.
2. Ne pas dépasser 24 mg/kg/jour pendant une période maximale de 2 jours.

Contre-indications

Épilepsies, HTA sévère, accident vasculaire cérébral récent, enfant < 15 ans
Incompatible avec les solutions alcalines

Propriétés

- Stimule la respiration, principalement par une action directe sur les centres respiratoires

Indications

- Stimulant respiratoire lors des prises en charge en unité de soins intensifs à condition que les voies respiratoires soient libres

Effets indésirables

- Liés à la stimulation du système nerveux central : des crises convulsives sont possibles après l'administration de la solution
- En cas d'administration trop rapide ou de posologie trop élevée, différents phénomènes d'excitation peuvent être observés : céphalées, vertiges, tremblements, dyspnée, hypertension artérielle modérée, nausées, vomissements, bouffées de chaleur, hypersudation
- Surdosage : HTA, vomissements, hypersudation, convulsions

Antitussifs opioïdes (I)

Dextrométhorphane[G] (1), (2) et (3) *Liste I-30 %-Coll (sauf autre mention)*

NODEX *Réserve hospitalière-**NR***	10 sac. de sirop récipient monodose à 0,025 g/10 ml	A. et E. > 15 ans : 1 dose/prise (25 mg) (D. max. : 4/jour)
PULMODEXANE	Fl. 150 ml de sirop à 15 mg pour 5 ml 12 cp. 30 mg	A. 60 à 120 mg/jour en 3 à 4 prises E. > 10 ans : 1 mg/kg/jour en 3 à 4 prises
TUSSIDANE	Sirop et sol. buv. à 125 ml ou 250 ml à 1,5 mg/ml avec ou sans sucre et avec cuillère-mesure 12 cp. 30 mg	A. 15 à 30 mg/prise, jusqu'à 120 mg/jour en 3 ou 4 prises E. > 30 mois : 0,25 mg/kg/prise, jusqu'à 1 mg/kg/jour

1. Ces produits sont à mettre absolument hors de la portée des enfants.
2. Existe également dans des associations non détaillées ici, liste non exhaustive.
3. Ne pas dépasser 5 jours sans avis médical.

Noscapine *Liste I-Non remboursé*

TUSSISÉDAL (4) (+ Prométhazine 2,5 mg)	Sirop 125 ml à 5 mg par cuillère-mesure	A. 30 à 60 mg/jour en 4 prises E. > 30 mois : 0,5 mg/kg/jour en 3 à 4 prises

4. Spécialité contenant un antihistaminique H1, *contre-indiquée* en cas de risque de glaucome par fermeture de l'angle ou de risque de rétention urinaire par obstacle urétro-prostatique. Traitement le plus court.

Codéthyline ou Éthylmorphine *Liste II-Non remboursé*

VEGETOSERUM	Sirop 150 ml (5)	A. 1 à 2 càs × 6 fois/jour maximum

5. Une cuillère à soupe contient 2,4 g d'éthanol et 10 mg d'éthylmorphine.

Mise en garde : arrêté du 12/07/2017

Inscriptions des médicaments opioïdes antitussifs et antalgiques contenant codéine (comprimés : liste I, sirops : liste II), dextrométhorphane (toutes formes : liste II), éthylmorphine (comprimés : liste I, sirops : liste II) et noscapine (toutes formes : liste I) sur la liste des médicaments **uniquement disponibles sur ordonnance** du fait d'abus des adolescents et jeunes adultes

Contre-indications
Enfant < 30 mois (formes pédiatriques) ou enfant < 15 ans (formes pour adulte)
Insuffisance respiratoire quel que soit son degré
Toux productive, toux de l'asthmatique
Hypersensibilité connue à l'un des produits (notamment à la codéine)
Association aux agonistes-antagonistes morphiniques
Association aux IMAO non sélectifs ou sélectifs de type A (avec dextrométhorphane)
Codéine : enfants < 12 ans et femmes qui allaitent

Propriétés

- Dextrométhorphane = antitussif opiacé sans effet dépresseur respiratoire aux doses thérapeutiques et sans effet analgésique, *considéré comme non toxicomanogène*
- Noscapine = antitussif opiacé sans effet dépresseur respiratoire ni analgésique, ayant un effet bronchodilatateur, *considéré comme très peu toxicomanogène*
- Pholcodine = antitussif opiacé plus puissant que la codéine, faiblement dépresseur respiratoire, sans effet analgésique, *considéré comme assez peu toxicomanogène*
- Codéine = antitussif opiacé ayant un effet analgésique 5 à 10 fois inférieur à celui de la morphine, faiblement dépresseur respiratoire, peu toxicomanogène à dose usuelle mais les toxicomanes l'utilisent très souvent à forte dose en substitution de l'héroïne
- Éthylmorphine = antitussif opiacé un peu moins puissant que la codéine
- Pour tous ces produits : résorption digestive rapide et presque complète, métabolisme hépatique en dérivés glycuroconjugués, élimination urinaire, passage transplacentaire et dans le lait maternel

Indications (utiliser de préférence le dextrométhorphane)

- Traitement symptomatique de courte durée des toux sèches et des toux d'irritation non productives gênantes

Effets indésirables

- Constipation, somnolence, sensations vertigineuses, nausées
- Plus rarement : réactions cutanées allergiques (codéine notamment), bronchospasme, vomissements, dépression respiratoire (modérée aux doses thérapeutiques, surtout avec la codéine, moins marquée avec la codéthyline, très faible avec la pholcodine, extrêmement faible voire nulle avec la noscapine et le dextrométhorphane)
- Aux doses suprathérapeutiques : risque de dépendance et de syndrome de sevrage à l'arrêt brutal chez l'utilisateur et le nouveau-né de mère toxicomane (codéine surtout)
- **Surdosage** : tableau d'intoxication morphinique à forte dose avec myosis, excitation, somnolence, vomissements, convulsions, risques de bronchoconstriction, de laryngospasme et d'arrêt respiratoire → naloxone et réanimation cardio-respiratoire

Précautions d'emploi (durée limitée à 5 jours)

- Éviter toute utilisation prolongée à forte dose (risque de dépendance)
- Utiliser avec prudence chez les conducteurs et utilisateurs de machines (somnolence), le sujet âgé (réduire la posologie de 50 %) et en cas d'hypertension intracrânienne

Interactions médicamenteuses

- ***Associations contre-indiquées*** : agonistes-antagonistes morphiniques (avec tout autre morphinique), IMAO non sélectifs et sélectifs de type A (pour dextrométhorphane)
- ***Associations déconseillées*** : alcool (effets sédatifs accrus), fluidifiants
- *Associations à prendre en compte* : autres morphiniques et antitussifs opiacés, autres dépresseurs du SNC (effets sédatifs accrus)

Antitussifs opioïdes (II)*

Pholcodine[G] (1) *Liste I-30 % (sauf autre mention)*

BIOCALYPTOL	Sirop Adulte : 200 ml à 6 mg/5 ml, avec ou sans sucre	A. 6 à 12 mg × 3 à 6 fois/jour E. > 15 ans : même dose
BRONCALENE *NR*	Sirop Adulte : 150 ml à 0,8 mg/ml Sirop Enfant : 150 ml à 0,5 mg/ml	A. 1 càs × 3 à 6 fois/jour E. 3 cuillères-mesure/jour en moyenne, en fonction du poids
DIMETANE	Sirop Adulte : 200 ml à 133 mg/100 ml	A. 1 à 2 cuillères-mesure de 5 mg (D. max. : 12/jour)

1. Les autres antitussifs contenant de la pholcodine et des principes actifs divers sont extrêmement nombreux (environ 20 spécialités en France) et non cités ici. Ils ne sont pas remboursés.
Ces produits sont à mettre absolument hors de la portée des enfants. Leur emploi doit être de courte durée.

Codéine (antitussif, seul ou en association)

POLERY *Remboursement 30 %*	Sirop adulte : 200 ml à 12 mg/15 ml, avec ou sans sucre	A. 1 cuillère-mesure toutes les 6 heures
PADERYL	20 cp. avec codéine 15,22 mg Fl. 100 ml sirop à 0,1 %	1 à 2 cp./jour toutes les 6 heures (D. max. : 8 cp./jour)
EUPHON *Remboursement 30 %*	Fl. 300 ml sirop avec codéine 1 mg/ml + Érysimum 3 mg/ml	A. et E. > 15 ans : 1 à 2 cuillères-mesure toutes les 6 heures
NÉO-CODION Adulte *Remboursement 30 % (sirop) ou NR (cp.)*	20 cp. 25 mg Sirop : 180 ml à 15 mg par càs (15 ml)	A. 3 à 4 cp./jour ou 3 à 4 càs/jour à ne pas dépasser
TUSSIPAX *Remboursement 30 %*	15 cp. 10 mg de codéine + 10 mg d'éthylmorphine Fl. 100 ml sirop 0,05 g de codéine + 0,05 g d'éthylmorphine	1 cp. ou 1 cuillère-mesure toutes les 6 heures

* Voir les propriétés générales et les conditions d'emploi page précédente.

Antitussifs non opioïdes (I)

Antitussif non opiacé et non antihistaminique *Remboursement 15 %*

HELICIDINE 10 % *Sirop édulcoré à la saccharine et sans sucre*	Sirop : 125 ml ou 250 ml à 0,5 ml par càc ou 1,5 ml par càs	A. 2 càs × 3 fois/jour E. > 2 ans : 2 ml/kg/jour en 3 prises *soit* : E. > 25 kg : 3 à 5 càs/jour E. > 15 kg : 3 càs/jour E. > 12 kg : 6 càc/jour

Contre-indications

Toux productive, toux de l'asthmatique
Antécédents d'allergie à l'un des constituants, en particulier aux parahydroxybenzoates de méthyle ou de propyle
Nourrisson < 2 ans

Propriétés

- Complexe gluco-protidique extrait du mucus sécrété par le gastéropode *HelixPomatia* (escargot de Bourgogne), qui aurait un effet antitussif par action périphérique

Indications

- Traitement symptomatique des toux non productives gênantes de courtes durées (quelques jours)

Effets indésirables et précautions d'emploi

- Possibilité de réactions d'hypersensibilité à l'un des constituants
- Tenir compte de l'apport de saccharose en cas de diabète ou de régime hypoglucidique
- Limiter la prescription à quelques jours ; si la toux persiste, revoir le diagnostic

Pentoxyvérine *Liste I-Non remboursé*

CLARIX VICKS PECTORAL	Sirop 150 ml ou 200 ml à 0,15 % 1,5 mg/ml	A. 120 mg/jour soit 5 ml × 4 fois/jour E. > 6 ans : 1 mg/kg/jour en 4 prises

Effets indésirables

- Manifestations atropiniques (bouche sèche, nausées, mydriase, glaucome, rétention urinaire)

Oxéladine *Liste I-15 %*

PAXELADINE	Sirop 125 ml à 0,2 % 10 mg/5 ml	A. 5 ml toutes les 4 heures, 5 prises/jour maximum E. de 30 mois à 6 ans : 2,5 ml × 4 fois/jour E. de 6 à 10 ans : 5 ml × 3 fois/jour

Antitussifs non opioïdes (II)

Antitussifs antihistaminiques H1 anticholinergiques

FLUISÉDAL Prométhazine RHINATHIOL *Non remboursé*	Sirop : 125 ml ou 250 ml à 2,5 mg par mesure et 7,5 mg par càs	A. 3 à 4 mes./jour E. > 12 ans : même dose E. < 12 ans : 4-6 mes./jour en 3 à 4 prises
HUMEX TOPLEXIL Oxomémazine[G] (1) *Remboursement 15 % (génériques)* *ou Non remboursé (princeps)*	Sol. sans sucre édulcoré ou sirop 150 ml à 0,33 mg/ml	A. 10 ml/jour × 4 fois/jour E. > 2 ans : 5 ml/prise × 2 à 4 fois/jour

1. Il existe de nombreux génériques de l'oxomémazine en sirop avec ou sans sucre.

Contre-indications
Toux productive, toux de l'asthmatique, insuffisance respiratoire
Allergie connue aux différents produits (rare)
Risque de glaucome par fermeture de l'angle
Risque de rétention urinaire par obstacle urétro-prostatique
Nourrisson < 2 ans
Oxomémazine : antécédents d'agranulocytose

Propriétés

- Antitussifs antihistaminiques H1, ayant des propriétés antitussives, sédatives, antiallergiques et des effets anticholinergiques et adrénolytiques

Indications

- Traitement symptomatique des toux non productives gênantes notamment les toux à prédominance nocturne ou les toux allergiques ou irritatives

Effets indésirables

- Ceux des antihistaminiques H1 sédatifs (voir ce terme), notamment somnolence diurne, possibilité d'excitation paradoxale chez l'enfant, effets atropiniques
- Réactions de sensibilisation possibles, leucopénie, thrombopénie, anémie hémolytique

Précautions d'emploi

- Grossesse et allaitement : innocuité non établie
- Conducteurs d'automobiles et d'engins

Interactions médicamenteuses

- ***Associations déconseillées*** : fluidifiants
- *Associations à prendre en compte* : alcool et dépresseurs du SNC (effet sédatif accru)
- Autres anticholinergiques

Médicaments de l'HTAP (I) : Analogues de la prostacycline (I)

Époprosténol[G]

Liste I-100 %-Réservé aux cardiologues et pneumologues hospitaliers-Coll-Rétrocession possible

ÉPOPROSTÉNOL *Conserver de + 2 °C à + 8 °C et à l'abri de la lumière pendant 24 heures après reconstitution*	1 fl. 0,5 mg ou 1,5 mg + solvant stérile 50 ml sans conservateur	Perfusion IV continue par cathéter central et pompe ambulatoire (1)

1. Perfuser *via* un cathéter central à l'aide d'une pompe ambulatoire permettant des ajustements de débit par paliers de 1 ng/kg/min.
Posologie initiale de 2 ng/kg/min, augmentée par paliers de 2 ng/kg/min toutes les 15 minutes selon la tolérance jusqu'à 10 ng/kg/min, puis augmentation par paliers de 1 ng/kg/min tous les 15 jours jusqu'à 16 ng/kg/min. L'apparition d'un œdème pulmonaire en phase de recherche de dose doit faire évoquer l'existence d'une maladie veino-occlusive pulmonaire sous-jacente.
Adaptations ultérieures : les doses seront augmentées en fonction des récidives ou aggravations des symptômes de l'HTAP. Traitement en continu.
En cas de signes de surdosage : les doses doivent être diminuées toujours de façon progressive, par paliers de 2 ng/kg/min toutes les 15 minutes ou plus (mais pas d'arrêt brutal car risque de rebond hypertensif artériel pulmonaire pouvant engager le pronostic vital).
Doit être administrée en perfusion IV continue en raison de sa demi-vie très courte (environ 5 minutes). État d'équilibre atteint en 15 minutes, métabolisation intense, élimination surtout urinaire sous forme de métabolites moins actifs.
Pour une perfusion IV au long cours, l'époprosténol doit être administré *via* un cathéter central à l'aide d'une pompe pour perfusion ambulatoire. Ne pas administrer au-delà de 12 heures à température ambiante (délai de conservation).
Pour la dialyse : perfusion continue.
Avant la dialyse : 4 ng/kg/min IV pendant 15 minutes.
Pendant la dialyse : même dose dans la ligne artérielle du dialyseur.
Arrêt en fin de dialyse.
L'effet hypotenseur peut être majoré par la présence d'acétate dans le bain de dialyse.

Époprosténol[G]

Liste I-100 %-Coll-Médicament à prescription hospitalière réservée aux cardiologues, néphrologues et pneumologues spécialistes de l'HTAP

VELETRI (2)	Poudre et solvant pour solution pour perfusion à 0,5 ou 1,5 mg	Perfusion continue par cathéter central

2. Lorsqu'il est administré de façon chronique, le produit doit être préparé dans une cassette appropriée pour la pompe à perfusion. Seules les tubulures d'extension avec un filtre de 0,22 micron entre la pompe à perfusion et le cathéter central doivent être utilisées. Il est recommandé d'utiliser des filtres avec une membrane hydrophile en polyéther sulfone. La tubulure d'extension et le filtre doivent être changés au moins toutes les 48 heures.

Propriétés

- Médicament hybride de Flolan et ses génériques, nouvelle formulation contenant des excipients, des agents tampon et un pH différent de Flolan et ses génériques assurant une plus longue stabilité de la solution à température ambiante (48 heures)

Contre-indications
Hypersensibilité à l'époprosténol ou à l'un des excipients
PA < 85 mmHg
Insuffisance cardiaque congestive due à un dysfonctionnement sévère du VG
En cas de survenue d'œdème pulmonaire lors de la mise en route de l'époprosténol

Propriétés

- Prostacycline, entraînant une vasodilatation directe au niveau de la circulation artérielle pulmonaire et systémique, ayant aussi un effet antiagrégant plaquettaire, améliorant les patients atteints d'HTAP sévère, au prix d'effets indésirables nombreux

Indications

- Traitement au long cours, en perfusion veineuse continue, de l'hypertension artérielle pulmonaire idiopathique ou associée à une connectivite, de stade 3 ou 4 de l'OMS
- Dialyse rénale : en urgence lorsque l'héparine comporte un risque hémorragique élevé (pas de remboursement dans cette indication)

Effets indésirables

- Dose-dépendants, traduisant un surdosage : céphalées, hypotension avec tachycardie, nausées, vomissements, diarrhée, flushs, bouffées vasomotrices, éruption cutanée
- Réflexe vagal : bradycardie, pâleur, nausées, étourdissements
- Photosensibilité, douleurs abdominales, douleurs de la mâchoire, arthralgies, anxiété, agitation, syndrome pseudo-grippal, œdèmes, thrombopénie, hyperglycémie, saignements
- Liés au cathétérisme central : douleurs au site d'injection, infection au site d'injection, occlusion du cathéter, septicémie, dysfonctionnement de pompe avec signes de surdosage ou sous-dosage. Toxicité des tissus en cas d'extravasation (pH alcalin)

Précautions d'emploi

- Traitement devant être initié et surveillé uniquement par un médecin expérimenté dans la prise en charge de l'hypertension artérielle pulmonaire
- Identifier préalablement les patients potentiellement répondeurs aux vasodilatateurs oraux (tels que les inhibiteurs calciques) par un test de vasodilatation en aigu, au mieux à l'aide du monoxyde d'azote (NO) par voie inhalée
- Puissant inhibiteur de l'agrégation des plaquettes, risque accru de complications hémorragiques
- Ajustements posologiques uniquement en milieu médical spécialisé nécessaire à une surveillance intensive et à des soins de réanimation adaptés
- Après ajustement de la posologie, surveillance de la FC et de la TA en position debout et en décubitus pendant plusieurs heures et surveillance cardio-vasculaire rapprochée
- Éviter tout arrêt brutal (risque de rebond hypertensif pulmonaire grave)
- Grossesse, allaitement et enfant (absence de données suffisantes, mais pas d'effet délétère chez l'animal)

Interactions médicamenteuses

- *Associations à prendre en compte* : antiagrégants plaquettaires, anticoagulants (majoration du risque hémorragique), anti-hypertenseurs et vasodilatateurs (risque de potentialisation)
- Augmentation possible de la digoxinémie en début de traitement

Médicaments de l'HTAP (II) :
Analogues de la prostacycline (II)

Tréprostinil[G] *Liste I-100 %-Coll-Rétrocession-Réservé aux cardiologues et pneumologues hospitaliers*

REMODULIN	Fl. 20 ml à 1 mg, 2,5 mg, 5 mg ou 10 mg/ml	Perfusion SC continue par cathéter SC et pompe ambulatoire (1) et (2)

1. Perfusion continue *via* un cathéter sous-cutané à l'aide d'une pompe pour perfusion ambulatoire.
   Posologie initiale de 1,25 ng/kg/min (si cette dose initiale est mal tolérée, le débit de perfusion sera réduit à 0,625 ng/kg/min), puis augmentation par paliers de 1,25 ng/kg/min par semaine pendant les 4 premières semaines de traitement, puis de 2,5 ng/kg/min par semaine. La posologie sera ajustée individuellement et sous contrôle médical de façon à atteindre pour le traitement au long cours la dose assurant l'amélioration des symptômes avec une tolérance acceptable pour le patient. Dose moyenne atteinte au bout de 12 mois dans les essais : 26 ng/kg/min.
   Sujets âgés : d'une façon générale, en raison de la fréquence d'altérations des fonctions hépatiques, rénales ou cardiaques, de maladies intercurrentes ou de traitements médicamenteux associés, la plus grande prudence est recommandée pour adapter la dose chez les sujets âgés.
   Insuffisance hépatique : augmentation des concentrations de tréprostinil chez les sujets avec une insuffisance hépatique légère à modérée (stades A à B de la classification de Child-Pugh), la dose initiale sera diminuée à 0,625 ng/kg/min et la plus grande prudence est préconisée à chaque ascension de dose.
   Insuffisance rénale : absence d'étude chez les insuffisants rénaux ; compte tenu de l'excrétion essentiellement par voie urinaire du tréprostinil et de ses métabolites, la prudence est recommandée.
   Chez l'obèse : adapter les doses au poids idéal théorique.
2. Peut également être administré en perfusion IV continue par un cathéter central à l'aide d'une pompe pour perfusion ambulatoire et transitoirement sur veine périphérique (voie veineuse non agréée aux collectivités).

Contre-indications
Hypersensibilité au tréprostinil ou à l'un des excipients
Hypertension artérielle pulmonaire liée à une maladie veino-occlusive
Insuffisance cardiaque congestive due à un dysfonctionnement sévère du VG
Cardiopathie ischémique sévère, angor instable, infarctus du myocarde ou trouble du rythme cardiaque sévère survenu dans les 6 derniers mois
Anomalies valvulaires congénitales ou acquises entraînant un retentissement
Insuffisance hépatique sévère (classe C de Child-Pugh)
Ulcère gastro-intestinal évolutif, hémorragie intracrânienne, traumatisme récent ou autre état clinique susceptible d'entraîner un saignement
Accidents cérébro-vasculaires dans les 3 derniers mois, TAS < 85 mmHg
Grossesse et femme sans contraception efficace, allaitement (expérience insuffisante)

Propriétés

- Analogue de synthèse de la prostacycline, administrable par voie sous-cutanée continue, qui exerce un effet vaso-dilatateur direct au niveau de la circulation artérielle pulmonaire et systémique ainsi qu'un effet inhibiteur de l'agrégation plaquettaire
- Après perfusion, état d'équilibre atteint entre 15 et 18 heures, concentration proportionnelle à la dose pour des débits de perfusion allant de 2,5 à 15 ng/kg/min ; la demi-vie d'élimination est de 1,3 à 1,4 heure après une perfusion de 6 heures, de 4,6 heures après une perfusion de 72 heures et de 2,9 heures après une perfusion d'au moins 3 semaines. La clairance est plus faible chez les sujets obèses (IMC > 30 kg/m^2) ; élimination de métabolites inactifs pour trois quarts dans les urines et un quart dans les fèces

Indications

- Traitement de l'hypertension artérielle pulmonaire idiopathique ou à transmission héréditaire, dans le but d'améliorer la tolérance à l'effort et les symptômes de la maladie chez les patients en classe fonctionnelle III de la NYHA

Effets indésirables

- Réaction locale inflammatoire, douleurs au site de perfusion, saignement ou hématome
- Les effets secondaires correspondant aux propriétés des prostacyclines sont dose-dépendants : céphalées, sensations vertigineuses, flushs, hypotension, diarrhées, nausées, érythème, prurit, douleurs de la mâchoire, œdème des membres inférieurs, accidents hémorragiques (fréquents compte tenu du nombre important de patients sous anticoagulants) à type d'épistaxis et de saignements d'origine digestive, thrombocytopénie, hémorragie au point de ponction, douleurs osseuses, éruption cutanée généralisée
- **Surdosage** : les symptômes sont similaires aux effets susceptibles de limiter l'augmentation des doses (flushs, céphalées, hypotension, nausées, vomissements et diarrhées)

Précautions d'emploi et interactions médicamenteuses

- Le traitement doit être initié et surveillé uniquement par un médecin expérimenté dans la prise en charge de l'hypertension pulmonaire. Surveillance TA et FC++
- Chez les sujets ayant une pression artérielle systémique basse, le traitement par tréprostinil peut majorer le risque d'hypotension systémique
- Arrêt en cas d'apparition d'OAP (possibilité d'une maladie veino-occlusive)
- L'arrêt brutal peut provoquer un rebond de l'hypertension artérielle pulmonaire
- La prudence est recommandée en cas de saignements en raison du risque hémorragique augmenté par l'effet antiagrégant plaquettaire du tréprostinil et en cas d'insuffisance rénale
- Les patients obèses (IMC > 30 kg/m^2) ont une clairance du tréprostinil plus faible
- *Associations à prendre en compte* : antiagrégants plaquettaires, anticoagulants, antihypertenseurs et vasodilatateurs, métabolisé par le CYP 2C8, le gemfibrozil augmente les concentrations par 2 et la rifampicine les diminue

Médicaments de l'HTAP (III) : Analogues de la prostacycline (III)

Iloprost en inhalation

Liste I-100 %-Rétrocession-Réservé aux hôpitaux-Coll-Prescription réservée aux pneumologues et cardiologues-Produit hors GHS

VENTAVIS	30 amp. 1 ml à 10 µg/ml 30 ou 168 amp. 1 ml à 20 µg/ml (1)	Avec un nébuliseur : posologie ci-dessous (2)

1. Les ampoules à 20 µg/ml ne doivent être utilisées qu'en relais à celles à 10 µg/ml pour diminuer le temps d'inhalation chez les patients qui pourraient ne pas aller jusqu'au bout de la séance de nébulisation.
2. La solution doit être inhalée à l'aide du système de nébulisation Breelib ou I Neb-AAD (nébulisateur par table à tamis vibrant).
   La dose recommandée par nébulisation est de 2,5 µg en 4 à 5 minutes à 5 µg en 8 à 10 minutes (dose délivrée au niveau de l'embout buccal du nébuliseur), en fonction de l'effet clinique attendu et de la tolérance du patient. Pas d'administration au masque.
   Les séances de nébulisation seront répétées 6 à 9 fois par jour, en fonction de l'effet clinique attendu et de la tolérance du patient, et dans une pièce bien ventilée.
   La durée du traitement dépend de l'état clinique du patient et sera déterminée par le médecin (si l'état clinique se détériore malgré ce traitement, l'administration de prostacycline par voie IV doit être envisagée).
   Insuffisance hépatique (diminution de l'élimination) : débuter le traitement avec des doses de 2,5 µg par nébulisation, en espaçant les séances de 3 heures au minimum (soit 6 prises quotidiennes au maximum), puis adapter les doses selon la tolérance individuelle.
   Insuffisance rénale : posologie usuelle si clairance de la créatinine > 30 ml/min (absence d'études si elle est inférieure).

Contre-indications
Hypersensibilité à l'iloprost ou à l'un des excipients Pathologies pouvant être aggravées par l'effet antiagrégant plaquettaire (ulcères gastro-duodénaux évolutifs, traumatismes, hémorragie intracrânienne) Angor instable, coronoropathie sévère, infarctus myocardique au cours des 6 derniers mois, insuffisance cardiaque décompensée, troubles du rythme cardiaque sévères, accidents vasculaires cérébraux lors des 3 derniers mois Hypertension artérielle pulmonaire liée à une maladie veino-occlusive Anomalie valvulaire héréditaire ou acquise avec troubles de la fonction myocardique cliniquement patents non liés à l'HTAP, TA systolique < 85 mmHg Grossesse et allaitement (innocuité non établie)

Propriétés

- Analogue de synthèse de la prostacycline administrable par inhalation, entraînant une vasodilatation directe au niveau de la circulation artérielle pulmonaire et systémique, ayant aussi un effet antiagrégant plaquettaire
- Après inhalation, métabolisation hépatique intense, élimination urinaire sous forme de métabolites inactifs, demi-vie de 5 à 30 minutes, action pendant 1 à 2 heures

Indications

- Traitement de l'hypertension artérielle pulmonaire idiopathique dans le but d'améliorer la tolérance à l'effort et les symptômes chez les patients en classe fonctionnelle III de la NYHA

Effets indésirables

- Très fréquents (> 10 %) : majoration de la toux, douleur thoracique, vasodilatation, hypotension systémique
- Fréquents (> 1 % mais < 10 %) : céphalées, douleurs de la mâchoire, trismus, vertiges, syncope, œdèmes périphériques, nausées, vomissements, diarrhée
- Du fait du mode d'emploi (inhalé), bronchospasmes avec sifflements bronchiques
- Risque d'hyperglycémie dans les traitements au long cours (à surveiller)

Précautions d'emploi

- Traitement devant être initié et surveillé uniquement par un médecin expérimenté dans la prise en charge de l'hypertension artérielle pulmonaire
- Utiliser avec prudence chez les conducteurs et utilisateurs de machines (jusqu'à ce que la tolérance individuelle soit déterminée, car risque d'hypotension et syncope)
- Arrêter le traitement en cas de survenue de signes d'œdème pulmonaire
- Déconseillé en cas d'HTAP instable avec insuffisance cardiaque droite évoluée
- Prudence en cas de tension artérielle systémique basse
- Bénéfice non établi en cas de broncho-pneumopathie chronique ou d'asthme sévère
- Sujets < 18 ans : innocuité non établie
- Risque de rebond à l'arrêt brutal

Interactions médicamenteuses

- *Associations à prendre en compte* : antiagrégants plaquettaires, anticoagulants, antihypertenseurs et vasodilatateurs (risque de potentialisation)

Médicaments de l'HTAP (IV) :
Inhibiteurs de la PDE5 (I)

Sildénafil[G] (1) *Liste I-100 %-Coll-Rétrocession-Prescription restreinte aux spécialistes en cardiologie, en médecine interne et en pneumologie*

REVATIO	Fl. 125 ml + godet doseur de poudre pour sol. buv. 10 mg/ml 90 cp. 20 mg	A. 20 mg × 3 fois/jour (2) (toutes les 6 à 8 heures) *à jeun ou aux repas* E. de 1 à 17 ans (3) : ≤ 20 kg : 10 mg × 3 fois/jour = 1 ml de suspension reconstituée > 20 kg : 20 mg × 3 fois/jour = 2 ml de suspension reconstituée
MYSILDECARD GRANPIDAM	90 cp. 20 mg	

1. Médicament également indiqué dans les troubles de l'érection.
2. Ce traitement doit être initié et surveillé uniquement par un spécialiste cardiologue, pneumologue ou interniste expérimenté dans la prise en charge de l'hypertension artérielle pulmonaire.
   Une baisse de la posologie à 20 mg × 2 fois/jour doit être envisagée après évaluation minutieuse du rapport bénéfices/risques seulement si le traitement n'est pas bien supporté, notamment en cas d'insuffisance hépatique légère à modérée (classes A et B de Child-Pugh), le produit étant contre-indiqué en cas d'insuffisance hépatique sévère (classe C de Child-Pugh), et en cas d'association avec inhibiteurs faibles à modérés du CYP 3A4, clarithromycine, érythromycine, télithromycine, néfazodone (mais contre-indication formelle avec les inhibiteurs puissants de cet isoenzyme). En cas d'association à des inducteurs ou inhibiteurs puissants de ce cytochrome, des adaptations posologiques seront nécessaires.
   Aucune adaptation posologique n'est requise chez les sujets âgés et en cas d'insuffisance rénale même sévère (clairance de la créatinine < 30 ml/min).
3. Ne pas dépasser les posologies préconisées chez l'enfant.
   Ne pas agiter le flacon avant de s'en servir.

Contre-indications
Nourrisson < 1 an, médicaments donneurs de NO, patients drépanocytaires
Neuropathie optique ischémique antérieure non artéritique
Antécédent récent (≤ 6 mois) d'accident vasculaire cérébral, d'infarctus du myocarde
Hypotension (TA ≤ 90/50 mmHg), troubles du rythme non contrôlés
Insuffisance hépatique sévère (classe C de Child-Pugh), allaitement

Propriétés

- Inhibiteur puissant et spécifique de la phosphodiestérase de type 5 ou PDE5 (isoenzyme inactivant le GMP cyclique), utilisé initialement dans les impuissances, induisant une vasodilatation du lit vasculaire pulmonaire
- Biodisponibilité moyenne (41 %), pic plasmatique en 1 heure à jeun (retardé de 1 heure par un repas gras), métabolisation hépatique par le CYP 3A4 surtout, élimination bilio-fécale (80 %) sous forme de dérivés inactifs, demi-vie de 4 à 5 heures

Indications

- Traitement de l'hypertension artérielle pulmonaire idiopathique chez les patients en classes fonctionnelles II et III selon la classification de l'OMS, afin d'améliorer la capacité d'effort. Efficacité également démontrée dans l'HTAP associée aux connectivites et aux cardiopathies congénitales. HTAP chez les enfants et adolescents de 1 à 17 ans

Effets indésirables (dose-dépendants)

- Constants : diminution discrète de la pression artérielle, mais risque d'hypotension brutale en cas d'association à certains produits dont les dérivés nitrés (*cf.* Interactions)
- Très fréquents (> 10 %) : céphalées (46 %), rougeurs de la face, dyspepsie, diarrhée, douleurs des membres, myalgies
- Fréquents (> 1 % et < 10 %) : toux, épistaxis, bronchite, insomnie, anxiété, fièvre, syndrome grippal, vision trouble ou colorée ou sensibilité augmentée à la lumière, NOIA, hémorragie rétinienne
- Plus rares (1 à 3 %) : anémie, sensations vertigineuses, ballonnements, gastrite, reflux gastro-œsophagien, hémorroïdes, rétention hydrique, œdèmes, paresthésies, tremblements, anxiété, sinusite, bronchite, gynécomastie, alopécie, réactions de photosensibilité, cellulite
- Rares : évènements cardio-vasculaires graves (IDM, angor instable, arythmies ventriculaires, accidents ischémiques cérébraux et accidents ischémiques transitoires), perte brutale de l'audition (d'origine neurosensorielle), priapisme, hémospermie
- Cas exceptionnels de neuropathie optique ischémique non artéritique (NOINA) avec perte de vision, quelques cas de priapisme, notamment en cas de drépanocytose
- **Surdosage** : risque d'hypotension sévère → arrêt et traitement symptomatique

Précautions d'emploi et interactions médicamenteuses

- Un bilan préalable et un suivi cardiologique et ophtalmologique sont indispensables
- Utiliser avec prudence en cas d'anomalie anatomique du pénis, de pathologies hématologiques prédisposant au priapisme ou à une neuropathie optique ischémique non artéritique (diabète, HTA, hyperlipidémies, rétinite pigmentaire, grossesse), ulcère gastro-duodénal évolutif, troubles hémorragiques, et chez les conducteurs et utilisateurs de machines (troubles visuels, vertiges, etc.). En cas de baisse de la vision → arrêt du traitement. Risque de majoration des signes de rétinite pigmentaire
- ***Associations contre-indiquées*** : dérivés nitrés sous toutes leurs formes, nicorandil, nitrite d'amyle, "poppers", nitroprussiate de sodium (nécéssité absolue d'un intervalle d'au moins 24 heures), alpha-1-bloquants, inhibiteurs enzymatiques puissants du CYP 3A4 dont les antiprotéases et antifongiques azolés, inhibiteurs calciques, autres médicaments de l'HTAP stimulateurs de la guanilate cyclase, autres inhibiteurs de la PDE5

Médicaments de l'HTAP (V) :
Inhibiteurs de la PDE5 (II)

Tadalafil[G] *Liste I-Coll-Prescription hospitalière réservée aux cardiologues, internistes et pneumologues-Rétrocession avec prise en charge 100 %*

ADCIRCA TALMANCO	56 cp. 20 mg	A. > 18 ans : 40 mg/jour en 1 prise (1) et (2)

1. Chez l'insuffisant rénal léger à modéré : débuter par 20 mg. Chez l'insuffisant rénal sévère : ne pas administrer.
   Chez l'insuffisant hépatique avec cirrhose (Child-Pugh A et B) : débuter par 20 mg.
2. Cmax atteint en 4 heures, volume apparent moyen de distribution d'environ 77 l à l'état d'équilibre, ce qui suggère que le tadalafil est distribué dans les tissus. Aux concentrations thérapeutiques, le tadalafil est lié à 94 % aux protéines plasmatiques. La liaison aux protéines n'est pas modifiée par l'insuffisance rénale.
   Demi-vie d'élimination terminale moyenne de 16 heures chez les sujets sains. Essentiellement excrété sous forme de métabolites inactifs, principalement dans les selles (environ 61 %) et, à un moindre degré, dans les urines (environ 36 %).
   Non dialysable.

Contre-indications
Hypersensibilité au produit (contient du lactose)
Infarctus du myocarde < 3 mois, hypotension < 90/50 mmHg
Perte de la vision d'un œil due à une neuropathie optique ischémique antérieure non artéritique (NOIAN), allaitement, prise concomitante de dérivés nitrés

Propriétés

- Inhibiteur puissant et sélectif de la phosphodiestérase de type 5 (PDE5), prédominante dans le système vasculaire pulmonaire. L'inhibition de la PDE5 par le tadalafil augmente les concentrations en guanosine monophosphate cyclique (GMPc), provoquant une relaxation des cellules musculaires lisses des vaisseaux pulmonaires et une vasodilatation

Indications

- Traitement de l'hypertension artérielle pulmonaire idiopathique et associée à une connectivite chez les patients en classe fonctionnelle II et III selon la classification de l'OMS, afin d'améliorer la capacité à l'effort

Effets indésirables

- Très fréquents : céphalées, bouffées vasomotrices, inflammation du nasopharynx (congestion nasale, congestion des sinus et rhinite), nausées, dyspepsie (douleur/inconfort abdominal), myalgies, douleurs dorsales, douleurs des membres
- Fréquents : hypotension, vision trouble, épistaxis, vomissements, métrorragies
- De fréquence indéterminée : neuropathie optique ischémique antérieure non-artéritique, occlusion vasculaire rétinienne, anomalie du champs visuel, AVC, anémie, perte brutale de l'audition, angor, infarctus du myocarde, tachycardie, rash, urticaire, syndrome de Stevens-Johnson, dermatite exfoliative, hyperhidrose, œdème du visage, priapisme

Précautions d'emploi et interactions médicamenteuses

- Les pathologies cardiovasculaires suivantes étaient des critères d'exclusion dans les essais : valvulopathie cardiaque gauche, péricardite constrictive, cardiomyopathie, dysfonction ventriculaire gauche significative, arythmie et/ou HTA non contrôlées, insuffisance coronarienne, maladie veino-occlusive pulmonaire. En cas d'apparition de symptômes d'œdème pulmonaire lors de l'administration de tadalafil, il convient d'évoquer l'existence d'une maladie veino-occlusive pulmonaire sous-jacente
- Baisse transitoire de la pression artérielle systémique en début de traitement
- Anomalies visuelles en cas de NOIAN de survenue brutale ; de même, rares cas de baisse de l'audition
- Des cas de priapisme ont été rapportés, prudence chez les patients présentant une malformation anatomique du pénis ou présentant des pathologies susceptibles de les prédisposer (drépanocytose, myélome multiple, leucémie)
- Grossesse et allaitement déconseillés : pas de données (mais pas de toxicité animale)
- *Associations à utiliser avec précaution* : alpha-bloquants, dérivés nitrés, autres antihypertenseurs, riociguat (risque d'hypotension par cumulation d'effet), traitements de la dysfonction érectile
- ***Associations non recommandées*** : inducteurs puissants du CYP 3A4, tels que la rifampicine ; inhibiteurs puissants du CYP 3A4, tels que le kétoconazole ou le ritonavir
- L'efficacité et la tolérance du tadalafil administré en association à la prostacycline ou à ses analogues ou aux antagonistes de l'endotheline n'ont pas été étudiées

Médicaments de l'HTAP (VI) :
Antagonistes de l'endothéline (I)

Bosentan[G] *Liste I-100 %-Coll-Rétrocession-Réservé aux cardiologues, pneumologues, internistes, dermatologues et rhumatologues*

TRACLEER	56 cp. séc. 32 mg dispersibles 56 cp. 62,5 mg ou 125 mg	Par voie orale en 2 prises par jour (matin et soir) : posologie ci-dessous (1) (2) (3) (4) (5) et (6)

1. Traitement devant être initié et surveillé uniquement par un médecin expérimenté dans la prise en charge de l'hypertension artérielle pulmonaire.
2. Résorption digestive à 50 % non modifiée par les aliments, pic plasmatique en 3 à 4 heures, forte liaison aux protéines plasmatiques (> 98 %), métabolisation par le CYP 2C9 et le CYP 3A4, élimination par voie biliaire sous forme de métabolites actifs et inactifs, demi-vie d'élimination d'environ 5 heures, état d'équilibre atteint en 3 à 5 jours.
3. Posologie initiale chez l'adulte de 62,5 mg × 2 fois/jour pendant 4 semaines, puis 125 mg × 2 fois/jour (mais ne pas dépasser une dose de 250 mg × 2 fois/jour en raison de l'hépatotoxicité dose-dépendante).
   Insuffisance rénale : aucune adaptation posologique n'est nécessaire, y compris en cas de dialyse.
   Insuffisance hépatique : aucune adaptation posologique n'est nécessaire en cas d'insuffisance hépatique légère (classe A au score de Child-Pugh), mais contre-indication en cas d'insuffisance hépatique modérée à sévère (classes B et C au score de Child-Pugh).
   En cas d'arrêt du traitement : malgré l'absence d'effet rebond lors des études, diminuer si possible la dose de moitié pendant 3 à 7 jours avant d'arrêter le traitement.
4. Chez les enfants ≥ 1 an : 2 mg/kg × 2 fois/jour. Pas de données en cas d'arrêt brutal ; celui-ci n'est pas recommandé.
5. Recommandations en cas d'augmentation du taux des ASAT, ALAT :
   - > 3 et ≤ 8 fois la normale : confirmer l'anomalie. Si positive, réduire ou arrêter le traitement, recontrôler 2 semaines plus tard. Au retour à la normale : évaluation du bénéfice/risque pour la réintroduction.
   - > 8 : arrêt définitif.
6. Prévention des ulcères digitaux dans la sclérodermie : 62,5 mg matin et soir.
   A priori, pas de rebond à l'arrêt brutal.

Contre-indications
Insuffisance hépatique modérée à sévère (classes B et C de Child-Pugh)
ALAT et/ou ASAT > 3 N avant le début du traitement, TA systolique < 85 mmHg
Grossesse et femme sans contraception efficace (tératogène chez l'animal)
Certaines associations (*cf.* Interactions cyclosporine A), allaitement (pas de données)

Propriétés

- Antagoniste spécifique et compétitif de l'endothéline-1 (très puissant vasoconstricteur endogène, ayant également des effets prolifératifs, profibrotiques, pro-inflammatoires), se liant aux deux récepteurs ETA et ETB, diminuant les résistances vasculaires pulmonaires et systémiques et atténuant les effets de l'HTAP sur la restructuration vasculaire, plus facile d'emploi que l'époprosténol en perfusion IV continue, mais hépatotoxique, tératogène et pouvant entraîner une anémie dose-dépendante

Indications

- Traitement de l'hypertension artérielle pulmonaire (HTAP) dans le but d'améliorer la tolérance à l'effort et les symptômes chez les patients en classe fonctionnelle OMS III :
  - Hypertension artérielle pulmonaire primitive (idiopathique et familiale)
  - Hypertension artérielle pulmonaire associée à une sclérodermie sans pathologie interstitielle significative associée
  - Hypertension artérielle pulmonaire associée à certaines cardiopathies congénitales (shunt gauche-droite) avec syndrome d'Eisenmenger
- Certaines améliorations ont été également démontrées chez des patients atteints d'hypertension artérielle pulmonaire (HTAP) en classe fonctionnelle OMS II
- Réduction du nombre de nouveaux ulcères digitaux chez les patients souffrant de sclérodermie systémique et d'ulcères digitaux évolutifs

Effets indésirables

- Dose-dépendants : céphalées (16 à 22 %), bouffées de chaleur (6 à 9 %), élévation des transaminases (6 à 9 %) (*cf.* note page précédente) avec cas exceptionnels de cirrhose hépatique, œdème des membres inférieurs, anémie, crampes musculaires, syncopes, arthralgies
- Rhinopharyngite (11 %), pneumonie, hypotension, dyspepsie, prurit, asthénie, bouche sèche, érythème du visage, angiœdèmes, nausées, rétention hydrosodée, douleur thoracique, thrombopénie, leucocytopénie, œdème aigu du poumon en cas de maladie veino-occlusive, réactions d'hypersensibilité

Précautions d'emploi

- Doser les transaminases avant le traitement, puis chaque mois durant toute la durée du traitement, et 2 semaines après toute augmentation de posologie (→ réduire la posologie ou arrêter le traitement en cas d'anomalies persistantes, une réintroduction éventuelle nécessitant l'avis d'un hépatologue), cirrhose possible au long cours
- Faire une NFS avant le traitement, puis chaque mois pendant 3 mois, puis chaque trimestre (→ exploration et avis spécialisé en cas d'anémie)
- Traitement diurétique d'emblée chez les patients présentant des signes de rétention
- Allaitement et enfant : innocuité non établie (absence de données suffisantes)
- Pas d'effet bénéfique sur la cicatrisation des ulcères digitaux existants

Interactions médicamenteuses (inducteur des CYP 2C9 et CYP 3A4 et possiblement CYP 2C19)

- ***Associations contre-indiquées*** : ciclosporine, glibenclamide (perte d'efficacité)
- ***Associations déconseillées*** : inhibiteurs enzymatiques dont antifongiques azolés (kétoconazole, etc.), antiprotéases (ritonavir, etc.), rifampicine
- *Associations à prendre en compte* : antivitamines K (renforcer la surveillance de l'INR), contraceptifs oraux (utiliser une contraception locale supplémentaire), statines

Médicaments de l'HTAP (VII) : Antagonistes de l'endothéline (II)

Ambrisentan[G] *Liste I-100 %-Rétrocession-Réservé aux cardiologues, pneumologues et internistes hospitaliers*

VOLIBRIS	30 cp. 5 mg 30 cp. 10 mg	A. 5 mg à 10 mg/jour (1) (2) et (3)

1. La dose de 5 mg doit être bien tolérée avant d'envisager une augmentation de la dose à 10 mg.
2. Ne pas croquer.
3. En association au tadalafil, la posologie est de 10 mg/jour.

Contre-indications

Hypersensibilité à la molécule ou aux excipients (soja, galactose, lactate)
Fibrose pulmonaire idiopathique avec ou sans HTP
Insuffisance hépatique sévère, ASAT et/ou ALAT > 3 N
Grossesse, allaitement, femmes sans contraception efficace fiable

Propriétés

- Antagoniste spécifique des récepteurs de type A de l'endothéline (ETA), réduisant les résistances vasculaires pulmonaires. La sélectivité du produit devrait préserver la production par les récepteurs de l'endothéline de type B (ETB), des vasodilatateurs comme le monoxyde d'azote (NO) et la prostacycline
- Pic à 1,5 heure, forte liaison aux protéines, glucuroconjugaison hépatique et métabolisme oxydatif (CYP 3A4), élimination biliaire, demi-vie entre 13 et 16 heures

Indications

- Hypertension artérielle pulmonaire idiopathique ou associée à une collagénose systémique chez les patients en classes fonctionnelles II et III (OMS), seul ou en association

Effets indésirables (doses-dépendants)

- Très fréquents (≥ 10 %) : céphalées, rétention hydrique, œdèmes périphériques, anémie, vertiges, palpitations, nausées, vomissements, diarrhée
- Fréquents (> 1 % et < 10 %) : palpitations, congestion nasale, sinusite, douleurs abdominales, constipation, bouffées vasomotrices, anémie, épistaxis, asthénie
- Rares (< 1 %) : réaction d'hypersensibilité, angiœdème, éruption cutanée, dyspnée, insuffisance cardiaque congestive, hépatite auto-immune, perte de l'audition

Précautions d'emploi et interactions médicamenteuses

- Faible risque d'interactions médicamenteuses et d'hépatotoxicité
- Traitement devant être initié et surveillé uniquement par un médecin expérimenté dans la prise en charge de l'hypertension artérielle pulmonaire
- Doser les transaminases avant le traitement et interrompre le traitement en cas d'augmentation des ALAT et/ou ASAT ou de signes/symptômes d'atteinte hépatique
- Faire une NFS avec le taux d'hémoglobine avant le traitement puis à 1 et à 3 mois. Interrompre le traitement en cas d'anémie non liée à une autre cause
- En cas de rétention hydrique, interrompre le traitement si elle n'est pas liée à une évolution de la cardiopathie sous-jacente
- Agent tératogène : une grossesse doit être exclue avant le traitement
- Risque d'œdème aigu du poumon en cas de maladie veino-occlusive
- Surveillance étroite avec la rifampicine

Médicaments de l'HTAP (VIII) : Stimulateur de la guanylate cyclase soluble

Riociguat *Liste I-30 %-Rétrocession-Prescription hospitalière spécialisée réservée aux pneumologues, cardiologues et internistes*

ADEMPAS	42 cp. 0,5 mg 42 ou 90 cp. 1 mg, 1,5 mg, 2 mg ou 2,5 mg	A. 1 mg × 3 fois/jour pendant 2 semaines (1) et (2)

1. Augmenter de 0,5 mg × 3 fois/jour toutes les 2 semaines jusqu'à la dose maximale de 2,5 mg × 3 fois/jour si la PA systolique est ≥ 95 mmHg et si le patient ne présente aucun signe d'hypotension. Dose max. : 7,5 mg/jour.
2. Interaction : doses réduites en cas de tabagisme associé. Peu de données chez l'insuffisant rénal et hépatique sévère, être encore plus prudent dans les paliers d'augmentation de dose.

Contre-indications

Insuffisance hépatique sévère (classe C de Child-Pugh)
PA systolique < 95 mmHg à l'initiation du traitement
HTAP associée à une pneumopathie interstitielle idiopathique et/ou une fibrose
Grossesse (toxicité chez l'animal)
Traitement concomitant par les inhibiteurs de la phospho-diestérase-5 et par les dérivés nitrés ou les produits dits donneurs de NO

Propriétés

- Stimulateur direct de la guanylate cyclase soluble (sGC), enzyme présente dans le système cardiopulmonaire et récepteur du monoxyde d'azote (NO). Lorsque le NO se lie à la sGC, l'enzyme catalyse la synthèse du guanosine monophosphate cyclique (GMPc) qui joue un rôle important au niveau de la régulation des processus de prolifération, de fibrose et d'inflammation. Le riociguat rétablit la voie NO-sGC-GMPc et aboutit à une production intracellulaire accrue de GMPc
- Principalement éliminé par métabolisme oxydatif *via* le cytochrome P450 ainsi que par excrétion biliaire/fécale directe et par excrétion rénale par filtration glomérulaire

Indications

- *Hypertension pulmonaire thrombo-embolique chronique (HTP-TEC)* : chez les patients adultes en classe fonctionnelle OMS II à III ayant une HTP-TEC inopérable et/ou persistante ou récurrente après traitement chirurgical
- *Hypertension artérielle pulmonaire (HTAP)* : en monothérapie ou en association avec un antagoniste des récepteurs de l'endothéline chez les patients adultes ayant une HTAP classe fonctionnelle II à III idiopathique, héréditaire ou associée à une connectivite

Effets indésirables

- Très fréquents (> 10 %) : céphalées, vertiges, dyspepsie, diarrhée, nausées, vomissements, œdèmes périphériques
- Fréquents (1 à 10 %) : diarrhée, anémie, palpitations, hypotension, hémoptysie, épistaxis, congestion nasale, reflux gastro-œsophagien, troubles digestifs, hémorragie alvéolaire

Précautions d'emploi et interactions médicamenteuses

- Risque d'OAP en cas de maladie veineuse vaso-occlusive pulmonaire
- Concentrations plasmatiques réduites chez les fumeurs → ajustement de la dose
- Inducteurs du CYP 3A4 : réduction des concentrations
- Inhibiteurs du CYP 3A4 : concentrations accrues
- Respecter 2 heures d'écart avec les antiacides

Médicaments de l'HTAP (IX) :
Agoniste du récepteur de la prostacycline

Selexipag *Liste I-100 %-Rétrocession-Médicament soumis à prescription hospitalière réservée aux spécialistes en pneumologie, cardiologie ou médecine interne*

UPTRAVI	60 cp. ou 140 cp. 200 µg (coffret d'adaptation) 60 cp. 200 µg, 400 µg, 600 µg, 800 µg, 1 000 µg, 1 200 µg, 1 400 µg ou 1 600 µg	A. 200 µg matin et soir à 12 heures d'intervalle Augmenter de 200 µg × 2 fois/jour par palier d'une semaine, maximum 1 600 µg × 2 fois/jour (rarement atteint du fait des problèmes de tolérance) Au cours des repas, débuter la première prise le soir L'arrêt doit être progressif En cas d'interruption de plus de 3 jours, reprendre la titration à zéro (1)

1. Maintenir la dose maximale tolérée en traitement d'entretien.

Contre-indications
Hypersensibilité connue à la substance active, le sélexipag, ou à l'un des excipients
Coronaropathie sévère ou angor instable
Infarctus du myocarde survenu au cours des 6 derniers mois
Insuffisance cardiaque décompensée non contrôlée médicalement
Arythmie sévère
Accident ischémique transitoire ou accident vasculaire cérébral survenus au cours des 3 derniers mois
Anomalies valvulaires congénitales ou acquises avec un retentissement cardiaque cliniquement significatif et non lié à l'hypertension pulmonaire
Insuffisance hépatique (classe C Child-Pugh)
Grossesse et allaitement

Propriétés

- Agoniste sélectif du récepteur de la prostacycline (IP), distinct de la prostacycline et de ses analogues

Indications

- Traitement au long cours des patients adultes atteints d'hypertension artérielle pulmonaire (HTAP) en classe fonctionnelle OMS II et III, soit en association thérapeutique chez les patients insuffisamment contrôlés par un traitement par un antagoniste des récepteurs de l'endothéline (ARE) et/ou par un inhibiteur de la phosphodiestérase de type 5 (iPDE-5), soit en monothérapie chez les patients qui ne peuvent pas être traités par ces médicaments
- L'efficacité a été démontrée sur une population de patients atteints d'HTAP, comprenant des HTAP idiopathiques et héritables, des HTAP associées à une connectivite et des HTAP associées à une cardiopathie congénitale simple corrigée

Effets indésirables

- Très fréquents : céphalées, diarrhées, nausée, vomissements, douleurs de la mâchoire, myalgies, douleurs des extrémités, arthralgies et bouffées vasomotrices (effets de premières doses qui peuvent disparaître après les premiers jours de traitement), œdème des membres inférieurs
- Fréquents : anémie, hyperthyroïdie, perte d'appétit et perte de poids, hypotension, congestion nasale, douleurs abdominales, rash cutané, urticaire, érythème, tachycardie

Précautions d'emploi

- Clcr < 30 ml/min, mais l'utilisation est possible
- Risque d'OAP en cas de maladie vaso-occlusive pulmonaire, surveillance tensionnelle chez les hypotendus, surveillance thyroïdienne rapprochée en cas d'antécédent d'hyperthyroïdie

Interactions médicamenteuses

- *Associations contre-indiquées* : gemfibrozil (inhibiteur du CYP 2C8)
- Le sélexipag et son métabolite actif subissent un métabolisme oxydatif au niveau des cytochromes CYP 2C8 et CYP 3A4. Modification de dose de selexipag avec clopidogrel, déférasirox et tériflunomide (inhibiteurs modérés)
- L'utilisation concomitante en association d'un ARE et d'un iPDE-5 a entraîné une diminution de 30 % de l'exposition au métabolite actif du sélexipag

Traitement de la fibrose pulmonaire (I)

Pirfénidone *Liste I-30 %-Coll-Médicament d'exception, réservé aux pneumologues*

ESBRIET	84 cp. 801 mg	1 cp. × 3 fois/jour de J1 à J7 (1) 2 cp. × 3 fois/jour de J8 à J14, puis 801 mg × 3 fois/jour (2)

1. Au moment des repas, accompagnée d'un aliment, en entier pour éviter nausées et vertige. Ne pas croquer ni casser les comprimés.
2. Reprendre avec le même schéma en cas d'arrêt du traitement pendant plus de 14 jours. Dose quotidienne d'entretien.

Contre-indications

Hypersensiblité à un des composants, traitement par fluvoxamine
Clairance de la créatinine < 30 ml/min, insuffisance hépatique, Child Pugh C
Grossesse et allaitement

Propriétés

- Immunosuppresseur ayant des propriétés antifibrotiques et anti-inflammatoires par réduction de la prolifération des fibroblastes et des protéines associées à la fibrose
- Élimination urinaire après métabolisation hépatique, demi-vie de 2,4 heures

Indications

- Traitement de la fibrose pulmonaire idiopathique légère à modérée de l'adulte surtout efficace chez les patients ayant une CVF > 50 % et une DLCO ≥ 30 %

Effets indésirables

- Très fréquents (> 10 %) : dyspepsie, nausées, diarrhées, réaction de photosensibilisation, éruption, fatigue (attention à la conduite), anorexie, céphalées
- Fréquents (1 à 10 %) : infections, perte de poids, insomnie, vertiges, somnolence, dysgueusie, dyspnée, toux, bouffées de chaleur, reflux gastro-œsophagien, vomissements, douleurs abdominales, gastrite, constipation, prurit, érythème, sécheresse de la peau, myalgies, arthralgies, douleurs thoraciques, anaphylaxie, arthromyalgie
- Rares (< 1 %) : angiœdème, agranulocytose, augmentation des transaminases

Précautions d'emploi et interactions médicamenteuses

- Nécessité de vérifier la fonction hépatique en début de traitement puis tous les mois
- Si élévation des transaminases ≥ 5N, arrêter le traitement et ne pas le reprendre
- Pas de données chez l'insuffisant hépatique ou rénal sévère : ne pas utiliser
- Une exposition directe aux rayons solaires (y compris les lampes solaires) doit être évitée ou minimisée pendant le traitement. Recommander aux patients d'utiliser quotidiennement une protection écran solaire (photosensibilisant)
- Ne pas débuter le traitement sans s'être assuré de l'absence de vertiges (notamment conduite automobile). La majorité des patients qui ont ressenti des vertiges n'ont connu qu'un seul épisode. Si les vertiges ne s'atténuent pas ou s'ils s'aggravent, un ajustement de la dose, voire une interruption, peut se justifier
- Essentiellement métabolisé par le CYP 1A2 (43 %) → attention aux coprescriptions. La fluvoxamine, puissant inhibiteur, augmente les concentrations par un facteur 4
- À l'inverse, le tabac, inducteur, entraîne une réduction de 50 % des doses
- Éviter de prendre des médicaments connus pour provoquer une photosensibilisation

Traitement de la fibrose pulmonaire (II)

Nintédanib *Liste I-30 %-Médicament d'exception-Prescription hospitalière réservée aux pneumologues, rhumatologues et internistes*

OFEV	60 capsules molles 100 ou 150 mg	A. 150 mg × 2 fois/jour au cours des repas à 12 heures d'intervalle (1) (2) (3)

1. Dose max. à ne pas dépasser.
2. 100 mg × 2 fois/jour en cas d'intolérance.
3. Non remboursé dans l'indication de la pneumopathie interstitielle de la sclérodermie.

Contre-indications

Hypersensibilité au nintédanib, à l'arachide ou au soja
Insuffisance hépatique modérée à sévère, grossesse

Propriétés

- Inhibiteur des tyrosine kinases au niveau des récepteurs du facteur de croissance dérivé des plaquettes (PDGFR) A et B, des récepteurs du facteur de croissance des fibroblastes (FGFR) 1-3 et des récepteurs du facteur de croissance de l'endothélium vasculaire (VEGFR) 1-3. Inhibe l'activation des cascades de signalisation induites par le FGFR et le PDGFR qui joue un rôle important dans la prolifération, la migration et la différenciation des fibroblastes / myofibroblastes pulmonaires, cellules caractéristiques de la pathologie de fibrose pulmonaire idiopathique
- Élimination essentiellement biliaire

Indications

- Traitement de la fibrose pulmonaire idiopathique (FPI) (CVFp ≥ 50 % et DLCO ≥ 30 %)

Effets indésirables

- Fréquents : **diarrhée** (62 %), nausées, douleurs abdominales, vomissements, perte de poids, baisse d'appétit, épistaxis et autre hémorragie, augmentation des enzymes hépatiques (13,6 % des cas), HTA, infarctus du myocarde, éruption cutanée
- Accidents vasculaires artériels
- Thrombopénie, céphalées

Précautions d'emploi

- En cas de diarrhée trop importante, réduire les doses
- Surveillance des transaminases, si > 3N, réduire les doses, voire arrêt du traitement ; en cas d'ictère arrêt définitif, ne pas administrer en cas d'insuffisance hépatique. De par ses propriétés pharmacologiques potentialise le risque hémorragique
- AVC < 3 mois, infarctus du myocarde récent : risque de récidive. Rechercher des anévrismes artériels avant le début du traitement
- Risque d'HTA, de perforation digestive, de retard de cicatrisation
- Grossesse : toxicité fœtale chez l'animal, contraception efficace recommandée
- Risque hémorragique accru, risque d'anévrismes et de dissections artériels

Interactions médicamenteuses

- Substrat de la PgP : risque d'augmentation des doses en présence d'inhibiteurs (kétoconazole, ciclosporine, érythromycine), à l'inverse risque de diminution des doses en présence d'inducteurs (rifampicine, carbamazépine, phénytoïne et millepertuis)

Surfactant pulmonaire : Phospholipides

Poractant alpha (extrait de surfactant de poumon de porc)

Liste I-Réservé aux hôpitaux (service de néonatalogie, unité de soins intensifs)

CUROSURF 120 mg/1,5 ml CUROSURF 240 mg/3 ml *Conserver de + 2 °C à + 8 °C*	Fl. 1,5 ml = 120 mg Fl. 3 ml = 240 mg Suspension	Instillation endo-trachéale : *cf.* posologie ci-dessous, produit réchauffé à 37 °C

Contre-indications
Hypersécrétion bronchiolo-bronchique notamment lors d'infections bactériennes

Propriétés

- Surfactant pulmonaire semi-naturel extrait de poumon de porc, qui réduit la tension de surface au niveau des alvéoles pulmonaires, facilite les échanges gazeux, prévient le collapsus alvéolaire et protège l'épithélium alvéolaire

Indications (médicament en sus de la T2A)

- Traitement d'enfants nouveaux-nés prématurés présentant un syndrome de détresse respiratoire par déficit en surfactant pulmonaire (maladie des membranes hyalines)

Précautions d'emploi

- Traitement réservé aux médecins des unités de soins intensifs en néonatalogie et uniquement à des enfants intubés sous ventilation mécanique et sous surveillance constante de leur oxymétrie par mesure de la PaO_2 par électrode transcutanée
- Radiographie pulmonaire préalable systématique pour vérifier la bonne position de la sonde intratrachéale et l'absence de pneumothorax
- Possibilité d'augmentation rapide de l'expansion thoracique imposant une réduction rapide de la pression respiratoire maximale de ventilation
- Possibilité d'augmentation rapide de la pression partielle d'oxygène dans le sang artériel imposant une réduction rapide de la concentration de l'oxygène inspiré afin d'éviter une hyperoxie dont les dangers, notamment rétiniens, sont redoutables chez les prématurés (risque de cécité)

Effets indésirables

- Obstruction du tube endo-trachéal par les sécrétions muqueuses (0,3 ‰) nécessitant l'aspiration du tube ou son remplacement
- Hémorragie intrapulmonaire (complication rare mais parfois fatale de toute naissance prématurée) et paraissant plus fréquente chez l'enfant traité par surfactant pulmonaire (2 %) que chez l'enfant non traité (1 %), bradycardie, hypotension, pneumothorax

Mode d'emploi et posologie

- Instillation à l'aide d'une sonde d'intubation le plus tôt possible après la naissance (dans les 30 minutes, dès le diagnostic de SDR posé) par voie endo-trachéale de 1 dose unique de 200 mg/kg de poids de naissance (ou de 1 demi-dose dans chaque bronche principale) : il est possible d'administrer encore 1 ou 2 doses supplémentaires de 100 mg/kg chacune à un intervalle d'au moins 12 heures chez les enfants qui sont toujours ventilés et nécessitent une oxygénothérapie (ne jamais dépasser 400 mg/kg)
- Chez les enfants en respiration spontanée à la naissance : administration par un fin cathéter en bolus unique sur une durée de 0,5 à 3 minutes (méthode LISA)

Produits divers en pneumologie (I)

Alpha-1 antitrypsine humaine[G]

Liste I-100 %-Rétrocession-Prescription hospitalière

ALFALASTIN *Conserver de + 2 °C à + 8 °C et à l'abri de la lumière*	Fl. 1 000 mg poudre + 30 ml d'eau ppi 33,33 mg/ml Fl. 4 000 mg poudre + 120 ml d'eau ppi 33,33 mg/ml	Injection **IV** *immédiatement après reconstitution sans dépasser un débit de 4 ml/min* : 60 mg/kg × 1 fois/semaine (1)

1. Schéma d'administration à démarrer le plus tôt possible :
   - De façon continue en cas d'emphysème évolutif.
   - De façon discontinue par cures lors des poussées de surinfection.

Contre-indications
Hypersensibilité à l'un des constituants

Propriétés (demi-vie ≈ 4 jours)

- Glycoprotéine normalement élaborée par le foie, inhibiteur physiologique de l'élastase (90 % de l'activité élastasique), de la trypsine, de la chymotrypsine, de la thrombine et des protéases bactériennes, contrôlant la dégradation des tissus (rôle fondamental dans le maintien des structures anatomiques normales du poumon)
- Le mode de préparation de ce produit sanguin permet d'inactiver les virus enveloppés (VIH, VHC, VHB), mais peut être d'efficacité limitée sur certains virus non enveloppés (VHA, parvovirus B19)

Indications

- Traitement substitutif des formes graves de déficit primitif en alpha-1 antitrypsine chez les sujets de phénotype PiZZ ou PiSZ avec emphysème pulmonaire

Effets indésirables

- Possibilité non exclue de réactions allergiques ou anaphylactiques, nécessitant l'arrêt immédiat et définitif et un traitement symptomatique, et une surveillance de la perfusion
- Céphalées, myalgies, urticaire, œdème

Précautions d'emploi

- Vacciner préalablement les patients, notamment contre les hépatites A et B
- Prescription et surveillance uniquement par un pneumologue hospitalier, en surveillant le patient pendant 1,5 heure après l'injection, avec le matériel nécessaire pour traiter une éventuelle réaction anaphylactique (adrénaline)
- Dosages d'alpha-1 antitrypsine 1 fois par mois pendant 6 mois puis tous les 3 à 4 mois (adapter les doses pour maintenir un taux plasmatique minimum de 0,50 à 0,70 g/l)
- Grossesse et allaitement : innocuité non établie (peu d'expérience animale)

Incompatibilités physico-chimiques

- Ne mélanger à aucun autre médicament, pas d'interaction connue
- Arrêt du tabac impératif
- Protection professionnelle

Produits divers en pneumologie (II)

Alpha-1-antitrypsine humaine

Liste I-100 %-Coll-Rétrocession-Réservé aux hôpitaux

RESPREEZA	Fl. 1 000 mg + 20 ml solvant ou fl. 4 000 mg + 76 ml solvant ou fl. 5 000 mg + 95 ml solvant pour solution à 50 mg/ml après reconstitution	A. 60 mg/kg par voie IV × 1 fois/semaine en 15 à 30 minutes
PROLASTIN	Fl. 1 000 mg poudre + 40 ml solvant pour solution à 25 mg/ml après reconstitution (1)	*Idem*, en perfusion courte à 0,08 ml/kg/min

1. À administrer dans les 3 heures.

Contre-indications

Hypersensibilité au principe actif ou à l'un des excipients
Patients souffrant d'un déficit en IgA chez qui la présence d'anticorps anti-IgA a été démontrée (risque d'hypersensibilité sévère et de réactions anaphylactiques)

Propriétés

- L'alpha-1-antitrypsine est considérée comme le principal agent antiprotéase des voies respiratoires inférieures, où il inhibe l'élastase neutrophile

Indications

- Traitement d'entretien du déficit sévère et documenté en alpha-1-antitrypsine chez les adultes afin de ralentir la progression de l'emphysème (ex. : phénotypes PiZZ, PiZ(null), Pi(null, null), PiSZ). VEMS de 35 à 60 %. Service médical rendu faible

Précautions d'emploi

- Réactions d'hypersensibilité pouvant survenir, y compris chez les patients ayant toléré un traitement précédent par alpha-1-antitrypsine humaine
- Peut contenir des traces d'IgA. Les patients présentant un déficit sélectif ou sévère en IgA peuvent développer des anticorps anti-IgA et par conséquent présenter un plus grand risque de réaction d'hypersensibilité sévère et une réaction anaphylactique justifiant l'arrêt du traitement
- Médicaments dérivés du sang : vaccination appropriée (hépatites A et B) recommandée chez les patients recevant régulièrement ou de façon répétée des spécialités d'alpha-1-antitrypsine préparées à partir de plasma humain
- Arrêt impératif du tabac
- Pas de données au cours de la grossesse

Effets indésirables

- Outre les réactions d'hypersensibilité (médicament protéique), vertiges, céphalées, nausées, paresthésies, bouffées vasomotrices, asthénie, douleurs thoraciques, fièvre, prurit, urticaire, hyperhidrose, œdème de la face, dorsalgies

Produits divers en pneumologie (III)

SCOPOLAMINE[G] Bromhydrate *Liste I-65 %-Coll*	Sol. injectable : 10 ou 50 amp. à 0,5 mg/2 ml (1) 100 amp. à 1 ou 2 ml 0,025 % 0,4 mg de scopolamine base = 1 amp.	Posologie individuelle en fonction de l'effet recherché et de la tolérance (*cf.* Indications)
SCOPODERM TTS Délai d'action = 6 à 8 heures Durée d'action = 72 heures *Liste I-Non remboursé-Coll*	5 ou 30 (1) systèmes adhésifs contenant 1,31 mg de scopolamine = délivrance de 1 mg sur 72 heures	A. Application derrière l'oreille 6 à 12 heures avant le départ (2)

1. Formes réservées à l'hôpital.
2. À retirer dès la fin du voyage et à changer toutes les 72 heures.

Contre-indications
Adénome de la prostate, glaucome à angle fermé

Propriétés

- Parasympatholytique de type atropinique qui agit comme antagoniste compétitif de l'acétylcholine et des autres agonistes muscariniques
- L'administration de ce médicament entraîne une diminution des sécrétions salivaires. Son effet sur la diminution des sécrétions bronchiques est beaucoup moins marqué. Aux doses préconisées, il peut être observé une diminution de leur viscosité rendant plus difficile leur expectoration
- La scopolamine diminue la motilité intestinale et exerce un effet tachycardisant moins marqué que l'atropine. Au niveau du système nerveux central, elle exerce un effet sédatif prédominant, contrairement à l'atropine

Indications

- Traitement en soins palliatifs des râles agoniques liés à l'encombrement des voies aériennes supérieures par excès de sécrétions salivaires (patch), à réévaluer tous les jours
- La posologie habituellement préconisée chez l'adulte est :
  - *En injection SC* : 0,2 à 0,6 mg de scopolamine base soit 1/2 à 2 amp. toutes les 4 heures
  - *En perfusion SC* : 0,8 à 2,4 mg de scopolamine base soit 2 à 7 amp. par 24 heures
- En patch cutané : traitement du mal des transports et des râles agoniques

Effets indésirables et précautions d'emploi

- Liés aux effets anticholinergiques : épaississement des sécrétions bronchiques, diminution de la sécrétion lacrymale, troubles de l'accommodation (mydriase), tachycardie, palpitations, constipation, rétention urinaire, confusion mentale, agitation, hallucinations, délire en particulier chez les sujets âgés. Ces troubles cognitifs sont fréquemment décrits à faible dose chez les sujets fragilisés traités en soins palliatifs
- Il convient de s'assurer après la première utilisation de scopolamine à la posologie recommandée que le patient ne présente pas d'altération des fonctions cognitives, d'agitation ou d'hallucinations avant de renouveler l'injection
- Les effets peuvent persister plus de 12 heures après le retrait du patch
- Insuffisance coronarienne, troubles du rythme, hyperthyroïdie, bronchite chronique
- Éviter le contact avec l'œil (par le doigt) : mydriase. Se laver les mains après chaque application
- Limiter l'association aux autres médicaments ayant des propriétés atropiniques

Oxygénothérapie

Oxygène à usage médical *Agréé aux collectivités et livraison à domicile*

OXYGÈNE MÉDICINAL	En évaporateurs fixes ou mobiles, ou en bouteilles métalliques sous une pression de 200 bars (1)

1. Bouteilles de 2 à 50 l. Une bouteille de 2 l apporte 0,4 m^3 de gaz sous une pression de 1 bar à 15°.

Propriétés

- Gaz (constituant approximativement 21 % de l'air ambiant), utilisé comme oxygénateur sanguin pour maintenir une $PaO_2 > 60$ mmHg ou une $SaO_2 \geq 90$ %
- L'oxygénothérapie hyperbare (à une pression partielle > 1 atmosphère *soit* 1,013 bar) augmente de façon importante la quantité d'oxygène dissous dans le sang

Indications

- Hypoxies d'étiologies diverses nécessitant une oxygénothérapie normobare ou hyperbare
- Alimentation des respirateurs en anesthésie et en réanimation
- Vecteur des médicaments pour inhalation administrés par un nébuliseur
- Crise d'algie vasculaire de la face (oxygène pur en inhalation au masque à un débit de 7 l à 10 l/min pendant 15 minutes)

Posologie (oxygénothérapie normobare, avec pour objectif de maintenir une PaO_2 > 60 mmHg ou une SaO_2 > 90 %)

- Insuffisance respiratoire chronique : l'oxygénothérapie de longue durée consiste à administrer par sonde nasale de l'oxygène à faible débit (0,5 à 2 l/min) pendant une durée ≥ à 15 h/jour, parfois en continu
- Insuffisance respiratoire aiguë : administration à un débit variant de 0,5 à 15 l/min, à adapter en fonction de la gazométrie
- En ventilation assistée : FiO_2 de 21 % à 100 % maximum (concentration en O_2 de l'air ventilé)

Effets indésirables

- Apnée par dépression respiratoire liée à la suppression soudaine du facteur stimulant hypoxique, en particulier chez l'insuffisant respiratoire chronique
- Microatélectasies par diminution d'azote dans les alvéoles pulmonaires et effet de l'oxygène sur le surfactant pulmonaire, surtout à de fortes concentrations
- Lésions pulmonaires suite à une oxygénothérapie avec une $FiO_2 > 80$ %
- Crises convulsives suite à une oxygénothérapie avec une FiO_2 de 100 % pendant plus de 6 heures (notamment en administration hyperbare)
- Barotraumatisme par hyperpression sur les parois des cavités closes (oreille moyenne, sinus, poumons) en administration hyperbare
- Rétinopathie à type de fibroplasie rétrolentale chez les nouveau-nés qui nécessitent une $FiO_2 > 30$ % (chez les prématurés notamment) (décollement de rétine, voire cécité)
- Crises de claustrophobie lors de l'oxygénothérapie hyperbare en caisson
- Rupture de membrane tympanique, pneumothorax à forte dose, prolongée

Précautions d'emploi

- Nourrisson : contrôler régulièrement la PaO_2 (qui ne doit pas dépasser 100 mmHg)

Monoxyde d'azote

Monoxyde d'azote[G] *Liste I-Réservé aux services de réanimation néonataux et de chirurgie cardio-vasculaire*

INOMAX KINOX NOXAP	Gaz pour inhalation et compresseur à 200 ou 225 ou 400 ou 450 ou 800 ppm mole/mole (1) Bouteilles remplies à 155 bars absolus

1. **Posologie individuelle et mode d'administration** :
   - Voie endotrachéobronchique.
   - Le monoxyde d'azote est administré par ventilation mécanique après dilution dans un mélange air/oxygène, à l'aide d'un système d'administration (marqué CE) du monoxyde d'azote.

Contre-indications

Nouveau-nés dépendants d'un shunt droite-gauche ou chez qui il a été mis en évidence un canal artériel "malin" gauche-droite

Propriétés

- Composé produit par de nombreuses cellules de l'organisme. Il induit la relaxation des muscles lisses vasculaires en se liant au fer héminique de la guanylate-cyclase cytosolique, en activant la guanylate-cyclase et en augmentant les concentrations intracellulaires de guanosine 3',5'-monophosphate cyclique, entraînant une vasodilatation. Le monoxyde d'azote inhalé induit une vasodilatation pulmonaire sélective

Indications (en association à la ventilation assistée et aux autres traitements adaptés)

- Traitement des nouveau-nés d'âge gestationnel ≥ 34 semaines, présentant une détresse respiratoire hypoxémiante associée à des signes cliniques ou échocardiographiques d'hypertension artérielle pulmonaire, dans le but d'améliorer l'oxygénation et d'éviter le recours à l'oxygénation par membrane extracorporelle (ECMO)
- Traitement des poussées d'hypertension artérielle pulmonaire péri- et post-opératoires dans le cadre de chirurgie cardiaque chez l'adulte et les nouveau-nés, nourrissons, enfants et adolescents âgés de 0 à 17 ans, dans le but de diminuer la pression artérielle pulmonaire de façon sélective pour améliorer la fonction ventriculaire droite et l'oxygénation tissulaire

Précautions d'emploi et effets indésirables

- Surveillance de la formation de méthémoglobine (MetHb) : il est établi que les nouveau-nés et les nourrissons présentent une activité réduite de la MetHb-réductase par rapport aux adultes. La méthémoglobinémie devra être mesurée dans l'heure suivant le début du traitement
- L'administration de NO ne doit pas être interrompue brutalement, du fait du risque d'augmentation de la pression artérielle pulmonaire (PAP) et/ou de la diminution de l'oxygénation artérielle (PaO_2) par effet rebond. Une dégradation de l'oxygénation et une élévation de la PAP peuvent également survenir chez les nouveau-nés
- Formation de NO_2 : du dioxyde d'azote (NO_2) se forme rapidement dans les mélanges gazeux contenant du monoxyde d'azote et de l'oxygène (O_2), ce qui peut provoquer une réaction inflammatoire et des lésions des voies respiratoires. La dose de monoxyde d'azote administrée devra être réduite si la concentration de NO_2 dépasse 0,5 ppm
- La surveillance régulière de l'hémostase et la mesure du temps de saignement sont recommandées si l'administration de NO dépasse 24 heures chez les patients présentant des anomalies plaquettaires fonctionnelles ou quantitatives ou un faible facteur de coagulation ou recevant un traitement par anticoagulants
- Conformément à la réglementation du travail dans la plupart des pays européens, la valeur limite d'exposition (exposition moyenne) du personnel est de 25 ppm pendant 8 heures (30 mg/m^3) pour le monoxyde d'azote et de 2-3 ppm (4-6 mg/m^3) pour le dioxyde d'azote (NO_2)

Chambres d'inhalation pour nouveaux-nés, nourrissons et enfants *Remboursement LPPR*

Nom	Caractéristiques
ABLE SPACER 2 Volume = 135 ml	Nourrissons (avec petit masque) de 0 à 9 mois, pédiatrique (avec masque moyen), de 9 mois à 6 ans ; sans masque, pour tous les patients > 6 ans, adaptateur universel compatible avec tous les aérosols doseurs Valve faisant partie intégrante de la chambre et ne nécessitant pas d'être changée. Sans latex
AEROCHAMBER PLUS Volume = 150 ml	Chambre d'inhalation munie d'une valve d'inhalation (silicone), d'un embout buccal (polypropylène) protégé par un capuchon, d'un adaptateur et d'un sifflet Flowsignal, utilisable avec tout aérosol-doseur (adulte et enfant > 6 ans) Sans latex ni phtalates, masques pour enfant
AIRCHAMBER	Chambre d'inhalation avec masque de 0 à 6 ans, embout buccal à partir de 6 ans
ANYCARE	Chambre d'inhalation de 0 à 9 mois, de 9 mois à 6 ans
ARROW	Chambre d'inhalation antistatique de 0 à 18 mois, de 18 mois à 6 ans et à partir de 6 ans
ATOMISOR SMARTCHAMBER	Chambre d'inhalation avec masque de 0 à 18 mois, de 12 mois à 6 ans et à partir de 18 ans
BABYHALER Volume = 350 ml	Chambre d'inhalation allongée, d'un volume de 350 ml, munie de deux valves et d'un masque étanche n° 2 pour les enfants de 3 mois à 5 ans (silicone), utilisable avec les aérosols-doseurs Ventoline, Flixotide, Bécotide, Seretide et Serevent Masque n° 1 adapté aux enfants < 3 mois également disponible
DECTRA	Chambre d'inhalation de 0 à 9 mois, de 9 mois à 6 ans et à partir de 6 ans
FLO+	Chambre d'inhalation en polymère transparent et antistatique pour adulte et enfant > 6 ans (masque adulte), pour enfant < 6 ans avec 2 masques (de 0 à 18 mois et de 18 mois à 6 ans) S'adapte à tous les modèles d'aérosol doseur
FUNHALER Volume = 226 ml	Chambre d'inhalation pédiatrique : < 6 ans Compatible avec une majorité d'aérosols-doseurs
INHALER	Chambre d'inhalation de 0 à 9 mois et de 9 mois à 6 ans
ITINHALER Volume = 325 ml	Chambre d'inhalation souple, compactable (se plie et se roule), sans latex, 100 % silicone Compatible avec tous les aérosols-doseurs Trois formes : < 9 mois, < 6 ans et > 6 ans ; existe avec masque
L'ESPACE	Chambre d'inhalation avec masque de 0 à 2 ans et de 2 ans à 6 ans
LA PETITE	Chambre d'inhalation de 0 à 6 ans avec masque pédiatrique

Nom	Caractéristiques
LINEA CARE	Chambre d'inhalation de 0 à 9 mois et de 9 mois à 6 ans
NEBUHALER	Chambre d'inhalation de 0 à 9 mois et de 9 mois à 6 ans
OPTICHAMBER DIAMOND	Chambre d'inhalation de 0 à 18 mois, de 18 mois à 6 ans et à partir de 6 ans
TIPSHALER Volume = 260 ml	Chambre d'inhalation transparente sans phtalates, sans bisphénol A, sans latex Compatible avec tous les aérosols-doseurs Trois formes : < 9 mois, < 6 ans et > 6 ans ; existe avec masque
TURBO	Chambre d'inhalation avec masque de 0 à 6 ans
VISIONAIR+	Chambre d'inhalation avec masque de 0 à 6 ans et à partir de 6 ans
VORTEX Volume = 193 ml PARI VORTEX	Chambre d'inhalation universelle en aluminium, avec valves anti-retour Chambre simple avec embout buccal simple Chambre avec masque jeune enfant < 2 ans (masque ludique en forme de grenouille et de coccinelle) Chambre avec masque enfant > 2 ans Chambre avec masque adulte Compatible avec tous les aérosols-doseurs disponibles sur le marché

Propriétés

- Chambres d'inhalation présentant un orifice où s'adapte l'embout de l'aérosol-doseur, un embout buccal et un système de valve s'ouvrant à l'inspiration et se fermant à l'expiration → destinées à supprimer la synchronisation main-poumon imposée par les aérosols-doseurs et donc à améliorer la pénétration pulmonaire du produit inhalé, notamment chez l'enfant < 6 ans ou chez l'enfant plus âgé au cours de crise d'asthme
- Pour les jeunes enfants, un masque est adaptable sur la chambre, plutôt qu'un embout buccal

Mode d'emploi

- Agiter l'aérosol-doseur, introduire son embout dans l'orifice de la chambre avec le fond de la cartouche orienté vers le haut, serrer l'embout buccal de la chambre avec les lèvres (ou appliquer le masque sur le visage de l'enfant), pulvériser 1 bouffée, inspirer calmement et profondément par la bouche, maintenir éventuellement une apnée de quelques secondes après chaque inspiration (ces chambres se vident en 3 à 10 cycles respiratoires)
- Nettoyer chaque semaine ces chambres à l'eau savonneuse en les rinçant ensuite à grande eau puis en les laissant sécher à l'air libre (ceci afin de retirer les particules de médicaments déposées sur les parois, et pour des raisons d'hygiène évidentes)

Débitmètre de pointe : dispositifs médicaux	
AIRZONE PEAK FLOW ECHAMBER PEAK FLOW EOLYS PEAK FLOW MICROLIFE	Pour tout patient avec embout jetable enfant : débit de 60 à 800 l/min Bas débit Débit standard
PEAK FLOW MINIWRIGHT PEAK FLOW PINNACLE POCKET PEAK	Standard > 6 ans : débit de 60 à 800 l/min Avec moulin incitatif : débit de 30 à 400 l/min Airzone Adulte et enfant

Chapitre 22

Psychiatrie et addictologie

Conduite à tenir en cas d'agitation

- L'état d'agitation peut induire un risque pour les patients et leur entourage
- Une pathologie organique doit toujours être suspectée (hyperthermie, infection, globe vésical, douleur, hypoglycémie, hypercapnie, pathologie neurologique aiguë) : examen somatique, NFS, ionogramme, calcémie, TSH, phosphatases alcalines, gamma-GT, toxiques sanguins et urinaires, ECBU
- La consommation d'alcool, de drogues et de médicaments doit être recherchée
- Avec le malade et son entourage, évaluation de l'humeur, du jugement, de l'orientation, de la vigilance et de l'adéquation à la réalité + anamnèse avec recherche d'antécédents psychiatriques
- Essayer d'établir une relation de confiance et d'apaisement
- Une sédation médicamenteuse peut être nécessaire :
  - Lorazépam 2,5 mg si l'étiologie n'est pas définie ou s'il s'agit d'un trouble anxieux
  - Olanzapine 20 mg si le tableau paraît psychotique
- Une contention physique voire un isolement peuvent être transitoirement justifiés
- En cas de delirium tremens : réhydratation (IV si nécessaire) + vitaminothérapie B1-B6 + Diazépam 10 mg/6 h
- En cas d'échec : Chlorazépate dipotassique 20 mg + Cyamémazine 50 mg en IM

Conduite à tenir en cas de crise suicidaire

- La crise suicidaire se caractérise par l'expression du désir de se donner la mort
- Sa prise en charge doit intervenir sans délai
- Se montrer empathique et rassurant
- Faire verbaliser ses émotions et ses représentations au patient
- Rechercher un trouble mental (schizophrénie, trouble bipolaire, épisode dépressif majeur, trouble anxieux, trouble du comportement alimentaire, syndrome de stress post-traumatique ou post-agression, etc.)
- Évaluer 3 paramètres : risque, urgence et dangerosité
  - Les facteurs de risque sont les conditions favorisant de manière générale une crise suicidaire. Ils peuvent être primaires (présence d'un trouble psychiatrique avéré, antécédent familial de suicide ou de TS, antécédent personnel de TS, impulsivité, expression d'une intention suicidaire), secondaires (perte précoce de l'un des parents, difficultés socio-professionnelles, antécédents de maltraitance ou d'agression) ou tertiaires (sexe masculin, adolescence ou sénescence)
  - Le degré d'urgence quantifie la capacité du sujet à passer à l'acte à court terme. Il dépend du niveau de souffrance du sujet qui s'exprime par des projets suicidaires construits (s'enquérir d'un scénario suicidaire : moment et moyen présumés)
  - La dangerosité est en rapport avec la létalité potentielle du moyen suicidaire présumé
- Rechercher les éléments permettant un étayage (dont les personnes ressources dans l'entourage) et l'existence d'une demande d'aide
- Proposer une alternative à la mise en œuvre du projet suicidaire
- Hospitaliser le patient (en procédure de soins psychiatriques à la demande d'un tiers SPDT le cas échéant) si le degré d'urgence et la dangerosité le justifient. Le risque suicidaire est l'un des principaux motifs d'hospitalisation en psychiatrie
- Agir sur l'angoisse à l'aide d'un anxiolytique (par exemple : Alprazolam 0,5 mg : 1 cp.)
- Traitement pharmacologique, psychothérapeutique et médicosocial spécifique du trouble mental associé le cas échéant

PSYCHIATRIE : Schémas thérapeutiques

Ces schémas sont un simple aide-mémoire. Il est indispensable de ne pas se limiter au traitement médicamenteux, qu'il faut associer à des mesures psychothérapiques.

Troubles de l'humeur : Épisodes dépressifs et maniaques

Troubles bipolaires (prévention des rechutes)	Thymorégulateurs au long cours (Lithium, Divalproate de Na, Carbamazépine ou Lamotrigine – ce dernier produit est indiqué dans les troubles bipolaires de type I dans lesquels les épisodes dépressifs dominent le tableau) Antidépresseurs (choisir un produit efficace antérieurement et bien supporté) dans les formes unipolaires dépressives (proscrire les antidépresseurs en monothérapie dans les formes bipolaires)
Troubles dépressifs caractérisés d'intensité sévère	Hospitalisation souvent indispensable (1) + Antidépresseur (ISRS ou IRSNA ou agoniste mélatoninergique en première intention, imipraminique ou IMAO en deuxième intention) (2) ± Hypnotique ± Anxiolytique ± Antipsychotique (dans les formes psychotiques) + Suivi psychiatrique après rémission Électroconvulsivothérapie si échec ou contre-indication absolue des antidépresseurs, voire en première intention dans les formes stuporeuses Normothymique (formes bipolaires) ou antidépresseur (formes unipolaires dépressives) en prévention des rechutes
Troubles dépressifs caractérisés d'intensité légère à modérée	Conseils hygiénodiététiques, Soutien psychologique, Relaxation ou méditation ± Psychothérapie de type cognitivo-comportementale ± Antidépresseur (ISRS ou IRSNA en première intention, imipraminique en deuxième intention) (2) ± Hypnotique ± Anxiolytique ± Hospitalisation (1)

1. *Le risque suicidaire conditionne l'hospitalisation* (l'évaluer systématiquement selon les 3 critères consensuels : risque, urgence et dangerosité). L'âge est également un critère central (hospitalisation quasi-systématique chez les enfants et les sujets âgés).
2. *Modalités d'utilisation des antidépresseurs* dans les états dépressifs :
   - La prescription d'antidépresseur est indiquée en cas de dépression d'intensité modérée à sévère.
   - Le délai d'action des antidépresseurs est de 10 jours à 1 mois → attendre au moins 3 semaines de traitement à dose efficace avant de changer de produit.
   - Les antidépresseurs doivent être prescrits en monothérapie en première intention, éventuellement en association avec un sédatif (anxiolytique ou antipsychotique sédatif) dans les dépressions anxieuses, agitées ou lorsqu'il existe un risque suicidaire.
   - Les antidépresseurs ne doivent pas être prescrits en monothérapie dans le trouble bipolaire.

PSYCHIATRIE : Schémas thérapeutiques

Troubles de l'humeur : Épisodes dépressifs et maniaques (suite)

Épisodes maniaques Épisodes hypomaniaques (ne nécessitant pas une hospitalisation)	Hospitalisation (mise au calme et si besoin en chambre d'isolement) + Thymorégulateur (Lithium, Divalproate de Na, Carbamazépine) ± Antipsychotique (dans les formes délirantes ou à titre antimaniaque) ± Benzodiazépine (à titre sédatif) Électroconvulsivothérapie si résistance au traitement psychotrope Thymorégulateur en prévention des rechutes

Épisodes psychotiques aigus

Trouble psychotique bref Trouble schizophréniforme Manie avec caractéristiques psychotiques	Hospitalisation + Bilan (biologique + neuro-imagerie) pour le diagnostic différentiel + Antipsychotique + Suivi psychiatrique après rémission

États confusionnels

États confusionnels d'origine organique ou toxique	Hospitalisation ± Mise au calme + Bilan étiologique
Delirium tremens (DT) Pré-delirium tremens	Hospitalisation (mise au calme) + Bilan biologique + Réhydratation + Anxiolyse et prévention des crises comitiales par BZD + Vitamines (B1-B6, PP, pour prévention des encéphalopathies alcooliques) + Acide folique + Arrêt total et définitif de l'alcool

Troubles psychotiques

Trouble délirant	Antipsychotique + Thérapie cognitive et comportementale
Schizophrénie	Prise en charge psychiatrique biopsychosociale : Antipsychotique (à propriétés antiproductives dans les formes paranoïdes ; à propriétés antidéficitaires dans les formes désorganisées et résiduelles) + Psychothérapie spécifique + Réhabilitation psychosociale

PSYCHIATRIE : Schémas thérapeutiques

Troubles anxieux

Trouble anxieux généralisé (TAG)	Thérapie cognitive et comportementale + Antidépresseur (ISRS ou Venlafaxine) ± BZD sur une durée très brève (risque élevé de dépendance) ou Prégabaline
Attaques de panique	Anxiolytique à la phase aiguë
Trouble obsessionnel compulsif (TOC) Trouble panique (TP) Trouble phobique	Thérapie cognitive et comportementale + Antidépresseur (ISRS) ± BZD sur une durée très brève (risque élevé de dépendance)
Angoisse de situation Trac	Bêta-bloquant (Propranolol : 20-40 mg *per os* 1 heure avant la situation stressante)
Trouble de l'adaptation avec réaction anxieuse ou dépressive	Réassurance + Mise au calme ± Anxiolytique ± Antidépresseur
Stress post-traumatique	EMDR (*Eye Movement Desensitization Reprocessing*) + Antidépresseur

Addictions à des substances

Alcoolisme chronique	Arrêt de l'alcool + Prévention du DT et des encéphalopathies alcooliques (*cf.* page précécente) + Examen somatique à la recherche de complications + Examen psychiatrique au décours du sevrage + Prise en charge biopsychosociale ultérieure (dont Naltrexone, Disulfirame, Acamprosate, Nalméfène ou Baclofène) + Associations de malades
Tabagisme	Arrêt du tabac + Nicotine (percutanée, perlinguale) ou Bupropion ou Varenicline tartrate ± Psychothérapie ± Anxiolytique
Amphétamines	Arrêt du produit ± Anxiolytique ± Psychothérapie
Barbituriques	Phénobarbital à doses dégressives (risque de convulsions si arrêt brutal) + Psychothérapie
Benzodiazépines	Benzodiazépine à doses dégressives (risque de convulsions si arrêt brutal) ± Psychothérapie
Cannabis	Arrêt du produit ± Psychothérapie ± Anxiolytique
Cocaïne	Arrêt du produit ± Psychothérapie ± Anxiolytique

PSYCHIATRIE : Schémas thérapeutiques

Addictions à des substances (suite)

Opiacés	Surdosage aigu (overdose) = Manœuvres de réanimation si besoin (ventilation, massage cardiaque, oxygène) + Appel du SAMU pour hospitalisation + Naloxone sous surveillance médicale continue, puis sevrage des opiacés
	Sevrage = Arrêt total des opiacés + Analgésique + Antispasmodique + Anxiolytique + Traitement substitutif (Méthadone, Buprénorphine)
	Post-sevrage = Prise en charge biopsychosociale : Psychothérapie + Traitement substitutif (Méthadone, Buprénorphine) ± Antidépresseur ± Anxiolytique ± Soutien social

Troubles psychiques de l'enfant

Trouble dépressif caractérisé	Psychothérapie ± Antidépresseur (en première ou deuxième intention dans les formes d'intensité sévère de l'adolescent, en deuxième intention chez l'enfant + Surveillance et recherche d'un comportement suicidaire et/ou hostile) + Soutien de la famille
Énurésie	Règles hygiéno-diététiques ± Psychothérapie ± Oxybutynine ± Biofeedback
Encoprésie	Psychoéducation de l'enfant et de ses parents + Laxatifs ± Psychothérapie ± Recherche de maltraitance
Trouble hyperactif avec déficit de l'attention (THADA ou ADHD)	Psychothérapie ± Méthylphénidate
Terreurs nocturnes	Rassurer ± Enregistrement polysomnographique ± Psychothérapie ± BZD (ex. : Clobazam) sur une courte durée

PSYCHIATRIE : Schémas thérapeutiques

Troubles du sommeil

Insomnie	Bilan étiologique + Traitement spécifique le cas échéant ± Règles hygiénodiététiques ± Psychothérapie ± Hypnotique sur une courte durée
Syndrome de décalage horaire (*jet lag*)	Adaptation dès l'arrivée de son activité au fuseau horaire local (pas de sieste) (1) ± Hypnotique ± Mélatonine
Somnolence au volant	Proscrire l'alcool, les psychotropes, le cannabis, les agonistes dopaminergiques et tout dépresseur du SNC S'arrêter au moindre signe de somnolence et faire régulièrement des pauses Recherche d'un syndrome d'apnées du sommeil ou d'une narcolepsie (enregistrement du sommeil)

1. Fatigue liée au décalage horaire : on compte environ *un jour de récupération par fuseau horaire*.

Troubles du comportement alimentaire

Anorexie mentale	Évaluation de l'IMC + Bilan biologique + Psychothérapie ± Anxiolytique ± Antidépresseur ± Hospitalisation avec contrat de poids si dénutrition sévère ou si trouble ionique
Boulimie	Évaluation de l'IMC + Bilan biologique + Psychothérapie ± Anxiolytique ± Antidépresseur (ISRS) ± Hospitalisation si dénutrition sévère ou si trouble ionique

Anxiolytiques (I) :
Benzodiazépines

Benzodiazépines (classées selon leur demi-vie d'élimination)

Liste I-65 %-Coll-Prescription maximale de 12 semaines

VÉRATRAN Clotiazépam Demi-vie = 5 heures	30 cp. séc. 5 mg 30 cp. séc. 10 mg	A. 5 à 30 mg/jour en 2 à 3 prises
SÉRESTA Oxazépam Demi-vie = 8 heures	30 cp. 10 mg 20 cp. séc. 50 mg	A. 10 à 50 mg/jour (jusqu'à 150 mg/jour)
XANAX Alprazolam[G] Demi-vie = 12 heures	30 cp. séc. 0,25 mg ou 0,50 mg	A. 0,5 à 4 mg/jour en 2 à 3 prises
TÉMESTA Lorazépam[G] EQUITAM Demi-vie = 10 à 20 heures	30 cp. séc. 1 mg 30 cp. séc. 2,5 mg	A. 1 à 7,5 mg/jour en 1 à 3 prises
LEXOMIL Bromazépam[G] Demi-vie = 20 heures, 50 heures pour le métabolite actif principal	30 cp. séc. 6 mg quadrisécables	A. 3 à 12 mg/jour en 1 à 3 prises (jusqu'à 36 mg/jour chez le sujet hospitalisé)
VALIUM Diazépam[G] Demi-vie = 32 à 47 heures, 30 à 150 heures pour le métabolite actif principal (*cf.* la forme injectable en Neurologie)	40 cp. séc. 5 mg 30 cp. séc. 10 mg Gouttes : 3 gtes = 1 mg	A. 5 à 20 mg/jour (jusqu'à 40 mg/jour) E. 0,5 mg/kg/jour en 2 à 3 prises
URBANYL Clobazam Demi-vie = 20 heures, 50 heures pour le métabolite actif principal	30 gél. 5 mg 30 cp. séc. 10 mg 30 cp. 20 mg	A. 5 à 60 mg/jour (jusqu'à 120 mg/jour si hospitalisé) E. 0,5 à 1 mg/kg/jour
LIKOZAM Clobazam Demi-vie = 36 à 79 heures	Fl. 150 ml (1 ml = 1 mg)	A. 20 à 30 mg/jour (jusqu'à 60 mg/jour)
LYSANXIA Prazépam[G] Demi-vie = 30 à 150 heures	40 cp. séc. 10 mg 20 cp. séc. 40 mg ***NR*** Gouttes : 20 ml à 15 mg/ml = 30 gtes	A. 10 à 30 mg/jour (jusqu'à 60 mg/jour) en 1 à 2 prises
NORDAZ Nordazépam Demi-vie = 30 à 150 heures	30 cp. séc. 7,5 mg 30 cp. séc. 15 mg	A. 7,5 à 15 mg/jour en 1 prise le soir
VICTAN Loflazépate d'éthyle Demi-vie = 77 heures	30 cp. séc. 2 mg	A. 1 à 3 mg/jour en 1 prise le soir
TRANXENE Clorazépate dipotassique[G] Demi-vie = 30 à 150 heures	30 ou 50 gél. 5 mg 30 ou 50 gél. 10 mg 28 ou 50 gél. 20 mg (1)	A. 10 à 90 mg/jour (jusqu'à 200 mg/jour chez le sujet hospitalisé)
TRANXENE Injectable Délai d'action = 15 à 30 minutes	20 fl. 20 mg/2 ml	Par voie IM ou IV lente : A. 20 à 200 mg/jour

1. Ordonnance sécurisée limitée à 28 jours.

Contre-indications
Insuffisance respiratoire, apnées du sommeil
Myasthénie, insuffisance hépatique sévère, porphyries
Hypersensibilité aux benzodiazépines, toxicomanie (sauf sevrage – CI relative)

Propriétés

- Facilitation de la transmission gabaergique, ayant un effet anxiolytique, myorelaxant, anticonvulsivant, sédatif et hypnotique ; leur utilisation expose à un risque de dépendance, facteur expliquant leur surconsommation
- Absorption digestive rapide et importante, pic plasmatique en 1 à 2 heures, demi-vie très variable selon les molécules, élimination urinaire sous forme de métabolites glycuroconjugués inactifs, passage transplacentaire et dans le lait maternel

Indications (prescription limitée à 12 semaines au maximum)

- Anxiété aiguë dans le cadre d'un stress aigu et transitoire, d'un trouble de l'adaptation, d'un trouble anxieux ou dépressif ou d'un trouble psychotique (en association avec un neuroleptique)
- Insomnie d'endormissement
- Sevrage alcoolique (prévention et traitement du delirium tremens) (clorazépate)
- Épilepsies (clobazam, clonazépam, diazépam), tremblement essentiel, symptômes extrapyramidaux précoces de type akathisie et tasikinésie dus aux neuroleptiques
- Formes injectables : crise d'angoisse aiguë avec impossibilité d'administration PO, états d'agitation et d'agressivité, delirium tremens, prémédication, tétanos

Effets indésirables

- En rapport avec la posologie et/ou la sensibilité individuelle : somnolence, difficultés de concentration, amnésie antérograde, hypotonie, sensations ébrieuses, plus rarement confusion ou réactions paradoxales (irritabilité, agressivité, excitation)
- En utilisation prolongée et/ou à forte dose : développement d'une tolérance, et *risque de dépendance* physique et psychique pouvant entraîner un syndrome de sevrage à l'arrêt (anxiété, insomnie, irritabilité, céphalées, myalgies, plus rarement agitation, épisodes confusionnels, dépersonnalisation, hallucinations, convulsions)
- Très rares : hépatite, réactions cutanées allergiques, dysphagie
- **Surdosage** : état ébrieux, somnolence, coma, dépression respiratoire → flumazénil (antagoniste spécifique) et surveillance des fonctions cardio-respiratoires

Précautions d'emploi et interactions médicamenteuses

- Prescrire à posologie minimale efficace, arrêter le traitement de façon progressive sur une période d'au moins 2 semaines en cas d'utilisation prolongée et/ou à forte posologie
- Utiliser avec prudence chez les sujets âgés (réduire la dose de 50 à 70 %), en cas d'insuffisance hépatique ou rénale (adapter la dose), d'antécédents de pharmacodépendance et chez les conducteurs et utilisateurs de machines
- *Grossesse* : éviter sauf nécessité absolue au 1er trimestre (risque tératogène) et éviter les fortes doses au 3e trimestre (risque de détresse respiratoire du nouveau-né avec hypothermie et hypotonie)
- *Allaitement* : utilisation à éviter sauf prise unique (passage dans le lait)
- ***Associations déconseillées*** : alcool
- *Associations à utiliser avec précaution* : cimétidine, inhibiteurs de la pompe à protons, phénytoïne (avec le diazépam notamment)
- *Associations à prendre en compte* : cisapride, clozapine, médicaments dépresseurs du SNC, nilutamide

Anxiolytiques (II) :
Antihistaminique H1

Hydroxyzine *Liste I-65 %-Prescription maximale de 12 semaines*

ATARAX Délai d'action = 15 à 30 minutes Demi-vie = 13 à 20 heures	30 cp. séc. 25 mg	A. 50 à 100 mg/jour (D. max. : 100 mg/jour) E. > 6 ans : 1 mg/kg/jour (D. max. : 2 mg/kg/jour)
ATARAX SIROP Délai d'action = 15 à 30 minutes Durée d'action = 6 à 8 heures	Fl. 200 ml à 2 mg/ml (+ seringue graduée de 0,25 ml en 0,25 ml)	A. 30 à 100 mg/jour (D. max. : 100 mg/jour) E. ≥ 3 ans : 1 mg/kg/jour (D. max. : 2 mg/kg/jour)
HYDROXYZINE Injectable[G] Délai d'action = 10 à 20 minutes Durée d'action = 6 à 8 heures	6 amp. 2 ml = 100 mg	Par voie **IM** stricte (1) : A. 100 mg/jour

1. Utilisation possible par voie IV en anesthésie.

Contre-indications
Hypersensibilité au médicament, aux dérivés de la pipérazine, à l'aminophylline
Glaucome par fermeture de l'angle
Obstacle urétro-prostatique avec risque de rétention urinaire
Patients à risque d'allongement de QT (congénital ou médicamenteux)
Pathologie cardio-vasculaire, troubles ioniques, porphyries
Grossesse au 1er trimestre, allaitement

Propriétés

- Antihistaminique H1 dérivé de la pipérazine (non apparenté aux phénothiazines), utilisé comme sédatif, anxiolytique et antiprurigineux, ayant un effet anticholinergique, n'induisant pas de dépendance physique ou psychique ni de dépression respiratoire en cas de surdosage (contrairement aux benzodiazépines)
- Absorption digestive rapide (pic plasmatique en 2 à 2,5 heures), métabolisation complète, élimination urinaire sous forme de métabolites, demi-vie d'élimination de 3 à 4 heures

Indications

- *Prescription à la dose efficace la plus faible et pour la durée la plus courte, limitée à 12 semaines au maximum*
- Anxiété, insomnie d'endormissement
- Troubles du sommeil chez l'enfant > 3 ans (en deuxième intention)
- Manifestations allergiques diverses : prurit, urticaire, rhinites, conjonctivites
- Prémédication avant anesthésie générale et certaines explorations

Effets indésirables

- Somnolence, excitation, constipation
- **Surdosage** : hypersédation et effets anticholinergiques (bouche sèche, constipation, mydriase, troubles de l'accommodation, élévation de la pression intra-oculaire, risque de poussée aiguë de glaucome à angle fermé, risque de rétention urinaire en cas d'obstacle urétro-prostatique, confusion mentale chez le sujet âgé) → surveillance

Précautions d'emploi, interactions médicamenteuses et incompatibilités

- Patients à risque d'allongement de QT : arythmie cardiaque, bradycardie, antécédents cardio-vasculaires, troubles hydro-électrolytiques (hypokaliémie, hypomagnésémie), antécédents familiaux de mort subite, médicaments associés favorisant l'allongement de QT → administration contre-indiquée
- Si allongement de QT sous traitement, arrêt de ce dernier si signes ou symptômes d'arythmie
- Sujets âgés : prescription non recommandée (risques liés aux effets anticholinergiques et à l'allongement du QT) et limitée à 50 mg/jour si le traitement est nécessaire
- Ne pas administrer par voie SC ou intra-artérielle (risque de nécrose locale)
- Utiliser avec prudence chez les conducteurs et utilisateurs de machines (somnolence)
- ***Associations contre-indiquées*** : médicaments allongeant l'intervalle QT et/ou induisant des torsades de pointe
- ***Associations déconseillées*** : alcool (effet sédatif accru), bétahistine (antagonisme)
- *Associations à prendre en compte* : autres dépresseurs du SNC, autres anticholinergiques, médicaments pouvant induire une bradycardie ou une hypokaliémie, médicaments inhibiteurs du CYP 3A4 ou de l'alcool déshydrogénase (augmentation des concentrations d'hydroxyzine)

Anxiolytiques (III) : Azaspirodécanediones

Buspirone[G] *Liste I-65 %-Coll*

BUSPIRONE Demi-vie = 2 à 11 heures	20 cp. séc. 10 mg	À dose progressive A. 15 à 20 mg/jour en 3 prises (jusqu'à 60 mg/jour)

Contre-indications
Insuffisance rénale ou hépatique sévère, porphyries

Propriétés

- Anxiolytique ayant un délai d'action de 1 à 3 semaines, dénué d'effets sédatifs, myorelaxants ou anticonvulsivants, avec un mécanisme d'action complexe sur les systèmes sérotoninergique (inhibiteur sélectif des récepteurs sérotoninergiques I_A), noradrénergique et dopaminergique, non apparenté aux benzodiazépines, aux carbamates ou aux neuroleptiques, n'entraînant ni dépendance, ni syndrome de sevrage à l'arrêt, ni altération des capacités psychomotrices et cognitives
- Absorption digestive rapide, fixation à 95 % aux protéines plasmatiques, métabolisation rapide, élimination sous forme de métabolites par voie urinaire (30 à 60 %) et biliaire (20 à 40 %) avec cycle entéro-hépatique, demi-vie d'élimination de 2 à 11 heures

Indications (prescription limitée à 12 semaines au maximum)

- Anxiété

Effets indésirables

- Rares : gastralgies, sensations vertigineuses ou ébrieuses, céphalées, nervosité, sueurs, nausées (troubles disparaissant spontanément ou lors de la réduction de la posologie)
- Possibilité de troubles extrapyramidaux

Précautions d'emploi

- Utiliser avec prudence chez les conducteurs et les utilisateurs de machines (sensations vertigineuses ou ébrieuses éventuelles en début de traitement)
- Prescrire à doses progressives, en commençant par 15 mg par jour en 3 prises, puis en augmentant si besoin par paliers de 5 mg tous les 2 à 3 jours jusqu'à la posologie efficace
- Utilisé seul, ce médicament n'est pas adapté au traitement des états dépressifs
- Grossesse et allaitement : à éviter (absence d'études cliniques)
- Sujets < 18 ans : à éviter (absence d'études cliniques)

Interactions médicamenteuses

- ***Associations déconseillées*** : IMAO, alcool, érythromycine, itraconazole
- *Associations à utiliser avec précaution* : autres dépresseurs du SNC (dont les benzodiazépines), diltiazem, vérapamil, rifampicine, jus de pamplemousse
- *Associations à prendre en compte* : ISRS, fluvoxamine, trazadone, cimétidine, inhibiteurs et inducteurs du CYP 3A4

Anxiolytiques (IV)

Anxiolytiques divers

STRESAM Étifoxine Demi-vie = 20 heures *Liste I-15 %-Coll*	60 gél. 50 mg	A. 3 à 4 gél./jour en 2 ou 3 prises
ANXÉMIL ***NR*** Passiflora incarnata	42 cp. 200 mg	A. et E. > 12 ans : 1 à 2 cp. × 2 fois/jour

Contre-indications

Myasthénie, état de choc (pour l'étifoxine)
Insuffisance hépatique et/ou rénale sévère (pour l'étifoxine)

Propriétés

- L'étifoxine, de la classe clinique des benzoxazines, agit sur le récepteur $GABA_A$ par une action directe (modulation allostérique positive) et indirecte (augmentation des neurostéroïdes cérébraux)

Indications (prescription limitée à 12 semaines au maximum pour l'étifoxine)

- Manifestations psycho-somatiques de l'anxiété

Effets indésirables

- Possibilité de somnolence diurne et difficultés d'endormissement en début de traitement
- *Étifoxine* (rares) : syndrome grave d'hypersensibilité cutanée (DRESS, érythème polymorphe, Stevens-Johnson, Lyell), vascularite, choc anaphylactique, thrombopénie, colite lymphocytaire, métrorragies, troubles hépatiques cytolytiques ou mixtes (parfois graves), troubles neurologiques

Précautions d'emploi

- En cas de réaction cutanée ou allergique ou hépatique, interrompre le traitement
- Utiliser avec prudence chez les conducteurs et utilisateurs de machines
- Grossesse et allaitement : utilisation à éviter

Interactions médicamenteuses

- ***Associations déconseillées*** : alcool (majoration des effets sédatifs)
- *Associations à prendre en compte* : autres médicaments dépresseurs du SNC (majoration des effets sédatifs), antidépresseurs imipraminiques, contraception œstro-progestative, AVK, lévothyroxine

Prégabaline (voir ce terme)

LYRICA est indiqué dans le traitement du trouble anxieux généralisé (TAG) chez l'adulte.

Hypnotiques ou Somnifères (I) : Cyclopyrrolones

Zopiclone[G] *Liste I-15 %-Coll-Prescription limitée à 4 semaines*

IMOVANE Demi-vie = 5 à 6 heures	5 ou 14 cp. 3,75 mg 14 cp. séc. 7,5 mg	A. 3,75 à 7,5 mg/jour en une seule prise au coucher

Contre-indications

Insuffisance respiratoire ou hépatique sévère, apnées du sommeil
Myasthénie
Allergie au blé

Propriétés

- Hypnotique de la famille des cyclopyrrolones, facilitant la transmission gabaergique (comme les benzodiazépines, mais par fixation sur un site différent), ayant une action hypnotique rapide, des effets anxiolytiques, myorelaxants et anticonvulsivants, modifiant moins l'architecture du sommeil que les benzodiazépines, notamment la durée du sommeil paradoxal
- Absorption digestive rapide (pic plasmatique en 90 à 120 minutes), fixation faible aux protéines plasmatiques, métabolisation hépatique, élimination urinaire sous forme métabolisée (80 %) et inchangée (4 %), demi-vie d'élimination de 5 à 6 heures (allongée en cas d'insuffisance hépatocellulaire), passage transplacentaire et dans le lait maternel

Indications (prescription limitée à 4 semaines au maximum)

- Troubles sévères du sommeil : insomnie occasionnelle ou transitoire

Effets indésirables

- En rapport avec posologie et sensibilité individuelles : somnolence diurne, hypotonie musculaire, bouche sèche, céphalées, asthénie, amnésie antérograde, sensations ébrieuses, plus rarement réactions paradoxales d'irritabilité, d'agressivité, d'excitation, syndrome confusionnel ou confuso-onirique
- Sensation de goût amer après la prise, réactions cutanées allergiques rares
- Possibilité de dépendance avec syndrome de sevrage à l'arrêt brutal du traitement : anxiété, insomnie, tremblements, crampes, nausées, plus rarement incidents majeurs (convulsions, état de mal myoclonique, syndrome confusionnel)
- **Surdosage** : somnolence, coma et dépression respiratoire → flumazénil, surveillance et traitement symptomatique

Précautions d'emploi et interactions médicamenteuses

- Ne pas dépasser 3,75 mg/jour chez l'insuffisant hépatique et chez le sujet âgé
- Utiliser avec prudence en cas d'insuffisance respiratoire, chez les conducteurs et les utilisateurs de machines, éviter tout traitement prolongé inutilement, diminuer progressivement les doses en cas de traitement prolongé et/ou à forte posologie
- Grossesse et allaitement : utilisation déconseillée
- Enfant < 18 ans : utilisation non recommandée en l'absence d'études
- ***Associations déconseillées*** : alcool
- *Associations à prendre en compte* : autres médicaments dépresseurs du SNC

Hypnotiques ou Somnifères (II) : Imidazopyridines

Zolpidem[G] *Liste I-15 %-Coll-Ordonnance sécurisée limitée à 4 semaines*

STILNOX Demi-vie = 2,4 heures	7 ou 14 cp. séc. 10 mg	A. 5 à 10 mg/jour en une seule prise au coucher

Contre-indications

Insuffisance respiratoire ou hépatique sévère, apnées du sommeil
Myasthénie
Grossesse et allaitement, enfant < 15 ans (innocuité non démontrée)

Propriétés

- Hypnotique de la famille des imidazopyridines, ayant une action hypnotique rapide, agoniste spécifique d'un des sous-types de récepteurs aux benzodiazépines, mais modifiant moins l'architecture du sommeil que ces dernières, notamment la durée du sommeil paradoxal
- Absorption digestive rapide (concentration plasmatique maximale en 30 à 180 minutes), forte fixation aux protéines plasmatiques (92 %), élimination sous forme de métabolites inactifs par voie urinaire (56 %) et fécale (37 %), demi-vie d'élimination de 2,4 heures (allongée en cas d'insuffisance hépato-cellulaire à environ 10 heures)

Indications

- Troubles sévères du sommeil : insomnie occasionnelle ou transitoire

Effets indésirables

- Fréquents (1 à 10 %) : sensations vertigineuses, somnolence diurne, céphalées, nausées et/ou vomissements, asthénie, hallucinations, agitation, cauchemars
- Rares : syndrome d'amnésie-automatisme, somnambulisme, syndrome confusionnel transitoire, altération des fonctions psychomotrices, troubles du comportement, idées délirantes, amnésie, syndrome dépressif, diplopie, tremblements, démarche instable, ataxie, chutes, diarrhée
- Syndrome de dépendance avec manifestations de sevrage à l'arrêt brutal du traitement : anxiété, insomnie, tremblements, crampes, nausées, plus rarement convulsions, état de mal myoclonique, syndrome confusionnel

Précautions d'emploi et interactions médicamenteuses

- Utiliser avec prudence chez les conducteurs ou utilisateurs de machines et en cas d'insuffisance respiratoire
- Utiliser à la plus faible dose efficace, sans dépasser une dose initiale de 5 mg/jour et une dose maximale de 10 mg/jour chez les sujets âgés ou insuffisants hépatiques
- Ne doit pas être réadministré dans la même nuit
- Attention à l'augmentation des doses, à l'usage sur de longues périodes, aux usages récréatifs de plus en plus fréquents
- ***Associations déconseillées*** : alcool
- *Associations à prendre en compte* : autres dépresseurs du SNC, kétoconazole, rifampicine

Hypnotiques ou Somnifères (III) : Benzodiazépines (hypnotiques)*

Benzodiazépines d'action intermédiaire (1)

Liste I-15 %-Coll-Prescription limitée à 4 semaines

HAVLANE Loprazolam[G] Demi-vie = 8 heures	20 cp. séc. 1 mg	A. 0,5 à 1 mg au coucher
LORMÉTAZÉPAM[G] Demi-vie = 10 heures	14 cp. séc. 1 mg ou 2 mg	A. 0,5 à 2 mg au coucher

1. Utiliser toujours à la plus faible posologie efficace, certains effets indésirables dose-dépendants étant particulièrement fréquents, notamment chez les sujets à risque de réveil intempestif (prenant des gardes nocturnes) et/ou en association à d'autres psychotropes et/ou à l'alcool : troubles du comportement et syndromes d'amnésie-automatisme (pouvant avoir une incidence médico-légale).

Benzodiazépines d'action prolongée (2)

Liste I-Coll-Prescription limitée à 4 semaines

MOGADON Nitrazépam Demi-vie = 16 à 48 heures *Non remboursé*	20 cp. séc. 5 mg	A. 2,5 à 5 mg au coucher
NUCTALON Estazolam Demi-vie = 17 heures *Remboursement 15 %*	20 cp. 2 mg	A. 2 mg au coucher

2. Utiliser toujours à la plus faible posologie efficace, certains effets indésirables dose-dépendants étant particulièrement fréquents, notamment chez les sujets à risque de réveil intempestif (prenant des gardes nocturnes) et/ou en association à d'autres psychotropes et/ou à l'alcool : troubles du comportement et syndromes d'amnésie-automatisme (pouvant avoir une incidence médico-légale).

* *Recommandations de la HAS* : ces médicaments doivent être prescrits à la plus faible dose et pour la plus courte période possible, en seconde intention après échec des thérapies cognitivo-comportementales.

Contre-indications
Insuffisance respiratoire, apnées du sommeil, myasthénie Insuffisance hépatique sévère

Propriétés

- Psychotropes de la famille des benzodiazépines, dont les effets sont dus à une facilitation de la transmission gabaergique, utilisés comme hypnotiques, ayant aussi des effets anxiolytiques, myorelaxants et anticonvulsivants. Ils perturbent l'architecture du sommeil en diminuant la durée du sommeil paradoxal, et leur utilisation expose à un risque de dépendance physique
- Absorption digestive rapide, pic plasmatique atteint en 30 à 120 minutes, demi-vie très variable selon les molécules, élimination urinaire sous forme de métabolites glycuroconjugués inactifs, passage transplacentaire et dans le lait maternel

Indications (prescription limitée à 4 semaines)

- Troubles sévères du sommeil : insomnie occasionnelle ou transitoire

Effets indésirables

- En rapport avec la posologie et/ou la sensibilité individuelle : somnolence, difficultés de concentration, hypotonie, sensations ébrieuses, plus rarement réactions paradoxales (euphorie avec levée des inhibitions et amnésie antérograde, agressivité, excitation, confusion mentale, syndrome d'amnésie-automatisme)
- En utilisation prolongée et/ou à forte dose : développement d'une tolérance et risque de dépendance physique et psychique pouvant entraîner à l'arrêt un syndrome de sevrage (anxiété, insomnie, irritabilité, céphalées, myalgies, plus rarement agitation, épisodes confusionnels, dépersonnalisation, hallucinations, convulsions)
- Très rares : dysphagie, réactions cutanées allergiques
- **Surdosage** : état ébrieux, somnolence, coma, dépression respiratoire → flumazénil (antagoniste spécifique) et surveillance des fonctions cardio-respiratoires

Précautions d'emploi

- Prescrire à la plus faible posologie efficace et pour la plus courte période possible (4 semaines maximum), en seconde intention après échec des thérapeutiques cognitivo-comportementales
- Arrêter le traitement de façon progressive sur une période de 2 semaines en cas de traitement prolongé et/ou à forte posologie
- *Utiliser avec prudence* chez les sujets âgés (réduire la dose de 50 à 70 %), en cas d'insuffisance hépatique ou rénale (réduire éventuellement la dose), d'antécédents de pharmacodépendance, et chez les conducteurs et utilisateurs de machines
- *Grossesse* : éviter sauf nécessité absolue au 1er trimestre (risque tératogène) et éviter les fortes doses au 3e trimestre (risque de détresse respiratoire du nouveau-né avec hypothermie et hypotonie)
- *Allaitement* : utilisation à éviter, sauf prise unique

Interactions médicamenteuses

- ***Association déconseillée*** : alcool
- *Associations à utiliser avec précaution* : cimétidine, inhibiteurs de la pompe à protons, phénytoïne, macrolides
- *Associations à prendre en compte* : cisapride, clozapine, médicaments dépresseurs du SNC, nilutamide

Hypnotiques ou Somnifères (IV) : Antihistaminiques (hypnotiques)

Éthanolamines

DONORMYL LIDENE Doxylamine[G] Demi-vie = 10 heures *Non remboursé*	10 cp. séc. 15 mg (pelliculés ou effervescents)	A. 7,5 à 30 mg 15 à 30 minutes avant le coucher

Phénothiazines

THÉRALÈNE Alimémazine *Liste I-15 %-Coll*	50 cp. séc. 5 mg (1) Gouttes à 4 % : fl. 30 ml à 1 mg par goutte	A. 5 à 10 mg au coucher E. > 20 kg : 0,25 à 0,50 mg/kg au coucher

1. Les comprimés sont réservés à l'adulte et à l'enfant > 6 ans.

Phytothérapie : Aubépine + Valériane

TRANQUITAL *Non remboursé*	100 cp.	A. 4 à 6 cp./jour (2)

2. Traditionnellement utilisé dans le traitement symptomatique des états neurotoniques, notamment en cas de troubles mineurs du sommeil ou de palpitations anxieuses.

Contre-indications
Antécédent personnel ou familial de glaucome par fermeture de l'angle
Obstacle urétro-prostatique associé à un risque de rétention urinaire
Maladie de Parkinson
Insuffisance respiratoire, apnées du sommeil
Nourrisson < 20 kg

Propriétés

- Antihistaminiques utilisés comme hypnotiques en raison de leur effet sédatif, ayant des effets anticholinergiques indésirables (notamment chez l'enfant et le sujet âgé)
- Absorption digestive rapide, métabolisation hépatique importante, élimination urinaire, passage transplacentaire et dans le lait maternel

Indications

- Insomnie occasionnelle et transitoire
- *NDR* : durée du traitement la plus courte possible (< 5 jours)

Effets indésirables

- *Phénothiazines* : somnolence diurne, excitation paradoxale chez certains sujets, effets atropiniques (bouche sèche, mydriase, troubles de l'accommodation, élévation de la pression intra-oculaire, constipation, rétention urinaire en cas d'obstacle urétro-prostatique, poussée de glaucome aigu à angle fermé), troubles extrapyramidaux, génito-endocriniens, cutanés (allergiques ou par photosensibilisation), ictère, leucopénie, agranulocytose
- **Surdosage** : somnolence, coma, troubles extrapyramidaux, dépression respiratoire, hypotension, défaillance circulatoire → lavage gastrique et traitement symptomatique

Précautions d'emploi

- *Ne pas utiliser de phénothiazines* chez les nourrissons < 20 kg (rôle hypothétique dans la mort subite du nourrisson)
- Utiliser avec prudence chez les conducteurs et utilisateurs de machines et les sujets âgés (somnolence), les parkinsoniens, en cas d'insuffisance rénale ou hépatique ou d'affection cardiovasculaire grave
- Suspendre immédiatement le traitement en cas de fièvre inexpliquée (élément du syndrome malin décrit avec les neuroleptiques) ou d'intolérance à ces produits
- Grossesse et allaitement : utilisation à éviter par prudence

Interactions médicamenteuses

- ***Associations déconseillées*** : alcool (effet sédatif), bétahistine (antagonisme)
- *Associations à prendre en compte* : autres anticholinergiques, autres médicaments dépresseurs du SNC

Hypnotiques ou Somnifères (V) :
Benzodiazépines (anesthésie)

Midazolam[G] (1) *Liste I-65 %-Coll*

MIDAZOLAM	Sol. inj. à 1 mg/ml 10 amp. 5 ml = 5 mg Sol. inj. à 5 mg/ml 10 amp. 1 ml = 5 mg 10 fl. 10 ml = 50 mg	Solution injectable réservée aux anesthésistes -réanimateurs et aux situations d'urgence (voie **IV**, **IM** ou rectale)
OZALIN	10 amp. 5 ml à 2 mg/ml avec applicateur gradué	Sédation anesthésique de 6 à 17 ans (3 à 40 kg)

1. Voir la solution buccale réservée au traitement des crises convulsives au chapitre “Neurologie”.

Contre-indications

Insuffisance respiratoire sévère ou dépression respiratoire aiguë

Propriétés

- Benzodiazépine d'action immédiate et de courte durée, ayant des propriétés hypnotiques et sédatives intenses, ainsi que des effets anxiolytiques, anticonvulsivants et myorelaxants
- Demi-vie comprise entre 1,5 et 2,5 heures chez le volontaire sain, hydroxylation hépatique par l'isoenzyme 3A4 du CP450, élimination par voie rénale à 60-80 %

Indications

- Sédation vigile, prémédication avant l'induction de l'anesthésie, induction de l'anesthésie, sédation anesthésique en association avec d'autres agents anesthésiques et analgésiques, sédation en unité de soins intensifs
- Sédation profonde et continue de fin de vie (en liaison avec une équipe de soins palliatifs)

Effets indésirables

- Rash cutané, urticaire, prurit, somnolence, confusion, euphorie, hallucinations, céphalées, ataxie, sédation post-opératoire, amnésie antérograde, réactions paradoxales (agitation, mouvements involontaires, hyperactivité, excitation, accès de violence)
- Dépression respiratoire, apnée, arrêt respiratoire et/ou cardiaque, hypotension, trouble du rythme cardiaque, spasme laryngé
- Développement d'une dépendance physique après administration IV prolongée

Précautions d'emploi et interactions médicamenteuses

- Présence d'équipements de réanimation appropriés à l'âge et à la taille
- Arrêt progressif du traitement lorsqu'il est utilisé de manière prolongée
- *Utiliser avec prudence* chez les sujets âgés ou en mauvais état général
- *Grossesse* : ne pas utiliser sauf nécessité absolue
- *Allaitement* : suspendre l'allaitement dans les 24 heures qui suivent l'administration
- ***Association strictement déconseillée*** : alcool
- *Associations à utiliser avec précaution lors de l'utilisation de doses élevées ou de perfusion de midazolam* : itraconazole, fluconazole, kétoconazole, vérapamil, diltiazem, macrolides, cimétidine et ranitidine à fortes doses
- *Associations à prendre en compte* : saquinavir, autres antiprotéases, dépresseurs du SNC

Régulateur des rythmes circadiens

Mélatonine *Liste II-Non remboursé*

CIRCADIN	30 cp. 2 mg à libération prolongée	A. et E. > 6 ans : posologies ci-dessous (1)
SLENYTO	60 cp. 1 mg à libération prolongée 30 cp. 5 mg à libération prolongée	E. de 2 à 18 ans (2)

1. A. 2 mg après le repas, 1 à 2 heures avant le coucher sans mâcher ni écraser.
   E. > 6 ans, maladies neurogénétiques : 2 à 6 mg/jour (*remboursement 65 %*).
2. Insomnie chez les enfants de 2 à 18 ans présentant un trouble du spectre de l'autisme et/ou un syndrome de Smith-Magenis, lorsque les mesures d'hygiène du sommeil ont été insuffisantes (2 à 5 mg en une prise 30 à 60 minutes avant le coucher).

Contre-indications

Hypersensibilité à la substance active ou à l'un des excipients

Propriétés

- Hormone jouant un rôle sur le sommeil et la régulation des cycles circadiens par son action sur les récepteurs MT1 et MT2, dont la production endogène diminue avec l'âge
- Absorption digestive rapide (pic plasmatique 3 heures), complète chez l'adulte et pouvant être réduite jusqu'à 50 % chez la personne âgée, fixation protéique de l'ordre de 60 %, métabolisation hépatique par le CYP1A, le CYP2A et le CYP2C19, élimination urinaire, demi-vie de 4 heures, passage transplacentaire et dans le lait maternel

Indications

- Traitement à court terme de l'insomnie primaire chez la personne de 55 ans ou plus
- *RTU* : troubles du rythme veille-sommeil chez l'enfant > 6 ans atteint d'une maladie neurogénétique, d'un autisme ou d'un déficit intellectuel associé à un trouble envahissant du développement (*ordonnance initiale spécialisée : pédiatre, neurologue, psychiatre*)

Effets indésirables

- Rares (< 1 %) : douleurs abdominales, nausées, céphalées, hyperactivité psychomotrice, tremblements, vertiges, somnolence, irritabilité, insomnie, asthénie, prise de poids, hyperbilirubinémie, constipation, sécheresse buccale, hyperhidrose, crise convulsive, réactions d'hypersensibilité, angiœdème, galactorrhée, hypertension, syncope, convulsions
- **Surdosage** : vertiges, somnolence, vomissements → pas de traitement particulier

Précautions d'emploi et interactions médicamenteuses

- Utilisation prudente chez les conducteurs de véhicules et les utilisateurs de machines
- Utilisation déconseillée chez l'insuffisant hépatique
- Utilisation déconseillée chez la femme enceinte (absence de données)
- Utilisation déconseillée chez la femme allaitante (passage de la mélatonine dans le lait)
- **Associations déconseillées** : fluvoxamine, alcool
- *Associations à prendre en compte* : 5- et 8-MOP, cimétidine, œstrogénothérapie, quinolones, carbamazépine, rifampicine, autres hypnotiques

Antidépresseurs (I) : Imipraminiques tricycliques ou apparentés

Imipraminiques d'activité intermédiaire (1) *Liste I-65 %-Coll*

ANAFRANIL Clomipramine[G]	60 cp. 10 mg 50 cp. 25 mg 20 cp. séc. 75 mg 5 amp. inj. 25 mg	A. 25 à 150 mg/jour en 1 à 3 prises orales ou par voie **IM** voire en perfusion **IV** (D. max. : 300 mg/jour et 75 mg par prise) E. > 10 ans : 10 à 30 mg/jour en 1 à 3 prises orales
PROTHIADEN Dosulépine	50 gél. 25 mg 20 cp. 75 mg	A. 75 à 150 mg/jour en 1 à 3 prises orales
TOFRANIL Imipramine	60 cp. 10 mg 100 cp. 25 mg	A. 25 à 150 mg/jour en 1 à 3 prises orales

1. Administrer en 1 ou plusieurs prises (en règle générale en 1 prise le matin).

Imipraminiques sédatifs et anxiolytiques (2) *Liste I-65 %-Coll*

LAROXYL Amitriptyline ELAVIL	60 cp. 25 mg 20 cp. 50 mg Gouttes à 4 % : 20 ml à 1 mg par goutte 12 amp. inj. 50 mg	A. 25 à 150 mg/jour (jusqu'à 250 mg/jour) par voie orale ou **IM** voire en perfusion **IV** E. > 10 ans : 10 à 30 mg/jour en 1 à 3 prises orales
QUITAXON Doxépine	40 cp. séc. 10 mg 20 cp. séc. 50 mg	A. 10 à 100 mg/jour (jusqu'à 300 mg/jour)
DÉFANYL Amoxapine	25 cp. séc. 50 mg 20 cp. séc. 100 mg	A. 150 à 200 mg/jour en 1 à 3 prises orales
SURMONTIL Trimipramine (antidépresseur imipraminique le plus sédatif)	50 cp. séc. 25 mg 20 cp. séc. 100 mg Gouttes à 4 % : 30 ml à 1 mg par goutte	A. 50 à 100 mg/jour (jusqu'à 400 mg/jour) par voie orale le soir
LUDIOMIL Maprotiline (antidépresseur tétracyclique, mais comparable aux imipraminiques sédatifs du type amitriptyline)	50 cp. séc. 25 mg 28 cp. séc. 75 mg	A. 50 à 150 mg/jour en 1 à 3 prises orales

2. Administrer en 1 ou plusieurs prises en fin de journée (en règle générale en 1 prise le soir).

Contre-indications
Glaucome par fermeture de l'angle
Obstacle urétro-prostatique avec risque de rétention urinaire
Infarctus du myocarde récent
Certaines associations (*cf.* Interactions)

Propriétés

- Psychotropes thymo-analeptiques (stimulants de l'humeur susceptibles de corriger la tristesse pathologique caractérisant la dépression), agissant par plusieurs mécanismes d'action (effet noradrénergique, effet sérotoninergique, effet anticholinergique central et périphérique, effet alpha-adrénolytique à fortes doses)
- Absorption digestive rapide et importante, forte affinité tissulaire, métabolisation hépatique importante aboutissant à des dérivés actifs et inactifs, élimination essentiellement urinaire (70 à 99 %), passage transplacentaire et dans le lait maternel

Indications

- Trouble dépressif caractérisé (*cf.* ci-dessous les modalités de choix)
- Prévention des rechutes chez les dépressifs unipolaires (utilisés à faible dose = 20 à 50 mg/jour de clomipramine)
- Troubles obsessionnels compulsifs (75 à 300 mg/jour de clomipramine pendant au moins 6 mois, avec un délai d'action de 15 à 30 jours, voire parfois 90 jours)
- Prévention des attaques de panique avec ou sans agoraphobie, troubles phobiques et boulimie sucrée (20 à 150 mg/jour de clomipramine)
- Anxiété (antidépresseur sédatif à faible dose), inhibition névrotique (antidépresseur psychostimulant), insomnie isolée (amitriptyline à faible dose le soir)
- Douleurs rebelles (névralgies faciales, névralgies post-zostériennes, algodystrophies, migraines, céphalées et algies rebelles d'origine neurologique ou cancéreuse, en particulier douleurs de désafférentation permanentes) : l'amitriptyline, la clomipramine et l'imipramine ont une action antalgique retardée de 5 à 10 jours, à une dose inférieure à la dose antidépressive (en moyenne de 40 à 75 mg/jour en 1 à 2 prises, à atteindre progressivement par paliers de 10 à 25 mg)
- Cataplexie de la narcolepsie (10 à 75 mg/jour d'imipramine ou clomipramine le soir)
- Akinésie et états dépressifs des parkinsoniens (clomipramine ou imipramine)
- Pédiatrie : énurésie et terreurs nocturnes chez l'enfant > 6 ans (10-30 mg/jour d'imipramine, de clomipramine ou d'amitriptyline)

Modalités de choix des antidépresseurs dans les états dépressifs

- *Le délai d'action* de ces produits est de 20 à 40 jours → attendre au moins 3 semaines de traitement à doses correctes avant de changer de produit
- *Les antidépresseurs psychostimulants* sont utilisés de préférence dans les dépressions où prédominent l'inhibition psychomotrice et l'asthénie. L'association initiale à un traitement anxiolytique est recommandée (prévention du syndrome de levée d'inhibition)
- *Les antidépresseurs sédatifs* sont utilisés plutôt dans les formes anxieuses, agitées, à fort potentiel suicidaire et/ou avec manifestations somatiques ou névrotiques
- *Les antidépresseurs intermédiaires* peuvent être utilisés dans ces deux types extrêmes de dépressions et quand anxiété et inhibition sont intriquées
- *Les antidépresseurs imipraminiques* sont généralement prescrits en deuxième ou troisième intention en raison de leurs effets indésirables

Effets indésirables, précautions d'emploi et interactions

- *Cf.* page suivante

Antidépresseurs imipraminiques

Effets indésirables

- *Liés à la maladie* : réactivations anxieuses, délirantes ou hallucinatoires, inversion trop rapide de l'humeur, voire virage maniaque, levée de l'inhibition avec risque suicidaire
- *Effets atropiniques* : bouche sèche, sécheresse oculaire, constipation, mydriase, troubles de l'accommodation, élévation de la pression intra-oculaire, tachycardie, dysurie et risque de rétention urinaire en cas d'obstacle urétro-prostatique
- *Effets centraux* : insomnie et anxiété (produits psychostimulants), somnolence diurne avec asthénie et inhibition (produits sédatifs), confusion mentale (sujets âgés surtout), tremblement digital fin, crises convulsives (exceptionnelles chez le sujet normal)
- *Divers* : hypotension orthostatique, retard à l'éjaculation, impuissance, frigidité, prise de poids, sueurs, hépatite cholestatique, troubles de la conduction, troubles du rythme, paresthésies, agranulocytose, thrombopénie, rash cutané, réactions anaphylactiques aux sulfites présents dans certaines formes injectables, chute de cheveux
- **Surdosage aigu** : effets atropiniques, puis vertiges, ataxie, tremblements, dysarthrie, agitation, état stuporeux, coma avec mydriase, convulsions, dépression respiratoire modérée et *toxicité cardio-vasculaire* (troubles du rythme et de la conduction, hypotension, voire choc cardiogénique) → traitement symptomatique et surveillance des fonctions vitales, notamment cardiaques et respiratoires, pendant au moins 5 jours

Précautions d'emploi

- Utilisation prudente chez les conducteurs et utilisateurs de machines, chez les sujets âgés et en cas d'épilepsie, d'affection cardio-vasculaire, d'insuffisance coronarienne, rénale ou hépatique, de dysthyroïdie, ainsi qu'en cas de risque suicidaire (nécessitant le recours à une hospitalisation)
- Administration possible en 1 seule prise (avant 17 h 00 pour les antidépresseurs psychotoniques ou intermédiaires, ou le soir pour les antidépresseurs sédatifs) à dose *progressive* jusqu'à la posologie efficace, puis à dose efficace sur une période suffisante pour prévenir une rechute dépressive (6 mois minimum dans les dépressions sévères et 4 à 6 mois dans les dépressions modérées), l'arrêt du traitement se faisant de manière progressive, sur une période d'environ 1 mois afin de permettre l'observation éventuelle de signes de rechute et éviter un rebond d'insomnie, d'anxiété ou d'asthénie
- Associations justifiées : neuroleptique (en cas d'épisode dépressif majeur avec composante psychotique), sulfarlem (si bouche sèche) et si besoin anxiolytique ou hypnotique pour une durée brève en début de traitement
- Fin de grossesse et allaitement : usage déconseillé (effets atropiniques chez l'enfant)

Interactions médicamenteuses

- ***Associations contre-indiquées*** : IMAO non sélectifs (intervalle de 15 jours pour passer des IMAO aux imipraminiques ou de 7 jours de ceux-ci aux IMAO), oxitriptan, brimonidine
- ***Associations déconseillées*** : alcool, amphétamines et dérivés, antidépresseurs sérotoninergiques purs, antihypertenseurs centraux, IMAO sélectifs de type A, sympathomimétiques mixtes
- *Associations à utiliser avec précaution* : anesthésiques locaux avec adrénaline, anticholinergiques (effets anticholinergiques accrus), anticonvulsivants, antihypertenseurs, baclofène, médicaments dépresseurs du SNC

Antidépresseurs (II) : Inhibiteurs de la recapture de la sérotonine et de la noradrénaline (IRSNA) (I) *Liste I-65 %-Coll*

MILNACIPRAN[G]	56 gél. 25 mg ou 50 mg	A. 100 mg/jour *en 2 prises au cours des repas*
CYMBALTA Duloxétine[G]	28 gél. 30 mg ou 60 mg	A. 60 à 120 mg/jour *en 1 à 2 prises*

Contre-indications

Obstacle sur les voies excrétrices urinaires (milnacipran)
Insuffisance hépatique ou rénale sévère
HTA non contrôlée, maladie coronarienne sévère
Sujet < 18 ans, grossesse et allaitement

Propriétés

- Antidépresseurs inhibant la recapture de la sérotonine et de la noradrénaline
- Absorption digestive à 50 % (duloxétine) et 85 % (milnacipran), liaison aux protéines plasmatiques faible (13 %) pour le milnacipran et forte (95 %) pour la duloxétine, oxydation (CYP1A2 et 2D6) et glycuroconjugaison hépatique pour la duloxétine, élimination urinaire à 90 % pour le milnacipran, passage transplacentaire et dans le lait maternel

Indications

- Trouble dépressif caractérisé
- Douleur neuropathique diabétique périphérique chez l'adulte (pour la duloxétine)
- Trouble anxieux généralisé (TAG) (pour la duloxétine)

Effets indésirables

- Dysurie, bouche sèche, vertiges, hypersudation, anxiété, bouffées de chaleur, alopécie, nausées, constipation, tremblements, palpitations, insomnie, tachycardie, crise hypertensive, hypertransaminasémie, hyponatrémie parfois sévère, hémorragies digestives, hémorragie de la délivrance
- Syndrome de sevrage : paresthésies, vertiges → arrêt progressif sur 1 à 2 semaines
- Risque de syndrome sérotoninergique lors d'associations (*cf.* Interactions)
- **Surdosage** : nausées, sueurs, constipation, vomissements, tachycardie, hypercapnie, convulsions (duloxétine) → surveillance médicale pendant au moins 24 heures

Précautions d'emploi et interactions médicamenteuses

- Possibilité de levée de l'inhibition, virage maniaque dans les troubles bipolaires
- Utiliser avec prudence chez les patients hypertendus ou atteints de cardiopathies (surveiller la fréquence cardiaque et la TA), chez les conducteurs et utilisateurs de machines
- Pas d'adaptation de la posologie pour la duloxétine lorsque la clairance de la créatinine est > 30 ml/min ; pour le milnacipran, réduire selon la clairance : entre 30 et 60 ml/min : 25 mg × 2 fois/24 h ; entre 10 et 30 ml/min : 25 mg/24 h
- ***Associations contre-indiquées*** : IMAO (intervalle de 15 jours entre les IMAO et l'IRSNA ou 7 jours de celui-ci aux IMAO) ; milnacipran : digitaliques, iproniazide, triptans ; duloxétine : fluvoxamine, ciprofloxacine, enoxacine, inhibiteur enzymatique CYP1A2
- ***Associations déconseillées*** : IMAO sélectifs de type A, adrénaline et noadrénaline, antidépresseurs sérotoninergiques, clonidine et apparentés, digoxine, alcool
- *Associations à utiliser avec précaution* : lithium

Antidépresseurs (III) : Inhibiteurs de la recapture de la sérotonine et de la noradrénaline (IRSNA) (II)

Venlafaxine[G] *Liste I-65 %-Coll*

EFFEXOR LP	30 gél. 37,5 mg ou 75 mg à libération prolongée	A. 75 à 225 mg/jour dans les dépressions, 25 à 75 mg/jour dans le TAG, à *instaurer par paliers de 15 jours* En 1 prise *lors d'un repas* (D. max. : 375 mg/jour)
VENLAFAXINE LP	30 cp. 37,5 mg, 75 mg, 150 mg ou 225 mg	*Idem*
Contre-indications		
Sujet < 18 ans, grossesse, allaitement		

Propriétés

- Antidépresseur inhibant la recapture de la sérotonine et de la noradrénaline, de profil intermédiaire, d'efficacité comparable à celle des imipraminiques
- Absorption digestive correcte, liaison faible aux protéines plasmatiques (≤ 30 %), métabolisation hépatique presque totale en O-déméthylvenlafaxine active, élimination urinaire, demi-vie de 11 heures, passage transplacentaire et dans le lait maternel

Indications

- Trouble dépressif caractérisé
- Prévention de récidives dépressives en cas de trouble unipolaire récidivant
- Prévention des attaques de panique dans le trouble panique avec ou sans agoraphobie
- Anxiété généralisée depuis au moins 6 mois chez l'adulte, phobie sociale

Effets indésirables

- Nausées, somnolence, bouche sèche, insomnie, vertiges, douleurs abdominales, constipation, asthénie, sueurs, hyponatrémie, troubles de l'éjaculation, hypertension
- Rares : diarrhée, dyspepsie, vomissements, prise de poids, céphalées, agitation, tremblements, paresthésies, palpitations, troubles de l'accommodation, pollakiurie, impuissance, éruptions, hypertransaminasémie, hémorragie de la délivrance
- Risque de syndrome sérotoninergique lors d'associations (*cf.* Interactions)
- **Surdosage** : somnolence, tachycardie, allongement de QT, HTA, convulsions

Précautions d'emploi et interactions médicamenteuses

- Possibilité de levée de l'inhibition chez les patients suicidaires, réaction maniaque dans les troubles bipolaires et syndrome de sevrage → arrêt progressif sur 1 à 2 semaines
- Utiliser avec prudence en cas d'antécédents convulsifs ou de pharmacodépendance, chez les conducteurs et utilisateurs de machines, et surveiller la TA à forte dose
- Réduire la posologie de 50 % en cas d'insuffisance hépatique ou rénale (cc < 30 ml/min)
- ***Associations contre-indiquées*** : IMAO sélectifs ou non (intervalle de 15 jours entre les IMAO et la venlafaxine ou 7 jours de celle-ci aux IMAO), triptans
- ***Associations déconseillées*** : IMAO sélectifs de type A, adrénaline et noradrénaline, antidépresseurs sérotoninergiques, cimétidine, clonidine, entacapone, tramadol

Antidépresseurs (IV) : Inhibiteurs sélectifs de la recapture de la sérotonine (ISRS) (I)*

Fluoxétine[G] (1) *Liste I-65 %-Coll*

PROZAC	14 gél. 20 mg Sol. buv. (70 ml) à 20 mg par mesure de 5 ml	A. 20 mg/jour en 1 prise *le matin au repas* (D. max. : 60 mg/jour)

1. Dose toxique ≥ 400 mg : vomissements, diarrhée, agitation, tachycardie, somnolence, confusion, ataxie, convulsions, coma à fortes doses.

Fluvoxamine[G] *Liste I-65 %-Coll*

FLOXYFRAL	30 cp. séc. 50 mg 15 cp. séc. 100 mg	A. 100 mg/jour en 1 prise *le soir au repas* (et jusqu'à 300 mg/jour en plusieurs prises *pendant les repas*)

Paroxétine[G] *Liste I-65 %-Coll*

DEROXAT DIVARIUS	14 cp. séc. 20 mg Susp. buv. (150 ml) avec doseur (10 mg/5 ml)	A. 20 mg/jour en 1 prise *le matin au repas*, puis si besoin jusqu'à 60 mg/jour

Sertraline[G] *Liste I-65 %-Coll*

ZOLOFT	7 gél. 25 mg 28 gél. 50 mg	A. 50 mg/jour *pendant un repas* puis jusqu'à 200 mg/jour E. de 6 à 17 ans : 25 mg/jour puis jusqu'à 200 mg/jour

Vortioxétine (2) *Liste I-30 %-Coll*

BRINTELLIX	28 cp. 5 mg, 10 mg, 15 mg ou 20 mg	A. 10 mg/jour en une prise (D. max. : 20 mg/jour)

2. Modulateur de la neurotransmission dans plusieurs systèmes, principalement sérotoninergique mais probablement aussi noradrénergique, dopaminergique, histaminergique, acétylcholinergique, glutamatergique et GABA.

* Voir les propriétés générales et les conditions d'emploi pages suivantes.

Antidépresseurs (V) :
Inhibiteurs sélectifs de la recapture de la sérotonine (ISRS) (II)*

Citalopram[G] *Liste I-65 %-Coll*

SEROPRAM	28 ou 98 cp. séc. 20 mg	A. 20 à 40 mg/jour en 1 prise, en débutant par 10 à 20 mg/jour (D. max. : 40 mg/jour) (1)
	Sol. buv. : 12 ml à 40 mg/ml avec une seringue graduée de 0,01 ml à 1 ml	A. 16 à 32 mg/jour en 1 prise, en débutant par 10 à 20 mg/jour (D. max. : 40 mg/jour)
SEROPRAM IV (2) *Liste I-Réservé aux hôpitaux*	10 amp. 20 mg/0,5 ml (utiliser après dilution)	Perfusion IV lente dans un soluté isotonique : A. 20 à 40 mg/jour en 1 perfusion, en débutant par 10 à 20 mg/jour (D. max. : 40 mg/jour)

1. La dose de 40 mg/jour constitue la posologie maximale chez l'adulte en raison d'un allongement dose-dépendant de l'intervalle QT. Posologie maximale de 20 mg/jour si sujet âgé et/ou insuffisance thérapeutique.
2. Administrer en une perfusion IV quotidienne, après dilution dans 250 ml de soluté salé ou glucosé isotonique, sans dépasser 20 mg/h : la durée totale du traitement par perfusion ne doit pas dépasser 8 à 10 jours (relais par voie orale).

Escitalopram[G] (3) *Liste I-65 %-Coll*

SEROPLEX	14 ou 28 ou 98 cp. 5 mg 28 ou 98 cp. séc. 10 mg 28 ou 98 cp. séc. 15 mg 28 ou 98 cp. séc. 20 mg Sol. buv. : 15 ml (300 gouttes) à 20 mg/ml soit 1 mg/goutte	A. 10 mg/jour en 1 prise, en débutant par 5 mg/jour la 1re semaine (D. max. : 20 mg/jour chez l'adulte ; 10 mg/jour au-delà de 65 ans)

3. Énantiomère S actif du citalopram (mélange racémique d'origine contenant les deux isomères S-citalopram actif et R-citalopram inactif), deux fois plus actif que le citalopram, la dose utile étant donc en théorie la moitié de la dose de citalopram, ayant les mêmes propriétés que ce dernier.

* Voir les propriétés générales et les conditions d'emploi pages suivantes.

Antidépresseurs :
Inhibiteurs sélectifs de la recapture de la sérotonine (ISRS)

Contre-indications
Certaines associations, en particulier IMAO
Insuffisance rénale sévère (citalopram, escitalopram)
Allongement congénital ou acquis de l'intervalle QT (citalopram, escitalopram)
Certaines associations médicamenteuses (*cf.* Interactions médicamenteuses)
Fluoxétine : grossesse et allaitement

Propriétés

- Antidépresseurs sérotoninergiques purs, sans effet anticholinergique ni toxicité cardiaque
- Absorption élevée, non modifiée par la prise alimentaire, forte liaison (> 80 %) aux protéines plasmatiques, pic compris entre 6 et 8 heures, métabolisme hépatique avec un effet de premier passage, élimination principalement rénale mais également biliaire avec une demi-vie prolongée de 24 heures (fluvoxamine) à 15 jours (fluoxétine), accrue chez les sujets insuffisants hépatiques et chez les sujets âgés, ce qui explique que les concentrations plasmatiques à l'équilibre ne sont obtenues qu'après plusieurs semaines d'administration. La plupart des produits sont sécrétés dans le lait maternel

Indications

- Trouble dépressif caractérisé de l'adulte en association avec une prise en charge psychothérapeutique (seule indication pour la vortioxétine)
- Prévention des récidives dépressives en cas de trouble unipolaire récidivant (sertraline)
- Trouble obsessionnel compulsif
- Trouble panique avec ou sans agoraphobie (paroxétine, citalopram, escitalopram, sertraline)
- Trouble anxieux généralisé (paroxétine, escitalopram)
- Phobie sociale (paroxétine, escitalopram)
- État de stress post-traumatique (paroxétine, sertraline, fluoxétine)
- Boulimie, en complément d'une psychothérapie

Effets indésirables, précautions d'emploi et interactions médicamenteuses

- *Cf.* page suivante

Effets indésirables

- Fréquents (1 à 10 %) : anxiété paradoxale, asthénie, fièvre, céphalées, nausées, diarrhée, constipation, troubles de l'éjaculation, insomnie, prise de poids, somnolence, hypersudation, myalgies, sinusite, baillements, hyponatrémie par sécrétion inappropriée d'hormone antidiurétique (sujet âgé, hypovolémique, diurétiques ou carbamazépine), hypoglycémie
- Rares (< 1 %) : nervosité, agressivité, vertiges, vomissements, bouche sèche, troubles de l'accommodation, perte de poids, hypotension orthostatique, tachycardie ou bradycardie, impuissance persistante, rashs cutanés, prurit, convulsions, akathisie, risque accru d'hémorragie intracrânienne, thrombocytopénie, hyperprolactinémie et galactorrhée
- Mydriase et augmentation de la pression intra-oculaire et risque de glaucome (à angle ouvert et à angle fermé) → prudence si angle iridocornéen étroit ou antécédent de glaucome
- Des idées et/ou comportements suicidaires ont été rapportés sous traitement ou peu après son arrêt, en particulier chez l'enfant et l'adolescent
- Allongement dose-dépendant de l'intervalle QT, arythmies ventriculaires (citalopram, escitalopram)
- Rarement : élévation des transaminases, troubles extrapyramidaux, convulsions, syndrome hémorragique (risque en particulier au cours de la délivrance)
- Risque de syndrome sérotoninergique (le plus souvent lors d'association aux IMAO ou au linézolide) ou de manifestations de type syndrome malin des neuroleptiques
- **Surdosage** : nausées, tremblements des mains, vertiges, asthénie, somnolence

Précautions d'emploi

- Possibilité de levée de l'inhibition chez les patients suicidaires, réaction maniaque dans les troubles bipolaires
- Utiliser à dose progressive (en augmentant par paliers hebdomadaires)
- Utilisation déconseillée avant l'âge de 18 ans (risque suicidaire)
- Sujets > 65 ans → réduire la posologie d'environ 50 %
- Insuffisance hépatique → réduire la posologie d'environ 50 %
- Insuffisance rénale légère à modérée → posologie usuelle
- Utiliser avec prudence chez les épileptiques, en cas de glaucome à angle fermé (contrôle préalable chez les sujets âgés), conducteurs et utilisateurs de machines, diabétiques, sujets susceptibles de présenter une hyponatrémie
- Utiliser avec prudence en cas d'anomalies de l'hémostase ou d'un traitement simultané par anticoagulants oraux ou d'autres médicaments agissant sur la fonction plaquettaire
- Arrêter le traitement en diminuant progressivement les doses sur 2 semaines à 2 mois en raison d'un syndrome de sevrage fréquent : sensations vertigineuses, troubles sensoriels, perturbation du sommeil, agitation, anxiété, nausées, tremblements, céphalées
- Grossesse et allaitement : utilisation non recommandée, risque accru d'hypertension artérielle pulmonaire chez le nouveau-né (5/1 000 grossesses) et de troubles neuro-développementaux et notamment de troubles du spectre de l'autisme. Fluoxétine : contre-indiquée, risque accru (2 %) de malformations cardio-vasculaires

Interactions médicamenteuses

- ***Associations contre-indiquées*** : IMAO (intervalle de 15 jours entre ces IMAO et le citalopram ou l'escitalopram, ou 7 jours de ceux-ci aux IMAO), linézolide, triptans, pimozide, métoprolol, médicaments allongeant l'espace QT (citalopram, escitalopram), nivaquine
- ***Associations déconseillées*** : antidépresseurs sérotoninergiques, antidépresseurs imipraminiques, méthadone, ropinirole, tactine, clozapine, olanzapine, alcool, millepertuis
- *Associations à utiliser avec précaution* : AVK, carbamazépine, lithium, phénytoïne, médicaments dépresseurs du SNC, diurétiques, tramadol
- *Vortioxétine* : réduire la posologie si association au bupropion ou à la quinidine

Antidépresseurs (VI) : Agoniste mélatoninergique

Agomélatine[G] *Liste I-15 %-Coll (+ carnet de surveillance)*

VALDOXAN	28 cp. 25 mg	A. 25 mg/jour en 1 prise au coucher (D. max. : 50 mg/jour)

Contre-indications

Insuffisance hépatique ou hypertransaminasémie > 3N
Patients ≥ 75 ans

Propriétés

- Antidépresseur mélatoninergique agissant en tant qu'agoniste des récepteurs MT1 et MT2 et antagoniste des récepteurs 5HT2C (pas d'effet sur la recapture des monoamines)
- Action sur le sommeil (amélioration de l'endormissement et de la qualité du sommeil) par synchronisation des rythmes circadiens
- Absorption à 80 %, liaison aux protéines plasmatiques de 95 %, métabolisation hépatique (CYP 1A2 principalement), biodisponibilité faible (5 %), pic plasmatique atteint en 1-2 heures, demi-vie de 1-2 heures, excrétion urinaire (80 %), passage transplacentaire et dans le lait maternel

Indications

- Trouble dépressif caractérisé chez l'adulte

Effets indésirables

- Fréquents (1 à 10 %) : céphalées, vertiges, somnolence, insomnie, nausées, diarrhée, constipation, douleur abdominale, hyperhidrose, asthénie, augmentation des transaminases > 3N (1,4 à 2,5 % selon la posologie), gamma-GT et phosphatases alcalines, anxiété
- Rares (< 1 %) : paresthésies, eczéma, myalgies, hallucinations, convulsions, tremblements, idées suicidaires, rash érythémateux, hépatite grave, insuffisance hépato-cellulaire, pancréatite, rabdomyolyse, accidents cutanés graves, troubles du rythme, hyponatrémie

Précautions d'emploi et interactions médicamenteuses

- Contrôle de la fonction hépatique à l'instauration du traitement puis surveillance régulière (à 3, 6, 12 et 24 semaines, puis ultérieurement en cas d'augmentation de posologie ou de nécessité clinique). Arrêt du traitement si élévation des transaminases > 3N
- Utiliser avec précaution chez les patients consommant des quantités excessives d'alcool ou prenant des médicaments exposant à un risque hépatique, de même que chez les diabétiques, les obèses ou les sujets affectés de stéatose hépatique
- Ne pas utiliser chez les sujets < 18 ans ni chez les personnes > 75 ans
- Comme tous les antidépresseurs, l'agomélatine doit être utilisée avec prudence en cas d'antécédent de manie ou d'hypomanie
- Grossesse et allaitement : innocuité non établie
- ***Associations contre-indiquées*** : inhibiteurs puissants du CYP 1A2 (dont fluvoxamine, ciprofloxacine)
- ***Associations déconseillées*** : inhibiteurs modérés du CYP 1A2 (dont propranolol, énoxacine), œstrogènes, gros fumeurs (réduction de la biodisponibilité), alcool, macrolides

Antidépresseurs (VII)

Tianeptine[G] *Stupéfiants (règle des 28 jours)-65 %-Coll*

STABLON	30 cp. 12,5 mg	A. 12,5 mg × 3 fois/jour (12,5 mg × 2 fois/jour si insuffisance rénale et chez le sujet > 70 ans)

Contre-indications
Association avec IMAO non sélectifs, enfant < 15 ans

Propriétés

- Antidépresseur inducteur de la recapture présynaptique de la sérotonine (à l'opposé des antidépresseurs sérotoninergiques), de profil d'action intermédiaire, sans effet anticholinergique
- Absorption digestive rapide et complète, forte métabolisation hépatique, élimination urinaire essentiellement sous forme de métabolites (8 % sous forme inchangée), demi-vie d'élimination courte (150 minutes), allongée de 1 heure chez l'insuffisant rénal et le sujet âgé (> 70 ans), passage transplacentaire faible et passage dans le lait maternel

Indications

- Trouble dépressif caractérisé

Effets indésirables (rares)

- Troubles digestifs : gastralgies, douleurs abdominales, sécheresse buccale, nausées, vomissements, anorexie, constipation, flatulences, hépatotoxicité (parfois sévère)
- Troubles neuro-psychiques : insomnie ou somnolence, cauchemars, asthénie, vertiges, céphalées, confusion, convulsions, tremblements
- Divers : tachycardie, extrasystoles, précordialgies, bouffées de chaleur, sensation de boule dans la gorge, gêne respiratoire, myalgies, lombalgies, lipothymies, éruption maculo-papuleuse ou bulleuse (parfois grave), prurit, urticaire, acné, troubles cardiovasculaires, hyponatrémie, thrombopénie, agranulocytose
- Toxicomanie (1 cas/1 000) avec des prises ayant pu atteindre 30 à 60 cp./jour

Précautions d'emploi

- Possibilité de levée de l'inhibition chez les patients suicidaires, réaction maniaque dans les troubles bipolaires
- Ne pas dépasser 25 mg/jour en cas d'insuffisance rénale ou après 70 ans
- Surveiller les transaminases après 15 jours, 6 semaines, puis tous les 3 mois
- Utiliser avec prudence chez les conducteurs et utilisateurs de machines (risque de somnolence)
- Grossesse et allaitement : innocuité non établie
- Arrêter le traitement en diminuant progressivement les doses sur 1 à 2 semaines

Interactions médicamenteuses

- ***Associations contre-indiquées*** : IMAO non sélectifs (intervalle de 15 jours pour passer des IMAO à la tianeptine et 24 heures de la tianeptine aux IMAO)

Antidépresseurs (VIII)

Miansérine[G] *Liste I-65 %-Coll*

MIANSÉRINE	30 cp. 10 mg ou 30 mg 14 cp. séc. 60 mg	A. 30 à 90 mg/jour le soir en 1 à 2 prises (car ne pas dépasser 60 mg par prise)

Contre-indications

Antécédents d'agranulocytose
Porphyries, maladie cœliaque
Association aux IMAO non sélectifs

Propriétés

- Antidépresseur tétracyclique, sédatif et anxiolytique, sans effets anticholinergiques ni toxicité cardiaque
- Absorption digestive rapide, biodisponibilité de 30 %, fixation à 90 % aux protéines plasmatiques, demi-vie de 17 heures environ, métabolisation hépatique (hydroxylation et N-oxydation), élimination urinaire (70 %) et fécale (30 %), passage transplacentaire et passage très faible dans le lait maternel

Indications

- Trouble dépressif caractérisé

Effets indésirables

- Somnolence, constipation, bouche sèche, plus rarement convulsions, prise de poids, sensations vertigineuses par hypotension orthostatique (ne pas dépasser 60 mg par prise), allongement de l'espace QT, torsades de pointe
- Anomalies biologiques hépatiques et agranulocytose (exceptionnel), notamment chez les sujets > 65 ans, apparaissant généralement durant le 1er mois de traitement (NF en cas de syndrome infectieux)
- **Surdosage** : somnolence, HTA, tachycardie ou bradycardie, plus rarement coma → évacuation gastrique et traitement symptomatique

Précautions d'emploi

- Possibilité de levée d'inhibition chez les patients suicidaires, réaction maniaque dans les troubles bipolaires
- Utiliser avec prudence chez les épileptiques (augmenter éventuellement les doses d'anticonvulsivants) et chez les conducteurs et utilisateurs de machines (somnolence)
- Réduire la posologie usuelle de moitié chez le sujet âgé > 65 ans
- Arrêt progressif du traitement sur 1 à 2 semaines
- Grossesse et allaitement : innocuité non établie

Interactions médicamenteuses

- ***Associations contre-indiquées*** : IMAO non sélectifs (intervalle de 15 jours pour passer des IMAO à la miansérine et de 3 jours de la miansérine aux IMAO)
- ***Associations déconseillées*** : clonidine et produits apparentés (inhibition des effets antihypertenseurs), alcool (effets sédatifs accrus), brimonidine
- *Associations à prendre en compte* : dépresseurs du SNC (effets sédatifs)

Antidépresseurs (IX)

Mirtazapine[G] *Liste I-65 %-Coll*

NORSET	30 cp. 15 mg	A. 15 à 45 mg/jour *au repas du soir*, à instaurer par paliers de 15 mg tous les 15 à 30 jours

Contre-indications
Porphyries, association aux IMAO non sélectifs

Propriétés

- Antidépresseur sédatif, chimiquement proche de la miansérine, d'efficacité comparable à celle des imipraminiques (sans toxicité cardiaque et avec un effet anticholinergique faible) et des ISRS
- Absorption digestive rapide, biodisponibilité de 50 %, fixation à 85 % aux protéines plasmatiques, demi-vie de 20 à 40 heures, métabolisation hépatique, élimination urinaire et fécale, passage transplacentaire et passage très faible dans le lait maternel

Indications

- Trouble dépressif caractérisé

Effets indésirables

- Somnolence, bouche sèche, augmentation de l'appétit et prise de poids, flou visuel
- Rares : hypotension orthostatique, convulsions, tremblements, nausées, myoclonies, œdèmes, éruptions cutanées, arthralgies, myalgies, rhabdomyolyse, allongement de l'intervalle QT, torsades de pointe
- Élévation des enzymes hépatiques, leucopénie, neutropénie, thrombopénie, pancytopénie, éosinophilie, agranulocytose, hyponatrémie
- **Surdosage** : sédation prolongée → évacuation gastrique et traitement symptomatique

Précautions d'emploi

- Surveillance de l'hémogramme durant les premiers mois de traitement → arrêt immédiat en cas de neutropénie
- Possibilité de levée d'inhibition chez les patients suicidaires, réaction maniaque dans les troubles bipolaires
- En cas de syndrome infectieux ou de purpura, nécessité de réaliser une NFS à la recherche de cytopénies
- Utiliser avec prudence chez les épileptiques (augmenter éventuellement les doses d'anticonvulsivants), les conducteurs et utilisateurs de machines (somnolence), les sujets âgés, en cas d'insuffisance hépatique et/ou rénale, affections cardio-vasculaires, constipation chronique, glaucome, hypertrophie prostatique
- Arrêter le traitement en diminuant progressivement les doses sur 1 à 2 semaines
- Grossesse et allaitement : utilisation déconseillée (innocuité non établie)

Interactions médicamenteuses (inhibiteur faible du cytochrome P450)

- ***Associations contre-indiquées*** : IMAO sélectifs ou non (intervalle de 15 jours pour passer des IMAO à la mirtazapine et de 5 jours de la mirtazapine aux IMAO)
- ***Associations déconseillées*** : alcool (effets sédatifs accrus), brimonidine
- *Associations à prendre en compte* : médicaments dépresseurs du SNC (effets sédatifs)

Antidépresseurs (X) : IMAO sélectifs de type A

Moclobémide[G] *Liste I-65 %-Coll*

MOCLAMINE	30 cp. séc. 150 mg	A. 300 à 600 mg/jour en 2 à 3 prises *à la fin des repas*

Contre-indications

Porphyries, états confusionnels aigus
Grossesse et allaitement, enfant < 15 ans
Certaines associations (*cf.* Interactions)

Propriétés

- Antidépresseur inhibant sélectivement la monoamine-oxydase de type A (métabolisant surtout la sérotonine et la noradrénaline), bien toléré et beaucoup plus maniable que les IMAO classiques, ayant un effet psychotonique, sans effet sédatif ni anxiolytique, d'efficacité comparable à celle des imipraminiques
- Absorption digestive rapide, fixation protéique à 50 %, métabolisme hépatique très important, élimination urinaire sous forme inactive, demi-vie de 1 à 2 heures

Indications

- Trouble dépressif caractérisé

Effets indésirables

- Fréquents (1 à 10 %) : insomnies, nausées, céphalées, vertiges, agitation, anxiété, paresthésies, sécheresse buccale, rash, prurit, urticaire
- Rares (< 1 %) : états confusionnels cédant rapidement à l'arrêt, élévation des transaminases, syndrome sérotoninergique
- Possibilité d'hypertension artérielle parfois très élevée (très rare) régressant à l'arrêt, ou d'hypotension orthostatique avec tachycardie surtout en cas d'association aux neuroleptiques et antihypertenseurs

Précautions d'emploi

- Possibilité de levée d'inhibition chez les patients suicidaires, d'inversion de l'humeur en cas de troubles bipolaires et de réactivations délirantes chez les psychotiques
- Insuffisance hépatique sévère : réduire la posologie de 30 à 50 %
- Surveiller la TA, utiliser avec prudence chez le sujet sous antihypertenseur ou neuroleptique et chez les conducteurs et utilisateurs de machines

Interactions médicamenteuses (très nombreuses)

- ***Associations contre-indiquées*** : IMAO non sélectifs (intervalle de 15 jours pour passer des IMAO au moclobémide et 5 jours du moclobémide aux IMAO), péthidine, dextrométhorphane, mirtazapine, tramadol, sympathomimétiques, triptans, bupropion, sélégiline
- ***Associations déconseillées*** : alcool, anesthésiques généraux (arrêter le traitement 24 heures avant), antidépresseurs imipraminiques, antidépresseurs sérotoninergiques purs, milnacipran, venlafaxine, carbamazépine, lithium, millepertuis, brimonidine
- *Associations à utiliser avec précaution* : cimétidine (réduire de 50 % la posologie du moclobémide), morphiniques (réduire leur posologie), neuroleptiques, antihypertenseurs

Antidépresseurs (XI) : IMAO non sélectifs

Iproniazide *Liste I-65 %-Coll*

MARSILID	30 cp. 50 mg quadrisécables	A. À dose progressive jusqu'à 100 voire 150 mg/jour puis 25 à 50 mg/jour (1)

1. La posologie est strictement individuelle en fonction de la nature et de la gravité du syndrome à traiter. Tenir compte d'une action progressive, le plein effet nécessitant un délai de 1 à 3 semaines. Si après 3 à 4 semaines de traitement aucune amélioration n'est observée, le traitement sera interrompu progressivement.

Contre-indications
Hypertention artérielle, phéochromocytome
Atteinte hépatique, antécédents d'hépatite due aux IMAO, porphyries
Syndromes délirants, agitation maniaque, alcoolisme chronique
Insuffisance cardiaque décompensée, grossesse, allaitement
Sujets âgés, antécédents vasculaires cérébraux

Propriétés

- Antidépresseur inhibant la monoamine-oxydase de type A (métabolisant surtout la sérotonine et la noradrénaline) et de type B (métabolisant surtout la dopamine), d'efficacité au moins égale à celle des imipraminiques (sans effets anticholinergiques)

Indications

- Trouble dépressif caractérisé, en deuxième intention chez l'adulte
- *NDR : en raison des interactions potentiellement graves, de l'intervalle à observer en cas d'échec avant de passer à un autre antidépresseur et des effets indésirables potentiels, l'iproniazide n'est pas prescrit en première intention et son utilisation doit être restreinte*

Effets indésirables

- Excitation, insomnie, sueurs, vertiges, éblouissements, céphalées, constipation, sécheresse buccale, rétention urinaire, polynévrites ou convulsions sensibles à la pyridoxine
- Hypotension orthostatique (lipothymies, voire syncopes → réduction de posologie ou arrêt du traitement) ou accès hypertensifs (→ chlorpromazine en IM)
- Rares : hépatites cytolytiques parfois sévères d'origine immuno-allergique

Précautions d'emploi

- Possibilité de levée d'inhibition chez les patients suicidaires, d'inversion de l'humeur chez les maniaco-dépressifs et de réactivations délirantes chez les psychotiques
- Surveiller les fonctions hépatique et rénale et la pression artérielle, utiliser avec prudence chez les épileptiques (seuil épileptogène diminué), les toxicomanes, les conducteurs
- En cas de céphalées fréquentes ou sévères, arrêter le traitement
- En l'absence d'amélioration après 4 semaines, arrêter le traitement
- Anesthésie générale → interrompre le traitement 15 jours auparavant

Interactions médicamenteuses et alimentaires (extrêmement nombreuses)

- ***Associations contre-indiquées*** : alcool et aliments riches en tyramine (chocolat, fromages fermentés, bière...), autres antidépresseurs (intervalle de 15 jours pour passer des IMAO à ces produits), morphiniques, anesthésiques locaux avec adrénaline, anesthésiques halogénés, carbamazépine, dextrométhorphane, méquitazine, midodrine, triptans, éphédrine, bupropion, mirtazapine, sélégiline, brimonidine
- ***Associations déconseillées*** : rilménidine, sulfamides hypoglycémiants, sympathomimétiques alpha, sympathomimétiques mixtes, autres médicaments hépatotoxiques

Antidépresseurs (XII) : Antagoniste des récepteurs de la NMDA

Eskétamine *Stupéfiants (règle des 28 jours)-Réservé à l'usage hospitalier et prescription spécialisée par psychiatre*

SPRAVATO	Fl. 0,2 ml = 28 mg Sol. pour pulv. nasale	Modalités d'administration ci-dessous (1)

1. *Phase d'induction* de 4 semaines chez l'adulte < 65 ans : J1 = 56 mg (4 pulvérisations = 2 dispositifs) puis 56 à 84 mg × 2 fois/semaine. Le bénéfice thérapeutique doit être évalué à la fin de la phase d'induction.
Phase d'entretien : S5 à S8 = 56 à 84 mg × 1 fois/semaine. À partir de S9 = 56 à 84 mg × 1 fois/2 semaines ou par semaine. La nécessité de poursuivre le traitement doit être régulièrement réexaminée.
NB : réduction posologique si > 65 ans ou pour les patients japonais.

Contre-indications

Hypersensibilité à la kétamine

Risque grave lié à une augmentation possible de la TA : anévrismes vasculaires, antécédent d'hémorragie cérébrale, accident cardio-vasculaire < 6 semaines

Propriétés

- Énantiomère S de la kétamine, antagoniste non-sélectif des récepteurs de la N-méthyl-D-aspartate (NMDA) entraînant une libération de glutamate susceptible d'améliorer la régulation de l'humeur et du comportement émotionnel
- Absorption nasale rapide (biodisponibilité de 48 %) avec pic plasmatique en 20 à 40 minutes, métabolisation hépatique par CYP 2B6 et CYP 3A4, élimination urinaire (78 %), demi-vie de 7 à 12 heures

Indications

- En association à un ISRS ou un IRSNA, épisode dépressif caractérisé et résistant à deux antidépresseurs

Effets indésirables

- Très fréquents (> 10 %) : céphalées, dysgueusie, somnolence, dissociation, hypo-esthésie, vertiges, nausées, vomissements
- Fréquents (1 à 10 %) : euphorie, agitation, anxiété, irritabilité, attaque de panique, hallucinations, acouphènes, hypertension, sécheresse nasale, hypo-esthésie buccale, pollakiurie
- Rares (< 1 %) : risque suicidaire, hypersalivation

Précautions d'emploi et interactions médicamenteuses

- Surveillance stricte, pendant et après l'administration, de la TA (risque d'HTA marquée), de la fonction respiratoire (risque de dépression) et du comportement (jugement, perception, réactions, aptitudes motrices)
- Prudence si affections cardio-vasculaires (troubles rythmiques, coronariens, cardiopathie valvulaire, insuffisance cardiaque) ou respiratoires (insuffisance significative, apnée du sommeil avec obésité ≥ 35)
- Pas de conduite ou d'activités à risque pendant 24 heures après la prise
- Grossesse et allaitement : utilisation déconseillée
- ***Associations déconseillées*** : dépresseurs du SNC (benzodiazépines, opioïdes, alcool), psychostimulants ou autres médicaments pouvant augmenter la TA

Phytothérapie antidépressive

Millepertuis *(Hypericum perforatum)* *Non remboursé*

MILDAC	40 cp. 300 mg 15 cp. 600 mg	A. 300 à 900 mg/jour en 1 à 3 prises, de préférence à horaires fixes

Contre-indications
De nombreuses associations médicamenteuses (*cf. infra*)

Propriétés

- Phytothérapie utilisée traditionnellement dans les états dépressifs. Efficacité non démontrée pour le traitement des épisodes dépressifs majeurs (c'est-à-dire caractérisés)
- En raison de son pouvoir inducteur enzymatique puissant, de nombreuses associations médicamenteuses sont contre-indiquées

Indications

- Traditionnellement utilisé dans les manifestations dépressives légères et transitoires
- *NDR : la dépression est une maladie qui peut être grave, nécessitant le recours à un médecin qui jugera de la nécessité de prescrire un antidépresseur "classique" et/ou une psychothérapie*

Effets indésirables

- Troubles digestifs, photosensibilisation

Précautions d'emploi

- Ne pas associer aux ISRS : des syndromes sérotoninergiques (nausées, vertiges, céphalées, anxiété, douleurs abdominales, agitation, confusion) ont été rapportés
- Pas d'utilisation justifiée dans la population pédiatrique
- Les expositions aux UV doivent être évitées
- Grossesse : utilisation déconseillée en l'absence de données fiables

Interactions médicamenteuses

- Le millepertuis est un inducteur enzymatique hépatique qui peut réduire la concentration efficace d'autres médicaments lorsque le traitement de millepertuis est instauré et qui peut augmenter leur concentration lorsqu'il est stoppé
- ***Associations contre-indiquées*** : anticoagulants oraux, anticonvulsivants, contraceptifs oraux, digoxine, immunosuppresseurs, inhibiteurs de protéases, irinotécan, théophylline
- ***Associations déconseillées*** : carbamazépine, acétate de cyprotérone, dronédarone, ivabradine, télithromycine, simvastatine, ulipristal
- *Associations à utiliser avec précaution* : antidépresseurs inhibiteurs de la recapture de la sérotonine, IMAO sélectifs et non sélectifs

Normothymiques ou Thymorégulateurs (I)

Lithium *Liste II-65 %-Coll*

TÉRALITHE LP 400 mg Carbonate de lithium	60 cp. séc. 400 mg à libération prolongée (à avaler sans les croquer et sans les sucer) 400 mg = 10,8 mEq (équivalence en cas de substitution : 1,5 cp. de Téralithe LP 400 mg remplace 2 cp. de Téralithe 250 mg)	À dose progressive en 1 prise le soir (1) : 10 à 20 mEq/jour, puis augmenter par paliers de 5 mEq jusqu'à la posologie efficace et non toxique
TÉRALITHE 250 mg Carbonate de lithium	100 cp. séc. 250 mg 250 mg = 6,8 mEq	À dose progressive en 2 à 3 prises aux repas (1) : 10 à 20 mEq/jour, puis augmenter par paliers de 3,5 mEq jusqu'à la posologie efficace et non toxique

1. Commencer par 10-20 mEq/jour et *faire une première lithiémie le matin du 5e jour* (généralement insuffisante, entre 0,2 et 0,4 mEq/l, sauf en cas d'insuffisance rénale où le lithium est *contre-indiqué*) → si elle est < 0,4 mEq/l, la posologie sera augmentée par paliers de 5 mEq/jour environ avec nouveau dosage après 5 jours et ainsi de suite jusqu'à obtention d'une lithiémie efficace, non toxique et stable à 3 dosages successifs (*lithiémie à jeun dosée 12 heures après la dernière prise* = 0,8 à 1,2 mEq/l avec les comprimés LP ou 0,5 à 0,8 mEq/l avec les autres produits).
   - *Traitement prophylactique dans le trouble bipolaire* : l'efficacité, appréciée après 1 à 2 ans de traitement régulier est correcte dans 70 % des cas et excellente chez 30 à 50 % des patients qui présentent une parfaite stabilité thymique, mais meilleure sur les rechutes maniaques que sur les rechutes dépressives (l'efficacité maximale est observée dans les formes bipolaires et/ou avec antécédents familiaux et à cycles espacés, les résultats les moins bons dans les formes unipolaires dépressives à cycles courts où les antidépresseurs sont plus efficaces).
   - *Traitement curatif des accès maniaques* : efficacité dans 40 à 80 % des cas en 4 à 15 jours environ, le traitement étant considéré comme inefficace si le patient n'est pas amélioré au 15e jour (pour une action plus rapide, on lui associe le plus souvent un neuroleptique ou une BZD).

Contre-indications
Insuffisance rénale même modérée (clairance de la créatinine < 85 ml/min)
Déplétion hydrosodée, régime hyposodé
Grossesse au premier trimestre (*cf.* Précautions d'emploi) et allaitement

Propriétés

- Métal alcalin, chef de file des thymorégulateurs ou normothymiques, ayant un effet préventif sur les troubles récidivants de l'humeur des psychoses maniaco-dépressives et un effet curatif dans les accès maniaques et les accès dépressifs
- Absorption intestinale rapide (99 %), taux maximal dans le SNC en 24 à 48 heures, pas de métabolisation, élimination urinaire (95 %), demi-vie de 24 heures (état d'équilibre en 5 à 6 jours), passage transplacentaire et dans le lait maternel

Indications

- Prévention des rechutes dans le trouble bipolaire et le trouble schizo-affectif
- Traitement de l'accès maniaque ou hypomaniaque

Effets indésirables (50 à 75 % des patients, en majorité mineurs et dose-dépendants)

- *Troubles neuro-psychiques* (fréquents) : tremblement digital fin, voire difficulté pour écrire (→ bêta-bloquant si besoin), troubles mnésiques, baisse de la libido
- *Troubles endocriniens* : prise de poids de 4 kg en moyenne (70 % des patients) mais pouvant atteindre 20 kg, polyurie-polydipsie (fréquente), diabète, goitre euthyroïdien ou avec hypothyroïdie (fréquent) ou hyperthyroïdie
- *Troubles cutanés* : chute de cheveux, acné, réveil ou déclenchement d'un psoriasis
- *Troubles digestifs rares* : sensation de goût métallique, nausées, gastralgies, diarrhée
- *Troubles cardiaques* : aplatissement et inversion de l'onde T (sans conséquences), plus rarement dégénérescence myofibrillaire avec infiltrat interstitiel lymphocytaire
- Divers (rares) : hyperleucocytose, lymphopénie, syndrome néphrotique
- **Surdosage** : tremblements, asthénie, hypotonie musculaire (lithémie > 1,2 mEq/l), soif, nausées, diarrhée, dysarthrie, ataxie, confusion mentale (lithémie > 1,6 mEq/l)

Précautions d'emploi et interactions médicamenteuses

- *Bilan préalable* : pesée, NFS, VS, ionogramme plasmatique, clairance de la créatinine, protéinurie, ECBU, ECG, test de grossesse, bilan hépatique et thyroïdien (corriger une hypothyroïdie éventuelle avant le traitement)
- Doser la lithiémie (*à jeun, toujours 12 heures après la dernière prise*) tous les 5 jours jusqu'à obtention d'une lithiémie efficace, non toxique et stable à 3 dosages successifs, et la contrôler après 1 mois, puis chaque mois durant 3 mois, puis tous les 2 à 6 mois, avec créatininémie (tous les 2 à 6 mois) et TSH ultrasensible (une fois par an)
- *Surveillance cardio-métabolique* clinique et biologique
- Insuffisance cardiaque : à éviter en cas d'atteinte de la fonction ventriculaire
- Grossesse : risque de maladie d'Ebstein augmenté jusqu'à la fin de l'organogenèse (45 jours) → suspension du traitement au 1er trimestre + surveillance rapprochée ou carbamazépine (+ supplémentation folique pour réduire le risque d'anomalie de fermeture du tube neural) si un normothymique est indispensable
- ***Associations contre-indiquées*** : régime hyposodé ou désodé, alcool
- ***Associations déconseillées*** : ARA II, AINS, carbamazépine, diurétiques, IEC
- *Associations à utiliser avec précaution* : acétazolamide, antidépresseurs sérotoninergiques purs, neuroleptiques (augmentation de la toxicité du lithium), milnacipran, venlafaxine, méthyldopa, topiramate, vérapamil, anesthésiques généraux (arrêt du lithium 24 heures avant anesthésie)

Normothymiques ou Thymorégulateurs (II)

Acide valproïque *Liste II-65 %-Coll* (1)

DÉPAKOTE Divalproate de sodium	30 ou 90 cp. 250 mg (présence de jaune orangé S) 60 ou 90 cp. 500 mg (présence de rouge cochenille)	A. 750 mg/jour, puis jusqu'à 1 à 2 g/jour en 2 à 3 prises (D. max. : 2 500 mg/jour)
DÉPAMIDE (2) Valpromide	30 cp. 300 mg	A. 1 200 mg/jour en 2 prises (D. max. : 1 800 mg/jour)

1. Chez les femmes en âge de procréer avec une contraception efficace, la prescription initiale est réservée aux psychiatres. Cette indication est réservée aux femmes chez lesquelles les alternatives médicamenteuses sont inefficaces ou non tolérées, avec un test de grossesse négatif à l'instauration du traitement et ayant signé un accord de soin.
2. L'efficacité de ce produit n'a pas été démontrée dans le traitement des accès aigus survenant au cours des troubles bipolaires (épisodes maniaque ou dépressif).

Carbamazépine (voir ce terme)

La carbamazépine est indiquée dans la prévention et dans le traitement des accès maniaques, hypomaniaques et mixtes chez les patients souffrant de troubles bipolaires, notamment dans les cycles rapides.

Lamotrigine (voir ce terme)

La lamotrigine est indiquée dans la prévention des épisodes dépressifs chez les patients présentant un trouble bipolaire de type I et qui ont une prédominance d'épisodes dépressifs (elle n'est pas indiquée dans le traitement aigu des épisodes maniaques ou dépressifs). En raison du risque de réactions cutanées sévères (syndromes de Lyell et de Stevens-Johnson), la posologie doit être augmentée progressivement et doit être adaptée en cas d'association au valproate de sodium et produits apparentés. En cas de survenue d'une éruption ou de signes d'hypersensibilité, l'arrêt du traitement doit être immédiat (sauf si une autre cause a pu être formellement identifiée) et la lamotrigine ne doit pas être réintroduite immédiatement.

Contre-indications
Antécédent d'hépatite, hépatite aiguë ou chronique, porphyries
Grossesse, femmes en âge de procréer

Propriétés

- Le divalproate de sodium, composé de molécules de valproate de sodium et d'acide valproïque dans un rapport de 1/1, et le valpromide dont le métabolite actif est l'acide valproïque ont des actions anticonvulsivante, antimaniaque et stabilisatrice de l'humeur
- Absorption digestive complète, métabolisation en dérivés glycuroconjugués et bêta-oxydés, élimination essentiellement urinaire, demi-vie de 15 à 17 heures, passage transplacentaire ou dans le lait maternel

Indications

- Traitement des épisodes maniaques chez les patients souffrant de trouble bipolaire en cas de contre-indication ou d'intolérance au lithium
- Traitement prophylactique chez les patients bipolaires ayant répondu favorablement à ce médicament lors du traitement d'un accès maniaque
- Hors AMM (mais autorisé par la FDA aux États-Unis) : traitement de fond des migraines rebelles (250 mg × 2 fois/jour, sans dépasser 1 g/jour)

Effets indésirables

- Effet sédatif, hypotonie, manifestations confusionnelles (surtout en cas d'association à d'autres psychotropes), troubles digestifs transitoires, tremblement d'attitude et prise de poids avec œdèmes (parfois importants et imposant l'arrêt du traitement), alopécie transitoire, aménorrhée, irrégularités menstruelles, céphalées
- Rares cas de thrombopénie, diminution du fibrinogène, anémie, leucopénie, rashs cutanés, exceptionnellement syndrome de Lyell ou de Stevens-Johnson ou érythème polymorphe, aplasie médullaire, lupus induit
- Cas exceptionnels d'hépatites et de pancréatites (parfois fatales) imposant l'arrêt immédiat et définitif du traitement
- **Surdosage** : coma, myosis, hypotonie musculaire, hyporéflexie ostéo-tendineuse, dépression respiratoire, hypertension intracrânienne (œdème cérébral)

Précautions d'emploi et interactions médicamenteuses

- Bilan préthérapeutique comportant ASAT, ALAT, TP, bilirubine, fibrinogène, bilan de coagulation, temps de saignement, NFS ; puis surveillance de la NFS, du bilan de coagulation et du TS à 15 jours ; puis surveillance des ASAT et ALAT tous les 6 mois
- Diminuer la posologie en cas d'insuffisance rénale
- Utiliser avec prudence chez le sujet âgé, les conducteurs et utilisateurs de machines
- **Contre-indiqué chez les femmes enceintes ou en âge de procréer** (risques de troubles du développement chez l'enfant avec 30 à 40 % de retard du langage et de la marche, d'une réduction des capacités intellectuelles, d'un trouble autistique × 4, de malformations × 4). En cas de grossesse, le traitement doit être interrompu après avis du psychiatre
- ***Associations contre-indiquées*** : méfloquine, millepertuis
- ***Associations déconseillées*** : carbamazépine, lamotrigine, alcool
- *Associations à utiliser avec précaution* : antidépresseurs imipraminiques, phénytoïne, phénobarbital, primidone, zidovudine, carbapénèmes, nimodipine

Antipsychotiques ou Neuroleptiques (I) : Phénothiazines

Phénothiazines aliphatiques et pipéridinées (1) *Liste I-65 %-Coll*

LARGACTIL Chlorpromazine	50 cp. séc. 25 mg 30 cp. séc. 100 mg Fl. 30 ml ou 125 ml gouttes à 4 % = 40 mg/ml	A. 25 à 300 mg/jour (jusqu'à 600 mg/jour) E. 1 à 5 mg/kg/jour en 2 à 3 prises
NOZINAN Lévomépromazine	20 cp. séc. 25 mg 20 cp. séc. 100 mg Fl. 30 ml ou 125 ml gouttes à 4 % = 40 mg/ml	A. 25 à 250 mg/jour (jusqu'à 600 mg/jour) en 2 à 3 prises
TERCIAN Cyamémazine[G]	30 cp. séc. 25 mg 25 cp. séc. 100 mg Fl. 30 ml gouttes à 4 % = 40 mg/ml	A. 25 à 300 mg/jour (jusqu'à 600 mg/jour) en 2 à 3 prises
NEULEPTIL Propériciazine	50 cp. séc. 25 mg 50 gél. 10 mg Fl. 30 ml gouttes à 4 % = 40 mg/ml Fl. 30 ml gouttes à 1 % = 10 mg/ml	A. 25 à 100 mg/jour E. > 3 ans : 0,1 à 0,5 mg/kg/jour en 2 à 3 prises

1. Pour les formes injectables, *cf. Neuroleptiques injectables*.

Phénothiazine pipérazinée *Liste I-65 %-Coll*

PIPORTIL Pipotiazine	20 cp. séc. 10 mg	A. 10 à 20 mg/jour en 1 à 2 prises

Contre-indications
Antécédents d'agranulocytose
Glaucome par fermeture de l'angle, porphyries
Obstacle urétro-prostatique associé à un risque de rétention urinaire
Grossesse (sauf chlorpromazine)

Propriétés

- Neuroleptiques de 1re génération ayant des effets sédatifs (formes aliphatiques et pipéridinées) et des effets antiproductifs et antiémétisants, la chlorpromazine étant considérée comme un neuroleptique polyvalent

Indications

- États psychotiques aigus et chroniques (schizophrénie et trouble délirant)
- Troubles graves du comportement avec agitation et agressivité chez l'enfant > 6 ans (chlopromazine) ou > 3 ans (propériciazine)
- Anxiété (traitement de courte durée en cas d'échec des thérapeutiques habituelles) et épisode dépressif majeur (en association avec un antidépresseur) (cyamémazine)
- *NDR* : la prescription dans l'anxiété est déconseillée en raison des risques iatrogènes

Effets indésirables

- *Psychiques* : sédation, indifférence affective, états dépressifs, plus rarement syndrome confusionnel (favorisé par les anticholinergiques et les troubles hydro-électrolytiques)
- *Neurologiques* : dyskinésies aiguës et syndrome akinéto-hypertonique (cédant aux antiparkinsoniens anticholinergiques), syndrome hyperkinétique (akathisie), dyskinésies tardives (aggravées par les anticholinergiques), troubles de la déglutition et pneumopathies
- *Endocriniens* : prise de poids, diabète, HTA, aménorrhée, impuissance, frigidité, galactorrhée, gynécomastie
- *Divers* : photosensibilisation, pigmentation cutanée, dépôts cristaliniens et rétinopathie (chlorpromazine surtout), effets atropiniques, hypotension orthostatique, allongement de QT, torsades de pointe, troubles du rythme, hypothermie ou hyperthermie, hépatite cholestatique, réactions allergiques, agranulocytoses, syndrome malin (pâleur, hyperthermie, troubles neuro-végétatifs), hyperglycémie, thromboses veineuses

Précautions d'emploi et interactions médicamenteuses

- Surveillance du poids, du tour de taille, de la glycémie, de la cholestérolémie et du QT corrigé
- Suspendre le traitement en cas de fièvre inexpliquée (possibilité de syndrome malin)
- Un syndrome infectieux nécessite une NFS → arrêt du médicament si leucopénie
- Éviter l'exposition au soleil, l'association avec l'alcool, l'utilisation lors de l'allaitement
- L'utilisation prolongée chez la personne âgée souffrant de démence expose à un risque accru d'accident vasculaire cérébral (rapport bénéfice/risque à envisager précisément)
- Ne pas utiliser chez les conducteurs et utilisateurs de machines, prudence chez les sujets âgés (hypotension), parkinsoniens, épileptiques, insuffisants rénaux ou hépatiques, souffrant d'affections cardio-vasculaires ou de sclérose en plaques
- Adjonction si besoin d'un traitement de l'hyposialie (chewing-gum sans sucre ou Sulfarlem)
- ***Associations déconseillées*** : alcool, antiémétisants apparentés aux neuroleptiques (alizapride, métoclopramide, métopimazine), antiparkinsoniens, guanéthidine et apparentés, lithium, psoralènes, apomorphine, certains neuroleptiques (sulpiride, amisulpride, tiapride, pimozide, halopéridol) ou associations de deux phénothiazines
- *Associations à utiliser avec précaution* : anticholinergiques, antidiabétiques, antihypertenseurs, antidépresseurs, bêta-bloquants
- *Associations à prendre en compte* : autres médicaments dépresseurs du SNC
- *Topiques gastro-intestinaux* : respecter un intervalle de 2 heures entre les prises orales

Antipsychotiques ou Neuroleptiques (II) : Butyrophénones

Halopéridol = neuroleptique polyvalent (1) *Liste I-65 %-Coll*

HALDOL	40 cp. 1 mg *Remboursement 30 %* 30 cp. 5 mg	A. 1 à 20 mg/jour en 1 à 2 prises (D. max. : – A. : 20 mg/jour – Sujets âgés : 5 mg/jour – E. : 3 à 5 mg/jour)
HALDOL Gouttes (2)	Gouttes à 2 mg/ml Fl. 30 ml + compte-gouttes	*Idem*

1. Pour les formes injectables, *cf. Neuroleptiques injectables*.
2. Indication particulière spécialisée hors AMM, chez les adultes et les enfants > 3 ans : chorée de Huntington, maladie des tics de Gilles de la Tourette, en cas d'inefficacité des autres thérapeutiques.

Butyrophénones sédatives *Liste I-65 %-Coll*

DIPIPÉRON Pipampérone	20 cp. séc. 40 mg Gouttes à 4 % : 30 ml à 40 mg/ml (1 goutte = 2 mg)	A. 40 à 120 mg/jour E. > 5 ans : 5 gouttes/année/jour en 1 à 2 prises le soir

Contre-indications
État comateux, dépression du SNC, lésions des noyaux gris
Maladie de Parkinson, démence à corps de Lewy, paralysie supranucléaire progressive
Manifestations cardiaques significatives, allongement de l'espace QTc, hypokaliémie
Porphyries (pipampérone), grossesse, allaitement

Propriétés

- Neuroleptiques de 1re génération ayant des effets antiproductifs (en particulier sur les hallucinations), antiémétisants, sédatifs (pipampérone) ou mixtes (halopéridol, considéré comme un neuroleptique polyvalent)

Indications

- États psychotiques aigus et chroniques (schizophrénie et trouble délirant)
- Troubles du comportement sévères chez l'enfant présentant un syndrome autistique (0,02-0,2 mg/kg/jour à instaurer progressivement)
- *NDR : la prescription dans l'anxiété est déconseillée en raison des risques iatrogènes*

Effets indésirables

- *Psychiques* : sédation, indifférence affective, états dépressifs, plus rarement syndrome confusionnel (favorisé par les anticholinergiques et les troubles hydro-électrolytiques)
- *Neurologiques* : dyskinésies aiguës et syndrome akinéto-hypertonique (cédant aux antiparkinsoniens anticholinergiques), syndrome hyperkinétique (akathisie, tasikinésie à traiter par propranolol ou benzodiazépine) et dyskinésies tardives (induites ou aggravées par les anticholinergiques), troubles de la déglutition et pneumopathies
- *Endocriniens* : prise de poids, diabète, HTA, aménorrhée, impuissance, frigidité, galactorrhée, gynécomastie, hyperprolactinémie
- *Divers* : hypotension orthostatique, hypothermie ou hyperthermie, hépatite, agranulocytose, syndrome malin exceptionnel (pâleur, hyperthermie, troubles neuro-végétatifs), allongement de QT, torsades de pointe, hyperglycémie, thromboses veineuses
- **Surdosage** : syndrome parkinsonien, hypotension, dépression respiratoire, coma

Précautions d'emploi et interactions médicamenteuses

- Surveillance du poids, du tour de taille, de la glycémie, de la cholestérolémie et du QTc
- Suspendre le traitement en cas de fièvre inexpliquée (possibilité de syndrome malin)
- L'utilisation prolongée chez la personne âgée souffrant de démence expose à un risque accru d'accident vasculaire cérébral (rapport bénéfice/risque à envisager précisément)
- Ne pas utiliser chez les conducteurs et utilisateurs de machines, prudence chez les sujets âgés (hypotension), épileptiques (diminution du seuil épileptogène), insuffisants rénaux ou hépatiques (risque de surdosage), dans les affections cardio-vasculaires graves et les scléroses en plaques en poussée
- Adjonction si besoin d'un traitement de l'hyposialie
- ***Associations contre-indiquées*** : médicaments susceptibles d'allonger l'espace QTc : antiarythmiques de classes IA et III, certains antidépresseurs, antibiotiques, antipsychotiques, antifongiques, antipaludéens → vérification systématique des associations
- ***Associations déconseillées*** : alcool, antiémétisants apparentés aux neuroleptiques (alizapride, métoclopramide, métopimazine), bromocriptine et lisuride, lévodopa, guanéthidine et apparentés, lithium, apomorphine, certains neuroleptiques (chlorpromazine, lévomépromazine, cyamémazine, sulpiride, amisulpride, tiapride, pimozide)
- *Associations à utiliser avec précaution* : anticholinergiques, antidiabétiques, antihypertenseurs, carbamazépine, autres neuroleptiques
- *Associations à prendre en compte* : autres médicaments dépresseurs du SNC

Antipsychotiques ou Neuroleptiques (III) : Thioxanthènes

Thioxanthènes (1) *Liste I-65 %-Coll*

FLUANXOL Flupentixol	Gouttes à 4 % : 10 ml à 1 mg par goutte	États psychotiques : A. 20 à 80 mg/jour en 1 ou 2 prises (jusqu'à 400 mg/jour) à dose progressive
CLOPIXOL Zuclopenthixol	30 ou 98 cp. 10 mg 30 ou 98 cp. 25 mg Gouttes à 2 % : 20 ml à 1 mg par goutte	Patients hospitalisés : A. 20 à 100 mg/jour (jusqu'à 200 mg/jour) à doses progressives Patients ambulatoires : A. 5 à 50 mg/jour

1. Pour les formes injectables, *cf. Neuroleptiques injectables*.

Contre-indications
Glaucome par fermeture de l'angle
Obstacle urétro-prostatique associé à un risque de rétention urinaire
Insuffisance hépatique et/ou rénale sévère (pour le zuclopenthixol)
Troubles de la conscience (alcool, barbituriques, opiacés)

Propriétés

- Neuroleptiques de 1re génération ayant des effets sédatifs et des effets antiproductifs et des propriétés anticholinergiques (le profil d'activité du zuclopenthixol est proche de celui de l'halopéridol)

Indications

- États psychotiques aigus et chroniques (schizophrénie et trouble délirant)

Effets indésirables

- Effets indésirables psychiques, neurologiques, endocriniens, neurovégétatifs et interactions comparables à ceux des phénothiazines (*cf.* pages précédentes)

Précautions d'emploi et interactions médicamenteuses

- Surveillance du poids, du tour de taille, de la glycémie, de la cholestérolémie et du QTc
- Une hyperthermie inexpliquée doit faire évoquer un syndrome malin des neuroleptiques
- Ne pas utiliser chez les conducteurs et utilisateurs de machines
- Surveillance des transaminases chez les patients éthyliques ou souffrant d'une atteinte hépatique
- Surveillance clinique chez les patients épileptiques ou atteints de lésions cérébrales (du fait d'un abaissement du seuil épileptogène) → posologie réduite de moitié
- L'utilisation prolongée chez la personne âgée souffrant de démence expose à un risque accru d'accident vasculaire cérébral (rapport bénéfice/risque à discuter précisément)
- Grossesse et allaitement : utilisation à éviter (innocuité non établie)
- *Associations contre-indiquées* : dopaminergiques hors Parkinson (cabergoline, quinagolide), citalopram, escitalopram, hydroxyzine, dompéridone, pipéraquine

Antipsychotiques ou Neuroleptiques (IV) : Dérivés de la diphénylbutylpipéridine

Pimozide *Liste I-65 %-Coll*

ORAP	30 cp. séc. 1 mg ou 4 mg	A. 2 à 4 mg/jour puis jusqu'à 16 mg/jour en 1 prise le soir E. > 6 ans : 0,02 à 0,2 mg/kg/jour en 1 prise le soir

Penfluridol *Liste I-65 %-Coll*

SEMAP ACEMAP	6 cp. 20 mg	A.20 à 60 mg en une prise **hebdomadaire**

Contre-indications

QT allongé, arythmie ventriculaire
Syndrome dépressif, état comateux, dépression du SNC

Propriétés

- Neuroleptique de 1re génération proche des butyrophénones, ayant des effets anxiolytiques, antiproductifs et déshinibiteurs, avec une durée d'action prolongée

Indications

- États psychotiques chroniques (schizophrénie et trouble délirant)
- *Pimozide seulement* :
  - Troubles du comportement sévères chez l'enfant présentant un syndrome autistique
  - Chorée et syndrome de Gilles de la Tourette chez l'adulte et l'enfant

Effets indésirables et précautions d'emploi

- Surveillance du poids, du tour de taille, de la glycémie, de la cholestérolémie et du QT
- Ne pas utiliser chez les conducteurs et utilisateurs de machines
- Effets indésirables neurologiques et endocriniens, et interactions comparables à ceux des butyrophénones (*cf.* pages précédentes)
- Rares : arythmie ventriculaire ou autres troubles de l'ECG → surveillance ECG, ne pas administrer si espace QT allongé ou arythmie ventriculaire
- L'utilisation prolongée chez la personne âgée souffrant de démence expose à un risque accru d'accident vasculaire cérébral (rapport bénéfice/risque à discuter précisément)
- Grossesse et allaitement : à éviter (innocuité non établie)

Interactions médicamenteuses

- *Associations contre-indiquées* : médicaments responsables de torsade de pointe, antifongiques azolés, antiprotéases, aprépitant, delavirdine, fluoxétine, macrolides, quinidine et hydroquinidine, agonistes dopaminergiques (cabergoline, quinagolide), létermovir
- *Associations déconseillées* : alcool, lévodopa, antiparkinsoniens dopaminergiques

Antipsychotiques ou Neuroleptiques (V) : Benzamides substitués

Antipsychotiques d'action bipolaire (1) *Liste I-Coll*

DOGMATIL Sulpiride[G] *Remboursement 30 %*	30 gél. 50 mg Sol. buv. : 200 ml à 0,5 g/100 ml à 25 mg par càc (20 gouttes = 5 mg)	A. 50 à 150 mg/jour (anxiété) E. 5 à 10 mg/kg/jour (troubles du comportement) en 2 à 3 prises
DOGMATIL 200 mg Sulpiride[G] *Remboursement 65 %*	12 cp. séc. 200 mg	A. 200 à 600 mg/jour (schizophrénie déficitaire) A. 800 à 1 600 mg/jour (schizophrénie paranoïde) en 2 à 3 prises
SOLIAN Amisulpride[G] *Remboursement 65 %*	30 cp. séc. 100 mg 60 cp. séc. 200 mg 30 cp. séc. 400 mg Sol. buv. : 60 ml à 100 mg/ml (avec pipette doseuse graduée en mg)	A. 50 à 300 mg/jour (schizophrénie déficitaire) A. 400 à 1 200 mg/jour (schizophrénie paranoïde) en 2 prises

1. Pour les formes injectables, *cf. Antipsychotiques injectables*. Le sulpiride a une action désinhibitrice aux doses ≤ 600 mg/jour et antiproductive aux doses > 600 mg/jour. L'amisulpride a une action désinhibitrice aux doses ≤ 300 mg/jour et antiproductive aux doses > 400 mg/jour.

Antipsychotiques sédatifs (2) *Liste I-30 %-Coll*

TIAPRIDAL Tiapride[G]	20 cp. séc. 100 mg Gouttes buvables : 30 ml à 138 mg/ml (3)	A. 200 à 400 mg/jour (jusqu'à 800 mg/jour) E. > 3 ans : 150 mg/jour en 2 à 3 prises (4)

2. Pour les formes injectables, *cf. Antipsychotiques injectables*.
Ces antipsychotiques sont contre-indiqués en cas d'hypokaliémie, de bradycardie < 65/min, d'association à certains médicaments (car risque de torsades de pointe potentiellement létales) et ils ont des interactions médicamenteuses particulières :
   - Associations contre-indiquées : antiarythmiques, antidépresseurs imipraminiques, bêta-bloquants, clonidine et apparentés, digitaliques, médicaments entraînant des torsades de pointe (voir ce terme).
   - Associations déconseillées : médicaments hypokaliémiants (amphotéricine B injectable, corticoïdes, diurétiques, laxatifs stimulants, perfusions insulino-glucosées), phénothiazines, anticholinestérasiques.
3. Effectuer les prescriptions en milligrammes.
4. Indication : forme sévère de la maladie de Gilles de la Tourette, lorsque le traitement non pharmacologique n'est pas suffisant.

Contre-indications
Phéochromocytome, tumeurs à prolactine, porphyries Bradycardie < 65/min et hypokaliémie (pour le tiapride) Allaitement

Propriétés

- Neuroleptiques dont les effets dépendent des doses utilisées : désinhibiteurs (amisulpride et sulpiride qui a également des effets antiémétisants) à faibles doses et antiproductifs (amisulpride) ou sédatifs (tiapride) à fortes doses
- Absorption digestive rapide, élimination par voie urinaire (60 % en 24 heures pour le sulpiride, environ 90 % en 24 heures pour l'amisulpride et le tiapride)

Indications

- États psychotiques aigus et chroniques (schizophrénie et trouble délirant)
- États d'agitation et d'agressivité, notamment en cas de manifestations psychotiques conjointes (tiapride) (traitement de courte durée < 4 semaines)
- Chorée sévère dans la maladie de Huntington

Effets indésirables

- *Endocriniens* (fréquents) : aménorrhée, hyperprolactinémie, gynécomastie avec ou sans galactorrhée, impuissance, frigidité, prise de poids fréquente et parfois importante
- *Neurologiques* (plus rares) : dyskinésies précoces et syndrome akinéto-hypertonique (cédant aux antiparkinsoniens anticholinergiques), syndrome hyperkinétique (akathisie et tasikinésie à traiter par propranolol ou benzodiazépine) et dyskinésies tardives (pouvant être induites ou aggravées par les anticholinergiques), troubles de la déglutition et pneumopathies
- *Neuro-végétatifs* : hypotension orthostatique
- *Cardiologiques* : torsades de pointe potentiellement létales
- *Rares* : syndrome malin avec pâleur, hyperthermie, troubles neuro-végétatifs
- **Surdosage** : syndrome parkinsonien, hypotension, dépression respiratoire, coma

Précautions d'emploi

- Surveillance du poids, du tour de taille, de la glycémie, de la cholestérolémie et du QT corrigé
- Suspendre le traitement en cas de fièvre inexpliquée (possibilité de syndrome malin)
- Ne pas utiliser chez les conducteurs et utilisateurs de machines, prudence chez les sujets âgés (hypotension), parkinsoniens, épileptiques (diminution du seuil épileptogène), dans les affections cardio-vasculaires graves (hypotension), en cas d'insuffisance rénale sévère
- L'utilisation prolongée chez la personne âgée souffrant de démence expose à un risque accru d'accident vasculaire cérébral (rapport bénéfice/risque à envisager précisément)
- Adjonction si besoin d'un traitement de l'hyposialie
- Grossesse : à éviter (innocuité non établie)

Interactions médicamenteuses

- ***Associations déconseillées*** : alcool, antiémétisants apparentés aux neuroleptiques (alizapride, métoclopramide, métopimazine, thiéthylpérazine), bromocriptine et lisuride, lévodopa, guanéthidine et apparentés, lithium, apomorphine
- *Associations à utiliser avec précaution* : anticholinergiques, antidiabétiques, antihypertenseurs, carbamazépine
- *Associations à prendre en compte* : autres médicaments dépresseurs du SNC

Antipsychotiques ou Neuroleptiques (VI) : Benzisoxazoles

Rispéridone[G] (1) *Liste I-65 %-Coll*

RISPERDAL	60 cp. séc. 1 mg ou 2 mg 30 cp. sec. 4 mg 28 cp. orodispersibles à 0,5 mg, 1 mg, 2 mg, 3 mg ou 4 mg Sol. buv. à 1 mg/ml avec seringue-doseuse (fl. 30, 60 ou 120 ml)	A. 2 à 10 mg/jour (à instaurer par paliers de 2 mg/jour) (2) D. max. : 16 mg/jour en 1 ou 2 prises E. de 5 à 11 ans : 0,25 mg/jour (si < 20 kg) à 0,50 mg/jour (si ≥ 20 kg) puis par paliers (0,25 à 0,50 mg/semaine) jusqu'à 1 à 3 mg/jour en 1 ou 2 prises

1. Pour les formes injectables, *cf. Antipsychotiques injectables*.
2. Chez les sujets âgés atteints de démence, une posologie initiale de 0,5 mg × 2 fois/jour est recommandée.

Contre-indications
Phénylcétonurie (forme cp. orodispersible)
Enfant < 5 ans, allaitement

Propriétés

- Antipsychotique de 2e génération de la classe des benzisoxazoles, antagoniste des récepteurs alpha-adrénergiques, sérotoninergiques 5-HT3 et dopaminergiques D2
- Absorption digestive totale (non modifiée par les aliments), liaison à 88 % aux protéines plasmatiques, métabolisation partielle, élimination par voie urinaire (70 %) et fécale, demi-vie d'élimination de 24 heures, passage dans le lait maternel

Indications

- États psychotiques aigus et chroniques (schizophrénie et trouble délirant)
- Traitement à court terme des épisodes maniaques aigus modérés à sévères
- Traitement symptomatique de courte durée (< 6 semaines) de l'agressivité persistante dans le trouble des conduites chez l'enfant > 5 ans présentant un retard mental ou des troubles autistiques. Le traitement pharmacologique doit faire partie intégrante d'un programme thérapeutique plus large, incluant des mesures psychosociales et éducatives

Effets indésirables (plus fréquents chez les enfants)

- Fréquents : insomnie, constipation, sensations d'étourdissement, hypotension orthostatique, prise de poids, hyperprolactinémie, gynécomastie, aménorrhée-galactorrhée, impuissance, symptômes extrapyramidaux
- Rares : agitation, anxiété, céphalées, somnolence, fatigue, difficultés de concentration, dyspepsie, nausées, douleurs abdominales, troubles de la vision, rhinite, rash cutané, hyperglycémie, prise de poids, diabète, intoxication à l'eau (polydipsie ou sécrétion inappropriée d'ADH), allongement de QT, vomissements, priapisme, rétention urinaire, thrombo-embolies veineuses, dyskinésies tardives imposant l'arrêt
- Exceptionnels : syndrome de l'iris hypotonique peropératoire de la cataracte (< 1/1 000), syndrome malin avec pâleur, hyperthermie, troubles neuro-végétatifs, justifiant l'arrêt impératif du traitement
- **Surdosage** : somnolence, hypotension, tachycardie et troubles extrapyramidaux → évacuation digestive, charbon, laxatif, monitoring cardio-respiratoire, anticholinergique

Précautions d'emploi

- Surveillance du poids, du tour de taille, de la glycémie, de la cholestérolémie et du QT corrigé
- Suspendre le traitement en cas de fièvre inexpliquée (possibilité de syndrome malin)
- Utiliser à dose progressive (hypotention orthostatique par effet alpha-bloquant)
- Chirurgie de la cataracte : prévenir le chirurgien de la prise de rispéridone
- Utilisation déconseillée dans les démences (risque de maladie thrombo-embolique veineuse et d'AVC), réduire la dose chez le sujet âgé ou insuffisant hépatique ou rénal (0,5 mg × 2 fois/jour au début, puis paliers de 0,5 mg sans dépasser 4 mg/jour), et ne pas utiliser chez les conducteurs et utilisateurs de machines, parkinsoniens, épileptiques
- Grossesse : à éviter (innocuité non établie)

Interactions médicamenteuses

- *Associations déconseillées* : alcool, antiémétisants apparentés aux neuroleptiques (alizapride, métoclopramide, métopimazine), bromocriptine et lisuride, lévodopa, guanéthidine et apparentés
- *Associations à utiliser avec précaution* : carbamazépine, inducteurs enzymatiques, fluoxétine, bêta-bloquants, phénothiazines, médicaments dépresseurs du SNC

Antipsychotiques ou Neuroleptiques (VII) : Agonistes partiels de la dopamine

Aripiprazole[G] *Liste I-65 %-Coll*

ABILIFY *Conservation du flacon ouvert max. 6 mois*	28 cp. pelliculés 5 mg, 10 mg ou 15 mg 28 cp. orodispersibles 10 mg ou 15 mg Sol. buv. 150 ml à 1 mg/ml	A. et E. > 15 ans (1) : 10 à 15 mg/jour en 1 prise (D. max. : 30 mg/jour)

1. Chez l'enfant en épisode maniaque, utilisable à partir de 13 ans : débuter le traitement à 2 mg puis augmenter progressivement la posologie pour atteindre 10 mg/jour.

Contre-indications

Hypersensibilité à l'aripiprazole ou à l'un des excipients

Propriétés

- Dérivé de la quinolinone, agoniste partiel des récepteurs dopaminergiques D2 et des récepteurs sérotoninergiques 5-HT1A et antagoniste des récepteurs 5-HT2A, ayant des propriétés antidéficitaires marquées et une meilleure tolérance mais un grand nombre d'interactions médicamenteuses
- Absorption digestive à 87 %, pic plasmatique atteint en 3 à 5 heures, liaison à 99 % aux protéines plasmatiques, forte métabolisation hépatique par le CYP 3A4 et le CYP 2D6, élimination fécale (75 %) et urinaire (25 %), demi-vie de 75 heures

Indications (à respecter strictement)

- Schizophrénie, à partir de 15 ans
- Épisodes maniaques modérés à sévères des troubles bipolaires de type I (à partir de 13 ans, sans dépasser 12 semaines chez l'adolescent) et prévention des récidives

Effets indésirables

- Fréquents (1 à 10 %) : céphalées, asthénie, étourdissements, somnolence, insomnie, tremblements, akathisie, troubles visuels, nausées, vomissements, constipation, dyspepsie, accidents vasculaires cérébraux (sujets âgés avec démence)
- Rares (< 1 %) : hypotension orthostatique, tachycardie, troubles suicidaires, syndrome malin avec pâleur, hyperthermie, troubles neuro-végétatifs, troubles de la déglutition et pneumopathies, troubles convulsifs

Précautions d'emploi et interactions médicamenteuses

- Suspendre le traitement en cas de fièvre inexpliquée (possibilité de syndrome malin)
- Ne pas utiliser chez les conducteurs et utilisateurs de machines, prudence chez les sujets âgés (hypotension), parkinsoniens, épileptiques (diminution du seuil)
- Insuffisance hépatique légère à modérée et insuffisance rénale : posologie inchangée
- L'utilisation chez la personne âgée souffrant de démence expose à un risque accru d'accident vasculaire cérébral → éviter cette indication
- Grossesse et allaitement : à éviter (fœtotoxique et tératogène chez l'animal)
- *Associations à utiliser avec précaution* : inhibiteurs du CYP 2D6 (quinidine, fluoxétine, paroxétine) ou du CYP 3A4 (kétoconazole, itraconazole, antiprotéases) : diminuer de 50 % les doses d'aripiprazole, inducteurs du CYP 3A4 : augmenter les doses de 50 %
- *Associations à prendre en compte* : alcool et médicaments dépresseurs du SNC
- Pas d'interactions avec lithium, oméprazole, valproate, warfarine

Antipsychotiques ou Neuroleptiques (VIII) : Dibenzo-oxazépines

Loxapine *Liste I-65 %-Coll*

LOXAPAC Pour les formes injectables *cf. Neuroleptiques injectables*	30 cp. 25 ou 50 ou 100 mg Gouttes : 30 ml à 25 mg/ml + seringue graduée par 5 mg	A. et E. > 15 ans : 50 à 200 mg/jour (jusqu'à 600 mg/jour)

Contre-indications
Coma barbiturique ou éthylique Agonistes dopaminergiques saul lévodopa

Propriétés

- Neuroleptique polyvalent ayant des effets antiproductifs
- Absorption digestive rapide, métabolisation hépatique avec effet de premier passage hépatique important (75 %), demi-vie de 8 heures, élimination par voie urinaire

Indications

- États psychotiques aigus et chroniques
- États anxieux, d'agitation et d'agressivité

Effets indésirables

- *Neuro-psychiques* : asthénie, somnolence, dyskinésies précoces et syndrome parkinsonien (cédant aux anticholinergiques), dyskinésies permanentes tardives (induites ou aggravées par les anticholinergiques)
- *Endocriniens* (aménorrhée-galactorrhée, gynécomastie, hyperprolactinémie, frigidité, impuissance) et *neuro-végétatifs* (hypotension orthostatique, effets atropiniques)
- *Divers* : éruptions cutanées allergiques, prise de poids, rétinite pigmentaire
- Exceptionnellement syndrome malin ou agranulocytose → arrêt impératif du traitement

Précautions d'emploi

- Surveillance du poids, du tour de taille, de la glycémie, de la cholestérolémie et du QTc
- Suspendre le traitement en cas de fièvre inexpliquée (possibilité de syndrome malin)
- Ne pas utiliser chez les conducteurs de machines, prudence chez les sujets âgés, parkinsoniens, épileptiques, insuffisants rénaux ou hépatiques, en cas de risque de rétention urinaire ou de glaucome, et dans les affections cardio-vasculaires graves
- L'utilisation prolongée chez la personne âgée souffrant de démence expose à un risque accru d'accident vasculaire cérébral (rapport bénéfice/risque à envisager précisément)
- Adjonction si besoin d'anticholinergiques et d'un traitement de l'hyposialie
- Grossesse et allaitement : à éviter (innocuité non établie)

Interactions médicamenteuses

- ***Associations déconseillées*** : alcool, antiémétisants apparentés aux neuroleptiques, bromocriptine et lisuride, lithium, neuroleptiques phénothiaziniques, apomorphine
- *Associations à utiliser avec précaution* : antidiabétiques, antihypertenseurs, autres médicaments dépresseurs du SNC

Antipsychotiques ou Neuroleptiques (IX) : Dibenzodiazépines (I)

Olanzapine[G] *Liste I-65 %-Coll*

ZALASTA ZYPREXA (1) ZYPREXA VELOTAB (1)	28 cp. enrobés 5 mg, 7,5 mg, 10 mg ou orodispersibles à 15 mg ou 20 mg *(modèle hospitalier)*	A. 10 mg/jour en 1 prise puis 5 à 20 mg/jour selon l'état clinique (2) (D. max. : 20 mg/jour)

1. Les comprimés à 10 mg ne sont pas remboursables.
2. La dose usuelle est de 10 mg/jour et peut être adaptée par la suite selon l'état clinique entre 5 et 20 mg/jour.
   Insuffisance hépatique et/ou rénale : la dose initiale doit être de 5 mg/jour et ne sera augmentée ensuite qu'avec prudence.
   Sujet > 65 ans : une dose initiale de 5 mg/jour peut être utile selon l'état clinique.
   Pour les formes injectables, *cf. Neuroleptiques injectables et Neuroleptiques retard.*

Quétiapine[G] *Liste I-65 %-Coll*

XEROQUEL LP	10, 30 ou 100 cp. LP 50 mg 30, 60 ou 100 cp. LP 300 mg 30, 60 ou 100 cp. LP 400 mg	A. À dose progressive 50 à 300 gm/jour, puis 150 à 600 mg/jour en 1 prise 1 heure avant le repas (3) (D. max. : 800 mg/jour)

3. La posologie quotidienne d'entretien est de :
   - 600 mg (voire 800 mg)/jour dans la schizophrénie, le traitement des épisodes maniaques et la prévention des épisodes maniaques et dépressifs du trouble bipolaire.
   - 300 mg/jour (atteints au 4e jour : 50, puis 100, puis 200, puis 300 mg) dans les épisodes dépressifs du trouble bipolaire.
   - 150 à 300 mg/jour (atteints en quelques jours : 50 mg les deux premiers soirs, puis 150 mg les deux soirs suivants, avant le moment du coucher) en tant que traitement adjuvant dans les épisodes dépressifs majeurs hors trouble bipolaire.

   Sujet > 65 ans ou insuffisant hépatique : posologie initiale de 50 mg/jour, augmentée par paliers de 50 mg tous les 3 à 4 jours.

Contre-indications
Risque de glaucome par fermeture de l'angle (olanzapine)

Propriétés

- Antipsychotiques de seconde génération ayant des propriétés antiproductives et anti-déficitaires, mieux tolérés du point de vue extrapyramidal du fait d'une combinaison entre une action antagoniste sur les récepteurs D2 à la dopamine et une affinité pour les récepteurs cérébraux de la sérotonine (5HT2), agissant également sur d'autres récepteurs cérébraux (en particulier D1, histaminergiques, noradrénergiques et muscariniques)
- Absorption bonne, augmentée par un repas riche en graisse pour la quétiapine, forte fixation sur les protéines plasmatiques, métabolisme hépatique (CYP 1A2 pour l'olanzapine et CYP 3A4 pour la quétiapine), demi-vie de 7 à 12 heures pour la quétiapine et de 35 heures pour l'olanzapine, élimination urinaire, biliaire et fécale

Indications

- Schizophrénie
- Épisode maniaque modéré à sévère
- Épisode dépressif majeur chez un patient présentant un trouble bipolaire (quétiapine)
- Prévention des récidives d'un trouble bipolaire ayant répondu favorablement lors d'un épisode maniaque (quétiapine et olanzapine) ou dépressif (quétiapine) antérieur
- Traitement adjuvant lors d'un épisode dépressif majeur répondant de façon insuffisante à un antidépresseur en monothérapie

Effets indésirables

- Très fréquents (> 10 %) : prise de poids, HTA, diabète, somnolence, hyperprolactinémie, vertiges, céphalées, sécheresse de la bouche, syndrome de sevrage à l'arrêt (quétiapine), élévation des triglycérides et du cholestérol total et LDL (quétiapine)
- Fréquents (de 1 à 10 %) : hyperglycémie, symptômes extrapyramidaux, hypotension, constipation, élévation transitoire des transaminases, sécheresse de la bouche, vertiges, œdèmes, leucopénie, éosinophilie, tachycardie, dysfonction sexuelle, irritabilité
- Rares (< 1 %) : thrombocytopénie, élévation des CPK, allongement du QT, accident thrombo-embolique, syndrome malin, priapisme, convulsions, rash, ictère, dysphagie, photosensibilité, hyponatrémie, galactorrhée, troubles menstruels, alopécie, entérocolite nécrosante, dyspnée, myocardiopathie, amnésie, épistaxis, arthralgies, glaucome aigu par fermeture de l'angle (olanzapine), troubles de la déglutition et pneumopathies

Précautions d'emploi et interactions médicamenteuses

- Surveillance rapprochée du poids, de l'indice de masse corporelle, du tour de taille, de la glycémie, de la cholestérolémie et du QT corrigé (en particulier chez les sujets âgés)
- Suspension du traitement lors d'une fièvre inexpliquée (risque de syndrome malin)
- L'utilisation prolongée chez la personne âgée souffrant de démence expose à un risque accru d'accident vasculaire cérébral (rapport bénéfice/risque à envisager précisément)
- Ne pas utiliser chez les conducteurs et utilisateurs de machines, prudence chez les sujets âgés ou ayant des troubles hépatiques, rénaux (olanzapine), cardio-vasculaires, extrapyramidaux, épileptiques ou impliquant le système cholinergique (olanzapine)
- Possibilité de syndrome de l'iris hypotonique peropératoire de la cataracte
- Grossesse et allaitement : utilisation déconseillée (innocuité non établie)
- ***Associations déconseillées*** : alcool, carbamazépine, kétoconazole, agonistes dopaminergiques, fluvoxamine (olanzapine), jus de pamplemousse (quétiapine)
- *Associations à utiliser avec précaution* : médicaments dépresseurs du SNC ou allongeant le QTc, lithium, thiorizadine (quétiapine), ciprofloxacine (olanzapine)

Antipsychotiques ou Neuroleptiques (X) : Dibenzodiazépines (II)

Clozapine[G] *Liste I-65 %-Coll-Prescription initiale hospitalière annuelle*

LEPONEX	7, 14 ou 28 cp. séc. 25 mg 14 ou 28 cp. séc. 100 mg	À dose progressive (1) : A. 100 à 450 mg/jour en 1 à 3 prises (jusqu'à 600 mg/jour) (2)

1. Médicament soumis à une prescription initiale hospitalière annuelle réservée aux spécialistes en psychiatrie ou neurologie, le renouvellement étant possible par tout spécialiste en psychiatrie ou neurologie ou gériatrie.
   - *Schizophrénies* : utiliser à la plus petite dose efficace, à dose progressive = 12,5 à 25 mg le 1er jour puis augmenter par paliers de 25 à 50 mg jusqu'à la posologie efficace atteinte en 3 à 6 semaines, la posologie maximale recommandée étant de 600 mg/jour (ne jamais dépasser 900 mg/jour), puis réduire prudemment la dose jusqu'à la posologie d'entretien minimale efficace.
   - *Troubles psychotiques survenant au cours de l'évolution de la maladie de Parkinson, en casd'échec de la stratégie thérapeutique habituelle* (réduction des doses des médicaments à effet dopaminergique ou anticholinergique) : utiliser à la plus petite dose efficace, à dose progressive = 12,5 mg le 1er jour puis augmenter par paliers de 12,5 mg jusqu'à une posologie efficace moyenne de 25 à 37,5 mg/jour, la posologie maximale recommandée étant de 100 mg/jour en 1 ou 2 prises.
2. L'arrêt doit généralement être progressif (sur 2 semaines), mais en cas d'arrêt brutal nécessaire surveiller les patients en raison du risque d'exacerbation transitoire des symptômes psychotiques.

Contre-indications
Antécédents d'agranulocytose ou d'hémopathie Psychoses alcooliques et toxiques, intoxications médicamenteuses, coma Affections cardiaques, hépatiques ou rénales sévères, épilepsie non contrôlée Risque de glaucome par fermeture de l'angle et risque de rétention urinaire par obstacle urétro-prostatique, hypersensibilité au produit

Propriétés

- Antipsychotique polyvalent puissant à la fois sur les symptômes productifs et déficitaires, une activité anticholinergique assez importante, entraînant moins d'effets extrapyramidaux que les neuroleptiques de 1re génération mais un risque d'agranulocytose
- Absorption digestive presque complète, fixation à 95 % aux protéines plasmatiques, métabolisation hépatique avec effet de premier passage hépatique important, demi-vie de 12 heures, élimination urinaire (50 %) et biliaire (40 %) sous forme de métabolites

Indications (*cf.* les autres indications dans la note ci-contre)

- Schizophrénie avec résistance ou intolérance neurologique majeure aux autres neuroleptiques

Effets indésirables

- *Hématologiques* (le plus souvent entre la 4e et la 18e semaine) : leucopénies (3 %), voire agranulocytose mortelle en l'absence d'arrêt du produit
- *Neuro-psychiques* : somnolence (fréquente), troubles extrapyramidaux peu fréquents, crises convulsives dose-dépendantes (1 à 4 %), troubles de la déglutition et pneumopathies
- Sialorrhée (fréquente), prise de poids parfois importante, diabète, hypotension orthostatique, tachycardie, effets atropiniques, constipation parfois sévère (→ surveillance ± laxatifs), nausées, vomissements, hépatite, entérocolite nécrosante, arythmies, thromboses veineuses, cardiomyopathies, syndrome malin
- **Surdosage** : somnolence, coma, confusion, hallucinations, troubles extrapyramidaux, convulsions, hypersalivation, mydriase, tachycardie, arythmies, dépression respiratoire

Précautions d'emploi et interactions médicamenteuses

- *Surveillance stricte de la NFS avec carnet de surveillance obligatoire pour chaque patient* (NFS préalable, puis hebdomadaire pendant 18 semaines, puis mensuelle), en cas de fièvre ou signes d'infection ou leucopénie < 3 500/mm^3 et/ou neutropénie < 2 000/mm^3 → NFS 2 fois par semaine, en cas de leucopénie < 3 000/mm^3 et/ou de neutropénie < 1 500/mm^3 → interruption immédiate de la clozapine
- Surveillance du poids, du tour de taille, de la glycémie, de la cholestérolémie et du QTc
- Suspendre le traitement en cas de fièvre inexpliquée (possibilité de syndrome malin)
- L'utilisation prolongée chez la personne âgée souffrant de démence expose à un risque accru d'accident vasculaire cérébral (rapport bénéfice/risque à envisager précisément)
- Ne pas utiliser chez les conducteurs et utilisateurs de machines, prudence chez les sujets âgés ou ayant des troubles hépatiques ou rénaux (posologie plus progressive) ou des troubles cardio-vasculaires, parkinsoniens, épileptiques
- Grossesse et allaitement : déconseillé (innocuité non établie et passage dans le lait)
- ***Associations déconseillées*** : alcool, antiémétisants apparentés aux neuroleptiques (alizapride, métoclopramide, métopimazine), autres neuroleptiques, carbamazépine, guanéthidine et apparentés, agonistes dopaminergiques
- *Associations à utiliser avec précaution* : fluvoxamine, lithium, phénytoïne, rifampicine
- *Associations à prendre en compte* : autres dépresseurs du SNC, anticholinergiques, antidiabétiques, antihypertenseurs, AVK, benzodiazépines, cimétidine, adrénaline

Antipsychotiques injectables d'action rapide*

Antipsychotiques polyvalents (1) et (2) *Liste I-65 %-Coll*

ABILIFY Injectable Délai d'action = 1 heure Durée d'action = 75 heures	1 amp. 1,3 ml = 9,75 mg Aripiprazole	Par voie IM : 9,75 mg × 1 à 3 fois/jour
HALDOL Injectable Délai d'action = 20 à 40 minutes Durée d'action = 12 à 24 heures	5 amp. 1 ml = 5 mg Halopéridol	Par voie IM uniquement : 5 mg × 1 à 4 fois/jour
LARGACTIL Injectable Délai d'action = 20 à 40 minutes Durée d'action = 6 à 8 heures	10 amp. 5 ml = 25 mg Chlorpromazine *Contenant des sulfites*	Par voie IM : 25 à 50 mg × 1 à 3 fois/jour
LOXAPAC Injectable Délai d'action = 10 à 20 minutes Durée d'action = 8 à 12 heures	10 amp. 2 ml = 50 mg Loxapine *Réservé aux hôpitaux*	Par voie IM : 50 mg × 2 à 3 fois/jour
ZYPREXA Injectable[G] Délai d'action = 15 à 45 minutes Durée d'action = 24 heures	Fl. 10 mg Olanzapine *Réservé aux hôpitaux*	Par voie IM stricte : A. 2,5 à 10 mg/injection (D. max. : 20 mg/24 h)

Antipsychotiques désinhibiteurs (1) et (2) *Liste I-65 %-Coll*

SOLIAN Injectable Délai d'action = 30 à 60 minutes Durée d'action = 8 à 12 heures	6 amp. 4 ml = 200 mg Amisulpride *Réservé aux hôpitaux*	Par voie IM : 200 mg × 1 à 2 fois/jour

Antipsychotiques sédatifs (1) et (2) *Liste I-65 %-Coll*

DROLEPTAN Injectable[G] Délai d'action = 20 minutes Durée d'action = 2 à 12 heures	10 amp. 2 ml = 5 mg Dropéridol *Réservé aux hôpitaux*	Par voie IM : 5 mg renouvelables après 15 à 30 minutes, puis après 4 à 6 heures
NOZINAN Injectable Délai d'action = 30 à 40 minutes Durée d'action = 8 à 10 heures	10 amp. 1 ml = 25 mg Lévomépromazine *Contenant des sulfites*	Par voie IM : 25 à 50 mg × 2 à 4 fois/jour
TERCIAN Injectable Délai d'action = 15 à 30 minutes Durée d'action = 8 à 10 heures	5 amp. 5 ml = 50 mg Cyamémazine	Par voie IM : 25 à 50 mg × 1 à 4 fois/jour
TIAPRIDAL Injectable Délai d'action = 30 à 40 minutes Durée d'action = 6 à 8 heures	6 amp. 2 ml = 100 mg Tiapride	Par voie IM ou IV : 100 à 200 mg × 2 à 3 fois/jour (jusqu'à 1 200 mg/jour)

1. Administration uniquement dans un service d'hospitalisation, surveillance pendant 3 heures après l'injection du fait du risque de syndrome post-injection (tachycardie, HTA, confusion, coma).
2. *En urgence, dans les états d'agitation extrême de l'adulte*, le Loxapac et le Tercian (1 à 2 ampoules), dont l'action est rapide, sont souvent utilisés. Le Droleptan est déconseillé en cas d'éthylisme.
Tous les neuroleptiques injectables sont contre-indiqués en cas d'hypokaliémie et de bradycardie.
Associations contre-indiquées : antiarythmiques, clonidine, digitaliques, produits entraînant des torsades de pointe, médicaments hypokaliémiants.

Antipsychotiques injectables d'action prolongée*

Antipsychotiques (1) et (2) *Liste I-65 %-Coll*

ABILIFY MAINTENA Aripiprazole	Fl. 300 mg ou 400 mg 1 seringue 400 mg préremplie	Par voie **IM** profonde : 400 mg toutes les 4 semaines 300 mg si mauvaise tolérance
CLOPIXOL Injectable IM action semi-prolongée Zuclopenthixol	5 amp. 1 ml = 50 mg *Réservé aux hôpitaux*	Par voie **IM** profonde : 50 à 150 mg (renouvelable avec un intervalle de 2 à 3 jours)
CLOPIXOL Injectable IM action prolongée Zuclopenthixol	Amp. 1 ml = 200 mg	Par voie **IM** profonde : 200 à 400 mg toutes les 2 à 4 semaines
FLUANXOL LP Flupentixol	Amp. 1 ml = 100 mg	Par voie **IM** profonde : 20 à 300 mg toutes les 2 à 3 semaines
HALDOL DÉCANOAS Halopéridol	5 amp. 1 ml = 50 mg	Par voie **IM** profonde : 50 à 300 mg (1 à 6 ml) toutes les 4 semaines
RISPERDALCONSTA LP (3) Rispéridone[G]	Fl. 25 mg/2 ml Fl. 37,5 mg/2 ml Fl. 50 mg/2 ml	Par voie **IM** profonde : 25 à 50 mg tous les 14 jours
PIPORTIL L4 Pipotiazine	1 amp. 4 ml = 100 mg 3 amp. 1 ml = 25 mg	Par voie **IM** profonde : 25 à 200 mg toutes les 4 semaines
XEPLION (3) Palipéridone	Fl. 25 mg, 50 mg, 75 mg, 100 mg ou 150 mg	Par voie **IM** profonde : 150 mg à J1, 100 mg à J8 puis toutes les 4 semaines
TREVICTA (3) et (4) Palipéridone	Fl. 175 mg, 263 mg, 350 mg ou 525 mg	Par voie **IM** profonde : 175 à 525 mg tous les 3 mois
ZYPADHERA Olanzapine *Réservé aux hôpitaux*	Fl. 210 mg/1,4 ml Fl. 300 mg/2 ml Fl. 405 mg/2,7 ml	Par voie **IM** profonde : 150 à 300 mg toutes les 2 à 4 semaines

3. Risque accru du syndrome de l'iris hypotonique peropératoire de la cataracte.
4. En relais du Xeplion (dont la posologie mensuelle est multipliée par 3,5 pour obtenir la posologie trimestriele de Trevicta).

* Réservés à l'adulte exclusivement.

Psychostimulants ou Noo-analeptiques

Amphétamines (1) *Stupéfiants-Règle des 28 jours-65 %-Coll-Prescription initiale hospitalière annuelle spécialisée*

RITALINE Méthylphénidate[G]	30 cp. séc. 10 mg	A. et E. > 6 ans : posologie ci-dessous
RITALINE LP *Idem* MEDIKINET LM	28 gél. 10 mg, 20 mg, 30 mg ou 40 mg 28 gél. 5 mg, 10 mg, 20 mg, 30 mg ou 40 mg 50 % libération immédiate 50 % libération prolongée *pouvant être ouvertes* (2)	A. et E. > 6 ans : utilisable en substitution à la forme simple *mais en 1 prise le matin*
CONCERTA LP[G] *Idem*	28 cp. 18 mg, 36 mg ou 54 mg 22 % libération immédiate 78 % libération prolongée	A. et E. ≥ 11 ans : posologie ci-dessous (3)
QUASYM LP *Idem*	28 gél. 10 mg, 20 mg ou 30 mg 30 % libération immédiate 70 % libération prolongée	A. et E. > 6 ans : posologie ci-dessous (4)
STRATTERA Atomoxétine	28 gél. 10 mg, 18 mg, 25 mg, 40 mg ou 60 mg	A. et E. > 6 ans : posologie ci-dessous (5)

1. Prescription initiale réservée aux spécialistes en neurologie, psychiatrie, pédiatrie ou des centres du sommeil (renouvellement possible par tout médecin), avec prescription sur ordonnance sécurisée et délivrance limitée à 28 jours. Contrôler l'efficacité du traitement et définir la posologie efficace, en utilisant ce produit *à dose progressive*, adaptée à chaque patient, et en donnant le médicament aux repas :
   - Dose initiale de 5 mg le matin et à midi (soit 10 mg/jour).
   - Augmenter progressivement la dose quotidienne, par paliers de 5 à 10 mg par semaine (avec si besoin une 3e prise vers 16 h 00 chez certains sujets), la dose recommandée étant de 1 mg/kg/jour sans dépasser une dose maximale de 60 mg/jour.
   - Une fois la dose optimale atteinte, il est possible d'utiliser la Ritaline LP à la même dose.
   - Interrompre le traitement si aucune amélioration n'est observée après une période de 1 mois.
   - Chez l'enfant, l'arrêt du traitement pendant le week-end et les périodes de vacances (pour éviter un ralentissement staturo-pondéral, modéré et récupérable à l'arrêt du traitement), devra être discuté au cas par cas en fonction de chaque enfant et de chaque famille.
2. Ces gélules peuvent être ouvertes et leur contenu mélangé à un aliment semi-solide mais pas chaud (par exemple de la compote de pommes) qui doit être avalé immédiatement sans mâcher.
3. Ces comprimés de taille relativement importante ne doivent pas être fractionnés et peuvent être difficiles à ingérer notamment par les enfants, *des cas d'obstruction gastro-intestinale* ayant été décrits (utiliser de préférence les gélules LP chez l'enfant de 6 à 11 ans) :
   - Dose initiale de 18 mg/jour en 1 seule prise le matin.
   - Augmenter progressivement la dose quotidienne, par paliers de 18 mg par semaine, la dose quotidienne recommandée ne devant pas dépasser une dose maximale de 54 mg/jour.

   Équivalence posologique entre la forme simple et les comprimés à libération prolongée :
   - 5 mg × 3 fois/jour de Ritaline = 18 mg/jour de Concerta LP en 1 prise le matin.
4. Ce produit à effet retard est habituellement utilisé en relais de la forme immédiate avec une équivalence posologique : 10 mg × 2 fois/jour de Ritaline = 20 mg de Quasym LP en 1 prise le matin.
5. Les gélules ne doivent pas être ouvertes. Une ou 2 prises quotidiennes :
   - Chez les enfants/adolescents dont le poids est < 70 kg : commencer par 0,5 mg/kg/jour, cette dose devant être maintenue 7 jours au minimum, puis augmenter selon la réponse clinique et la tolérance. Dose d'entretien recommandée : environ 1,2 mg/kg/jour.
   - Chez les enfants/adolescents dont le poids est > 70 kg : commencer à 40 mg/jour, cette dose devant être maintenue 7 jours au minimum. Ne pas dépasser 80 mg/jour.

Contre-indications
Manifestations d'angoisse, trouble psychotique Antécédents personnels et/ou familiaux de dépression sévère, anorexie mentale, trouble bipolaire, de tics moteurs, maladie de Gilles de la Tourette Hyperthyroïdie, affections cardio-vasculaires sévères, glaucome Phéochromocytome, association aux IMAO non sélectifs Enfant < 6 ans, grossesse (tératogène) et allaitement

Propriétés

- Dérivé amphétaminique, augmentant la concentration en monoamines (dopamine et noradrénaline) dans la fente synaptique
- Absorption digestive rapide et complète mais biodisponibilité à 30 % seulement car important effet de 1er passage hépatique, faible liaison aux protéines plasmatiques (15 %), métabolisation hépatique importante, élimination urinaire (90 % en 48 à 96 heures)
- La durée d'action est de 3 à 4 heures pour les formes à libération immédiate et de 8 à 12 heures pour les formes à libération prolongée

Indications

- Narcolepsie avec ou sans cataplexie si échec du modafinil, chez l'adulte et l'enfant > 6 ans (aurait un effet sur la cataplexie, contrairement au modafinil)
- Troubles déficitaires de l'attention avec hyperactivité chez l'enfant > 6 ans et l'adolescent (diagnostic spécialisé). Pas d'AMM chez l'adulte
- *NDR : les indications doivent être strictement respectées*

Effets indésirables

- Nervosité et insomnie (→ éviter la prise en fin de journée), diminution de l'appétit
- Céphalées, somnolence, vertiges, dyskinésies, plus rarement flou visuel et difficultés d'accommodation, hyperactivité, convulsions, crampes, mouvements choréo-athétosiques, tics, psychose toxique, état dépressif, priapisme
- Rares : douleurs abdominales, nausées, vomissements, bouche sèche, tachycardie, palpitations, arythmies, élévation de la TA, réactions allergiques de tous types, chute de cheveux, purpura thrombopénique, leucopénie, anémie, cas décrits d'obstruction gastro-intestinale (avec les comprimés LP, notamment chez l'enfant)
- Risque cardio-vasculaire accru (× 2) : arythmie, HTA, AVC...
- Risque cancérogène hépatique (observé chez l'animal) non exclu chez l'homme
- **Surdosage** : agitation, tremblements, palpitations, HTA, arythmies, sueurs, céphalées, mydriase, bouche sèche, vomissements, convulsions, états psychotiques aigus

Précautions d'emploi et interactions médicamenteuses

- Ne prescrire qu'après un diagnostic confirmé par une équipe pluridisciplinaire spécialisée
- Contrôler régulièrement la TA et utiliser avec prudence en cas d'hypertension artérielle
- Utiliser avec prudence en cas d'épilepsie (→ arrêt du traitement en cas d'augmentation de la fréquence des crises), chez les sujets présentant une instabilité émotionnelle ou des antécédents de dépendance aux médicaments, aux drogues ou à l'alcool (risque d'accoutumance marquée et de dépendance psychique en cas d'usage abusif), les conducteurs et utilisateurs de machines
- ***Associations contre-indiquées*** : IMAO non sélectifs
- ***Associations déconseillées*** : alcool, anesthésiques volatils halogénés, agents vasopresseurs, guanéthidine et apparentés
- *Associations à utiliser avec précaution* : AVK, imipraminiques, phénytoïne, phénobarbital, phénylbutazone (inhibition possible du métabolisme de ces médicaments)

Sevrage aux opiacés (I)

Buprénorphine[G] (substitution) *Liste I-65 %-Coll-Règle des 28 jours*

SUBUTEX Buprénorphine	7 cp. sublinguaux à 0,4 mg, 1 mg, 2 mg, 4 mg, 6 mg ou 8 mg	A. et E. > 15 ans : *par voie sublinguale* en 1 prise quotidienne, à dose très progressive (1) et (2)
SUBOXONE Buprénorphine + Naloxone (3)	7 cp. sublinguaux : à 2 mg + 0,5 mg de naloxone à 4 mg + 1 mg de naloxone à 8 mg + 2 mg de naloxone	*Idem*
OROBUPRÉ (4) Buprénorphine *Remboursement 30 %*	7 lyo. oraux à 2 mg ou 8 mg	A. et E. > 15 ans : *Administration sur la langue* Dose initiale : 2 mg Augmentation très progressive (5) D. max. : 18 mg/jour

1. Traitement réservé aux adultes et adolescents volontaires, pouvant être prescrit par tout médecin (*sur ordonnance sécurisée, avec prescription limitée à 28 jours*) dans le cadre d'une pratique en réseau de soins aux **toxicomanes**, avec une surveillance spécifique.
   La dose initiale, administrée au moins 4 heures après la dernière prise d'opiacés, est comprise entre 2 et 4 mg/jour, puis elle sera augmentée progressivement jusqu'à une dose d'entretien de 8 mg/jour en moyenne (**dose maximale efficace = 24 mg/jour**).
   En remplacement de la méthadone, réduire préalablement la dose de méthadone à 30 mg/jour au maximum (un syndrome de sevrage précipité par les effets antagonistes de la buprénorphine peut néanmoins survenir).
   Délivrance : le médecin précisera sur l'ordonnance *s'il souhaite une délivrance fractionnée et à quel rythme*. Une délivrance quotidienne est recommandée notamment pendant la période d'induction du traitement, puis des quantités pour plusieurs jours pourront être délivrées après stabilisation du patient, mais il est recommandé de *limiter la délivrance à 7 jours au maximum*.
   L'arrêt du traitement, à la demande du patient ou avec son accord, se fera en réduisant les doses de façon progressive et en portant une attention particulière aux risques de rechute.
2. Principales recommandations pour le bon usage de la buprénorphine :
   - Rechercher avec le patient la dose minimale évitant l'apparition du syndrome de manque d'héroïne.
   - Organiser, en collaboration avec le pharmacien, une dispensation fractionnée, voire quotidienne à l'officine, en particulier en début de traitement.
   - Prévenir le patient que la voie **sublinguale**, en une seule prise par jour, constitue la seule voie efficace et bien tolérée pour l'administration de ce produit. Outre le risque de contamination virale, le mésusage par voie intraveineuse majore le risque de dépression respiratoire et de surdosage.
   - Assurer un suivi régulier du patient, adapter la durée de prescription en fonction de l'état du patient et éviter les associations médicamenteuses non justifiées. Il est important de revoir le patient une à plusieurs fois par semaine en début de traitement et, à tout moment, en cas de difficultés.
   - Informer le patient du danger de l'association de benzodiazépines et/ou d'alcool avec la buprénorphine, qui majore le risque d'effets indésirables, en particulier le risque de dépression respiratoire.
   - Orienter le patient vers des services spécialisés pour traiter d'éventuelles pathologies associées (VIH, VHC, troubles psychiatriques, etc.).
   - Assurer au patient un soutien psychologique associé à une prise en charge sociale.
   - Proposer une prise en charge des polyconsommations s'il y a lieu.
3. La naloxone est destinée à empêcher l'utilisation par voie IV.
4. *Molécule non interchangeable* avec d'autres médicaments contenant de la buprénorphine en raison d'une biodisponibilité différente.
5. Après stabilisation, une administration tous les 2 jours est possible.

Contre-indications
Antécédents d'atteinte hépatique due au produit
Insuffisance respiratoire ou hépatique sévère, intoxication alcoolique aiguë
Hypersensibilité à la buprénorphine, sujet < 15 ans

Propriétés

- Agoniste-antagoniste morphinique se fixant au niveau des récepteurs opiacés de type μ, dont les effets agonistes partiels limitent les effets dépresseurs notamment cardio-respiratoires → en traitement de substitution chez les héroïnomanes, la buprénorphine supprime le syndrome de manque et le désir obsédant de la drogue, et entraîne une sensation de bien-être sans effet euphorisant ni sensation de flash : elle représente une alternative à la méthadone (toxicité aiguë moindre)
- *Équivalence* : 16 mg/jour de buprénorphine en comprimés sublinguaux équivalent à 60 mg/jour de méthadone par voie orale
- Biodisponibilité de 35 à 55 % par voie sublinguale (inactivité par voie orale car effet de premier passage hépatique trop important), pic plasmatique en 90 minutes, métabolisation par N-déalkylation et glycuroconjugaison, élimination bilio-fécale (75 %) et urinaire (25 %), demi-vie terminale de 20 à 25 heures, passage dans le lait maternel

Indications

- Traitement substitutif des pharmacodépendances majeures aux opiacés dans le cadre d'une prise en charge médicale, sociale et psychologique

Effets indésirables

- Hépatites cytolytiques rares mais avec des cas mortels → arrêt immédiat en cas d'élévation des transaminases
- Surtout en début de traitement : constipation, céphalées, insomnie, asthénie, somnolence potentialisée par l'alcool et les dépresseurs du SNC, nausées, sensations vertigineuses, nervosité et sueurs, plus rarement hypotension orthostatique, voire dépression respiratoire (surtout en cas de prise associée de benzodiazépines), altérations dentaires
- Possibilité de syndrome de sevrage chez le toxicomane non sevré si administration moins de 4 heures après la dernière prise d'un stupéfiant opiacé
- *Possibilité d'usage détourné* (car pouvant être utilisé en injection, "sniffé" ou fumé)
- **Surdosage** : risque de dépression respiratoire faible en raison de l'activité agoniste partielle (*mais plusieurs décès ont été rapportés notamment en cas de prise associéede benzodiazépines*) → surveillance de l'état cardio-respiratoire et si besoin naloxone

Précautions d'emploi

- Utiliser avec prudence chez les conducteurs et utilisateurs de machines et les patients à risque (sujet âgé, asthme, insuffisance respiratoire, rénale ou hépatique)
- Bilan hépatique et recherche d'hépatite virale avant de commencer le traitement puis surveillance régulière des transaminases. En cas d'atteinte hépatique → arrêt immédiat
- Risque de syndrome de sevrage si arrêt brutal → l'arrêt doit être progressif si possible
- Grossesse : innocuité non démontrée (absence de données)
- Allaitement déconseillé (passage dans le lait et réduction de la sécrétion lactée)

Interactions médicamenteuses

- ***Associations déconseillées*** : alcool, méthadone, naltrexone
- *Associations à prendre en compte* : autres opiacés (analgésiques, antitussifs), benzodiazépines, dépresseurs du SNC, IMAO sélectifs ou non

Sevrage aux opiacés (II)

Méthadone

Stupéfiant (règle des 14 jours mais délivrance fractionnée pour 7 jours de traitement au maximum)-65 %-Coll-Prescription initiale particulière

MÉTHADONE AP-HP Méthadone chlorhydrate	Sirop en récipient unidose (inutilisable en injections) : – unidose de 5 mg/3,75 ml – unidose de 10 mg/7,5 ml – unidose de 20 mg/15 ml – unidose de 40 mg/15 ml – unidose de 60 mg/15 ml Gél. 1 mg, 5 mg, 10 mg, 20 mg ou 40 mg (2)	Par voie orale en 1 prise quotidienne unique, à dose très progressive (1)

1. Traitement réservé aux adultes et adolescents volontaires, avec prescription sur ordonnance sécurisée (stupéfiant), soumis à une prescription initiale réservée aux médecins exerçant en centres spécialisés de soins aux toxicomanes et aux médecins hospitaliers, et nécessitant une surveillance particulière.
   - *Mise en place du traitement* (une première analyse urinaire vérifiera la réalité de la pharmacodépendance actuelle et l'absence de prise de méthadone afin de s'assurer que le patient n'a pas plusieurs suivis avec prescription de méthadone) : la 1re dose quotidienne, administrée au moins 10 heures après la dernière prise d'opiacés, est habituellement comprise entre 20 et 30 mg selon le niveau de dépendance et sera augmentée progressivement par paliers (10 mg/semaine) jusqu'à la dose moyenne d'équilibre pour prévenir des signes de sevrage ou un surdosage et qui se situe entre 60 et 100 mg/jour (des doses supérieures peuvent être nécessaires chez certains métaboliseurs rapides, mais, à l'opposé, d'autres peuvent être équilibrés avec une dose de 20 mg/jour).
   - *Suivi du traitement* : faire des analyses urinaires 1 à 2 fois/semaine pendant 3 mois puis 2 fois/mois (contrôle portant sur la méthadone, les opiacés naturels et/ou de synthèse, l'alcool, la cocaïne, l'amphétamine, les dérivés amphétaminiques, le cannabis, le LSD).
   - *Poursuite du traitement en ville* : le médecin du centre spécialisé de soins aux toxicomanes déterminera, en collaboration avec l'équipe de soins, l'opportunité d'orienter ensuite le patient vers un médecin de ville (pour la délivrance en ville, le médecin de ville contactera le pharmacien d'officine choisi par le patient, pour recueillir l'accord de ce pharmacien et inscrire son nom sur l'ordonnance, la prescription pouvant préciser si nécessaire que la dispensation par le pharmacien d'officine doit se faire quotidiennement).
2. La forme gélules n'est pas destinée à la mise en place d'un traitement par la méthadone mais elle peut être prescrite, en phase d'entretien, en relais de la forme sirop. La première prise de gélule doit avoir lieu le lendemain de la dernière prise de sirop, à la même heure et à la même posologie. Une prescription d'une durée maximale de 28 jours est alors possible avec une délivrance fractionnée maintenue à 7 jours.

Clonidine (voir ce terme)

La clonidine est utilisée pour prévenir ou atténuer le syndrome de privation aux opiacés et le syndrome déficitaire apparaissant au décours du sevrage des opiacés, sous surveillance de la TA et de la fréquence cardiaque (1/2 cp./10 kg en prises réparties sur 24 heures les premiers jours, puis à doses dégressives sur une semaine jusqu'à la dose de 1/2 cp./jour pendant 1 à 3 semaines, voire plus).

Contre-indications
Insuffisance respiratoire grave, sujet < 15 ans

Propriétés

- Agoniste des récepteurs opiacés de type μ, ayant les effets de tous les opiacés (effets analgésique et antitussif, dépression respiratoire, myosis, syndrome de dépendance) mais des effets euphorisants faibles et une longue durée d'action (36 à 48 heures)
- Absorption digestive (80 %) avec effet de premier passage hépatique, fixation aux protéines plasmatiques (60 à 90 %), métabolisation hépatique par N-déméthylation et cyclisation sans conjugaison en dérivés inactifs, élimination urinaire, biliaire et fécale (20 à 40 %), passage transplacentaire et dans le lait maternel

Indications

- Traitement substitutif des pharmacodépendances majeures aux opiacés dans le cadre d'une prise en charge médicale, sociale et psychologique

Effets indésirables

- *Sujet pharmacodépendant aux opiacés en début de traitement* (6 premiers mois) : somnolence ou insomnie avec agitation, fatigue, douleurs abdominales, dysurie, vertiges, hypersudation, céphalées, euphorie, nausées, vomissements, constipation, œdèmes des membres inférieurs, arthralgies, bradycardie, hypotension
- *Sujet pharmacodépendant aux opiaciés à la phase d'entretien* : troubles du sommeil, fatigue, sueurs, douleurs, états anxiodépressifs, nausées, constipation, anorexie, troubles de la libido, dysménorrhées, prise de poids
- *Sujet non dépendant physiquement des opiacés* : sédation, nausées, vomissements, constipation, insomnie, céphalées, euphorie, agitation, sécheresse buccale, anorexie, dysurie, voire rétention urinaire, spasmes des voies biliaires, bradycardie, hypotension, dépression respiratoire, possibilité d'état de choc et d'arrêt cardio-respiratoire
- Possibilité de réactions allergiques (prurit, urticaire, rashs cutanés, angio-œdème, etc.)
- Allongement de l'espace QT dose-dépendant avec possibilité de torsades de pointe
- **Surdosage** : myosis, bradypnée, dépression respiratoire, œdème pulmonaire, coma avec hypotension, bradycardie, apnée, rhabdomyolyse → réanimation symptomatique et naloxone en tenant compte de la longue durée d'action (36 à 48 heures)

Précautions d'emploi et interactions médicamenteuses

- Utiliser avec prudence chez les conducteurs et utilisateurs de machines et les patients à risque (sujet âgé, asthme, insuffisance respiratoire, insuffisance rénale ou hépatique grave, insuffisance surrénalienne, hypothyroïdie, adénome prostatique, diabète, hypokaliémie, bradycardie, allongement congénital ou acquis de l'espace QT)
- Risque de syndrome de sevrage en cas d'arrêt brutal (avec diminution de la tolérance acquise nécessitant les mêmes précautions que lors de la mise en place du traitement en cas de reprise de celui-ci) → le sevrage doit toujours être progressif (diminuer la dose d'entretien par paliers de 5 à 10 % toutes les 2 semaines)
- Grossesse : prévenir chez le nouveau-né les effets d'un sevrage brutal en méthadone
- Allaitement : la méthadone pourrait prévenir la survenue d'un syndrome de sevrage
- ***Associations déconseillées*** : agonistes-antagonistes morphiniques, naltrexone, IMAO sélectifs ou non, antidépresseurs sérotoninergiques purs, alcool, autres médicaments entraînant des torsades de pointe (voir ce terme)
- *Associations à prendre en compte* : dépresseurs du SNC, analgésiques morphiniques, antitussifs opiacés, anticholinestérasiques, cimétidine, inducteurs enzymatiques, acidifiants et alcalinisants urinaires

Sevrage alcoolique (I)

Disulfirame *Liste I-65 %-Coll*

ESPÉRAL	20 cp. séc. 500 mg (1)	En 1 prise le matin à jeun : A. 500 mg/jour pendant plusieurs semaines à plusieurs mois, puis arrêter progressivement

1. Ces comprimés sont insolubles dans l'eau plate, *mais dans une boisson gazeuse.*

Naltrexone[G] *Liste I-65 %-Coll*

REVIA (2)	28 cp. séc. 50 mg	Après sevrage de l'alcool : 50 mg/jour pendant 3 mois

2. Propriétés, indications et précautions d'emploi :
   - Antagoniste spécifique des opiacés, utilisé dans le maintien de l'abstinence chez le sujet alcoolo-dépendant.
   - Surveillance des fonctions hépatiques et rénales.
   - Grossesse et allaitement : utilisation contre-indiquée.
   - Association contre-indiquée avec les opiacés.

Contre-indications
Ingestion d'alcool dans les 24 heures précédentes
Hypersensibilité et/ou antécédents d'hépatite dus au produit
Insuffisance hépatique, névrite optique, épilepsie, troubles psychiques sévères
Insuffisance coronarienne, insuffisance respiratoire sévère, diabète
Grossesse et allaitement, certaines associations (*cf.* Interactions)

Propriétés

- Le disulfirame inhibe l'acétaldéhyde-déshydrogénase, ce qui bloque le catabolisme de l'alcool au stade d'acétaldéhyde (responsable d'un effet antabuse)
- Absorption digestive rapide (70 à 90 %), métabolisation hépatique rapide, durée d'action de 48 heures après une prise unique

Indications

- Adjuvant (en association à une psychothérapie) dans la prévention des rechutes au cours de l'alcoolodépendance (surtout chez les sujets pour lesquels l'envie de boire est présente en permanence, ceux ayant besoin d'un interdit fort ou lorsque les autres thérapeutiques ont échoué)

Effets indésirables

- Imputables au disulfirame seul :
  - *Toxicité hépatique* : hépatite cytolytique rare (mais grave), dans les 3 premiers mois en général (10 jours à 6 mois), observée également chez des patients non alcooliques traités pour eczéma au nickel → arrêt immédiat
  - *Troubles neurologiques* : polynévrite ou névrite optique (surtout à dose ≥ 500 mg/jour ou plus durant 6 mois) → régressifs à l'arrêt et à la prescription de vitamines B1 et B6
  - *Divers* : goût métallique, asthénie, céphalées, baisse de la mémoire, troubles sexuels, états confusionnels, crise convulsive, éruptions cutanées d'origine allergique (allergie croisée avec les produits dérivant du caoutchouc)
- Observés lors de l'ingestion d'alcool (formellement contre-indiquée) :
  - *Effet antabuse* = flush du visage, sueurs, sensations de malaise, céphalées, nausées, vomissements, tachycardie, palpitations, hypotension orthostatique, risques de troubles sévères en cas d'alcoolisation massive (collapsus cardio-vasculaire, alcalose, hyperkaliémie, troubles du rythme, crises d'angor, œdème pulmonaire, cérébral, hémorragie méningée, voire mort subite)
  - **Surdosage** : possibilité de chute tensionnelle et de troubles neuropsychiques excito-confusionnels, puis coma → réanimation symptomatique

Précaution d'emploi

- Médicament dangereux en cas d'ingestion massive d'alcool → commencer 24 heures au minimum après le début du sevrage alcoolique, en associant des vitamines B1 et B6 pendant 2 à 3 mois, et des anxiolytiques si besoin (benzodiazépines, tiapride...)
- Surveiller les transaminases pendant les premiers mois → arrêt immédiat si élévation des transaminases

Interactions médicamenteuses

- ***Associations contre-indiquées*** : toute boisson alcoolisée, nimodipine injectable
- ***Associations déconseillées*** : isoniazide (troubles du comportement et troubles de la coordination), nitro-imidazolés (troubles psychiques aigus), phénytoïne (inhibition du métabolisme hépatique de la phénytoïne)
- *Associations à utiliser avec précaution* : AVK (diminution de leur métabolisme)

Sevrage alcoolique (II)

Baclofène (1) *Liste I-15 %-Coll-Brochure patient*

BACLOCUR	30 cp. séc. 10 mg, 20 mg, 30 mg ou 40 mg	A. Phases de titration puis phase d'entretien (2)

1. Cette molécule possède une activité antispastique utilisée en neurologie (cf. chapitre "Neurologie").
2. Le traitement peut être initié avec ou sans phase de sevrage alcoolique.
Posologie initiale : 15 à 20 mg/jour en 2 à 4 prises pendant 3 jours.
Augmentation par palier de 10 mg/jour tous les 3 à 4 jours.
Posologie optimale : dose la plus faible pour une réponse et une tolérance acceptables.
Dose maximale : 80 mg/jour.

Contre-indications
Grossesse et allaitement

Propriétés

- Agoniste sélectif des récepteurs $GABA_B$, capable de traverser la barrière hémato-encéphalique, possédant un rôle majeur dans la régulation du comportement émotionnel, de l'anxiété et du circuit de la récompense
- Absorption rapide et complète, V_D = 30 l, liaison aux protéines plasmatiques 30 %, faible métabolisation, élimination urinaire, demi-vie de 5 heures, passage transplacentaire et dans le lait

Indications

- Réduction de la consommation d'alcool, après échec des autres traitements chez des adultes alcoolodépendants à risque élevé (> 60 g/jour chez l'homme et 40 g/jour chez la femme)

Effets indésirables

- Très fréquents (> 10 %) : somnolence, sédation, vertiges, étourdissements, agitation, confusion, troubles de l'humeur, céphalées, paresthésies, nausées, hyperhidrose, arthromyalgies, asthénie, troubles sexuels, acouphènes
- Fréquents (1 à 10 %) : anxiété, hallucinations, agressivité, dysgueusie, tremblements, dyskinésie, palpitations, variations tensionnelles, sécheresse buccale, douleurs abdominales, prurit, spasmes musculaires, troubles de la vision, troubles de l'appétit, chutes, apnées du sommeil
- Abaissement du seuil épileptogène → risque accru de crises convulsives
- Syndrome de sevrage si arrêt brutal : troubles neuromusculaires, convulsions, dysautonomie, troubles de conscience, coagulopathie, décès → pas d'arrêt brutal

Précautions d'emploi et interactions médicamenteuses

- Une prise en charge psychothérapeutique associée est indispensable
- Si antécédents psychiatriques, risque accru de dépression et de tentative de suicide
- Surveillance cardio-respiratoire chez le patient à risque
- Risque d'abus et de dépendance et de surdosage
- Précautions en cas d'insuffisance rénale ou hépatique ou d'antécédents vasculaires, digestifs ou neurologiques
- ***Associations déconseillées*** : oxybate de sodium
- *Associations à prendre en compte* : alcool, médicaments sédatifs ou pouvant induire une hypotension orthostatique, lévodopa, dapoxétine

Sevrage alcoolique (III)

Acamprosate[G] *Liste II-65 %-Coll*

AOTAL (1)	60 cp. 333 mg gastro-résistants	À prendre avant les repas en 3 prises pendant 12 mois au maximum : A. < 60 kg : 2 cp. le matin, 1 cp. à midi et 1 cp. le soir A. > 60 kg : 2 cp. le matin, 2 cp. à midi et 2 cp. le soir

1. Ce médicament doit être pris dès le début du sevrage. Compte tenu des études, la durée conseillée de traitement est de 12 mois au maximum.

Contre-indications

Insuffisance rénale sévère (créat. > 120 µmol/l)

Allaitement

Propriétés

- Dérivé de l'homotaurine (amino-acide à effet gabaergique), réduisant la consommation d'alcool chez l'animal préalablement rendu alcoolodépendant et le syndrome de sevrage alcoolique expérimental, et qui paraît apporter chez l'homme une aide dans la prévention des rechutes après un sevrage alcoolique (18 à 60 % d'abstinents contre 4 à 45 % d'abstinents sous placebo après 1 an dans les différentes études) : l'acamprosate interviendrait spécifiquement au stade d'alcoolodépendance en favorisant la restauration du système gabaergique, déprimé chez les sujets alcoolodépendants
- Biodisponibilité de 11 %, pic plasmatique en 3 à 8 heures, élimination urinaire sans métabolisation, demi-vie de 20 à 33 heures, état d'équilibre en 5 à 7 jours

Indications

- Maintien de l'abstinence chez le patient alcoolodépendant, en association à une psychothérapie

Effets indésirables

- Très fréquents (> 10 %) : diarrhée dose-dépendante
- Fréquents (1 à 10 %) : nausées, vomissements, douleurs abdominales, flatulences, céphalées, somnolence, vertiges, prurit, éruptions maculo-papuleuses, troubles sexuels

Précautions d'emploi

- Non recommandé avant 18 ans ou après 65 ans
- Associer des vitamines B1 et B6 pendant 2 à 3 mois, et des anxiolytiques si besoin (benzodiazépines, méprobamate, tiapride)
- Grossesse : innocuité non établie

Interactions médicamenteuses

- Association possible avec la naltrexone ou le disulfirame
- Pas d'interactions avec le diazépam, l'imipramine, les médicaments métabolisés par le cytochrome P450

Sevrage alcoolique (IV)

Nalméfène *Liste I-30 %-Coll*

SELINCRO	14 cp. 18 mg	A. 1 cp./jour (D. max.) 1 à 2 heures avant le risque de consommation

Contre-indications

Consommation, dépendance ou sevrage récent aux opioïdes
Insuffisance hépatique ou rénale sévère
Antécédent récent de syndrome de sevrage aigu à l'alcool

Propriétés

- Modulateur du système opioïde, ayant des effets antagonistes sur les récepteurs μ et delta et des effets agonistes partiels sur les récepteurs κ
- Biodisponibilité de 41 %, fixation aux protéines plasmatiques (30 %), métabolisation hépatique par l'enzyme UGT 2B7, élimination rénale, demi-vie 12,5 h

Indications

- Réduction de la consommation d'alcool chez les adultes ayant une dépendance avec risque important de consommation d'alcool, mais en l'absence de symptômes physiques de sevrage ou de nécessité médicale d'un sevrage immédiat

Effets indésirables

- Très fréquents (> 10 %) : insomnie, vertiges, céphalées, nausées
- Fréquents (1 à 10 %) : réduction de l'appétit, confusion, impatiences, tremblement, paresthésies, baisse de la libido, tachycardie, palpitations, vomissements, sécheresse buccale, hyperhidrose, contractures musculaires, myalgies, asthénie, perte de poids
- Rares (< 1 %) : hallucinations, dissociation, urticaire, angiœdème

Précautions d'emploi

- À utiliser en association avec un suivi psychosocial avec évaluation de l'observance thérapeutique et de la réduction de la consommation d'alcool
- Ne pas utiliser lorsqu'une abstinence immédiate est requise
- Aucun ajustement posologique en cas d'insuffisance rénale ou hépatique légère à modérée, ni chez la personne âgée
- Absence de données avant 18 ans : utilisation non recommandée
- Grossesse et allaitement : à éviter (innocuité non établie)

Interactions médicamenteuses

- *Associations à utiliser avec précaution* : inhibiteurs puissants de l'enzyme UGT 2B7 (dont diclofénac, fluconazole, acétate de médroxyprogestérone, acide méclofénamique) pouvant augmenter l'exposition au nalméfène
- *Associations à prendre en compte* : agonistes opioïdes (analgésiques, antidiarrhéiques et certains médicaments contre la toux et le rhume), dont l'efficacité peut être réduite par l'administration concomitante de nalméfène, et inducteurs de l'enzyme UGT 2B7 (dont dexaméthasone, phénobarbital, rifampicine, oméprazole) pouvant réduire les concentrations thérapeutiques du nalméfène

Sevrage alcoolique (V)

Éthanol *Liste I-Non remboursé*

CURETHYL	10 amp. 20 ml (5,20 ml d'éthanol à 95 %)	A. Par voie **IV** lente : 10 à 2 amp./jour (1) à doses dégressives

1. L'injection doit se faire au moyen d'une seringue en verre.

Contre-indications

Intoxication éthylique aiguë
Insuffisance hépatique ou rénale sévère
Diabète, épilepsie
Grossesse ou absence de contraception

Propriétés

- L'injection d'éthanol vise à prévenir un syndrome de sevrage sévère (delirium tremens) chez les sujets présentant une consommation élevée
- Métabolisation hépatique par l'alcoolo-déshydrogénase de 10 à 15 ml d'éthanol par heure. L'éthanol passe la barrière placentaire et dans le lait maternel

Indications

- Traitement d'appoint du sevrage alcoolique

Effets indésirables

- Convulsions, hypoglycémie
- Surdosage = intoxication éthylique aiguë (sédation, agitation, coma)

Précautions d'emploi

- Le traitement de base du sevrage alcoolique doit être appliqué (réhydratation, vitamines B et PP, sédation)
- Tenir compte de l'apport de glucose (0,77 g/amp.) chez les diabétiques
- Grossesse ou allaitement : traitement contre-indiqué

Interactions médicamenteuses

- ***Associations déconseillées*** : dépresseurs du SNC, IMAO non sélectifs, médicaments hypoglycémiants, médicaments à effet antabuse (*cf.* le chapitre "Iatrogénie")
- *Associations à utiliser avec précaution* : anticoagulants oraux

Sevrage tabagique (I)

Nicotine percutanée : Patchs à la nicotine[G] (1)

*Remboursement 65 % ou Non remboursé (**NR**)-Coll-Prescription possible par sages-femmes, dentistes, infirmiers, kinésithérapeutes*

NICOPATCHLIB NICOTINELL TTS NIQUITIN	7 ou 28 patchs : – délivrant 7 mg/24 h – ou délivrant 14 mg/24 h – ou délivrant 21 mg/24 h	A. et E. > 15 ans : application percutanée 1 patch/24 h durant 6 à 12 semaines à doses décroissantes
NICORETTESKIN	7 ou 28 patchs délivrant 10 mg/16 h, 15 mg/16 h ou 25 mg/16 h	A. et E. > 15 ans : *idem*, mais ces patchs sont appliqués 16 h/24

1. La biodisponibilité des différents types de patchs n'ayant pas été comparée, la substitution est susceptible d'induire des symptômes d'excès ou de déficit.

Contre-indications
Dermatoses pouvant gêner l'emploi de patchs
Allaitement, utilisation chez l'enfant

Propriétés et indications

- Patchs à la nicotine prévus pour l'application 24 h/24 (Nicopatch, Nicotinell TTS, Niquitin) ou 16 h/24 (Nicoretteskin), absorption percutanée progressive, taux plasmatiques comparables à ceux obtenus en fumant 10 cigarettes/jour, métabolisation essentiellement hépatique notamment en nicotine-1-N-oxyde, élimination urinaire sous forme inchangée (20 %) et métabolisée, passage important dans le lait maternel
  → Traitement de la dépendance à la nicotine lors du sevrage tabagique (à commencer en même temps qu'un sevrage tabagique complet) : traitement à doses décroissantes (3 à 4 semaines avec le système le plus dosé si le sujet fumait plus de 20 cigarettes/jour ou avec un système intermédiaire s'il fumait moins, puis passer à un système moins dosé)
- Efficacité : 10 à 20 % d'abstinence à 1 an (importance de la motivation du sujet et de sa prise en charge)

Effets indésirables et précautions d'emploi

- *Ne pas laisser à portée des enfants et jeter les patchs utilisés après les avoir pliés*
- Locaux (10 à 25 %) : irritation transitoire, érythème léger imposant un changement quotidien du site d'application, très rarement érythème intense ou rashs cutanés → arrêt
- Systémiques : palpitations, nausées, céphalées, anxiété, irritabilité, insomnie, vertiges, troubles du transit, douleurs abdominales, toux, pharyngite, rhino-sinusite, vomissements
- **Effets toxiques aigus** (dose toxique estimée à 3 mg *per os* en pédiatrie) : vomissements, diarrhée, céphalées, vertiges, sudation, tremblements, troubles de la vision et de l'audition, faiblesse musculaire, confusion, convulsions, difficultés respiratoires
- Aucun excès de risque cardio-vasculaire → utilisation possible chez les coronariens, y compris au décours immédiat d'un infarctus myocardique
- Utiliser avec prudence en cas d'insuffisance sévère hépatique ou rénale sévère, d'ulcère gastro-duodénal évolutif
- Grossesse : n'utiliser que chez les fumeuses très dépendantes et sur prescription

Sevrage tabagique (II)

Nicotine perlinguale ou orale[G]

*Remboursement 65 % ou Non remboursé (**NR**)-Coll-Prescription possible par sages-femmes, dentistes, infirmiers, kinésithérapeutes*

NICOPASS NICORETTE Microtab	12 ou 36 ou 96 ou 144 past. 1,5 mg ou 2,5 mg 100 cp. 2 mg sans sucre	A. 3 à 12 cp./jour à sucer ou pour voie sublinguale (D. max. : 60 mg/jour)
NIQUITIN NIQUITINMINIS ***NR***	36 ou 72 cp. à sucer à 1,5 mg, 2 mg ou 4 mg 20 ou 60 cp. à sucer	A. 3 à 12 cp./jour (D. max. : 48 mg/jour)
NICORETTE Gommes[G] NICOTINELL Gommes NICOTINE Gommes NIQUITIN Gommes ***NR***	36 ou 96 ou 108 gommes à mâcher à 2 mg ou 4 mg 30 ou 100 gommes à 2 mg ou 4 mg	A. 3 à 12 gommes/jour (D. max. : 60 mg/jour)
NICORETTESPRAY	Fl. 150 doses à 1 mg/dose	Schéma ci-dessous (1)
NICORETTE INHALEUR	42 cartouches 10 mg + le dispositif	A. 6 à 12 cart./jour (D. max. : 12 cart./jour)

1. Semaines 1 à 6 : 1 à 2 pulv./30 min à 1 h. Semaines 7 à 9 : dose réduite de moitié. Semaines 10 à 12 : réduire à 4 pulv./jour puis arrêt (D. max. : 4 pulv./heure).

Contre-indications

Allaitement, utilisation chez l'enfant

Propriétés et indications

- Nicotine à faible dose, sous forme de comprimés par voie peringuale ou de gommes à mâcher (taux plasmatiques comparables à ceux obtenus par l'inhalation d'une cigarette par heure), métabolisation hépatique notamment en nicotine-1-N-oxyde, élimination urinaire, passage important dans le lait maternel
  → Traitement de la dépendance à la nicotine lors du sevrage tabagique (*à commencer en même temps qu'un sevrage tabagique complet*) : traitement à poursuivre durant 1 à 3 mois en réduisant progressivement le nombre de prises
- Efficacité : 10 à 20 % d'abstinence à 1 an (importance de la motivation du sujet)

Effets indésirables, précautions d'emploi et interactions médicamenteuses

- *Ne pas laisser à portée des enfants*
- En cas de mastication trop rapide des gommes : possibilité d'irritation buccale ou pharyngée, hypersalivation, hoquet, gastralgies, nausées, dyspepsie, flatulences
- En cas de consommation excessive : hoquet, nausées, céphalées, palpitations, vasoconstriction artérielle et pertes de connaissance
- Ne pas dépasser les doses maximales indiquées et 6 mois de traitement continu
- Aucun excès de risque cardio-vasculaire → utilisation possible chez les coronariens
- Utiliser avec prudence en cas d'œsophagite, gastrite, ulcère gastro-duodénal
- Addiction possible (risque < 10 %)
- Grossesse : n'utiliser que chez les fumeuses très dépendantes et sur prescription
- *Associations à utiliser avec précaution* : théophylline, imipraminiques, flécaïnide, nifédipine, bêta-bloquants, insuline

Sevrage tabagique (III)

Amfébutamone ou Bupropion *Liste I-Non remboursé*

ZYBAN LP (1)	60 cp. 150 mg à libération prolongée	A. 150 mg/jour pendant 6 jours, puis si besoin 150 mg × 2 fois/jour pendant 7 à 9 semaines (D. max. : 300 mg/jour)

1. Débuter le traitement avant l'arrêt effectif du tabac et décider d'une date précise d'arrêt au cours des 2 premières semaines de traitement (de préférence au cours de la 2e semaine), mais ne pas poursuivre le traitement en l'absence d'efficacité après 7 semaines.

Contre-indications

Hypersensibilité connue au produit ou à l'un des excipients
Antécédents de troubles convulsifs, tumeurs du SNC, insuffisance hépatique sévère
Antécédents de boulimie ou d'anorexie mentale ou de troubles bipolaires, association aux IMAO sélectifs ou non sélectifs
Sevrage en cours en alcool et/ou en benzodiazépines
Grossesse (malformations cardiaques) et allaitement, sujet < 18 ans

Propriétés

- Psychotrope inhibant la recapture de la noradrénaline et de la dopamine
- Absorption digestive avec métabolisation importante par le CYP 2B6, élimination par voie urinaire sous forme de métabolites, demi-vie d'élimination de 20 à 27 heures, état d'équilibre atteint en 5 à 8 jours, passage transplacentaire et dans le lait maternel

Indications

- Aide au sevrage tabagique accompagné d'un soutien de la motivation à l'arrêt du tabac

Effets indésirables

- Insomnies (35 %), bouche sèche (10 %), réactions d'hypersensibilité nécessitant l'arrêt (prurit, urticaire, érythème polymorphe, plus rarement œdème de Quincke, bronchospasme, choc anaphylactique), fièvre, troubles du goût, nausées, douleurs abdominales, diarrhée, constipation, anxiété, tremblements, céphalées, sensations vertigineuses, ataxie, dépression, agitation
- Rares : HTA parfois sévère, tachycardie, bouffées vasomotrices, douleurs thoraciques, accidents coronariens, asthénie, confusion, anorexie, acouphènes, troubles visuels, convulsions, hypotension, agressivité, hypersexualité, idées suicidaires, arthro-myalgies, maladie sérique, érythème polymorphe, hépatite

Précautions d'emploi et interactions médicamenteuses (inhibiteur du CYP 2D6)

- Ne pas dépasser 150 mg/jour en cas d'insuffisance hépatique légère à modérée et/ou d'insuffisance rénale et chez le sujet âgé
- Utiliser avec prudence chez les conducteurs et utilisateurs de machines
- Arrêter immédiatement le traitement en cas de convulsions, réaction d'hypersensibilité
- ***Associations contre-indiquées*** : IMAO sélectifs ou non sélectifs, ritonavir
- ***Associations déconseillées*** : amphétamines, anorexigènes, psychostimulants
- *Associations à utiliser avec précaution* : médicaments abaissant le seuil épileptogène, insuline et hypoglycémiants, médicaments métabolisés par le CYP 2D6

Sevrage tabagique (IV)

Varénicline[G] *Liste I-65 %-Coll*

CHAMPIX (1)	56 cp. 0,5 mg 28 ou 56 cp. 1 mg 11 cp. 0,5 mg + 14 cp. 1 mg	A. 0,5 à 1 mg × 2 fois/jour à instaurer progressivement par paliers de 3 puis 4 jours

1. Débuter le traitement 1 à 2 semaines avant l'arrêt du tabac par 0,5 mg une fois par jour pendant 3 jours, puis 0,5 mg deux fois par jour pendant 4 jours, puis 1 mg deux fois par jour pendant 11 à 23 semaines (arrêt au bout de 12 semaines de traitement en cas d'inefficacité).

Contre-indications

Hypersensibilité à la varénicline ou à l'un des composants du produit
Insuffisance rénale terminale
Sujet < 18 ans, grossesse

Propriétés

- Agoniste partiel des récepteurs nicotiniques alpha4bêta à l'acétylcholine, ayant à la fois une activité agoniste (avec une efficacité intrinsèque plus faible que la nicotine) et une activité antagoniste en présence de nicotine. L'efficacité de ce médicament repose sur l'association d'un soulagement du besoin impérieux et du manque (activité agoniste) à une réduction des effets de récompense et de renforcement du tabagisme (activité antagoniste, bloquant la liaison de la nicotine aux récepteurs alpha4bêta2)
- Absorption pratiquement totale, concentration plasmatique maximale en 3 à 4 heures, métabolisme réduit, élimination urinaire sous forme inchangée (24 heures)

Indications

- Sevrage tabagique chez l'adulte après échec des stratégies comportant des substituts nicotiniques chez les fumeurs ayant une forte dépendance (test de Fagerström ≥ 7)

Effets indésirables et précautions d'emploi

- Très fréquents (> 10 %) : nausées (30 %), insomnie (14 %), rêves anormaux (10 %), céphalées
- Fréquents (1 à 10 %) : fatigue, somnolence, dysgueusie, vomissements, troubles du transit, augmentation de l'appétit, acouphènes, myopie
- Rares (< 1 %) : agitation, dysphorie, tremblements, modification de la libido, éruption, érythème, prurit, réactions d'hypersensibilité (œdème de Quincke, œdème de la face), acouphènes, troubles de la vue, spasmes musculaires, douleurs thoraciques, hématémèse, altérations gingivales, anorexie, hypocalcémie, glycosurie, ménorragies, dyspnée, toux, infarctus myocardique, épilepsie, perte de connaissance, hallucinations
- Troubles dépressifs et idées suicidaires → arrêter le traitement
- Ne pas dépasser 1 mg par jour en 1 prise chez l'insuffisant rénal sévère. Ne pas utiliser en cas d'insuffisance rénale terminale en l'absence de données suffisantes
- Prudence en cas d'antécédents de maladie psychiatrique (schizophrénie, trouble bipolaire, dépression caractérisée sévère). En cas d'agitation, d'humeur dépressive, d'idées suicidaires ou de modifications du comportement → arrêt du traitement
- Prudence chez les patients ayant une maladie cardio-vasculaire, chez lesquels le risque de complications est accru
- Grossesse et allaitement : éviter si possible la prescription
- *Pas d'interaction médicamenteuse cliniquement significative*

Médicaments utilisés dans les déviances sexuelles

Triptoréline *Liste I-100 %-Réservé aux psychiatres*

SALVACYL	Fl. 11,25 mg	Par voie IM profonde : 11,25 mg toutes les 12 semaines

Contre-indications
Hypersensibilité à la triptoréline, à la LH-RH ou aux autres analogues Ostéoporose sévère

Propriétés

- Agoniste de la LH-RH, inhibiteur puissant de la sécrétion des gonadotrophines, entraînant lors d'une administration chronique une suppression de la synthèse des stéroïdes testiculaires dès 2-4 semaines de traitement avec diminution consécutive des pulsions
- Élimination par voie hépatique et rénale
- Importante marge thérapeutique

Indications

- Déviances sexuelles sévères chez l'homme adulte

Effets indésirables

- Fréquents (1 à 10 %) : nausées, asthénie, douleur au point d'injection, œdèmes périphériques, douleurs lombaires, vertiges, céphalées
- Rares (< 1 %) : purpura, acouphènes, diabète, troubles de la vision, difficultés digestives, fièvre, réaction anaphylactique, variation de l'appétit et du poids, arthromyalgies, confusion, modification de l'humeur, douleurs mammaires, gynécomastie, troubles respiratoires, alopécie, troubles dermatologiques, épistaxis, HTA, dysérections

Précautions d'emploi

- Pas d'ajustement de posologie chez l'insuffisant rénal ou hépatique
- Changer périodiquement de site d'injection et éviter strictement toute injection intravasculaire
- Surveillance médicale stricte et prescription additionnelle d'un antiandrogène au début du traitement, du fait d'un risque d'augmentation transitoire du taux sérique de testostérone et consécutivement des pulsions sexuelles
- Surveillance médicale stricte et prescription additionnelle d'un antiandrogène à l'arrêt du traitement, du fait d'un risque d'augmentation de la sensibilité à la testostérone avec forte augmentation des pulsions sexuelles
- Mesurer la testostéronémie en cas de doute sur l'efficacité du traitement
- Surveillance de la densité osseuse du fait d'un risque d'ostéoporose (à limiter par l'arrêt du tabac, la consommation modérée d'alcool, la pratique régulière d'exercice physique et un régime riche en calcium et en vitamine D) lors de l'utilisation au long cours

L'acétate de cyprotérone (ANDROCUR) est également utilisé dans la réduction des pulsions sexuelles dans les paraphilies.

Notes

Chapitre 23

Rhumatologie

RHUMATOLOGIE : Schémas thérapeutiques

Ces schémas ne sont qu'un simple aide-mémoire sur un sujet éminemment évolutif (les traitements de première intention figurent en 2e colonne et les alternatives thérapeutiques en 3e colonne).

Ostéopathies

Ostéoporose (1)	Calcium ± Vitamine D si apports insuffisants (2)
	Bisphosphonate ou Dénosumab ou Tériparatide si réponse insuffisante
Maladie de Paget	Bisphosphonate (première intention), Calcitonine ± Antalgiques

1. Dans l'ostéoporose ménopausique, un traitement est indiqué en cas d'antécédent fracturaire, ou si le T score est ≤ – 3, ou si il est ≤ – 2,5 mais associé à d'autres facteurs de risque de fractures (âge > 60 ans, index de masse corporelle < 19 kg/m², corticothérapie systémique ancienne ou actuelle à une posologie ≥ 7,5 mg/jour d'équivalent-prednisone, ménopause précoce avant l'âge de 40 ans, antécédents familiaux d'ostéoporose ou antécédents de fracture du col du fémur chez la mère de la patiente).
   La prévention de l'ostéoporose d'immobilisation repose sur le travail musculaire au lit et la verticalisation précoce (qui diminuent aussi l'incidence de la maladie thrombo-embolique).
   La prévention de l'ostéoporose cortisonique repose sur un apport suffisant en calcium (et éventuellement en vitamine D en surveillant calcémie et calciurie) et/ou sur un bisphosphonate.
2. Réduisent de 25 % le risque de fracture chez le sujet âgé carencé, notamment en institution.

Arthrose douloureuse

Arthrose digitale et du poignet	Antalgique et/ou AINS percutanés (ou *per os* si formes sévères), voire Infiltration de corticoïdes
	Prothèses partielles des os du carpe (arthrose évoluée)
Coxarthrose	Antalgiques (Paracétamol en première intention) et/ou AINS lors des poussées ± Antiarthrosiques d'action lente + Canne-béquille diminuant l'appui + Kinésithérapie + Repos en décubitus ventral + Normalisation du poids
	Prothèse de hanche (coxarthroses évoluées)
Gonarthrose (fémoro-tibiales dans 40 à 50 % des cas, fémoro-patellaires dans 30 % des cas, ou bi-compartimentales)	Antalgiques (Paracétamol en première intention) et/ou AINS lors des poussées ± Antiarthrosiques d'action lente ± Infiltrations de corticoïdes (en cas d'épanchement) ± Visco-induction par injection intra-articulaire d'acide hyaluronique + Canne + Kinésithérapie douce + Normalisation du poids
	Prothèse de genou (gonarthroses évoluées)

RHUMATOLOGIE : Schémas thérapeutiques

Lombalgies et Radiculalgies

Lumbago ou Lombalgie aiguë	Repos au lit limité (= facteur de passage à la chronicité, donc activité maintenue autant que la douleur le permet) + Antalgique (Paracétamol en première intention), voire AINS
	Prévention du passage à la chronicité : normalisation du poids, éducation du patient, rééducation
Lombo-sciatique ou Névralgie sciatique Névralgie crurale ou Cruralgie	Traitement médical conservateur identique à celui des lombalgies (*cf.* ci-dessus) + Infiltration épidurale de corticoïdes ± Élongations ou tractions lombaires
	Traitement chirurgical en cas de sciatique compliquée, ou en cas d'échec du traitement médical bien conduit pendant 6 à 8 semaines (1)
Névralgie cervico-brachiale	Antalgique ± Myorelaxant ± Collier cervical
	Anti-inflammatoire non stéroïdien ou exceptionnellement Corticoïde ± Minerve cervicale (si forme hyperalgique)
	Extension continue ou tractions discontinues sous surveillance spécialisée en cas d'échec

1. Un traitement chirurgical d'urgence *s'impose* en cas de syndrome de la queue de cheval pour éviter des séquelles définitives.

Arthrites micro-cristallines

Chondrocalcinose articulaire (rare avant 50 ans, mais fréquente après 70 ans)	Anti-inflammatoire non stéroïdien ou Colchicine ou Infiltration de corticoïde ± Colchicine en prévention si crises répétitives (1 mg/jour)	
Crise de goutte	Colchicine ou Anti-inflammatoire non stéroïdien	
Maladie goutteuse (traitement de fond indiqué si plus de 3 crises par an et/ou en cas d'hyperuricémie majeure et/ou d'atteinte rénale)	Allopurinol ou Fébuxostat + Supprimer l'alcool + Diététique hypo-uricémiante + Diurèse alcalinisante	– Probénécide (sauf en cas d'hyperuraturie) – Colchicine en continu

RHUMATOLOGIE : Schémas thérapeutiques

Rhumatismes inflammatoires chroniques

Arthrites réactionnelles (1) ou Syndrome oculo-urétro-synovial de Fiessinger-Leroy-Reiter	Anti-inflammatoire non stéroïdien (ou Infiltrations de corticoïde en cas d'échec) en phase aiguë + Rééducation pour prévenir l'atrophie musculaire (± Cycline × 3 mois en cas de syndrome secondaire à une infection à *Chlamydiae*)

1. Les germes les plus fréquemment en cause sont *Chlamydia trachomatis*, *Yersinia enterocolitica*, *Yersinia pseudotuberculosis*, *Shigella flexneri*, moins fréquemment *Ureaplasma urealyticum*, les gonocoques, salmonelles, *Campylobacter jejuni* (mais aucun germe dans 50 % des cas).

Polyarthrite rhumatoïde : traitements symptomatiques	Anti-inflammatoire non stéroïdien et/ou Antalgique	– Infiltrations corticoïdes – Méthylprednisolone ou corticothérapie *per os* (assaut cortisonique) – Synoviorthèses
Polyarthrite rhumatoïde : traitements de fond	DMARDs : Hydroxychloroquine ou Sulfasalazine dans les formes débutantes et/ou peu actives Méthotrexate à faible dose Léflunomide --- Biothérapies : Inhibiteurs du TNF-alpha ou autre biothérapie Inhibiteurs de Janus Kinase (JAK) --- Éducation du patient + Ergothérapie	
Rhumatisme psoriasique	Anti-inflammatoire non stéroïdien ± Antalgique --- Sulfasalazine ou Méthotrexate ou Léflunomide Inhibiteurs du TNF-alpha ou apremilast ou ustekinumab ou secukinumab Inhibiteurs de Janus kinases (JAK)	
Spondylarthropathies Pelvispondylite rhumatismale Spondylarthrite ankylosante	Anti-inflammatoire non stéroïdien + Rééducation continue (pour prévenir et limiter l'ankylose et les déformations) ± Antalgique --- Sulfasalazine (formes sévères) Inhibiteurs du TNF-alpha (formes très sévères) ou secukinumab	
Pseudopolyarthrite rhizomélique ou PPR ou Rhumatisme des ceintures	Prednisone ou Prednisolone (0,5 mg/kg/jour, à diminuer très progressivement jusqu'à une dose d'entretien minimale efficace : 18 à 24 mois)	
Maladie de Horton	Corticothérapie indispensable et urgente pour prévenir la cécité. Prednisone ou Prednisolone (0,7 à 1 mg/kg/jour, à diminuer progressivement après normalisation de la clinique. Durée habituelle de traitement : 2 à 5 ans, voire indéfinie)	

RHUMATOLOGIE : Schémas thérapeutiques

Rhumatismes abarticulaires

Périarthrite scapulo-humérale Épaule douloureuse	Anti-inflammatoire non stéroïdien ± Antalgique et Infiltration de corticoïde en particulier dans les formes hyperalgiques ou en cas de contre-indication aux AINS
	Rééducation appropriée
	Dans certaines formes sévères et en cas d'échec du traitement médical, discuter d'une éventuelle intervention chirurgicale
Tendinites Ténosynovites Épicondylites Épitrochléites Bursites Périarthrite de hanche	Arrêt du geste en cause pendant 3 à 6 semaines (sport, geste professionnel...) + Anti-inflammatoire non stéroïdien par voie percutanée ou générale ± Immobilisation dans une orthèse sur mesure
	Massages transverses profonds + Physiothérapie (ultrasons, ionisations de substances antalgiques et anti-inflammatoires) après la phase aiguë
	Infiltrations de corticoïde (notamment si formes hyperalgiques ou rebelles aux autres traitements)
Syndrome du canal carpien Syndromes canalaires	Infiltration de corticoïde avec éventuellement une immobilisation par attelle (infiltration répétée 1 à 2 fois si besoin en cas de rechutes ultérieures)
	Traitement chirurgical si déficit moteur ou échec du traitement médical
Talalgies Enthésopathie calcanéenne	Infiltration de corticoïde (1 seule suffit en général)

Divers

Crampes essentielles	Étirement du muscle En cas de récidives fréquentes : – Hydratation suffisante (NaCl, K) – Étirements préventifs – Quinine en dernier recours dans les formes sévères

Anti-inflammatoires locaux : Corticoïdes en infiltration

Suspensions microcristallines *Liste I-65 %-Coll*

CÉLESTÈNE CHRONODOSE Bétaméthasone	1 ml = 3 mg	Voie locale : 0,5 ml à 2 ml espacés de 7 à 21 jours (1)
DIPROSTÈNE Bétaméthasone	1 ml = 7 mg Seringue préremplie	Voie locale : 0,25 ml à 2 ml espacés de 21 à 30 jours (1)
HEXATRIONE LD Triamcinolone	2 ml = 40 mg	Voie locale : 0,25 ml à 2 ml espacés de 30 jours au minimum (effet atrophiant) (1)

1. Réinjection uniquement en cas de persistance ou de récidive des symptômes et une seule fois.

Suspensions aqueuses *Liste I-65 %-Coll*

DÉPO-MÉDROL Méthylprednisolone	1 ml = 40 mg 2 ml = 80 mg Seringues préremplies	Voie locale : 0,1 ml à 2 ml espacés de 7 à 21 jours (2)
HYDROCORTANCYL 2,5 % Prednisolone	5 ml = 125 mg	Voie locale : 0,5 ml à 2 ml espacés de 7 à 21 jours (2) et (3)
KÉNACORT-RETARD Triamcinolone	1 ml = 40 mg 2 ml = 80 mg	Voie locale : 0,25 ml à 2 ml espacés de 21 à 30 jours (2)

2. Réinjection uniquement en cas de persistance ou de récidive des symptômes et une seule fois.
3. Seul corticoïde utilisable pour les infiltrations épidurales en respectant les contre-indications : l'injection ne doit pas être pratiquée par voie foraminale, quel que soit le niveau ; ou voie épidurale postérieure au niveau du rachis cervical ; sur un rachis antérieurement opéré.

Solutés hydrosolubles *Liste I-65 %-Coll*

CÉLESTÈNE 4 mg/1 ml Bétaméthasone	1 ml = 4 mg	Voie locale : 0,5 ml à 2 ml espacés de 3 à 21 jours (4)
BETNESOL Injectable Bétaméthasone	1 ml = 4 mg Seringue préremplie	Voie locale : 0,5 ml à 2 ml espacés de 3 à 21 jours (4)

4. Réinjection uniquement en cas de persistance ou de récidive des symptômes et une seule fois.

Contre-indications

Infections locales, viscérales ou générales non contrôlées
Infections à virus neurotropes (herpès, varicelle, zona)
Infection cutanée de voisinage
Traitements anticoagulants ou troubles sévères de la coagulation
Allergie aux différents constituants (notamment aux sulfites de certains produits)

Propriétés

- Corticoïdes administrables localement en infiltration, ce qui permet d'obtenir un effet anti-inflammatoire en minimisant les effets secondaires d'une corticothérapie générale
- Les suspensions ont une diffusion systémique moindre et une action prolongée, mais un effet atrophiant local notable (important dans le cas de la triamcinolone)
- Les solutés hydrosolubles, assez peu utilisés, ont, au contraire, une action brève avec une diffusion systémique rapide (comparable à celle d'une injection intramusculaire)

Indications

- Infiltrations intra-articulaires : arthrites des rhumatismes inflammatoires, des connectivites, poussée aiguë des arthroses notamment avec épanchement articulaire
- Infiltrations péri-articulaires : rhumatismes abarticulaires, épines calcanéennes, ténosynovites, bursites, tendinites, périarthrites scapulo-humérales, capsulites, syndromes canalaires, kystes synoviaux
- Infiltrations épidurales : lombo-radiculalgies sévères ou rebelles aux autres traitements, seulement avec l'hydrocortancyl
- Infiltrations intralésionnelles : cicatrices chéloïdiennes, maladie de Dupuytren

Effets indésirables

- Risque infectieux *devant être évité par une asepsie optimale* (arthrites septiques cliniquement manifestes après une latence de 24 à 72 heures environ)
- Effet atrophiant sur la peau et les tissus sous-cutanés et musculo-tendineux (maximal avec la triamcinolone qui devrait être réservée aux spécialistes) avec risque de rupture tendineuse en cas d'injection dans les tendons (*qui est strictement contre-indiquée*)
- Possibilité d'arthrites aiguës à micro-cristaux apparaissant dans les 24 premières heures et régressives en 24 à 48 heures (avec les suspensions microcristallines)
- Possibilité de réactions allergiques (le plus souvent dues aux sulfites de l'excipient)
- *Généraux* : ceux de la corticothérapie, mais avec une fréquence et une intensité bien moindre, la répétition des infiltrations pouvant cependant entraîner un authentique état d'hypercorticisme (→ ne pas dépasser 3 infiltrations par an à un même site)

Précautions d'emploi

- *Ne pas infiltrer* une articulation inflammatoire pour laquelle aucun diagnostic n'a été posé → la ponction articulaire préalable permet un examen du liquide articulaire et représente un élément diagnostique essentiel
- *Nécessité d'une asepsie optimale* : lavage des mains au savon puis à l'alcool, puis désinfection cutanée de la zone de ponction avec un antiseptique iodé (alcool iodé ou povidone iodée) nettoyé à l'alcool après l'injection, en utilisant un matériel d'injection stérile à usage unique (*l'utilisation de seringues stériles préremplies réduit encore les risques de faute d'asepsie*)
- *Ne pas infiltrer* la partie antérieure du cuir chevelu (risque d'amaurose due à un embol de microparticules en cas d'injection intravasculaire fortuite)
- *Ne pas infiltrer dans les tendons*

Antigoutteux (I) : Colchicine

Colchicine *Liste I-65 %-Coll*

COLCHICINE	20 cp. séc. 1 mg	Traitement curatif de la crise de goutte : A. 1 mg puis 0,5 mg une heure plus tard le premier jour, puis 1 mg/jour (1) et (2) (D. max. : 1 mg/prise et 3 mg/jour) (3) Traitement au long cours : A. 0,5 à 1,5 mg/jour
COLCHIMAX (4)	20 cp. séc. 1 mg + Tiémonium méthylsulfate 50 mg + Poudre d'opium 12,5 mg	*Idem*

1. Dans la crise aiguë de goutte, la colchicine sera poursuivie à la dose de 1 mg/jour pendant au moins 10 à 21 jours après disparition des douleurs (et jusqu'à normalisation de l'uricémie et/ou disparition des dépôts tophacés), soit pendant 1 à 6 mois quand on instaure un traitement hypo-uricémiant ou uricosurique.
2. Chez les sujets âgés, les insuffisants rénaux ou ceux prenant des médicaments interagissant avec la colchicine, dose initiale : 0,5 mg/jour.
3. Médicament à marge thérapeutique étroite dont les posologies maximales ne doivent pas être dépassées.
4. Spécialité contre-indiquée en cas de risque de glaucome par fermeture de l'angle et de risque de rétention urinaire par obstacle urétro-prostatique (car présence de tiémonium, antispasmodique mixte, atropinique et papavérinique).

Médicaments favorisant une hyperuricémie (5)

– Chimiothérapies cytotoxiques – Diurétiques – Amphotéricine B – Tacrolimus – Ciclosporine – Éthambutol – Ivabradine – Pyrazinamide – Dasatinib – Aspirine – Levodopa	– Ribavirine – Interféron – Tériparatide – Diazoxide – Théophylline – Aliskirène – Facteurs de croissance des neutrophiles – Acide nicotinique (vitamine PP) – Ticagrélor – Antirétroviraux : ritonavir, lopinavir

5. *NB* : la consommation régulière de boissons sucrées multiplie par deux le risque de développer des crises de goutte.

Contre-indications
Insuffisance rénale sévère, insuffisance hépatique sévère Association avec les macrolides (sauf spiramycine) et la pristinamycine

Propriétés

- Alcaloïde du colchique ayant une action spécifique dans la crise de goutte (réduction de la phagocytose des cristaux uratiques et de la production d'acide lactique par les leucocytes, empêchant l'abaissement du pH local donc la précipitation des cristaux d'urates); il a aussi une action anti-inflammatoire non spécifique, une action antimitotique (blocage des mitoses cellulaires en métaphase) et un effet leucopéniant transitoire
- Absorption variable, fixation tissulaire généralisée (sauf dans le cerveau, le myocarde, les poumons, les muscles striés), diffusion intraleucocytaire, transformation hépatique en métabolites inactifs, élimination lente par voie fécale, demi-vie de 20 à 40 heures

Indications

- Goutte : traitement des crises de goutte (efficacité dans 95 % des cas après quelques jours), prévention des crises au début des traitements par hypo-uricémiant ou *uricosurique* (1 mg/jour jusqu'à normalisation de l'uricémie ou disparition des dépôts tophacés, soit durant 1 à 6 mois), prévention des crises de goutte au long cours
- Chondrocalcinose articulaire : traitement des crises (efficacité moindre que dans les crises de goutte) et prévention au long cours des crises récidivantes (1 mg/jour)
- Maladie périodique : prévention des accès inflammatoires et de l'amylose AA secondaire (1 à 2 mg/jour en continu)
- Maladie de Behçet (1 mg/jour en continu)
- Péricardite aiguë idiopathique en association aux anti-inflammatoires
- Hors AMM : aphtose récidivante (1 mg/jour de façon prolongée)
- Hors AMM : vascularites cutanées (1 mg/jour au long cours)

Effets indésirables

- *Troubles digestifs* : nausées, vomissements, diarrhée. Ce sont les premiers signes d'un surdosage → arrêt du traitement
- Rarement : urticaire, éruptions morbilliformes, azoospermie, troubles *hématologiques parfois graves* (anémie, neutropénie, agranulocytose), neuromyopathie (en particulier en cas d'insuffisance rénale), atteinte hépatique, rhabdomyolyse
- **Surdosage** (dose *toxique* > 3 mg, dose mortelle > 10 mg) : diarrhée (*imposant l'arrêt pendant 3 jours* au minimum), vomissements, paralysie neuro-musculaire, dépression respiratoire, convulsions (39 décès déclarés entre 2000 et 2011 en France)

Précautions d'emploi et interactions médicamenteuses

- Rechercher la présence d'un médicament hyperuricémiant
- Vérifier les fonctions rénale et hépatique et la NFS avant traitement
- Goutte : limiter la dose cumulée par crise chez les sujets âgés et/ou en cas d'insuffisance rénale ou hépatique modérée (car risque de surdosage)
- La colchicine est un médicament à marge thérapeutique étroite : toute variation de sa concentration dans l'organisme peut entraîner des effets indésirables sévères voire le décès. Le patient doit être informé des signes de surdosage
- Grossesse : la colchicine peut être poursuivie si nécessaire (maladie périodique)
- ***Associations contre-indiquées*** : macrolides (sauf spiramycine) et pristinamycine
- ***Associations déconseillées*** : ciclosporine, vérapamil, inhibiteurs de protéases + ritonavir, télaprévir, inhibiteurs puissants du CYP 3A4
- *Associations à utiliser avec précaution* : antivitamines K, inhibiteurs de l'HMGCoA réductase

Antigoutteux (II) :
Hypo-uricémiants ou Urico-inhibiteurs

Allopurinol[G] *Liste I-65 %-Coll*

ZYLORIC	28 cp. séc. ou cap. 100 mg, 200 mg ou 300 mg	A. 100 à 300 mg/jour *au cours d'un repas* (jusqu'à 900 mg/jour en 3 prises *aux repas*) (1) (D. max. : 900 mg/jour) E. > 6 ans : 10 à 20 mg/kg/jour *au cours des repas* (D. max. : 400 mg/jour en 3 prises) (D. max. : 400 mg/jour)

1. Afin de limiter le risque de toxidermie grave (DRESS), le traitement doit être débuté à 100 mg/jour qui seront progressivement augmentés (tous les 1 ou 2 mois) pour obtenir une uricémie < 360 µmol/l (60 mg/l).

Fébuxostat[G] (2) *Liste I-65 %-Coll*

ADENURIC	28 ou 84 cp. 80 mg ou 120 mg	A. 80 mg/jour à augmenter à 120 mg si l'uricémie reste > 360 µmol/l après 4 semaines de traitement (3)

2. Le traitement par fébuxostat n'est pas recommandé chez les patients atteints de cardiopathie ischémique, d'insuffisance cardiaque congestive ou d'AVC → risque accru de mortalité cardio-vasculaire et globale.
3. L'objectif thérapeutique est la diminution et le maintien de l'uricémie < 360 µmol/l.

Contre-indications
Hypersensibilité à l'allopurinol ou au fébuxostat
Grossesse et allaitement (innocuité non démontrée), enfant < 6 ans

Propriétés

- Hypo-uricémiants diminuant l'uricémie et l'uraturie en réduisant la synthèse de l'acide urique (inhibition de la xanthine-oxydase)
- Le fébuxostat a été démontré plus efficace que l'allopurinol pour réduire l'uricémie, mais il n'y a pas de différence entre les 2 produits sur l'amélioration des paramètres cliniques

Indications *(les hyperuricémies asymptomatiques ne sont pas une indication)*

- *Allopurinol* :
  - Traitement de fond de la goutte
  - Hyperuricémie symptomatique secondaire (hémopathies, néphropathies, hyperuricémies iatrogènes) et prévention des crises de goutte au cours de chimiothérapies cytotoxiques
  - Traitement et prévention des lithiases urinaires uratiques
  - Prévention des récidives de lithiases calciques survenant chez les sujets ayant une hyperuricémie et/ou une hyperuraturie
- *Fébuxostat* : hyperuricémie chronique où un dépôt d'urate s'est déjà produit (incluant des antécédents ou la présence de tophus et/ou d'arthrite goutteuse)

Effets indésirables

- *Crises de goutte* en début de traitement, liées à une mobilisation des dépôts tissulaires
- *Troubles digestifs* : gastralgies, nausées, diarrhée (évitées par la prise aux repas)
- *Divers* : céphalées, vertiges, somnolence, gynécomastie, leucopénie, agranulocytose, fièvre, neuropathies sensitives distales (après 18 mois minimum), alopécie réversible
- *Réactions d'hypersensibilité* très rares mais parfois graves (fièvre, érythème pigmenté fixe, éruptions cutanées pouvant aller jusqu'au syndrome de Lyell ou de Stevens-Johnson ou de DRESS), choc anaphylactique, adénopathies, arthralgies, hépatite granulomateuse, insuffisance hépatique grave, insuffisance rénale aiguë, aplasie médullaire
- Rares : calculs urinaires contenant de l'oxypurinol, effets prothrombotiques (infarctus du myocarde et AVC) avec le fébuxostat

Précautions d'emploi et interactions médicamenteuses

- Respecter un délai minimum de 15 jours après guérison d'une crise de goutte avant un traitement hypo-uricémiant et associer 1 mg/jour de colchicine jusqu'à normalisation de l'uricémie et disparition des tophus en cas de goutte tophacée
- Lors de l'instauration du traitement hypo-uricémiant, un traitement préventif des crises de goutte par colchicine ou AINS est recommandé durant 6 mois en cas de goutte tophacée
- Informer les patients des manifestations d'hypersensibilité → arrêt immédiat du traitement en cas d'éruption cutanée ou de fièvre ou d'autres types d'hypersensibilité
- Diminuer la posologie d'allopurinol en cas d'insuffisance rénale :
  - Clairance de la créatinine < 80 ml/min : 200 mg/jour maximum, < 40 ml/min : 100 mg/jour maximum, < 20 ml/min : 100 mg × 1 jour sur 2 maximum
  - Sujets dialysés : traitement inutile (épuration de l'acide urique par la dialyse)
- Ne pas associer aux pénicillines A en raison de réactions cutanées fréquentes
- Ne pas prescrire le féburostat en cas d'antécédents cardio-vasculaires majeurs
- ***Associations déconseillées*** : aminopénicillines et amidinopénicillines (éruptions cutanées), azathioprine et mercaptopurine (risque accru de pancytopénie), vidarabine (risque accru de troubles neuro-psychiques)
- *Associations à utiliser avec précaution* : AVK, sulfamides hypoglycémiants, théophylline et dérivés (risque de potentialisation de ces médicaments)

Antigoutteux (III) : Uricosuriques ou uricoéliminateurs

Probénécide *Liste II-30 %-Coll*

SANTURIL	30 cp. séc. 500 mg	A. 1/2 cp. × 2 fois/jour la première semaine puis 2 cp./jour au cours des repas

Contre-indications
Hypersensibilité au probénécide, déficit en G6PD, association au méthotrexate Lithiase urique et/ou hyperuraturie > 700 mg/24 h Insuffisance rénale (clairance de la créatinine < 60 ml/min)

Propriétés

- Uricosurique inhibant la réabsorption tubulaire des urates, effet qui disparaît si la clairance de la créatinine est < 80 ml/min, diminuant aussi l'excrétion tubulaire de certains médicaments
- Absorption complète, métabolisation hépatique en dérivés glycuro-conjugués actifs éliminés par voie urinaire, demi-vie de 4 à 8 heures

Indications (les hyperuricémies asymptomatiques ne sont pas une indication)

- Traitement de fond de la goutte en l'absence d'hyperuraturie en cas de résistance ou d'intolérance aux inhibiteurs de la xanthine oxydase. En l'absence d'intolérance à ces derniers, une association est possible
- Hyperuricémies primaires ou secondaires symptomatiques en l'absence d'hyperuraturie

Effets indésirables

- Fréquents (1 à 10 %) : céphalées, anorexie, nausées, vomissements, douleurs gingivales, sensations vertigineuses, mictions fréquentes, suppression du sommeil paradoxal
- Rares (< 1 %) : réactions d'hypersensibilité (prurit, dermite, urticaire, réactions anaphylactiques avec parfois fièvre), convulsions
- Très rares : nécroses hépatiques, syndrome néphrotique, anémie aplasique, anémie hémolytique en cas de déficit en G6PD, accidents cutanés graves
- Risque de lithiase urique si uraturie avant traitement > 700 mg/24 h (contre-indication)

Précautions d'emploi

- Respecter un délai minimum de 15 jours après guérison d'une crise de goutte avant d'entreprendre un traitement uricosurique, et associer 1/2 mg/jour de colchicine durant les 6 premiers mois de traitement (en prévention d'accès goutteux par mobilisation des dépôts tissulaires)
- Prescrire une cure de diurèse avec alcalinisation (pH > 7) des urines (bicarbonates ou Foncitril)
- Grossesse et allaitement : utilisation déconseillée (absence de données suffisantes)

Interactions médicamenteuses

- *Associations contre-indiquées* : méthotrexate
- *Associations déconseillées* : salicylés (antagonisme)
- *Associations à utiliser avec précaution* : diprophylline, foscarnet, ganciclovir, zidovudine (réduction de leur élimination urinaire avec augmentation de leurs effets indésirables)
- Réduction de l'excrétion urinaire des bêta-lactamines (propriété utilisable en clinique)

Uricolytiques

Urate-oxydase recombinante ou Rasburicase

Liste I-Réservé aux Hôpitaux-Coll-Rétrocédable

FASTURTEC *Conserver de + 2 °C à + 8 °C*	3 fl. 1,5 mg/1 ml 1 fl. 7,5 mg/5 ml (poudre + solvant)	Perfusion **IV** en 30 minutes : 0,20 mg/kg/jour pendant 5 à 7 jours

Contre-indications

Hypersensibilité aux uricases ou à l'un des excipients

Déficit en G6PD et troubles métaboliques pouvant entraîner une anémie hémolytique

Propriétés

- Urate-oxydase recombinante, produite par génie génétique, réduisant l'uricémie et l'uraturie de façon rapide (en 4 heures contre 24 heures pour l'allopurinol) et prolongée pendant 2 à 4 jours, en dégradant l'acide urique en allantoïne qui est éliminé par les urines

Indications

- Traitement et prophylaxie de l'hyperuricémie aiguë, en vue de prévenir l'insuffisance rénale aiguë, chez les patients souffrant d'une hémopathie maligne avec masse tumorale élevée et ayant un risque de réduction ou lyse tumorale rapide lors de l'initiation de la chimiothérapie

Effets indésirables

- Fréquents (1 à 10 %) : fièvre, nausées, vomissements
- Rares (< 1 %) : diarrhée, céphalées, réactions allergiques imposant l'arrêt du traitement (rash cutané, bronchospasme, choc anaphylactique)
- Possibilité d'anémie hémolytique notamment en cas de déficit en G6PD (car production de peroxyde d'hydrogène)

Précautions d'emploi

- Perfuser sous surveillance médicale et interrompre immédiatement le traitement en cas de manifestations allergiques en assurant un traitement symptomatique adéquat
- Grossesse et allaitement : utilisation déconseillée (données insuffisantes)

Mode d'emploi

- Reconstituer chaque flacon avec son solvant, puis diluer la dose requise uniquement dans du NaCl à 0,9 % pour obtenir un volume total de 50 ml à perfuser en 30 minutes

Incompatibilités physico-chimiques

- Ne pas mélanger ce produit avec d'autres médicaments (utiliser une tubulure différente de celle utilisée pour les agents de chimiothérapie), et ne pas utiliser de soluté glucosé pour diluer ce médicament (incompatibilité)

Bisphosphonates ou Diphosphonates (I)

Acide alendronique[G] ou Alendronate monosodique *Liste I-65 %-Coll*

FOSAMAX	4 cp. 70 mg	Ostéoporose ménopausique : A. 70 mg/semaine en 1 prise en dehors des repas
STEOVESS	4 ou 12 ou 24 cp. 70 mg efferv.	
BONASOL	4 fl. 70 mg/100 ml Sol. buv.	A. 1 fl./semaine en dehors des repas (1)
ADROVANCE	4 ou 12 cp. 70 mg (+ Cholécalciférol 2 800 UI)	Ostéoporose ménopausique : A. 70 mg/semaine en 1 prise en dehors des repas
FOSAVANCE	4 cp. 70 mg (+ Cholécalciférol 2 800 UI ou 5 600 UI)	

1. Le traitement doit être pris à jeun avec un grand verre d'eau du robinet et le patient ne doit pas s'allonger durant 30 minutes jusqu'au prochain repas.

Acide risédronique[G] ou Risédronate monosodique *Liste I-65 %-Coll*

ACTONEL 75 mg	2 ou 6 cp. 75 mg	Ostéoporose ménopausique : A. 75 mg/jour, 2 jours consécutifs par mois (soit 150 mg/mois) *en dehors des repas*
ACTONEL 35 mg	4 ou 12 cp. pelliculés 35 mg	Ostéoporose ménopausique : A. 35 mg/semaine en 1 prise *en dehors des repas*
	4 ou 12 cp. 35 mg gastro-résistants	A. 35 mg/semaine en 1 prise *après le petit-déjeuner* (2)
ACTONELCOMBI	4 ou 12 packs 35 mg (+ Calcium 1 000 mg + Cholécalciférol 880 UI) 163 mg de K^+/sac.	Ostéoporose ménopausique : A. 35 mg/semaine en 1 prise *en dehors des repas* + 1 sac./jour × 6 jours/7
ACTONEL 30 mg	28 cp. 30 mg	Maladie de Paget : A. 30 mg/jour *hors des repas* pendant 2 mois (cure si besoin répétée après 2 mois minimum)
ACTONEL 5 mg	28 cp. 5 mg	Ostéoporose ménopausique : A. 5 mg/jour en 1 prise *en dehors des repas* Prévention de la perte osseuse induite par la corticothérapie : A. Même posologie

2. Pas d'indication pour le sexe masculin.

Contre-indications
Insuffisance rénale sévère (clairance de la créatinine < 30 ml/min), hypocalcémie

Propriétés

- Bisphosphonates ayant un effet anti-ostéoclastique, réduisant la résorption de l'os par les ostéoclastes et entraînant un gain progressif de masse *osseuse*, sans effet inhibiteur sur la minéralisation osseuse en traitement à long terme (pas de risque d'ostéomalacie)
- Absorption très faible (0,7 %) pouvant être annulée en présence d'aliments ou d'ions divalents, absence de biotransformations, fixation rapide sur le tissu osseux, élimination lente sous forme inchangée par voie urinaire

Indications

- Maladie de Paget (pour l'acide risédronique)
- Traitement de l'ostéoporose post-ménopausique avérée (réduction de l'incidence de nouvelles fractures vertébrales et du col fémoral)
- Traitement de l'ostéoporose chez l'homme à haut risque de fracture
- Prévention primaire de l'ostéoporose post-ménopausique chez la femme ayant un risque élevé : densité minérale osseuse basse avec un T score ≤ 3, ou avec un T score ≤ 2,5 associé à un ou plusieurs autres facteurs de risque (âge > 60 ans, IMC < 19 kg/m^2, corticothérapie ancienne ou actuelle à une dose ≥ 7,5 mg/jour, ménopause avant 40 ans, antécédents familiaux d'ostéoporose ou de fracture du col fémoral)
- Prévention de la perte *osseuse* chez les femmes ménopausées nécessitant une corticothérapie prolongée > 3 mois et à dose > 7,5 mg/jour d'équivalent-prednisone

Effets indésirables

- Troubles digestifs : douleurs abdominales, nausées, dyspepsie, constipation, diarrhée, flatulence, régurgitations acides, ulcérations œsophagiennes (favorisées par la prise en position couchée et/ou avec trop peu d'eau), dysphagie, vomissements, météorisme
- Douleurs ostéomusculaires, céphalées, réactions cutanées allergiques, troubles oculaires rares réversibles à l'arrêt (iritis, uvéites antérieures)
- Diminutions discrètes et transitoires de la calcémie et de la phosphorémie
- Rares cas d'ostéonécrose de la mâchoire, le plus souvent à l'occasion d'extraction dentaire chez des cancéreux sous chimiothérapie, radiothérapie et/ou corticoïdes
- Rares cas de fractures atypiques du fémur et d'ostéonécroses du conduit auditif externe
- **Surdosage** : possibilité d'hypocalcémie et troubles digestifs → ne pas induire de vomissements, rester en position verticale, administrer du lait ou des anti-acides

Précautions d'emploi, interactions médicamenteuses et alimentaires

- Par voie orale : administrer avec de l'eau (et non des laitages), en restant pendant 30 minutes au moins en position assise ou debout (jamais couché)
- Utiliser avec prudence en cas d'affection gastro-intestinale haute évolutive (dysphagie, pathologie œsophagienne symptomatique, gastrite, duodénite, ulcère)
- Assurer un apport suffisant en calcium et en vitamine D, et corriger préalablement les troubles du métabolisme calcique (hypocalcémie, carence en vitamine D)
- Maladie de Paget : surveillance clinique et biologique (hydroxyprolinurie, phosphatases alcalines) toutes les 6 semaines pendant les cures, tous les 3 mois dans l'intervalle des cures, avec radiographies et scintigraphie osseuse tous les 2 à 3 ans
- Nécessité d'un intervalle de 2 heures ou plus entre les prises orales avec les anti-acides et les médicaments contenant des ions divalents (aluminium, calcium, fer)
- Annulation de l'absorption digestive par les prises alimentaires concomitantes
- Grossesse et allaitement : innocuité non établie

Bisphosphonates ou Diphosphonates (II)

Acide ibandronique[G]

BONDRONAT *Liste I-Réservé aux hôpitaux*	Fl. 2 mg/2 ml ou 6 mg/6 ml (à diluer)	Hypercalcémies malignes (1) : A. 2 à 4 mg en perfusion **IV** (2) Métastases osseuses : A. 6 mg en perfusion **IV** toutes les 3 ou 4 semaines
BONVIVA *Liste I-Non remboursé*	1 ou 3 cp. 150 mg Amp. 3 mg/3 ml	Ostéoporose ménopausique : A. 150 mg/mois en 1 prise A. 3 mg **IV** tous les 3 mois

1. La calcémie corrigée en fonction de l'albumine est calculée comme suit :
   - Calcémie corrigée = calcémie (mmol/l) – [0,01 × albumine (g/l)] + 0,8.

   Ou
   - Calcémie corrigée = calcémie (mg/dl) + 0,8 × [4 – albumine (g/dl)].
2. Diluer le produit dans 500 ml de soluté salé ou glucosé isotonique, et perfuser en 2 heures par voie IV stricte (normalisation de la calcémie chez environ 70 % des patients dans les 7 jours suivants, avec un délai médian de rechute de 18 à 26 jours) : il est possible de répéter le traitement. Incompatibilité en perfusion avec les ions divalents (formation de complexes).

Contre-indications
Insuffisance rénale sévère (clairance de la créatinine < 30 ml/min)
Grossesse, allaitement et enfants (absence de données)

Propriétés

- Bisphosphonate inhibant puissamment la résorption osseuse par inhibition de l'activité des ostéoclastes, sans effet inhibiteur sur la minéralisation osseuse : les bisphosphonates ont transformé radicalement le traitement des hypercalcémies néoplasiques
- Demi-vie de 10 à 16 heures après injection IV, absence de biotransformations, fixation sur le tissu osseux, élimination sous forme inchangée par voie urinaire

Indications

- Traitement des hypercalcémies induites par des tumeurs avec ou sans métastases, en association à une réhydratation optimale (perfusion de 4 mg en cas d'hypercalcémie corrigée ≥ 3 mmol/l ou de 2 mg en cas d'hypercalcémie corrigée < 3 mmol/l)
- Prévention des complications osseuses chez les patients atteints de cancer du sein et de métastases osseuses
- Ostéoporose post-ménopausique : 1 prise orale mensuelle de 150 mg ou une injection IV de 1 ampoule à 3 mg, en 30 secondes, tous les 3 mois

Effets indésirables

- Fièvre transitoire (9 %) dans les 3 jours suivant la perfusion, avec parfois un syndrome grippal (frissons, douleurs osseuses, arthralgies, myalgies, céphalées, sueurs)
- Hypertransaminasémies, troubles digestifs (diarrhée, vomissements), hypophosphatémie et hypomagnésémie
- Rares cas d'ostéonécrose de la mâchoire, le plus souvent à l'occasion d'extraction dentaire chez des cancéreux sous chimiothérapie, radiothérapie et/ou corticoïdes
- Risque de survenue de fractures atypiques du fémur et d'ostéonécroses du conduit auditif externe
- **Surdosage** : risque d'hypocalcémie → administrer du gluconate de calcium

Précautions, mode d'emploi et incompatibilités physico-chimiques

- Hypercalcémies : commencer le traitement par une réhydratation optimale
- Surveiller la fonction rénale, la calcémie, la phosphatémie et la magnésémie
- Insuffisance rénale légère (Clcr ≥ 50 ml/min) : aucune adaptation (6 mg) ; modérée (Clcr ≥ 30 ml/min) : réduction (4 mg); sévère (Clcr < 30 ml/min) : réduction à 2 mg
- Insuffisance hépatique sévère : absence de données

Bisphosphonates ou Diphosphonates (III)

Acide zolédronique[G] *Liste I-65 %-Coll (carte de surveillance)*

ZOMETA (1) et (2)	Fl. 4 mg/100 ml	A. 4 mg en perfusion IV toutes les 3 ou 4 semaines
ACLASTA (3) et (4)	Fl. 5 mg/100 ml	A. 5 mg en perfusion IV (en administration unique)

1. Spécialité indiquée en cancérologie : solution prête à l'emploi, à perfuser en 15 minutes au moins par voie IV stricte (normalisation de la calcémie chez environ 45 % des patients au 4e jour et 88 % des patients au 10e jour, avec un délai médian de rechute de 30 à 40 jours, et il est possible de répéter le traitement en cas d'hypercalcémie récidivante ou d'efficacité insuffisante).
2. Chez les patients présentant une atteinte rénale légère à modérée (définie par une ClCr de 30 à 60 ml/min), les doses recommandées sont les suivantes :
   - Clairance de la créatine > 60 ml/min, dose recommandée : 4 mg, quantité de solution à diluer : 5 ml.
   - Clairance de la créatine entre 50 et 60 ml/min, dose recommandée : 3,5 mg, quantité de solution à diluer : 4,4 ml.
   - Clairance de la créatine entre 40 et 49 ml/min, dose recommandée : 3,3 mg, quantité de solution à diluer : 4,1 ml.
   - Clairance de la créatine entre 30 et 39 ml/min, dose recommandée : 3 mg, quantité de solution à diluer : 3,8 ml.

   En l'absence de données, l'utilisation n'est pas recommandée chez les patients présentant une atteinte rénale sévère (clairance de la créatine < 30 ml/min).
3. Spécialité indiquée dans la maladie de Paget : perfuser en 15 minutes au minimum, avec administration de 500 mg de calcium × 2 fois/jour pendant au moins 10 jours après la perfusion (ce traitement est suivi d'une période de rémission prolongée pendant au moins 18 mois chez la plupart des patients, aucune donnée spécifique n'étant disponible concernant la répétition du traitement).
4. Dans le traitement de l'ostéoporose post-ménopausique et l'ostéoporose masculine chez les patients à risque élevé de fracture : 1 perfusion IV de 5 mg en 15 minutes au minimum, 1 fois par an. Il est recommandé, chez les patients ayant une fracture récente, de donner une dose de charge de vitamine D (50 000 ou 125 000 UI) *per os* ou IV et d'attendre au moins 2 semaines avant l'administration de l'acide zolédronique. La durée optimale du traitement n'a pas été établie et le rapport bénéfice/risque doit être régulièrement réévalué, particulièrement après 5 ans.

Contre-indications
Insuffisance rénale sévère (clcr < 35 ml/min), hypocalcémie
Grossesse, allaitement et enfants (absence de données)

Propriétés

- Bisphosphonate inhibant puissamment la résorption osseuse par inhibition de l'activité des ostéoclastes, sans effet inhibiteur sur la minéralisation osseuse : les bisphosphonates ont transformé radicalement le traitement des hypercalcémies néoplasiques puisqu'ils permettent de normaliser la calcémie dans la plupart des cas en 3 à 7 jours
- Demi-vie d'élimination triphasique prolongée après injection IV, pas de biotransformations, fixation sur le tissu osseux, élimination sous forme inchangée par voie urinaire

Indications

- Traitement des hypercalcémies induites par des tumeurs avec ou sans métastases (en association avec une réhydratation optimale)
- Prévention des complications osseuses chez des patients atteints de pathologie maligne à un stade avancé avec atteinte osseuse
- Maladie de Paget (en administration unique)
- Traitement de l'ostéoporose post-ménopausique et de l'ostéoporose masculine chez les patients à risque élevé de fracture, notamment chez les patients ayant eu une fracture de hanche récente secondaire à un traumatisme modéré
- Traitement de l'ostéoporose associée à une corticothérapie au long cours par voie générale chez les femmes ménopausées et les hommes à risque élevé de fractures

Effets indésirables

- Très fréquents (> 10 %) : fièvre avec parfois syndrome grippal (frissons, douleurs osseuses et/ou myalgies, céphalées, sueurs), hypophosphatémie
- Fréquents (> 1 %) : céphalées, nausées, fatigue, arthralgies, fibrillation auriculaire, bradycardie, modifications du goût, soif, hyperhémie oculaire, anémie, hypocalcémie parfois sévère (convulsions, arythmies, décès), insuffisance rénale
- Rares (< 1 %) : conjonctivite, troubles visuels, vertiges, vomissements, rashs cutanés, prurit, douleurs osseuses ou thoraciques, fibrillation auriculaire, hypomagnésémie, thrombopénie, réactions d'hypersensibilité, ostéonécrose de la mâchoire (souvent à l'occasion d'extraction dentaire chez des cancéreux sous chimiothérapie, radiothérapie et/ou corticoïdes), fractures atypiques du fémur et ostéonécrose du conduit auditif externe
- **Surdosage** : risque d'hypocalcémie si hyperostéolyse importante → administrer du gluconate de calcium

Précautions d'emploi et incompatibilités physico-chimiques

- Hypercalcémies : commencer le traitement par une réhydratation optimale
- Surveiller la fonction rénale, la calcémie, la phosphatémie et la magnésémie (en cas de déficit, une supplémentation préalable est nécessaire)
- Un examen bucco-dentaire avec éventuel traitement approprié est nécessaire de même qu'une hygiène dentaire rigoureuse
- Insuffisance hépatique sévère : absence de données
- Maladie de Paget : une supplémentation adaptée en calcium d'au moins 500 mg × 2 fois/jour pendant au moins 10 jours est recommandée avec contrôles biologiques. Surveillance clinique et biologique (hydroxyprolinurie, phosphatases alcalines) tous les 3 mois, avec radiographies et scintigraphie osseuse tous les 2 à 3 ans
- ***Associations déconseillées*** : aminosides, calcitonine, diurétiques de l'anse (hypocalcémie prolongée), agents anti-angiogéniques (ostéonécroses)
- Incompatibilité en perfusion avec les ions divalents (formation de complexes)

Bisphosphonates ou Diphosphonates (IV)

Acide pamidronique[G] ou Pamidronate de sodium

Liste I-65 %-Coll-Carte patient

PAMIDRONATE DE SODIUM	Sol. à diluer pour perfusion IV : – 3 mg/ml : fl. 5 ml, 10 ml ou 20 ml – 6 mg/ml : fl. 10 ml – 9 mg/ml : fl. 10 ml	Hypercalcémies malignes : A. 15 à 90 mg tous les mois en perfusion IV (1) Myélome de stade III, et ostéolyses malignes avec ou sans hypercalcémie : A. 90 mg tous les mois en perfusion IV Maladie de Paget (2) : A. 120 à 180 mg en 2-3 jours consécutifs en perfusion IV

1. Diluer dans un soluté salé ou glucosé isotonique (90 mg dans 500 ml à perfuser en 4 heures, ou 15 mg dans 125 ml à perfuser en 2 heures), la dose étant fonction de la calcémie dans les hypercalcémies :
   - Calcémie ≤ 120 mg/l (3 mmol/l) : 15 à 30 mg par perfusion.
   - Calcémie = 120 à 140 mg/l (3 à 3,5 mmol/l) : 30 à 60 mg par perfusion.
   - Calcémie = 140 à 160 mg/l (3,5 à 4 mmol/l) : 60 à 90 mg par perfusion.
   - Calcémie > 160 mg/l (> 4 mmol/l) : 90 mg par perfusion.

   La perfusion pourra être répétée dans les rares cas où la calcémie ne baisse pas dans les 2 jours suivant la perfusion, et la cure pourra être répétée tous les mois si l'hypercalcémie récidive.
2. Cette cure courte pourra éventuellement être répétée, *après un intervalle libre d'au moins 6 mois*, en cas de résultats insuffisants ou de signes de reprise évolutive de la maladie de Paget.

Acide clodronique[G] ou Clodronate disodique *Liste I-65 %-Coll*

LYTOS (3)	30 cp. 520 mg	A. 2 cp./jour en moyenne (jusqu'à 4 cp./jour) en 1 voire en 2 prises *en dehors des repas*
CLASTOBAN	60 cp. 800 mg	A. 800 mg × 2 fois/jour *en dehors des repas* (jusqu'à 3 200 mg/jour en prises fractionnées)

3. Pour éviter toute confusion avec le complément alimentaire LITHOS, bien mentionner la DCI.

Contre-indications
Grossesse et allaitement (absence de données)

Propriétés

- Bisphosphonates inhibant puissamment la résorption osseuse par inhibition de l'activité des ostéoclastes, sans effet inhibiteur sur la minéralisation osseuse : les bisphosphonates ont transformé radicalement le traitement des hypercalcémies néoplasiques puisqu'ils permettent de normaliser la calcémie dans la plupart des cas en 3 à 7 jours tout en étant bien tolérés
- Absorption faible (2 à 8 %) pouvant être annulée complètement en présence d'aliments ou d'ions divalents, absence de biotransformations, fixation sur le tissu osseux (20 à 50 %), élimination sous forme inchangée par voie urinaire

Indications

- Traitement des hypercalcémies malignes (associé à une réhydratation optimale)
- Ostéolyses malignes du cancer du sein avec ou sans hypercalcémie (prévention des complications)
- Myélome de stade III avec au moins une lésion osseuse (acide pamidronique)

Effets indésirables

- *Pamidronate de sodium* : fièvre transitoire (12 % dans les 5 jours après la perfusion et durant 2 jours, avec parfois céphalées, myalgies, nausées), troubles oculaires (≤ 1 ‰, dans les 24 à 48 heures après l'injection et régressant en quelques jours à 1 mois, à type d'uvéites, sclérite, conjonctivite), lymphopénie transitoire
- *Clodronate disodique* : nausées et diarrhée (10 %), risque d'ulcérations œsophagiennes (favorisées par la prise en position couchée et/ou avec trop peu d'eau), possibilité de protéinurie transitoire immédiatement après la perfusion (et atteintes rénales graves rapportées en cas d'injection IV trop rapide à doses supérieures aux doses recommandées)
- Rares cas d'ostéonécrose de la mâchoire (le plus souvent à l'occasion d'extraction dentaire chez des cancéreux sous chimiothérapie, radiothérapie et/ou corticoïdes) et d'ostéonécroses du conduit auditif externe
- **Surdosage** : risque d'hypocalcémie si hyperostéolyse importante → administrer du gluconate de calcium

Précautions d'emploi

- Hypercalcémies : commencer le traitement par une réhydratation optimale
- Surveiller la fonction rénale, la calcémie, la phosphatémie et la magnésémie
- Par voie orale : administrer 2 heures avant un repas avec de l'eau (et non des laitages), en restant pendant 30 minutes au moins en position assise ou debout (jamais couchée)
- Insuffisance rénale sévère : réduire si nécessaire la posologie
- Enfants : utilisation déconseillée, sauf en cas d'hypercalcémie grave

Interactions médicamenteuses et alimentaires, incompatibilités

- *Nécessité d'un intervalle de 2 heures ou plus entre les prises orales* avec les anti-acides et les médicaments contenant des ions divalents (aluminium, calcium, fer)
- Diminution de l'absorption digestive par les aliments, et même annulation avec les aliments riches en calcium (fromages et laitages)
- Incompatibilité en perfusion avec les ions divalents (formation de complexes)

Modulateurs sélectifs de l'activation des récepteurs aux œstrogènes

Raloxifène[G] *Liste I-65 %-Coll*

EVISTA OPTRUMA RALOPHARM	28 ou 84 cp. 60 mg	A. 60 mg/jour en 1 prise

Contre-indications

Antécédents d'accidents thrombo-emboliques veineux
Insuffisance hépatique, insuffisance rénale sévère
Hémorragie génitale d'étiologie non déterminée, cancer de l'endomètre
Femme en âge de procréer, hypersensibilité au produit

Propriétés

- SERM (*Selective Estrogen Receptor Modulator*) = agoniste-antagoniste œstrogénique, se comportant comme un agoniste œstrogénique sur l'os (effet anti-ostéoporotique) et le profil lipidique (diminution du cholestérol total et LDL), et comme un antagoniste œstrogénique au niveau de l'utérus et des seins, mais sans effet sur les bouffées de chaleur
- Absorption rapide (60 %), forte fixation aux protéines plasmatiques (99 %), métabolisation hépatique avec effet de premier passage hépatique très important et cycle entéro-hépatique, élimination fécale, demi-vie de 28 heures

Indications

- Traitement et prévention de l'ostéoporose post-ménopausique (réduction significative de l'incidence des fractures vertébrales, mais pas du col fémoral)

Effets indésirables

- Vasodilatation avec flushs surtout en début de traitement (25 %), syndrome grippal, crampes musculaires, œdèmes périphériques
- Accidents thrombo-emboliques veineux : thromboses veineuses profondes, embolies pulmonaires, thromboses veineuses rétiniennes
- Élévation modérée des transaminases et des triglycérides
- Thrombopénie

Précautions d'emploi

- Interrompre le traitement en cas d'affection nécessitant une immobilisation prolongée (risque thrombo-embolique accru)
- Supplémentation calcique recommandée en cas d'apports calciques faibles
- Faire une exploration gynécologique soigneuse en cas de saignement utérin
- Sécurité d'emploi non étudiée suffisamment en cas de cancer du sein

Interactions médicamenteuses

- ***Associations déconseillées*** : cholestyramine (réduction du cycle entéro-hépatique)
- *Associations à utiliser avec précaution* : antivitamines K (surveiller l'INR)

Analogues de la parathormone (PTH)

Tériparatide ou rhPTH (1-34)[BS] *Liste I-65 %-Coll-Médicament d'exception*

FORSTEO LIVOGIVA MOVYMIA	Stylo prérempli de 3 ml (= 28 doses) à 20 µg par dose	A. 20 µg/jour par voie **SC** dans la cuisse ou l'abdomen pendant 24 mois maximum
TERROSA *Conserver de + 2 °C à + 8 °C et pendant 28 jours maximum après la première utilisation*	Cartouche de 2,4 ml (= 30 doses de 20 µg) + stylo	

Contre-indications

Hypersensibilité au tériparatide ou à l'un des excipients
Insuffisance rénale sévère (clairance de la créatinine < 30 ml/min)
Maladies métaboliques osseuses autres que l'ostéoporose primitive (dont hyperparathyroïdie, maladie de Paget), antécédents d'irradiation du squelette
Hypercalcémie, élévation inexpliquée des phosphatases alcalines
Grossesse et allaitement

Propriétés

- Agent ostéo-formateur = séquence active des 34 acides aminés (sur 84) de l'extrémité amino-terminale de la parathormone humaine, stimulant la formation osseuse par effet direct sur les ostéoblastes sans modification de l'activité ostéoclastique, entraînant un gain progressif de masse osseuse, l'effet se maintenant jusqu'à 30 mois
- Demi-vie d'environ 1 heure après injection, métabolisme périphérique hépatique et rénal

Indications

- Ostéoporose post-ménopausique avérée et ostéoporose masculine, notamment quand l'affection est sévère et la réponse insuffisante aux autres traitements antirésorbtifs
- NB : *le remboursement est conditionné à l'existence d'au moins 2 fractures vertébrales et limité à 18 mois de traitement*
- Ostéoporose cortisonique chez les femmes et les hommes à risque élevé de fractures recevant une corticothérapie au long cours par voie générale

Effets indésirables

- Très fréquents (> 10 %) : douleurs dans les membres, hypercalcémie transitoire
- Fréquents (1 à 10 %) : nausées, céphalées, fatigue, dépression, vertiges, crampes, vomissements, douleurs thoraciques, dyspnée, hypercholestérolémie, hypersudation, anémie, palpitations, hypotension transitoire dans les 4 heures après l'injection
- Rares (< 1 %) : tachycardie, hémorroïdes, incontinence urinaire, polyurie, mictions impérieuses, réactions allergiques locales ou générales, prise de poids, hypotension orthostatique

Précautions d'emploi et interactions médicamenteuses

- Utilisation déconseillée chez les conducteurs et utilisateurs de machines (hypotension orthostatique et sensations vertigineuses) et en cas d'insuffisance rénale modérée
- Lithiase urinaire évolutive : innocuité non démontrée
- Élévation transitoire de la calcémie, maximale après 4 à 6 heures, avec normalisation en 16 à 24 heures → dosage de calcémie 24 heures après la dernière injection
- Un traitement de 24 mois ne doit pas être renouvelé au cours de la vie d'un patient
- *Associations à utiliser avec prudence* : digitaliques (élévation transitoire de la calcémie)

Inhibiteur des ostéoclastes

Dénosumab

PROLIA *Liste I-65 %-Coll*	1 seringue 60 mg	A. 1 injection SC × 1 fois tous les 6 mois
XGEVA (1) *Liste I-100 %-Coll (Carte)*	Fl. 120 mg sol. inj.	A. 1 injection SC × 1 fois toutes les 4 semaines (2) et (3)

1. Prescription réservée aux cancérologues et aux rhumatologues.
2. Une supplémentation de calcium (500 mg) et de vitamine D (400 UI) est requise sauf hypercalcémie.
3. – *Insuffisants rénaux* : aucune adaptation posologique n'est nécessaire si Clcr ≥ 30 ml/min. En dessous, l'expérience clinique est limitée et le risque d'hypocalcémie est accru.
   – *Insuffisants hépatiques* : absence d'expérience clinique.

Contre-indications

Hypocalcémie

Xgeva : lésions non cicatrisées d'une chirurgie bucco-dentaire

Propriétés

- Anticorps monoclonal humain qui inhibe sélectivement l'activation du récepteur RANKL à la surface des ostéoclastes et de leurs précurseurs, réduisant la résorption osseuse dans l'os cortical et trabéculaire et le risque de fractures. En cas de métastases osseuses, il entraîne une réduction des complications osseuses et/ou d'hypercalcémie
- Biodisponibilité de 78 % par voie sous-cutanée, concentration sérique maximale au 10e jour, demi-vie de 26 jours, dégradation en peptides et acides aminés

Indications

- *Prolia* : ostéoporose chez les femmes ménopausées et chez les hommes à risque élevé de fractures. Traitement de la perte osseuse associée à un traitement hormono-ablatif chez les hommes atteints de cancer de la prostate, à risque élevé de fractures. Traitement de la perte osseuse associée à une corticothérapie systémique prolongée chez les patients à risque élevé de fractures
- *Xgeva* : prévention des complications osseuses chez des patients adultes atteints de tumeurs solides avec métastases osseuses. Traitement des tumeurs osseuses à cellules géantes non resécables

Effets indésirables et précautions d'emploi

- Fréquents (1 à 10 %) : dyspnée, infections urinaires et des voies respiratoires supérieures, sciatique, cataracte, constipation, éruption cutanée, douleurs et paresthésies des membres : hypocalcémie parfois sévère, hypophosphatémie, diarrhée, hyperhidrose
- Rares (< 1 %) : eczéma, diverticulite, cellulite infectieuse, ostéomyélite, fracture fémorale atypique, ostéonécrose de la mâchoire ou du conduit auditif externe, perturbations immunitaires, infections sévères
- Fractures vertébrales multiples décrites à l'arrêt du traitement justifiant la prescription d'un biphosphonate durant 6 à 12 mois après l'arrêt du dénosumab
- Correction préalable d'une hypocalcémie. Apport adéquat de calcium et de vitamine D. Dosage de la calcémie avant toute injection puis après 2 semaines
- Un examen dentaire préalable et un traitement approprié doivent être systématiques
- La survenue de douleurs au niveau de la cuisse, de la hanche ou de l'aine doit faire rechercher une fracture fémorale
- Grossesse et allaitement : utilisation déconseillée
- À l'arrêt du traitement, surveillance régulière de la calcémie (hypercalcémie)

Calcitonine

Calcitonine injectable[G] *Liste II-Non remboursé-Coll*

CALSYN MIACALCIC Calcitonine de saumon *Conserver de + 2 °C à + 8 °C*	5 amp. 50 UI ou 100 UI	Par voie **SC** ou **IM**, ou en perfusion **IV** sur 6 heures après dilution dans 500 ml de NaCl à 9 ‰ (1)

1. Les posologies recommandées sont variables selon les indications, la voie SC étant classiquement choisie lors des traitements prolongés :
   - Maladie de Paget : au minimum 50 UI × 3 fois/semaine, dose pouvant être portée à 50 UI/jour pour une durée maximale de traitement de 3 mois.
   - Hypercalcémies d'origine maligne : 4 à 8 UI/kg/jour, en perfusion IV sur 6 heures dans 500 ml de soluté salé isotonique ou en 4 à 6 injections SC ou IM.
   - Prévention de la perte osseuse liée à une immobilisation : 100 UI × 3 fois/semaine, pendant 2 ou au maximum 4 semaines.

Contre-indications

Hypersensibilité aux calcitonines d'origine animale ou aux solvants
Enfants et adolescents < 18 ans

Propriétés

- Hormone thyroïdienne hypocalcémiante, ralentissant la résorption osseuse en inhibant l'action des ostéoclastes, ce qui induit une baisse de la calcémie
- Action analgésique (par sécrétion de bêta-endorphine)
- Volume de distribution assez faible (2,8 à 20 l), clairance métabolique élevée (100 à 850 ml/min), demi-vie de 60 à 90 minutes, passage dans le lait maternel

Indications (limitées à des traitements de courte durée)

- Maladie de Paget en deuxième intention (diminution des douleurs : 50-80 %, diminution de l'hydroxyprolinurie puis des phosphatases alcalines : 30-70 %) et chez les patients en insuffisance rénale sévère (diphosphonates contre-indiqués)
- Hypercalcémies d'origine maligne : effet hypocalcémiant dès la 2e heure et maximal vers la 6e heure, mais baisse modérée et inconstante de la calcémie (25 mg/l)
- Prévention de la perte osseuse aiguë liée à une immobilisation soudaine

Effets indésirables et précautions d'emploi

- Très fréquents (> 10 %) : nausées, flush du visage, sensations vertigineuses, sensation de froid, pollakiurie
- Fréquents (1 à 10 %) : vomissements et diarrhée (troubles transitoires, survenant 30 à 90 minutes après l'injection, minimisés par l'injection en décubitus 2 heures après le repas du soir et la prise d'antihistaminique et/ou d'antiémétisant 30 à 60 minutes avant)
- Rares (< 1 %) : réactions allergiques (prurit, éruptions cutanées, œdème de Quincke), et, en utilisation prolongée, possibilité de formation d'anticorps bloquant parfois l'action du produit
- Le risque accru de cancers lors d'un traitement prolongé a fait réduire les indications à des traitements de courte durée de 2 à 4 semaines (3 mois maximum pour la maladie de Paget)
- Grossesse et allaitement : utilisation déconseillée → contraception efficace

Polyarthrite rhumatoïde (I) : Antipaludéens de synthèse

Hydroxychloroquine (sulfate) (1) (2) *Liste II-Coll*

PLAQUENIL	30 cp. 200 mg	À dose progressive : A. 200 mg × 2 fois/jour puis 200 à 400 mg/jour E. ≥ 6 ans : 6,5 mg/kg/jour au maximum

1. *À noter* : chez un patient traité par hydroxychloroquine, une chimioprophylaxie antipaludéenne par chloroquine est inutile en cas de séjour dans une zone de chloroquino-sensibilité.
2. ANSM (23/10/2020) : rejet d'une demande de RTU dans la maladie Covid-19 en raison de l'absence de bénéfice établi et de l'existence d'effets indésirables potentiellement sévères.

Contre-indications

Hypersensibilité connue au produit
Rétinopathies
Allaitement
Enfant < 6 ans
Associations favorisant les troubles du rythme ventriculaire

Propriétés

- Antipaludéen dérivé de l'amino-4-quinoléine, ayant une action anti-inflammatoire et antalgique qui justifie son emploi dans les formes débutantes et modérées de polyarthrite rhumatoïde : son action est inconstante et n'apparaît qu'après 3 à 6 mois environ
- Dans la prévention des affections photo-aggravées, en particulier le lupus érythémateux, il diminue la sensibilité aux rayons ultraviolets (avec une efficacité > 50 %)
- Absorption rapide (80 à 90 %), diffusion tissulaire importante, métabolisation hépatique partielle, élimination urinaire très lente, demi-vie de 40 à 70 heures

Indications

- Traitement symptomatique d'action lente de la polyarthrite rhumatoïde
- Lupus érythémateux discoïde et subaigu
- Prévention des rechutes du lupus érythémateux systémique
- Prévention des affections photo-aggravées : lucite estivale bénigne, lucite polymorphe, urticaire solaire, dermatites chroniques actiniques, porphyries (200 à 600 mg/jour à débuter 7 jours avant le début de l'exposition solaire)

Effets indésirables

- Fréquents (1 à 10 %) : douleurs abdominales, nausées, vision floue due à des troubles de l'accommodation (dose-dépendants)
- Rares (< 1 %) : anorexie, diarrhée, vomissements, prurit, céphalées, vertiges
- Toxicité cutanée : éruption cutanée lichénoïde, photosensibilité, pigmentation ardoisée de la peau, des muqueuses et des ongles lentement réversible à l'arrêt, décoloration des cheveux, alopécie, accidents cutanés graves
- Toxicité oculaire : au niveau de la cornée : œdème, dépôts cornéens ; rétinopathies avec baisse de l'acuité visuelle, anomalies du champ visuel
- Toxicité cardiaque : allongement de l'intervalle QTc pouvant entraîner une arythmie, torsades de pointe, tachycardie ventriculaire, cardiomyopathie avec insuffisance cardiaque
- Toxicité hématologique : anémie, leucopénie, thrombocytopénie, aplasie médullaire
- Toxicité neurologique : myopathie, convulsions, acouphènes, neuropathie périphérique, troubles extrapyramidaux
- Divers : hépatite fulminante, angiœdème, bronchospasme, troubles psychiatriques, hypoglycémie

Précautions d'emploi et interactions médicamenteuses

- Présence de lactose : utilisation déconseillée si intolérance au galactose, déficit en lactase
- Possibilité de crise aiguë de porphyrie chez les sujets atteints de porphyrie intermittente ou d'hémolyse aiguë chez les porteurs d'un déficit en G6PD
- Prudence chez les patients présentant un allongement de l'intervalle QTc ou des facteurs de risques (maladie cardiaque, bradycardie : < 50 bpm, hypokaliémie, hypomagnésémie, médicaments allongeant l'intervalle QTc)
- Insuffisance hépatique ou rénale : adapter la posologie
- Psoriasis : risque d'aggravation des lésions
- Patients traités par des médicaments antidiabétiques : possibilité d'hypoglycémie sévère
- Prescription au long cours : surveillance hématologique et ophtalmologique (acuité visuelle, campimétrie, examen de la cornée et de la rétine, électrorétinogramme)
- Grossesse : utilisation déconseillée à moins que la situation clinique le justifie (lupus)
- ***Associations contre-indiquées*** : citalopram, escitalopram, hydroxyzine, dompéridone, pipéraquine
- ***Associations déconseillées*** : antiarythmiques de classes IA et III, antidépresseurs tricycliques, antipsychotiques et certains anti-infectieux, en raison du risque accru d'arythmie ventriculaire
- *Associations à utiliser avec précaution* : ciclosporine, hormones thyroïdiennes, topiques gastro-intestinaux, antiacides et charbon (intervalle > 2 heures), cimétidine, médicaments abaissant le seuil épileptogène, hypoglycémiants

Polyarthrite rhumatoïde (II) : Méthotrexate

Méthotrexate[G] à faibles doses (1) *Liste I-65 %-Coll (fiche patient)*

IMETH NOVATREX	12 ou 24 cp. 2,5 mg 10 cp. séc. 10 mg	Par voie orale, **SC** ou **IM** hebdomadaire : A. Indications et posologie ci-dessous
IMETH Injectable (1) METOJECT (1) NORDIMET (1)	Seringue ou stylo préremplis à 7,5 mg, 10 mg, 12,5 mg, 15 mg, 17,5 mg, 20 mg, 22,5 mg, 25 mg, 27,5 mg ou 30 mg	
PREXATE[HB]	Seringue préremplie à 7,5 mg, 10 mg, 12,5 mg, 15 mg, 17,5 mg, 20 mg ou 25 mg	

1. Lors du passage d'une formulation orale à une formulation sous-cutanée, une réduction de dose peut s'avérer nécessaire.

VÉRIFIER QUE L'ADMINISTRATION **HEBDOMADAIRE** À JOUR FIXE SOIT BIEN INDIQUÉE SUR L'ORDONNANCE ET SUR LA BOÎTE

Indications et posologies

- Spécialités utilisées à faibles doses pour les effets anti-inflammatoire et immunosuppresseurs (7,5 mg à 15 mg × 1 fois/semaine, puis augmenter si besoin par paliers de 2,5 à 5 mg/semaine *jusqu'à 25 mg/semaine maximum*) dans les indications suivantes :
  - *Polyarthrite rhumatoïde sévère et active* : le méthotrexate à faible dose est l'un des traitements de fond efficaces des polyarthrites rhumatoïdes (l'amélioration, quand elle apparaît, est rapide, en 1 à 2 mois, mais disparaît rapidement à l'arrêt)
  - *Polyarthrite juvénile idiopathique* sévère et active, résistante aux anti-inflammatoires non stéroïdiens
  - *Psoriasis sévère de l'adulte* : psoriasis à grandes plaques, étendu et résistant aux thérapeutiques classiques (photothérapie, rétinoïdes), érythrodermie psoriasique, rhumatisme psoriasique, psoriasis pustuleux généralisé
  - *Maladie de Crohn* dans les formes légères à modérées après échec des thiopurines
  - *Autres indications potentielles* (hors AMM) : la faible toxicité du méthotrexate à ces posologies permet de l'utiliser dans d'autres affections inflammatoires sévères (polymyosite corticorésistante ou corticodépendante, sarcoïdose corticorésistante, maladie de Still de l'adulte, spondylarthrite ankylosante, syndrome de Felty, maladie de Takayasu, vascularites nécrosantes systémiques), pemphigoïde bulleuse
- **NB** : *dans ces indications, une supplémentation en folates est recommandée par l'acide folique per os (5 mg/semaine d'acide folique, administrés 24 à 48 heures après le méthotrexate)*

Contre-indications
Insuffisance hépatique sévère si bilirubine > 85 µmol/l
Insuffisance rénale sévère (Clcr < 20 ml/min)
Alcoolisme, anémie, leucopénie, thrombopénie sévères
Infections aiguës ou chroniques sévères en particulier à VIH
Immunodéficience primitive ou acquise
Stomatite, ulcères buccaux et maladie ulcéreuse gastro-intestinale évolutive
Vaccins vivants
Grossesse et allaitement

Propriétés et effets indésirables sont détaillés dans le chapitre "Cancérologie"

Précautions d'emploi

- En raison du risque de surdosage toxique par une prise quotidienne, il est recommandé d'écrire sur l'ordonnance : "prise unique par semaine" en précisant le jour et la posologie
- Surveillance biologique préalable puis mensuelle (hémogramme, transaminases, bilirubinémie, albuminémie, créatininémie) → toute anomalie importante impose l'arrêt du traitement
- En cas de fibrose hépatique, la nécessité d'une biopsie hépatique avant et durant le traitement doit être évaluée au cas par cas
- Risque de pneumopathie interstitielle → surveillance respiratoire (clinique, fonctionnelle et radiologique) et arrêt du traitement en cas de symptômes pulmonaires
- Test de grossesse préthérapeutique et contraception efficace obligatoire durant le traitement et les 6 mois suivant son interruption (agent tératogène)

Interactions médicamenteuses

- ***Associations contre-indiquées*** : vaccin antiamaril, vaccins vivants atténués, salicylés, triméthoprime seul ou avec cotrimoxazole, phénytoïne, probénécide
- *Associations à utiliser avec précaution* : ciclosporine, sulfamides, AINS (néphrotoxicité), médicaments hépatotoxiques (azathioprine, léflunomide, sulfalazine, rétinoïdes), alcool, inhibiteurs de la pompe à protons (ralentissement de l'élimination rénale), caféine

Polyarthrite rhumatoïde (III) : Léflunomide

Léflunomide[G] *Liste I-65 %-Coll-Réservé aux rhumatologues et aux internistes*

ARAVA	30 cp. 10 mg ou 20 mg 3 cp. 100 mg	A. 100 mg/jour × 3 jours puis 10 à 20 mg/jour

Contre-indications
État d'immunodéficience grave (par exemple sida), infections graves Insuffisance hépatique, hypoprotéinémie sévère (dont syndrome néphrotique) Insuffisance rénale chronique modérée à sévère, dysfonction médullaire grave Grossesse (tératogène chez l'animal), allaitement, sujet < 18 ans

Propriétés et indications

- Immunodépresseur inhibant la dihydro-orotate déshydrogénase et donc la synthèse des pyrimidines, avec action antiproliférative sur les lymphocytes T activés impliqués dans la polyarthrite rhumatoïde (effet significatif après 1 à 2 mois, maximal après 3 à 6 mois)
- Biodisponibilité de 90 %, biotransformation en métabolite actif très lié à l'albumine (> 99 %), élimination biliaire et urinaire, demi-vie d'élimination de 15 jours
- Traitement de fond de la polyarthrite rhumatoïde active de l'adulte et du rhumatisme psoriasique actif de l'adulte

Effets indésirables

- Fréquents (1 à 10 %) : diarrhée, hypertension artérielle, alopécie, rashs cutanés, prurit, eczémas, sécheresse cutanée, élévation des enzymes hépatiques (5 %) imposant l'arrêt (hépatites létales), nausées, vomissements, anorexie, aphtes buccaux, douleurs abdominales, céphalées, étourdissements, asthénie, paresthésies, ténosynovite, leucopénie, anémie, thrombopénie, élévation des CPK
- Rares (< 1 %) : éruptions cutanées, réactions anaphylactiques dont angiœdème, syndrome de Lyell ou de Stevens-Johnson, troubles respiratoires (pneumopathie interstitielle, hypertension artérielle pulmonaire, fibrose), infections sévères, psoriasis pustuleux, lupus érythémateux cutané, myosite, pancytopénie, neuropathie périphérique
- Risque de malformations congénitales graves si administré pendant la grossesse

Précautions d'emploi et interactions médicamenteuses (inhibiteur du CYP 2C9)

- Bilan biologique préalable et surveillance tous les 15 jours pendant 6 mois, puis tous les 2 mois (tension artérielle, NFS, transaminases, céatininémie) → arrêt en cas d'élévation des transaminases > 2 à 3 fois la normale ou d'effets indésirables graves
- *Procédure de wash-out nécessaire* en raison de la longue demi-vie si effets toxiques, ou remplacement par un autre traitement de fond de la PR, ou quand une grossesse est désirée = administrer pendant 11 jours en moyenne soit de la cholestyramine (8 g × 3 fois/jour), soit du charbon activé (50 g × 4 fois/jour)
- Femme et homme : utiliser sous contraception efficace, et, si une grossesse est désirée, arrêt du produit avec procédure de wash-out jusqu'à ce que les taux plasmatiques de l'A 77 1726 soient inférieurs à 0,02 mg/l (à vérifier 2 fois à 15 jours d'intervalle)
- Utilisation déconseillée chez les conducteurs et utilisateurs de machines
- ***Associations déconseillées*** : autres traitements de fond de la PR (méthotrexate), cholestyramine et charbon activé, sulfadiazine, vaccins vivants, alcool
- *Associations à utiliser avec précaution* : produits hépatotoxiques et hématotoxiques, produits métabolisés par le CYP 2C9 (phénytoïne, tolbutamide, warfarine…)

Polyarthrite rhumatoïde (IV) : Abatacept

Abatacept *Liste I-Réservé à l'usage hospitalier-Médicament d'exception*

ORENCIA	Poudre pour solution à diluer (25 mg/ml) pour perfusion à 250 mg	Voie **IV** (1)
	4 seringues ou stylos préremplis de 1 ml (125 mg) pour injection SC	Voie **SC** (2) (3)
	4 seringues préremplies de 0,7 ml (87,5 mg) ou de 0,4 ml (50 mg) pour injection SC	

1. A. < 60 kg : 500 mg; 60-100 kg : 750 mg; > 100 kg : 1 000 mg en perfusion IV de 30 minutes. Après la première administration, nouvelle perfusion aux semaines 2 et 4 puis toutes les 4 semaines.
2. A. Dose de 125 mg × 1 fois/semaine. Après une dose de charge administrée en IV, la première injection SC est faite dans les premières 24 heures puis toutes les semaines.
3. E. > 2 ans et > 50 kg : 125 mg × 1 fois/semaine; de 25 à 50 kg : 87,5 mg × 1 fois/semaine; de 10 à 25 kg : 50 mg × 1 fois/semaine.

Contre-indications
Infections sévères et incontrôlées

Propriétés

- Protéine de fusion [(CTLA-4) + (Fc-IsGi)] qui inhibe sélectivement la costimulation nécessaire à l'activation complète des lymphocytes T et diminue la production antigène spécifique du TNF α, de l'interféron γ et de l'interleukine-2 par les lymphocytes T

Indications

- Polyarthrite rhumatoïde modérée à sévère, en association avec le méthotrexate, chez les adultes ayant une réponse insuffisante aux autres traitements de fond incluant le méthotrexate ou un anti-TNF, ou en première ligne si forme très active
- Arthrite chronique juvénile polyarticulaire modérée à sévère, en association avec le méthotrexate, de l'enfant de 2 ans et plus ayant une réponse insuffisante aux autres traitements de fond incluant au moins un anti-TNF
- Rhumatisme psoriasique, seul ou en association au méthotrexate, chez les adultes ayant une réponse insuffisante à un autre traitement de fond

Effets indésirables

- Très fréquents (> 10 %) : céphalées, nausées
- Fréquents (1 à 10 %) : hypertension, étourdissements, toux, douleurs abdominales, diarrhée, nausées, dyspepsie, rash, infections diverses, fatigue, hypertransaminasémie
- Rares (< 1 %) : hypotension, prise de poids, tachycardie, thrombocytopénie, neutropénie, paresthésies, baisse de l'acuité visuelle, vertiges, ulcérations buccales, arthralgies, aménorrhée, dépression, carcinome basocellulaire

Précautions d'emploi et interactions médicamenteuses

- *Risque d'infection graves* : recherche initiale de tuberculose, d'hépatite B et C puis surveillance étroite, en particulier chez les sujets > 65 ans
- Interférence possible avec les lecteurs de glycémie utilisant la GDH-PQQ
- ***Associations déconseillées*** : anti-TNF, vaccins vivants
- Grossesse et allaitement : utilisation non recommandée → contraception efficace jusqu'à 14 semaines après l'arrêt du traitement

Antiarthrosiques d'action lente (I)

Chondroïtine sulfate ou Acide chondroïtine sulfurique *Non remboursé*

CHONDROSULF	84 gél. 400 mg	A. 3 gél. ou 3 sac./jour *en 3 prises aux repas*
	30 sac. gel oral 1 200 mg	1 sac./jour *au moment d'un repas*
STRUCTUM 500 mg	60 gél. 500 mg	A. 1 gél. × 2 fois/jour *au cours des repas*

Contre-indications
Allergie connue à l'un des constituants Grossesse et allaitement Enfant < 15 ans

Propriétés

- Mucopolysaccharide constitutif de la substance fondamentale du cartilage, de l'os et de divers autres tissus conjonctifs, ayant *in vitro* une action inhibitrice sur l'élastase (médiateur de la dégradation du cartilage) et un effet stimulant sur la synthèse des protéoglycanes par les chondrocytes en culture
- Absorption rapide évaluée à 33 %

Indications

- Traitement symptomatique à action retardée des manifestations fonctionnelles de la gonarthrose et de la coxarthrose (effet antalgique différé d'environ 2 mois et pouvant nécessiter initialement un traitement antalgique et/ou anti-inflammatoire d'action plus rapide)
- ***NDR** : avis de la Commission de la Transparence = Service Médical Rendu (SMR) insuffisant*

Effets indésirables

- Digestifs : nausées, gastralgies, douleurs abdominales
- Vertiges
- Manifestations allergiques : éruptions cutanées, œdème de Quincke, purpura thrombopénique, hépatite

Précautions d'emploi

- Grossesse et allaitement : utilisation déconseillée

Antiarthrosiques d'action lente (II)

Glucosamine *Non remboursé*

DOLENIO (1)	30 cp. pelliculés 393 mg	A. 3 cp./jour
	30 cp. pelliculés 1 178 mg	A. 1 cp./jour
FLEXEA (2)	60 cp. 625 mg	A. 2 cp./jour en 1 prise
OSAFLEXAN (1)	30 sachets-dose 1 178 mg	A. 1 sachet/jour
STRUCTOFLEX (2)	60 gél. 625 mg	A. 2 gél./jour en 1 prise

1. Sulfate de glucosamine.
2. Chlorydrate de glucosamine.

Contre-indications

Allergie connue à la substance active ou à l'un des excipients
Allergie aux crustacés
Grossesse et allaitement

Propriétés

- La glucosamine est une substance endogène, constituant normal des chaînes de polysaccharides de la matrice du cartilage et des glycosaminoglycanes du liquide synovial. Des études *in vitro* et *in vivo* ont montré que la glucosamine stimule la synthèse des protéoglycanes et des glucosaminoglycanes physiologiques par les chondrocytes et de l'acide hyaluronique par les synoviocytes
- Absorption rapide avec effet de premier passage hépatique, biodisponibilité de 44 %, métabolisation par la voie des hexosamines, indépendamment des cytochromes hépatiques, demi-vie de 15 heures

Indications

- Soulagement des symptômes liés à une arthrose légère à modérée du genou

Effets indésirables

- Très fréquents (> 10 %) : céphalées, fatigue, somnolence, nausées, douleurs abdominales, dyspepsie, diarrhée, constipation
- Fréquents (1 à 10 %) : éruption cutanée, prurit, bouffées vasomotrices
- Rares (< 1 %) : vertiges, réactions d'hypersensibilité (angiœdème, asthme), vomissements, urticaire, déséquilibre du diabète, hypercholestérolémie, œdèmes périphériques, hypertransaminasémie, ictère

Précautions d'emploi et associations médicamenteuses

- En cas d'intolérance au glucose, contrôle des glycémies
- En cas de facteurs de risque cardio-vasculaire, contrôler la cholestérolémie
- En cas de maladie asthmatique, prudence et surveillance (exacerbation possible)
- Contient de l'aspartam (contre-indication phénylcétonurie) et du sorbitol (contre-indication intolérance au fructose)
- Utilisation déconseillée chez les insuffisants rénaux ou hépatiques (absence d'études)
- Utilisation déconseillée pendant la grossesse (absence d'études)
- Utilisation déconseillée avant 18 ans (absence d'études)
- *Associations à prendre en compte* : AVK (déséquilibre de l'INR)

Antiarthrosiques d'action lente (III) : Fluides visco-élastiques – Visco-induction

Hyaluronate de Na (1) *Non remboursé*

ADANT	Seringue préremplie de 2,5 ml = 25 mg	Injection intra-articulaire : A. 1 injection par semaine × 3 semaines maximum
ARTHRUM H	Seringue préremplie de 2 ml = 40 mg	*Idem*
EUFLEXXA	Seringue préremplie de 2,25 ml = 22,5 mg	*Idem*
HYALGAN Hyalectin	Seringue préremplie de 2 ml = 20 mg	*Idem*
HYALEXO	Seringue préremplie de 2 ml = 20 mg	*Idem*
HYMOVIS	Seringue préremplie de 3 ml = 24 mg	Injection intra-articulaire : A. 1 injection par semaine × 2 semaines
OSTENIL	Seringue préremplie de 1 ml = 10 mg ou 2 ml = 20 mg	Injection intra-articulaire : A. 1 injection par semaine × 3 semaines maximum
REPLASYN	Seringue préremplie de 2 ml = 20 mg	*Idem*
SINOVIAL	Seringue préremplie de 2 ml = 16 mg	*Idem*
SUPLASYN	Seringue préremplie de 2 ml = 20 mg	*Idem*
SYNOCROM	Seringue préremplie de 2 ml = 20 mg	*Idem*
SYNVISC Hylane G-F 20	Seringue préremplie de 2 ml = 16 mg	*Idem*
DUROLANE	Seringue préremplie de 3 ml = 60 mg	Injection intra-articulaire : A. 1 injection unique
GO-ON ONE	Seringue préremplie de 6 ml = 60 mg	*Idem*
SYNVISC ONE Hylane G-F 20	Seringue préremplie de 6 ml = 48 mg	*Idem*
OSTENIL TENDON	Seringue préremplie de 2 ml = 40 mg	Injection péritendineuse ou dans la gaine synoviale

1. Produits à conserver à moins de + 30 °C et à l'abri de la lumière.

Contre-indications
Antécédents d'hypersensibilité aux différents produits
Articulation infectée ou très inflammatoire
Affection cutanée ou infection au site prévu d'injection
Traitement anticoagulant en cours
Stase veineuse ou lymphatique dans une jambe
Injection par voie intravasculaire

Propriétés

- Fluides visco-élastiques à base d'acide hyaluronique (polysaccharide de très haut poids moléculaire, abondant dans la substance fondamentale du tissu cartilagineux et le liquide synovial qui lui doit sa visco-élasticité)
- Ces produits agissent sur les principaux symptômes de la gonarthrose (douleurs et handicap fonctionnel), l'effet antalgique étant retardé (maximal 3 à 5 semaines après la première injection) et parfois prolongé pendant 3 à 6 mois voire 12 mois après l'arrêt
- Après injection, dégradation enzymatique et par effet mécanique, puis élimination des produits de dégradation par les canaux lymphatiques

Indications

- Traitement symptomatique de la gonarthrose douloureuse avec épanchement (l'efficacité est moins bonne en présence d'un épanchement abondant, dans les formes très douloureuses, et aux stades très avancés sur le plan radiographique)
- Ostenil Tendon : douleur et limitation de mobilité liées à une affection tendineuse
- *NDR : l'évaluation de ces dispositifs médicaux a conclu à un Service Médical Rendu insuffisant*

Effets indésirables

- *Réactions inflammatoires* aseptiques (7 à 15 %) : douleurs avec parfois signes inflammatoires et hydarthrose dans les 24 à 48 heures suivant l'injection (troubles minimisés en respectant les précautions d'emploi, spontanément résolutifs en quelques jours ou semaines, et sensibles aux AINS)
- *Risque infectieux* : arthrites septiques cliniquement manifestes après une latence de 24 à 72 heures, *devant être évitées par une asepsie rigoureuse*
- Réactions allergiques rares : prurit, urticaire, fièvre, réaction anaphylactique

Précautions d'emploi

- *Nécessité d'une asepsie optimale* : lavage des mains au savon puis à l'alcool, puis désinfection cutanée de la zone de ponction (avec un antiseptique sans ammonium quaternaire) nettoyée à l'alcool après l'injection
- Pour minimiser les réactions inflammatoires locales au décours de l'injection, il est recommandé :
  - D'aspirer tout épanchement articulaire avant l'injection (cette ponction a par elle-même un effet antalgique, elle évite une dilution du produit et permet de pratiquer un indispensable examen bactériologique et cytochimique du liquide)
  - D'appliquer après l'injection une poche de glace pendant 5 à 10 minutes au niveau de la zone traitée et de limiter l'activité (réduire les déplacements pendant 24 heures)
- Grossesse, allaitement, sujet < 18 ans : utilisation déconseillée (innocuité non établie)

Incompatibilités physico-chimiques

- ***Associations contre-indiquées*** : ne pas utiliser d'ammoniums quaternaires type benzalkonium pour la désinfection cutanée avant l'injection

Antiarthrosiques d'action lente (IV)

Diacéréine[G] *Liste I-Non remboursé*

ART ZONDAR	30 gél. 50 mg	A. 1 gél./jour pendant 2 à 4 semaines puis 2 gél./jour *au cours des repas*

Contre-indications
Colopathie organique inflammatoire (RCH, maladie de Crohn...) Diarrhée, syndrome occlusif ou subocclusif Syndrome douloureux abdominal d'étiologie non déterminée Antécédents de pathologie hépatique, enfant < 15 ans, âge > 65 ans

Propriétés

- Substance proche des laxatifs anthraquinoniques, qui aurait une activité anti-inflammatoire modérée différée de 1 à 2 mois mais avec effet rémanent à l'arrêt (quelques semaines), ce qui permettrait de réduire la consommation d'AINS et/ou d'antalgiques au long cours chez les patients arthrosiques
- Absorption augmentée par les repas, effet de premier passage hépatique avec désacétylation totale sous forme de rhéine, liaison à 99 % à l'albumine plasmatique, pic plasmatique en 2,5 heures, élimination urinaire à 30 % (dont 80 % sous forme de dérivés sulfo- et glycuro-conjugués), demi-vie d'élimination de 4,5 heures, passage transplacentaire et faiblement dans le lait maternel

Indications

- Traitement symptomatique à action retardée des manifestations fonctionnelles de l'arthrose
- ***NDR** : en raison d'une efficacité limitée et des effets indésirables gastro-intestinaux et hépatiques, cette prescription est déconseillée*

Effets indésirables (fréquents, produit proche des laxatifs anthraquinoniques)

- Très fréquents (> 10 %) : selles molles ou diarrhée, coloration jaune foncé des urines, dyspepsies et douleurs épigastriques
- Mélanoses coliques, ulcérations digestives, hémorragies digestives, pancréatites, colites, réactions allergiques (urticaire, œdème de Quincke, éruptions bulleuses dont syndrome de Lyell, purpuras et vascularites), hypertransaminasémie → arrêt du traitement et information du patient
- **Surdosage** : diarrhée profuse → traitement symptomatique et correction des troubles hydro-électrolytiques

Précautions d'emploi et interactions médicamenteuses

- Ne pas prescrire chez le sujet âgé de plus de 65 ans
- Contrôler la fonction hépatique avant et pendant la durée du traitement
- Interrompre le traitement si diarrhée, prurit ou élévation des enzymes hépatiques
- Insuffisance rénale sévère (clairance de la créatinine < 30 ml/min) : réduire la posologie de moitié
- Grossesse et allaitement : utilisation déconseillée
- *Associations déconseillées* : diurétiques et/ou glucosides cardiotoniques (risque d'arythmie), laxatifs, médicaments hépatoxiques, médicaments hypokaliémiants, alcool
- *Topiques gastro-intestinaux* : respecter un intervalle de 2 heures ou plus entre les prises

Myorelaxants ou Décontracturants

Thiocolchicoside[G] *Liste I-Non remboursé-Coll*

THIOCOLCHICOSIDE MIOREL	12 ou 24 cp. séc. 4 mg	A. 2 cp. toutes les 12 heures
COLTHIOZID Injectable MIOREL Injectable	6 amp. 2 ml = 4 mg	Par voie **IM** stricte : A. 1 amp. × 2 fois/jour (D. max. : 8 mg/jour)

Indications et contre-indications

- Traitement d'appoint des contractures musculaires douloureuses limité aux pathologies rachidiennes aiguës de l'adulte (durée limitée à 7 jours PO ou 5 jours IM)
- Contre-indiqué pendant la grossesse (contraception obligatoire) et l'allaitement

Méthocarbamol *Liste II-Non remboursé*

LUMIRELAX	20 cp. 500 mg	A. > 15 ans : 2 cp. × 2 ou 3 fois/jour

Contre-indications

Myasthénie, antécédents de crises convulsives

Indications

- Traitement d'appoint des contractures musculaires douloureuses aiguës

Effets indésirables, précautions d'emploi et interactions médicamenteuses

- Somnolence, faiblesse musculaire, nausées
- Réactions cutanées allergiques, fièvre, conjonctivite, vertiges
- Utiliser avec prudence chez les conducteurs et utilisateurs de machines
- Prudence chez les sujets âgés et en cas d'insuffisance rénale (élimination urinaire)
- Risque de dépendance → à surveiller
- ***Associations déconseillées*** : alcool, autres médicaments dépresseurs du SNC

Adénosine triphosphate *Liste I-Non remboursé*

ATÉPADÈNE	30 ou 60 gél. 30 mg	A. 2 à 3 gél./jour

Indications

- Traitement d'appoint des dorsalgies primitives

Effets indésirables

- Nausées, arythmies, manifestations cutanées allergiques

Médicaments des crampes : Quinine

Quinine *Liste I-Non remboursé*

HEXAQUINE	18 cp. 120 mg + Thiamine 32 mg	A. 1 à 2 cp. le soir (D. max. : 360 mg/jour)
OKIMUS	40 cp. 80 mg + Aubépine 60 mg	A. 2 cp. × 2 fois/jour (D. max. : 480 mg/jour)

Contre-indications

Hypersensibilité à la quinine ou à l'un des composants
Myasthénie, troubles de la conduction intraventriculaire
Administration concomitante de quinine : médicament ou boissons
Grossesse et allaitement

Propriétés et indications

- Plusieurs essais cliniques et une méta-analyse (Cochrane 2010) ont montré que la quinine réduisait plus le nombre de crampes (28 %), l'intensité des crampes (10 %) et le nombre de jours de crampes (20 %) que le placebo. Les effets indésirables sont rares mais peuvent être graves, voire entraîner le décès, d'où une prescription restreinte
- Absorption rapide et complète, pic plasmatique en 1 à 3 heures, liaison à 70 % aux protéines plasmatiques, métabolisation hépatique en dérivés inactifs et élimination urinaire en 24 heures
- Traitement d'appoint de la crampe idiopathique nocturne de l'adulte après échec des mesures non pharmacologiques

Effets indésirables

- Réactions d'hypersensibilité : prurit, érythème, purpura, photosensibilisation, choc anaphylactique imposant l'arrêt immédiat et définitif du traitement
- Réactions hématologiques : thrombopénies, microangiopathies thrombotiques
- Réactions hépatiques : cholestase, cytolyse, hépatite granulomateuse
- Réactions sensorielles : cinchonisme avec acouphènes, vertiges, troubles de la vision, céphalées, hypoacousie imposant l'arrêt immédiat et définitif du traitement
- Risque accru de mort subite dans l'insuffisance cardiaque, surtout si association aux bêta-bloquants

Précautions d'emploi

- La décision de prescrire de la quinine doit être basée sur la fréquence des crampes, leur impact sur la qualité de vie et sur les risques spécifiques à chaque patient
- La survenue d'accidents immuno-allergiques nécessite l'arrêt immédiat et définitif de ce traitement et l'éviction ultérieure de la quinine, notamment dans les boissons
- Ne pas dépasser la dose prescrite et avertir les patients des risques d'un surdosage
- Surveillance étroite pendant les premières semaines
- Arrêter le traitement en l'absence de bénéfice après 4 semaines
- Durée maximale du traitement : 3 mois

Notes

Notes

Notes

Chapitre 24

Solutés de perfusion

Score SOFA (1)

Calcul du score	0 point	1 point	2 points	3 points	4 points
PaO_2/FiO_2	> 400	301-400	201-300	101-200 et VA	≤ 100 et VA
Plaquettes × $10^3/mm^3$	> 150	101-150	51-100	21-50	≤ 20
Bilirubine en mg/l (mmol/l)	< 12 (< 20)	12-19 (20-32)	20-59 (33-101)	60-119 (102-204)	> 120 (> 204)
Hypotension	PAM ≥ 70 mmHg	PAM ≤ 70 mmHg	Dopamine ≤ 5 ou dobutamine (toute dose)	Dopamine > 5 et adrénaline ≤ 0,1 ou noradrénaline ≤ 0,1	Dopamine > 15 ou adrénaline > 0,1 ou noradrénaline > 0,1
Score de Glasgow	15	13-14	10-12	6-9	< 6
Créatinine en mg/l (µmol/l) ou diurèse	< 12 (< 110)	12-19 (110-170)	20-34 (171-299)	35-49 (300-440) ou < 500 ml/jour	> 50 (> 440) ou < 200 ml/jour

VA : ventilation assistée. PAM : pression artérielle moyenne (estimée par [PAS + 2 × PAD]/3). Amines : dose en γ/kg/jour.

1. *Sequential Organ Failure Assessment* : ce score est utilisé en soins intensifs pour déterminer et suivre l'état d'un patient en défaillance d'organe. Il est également utilisé pour définir le sepsis. Un score ≥ 2 est associé à un risque de mortalité de 10 % chez les patients suspects d'infection.

La perfusion périphérique sur cathéter court veineux

Matériel

– Le cathéter court est choisi en fonction du capital veineux, de la durée de la perfusion, du débit souhaité et des produits perfusés

Couleur	Gauge	Diamètre	Débit maximal
Jaune	24	0,65 mm	24 ml/min
Bleu	22	0,75 mm	33 ml/min
Rose	20	0,95 mm	63 ml/min
Vert	18	1,15 mm	110 ml/min
Gris	16	1,55 mm	215 ml/min
Orange	14	1,85 mm	315 ml/min

Prévention des infections liées aux cathéters veineux périphériques

- Pour l'ensemble de la procédure :
  - Respect des précautions générales : hygiène des mains, port de gants stériles, élimination du matériel, conduite à tenir en cas d'exposition au sang
  - Utilisation de dispositifs sécurisés
- Pose du cathéter :
  - Site d'insertion au membre supérieur chez l'adulte
  - Détersion de la peau
  - Application d'un antiseptique, de préférence en solution alcoolique
  - Insertion du cathéter après séchage
  - Mise en place d'un prolongateur
  - Pansement stérile
  - Traçabilité de la pose
- Entretien et ablation du cathéter :
  - Désinfection des embouts et des robinets à chaque utilisation
  - Examen du site d'insertion au moins 1 fois/jour
  - Retrait du cathéter dès qu'il n'est plus utile
  - Changement de dispositif toutes les 96 heures hormis produits sanguins (changement après chaque utilisation) ou émulsion lipidique (changement quotidien)
  - Réfection du pansement uniquement en cas de décollement ou de souillure
  - Information du patient sur le risque infectieux

La perfusion sous-cutanée ou hypodermoclyse

La perfusion sous-cutanée permet l'administration de solutés et/ou de médicaments dans l'espace sous-cutané (*cf.* prescriptions en soins palliatifs)

Indications

- Prévention ou traitement de la déshydratation, en particulier chez la personne âgée
- Apport protidique complémentaire et transitoire
- Administration de certains médicaments

Matériel

- Le matériel et les précautions sont ceux destinés à la perfusion intraveineuse : aiguilles de calibre 22 ou 24 gauges et longueur minimale de 17 mm

Perfusions veineuses

Débit des perfusions veineuses (20 gouttes de soluté hydrique = 1 ml)				
Gouttes/ minute	Débit/ minute	Débit/ heure	Débit/ 2 heures	Débit/ 24 heures
4	0,2 ml	12 ml	24 ml	288 ml
6	0,3 ml	18 ml	36 ml	432 ml
10	0,5 ml	30 ml	60 ml	720 ml
12	0,6 ml	36 ml	72 ml	864 ml
15	0,75 ml	45 ml	90 ml	980 ml
20	1 ml	60 ml	120 ml	1 440 ml
25	1,25 ml	75 ml	150 ml	1 800 ml
50	2,5 ml	150 ml	300 ml	3 600 ml
100	5 ml	300 ml	600 ml	7 200 ml

Formules pratiques pour calculer le nombre de gouttes par minute nécessaire pour perfuser un volume donné en un temps donné :

Pour perfuser un volume donné en 24 heures : Nombre de gouttes/minute ≈ Volume en ml divisé par 72
Pour perfuser un volume donné en 8 heures : Nombre de gouttes/minute ≈ Volume en ml divisé par 24
Pour perfuser un volume donné en 1 heure : Nombre de gouttes/minute ≈ Volume en ml divisé par 3

PERFUSIONS : SCHÉMAS THÉRAPEUTIQUES : Troubles hydro-électriques (I)

Déshydratations
– Expansion volémique rapide si signes de choc – DEC : penser aux signes cliniques et biologiques (dont l'iono-U) – DIC : penser à la natrémie et à l'osmolalité – Surveillance : diurèse, FC, PA, signes de surcharge, ionos sang + U
Déshydratation extracellulaire (DEC)
Excès de pertes sodées rénales (NaU > 20 mmol/l) par diurétiques, ISA, NTIC, syndrome de levée d'obstacle… ou extrarénales (NaU < 20 mmol/l) par diarrhées, vomissements, aspiration gastrique, 3e secteur, grands brûlés
– Perte de poids, tachycardie, hypoTA orthostatique, pli cutané, choc – Hémoconcentration : ↑ Ht, ↑ Hb, ↑ Prot (sauf si anémie et dénutrition); natrémie normale si DEC pure; possible IRA fonctionnelle
– Traitement étiologique et symptomatique (ex. : expansion volémique si choc) – Arrêt des diurétiques et adaptation des traitements si IRA fonctionnelle associée; apport d'eau + sel, oral si possible ou IV (SSI 9 g/l ou SG 5 % + NaCl 4-6 g/l) ± KCl selon l'iono et l'étiologie; volumes : selon perte de poids
Déshydratation globale (DEC + DIC)
Pertes d'eau et de sel (eau > sel) rénales (NaU > 20 mmol/l) par hyperosmolalité diabétique, hypercalcémie, levée d'obstacle… ou extrarénales (NaU < 20 mmol/l) par diarrhées, sueurs abondantes…
– Traitement étiologique et symptomatique (ex. : expansion volémique si choc) – Arrêt des diurétiques et adaptation des traitements si IRA fonctionnelle associée; apport d'eau oral (ou SNG) si possible ou IV (SG 2,5 % ou SG 5 %) ± NaCl selon la natrémie ± KCl selon l'iono et l'étiologie. Volumes : *cf.* DEC
Déshydratation intracellulaire (DIC)
Hypernatrémie par perte d'eau rénale (diabète insipide et néphrogénique) Hyperosmolalité plasmatique (décompensation diabétique, mannitol)
– Perte de poids, soif, sécheresse des muqueuses, hyperthermie; signes de gravité : confusion, coma, convulsions – ↑ Osmolalité plasmatique (calculée ± mesurée), ↑ Na ≥ 145 mmol/l, possibles signes de décompensation diabétique selon l'étiologie
– Traitement étiologique – Apport d'eau oral (ou SNG) si possible ou IV de SG 2,5 % ou SG 5 % ± KCl selon l'iono et l'étiologie; volumes (en litres) : poids habituel × 0,6 [(natrémie/140) – 1] + apports journaliers et pertes insensibles ± insuline

IRA : insuffisance rénale aiguë; IRC : insuffisance rénale chronique; ISA : insuffisance surrénalienne aiguë; NTIC : néphropathie tubulo-interstielle chronique; SIADH : syndrome de sécrétion inapproprié en ADH; SNG : sonde nasogastrique; SSI : sérum salé isotonique

PERFUSIONS : SCHÉMAS THÉRAPEUTIQUES : Troubles hydro-électriques (II)

Hyperhydratation = hyponatrémie
– Éliminer une fausse hyponatrémie (hyperlipidémie ? hyperprotidémie ? hyperglycémie ?) → natrémie corrigée = Na^+ (mmol/l) + 0,3 × (Gl. – 5) [Gl. en mmol/l] – État d'hydratation extracellulaire ? – Ionogramme ? Traitement en cours ? – Corriger progressivement (risque de myélinolyse centro-pontine) et surveillance
Hyperhydratation globale (HEC + HIC)
Inflation hydrique et sodée (eau > sel) : insuffisance cardiaque, syndrome néphrotique, décompensation œdémato-ascitique
– HIC : nausées et vomissements, anorexie, signes de gravité : céphalées, confusion, coma, convulsions; hyponatrémie : Na ≤ 135 mmol/l – HEC : prise de poids, œdèmes, ascite, épanchements pleuraux, anasarque; hémodilution : ↓ Ht, ↓ Hb, ↓ Prot
– Traitement étiologique et symptomatique – Restriction hydrique : 500 ml/jour + NaCl : 4 g/jour + furosémide : 60 mg/jour
Hyperhydration intracellulaire + déshydratation extracellulaire (HIC + DEC)
Déplétion d'eau et de sel (sel > eau) rénale (NaU > 20 mmol/l) par diurétiques, ISA, levée d'obstacles… ou extrarénale (NaU < 20 mmol/l) par diarrhées, vomissements, 3e secteur, grands brûlés
– HIC : nausées et vomissements, anorexie; signes de gravité : céphalées, confusion, coma, convulsions; hyponatrémie : Na ≤ 135 mmol/l – DEC : *cf.* ci-dessus
– Traitement étiologique et symptomatique – Arrêt des diurétiques et adaptations posologiques des traitements si IRA fonctionnelle, apport d'eau + sel, oral si possible ou IV (SSI 9 g/l ou SG 5 % + NaCl 4-6 g/l) ± KCl selon l'iono et l'étiologie; volumes : selon perte de poids, par ex. NaCl : 0,6 × poids × (140 – Na) – Restriction hydrique : 500 ml/jour + NaCl : 4 g/jour + furosémide : 60 mg/jour
Hyperhydratation intracellulaire + état d'hydratation EC normal (DIC isolée)
Hyponatrémie de dilution : SIADH, potomanie, IRC
– HIC : nausées et vomissements, anorexie; signes de gravité : céphalées, confusion, coma, convulsions – Hyponatrémie : Na ≤ 135 mmol/l
– Traitement étiologique si possible – Arrêt du traitement suspect si SIADH, restriction hydrique (ex. : 400-500 ml/jour), apports sodés normaux

IRA : insuffisance rénale aiguë; IRC : insuffisance rénale chronique; SIADH : syndrome de sécrétion inapproprié en ADH; SNG : sonde nasogastrique; SS : sérum salé isotonique

PERFUSIONS : SCHÉMAS THÉRAPEUTIQUES :
Déséquilibres acido-basiques (I)

Acidose métabolique

↓ pH < 7,37, ↓ RA < 22 mmol/l
$PaCO_2$: ↓ si compensation adaptée par hyperventilation

1. Tableau clinique et biologique :
- Tachypnée/polypnée ; signes de gravité : choc, oligurie, contexte (diabète, sepsis, post-opératoire)

2. Orientation étiologique (calcul du trou anionique = Na + K – Cl – HCO_3) :
- TA > 16 = surcharge d'acide → IRA et IRC ; acidose lactique ; acidocétose (diabétique, alcoolique…) ; intoxications par acides exogènes (aspirine…)
- TA non élevée = perte de bicarbonates (→ diarrhées, fistule, laxatifs ; acidoses tubulaires, ISA), dilution

3. Principes du traitement :
- Traitement étiologique ± alcalinisation IV après avis d'un réanimateur si perte de bicarbonates et acidose marquée (ex. : pH < 7,20 et RA < 15), traitement étiologique inefficace, hyperkaliémie grave associée

Acidose respiratoire

↓ pH < 7,37 et ↑ $PaCO_2$ > 44 mmHg
PaO_2 : souvent ↓ (↓ pH + ↑ $PaCO_2$ + ↓ PaO_2 = hypoventilation alvéolaire)
↑ RA = hypercapnie chronique ; N = hypercapnie aiguë (ou chronique + IRC)

1. Tableau clinique et biologique :
- Sueurs, HTA, céphalées ; signes de gravité : confusion, coma

2. Orientation étiologique :
- Pathologie pulmonaire chronique/aiguë : obstructive (BPCO, IRCO, AAG) ou restrictive (fibrose, séquelles de TBK, obésité, déformation rachidienne)
- Hypoventilation alvéolaire neurologique : bradypnée par oxygénothérapie excessive, intoxication (opiacés, BZD…), AVC, SLA, SGB, myasthénie

3. Principes du traitement :
- Traitement étiologique : pas d'alcalinisation IV + traitement d'un facteur iatrogène éventuel : diminution du débit d'O_2, antagonisation BZD/opiacés
- VNI voire intubation et ventilation mécanique après avis d'un réanimateur selon l'étiologie et le facteur causal aigu

AAG : asthme aigu grave ; AVC : accident vasculaire cérébral ; BCPO : broncho-pneumopathie chronique obstructive ; BZD : benzodiazépines ; Cl U : chlore urinaire ; EG : éthylène glycol ; IRA/IRC : insuffisance rénale aiguë/chronique ; IRCO : insuffisance respiratoire chronique obstructive ; ISA : insuffisance surrénale aiguë ; RA : réserve anionique (HCO_3^-) ; SGB : syndrome de Guillain-Barré ; SLA : sclérose latérale amyotrophique ; TBK : tuberculose ; VNI : ventilation non-invasive

PERFUSIONS : SCHÉMAS THÉRAPEUTIQUES : Déséquilibres acido-basiques (II)

Alcalose métabolique
↑ pH > 7,43 ; ↑ RA > 25 mmol/l $PaCO_2$: parfois ↓ par compensation
1. Tableau clinique et biologique : – Signes cliniques non spécifiques + contexte (post-opératoire, traitement actuel, déshydratation…) ; signes de gravité : hypoK + anomalies ECG ; hypochlorémie fréquente 2. Orientation étiologique (Cl U et pH U aident au diagnostic étiologique) : – Pertes acides digestives (vomissements, aspirations gastriques, tumeur villeuse…) ou urinaires (furosémide, thiazidique, hypercorticisme, hyperaldostéronisme…) – Apports excessifs de bicarbonates ou alcalose de contraction (déshydratation) 3. Principes du traitement : – Traitement étiologique + correction d'un facteur d'entretien (déshydratation, hypokaliémie, hypoprotidémie…) – Recharge potassique orale ou IVSE (si VVC) si hypokaliémie profonde et signes ECG, surveillance en unité de soins intensifs
Alcalose respiratoire
↑ pH > 7,43 ; ↓ $PaCO_2$ < 36 mmHg RA parfois ↓ par compensation ; PaO_2 peut être > 100 mmHg
1. Tableau clinique et biologique : – Signes cliniques non spécifiques + contexte 2. Orientation étiologique : – Dyspnée/polypnée (+ PaO_2 "normale-basse") → EP, OAP, pneumopathie, choc ; hyperventilation → douleur, anxiété ou origine centrale (AVC) ; intoxication à l'aspirine (phase initiale), à la théophylline 3. Principes du traitement : – Traitement étiologique

AAG : asthme aigu grave ; AVC : accident vasculaire cérébral ; BCPO : broncho-pneumopathie chronique obstructive ; BZD : benzodiazépines ; Cl U : chlore urinaire ; EG : éthylène glycol ; IRA/IRC : insuffisance rénale aiguë/chronique ; IRCO : insuffisance respiratoire chronique obstructive ; ISA : insuffisance surrénale aiguë ; pH U : pH urinaire ; RA : réserve anionique (HCO_3^-) ; SGB : syndrome de Guillain-Barré ; SLA : sclérose latérale amyotrophique ; TA : trou anionique ; TBK : tuberculose ; VNI : ventilation non-invasive

Solutés glucosés injectables

Soluté glucosé hypotonique *Liste I-65 %-Coll*

GLUCOSE à 2,5 %	Fl. 100 ml, 500 ml ou 1 000 ml	Glucose .... 25 g/l Calories .... 100 kcal/l Osmolarité = 140 mOsm/l

Soluté glucosé isotonique *Liste I-65 %-Coll*

GLUCOSE à 5 %	Amp. 10 ml ou 20 ml Fl. 100 ml, 250 ml, 500 ml ou 1 000 ml	Glucose .... 50 g/l Calories .... 200 kcal/l Osmolarité = 280 mOsm/l

Solutés glucosés hypertoniques *Liste I-65 %-Coll*

GLUCOSE à 10 %	Amp. 10 ml ou 20 ml Fl. 125 ml, 250 ml, 500 ml ou 1 000 ml	Glucose .... 100 g/l Calories .... 400 kcal/l Osmolarité = 560 mOsm/l
GLUCOSE à 15 %	Amp. 10 ml ou 20 ml Fl. 250 ml, 500 ml ou 1 000 ml	Glucose .... 150 g/l Calories .... 600 kcal/l Osmolarité = 840 mOsm/l
GLUCOSE à 20 %	Amp. 10 ml ou 20 ml Fl. 125 ml, 250 ml, 500 ml ou 1 000 ml	Glucose .... 200 g/l Calories .... 800 kcal/l Osmolarité = 1 120 mOsm/l
GLUCOSE à 30 %	Amp. 10 ou 20 ml Fl. 125 ml, 250 ml, 500 ml ou 1 000 ml	Glucose .... 300 g/l Calories .... 1 200 kcal/l Osmolarité = 1 680 mOsm/l
GLUCOSE à 50 %	Fl. 125 ml, 250 ml, 500 ml ou 1 000 ml	Glucose .... 500 g/l Calories .... 2 000 kcal/l Osmolarité = 2 800 mOsm/l

De nombreux solutés glucosés injectables avec apport d'ions intégrés sont également sur le marché.
Se reporter aux concentrations ioniques indiquées sur leur flacon.

Recommandation : ne pas utiliser les solutés glucosés, notamment les solutés de G5, à des fins de substitution liquidienne sans apport approprié en électrolytes. Risque de troubles ioniques sévères.

Contre-indications
Inflation hydrique

Propriétés

- Solutés stériles d'eau et de glucose (glucide rapidement métabolisable apportant 4 cal/g)
- Diffusion rapide dans le secteur intracellulaire

Indications

- *Solutés hypotoniques* :
  - Réhydratation des patients au cours des états hyperosmolaires
- *Solutés isotoniques* :
  - Réhydratation en cas de déshydratation avec perte d'eau supérieure à la perte de chlorure de sodium
  - Prévention des états de déshydratation
  - Véhicule de certains médicaments administrables en perfusion IV
- *Solutés hypertoniques* :
  - Hypoglycémie sévère avec troubles neuropsychiatriques (20 ml de glucosé 30 % puis glucosé 10 % ou collation avec glucides à absorption rapide et lente)
  - Coma inexpliqué : test diagnostique par 20 ml de glucosé 30 % IVL (0,5-1 g/kg chez l'enfant, renouvelable ; délai d'action : 1 minute)
  - Apport calorique glucidique parentéral

Effets indésirables

- *Solutés hypotoniques et isotoniques* (en cas de perfusion trop abondante) :
  - Diurèse osmotique
  - Hyperhydratation : risque d'hyponatrémie et de complications neurologiques
- *Solutés hypertoniques* :
  - **Surdosage** : hyperglycémie ; hyperosmolarité plasmatique et déshydratation intracellulaire ; risque d'hyperkaliémie en cas d'utilisation prolongée d'un soluté glucosé avec apport de chlorure de potassium
  - Trombophlébite en cas d'administration sur cathéter veineux périphérique
  - Nécrose cutanée en cas d'extravasation
  - Stéatose hépatique en cas d'utilisation prolongée

Précautions d'emploi

- *Voie d'administration* :
  - Solutés isotoniques : voie IV périphérique ou centrale, voie sous-cutanée possible
  - Solutés d'osmolarité supérieure à 800 mOsm/l : voie IV centrale
  - Asepsie rigoureuse à la pose et changement régulier des cathéters périphériques
- *Surveillance*, en particulier chez l'enfant et chez le sujet âgé :
  - Clinique : point de perfusion, état d'hydratation, diurèse, poids, bilan entrées/sorties
  - Biologique : glycémie/glycosurie, ionogramme sanguin, phosphorémie, hématocrite, bilan lipidique
- *Terrains particuliers* :
  - Diabétique : surveillance accrue de la glycémie capillaire et insulinothérapie si besoin
  - Alcoolique : prescription préalable de vitamines B1, B6 et PP (risque de Gayet-Wernicke)
- *Débits de perfusion* :
  - Vitesse de perfusion régulière avec perfuseur à pompe électrique, dosiflow ou consulter le tableau en début de chapitre
  - Arrêt brutal : risque d'hypoglycémie, surtout si insulinothérapie associée

Solutés salés injectables

Solutés salés isotoniques *Remboursement 65 %-Coll*

CHLORURE DE SODIUM ISOTONIQUE à 0,9 %	Amp. 2 ml, 5 ml, 10 ml ou 20 ml Fl. 125 ml, 250 ml, 500 ml ou 1 000 ml	NaCl .... 9 g/l Sodium .... 154 mmol/l Chlore .... 154 mmol/l Osmolarité = 308 mOsm/l

Solution de Ringer[G] *Liste I*

RINGER	Fl. 250 ml, 500 ml ou 1 000 ml	NaCl .... 8,6 g/l Sodium .... 147 mmol/l Chlorure .... 155-156 mmmol/l Potassium .... 4 mmol/l Calcium .... 2,2 mmol/l Osmolarité = 310 mOsm/l

Solutions “balancées” de cristalloïdes *Liste I-Non remboursé-Coll*

RINGER LACTATE	Fl. 125 ml, 250 ml, 500 ml ou 1 000 ml	NaCl .... 6 g/l Sodium .... 130 mmol/l Chlore .... 112 mmol/l Lactate .... 28 mmol/l Potassium .... 5,4 mmol/l Calcium .... 1,82 mmol/l Osmolarité = 280 mOsm/l
ISOFUNDINE	Fl. 250 ml, 500 ml ou 1 000 ml 20 poches Ecobag 500 ml	NaCl .... 6,8 g/l Sodium .... 145 mmol/l Chlorure .... 127 mmol/l Potassium .... 4 mmol/l Magnésium .... 1 mmol/l Calcium .... 2,5 mmol/l Acétate .... 24 mmol/l Malate .... 5 mmol/l Osmolarité = 309 mOsm/l

Solutés salés hypertoniques *Non remboursé-Coll*

CHLORURE DE SODIUM HYPERTONIQUE à 10 %	Amp. 10 ml = 1 g Amp. 20 ml = 2 g	NaCl .... 100 g/l Sodium .... 1 711 mmol/l Chlore .... 1 711 mmol/l Osmolarité = 3 418 mOsm/l
CHLORURE DE SODIUM HYPERTONIQUE à 20 %	Amp. 10 ml = 2 g Amp. 20 ml = 4 g	NaCl .... 200 g/l Sodium .... 3 422 mmol/l Chlore .... 3 422 mmol/l Osmolarité = 6 838 mOsm/l

Contre-indications
Rétention hydrosodée : insuffisance cardiaque, syndrome œdémato-ascitique Syndrome néphrotique, hyponatrémie de dilution

Propriétés

- Solutés stériles de cristalloïdes (petites molécules de sel diffusant rapidement dans les milieux extra- et intra-cellulaires) contenant de l'eau et du chlorure de sodium, associés à du lactate, du potassium et du calcium dans le Ringer lactate et à de l'acétate, du malate, du potassium, du calcium et du magnésium dans l'Isofundine
- Diffusion dans le compartiment extracellulaire avec pouvoir d'expansion volémique faible (20 à 25 %) et de courte durée d'action (1 à 2 heures)

1 g de NaCl = 17 mmol Na^+ = 400 mg Na^+ 2,5 g de NaCl = 43,5 mmol Na^+ = 1 000 mg Na^+

Indications

- *Soluté isotonique, Ringer et Ringer lactate* :
  - Rééquilibration ionique par apport de chlorure et de sodium. Du potassium peut être ajouté dans les flacons
  - Déshydratation extracellulaire et hypovolémie (choc hémorragique, sepsis sévère et choc septique, phase initiale de l'expansion volémique dans les brûlures étendues et syndromes de Lyell, etc.)
- *Isofundine* :
  - Véhicule de certains médicaments administrables en perfusion IV
  - Mêmes indications lorsqu'une acidose est imminente ou avérée
- *Solutés salés hypertoniques* :
  - Correction des pertes électrolytiques avec apport d'eau limité
  - Apport de sodium avec volume d'eau limité pour nutrition parentérale

Effets indésirables

- En cas de perfusion trop rapide et/ou trop abondante : hyperhydratation à prédominance extracellulaire et risque d'œdème aigu du poumon

Précautions d'emploi

- *Voie d'administration* :
  - Voie intraveineuse périphérique ou centrale ; solutés isotoniques : voie sous-cutanée
  - Asepsie rigoureuse à la pose et changement régulier des cathéters périphériques
- *Surveillance* :
  - Clinique : point de perfusion, état d'hydratation, diurèse, poids, bilan entrées/sorties
  - Biologique : ionogramme sanguin, phosphorémie, hématocrite
- *Terrains particuliers* : risque de surcharge hydrosodée en cas d'insuffisance cardiaque, de cirrhose, d'insuffisance rénale
- *Ringer lactate* : risque d'alcalose métabolique, d'hyperkaliémie, d'hypercalcémie en cas d'apports excessifs
- *Débits de perfusion* : vitesse de perfusion régulière avec perfuseur à pompe électrique, dosiflow ou consulter le tableau en début de chapitre

Incompatibilités physico-chimiques (administration concomitante)

- Amphotéricine B, norépinéphrine, lactobionate d'érythromycine (utiliser le sérum glucosé à 5 % comme vecteur pour ces produits), sang (incompatibilité avec le Ringer lactate qui contient du calcium), mannitol, streptomycine

Solutés alcalinisants injectables

Bicarbonate de sodium isotonique *Remboursement 65 %-Coll*

BICARBONATE DE SODIUM ISOTONIQUE à 1,4 %	Fl. 50 ml à 1 000 ml Amp. 10 ml ou 20 ml	$NaHCO_3$ .... 14 g/l Sodium .... 166 mmol/l Bicarbonate .... 166 mmol/l

Solutés alcalinisants hypertoniques *Usage hospitalier*

BICARBONATE DE SODIUM SEMI-MOLAIRE à 4,2 %	Fl. 125 ml à 500 ml Amp. 10 ml ou 20 ml	$NaHCO_3$ .... 42 g/l Sodium .... 500 mmol/l Bicarbonate .... 500 mmol/l
BICARBONATE DE SODIUM MOLAIRE à 8,4 %	Fl. 125 ml à 250 ml Amp. 10 ml ou 20 ml	$NaHCO_3$ .... 84 g/l Sodium .... 1 000 mmol/l Bicarbonate .... 1 000 mmol/l

1 g de $NaHCO_3$ = 12 mmol de HCO_3^- + 12 mmol de Na^+

Contre-indications

Celles des alcalinisants : états d'alcalose, acidose respiratoire
Celles du sodium : rétention hydrosodée, hyperosmolarité plasmatique, insuffisance cardiaque, syndrome œdémato-ascitique

Propriétés

- Solutés alcalinisants d'eau stérile et de bicarbonate de sodium
- Équilibration acido-basique du plasma par apports d'ions bicarbonate dans les acidoses métaboliques par déplétion de bicarbonates
- Effet hypokaliémiant par transfert intracellulaire de potassium

Indications

- Acidose métabolique par pertes de bicarbonates, digestives ou tubulaires : apport de 50 % de la dose calculée par la formule suivante :
  dose en mmol = poids corporel × 0,4 × ([HCO_3^-] cible [HCO_3^-] mesurée)
- Hyperkaliémie menaçante : bicarbonate molaire, 50 à 100 ml sur 5 à 20 minutes
- Certaines intoxications (éthylène glycol, aspirine, phénobarbital, antidépresseurs tricycliques avec élargissement du QRS, etc.)
- Rhabdomyolyse
- *NDR* : les acidoses lactiques et acidocétosiques relèvent essentiellement d'un traitement étiologique

Effets indésirables

- Risque d'hypokaliémie par transfert intracellulaire de potassium
- Solutés hypertoniques : risque de thrombophlébite et de nécrose cutanée en cas d'injection extraveineuse
- **Surdosage** : en cas de perfusion trop rapide et/ou trop abondante, hypokaliémie, surcharge hydrosodée et œdème aigu pulmonaire, hyperexcitabilité neuromusculaire et dépression respiratoire par alcalose métabolique

Précautions d'emploi

- *Administration après avis spécialisé et mutation en réanimation si nécessaire*
- *Voie d'administration* :
  - Solutés isotoniques : voie IV périphérique ou centrale ; solutés hypertoniques : IV centrale
  - Asepsie rigoureuse à la pose et changement régulier des cathéters périphériques
- *Surveillance* :
  - Clinique : point de perfusion, état d'hydratation, diurèse, poids, bilan entrées/sorties
  - Biologique : gaz du sang et pH sanguin/urinaire, ionogramme sanguin dont kaliémie (supplémentation potassique attentive)
  - ECG : pour les solutés hypertoniques
- *Débits de perfusion* : vitesse de perfusion régulière avec perfuseur à pompe électrique, dosiflow ou consulter le tableau en début de chapitre

Incompatibilités physico-chimiques (administration concomitante)

- Bêta-lactamines, tétracyclines, aminosides, rifamycine, aspirine, atropine, chlorure et gluconate de calcium, insuline, morphine, dopamine, vitamines B, vitamine C

Solutés de remplissage vasculaire (I) :
Solutés colloïdes (I)

Hydroxyéthylamidons (HEA ou HES)

Réservé aux hôpitaux-Accès réservé aux médecins accrédités après une formation spécifique obligatoire

ISOVOL 6 % (HEA 130/0,4)	Poche de 500 ml	Hydroxyéthylamidon .... 60 g/l Chlorure de sodium .... 2,25 g/l Chlorure de potassium .... 0,30 g/l Chlorure de calcium .... 0,37 g/l Chlorure de magnésium .... 0,20 g/l Acétate de sodium .... 3,27 g/l Acide malique .... 0,67 g/l Osmolarité = 296 mOsmol/l Poids moléculaire = 130 000 daltons Taux de substitution molaire = 0,4
RESTORVOL 6 % (HEA 130/0,42)	Poche de 500 ml	Hydroxyéthylamidon .... 60 g/l Sodium .... 154 mmol/l Chlorures .... 154 mmol/l Osmolarité = 309 mOsm/l Poids moléculaire = 130 000 daltons Taux de substitution molaire = 0,42
VOLUVEN 6 % (HEA 130/0,4)	Poche de 500 ml	Hydroxyéthylamidon .... 60 g/l Sodium .... 154 mmol/l Chlorures .... 154 mmol/l Osmolarité = 308 mOsm/l Poids moléculaire = 130 000 daltons Taux de substitution molaire = 0,4

2018 : en raison du risque accru d'insuffisance rénale aiguë et/ou de décès chez des patients souffrant de sepsis ou de lésions rénales, le Comité de pharmacovigilance de l'Agence européenne du médicament et l'ANSM ont décidé de maintenir l'AMM mais de restreindre les indications aux situations pour lesquelles les cristalloïdes seuls ne sont pas jugés suffisamment efficaces, en limitant la **durée de traitement à 24 heures** et la **posologie maximale à 30 ml/kg/jour et en imposant une formation spécifique aux utilisateurs.**

Contre-indications

Patients de réanimation (augmentation du risque rénal)
Patients atteints de sepsis (augmentation du risque rénal)
Insuffisance rénale ou hémodialyse
Insuffisance cardiaque congestive décompensée
Hémorragie intracrânienne ou cérébrale, patients brûlés
Patients en surcharge hydrique dont œdème pulmonaire
Patients déshydratés, troubles hydroélectrolytiques
Troubles de l'hémostase constitutionnels ou acquis
Insuffisance hépatique sévère
Grossesse, accouchement (*cf.* Précautions d'emploi)

Propriétés

- Solutés de colloïdes constitués d'hydroéthylamidons (polysaccharides naturels modifiés) de haut poids moléculaire (130 000 à 200 000 daltons) associés à du chlorure de sodium isotonique généralement ou hypertonique (Hyperhes)
- Expansion volémique rapide et transitoire (délai et durée d'action de 10 minutes et 6 à 8 heures environ respectivement), supérieure ou égale au volume perfusé
- Une réévaluation européenne en raison d'effets indésirables et d'une mortalité accrue par rapport aux autres solutés, en particulier cristalloïdes, a conduit à restreindre les indications

Indications

- Traitement de l'hypovolémie due à des pertes sanguines aiguës lorsque l'utilisation de cristalloïdes seuls est jugée insuffisante
- *NDR : le traitement doit être utilisé à la dose efficace la plus faible sur une durée la plus courte possible (maximum 24 heures), sous surveillance hémodynamique continue afin que la perfusion puisse être arrêtée dès que l'objectif hémodynamique est atteint*

Effets indésirables

- Hyperhydratation avec risque d'œdème aigu pulmonaire sur terrains particuliers (cirrhose, insuffisance rénale ou cardiaque, sujet âgé)
- Insuffisance rénale aiguë postopératoire en cas d'hypoperfusion rénale concomitante
- Troubles de la coagulation et accidents hémorragiques après utilisation prolongée
- Élévation transitoire de l'amylasémie
- Réactions allergiques cutanées et chocs anaphylactiques (très rares)
- Surcharge hépatique des cellules de Küpffer en cas d'utilisation prolongée

Précautions d'emploi

- *Voie d'administration* : voie IV stricte, périphérique ou centrale
- *Surveillance* :
  - Clinique : pression artérielle, fréquence cardiaque, diurèse, auscultation pulmonaire, état d'hydratation, PVC
  - Biologique : fonction rénale, bilan d'hémostase et hématocrite
  - Risque allergique : perfusion lente des 10-20 premiers millilitres et arrêt immédiat en cas de frissons, malaises, éruption cutanée, dyspnée, aggravation du choc
- *Débit de perfusion* : 500 ml en 10 à 15 minutes chez l'adulte et l'enfant > 25 kg, renouvelable (sauf Hyperhes : administration unique), sans dépasser la dose cumulée recommandée de 33 ml/kg/jour le premier jour puis de 20 ml/kg/jour ensuite
- Grossesse : contre-indication car risque de souffrance fœtale en cas de choc
- ***Associations déconseillées*** : héparine et HBPM (risque hémorragique accru)

Solutés de remplissage vasculaire (II) :
Solutés colloïdes (II)

Gélatines fluides *Liste I-Réservé aux hôpitaux-Coll*

GÉLASPAN Délai d'action < 15 minutes Durée d'action = 4 à 5 heures	Poche de 500 ml Sol. 40 mg/ml	Gélatine fluide .... 40 g/l Sodium .... 151 mmol/l Chlorures .... 103 mmol/l Potassium .... 4 mmol/l Calcium .... 1 mmol/l Acétate .... 24 mmol/l Osmolarité = 284 mOsm/l pH = ... 7,4 ± 0,3
GÉLOFUSINE Délai d'action < 15 minutes Durée d'action = 4 à 5 heures	Poche de 500 ml Sol. 40 mg/ml	Gélatine fluide .... 40 g/l Sodium .... 154 mmol/l Chlorures .... 125 mmol/l Osmolarité = 274 mOsm/l pH = ... 7,4
PLASMION Délai d'action < 15 minutes Durée d'action = 4 à 5 heures	Poche de 500 ml Sol. 30 mg/ml	Gélatine fluide .... 30 g/l Sodium .... 150 mmol/l Chlorures .... 100 mmol/l Potassium .... 5 mmol/l Lactates .... 30 mmol/l Magnésium .... 1,5 mmol/l Osmolarité = 295 mOsm/l pH = ... 5,8 à 7,0

Contre-indications

Hypersensibilité à la gélatine fluide modifiée
Allergie connue à la viande rouge et aux abats
Troubles majeurs de la coagulation
Hyperkaliémie et alcalose métabolique (pour le Plasmion)
Grossesse (*cf.* Précautions d'emploi)

Propriétés

- Solutés stériles de colloïdes naturels constitués de molécules protéiques de poids moléculaire d'environ 25 000 daltons, obtenues à partir de gélatine dénaturée = substitut colloïdal du plasma en solution isotonique d'électrolytes équilibrés
- Expansion volémique rapide, en théorie égale au volume perfusé (supérieure aux solutés cristalloïdes mais inférieure aux hydroxyéthylamidons)
- Demi-vie plasmatique de l'ordre de 3 à 4 heures, extravasation rapide vers le secteur interstitiel, élimination par filtration glomérulaire
- Pas d'effets cliniques notables sur l'hémostase

Indications

- Expansion volémique au cours des chocs hémorragiques, traumatiques, septiques, toxiques, vasoplégiques
- Expansion volémique chez les grands brûlés
- Hypotension au cours des anesthésies générales

Effets indésirables

- Rares réactions allergiques cutanées, très rares chocs anaphylactiques
- Perturbation de la lecture des groupes sanguins
- Risque d'aggravation d'une hyperkaliémie pour le Plasmion
- **Surdosage** : hyperhydratation et risque d'œdème aigu pulmonaire

Précautions d'emploi

- *Voie d'administration* : voie IV stricte, périphérique ou centrale → surveillance biquotidienne du pansement de cathéter
- *Surveillance* :
  - Clinique : pression artérielle, fréquence cardiaque, diurèse, auscultation pulmonaire, état d'hydratation, PVC
  - *Risque allergique* : perfusion lente des 10 à 20 premiers millilitres et arrêt immédiat en cas de frissons, malaises, éruption cutanée, dyspnée, aggravation du choc
- *Terrains particuliers* : risque de surcharge hydrosodée en cas d'insuffisance cardiaque, cirrhose, insuffisance rénale
- *Débits de perfusion* : 500 ml en 10 à 15 minutes chez l'adulte et l'enfant de plus de 25 kg, renouvelable
- *En cas de perfusion rapide* : réchauffer la poche à 37-40 °C
- *Grossesse* : contre-indication (risque de souffrance fœtale en cas de choc anaphylactique)

Incompatibilités physico-chimiques

- Ne pas mélanger à d'autres substances médicamenteuses en perfusion

Albumine humaine

Albumine humaine iso-oncotique à 4 % et 5 %[G]

Liste I-Réservé aux hôpitaux-Coll

ALBUNORM 40 mg/ml VIALEBEX 40 mg/ml Délai d'action = immédiat Durée d'action = 1 à 3 heures *Conserver de + 2 °C à + 25 °C et à l'abri de la lumière*	Fl. 100 ml = 4 g Fl. 250 ml = 10 g Fl. 500 ml = 20 g	Solution prête à l'emploi injectable en perfusion IV, de composition suivante : Albumine .... 40 g/l Sodium .... 150 mmol/l Eau ppi .... qs
ALBUNORM 50 mg/ml VIALEBEX 50 mg/ml Délai d'action = immédiat Durée d'action = 1 à 3 heures *Conserver de + 2 °C à + 25 °C et à l'abri de la lumière*	Fl. 100 ml = 5 g Fl. 250 ml = 12,5 g Fl. 500 ml = 25 g	Solution prête à l'emploi injectable en perfusion IV, de composition suivante : Albumine .... 50 g/l Sodium .... 157 mmol/l Eau ppi .... qs

Albumine humaine hyperoncotique à 20 %[G]

Liste I-Réservé aux hôpitaux-Coll

ALBUMINE 200 mg/ml ALBUNORM 200 mg/ml VIALEBEX 200 mg/ml YDRALBUM 200 mg/ml Délai d'action = immédiat Durée d'action = 1 à 3 heures *Conserver de + 2 °C à + 25 °C et à l'abri de la lumière*	Fl. 10 ml = 2 g Fl. 50 ml = 10 g Fl. 100 ml = 20 g	Solution prête à l'emploi injectable en perfusion IV, de composition suivante : Albumine .... 200 g/l Sodium .... 150 mmol/l Eau ppi .... qs

Contre-indications
Hypersensibilité à l'un des composants

Propriétés

- Solutés de colloïde naturel obtenus par fractionnement de plasma humain
- Expansion volémique immédiate, égale à 80 % (albumine à 4-5 %) ou 300-400 % (albumine à 20 %) du volume perfusé
- Demi-vie plasmatique de l'ordre de 4 heures (en fonction de la perméabilité capillaire)

Indications

- *Albumine à 4 % et à 20 %*
  - Expansion volémique chez l'adulte et l'enfant, nécessitant l'utilisation d'une solution colloïdale alors que les colloïdes artificiels sont contre-indiqués ou ont été utilisés à leur posologie maximale, notamment chez les brûlés graves, au cours des échanges plasmatiques, chez la femme enceinte, dans le syndrome de Lyell
  - Expansion volémique chez la femme enceinte en situation de pré-éclampsie, en présence d'une fuite protéique importante, démontrée par une hypoprotidémie
- *Albumine à 20 %*
  - Remplissage vasculaire en présence d'un syndrome œdémateux majeur chez l'adulte et l'enfant, associé à une hypoalbuminémie profonde, notamment chez les patients de réanimation et au cours de la réaction du greffon contre l'hôte
  - Dans la cirrhose de l'adulte et de l'enfant, en cas de ponction d'ascite de volume important, d'infection spontanée du liquide d'ascite et en péri-opératoire de transplantation hépatique
  - Prévention de l'ictère nucléaire du nouveau-né en cas d'hyperbilirubinémie menaçante
  - Hypoalbuminémie profonde et symptomatique chez le nouveau-né et le nourrisson
  - Expansion volémique chez le nouveau-né en cas d'hypovolémie non corrigée par le remplissage aux cristalloïdes
  - Maladies congénitales de la bilirubine : hyperbilirubinémies libres menaçantes, notamment la maladie de Crigler-Najjar

Effets indésirables

- Rares bouffées vaso-motrices, nausées et réactions fébriles transitoires en cas d'administration trop rapide, cédant à l'arrêt ou à la réduction du débit de la perfusion
- Exceptionnels chocs anaphylactiques
- **Surdosage** : risque d'hypervolémie et d'œdème aigu pulmonaire
- Aucun cas de contamination virale n'a été rapporté avec l'albumine aux normes européennes

Précautions d'emploi

- *Voie d'administration* : voie IV stricte, périphérique ou centrale
- *Surveillance* : pression artérielle, fréquence cardiaque, diurèse, auscultation pulmonaire, état d'hydratation, PVC
- *Terrains particuliers* : risque de surcharge hydrosodée et d'œdème aigu pulmonaire en cas d'insuffisance cardiaque et d'insuffisance rénale anurique
- *Débit de perfusion* : adapté à chaque situation particulière, de l'ordre de 1 à 2 ml/min
- En cas de réaction allergique suspectée → arrêt immédiat

Remarques

- L'hypoprotidémie en elle-même n'est pas une indication
- L'albumine ne doit pas être employée comme un soluté de remplissage dans le choc septique

Chapitre 25

Toxicologie

Score de Glasgow chez l'adulte (1)

Ouverture des yeux	Réponse verbale	Meilleure réponse motrice (2)
– Spontanée : 4 – À la demande : 3 – À la douleur : 2 – Aucune : 1	– Orientée : 5 – Confuse : 4 – Inappropriée : 3 – Incompréhensible : 2 – Aucune : 1	– Obéit à la demande verbale : 6 – Orientée à la douleur : 5 – Évitement non adapté : 4 – Décortication (flexion à la douleur) : 3 – Décérébration (extension à la douleur) : 2 – Aucune : 1

1. Initialement décrit pour les traumatismes crâniens graves à la phase précoce.
2. La méthode de stimulation noniceptive validée est la pression appuyée au niveau sus-orbitaire ou la pression du lit unguéal avec un stylo. Le frottement ou le pincement de la peau doivent être évités.

TOXICOLOGIE : Schémas thérapeutiques

Intoxications aiguës : principes généraux de prise en charge

Mesures initiales	Arrêt cardio-respiratoire → appel du 15 (*cf.* Mémo urgences vitales) Vérification de la liberté des voies aériennes supérieures Évaluation de l'état de conscience (score de Glasgow)
Interrogatoire	Nature/quantité du/des toxique(s) ? Horaire ? Alcoolisation associée ? Contexte : intoxication volontaire/accidentelle Antécédents et traitements réguliers
Examen clinique	Fonctions vitales Tableaux cliniques évocateurs de certaines étiologies toxiques
Examens paracliniques	Ionogramme sanguin, GDS (acidose ? trou anionique ?) Dosages toxicologiques ECG (troubles du rythme ou de conduction ?)

→ **Appréciation de la gravité** (avérée ou potentielle) : orientation du patient

→ **Appel du 15/de la réanimation** : avis pour évaluation de la gravité ± transfert

→ **Appel du centre antipoison** si besoin (évaluation de la gravité, produits rares et méconnus…)

Décontamination/élimination des toxiques	**Décontamination cutanée/muqueuse** si nécessaire **Décontamination digestive** : Sirop d'Ipéca → n'est plus recommandé Lavage gastrique → indications limitées ; utilisation restrictive Charbon activé → indications limitées ; utilisation restrictive **Alcalinisation des urines** : Intoxication aux salicylés sans critères de dialyse, après avis spécialisé **Épuration extrarénale (hémodialyse)** : Certaines intoxications avec signes de gravité, après avis spécialisé (salicylés, lithium, éthanol, méthanol, éthylène glycol, théophylline)
Traitements par antidotes	En cas d'antidote spécifique et en l'absence de contre-indication Après avis spécialisé si nécessaire (réanimation/centre antipoison)
Mesures symptomatiques et suppléances d'organes	Coma et troubles de la conscience (après échec d'un traitement antidotique éventuel) et/ou détresse respiratoire et anoxie : intubation trachéale et ventilation mécanique Choc : expansion volémique ± amines vasopressives et/ou inotropes Troubles hydroélectrolytiques : réhydratation et corrections Arythmies (selon les indications et l'hémodynamique) : atropine voire entraînement électro-systolique (bradycardie sinusale), cardioversion électrique, lidocaïne, sulfate de magnésium ; attention aux anti-arythmiques Trouble conductif (effet stabilisateur de membrane) : alcalinisation Convulsions : benzodiazépines Rhabdomyolyse : hydratation ; EER si insuffisance rénale anurique
Prévention	Prévention primaire : produits toxiques et pharmacie à l'abri des enfants Prise en charge du risque suicidaire ; respect des règles de prescription Prévention secondaire : évaluation psychiatrique et orientation spécialisée

TOXICOLOGIE : Schémas thérapeutiques

Intoxications aiguës : antidotes et principes de prise en charge spécifique

Principales intoxications	Traitement antidotique	Prise en charge spécifique (plus mesures symptomatiques)
Amanite phalloïde	Silibinine	Mesures symptomatiques
Anesthésiques locaux	Intralipide 20 % : bolus 3 ml/kg IV	Oxygène à 100 % Benzodiazépines
Antidépresseurs tricycliques	$NaHCO_3$ molaire si dysrythmie et/ou QRS > 100 ms et/ou hypotension	Lidocaïne si échec de l'alcalinisation BZD si convulsions EV ± noradrénaline si choc
Antivitamines K (AVK)	Vitamine K + CCP humain	Arrêt des AVK Geste d'hémostase si nécessaire
Aspirine	Non	Alcalinisation ; EER
AINS	Non	Hydratation
Benzodiazépines	Flumazénil	EV ± noradrénaline si choc
Bêta-bloquants	Gucagon IV (5-10 mg puis 1-5 mg/h) (faible niveau de preuve)	Atropine IV si bradycardie Adrénaline ou isoprénaline si échec ou état de choc BZD si convulsions
Colchicine	Non	Discuter charbon activé ± soutien transfusionnel
Cyanures	Hydroxocobalamine (EDTA dicobaltique)	Oxygène
Digitaliques	Anticorps spécifiques si critères de gravité (anti-arythmiques proscrits)	Discuter CA ; atropine si bradycradie ; cordarone ou EES si anticorps indisponibles
Éthylène-glycol (EG) Méthanol, di-EG	4-méthylpyrazol (éthanol)	Mesures symptomatiques EER
Fluoro-uracile	Uridine triacétate (ATU)	Mesures symptomatiques
Héparines	Protamine	Traitement du site hémorragique si possible
Inhibiteurs calciques	Insuline IV + Glucose IV 10 U puis 0,5 U/h	CA si forme LP ; gluconate de Ca ; glucagon ; atropine ; amines ± EV ; EES

BZD : benzodiazépines ; CA : charbon activé ; CEE : choc électrique externe ; EER : épuration extrarénale ; EES : entraînement électrosystolique ; EV : expansion volémique ; TV : tachycardie ventriculaire

TOXICOLOGIE : Schémas thérapeutiques

Intoxications aiguës : antidotes et principes de prise en charge spécifique (suite)

Principales intoxications	Traitement antidotique disponible	Prise en charge spécifique (en plus des mesures symptomatiques)
Inhibiteur direct de la thrombine Dabigatran	Idarucizumab	Traitement du site hémorragique si possible
Inhibiteurs directs du facteur Xa (anticoagulants)	Andexanet alfa	Discuter CA en phase précoce Facteur VIIa recombinant ± Concentré de complexe prothrombinique ou PFC
Isoniazide	Pyridoxine (vitamine B6)	Mesures symptomatiques
Lithium	Non	Discuter l'irrigation digestive Mesures symptomatiques EER si critères de gravité
Métaux lourds	Traitements chélateurs selon avis spécialisé	Mesures symptomatiques
Méthémoglobinémies toxiques	Bleu de méthylène	Éviction de l'agent causal Oxygène
Monoxyde de carbone (CO)	Oxygénothérapie hyperbare	Mesures symptomatiques
Morphine et dérivés	Naloxone	Mesures symptomatiques
Neuroleptiques	Non	EV ± amines si choc ; Lidocaïne ou CEE si TV ; MgSO4 si torsade de pointe ; Refroidissement et dantrolène si syndrome malin
Opiacés	Naloxone	Mesures symptomatiques
Organophosphorés	Pralidoxime	Mesures symptomatiques Atropine ; BZD si convulsion
Paracétamol	N-acétylcystéine	Évaluation du taux de prothrombine Paracétamolémie
Sulfamides hypoglycémiants	Octréotide IV (50-100 µg/8-12 h)	Glucosé hypertonique IV

BZD : benzodiazépines ; CA : charbon activé ; CEE : choc électrique externe ; EER : épuration extrarénale ; EES : entraînement électrosystolique ; EV : expansion volémique ; NAD : noradrénaline ; TV : tachycardie ventriculaire

Évacuation digestive : Lavage gastrique

Adulte : lavage gastrique à l'eau tiède légèrement salée (4 g de NaCl par litre d'eau), la quantité totale nécessaire étant d'environ 10 à 15 l **Enfant** : lavage gastrique avec un mélange contenant 50 % d'eau tiède et 50 % de sérum physiologique, la quantité totale nécessaire étant d'environ 100 ml/kg
Contre-indications Intoxications par ingestion de produits caustiques (eau de Javel notamment) ou de produits moussants, ou de produits dérivés du pétrole Comas ou troubles de la conscience en l'absence d'intubation trachéale

Propriétés

- Le lavage gastrique permet de diminuer la quantité des toxiques ingérés depuis moins de 1 heure, et, en association aux prélèvements sanguins et urinaires, d'identifier un toxique non connu
- Il n'est pas utile dans les intoxications vues après la première heure ou celles par benzodiazépines et hypnotiques apparentés, et il n'est presque plus utilisé dans les services d'urgence (remplacé par le charbon activé dans les intoxications de faible à moyenne gravité, chez le patient peu ou pas symptomatique à l'admission)
- Cependant, certains produits peuvent retarder la vidange gastrique (antidépresseurs), former des agglomérats intragastriques (carbamates) ou avoir une libération digestive prolongée, et, dans ces cas, il ne peut être exclu que l'efficacité du lavage gastrique s'étende un peu au-delà de la première heure

Indications (bénéfice non établi, utilisation restrictive)

- Ingestion depuis moins de 1 heure d'une substance toxique engageant le pronostic vital
- *NDR : l'utilisation du Sirop d'Ipéca, à action émétisante, n'est plus recommandée*

Effets indésirables (fréquents)

- Réflexe nauséeux empêchant de déglutir la sonde, qui devra être réintroduite après une nouvelle lubrification par un gel d'anesthésique local
- Malaise vagal lors de l'introduction de la sonde gastrique
- Lésions traumatiques bucco-pharyngées, œsophagiennes, voire dentaires, minimisées actuellement par l'emploi de tubes souples
- Risque d'inhalation bronchique avec possibilité de pneumopathie d'inhalation en cas de troubles de la conscience si le ballonnet trachéal est insuffisamment gonflé, ou en cas d'ingestion de produits moussants ou de dérivés du pétrole
- Risque d'œsophagite et/ou perforation gastrique si ingestion de produits caustiques
- Risque d'hyponatrémie ou d'hypernatrémie en cas d'erreur dans la concentration en sodium du liquide de lavage gastrique (normalement 4 g de NaCl par litre d'eau)

Précautions d'emploi

- Troubles de la conscience → protéger absolument les voies respiratoires par une intubation trachéale avec une sonde à ballonnet correctement gonflé
- Mesurer les quantités employées ainsi que les quantités extraites
- Contrôler et rééquilibrer si besoin l'ionogramme plasmatique
- Conserver du liquide de lavage pour l'identification des toxiques

Adsorbants en toxicologie : Charbon activé

Charbon et intoxications

TOXICARB *Disponible en ville-Non remboursé-Coll*	Suspensions prêtes à l'emploi en flacons plastiques contenant 250 ml (50 g) ou 60 ml (12 g)	Par la bouche ou par une sonde gastrique : posologie ci-dessous

Contre-indications
Intoxications par produits caustiques ou substances mal adsorbées par le charbon : sels de métaux (fer, lithium, métaux lourds), alcools (éthanol, éthylène-glycol, méthanol) et autres agents (cyanures, solvants, acides, bases…)

Propriétés

- Charbon dit activé (car ayant subi une pyrolyse et une oxydation afin de le rendre plus adsorbant), pouvant adsorber un grand nombre de produits chimiques et de médicaments, réduisant l'absorption intestinale du toxique et celle d'éventuels métabolites excrétés dans la bile (en empêchant leur cycle entéro-hépatique)

Indications et posologie

- Intoxications et surdosages médicamenteux quand les substances en cause peuvent être présentes dans le tube digestif (après ingestion récente, dans l'heure qui suit, et/ou en raison d'un métabolisme avec cycle entéro-hépatique, en particulier pour la carbamazépine, la dapsone, la digitoxine, le phénobarbital, la quinine, la théophylline, etc.)
- Posologie : 50 g chez l'adulte (1 g/kg chez l'enfant), puis si besoin 25 g chez l'adulte (0,5 g/kg chez l'enfant) toutes les 4 à 6 heures pendant 24 à 48 heures
- Peut être utilisé, selon les cas, seul (quand le patient est conscient et que la substance ingérée est faiblement toxique) ou après l'évacuation digestive du toxique

Effets indésirables et précautions d'emploi

- Constipation, d'autant plus importante qu'on répète la prise (et qui peut réduire l'action du charbon en facilitant le relargage des toxiques) → l'évacuation intestinale peut être accélérée ensuite par le sulfate de sodium (30 g dans 250 ml d'eau chez l'adulte)
- Possibilité de vomissements en cas d'ingestion trop rapide de trop grandes quantités (pouvant entraîner des fausses routes et une pneumopathie d'inhalation)
- Ne pas administrer en suspension buvable lorsque l'état du patient prédispose aux fausses routes : patient inconscient non intubé, convulsions…
- Le charbon peut fixer certains antidotes utilisés par voie orale (dont l'acétylcystéine) et colore les selles en noir

Toxiques carbo-adsorbables (liste non exhaustive : consulter les centres antipoison)
Paraquat (en principe interdit dans l'Union européenne), produits agricoles organochlorés et organo-phosphorés
AINS, alcaloïdes de l'ergot, amiodarone, antidépresseurs tricycliques, antihistaminiques, barbituriques, benzodiazépines, bêta-bloquants, carbamazépine, chloroquine, cimétidine, cocaïne, colchicine, cyanure, dapsone, datura, digitaliques, disopyramide, flécaïnide, inhibiteurs calciques, inhibiteurs de la coagulation, iode, méthotrexate, néfopam, paracétamol, phénothiazines, phénytoïne, quinine, quinidine, salicylés, sulfamides, théophylline, triméthoprime, valproate, warfarine…

Antidotes par voie orale (I)

Iodure de potassium (comprimés) *Pharmacie Centrale des Armées*

IODURE DE POTASSIUM (10 cp. sécables et solubles dosés à 65 ou 130 mg d'iodure de potassium) *Disponibles en pharmacie d'officine* *Conserver à moins de + 25 °C et à l'abri de la lumière* *Stabilité d'environ 7 ans (ne pas utiliser de comprimés devenus brunâtres, inactifs)*	Comprimés solubles dans l'eau, le lait ou un jus de fruit, pour masquer le goût métallique : A. 1 cp. E. ≥ 12 ans : 1 cp. E. < 12 ans : 1/2 cp. N. < 36 mois et nouveau-né : 1/4 cp. (prise répétée après 36 heures si besoin, en fonction des recommandations)

Propriétés

- Produit absolument indispensable en cas de contamination par l'iode radioactif afin d'en bloquer la capture thyroïdienne (prévention du risque de cancer de la thyroïde), utilisable *impérativement* même en cas de grossesse et d'allaitement, devant être à la disposition immédiate de toute la population habitant **dans un rayon de 20 km autour d'une centrale nucléaire** et chez les sujets se rendant dans des zones à risque

Indications (sur instructions formelles des autorités compétentes)

- Prévention de l'accumulation d'iode radioactif au niveau de la thyroïde en cas de possibilité de contamination par des radioéléments émis accidentellement par une installation nucléaire

Précautions d'emploi

- Pour être pleinement efficace, l'administration doit avoir lieu **dès l'alerte nucléaire**, au mieux avant la propagation du nuage radioactif (car protection presque absolue si prise dans les 12 heures précédant l'exposition, chutant à 80 % après 2 heures, 40 % après 8 heures et 7 % après 24 heures)
- Les enfants, les adolescents et les femmes enceintes présentent un plus grand risque de contamination : l'administration chez la femme enceinte (*impérative*) au cours du 3e trimestre de grossesse nécessitera un suivi obstétrical et du nouveau-né, cette dose massive d'iode pouvant induire un blocage de la fonction thyroïdienne du fœtus
- Consulter un médecin après la prise d'iodure de potassium en cas de pathologie thyroïdienne évolutive, de grossesse ou d'allaitement, ou d'enfant < 10 ans

Effets indésirables (rares)

- Troubles digestifs : gastralgies, vomissements, diarrhée
- Éruptions cutanées bénignes
- Gêne thyroïdienne douloureuse
- Exceptionnels : réactions d'hypersensibilité à l'iode (lésions cutanées hémorragiques, parotidite, fièvre, arthralgies, œdème de Quincke, dyspnée)

Interactions médicamenteuses

- Nécessité d'un intervalle d'au moins 2 heures entre la prise d'iodure et d'antiacides

Remarque

- En l'absence d'iodure de potassium, la prise d'amiodarone peut être envisagée en cas de contamination radioactive

Antidotes par voie orale (II)

Succimer ou DMSA ou Acide 2,3-dimercaptosuccinique

Liste I-65 %-Prescription initiale hospitalière-Coll

SUCCICAPTAL *Conserver à moins de + 25 °C et à l'abri de la lumière*	15 gél. 100 mg ou 200 mg (excipient contenant du lactose)	A. et E. > 8 kg : 10 mg/kg toutes les 8 heures pendant 5 jours, puis toutes les 12 heures × 14 jours (D. max. : 1,8 g/jour) *Peut être mélangé avec des aliments ou un jus de fruit*

Contre-indications

Galactosémie congénitale, syndrome de malabsorption du glucose et du galactose ou déficit en lactase (car présence de lactose)

Propriétés

- Antidote oral, chélateur de certains métaux lourds (plomb, mercure, nickel, arsenic, cadmium) avec lesquels il forme des complexes hydrosolubles stables éliminés par les urines (75 % en 24 heures, avec une demi-vie d'élimination de 3 heures), ayant l'avantage de ne pas entraîner de déplétion en éléments essentiels (calcium, fer, cuivre, zinc)

Indications

- Intoxication aiguë et/ou chronique par le plomb, seul en cas d'intoxication modérée (plombémie entre 2,25 et 3,5 µmol/l soit 450-700 µg/l) ou en association avec l'EDTA calcicodisodique en cas d'intoxication plus grave (> 3,5 µmol/l soit 700 µg/l) ou en présence de signes neurologiques
- Intoxication par le mercure
- *NDR* : le saturnisme est une maladie à déclaration obligatoire chez l'enfant

Effets indésirables

- Nausées, vomissements, diarrhée ou constipation, perte d'appétit, éruptions cutanées, élévation des transaminases et phosphatases alcalines, hyperéosinophilie, odeur désagréable, rhinite, toux

Précautions d'emploi

- Grossesse et allaitement : utilisation déconseillée (effets malformatifs chez l'animal)
- Précautions en cas d'insuffisance rénale et/ou hépatique
- Surveillance hématologique en cas de déficit en G6PD

Terre de Fuller ou Terre à foulon (Montmorillonite)

FULLER'S EARTH (après évacuation digestive)	*Per os* : 150 g de Terre de Fuller (ou 50 sachets d'Actapulgite ou de Bedelix), ou à défaut 150 g de charbon activé (produits à diluer dans 1 l d'eau)

Chélateur utilisé après vomissements provoqués par apomorphine ou lavage gastrique dans les intoxications par Paraquat (herbicide extrêmement répandu).

Antidotes injectables (I) :
Antidote des benzodiazépines

Flumazénil[G] *Liste I-Réservé aux hôpitaux et à la trousse d'urgence médicale*

FLUMAZÉNIL Délai d'action = 1 à 2 minutes Durée d'action = 1 à 2 heures	Sol. inj. 0,1 mg/ml Amp. 5 ml = 0,5 mg Amp. 10 ml = 1 mg	Voie **IV** (en 15 secondes) : posologie ci-dessous

Contre-indications

Hypersensibilité au flumazénil ou aux benzodiazépines
Produit non recommandé pendant la grossesse

Propriétés

- Imidazo-benzodiazépine, antagoniste compétitif au niveau des récepteurs centraux des benzodiazépines, inhibant aussi les effets d'agonistes non-benzodiazépiniques (par exemple : zopiclone, zolpidem)
- Action très rapide (30 à 60 secondes), demi-vie de 30 minutes (action diminuant après 45 minutes environ pour disparaître en 2 heures), élimination essentiellement extrarénale après biotransformation hépatique en acide carboxylique inactif

Indications et posologie

- En soins intensifs : 0,3 mg par voie IV lente, en 15 secondes, puis titration si nécessaire (0,1 à 0,2 mg toutes les 60 secondes = 0,2 à 0,8 mg en moyenne, sans dépasser 2 mg) :
  - Diagnostic et/ou traitement d'un surdosage en benzodiazépines
  - Diagnostic étiologique d'un coma inexpliqué (mais *cf.* Précautions d'emploi)
  - Traitement des intoxications aiguës par les benzodiazépines

Effets indésirables (rares)

- Transitoires (15 minutes environ) : nausées et/ou vomissements (en anesthésiologie surtout), angoisse, agitation, palpitations, tremblements (si injection trop rapide)
- Risque de syndrome de sevrage chez les patients traités au long cours et/ou à doses élevées par des benzodiazépines, notamment chez les épileptiques → utiliser avec prudence dans ces cas et injecter par voie IV lente une benzodiazépine si besoin

Précautions d'emploi

- Utilisation déconseillée, du fait du risque de convulsions, en cas d'intoxication polymédicamenteuse prouvée (dont les antidépresseurs tricycliques) ou suspectée (coma agité ou hypertonique, syndrome anticholinergique ou pyramidal, anomalies de l'ECG)
- Intoxications par benzodiazépines : la demi-vie courte du flumazénil (inférieure à celle de la plupart des benzodiazépines) peut nécessiter un traitement d'entretien (perfusion IV à la dose de 0,1 à 0,4 mg/h) et impose une surveillance intensive en raison des risques de réendormissement secondaire et de convulsions, notamment en cas de prise associée d'autres toxiques (alcool, antidépresseurs)

Antidotes injectables (II) :
Antidote des morphiniques

Naloxone[G] injectable

PRENOXAD *Remboursement 65 %-Coll*	Ser. 2 ml à 0,9 mg/ml = 5 doses graduées	Par voie IM : posologie ci-dessous
NARCAN *Liste I-Non remboursé*	10 amp. 1 ml = 0,4 mg	Par voie IV, IM ou SC : posologie ci-dessous

Propriétés

- Antagoniste pur, spécifique et compétitif des opiacés, antagonisant les effets dépresseurs (myosis, dont la réduction témoigne de l'action du produit, dépression respiratoire, état comateux)
- Délai d'action de 30 secondes à 2 minutes et durée d'action de 20 à 45 minutes en IV, délai d'action de 1 à 3 minutes et durée d'action de 2 à 3 heures par voie IM ou SC, dégradation hépatique rapide avec cycle entéro-hépatique et élimination urinaire (70 %)

Indications et posologie

- **Prévenir immédiatement et systématiquement une structure d'urgence.** Dans tous les cas, une surveillance de plusieurs heures en milieu hospitalier est nécessaire
- Traitement des intoxications aiguës par des opiacés :
  - Prenoxad : 0,4 ml par voie IM, à répéter après 2 à 3 minutes si l'état du patient ne s'améliore pas
  - Narcan : 0,4 mg par voie IV, puis 0,1 mg par voie IV toutes les minutes jusqu'à obtention d'une ventilation efficace
- Diagnostic différentiel des comas toxiques : 0,4 mg par voie IV (Narcan), à répéter par intervalles de 3 à 5 minutes (≤ 10 mg)
- Confirmation de la non-dépendance aux opiacés chez le toxicomane sevré

Effets indésirables

- Nausées et vomissements (à fortes doses)
- En cas de réversion trop rapide des effets des morphiniques chez les sujets atteints d'affections cardio-vasculaires graves : risques de tachycardie, hypertension artérielle, troubles de l'excitabilité cardiaque et œdème pulmonaire
- Déclenchement d'un syndrome de sevrage aigu chez les sujets en état de dépendance

Naloxone par voie nasale *Délivrance hospitalière et CSAPA*

NYXOID	Sol. pour pulv. nasale 1,8 mg/0,1 ml (2 pulv. unidose)	1 seule pulvérisation dans 1 narine à renouveler 2 à 3 minutes après si pas d'amélioration

Indications

- Traitement d'urgence des surdosages en opioïdes chez l'adulte et l'enfant (CI : prématurés et nouveaux-nés à terme) dans l'attente d'une prise en charge par une structure d'urgence. Efficacité limitée en cas de surdosage d'agonistes partiels ou d'agonistes-antagonistes

Antidotes injectables (III)

Acétylcystéine injectable *Liste II-Réservé aux hôpitaux et aux situations d'urgence-Coll*

HIDONAC Acétylcystéine ou N-acétylcystéine Délai d'action = 30 minutes Durée d'action = 4 heures *Conserver à l'abri de la lumière*	Fl. 5 g/25 ml Sol. inj. pour perfusion IV	Perfusion IV lente : 150 mg/kg en 60 minutes *(dilués dans 250 ml de G5),* puis 50 mg/kg en 4 heures *(dilués dans 500 ml de G5),* puis 100 mg/kg en 16 heures *(dilués dans 1 000 ml de G5)*

Propriétés

- Précurseur du glutathion, pénètrant dans les cellules, utilisé pour neutraliser le métabolite hépatotoxique du paracétamol (N-acétyl-p-benzoquinone-imine) lors des intoxications aiguës par cet analgésique-antipyrétique qui justifient une centaine de transplantations hépatiques en urgence chaque année en France

Indications

- Intoxication aiguë par le paracétamol, en cas d'intoxication grave (dose supposée ingérée ≥ 125 mg/kg ou paracétamolémie en zone toxique d'après le diagramme de Prescott) ou lorsque l'administration de N-acétylcystéine par voie orale est impossible (vomissements ou prise préalable de charbon activé)

Effets indésirables

- Nausées, vomissements
- Réactions anaphylactoïdes rares (risque et gravité majorés par un surdosage ou une vitesse de perfusion trop rapide) : rash cutané, œdème de Quincke, bronchospasme, voire choc anaphylactique imposant l'arrêt immédiat de la perfusion et la mise en place d'un traitement symptomatique
- Réaction inflammatoire locale en cas d'extravasation

Précautions d'emploi

- L'administration intraveineuse d'acétylcystéine ne doit être pratiquée que lorsque la prise orale (*cf.* Mucomyst solution) du médicament est impossible
- Toute intoxication par le paracétamol doit faire l'objet d'un dosage plasmatique en urgence, son résultat étant interprété en fonction de l'heure de la prise (s'il est connu) ou de la cinétique de la paracétamolémie (diagramme de Prescott) ; à titre indicatif : taux toxiques si > 200 mg/l à la 4e heure, 100 mg/l à la 8e heure, 60 mg/l à la 10e heure, 30 mg/l à la 15e heure
- En cas d'intoxication grave suspectée (dose intégrée ≥ 125 mg/kg) ou si le dosage n'est pas disponible en urgence, débuter le traitement sans attendre le résultat de la paracétamolémie et le poursuivre tant qu'elle reste dans la zone toxique
- En cas d'intoxication grave compliquée d'insuffisance hépato-cellulaire, prendre un avis spécialisé pour discuter l'indication de transplantation hépatique et poursuivre le traitement (300 mg/kg/24 h)
- La perfusion d'acétylcystéine peut diminuer transitoirement le taux de prothrombine
- L'utilisation chez la femme enceinte ou allaitante est possible

Antidotes injectables (IV)

Bleu de méthylène injectable ou Méthylthioninium injectable

METHYLTHIONINIUM CHLORIDE PROVEBLUE (1) *Conserver à l'abri de la lumière, à température ambiante*	5 amp. 10 ml = 50 mg	A. et E. : perfusion **IV** (2)

1. Réservé aux hopitaux et à l'usage en situation d'urgence.
2. Posologie : 1 à 2 mg/kg, en 5 à 10 minutes, à répéter si nécessaire après 1 heure (D. max. : 7 mg/kg).

Contre-indications
Déficit en glucose-6-phosphate déshydrogénase (G6PD) et en NADPH-réductase Méthémoglobinémie induite par le nitrite de sodium ou le chlorate

Propriétés et indications

- Antidote oxydo-réducteur permettant la réduction de méthémoglobine en hémoglobine, utilisé dans les intoxications sévères induites par des produits chimiques ou des médicaments. Utilisation en réanimation pour un taux de méthémoglobine ≥ 30 % avec hypoxie
- Efficacité rapide (1 heure) sur la cyanose ; en cas d'échec, renouveler l'injection, sans dépasser la dose cumulée maximale (risque de méthémoglobinémie induite)
- En cas d'inefficacité, rechercher : un déficit en G6PD, une poursuite de l'intoxication, le rôle d'aniline ou de chlorates, une sulfhémoglobinémie associée

Précautions d'emploi

- Dilution dans du sérum glucosé à 5 % (ne pas diluer dans du chlorure de sodium) ; injection lente en IV (pas d'utilisation SC ou intrathécale)
- Hypoglycémie : administration concomitante de glucose pour l'efficacité du traitement
- Insuffisance rénale sévère : réduction des doses (élimination rénale)
- Allaitement, nouveaux-nés et nourrissons : utilisation non recommandée
- Grossesse, myasthénie : utilisation non recommandée, sauf pronostic vital engagé

Effets indésirables

- Confusion, céphalées, anxiété, nausées, vomissements, hypertension
- Risque de méthémoglobinémie induite et d'hémolyse, réactions anaphylactiques

Méthémoglobinisants (toxiques)	
Composés non organiques	Chlorates (herbicides, colorants…) Nitrites (engrais pour plantes, Ajax vitres, poudre à fusil…) Nitrates et sous-nitrates, gaz nitreux (NO, NO_2)
Composés organiques	Aminobenzène (ou aniline) et dérivés, naphtaline Anesthésiques : lidocaïne, prilocaïne Appâts anti-fourmis, bleu de méthylène à forte dose Chloroquine, pentaquine, primaquine, quinine, résorcine Nitrobenzène et dérivés, nitrotoluène et dérivés Nitrites organiques, nitroglycérine *Poppers* (nitrites d'amyles) Sulfones (dapsone) et sulfamides (sulfhémoglobinémie)

Antidotes injectables (V)

Anticorps antidigitaliques *Liste I-Réservé aux hôpitaux*

DIGIFAB 40 Délai d'action = 30 minutes *Conserver de + 2 °C à + 8 °C*	Fl. 40 mg poudre (diluer le flacon dans 4 ml d'eau stérile ppi puis utilisation dans les 4 heures)	Perfusion **IV** en 30 minutes à travers un filtre millipore : posologie ci-dessous

Contre-indications

Allergie aux globulines de mouton

Propriétés

- Fragments Fab d'anticorps antidigitaliques d'origine ovine dont l'affinité pour la digoxine est plus élevée que celle de la digoxine pour son récepteur. La digoxine est éliminée avec les Fab dont la demi-vie d'élimination plasmatique est d'environ 16 à 20 heures chez les sujets à fonction rénale normale
- Efficacité rapide : amélioration des signes cliniques en 30 minutes

Indications

- Intoxication digitalique grave (arythmie ventriculaire ou brady-arythmie réfractaire à l'atropine) lorsque la correction des déséquilibres électrolytiques est jugée insuffisante

Posologie

- 40 mg (1 flacon) lient environ 0,5 mg de digoxine
- Ingestion aiguë d'une quantité inconnue chez l'adulte et l'enfant > 20 kg : en cas d'intoxication potentiellement mortelle, 20 flacons peuvent être administrés. Si un arrêt cardiaque semble imminent, 1 flacon peut être administré en bolus IV
- Ingestion aiguë d'une quantité connue chez l'adulte et l'enfant > 20 kg : dose proportionnelle au nombre de comprimés de digoxine (0,25 mg = 10 flacons pour 25 comprimés)
- Intoxication lors d'un traitement chronique : dose (nombre de flacons)
  = concentration sérique de digoxine (ng/ml) × poids (kg)/100
  ou = concentration sérique de digitoxine (ng/ml) × poids (kg)/1 000

Effets indésirables

- Rares cas de réactions allergiques (éruption, tremblements, frissons, urticaire, thrombocytopénie), mais le produit peut être réadministré
- Nausées, vomissements, céphalées, confusion, hypotension, insuffisance rénale, dyskaliémie, douleurs thoraciques, aggravation d'une insuffisance cardiaque

Précautions d'emploi

- Une surveillance ECG continue doit être assurée pendant l'administration et au moins les 24 heures suivantes
- Le produit interfère avec les dosages radio-immunologiques de la digoxine
- Les concentrations sériques de potassium doivent être attentivement surveillées, en raison du risque initial potentiellement mortel d'hyperkaliémie puis celui d'hypokaliémie induit par le traitement
- La prise en charge des effets toxiques d'autres médicaments ne doit pas être négligée, en particulier en l'absence d'amélioration après 30 minutes
- Grossesse : utilisation possible si les symptômes mettent en jeu le pronostic vital

Antidotes injectables (VI)

Fomépizole ou 4-méthylpyrazole *Liste I-Réservé aux hôpitaux-Coll*

FOMÉPIZOLE AP-HP	5 amp. 20 ml = 100 mg (diluer dans 250 ml de soluté glucosé ou salé isotonique)	Par voie IV lente (45 minutes) : 15 mg/kg (dose de charge) puis 5 à 10 mg/kg toutes les 12 heures selon les dosages plasmatiques des toxiques

Contre-indications
Allergie connue aux pyrazolés

Propriétés

- Inhibiteur compétitif de l'alcool déshydrogénase, bloquant la formation de métabolites toxiques de l'éthylène-glycol et du méthanol qui sont alors éliminés par voie urinaire
- Le fomépizole a une plus longue durée d'action que l'éthanol (bloquant aussi l'alcool déshydrogénase à forte dose) avec l'intérêt de ne pas induire d'intoxication éthylique

Indications

- Intoxication aiguë par l'éthylène-glycol (antigel, lave-vitre, produits ménagers, etc.), l'alcool méthylique ou le méthanol et, par extension, intoxication au di-éthylène glycol (antigel, solvants, adoucissants textiles)

Effets indésirables

- Étourdissements, vertiges, sensation d'ébriété, céphalées, nausées, vomissements, douleur au point d'injection, veinite, élévation des transaminases
- Réactions allergiques : prurit, éruptions cutanées, éosinophilie → si réaction allergique majeure, arrêt de la perfusion, traitement symptomatique, débuter un traitement par l'éthanol et envisager une hémodialyse (qui permet d'éliminer rapidement l'éthylène-glycol, le méthanol et de corriger l'acidose induite par ces toxiques)

Précautions d'emploi

- Utilisation après avis spécialisé en milieu de surveillance continue :
  - Clinique : absence de signes allergiques, amélioration des troubles de conscience
  - Biologique : ionogramme sanguin créatinine, gaz du sang (acidose métabolique à trou anionique élevé), dosage du toxique en cause ; surveillance des transaminases à distance du traitement
- Terrains particuliers :
  - Insuffisance rénale : avis spécialisé pour épuration extrarénale en urgence (coma, troubles visuels, acidose persistante, pH < 7,10 à l'admission, etc.) pendant laquelle on maintiendra une perfusion continue de 1 mg/kg/h
  - Grossesse : à n'utiliser que si nécessaire

Antidotes injectables (VII)

Pralidoxime *Non remboursé-Coll*

CONTRATHION Délai d'action = quelques minutes Durée d'action = environ 1 heure *Conserver à l'abri de la lumière*	10 fl. à 2 % (200 mg) + 10 ml de NaCl 0,9 %	Par voie **IM** ou **SC** ou orale ou **IV** lente (1 ml/min) : A. 200 à 400 mg, puis jusqu'à 400 mg/h ou 1 à 3 g toutes les 5 heures par voie orale E. 20 à 40 mg/kg, puis jusqu'à 10 mg/kg/h

Contre-indications
Hypersensibilité au pralidoxime

Propriétés

- Antidote des produits organophosphorés, agissant par régénération des cholinestérases en déplaçant les organophosphorés de leur site d'action

Indications

- Intoxication par les dérivés organophosphorés anticholinestérasiques (contenus dans certains insecticides)

Effets indésirables

- Malaise, vertiges, diplopie, vision floue, céphalée, tachycardie

Précautions d'emploi

- Commencer le traitement au plus tôt (la pralidoxime a peu d'effet si le délai entre l'intoxication et le début du traitement est supérieur à 36 heures)
- Initier une décontamination cutanée en cas d'exposition externe ou un lavage gastrique (même tardif) en cas d'ingestion
- Toujours associer le traitement symptomatique en milieu spécialisé adapté : atropine (2 mg IVD puis 2 mg toutes les 10 minutes jusqu'à apparition de signes d'atropinisation) et ventilation artificielle après intubation trachéale si nécessaire
- Diminuer la posologie en cas d'insuffisance rénale
- Grossesse : il n'y a ni données fiables de tératogénèse chez l'animal, ni données cliniques suffisantes ou pertinentes pour évaluer un éventuel effet malformatif ou fœtotoxique. Malgré cela, la pralidoxime peut être prescrite si besoin chez la femme enceinte, compte tenu de la gravité de l'intoxication
- Allaitement : à éviter (absence de données)

Antidotes injectables (VIII)

Dimercaprol *Liste II-Usage hospitalier*

B.A.L. Durée d'action = 4 heures environ	12 amp. 2 ml = 200 mg + Butacaïne 1 mg (solution huileuse à injecter avec une seringue en verre)	Par voie **IM** stricte (seringue en verre) : 3 mg/kg par injection toutes les 4 heures × 2 jours, toutes les 6 heures le 3e jour, puis 2 fois/jour × 10 jours

Contre-indications

Hypersensibilité au dimercaprol ou à la butacaïne ou à un autre constituant
Utilisation concomitante de fer (toxicité du complexe B.A.L.-fer)

Propriétés

- Chélateur de l'arsenic, du mercure, du plomb, actif pendant environ 4 heures, éliminé en moins de 24 heures dans les urines sous forme de complexes stables en milieu alcalin

Indications

- Intoxications saturnines sévères (plombémie > 5 µmol/l soit 1 000 µg/l et/ou signes neurologiques), en association avec l'EDTA calcicodisodique selon avis spécialisé
- Intoxications aiguës par l'arsenic avant la phase anurique, ou par les sels d'or
- Intoxications aiguës par le mercure inorganique (mais inefficacité à la phase d'anurie et sur l'élimination du mercure intracérébral)

Effets indésirables (environ 50 % des cas)

- Dose-dépendants : hypertension artérielle avec tachycardie (réversibles en 2 heures), nausées et parfois vomissements, céphalées, sensations de brûlures au niveau des lèvres, de la gorge, du pharynx, du pénis, et parfois de constriction du thorax ou des mains, hypersécrétion lacrymale avec rhinorrhée, sialorrhée, hypersudation, douleurs abdominales, dentaires et musculaires, et poussées fébriles chez l'enfant
- Risque d'hémolyse en cas de déficit en G6PD (probablement lié à la butacaïne)
- Douleurs locales au point d'injection intramusculaire, plus rarement abcès stérile
- **Surdosage** : hypertension artérielle, tachycardie, coma, convulsions

Précautions d'emploi

- Procéder à une décontamination cutanée ou oculaire par lavage abondant en cas d'exposition cutanée ou muqueuse et discuter une décontamination digestive dans les 6 premières heures
- Associer le traitement symptomatique en milieu spécialisé (expansion volémique, assistance ventilatoire, épuration extrarénale) selon les défaillances vitales
- Tester la sensibilité individuelle (ne pas dépasser 50 mg lors de la première injection)
- Nécessité absolue d'alcaliniser les urines pour éviter une toxicité rénale
- Insuffisance rénale : réduire la posologie à 2 mg/kg toutes les 12 heures (et n'utiliser qu'en l'absence d'anurie dans les néphrites mercurielles aiguës)
- Utiliser avec prudence en cas d'insuffisance hépatique, d'hypertension artérielle et de déficit en G6PD (risque d'hémolyse)
- Grossesse : effet tératogène par chélation du zinc à forte dose chez l'animal (l'emploi chez la femme enceinte dépendra du risque de l'intoxication)

Antidotes injectables (IX)

EDTA calcicodisodique *Liste II-Usage hospitalier*

CALCIUM ÉDÉTATE DE SODIUM	10 amp. 10 ml = 500 mg	Perfusion **IV** lente (en 1 heure au minimum) : 1 amp. diluée dans 250 ml de soluté isotonique glucosé ou salé × 1 à 2 fois/24 h (cure de 3 à 5 jours à répéter après un intervalle de 7 jours)

Contre-indications
Insuffisance rénale

Propriétés

- Chélateur de divers métaux lourds (plomb, cadmium, chrome, cobalt, cuivre, fer, manganèse, nickel, vanadium, zinc, métaux radioactifs) éliminé par filtration glomérulaire sous forme de complexes stables avec ces métaux (72 % en 24 heures)
- Ce produit n'est pas efficace dans les intoxications par arsenic, mercure, or

Indications

- Intoxications saturnines graves, en asociation avec le B.A.L. ou le DMSA (Succicaptal) après avis spécialisé

Effets indésirables

- Risque de nécrose tubulaire rénale (rare si le mode d'emploi est respecté)
- Perfusion trop rapide : malaise, fièvre, céphalées, vomissements, hypotension transitoire, congestion nasale, mictions impérieuses
- Thrombophlébite locale en cas de dilution insuffisante ou perfusion trop rapide
- Réactions allergiques (éruptions cutanées, bronchospasme)
- Risque de mort par hypertension intracrânienne brutale en cas d'injection IV dans les encéphalopathies saturnines (associer avec le dimercaprol)
- Hyperuricémie
- **Surdosage** : insuffisance rénale aiguë par nécrose tubulaire

Précautions d'emploi

- Contrôler la fonction rénale avant et pendant le traitement
- Grossesse : effet tératogène non exclu chez l'animal (l'utilisation chez la femme enceinte dépendra du risque de l'intoxication)
- Surveillance rapprochée des fonctions rénales et hépatiques
- ***Associations contre-indiquées*** : digitaliques (troubles du rythme graves)
- *Associations à prendre en compte* : diurétiques thiazidiques et apparentés (risque d'hypercalcémie)

Antidotes injectables (X)

Hydroxocobalamine en toxicologie *Liste I-Réservé aux hôpitaux*

CYANOKIT *Conserver à l'abri de la lumière et à moins de + 25 °C*	Poudre pour solution 5 g + dispositif de transfert + 1 set de perfusion IV + 1 cathéter court (enfants)	A. et E. : perfusion IV entre 25 à 30 minutes de 70 mg/kg (5 g environ chez un adulte) en 25 à 30 minutes, à répéter si nécessaire 1 à 2 fois (perfuser alors en 30 à 120 minutes)

Contre-indications
Aucune

Propriétés

- Antidote d'action rapide des cyanures minéraux ou organiques, agissant par complexation du cyanure avec formation de cyanocobalamine éliminée par les urines, considéré comme le plus efficace et le moins délétère des antidotes du cyanure
- Élimination urinaire avec demi-vie d'élimination de 3 à 19 heures (10 heures en moyenne)

Indications

- Intoxications aiguës par l'acide cyanhydrique et ses dérivés ou les produits induisant la formation de cyanure, à la suite d'exposition aux fumées d'incendie, d'ingestion, d'inhalation, de projection ou d'administration de nitroprussiate de sodium

Effets indésirables

- Coloration rosée des téguments et coloration rose à violet foncé des urines disparaissant en 7 jours, possibilité de vomissements si perfusion trop rapide
- Réactions allergiques (urticaire, choc anaphylactique)

Précautions d'emploi

- Utiliser le plus rapidement possible (en urgence sur le lieu même de l'accident, sans attendre les résultats du dosage des cyanures)
- L'hydroxocobalamine ne se substitue pas à l'oxygénothérapie ni aux mesures symptomatiques et ne doit pas en retarder la mise en œuvre
- Grossesse : utilisation à discuter selon l'état clinique et l'effet thérapeutique escompté (avec surveillance ultérieure accrue de la grossesse)

Incompatibilités physico-chimiques

- Ne pas mélanger en perfusion avec des solutions de thiosulfate

Antidotes injectables (XI)

Thiosulfate de sodium injectable

SODIUM THIOSULFATE *Disponible à la PCH*	Amp. 20 ml à 25 %	Perfusion **IV** à la dose de 50 ml en 10 à 20 minutes (2,5 à 5 ml par minute)

Propriétés et indications

- Antidote d'action lente, limitée au secteur intracellulaire (chélateur des ions cyanures, les transformant en thiocyanate atoxique éliminé par voie urinaire), utilisé dans les intoxications cyanhydriques en complément de la ventilation en oxygène pur (qui représente l'essentiel du traitement), de l'hydroxycobalamine et de la réanimation symptomatique (acidose métabolique, troubles hémodynamiques, convulsions)
- Ne pas mélanger dans le même flacon que l'hydroxocobalamine

EDTA dicobaltique

KÉLOCYANOR *Liste I-Réservé aux hôpitaux*	6 amp. 20 ml à 1,5 % = 300 mg	Injection **IV** le plus tôt possible de 1 à 2 amp., suivie de l'injection immédiate par la même aiguille de 50 ml de soluté glucosé à 30 %

Contre-indications

Hypersensibilité à l'édétate dicobaltique, allaitement

Propriétés

- Antidote formant des complexes cyanure-cobalt très stables éliminés par voie urinaire, mais souvent mal toléré (à n'utiliser qu'en cas d'intoxication cyanhydrique confirmée)
- En cas d'efficacité insuffisante (absence de remontée de la TA), une 3e ampoule peut être injectée après 15 minutes (mais toujours suivie de l'injection de 50 ml de soluté glucosé hypertonique à 30 % par la même aiguille)

Indications

- Intoxications cyanhydriques confirmées (mais remplacé par l'hydroxocobalamine) en complément de la ventilation en oxygène pur (qui représente l'essentiel du traitement) et de la réanimation symptomatique

Effets indésirables (fréquents)

- Nausées, vomissements, hémorragies gastro-intestinales
- Éruptions cutanées, œdème de la face
- Hypotension ou hypertension, douleurs angineuses, troubles du rythme cardiaque
- Hyperuricémie
- Agitation, tremblements, convulsions, hypersudation

Chapitre 26

Vaccins
Immunoglobulines

Obligations vaccinales en France

Chez les enfants nés à partir du 01/01/2018, 11 vaccins sont obligatoires : Coqueluche, Diphtérie, *Haemophilus influenzae b*, Hépatite B, Méningocoque C, Pneumocoque, Rougeole, Poliomyélite, Oreillons, Rubéole, Tétanos.
Antérieurement, 3 vaccins étaient obligatoires : Diphtérie, Poliomyélite, Tétanos.
Chez les sujets résidant en Guyane : Fièvre jaune obligatoire.

Les contre-indications médicales définitives sont extrêmement rares : allergie grave connue à l'un des composants, réaction allergique grave lors d'une précédente injection ; immunodépression congénitale ou acquise pour les vaccins vivants atténués.

Les vaccins obligatoires et recommandés sont pris en charge à 100 % pour tous les enfants de 1 à 17 ans et la vaccination est gratuite dans les centres de Protection Maternelle et Infantile (PMI) pour les enfants < 6 ans et les femmes enceintes.

Vaccins (voies d'injection)

Sauf pour le BCG (intradermique), la voie intramusculaire (dans le deltoïde chez l'adulte et l'enfant, ou le quadriceps chez le nourrisson) est *recommandée car plus efficace* et mieux tolérée que la voie SC. Cependant, cette dernière serait aussi efficace qu'en IM pour les vaccins viraux et polysaccharidiques (ROR, haemophilus, pneumocoques, méningocoques, fièvre jaune).

Calendrier des vaccinations et recommandations pour les personnes résidant en France (04/2020)

Âge	Vaccins
Entre 1 et 2 mois	BCG si risque environnemental élevé
À partir de 2 mois (entre 2 à 3 mois)	Diphtérie/Tétanos/Coqueluche/Poliomyélite/Haemophilus b/ Hépatite B : 1re injection d'un vaccin hexavalent (DTCaP/Hib/Hep B) Pneumocoque 13 valences : 1re injection
À l'âge de 4 mois (entre 4 à 5 mois)	Diphtérie/Tétanos/Coqueluche/Poliomyélite/Haemophilus b/ Hépatite B : 2e injection d'un vaccin hexavalent (DTCaP/Hib/Hep B) Pneumocoque 13 valences : 2e injection
Entre 5 et 6 mois	Méningocoque C : 1re injection
À 11 mois	Diphtérie/Tétanos/Coqueluche/Poliomyélite/Haemophilus b/ Hépatite B = 1er rappel avec vaccin hexavalent (DTCaP/Hib/Hep B) Pneumocoque 13 valences : rappel
À partir de 12 mois	Rougeole/Rubéole/Oreillons : 1re injection (1) Méningocoque C : 2e injection
Entre 16 et 18 mois	Rougeole/Rubéole/Oreillons : 2e injection
À l'âge de 6 ans	Diphtérie/Tétanos/Coqueluche/Poliomyélite : 2e rappel avec vaccin tétravalent (DTCaP)
Entre 11 et 13 ans	Diphtérie/Tétanos/Coqueluche/Poliomyélite : 3e rappel avec vaccin tétravalent (doses réduites diphtérie et coqueluche) (dTcaP) (en l'absence de rappel coquelucheux à 6 ans, utiliser DTCaP) Vaccin (11/14 ans) bivalent ou neufvalent contre les infections à papilloma virus : 2 doses espacées de 6 mois
Adulte à partir de 18 ans	Diphtérie/Tétanos/Poliomyélite (dTPolio) : rappel à 25, 45, 65 ans puis tous les 10 ans Coqueluche : rappel entre 18 et 25 ans, possible jusqu'à 40 ans (dTcaP) Hépatite B (si haut risque de contamination et anticorps < 10 mUI/ml)
Adulte > 65 ans	Vaccin antigrippal annuel à partir de 65 ans (dès 6 mois si risque) Vaccin antizona en dose unique (de 65 à 74 ans)

1. Une 1re injection est recommandée entre 6 et 12 mois, dans les 72 heures suivant une exposition à la rougeole, avant un voyage en zone de forte endémicité et en cas d'infection HIV si CD4 ≥ 25 % (HAS).

Vaccins particuliers

Hépatite A	2 doses à 6 mois d'intervalle à partir d'un an si risque particulier
Varicelle	En l'absence d'antécédents de varicelle et de sérologie < 0 : 2 doses chez les personnes contacts de sujets immunodéprimés, chez les adolescents de 12 à 18 ans, chez les femmes en âge de procréer ou dans les suites d'un accouchement, chez l'adulte dans les 3 jours suivant un contact varicelleux

Vaccins (généralités)

Vaccins et terrain physio-pathologique

Vaccins pendant la grossesse (1)	
Vaccins possibles sans risque si indication	Vaccins antitétanique, antipolio injectable, antihépatite B, anti-grippal, antiméningococcique, antirabique, anticholérique, antihépatite A
Vaccins contre-indiqués théoriquement (2)	Vaccins antiamaril (contre-indiqué au 1er trimestre sauf risque majeur de contamination), antidiphtérique, antibrucellique, anticoquelucheux
Vaccins contre-indiqués car à virus vivants atténués	Vaccins antipolio buvable, antirubéoleux, antirougeoleux, antiourlien, antivaricelle
Vaccins déconseillés par principe	BCG (mais en fait sans risques décrits pour le fœtus) Vaccins antipneumococciques, antileptospires

1. Avant une grossesse ou dans le post-partum devraient être contrôlées l'ensemble des vaccinations recommandées, et particulièrement : rubéole, rougeole, varicelle, coqueluche.
2. Risque d'avortement ou accouchement prématuré par hyperthermie post-vaccinale éventuelle.

Vaccins et infection antérieure	
Vaccins inoffensifs mais inutiles en cas d'infection antérieure	Vaccins antiourlien, antirougeoleux, antirubéoleux, antipolio injectable, antihépatites A et B

Vaccins chez les sujets immunodéprimés (3) ou aspléniques	
Vaccins recommandés (4)	Vaccins diphtérie-tétanos-polio-coqueluche acellulaire (dTCaP), hémophilus influenza b, hépatites A et B, méningocoque C conjugué (jusqu'à 24 ans), pneumocoque, papillomavirus, grippe saisonnière
Vaccins contre-indiqués (5)	BCG Vaccins à virus vivants atténués (antipolio buvable, antiamaril, antigrippal nasal, antiourlien, antirotavirus, antirougeoleux, antirubéoleux, antivaricelle)

3. Déficits immunitaires congénitaux ou acquis : transplantation d'organe, greffes de cellules souches hématopoïétiques, infection VIH, immunosuppresseurs, anti-TNF, chimiothérapies anticancéreuses.
4. La diminution de l'immunogénicité des vaccins peut justifier des schémas vaccinaux particuliers.
5. Vaccins contre-indiqués car risque de maladie post-vaccinale.

Vaccins et anticoagulants
Le risque d'hématome conduit à déconseiller la voie IM : dans ce cas, on peut utiliser la voie SC en regard d'un plan osseux sous-jacent (face antéro-externe du bras, ou éventuellement face dorsale de l'avant-bras, juste au dessus du poignet), afin de pouvoir exercer une bonne compression.

Prévention de la coqueluche chez le nouveau-né

La stratégie du cocooning assure l'immunisation préventive contre la coqueluche des personnes qui s'occuperont d'un futur nouveau-né : parents, fratrie, gardes d'enfants. Elle concerne les sujets vaccinés depuis plus de 10 ans ou non vaccinés : 1 dose dTcaP.

Vaccins (généralités)

Vaccins chez les voyageurs (1) (2) (3) (4) et (5)

Vaccin	Remarques
Choléra	Ce vaccin n'est pas recommandé pour les voyageurs, mais il peut être **préconisé** pour le personnel de santé dans des situations épidémiques
Diphtérie	Mise à jour recommandée pour tout sujet, en particulier voyageur
Encéphalite japonaise	Vaccin **recommandé** pour les séjours avec exposition importante en milieu extérieur dans les zones d'endémie (Extrême-Orient de l'Inde au Japon, Asie du Sud-Est, Sri Lanka, Indonésie)
Encéphalite à tiques	Vaccin **indiqué** chez les voyageurs en zone rurale ou boisée dans les régions d'endémie (Europe centrale, orientale et septentrionale, nord de l'Asie centrale, de la Chine et du Japon) du printemps à l'automne
Fièvre jaune	Vaccin **indispensable** avant voyage en Afrique intertropicale (entre 15° de latitude nord et 20° de latitude sud) et en Amérique latine (entre 10° de latitude nord et 20° de latitude sud), **obligatoire** en Guyane
Hépatite A	Vaccin **utile** avant séjour prolongé en zones à haute endémicité (régions tropicales et subtropicales d'Afrique, d'Amérique et d'Asie)
Hépatite B	Vaccin **indispensable** pour les soignants, **recommandé** avant voyage prolongé dans les zones à haute endémicité (Afrique intertropicale, Chine, Asie du Sud-Est et Amérique latine)
Méningites des types A et C	Vaccin **obligatoire** (A, C, W135, Y) avant un pèlerinage en Arabie Saoudite **Recommandé** aux résidents et aux voyageurs effectuant un séjour de fin décembre à fin juin en zone d'endémicité (zone dite "ceinture de la méningite" = Amérique du Sud et Afrique Centrale de l'Atlantique à la Mer Rouge
Poliomyélite	Mise à jour **indispensable** chez tout sujet, voyageur ou non
Rage	Vaccin **recommandé** aux professionnels exposés (vétérinaires), **utile** pour les résidents et les voyageurs au long cours en zones d'enzootie rabique d'Amérique du Sud, d'Amérique centrale, d'Afrique et d'Asie (notamment l'enfant dès qu'il marche, car plus exposé que l'adulte)
Rougeole	Peut être réalisé dès l'âge de 6 mois (vaccin trivalent ROR)
Tétanos	Mise à jour **indispensable** chez tout sujet, voyageur ou non
Tuberculose	Vaccination par BCG **recommandée** dès la naissance et jusqu'à 15 ans en cas de séjours fréquents ou > 1 mois dans les pays à forte incidence
Typhoïde	Vaccin **recommandé** aux soignants et aux voyageurs en cas de séjour prolongé ou avec hygiène précaire en zone d'endémie (Afrique, Sud-Est asiatique dont le sous-continent indien, Indonésie, Amérique latine)

1. BEH Voyageurs 19/05/2020.
2. Le vaccin MOSQUIRIX, conçu pour protéger contre le paludisme et le virus de l'hépatite B, est destiné aux enfants en bas âge dans les pays d'endémie. Non commercialisé en France.
3. Le vaccin ERVEBO, conçu pour protéger contre le virus Ebola Zaïre, est destiné aux pays d'épidémies et aux travailleurs sanitaires s'y rendant. Non commercialisé en France.
4. Le vaccin DENGVAXIA, conçu pour protéger contre la dengue, est uniquement destiné aux sujets de 9 à 45 ans en pays d'endémie et déjà infectés dans le passé. Non commercialisé en France.
5. Le site *www.pasteur-lille.fr/vaccinations-voyages* précise les pays et les zones à risque.

Vaccin antirubéoleux (vaccin vivant atténué)

Il n'y a pas de vaccin antirubéoleux monovalent

Vaccins associés (rubéole + rougeole + oreillons) : PRIORIX M-M-R Vax Pro *Conserver de + 2 °C à + 8 °C* *Remboursement 65 %-Coll*	Injection **IM** ou **SC** *chez tout enfant entre 12 et 15 mois*, avec les vaccins antiourlien et anti-rougeoleux, avec rappel entre 16 et 18 mois Injection de rattrapage [rougeole/rubéole/oreillons] : 2 doses à au moins 1 mois d'intervalle

Contre-indications

Grossesse, ATCD de réaction anaphylactique à l'ingestion d'œuf
Déficit immunitaire congénital ou acquis, dont infections à VIH et traitements par immunodépresseurs ou corticothérapie (*cf.* Précautions d'emploi)
Injection récente de gamma-globulines (*cf.* Interactions), allergie à la néomycine

Propriétés

- Vaccin antirubéoleux associé viral vivant atténué (souche Wistar RA 27/3 M) cultivé sur des cellules diploïdes humaines, *assurant une protection absolue chez l'enfant et presque absolue chez l'adulte* apparaissant en 15 jours et persistant pendant 18 ans au moins
- Rubéole (embryopathies) : < 1 cas/100 000 naissances en France, dont surdités et malformations oculaires (87 %), cardiopathies (59 %)

Indications (la vaccination de tous les enfants permettrait l'éradication mondiale)

- Prévention de la rubéole et des embryopathies rubéoliques : vaccination obligatoire pour tous les enfants nés à partir du 01/01/2018
- Femme en âge de procréer : une seule injection *après un test de grossesse négatif*
- *À noter* : il n'y a aucun risque à vacciner contre [rougeole/rubéole/oreillons] un sujet ayant déjà eu l'une de ces trois maladies, ceci le protégera contre les autres

Effets indésirables (bénins, entre le 3e et le 12e jour, plus fréquents chez l'adulte)

- Réaction fébrile (10 à 20 %), exanthème rubéolique (5 à 10 %), infections des voies respiratoires, arthralgies (1 % chez l'enfant, mais 5 à 10 % chez l'adulte), adénopathies (15 à 20 %, surtout chez l'adulte), parotidite, orchi-épididymite, conjonctivite, méningite lymphocytaire régressive, négativation transitoire des tests tuberculiniques

Précautions d'emploi et interactions médicamenteuses

- Femmes séronégatives en période d'activité génitale : *faire auparavant un test de grossesse et vacciner sous contraception efficace poursuivie pendant les 2 mois suivants*, puis contrôler la séroconversion et revacciner si le sérodiagnostic est < 1/20
- Enfant de mère VIH positive : la sérologie VIH est ininterprétable jusqu'à l'âge de 9 à 10 mois où l'enfant peut être vacciné s'il est séronégatif (avis spécialisé s'il est infecté)
- Grossesse : **contre-indiqué**, mais aucune malformation observée sur plus de 1 000 femmes enceintes vaccinées accidentellement (→ pas d'IVG systématique)
- ***Associations contre-indiquées*** : traitements immunodépresseurs, corticothérapie
- Vaccin rendu inefficace en cas d'injection de gamma-globulines dans les 6 semaines précédentes ou dans les 2 semaines suivantes
- Vaccin compatible avec les vaccins contre la coqueluche, le tétanos, la diphtérie, la poliomyélite et avec le BCG

Vaccin antirougeoleux (vaccin vivant atténué)

Il n'y a pas de vaccin antirougeoleux monovalent

Vaccins associés (rubéole + rougeole + oreillons) : PRIORIX M-M-R Vax Pro *Conserver de + 2 °C à + 8 °C* *Remboursement 65 %-Coll*	Injection **IM** ou **SC** *chez tout enfant entre 12 et 15 mois*, avec les vaccins antiourlien et anti-rougeoleux, avec rappel entre 16 et 18 mois Injection de rattrapage [rougeole/rubéole/oreillons] : 2 doses à au moins 1 mois d'intervalle

Contre-indications

Grossesse, ATCD de réaction anaphylactique à l'ingestion d'œuf
Déficit immunitaire congénital ou acquis, dont infections à VIH et traitements par immunodépresseurs ou corticothérapie (*cf.* Précautions d'emploi)
Injection récente de gamma-globulines (*cf.* Interactions), allergie à la néomycine

Propriétés

- Vaccin antirougeoleux associé viral vivant atténué (souche Schwarz), cultivé sur des cellules d'embryon de poulet, induisant la production d'anticorps chez 98 % de sujets séronégatifs (93 % après 2 ans)
- *Morbidité et mortalité de la rougeole*. Une recrudescence de la rougeole est observée depuis 10 ans dans le monde, en Europe (2018 : 80 000 cas et une centaine de décès) et également en France (2019 : 2 636 cas et 2 décès ; 2020 : 240 cas). L'augmentation de la couverture vaccinale à 2 doses avant l'âge de 2 ans et le rattrapage des sujets réceptifs (nés depuis 1980) devraient permettre l'interruption de la transmission

Indications

- Prévention de la rougeole (vaccinoprophylaxie efficace dans les 4 jours après contage)
- *À noter* : il n'y a aucun risque à vacciner contre [rougeole/oreillons/rubéole] un sujet ayant déjà eu l'une de ces trois maladies, ceci le protégera contre les autres
- *RTU* : nourrissons de 6 à 8 mois si contact rougeole < 72 heures ou zone à risque

Effets indésirables (bénins, entre le 3e et le 12e jour, plus fréquents chez l'adulte)

- Réaction locale et fièvre (10 à 20 %), exanthème (5 à 10 %), infection des voies respiratoires, arthralgies (1 % chez l'enfant, mais 5 à 10 % chez l'adulte), adénopathies (15 à 20 %, surtout chez l'adulte), parotidite, orchi-épididymite, conjonctivite, méningite lymphocytaire régressive, négativation transitoire des tests tuberculiniques

Précautions d'emploi et interactions médicamenteuses

- Femmes séronégatives en période d'activité génitale : *faire auparavant un test de grossesse et vacciner sous contraception efficace poursuivie pendant les 2 mois suivants*, puis contrôler la séroconversion et revacciner si le sérodiagnostic est < 1/20
- Enfant de mère VIH positive : la sérologie VIH est ininterprétable jusqu'à l'âge de 9 à 10 mois où l'enfant peut être vacciné s'il est séronégatif (avis spécialisé s'il est infecté)
- Grossesse : **contre-indiqué**, mais aucune malformation observée sur plus de 1 000 femmes
- ***Associations contre-indiquées*** : traitements immunodépresseurs, corticothérapie
- Vaccin rendu inefficace en cas d'injection de gamma-globulines dans les 6 semaines précédentes ou dans les 2 semaines suivantes
- Vaccin compatible avec les vaccins contre la coqueluche, le tétanos, la diphtérie, la poliomyélite et avec le BCG

Vaccin antiourlien (vaccin vivant atténué)

Il n'y a pas de vaccin antiourlien monovalent

Vaccins associés (rubéole + rougeole + oreillons) : PRIORIX M-M-R Vax Pro *Conserver de + 2 °C à + 8 °C* *Remboursement 65 %-Coll*	Injection **IM** ou **SC** *chez tout enfant entre 12 et 15 mois*, avec les vaccins antiourlien et antirougeoleux, avec rappel entre 16 et 18 mois Injection de rattrapage [rougeole/rubéole/oreillons] : 2 doses à au moins 1 mois d'intervalle

Contre-indications

Grossesse, ATCD de réaction anaphylactique à l'ingestion d'œuf
Déficit immunitaire congénital ou acquis, dont infections à VIH et traitements par immunodépresseurs ou corticothérapie (*cf.* Précautions d'emploi)
Injection récente de gamma-globulines (*cf.* Interactions), allergie à la néomycine

Propriétés

- Vaccin antiourlien associé viral vivant atténué (souche Jeryl-Lynn), cultivé sur des cellules d'embryon de poulet *assurant une prévention presque absolue des oreillons* apparaissant en 15 jours et persistant au moins pendant 10 ans
- *Morbidité des oreillons* : depuis la mise en place de la vaccination anti-ourlienne (1986), l'incidence de la maladie a chuté d'un facteur 100 (859 à 9/100 000 en 2011) mais la maladie survient encore en petits foyers épidémiques à un âge plus tardif (15-25 ans) avec des complications plus fréquentes : méningite lymphocytaire (16 %), encéphalite, surdité, orchite, pancréatite

Indications

- Prévention des oreillons et de leurs complications ou séquelles parfois définitives (surdité, stérilité) : vacciner avant la puberté tous les enfants (filles et garçons)
- *NDR* : il n'y a aucun risque à vacciner contre [rougeole/rubéole/oreillons] un sujet ayant déjà eu l'une de ces trois maladies, ceci le protégera contre les autres

Effets indésirables (rares, survenant entre le 5e et le 30e jour)

- Érythème et/ou nodule au point d'injection (9 %), fièvre (10 à 20 %), parotidite unilatérale indolore fugace (1 %), négativation transitoire des tests tuberculiniques, méningite lymphocytaire post-vaccinale rapidement réversible (1 cas/1 million), orchi-épididymite, conjonctivite

Précautions d'emploi et interactions médicamenteuses

- Enfant de mère VIH-positive : la sérologie VIH est ininterprétable jusqu'à l'âge de 9 à 10 mois où l'enfant peut être vacciné s'il est séronégatif (avis spécialisé s'il est infecté)
- Grossesse : vaccin contre-indiqué par principe, mais la vaccination accidentelle d'une femme enceinte n'a jamais entraîné de malformations et ne justifie pas une IVG
- ***Associations contre-indiquées*** : traitements immunodépresseurs, corticothérapie
- Vaccin rendu inefficace en cas d'injection de gamma-globulines dans les 6 semaines précédentes ou dans les 2 semaines suivantes
- Vaccin compatible avec les vaccins contre la coqueluche, la diphtérie, le tétanos, la poliomyélite et avec le BCG

Vaccin antiamaril (vaccin vivant atténué)

STAMARIL Seringue de 0,5 ml *Conserver de + 2 °C à + 8 °C* *Non remboursé-Réservé aux centres de vaccin antiamaril*	A. et E. > 6 mois : injection unique par voies **IM** ou **SC** (vaccin effectué uniquement dans les centres de vaccination contre la fièvre jaune, qui délivrent un *certificat international valable à vie* à compter du 10e jour suivant la vaccination)

Contre-indications

Déficit immunitaire congénital ou acquis (excepté les infections à VIH)
Traitements par immunodépresseurs, cytotoxiques ou corticothérapie
Affection aiguë ou chronique évolutive
Antécédents d'affection neurologique
Allergie vraie aux protéines de l'œuf (exceptionnelle)
Grossesse (*cf.* Précautions d'emploi), enfant < 6 mois

Propriétés

- Vaccin viral vivant atténué cultivé sur cellules d'embryon de poulet, assurant dans près de 100 % des cas une protection efficace contre la fièvre jaune *apparaissant 10 joursaprès l'injection* et persistant *pendant 10 ans* (rappel tous les 10 ans si exposition)
- *Morbidité et mortalité de la fièvre jaune* : l'OMS estime à 200 000 le nombre de cas annuels avec une mortalité > 10 %

Indications

- Prévention de la fièvre jaune avant un voyage dans les zones d'endémicité amarile = Afrique intertropicale (entre 15° de latitude nord et 20° de latitude sud) et Amérique intertropicale (entre 10° de latitude nord et 20° de latitude sud) : *vaccin absolument recommandé tant aux habitants des zones d'endémie qu'aux voyageurs s'y rendant*
- Ce vaccin est *obligatoire dans le département de la Guyane* (il peut être effectué chez l'enfant dès l'âge de 6 mois) mais une vaccination de rappel n'est plus nécessaire

Effets indésirables

- Bénins (10 % des cas) : syndrome pseudo-grippal du 4e au 10e jour (fièvre, céphalées et courbatures cédant en 2 à 4 jours), douleur modérée au point d'injection
- Exceptionnels : réactions allergiques chez les sujets allergiques aux protéines de l'œuf (urticaire, œdème de Quincke, bronchospasme, voire choc anaphylactique)
- Rarissimes : complications neurologiques ou hépato-néphrites post-vaccinales

Précautions d'emploi

- Grossesse au 1er trimestre : contre-indiqué sauf risque majeur de contamination
- Infections à VIH : vaccin possible si lymphocytes CD4 > 200/mm^3

Interactions médicamenteuses et associations vaccinales

- ***Associations contre-indiquées*** : traitements immunodépresseurs, chimiothérapies cytotoxiques, corticothérapie
- ***Association déconseillée*** avec le vaccin anticholérique (intervalle de 3 semaines, le vaccin antiamaril étant réalisé en premier)
- Vaccin compatible avec les autres vaccins (effectués à un site différent)

Vaccin antirotavirus (vaccin vivant atténué)

ROTARIX (1) *Conserver de + 2 °C à + 8 °C* *Ne pas congeler* *Liste I-Non remboursé-Non agréé Coll*	Vaccin monovalent (G1) : 2 doses par **voie orale** à partir de l'âge de 6 semaines avec un intervalle d'au moins 4 semaines
ROTATEQ (1) *Conserver de + 2 °C à + 8 °C* *Ne pas congeler* *Liste I-Non remboursé-Non agréé Coll*	Vaccin pentavalent (G1, G2, G3, G4, P) : 3 doses par **voie orale** à partir de l'âge de 6 semaines avec un intervalle de 4 à 10 semaines

1. **Ce vaccin ne doit jamais être injecté.**

Contre-indications

Antécédents d'hypersensibilité à une prise antérieure de vaccins antirotavirus
Antécédents d'invaginations intestinales, malformation congénitale prédisposant à une invagination intestinale, immunodéficience connue ou suspectée
Transitoires : maladies fébriles sévères aiguës, diarrhée ou vomissements

Propriétés

- Vaccin antiviral vivant atténué, dirigé contre les rotavirus de sérotypes G1, G2, G3, G4 et P1A(8), pour la protection contre les gastro-entérites sévères
- *Morbidité et mortalité des infections à rotavirus* : les rotavirus sont la principale cause de gastro-entérites aiguës du jeune enfant (30 à 50 % des hospitalisations pour diarrhée)

Indications (la vaccination doit être terminée avant l'âge de 24 semaines)

- Immunisation active des nourrissons à partir de l'âge de 6 semaines pour la prévention des gastro-entérites dues à une infection à rotavirus
- ***NDR** : cette vaccination n'est pas recommandée en France en raison du niveau d'hygiène élevé et du risque d'invagination intestinale aiguë*

Effets indésirables

- Très fréquents (> 10 %) : irritabilité, perte d'appétit
- Fréquents (1 à 10 %) : diarrhée, vomissements, flatulences, douleurs abdominales, régurgitation alimentaire, fièvre, fatigue
- Peu fréquents (< 1 %) : pleurs, troubles du sommeil, somnolence, constipation, enrouement, rhinorrhée, infection des voies respiratoires supérieures, dermatite, éruption cutanée, crampes musculaires, apnées, hypersensibilité, maladie de Kawasaki
- *NDR* : un rapport de pharmacovigilance (10/02/2015) fait état de complications graves essentiellement digestives (75 %) avec risque d'invagination intestinale aiguë parfois mortelle

Précautions d'emploi et associations vaccinales

- Nécessité de sensibiliser les parents aux premiers signes évocateurs d'une invagination intestinale dans le mois suivant la vaccination
- Sujets VIH asymptomatiques : utilisation non recommandée (données insuffisantes)
- Utiliser avec prudence chez les sujets en contact avec des patients immunodéprimés, tels que patients atteints d'affections malignes ou sous traitement immunosuppresseur
- Vaccin compatible avec les vaccins inactivés antitétanique, antidiphtérique, antipolio injectable, anticoquelucheux, antihépatite B, antihaemophilus, antipneumococcique

Vaccin antivaricelle (vaccin vivant atténué)

VARILRIX VARIVAX *Conserver de + 2 °C à + 8 °C* *Remboursement 65 %-Coll*	Injection **IM** ou **SC** de 2 doses espacées d'au moins 6 semaines

Contre-indications

Grossesse (risque de varicelle néonatale), allergie à la néomycine
Sujets en aplasie médullaire ou en imminence d'aplasie médullaire prévisible dans les 8 jours (< 500 lymphocytes/mm^3 ou < 500 polynucléaires neutrophiles/mm^3)
Sujets sous traitement immunosuppressif intense (phase d'induction de traitement pour leucémie, chimiothérapie anticancéreuse ou radiothérapie généralisée)
Sujets dont le système immunitaire cellulaire est déficient, dont infection par le VIH

Propriétés

- Vaccin viral vivant atténué (souche OKA), destiné à la prévention de la varicelle chez les enfants exposés au risque des formes graves de la maladie et aux enfants et adultes immunocompétents sans antécédents connus de varicelle (ou avec sérologie négative) et pouvant être en contact avec des sujets immunodéprimés
- *Morbidité et mortalité de la varicelle en France* : environ 700 000 cas par an (90 % des cas avant 10 ans), dont 3 000 hospitalisations et environ 20 décès (70 % non-immunodéprimés, 70 % chez les sujets > 15 ans) et quelques cas de fœtopathies

Indications

- Pas d'indication systématique
- Adolescent entre 12 et 18 ans si sérologie négative
- Femme en âge de procréer si sérologie négative et test de grossesse négatif
- Femme sans antécédent de varicelle dans les suites d'une grossesse, après test négatif de grossesse

Effets indésirables

- Locaux (17 %) : douleur, érythème et induration modérés au point d'injection
- Éruptions varicelliformes survenant dans un délai de 1 à 12 jours (14 % après la 1re injection et 5 % après la 2e injection), fièvre > 38,5 °C (4 %)
- Exceptionnellement possibilité de réaction allergique (à la néomycine surtout)

Précautions d'emploi et interactions médicamenteuses

- Vérifier préalablement la NFS → les lymphocytes doivent être > 500/mm^3 ainsi que les polynucléaires neutrophiles
- Vaccin inactivé rapidement à température ambiante → injecter dès la reconstitution
- Efficacité pouvant être diminuée par les gamma-globulines spécifiques antivaricelle → respecter un délai de 3 mois après une immunisation spécifique passive
- Chimiothérapie continue → observer une fenêtre thérapeutique de 1 semaine avant et après chaque injection de ce vaccin
- Administration de corticoïdes → corticothérapie à remettre à plus de 2 semaines après chaque injection de ce vaccin
- Schéma vaccinal normal chez l'enfant séropositif pour le VIH

Vaccin antizona (vaccin vivant atténué)

ZOSTAVAX *Conserver de + 2 °C à + 8 °C* *Liste I-30 %-Coll*	A. Injection **SC** ou **IM** d'une dose unique

Contre-indications

Hypersensilité à la néomycine
Immunodéficience primaire ou acquise (maladies et/ou traitements)
Tuberculose active non traitée
Grossesse

Propriétés

- Vaccin viral vivant atténué relançant l'immunité spécifique contre le virus varicelle-zona (VZV) destiné à la prévention du zona chez les sujets de plus de 50 ans
- L'incidence annuelle du zona en France a été estimée à 8/1 000 environ chez les sujets de plus de 50 ans, soit 182 500 cas en 2005. L'incidence augmente avec l'âge et la persistance de douleurs post-zostériennes est d'environ 45 % à 1 mois, 32 % à 3 mois et 18 % à 6 mois

Indications

- Prévention du zona et des douleurs post-zostériennes (réduction de 66 %) chez les sujets de plus de 50 ans
- ***NDR*** :
  - Le Haut Conseil de la santé publique recommande la vaccination chez les adultes de 65 à 74 ans. Passé cet âge, les données d'efficacité et de tolérance sont limitées
  - Ce vaccin n'est pas indiqué pour la prévention de la varicelle et ne doit pas être utilisé chez les enfants

Effets indésirables

- Très fréquents (> 10 %) : au site d'injection, érythème, douleur à la pression, gonflement, prurit, hématome, induration
- Fréquents (1 à 10 %) : céphalées, douleurs des extrémités, fièvre, urticaire, arthromyalgies, nausées
- Rares (< 1 %) : varicelle, zona (souche vaccinale), réaction anaphylactique

Précautions d'emploi et interactions médicamenteuses

- La vaccination doit être différée en cas de fièvre
- Une surveillance doit être effectuée dans les rares cas de réactions anaphylactiques
- La tolérance et l'efficacité n'ont pas été établies chez les patients VIH
- Ne pas vacciner les femmes enceintes et une grossesse doit être évitée durant le mois suivant la vaccination
- Peut être administré en même temps que le vaccin antigrippal (deux sites différents) et le vaccin dTP
- Ne peut pas être administré en même temps que le vaccin antipneumococcique à 23 valences (diminution de l'immunogénicité)
- Pas de données sur les autres vaccins

Vaccin antipoliomyélitique (vaccin inactivé)

Vaccin non associé : IMOVAX POLIO *Vaccin associé* : *cf.* Vaccins combinés pages suivantes *Conserver de + 2 °C à + 8 °C* *Remboursement 65 %-Coll*	Susp. inj. en seringue préremplie (0,5 ml) Primovaccination en 2 injections **IM** ou **SC** (2 et 4 mois) puis rappel à 11 mois, 6 ans et entre 11 et 13 ans Âge adulte : rappels à 25 ans, 45 ans, 65 ans puis tous les 10 ans

Contre-indications

Aucune (même chez la femme enceinte et dans les déficits immunitaires)

Propriétés

- Vaccin viral inactivé préparé à partir des 3 types de poliovirus cultivés sur lignée cellulaire Vero et inactivés par le formol, *assurant une protection absolue contre la poliomyélite* apparaissant dès la 2e injection et persistant au moins pendant 5 ans après le premier rappel et de façon efficace après rappels tous les 10 ans
- *Morbidité de la poliomyélite* : la vaccination de masse dans le monde a pour objectif l'éradication de la maladie qui a passé de plusieurs centaines de milliers de cas/an à 134 cas notifiés en 2020. Cependant, les difficultés vaccinales dans certains pays (Afghanistan, Pakistan) sont responsables de résurgences épidémiques et par ailleurs 906 cas de poliomyélite vaccinale liée au vaccin vivant atténué ont été déclarés en 2020. La vaccination généralisée reste indispensable tant que la maladie n'a pas été éradiquée

Indications

- Prévention de la poliomyélite : *vaccin à généraliser dans toute la population*, avec des rappels chez l'adulte et le sujet âgé
- Chez la femme enceinte, ce vaccin inactivé bien toléré permet d'obtenir chez l'enfant une immunité passive jusqu'à l'âge de 6 mois (où il sera protégé par son vaccin)

Effets indésirables

- *Réactions locales bénignes* : douleurs et/ou érythème local disparaissant en 24 à 48 heures, nodule indolore persistant plusieurs semaines (5 à 10 %), très exceptionnellement abcès aseptique spontanément curable
- Très exceptionnelles myélites post-vaccinales d'origine allergique, régressant lentement mais faisant alors déconseiller la poursuite de ce vaccin

Associations vaccinales

- Vaccin compatible avec gamma-globulines et les vaccins contre tétanos, diphtérie, coqueluche, typhoïde, tuberculose, rougeole, rubéole, oreillons, fièvre jaune

Le vaccin antipoliomyélitique par voie orale (vaccin vivant atténué) est beaucoup plus commode d'utilisation dans les pays sous-développés mais certains mutants sont responsables d'une véritable maladie (poliomyélite vaccinale). Il n'est plus disponible en France.

Vaccin antituberculeux ou BCG (vaccin vivant atténué)

VACCIN BCG SSI Fl. multidoses = 10 doses de 0,1 ml ou 20 doses de 0,05 ml *Conserver de + 2 °C à + 8 °C* *Remboursement 65 %-Coll*	Injection *intradermique stricte* avec une aiguille courte et fine à biseau court, à la dose exacte de *0,1 ml* (0,05 ml chez l'enfant avant 2 ans) en créant une papule intradermique de 5 à 8 mm de diamètre

Contre-indications

Déficits immunitaires touchant l'immunité cellulaire, dont les infections à VIH
Dermatoses infectieuses en évolution (contre-indication temporaire)

Propriétés et indications

- Vaccin microbien à bacilles vivants atténués, préparé à partir de bacilles tuberculeux non pathogènes issus de la souche obtenue en 1913 par Calmette et Guérin
- Le BCG *diminue le risque de tuberculose dans les 10 ans qui suivent chez 80 % des sujets vaccinés et dans les 20 ans qui suivent chez 50 % d'entre eux*, la durée de la protection étant parallèle à celle de l'allergie tuberculinique
- Un virage des tests tuberculiniques est observé dans 90 à 95 % des cas avec le vaccin intradermique, mais *une résistance au vaccin est possible* dans 1 à 5 % des cas avec absence de virage des tests tuberculiniques malgré plusieurs BCG
- *Morbidité de la tuberculose en France* : environ 5 000 cas sont déclarés en France ces dernières années dont plus de 100 chez des enfants de moins de 5 ans avec un taux très variable selon les régions : Île de France : 14,7/100 000 ; Poitou-Charentes : 3,4/100 000, différence liée à la fréquence élevée chez les sujets d'origine étrangère, les populations défavorisées, les immunodéprimés (sida, traitements)

Effets indésirables

- *Micro-ulcération superficielle* normale au site d'inoculation, apparaissant après 15 à 20 jours et cicatrisant rapidement (à traiter par pansement sec)
- *Adénites régionales inflammatoires simples* (6 à 12 %) apparaissant 3 à 5 semaines après le vaccin et disparaissant spontanément en 1 mois
- *Adénites suppurées* ou *"bécégites" favorisées par une technique défectueuse et par le jeune âge* (5 ‰ avant l'âge de 2 ans, 0,5 à 1,5 ‰ après 2 ans, 0,15 ‰ après 6 ans), guérissant par résorption ou calcification ou après fistulisation, ou évoluant vers la suppuration sur plusieurs semaines ou mois (nécessitant alors l'évacuation du caséum, et si besoin 1 à 3 injections locales d'isoniazide à la dose de 1 ml, voire un drainage ou plus rarement une exérèse chirurgicale)
- *Bécégites généralisées mortelles exceptionnelles* avant l'apparition de l'épidémie de sida (35 cas mondiaux répertoriés, dans des déficits graves de l'immunité cellulaire)

Précautions d'emploi

- La vérification préalable de la négativité des tests tuberculiniques sert essentiellement à ne pas attribuer au BCG des symptômes liés à une tuberculose
- Effectuer le vaccin BCG après nettoyage puis dégraissage de la peau à l'éther, dans la région deltoïdienne ou à la face interne du tiers moyen du bras
- Grossesse : vaccin déconseillé par principe (vaccin vivant atténué)

Associations vaccinales

- L'intervalle légal (et théorique) entre le BCG et d'autres vaccins est de 1 mois, mais le BCG (inoculé à part) peut être fait le même jour que tout autre vaccin

Remarques

- Le BCG n'est recommandé que chez les enfants à risque élévé de tuberculose
- Le BCG **doit être proscrit chez le nouveau-né de mère VIH-séropositive**
- La vaccination des professionnels et des étudiants du secteur sanitaire et social n'est plus obligatoire (01/04/2019)
- La vaccination de masse **ne doit pas être remise en question** dans les pays ou les groupes à forte prévalence

Test tuberculinique à la tuberculine purifiée	
TUBERTEST Tuberculine en solution, 1 fl. multidoses de 1 ml (= 10 doses de 5 UI) *Conserver de + 2 °C à + 8 °C* *Remboursement 65 %-Coll*	Injection *intradermique stricte* de 1 dose de 0,1 ml (= 5 UI) à lire 48 ou mieux 72 heures après l'injection → **positivité si induration** ***palpable d'au moins 5 mm***

Propriétés

- Test à effectuer après nettoyage puis dégraissage de la peau à l'éther, à la face antérieure ou externe de l'avant-bras, utilisé pour rechercher l'allergie tuberculinique spontanée (témoignant d'un contact avec le bacille) ou post-vaccinale (indiquant une protection contre la maladie)

Précautions d'emploi

- Disposer toujours d'adrénaline et surveiller le patient pendant 15 minutes après l'injection, car très rares mais réelles réactions anaphylactiques graves

Tests Gamma-Interféron ou IGRA = *Interferon Gamma Release Assays*	
QuantiFERON-TB	Prélèvement de 3 tubes spécifiques de 1 ml à incuber de 16 à 24 h à + 37 °C après agitation
T-SPOT-TB	Prélèvement de 1 tube spécifique de 7 ml à incuber entre + 18 °C et + 25 °C après agitation

Propriétés et utilisation

- Mise en évidence de la production d'interféron gamma par les lymphocytes T effecteurs en réponse à une stimulation par des protéines mycobactériennes spécifiques de *Mycobacterium tuberculosis*
- En principe peu sensible à une vaccination antérieure par le BCG ou aux autres mycobactéries
- Il s'agit de tests destinés au dépistage d'une tuberculose latente dans des situations déterminées : enquête autour d'un cas chez les adultes > 15 ans, avant traitement par anti-TNF alpha, migrants récents < 15 ans, personnel soignant exposé, avant le BCG chez le nourrisson > 12 semaines

Vaccin antihaemophilus influenzae de type b (protéine de capsule)

Vaccin non associé : ACT-HIB Seringues de 0,5 ml *Conserver de + 2 °C à + 8 °C* *Remboursement 65 %-Coll*	E. < 6 mois : 3 injections **IM** ou **SC** espacées de 1 à 2 mois (à 2 mois, 3 mois, 4 mois) + Injection de rappel 1 an après
Vaccins associés	*Cf.* vaccins combinés pages suivantes : 1 injection **IM** ou **SC** à 2 mois et à 4 mois avec 1 rappel à 11 mois

Contre-indications

Hypersensibilité à l'un des composants, notamment à la protéine tétanique

Propriétés

- Vaccin PRP-T constitué du polyoside de la capsule de *Haemophilus influenzae de type b* (PRP) couplé avec une protéine porteuse, l'anatoxine tétanique (T), pour stimuler la mémoire immunitaire chez l'enfant < 15 mois, mais cette anatoxine ne remplace en aucun cas le vaccin antitétanique, absolument indispensable
- L'efficacité de ce vaccin est démontrée par une **quasi-disparition des infections invasives dont les méningites** depuis sa pratique systématique, notamment en Finlande, en France, en Grande-Bretagne, en Suède et aux États-Unis
- Morbidité des infections à *Haemophilus influenzae de type b* (surtout avant l'âge de 5 ans) : méningites (25 cas par an/100 000 enfants avant l'adoption du vaccin, ce germe étant impliqué dans 40 à 60 % des méningites bactériennes de l'enfant < 5 ans), autres infections invasives plus rares (8 cas par an/100 000 enfants)

Indications

- Prévention obligatoire chez le nourrisson à partir de l'âge de 2 mois et l'enfant < 5 ans des infections invasives à *Haemophilus influenzae de type b*

Effets indésirables

- Réactions bénignes : érythème et/ou douleur au point d'injection (10 à 21 %), fièvre modérée dans les 72 heures suivant l'injection (6 à 15 %)
- Possibilité de réaction inflammatoire locale ou poussée fébrile correspondant à un phénomène d'Arthus chez l'enfant préalablement vacciné contre le tétanos

Précautions d'emploi

- Effectuer l'injection par voie IM (ou SC) au tiers moyen de la face antéro-latérale de la cuisse ou dans la région fessière chez le nourrisson < 2 ans, ou dans la région deltoïdienne chez l'enfant > 2 ans
- Différer l'injection en cas de fièvre ou d'infection aiguë
- Grossesse et allaitement : vaccin non étudié et non recommandé

Vaccin antitétanique (toxine inactivée)

Il n'y a pas de vaccin tétanique monovalent

Voir vaccins combinés, pages suivantes

Recommandations

- L'utilisation d'un vaccin monovalent n'est plus préconisée. En cas de plaie tétanigène, l'administration immédiate d'une dose de **vaccin trivalent (dTP)** ou **tétravalent (dTcaP)** inactivé est recommandée (*cf.* vaccins combinés, pages suivantes)
- Ces vaccins sont compatibles avec l'administration de gammaglobulines antitétaniques (injectées à un autre site), de même qu'avec tous les autres vaccins (réponse immunitaire renforcée par l'association à l'anatoxine diphtérique)

Propriétés

- Vaccin = toxine tétanique détoxifiée par le formaldéhyde puis purifiée et concentrée, adsorbée sur hydroxyde d'aluminium pour renforcer son pouvoir antigénique, *assurant une protection absolue contre le tétanos* apparaissant dès la deuxième injection et persistant pendant 10 ans après les rappels
- *Morbidité du tétanos* : en France, 1 000 décès en 1945, 171 décès en 1975, 9 décès en 2000, encore 35 cas entre 2012 et 2017, dont 8 mortels (essentiellement chez des sujets de plus de 70 ans)... et 30 à 50 000 décès annuels dans le monde par tétanos néonatal

Indications

- Prévention du tétanos *devant être généralisée dans toute la population y compris les femmes enceintes et le sujet âgé*, notamment chez les sujets exposés : travail manuel, jardinage, bricolage, sports, pêche, chasse (outre les obligations légales = enfants avant l'âge de 18 mois, personnel des services médicaux et sociaux, militaires)

Effets indésirables (rares et bénins) et associations vaccinales

- Réactions locales bénignes : douleurs ou érythème local cédant en 24 à 48 heures, nodule indolore persistant plusieurs semaines (5 à 10 %), exceptionnellement abcès aseptique spontanément curable

Plaies (traitement antitétanique)			
Type de blessure	**Sujet ayant un rappel < 10 ans**	**Sujet ayant un rappel ≥ 10 ans**	**Sujet non vacciné ou vaccin en cours**
Blessure propre superficielle	Aucun traitement antitétanique	Rappel vaccinal simple	Schéma vaccinal antitétanique complet
Blessure propre mais profonde ou avec risque de tétanos	Rappel vaccinal simple	Rappel vaccinal + 250 UI d'IgG antitétaniques	Schéma vaccinal antitétanique complet + 250 UI d'IgG antitétaniques
Débridement tardif ou incomplet avec risque de tétanos	Rappel vaccinal simple	Rappel vaccinal + 500 UI d'IgG antitétaniques	Schéma vaccinal antitétanique complet + 500 UI d'IgG antitétaniques

Vaccin antidiphtérique (toxine inactivée)

Il n'y a pas de vaccin antidiphtérique monovalent

Voir vaccins combinés, pages suivantes

Recommandations

- Pour la primovaccination antidiphtérique, l'utilisation de **vaccins combinés polyvalents** inactivés est recommandée (≥ 30 UI par dose) (*cf.* pages suivantes)
- Pour les injections de rappel, 2 **vaccins tétravalents** inactivés sont recommandés (≥ 2 UI par dose) (*cf.* pages suivantes)

Propriétés

- Vaccin = toxine diphtérique détoxifiée par le formaldéhyde puis purifiée, *assurant une protection absolue contre la diphtérie* dès la deuxième injection, des rappels étant conseillés tous les 10 ans chez l'adulte
- *Morbidité de la diphtérie* : en France, 45 541 cas en 1945 avec 30 % de décès (environ 1 000 cas en 1960, 100 cas en 1968, 24 cas importés entre 2003 et 2018 plus quelques cas sporadiques à *C. ulcerans*), mais persistance à l'état endémique dans les pays défavorisés, et recrudescence après 1990 dans les états de l'ex-URSS, en Algérie et en Amérique latine

Indications

- Prévention de la diphtérie (*cf.* calendrier vaccinal) avec rappel tous les 20 ans chez l'adulte et tous les 10 ans après 65 ans

Effets indésirables

- Réactions locales bénignes : douleurs ou érythème local cédant en 24 à 48 heures, nodule indolore persistant plusieurs semaines (5 à 10 %), exceptionnellement abcès aseptique spontanément curable
- Réactions allergiques rares (surtout chez l'adulte et l'enfant > 10 ans sensibilisés par des injections antérieures) : réaction inflammatoire locale, hyperthermie, urticaire, crise d'asthme, œdème de Quincke

Précautions d'emploi et associations vaccinales

- Adultes vaccinés antérieurement : utiliser les vaccins de rappel dont la concentration est plus faible
- Grossesse : différer ce vaccin pouvant entraîner une hyperthermie (risque d'avortement ou d'accouchement prématuré)
- Vaccin compatible avec les gamma-globulines antidiphtériques (injectées à un site différent) et avec tous les autres vaccins

Des **immunoglobulines antidiphtériques** d'origine équine sont disponibles dans les pharmacies hospitalières (ATU).

Vaccin anticoquelucheux (toxine inactivée)

Il n'y a pas de vaccin anticoquelucheux monovalent

Voir vaccins combinés, pages suivantes

Recommandations

- Pour la primovaccination et les injections de rappel, l'utilisation de **vaccins combinés polyvalents** inactivés est recommandée (*cf.* pages suivantes)

Propriétés

- Vaccin = toxine pertussique purifiée puis détoxifiée par le glutaraldéhyde, assurant une protection contre la coqueluche (95 % des cas dès la deuxième injection), mais qui diminue nettement environ 25 ans après la primovaccination
- *Morbidité et mortalité de la coqueluche* : chaque année près de 60 millions de cas dans le monde dont 600 000 décès, surtout chez les nourrissons < 1 an et dans les pays défavorisés. En France, on observe encore 200 cas/an, principalement chez les nourrissons avant 6 mois non vaccinés et contaminés par leur entourage (2 à 4 décès/an). Les cas chez l'adulte sont mal diagnostiqués et font partie des causes de toux persistantes. Cela a conduit à développer la stratégie du cocooning assurant l'immunisation préventive des personnes qui s'occuperont d'un futur nouveau-né

Indications

- Prévention de la coqueluche : *cf.* calendrier vaccinal, avec rappel entre 11 et 13 ans puis vers 25 ans en utilisant des vaccins à plus faible concentration (ca)

Effets indésirables

- Réactions locales bénignes : douleurs ou érythème local cédant en 24 à 48 heures, nodule indolore persistant plusieurs semaines (5 à 10 %), exceptionnellement abcès aseptique spontanément curable
- Réactions allergiques rares (surtout chez l'adulte et l'enfant > 10 ans sensibilisés par des injections antérieures) : réaction inflammatoire locale, hyperthermie, urticaire, crise d'asthme, œdème de Quincke

Précautions d'emploi et associations vaccinales

- Adultes vaccinés antérieurement : utiliser les vaccins de rappel dont la concentration est plus faible
- Grossesse : différer ce vaccin pouvant entraîner une hyperthermie (risque d'avortement ou d'accouchement prématuré)
- Vaccin compatible avec les gamma-globulines antidiphtériques (injectées à un site différent) et avec tous les autres vaccins

Vaccins combinés (vaccins inactivés)

Vaccins hexavalents

INFANRIX HEXA (1) HEXYON (1) VAXELIS (1) *Conserver de + 2 °C à + 8 °C* *Liste I-65 %-Coll*	Primovaccination : 2 injections **IM** (ou **SC**) à 2 et 4 mois Rappel : 1 injection **IM** (ou **SC**) effectuée 1 an après

1. Vaccin destiné à la vaccination des nourrissons, comportant 6 valences (tétanos, diphtérie, poliomyélite, coqueluche acellulaire, *Haemophilus* de type b et hépatite B = **DTPCaHib HepB**).

Vaccins pentavalents

INFANRIX QUINTA (2) PENTAVAC (2) *Conserver de + 2 °C à + 8 °C* *Remboursement 65 %-Coll*	Primovaccination : 2 injections **IM** (ou **SC**) à 2 et 4 mois Rappel : 1 injection **IM** (ou **SC**) effectuée 1 an après

2. Vaccins destinés à la vaccination des nourrissons, comportant 5 valences (tétanos, diphtérie, poliomyélite, coqueluche acellulaire et *Haemophilus* de type b = **DTPCaHib**).

Vaccins tétravalents

INFANRIX TETRA (3) TETRAVAC (3) *Conserver de + 2 °C à + 8 °C* *Remboursement 65 %-Coll*	Rappel : 1 injection **IM** (ou **SC**) effectuée 1 an après la primovaccination puis à l'âge de 6 ans

3. Vaccins comportant 4 valences (tétanos, diphtérie, poliomyélite, coqueluche acellulaire = **DTPCa**).

REPEVAX (4) BOOSTRIX TETRA (4) *Conserver de + 2 °C à + 8 °C* *Remboursement 65 %-Coll*	Rappels entre 11 et 13 ans puis tous les 20 ans chez l'adulte (contenant une teneur réduite en antigène diphtérique et en vaccin anticoquelucheux acellulaire) : 1 injection **IM** de préférence dans le deltoïde

4. Vaccin comportant 4 valences (tétanos, diphtérie à concentration réduite, poliomyélite, coqueluche acellulaire = **dTcaP**).

Vaccins trivalents

REVAXIS (5) *Conserver de + 2 °C à + 8 °C* *Remboursement 65 %-Coll*	Primovaccination : 2 injections **IM** (ou **SC**) espacées de 1 à 2 mois Rappel : 1 injection **IM** (ou **SC**) effectuée 1 an après la primovaccination, puis à 6 ans, entre 11 et 13 ans Chez l'adulte, rappel à 25, 45 et 65 ans, puis tous les 10 ans

5. Vaccin comportant 3 valences (tétanos, poliomyélite + diphtérie à concentration réduite = **dTP**).

Contre-indications
Hypersensibilité à l'un des composants, hyperthermie ou infection évolutive Pour le vaccin anticoquelucheux : encéphalopathie convulsivante ou non, ou réaction importante à une injection antérieure (*cf.* Précautions d'emploi)

Propriétés

- Vaccins combinés comportant diverses valences vaccinales (tétanos, diphtérie, poliomyélite, coqueluche, *Haemophilus* de type b, hépatite B), ce qui a l'avantage d'administrer ces vaccins dans une même injection, *sans diminuer la tolérance ni l'efficacité*

Indications

- Prévention des maladies concernées par les diverses valences vaccinales : diphtérie, tétanos, coqueluche, poliomyélite, hépatite B, infections invasives dues à *Haemophilus influenzae de type b* (méningites, septicémies, cellulites, arthrites, épiglottites...)

Effets indésirables

- *Réactions locales bénignes* : douleurs et/ou érythème local cédant en 24 à 48 heures (5 à 20 %), nodule indolore persistant plusieurs semaines (5 à 10 %), exceptionnellement abcès aseptique spontanément curable
- *Liés au vaccin anticoquelucheux* : réaction fébrile à 38-39 °C dans les 24 à 48 heures suivant l'injection (30 %), réactions importantes exceptionnelles dans les 48 heures suivant l'injection avec fièvre ≥ 40 °C, convulsions (0,1 ‰), syndrome du cri persistant (0,06 ‰), état de choc (0,05 %), très exceptionnellement encéphalite (0,001 ‰)
- *Liés au vaccin antidiphtérique* : réactions allergiques rares essentiellement chez l'adulte et l'enfant > 10 ans vaccinés antérieurement (réaction inflammatoire locale, hyperthermie, urticaire, crise d'asthme, œdème de Quincke)
- *Liés au vaccin antipoliomyélitique* : exceptionnelles myélites post-vaccinales d'origine allergique régressant lentement mais faisant déconseiller la poursuite de ce vaccin
- *Liés au vaccin antihaemophilus de type b* : fièvre modérée suivant l'injection
- *Liés au vaccin antihépatite B* : céphalées, fièvre transitoire, nausées, diarrhée, arthralgies

Précautions d'emploi

- *Vaccin anticoquelucheux* : administration préventive systématique d'antipyrétique (et d'anticonvulsivant en cas d'antécédents convulsifs non liés au vaccin ou à une encéphalopathie convulsivante) et ne pas poursuivre ce vaccin en cas de forte réaction à une injection antérieure (fièvre ≥ 40 °C, convulsions, syndrome du cri persistant, état de choc, encéphalite)
- Grossesse : la survenue d'une réaction fébrile marquée peut occasionner un avortement voire un accouchement prématuré → éviter si possible cette période

Mode d'emploi

- Injecter par voie IM (meilleure tolérance que par voie SC) dans la face antéro-latérale de la cuisse au tiers moyen (chez le nourrisson) ou dans le deltoïde (après cet âge)

Les rappels à partir de l'âge de 11 ans s'effectuent avec des doses réduites (diphtérie et coqueluche) = dTcaP et dTP.

Vaccin antigrippal saisonnier (vaccin inactivé)

Vaccins tétravalents (2 souches A – H1N1 et H3N2 – et 2 souches B)

INFLUVAC TÉTRA *Conserver de + 2 °C à + 8 °C* *Remboursement 65 %-Coll*	Susp. inj. en seringue préremplie (0,5 ml) A. et E. > 9 ans : 1 inj. IM de 0,5 ml à 15 µg/souche E. > 3 ans : primovaccination : 2 doses de 0,5 ml à 4 semaines d'intervalle
VAXIGRIP TÉTRA *Conserver de + 2 °C à + 8 °C* *Remboursement 65 %-Coll*	A. et E. > 9 ans : 1 inj. IM de 0,5 ml à 15 µg/souche E. > 6 mois : primovaccination : 2 doses de 0,5 ml à 4 semaines d'intervalle
EFLUELDA *Conserver de + 2 °C à + 8 °C* *Non remboursé*	Susp. inj. en seringue préremplie (0,7 ml) A. ≥ 65 ans : 1 inj. IM de 0,7 ml à 60 µg/souche (1) (2) (3)
FLUZONE HD *Conserver de + 2 °C à + 8 °C* *Non remboursé*	Susp. inj. en seringue préremplie (0,7 ml) A. ≥ 65 ans : 1 inj. IM de 0,7 ml à 60 µg/souche (1) (2) (3)

1. Indiqué chez les patients ≥ 65 ans.
2. L'efficacité et la tolérance chez les enfants < 18 ans ne sont pas établies.
3. Chez la femme enceinte, aucune étude.

Les souches entrant dans la composition du vaccin antigrippal saisonnier sont adaptées chaque année en fonction de l'épidémiologie prévisible.

Prise en charge à 100 % du vaccin antigrippal pour :

- Les sujets ≥ 65 ans; les femmes enceintes
- Les sujets affectés des pathologies suivantes :
  - Affections bronchopulmonaires chroniques et mucoviscidose
  - Insuffisances respiratoires chroniques
  - Cardiopathies congénitales, valvulopathies et insuffisances cardiaques
  - Troubles du rythme et coronaropathies
  - Antécédents d'accident vasculaire cérébral
  - Pathologies neuromusculaires sévères
  - Pathologies hépatiques chroniques
  - Syndromes néphrotiques, néphropathies chroniques
  - Drépanocytoses
  - Diabètes de types 1 et 2 et sujets obèses avec IMC ≥ 40
  - Déficits immunitaires primitifs ou acquis
- Les personnes en établissement de soins de suite ou médico-social
- L'entourage des personnes immunodéprimées
- L'entourage familial de nourrissons < 6 mois avec facteurs de risque
- Les professionnels de santé

Contre-indications
Allergie vraie aux protéines de l'œuf (exceptionnelle) et aux protéines de poulet
Temporaires : hyperthermie ou maladie infectieuse évolutive

Propriétés

- Vaccins viraux inactivés, préparés à partir de virus grippaux cultivés sur œufs de poule embryonnés puis inactivés par le formol ou par la bêta-propiolactone, constitués d'un mélange de virus appartenant aux sérotypes prévalents et *adaptés chaque année en fonction des données épidémiologiques, assurant une certaine protection contre la grippe* (36 % sur les décès ≥ 65 ans entre 2000 et 2009) apparaissant en 10 à 15 jours mais ne persistant que moins d'un an
- La grippe saisonnière affecte chaque hiver 2 à 6 millions de personnes en France, entraînant un surcroît de 2 000 à 20 000 décès, surtout chez les personnes âgées > 65 ans (en particulier lorsqu'il existe une pathologie chronique)

Indications

- *Prévention de la grippe chez les sujets à risque* : sujets > 65 ans ou atteints de maladie chronique (cardiopathies, insuffisance respiratoire, mucoviscidose, asthme, bronchite chronique, diabète, insuffisance hépatique avec ou sans cirrhose, néphropathies, sujets hémodialysés, transplantés et/ou immunodéprimés) = *remboursement à 100 %*
- *Prévention de la transmission de la grippe aux sujets à risque* (**vaccination utile** des médecins et personnels des professions paramédicales, des personnes vivant au voisinage des sujets à risque y compris des enfants, du personnel navigant des avions, trains et bateaux de croisière, des accompagnants de groupes de voyageurs)
- Prévention des personnes séjournant dans un établissement de santé de moyen ou long séjour, ou dans un établissement médicosocial
- Entourage de nourrissons < 6 mois à risque (prématurés, bronchodysplasie, cardiopathie congénitale, pathologie pulmonaire, neurologique ou neuromusculaire)
- Personnes infectées par le VIH
- *NB* : une revaccination annuelle est recommandée car l'immunité diminue au cours de l'année et les souches virales saisonnières peuvent changer

Mode d'emploi

- *Vaccin annuel* par injection **IM** ou **SC** *avant* les pics épidémiques (novembre à avril dans l'hémisphère nord, ou juin à octobre dans l'hémisphère sud) : 1 dose (0,5 ml) chez l'adulte et l'enfant > 36 mois, ou 2 doses de 0,25 ml espacées de 1 mois chez le nourrisson âgé de 6 mois à 35 mois en cas de risque élevé de complications
- Grossesse : vaccin préconisé en raison d'un risque accru de formes graves et de complications obstétricales

Effets indésirables (rares)

- Bénins : douleur et inflammation locales (20 %) et/ou fièvre modérée pendant 12 à 48 heures avec myalgies, sensation de malaise, céphalées (3 à 14 %)
- Exceptionnelles réactions allergiques en cas d'allergie vraie aux protéines de l'œuf (urticaire, œdème de Quincke, bronchospasme, voire choc anaphylactique

Vaccins anti-Covid-19 (I)

Vaccins anti-SARS-CoV-2 *Liste I-Mise à disposition gratuite par l'ANSM*

COMIRNATY *Flacon non ouvert : 6 mois de – 90 °C à – 70 °C* *Hors congélateur : 31 jours entre + 2 °C à + 8 °C puis 2 heures entre + 8 °C et + 30 °C*	Dispersion à diluer pour sol. inj. 195 fl. (2 ml) pour 6 doses de 0,3 ml (30 µg de vaccin)	Voie IM : A. 2 doses vaccinales espacées de 21 jours
COVID-19 VACCINE MODERNA *Flacon non ouvert : 7 mois de – 25 °C à – 15 °C* *Hors congélateur : 30 jours entre + 2 °C à + 8 °C puis 12 heures entre + 8 °C et + 25 °C*	Dispersion à diluer pour sol. inj. Fl. de 10 doses de 0,5 ml (100 µg de vaccin)	Voie IM : A. 2 doses vaccinales espacées de 28 jours

Contre-indications
Réaction d'hypersensibilité à la 1re injection

Propriétés

- Vaccins composés d'une séquence ARNm viral modifié et encapsulé dans des nanoparticules lipidiques permettant de délivrer l'ARN non réplicatif et l'expression transitoire de l'antigène S du SARS-CoV-2, ce qui induit la production d'anticorps neutralisants et une immunité cellulaire. L'efficacité est susceptible de varier en cas de mutations virales
- *Comirnaty* : l'étude de phase 2/3 comportant 36 621 participants pour le critère d'efficacité a montré une efficacité globale de 95 % [90 %-98 %]
- *Covid-19 Vaccine Moderna* : l'étude de phase 3 comportant 28 207 participants suivis pendant une durée médiane de 92 jours [1-122] a montré une efficacité globale de 94 % [89 %-97 %]

Indications

- Immunisation active pour la prévention de la Covid-19 chez les personnes ≥ 16 ans (Comirnaty) ou ≥ 18 ans (Moderna)

Effets indésirables (évalués sur une période de 3 mois)

- Très fréquents (≥ 10 %) : douleur et/ou rougeur au point d'injection, fatigue, céphalées, myalgies et frissons, arthralgies, fièvre, œdème au point d'injection, nausées
- Peu fréquents (< 1 %) : malaise, prurit au site d'injection, insomnie, douleurs des extrémités, troubles du rythme cardiaque, hypertension artérielle, déséquilibre diabétique, adénopathies
- Rares (< 1 ‰) ou indéterminés : anaphylaxie, hypersensibilité, paralysie faciale périphérique aiguë, zona

Précautions d'emploi

- En raison de cas d'anaphylaxie, disposer d'un traitement approprié et surveiller le sujet vacciné durant au moins 15 minutes. Ne pas administrer la seconde dose
- La durée de protection conférée par le vaccin n'est pas établie
- Sujets immunodéprimés : l'efficacité et la sécurité n'ont pas été étudiées mais l'efficacité est susceptible d'être diminuée
- L'administration concomitante avec d'autres vaccins n'a pas été étudiée
- Grossesse : données limitées, mais absence d'anomalies chez l'animal

Vaccins anti-Covid-19 (II)

Vaccins anti-SARS-CoV-2 *Liste I-Mise à disposition gratuite par l'ANSM*

VAXZEVRIA ASTRAZENECA *Flacon non ouvert : 6 mois entre + 2 °C et + 8 °C*	Suspension inj. Fl. de 4 ml ou 5 ml = 8 ou 10 doses de 0,5 ml (2 mg d'éthanol/dose)	Voie **IM** : A. 2 doses vaccinales espacées de 4 à 12 semaines
Vaccin JANSSEN (Johnson & Johnson) *Flacon non ouvert, 3 mois de – 25 °C à – 15 °C* *Hors congélateur : 3 mois entre + 2 °C et + 8 °C* *Après 1re ponction : 6 heures entre + 2 °C et + 8 °C*	Suspension inj. Fl. de 5 doses de 0,5 ml (2 mg d'éthanol/dose)	Voie **IM** : A. 1 dose vaccinale unique (1)

1. Le flacon doit être agité doucement pendant 10 secondes avant d'utiliser la suspension.

Contre-indications

Hypersensibilité au produit

Vaxzevria : syndrome thrombolytique thrombocytopénique

Propriétés

- Vaccins monovalents composés d'un vecteur adénoviral recombinant, non réplicatif, codant pour la glycoprotéine S du SARS-CoV-2 dont l'expression stimule la production d'anticorps neutralisant et une immunité cellulaire
- *Vaxzevria AstraZeneca* : l'efficacité clinique, évaluée sur les données combinées de deux études regroupant 10 468 sujets, était de 62,6 % [51 %-71 %]
- *Vaccin Janssen* : l'étude de phase 3 ENSEMBLE comportant 43 783 participants d'âge moyen 52 ans a montré une efficacité de 67 % dès le 14e jour pour prévenir les formes modérées à sévères de la maladie

Indications

- Immunisation active pour la prévention de la Covid-19 chez les personnes ≥ 18 ans
- *La HAS recommande d'utiliser ces vaccins chez les sujets ≥ 55 ans*

Effets indésirables

- Très fréquents (> 10 %) : douleur au site d'injection, céphalées, fatigue, myalgies, malaise, frissons, arthralgies, nausées
- Fréquents (1 à 10 %) : vomissements, diarrhée, érythème au site d'injection, fièvre
- Rares (< 1 %) : adénopathies, anorexie, somnolence, prurit, hyperhidrose, troubles du rythme cardiaque, hypertension artérielle
- *Vaxzevria* : des thromboses veineuses de localisation inhabituelle (sinus cérébraux, veines splanchniques) et des thromboses artérielles ± concomitantes de thrombocytopénies ont été observées durant les 14 jours suivant la vaccination, principalement chez des femmes < 60 ans (risque de 1/100 000) → prévenir les patients de consulter immédiatement en cas de symptômes suspects

Précautions d'emploi

- *Idem* page précédente

Vaccin antipneumococcique à 13 valences (Protéine de capsule)

PREVENAR 13 Seringue de 0,5 ml (1) *Conserver de + 2 °C à + 8 °C* *Liste I-65 %-Coll*	*Sujets à risque normal* : – E. de 6 semaines à 6 mois : 1 injection **IM** à 2 et 4 mois, puis rappel entre 11 mois et 15 mois – E. de 7 à 11 mois non vaccinés : 2 injections **IM** à 2 mois d'intervalle, puis rappel 1 an plus tard – E. de 12 à 23 mois non vaccinés : 2 injections **IM** à 2 mois d'intervalle – E. de 2 à 17 ans non vaccinés : 1 seule injection **IM** – A. non vaccinés : 1 seule injection **IM** (la nécessité d'une revaccination n'est pas établie) *Non remboursé chez l'adulte* *Sujets à risque élevé* : – E. < 23 mois : *idem* ci-dessus – E. de 2 à 5 ans non vaccinés et à risque élevé : 2 injections **IM** à 2 mois d'intervalle, puis 1 injection **IM** d'un vaccin à 23 valences 2 mois plus tard – E. > 5 ans, adolescents et adultes à risque non vaccinés : 1 injection **IM** suivie 2 mois plus tard de 1 injection **IM** d'un vaccin à 23 valences

1. Les sites recommandés pour l'injection IM sont la face antérolatérale de la cuisse chez le nourrisson et le muscle deltoïde du bras chez l'enfant et l'adulte.

Contre-indications
Hypersensibilité au vaccin ou aux excipients ou à l'anatoxine diphtérique Thrombocytopénie ou autre trouble de la coagulation (CI de la voie IM) Temporaires : maladies fébriles aiguës sévères

Propriétés

- Vaccin antibactérien contenant 13 polyosides capsulaires pneumococciques, dirigé contre 13 des sérotypes de pneumocoques (sur 83 sérotypes connus) les plus souvent impliqués dans les infections invasives (méningites, bactériémies, septicémies, pneumonies), très efficace pour la prévention des méningites et des pneumonies (dans 97,4 % des cas chez l'enfant < 2 ans), mais d'efficacité moindre pour celle des otites moyennes aiguës
- Depuis sa commercialisation en 2000 aux États-Unis, le taux annuel d'infections invasives à pneumocoques chez l'enfant < 5 ans a diminué de 94 %
- Sérotypes couverts : 1, 3, 4, 5, 6A, 6B, 7F, 9V, 14, 18C, 19A, 19F, 23F

Indications

- Immunisation active pour la prévention des infections invasives à pneumocoques, pneumonies et otites moyennes aiguës, causées par *Streptococcus pneumoniae* chez le nourrisson, l'enfant et l'adulte
- *NB* : vaccination obligatoire pour tous les enfants avec le vaccin à 13 valences

Effets indésirables

- Très fréquents (≥ 10 %) : érythème, induration et/ou douleur au point d'injection (36 à 58 %), fièvre ≥ 38 °C (28 à 41 %), irritabilité, somnolence, sommeil agité, perte d'appétit, diarrhée, vomissements, céphalées, éruptions
- Fréquents (1 à 10 %) : tuméfaction et érythème local > 2,4 cm, sensibilité gênant les mouvements, fièvre > 39 °C, arthralgies, myalgies
- Peu fréquents (0,1 à 1 %) : rash cutané, urticaire, bronchospasme, réaction d'hypersensibilité
- Rares (< 1 ‰) : convulsions, épisodes d'hypotonie-hyporéactivité

Précautions d'emploi

- Administration préventive systématique d'antipyrétique (paracétamol)
- Ne pas injecter par voie IV
- Grossesse : éviter la vaccination (absence de données)

Associations vaccinales

- Vaccin compatible avec les autres vaccins (effectués à un autre site d'injection), mais respecter un intervalle de 2 mois entre Prevenar et Pneumo 23
- Ce vaccin est plus immunogène que le vaccin antipneumococcique 23-valent chez l'enfant de 2 mois à 5 ans présentant un risque accru d'infections invasives

Vaccin antipneumococcique à 23 valences (Protéine de capsule)

PNEUMOVAX *Conserver de + 2 °C à + 8 °C* *Remboursement 65 %-Coll*	A. et E. > 2 ans : injection **IM** ou **SC** unique (1) Une revaccination n'est pas recommandée de façon systématique

1. Les recommandations vaccinales réservent ce vaccin à 23 valences au rappel de vaccination chez les enfants > 2 ans et les adultes à risque qui doivent recevoir une dose du vaccin à 13 valences puis 2 mois plus tard une dose de vaccin à 23 valences.

Contre-indications
Temporaires : infection aiguë sévère

Propriétés

- Vaccin antibactérien constitué de polysaccharides extraits de la capsule de 23 sérotypes de pneumocoques (sur 83 sérotypes connus) représentant 88 % des sérotypes isolés en pathologie humaine, élevant le taux d'anticorps contre ces germes dans les 15 jours suivant l'injection et durant 5 ans environ, avec un taux de protection de 50 à 70 % contre les pneumonies à pneumocoques
- *Morbidité et mortalité des infections pneumococciques* : 130 000 cas par an en France (dont 6 000 à 16 000 décès, survenant dans 30 à 40 % des cas chez des sujets de 50 à 69 ans et dans 60 % des cas chez des sujets > 70 ans)

Indications

- Prévention des infections pneumococciques, notamment respiratoires, chez les sujets à risque :
  - Immunodéprimés : aspléniques, déficits immunitaires héréditaires, sujets VIH, chimiothérapies anticancéreuses, transplantés en attente, immunosuppresseurs, syndrome néphrotique
  - Maladie sous-jacente : cirrhose, alcoolisme, insuffisance cardiaque, respiratoire ou rénale, cancers, maladies coronariennes, asplénie ou splénectomie, diabète, drépanocytose, maladie de Hodgkin, bronchites chroniques, brèche ostéo-méningée

Effets indésirables

- Bénins : rougeur et douleur locales disparaissant en 48 heures (50 % des cas), fièvre modérée ≤ 38 °C avec myalgies durant 24 à 48 heures (10 % des cas)
- Réactions anaphylactiques très rares (5 cas sur 1 million)
- Risque de réactions générales et locales importantes mais réversibles sans séquelles (phénomène d'Arthus) en cas de revaccination trop rapprochée

Précautions d'emploi

- Ce vaccin n'est pas efficace dans la prévention de l'otite moyenne aiguë, de la sinusite et des autres infections courantes des voies aériennes supérieures
- Si possible, réaliser la vaccination au moins 2 semaines avant une splénectomie programmée ou le début d'un traitement immunosuppresseur
- Enfant < 2 ans : efficacité et innocuité non établies
- Grossesse : vaccin non recommandé sauf situation à risque important

Associations vaccinales et interactions médicamenteuses

- Vaccin compatible avec les vaccins contre le tétanos et la grippe (autre site d'injection)
- Réduction de l'efficacité vaccinale par les immunosuppresseurs

Vaccin antihépatite A (vaccin inactivé)

AVAXIM 160 U (sujet > 16 ans) AVAXIM 80 U (enfant ≥ 1 an) HAVRIX 1440 U (adulte) HAVRIX 720 U (enfant ≥ 1 an) VAQTA 50 U (adulte) *Conserver de + 2 °C à + 8 °C* *Non remboursé* *(sauf mucoviscidose* *et hépatites chroniques)-Coll*	A. et E. ≥ 1 an : 1 dose **IM** dans le deltoïde (ou le quadriceps chez le nourrisson) + Rappel unique 6 à 12 mois après la première injection Le produit utilisé pour la dose de rappel est interchangeable En principe les anticorps anti-VHA persistent plus de 10 ans

Contre-indications

Hypersensibilité à un constituant (alumine, néomycine)
ou au conservateur (phénoxyéthanol)
Infections fébriles sévères

Propriétés

- Vaccins antiviraux inactivés préparés à partir des souches HM 175 (Havrix), GBM (Avaxim) ou CR326F (Vaqta) du virus de l'hépatite A cultivées sur cellules diploïdes humaines, adsorbés sur alumine, entraînant une séro-conversion avec des titres protecteurs (titre > 20 mUI/ml) *en 2 à 4 semaines chez 90 % dessujets et en 1 mois chez 100 % des sujets*, avec une protection pendant 1 an au moins après la primovaccination et 25 ans au moins après une injection de rappel unique

Indications

- Prévention de l'hépatite A : ***vaccin recommandé*** chez les sujets professionnellement exposés (médecins, dentistes, personnel de soins, employés des services d'entretien des réseaux d'eaux usées, plombiers, éboueurs, employés des crèches et institutions d'enfants ou d'adolescents, militaires allant dans des zones à haute endémicité), les sujets-contact des patients présentant une hépatite A, les voyageurs se rendant en zones à haute endémicité, les sujets à risque particulier (sujets vivant en collectivités, hémophiles, homosexuels, toxicomanes), les cuisiniers et employés de la restauration et du secteur alimentaire (qui risquent d'exposer leurs clients)

Effets indésirables (rares et bénins, régressant dans les 2 jours suivant l'injection)

- Douleur locale modérée (18 à 20 %), érythème et induration au site d'injection (14 %), céphalées (11 %), anorexie (8 %), fièvre modérée (6 %), nausées, vertiges, asthénie

Remarques

- Vaccin sans risque mais inutile chez le sujet ayant déjà eu une hépatite A → la recherche préalable d'anticorps anti-VHA est moins coûteuse que 2 doses de vaccin
- La voie SC est utilisable en cas de risque hémorragique grave, dont l'hémophilie
- L'injection simultanée de gamma-globulines (à un site différent) est possible en cas de risque élevé de contamination
- Grossesse et allaitement : absence d'évaluation (mais risque fœtal négligeable)

Associations vaccinales

- Vaccin compatible (si administré en un site différent) avec les gamma-globulines, les vaccins inactivés (antitétanique, antidiphtérique, antipolio injectable, antihépatite B, antithyphoïdique) et le vaccin vivant atténué antiamaril

Vaccin antihépatite B (vaccin inactivé)

Primovaccination chez le nourrisson : vaccin hexavalent INFANRIX HEXA	
ENGERIX B 10 µg (= enfant) ENGERIX B 20 µg (= adulte) HBVAXPRO 5 µg (= enfant) HBVAXPRO 10 µg (= adulte) FENDRIX 20 µg (= dialysés) *Conserver de + 2 °C à + 8 °C* *Remboursement 65 %-Coll*	Injections **IM** (dans le deltoïde chez l'adulte et chez l'enfant ou dans le quadriceps chez le nourrisson) : adulte, enfant et nourrisson : 2 injections (J0, J30) **+ Rappel unique** 5 à 12 mois après la 2e injection Rappels ultérieurs si vaccin après l'âge de 25 ans, avec haut risque de contamination et anticorps anti-HBs < 10 mUI/ml (sans dépasser 6 injections)

Contre-indications
Hypersensibilité à l'un des constituants (alumine surtout), infections fébriles sévères

Propriétés

- Vaccin antiviral inactivé préparé à partir d'une fraction antigénique et non infectante, conférant une immunité contre l'hépatite B *apparaissant 1 mois après la 2[e]injection*
- En France, les hépatites B professionnelles ont quasiment disparu depuis son usage mais plus de 130 000 adultes seraient porteurs d'une infection chronique (2016)

Indications

- La vaccination contre l'hépatite B (vaccin hexavalent) est obligatoire chez tous les nourrissons avec rattrapage vaccinal jusqu'à l'âge de 15 ans révolus
- Prévention de l'hépatite B si risque d'infection *professionnel* (médecins, personnel des établissements de soins, de secours et sécurité), *médical* (hémophiles, dialysés, polytransfusés, transplantés), *familial* (nouveau-né de mère infectée = séro-vaccination dans les 12 à 24 heures après la naissance, entourage familial des porteurs) *ou personnel* (enfants et personnel séjournant en institution spécialisée, voyageurs en pays d'endémie, hétérosexuels à partenaires multiples, homosexuels, prostituées, héroïnomanes, détenus et gardiens de prisons, sujets porteurs du VHC non immunisés contre le VHB)

Effets indésirables

- Douleur et/ou induration locale transitoire (18-23 %), céphalées et asthénie (10-19 %), fièvre modérée transitoire (0,5-3 %) nausées (0,01 %), diarrhée (0,001 ‰), arthralgies

Remarques (vaccin dénué de tout risque chez le sujet porteur de l'antigène HBs)

- Vaccin non recommandé en cas d'antécédents personnels ou familiaux de sclérose en plaques (par simple précaution, car sa responsabilité a été exclue)
- La voie SC est utilisable en cas de risque hémorragique grave, dont l'hémophilie
- Un schéma à 4 injections (0-1-2-6 mois) est indiqué avec le vaccin Fendrix chez les sujets dialysés
- Contrôler l'apparition d'anticorps anti-HBs à un titre protecteur (≥ 10 mUI/ml) chez les sujets à risque (personnel des centres d'hémodialyse et laboratoires, hémodialysés...)
- Grossesse et allaitement : utilisable sans risques particuliers s'il paraît nécessaire
- Vaccin compatible (à condition d'être administré à un site différent) avec les vaccins antihépatite A, antitétanique, antidiphtérique, antipolio injectable, anticoquelucheux, antiourlien, antirougeoleux, antirubéoleux, antihaemophilus, antiamaril

Vaccins combinés antihépatites A + B (inactivés)

VACCIN TWINRIX Adulte et Adolescents > 16 ans (1 ml) *Conserver de + 2 °C à + 8 °C* *Liste II-Non remboursé-Coll*	Injections **IM** : Primovaccination : 3 injections (J0, J30 + 1 injection 6 mois après la première) Pour l'hépatite A : **rappel unique** 6 à 12 mois après la première injection Pour l'hépatite B : **rappel** uniquement chez le sujet vacciné après l'âge de 25 ans, à haut risque de contamination et si anticorps anti-HBs < 10 mUI/ml

Contre-indications

Infections fébriles sévères, hypersensibilité à l'un des constituants (alumine surtout)

Propriétés

- Vaccins antiviraux inactivés associés, assurant une protection contre les hépatites A et B apparaissant environ 1 mois après la 2e injection, persistant pendant 25 ans pour l'hépatite A, et probablement bien au-delà de 10 ans voire peut-être plus longtemps pour l'hépatite B (l'immunité est comparable à celle obtenue avec les deux vaccins monovalents, avec l'avantage de réduire le nombre d'injections)

Indications

- Prévention combinée des hépatites A et B chez les sujets à risque d'infection par ces deux virus (*cf.* pages précédentes les indications détaillées de ces deux vaccins)

Effets indésirables

- Douleur locale (43 %), rougeur et induration locale (11 %), asthénie (11 %), céphalées (8 %), malaise (5-7 %), nausées (3 %), fièvre modérée (0,5-3 %) durant 24 à 48 heures, diarrhée (0,001 ‰)

Remarques

- Vaccin dénué de tout risque chez le sujet déjà porteur de l'antigène HBs
- Vaccin sans risque mais inutile chez le sujet ayant déjà eu une hépatite A
- Vaccin non recommandé d'une manière générale en cas d'antécédents personnels ou familiaux de sclérose en plaques ou d'autres maladies auto-immunes (par précaution, car aucune étude n'a démontré sa responsabilité dans la survenue de ces affections)
- La voie SC est utilisable en cas de risque hémorragique grave, dont l'hémophilie
- Grossesse et allaitement : absence d'évaluation (mais comme avec tout vaccin inactivé, le risque fœtal semble négligeable)
- Contrôler l'apparition d'anticorps anti-HBs à un titre protecteur (≥ 10 UI/l) chez le sujet à haut risque (personnels des centres d'hémodialyse et des laboratoires notamment)

Associations vaccinales

- Vaccin compatible (à condition d'être administré à un site différent) avec les vaccins antitétanique, antidiphtérique, antipolio injectable, anticoquelucheux, antiourlien, antirougeoleux, antirubéoleux, antihaemophilus influenzae, antiamaril

Vaccin antipapillomavirus (I)

Vaccin antipapillomavirus (1) *Liste I-65 %-Coll*

CERVARIX	Seringue préremplie 0,5 ml Sérotypes 16 et 18	Entre 9 et 14 ans révolus : 2 doses espacées de 5 à 13 mois Entre 15 et 19 ans révolus : 3 doses (à 0, 1 et 6 mois)

1. Le schéma vaccinal doit être réalisé avec le même vaccin.

Contre-indications

Hypersensibilité aux substances actives ou à l'un des excipients
Maladie fébrile aiguë sévère

Propriétés

- Vaccin recombinant, préparé à partir de pseudoparticules virales (VLP pour *virus-like particles*) hautement purifiées de la principale protéine L1 de la capside des papillomavirus humains (HPV) oncogènes de types 16 et 18. Puisque les VLP ne contiennent pas d'ADN viral, elles ne peuvent pas infecter les cellules, ni se multiplier, ni provoquer de maladie. Les études chez l'animal ont montré que l'efficacité des vaccins VLP L1 résulte principalement d'une réponse immunitaire à médiation humorale
- Les HPV 16 et HPV 18 sont responsables d'environ 70 % des cancers du col de l'utérus

Indications

- Vaccin recommandé dans les deux sexes, à partir de l'âge de 9 ans, dans la prévention des lésions ano-génitales précancéreuses (du col de l'utérus, de la vulve, du vagin et de l'anus) et des cancers du col de l'utérus et de l'anus dus aux papillomavirus (HPV) de types 16 et 18

Effets indésirables

- Très fréquents (> 10 %) : céphalées, myalgies, réactions au site d'injection
- Fréquents (1 à 10 %) : nausées, vomissements, diarrhée, douleurs abdominales, démangeaisons/prurit, éruption cutanée, urticaire, arthralgies, fièvre
- Rares (< 1 %) : sensations vertigineuses, syndrome de Guillain-Barré (risque × 4), adénopathies

Précautions d'emploi

- La vaccination ne se substitue pas au dépistage des lésions précancéreuses et cancéreuses du col de l'utérus par le frottis cervico-utérin régulier
- Grossesse : vaccination déconseillée

Associations vaccinales

- Vaccin compatible (à condition d'être administré dans un site différent) avec le vaccin tétravalent diphtérie-tétanos-coqueluche-polio et le vaccin anti-hépatite B

Vaccin antipapillomavirus (II)

Vaccins antipapillomavirus (1) *Liste I-65 %-Coll*

GARDASIL 9	Seringue préremplie 0,5 ml Sérotypes 6, 11, 16, 18, 31, 33, 45, 52, 58	Par voie **IM** : Entre 9 et 14 ans révolus : 2 doses (à 0 et 6 mois) Âge > 14 ans : 3 doses (à 0, 2 et 6 mois)

1. Le schéma vaccinal doit être réalisé avec le même vaccin.

Contre-indications

Hypersensibilité aux substances du vaccin

Propriétés

- Vaccins recombinants préparés à partir de pseudo-particules virales (VLP pour *virus-like particles*) de la principale protéine L1 de la capside des papillomavirus humains (HPV) de types 6, 11, 16 et 18 (Gardasil) et de types 6, 11, 16, 18, 31, 33, 45, 52, 58 (Gardasil 9). Les VLP ne contiennent pas d'ADN viral, elles ne peuvent être infectantes
- Les HPV de types 16 et 18 sont responsables d'environ 70 % des cas de dysplasies de haut grade du col de l'utérus (CIN 2/3) et des cas d'adénocarcinomes *in situ* (AIS), et d'environ 70 % des cas de dysplasies de haut grade de la vulve (VIN 2/3)
- Les HPV de types 6 et 11 sont responsables d'environ 90 % des cas de condylomes acuminés
- Les HPV de types 6, 11, 16 et 18 sont responsables de 35 à 50 % des cas de CIN 1, ou de dysplasies de bas grade du col de l'utérus

Indications

- Vaccination recommandée dans les deux sexes, à partir de l'âge de 9 ans pour la prévention des lésions ano-génitales précancéreuses (col de l'utérus, vulve, vagin, anus), du cancer du col de l'utérus et du canal anal, et des verrues génitales externes (condylomes acuminés) dus aux papillomavirus humains (HPV)

Effets indésirables

- Très fréquents (> 10 %) : douleurs et érythème au site d'injection, céphalées
- Fréquents (1 à 10 %) : troubles gastro-intestinaux (nausées, vomissements, diarrhée), vertiges, frissons, asthénie
- Rares (< 1 %) : adénopathies, ecchymoses, purpura thombopénique, syndrome de Guillain-Barré, réactions allergiques sévères (1/500 000)
- *NDR* : après plus de 270 millions de doses, aucun risque de maladie auto-immune n'a été établi

Précautions d'emploi et associations vaccinales

- La vaccination ne se substitue pas au dépistage des lésions précancéreuses et cancéreuses du col de l'utérus par le frottis cervico-utérin régulier
- Le vaccin n'a pas d'effet sur les infections HPV en cours
- Grossesse : vaccination déconseillée
- Vaccin compatible avec un vaccin combiné de rappel dTcaP (sites d'injections distincts)
- La tolérance et l'efficacité chez les sujets > 27 ans n'ont pas été étudiées

Vaccin antityphoïdique Vi (vaccin inactivé)

Vaccin monovalent TYPHIM Vi *Conserver de + 2 °C à + 8 °C* *Non remboursé-Coll*	A. et E. > 2 ans : injection **IM** unique (la durée de la protection contre la typhoïde est de 3 ans au moins, un rappel paraissant utile tous les 3 ans notamment chez les professionnels exposés)
Association avec vaccin antihépatite A TYAVAX (= vaccin contre la typhoïde et l'hépatite A) *Conserver de + 2 °C à + 8 °C* *Non remboursé-Coll*	A. et E. > 16 ans : injection **IM** unique (la durée de la protection contre la typhoïde est de 3 ans au moins, la protection à long terme contre l'hépatite A nécessite un rappel unique 6 à 12 mois après l'injection)

Contre-indications

Hypersensibilité à l'un des composants
Grossesse et enfant < 2 ans (*cf.* Précautions d'emploi)

Propriétés (*cf.* pages précédentes les conditions d'emploi du vaccin antihépatite A)

- Vaccin antimicrobien préparé à partir de l'antigène polysaccharidique Vi (pour virulence) présent dans la capsule de toutes les souches de *Salmonella typhi*, assurant une protection contre la typhoïde (séroconversion dans 95 % des cas) *apparaissant en 15 jours après l'injection* et persistant pendant au moins 3 ans (la durée de protection n'est pas encore bien établie)
- *Morbidité et mortalité de la typhoïde* : l'OMS estime à 16 millions par an dont environ 600 000 décès le nombre de cas en zones d'endémie (Afrique, Sud-Est asiatique dont le sous-continent indien, Indonésie, Amérique latine). En France, moins de 100 cas/an sont déclarés actuellement dont plus de 80 % sont importés (Afrique, Inde)

Indications

- Prévention de la typhoïde chez l'adulte et l'enfant > 2 ans : vaccination *obligatoire* en France pour les militaires, *recommandée* aux soignants et voyageurs se rendant en zones d'endémie pour un séjour prolongé et/ou dans de mauvaises conditions d'hygiène au contact de la population locale
- *Tyavax* : prévention conjointe de la typhoïde et de l'hépatite A

Effets indésirables (rares et bénins)

- Douleur locale modérée dans les 48 heures (plus fréquente avec le Tyavax), plus rarement rougeur et induration locales (1 à 5 %), fièvre modérée, céphalées

Précautions d'emploi et associations vaccinales

- Différer la vaccination en cas de fièvre ou d'infection aiguë
- Enfant < 5 ans : réponse en anticorps mal connue, probablement faible avant 2 ans
- Grossesse : innocuité non démontrée (évaluer le bénéfice attendu au cas par cas)
- Vaccin compatible (mais à des sites différents) avec les autres vaccins, utilement associé avec le vaccin antihépatite A dans Tyavax car les *zones d'endémie de la typhoïde et de l'hépatite A se recouvrent*

Vaccin antileptospires (vaccin inactivé)

SPIROLEPT Seringue de 1 ml *Conserver de + 2 °C à + 8 °C* *Non remboursé-Coll*	A. 2 injections **SC** espacées de 15 jours, puis injection de rappel après 6 mois, puis tous les 2 ans si l'exposition persiste

Contre-indications
Hyperthermie ou affection aiguë évolutive

Propriétés

- Vaccin antimicrobien monovalent préparé à partir de leptospires du sérogroupe *Leptospiraicterohaemorrhagiae* inactivés par le formol et purifiés, *assurant uneprotection efficace contre la leptospirose due à ce sérogroupe* (séroconversion dans 95 à 100 % des cas) apparaissant 15 jours environ après la deuxième injection et persistant pendant 2 ans après chaque rappel
- *Morbidité et mortalité des leptospiroses* : environ 12,5 cas/an/100 000 habitants à l'île de La Réunion et 0,53 cas/an/100 000 habitants en France métropolitaine (avec une mortalité comprise entre 6 % et 8 % des cas)

Indications

- Prévention de la leptospirose due au sérogroupe *icterohaemorrhagiae* chez les sujets exposés professionnellement à cette zoonose transmise par les urines des rongeurs (égouttiers, employés des voiries, personnel de traitement d'eaux usées, travailleurs agricoles en particulier des rizières, employés d'abattoirs, gardes-pêche, gardes-chasse, gardes forestiers, plongeurs professionnels)
- *NDR : la vaccination est proposée par le médecin du travail, au cas par cas, après une évaluation individualisée du risque*

Effets indésirables (rares, transitoires, plus fréquents si injections répétées)

- Possibilité de réaction locale d'hypersensibilité survenant généralement après la quatrième injection (10 % des cas), parfois accompagnée de fièvre, asthénie, vomissements

Remarques (maladie reconnue comme une maladie professionnelle)

- Les mesures de prévention primaire sont la dératisation et l'information des sujets exposés professionnellement (port de gants, de bottes et de lunettes de protection éventuellement, et désinfection de la moindre plaie ou égratignure)
- Aucun vaccin n'assure une protection totale puisque le genre *Leptospira interrogans* comprend 27 sérogroupes et 128 sérotypes à spécificité immunologique très étroite : le sérogroupe *icterohaemorrhagiae* est toutefois responsable de la majorité des formes graves de la maladie (≈ 60 % des cas) contre lesquelles ce vaccin assure *une protection très efficace*
- Grossesse : différer ce vaccin pouvant entraîner une hyperthermie (avec risques d'avortement ou d'accouchement prématuré)

Vaccin antiméningococcique B

BEXSERO *Conserver de + 2 °C à + 8 °C* *Liste I-65 %-Coll*	Seringue préremplie de 0,5 ml	Voie **IM** profonde, *cf.* schéma ci-dessous

Posologie

Tranche d'âge	Primovaccination	Intervalles entre les doses de primovaccination	Rappel
Nourrissons de 2 à 5 mois	3 doses de 0,5 ml chacune, avec une 1re dose administrée à l'âge de 2 mois (1) (2)	1 mois minimum	Oui, 1 dose entre 12-15 mois avec un intervalle d'au moins 6 mois entre la primovaccination et la dose de rappel
Nourrissons de 3 à 5 mois	2 doses de 0,5 ml chacune	2 mois maximum	
Nourrissons non vaccinés de 6 à 11 mois	2 doses de 0,5 ml chacune	2 mois minimum	Oui, 1 dose au cours de la 2e année avec un intervalle d'au moins 2 mois entre la primovaccination et la dose de rappel (3)
Enfants de 12 à 23 mois	2 doses de 0,5 ml chacune	2 mois minimum	Oui, 1 dose avec un intervalle de 12 à 23 mois entre la primovaccination et la dose de rappel (3)
Enfants de 2 à 10 ans	2 doses de 0,5 ml chacune	1 mois minimum	Une dose de rappel peut être envisagée si risque persistant d'exposition
Adolescents (> 11 ans) et adultes (4)	2 doses de 0,5 ml chacune	1 mois minimum	

1. Si la première dose est effectuée à 3 mois, 2 doses de 0,5 ml chacune sont suffisantes.
2. La 1re dose doit être administrée à l'âge de 2 mois. La sécurité et l'efficacité de Bexsero chez les nourrissons de moins de 8 semaines n'ont pas encore été établies. Aucune donnée n'est disponible.
3. La nécessité et le moment d'administration d'une dose de rappel ultérieur n'ont pas encore été déterminés.
4. Il n'existe aucune donnée chez les adultes de plus de 50 ans.

Contre-indications
Hypersensibilité à l'un des composants

Propriétés

- Vaccin antiméningococcique recombinant stimulant la production d'anticorps bactéricides reconnaissant les antigènes vaccinaux NHBA, NadA, fHbp et PorA P1.4, et possédant une activité préventive contre de multiples souches pathogènes du sérogroupe B. La couverture de 200 souches invasives en France a été estimée à 85 %

Indications

- Immunisation active des sujets à partir de l'âge de 2 mois contre l'infection invasive méningococcique par *Neisseria meningitidis* de groupe B
- *NDR : la vaccination est recommandée uniquement pour les personnes à risque élevé (personnels de laboratoires de recherche, déficit en fraction terminale du complément, déficit en properdine, traitement anti-C5A, notamment par éculizumab, asplénie, greffe de cellules souches hématopoïétiques) et les populations ciblées dans le cadre d'épidémies*

Effets indésirables

- Nourrissons et enfants jusqu'à 10 ans :
  - Très fréquents (> 10 %) : troubles alimentaires, fièvre, douleur et/ou érythème et/ou induration au point d'injection, somnolence, pleurs inhabituels, vomissements, diarrhée, rash cutané, douleurs articulaires
  - Rares (< 1 %) : pâleur, convulsions, eczéma, urticaire, syndrome de Kawasaki
- Enfants > 10 ans et adultes :
  - Très fréquents (> 10 %) : douleur et/ou érythème et/ou induration au point d'injection, céphalées, nausées, myalgies, arthralgies

Précautions d'emploi et associations vaccinales

- L'administration d'antipyrétiques pendant et après la vaccination peut réduire l'incidence et la sévérité des réactions fébriles
- Ne pas administrer en cas de maladie fébrile aiguë sévère
- Ne pas injecter par voie intravasculaire
- Si troubles de la coagulation et/ou thrombopénie, bien considérer le risque d'hématome intramusculaire
- La réponse immunitaire post-vaccinale peut être altérée par la prise d'un traitement immunosuppresseur
- Sujets > 50 ans : aucune information n'est disponible
- Grossesse : informations cliniques insuffisantes mais la vaccination ne doit pas être écartée en présence d'un risque manifeste d'exposition à une infection méningococcique
- Allaitement : aucune information n'est disponible
- Le vaccin peut être administré de façon concomitante avec les vaccins suivants : diphtérie, tétanos, coqueluche acellulaire, Haemophilus b, poliomyélite inactivée, hépatite B, pneumocoque heptavalent, ROR, varicelle

Vaccin antiméningococcique C

MENJUGATE Seringue de 0,6 ml = 10 µg NEISVAC Seringue de 0,5 ml = 10 µg *Conserver de + 2 °C à + 8 °C* *Liste I-65 %-Coll*	N. de 2 à 12 mois : injection **IM** de 2 doses espacées de 2 mois et rappel dans la 2e année E. > 12 mois, adolescent et adulte : injection **IM** de 1 dose unique La nécessité de rappels n'a pas été établie

Contre-indications

Hypersensibilité à un composant,
y compris à l'anatoxine diphtérique et tétanique (conjuguée)
Transitoire : maladie fébrile ou infection aiguë

Propriétés

- Vaccins monovalents oligosidiques et conjugués, dirigés contre les méningocoques du sérogroupe C, utilisables chez le jeune enfant dès l'âge de 2 mois, assurant dans 98 % des cas une protection à partir du 10e jour après l'injection et pendant 3 ans minimum
- *Morbidité des infections méningococciques C* : l'incidence annuelle en France a nettement diminué depuis 2003, passant de 219 cas à 118 cas en 2015

Indications

- Immunisation active de tous les enfants à l'âge de 1 an et en rattrapage jusqu'à 24 ans
- Recommandations autour d'un cas de méningocoque de sérogroupe non B : vaccination par vaccins conjugués (soit monovalent C, soit tétravalent ACYW135)
- Déficit en fraction terminale du complément en properdine, ou asplénie

Effets indésirables

- Très fréquents (≥ 10 %) : réaction inflammatoire au site d'injection, et, chez le jeune enfant, troubles digestifs, irritabilité, somnolence, pleurs, troubles du sommeil
- Fréquents (1 à 10 %) : fièvre ≤ 39 °C, céphalées, somnolence, malaise, myalgies, arthralgies, nausées
- Très rares (< 0,01 %) : réactions d'hypersensibilité (rash, urticaire, prurit, réactions anaphylactiques), sensations vertigineuses, convulsions y compris convulsions fébriles

Associations vaccinales

- Vaccin compatible (si effectué à un site différent) avec les vaccins contre le tétanos, la diphtérie, la coqueluche, la poliomyélite, la rougeole, la rubéole, les oreillons

Remarques

- **La chimioprophylaxie des méningites à méningocoques**, *à effectuer chez tous les sujets-contacts < 10 jours*, repose sur l'administration de rifampicine pendant 2 jours (adulte : 600 mg × 2 fois/jour ; nourrisson et enfant (de 1 mois à 15 ans) : 10 mg/kg × 2 fois/jour ; nouveau-né (< 1 mois) : 5 mg/kg × 2 fois/jour) et, en cas de contre-indication ou de résistance documentée, sur l'administration de ceftriaxone injectable en dose unique (adulte : 250 mg IM ; enfant, nourrisson, nouveau-né : 125 mg) ou de ciprofloxacine *per os* en dose unique (adulte : 500 mg ; enfant : 20 mg/kg, sans dépasser 500 mg). La vaccination prend le relais de l'antibioprophylaxie chez les sujets contacts réguliers
- Grossesse et sujet âgé : vaccin utilisable sans risque si voyage en zone endémique

Vaccin antiméningococcique A + C + Y + W-135

NIMENRIX *Conserver de + 2 °C à + 8 °C* *Liste I-65 %-Coll*	A. et E. ≥ 6 semaines : injection par voie **SC** de 1 dose unique La nécessité de rappel n'a pas été établie
MENVEO Vaccin conjugué à la protéine CRM-197 de *Corynebacterium Diphteriae* *Conserver de + 2 °C à + 8 °C* *Liste I-65 %-Coll*	A. et enfant > 24 mois : injection par voie **IM** de 1 dose de 0,5 ml La nécessité d'une dose de rappel dépend des recommandations nationales

Contre-indications

Hypersensibilité à l'un des composants

Contre-indication transitoire : maladie fébrile ou infection aiguë

Propriétés

- Vaccins conjugués préparés à partir d'antigènes polyosidiques purifiés de méningocoques des sérogroupes A, C, Y et W-135, assurant une protection contre les méningites dues à ces sérogroupes dans environ 97 % des cas
- *Morbidité des infections méningococciques* : environ 50 000 cas par an dans le monde, surtout en Afrique dont au Sahel pendant la saison sèche (sérogroupe A prédominant) et en Amérique du Sud (sérogroupe C prédominant), et plus de 8 000 cas par an en Europe dont 500/an en France (sérogroupe B dans 54 à 65 % des cas, sérogroupe C dans 32 % des cas, sérogroupe W-135 dans 5 à 8 % des cas, autres sérogroupes plus rarement)
- Préparation halal pour Menveo

Indications (vaccin exigé par l'Arabie Saoudite avant un pèlerinage à La Mecque)

- Prévention des méningites à méningocoques des sérogroupes A, C, Y et W-135 de l'adulte et de l'enfant > 6 semaines pour Nimenrix et > 24 mois pour Menveo, recommandée lors des voyages dans les régions où le risque de ces infections est avéré et aux sujets-contacts d'un cas d'infection en complément de l'antibioprophylaxie
- Sujets porteurs d'un déficit en fraction terminale du complément ou qui reçoivent un traitement anti-C5A ou porteurs d'un déficit en properdine ou ayant une asplénie ou sujets ayant reçu une greffe de cellules souches hématopoïétiques

Effets indésirables

- Très fréquent (> 10 %) : réaction inflammatoire locale pendant 1 à 2 jours, avec parfois fièvre, frissons, malaise, céphalées, irritabilité, somnolence
- Des réactions d'hypersensibilité ont été décrites

Remarques et précautions d'emploi

- Le Haut Conseil de Santé Publique recommande de privilégier les vaccins tétravalents conjugués chez les enfants > 24 mois
- **Chimioprophylaxie des méningites à méningocoques** : *cf.* page précédente
- Grossesse et allaitement : données insuffisantes, cependant la gravité des infections à méningocoques ne doit pas faire exclure ce vaccin quand le risque d'exposition est clairement défini

Vaccin anticholérique oral (vaccin inactivé)

DUKORAL *Conserver de + 2 °C à + 8 °C* *Liste I-Non remboursé-Coll* *Réservé aux centres de vaccinations internationales*	A. et E. ≥ 6 ans : 2 doses *per os* espacées d'au moins 7 jours (mais de moins de 6 semaines) E. de 2 à 6 ans : 3 doses *per os* espacées d'au moins 7 jours (mais de moins de 6 semaines)

Contre-indications

Hypersensibilité aux substances actives ou à l'un des excipients
Transitoires : trouble gastro-intestinal aigu ou maladie fébrile aiguë

Propriétés

- Vaccin oral à base de bactéries tuées, contenant les bactéries *Vibrio cholerae* sérogroupe O1 inactivées par la chaleur et la sous-unité B non toxique de la toxine cholérique recombinante (rCTB), assurant une protection dans plus de 85 % des cas pendant 6 mois et plus de 60 % des cas pendant 2 ans après la primovaccination : la protection apparaît en 10 jours environ, mais décline rapidement après 6 mois
- Ce vaccin ne protège pas contre *Vibrio cholerae* sérogroupe O139 (autre sérogroupe apparu en Inde et au Bangladesh en 1992, qui a rapidement diffusé en Asie et pourrait atteindre d'autres continents), ni contre les autres espèces de vibrions cholériques
- *Morbidité du choléra* : en 2014, 42 pays dans toutes les régions du monde ont déclaré 190 549 cas, dont 2 231 mortels ; cinq pays en particulier (Afghanistan, Ghana, Haïti, Nigeria, République du Congo) ont représenté 84 % des cas notifiés, qui ne sont certainement pas exhaustifs (Asie du Sud-Est) ; 17 cas importés en Europe dont 14 au Royaume-Uni

Indications

- Immunisation active contre le choléra à *Vibrio cholerae* sérogroupe O1 chez l'adulte et l'enfant de 2 ans et plus se rendant dans des régions où cette maladie est endémo-épidémique (ce vaccin n'est pas recommandé habituellement pour les voyageurs, mais il peut être éventuellement préconisé pour le personnel de santé allant travailler auprès des patients ou dans des camps de réfugiés en période d'épidémie, et dans des situations épidémiques particulières)

Effets indésirables

- Rares (< 1 %) : diarrhée, douleurs abdominales, crampes abdominales, flatulences, gêne abdominale, céphalées, fièvre, malaise, nausées, vomissements, anorexie, symptômes pseudo-grippaux, vertiges

Précautions d'emploi

- Éviter de manger et de boire ou de prendre tout autre médicament ou vaccin par voie orale 1 heure avant et 1 heure après l'ingestion de ce vaccin (labile en milieu acide)
- Enfant < 2 ans : efficacité protectrice non établie
- Grossesse et allaitement : données expérimentales insuffisantes

Remarque

- Le moyen le plus efficace pour éradiquer le choléra (transmis par voie féco-orale, par l'eau et les aliments contaminés) est d'élever le niveau d'hygiène

Vaccin antirabique (vaccin inactivé)

RABIPUR (= souche Flury LEP) VACCIN RABIQUE PASTEUR (= souche Wistar Rabies) *Conserver de + 2 °C à + 8 °C* *Non remboursé-Coll*	Vaccin préventif : 1 dose **IM** dans le deltoïde à J0, J7, J28 + rappel tous les 2 à 5 ans Vaccin curatif : 1 dose **IM** à J0, J3, J7, J14, J28

Contre-indications

Vaccin curatif : aucune pour le vaccin curatif, même en cas de grossesse
Vaccin préventif : affection fébrile évolutive, grossesse, ATCD d'allergie à ces vaccins

Propriétés (les 2 vaccins ont une efficacité comparable selon l'OMS)

- Vaccins antiviraux inactivés à usage préventif ou curatif après exposition : *un taux d'anticorps ≥ 0,5 UI/ml* (considéré comme protecteur) est obtenu dans 99 à 100 % des cas dans un délai de 28 à 30 jours, l'immunité devant être entretenue par des rappels si le risque d'exposition persiste
- Chez les sujets soumis à une exposition continue, *contrôler le taux d'anticorps tous les 6 mois* pour le personnel des laboratoires manipulant le virus rabique, *ou au moins tous les 2 ans* chez les autres sujets exposés, et *faire un rappel* si leur taux d'anticorps est < 0,5 UI/ml (en règle générale, un rappel est nécessaire tous les 2 à 5 ans)
- La France métropolitaine est indemne de rage animale depuis 2001 mais de rares cas sont signalés sur des animaux importés (principalement d'Afrique)

Indications (le vaccin préventif peut être administré par tout médecin)

- *Vaccin préventif avant exposition* (peut être fait chez l'enfant dès l'âge de la marche) : **recommandé** aux sujets exposés par leur profession (personnel des laboratoires manipulant le virus rabique, vétérinaires et leurs assistants, personnel des abattoirs, taxidermistes) ou exposés en zones d'enzootie (garde-chasses, forestiers, agriculteurs, chasseurs) et aux voyageurs séjournant en zones d'enzootie d'Afrique (dont les pays du Maghreb), d'Asie (Inde notamment), d'Amérique du Sud et d'Amérique centrale
- *Vaccin curatif après exposition* avérée ou suspectée (en centre antirabique) : à débuter le plus tôt possible et *avec des immunoglobulines antirabiques* en cas de risque d'exposition grave

Effets indésirables (rares)

- Réactions locales bénignes (10-15 %) : douleur, induration, érythème, prurit
- Plus rarement : asthénie transitoire et fièvre modérée cédant en 24 à 48 heures, frissons, malaise, céphalées, vertiges, arthralgies, myalgies, nausées, douleurs abdominales
- Possibilité de réactions anaphylactiques à la streptomycine, à la néomycine, à la polymyxine B, à l'amphotéricine B, à la chlortétracycline (présentes à l'état de traces dans ces vaccins) ou aux protéines de poulet pour Rabipur

Mesures générales à prendre après exposition (en plus du vaccin)

- *Patient* : désinfection de la ou des plaies *sans suture*, prophylaxie antitétanique, antibiothérapie en cas de surinfection, immunoglobulines antirabiques en cas de risque d'exposition grave (morsures graves et/ou multiples, ou morsures à la face, à la tête, au cou ou aux mains, et/ou morsures de jeunes enfants)
- *Animal suspect* : surveillance vétérinaire pendant 15 jours (s'il est mort, adresser sa tête à un centre antirabique dans un emballage isotherme avec de la glace)

Vaccin antiencéphalite japonaise (vaccin inactivé)

IXIARO Sans gélatine, sans formol *Conserver de + 2 °C à + 8 °C* *Non remboursé*	A. et E. > 3 ans : 1 dose de 0,5 ml **IM** à J0 et J28 E. de 2 mois à 3 ans : 1/2 dose à J0 et J28 + pour tous 1 dose de rappel entre 12 et 24 mois si réexposition

Contre-indications

Hypersensibilité au merthiolate
Réaction allergique après une injection (type urticaire généralisé ou angiœdème)
Allergie prouvée ou suspectée à des protéines de rongeurs ou d'origine neuronale

Propriétés

- Vaccin antiviral inactivé, préparé à partir de la souche japonaise Biken Nakayama-NIH cultivée sur cerveau de souris, inactivé par le formol et purifié, entraînant une séroconversion avec titres d'anticorps protecteurs dans 99 % des cas apparaissant environ 10 jours après la troisième injection et persistant pendant au moins 2 ans
- L'encéphalite japonaise (environ 50 000 cas par an, avec décès dans 25 à 30 % des cas et séquelles neurologiques dans 30 à 50 % des cas) est due à un flavivirus transmis par des moustiques du genre *Culex* (surtout en période de mousson, d'avril à octobre, et près des fermes élevant des porcs)

Indications

- Prévention de l'encéphalite japonaise chez les sujets > 2 mois, recommandée par l'OMS pour les séjours de plus de 1 mois en milieu rural et en période de mousson dans les zones d'exposition, ainsi que chez les personnels des laboratoires de recherche

Effets indésirables (plus fréquents lors des premières injections)

- Locaux (3 à 6 %) : douleur locale avec parfois érythème au site d'injection
- Généraux (≤ 5 %) : fièvre modérée, frissons, céphalées, malaise, éruptions cutanées, vertiges, myalgies, nausées, vomissements, douleurs abdominales
- Réactions allergiques sévères (1 %) contre-indiquant la poursuite du vaccin : urticaire généralisé ou angiœdème → antihistaminiques, corticoïdes, voire adrénaline

Remarques

- Risque d'urticaire généralisé ou d'angiœdème dans les 10 jours suivant l'injection → le sujet vacciné doit être prévenu de consulter alors immédiatement un médecin
- Exceptionnellement, la primovaccination peut être effectuée avec 2 doses à 1 semaine d'intervalle chez les résidents des pays d'endémie
- Aucune recommandation définitive n'est disponible pour les rappels au-delà de 2 ans
- Grossesse et allaitement : absence d'évaluation (mais comme avec tout vaccin inactivé, le risque fœtal semble négligeable)
- Associations vaccinales : non étudiées, mais faire tout autre vaccin à un site différent

Vaccin antiencéphalite à tiques (vaccin inactivé)

TICOVAC ADULTES 0,5 ml TICOVAC ENFANTS 0,25 ml *Conserver de + 2 °C à + 8 °C* *Liste I-Non remboursé-Coll*	A. 1 dose de 0,5 ml **IM** (dans le deltoïde) à J0, puis à J30, puis 5 à 12 mois après la 2e dose + rappel à 3 ans chez les sujets exposés E. de 1 à 15 ans : schéma identique avec dose à 0,25 ml
ENCEPUR *Conserver de + 2 °C à + 8 °C* *Liste I-Non remboursé*	A. et E. > 12 ans : 3 injections à M0, M3 et M12 ou à J0, J7 et J21 si résultat rapide attendu Rappel à 3 ans

Contre-indications

Infections fébriles aiguës
Allergie vraie aux protéines de l'œuf (exceptionnelle)
ou à l'un des composants (traces de gentamicine, néomycine, sulfate de protamine)

Propriétés

- Vaccin antiviral inactivé par le formaldéhyde, entraînant une séroconversion avec effet protecteur chez 90 % des sujets immunocompétents après 2 injections, l'immunité persistant pendant 3 ans
- L'encéphalite à tiques est due à un flavivirus transmis par les tiques (la période de transmission allant d'avril à octobre, avec des pics en mai et octobre) dans les zones d'endémie (Est de la France : au moins 500 cas/an, Europe centrale et de l'Est, Ukraine, Sud de la Scandinavie, Sibérie, Asie), cette maladie étant moins sévère en Europe (mortalité = 1 à 2 % des cas) qu'en Extrême-Orient (mortalité = 20 à 40 %). Une transmission par le lait de chèvre a été décrite en France

Indications

- Prévention de l'encéphalite à tiques chez les sujets adultes et enfants > 12 ans (Encepur) ≥ 1 an (Ticovac) : vaccin indiqué chez les résidents ou voyageurs devant séjourner en plein air en zones d'endémie (campeurs, randonneurs...) et chez les professionnels des zones rurales de ces régions (garde-chasses, bûcherons, forestiers, agriculteurs...)

Effets indésirables

- Douleur locale (25 % des cas) avec parfois érythème au site d'injection
- Fièvre dans 10 à 20 % des cas (parfois > 40 °C) avec ou sans symptômes pseudo-grippaux et/ou convulsions, céphalées et/ou cervicalgies, paresthésies, étourdissements et démarche chancelante, disparaissant généralement sans séquelles
- Réactions allergiques (érythème avec ou sans prurit), nausées, vomissements, myalgies, arthralgies, obnubilation, troubles visuels, névrites, encéphalites

Remarques

- Les 2 premières injections doivent être effectuées **pendant la saison froide** pour assurer une protection dès le printemps (période de transmission = avril à octobre)
- Vaccin non recommandé d'une manière générale en cas d'antécédents personnels ou familiaux de sclérose en plaques ou d'autres maladies auto-immunes
- Grossesse et allaitement : absence d'évaluation (mais comme avec tout vaccin inactivé, le risque fœtal semble négligeable)
- Vaccin compatible avec les autres vaccins (mais effectués à un site différent)

Immunoglobulines polyvalentes humaines (I)

Préparations pour perfusion IV *Liste I-100 %-Coll-Prescription hospitalière*

CLAIRYG *Conserver à moins de + 25 °C et à l'abri de la lumière*	Fl. 20 ml, 50 ml, 100 ml, 200 ml ou 400 ml à 50 mg/ml	Perfusion IV à l'aide d'une tubulure munie d'un filtre, *sans dépasser un débit de* 1 ml/kg/h pendant les 30 premières minutes puis de 4 ml/kg/h ensuite
FLEBOGAMMA DIF (1) *Conserver à moins de + 30 °C et ne pas congeler*	Fl. 10 ml, 50 ml, 100 ml, 200 ml ou 400 ml à 50 ou 100 mg/ml IgA max. : 50 µg/ml (contient du sorbitol)	*Idem*
GAMMAGARD (2) *Conserver à moins de + 25 °C et à l'abri de la lumière*	Fl. 10 ml, 50 ml, 100 ml ou 200 ml à 50 mg/ml	*Idem*
GAMUNEX *Conserver de + 2 °C à + 8 °C*	Fl. 50 ml, 100 ml, 200 ml ou 400 ml à 100 mg/ml	*Idem*
KIOVIG *Conserver à moins de + 25 °C et à l'abri de la lumière*	Fl. 10 ml, 25 ml, 50 ml, 100 ml, 200 ml ou 300 ml à 100 mg/ml	*Idem*
OCTAGAM *Conserver à moins de + 25 °C et à l'abri de la lumière*	Fl. 20 ml, 50 ml, 100 ml, 200 ml ou 500 ml à 50 ou 100 mg/ml	*Idem*
PRIVIGEN *Conserver à moins de + 25 °C et à l'abri de la lumière*	Fl. 25 ml, 50 ml, 100 ml, 200 ml ou 400 ml à 100 mg/ml	*Idem*
TÉGÉLINE (3) *Conserver à moins de + 25 °C et à l'abri de la lumière*	Fl. 10 ml, 50 ml, 100 ml ou 200 ml à 50 mg/ml (contient du saccharose)	*Idem*

1. Contre-indiqué chez l'enfant < 2 ans.
2. Préparation à teneur réduite en IgA (< 0,06 mg/g au lieu de 1 à 17 mg/g dans les autres) réservée aux patients ayant un déficit en IgA et susceptibles de développer des anticorps anti-IgA.
3. Administration possible à domicile chez les patients ayant un déficit immunitaire primitif ou secondaire, préalablement traités pendant au moins 6 mois à l'hôpital sans effet indésirable.

Posologies recommandées

Indication	Dose	Fréquence
Déficits immunitaires primitifs Déficits immunitaires secondaires	0,2-0,8 g/kg 0,2-0,4 g/kg	3 à 4 semaines (4) *Idem*
Thrombopénie immune Syndrome de Guillain-Barré Maladie de Kawasaki	0,8-1 g/kg 0,4 g/kg/jour 1,6-2 g/kg	J1 ± J3 Pendant 5 jours Sur 2 à 5 jours

4. Pour obtenir un taux résiduel > 6 g/l, et en fonction des infections persistantes.

Contre-indications
Rares cas de déficit complet en IgA et avec des anticorps anti-IgA

Propriétés et indications

- Immunoglobulines humaines polyvalentes constituées essentiellement d'IgG (demi-vie de 35 jours), obtenues à partir de plasmas de milliers de donneurs et comportant un large spectre d'anticorps : leur préparation permet d'inactiver les virus enveloppés (VIH, VHC, VHB), mais reste plus limitée sur certains virus non enveloppés
- Compte tenu des fortes tensions d'approvisionnement, *les indications doivent être strictement respectées* après avis spécialisés et/ou réunions de concertation
- **Indications prioritaires**
  - Déficits immunitaires primitifs avec défaut de production d'anticorps
  - Maladie de Kawasaki
  - Purpura thrombopénique immunologique sévère
  - Syndrome de Guillain-Barré en l'absence d'échanges plasmatiques dans les 6 heures
  - Érythroblastopénie associée à une infection chronique par le parvovirus B19 chez les immunodéprimés et anémie < 80 g/l
  - Maladie de Willebrand acquise avec hémorragies, notamment associée à une IgG monoclonale
  - Prophylaxie des sujets à risque après exposition à un cas confirmé de rougeole
  - Allo-immunisation fœto-maternelle plaquettaire anti-HP A-1a
  - Rejet de greffe médié par Ac en l'absence d'alternative
- **Indications à réserver aux urgences vitales et/ou en cas d'échec des alternatives**
  - Myélome et leucémie lymphoïde chronique avec hypogammaglobulinémie et infections
  - Neuropathies motrices multifocales
  - Polyradiculonévrites inflammatoires démyélénisantes chroniques
  - Allogreffe de cellules souches hématopoïétiques avec déficit d'anticorps et infections
  - Myasthénie aiguë dans les phases de poussées
  - Vascularites systémiques ANCA-+, dermatomyosite, polymyosite résistantes
  - Syndrome catastrophique des antiphospholipides résistant
  - Myosites à inclusions avec dysphagie grave
  - Prophylaxie et traitement du rejet humoral de greffe rénale
  - Encéphalites auto-immunes et syndromes neurologiques paranéoplasiques
  - Anémie auto-immune grave en impasse thérapeutique
  - Syndrome de Clarkson
  - Pemphigus et pemphigoïde en impasse thérapeutique
  - Épidermolyse bulleuse acquise en échec thérapeutique

Effets indésirables, précautions d'emploi et interactions médicamenteuses

- Frissons, hyperthermie, nausées, céphalées (ralentir le débit de perfusion), vomissements, arthralgies, lombalgies, thromboses artérielles ou veineuses, réactions allergiques, méningite aseptique, insuffisance rénale aiguë (favorisée par altération de la fonction rénale, débit trop rapide, surdosage, présence de saccharose), chute de cheveux
- Ne pas mélanger avec d'autres solutions et surveillance médicale continue
- Surveillance de la fonction rénale au cours et au décours du traitement
- Risque d'inefficacité des vaccins à virus vivants (15 jours avant à 6 semaines après)
- Grossesse : absence d'études. Administration réservée aux indications formelles

Immunoglobulines polyvalentes humaines (II)

Préparations pour pompe SC (1) *Liste I-100 %-Coll-Prescription hospitalière*

GAMMANORM (2) *Conserver de + 2 °C à + 8 °C*	Fl. 6 ml, 10 ml, 20 ml ou 48 ml à 165 mg/ml	0,6 ml/kg/semaine (3)
HIZENTRA (4) *Conserver à l'abri de la lumière*	Fl. 5 ml = 1 g Fl. 10 ml = 2 g Fl. 20 ml = 4 g à 200 mg/ml	Débit initial : 15 ml/h, puis 25 ml/h/site sans dépasser 50 ml/h pour tous les sites
HYQVIA *Conserver de + 2 °C à + 8 °C et à l'abri de la lumière*	Fl. 25 ml, 50 ml, 100 ml, 200 ml ou 300 ml d'Ig à 100 mg/ml + 2 fl. hyaluronidase humaine recombinante (rHuPH20) IgA max. : 140 µg/ml	Initialement perfusions : – hyaluronidase : 1 à 2 ml/min – puis Ig à débit progressif de 10 à 300 ml/heure Ultérieurement adaptation individuelle

1. Ces préparations ne doivent pas être administrées par voie IV (risque de choc). La voie SC est réservée au traitement substitutif des déficits immunitaires avec hypogammaglobulinémie, primitifs ou acquis.
2. IgG > 95 % et IgA ≤ 5 %.
3. Administration SC par pousse-seringue à un débit initial de 10 ml/h/pompe, ce débit pouvant être augmenté de 1 ml/h/pompe à chaque administration consécutive, sans dépasser un débit maximal de 20 ml/h/pompe (le site d'injection devant être changé tous les 5 à 15 ml). *Si la voie SC est contre-indiquée*, ce produit peut exceptionnellement être injecté par voie IM.
4. IgG à 98 % et IgA < 0,050 mg/ml.

Posologies recommandées

Indication	Dose	Fréquence
Déficits immunitaires primitifs	0,2-0,8 g/kg	3 à 4 semaines (5)
Déficits immunitaires secondaires	0,2-0,4 g/kg	*Idem*

5. Pour obtenir un taux résiduel > 6 g/l, et en fonction des infections persistantes.

Contre-indications
Rares cas de déficit complet en IgA et avec des anticorps anti-IgA

Propriétés

- Immunoglobulines humaines polyvalentes constituées essentiellement d'IgG (demi-vie de 45 jours), obtenues à partir de plasmas de milliers de donneurs et comportant un large spectre d'anticorps : leur préparation permet d'inactiver les virus enveloppés (VIH, VHC, VHB), mais reste plus limitée sur certains virus non enveloppés

Indications

- La voie sous-cutanée est réservée au traitement substitutif des déficits immunitaires avec hypogammaglobulinémie, primitifs ou acquis, chez l'adulte et l'enfant :
  - Déficits immunitaires primitifs avec déficit de production d'anticorps
  - Hypogammagobulinémie et infections batériennes récurrentes chez les patients atteints de myélome multiple ou de leucémie lymphoïde chronique (résistance à l'antibioprophylaxie) [Déficit avéré en anticorps spécifiques (DAAS) ou taux d'Ig sériques < 4 g/l]
  - Hypogammagobulinémie avant ou après une transplantation de cellules souches hématopoïétiques allogènes
- *Hizentra* : polyradiculonévrite inflammatoire démyélinisante chronique après stabilisation par Ig intraveineuses (quel que soit l'âge : 0,2 à 0,4 g/kg/semaine, à débuter 1 semaine après l'arrêt de la voie IV ; possibilité d'une dose double, administrée tous les 15 jours)

Effets indésirables

- Frissons, hyperthermie, nausées, céphalées (ralentir le débit de perfusion), vomissements, arthralgies, lombalgies, thromboses artérielles ou veineuses, réactions allergiques, méningite aseptique, insuffisance rénale aiguë (favorisée par altération de la fonction rénale, débit trop rapide, surdosage, présence de saccharose), chute de cheveux

Précautions d'emploi et interactions médicamenteuses

- Surveillance médicale continue
- Surveillance de la fonction rénale au cours du traitement
- Risque d'inefficacité des vaccins à virus vivants (si perfusion effectuée dans les 15 jours suivants ou si ces vaccins sont effectués dans les 6 semaines après)
- Grossesse : absence d'études. Administration réservée aux indications formelles

Immunoglobulines spécifiques humaines (I)

Immunoglobulines antitétaniques *Liste I-65 %-Coll*

GAMMATÉTANOS *Conserver de + 2 °C à + 8 °C*	Seringue de 250 UI/2 ml	Injection strictement **IM** (fesse ou deltoïde)

Contre-indications
Le risque mortel lié au tétanos lève toute contre-indication éventuelle

Propriétés

- Immunoglobulines **humaines** d'origine plasmatique (IgG antitétaniques neutralisant la toxine tétanique, ayant une demi-vie de 21 jours), dont le mode de préparation permet d'inactiver les virus enveloppés (VIH, VHC, VHB), mais l'efficacité des procédés utilisés reste plus limitée sur certains virus non enveloppés

Indications et posologie

- Séroprévention du tétanos en cas de plaie souillée chez les sujets dont la vaccination est incomplète, trop ancienne ou inconnue : 250 UI chez l'enfant et l'adulte < 80 kg, mais 500 UI en cas de poids > 80 kg ou de traitement tardif (> 24 heures après la blessure) ou si la plaie est très souillée ou déjà infectée
- Traitement curatif du tétanos en service de réanimation : 3 000 à 6 000 UI

Effets indésirables, précautions d'emploi, interactions médicamenteuses

- Douleurs au point d'injection (injecter en plusieurs sites si dose > 4 ml)
- Exceptionnellement : frissons, hyperthermie, érythème au point d'injection
- Injection IM stricte (mais injection SC possible avec compression manuelle prolongée au point d'injection en cas de traitement anticoagulant ou troubles de la coagulation)
- Vérifier toujours et mettre à jour ou réaliser le vaccin antitétanique simultanément (mais en l'injectant à un site différent de celui des immunoglobulines)
- Risque d'inefficacité des vaccins à virus vivants (rougeole, rubéole, oreillons, peut-être pas avec les vaccins antipolio buvable et antiamaril) si l'injection d'immunoglobulines est effectuée dans les 15 jours suivant ces vaccins ou si ces vaccins sont effectués dans les 6 semaines (voire 3 mois) après les immunoglobulines

Plaies (traitement antitétanique)			
Type de blessure	**Sujet ayant un rappel < 10 ans**	**Sujet ayant un rappel ≥ 10 ans**	**Sujet non vacciné ou vaccin en cours**
Blessure propre superficielle	Aucun traitement antitétanique	Rappel vaccinal simple	Vaccin antitétanique complet
Blessure propre mais profonde ou avec risque de tétanos	Rappel vaccinal simple antitétaniques	Rappel vaccinal + 250 UI d'IgG antitétaniques	Vaccin antitétanique complet + 250 UI d'IgG
Débridement tardif ou incomplet avec risque de tétanos	Rappel vaccinal simple antitétaniques	Rappel vaccinal + 500 UI d'IgG antitétaniques	Vaccin antitétanique complet + 500 UI d'IgG

Immunoglobulines spécifiques humaines (II)

Immunoglobulines antirhésus *Liste I-100 %-Coll*

RHOPHYLAC *Conserver de + 2 °C à + 8 °C*	Seringue préremplie : - à 200 µg/2 ml (1 000 UI) - à 300 µg/2 ml (1 500 UI)	Injection **IM** (ou **IV** *sans dépasser 4 ml/min*) : posologie ci-dessous

Contre-indications

Sujets Rh(D)-positifs, hypersensibilité à l'un des composants
Thrombopénie sévère ou troubles de l'hémostase (pour la voie IM)

Propriétés

- Immunoglobulines humaines d'origine plasmatique (IgG spécifiques dirigés contre l'antigène D des hématies humaines, ayant une demi-vie de 21 jours), dont le mode de préparation permet d'inactiver les virus enveloppés (VIH, VHC, VHB), mais l'efficacité des procédés utilisés reste plus limitée sur certains virus non enveloppés

Indications

- Prévention de l'allo-immunisation fœto-maternelle Rh(D) chez la femme Rh(D)-négatif :
  - Grossesse, accouchement d'un enfant Rh(D)-positif
  - IVG ou fausse couche, menace de fausse couche, GEU ou môle hydatiforme
  - Circonstances et manœuvres traumatiques anté-natales (amniocentèse, ponction de sang fœtal, biopsie de villosité choriale, cerclage du col utérin, version céphalique externe), traumatisme abdominal, hémorragie transplacentaire secondaire à une hémorragie pré-partum
- Traitement des sujets Rh(D)-négatifs après transfusion incompatible de sang Rh(D)-positif ou d'autres produits sanguins contenant des hématies Rh(D)-positif

Posologie

- Prophylaxie avant l'accouchement : 300 µg en IM ou IV à 28-30 semaines de grossesse
- Prophylaxie après l'accouchement : 300 µg en IM ou 200 µg en IV dans les 72 heures suivant l'accouchement
- Incidents, circonstances et manœuvres traumatiques anté-natales : 200 µg en IM ou IV dans les 72 heures suivant l'évènement à risque
- Transfusion incompatible : 20 µg pour 2 ml de sang ou 1 ml de concentré érythrocytaire

Effets indésirables

- Douleur au point d'injection IM (fractionner la dose en des sites d'injection différents si la dose requise dépasse 5 ml), malaise, céphalées
- Rares : nausées, vomissements, hypotension, réactions allergiques imposant l'arrêt

Précautions d'emploi et interactions médicamenteuses

- Rechercher la présence d'anticorps anti-D avant chaque injection, puis après 6 mois (pour vérifier l'efficacité de la prévention) et à chaque grossesse ultérieure
- Surveillance médicale pendant au moins 20 minutes après l'administration
- Risque d'inefficacité des vaccins à virus vivants (rougeole, rubéole, oreillons, peut-être pas avec les vaccins antipolio buvable et antiamaril) si l'injection d'immunoglobulines est effectuée dans les 15 jours suivant ces vaccins ou si ces vaccins sont effectués dans les 6 semaines (voire 3 mois) après les immunoglobulines

Immunoglobulines spécifiques humaines (III)

Immunoglobulines antihépatite B (I)

Liste I-100 %-Coll-Prescription hospitalière-Rétrocédable

IVHEBEX *Conserver de + 2 °C à + 8 °C*	Fl. 5 000 UI + 100 ml d'eau ppi	Perfusion **IV** (1) et (2)
ZUTECTRA *Conserver de + 2 °C à + 8 °C*	5 seringues de 1 ml = 500 UI/ml Teneur maximale en IgA : 6 000 µg/ml	Voie **SC** exclusive (3) : A. < 75 kg : 500 UI/sem. A. > 75 kg : 1 000 UI/sem.

1. À l'aide d'une tubulure munie d'un filtre de 15 µm, *sans dépasser un débit de* 1 ml/kg/h pendant les 30 premières minutes et 4 ml/kg/h ensuite.
2. 10 000 UI/jour en peropératoire et pendant les 7 jours suivant la greffe, puis 10 000 UI à renouveler autant que nécessaire pour éviter un taux sérique d'anticorps anti-HBs < 100 UI/l chez les patients négatifs par l'ADN/HBV et < 500 UI/l chez les patients positifs (chez l'enfant : 10 000 UI/l/1,73 m^2).
3. Avant l'instauration du traitement sous-cutané, le taux sérique d'anti-HBs doit être stabilisé à un taux ≥ 300-500 UI/l par une immunoglobuline antihépatite B par voie IV.

Contre-indications

Déficit complet en IgA lorsque le patient présente des anticorps anti-IgA (rares)

Propriétés

- Immunoglobulines humaines d'origine plasmatique, assurant une immunoprotection spécifique contre l'hépatite B (IgG ayant une demi-vie de 21 jours), dont le mode de préparation permet d'inactiver les virus enveloppés (VIH, VHC, VHB) mais l'efficacité des procédés utilisés reste plus limitée sur certains virus non enveloppés

Indications et posologie

- *Ivhebex* : prévention de la réinfection du greffon lors des greffes hépatiques chez les sujets porteurs de l'antigène de surface de l'hépatite B
- *Zutectra* : prévention de la réinfection du greffon chez les sujets négatifs pour l'antigène de surface HBs et de l'ADN du VHB au moins une semaine après transplantation hépatique post-hépatite B. L'utilisation concomitante d'agents virostatiques doit être envisagée

Effets indésirables

- Fréquents (1 à 10 %) : réactions de type frissons et hyperthermie, avec parfois nausées, céphalées, vomissements, arthralgies et lombalgies modérées, réactions allergiques
- Rares (< 1 %) : hypotension, voire choc anaphylactique

Précautions d'emploi et interactions médicamenteuses

- Le patient doit être maintenu en observation au moins 20 minutes
- Nécessité d'assurer une hydratation suffisante, de surveiller la diérèse et la créatininémie, d'éviter les diurétiques de l'anse
- La vaccination contre l'hépatite B doit être associée. La première administration peut être effectuée le même jour, en deux sites séparés
- Le taux d'anticorps anti-HBs doit être mesuré régulièrement
- Grossesse : innocuité non établie mais expérience clinique rassurante
- Risque d'inefficacité des vaccins à virus vivants (si perfusion effectuée dans les 15 jours suivants ou si ces vaccins sont effectués dans les 6 semaines après)

Immunoglobulines spécifiques humaines (IV)

Immunoglobulines antihépatite B (II)

Liste I-Coll-Réservé à l'usage hospitalier

IMMUNOGLOBULINE HUMAINE DE L'HÉPATITE B LFB	1 seringue de 1 ou 5 ml à 100 UI/ml en seringue préremplie	Voie **IM** : posologies ci-dessous

Contre-indications
Hypersensibilité aux immunoglobulines humaines ou à l'un des constituants de la préparation

Propriétés

- Immunoglobulines humaines d'origine plasmatique, assurant une immunoprotection spécifique contre l'hépatite B (IgG ayant une demi-vie de 21 jours), dont le mode de préparation permet d'inactiver les virus enveloppés (VIH, VHC, VHB) mais l'efficacité des procédés utilisés reste plus limitée sur certains virus non enveloppés (VHA, parvovirus B19)

Indications

- Séroprévention de l'hépatite B :
  - Chez l'hémodialysé en attente de l'efficacité de la vaccination
  - En cas de contamination accidentelle chez les sujets non immunisés (500 UI dès que possible)
  - Chez le nouveau-né de mère porteuse du virus VHB : 30 UI/kg à la naissance, répétés jusqu'à obtention d'une immunoprotection vaccinale
  - Chez les sujets à risque non vaccinés, en cours de vaccination ou non répondeurs au vaccin : 8 UI/kg (maximum 500 UI)
  - Chez un sujet HBs négatif en cas de contact sexuel avec un sujet porteur ou en cas de contamination accidentelle par un produit Ag HBs positif (500 UI dans les 24 heures, dose doublée après ce délai)

Effets indésirables

- Au site d'injection : douleur, œdème, induration
- Fièvre, malaise, frissons, céphalées, tachycardie, hypotension, nausées, vomissements, éruptions, prurit, arthralgies
- Rares : hypersensibilité, choc anaphylactique

Précautions d'emploi

- Ne pas injecter par voie IV (risque de choc) ni par voie intrarachidienne
- Grossesse : absence d'étude contrôlée mais aucun effet délétère attendu

Remarque

- Il est fortement conseillé d'associer une vaccination contre le virus de l'hépatite B

Immunoglobulines spécifiques humaines (V)

Immunoglobulines antirabiques *Liste I-Réservé aux centres antirabiques*

IMOGAM RAGE *Conserver de + 2 °C à + 8 °C*	Fl. 2 ml à 150 UI/ml	Injection strictement **IM** : posologie ci-dessous

Contre-indications

Le risque mortel lié à la rage lève toute contre-indication éventuelle

Propriétés

- Immunoglobulines humaines d'origine plasmatique, assurant une immunoprotection spécifique contre la rage (IgG ayant une demi-vie de 21 jours), dont le mode de préparation permet d'inactiver les virus enveloppés (VIH, VHC, VHB) mais l'efficacité des procédés utilisés reste plus limitée sur certains virus non enveloppés

Indications et posologie

- Suspicion d'exposition au virus de la rage, en particulier en cas d'exposition grave : morsures graves et/ou multiples, morsures à la face, à la tête, au cou ou aux mains, morsures chez des jeunes enfants
- Administration IM unique de 20 UI/kg chez l'adulte et l'enfant : injecter de préférence dans la zone mordue, la moitié de la dose autour de la plaie et l'autre moitié dans les muscles abdominaux ou fessiers (injection effectuée au moment de la première dose de vaccin antirabique, lequel sera injecté à un site différent)
- *NB* : une vaccination antirabique doit toujours être associée (deux sites distincts)

Effets indésirables

- Rares : frissons, hyperthermie, rashs cutanés, nausées, vomissements, hypotension, tachycardie, exceptionnellement réactions d'intolérance en cas de déficit en IgA avec anticorps anti-IgA

Précautions d'emploi et interactions médicamenteuses

- Ne pas injecter par voie veineuse (injection IM stricte) et administrer exclusivement en association avec le vaccin antirabique (effectué à un site différent) dans un centre antirabique sous surveillance médicale
- Faire une désinfection de la ou des plaies *sans suture*, une prophylaxie antitétanique et une antibiothérapie en cas de surinfection
- Risque d'inefficacité des vaccins à virus vivants (rougeole, rubéole, oreillons, peut-être pas avec les vaccins antipolio buvable et antiamaril) si l'injection d'immunoglobulines est effectuée dans les 15 jours suivant ces vaccins ou si ces vaccins sont effectués dans les 6 semaines (voire 3 mois) après les immunoglobulines

Des immunoglobulines d'origine équine contre les venins des vipères d'Europe sont disponibles : VIPERFAV (*cf.* le chapitre "Parasitologie – Médecine tropicale").

Des **immunoglobulines antidiphtériques** d'origine équine sont disponibles dans les pharmacies hospitalières (ATU).

Notes

Chapitre 27

Prescriptions chez des patients à risque
Iatrogénie
Informations réglementaires
Arrêts de commercialisation

Nous remercions le Pr Pierre Cochat
pour la rédaction des conseils de prescription chez l'enfant.

Patients à risque (I) : Prescription chez l'enfant (I)

Principes généraux

La pédiatrie s'étend de la naissance, parfois prématurée, à l'âge de 18 ans. C'est une période où de nombreux changements physiologiques se déroulent : croissance staturale et pondérale, maturation des différents systèmes, modification des compartiments de l'organisme, évolution psychomotrice et cognitive.

Principaux paramètres de croissance et maturation susceptibles d'influencer la pharmacocinétique et la pharmacodynamique chez l'enfant

Paramètre	Prématuré	Nouveau-né à terme (0-28 jours)	Nourrisson (1-23 mois)	Enfant (2-12 ans)	Adolescent (12-18 ans)
Surface corporelle (m^2)	0,10	0,20	0,45	0,85	1,50
Volume sanguin (ml)	120	150	320	1 200	3 750
Compartiment hydrique (% poids corporel)	80	75	70	60	60
Compartiment adipeux (% poids corporel)	1	15	25	12	18
Activités enzymatiques (% par rapport à l'adulte)	20	70	100	100	100
Filtration glomérulaire (ml/min pour 1,73 m^2)	10	20	100	120	120

L'évaluation spécifique des médicaments en pédiatrie reste encore limitée et la pharmacopée n'est pas aussi étendue que chez l'adulte. En outre, la galénique et la sapidité des médicaments ne sont pas toujours adaptées à l'âge.

Le Parlement européen a donné son accord sur un règlement concernant les médicaments pédiatriques. Ce règlement principalement destiné aux industriels, assortit des incitations financières à une obligation nouvelle, de manière à tenter de mieux couvrir les besoins thérapeutiques en pédiatrie avec, en outre, un dispositif de pharmacovigilance.

Cette démarche impose la réalisation d'essais cliniques, spécifiques sur de nombreux plans, pharmacologique, physiologique, légal et éthique.

Voies d'administration

Les formes buvables des médicaments sont trop peu nombreuses, et l'utilisation des gélules et comprimés n'est théoriquement pas possible avant l'âge de 6 ans, en raison du risque de fausse route. Cela oblige souvent à des reconditionnements à partir de présentations pour adultes, avec un risque d'erreur non négligeable.

Les présentations pour administration intraveineuse ne doivent pas être utilisées par voie orale, sauf évaluation spécifique de leur biodisponibilité.

Le développement de formes galéniques adaptées à l'enfant (suspensions, sirops, comprimés orodispersibles) est conditionné par le marché potentiel qu'elles représentent, sans tenir compte des indications rares (exemple : le paracétamol existe sous de nombreuses formes pédiatriques, alors qu'il n'en existe aucune pour les antivitamines K).

L'utilisation de formes orales à libération prolongée n'est pas possible si un déconditionnement est nécessaire, sauf s'il s'agit de microgranules. Il en est de même pour les conditionnements gastroprotégés.

La voie sublinguale est limitée à quelques produits et ne peut être utilisée chez les enfants trop jeunes pour des raisons de compréhension.

Les thérapeutiques inhalées sont largement développées chez l'enfant avec du matériel bien adapté et bien accepté, notamment pour les traitements bronchodilatateurs et corticoïdes.

La voie rectale est très utilisée en France, contrairement à beaucoup d'autres pays mais, si elle trouve son intérêt en situation d'urgence, de somnolence, de nausées et vomissements, il faut en connaître les limites : absorption irrégulière, risque d'expulsion du produit, mauvaise perception physique et psychologique de la voie d'administration par l'enfant.

La voie nasale est souvent employée et doit être réservée aux produits de tolérance parfaite, comme le sérum physiologique. En effet, l'absorption muqueuse est d'autant plus importante que l'enfant est jeune, et expose donc au risque de surdosage et d'effets indésirables.

La voie percutanée est rarement utilisée, notamment chez les jeunes enfants en raison des variations d'absorption en fonction de l'âge (3 fois plus importante chez le nouveau-né que chez l'adulte). C'est ainsi que l'on a pu rapporter des intoxications à l'iode ou à l'alcool chez des nouveau-nés et des nourrissons.

La voie intramusculaire doit être évitée chez les jeunes enfants en raison de la douleur qu'elle entraîne. Lorsqu'elle est incontournable, elle doit être réalisée à la face antérieure de la cuisse afin de ne pas léser le nerf sciatique au niveau de la fesse.

La voie sous-cutanée doit aussi tenir compte de la douleur, qui peut être réduite par une crème anesthésiante (EMLA). Les zones utilisables augmentent avec l'âge et sont réduites chez le nouveau-né.

La voie veineuse peut poser des problèmes techniques, notamment chez les jeunes enfants, mais elle est finalement peu douloureuse, sûre et donc volontiers recommandée. Elle peut être ponctuelle ou peut utiliser un microcathéter, voire un cathéter profond ou une chambre implantable.

Patients à risque (I) : Prescription chez l'enfant (I)

Pharmacocinétique et pharmacodynamique

Pharmacocinétique et pharmacodynamique varient énormément de la naissance à l'âge adulte et, pour des raisons techniques et éthiques, il est fastidieux d'envisager des études spécifiques pour toutes les tranches d'âge. Il en résulte souvent une méconnaissance de ces paramètres chez l'enfant, notamment chez le nouveau-né. Il est ainsi courant d'extrapoler à l'enfant les données validées chez l'adulte, ce qui expose à de grandes imprécisions et à des risques de sur- ou sous- dosage. Les méthodes d'étude de pharmacocinétique de population peuvent avoir ici un intérêt majeur.

Pharmacocinétique

Du fait de l'immaturité gastro-intestinale physiologique, l'absorption digestive est souvent diminuée chez le nouveau-né et le nourrisson.

La distribution dépend essentiellement de la liaison des médicaments aux protéines, habituellement moindre chez le nouveau-né ; il s'ensuit une augmentation du volume de distribution de la forme libre. En outre, l'accès à certains compartiments dépend de l'âge et de l'état des tissus concernés (exemple : passage méningé des antibiotiques, accru en période néonatale d'autant plus qu'il existe une méningite).

Les réactions de biotransformation hépatique (oxydation, réduction et hydrolyse sous la dépendance majoritaire du cypochrome P450 ; conjugaison) subissent de nombreuses étapes de maturation, notamment durant les premiers mois de vie.

L'élimination des médicaments ainsi rendus hydrophiles se fait surtout par filtration glomérulaire mais aussi par sécrétion tubulaire. La filtration glomérulaire est de l'ordre de 20 ml/min pour 1,73 m^2 à la naissance et double en 2 semaines, pour n'atteindre les valeurs adultes que vers l'âge d'un an.

Globalement, la demi-vie des médicaments est d'autant plus allongée que l'enfant est jeune (exemple de l'indométacine : 14 à 20 heures chez le nouveau-né, 2 à 11 heures chez l'adulte).

À ces variations physiologiques liées à l'âge, s'ajoutent des variations individuelles génétiques, avec notamment des métaboliseurs lents et des métaboliseurs rapides.

Règles de prescription chez l'enfant

- Prescrire un médicament utile
- Choisir un médicament ayant une AMM pour l'âge de l'enfant
- Utiliser une forme galénique adaptée (éviter les comprimés avant 6 ans en raison du risque de fausse route)
- Prescrire la posologie adaptée à l'âge de l'enfant, basée sur son poids ou sa surface corporelle
- Respecter les modalités d'administration
- Éviter les polythérapies, qui augmentent le risque d'effets indésirables
- Rédiger parfaitement l'ordonnance (prénom, nom, âge, poids)
- Expliquer l'ordonnance aux responsables de l'enfant et la durée du traitement

Posologie

La posologie des médicaments doit être adaptée à l'âge. Pour cela, l'ajustement est fait par rapport au poids ou, de préférence, par rapport à la surface corporelle.

Sur cette base, plusieurs produits à large diffusion pédiatrique sous forme buvable disposent d'un système d'administration par kg de poids (mais pipettes ou cuillères ne sont pas interchangeables d'un produit à l'autre). À l'inverse, la meilleure formule d'adaptation d'une posologie adulte à un enfant lorsqu'elle n'est pas connue consiste à l'ajuster sur la surface corporelle : posologie enfant = posologie adulte × surface corporelle de l'enfant/1,73 m^2.

Pharmacopée

Le plus souvent, pour une famille médicamenteuse donnée, seul un petit nombre de produits est disponible pour l'enfant, car son efficacité et ses effets secondaires sont connus (exemple : énalapril parmi les inhibiteurs de l'enzyme de conversion).

Dans ce contexte, le prescripteur est contraint d'utiliser des molécules efficaces mais qui n'ont pas eu et n'auront probablement jamais d'évaluation pédiatrique spécifique. De ce fait, et compte tenu du besoin incontournable de certains médicaments d'utilisation rare ou exceptionnelle en pédiatrie, la prescription doit être guidée par des recommandations établies par des équipes qui en ont l'expérience.

Pharmacovigilance

Du fait des insuffisances d'adaptation à l'enfant, l'utilisation hors AMM des médicaments est importante : 94 % en soins intensifs, 67 % à l'hôpital et 30 % en pratique de ville. Il en résulte une incidence élevée d'effets indésirables : 35 pour 1 000 avant 1 an, 26 pour 1 000 entre 1 et 4 ans, 14 pour 1 000 entre 4 et 7 ans, et 7 pour 1 000 entre 7 et 14 ans. Les trois quarts des effets indésirables graves impliquent des médicaments ne possédant pas l'AMM pour l'âge.

Observance

La pharmacologie pédiatrique ne peut être dissociée de l'observance. Celle-ci se fait par procuration *via* les parents chez les plus jeunes enfants, mais devient caduque à l'adolescence lorsque le patient croit savoir gérer son traitement ou le rejette. Certains indicateurs peuvent être utilisés (concentration du médicament, dosages biologiques, réapprovisionnements en pharmacie, boîtiers électroniques), mais rien ne remplace l'éducation thérapeutique et les entretiens singuliers.

Patients à risque (I) : Prescription chez l'enfant (II)

Traitement de la douleur

Traitement curatif

- *Antalgiques de palier I pour les douleurs de faible intensité*
  - Paracétamol : 15 mg/kg toutes les 6 heures PO ou IV (maximum : 60 mg/kg par 24 heures; attention au surdosage par erreur ou par associations médicamenteuses !), sans limite d'âge. La voie rectale est aléatoire
  - Éventuellement associé à : ibuprofène (PO de préférence). De 3 mois à 15 ans : 20 à 30 mg/kg/jour en 2 à 3 prises. Au-delà de 15 ans : 200 à 400 mg/prise toutes les 4 à 6 heures, sans dépasser 1 200 mg par jour
- *Antalgiques de palier II pour les douleurs modérées*
  - Codéine (AMM à partir de 12 ans après échec du paracétamol et/ou des AINS) : 0,5 mg/kg PO pour la 1re prise, puis 0,5 à 1 mg/kg toutes les 6 heures sans dépasser 1 mg/kg en dose unique. L'associer volontiers avec le paracétamol et/ou l'ibuprofène
  - Tramadol (AMM dès l'âge de 3 ans) : 1 à 2 mg/kg toutes les 6 à 8 heures PO sans dépasser 8 mg/kg/jour avec au maximum 400 mg/24 heures
- *Antalgiques de palier III pour les douleurs fortes*
  - Association systématique avec des antalgiques de palier I et avec un laxatif
    - Nalbuphine IV (AMM dès l'âge de 18 mois) : 0,2 mg/kg toutes les 4 heures (IVL en 20 à 30 minutes) ou en débit continu à la seringue auto-pousseuse à raison de 1,2 mg/kg/jour sans dépasser 0,3 mg/kg par prise
    - Posologie par voie intrarectale : 0,3 à 0,4 mg/kg toutes les 4 à 6 heures
    - Sulfate de morphine PO : 0,5 mg/kg (sans dépasser 20 mg), puis 0,2 mg/kg toutes les 4 heures
    - Chlorhydrate de morphine PO (0,5 à 1 mg/kg toutes les 4 heures) ou IV (PCA sous surveillance)
  - Signes d'intoxication morphinique : sédation, puis dépression respiratoire
  - Antagoniste spécifique : naloxone à la dose initiale de 0,01 mg/kg IVD

Traitement préventif

- La prise en charge de la douleur de l'enfant doit être anticipée chaque fois que cela est possible
  - Sérum glucosé à 30 % ou saccharose, 2 minutes avant le soin chez le nouveau-né (exemple : prélèvement capillaire)
  - Crème anesthésique à la prilocaïne (EMLA), 1 à 2 heures avant le soin (exemple : ponction lombaire)
  - Anesthésie locale par injection sous-cutanée de lidocaïne, 5 minutes avant le geste (exemple : petite chirurgie)
  - MEOPA : KALINOX en inhalation 3 minutes avant le soin (exemple : biopsie)
  - Midazolam en IV (0,05 mg/kg IVL 5 minutes avant le soin) ou par voie intrarectale (0,4 mg/kg 15 minutes avant le soin) (exemple : sondage vésical)

Patients à risque (I) : Prescription chez l'enfant (III)

Traitement de la fièvre

La fièvre n'est généralement pas dangereuse. L'enfant fébrile peut présenter un changement de comportement (apathie, anorexie, céphalées, réduction des activités...) qui témoigne de sa réponse immunitaire. Cette situation d'inconfort peut justifier d'un traitement.

La recherche de l'étiologie est essentielle et un traitement symptomatique peut être envisagé en cas de fièvre supérieure à 38,5 °C dans un contexte aigu.

Conseils de base visant à assurer le confort de l'enfant
- Éviter de trop couvrir l'enfant
- Aérer la pièce
- Faire boire le plus souvent possible
- Bain, enveloppement humide et vessie de glace sont d'indication exceptionnelle et vont à l'encontre du confort de l'enfant

Prescription médicamenteuse
- Ne prescrire qu'un seul médicament antipyrétique : le bénéfice de l'alternance de 2 molécules n'est pas démontré. Cette combinaison peut néanmoins être envisagée si la fièvre persiste au-delà de 24 heures
- Choisir le produit en fonction de ses contre-indications potentielles et vérifier que l'enfant n'a pas déjà reçu un traitement antithermique (attention au surdosage en paracétamol)
- Le traitement doit être prescrit en continu, et à posologie efficace, sans chercher à adapter la prescription au degré de température
- En pratique, la voie orale est prioritaire, facilitée par les pipettes graduées en kg de poids :
  - Paracétamol (toujours en première intention en l'absence d'hypersensibilité au paracétamol ou d'insuffisance hépatocellutaire) : 15 mg/kg par prise toutes les 6 heures, sans dépasser 80 mg/kg par jour
  - Ibuprofène (à éviter en cas de varicelle et à manipuler avec parcimonie comme tous les AINS) : 7,5 mg/kg par prise toutes les 6 heures ou 10 mg/kg par prise toutes les 8 heures
  - Aspirine : les indications sont actuellement limitées en raison du risque rare mais potentiellement grave de syndrome de Reye (encéphalopathie + hépatopathie aiguës) chez des enfants atteints de viroses

Le traitement causal de la fièvre doit être entrepris en parallèle lorsqu'il est possible.

La meilleure prévention des convulsions fébriles (5 % des enfants < 5 ans) est le traitement optimal de la fièvre et non pas l'administration prophylactique de diazépam.

Deux situations potentiellement graves doivent être signalées et l'hospitalisation est généralement nécessaire :
- Avant l'âge de 3 mois, une fièvre isolée doit être considérée comme une infection bactérienne sévère potentielle pouvant nécessiter un traitement urgent
- À tout âge, tout purpura fébrile doit être considéré comme un purpura fulminans potentiel jusqu'à preuve du contraire → HOSPITALISATION EN URGENCE

Patients à risque (II) : Prescription chez la femme enceinte*

Quelques médicaments utilisables chez la femme enceinte

Classe	Médicaments utilisables
Médicaments analgésiques et antispasmodiques	Analgésiques purs : Paracétamol Antispasmodiques musculotropes : Phloroglucinol Morphine (en fin de grossesse, risque de dépression respiratoire chez le nouveau-né)
Médicaments anti-infectieux	Pénicillines : pénicilline G et V, pénicillines M (Isoxalolylpénicillines), aminopénicillines, carboxypénicillines, pivmécillinam Céphalosporines, streptogramines Macrolides : érythromycine, midécamycine, josamycine, spiramycine Antituberculeux : isoniazide, rifampicine, éthambutol Antifongiques *per os* : amphotéricine B, nystatine, miconazole
Médicaments anti-inflammatoires	Corticoïdes Colchicine
Médicaments utilisés en cardiologie	Digitaliques, furosémide (en cas d'urgence), dérivés nitrés Antihypertenseurs : aténolol, labétalol, inhibiteurs calciques, dihydropyridiques Antiarythmiques : quinidine, striadyne
Médicaments utilisés en endocrinologie	Hormonothérapie substitutive
Médicaments utilisés en gastro-entérologie	Antiémétisants : Métoclopramide, métopimazine, odansétron Anti-acides : inhibiteurs de la pompe à protons, hydroxyde d'aluminium, hydroxyde de magnésium, phosphate d'aluminium Laxatifs : lactulose, laxatifs mucilagineux
Médicaments utilisés en hématologie	Antianémiques : sels de fer, acide folique, vitamine B12 Anticoagulants : héparine non fractionnée ou de bas poids moléculaire
Médicaments utilisés dans les troubles métaboliques	Antidiabétiques : insuline Divers : vitamine D, vitamine B1, chlorure de calcium ou de potassium
Médicaments utilisés en neurologie	Antiépileptiques : benzodiazépines sans restriction, lamotrigine
Médicaments utilisés en obstétrique	Progestérone et didrogestérone Salbutamol
Médicaments utilisés en ophtalmologie	Acétazolamide par voie IV en urgence (glaucome aigu)
Médicaments utilisés en parasitologie	Antipaludéens : chloroquine, proguanil, quinine Amœbicides de contact : tilbroquinol Antihelminthiques : pipérazine, voire niclosamide
Médicaments utilisés en pneumologie	Bronchodilatateurs bêta-2-stimulants : salbutamol, terbutaline Cromoglycate disodique Antitussifs opiacés : codéine et codéthyline
Vaccins pouvant être faits sans risques particuliers chez la femme enceinte	Vaccin antitétanique, vaccin antipoliomyélitique, vaccin antigrippal, vaccin antihépatite B, vaccin antirabique Aucun vaccin vivant atténué

* Consulter le site du Centre de référence sur les agents tératogènes : www.lecrat.org.

Médicaments tératogènes ou fœtotoxiques* (liste non exhaustive)

Médicaments	Effets tératogènes observés
Androgènes, Anabolisants stéroïdiens, Danazol	Masculinisation des fœtus femelles
Anti-inflammatoires non stéroïdiens, dont aspirine à fortes posologies	Risque de fermeture prématurée du canal artériel et d'HTAP Altérations de la fonction rénale fœtale, entérocolite nécrosante CONTRE-INDICATION à partir du 6e mois L'aspirine à faible dose ne pose pas de problème
Antithyroïdiens : Carbimazole	Goître fœtal et néonatal, hypothyroïdie, aplasie circonscrite du cuir chevelu, atrésie choanale et de l'œsophage → propylthiouracile recommandé
Antivitamines K	Hypoplasie du nez, anomalies squelettiques et du SNC : CONTRE-INDICATION → remplacer par héparine
Cancérologie	La plupart des anticancéreux sont contre-indiqués
Carbamazépine	Spina bifida, fentes faciales, malformations cardiaques, anomalies de l'appareil urinaire
Diéthylstilbestrol	Malformations tubaires, utérines, vaginales Adénocarcinomes du vagin chez les filles de mères exposées Anomalies de la reproduction ultérieures chez les garçons exposés
Hydantoïnes : Phénytoïne	Retard de croissance intra-utérin, retard psychomoteur Anomalies crânio-faciales, hypoplasie des phalanges distales CONTRE-INDICATION chez les femmes en âge de grossesse
Inhibiteurs de l'enzyme de conversion (IEC) et Sartans	Anomalies de la voûte crânienne, néphropathies tubulaires Insuffisance rénale anurique à la naissance : CONTRE-INDICATION au cours de la grossesse
Inhibiteurs du TNF-alpha	Altérations des réponses immunitaires du nouveau-né
Lithium	Malformations des valves tricuspides (maladie d'Ebstein)
Méthotrexate	Malformations des membres, anomalies du SNC
Méthylphénidate	Anomalies squelettiques et fermeture du tube neural
Misoprostol	Anomalies oculaires (syndromes de Mœbius)
Mycophénolate mofétil	Tératogène : microtie, fente palatine, anomalies squelettiques
Quinolones	Anomalie du cartilage et du développement osseux
Rétinoïdes par voie orale : Isotrétinoïne, Acitrétine, Alitrétinoïde	Effet tératogène majeur : CONTRE-INDICATION
Sulfamides hypoglycémiants	Effets tératogènes à fortes doses chez l'animal L'insulinothérapie est recommandée pendant toute la grossesse
Thalidomide	Effet tératogène majeur : CONTRE-INDICATION
Tétracyclines	Anomalies des dents (coloration des dents, hypoplasie de l'émail)
Valproate et Divalproate	Défaut de fermeture du tube neural, malformations diverses et retard intellectuel : CONTRE-INDICATION
Vaccins	Vaccin antirubéoleux, vaccin antiamaril

* Consulter le site du Centre de référence sur les agents tératogènes : www.lecrat.org.

Patients à risque (III) : Prescription sur défaillance viscérale

Insuffisance hépato-cellulaire

- Hépatopathie aiguë : arrêt de tout traitement non indispensable
- Hépatopathie chronique : risque thérapeutique au stade de cirrhose
- Éviter si possible les médicaments hépatotoxiques
- Tenir compte du score de Child-Pugh :
  - Classe A : albuminémie > 35 g/l; bilirubinémie < 20 mg/l; TP > 70 %
  - Classe B : albuminémie de 30 à 35 g/l; bilirubinémie de 20 à 30 mg/l; TP > 50-70 %; ascite et/ou encéphalopathie modérées
  - Classe C : albuminémie < 30 g/l; bilirubinémie > 30 mg/l; TP < 50 %; ascite et/ou encéphalopathie marquées

Respect des contre-indications et adaptations posologiques

Vérifier les contre-indications et la posologie des médicaments à métabolisme hépatique et à forte liaison protéique, par exemple :

- Anticomitiaux : acide valproïque, phénobarbital, phénytoïne
- Anti-infectieux : rifampicine, isoniazide et pyrazinamide contre-indiqués; aminosides, antirétroviraux, clindamycine, cyclines, glycopeptides, métronidazole, sulfamides
- Azathioprine
- Barbituriques et carbamates
- Paracétamol, morphine et dérivés morphiniques
- Propranolol : adaptation progressive de la posologie

Risques iatrogènes spécifiques (exemples)

- AINS : accidents hémorragiques, pathologie ulcéreuse, insuffisance rénale
- AVK (déconseillés) : accidents hémorragiques
- Biguanides (contre-indiqués si Child-Pugh B ou C) : acidose lactique
- BZD : troubles de la conscience, coma → adaptation posologique (diazépam) ou molécules à métabolisme rénal (exemple : oxazépam)
- Diurétiques : troubles hydro-électrolytiques, encéphalopathie, syndrome hépato-rénal
- Aminosides (contre-indiqués) : risque d'insuffisance rénale
- Insuline : risque accru d'hypoglycémies
- Opiacés "cachés" (codéine antitussive et antidiarrhéique) : coma

Insuffisance respiratoire chronique

- Kinésithérapie respiratoire et réhabilitation à l'effort
- Éducation thérapeutique : risques de l'O_2 et de l'auto-médication

Risques iatrogènes spécifiques

- Oxygénothérapie mal conduite : risque d'encéphalopathie hypercapnique
  → repérer les patients hypercapniques chroniques : ↑ RA (iono ou GDS)
  → adapter les débits d'O_2 (exemple : 1-2 l/min d'O_2 pour 90-92 % de SpO_2)
  → prescrire les aérosols en air (et non sous O_2 comme gaz vecteur)
- Parasympatholytiques
- Sédatifs (dont BZD) : risque d'hypercapnie par hypoventilation alvéolaire
- Corticoïdes systémiques ou inhalés : fonte musculaire, immunodépression
- Sédatifs "cachés" (antitussifs, myorelaxants) : risque de somnolence

Insuffisance rénale chronique

- Repérer la réduction de la fonction rénale, en particulier chez le patient âgé
- Évaluer le débit de filtration glomérulaire (DFG) : Cockcroft ou MDRD
- Limiter la prescription aux seuls médicaments indispensables
- Préférer les médicaments à élimination hépatique, si disponibles
- Éducation thérapeutique : risques des surdosages et de l'auto-médication
- Consultation en cas de déshydratation (fièvre, diarrhée, canicule...)

Respect des contre-indications et adaptations posologiques

Vérifier les contre-indications et la posologie (dose initiale et espacement des prises) des médicaments à élimination rénale, en fonction du DFG :

- Antibiotiques (*cf.* Chapitre "Antibiotiques") : adaptation et espacement des doses pour les aminosides et les glycopeptides avec surveillance des taux ; adaptation posologique et/ou espacement des doses :

→ à partir de DFG < 80 ml/min : colistine
→ à partir de DFG < 60 ml/min : fosfomycine, ticarcilline, lévofloxacine
→ à partir de DFG < 50 ml/min : ceftazidine, ofloxacine
→ à partir de DFG < 40 ml/min : pipéracilline + tazobactam, céfaclor, céfadroxil
→ à partir de DFG < 30 ml/min : pénicilline A et co-amoxiclav, ciprofloxacine, Bactrim
→ à partir de DFG < 20 ml/min : céfuroxime
→ à partir de DFG < 10 ml/min : pénicillines
→ DFG < 5 ml/min : céfotaxime, ceftriaxone
Pas d'adaptation pour les macrolides, le métronidazole, la doxycycline, la rifampicine

- Bêta-bloquants à élimination rénale (exemple : aténolol, nadolol, sotalol)
- Antihypertenseurs centraux : réduction posologique
- Digoxine : réduction posologique
- Anticancéreux : selon rapport bénéfice/risque et avec adaptation posologique (exemple : sels de platine)
- Ciclosporine et tacrolimus : adaptation et surveillance des taux sériques

Risques iatrogènes spécifiques

- AINS : risque d'insuffisance rénale aiguë aggravant l'insuffisance rénale
- Aspirine : risque accru d'intoxication
- Biguanides (contre-indiqués) : risque d'acidose lactique
- BZD : sensibilité accrue (sans surdosage) → prudence et surveillance
- HBPM : risque hémorragique accru → surveiller l'activité anti-Xa pour un DFG entre 30 et 60 ml/min (contre-indiqué si DFG < 30 ml/min)
- IEC et ARA II : risque d'hyperkaliémie et d'IRA → surveillance biologique
- Insuline et sulfamides hypoglycémiants : risque accru d'hypoglycémies
- Potassium "caché" (sels de régime) : risque d'hyperkaliémie
- Produits de contraste iodés → selon le rapport bénéfice/risque de l'examen
- Statines : risque accru de myalgies et de rhabdomyolyse
- Thiazidiques (contre-indiqués) : risque d'hypercalcémie et d'hyperuricémie

Patients à risque (IV) : Prescription chez la personne âgée

Principes généraux

Éviter la iatrogénie médicamenteuse chez la personne âgée
Une iatrogénie fréquente qui entraîne un risque d'hospitalisation Une iatrogénie souvent évitable par une identification des facteurs de risque Des effets indésirables parfois trompeurs, à évoquer systématiquement devant des signes non spécifiques Deux écueils à éviter : 1. l'excès de prescription et la iatrogénie 2. le défaut de prescription par l'abstention erronée

Repérer les facteurs de risque			
FDR liés à l'âge – Âge > 85 ans – Polypathologie – Fonction rénale altérée – Dénutrition – Fonte musculaire – Chutes – Troubles visuels et auditifs	**FDR socio-environnementaux** – Isolement et dépendance – Altération des fonctions cognitives – Mode/lieu de vie changés – Risques climatiques	**FDR par mésusage** – Prescription inadaptée – Surveillance inadaptée – Information insuffisante – Mauvaise observance – Automédication – Incompréhension	**FDR liés aux médicaments** – Classes à risque – Nombre de médicaments – Interactions – Rapport efficacité/sécurité mal évalué

Identifier les situations à sur-risque
Les épisodes infectieux → déshydratation; interactions avec les antibiotiques L'arrêt et l'introduction de traitement → syndromes de sevrage et nouvelles interactions Le passage aux urgences et les hospitalisations → arrêts inopinés de traitements, nouvelles interactions

Avant la prescription
– *Évaluer l'indication* : niveau de preuve de l'indication ? objectifs thérapeutiques ? possibilité d'abstention ? – Recenser *les traitements en cours* (prescription et auto-médication) et hiérarchiser les traitements – Préciser, avec l'aide du médecin référent/des proches, l'historique *des traitements antérieurs* (motifs d'arrêt ?) – Préciser *les capacités de compréhension*, d'observance, de surveillance – Évaluer méthodiquement *le rapport bénéfice/risque* de la nouvelle prescription – *Bilan pré-thérapeutique* clinique (poids, TA, FC, glaucome, miction) et paraclinique (iono, créatinine ± ECG)

Prescription
– Limiter le nombre de médicaments – Se méfier des médicaments à index thérapeutique étroit, à forte liaison protéique, à élimination rénale – Adapter si nécessaire la posologie et les schémas thérapeutiques – Prévoir et expliquer la durée du traitement, les modalités de surveillance (clinique et biologique) et d'arrêt – Éduquer le patient et ses proches : observance, auto-médication, surveillance, effets indésirables possibles

Délivrance en pharmacie
– Vérifier l'historique des prescriptions, la compréhension, l'observance – Expliquer au patient, aux proches et aux aidants, l'ordonnance et les changements (intérêt des piluliers) – Inscrire posologies, rythme des prises et durée sur les conditionnements si nécessaire – Éviter les changements de marque et de générique

Surveillance
Au long cours, réévaluer régulièrement l'ordonnance et le rapport bénéfice/risque, en particulier en cas : – D'introduction de nouveaux traitements (éviter les cumuls, exemple : traitement d'un effet secondaire) – D'évolution physiologique (exemple : dégradation de la fonction rénale) – D'évolution de la maladie (exemple : baisse des besoins d'insuline, diminution des chiffres tensionnels) – De modification des objectifs thérapeutiques (exemple : prise en charge palliative proche de la fin de vie) En cas de consultation en urgence, en particulier lorsque le prescripteur n'est pas le médecin référent habituel : – Vérifier les effets indésirables éventuellement en cause (surdosages, interactions, sevrage...) – Suspendre si besoin le(s) traitement(s) à risque en cas d'événement intercurrent (infection, diarrhées) – Être attentif aux nouvelles interactions possibles avec les prescriptions (antibiotiques, diurétiques)

Patients à risque (V) : Prescription en soins palliatifs

Principes généraux
Respect du cadre législatif et déontologique relatif aux soins palliatifs
Implication et information du patient et/ou de ses proches (personne de confiance si présente) Processus décisionnel adapté aux souhaits et à l'état de conscience du patient
Décision collégiale de prise en charge palliative, après concertation pluridisciplinaire Décision notifiée dans le dossier médical et infirmier, transmise aux acteurs de soins
Arrêt des traitements devenus inutiles en privilégiant les soins de confort et en réévaluant régulièrement le rapport bénéfice/inconfort des traitements (exemple : HBPM, dextros et insuline…)
Soutien psychologique proposé au patient et aux proches et adapté au contexte

Perfusion sous-cutanée (hypodermoclyse) : principes généraux	
Indications	Prévention et traitement de la déshydratation en l'absence d'abord veineux, en remplacement ou en complément de la voie orale Voie particulièrement pratique en soins palliatifs et en gériatrie
Contre-indications (relatives)	Troubles de la coagulation et traitement anticoagulant Zone d'œdème ou d'infection cutanée
Site	Face externe de la cuisse, face latérale de l'abdomen, zone sous-claviculaire; changer de site à chaque changement d'aiguille (tous les 7 jours environ) et en cas d'œdème localisé
Aiguille	Micro-cathéters courts 22 G à 24 G de sécurité à ailettes; insertion sous-cutanée (à 30°) après anesthésie locale (patch); film transparent
Solutés	Sérum salé isotonique (risque de nécrose cutanée si hypertonique) Sérum glucosé 2,5 ou 5 % ± 2-4 g/l de NaCl
Débit	1 500 ml maximum/site/24 heures (1 ml/min); possibilité d'utiliser 2 sites simultanés pour augmenter les apports
Surveillance	État cutané, débit, position du cathéter, absence de fuite ou de reflux → Arrêt si douleur, rougeur, hématome, crépitement

Principaux médicaments utilisables par voie sous-cutanée (y compris hors AMM) (1)		
Antalgiques	Morphine Fentanyl Buprénorphine Nalbuphine Néfopam	Douleur Dyspnée Toux rebelle
Antinauséeux	Métoclopramide Ondansétron	Nausées, vomissements
Antibiotiques	Ceftriaxone Teicoplanine Thiophénicol	Infections bactériennes
Anti-inflammatoires non stéroïdiens	Kétoprofène Ibuprofène	Douleurs
Antisécrétoires	Octréotide	Occlusion intestinale, fistule digestive cutanée
Atropiniques	Scopolamine Néostigmine Atropine	Hypersécrétion bronchique et encombrement respiratoire, occlusion intestinale
Benzodiazépines	Midazolam Diazépam Clonazépam	Anxiété, sédation pour symptômes réfractaires en fin de vie Crise comitiale
Biphosphonates	Clodronate	Douleurs osseuses métastatiques, hypercalcémie d'origine néoplasique
Corticoïdes	Méthylprednisolone Déxaméthasone	Compression médullaire, douleurs de métastases osseuses, dyspnée, HTIC, occlusion intestinale…
Neuroleptiques	Halopéridol Lévomépromazine	Syndrome confusionnel (avec traitement étilogique), anxiété avec hallucinations, hoquet
Non recommandés	Chlorpromazine, paracétamol, chlorazépate dipotassique, diazépam, potassium (nécrose)	
Utilisations combinées	Par exemple, dans un même PSE : midazolam, morphine, halopéridol, scopolamine	

1. Voir aussi les recommandations :
   - "Soins palliatifs : spécificité d'utilisation des médicaments courants, hors antalgiques", ansm.sante.fr.
   - "Conférence de consensus sur l'accompagnement des personnes en fin de vie et de leurs proches", www.has-sante.fr.

Patients à risque (VI) : Canicule et médicaments

Principaux médicaments et produits ayant des effets potentiellement délétères sur l'adaptation de l'organisme à la chaleur (liste non exhaustive) (1)	
Médicaments perturbant la thermorégulation centrale	Antidépresseurs imipraminiques, sérotoninergiques et IMAO Neuroleptiques Sélégiline (IMAO utilisé comme antiparkinsonien)
Médicaments diminuant la sudation (donc la perte de chaleur qui en résulte)	Anticholinergiques : atropine, antidépresseurs imipraminiques, antiparkinsoniens anticholinergiques, antispasmodiques anticholinergiques, oxybutynine, toltérodine, trospium, neuroleptiques à effets anticholinergiques (phénothiazines, clozapine, thioxanthènes), disopyramide, pizotifène, scopolamine, etc. Inhibiteurs de l'anhydrase carbonique : acétazolamide, topiramate
Médicaments perturbant la thermorégulation centrale et diminuant la sudation	Antihistaminiques H1 dérivés des phénothiazines (prométhazine, alimémazine, etc.) et neuroleptiques à effets anticholinergiques Associations utilisées en traitement des effets extrapyramidaux des neuroleptiques
Médicaments augmentant la sudation (donc la perte hydrosodée qui en résulte)	Parasympathomimétiques agonistes cholinergiques : pilocarpine Anticholinestérasiques utilisés dans les démences, dont la maladie d'Alzheimer : donepezil, galantamine, rivastigmine Anticholinestérasiques utilisés dans la myasthénie : ambénonium, néostigmine
Médicaments augmentant la température du corps	Sympathomimétiques (augmentent la température du corps par vasoconstriction cutanée et augmentation de l'activité musculaire) : amphétamine et dérivés, bupropion, éphédrine, pseudoéphédrine, méthylphénidate, etc.
Médicaments augmentant le risque d'insuffisance rénale fonctionnelle	Diurétiques Anti-inflammatoires non stéroïdiens Inhibiteurs de l'enzyme de conversion Antagonistes de l'angiotensine II
Médicaments avec toxicité pouvant être accrue en cas de déshydratation	Médicaments à marge thérapeutique étroite, éliminés par les urines sous forme inchangée ou de métabolite actif (risque de surdosage) : lithium, flécaïnide, metformine, sulfamides hypoglycémiants, etc.
Produits divers	Alcool, amphétamines, caféine, cannabis, cocaïne, ecstasy

1. Consulter sur le site www.ansm.sante.fr le dossier thématique "Canicule et produits de santé".

Canicule : recommandations aux professionnels de santé concernant les patients à risque

- Procéder à une évaluation complète de l'état d'hydratation (clinique ± biologique)
- Réévaluer l'intérêt de chacun des médicaments et supprimer tout médicament paraissant inadapté
- Éviter la prescription d'anti-inflammatoires non stéroïdiens et de paracétamol (inefficacité pour traiter un coup de chaleur)
- Ne prendre aucun médicament sans avis médical

Canicule : recommandations concernant le transport des médicaments

Les produits habituellement conservés entre + 25 et + 30 °C peuvent résister pendant quelques jours à une température < + 40 °C. Cependant, il faut éviter les habitacles et les coffres de voiture en plein soleil.
Il est conseillé de les transporter dans un emballage isotherme non réfrigéré.

Patients à risque (VII) : Myasthénie et médicaments

Médicaments contre-indiqués ou à n'utiliser qu'avec la plus extrême prudence

Médicaments formellement contre-indiqués	
Médicaments curarisants	Tous les curarisants, sauf l'atracurium (TRACRIUM) si besoin
Benzodiazépines utilisées en anesthésiologie	Flunitrazépam (NARCOZEP)
Bêta-bloquants	Tous les bêta-bloquants, y compris les collyres
Anti-histaminiques	En raison de leur effet sédatif
Anesthésiques généraux	Halothane (FLUOTHANE) Alfentanil (RAPIFEN)
Médicaments antispastiques	Baclofène (LIORÉSAL) Dantrolène (DANTRIUM)
Antibiotiques susceptibles d'entraîner un blocage neuro-musculaire	Aminosides ou aminoglycosides Polypeptides cycliques : Colistine, Polimyxine B Tétracyclines injectables (Mg2+ dans le solvant) Macrolides Fluoroquinolones
Sels de magnésium	MAGNÉ B6, MAG 2, MÉGAMAG, SPASMAG, etc.
Alcaloïdes du quinquina ayant des effets curarisants	Quinine (NIVAQUINE, QUININE, QUINIMAX, OKIMUS, HEXAQUINE, etc.) Hydroquinidine (SÉRÉCOR)
Médicaments sulfhydrylés	D-pénicillamine (TROLOVOL)
Antispasmodiques intestinaux et urinaires	Mébévérine (DUSPATALIN, SPASMOPRIV, COLOPRIV) Oxybutynine (DITROPAN, DRIPTANE, ZATUR) Toltérodine (DETRUSITOL) Trospium (CERIS) Solifénacine (VESICARE)
Toxine botulique	AZZALURE, BOTOX, DYSPORT, NEUROBLOC, VISTABEL, XEOMIN
Antiarythmiques	Disopyramide (ISORYTHM, RYTHMODAN)
Anxiolytiques	Étifoxine (STRESAM) Clinidium-chlordiazépoxide (LIBRAX)
Médicaments à utiliser avec la plus extrême prudence	
Anxiolytiques	Benzodiazépines (toutes)
Hypnotiques divers	Cyclopyrrolones : Zopiclone (IMOVANE) Imidazopyridines : Zolpidem (STILNOX)
Myorelaxants divers	Méthocarbamol (LUMIRELAX)
Médicaments divers	Phénothiazines (LARGACTIL, NEULEPTIL, NOZINAN, PIPORTIL, TERCIAN) Carbamazépine (TEGRETOL) Métopimazine (VOGALENE) Gabapentine (NEURONTIN) Amantadine (MANTADIX) Attention aux médications familiales disponibles sans prescription

Patients à risque (VIII) : Porphyries et médicaments

Médicaments porphyrinogéniques contre-indiqués dans les porphyries hépatiques (1)	
Anesthésiques généraux Myorelaxants	Barbituriques, Etomidate, Halothane, Kétamine, Méphénésine, Méthocarbamol
Anesthésiques locaux	Articaïne, Bupivacaïne, Lidocaïne, Mépivacaïne, Prilocaïne, Ropivacaïne
Analgésiques Antispasmodiques	Fénoprofène, Mébévérine, Paracétamol injectable, Pentazocine, Tramadol
Anti-inflammatoires	Acide méfénamique, Alminoprofène, Flurbiprofène, Ibuprofène
Anti-infectieux	Acide pipémidique, Céfaclor, Cefpodoxime, Céfuroxime, Chloroquine, Clindamycine, Dapsone, Econazole, Erythromycine, Fluconazole, Fluméquine, Griséofulvine, Halofantrine, Isoniazide, Kétoconazole, Méfloquine, Métronidazole et Nitro-imidazolés, Miconazole, Pentamidine, Proguanil, Pyrazinamide, Quinine et dérivés, Roxithromycine, Sulfamides, Terbinafine, Tilbroquinol, Tiliquinol
Médicaments utilisés en cardiologie Anticoagulants Antiagrégants	Amiodarone, Bisoprolol, Captopril, Cibenzoline, Ciclétanine, Clonidine, Clopidogrel, Cotrimoxazole, Disopyramide, Enalapril, Etamsylate, Irbésartan, Isradipine, Méthyldopa, Méxilétine, Nifédipine, Nitrendipine, Piribédil, Propafénone, Quinapril, Ramipril, Rilménidine, Sotalol, Spironolactone, Ticlopidine, Urapidil
Médicaments utilisés dans les troubles endocriniens et métaboliques	Androgènes, Benzylthiouracile, Bromocriptine, Clomifène, Cyprotérone, Danazol, Fibrates, Glibenclamide, Mifépristone, Œstrogènes, Œstroprogestatifs, Probénécide, Progestatifs, Statines, Sulfamides hypoglycémiants, Tamoxifène
Médicaments utilisés en neurologie et psychiatrie	Alizapride, Alprazolam, Barbituriques, Bipéridène, Buspirone, Carbamazépine, Clobazam, Clorazépate, Clonazépam, Diazépam, Dosulépine, Doxépine, Ethosuximide, Etifoxine, Fluvoxamine, Gabapentine, Hydantoïnes, Hydroxizine, IMAO sélectifs ou non, Loflazépate, Loprazolam, Loxapine, Miansérine, Moclobémide, Nitrazépam, Nordazépam, Oxcarbazépine, Phénobarbital, Phénytoïne, Pipampérone, Prazépam, Primidone, Sertraline, Sulpiride, Tétrazépam, Tiapride, Triazolam, Trimipramine, Valproate, Valpromide, Vigabatrin, Zolpidem
Médicaments divers	Acitrétine, Allopurinol, Alminoprofène, Ambroxol, Bétahistine, Cyclophosphamide, Dimenhydrinate, Famotidine, Flavoxate, Flunarizine, Ifosfamide, Mesna, Méthylergométrine, Nizatidine, Oxétorone, Oxybutynine, Ranitidine, Théophylline et apparentés, Triptans
Autres produits	Alcool

1. Consulter le site du Centre français des porphyries : www.porphyrie.net.

Patients à risque (IX) : Maladie cœliaque, dermatite herpétiforme et médicaments

Du gluten masqué peut être présent, en très petites quantités, soit dans les excipients (l'enrobage), soit dans les principes actifs de nombreux médicaments.

Hormis pour les spécialités contre-indiquées, il faut bien évaluer le rapport bénéfice/risque de quelques milligrammes de gluten avant d'exclure un médicament. Il faut noter enfin que la plupart des spécialités contenant de l'amidon de blé sont substituables.

Exemples de médicaments contenant du gluten		
ARTANE DANTRIUM DI-HYDAN DOLIPRANE	FLAGYL IMOVANE LIORESAL LUDIOMIL	MIANSÉRINE TERALITE TERCIAN THERALENE

Boissons déconseillées (cf. régime sans gluten)
Les alcools de grains (hormis le whisky qui est autorisé) Les différentes sortes de bières Les vinaigres de blé Les vinaigres d'alcool aromatisés Les vinaigres maltés

Déficit en G6PD et médicaments (1) (2) et (3)

Contre-indiqués	Bleu de méthylène (injectable) Dapsone Nitrofurantoïne Rasburicase Sulfadiazine Sulfaméthoxazole Sulfasalazine Triméthoprime
Déconseillés	Acide pipémidique, Chloroquine, Ciprofloxacine, Dimercaprol, Énoxacine, Fluméquine, Glibenclamide, Glicazide, Glimépiride, Glipizide, Hydroxychloroquine, Lévofloxacine, Loméfloxacine, Moxifloxacine, Norfloxacine, Ofloxacine, Péfloxacine, Phytoménadione (vitamine K), Phénazone, Prilocaïne, Quinine, Spiramycine, Streptokinase, Sulfadoxine, Sulfaméthizol, Vitamine K
Remarque	**Les médicaments suivants peuvent être utilisés, sous réserve que la posologie soit strictement respectée** : Acide acétylsalicylique (Aspirine), Acide ascorbique (vitamine C), Paracétamol

1. Ce déficit enzymatique est la plus fréquente des anomalies héréditaires du globule rouge avec environ 200 millions d'individus atteints dans le monde (250 000 en France), la répartition mondiale épousant assez fidèlement celles des zones impaludées car *cette anomalie confère une protection vis-à-vis du paludisme* : sujets de race noire (10 % des noirs américains mâles sont atteints) en particulier. Risque de crise hémolytique aiguë.
2. Il est recommandé aux patients ayant un déficit en G6PD de : ne pas consommer de fèves (*Vicia falba*), ne pas consommer de boissons contenant de la quinine (Schweppes, Tonics, Gini), ne pas consommer de compléments alimentaires à base de vitamine C, ne pas avoir recours à l'automédication.
3. Consulter le référentiel "Médicaments et déficit du G6PD", ANSM, mai 2019.

Iatrogènie (I)

Un portail de signalement des événements sanitaires indésirables est accessible sur le site signalement-sante.gouv.fr.

Médicaments à effet antabuse

Anti-infectieux	Céfamandole, Ceftriaxone, Griséfulvine, Métronidazole, Ornidazole, Secnidazole, Tinidazole
Antidiabétiques	Glibenclamide, Gliclazide, Glipizide
Médicaments du sevrage alcoolique	Disulfirame
Divers	Nilutamide, Procarbazine, Sulfirame, Tacrolimus topique

Médicaments photosensibilisants

Médicaments	Agents photosensibilisants par voie systémique
Psoralènes	8-Méthoxypsoralène
Médicaments assez souvent impliqués	Amiodarone Diurétiques sulfamidés (Furosémide, Bumétanide, Thiazidiques) Neuroleptiques phénothiaziniques (Chlorpromazine, Prométhazine) Quinolones, Fluoroquinolones, Tétracyclines Sulfamides antibactériens

Neuropathies iatrogènes (y compris optiques)

Médicaments	Agents photosensibilisants par voie systémique
Anticancéreux	Thalidomide, lénalidomide, pomalidomide, bortézomib, cisplatine, oxaliplatine, carboplatine, docétaxel, paclitaxel, éribuline, vincristine, vinblastine, fludarabine, nélarubine, trioxyde d'arsenic, bévacizumab, chlorambucil, étoposide, hydroxycarbamide, pémétrexed…
Antibiotiques	Nitrofurantoïne, isoniazide, éthionamide, éthambutol, dapsone, linézolide, ciprofloxacine
Antiparasitaires	Métronidazole, pentamidine, méfloquine
Antifongiques	Itraconazole, griséofluvine, flucytosine, amphotéricine B
Antiviraux	Étravirine, saquinavir, ritonavir, interféron alpha, ribavirine, telbivudine
Médicaments cardio-vasculaires	Fibrates, flécaïnide, amiodarone, disopyramide, captopril
Médicaments utilisés en rhumatologie	Léflunomide, hydroxychloroquine, colchicine
Médicaments utilisés en neurologie	Phénytoïne, amitriptyline
Divers	Déféroxamine, tacrolimus, disulfirame, almitrine Vaccins (syndrome de Guillain-Barré)

Iatrogènie (II)

Accidents cutanés graves des médicaments

Les trois principaux sont les syndromes de Stevens-Johnson et de Lyell (nécrolyse épidermique toxique) (SJS-NET), le DRESS (syndrome d'hypersensibilité médicamenteuse) et la pustulose exanthématique aiguë généralisée (PEAG). L'érythème pigmenté fixe bulleux généralisé et la dermatose à IgA linéaire médicamenteuse sont beaucoup plus rares

Signes de gravité devant faire évoquer un accident cutané grave du médicament devant un exanthème papuleux - Atteinte muqueuse (SJS-NET) - Décollement cutané avec bulles visibles ou non (SJS-NET) - Érythrodermie avec ou sans pustules (DRESS, PEAG) - Œdème du visage (DRESS)
Signes extra-cutanés - Altération de l'état général - Troubles de la thermorégulation - Hypovolémie - Insuffisance rénale - Atteintes respiratoire, cardiaque, digestive, hépatique - Présence de ganglions (DRESS) - Hyperéosinophilie, lymphocytes hyperbasophiles
Conduite à tenir en cas de suspicion diagnostique - ARRÊT IMMÉDIAT du ou des médicaments en cause - Réhydratation, antalgiques, réchauffement - Ne pas poser de cathéter en peau lésée, pas d'électrode adhésive en cas de dermatose bulleuse, pas d'antiseptique coloré - Transfert en unité spécialisée dermatologique ou de réanimation si nécessaire

Principales molécules associées à une toxidermie sévère

Syndromes de Stevens-Johnson et de Lyell (SJS-NET) - Allopurinol, Anti-épileptiques : Carbamazépine, Oxcarbazépine, Dérivés de l'hydantoïne, Phénobarbital, Lamotrigine, Lévétiracétam, Sulfamides antibactériens : Cotrimoxazole, Sulfadiazine, Sulfasalazine, Sulfadoxine, Anti-inflammatoires non stéroïdiens : Oxicams, Autres : Névirapine, Sertraline, Amifostine - *Autres molécules* : Bêta-lactamines : Aminopénicillines, Céphalosporines, Fluoroquinolones : Ciprofloxacine, Grépafloxacine, Lévofloxacine, Norfloxacine, Ofloxacine, Macrolides : Azithromycine, Clarithromycine, Érythromycine, Tetracyclines : Doxycycline, Méthacycline, Minocycline, Autres : Éthambutol, Rifampicine, Imidazole, Anti-inflammatoires non stéroïdiens : Kétoprofène, Naproxène, Acide acétique (1), Sulindac, Galantamine
DRESS (syndrome d'hypersensibilité médicamenteuse) - Allopurinol, Anti-épileptiques : Carbamazépine, Oxcarbazépine, Hydantoïnes, Phénobarbital, Lamotrigine, Autres : Névirapine, Salazosulfapyridine, Dapsone, Minocycline, Co-trimoxazole, Sulfasalazine, Vancomycine, Ralénate de strontium
PEAG (pustulose exanthématique aiguë généralisée) - Antibiotiques : Pristinamycine, Aminopenicillines, Quinolones, Sulfamides antibactériens, Macrolides, Autres : Terbinafine, Hydroxychloroquine, Diltiazem - *Autres molécules* : Anti-épileptiques : Carbamazépine, Phénobarbital, Phénytoïne, Lamotrigine, Autres : Oxicam, Allopurinol, Fluindione, Galantamine

1. Présent dans de très nombreux médicaments.

Iatrogènie (III)

Médicaments dépresseurs du SNC

Classe	Médicaments
Anticonvulsivants	Acide valproïque ou Valproate de sodium, Valpromide Benzodiazépines, Carbamazépine, Phénobarbital, Primidone
Antidépresseurs	Antidépresseurs imipraminiques ou sérotoninergiques ou IMAO Miansérine
Antihistaminiques H1	La plupart (sauf Cétirizine, Loratadine) Hydroxyzine, Kétotifène
Anxiolytiques	Benzodiazépines, Buspirone Carbamates, Hydroxyzine
Hypnotiques	Benzodiazépines, Barbituriques, Zolpidem, Zopiclone Antihistaminiques H1 sédatifs
Morphiniques et opiacés	Analgésiques morphiniques, Antitussifs opiacés
Divers	Clonidine et apparentés, Neuroleptiques Myorelaxants (Baclofène, Benzodiazépines)

Allongement de QT et torsades de pointe iatrogènes (1)

Syndrome du QT long congénital : médicaments contre-indiqués ou déconseillés	
Médicaments hypokaliémiants (l'hypokaliémie favorise les torsades de pointe)	Diurétiques hypokaliémiants Laxatifs stimulants Corticoïdes Amphotéricine B
Antiarythmiques	Classe Ia : Disopyramide, Hydroquinidine, Quinidine Classe Ic : Cibenzoline, Propafénone, Flécaïnide Classe III : Amiodarone, Dronédarone, Sotalol
Antihistaminiques H1	Tous les antihistaminiques H1 sont déconseillés
Médicaments anti-infectieux	Amantadine, Amphotéricine B en IV, Atazanavir, Azithromycine, Chloroquine, Clarithromycine, Cotrimoxazole, Erythromycine (autres macrolides déconseillés par précaution), Halofantrine, Kétoconazole, Itraconazole, Lévofloxacine, Méfloquine, Miconazole, Moxifloxacine, Pentamidine, Quinine
Neuroleptiques	Amisulpride, Apomorphine, Chlorpromazine, Clozapine, Cyamémazine, Dompéridone, Dropéridol, Fluphénazine, Flupentixol, Halopéridol, Lévomépromazine, Loxapine, Olanzapine, Penfluridol, Pimozide, Pipampérone, Pipotiazine, Propériciazine, Quiétapine, Rispéridone, Sertindol, Sulpiride, Sultopride, Tiapride (Tous les autres neuroleptiques sont déconseillés)
Médicaments divers	Antidépresseurs imipraminiques, Citalopram, Dompéridone, Doxorubicine, Hydroxychloroquine, Maprotiline, Méthadone, Lithium, Oxaliplatine, Sildénafil, Tamoxifène, Trioxyde d'arsenic, Vandétanib, Vincamine Inhibiteurs de la tyrosine kinase

1. Site : crediblemeds.org.

Iatrogènie (IV)

Hépatites iatrogènes (1)

Principaux médicaments et produits impliqués	
Anesthésiques halogénés	Desflurane, Enflurane, Halothane, Isoflurane, Méthoxyflurane, Sévoflurane
Analgésiques et anti-inflammatoires	Celecoxib, Indométacine, Méloxicam, Paracétamol (surdosage), Sulindac
Antirétroviraux	Amprénavir, Atazanavir, Emtricitabine, Lamivudine, Névirapine, Ritonavir, Saquinavir, Stavudine, Zidovudine
Autres anti-infectieux	Acide clavulanique, Cyclines, Griséofulvine, Intétrix, Isoniazide, Itraconazole, Linézolide, Macrolides, Nitrofurantoïne, Pyrazinamide, Rifampicine, Rifamycine, Sulfamides, Terbinafine
Médicaments utilisés en cardiologie	Amiodarone, IEC, Méthyldopa, Nicorandil, Propafénone, Sartans, Ticlopidine
Médicaments utilisés en neurologie et psychiatrie	Acide valproïque, Antidépresseurs imipraminiques, Barbituriques, Carbamazépine, Dantrolène, Disulfirame, Entacapone, Gabapentine, Iproniazide, Lamotrigine, Paroxétine, Phénothiazines, Phénytoïne, Prégabaline, Riluzole, Sertraline, Sulpiride, Topiramate
Médicaments utilisés dans les troubles métaboliques	Acarbose, Allopurinol, Fibrates, Orlistat, Répaglinide, Statines, Sulfamides hypoglycémiants
Médicaments divers	Anti-androgènes, Antihistaminiques H1 et H2, Azathioprine, Bosentan, Ciclosporine, Gemcitabine, Leflunomide, Mercaptopurine, Méthotrexate, Œstrogènes, Progestatifs, Ranitidine, Rétinoïdes, Tamoxifène, Tolvaptan, Ulipristal, Vitamine A en cas de surdosage chronique
Excipients	Crémophor, Phosphate monosodique et disodique, Polysorbate, Propylène glycol, Saccharinate de sodium
Produits de phytothérapie	Chélidoine, Germandrée, Kava, Séneçon, Valériane

1. Consulter le site de l'Association française pour l'étude du foie : www.meditis.net/groupes/afef/Accueil/accueil.asp, "Espace professionnel" puis "Hépatox", analyse bibliographique actualisée.

Pancréatites iatrogènes

Principaux médicaments incriminés	
Médicaments analgésiques et anti-inflammatoires	Morphine et et dérivés (Codéïne), Paracétamol, Sulindac Prednisone, Prednisolone, Cortisone, Tétracoside
Médicaments anti-infectieux	Lamivudine, Stavudine, Zidovudine Antimoniate de méglumine, Cotrimoxazole, Erythromycine, Métronidazole, Pentamidine, Rifampicine, Tétracyclines
Médicaments divers	Acide valproïque, Asparaginase, Azathioprine et Mercaptopurine, Carbamazépine, Carbimazole, Ciclosporine, Cimétidine, Cytarabine, Diurétiques thiazidiques, Furosémide, IEC, Œstrogènes, Œstroprogestatifs, Statines, Fibrates, Mésalazine et Sulfasalazine, Méthyldopa, Octréotide, Thiamazole

Iatrogènie (V)

Dysthyroïdies iatrogènes

Principaux médicaments impliqués	
Amiodarone	Goître hypothyroïdien (4-22 %), ou hyperthyroïdie
Bétadine	Dysthyroïdie possible lors de traitements prolongés sur de grandes surfaces ou chez le grand brûlé ou chez le nourrisson
Bexarotène	Hypothyroïdie (29 % des patients, à traiter par thyroxine)
Immunothérapie (inhibiteurs de checkpoints : anti-PD1, anti-PDL1, anti-CTLA4)	Hypothyroïdie, thyroïdite biphasique, thyrotoxicose
Interférons alpha	Hypothyroïdie (4-9 % des patients) ou hyperthyroïdie (2-3 %)
Lithium	Goître euthyroïdien (7-50 % des patients), hypothyroïdie (8-19 % des patients, à traiter par thyroxine) ou hyperthyroïdie (rare)
Produits de contraste iodés	Risque de passage en hyperthyroïdie des thyroïdes prétoxiques

Œsophagites iatrogènes (1)

Principaux médicaments impliqués	
Doxycycline	Les gélules de doxycycline sont interdites en France en raison d'une adhérence à la muqueuse œsophagienne, mais ce risque n'est pas exclu avec les autres formes solides et les autres tétracyclines
Autres médicaments assez souvent impliqués	Anti-inflammatoires non stéroïdiens, Aspirine, Bisphosphonates, Dabigatran, Fer (tous les sels), Pinavérium, Potassium (tous les sels), Quinidine

1. La prévention des ulcérations œsophagiennes est simple : *il faut ingérer tout médicament sous forme solide* (gélules, comprimés, capsules) en position debout ou assise (jamais couché), avec un verre d'eau (100 ml au moins), et *ne pas s'allonger pendant 30 à 60 minutes après la prise*.

Calculs urinaires iatrogènes

Médicaments ayant été identifiés dans la composition de calculs urinaires	Médicaments pouvant favoriser la formation de calculs urinaires
Atazanavir +++	Inhibiteurs de l'anhydrase carbonique
Sulfamides (surtout la sulfadiazine) +++	= Acétazolamide, Dorzolamide
Triamtérène +++	Uricosuriques (Probénécide)
Aciclovir	Calcium à forte dose
Allopurinol (calculs d'oxypurinol)	Furosémide à forte dose
Amoxicilline injectable	Laxatifs stimulants (Bisacodyl, Bourdaine…)
Anti-acides et pansements digestifs (silicates)	Naftidrofuryl
Ceftriaxone	Vitamine C à forte dose
Éphédrine	Vitamine D à forte dose
Méthotrexate	
Primidone	
Quinolones	
Sulfasalazine	
Sulindac	
Topiramate	

Iatrogènie (VI)

Glaucome et médicaments (1)

Médicaments contre-indiqués en cas de risque de glaucome par fermeture de l'angle irido-cornéen

Classe	Médicaments contre-indiqués
Médicaments analgésiques et antispasmodiques	Néfopam : ACUPAN Tous les antispasmodiques anticholinergiques
Médicaments utilisés en cardiologie	Atropine injectable Antiarythmiques : quinidiques et disopyramide : RYTHMODAN
Médicaments utilisés en gastro-entérologie	Antiémétisants : AGYRAX, VOGALENE Tous les antinaupathiques (scopolamine et antihistaminiques) Tous les antisécrétoires anticholinergiques
Médicaments utilisés en immuno-allergologie	Tous les antihistaminiques H1 sauf ceux qui n'ont pas de propriétés anticholinergiques : Cétirizine, Loratadine, etc.
Médicaments utilisés en neurologie	Antimigraineux : SANMIGRAN, ÉLAVIL, LAROXYL Tous les antiparkinsoniens anticholinergiques
Médicaments utilisés en ophtalmologie	Collyres mydriatiques parasympatholytiques (ATROPINE...) Collyres anticholinestérasiques Collyres hypotenseurs alpha-mimétiques Collyres vasoconstricteurs alpha-mimétiques
Médicaments utilisés en oto-rhino-laryngologie	Vasoconstricteurs ORL par voie orale ou nasale Antivertigineux : AGYRAX
Médicaments utilisés en pneumologie	Bronchodilatateurs contenant des alpha-sympathomimétiques Antitussifs contenant des anticholinergiques ou antihistaminiques
Médicaments utilisés en psychiatrie	Antidépresseurs imipraminiques : ANAFRANIL, TOFRANIL... Autres antidépresseurs : LUDIOMIL, DEROXAT Neuroleptiques phénothiaziniques : LARGACTIL, NOZINAN... Autres neuroleptiques : FLUANXOL Anxiolytiques : ATARAX Amphétaminiques et dérivés : RITALINE
Médicaments divers	Colchicine : COLCHIMAX (effet anticholinergique modéré) Oxybutynine : DITROPAN Prostaglandines : Dinoprostone, Sulprostone

1. Cette liste non limitative n'est qu'un aide-mémoire pour le praticien, en raison du nombre élevé de spécialités contenant des substances pouvant déclencher une poussée aiguë de glaucome par fermeture de l'angle irido-cornéen (anticholinergiques, atropine, belladone, datura, hyoscyamine, jusquiame, scopolamine, éphédrine et autres produits alpha-sympathomimétiques).

Myopies iatrogènes

	Principaux médicaments impliqués
Produits cholinergiques	Pilocarpine
Médicaments divers parfois impliqués	Sulfamides (Cotrimoxazole notamment), Diurétiques thiazidiques, Indapamide, Chlortalidone, Acétazolamide, Dorzolamide
Médicaments divers rarement impliqués	Bromocriptine, Métronidazole, Olsalazine, Cyclophosphamide, Immunoglobulines antilymphocytes, Isotrétinoïne, Glibenclamide, Quinine, Tétracycline, Isosorbide dinitrate, Topiramate

Iatrogènie (VII)

Gynécomasties iatrogènes

Classe	Principaux médicaments et produits impliqués
Hormones	Agonistes de la LH-RH Androgènes et anabolisants stéroïdiens Gonadotrophines HCG Œstrogènes
Anti-hormones	Antiandrogènes stéroïdiens (Cyprotérone) ou autres (Bicalutamide, Flutamide, Nilutamide) Inhibiteurs de la 5-alpha-réductase (Dutastéride, Finastéride)
Anti-infectieux	Isoniazide, Kétoconazole, Métronidazole et autres Nitro-imidazolés Antirétroviraux (Éfavirenz, Névirapine)
Anti-ulcéreux	Antihistaminiques H2 (Cimétidine, Ranitidine, etc.) Inhibiteurs de la pompe à protons (Oméprazole, etc.)
Médicaments utilisés en cardiologie	Amiodarone Digitaliques Diurétiques de type antialdostérone : Eplérénone, Spironolactone Inhibiteurs de l'enzyme de conversion (Captopril, Enalapril, etc.) Méthyldopa, Nifédipine, Vérapamil, Bloqueurs des canaux calciques
Psychotropes	Antidépresseurs tricycliques, Diazépam Neuroleptiques (Halopéridol, Phénothiazines, Amisulpride, etc.)
Divers	D-Pénicillamine, Phénytoïne, agents alkylants
Drogues	Alcool (++), amphétamines, cannabis, héroïne

Impuissances iatrogènes

Classe	Principaux médicaments et produits impliqués
Médicaments utilisés en cardiologie	Amiodarone Antihypertenseurs centraux : Clonidine, Méthyldopa Bêta-bloquants Digoxine Diurétiques de type antialdostérone : Spironolactone Prazosine
Médicaments utilisés en endocrinologie, dans les troubles métaboliques, et en cancérologie	Agonistes de la LH-RH Agonistes dopaminergiques (Bromocriptine, etc.) Antiandrogènes stéroïdiens (Cyprotérone) ou autres (Bicalutamide, Flutamide, Nilutamide) Fibrates (Bézafibrate, Ciprofibrate, Fénofibrate, Gemfibrozil) Statines (Atorvastatine, Fluvastatine, Pravastatine, Simvastatine) Œstrogènes en cancérologie (Diéthylstilbestrol, Estramustine)
Médicaments utilisés en gastro-entérologie	Antihistaminiques H2 (Cimétidine, etc.), Métoclopramide Inhibiteurs de la pompe à protons (Oméprazole, etc.)
Médicaments utilisés en neurologie et psychiatrie	Agonistes dopaminergiques (Bromocriptine, etc.) Antidépresseurs (tous), Méthadone, Neuroleptiques (tous)
Divers	Anti-inflammatoires non stéroïdiens, Kétoconazole, Thalidomide Inhibiteurs de la 5 alpha-réductase (Finastéride, Dutastéride)

Iatrogènie (VIII)

Pneumopathies interstitielles iatrogènes

Symptômes variables, souvent insidieux : dyspnée, toux, fatigue, perte de poids, douleurs thoraciques, hémoptysies. Gravité potentielle liée à l'évolution possible vers une fibrose avec insuffisance respiratoire. Régression habituelle si interruption du médicament à un stade précoce	
Principaux médicaments impliqués	
Médicaments utilisés en cardiologie	Amiodarone, Dronédarone, Bêta-bloquants, Clopidogrel, Flécaïnide, IEC, Prasugrel, Statines, Ticlopidine
Médicaments utilisés en cancérologie	Amétycine, Bléomycine, Busulfan, Crizotinib, Méthotrexate (évolution aiguë possible), Filgrastim et Lénograstrim
Médicaments dérivés de l'ergot de seigle	Ergotamine et Dihydroergotamine, Bromocriptine, Lisuride
Anti-androgènes	Bicalutamide, Flutamide, Leuproréline, Nilutamide
Antibiotiques et Sulfamides	Minocycline, Nifuroxacide, Nitrofurantoïne, Sulfasalazine
Divers	Naltrexone, Huile de paraffine (fausses routes), Radiothérapie
Autres médicaments potentiels	
Anticancéreux	Afatinib, Apalutamide, Atézolizumab, Avélumab, Brentuximab, Brigatinib, Carmustine, Cémiplimab, Céritinib, Cétuximab, Chlorambucil, Cisplatine, Cobimétinib, Cyclophosphamide, Crizotinib, Docétaxel, Durvalumab, Enzalutamide, Erlotinib, Éribuline, Fulvestrant, Géfitinib, Gemcitabine, Imatinib, Ipilimumab, Irinotécan, Lapatinib, Lovlatinib, Melphalan, Mitomycine, Nivolumab, Osimertinib, Oxaliplatine, Paclitaxel, Panitumumab, Penbrolizumab, Pomalidomide, Procarbazine, Rituximab, Sorafénib, Tamoxifène, Torémifène, Temsirolimus, Topotécan, Tramétinib, Trastuzumab, Vandétanib
Médicaments utilisés en rhumatologie	Adalimumab, Allopurinol, Anti-TNF alpha, Certolizumab, Étanercept, Golimumab, Infliximab, Léflunomide, Mésalazine, Méthotrexate, Olsalazine, Pénicillamine, Pituximab, Sulfasalazine, Tofacitinib
Divers	Antidépresseurs imipraminiques, IRS et IRSNA, Bupropion, Carbamazépine, Évérolimus, Interférons, Isotrétinoïde, Méfloquine, Mycophénolate, Sirolimus

Angiœdèmes d'origine médicamenteuse

Immunoallergiques
Anaphylaxie (IgE), avec urticaire ± asthme ± choc : – Bêtalactamines, Anticancéreux
Non immunoallergiques
Liés à la bradykinine, sans urticaire, ni prurit ± douleurs abdominales : – IEC, Aliskirène, Sartans, Racécadotril, Gliptines, Œstroprogestatifs, Antiandrogènes *Liés à l'histamine* : – Opioïdes, Caspofungine, AINS et Aspirine, produits de contraste *Liés à d'autres mécanismes* : – Sirolimus, Évérolimus, Immunosuppresseurs autres

Iatrogènie (IX)

Pathologies cardio-vasculaires iatrogènes

Épanchement péricardique et médicaments (hypersensibilité, syndrome hyperéosinophilique, lupus induit)

Amiodarone, anticoagulants (hémopéricardes), bromocriptine, céphalosporines, chimiothérapies, clozapine, dantrolène, diazoxide, dihydralazine, ergotamine, immunothérapies (checkpoint inhibiteurs), isoniazide, mésalazine, méthotrexate, midostaurine, minocycline, minoxidil, nitrofurantoïne, nivolumab, pénicilline, propylthiouracil, sofosbuvir, vitamines A et B

Hypertension artérielle et médicaments

Anti-inflammatoires non stéroïdiens, corticoïdes, contraception œstroprogestative, inhibiteurs de la recapture de la sérotonine et de la noradrénaline, alpha 1-agonistes (vasoconstricteurs nasaux, midodrine), immunosuppresseurs (ciclosporine, tacrolimus), érythropoïétine humaine recombinante, dihydroergotamine, glibenclamide, sumatriptan, stéroïdes anabolisants, chimiothérapies

Insuffisance cardiaque et médicaments

Antiarythmiques de classe I, bêta-bloquants inadaptés ou non titrés, vérapamil, diltiazem, anti-TNF-alpha (infliximab, adalimumab, étanercept), corticoïdes, anti-inflammatoires non stéroïdiens, chloroquine, clozapine, saxagliptine, chimiothérapies

Myocardites

Immunothérapies (checkpoint inhibiteurs)

Thromboses veineuses et/ou artérielles et médicaments

Œstroprogestatifs, anti-œstrogènes (tamoxifène, torémifène, fulvestrant), érythropoïétine humaine recombinante

Troubles conductifs et médicaments

Antiarythmiques, digoxine, traitements de la maladie d'Alzheimer (donépézil, galantamine, rivastigmine, mémantine), ivabradine, bêta-bloquants, calcium-bloqueurs

Troubles du rythme et médicaments

Antiarythmiques, digoxine, ivabradine, interleukine II, médicaments inducteurs d'un allongement de QT (*cf.* pages précédentes)

Valvulopathies et médicaments

Anorexigènes dérivés des fenfluramines (fenfluramine, dexfenfluramine, benfluorex), dérivés de l'ergot de seigle, agonistes dopaminergiques (pergolide, cabergoline)

Chute de cheveux liée aux médicaments (hors anticancéreux) (1)

Alopécies iatrogènes (principaux médicaments impliqués)
Acide valproïque, Allopurinol, Amphétamines et dérivés, Androgènes, Anticoagulants, Antidépresseurs, Antithyroïdiens, Benzimidazoles, Bêta-bloquants, Bromocriptine, Cimétidine, Colchinine, Hypocholestérolémiants, Immunoglobulines, Inhibiteurs de l'enzyme de conversion, Interférons alpha et gamma, Lévodopa, Lithium, Méthotrexate à faible dose, Méthygerside, Minoxidil (chute initiale transitoire), Œstroprogestatifs, Pyridostigmine, Rétinoïdes, Sulfasalazine, Vitamine A (si hypervitaminose A)...

1. Alopécies dues aux anticancéreux : *cf.* le chapitre "Cancérologie – Hémopathies malignes".

Iatrogènie (X)

Troubles ioniques iatrogènes

Hyponatrémie	Hypernatrémie
Molécules souvent en cause : – Hydrochlorothiazide – Antidépresseurs : inhibiteurs de la recapture de la sérotonine ; inhibiteurs de la recapture de la sérotonine et de la noradrénaline – Anticonvulsivants : carbamazépine, oxcarbazépine, acide valproïque, lamotrigine – Antipsychotiques : aripiprazole – Tramadol *Molécules moins souvent en cause* : – Diurétiques (tous types) – Chimiothérapies : cyclophosphamide, vincristine, vinblastine, 5-FU, cisplatine, anthracyclines – Anticorps monoclonaux – Terlipressine, desmopressine – IEC et sartans – Amiodarone – IPP : oméprazole, ésoméprazole – Anti-infectieux : ceftobiprole, triméthoprime-sulfaméthoxazole, antirétroviraux – Sulfamides hypoglycémiants	*Molécules souvent en cause* : – Diurétiques de l'anse – Solutés de perfusion : sérum salé isotonique et hypertonique, mannitol, bicarbonates – Biphosphonates *Préparations coliques* avant endoscopie
Hypokaliémie	**Hyperkaliémie**
Molécules souvent en cause : – Diurétiques (anse, thiazidiques, acétazolamide) – Corticoïdes, tétracoside – Bêta-2-stimulants : salbutamol, terbutaline… – Résines hypokaliémiantes – Solutés alcalinisants injectables – Laxatifs stimulants – Insuline *Molécules moins souvent en cause* : – Anti-infectieux : amphotéricine B IV, aminosides, pénicilline G – Immunosuppresseurs : sirolimus, léflunomide, temsirolimus – Carbamazépine – Abiratérone – Théophylline	*Molécules souvent en cause* : – Sels de potassium et potassium IV (attention aux solutés de perfusion/nutrition parentérale) – Diurétiques hyperkaliémiants : amiloride, canrénoate de potassium, éplérénone, spironolactone, triamtérène – IEC, sartans, aliskirène – Immunosuppresseurs : ciclosporine, tacrolimus, bélatacept – Digoxine (surdosage) *Molécules moins souvent en cause* : – Héparines ; époïétines ; AINS ; triméthoprime, drospirénone, pentamidine – Bêta-bloquants
Hypocalcémie	**Hypercalcémie**
– Biphosphonates – Transfusion massive – Traitement prolongé par corticoïdes, phénytoïne, sels de platine – Aminosides – Antirétroviraux (toutes classes)	– Vitamine D – Diurétiques de l'anse et diurétiques thiazidiques – Lithium – Tériparatide

Iatrogènie (XI)

Inducteurs enzymatiques et inhibiteurs enzymatiques du cytochrome P450

Cytochrome P450 = système d'isoenzymes (une trentaine, surtout au niveau des hépatocytes et de l'intestin grêle chez l'homme), dont 6 sont impliquées dans le métabolisme oxydatif de 90 % environ des médicaments (CYP 1A2, CYP 2C8, CYP 2C9, CYP 2C19, CYP 2D6 et CYP 3A4).
L'induction accélère la transformation du médicament en dérivés. La conséquence thérapeutique (activité et toxicité) dépend des rôles respectifs du substrat et des dérivés. Le plus souvent l'induction réduit l'activité. Les principaux inducteurs enzymatiques ne sont généralement pas spécifiques d'un système enzymatique.
L'inhibition ralentit la transformation du médicament en dérivés et le plus souvent accroît l'activité.

CYP 3A4 (concerne environ 50 % des médicaments)	
Substrats	Analgésiques (alfentanil, fentanyl, buprénorphine, méthadone, morphiniques, tramadol), Antialdostérones, Antiarythmiques (amiodarone, disopyramide, lidocaïne, quinidine), Antiasthmatiques (montélucast, salmétérol), Anticancéreux (abiratérone, anti-VEGF, antiœstrogènes, antiandrogènes, bortézomib, brentuximab, cyclosphosphamide, étoposide, inhibiteurs de tyrosine kinase, irinotécan, ixazomib, olaparib, palbociclid, panobinostat, pomalidomide, taxanes, temsirolimus, trabectédine, vincalcaloïdes, vismodégib), Antidépresseurs (citalopram, imipraminiques, mirtazapine, sertraline), Antiémétisants (aprépitant, dompéridone), Antifongiques azolés, Antihistaminiques, Antimigraineux (triptans), Antiviraux (antiprotéases, delavirdine, efavirenz, névirapine), Anxiolytiques (benzodiazépines, buspirone), Bosentan, Bromocriptine, Carbamazépine, Cinacalcet, Cisapride, Clopidogrel, Colchicine, Coxibs, Dapsone, Digoxine, Ethosuximide, Finastéride, Galantamine, Glibenclamide, Halofantrine, Hormones (androgènes, corticoïdes, éthinylestradiol, mifépristone, progestatifs), Hypnotiques (zolpidem, zopiclone), Immunosupresseurs, Inhibiteurs calciques (dihydropyridines, diltiazem, vérapamil), Inhibiteurs de la PDE5, Macrolides, Méfloquine, Modafinil, Neuroleptiques, Phénytoïne, Pimozide, Quinine, Répaglinide, Rétinoïdes, Sétrons, Sibutramine, Statines (sauf pravastatine), Tamoxifène, Terbinafine, Toltérodine, Triazolam, Warfarine, Zonisamide, Cannabis
Inhibiteurs	Acide valproïque, Amiodarone, Antidépresseurs (fluoxétine, fluvoxamine), Anti-infectieux (acide fusidique, doxycycline, isoniazide, macrolides, delavirdine), Aprépitant, Bicalutamide, Ciclosporine, Cimétidine, Cisapride, Danazol, Diltiazem, Erlotinib, Érubuline, Félodipine, Idélalisib, Igratinib, Imatinib, Nicardipine, Nilotinib, Olanzapine, Pazopanib, Proguanil, Quinidine, Ritonavir, Silymarine, Télithromycine, Vérapamil Ail, jus de pamplemousse, oranges amères, cannabis, réglisse
Inducteurs	Anticonvulsivants (carbamazépine, oxcarbazépine, phénobarbital, phénytoïne, primidone, rufinamide) Anti-infectieux (rifampicine, rifabutine, éfavirenz, étravirine, lopinavir, ritonavir, névirapine, griséofulvine) Divers (aprépitant, bosentan, modafinil, vémurafénib) Millepertuis, alcool, tabac

CYP 2D6 (concerne environ 25 % des médicaments) (1)	
Substrats	Analgésiques (*codéine*, dextrométhorphane, *hydrocodone*, méthadone, morphine, *tramadol*), Antiarythmiques (flécaïnide, lidocaïne, méxilétine, propafénone, certains bêta-bloquants : cartéolol, carvédilol, métoprolol, pindolol, propranolol, timolol), Antidépresseurs (imipraminiques, fluoxétine, fluvoxamine, maprotiline, miansérine, mirtazapine, paroxétine, venlafaxine), Bortézomib, Cinacalcet, Diltiazem, Dompéridone, Galantamine, Nelfinavir, Neuroleptiques, Tamoxifène, Terbinafine, Toltérodine, Ecstasy (MDMA)
Inhibiteurs	Antiviraux (delavirdine, efavirenz, nelfinavir, ritonavir), Antiarythmiques (amiodarone, flécaïnide, propafénone, quinidine), Anticancéreux (doxorubicine, imatinib), Antidépresseurs (citalopram, clomipramine, fluoxétine, fluvoxamine, moclobémide, paroxétine), Bupropion, Célécoxib, Chloroquine, Cimétidine, Cinacalcet, Dextropropoxyphène, Diphenhydramine, Halofantrine, Halopéridol, Phénothiazines, Luméfantrine, Mémantine, Méthadone, Métoclopramide, Rispéridone, Télithromycine, Terbinafine, Cocaïne

1. Isoenzyme absent chez 10 % des sujets caucasiens, qui métabolisent lentement ses substrats. *À noter* que l'effet des inducteurs sur le CYP CD6 est faible voire insignifiant.

CYP 2C9 et CYP 2C19	
Substrats	Anticancéreux (bortézomib, cyclophosphamide, tamoxifène), Anticonvulsivants (acide valproïque, phénytoïne, phénobarbital), Antidépresseurs (citalopram, escitalopram, fluoxétine, fluvoxamine, imipraminiques, moclobémide), Antidiabétiques oraux (glinides, sulfamides hypoglycémiants), AINS, Antiprotéases (nelfinavir, ritonavir), AVK, Benzodiazépines, Bosentan, Clozapine, Désogestrel, Entacapone, Fluvastatine, Inhibiteurs de la pompe à protons, Montélucast, Paclitaxel, Pindolol, Progestérone, Proguanil, Répaglinide, Sartans, Sibutramine, Tamoxifène, Terbinafine, Testostérone, Voriconazole
Inhibiteurs	Acide valproïque, Amiodarone, Antifongiques azolés (fluconazole, voriconazole), Antiviraux (delavirdine, efavirenz, nelfinavir), Antidépresseurs (fluoxétine, fluvoxamine, moclobémide), Artémisinine, Benzbromarone, Chloramphénicol, Cimétidine, Clopidogrel, Disulfirame, Felbamate, Fluoro-uracile, Fluvastatine, Gemfibrozil, Imatinib, Inhibiteurs de la pompe à protons, Isoniazide, Lévomépromazine, Métoclopramide, Métronidazole, Modafinil, Nifédipine, Olanzapine, Oxcarbazépine, Probénécide, Sartans, Silibinine et Silymarine, Sorafénib, Sulfaméthoxazole, Ticlopinide, Topiramate, Voriconazole

CYP 1A2	
Substrats	Anticancéreux (bortézomib, erlotinib, flutamide, *ifosfamide*), Antidépresseurs imipraminiques, Caféine et Théophylline, Cinacalcet, Clozapine, Flutamide, Lidocaïne, Méxilétine, Naproxène, Neuroleptiques (chlorpromazine, clozapine, halopéridol, olanzapine), Œstrogènes, Péginterféron, Phénytoïne, Propranolol, Riluzole, Ropinirole, Terbinafine, Théophylline, Vérapamil, Warfarine
Inhibiteurs	Antibiotiques (clarithromycine, érythromycine, fluoroquinolones), Antidépresseurs (fluvoxamine, paroxétine), Antifongiques azolés (itraconazole, kétoconazole), Amiodarone, Cimétidine, Péginterféron, Ticlopidine, jus de pamplemousse

Inducteurs et inhibiteurs de la glycoprotéine P (1)

Glycoprotéine P ou P-gp	
Substrats	Anticancéreux (amsacrine, daunoribicine, doxorubicine, étoposide, imatinib, paclitaxel, topotécan, vinblastine, vincristine, vindésine), Antiprotéases (amprénavir, indinavir, nelfinavir, saquinavir), Ciclosporine, Ciprofloxacine, Colchicine, Dexaméthasone, Digoxine, Diltiazem, Dompéridone, Erythromycine, Evérolimus, Féxofénadine, Hydrocortisone, Ivermectine, Lopéramide, Morphine, Ondansétron, Posaconazole, Quinidine, Rifampicine, Statines (pravastatine, lovastatine, simvastatine), Tacrolimus, Vérapamil
Inducteurs	Antiprotéases (amprénavir, ritonavir), Carbamazépine, Clotrimazole, Déxaméthasone, Efavirenz, Phénobarbital, Phénothiazines, Phénytoïne, Réserpine, Rifampicine Ail, Millepertuis, Théophylline
Inhibiteurs	Antidépresseurs sérotoninergiques, Amiodarone, Antifongiques azolés (fluconazole, itraconazole, kétoconazole), Antiprotéases (le ritonavir agit parfois, moins souvent, comme inducteur), Bromocriptine, Carvédilol, Ciclosporine, Lopéramide, Macrolides (clarithromycine, érythromycine), Quinidine, Sorafénib, Tamoxifène, Vérapamil Jus de pamplemousse, Silymarine et Silibinine

1. Transporteur membranaire dont l'expression a un impact sur l'absorption, la distribution et l'effet des médicaments, en particulier en cancérologie.

Médicaments, pamplemousse et jus de fruits (inhibiteur enzymatique CYP 450) (2) et (3)

Certaines statines	Simvastatine (le plus souvent)
Immunosuppresseurs	Ciclosporine, Éverolimus, Sirolimus, Tacrolimus, Temsirolimus
Antiarythmiques	Dronédarone, Ivabradine
Antidépresseurs	Sertraline
Cytotoxiques	Docétaxel, Olaparib, Régorafénib, Vénétoclax
Antiagrégants plaquettaires	Ticagrélor
Inhibiteurs de PDE5	Avanafil, Vardénafil
Antiépileptiques	Carbamazépine

2. Majoration de la fréquence et de la gravité des effets indésirables.
3. Aucune publication n'a montré une relation entre la consommation de pamplemousse et le risque de baisse d'efficacité d'un traitement antibiotique, anticancéreux ou contraceptif.

Médicaments et millepertuis (inducteur enzymatique CYP 450)

Contraception orale œstroprogestative	Baisse d'efficacité Risque de grossesse
Digoxine	Risque de surdosage en cas d'arrêt brutal
Ciclosporine	Risque de surdosage en cas d'arrêt brutal
Antirétroviraux	Diminution de l'effet

Informations réglementaires (I)

Commercialisation des médicaments

Pour être commercialisé, tout médicament doit faire l'objet d'une autorisation :
- AMM = Autorisation de Mise sur le Marché : procédure réalisée par l'agence nationale de sécurité du médicaments (ANSM) qui vérifie les conditions de fabrication et l'ensemble des études obligatoires précliniques et cliniques. L'AMM, délivrée pour 5 ans renouvelables, est accompagnée du Résumé des Caractéristiques du Produit (RCP) qui comporte la dénomination, la composition et la forme pharmaceutique du médicament ainsi que les données cliniques (indications thérapeutiques, effets indésirables et précautions d'emploi), les propriétés pharmacologiques, les données pharmaceutiques et administratives (en particulier les conditions de délivrance), ainsi que d'une notice pour le patient
- ATU = Autorisation Temporaire d'Utilisation : procédure exceptionnelle concernant des maladies graves, sans traitement approprié, pour des molécules dont le rapport bénéfices/risques n'est encore que présumé, afin de permettre une mise à disposition des malades en attendant l'AMM, dans le cadre d'une ATU de cohorte ou d'une ATU nominative
- RTU = Recommandation Temporaire d'Utilisation : médicaments possédant déjà une AMM, susceptibles d'être utilisés dans une autre indication en cours d'évaluation

Génériques, biosimilaires et hybrides

Un nouveau médicament bénéficie d'un brevet d'une durée de 10 à 15 ans. Lorsque le brevet tombe dans le domaine public, d'autres laboratoires peuvent commercialiser des copies appelées génériques, biosimilaires ou hybrides
- **Génériques** (^{G}) : la composition qualitative et quantitative en principe actif est identique, de même que la forme pharmaceutique. Seuls les excipients peuvent être distincts. Le laboratoire doit montrer la bio-équivalence du générique par rapport au princeps. Leur prescription est obligatoire en raison de leur coût inférieur sauf : 1. chez l'enfant < 6 ans en raison de l'absence de forme galénique adaptée ; 2. si contre-indications à un excipient ; 3. si médicament à marge thérapeutique étroite
- **Biosimilaires** (^{BS}) : lorsqu'un médicament est produit à partir d'une cellule ou d'un organisme vivant (vaccins, anticorps monoclonaux), sa production complexe et la variabilité biologique impliquent des différences. Les biosimilaires (67 en France en 2020 concernant 16 médicaments de référence) ont un profil de qualité, de sécurité et d'efficacité comparable à celui du médicament de référence
- **Hybrides** (^{HB}) : spécialité qui ne répond pas à la définition d'un générique parce qu'elle comporte par rapport à la spécialité de référence des différences quant à la forme pharmaceutique, au dosage, à la voie d'administration, aux indications thérapeutiques ou en l'absence de bio-équivalence établie. L'utilité est établie par des essais cliniques

Médicaments orphelins (site : www.orphanet.net)

Les médicaments orphelins sont destinés au diagnostic, à la prévention et au **traitement de maladies rares entraînant une menace pour la vie** et dont la prévalence ne dépasse pas 5 sur 10 000 en Europe. Les entreprises pharmaceutiques sont peu enclines à développer ces médicaments, leur coût de mise sur le marché ne pouvant être compensé par les ventes. Aussi les pouvoirs publics ont mis en place des mesures incitatives à l'attention des industries de la santé et des biotechnologies

Informations réglementaires (II)

Médicaments : listes des substances et préparations vénéneuses

Inscription	Stupéfiants	Liste I	Liste II
Emballage	Cadre rouge	Cadre rouge	Cadre vert
Stockage	Armoires et locaux fermés à clef		Locaux réservés aux professionnels
Ordonnance	Elle doit comporter lisiblement le nom, l'adresse, le numéro et la qualité du prescripteur, sa signature, la date de la prescription, la dénomination commune internationale (DCI), la posologie et le mode d'emploi du médicament, la quantité prescrite ou la durée du traitement, éventuellement le nombre de renouvellements, ainsi que les nom, prénom, sexe et âge du malade, ainsi que le poids s'il s'agit d'enfants		
Type de papier	Ordonnance sécurisée	Simple ordonnance sur papier libre datée de moins de 3 mois, sauf pour la buprénorphine (1)	
Durée de la prescription	Limitée à 7 ou 14 ou 28 jours (2) et pas de chevauchement des ordonnances	Prescription limitée à 12 mois (quantité délivrée en 1 seule fois pour 30 jours maximum), sauf pour les hypnotiques, les anxiolytiques, les anorexigènes, la buprénorphine (*cf.* ces produits)	
Posologie	En toutes lettres	En chiffres ou en lettres	
Renouvellement	Délivrance limitée à 7, 14 ou 28 jours et pour la durée qui reste à courir	Possible seulement sur indication écrite du prescripteur	Possible sauf indication contraire du prescripteur
Adresse du patient	Obligatoire	Facultative	

1. La buprénorphine est inscrite en liste I mais doit cependant être prescrite aux patients non hospitalisés sur ordonnance sécurisée avec la posologie en toutes lettres comme pour les autres stupéfiants et une limitation de la durée de prescription à 28 jours (Subutex, Suboxone) et 30 jours (Temgésic). Le sufentanil sublingual est un stupéfiant dont la prescription est limitée à 3 jours maximum.
2. *Prescription de 7 jours maximum* : Fentanyl injectable, Morphine injectable (sauf par pompe), Oxycodone (sauf par pompe).
   Prescription de 14 jours maximum : Méthadone en sirop.
   Prescription de 28 jours maximum : Buprénorphine, Hydromorphone, Fentanyl (transmuqueux, sublingual, par voie nasale, percutané), Lormétazépam, Méthadone gél., Méthylphénidate ou ses sels, Morphine par voie orale ou administrée à l'aide de systèmes de perfusion, Nitrazépam, Oxybate de sodium, Oxycodone par voie orale ou administrée à l'aide de systèmes de perfusion, Tapendatol, Tianeptine
   Prescription et délivrance des benzodiazépines : la durée maximale de prescription des anxiolytiques est limitée à 12 semaines et celle des hypnotiques à 4 semaines. Pour certaines benzodiazépines particulièrement recherchées par les toxicomanes (clonazépam, clorazépate dipotassique), la prescription sur ordonnance sécurisée est obligatoire.

Informations réglementaires (III)

Médicaments à prescription restreinte

- Cinq catégories (site www.ansm.sante.fr) :
médicaments réservés à l'usage hospitalier
médicaments à prescription hospitalière
médicaments à prescription initiale hospitalière (1)
médicaments à prescription réservée à certains médecins spécialistes
médicaments nécessitant une surveillance particulière pendant le traitement

1. Médicaments soumis à une prescription initiale hospitalière.
→ Pendant l'année suivant cette prescription initiale, *le renouvellement est possible en ville par tout médecin*, la délivrance en officine non hospitalière ne pouvant se faire que sur présentation de l'ordonnance initiale et de l'ordonnance de renouvellement.
→ Au bout d'un an, une nouvelle prescription initiale hospitalière sera nécessaire.

Médicaments d'exception (2)

Consulter le site www.meddispar.fr de l'Ordre des pharmaciens.

Classe	Principaux médicaments concernés (liste évolutive)
Antalgique spécifique	Sumatriptan (IMIJECT) dans l'algie vasculaire de la face
Sétrons et anti-substance P	Toutes les spécialités sauf Palonosétron
Érythropoïétine (EPO)	Toutes les spécialités
Hormone de croissance	Somatropine et Mécasermine : toutes les spécialités
Anti-TNF	Toutes les spécialités sauf Infliximab
Interférons bêta	Toutes les spécialités
Divers	Abatacept (ORENCIA), Aflibercept (EYLEA), Alirocumab (PRALUENT), Alprostadil (CAVERJECT, EDEX, VITAROS), Anakinra (KINERET), Androstanolone (ANDRACTIM), Baricitinib (OLUMIANT), Benralizumab (FASENRA), Brodalumab (KYNTHEUM), Canakinumab (ILARIS), Défibrotide (DEFITELIO), Diméthyl fumarate (TECFIDERA), Dupilumab (DUPIXENT), Guselkumab (TREMFYA), Evolocumab (REPATHA), Implant ophtalmique de dexaméthasone (OZURDEX), Fingolimod (GILENYA), Glatiramère (COPAXONE), Ivacaftor (KALYDECO), Ixékizumab (TALTZ), Mépolizumab (NUCALA), Modafinil (MODIODAL), Nindétanib (OFEV), Omalizumab (XOLAIR), Pirfénidone (ESBRIET), Ranibizumab (LUCENTIS), Risankisumab (SKYRIZI), Sécukizumab (COSENTYX), Tacrolimus (PROTOPIC), Tériflunomide (AUBAGIO), Tériparatide (FORSTEO), Tétrabénazine (XENAZINE), Tildrakisumab (ILUMÉTRI), Tocilizumab (ROACTEMRA), Tofacitinib (XELJANZ), Tolvaptan (JINARC), Upadacitinib (RINVOQ), Ustékinumab (STELARA), Vertéporfine (VISUDYNE)

2. Médicaments remboursables uniquement quand ils sont prescrits conformément à une fiche d'information thérapeutique publiée au Journal Officiel, et si l'ordonnance est accompagnée d'un bordereau N° 60-3976 à 4 volets délivré par les caisses primaires d'assurance maladie à tout médecin.

Informations réglementaires (IV)

SMR ou Service médical rendu (1)

Le SMR conditionne le taux de remboursement du médicament.

Intérêt du médicament	Remboursement
Important ou majeur	65 %
Modéré	30 %
Faible	15 %
Insuffisant	Pas de remboursement

1. Le SMR est déterminé par la Commission de la transparence (HAS) en fonction du rapport bénéfice/risque du médicament, de la gravité de l'affection à traiter et de sa place prévue dans la stratégie thérapeutique, de la nature du traitement et de l'impact attendu sur la santé publique.

ASMR ou Amélioration du service médical rendu (2)

L'ASMR est un élément important dans la fixation du prix du médicament.

Niveau d'ASMR	Signification
I	Progrès thérapeutique majeur
II	Amélioration importante en termes d'efficacité thérapeutique et/ou de réduction des effets indésirables
III	Amélioration modeste en termes d'efficacité thérapeutique et/ou de réduction des effets indésirables
IV	Amélioration mineure en terme d'efficacité thérapeutique et de réduction des effets indésirables
V	Absence d'amélioration avec avis favorable à l'inscription

2. L'ASMR est déterminé par la Commission de la transparence (HAS) en 5 niveaux qui ne déterminent pas, dans l'absolu, la valeur d'un médicament et son importance, mais comparent, dans une indication donnée, un médicament aux autres thérapeutiques existant déjà sur le marché dans la même indication. Cette ASMR aide le Comité économique des produits de santé (CEPS) à déterminer le prix.

Tarif forfaitaire de responsabilité

Le tarif forfaitaire de responsabilité (ou "prix de référence"), arrêté par le ministre de la Santé et de la Sécurité sociale après avis du Comité économique des produits de santé (CEPS), permet de rembourser des groupes de spécialités pharmaceutiques qui contiennent une même substance (avec un même dosage, une même forme et des boîtes de même contenance) sur la base d'un prix commun, qu'il s'agisse de la spécialité princeps ou de ses génériques. Les spécialités concernées portent des *vignettes spécifiques* mentionnant le tarif forfaitaire à côté du prix de la spécialité.

LPPR

LPPR = Liste des Produits et Prestations Remboursables : dispositifs médicaux d'utilité médicale établie (pansements, poches, oxygène...) dont la prise en charge est possible.

Médicaments ayant obtenu un niveau I ou II d'ASMR (amélioration majeure ou importante) en 2015, 2016, 2017, 2018, 2019 et 2020

Médicament	Année de l'ASMR	Indication
ASMR niveau I (amélioration majeure)		
VFEND	2015	Aspergillose et candidose
ERVEBO Vaccin	2020	Maladie à virus Ebola
CLOTTAFACT	2020	Afibrinogénémie constitutionnelle
ASMR niveau II (amélioration importante)		
LITAK	2015	Leucémie à tricholeucocytes
NPLATE	2015	Purpura thrombopénique immunitaire
REVOLADE	2015	Purpura thrombopénique immunitaire
VELCADE	2015	Myélome multiple
VOTUBIA	2015	Sclérose tubéreuse de Bourneville
HERCEPTIN	2016	Cancer du sein (adjuvant)
KALYDECO	2016	Mucoviscidose
STRENSIQ	2016	Hypophosphatasie
ALDURAZYME	2017	Mucopolysaccharidose
HEMLIBRA	2018	Hémophilie A avec inhibiteurs
LUXTURNA	2019	Dystrophies rétiniennes héréditaires
GIVLAARI	2020	Porphyrie hépatique aiguë
VYNDAQEL	2020	Amylose à transthyrétine (TTR)

Informations réglementaires (V)

Dopage : Médicaments et procédés dopants interdits

La liste des produits et spécialités interdits est fournie par le décret n° 2018-1283 du 27 décembre 2018 dans le cadre de la convention internationale contre le dopage dans le sport, adoptée le 15 novembre 2018.
Consulter le site www.afld.fr

Mélanges racémiques : Stéréoisomères – Énantiomères – Isomères

Quelques définitions

Beaucoup de médicaments sont des mélanges racémiques de stéréoisomères : il peut s'agir soit d'énantiomères (images en miroir non superposables), désignés par convention par les lettres R (Rectus) ou S (Sinister), soit d'isomères géométriques (ou diastéréo-isomères), désignés par les termes cis et trans.
Les stéréoisomères peuvent avoir des propriétés semblables, ou différentes, voire antagonistes, leur activité, leur pharmacocinétique et leur toxicité pouvant donc être différentes de celles de leur mélange racémique.
À l'échéance du brevet d'un médicament, certains fabriquants commercialisent un stéréoisomère de ce médicament en le présentant comme un nouveau médicament d'activité supérieure et/ou de toxicité moindre, ce qui n'est pas toujours le cas.

Quelques exemples

Mélanges racémiques	Stéréoisomères
Cétirizine	Lévocétirizine = Isomère R actif de la cétirizine, 2 fois plus actif que le mélange racémique, la dose utile étant 2 fois plus faible
Citalopram	Escitalopram = Isomère S du citalopram, 2 fois plus actif que le mélange racémique, la dose utile étant 2 fois plus faible
Kétoprofène	Dexkétoprofène = Isomère R du kétoprofène, 2 fois plus actif
Méthylphénidate	Diméthylphénidate = Isomère R du méthylphénidate, plus actif que l'isomère S, sans avantage patent par rapport au mélange
Ofloxacine	Lévofloxacine = Isomère S de l'ofloxacine, environ 2 fois plus actif notamment sur les pneumocoques résistants aux pénicillines
Oméprazole	Esoméprazole = Isomère S de l'oméprazole, moins métabolisé par le CYP 2C19 que celui-ci, donc aussi efficace à dose plus faible
Salbutamol ou Albutérol	Lévalbutérol = Isomère R de l'albutérol, responsable de l'activité bronchodilatatrice (l'isomère S paraît associé au contraire à une bronchoconstriction), sans avantage patent par rapport à l'albutérol
Zopiclone	Eszopiclone = Isomère S de la zopiclone, plus actif que le mélange racémique, donc aussi efficace à dose plus faible

Informations réglementaires (VI)

Liste des affections exonérantes de longue durée

La liste des ALD 30, établie par le décret n° 2011-77 du 19 janvier 2011, contient 30 affections nécessitant un traitement prolongé et une thérapeutique coûteuse et pour lesquelles **le ticket modérateur est supprimé**. Une ordonnance bizone doit être utilisée. Des maladies graves "hors liste" peuvent être prises en charge dans ce cadre (ALD 31 et ALD 32). L'hypertension artérielle n'en fait pas partie.

ALD 1	Accident vasculaire cérébral invalidant
ALD 2	Insuffisances médullaires et autres cytopénies chroniques
ALD 3	Artériopathies chroniques avec manifestations ischémiques
ALD 4	Bilharziose compliquée
ALD 5	Insuffisance cardiaque grave, troubles du rythme graves, cardiopathies valvulaires graves, cardiopathies congénitales graves
ALD 6	Maladies chroniques actives du foie et cirrhoses
ALD 7	Déficit immunitaire primitif grave nécessitant un traitement prolongé, infection par le virus de l'immuno-déficience humaine (VIH)
ALD 8	Diabète de type I et diabète de type II
ALD 9	Formes graves des affections neurologiques et musculaires
ALD 10	Hémoglobinopathies, hémolyses chroniques constitutionnelles et acquises sévères
ALD 11	Hémophilies et affections constitutionnelles de l'hémostase graves
ALD 13	Maladie coronaire
ALD 14	Insuffisance respiratoire chronique grave
ALD 15	Maladie d'Alzheimer et autres démences
ALD 16	Maladie de Parkinson
ALD 17	Maladies métaboliques héréditaires nécessitant un traitement prolongé spécialisé
ALD 18	Mucoviscidose
ALD 19	Néphropathie chronique grave et syndrome néphrotique primitif
ALD 20	Paraplégie
ALD 21	Vascularites, lupus érythémateux systémique, sclérodermie systémique
ALD 22	Polyarthrite rhumatoïde évolutive
ALD 23	Affections psychiatriques de longue durée
ALD 24	Rectocolite hémorragique et maladie de Crohn évolutives
ALD 25	Sclérose en plaques
ALD 26	Scoliose idiopathique structurale évolutive (angle égal ou supérieur à 25 degrés)
ALD 27	Spondylarthrite grave
ALD 28	Suites de transplantation d'organe
ALD 29	Tuberculose active, lèpre
ALD 30	Tumeur maligne, affection maligne du tissu lymphatique ou hématopoïétique

Informations réglementaires (VII)

Médicaments retirés du marché pour raisons de pharmacovigilance depuis 2008 (I)

Médicaments	Date	Effets indésirables observés
TRASYLOL (Aprotinine)	2008	Rapport bénéfice/risque défavorable
IONSYS (système d'administration transdermique du Fentanyl)	*Idem*	Système de délivrance défectueux
ACOMPLIA (Rimonabant)	*Idem*	Dépression, risque suicidaire
RAPTIVA (Efalizumab)	2009	Leuco-encéphalite multifocale progressive
DI-ANTALVIC (Dextropropoxyphène)	*Idem*	Risques d'intoxications mortelles
MEDIATOR (Benfluorex)	*Idem*	Altération des valves cardiaques
SIBUTRAL (Sibutramine)	2010	Accidents vasculaires : IM, AVC
PARFÉNAC Crème (Bufexamac)	*Idem*	Allergies sévères de contact
AVANDIA, AVANDAMET, AVAGLIM (Rosiglitazone)	*Idem*	Accidents vasculaires : IM, AVC
THÉLIN (Sitaxentan)	*Idem*	Hépatites graves
CELANCE (Pergolide)	*Idem*	Altération des valves cardiaques
FONZYLANE (Buflomédil)	2011	Hépatites, convulsions, troubles du rythme
NIZORAL (Kétoconazole *per os*)	*Idem*	Hépatites graves
LIPIOCIS (Acides gras – iode RA)	*Idem*	Atteintes pulmonaires graves
NOCTRAN (Acéprométazine + Clorazépate)	*Idem*	Confusion mentale, syndrome parkinsonien
ACTOS, COMPETACT (Pioglitazone)	*Idem*	Cancer de vessie
SILOMAT (Clobutinol)	*Idem*	Convulsions, allongement de QT
MEPRONIZINE (Acéprométazine + Méprobamate)	2012	Chutes et états confusionnels
EQUANIL PO (Méprobamate) KAOLOGEAIS, PRECYCLAN	*Idem*	Comas et décès par surdosage
PAPS Poudre	*Idem*	Toxicité neurologique, convulsions
PREPULSID Enfants et nourrissons (Cisapride) Forme adulte retirée en 2005	*Idem*	Torsades de pointe, troubles du rythme cardiaque
BUTAZOLIDINE (Phénylbutazone)	*Idem*	Agranulocytoses
VIDORA (Indoramine)	2013	Toxicité cardio-vasculaire
MYOLASTAN (Tétrazépam)	*Idem*	Toxicité cutanée

Médicaments retirés du marché pour raisons de pharmacovigilance depuis 2008 (II)

Médicaments	Date	**Effets indésirables observés**
SALBUTAMOL en obstétrique	*Idem*	Arythmies et/ou ischémies myocardiques
Dérivés de l'ergot de seigle (SEGLOR, DHE, IKABAN, ISKEDYL, SERMION, TAMIK, VASOBRAL, HYDERGINE, NICERGOLINE...)	*Idem*	Fibroses ou ergotisme
VECTARION cp. (Almitrine)	*Idem*	Neuropathies périphériques
NEXEN (Nimésulide)	*Idem*	Hépatites graves
PRAZINIL (Carpipramine)	2014	Arythmies ventriculaires
BIPÉRIDYS (Dompéridone)	*Idem*	Arythmies ventriculaires
MENINGITEC (Vaccin antiméningococcique C)	*Idem*	Défaut de qualité Intolérance vaccinale
DÉSERNIL (Méthysergide)	2015	Fibroses rétropéritonéales, pleurales, valvulaires...
LOCABIOTAL (Fusafungine)	2016	Allergies graves
UVESTÉROL D (Ergocalciférol)	2017	Mode de délivrance dangereux (malaises, décès chez des nourrissons)
PROCTOLOG (Trimébutine + Ruscogénine)	*Idem*	Réactions immunologiques cutanées et générales graves
CYTOTEC (Misoprostol)	*Idem*	Hémorragies ou ruptures utérines
OMNISCAN MAGNÉVIST (Produits de contraste)	2018	Rétention cérébrale du produit
ZINBRYTA (Dadizumab)	*Idem*	Encéphalites et hépatites graves
PNEUMOREL (Fenspiride)	2019	Troubles du rythme cardiaque
APURONE (Fluméquine)	*Idem*	Tendinites graves, neuropathies
DÉCONTRACTYL (Méphénésine) Comprimés et baume	*Idem*	Malaises, abus et dépendance, brûlures
STERIPAN Verrues EXPERT 1.2.3 Verrues (Acide monochloracétique)	*Idem*	Brûlures au 2ᵉ degré
PICATO Gel (Ingénol mébutate)	2020	Sur-risque de cancers cutanés
ESMYA (Ulipristal acétate)	*Idem*	Hépatites graves
IFOSFAMIDE EG	*Idem*	Encéphalopathies
LEMTRADA	2021	Réactions immunitaires graves

Arrêts de commercialisation de 2017 à 2021 (liste non exhaustive)

Un certain nombre de spécialités princeps retirées du marché peuvent être remplacées par des génériques, sous Dénomination Commune Internationale ou sous nom de marque.

ACADIONE	CÉMAFLAVONE	EDISTON
ACIDRINE	CEPHYL	EFFALA Emplâtre
ACTI 5	CEPOREXINE	EFFIPREV
ACTIFED LP Rhinite	CHRONOADALATE	EFFORTIL
ADALATE	CIPRALAN	ÉLÉVIT B9
ADANCOR	CIRCAN Suppositoires	ELMIRON
ADASUVE	CLAIRODERMYL	ERAPYL
AGRIPPAL Vaccin	CLARITYNE Sirop	ERCÉFURYL
ALGÉSIDAL	CLARIX Toux sèche	ERGIX Solution
ALGODOL	CLASTOBAN Injectable	ÉRYTHROCYNE Sachets
ALGOTROPYL	CLÉRIDIUM	ESBERIVEN Crème
ALOPLASTINE Pâte	CLIMODIÈNE	ESMYA
ALTIM	CODEDRYL	EUCALYPTINE
AMÉTYCINE	COLTRAMYL	EUCALYPTOL Sirop
AMPÉCYCLAL	COMPRALGYL	EUPHONYLL
ANGIOX	COPEGUS	EUPHYLLINE LA
ANTIGRIPPINE	CORRECTOL Collyre	EUTHYROX
APHILAM Crème	COSOPT	EUVANOL Spray
APURONE	COTÉOULA	EVRONAC Collyre
ARESTAL	COVATINE	EXCEDRINE
ARTANE Injectable	CRIXIVAN	EXOTOUX
ARTOTEC	CUTERPES Gel	EXVIERA
ARZERRA	CUTISAN	FASTENYL
ASASANTINE	CYRDANAX	FAZOL Poudre
ASPIRINE pH8	CYTOTEC	FERMADEXIL Ovules
ASPRO Caféine	DACOGEN	FERVEX RhJ/N
ASPROFLASH	DAKLINZA	FINHAIR
ATUXANE Sirop	DALACYNE T TOPIC	FLANID
AUXITRANS	DASSELTA	FLECTOR TISSUGEL
AZANTAC	DEBRUMYL	FLETAGEX Pommade
BACTERIX	DÉCONTRACTYL	FLISINT
BACTOX	DÉFILTRAN Crème	FLOLAN
BÉCOZYME	DEPOCYTE	FLUARIX Vaccin
BÉFLAVINE	DERMORELLE	FLUTAMIDE
BÉNÉMIDE	DÉTURGYLONE Solution	FORTUMSET
BEROCCA	DEXEF	FOZIRETIC
BETATOP	DEXÉRYL Crème	GÉLOPECTOSE
BIOCADEXTRO Sirop	DIACTANE	GÉLUTROPHYL
BIOCIDAN Spray	DIAFURYL	GENESERINE
BRIAZIDE	DIAFUSOR Patch	GENHEVAC B
BRICANYL	DIAMILLA	GLYDIUM
BRIEM	DIASTABOL	GONADOTROPHINE chor-endo
BRILIVO	DINACODE Sirop	GUÉTHURAL
BRONCHOCLAR Sirop	DISTILBÈNE	GYNO-DACTARIN
CALMIRÈNE Sirop	DITAVÈNE Crème	HEPTAMYL
CANCIDAS	DOLI ÉTAT GRIPPAL	HEXAPNEUMINE Sirop
CANOL	DOLIALLERGIE	HUMOXAL
CAPTEA	DRILL maux de gorge	HUVANOF
CARDIOCOR	DUAVIVE	IDÉOLAXYL
CARYOLYSINE	DULCIPHAK	IMMUCYST
CASENLAX Sachets	DYNAMISAN	IMMUGRIP Vaccin
CATACOL Collyre	DYSPAGON	INFLACED
CÉLESTAMINE	ECAZIDE	INFLUVAC Vaccin

INIPEPSIA
INTERCRON
INTÉTRIX
INTRALGIS
INTRONA
INVIRASE
IRRISÉDERMYL Crème
IODE 131 Injectable
IOMUDAL Solution
ISODRIL
IXEL
JETREA
JOSIR
KANEURON Solution
KAOMUTH
KETEC
KETEK
KIDROLASE
KINURÉA-H Injectable
KOLBAM
LACIDIPINE
LEDERTREXATE
LESCOL
LEVACT
LINCOCINE
LISVY
LOCACID Crème et lotion
LOCALONE Lotion
LOGROTON
LOMUDAL Nébulisateur
LOMUSOL
LOPRIL
LOVAFARM
LUBENTYL
LUCENTIS
LYSOCLINE
MARIE-ROSE Lotion
MENJUGATE KIT Vaccin
MÉTASPIRINE
METOCALCIUM
MÉXILÉTINE
MICROLAX Solution
MIFFEE
MIGRALGINE
MINALFÈNE
MINIPRESS
MITOSYL Pommade
MODECATE
MODURÉTIC
MONOZECLAR
MOSIL
MUSE
MUXOL
MYCOAPAISYL
MYCODÉCYL
MYOCET
NICOPRIVE
NIDREL
NIFLUROXACIDE
NITRIATE
NIZAXID
NOCTAMIDE
NOCTYL
NOOTROPYL
NORMACOL Granulés
NOVACETOL
NUBAIN
OLYSIO
ONEZYP
OPHTASILOXANE Collyre
OPTAFLU Vaccin
OPTIDESO
OPTINESSE
ORACEFAL
ORMANDYL
OROMAG
OSTEPAM
PABASUN
PANADOL
PANFUREX
PANFURYL
PANRÉTIN Gel
PANTOLOC
PANZYGA
PAPCLAIR Gel
PARAMINAN
PARAPLUS Aérosol
PARATERAX
PEDIAZOLE
PEFLACINE
PENTOFLUX
PERACEL
PERCUTALGINE Gel
PÉRIDYS
PETHIDINE
PHÉBOCRÈME
PHÉBOSUP Suppositoires
PHENERGAN Sirop
PHOTOFRIN
PHYSIOMYCINE
PICATO Gel
PIPORTIL Gouttes
PIPRAM
PLIAGLIS
PLITICAN Comprimés
PNEUMO 23 Vaccin
PO 12 Crème
POLÉRY Sirop
POTACTASOL
PRAXILÈNE
PREPACOL
PRIODERM Lotion
PROCTOLOG
PRODINAN
PROGRAF Comprimés
PROSTINE E2 inj.
RALOPHARM
RAPILYSIN
RASILEZ
RÉBÉTOL
REMEX
REMINYL Comprimés
REMOVAB
RÉOPRO
REVITALOSE
RHINAMIDE
RHINAMIDE Solution
RHINATHIOL
RHINUREFLEX
RIOPAN
RIVABOX
ROFERON-A
ROUVAX Vaccin
RUFOL
SACOLÈNE
SARGEMAG
SÉBIVO
SEDASPIR
SEPTIDOSE Solution
SKÉLID
SOLUBACTER Solution
SPINAFOL
SPIROCATZINE
SPIROCTAN
SPORILINE
SPORILINE Lotion
SPRÉGAL
SRILANE Crème
STÉRIPAN Verrues
STREPTOMYCINE
STRUCTOVIAL
SUCCINIMIDE
SURGESTONE
SURQUINA
TARGINACT
TEATROIS
TENDOL Gel
TÉNORDATE
TENSTATEN
TÉOULA
TEXODIL
TEYSUNO
TILAVIST Collyre
TOLUCOMBI
TOLURA
TRANSITOL
TRÉDÉMIDE
TRENTADIL
TRIMINULET
TRIVASTAL Injectable
TROPHIRÈS
TUSSIPAX Solution
TYPHERIX Vaccin
UTEPLEX
Vaccin méningo A + C
Vaccin tétanique
VARIQUEL

VARUBY	VIDEX	XANTHIUM
VAXIGRIP Vaccin	VIEKIRAX	XIAPEX
VECTARION	VISIODOSE Collyre	XERCLEAR Crème
VECTRINE	VITARUTINE Collyre	ZAPRILIS
VEINOBIASE	VOLTAFLEX	ZERIT
VENIRENE	VOLTARENDOLO	ZORAC Gel
VEXOL Collyre	VOLTARENE Injectable	ZOVIRAX OPH
VIBRAMYCINE	VYTORIN	
VICKS Exp.	WYTENS	

Chapitre 28

Adresses utiles

Les numéros de téléphone, de fax et les adresses postales et e-mail cités ici sont susceptibles de changements et sont donc donnés sous toutes réserves.

Adresses utiles

HAUTE AUTORITÉ DE SANTÉ (HAS)
5, av. du stade de France
93218 Saint-Denis-la-Plaine cedex
Tél. : 01 55 93 70 00
Site Internet : has-sante.fr
- Commission de la transparence
- Évaluation des pratiques professionnelles
- Accréditation et certification
- Lettres d'informations
- Évaluation et recommandations

AGENCE NATIONALE DE SÉCURITÉ DU MÉDICAMENT ET DES PRODUITS DE SANTÉ (ANSM)
143-147, bd. Anatole-France
93285 Saint-Denis cedex
Tél. : 01 55 87 30 00
Site Internet : ansm.sante.fr
- Commission d'Autorisation de Mise sur le Marché des médicaments (AMM)
- Commission de pharmacovigilance
- Commission chargée du contrôle de la publicité et de la diffusion des recommandations sur le bon usage des médicaments

CENTRE DE RÉFÉRENCE SUR LES AGENTS TÉRATOGÈNES
Hôpital Armand-Trousseau
26, av. du Dr Arnold Netter 75571 Paris
Tél./Fax : 01 44 73 53 95
Site Internet : lecrat.org

SANTÉ PUBLIQUE FRANCE
12, rue du Val d'Osne
94415 Saint-Maurice cedex
Tél. : 01 41 79 67 00
Site Internet : santepubliquefrance.fr

PCH-AP : PHARMACIE CENTRALE DES HÔPITAUX DE L'ASSISTANCE PUBLIQUE
7, rue du Fer-à-Moulin
75005 Paris

13, rue Lavoisier
92000 Nanterre
Standard : 01 46 69 13 13
e.mail : phhp@eps.aphp.fr

ÉTABLISSEMENT FRANÇAIS DU SANG
Siège : 20, av. du Stade de France
93218 La-Plaine Saint-Denis cedex
Tél. : 01 55 93 95 00
accueil@efs.sante.fr

ORDRE NATIONAL DES MÉDECINS

4, rue Léon Jost
75855 Paris Cedex 17
Tél. : 01 53 89 32 00
conseil-national@cn.medecin.fr

ORDRE NATIONAL DES PHARMACIENS

4, av. Ruysdaël
75379 Paris cedex 08
Tél. : 01 56 21 34 34

ENTREPRISES DU MÉDICAMENT (LEEM)

58, bd Gouvion-Saint-Cyr
75017 Paris
Tél. : 01 45 03 88 88
Site Internet : leem.org

SOINS PALLIATIFS (SFAP)

106, av. Émile-Zola
75015 Paris
Tél. : 01 45 75 43 86
e.mail : sfap@sfap.org

URGENCES MÉDICALES À PARIS

SOS MÉDECINS
Tél. : 01 47 07 77 77

UMP-URGENCES MÉDICALES DE PARIS
Tél. : 01 53 94 94 94

SERVICES D'AIDE ET D'ÉCOUTE

SAMU SOCIAL DE PARIS
Tél. : 115

ALLO ENFANCE MALTRAITÉE
Tél. : 119

DROGUES INFO SERVICE
Tél. : 0 800 231 313

SIDA INFO SERVICE
Tél. : 0 800 840 800

VIOLENCES CONJUGALES
Femmes Info Service Tél. : 39 19

VIOLS FEMMES CONTACT
Tél. : 0 800 05 95 95

Centres régionaux de pharmacovigilance

Un portail de signalement des événements sanitaires indésirables est accessible sur le site signalement-sante.gouv.fr.

AMIENS
Tél. : 03 22 08 70 96. Fax : 03 22 08 70 95
pharmacovigilance@chu-amiens.fr

ANGERS
Tél. : 02 41 35 45 54. Fax : 02 41 35 55 02
pharmacovigilance@chu-angers.fr

BESANÇON
Tél. : 03 81 66 84 74. Fax : 03 81 66 85 58
pharmacovigilance@chu-besancon.fr

BORDEAUX
Tél. : 05 56 79 55 08. Fax : 05 57 57 46 60
pharmacovigilance@u-bordeaux.fr

BREST
Tél. : 02 98 34 79 75. Fax : 02 98 34 79 77
crpv.brest@chu-brest.fr

CAEN
Tél. : 02 31 06 46 72. Fax : 02 31 06 46 73
pharmacovigilance@chu-caen.fr

CLERMONT-FERRAND
Tél. : 04 73 75 48 31. Fax : 04 73 75 48 32
pharmacovigilance@chu-clermontferrand.fr

DIJON
Tél. : 03 80 29 37 42. Fax : 03 80 29 37 23
pharmacovigilance@chu-dijon.fr

GRENOBLE
Tél. : 04 76 76 51 45. Fax : 04 76 76 56 55
pharmacovigilance@chu-grenoble.fr

LILLE
Tél. : 03 20 96 18 18. Fax : 03 20 44 56 87
pharmacovigilance@chu-lille.fr

LIMOGES
Tél. : 05 55 05 67 43. Fax : 05 55 05 62 98
pharmacovigilance@chu-limoges.fr

LYON
Tél. : 04 72 11 69 97. Fax : 04 72 11 69 85
pharmacovigilance@chu-lyon.fr

MARSEILLE
Tél. : 04 91 74 75 60. Fax : 04 91 74 07 80
pharmacovigilance@ap-hm.fr

MONTPELLIER
Tél. : 04 67 33 67 57. Fax : 04 67 33 67 51
pharmacovigilance@chu-montpellier.fr

NANCY
Tél. : 03 83 65 60 85. Fax : 03 83 65 61 33
crpv@chru-nancy.fr

NANTES
Tél. : 02 40 08 40 96. Fax : 02 40 08 40 97
pharmacovigilance@chu-nantes.fr

NICE
Tél. : 04 92 03 47 08. Fax : 04 92 03 47 09
pharmacovigilance@chu-nice.fr

PARIS Hôpital Européen Georges-Pompidou
Tél. : 01 56 09 39 88. Fax : 01 56 09 56 67
crpv.hegp@egp.aphp.fr

PARIS Hôpital Henri-Mondor
Tél. : 01 49 81 47 00. Fax : 01 49 81 47 63
pharmacovigilance@hmn.aphp.fr

PARIS Hôpital Fernand-Widal
Tél. : 01 40 05 43 34. Fax : 01 40 35 76 28
pharmacovigilance.fwd@lrb.aphp.fr

PARIS Hôpital Pitié-Salpêtrière
Tél. : 01 42 16 16 79. Fax : 01 42 16 16 88
pharmacovigilance@psl.aphp.fr

PARIS Hôpital Saint-Antoine
Tél. : 01 43 47 54 69. Fax : 01 43 07 07 11
pharmacovigilance.hupc@sat.aphp.fr

PARIS Cochin-Port-Royal
Tél. : 01 58 41 34 79. Fax : 01 58 41 33 70
pharmacovigilance.hupc@aphp.fr

POITIERS
Tél. : 05 49 44 38 36. Fax : 05 49 44 38 45
pharmaco.clin@chu-poitiers.fr

REIMS
Tél. : 03 26 78 77 80. Fax : 03 26 83 23 79
pharmacovigilance@chu-reims.fr

RENNES
Tél. : 02 99 28 43 63. Fax : 02 99 28 24 26
pharmacovigilance@chu-rennes.fr

ROUEN
Tél. : 02 32 88 90 79. Fax : 02 32 88 90 49
pharmacovigilance@chu-rouen.fr

SAINT-ÉTIENNE
Tél. : 04 77 12 77 37. Fax : 04 77 12 77 74
pharmacovigilance@chu-st-etienne.fr

STRASBOURG
Tél. : 03 88 11 64 80. Fax : 03 88 11 67 26
pharmacovigilance@chru.strasbourg.fr

TOULOUSE
Tél. : 05 61 25 51 12. Fax : 05 61 25 51 16
pharmacovigilance@chu.toulouse.fr

TOURS
Tél. : 02 47 47 37 37. Fax : 02 47 47 38 26
crpv@chu-tours.fr

Centres antipoison et de toxicovigilance

ANGERS
Tél. : 02 41 48 21 21. Fax : 02 41 35 55 07
centre-antipoison@chu-angers.fr

BORDEAUX
Tél. : 05 56 96 40 80. Fax : 05 56 79 60 96
centre-antipoison@chu-bordeaux.fr

LILLE
Tél. : 0800 59 59 59. Fax : 03 20 44 56 28
cap@chru-lille.fr

LYON
Tél. : 04 72 11 69 11. Fax : 04 72 11 69 85
centre.antipoison@chu-lyon.fr

MARSEILLE
Tél. : 04 91 75 25 25. Fax : 04 91 74 41 68
cap-mrs@mail.ap-hm.fr

NANCY
Tél. : 03 83 22 50 50. Fax : 03 83 22 50 22
cap@chu-nancy.fr

PARIS
Tél. : 01 40 05 48 48. Fax : 01 40 05 41 93
cap. paris@lrb.aphp.fr

STRASBOURG
Tél. : 03 88 37 37 37. Fax : 03 69 55 18 99
christine.TOURNOUD@chru-strasbourg.fr

TOULOUSE
Tél. : 05 61 77 74 47. Fax : 05 61 77 25 72
cap.sec@chu-toulouse.fr

VALEURS BIOLOGIQUES USUELLES

Hémogramme chez l'adulte

	Homme	Femme
Hématies (M/µl)	4,2 à 5,7	4,0 à 5,3
Hémoglobine (g/100 ml)	13 à 17	12 à 16 (1)
Hématocrite	40 à 50 %	37 à 46 %
VGM	Volume globulaire moyen = 85 à 95 μ^3	
CCMH	Concentration corpusculaire moyenne en Hb = 32 à 36 %	
Globules blancs/µl	4 000 à 10 000	
PN neutrophiles	2 000 à 7 000 (40 à 75 %)	
PN éosinophiles	100 à 400 (1 à 4 %)	
PN basophiles	0 à 100 (0 à 1 %)	
Lymphocytes	1 500 à 4 000 (20 à 45 %)	
Monocytes	200 à 800 (2 à 8 %)	
Plaquettes/µl	150 000 à 400 000	
Réticulocytes/µl	25 000 à 75 000 (0,5 à 1,5 % des hématies) (2)	

1. Chez la femme enceinte, une hémodilution réduit la valeur seuil inférieure à 110 g/100 ml.
2. La numération des réticulocytes doit s'apprécier en tenant compte du taux d'hémoglobine.

Hémogramme chez l'enfant

	Nouveau-né	1 an	3 à 10 ans
Hématies (M/µl)	4,3 à 6	3,6 à 4,8	4 à 5,4
Hémoglobine (g/100 ml)	13,5 à 18,5	11 à 13	12 à 14,5
Hématocrite	44 à 64 %	31 à 39 %	36 à 45 %
VGM	100 à 128 μ^3	70 à 86 μ^3	74 à 91 μ^3
CCMH	30 à 34 %	28 à 33 %	28 à 33 %
Globules blancs/µl	9 000-30 000	6 000-15 000	5 000-11 000
PN neutrophiles	60 à 75 %	35 à 45 %	38 à 57 %
PN éosinophiles	1 à 4 %	1 à 4 %	1 à 4 %
PN basophiles	0 à 1 %	0 à 1 %	0 à 1 %
Lymphocytes	26 à 36 %	44 à 56 %	38 à 50 %
Monocytes	2 à 8 %	2 à 8 %	2 à 8 %
Plaquettes/µl	150 000 à 400 000		

Constantes biologiques	en g/l	en mol/l
Acide folique ou Folates ou Vitamine B9	Sérum : 5-15 µg/l Érythrocytes : > 130 µg/l LCR : 15-45 µg/l µg × 2,26 = nmol	Sérum : 11-34 nmol/l Érythrocytes 340 nmol/l LCR : 34-100 nmol/l nmol × 0,441 = µg
Acide lactique ou Lactates sanguins	Artériel : 30-100 mg/l Veineux : 50-200 mg/l mg × 0,011 = mmol	Artériel : 0,33-1,1 mmo/l Veineux : 0,55-2,2 mmo/l mmol × 90,9 = mg
Acide urique sanguin ou Uricémie	Homme : 35-70 mg/l Femme : 25-60 mg/l mg × 5,95 = µmol	Homme : 210-420 µmol/l Femme : 150-360 µmol/l µmol × 0,168 = mg
Acide urique urinaire ou Uraturie	250-700 mg/24 h mg × 0,006 = mmol	1,5-4,2 mmol/24 h mmol × 168 = mg
ACTH plasmatique	À 8 heures ≤ 50 ng/l À 20 heures ≤ 10 ng/l ng × 0,22 = pmol	À 8 heures ≤ 11 pmol/l À 20 heures ≤ 2 pmol/l pmol × 4,54 = ng
Activité rénine plasmatique ou ARP	Couché : 0,50-1,25 pmol/l ou 10-25 pg/ml Debout : 0,75-2,00 pmol/l ou 15-40 pg/ml	
ADH ou Vasopressine ou Hormone antidiurétique	Sans restriction hydrique : 1,85-4,8 pmol/l Après restriction hydrique : 4,4-7 pmol/l	
Albumine sérique	Adultes : 35-50 g/l 3 à 16 ans : 33-45 g/l	1 mois à 3 ans : 30-42 g/l Nouveau-né : 36-55 g/l
Aldolase sérique	Adultes : 2-8 UI/l 3 ans à 10 ans : 4-15 UI/l Avant 3 ans : 10-25 UI/l	
Aldostérone sérique	Couché : 10-125 ng/l Debout : 70-300 ng/l ng × 2,77 = pmol	Couché : 28-345 pmol/l Debout : 190-830 pmol/l pmol × 0,36 = ng
Aldostérone urinaire en régime normosodé	< 18 µg/24 h (30-40 si régime sans sel) µg × 2,77 = nmol	< 50 nmol/24 h (80-140 si régime sans sel) nmol × 0,36 = µg
Alpha-1-antitrypsine ou AAT	À 1 mois : 1,30-2,95 g/l Adultes : 2-4 g/l Clairance fécale : 1 à 8 ml/24 h	
Alpha-fœtoprotéine	AFP < 8 ng/ml (en dehors de la grossesse)	
Ammoniaque plasmatique ou Ammoniémie ou $NH4^{+}$	Artérielle : 0,27-0,85 mg/l Veineuse : 0,25-0,65 mg/l mg × 58,7 = µmol	Artérielle : 15-50 µmol/l Veineuse : 14-38 µmol/l µmol × 0,017 = mg
Antigène carcino-embryonnaire ou ACE	N < 5 ng/ml = intérêt pour la surveillance des cancers du tube digestif	
Antigène prostatique spécifique ou PSA	N < 2,5 ng/ml avant 50 ans et < 4 ng/ml après 60 ans PSA libre/PSA total > 20 % est en faveur d'une hypertrophie bénigne	
Antithrombine ou AT	0,21-0,35 g/l (80-120 %) < 80 % si déficit héréditaire	

➤

Constantes biologiques	en g/l	en mol/l
Apolipoprotéines (seules sont dosées les Apo A1 et les Apo B en routine)	Apolipoprotéine A1 : Homme : 1,20-1,60 g/l (≥ 1,20) Femme : 1,30-2,10 g/l (≥ 1,30) Apolipoprotéine B : 0,50-1,30 g/l (≤ 1,30)	
Atrial Natriuretic Peptide ou ANP	< 70 ng/l ng × 0,33 = pmol	< 23 pmol/l pmol × 3 = ng
Bêta-2-microglobuline sérique et urinaire	Adultes : 1-2,4 mg/l De 2 à 10 ans : 0,4-3 mg/l Dans les urines < 0,4 mg/24 h	Avant 2 ans : 0,8-4 mg/l Nouveau-né : 2-5,4 mg/l
Bicarbonates ou HCO_3^-	Adulte : 25-28 mEq/l Enfant : 20-28 mEq/l Nourrisson : 18-27 mmol/l Nouveau-né : 15-25 mmol/l	Adulte : 25-28 mmol/l Enfant : 20-28 mmol/l Nourrisson : 18-27 mEq/l Nouveau-né : 15-25 mEq/l
Bilirubine sérique	Totale : 3-10 mg/l Libre : 2-7 mg/l Conjuguée : 2-5 µmol/l mg × 1,71 = µmol	Totale : 5-17 µmol/l Libre : 3-12 µmol/l Conjuguée : 1-3 mg/l µmol × 0,584 = mg
Brain Natriuretic Peptide ou BNP	< 100 ng/l : absence d'insuffisance cardiaque (VPN > 98 %) > 400 ng/l : présence d'insuffisance cardiaque (VPP > 90 %)	
NT-proBNP	< 300 ng/l : absence d'insuffisance cardiaque (VPN > 98 %) < 50 ans : > 450 ng/l : présence d'insuffisance cardiaque (VPN > 98 %) 50-75 ans : > 900 ng/l : présence d'insuffisance cardiaque (VPN > 98 %) > 75 ans : > 1 800 ng/l : présence d'insuffisance cardiaque (VPN > 98 %) Insuffisance rénale : > 2 000 ng/l : présence d'insuffisance cardiaque (VPN > 98 %)	
CA 15-3 (Antigène CA 15-3)	< 30 U/ml = intérêt pour la surveillance des cancers du sein	
CA 19-9 (Antigène CA 19-9)	< 37 U/ml = intérêt pour la surveillance des cancers du pancréas ou certains cancers de l'ovaire (mucineux)	
CA 125 (Antigène CA 125)	< 35 U/ml = intérêt pour la surveillance des cancers de l'ovaire	
Calcium sérique ou Calcémie ou Ca^{++}	90-105 mg/l mg × 0,025 = mmol	2,25-2,60 mmol/l mmol × 40 = mg
	Ces valeurs sont dépendantes du taux de protéines plasmatiques	
Calcium urinaire ou Calciurie	1-4 mg/kg/24 h (Adulte < 300 mg/24 h) mg × 0,025 = mmol	0,025-0,1 mmol/kg/24 h (Adulte < 7,5 mmol/24 h) mmol × 40 = mg

➤

Constantes biologiques	**en g/l**	**en mol/l**
Carboxyhémoglobine ou HbCO	Non fumeur : 1 à 2 % Fumeur : 2 à 7 % Intoxication chronique au CO : 10 à 20 % Intoxication aiguë au CO : > 15 %	
Chlore plasmatique ou Chlorémie ou Cl^-	100-110 mEq/cl (1 mEq = 1 mmol)	100-110 mmol/l (1 mmol = 1 mEq)
Cholestérol total ou CT	Adulte : 1,5-2,5 g/l Adolescent : 1,3-2 g/l Enfants : 1,3-1,7 g/l g × 2,58 = mmol	Adulte : 3,87-6,45 mmol/l Adolescent : 3,3-5 mmol/l Enfants : 3,3-4,3 mmol/l mmol × 0,387 = g
Cholestérol HDL ou CHDL	Homme ≥ 0,45 g/l Femme ≥ 0,55 g/l g × 2,58 = mmol	Homme ≥ 1,16 mmol/l Femme ≥ 1,42 mmol/l mmol × 0,387 = g
Cholestérol LDL ou CLDL par formule de Friedewald = CT – CHDL – (TG/5)	N < 1,60 g/l si pas d'autres facteurs de risque N < 1,30 g/l si autre(s) facteur(s) de risque N < 1 g/l en prévention cardio-vasculaire secondaire	
Clairance de la créatinine	Adulte : 80 à 120 ml/mn (diminution d'environ 1 % par an à partir de 40 ans) Insuffisance rénale si clairance < 60 ml/mn Nourrisson : 50 à 80 ml/mn Nouveau-né : 20 à 50 ml/mn	
	Clairance évaluée selon la formule de Cockroft : $\frac{(140 - \text{âge en années}) \times (\text{poids en kg}) \times K}{\text{Créatininémie (en µmol/l)}}$ (K = 1,25 chez l'homme et K = 1 chez la femme)	
Cortisol plasmatique	8 heures : 70-250 µg/l 20 heures < 100 µg/l µg × 2,76 = nmol	8 heures : 190-685 nmol/l 20 heures < 276 nmol/l nmol × 0,362 = µg
Cortisol libre urinaire	8-50 µg/24 h µg × 2,76 = nmol	22-140 nmol/24 h nmol × 0,362 = µg
Créatine phospho-kinase : CPK totales	Homme : 15 à 130 UI/l Femme : 15 à 95 UI/l	
Créatinine plasmatique ou Créatininémie	Femme : 6-11 mg/l Homme : 7-13 mg/l Enfant : 2-10 mg/l mg × 8,85 = µmol	Femme : 50-100 µmol/l Homme : 60-120 µmol/l Enfant : 20-90 µmol/l µmol × 0,113 = mg
Créatinine urinaire ou Créatininurie	14-26 mg/kg/24 h mg × 8,85 = µmol	124-230 µmol/kg/24 h µmol × 0,113 = mg
Bêta-Crosslaps sérique	N = 140 à 440 µg/ml = marqueur de la résorption osseuse (efficacité thérapeutique et observance)	
CRP (C-Réactive Protéine)	N < 5 mg/l	
CRP-us (ultra-sensible)	Marqueur de risque cardio-vasculaire < 1 mg/l = faible ; 1 à 3 mg/l = modéré 3 à 10 mg/l = significatif ; > 10 mg/l = inflammation	

➤

Constantes biologiques	en g/l	en mol/l
D-Dimères	N < 500 μg/l. La normalité écarte fortement une thrombo-embolie mais l'élévation n'est pas spécifique (cancer, inflammation…)	
Densité urinaire	N = 1 005 à 1 030	
Enolase neuro-spécifique ou NSE	6-8 ng/ml (< 12,5 ng/ml) = marqueur des cancers du poumon à petites cellules et des neuroblastomes	
Enzyme de conversion de l'angiotensine ou ECA	Angioconvertase : 30 à 80 UI/l (augmentation dans 70 % des cas de sarcoïdose)	
Fer sérique ou Sidérémie	Adulte : 0,5-1,7 mg/l À 1 an : 0,3-0,9 mg/l mg × 17,9 = μmol	Adulte : 9-30 μmol/l À 1 an : 5-15 μmol/l μmol × 0,056 = mg
Saturation de la transferrine	< 0,45. Si élévation ≥ 0,45, contrôle puis test génétique d'hémochromatose	
Ferritine sérique	Homme : 30-300 μg/l Femme : 20-200 μg/l	Enfant : 15-80 μg/l Nouveau-né : 50-400 μg/l
Fibrinogène plasmatique	2-4 g/l g × 3 = μmol	6-12 μmol/l μmol × 0,33 = g
Fibronectine	Fibronectine plasmatique = 200-400 mg/l (dépistage des patientes pré-éclamptiques)	
Fructosamine (intérêt si HbA1c ininterprétable)	Valeurs normales = 1,5 à 2,8 mmol/l Diabète bien équilibré < 3,5 mmol/l Diabète non équilibré = 3,5 à 6,5 mmol/l Reflète les glycémies des 2-4 semaines précédentes	
FSH plasmatique	Phase folliculaire : 2-10 UI/l Pic ovulatoire : 5-18 UI/l Phase lutéale : 1-8 UI/l Ménopause : > 30 UI/l Hommes : 1-9 UI/l	
Gamma-GT ou γ-glutamyl-transpeptidase	Homme : 8-35 UI/l Femme : 5-25 UI/l	De 4 à 14 ans : 5-15 UI/l Enfant ≤ 1 mois : 10-120 UI/l
Glucose sanguin ou Glycémie (à jeun et après charge en glucose ou 2 h après un repas)	À jeun : 0,7-1,10 g/l 60 min : < 1,60 g/l 90 min : < 1,40 g/l 120 min : < 1,26 g/l g × 5,55 = mmol	À jeun : 3,9-6 mmol/l 60 min : < 9 mmol/l 90 min : < 8 mmol/l 120 min : < 7 mmol/l mmol × 0,18 = g
Haptoglobine	Adulte : 0,5-2,5 g/l 6 mois : 0,2-0,7 g/l Nouveau-né < 0,1 g/l g × 15,5 = μmol	Adulte : 7,75-39 μmol/l 6 mois : 3,1-10,8 μmol/l Nouveau-né < 1,5 μmol/l μmol × 0,0645 = g
	Une haptoglobine effondrée doit faire rechercher en premier lieu une hémolyse	

➤

Constantes biologiques	en g/l	en mol/l
HCG urinaire	Femme non enceinte = 0 Grossesse : 1-2 semaines 2-4 semaines 4-8 semaines 2-3 mois 2e trimestre 3e trimestre	 250-1 000 UI/24 h 500-10 000 UI/24 h 10 000-100 000 UI/24 h 50 000-200 000 UI/24 h 10 000-50 000 UI/24 h 1 000-10 000 UI/24 h
Hémoglobine glycosylée ou glyquée ou HbA1c	Valeurs normales : 4 à 6 % Reflète les glycémies des 3 mois précédents	
	Diabète traité mais avec HbA1c > 6,5 % → Envisager une modification du traitement	
Hydroxyproline urinaire	Adulte : 8-45 mg/24 h Enfant : 15-110 mg/24 h < 1 an : 10-70 mg/24 h mg × 7,63 = µmol	Adulte : 60-340 µmol/24 h Enfant : 115-835 µmol/24 h < 1 an : 75-530 µmol/24 h µmol × 0,131 mg
Immunoglobulines A sériques ou IgA sériques	Adulte : 0,90-4,50 g/l 10 ans : 0,75-3,50 g/l 1 an : 0,20-1,00 g/l	
Immunoglobulines D sériques ou IgD sériques	IgD = 0,03-0,35 g/l	
Immunoglobulines E sériques totales ou IgE sériques totales	Allergie atopique probable si taux supérieurs à : Adulte : 150 UI/ml 6-8 ans : 100 UI/ml 4-6 ans : 60 UI/ml	 2-4 ans : 45 UI/ml 1-2 ans : 30 UI/ml 1-6 mois : 15 UI/ml
Immunoglobulines E sériques spécifiques ou IgE sériques spécifiques	Classe 0 < 0,35 U/ml Classe 1 0,35-0,75 U/ml Classe 2 0,75-3,5 U/ml Classe 3 3,5-17,5 U/ml Classe 4 17,5-52,5 U/ml Classe 5 > 52,5 U/ml	= IgE indétectables = Taux faible = Taux modéré = Taux élevé = Taux très élevé = Taux maximal
Immunoglobulines G sériques ou IgG sériques	Adulte : 8-18 g/l 10 ans : 8-18 g/l 5 ans : 6,8-15,5 g/l 1 an : 4-10 g/l	
Immunoglobulines M sériques ou IgM sériques	Adulte : 0,75-2,60 g/l 1 an : 0,55-1,75 g/l	
Inhibiteurs anti-activateurs du plasminogène	Activité PA-inhibiteurs : 2-15 U/ml de plasma Dosage immunologique : 5-20 mg/ml de plasma	
INR *International Normalized Ratio*	Surveillance des malades sous AVK : – Sujet non traité : INR = 1 – Sujet traité : cible habituelle 2 < INR < 3 – Sujet traité (valves, APL…) : cible 3,5 < INR < 4,5	
Insulinémie à jeun et après charge en glucose	À jeun : 3-20 mUI/l 60 min : 10-150 mUI/l 120 min : 6-80 mUI/l 180 min : 4-30 mUI/l mUI × 7,17 = pmol	À jeun : 21-145 pmol/l 60 min : 72-1 080 pmol/l 120 min : 43-580 pmol/l 180 min : 29-215 pmol/l pmol × 0,139 = mUI

Constantes biologiques	en g/l	en mol/l
Iode sérique et urinaire	Sérum : 40-100 µg/l Urines : 100-300 µg/24 h µg × 7,87 = nmol	Sérum : 315-790 nmol/l U : 790-2 360 nmol/24 h nmol × 0,127 = µg
Lactico-déshydrogénase sérique totale ou LDH	Adulte : 160 à 320 UI/l De 4 à 16 ans : 180 à 420 UI/l De 1 à 3 ans : 240 à 640 UI/l	
LH plasmatique ou Hormone lutéinisante	Phase folliculaire : 0,5-5 UI/l Pic ovulatoire : 10-50 UI/l Phase lutéale : 1-10 UI/l Ménopause : 15-80 UI/l Hommes : 1-7 UI/l	
Lipase sérique et urinaire	Sérum < 190 U/l	Urines < 1 U/24 h
Lipides totaux	N = 5 à 7 g/l (à jeun)	
Lipoprotéines sériques (électrophorèse à la 12e heure de jeûne)	Alpha-lipoprotéines : 30-40 % (HDL) Pré-bêta-lipoprotéines : 10-20 % (VLDL) Bêta-lipoprotéines : 40-50 % (LDL) Chylomicrons : Absence à jeun	
Lipoprotéine (a) ou Lp (a)	N < 0,30 g/l Risque cardio-vasculaire élevé si > 0,30 g/l	
Lymphocytes : marqueurs lymphocytaires	T totaux : T_3 ou CD_3 : 65-80 % = 1 000-2 000/mm^3 T helpers : T_4 ou CD_4 : 35-55 % = 500-1 000/mm^3 T suppresseurs cytotoxiques : T_8 ou CD_8 : 20-35 % = 200-800/mm^3 B totaux : CD_{19} = 5-15 % = 120-400/mm^3	
Magnésium sérique et urinaire ou Mg^{++}	Sérum : 18-22 mg/l Urines : 60-200 mg/24 h mg × 0,041 = mmol	Sérum : 0,75-0,90 mmol/l Urines : 2,5-8,2 mmol/24 h mmol × 24,39 = mg
Méthémoglobine	N < 2,5 % de l'hémoglobine totale Cyanose si > 5 % (cyanose sévère si > 10 %) Signes d'anoxie si > 30 % (coma mortel si > 70 %)	
5'-Nucléotidase	Adultes : 1,5-5,5 UI/l	Enfants : 0,5-3,5 UI/l
Œstradiol plasmatique ou 17-bêta-oestradiol (E2)	Phase folliculaire 20-260 ng/l Pic ovulatoire 140-420 ng/l Phase lutéale 60-230 ng/l Ménopause < 30 ng/l Hommes 10-50 ng/l Enfants 5-35 ng/l ng × 3,67 = pmol	73-955 pmol/l 514-1540 pmol/l 220-844 pmol/l 120 pmol/l 37-184 pmol/l 18-130 pmol/l pmol × 0,272 = ng
Œstriol plasmatique (E3) pendant la grossesse (valeurs moyennes)	24e semaine 42 µg/l 32e semaine 128 µg/l 40e semaine 240 µg/l µg × 3,46 = nmol	140 nmol/l 430 nmol/l 800 nmol/l nmol × 0,289 = µg

➤

Constantes biologiques	en g/l	en mol/l
Œstriol urinaire (E3) pendant la grossesse (valeurs moyennes)	24e semaine 6 mg/24 h 32e semaine 12 mg/24 h 40e semaine 20 mg/24 h mg × 3,46 = µmol	20 µmol/24 h 40 µmol/24 h 68 µmol/24 h µmol × 0,289 = mg
Osmolarité plasmatique et urinaire (pour les calculs, utiliser les paramètres en mmol/l)	Pression osmotique du plasma ou Osmolarité plasmatique = 300 ± 10 mOsm/l Calcul = (Sodium × 2) + Glycémie + Urée + 10	
	Osmolarité urinaire = 50-1 400 mOsm/l Calcul = + Urée	
Ostéocalcine sérique ou Gla-protéine osseuse	Adulte : 3-12 ng/ml 7 à 15 ans : 10-25 ng/ml	16 à 19 ans : 4-18 ng/ml 0 à 6 ans : 15-45 ng/ml
Oxyde de carbone ou CO sanguin (oxycarbonémie)	Calcul (mmol/l) = HbCO (%) × Hb (g/100 ml) × 0,006 Non fumeur : < 0,35 mmol/l (HbCO = 1 à 2 %) Sujet fumeur : 0,45-0,9 mmol/l (HbCO = 2 à 7 %) Intoxication chronique : > 0,45 mmol/l (HbCO > 10 %) Intoxication aiguë : > 1,35 mmol/l (HbCO > 15 %)	
$PaCO_2$ PaO_2	40 ± 4 mmHg > 90 mmHg (1) 1 mmHg = 0,133 kPa	4,8-5,8 kPa > 12 kPa 1 kPa = 7,5 mmHg
pH sanguin	pH artériel : 7,40 ± 0,02	pH veineux : 7,36 ± 0,02	
pH urinaire	pH urinaire : 5,4 à 7,2	
Phosphatases alcalines totales	Adulte : 40 à 130 UI/l < 20 ans : 100 à 400 UI/l	
Phosphatases alcalines leucocytaires ou PAL	Activité normale : 20 à 100 Activité < 5 dans les LMC et crises hémolytiques Activité > 100 dans les syndromes myéloprolifératifs	
Phosphore sérique ou Phosphorémie ou HPO_4^{--}	Adulte : 25-45 mg/l Enfant : 40-60 mg/l mg × 0,032 = mmol	Adulte : 0,80-1,45 mmol/l Enfant : 1,28-1,92 mmol/l mmol × 31 = mg
Phosphates urinaires ou Phosphaturie ou HPO_4^{--}	650-1 400 mg/24 h mg × 0,032 = mmol	20-45 mmol/24 h mmol × 31 = mg
Potassium sanguin ou Kaliémie ou K^+	K^+ = 3,8-5,2 mEq/l Hypokaliémie < 3,5 mEq/l Hyperkaliémie > 5,2 mEq/l	K^+ = 3,8-5,2 mmol/l Hypokaliémie < 3,5 mmol/l Hyperkaliémie > 5,2 mmol/l
Potassium urinaire ou Kaliurèse	K^+ = 1 564-3 910 mg/24 h mg × 0,0256 = mmol	K^+ = 40-100 mmol/24 h mmol × 39,1 = mg
Préalbumine = Transthyrétine	Sérum : 0,2-0,5 % *soit* 0,1-0,4 g/l LCR : 3-8 % *soit* 10-40 mg/l	
Procalcitonine	< 0,25 µg/l (marqueur des états septiques sévères)	
Produits de dégradation de la fibrine ou PDF	N : 0,5 à 5 µg/ml (< 10 µg/ml)	

➤

1. PaO_2 (mmHg) = 104 – 0,27 × âge (ans) ± 12.

Constantes biologiques	en g/l	en mol/l
Progestérone sérique en dehors de la grossesse	Phase folliculaire ≤ 2,5 µg/l Pic ovulatoire 0,5-4,5 µg/l Phase lutéale 5,5-27 µg/l Ménopause < 0,5 µg/l Hommes < 0,5 µg/l µg × 3,18 = nmol	≤ 7,8 nmol/l 1,6-14,3 nmol/l 17,5-85 nmol/l < 1,6 nmol/l < 1,6 nmol/l nmol × 0,32 = µg
Prolactine	Homme : 2-15 ng/ml Femme : 3-20 ng/ml	
Protéine C (coagulation)	3-5 mg/l (70-130 %)	< 70 % si déficit héréditaire
Protéine S (coagulation)	15-30 mg/l (70-130 %)	< 60 % à plusieurs reprises si déficit héréditaire
Protéines sériques : Électrophorèse des protéines sériques	Protéines totales : 60-75 g/l Albumine : 35-50 g/l 60 % Globulines : 20-35 g/l 40 % – α1-globulines : 2-4 g/l 3-6 % – α2-globulines : 4-8 g/l 6-10 % – β-globulines : 5-9 g/l 8-12 % – γ-globulines : 8-16 g/l 12-20 % Absence de pic monoclonal d'immunoglobulines	
Sodium plasmatique ou Natrémie ou Na^+	Na^+ : 135-145 mEq/l	Na^+ : 135-145 mmol/l
Sodium urinaire ou Natriurèse	Na^+ : 100-300 mEq/24 h soit 2,3 à 6,9 g/24 h g × 43,5 = mmol	Na^+ : 100-300 mmol/24 h mmol × 0,023 = g
Testostérone totale	Homme : 2-10 µg/l Femme : 0,10-0,9 µg/l Enfant : < 0,20 µg/l µg × 3,47 = nmol	Homme : 7-35 nmol/l Femme : 0,3-3,10 nmol/l Enfant : < 0,70 nmol/l nmol × 0,288 = µg
Thyréostimuline ou TSH	N = 0,15 à 5,0 µU/ml	
Thyrocalcitonine (TCT) ou Calcitonine	Normale < 10 ng/l (< 50 ng/l si insuffisance rénale) et < 20 ng/l après stimulation par la pentagastrine = marqueur des cancers médullaires de la thyroïde	
Thyroglobuline	5-25 ng/ml et jusqu'à 100 ng/ml en fin de grossesse = marqueur des cancers différenciés de la thyroïde	
Thyroxine libre ou T4 libre ou FT4	7,5-23 ng/l ng × 1,29 = pmol	9,6-29 pmol/l pmol × 0,78 = ng
Thyroxine totale ou T4 totale	45-130 µg/l µg × 1,29 = nmol	58-166 nmol/l nmol × 0,78 = µg
Transaminases ou Aminotransférases	ASAT ou TGO : 5-40 UI/l ALAT ou TGP : 5-45 UI/l	

➤

Constantes biologiques	en g/l	en mol/l
Transferrine plasmatique ou Sidérophiline Coefficient de saturation de la transferrine	Adultes : 2 à 4 g/l	1 mois : 1,7 à 3,3 g/l
	Capacité totale de fixation du fer par la transferrine : CTF = 45 à 72 µmol/l Coefficient de saturation en fer de la transferrine : CS = Fer sérique/CFT = 15 à 40 % (si > 45 %, suspicion d'hémochromatose)	
	Récepteurs solubles de la transferrine = 3 à 8 µg/l Rapport IgA sériques/Transferrine < 1,4 (l'élévation est en faveur d'une intoxication éthylique chronique)	
Triglycérides plasmatiques – Sérum opalescent si > 2 g/l – Sérum lactescent si > 5 g/l	Homme : 0,40-1,50 g/l Femme : 0,30-1,40 g/l Enfant : 0,30-1,30 g/l g × 1,14 = mmol	Homme : 0,45-1,70 mmol/l Femme : 0,35-1,60 mmol/l Enfant : 0,35-1,50 mmol/l mmol × 0,877 = g
Triiodothyronine libre ou T3 libre ou FT3	2-5,6 ng/l ng × 1,53 = pmol	3-8,5 pmol/l pmol × 0,653 = ng
Triiodothyronine totale ou T3 totale	0,7-2,2 µg/l µg × 1,53 = nmol	1,07-3,37 nmol/l nmol × 0,653 = µg
Troponine Troponine ultra-sensible (Tn Hs)	N < 0,3 µg/l (marqueur d'ischémie myocardique – SCA) N < 14 ng/l – si 14-50 ng/l et élévation > 30 % → SCA probable – si > 50 ng/l → SCA très probable – si > 85 ans : 99e percentile à 100 ng/l	
Trypsine immunoréactive	Nouveau-né (J3-J4) : < 65 µg/l Valeur plus élevée → recherche de mucoviscidose	
Urée	Sang : 0,10-0,50 g/l Urine : 15-35 g/24 h g × 16,66 = mmol	Sang : 1,66-8,33 mmol/l Urine : 250-580 mmol/24 h mmol × 0,06 = g
Vitamine B12 Holotranscobalamine	N > 300 pmol/l. Déficit < 150 pmol/l N > 50 pmol/l. Déficit < 35 pmol/l	
Vitesse de sédimentation (VS) à 60 minutes	Homme : N < âge/2 Femme : N < $\frac{\text{âge} + 10}{2}$ L'accélération de la VS témoigne d'une élévation des protéines de l'inflammation (α2-globulines) et/ou d'une élévation polyclonale ou monoclonale des immunoglobulines (γ-globulines)	
Zinc	Sérum : 0,6-1,3 mg/l Hématies : 10-15 mg/l Urines : 0,4-0,6 mg/24 h mg × 15,4 = µmol	Sérum : 9-20 µmol/l Hématies : 150-230 µmol/l Urines : 6-9,3 µmol/24 h µmol × 0,065 = mg

Depuis 2020, **le dépistage systématique à la naissance** concerne 6 maladies : déficit en MCAD (Medium-Chain-Acyl-CoA Déshydrogénase), drépanocytose, hyperplasie des surrénales, hypothyroïdie, mucoviscidose, phénylcétonurie.

Ionogramme plasmatique

Type	Ions	mmol/l	mEq/l
Cations	Sodium (Na^+)	135 à 145	135 à 145
	Potassium (K^+)	3,8 à 5,2	3,8 à 5,2
	Calcium (Ca^{++})	2,25 à 2,6	4,5 à 5,2
	Magnésium (Mg^{++})	0,75 à 0,90	1,5 à 1,8
Anions	Chlorures (Cl^-)	95 à 110	95 à 110
	Bicarbonates (HCO_3^-)	25 à 28	25 à 28
	Phosphates (HPO_4^{--})	0,8 à 1,35	1,6 à 2,7
	Sulfates (SO_4^{--})	0,30 à 0,36	0,6 à 0,72
	Protéines	2	16
	Anions inorganiques	5 à 7	5 à 7
Osmolarité plasmatique calculée (mOsm/l)	= (Sodium × 2) + Glycémie + Urée + 10 Valeur normale : 300 ± 10 mOsm/l		

Ionogramme urinaire

Type	Ions	mmol/24 h	mg/24 h
Cations	Sodium (Na^+)	100 à 300 (Na/K > 1)	2300 à 6900
	Potassium (K^+)	40 à 100 (K/Na < 1)	1564 à 3910
	Ammoniaque (NH_4^+)	20 à 60	350 à 1 000
	Calcium (Ca^{++})	1,25 à 7,5	50 à 300
	Magnésium (Mg^{++})	2,5 à 8,2	60 à 200
Anions	Chlorures (Cl^-)	80 à 250	2800 à 9000
	Phosphates (HPO_4^{--})	16 à 45	500 à 1400
	Sulfates (SO_4^{--})	21 à 36	2000 à 3500

Trou anionique ou indosés anioniques

Trou anionique normal = = 12 mmol/l environ	
Intérêt	Trou anionique > 16 mmol/l → Acidose métabolique par accumulation d'acides : acidocétose diabétique, acidose lactique, insuffisance rénale, cétose de jeûne, intoxications (salicylés, éthylène-glycol, alcool méthylique, …) Trou anionique ≈ 16 mmol/l → Acidose métabolique par perte de bases : pertes digestives (diarrhée, fistule colique ou du grêle), acidose d'origine tubulaire, nutrition parentérale, inhibiteurs de l'anhydrase carbonique

Gaz du sang artériel

	PaO_2	PCO_2	SaO_2	pH
Ventilation normale	≥ 90 mmHg soit ≥ 12 kPa	35-45 mmHg soit 4,6-6 kPa	95-98 %	7,38-7,42
Hypoventilation	< 80 mmHg soit < 10,7 kPa (hypoxie)	> 46 mmHg soit > 6 kPa (hypercapnie)	< 94 %	< 7,36 (1)
Hyperventilation	≥ 100 mmHg soit ≥ 13,3 kPa	< 33 mmHg soit < 4,4 kPa (hypocapnie)	> 98 %	> 7,42 (2)
Facteurs de conversion : kPa × 7,50 = mmHg soit mmHg × 0,133 = kPa				

1. Acidose respiratoire non compensée.
2. Alcalose respiratoire non compensée.

Examen cytobactériologique urinaire (ECBU)

Hématies	Normalement < 2 000/min (≈ 5/mm^3) Hématurie microscopique = hématies > 2 000/min Hématurie macroscopique = hématies > 500 000/min
Leucocytes	Normalement < 2 000/min (≈ 5/mm^3)
Cylindres	Normalement < 5 à 6/min
Bactéries	Normalement : Bactériurie < 10^3/ml Infection douteuse : Bactériurie = 10^3 à 10^5/ml Infection certaine : Bactériurie ≥ 10^6/ml

Selles : examen des selles

Poids des selles	Adulte : 200 g/24 h Enfant de 8 à 12 ans : 100 g/24 h Enfant de 1 à 6 ans : 80 g/24 h Nourrisson < 1 an : 30 g/24 h
Aspect macroscopique	Selles moulées (normalement 80 % d'eau) Couleur brun-ocre (jaune d'or chez l'enfant au sein)
Aspect microscopique	Amidon très rare ou absent Cellulose indigestible = 4,8 g/100 g Cellulose digestible absente ou en faible quantité Absence de fibres musculaires, hématies, leucocytes
Examen bactériologique	Flore Gram – prédominante (colibacilles) Flore Gram + peu abondante (clostridies) Flore iodophile peu abondante
Lipides fécaux	Adulte : 3 à 7 g/24 h Enfant de 6 à 12 ans : 2 à 4 g/24 h Enfant de 1 à 6 ans : 1 à 2 g/24 h Nourrisson < 1 an : < 0,8 g/24 h

Liquide céphalo-rachidien

Liquide céphalo-rachidien normal

Aspect macroscopique	Liquide incolore et limpide ("eau de roche")
Examen cytologique	≤ 5 éléments/mm^3 dont 95 % de lymphocytes et 5 % de monocytes (polynucléaires et plasmocytes = 0)
Examen biochimique	Protéinorachie = 0,20 à 0,45 g/l (< 0,50) et Ig G < 12 % Glycorachie = 0,45 à 0,50 g/l (> 50 % de la glycémie) Chlorurachie = 6,85 à 7,55 g/l
Examen bactériologique	Absence de germes à l'examen direct et après culture
Examen manométrique	Pression en décubitus dorsal = 5 à 15 cm d'eau (< 20) Épreuve de Queckenstedt-Stookey : élévation rapide vers 30 cm d'eau puis retour rapide à la valeur initiale

Variations pathologiques

Méningite purulente d'origine bactérienne	Liquide trouble à purulent, pression élevée, pléiocytose importante (> 1 000/mm^3) à polynucléaires neutrophiles Protéinorachie souvent très augmentée (jusqu'à 5 g/l) Glycorachie très diminuée (< 50 % de la glycémie) Germe responsable isolé dans 70 % des cas environ Antigène soluble spécifique souvent positif
Méningite lymphocytaire aiguë bénigne (virale)	Liquide clair, pression normale ou élevée, pléiocytose modérée (10 à 500/mm^3) à lymphocytes prédominants, avec parfois plasmocytes nombreux Protéinorachie normale ou peu augmentée (0,3 à 1 g/l) Chlorurachie et glycorachie normales et LCR stérile
Méningite tuberculeuse	Liquide clair ou trouble, pression élevée Pléiocytose modérée (≤ 500/mm^3) à lymphocytes et à polynucléaires, ou à lymphocytes prédominants Protéinorachie augmentée (jusqu'à 2 à 3 g/l) Glycorachie effondrée ou très abaissée (< 0,3 g/l) Chlorurachie abaissée (< 6,5 g/l) BK souvent absent à l'examen direct; cultures et PCR
Hémorragie méningée	Liquide rosé à rouge, surnageant xanthochromique et culot hématique, pression généralement augmentée Protéinorachie souvent augmentée et LCR stérile
Dissociation protéino-cytologique	Liquide clair à citrin et protéinorachie élevée (1 à 3 g/l) Examen cytologique normal et LCR stérile (Guillain-Barré, tumeurs, accident vasculaire cérébral)
Syndrome de Froin	Liquide xantochromique (jaune) Protéinorachie = 5 à 40 g/l Méningites chroniques, tumeurs médullaires ou méningées avec compression médullaire
Sclérose en plaques	Liquide clair et protéinorachie faiblement élevée (< 1 g/l) Leucocytes faiblement augmentés (< 50/mm^3) Synthèse intrathécale d'IgG (bandes oligoclonales spécifiques)

Coagulation sanguine : bilan de la coagulation

Exploration de l'hémostase primaire

Thrombocytes ou Plaquettes sanguines	Normalement = 150 000 à 400 000/mm³ Risque d'hémorragies provoquées si < 40 000/mm³ Risque d'hémorragies spontanées si < 20 000/mm³
Temps de saignement	Méthode de Duke = 2 à 4 minutes (< 5 minutes) (1) Méthode d'Ivy = 4 à 8 minutes (< 10 minutes) (1) Temps d'occlusion plaquettaire (PFA 100) : – Épinéphrine : 91-154 – Collagène ADP : 64-101
Adhésivité plaquettaire	Test de Salzman = 20 à 50 %

1. De moins en moins prescrit et réalisé. Préférer le test *in vitro* d'occlusion plaquettaire.

Exploration globale de la coagulation

Temps de Howell	Normalement = 90 à 150 secondes Sous héparine = 2 à 3 fois le temps du témoin
Temps de coagulation	Normalement = 8 à 12 minutes (< 15 minutes)

Exploration de la voie endogène de la coagulation

Test de consommation de la prothrombine	Normalement < 60 secondes
TCA ou temps de céphaline en présence d'un activateur	Normalement = 30 à 40 secondes (selon le réactif) Sous héparine = 1,5 à 3 fois le temps du témoin
Dosage spécifique des facteurs VIII, IX, XI, XII	Facteurs VIII et IX (hémophilies) Facteurs XII et XII (déficits rares)

Exploration de la voie exogène de la coagulation

INR et Temps de Quick (facteurs II, V, IX, X)	Temps de Quick normal = 80 à 100 % (> 70 %) INR sous AVK = 2 à 4 (selon l'indication)
Dosage spécifique des facteurs II, V, VII, X	Dosages intéressants pour les CIVD, insuffisances hépato-cellulaires, hypovitaminoses K, et dans les déficits isolés de ces facteurs (récessifs et rares)

Exploration de la phase finale de la coagulation

Temps de thrombine	Normalement égal au témoin (15 à 20 secondes)

Exploration de la fibrinolyse

Fibrinogène plasmatique	2-4 g/l (g × 3 = µmol)	6-12 µmol/l (µmol × 0,33 = g)
Temps de lyse des euglobines	Normalement ≥ 180 minutes Fibrinolyse aiguë < 30 minutes Fibrinolyse suraiguë < 120 minutes	
Produits de dégradation de la fibrine (PDF sériques)	Normalement = 0,5 à 5 µg/ml (< 10 µg/ml) Augmentés dans les CIVD et les fibrinolyses	
D-Dimères	Normalement < 500 µg/l Augmentés dans les thromboses veineuses et les embolies pulmonaires : excellente sensibilité Augmentés dans les syndromes inflammatoires, les cancers, en post-opératoire, au cours de la grossesse → donc spécificité médiocre	

Diagnostic différentiel entre CIVD et fibrinolyse primitive

	CIVD	Fibrinolyse
Fibrinogène plasmatique	Diminué	Diminué
Taux de prothrombine	Diminué	Diminué
Temps de thrombine	Allongé	Allongé
TCA	Plus ou moins allongé	Plus ou moins allongé
Facteur V	Diminué	Normal ou diminué
Facteur VIII	Diminué	Normal ou diminué
PDF sériques	++	++
D-Dimère	Augmenté (> 50 µg/ml)	Augmenté
Test à l'éthanol	Positif	Négatif
Complexes solubles	Présents (30 % des cas)	Absents
Temps de lyse des euglobines	Normal (> 3 heures)	Très raccourci (< 1 heure)
Plaquettes	Diminuées	Normales

Taux plasmatiques de quelques médicaments (1)

Médicaments	Concentrations plasmatiques	
	Thérapeutiques	Toxiques
Digoxine	0,5 à 2,5 µg/l	> 2,6 µg/l
Acide valproïque	40 à 100 µg/ml	> 130-150 µg/ml
Carbamazépine	4 à 12 µg/ml	≥ 12-15 µg/ml
Clonazépam	20 à 70 µg/l	–
Phénobarbital	15 à 30 µg/ml	> 30 µg/ml
Phénytoïne	5 à 15 µg/ml	> 15-20 µg/ml
Lithium	0,5 à 0,8 mEq/l	> 1,2 mEq/l
Théophylline	5 à 15 µg/ml	≥ 20 µg/ml
Amikacine	60 à 80 mg/l	Résiduelle > 2,5 mg/l
Gentamicine	30 à 40 mg/l	Résiduelle > 0,5 mg/l
Tobramycine	30 à 40 mg/l	Résiduelle > 0,5 mg/l
Vancomycine	20 à 40 mg/l	Résiduelle > 20 mg/l
Amphotéricine B (voie IV)	0,5 à 2 µg/ml (pic)	–
Flucytosine	35 à 70 µg/ml (pic)	> 100 µg/ml
Griséofulvine	1,5 à 3 µg/ml (pic)	–
Fluconazole	5 à 10 µg/ml (pic)	–
Kétoconazole	2 à 7 µg/ml (pic)	–
Miconazole (voie IV)	2 à 8 µg/ml (pic)	–
Ciclosporine (sang total)	100 à 300 µg/l (résiduel)	400 µg/l
Tacrolimus (sang total)	5-15 ng/ml	
Sirolimus (sang total)	4-12 ng/ml	
Evérolimus (sang total)	3-8 ng/ml	
Mycophénolate mofétil (sang total)	2,5-4,5 ng/ml	
	Chez les transplantés hépatiques, rénaux et cardiaques en traitement d'entretien (taux résiduel)	

1. Les taux sont donnés à titre indicatif et les paramètres cliniques et paracliniques d'efficacité et de tolérance sont importants à prendre en compte.

TABLES DE SURFACE CORPORELLE

Surface corporelle (adulte et grand enfant)

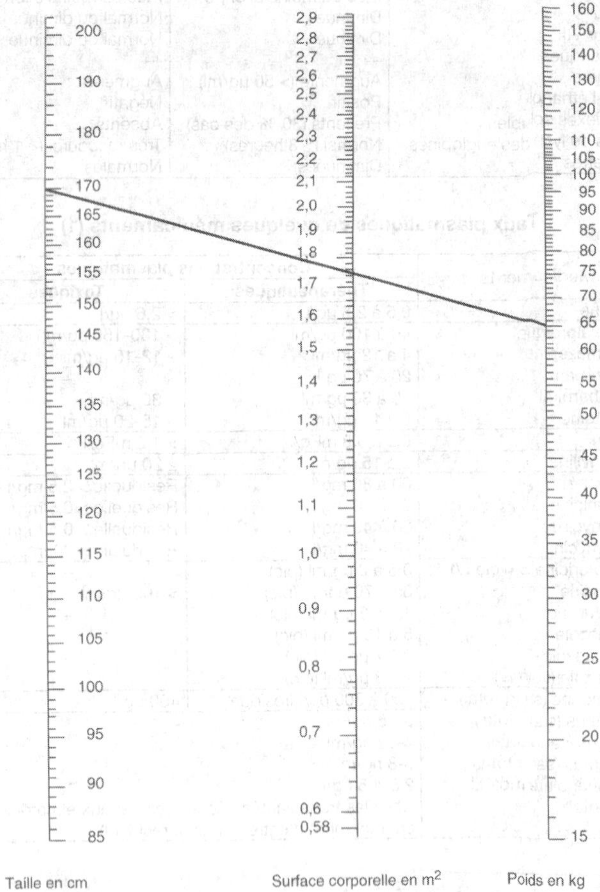

La surface corporelle est lue sur l'échelle centrale au point où elle est coupée par la droite reliant les échelles de taille et de poids (soit dans l'exemple indiqué 1,75 m² pour 170 cm et 65 kg).

Surface corporelle (nourrisson et jeune enfant)

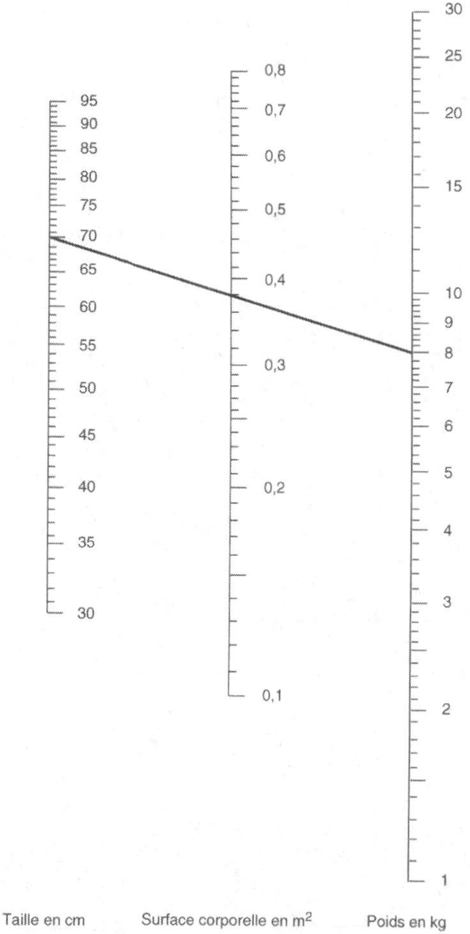

La surface corporelle est lue sur l'échelle centrale au point où elle est coupée par la droite reliant les échelles de taille et de poids (soit dans l'exemple indiqué 0,38 m² pour 70 cm et 8 kg).

Index alphabétique

Cet index alphabétique comporte plusieurs entrées, comme indiqué dans les exemples suivants :

- Noms de spécialités pharmaceutiques (exemple : CLAMOXYL).
- Dénominations communes internationales ou DCI (exemple : Amoxicilline).
- Classes pharmacologiques (exemple : Aminopénicillines).
- Familles thérapeutiques (exemple : Bêta-lactamines).
- Maladies, syndromes et symptômes (exemple : **Migraines**).
- Bactéries, champignons, parasites et virus (exemple : *Herpesvirus*).
- Adresses utiles (exemple : *Centres de pharmacovigilance*, *Centres anti-poison et de toxicovigilance*, etc.)

Le lecteur notera l'emploi de caractères d'imprimerie différents pour faciliter sa recherche : ainsi, les noms commerciaux des médicaments sont composés en CAPITALES, les noms des maladies, syndromes et symptômes sont en caractères gras, ceux des micro-organismes pathogènes, adresses et renseignements utiles en pratique médicale sont en *italique*.

La table des matières thématique figurant en début d'ouvrage offre une vision d'ensemble des différentes spécialités médicales et médicaments utilisés dans ces disciplines, des classes pharmocologiques et des familles thérapeutiques, et complète utilement cet index alphabétique.

A

C